HANDBUCH DER MEDIZINISCHEN RADIOLOGIE

ENCYCLOPEDIA OF MEDICAL RADIOLOGY

HERAUSGEGEBEN VON · EDITED BY

L. DIETHELM
MAINZ

F. HEUCK
STUTTGART

O. OLSSON
LUND

K. RANNIGER
RICHMOND

F. STRNAD
FRANKFURT/M.

H. VIETEN
DÜSSELDORF

A. ZUPPINGER
BERN

BAND/VOLUME VI

TEIL/PART 2

SPRINGER-VERLAG BERLIN · HEIDELBERG · NEW YORK 1974

RÖNTGENDIAGNOSTIK DER WIRBELSÄULE

TEIL 2

ROENTGEN DIAGNOSIS OF THE VERTEBRAL COLUMN

PART 2

VON / BY

L. DIETHELM · W. HOEFFKEN · H. KAMIETH · J. KASTERT
K. KOB · J. KOSMOWSKI · W. RÜBE · F. SCHILLING
G.-A. SCHULTE · H. WOLFERS

REDIGIERT VON · EDITED BY

L. DIETHELM

MAINZ

MIT 486 ABBILDUNGEN (677 EINZELDARSTELLUNGEN)
WITH 486 FIGURES (677 SEPARATE ILLUSTRATIONS)

SPRINGER-VERLAG BERLIN · HEIDELBERG · NEW YORK 1974

ISBN 978-3-642-45460-8 ISBN 978-3-642-45458-5 (eBook)
DOI 10.1007/978-3-642-45458-5

 Library of Congress Cataloging in Publication Data. Diethelm, Lothar, 1910. Röntgendiagnostik der Wirbelsäule. Roentgendiagnosis of the vertebral column. (Handbuch der medizinischen Radiologie, Bd. 6) RC78. H295 Bd. 6 [RC400] 616.07'57'08s [616.7'3'07572] 74-226156.

Softcover reprint of the hardcover 1st edition 1974

Gesamtherstellung Sellier GmbH Freising

Vorwort

Unsere Kenntnisse der Wirbelsäulenerkrankungen und ihrer Darstellung im Röntgenbild haben sich zwar in den letzten Jahrzehnten erheblich erweitert, doch sind nach wie vor noch widersprüchliche Auffassungen vorhanden, welche die Lücken unseres Wissens aufdecken. Es sei nur an die Genese der „Spondylolisthesis" oder an die Kontroverse „persistierende Wirbelkörperepiphyse" – „vordere Kantenabtrennung" erinnert.

Ein intensiveres Studium verdient aber auch die Genese der unspezifischen Spondylitiden – sowohl im Kindesalter als auch beim Erwachsenen –, wobei dem Nachweis der Grunderkrankung mit allen zur Verfügung stehenden Methoden eine besondere Bedeutung zukommt.

Für die Spondylitis tuberculosa sind neue therapeutische Möglichkeiten durch die operative Behandlung eröffnet worden, deren Indikation und Folgezustände nur aufgrund großer eigener Erfahrungen von einem auf diesem Sektor besonders kompetenten Chirurgen dargestellt werden können.

Die parasitären Erkrankungen können heute in den meisten Fällen richtig und frühzeitiger erkannt werden. Hier darf von der zukünftigen Forschung eine Verbesserung der medikamentösen Behandlungsmöglichkeiten erwartet werden, zumal gewisse Ansätze schon heute sichtbar sind.

Mainz, Dezember 1974 L. Diethelm

Vorwort

Preface

Our knowledge of spinal diseases and their X-ray images has certainly been enormously extended in recent decades, however, there still exist contradictory opinions which merely serve to cover up the gaps in our knowledge.

Two good examples would be the genesis of "spondylolisthesis", or ree the controversy surrounding "persistent vertebral epiphyses", and "vertebral body edge separation".

The origin of unspecific spondylitis in both children and adults, however, deserves rather intensive study. Here it is specially important to employ all available methods to obtain evidence of the basic disease.

Surgery has opened up new possibilities for treating spondylitis tuberculosis, but the indications and the results of special operations can only be described by a surgeon who has considerable experience of these problems.

Today parasitic diseases can be diagnosed very much earlier and more accurately as previously possible. It is to be expected that future research will bring some progress in treatment with drugs in particular since promising work has already begun.

Mainz, December 1974 L. DIETHELM

Inhaltsverzeichnis – Contents

Mitarbeiter von Band VI/2 — Contributers to Volume VI/2

Professor Dr. L. DIETHELM, Direktor des Instituts für Klinische Strahlenkunde der Universität Mainz, 6500 Mainz, Langenbeckstraße 1

Professor Dr. W. HOEFFKEN, Chefarzt des Strahleninstituts der Allgemeinen Ortskrankenkasse, 5000 Köln, Machabäerstraße 19—27

Dr. H. KAMIETH, 6680 Neunkirchen/Saar, Bahnhofstraße 31

Professor Dr. J. KASTERT, 6702 Bad Dürkheim, Dr. Dahlemstraße 2

Dr. K. KOB, 6503 Mainz-Kostheim, Hauptstraße 99

Dr. J. KOSMOWSKI, New York, U.S.A.

Professor Dr. W. RÜBE, Direktor des Knappschafts-Krankenhauses, Chefarzt der Röntgen- und Radiumabteilung, 4350 Recklinghausen, Westerholter Weg 82

Professor Dr. F. SCHILLING, 6500 Mainz 31, Hebbelstraße 20

Dr. G. A. SCHULTE, Knappschafts-Krankenhaus, Röntgenabteilung, 4350 Recklinghausen

Dr. H. WOLFERS, 5000 Köln-Deutz, Thusneldastraße 21

A. Die degenerativen Erkrankungen der Wirbelsäule

von

W. Rübe und G.-A. Schulte*

Mit 44 Abbildungen

I. Bedeutung der Bandscheibe und Ursachen ihrer Degeneration

Die Funktionsfähigkeit der Wirbelsäule und ihre Haltung hängen mehr vom Zustand der Zwischenwirbelscheiben als von den Veränderungen der Wirbelkörper selbst ab. Sie wirken infolge ihres erheblichen Innendrucks als elastische Puffer, fangen Stoßkräfte ab und ermöglichen Bewegungen durch rasche Formänderungen. Daher haben die wechselnden mechanischen Einflüsse des täglichen Lebens für die Biologie der Zwischenwirbelscheibe eine erhebliche Bedeutung.

Die Bandscheibe bildet mit den Abschlußplatten der benachbarten Wirbel, dem Lig. longitudinale ventrale und dorsale, dem Lig. interarcuale (flavum), den Wirbelbogengelenken, den Dornfortsätzen mit den Ligamenta interspinalia und supraspinalia sowie den Querfortsätzen mit ihren Bändern eine funktionelle Einheit, für die Junghanns den Begriff des „Bewegungssegments" prägte. Für die Bewegungsabläufe und die Statik der Wirbelsäule sind außerdem die Rückenmuskulatur, z.T. auch der M. iliopsoas, die Bauchdecken- und Brustkorbmuskulatur sowie der M. rhomboides und M. trapezius besonders wichtig.

Gutzeit faßt mit dem Begriff des „Vertebron" einen noch größeren funktionellen Komplex zusammen. Er versteht darunter alle der Statik und Dynamik dienenden Teile der Wirbel und die zugehörigen vasalen und nervalen Elemente, die das eigentliche Bewegungssegment oder auch entfernter liegende Organe versorgen. Wird ein Anteil des Bewegungssegments geschädigt, wirkt sich dies auf seine anderen Glieder aus, u.U. bis zur Mitbeteiligung benachbarter Bewegungssegmente. Es ist somit außerordentlich schwer, klinisch den Primärsitz der Erkrankung zu ermitteln und charakteristische anatomische bzw. röntgenologische Befunde einem bestimmten klinischen Bild zuzuordnen.

Die Operationserfolge beim Bandscheibenprolaps ließen dieses Krankheitsbild zeitweilig als einzig mögliche Ursache für vertebral bedingte Beschwerden erscheinen. Die bessere Kenntnis des funktionellen Zusammenhanges der einzelnen Teile des Bewegungssegments untereinander und die Erfolge der manuellen Wirbelsäulentherapie (Chiropraxis) lenkten den Blick von der Statik zur Dynamik.

Neben der Bandscheibe kommt den Wirbelbogengelenken eine wesentliche Bedeutung zu. Die degenerativen Veränderungen der Wirbelbogengelenke sind jedoch Folge einer Bandscheibendegeneration, welcher letztlich die zentrale Stellung in der Pathogenese der degenerativen Erkrankungen der Wirbelsäule zukommt.

Die häufig frühzeitige Alterung und Degeneration der Bandscheibe läßt sich aus ihrer starken funktionsmechanischen Beanspruchung und ihrem trägen Stoffwechsel (brady-

---

* Für die hilfreiche vorbereitende Mitarbeit möchten wir Herrn Dr. K. Grosse-Holz, jetzt Chefarzt im St. Josefs-Hospital in Dortmund-Hörde, herzlich danken.

trophes Gewebe) erklären. Die Mucopolysaccharide sind Ursache des hohen Quellungsdrucks der Bandscheiben. Im Alter tritt die kollagene Struktur durch Zunahme der Kollagene und Verschiebungen zwischen Chondroitin- und Keratosulfaten stärker hervor (Kuhn u. Leppelmann, Hirsch); der Wassergehalt der Bandscheibe nimmt ab (Püschel, Hartmann), wodurch es zu einem Absinken des Druckes kommt (Busch). Diese chemisch-physiologischen Alterungsvorgänge können durch pH-Verschiebungen, Änderungen der

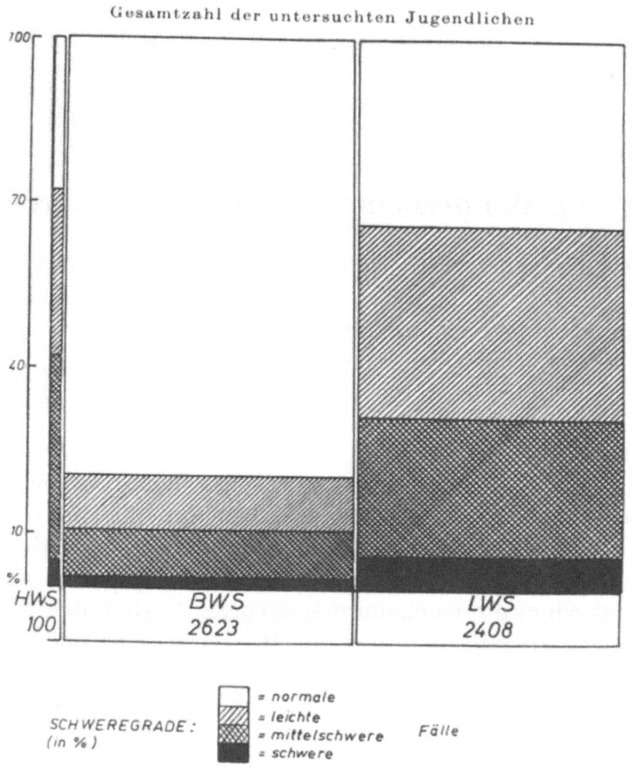

Abb. 1. Verteilung der Schweregrade röntgenologisch entdeckter Wirbelsäulenveränderungen bei subjektiv gesunden jugendlichen Patienten (aus Ross)

WS-Abschnitt	Ges.-Zahl	normale	leichte	mittelschwere	schwere Fälle
1. In absoluten Zahlen:					
HWS	100	28	30	37	5
BWS	2623	2100	262	223	38
LWS	2408	819	843	602	144
2. In %:					
HWS		28	30	37	5
BWS		80	10	8,5	1,5
LWS		34	35	25	6

Ionenkonzentration, enzymatische Störungen und Hormonwirkungen zusätzlich beeinflußt werden. Horton nimmt an, daß sich durch die altersphysiologische Depolymerisation der Mucopolysaccharide der osmotische Druck zunächst erhöht, wodurch der Nucleus pulposus verstärkt Flüssigkeit aufnimmt und sein eigener Druck ansteigt. Ein Teil der depolymerisierten Moleküle wird abtransportiert und damit der Druck im Nucleus wieder normalisiert. Durch den Verlust an Mucopolysacchariden ist jedoch der Alterungsprozeß mit Turgor- und Elastizitätsverlust eingeleitet.

Eine derart regressiv veränderte Bandscheibe ist den physiologischen Beanspruchungen nicht mehr gewachsen. Das Mißverhältnis zwischen Belastung (Druck, Spannung, Torsion) und Belastungsfähigkeit führt zur Degeneration. Diese funktionsmechanischen Einflüsse wirken sich in einer ,,Steigerung der regressiven Strukturveränderungen bis zum geweblichen Verschleiß" (KUHLENDAHL) aus. Die Zunahme der degenerativen Erkrankungen der Wirbelsäule mit fortschreitendem Alter (REISCHAUER, GATZWEILER, RÜBE), die häufige Erkrankung der stärker beanspruchten Teile der Wirbelsäule, besonders bei Schwerarbeitern, und das etwas seltenere Vorkommen bei Frauen (GANTENBERG, DESTUNIS u. SCHMITT, JUNGHANNS) lassen sich somit leicht erklären. Ob eine chronische Überlastung allein (JUNGHANNS, DAHMEN) Ursache der Degeneration sein kann, ist noch nicht endgültig geklärt. Auch die Frage des sog. ,,Initialtraumas" (BAUMANN, EXNER, HIRSCH, LINDEMANN, KUHLENDAHL, DE SÉZE) bedarf noch weiterer Untersuchungen. Tierexperimentell jedoch läßt sich eine Chondrose durch Läsion der Bandscheibe erzeugen (LOB, HELLNER,

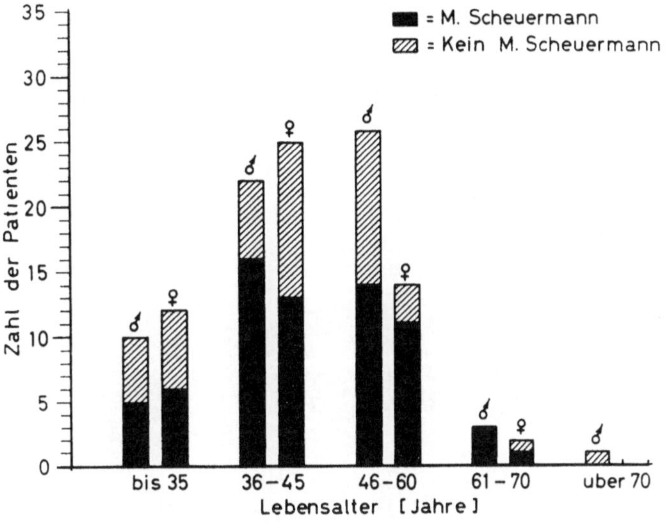

Abb. 2. Häufigkeit des M. Scheuermann innerhalb eines Beobachtungsgutes bei operativ bestätigtem dorsalen Nucleus pulposus-Prolaps

JUNGE, EXNER). Auch SCHMORL'sche Knötchen können durch die Verminderung von funktionsfähiger Bandscheibensubstanz eine Degeneration begünstigen. Der Bandscheibenvorfall ist Folge der Degeneration, andererseits wird diese durch den Substanzverlust infolge des Prolapses beschleunigt.

Neben Alterung und mechanischer Belastung sind endogene Faktoren ursächlich von Bedeutung. So diskutiert BÜCHNER Störungen in der pränatalen Entwicklung der Zwischenwirbelscheibe durch Hypoxämie. REISCHAUER denkt an eine primäre Materialminderwertigkeit. ROOS und LEGER fanden bei über 50% klinisch gesunder, junger Patienten anlagemäßig bedingte Abweichungen von der Norm, wie unregelmäßige Abschlußplatten, SCHMORL'sche Knötchen, Bandscheibenverschmälerungen, Wirbelkantenverformungen, Keil- und Flachwirbel, Fehlhaltungen und Wirbelverschiebungen (Abb. 1). STEIN und ROOS schlagen deshalb vor, diesen Patienten wegen der erhöhten Gefahr einer vorzeitigen Bandscheibendegeneration keine stärkeren Belastungen zuzumuten. Eine auffallende familiäre Häufung der degenerativen Zwischenwirbelscheibenveränderungen ist wiederholt beschrieben worden. RÜBE und HEMMER beschrieben eine signifikante Koinzidenz zwischen SCHEUERMANN'scher Erkrankung und Bandscheibendegeneration (Abb. 2). Auch EDGREN und VAINIO, STEIN und WILLIAMS weisen auf diese Beziehungen hin.

Nach KUHLENDAHL beträgt die Gesamthöhe aller Zwischenwirbelscheiben im Verhältnis zur Höhe der Wirbelkörper beim Menschen 25 bis 30%, beim Tier nur 11 bis 12%. Daher können veterinärmedizinische Beobachtungen nicht ohne weiteres auf den Menschen übertragen werden. Jedoch widerlegen Beobachtungen von degenerativen Wirbelsäulenerkrankungen beim Tier eindeutig die Ansicht von METTLER, SCHEDE, REISCHAUER, die dem aufrechten Gang des Menschen eine wesentliche ursächliche Bedeutung beimessen. Die meist multiplen Bandscheibenvorfälle bei chondrodystrophen Hunderassen — die unter dem Begriff der „Dackellähme" bekannt sind — sind Ausdruck einer Systemerkrankung. Bandscheibendegenerationen, Protrusionen und Vorfälle kommen auch bei nicht chon-

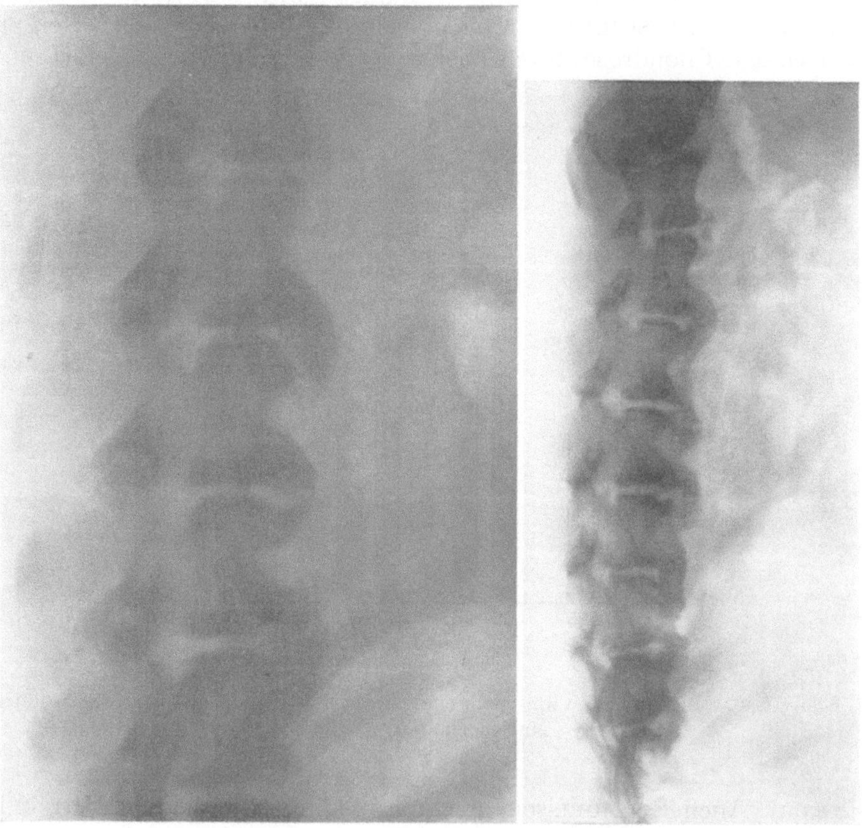

a b

Abb. 3a u. b. Ankylosierende Spondylosis deformans bei zwei älteren Hunden

drodystrophen Hunden (Abb. 3), bei Pferden, Kamelen, Rindern, Katzen und Schweinen vor (FANGHAUSER, MÜLLER, HANSEN). EXNER berichtet über eine Osteochondrose bei einem senilen Gorilla sowie beim braunen Kaukasusbären. In vielen Fällen dürfte eine von GOERKE angenommene unphysiologische Belastung infolge der Domestikation bzw. durch das Zoogefängnis eine Rolle spielen. Dagegen spricht jedoch die Beobachtung einer Bandscheibendegeneration bei einem diluvialen Moschusochsen (GRIMM).

Trotz der Zunahme der Lebenserwartung hat sich die Häufigkeit der degenerativen Wirbelsäulenerkrankungen offenbar nur wenig geändert. GRIMM sah eine hochgradige Spondylose und Arthrose bei einem um das Jahr 1200 n. Chr. bestatteten Menschen. BUGYI konnte bei ungarischen Skeletten aus dem 10. Jahrhundert n. Chr. zahlreiche Degenerationserscheinungen feststellen.

II. Erkrankungen der Zwischenwirbelscheibe

1. Degeneration der Zwischenwirbelscheibe

a) Allgemeines

α) *Pathologisch-anatomisches Bild*

Die Braunfärbung des Faserringes ist ein erstes makroskopisches Zeichen der Bandscheibendegeneration. Ob sie durch Melanin (Schmorl) oder Pigmentablagerungen des Hämoglobins nach Einsprossung von Gefäßen (Güntz) bedingt ist, konnte bisher nicht endgültig geklärt werden. Der Turgor- und Elastizitätsverlust des Nucleus und des Faserringes führt — unter der Dauerbelastung — zur Bildung von Spalträumen (Chondrose) (Erlacher). Jeder weitere Turgorverlust und jede Verschmälerung der Zwischenwirbelscheibe verändert die Spannung der Längsbänder und führt zur Lockerung im Bewegungssegment (Junghanns). Dadurch kann es im Bereich der unteren BWS und der oberen LWS zu einer Dorsalverschiebung des oberhalb der degenerierten Bandscheibe gelegenen Wirbelkörpers kommen. Schließlich tritt bei der mit einer Zerstörung des Nucleus und einer Höhenminderung einhergehenden Zermürbung der Bandscheibe eine Degeneration der Knorpelplatte auf, die Ablösung von den Wirbelkörpern folgt, und durch Reizung der Osteozyten der Wirbelabschlußplatten kommt es zur reaktiven Knochenwucherung (Osteochondrose). Durch direkte Einwirkung der statischen Kräfte auf die Wirbelabschlußplatten bei fehlender Pufferungsfähigkeit („Ledersohle statt Kreppsohle", Reischauer) entwickeln sich Randwülste und Randzacken, die häufig den gesamten Wirbelkörperrand umgeben. Dabei sind die Randzacken manchmal von der Randleiste abzugrenzen, oft gehen sie jedoch direkt von der Randleiste aus. Verkalkungen und Verknöcherungen sowie eine fibrotische Umwandlung der Zwischenwirbelscheibe sind durch Einsprossen von Gefäßen und Bindegewebe möglich. Hierdurch wird die Stabilität weitgehend wiederhergestellt, allerdings auf Kosten der Motilität.

β) *Häufigkeit*

Frieberg und Hirsch sahen bei 40 bis 50% der durchgesehenen Röntgenbilder ihres Beobachtungsortes Bandscheibendegenerationen, Mauer und Singelmann fanden von 1046 Röntgenaufnahmen der HWS in 63% der Fälle Verschleißerscheinungen (Osteochondrosen, Spondylosen, Arthrosen). Süsse fand bei Untersuchungen an der HWS im 4. Lebensjahrzehnt 25%, im 5. Lebensjahrzehnt 40%, im 6. Lebensjahrzehnt 71% und im 7. Lebensjahrzehnt 85% Chondrosen (Abb. 4). Bei Schwerarbeitern, besonders Bergarbeitern, lassen sich Bandscheibendegenerationen häufiger nachweisen (Gantenberg, Bürkle de la Camp, Kuhlendahl, Marusiak). Kellgran beobachtete bei Büroangestellten im Alter von 40 bis 49 Jahren in 7% Bandscheibendegenerationen der LWS, während bei Bergleuten des gleichen Alters in 43% schwere degenerative Veränderungen festgestellt wurden. An der Halswirbelsäule ließen sich entsprechende Differenzen allerdings nicht nachweisen. Eine Anerkennung der Bandscheibendegeneration als Berufskrankheit ist nach unserer Gesetzgebung auch bei entsprechender Berufsbelastung nicht möglich (siehe dagegen Schröter).

γ) *Lokalisation*

Degenerative Veränderungen finden sich am häufigsten an den Übergangsstellen eines beweglichen in einen weniger beweglichen Wirbelsäulenanteil, wobei letzterer als Hypomochlion fungiert. Diese Übergänge liegen im Bereich der unteren HWS und der unteren LWS. Entsprechend sind die Bandscheiben C5/C6 und C6/C7 sowie L4/L5 und L5/S1 am häufigsten befallen (Hildebrandt, Süsse, Kuhlendahl und Kunert). Nach Maurer

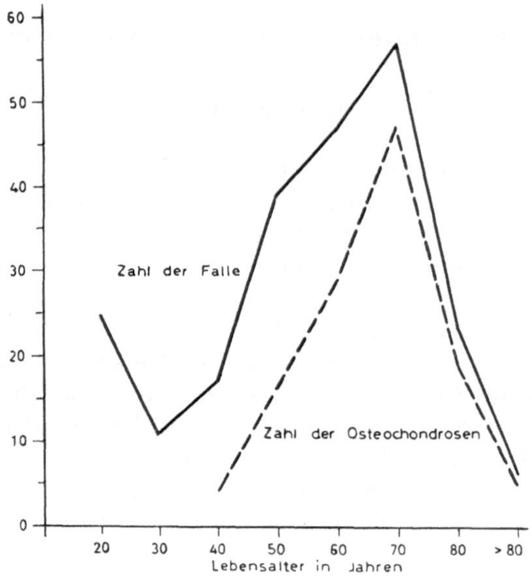

Abb. 4a. Altersverteilung der Osteochondrose der HWS; Zahl und Alter der Patienten

0—20 Jahre =	25 Patienten
21—30 Jahre =	11 Patienten
31—40 Jahre =	17 Patienten
41—50 Jahre =	39 Patienten
51—60 Jahre =	47 Patienten
61—70 Jahre =	57 Patienten
71—80 Jahre =	23 Patienten
über 81 Jahre =	6 Patienten
	225 Patienten

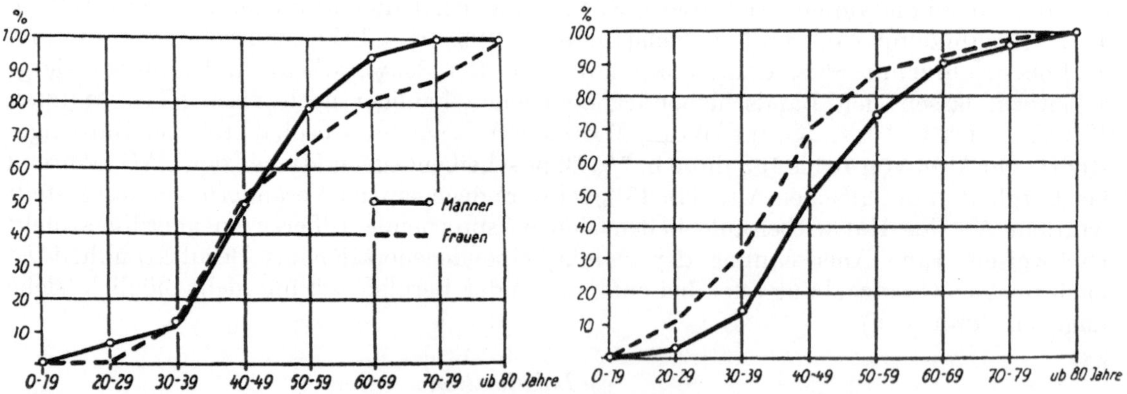

Abb. 4b. Altersverteilung der Spondylosis deformans bei Männern und Frauen (aus Becker) Altersverteilung der Spondylosis deformans nach Röntgenuntersuchungen im Vergleich mit den Ergebnissen von Schmorl-Junghanns (aus Becker)

und SINGELMANN, die 1046 Röntgenaufnahmen der Halswirbelsäule untersuchten, ist das Halssegment C5/C6 am häufigsten betroffen. Besonders bei der sog. „sekundären Chondrose" wird die mechanische Komponente deutlich. Auch außerhalb der Bandscheibe gelegene Krankheitszustände können infolge Fehlbelastungen die Degeneration einleiten bzw. begünstigen; dies gilt besonders für die Spondylolisthesis. Ähnlich liegen die Verhältnisse bei Anlageanomalien (Übergangswirbel, Blockwirbel) und Haltungsanomalien. Eine verstärkte BWS-Kyphose begünstigt eine Degeneration in Höhe von C6/C7, eine verstärkte Lumballordose von L5/S1. Da eine unphysiologische Brustwirbelsäulenkyphose nicht nur zur Zunahme der HWS-Lordose, sondern auch zu einer Verstärkung der LWS-Lordose führt, werden die Chondrose und die Osteochondrose in Höhe von L5/S1 als auch im Bereich der unteren HWS beim M. SCHEUERMANN häufiger beobachtet (BROCHER, ARLET und DUNGLOS) (Abb. 5).

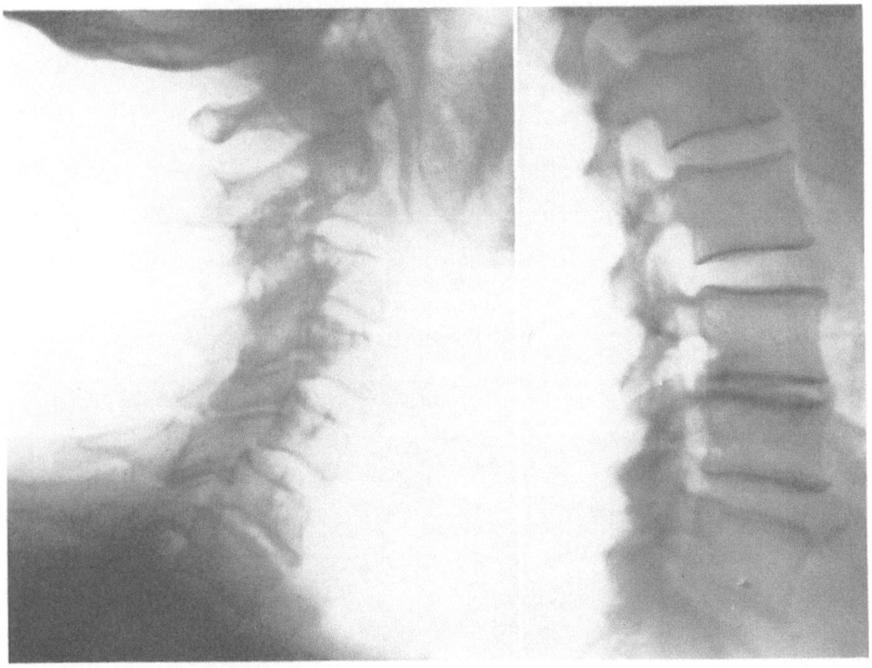

a b

Abb. 5a u. b. Osteochondrose der HWS zwischen C6/C7 mit reaktiver Spondylarthrosis deformans und angedeuteter Streckstellung im unteren Drittel der HWS Osteochondrose der Lendenwirbelsäule zwischen L3/L4 mit Verschmälerung der Zwischenwirbelscheibe, Sklerosierung der Grund- und Deckplatten sowie ventraler und dorsaler Randosteophytenbildung. Schaltknochen

b) Röntgenbild der Chondrose

Viele der beschriebenen pathologisch-anatomischen Befunde lassen sich mit der Routineröntgenuntersuchung nicht darstellen. In den letzten Jahren ist es jedoch gelungen, mit Hilfe der Diskographie Spaltbildungen der Bandscheibe frühzeitig zu erkennen (SEYSS, GRASSBERGER und SEYSS, WITT, PEREY, weitere Autoren s. Kap. Diskographie). Ein relatives röntgenologisches Frühsymptom ist die Lockerung des Bewegungssegments (JUNGHANNS).

α) *Lockerung, Dorsalverschiebung*

Benachbarte Wirbelkörper bilden mit der Zwischenwirbelscheibe, den Wirbelbogengelenken und den zugehörigen bindegewebigen Anteilen eine funktionelle Einheit. Infolge des

Turgorverlustes kommt es durch den Zug der elastischen dorsalen Bänder (Lig. long. dorsale, ligg. flava) und der Rückenmuskulatur zu einer Horizontalverschiebung des oberhalb der geschädigten Bandscheibe gelegenen Wirbels. Der nach dorsal geneigte Verlauf der Wirbeldeckplatten im Bereich der unteren Brust- und oberen Lendenwirbelsäule sowie die Stellung der Wirbelbogengelenke begünstigen die Dorsalverschiebung (Güntz). Dies kann im LWS-Bereich stufenweise auftreten. Das Röntgenbild (Abb. 6) zeigt dann eine bajonettförmige Knickung der die hinteren Wirbelkonturen verbindenden Linie, die normalerweise in einem kontinuierlichen, geschwungenen Bogen verläuft. Da die ventralen Umschlagkanten der Wirbelkörper durch Randwulstbildungen oft nicht genau festzulegen sind und zwei gegenüberliegende Wirbelkörper verschieden breit sein können, sind stets die hinteren Wirbelkörperkonturen als Bezugspunkte zu wählen. Eine

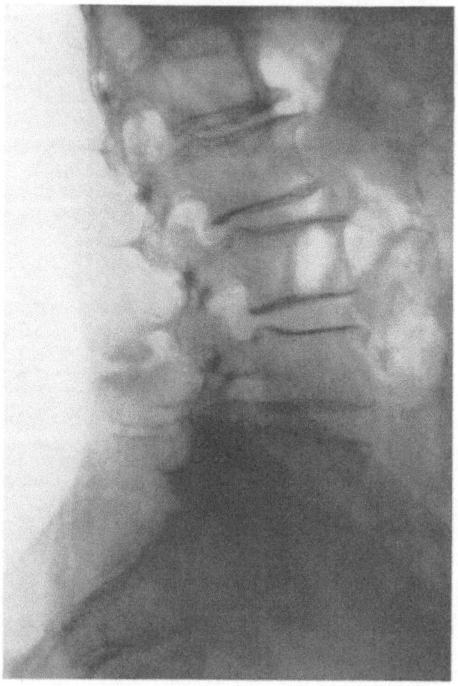

Abb. 6. Bajonettförmige Knickung der dorsalen Konturlinie der LWS zwischen L2 und L3 als Ausdruck einer geringen Dorsalverschiebung

ungleiche Breite der Wirbeldeckplatten, die eine Dorsalverschiebung vortäuschen kann, findet sich besonders in Höhe des lumbosakralen Übergangs (Melaned u. Ansfield-Fletscher, Hagelstam). Andererseits können ungleich große Deckplatten für die Dorsalverschiebung prädisponierend werden. Bei stark vorgekipptem Kreuzbein kann eine Dorsalverschiebung des 5. LWK als Folge der kompensatorischen starken Streckung (Dittmar, Rado) resultieren. Bei dieser als „Lumbosakral-Blockierung“ bezeichneten Störung soll die Bandscheibenschädigung nur eine untergeordnete Rolle spielen (Cramer). Die Dorsalverschiebung kann hierbei bis zu 0,5 cm betragen.

Yosikawa beobachtete bei 9,2% seiner Patienten mit Rückenschmerzen eine Dorsaldislokation. Da bei älteren Menschen der Bandapparat unelastischer wird, tritt sie mit vorrückendem Alter seltener auf. Bei nicht exakter frontaler Einstellung (Doppelkontur der hinteren Wirbelkörperbegrenzung beachten!) kann eine Dorsalverschiebung auf dem Röntgenbild vorgetäuscht werden. Dorsalverschiebungen werden auch bei Wirbelkörperfrakturen, Bandschäden und im Anfangsstadium einer Spondylitis tuberculosa beobachtet (Hackethal, Brocher, Hagelstam).

Am anatomischen Präparat verstärkt sich die Dorsalverschiebung bei der Retroflexion und nimmt bei der Anteflexion ab. Das Röntgenbild des lebenden Menschen läßt dieses Symptom gleichfalls beobachten. Oft wird die Dorsaldislokation auch erst bei der Retroflexion manifest. Bei der Bewegung der Halswirbelsäule kombinieren sich Kipp- und Rollbewegungen, so daß kleine, treppenförmige Absätze entstehen. ALBERS, EXNER und SCHLEGEL nehmen einen physiologischen Vorgang an, wenn die Verschiebung nicht mehr als 2 mm beträgt. Im Bereich der Brustwirbelsäule und der Lendenwirbelsäule sind Dorsalverschiebungen von mehr als 1 mm stets als pathologisch anzusehen.

Eine Dorsalverschiebung kann bei der Anteflexion in eine Ventralverschiebung übergehen. Allerdings zeigt die Halswirbelsäule im mittleren Anteil im Rahmen der physiologischen Roll- und Gleitbewegungen oft eine geringe Ventraldislokation bei der Anteflexion. Auch an der Lendenwirbelsäule kommt dieses Symptom vor. So sah ROSS in 60% der untersuchten jugendlichen Wirbelsäulen Ventralverschiebungen. Handelt es sich hier um ein Frühsymptom der Chondrose? Ein Abrutschen von mehr als 2 mm ist immer als Zeichen der Lockerung und damit der Bandscheibendegeneration zu werten (HAGELSTAM, ALBERS).

Eine Ventralverschiebung in Ruhestellung dagegen ist in jedem Fall auf eine Bandscheibendegeneration zu beziehen. Für die Pseudospondylolisthesis (JUNGHANNS) ist außer der Lockerung und den Veränderungen der Wirbelbögen und Wirbelbogengelenke eine wahrscheinlich sekundäre Bandscheibenschädigung ätiologisch bedeutsam (BROCHER). Auch seitliche Verschiebungen können vorkommen. Sie sind gleichfalls Folge einer Bandscheibenschädigung und finden sich u.a. bei der dekompensierten Skoliose (Drehgleiten [MÜLLER]). Die Bandscheibendegeneration ist hierbei wohl die Folge der Skoliose, wahrscheinlich jedoch die Ursache des Gleitvorgangs. Nach BROCHER kann es auch ohne Drehgleiten — meist in Kombination mit einer Dorsaldislokation — zu einer seitlichen Verschiebung kommen. Derartige Veränderungen werden häufig oberhalb von Blockwirbeln und asymmetrischen Übergangswirbeln beobachtet. Die Ursache dürfte z.T. in der verstärkten funktionsmechanischen Beanspruchung dieser Bandscheiben liegen. Die Segmente oberhalb oder auch unterhalb eines teilweise versteiften Wirbelsäulenabschnitts oder eines Blockwirbels weisen häufig eine verstärkte Beweglichkeit auf; die fehlende Beweglichkeit des versteiften Segments wird hierdurch kompensatorisch ausgeglichen. ALBERS spricht in diesem Zusammenhang von einer „Gruppenbewegung“, einer Kompensationserscheinung, die ihrerseits zur Bandscheibendegeneration disponiert.

Weitere Literatur zur Lockerung des Bewegungssegments: DIEZ, GILLESPIE, JOHNSON, LAWSON, SMITH, ROAF, VOGT, ZAREMBA, BROCHER, JUNGHANNS.

β) *Fehlhaltung*

Der Zug der elastischen hinteren Bänder führt bei einer Lockerung des Bewegungssegments nicht nur zur Horizontalverschiebung der Wirbelkörper, sondern auch zu einer Streckstellung des oberhalb der geschädigten Bandscheibe gelegenen Wirbelsäulenabschnitts (GÜNTZ). Die Streckstellung wird verstärkt durch die schmerzbedingte reflektorische Muskelverspannung. Diese abnorme Geradhaltung führt zur Abflachung oder Aufhebung der Lendenlordose, der Halswirbelsäulenlordose und zur kyphotischen Verbiegung der HWS. AUFDERMAUR, ALBERS, BUETTI-BÄUML, SCHOEN, SCHLEGEL, DREXLER weisen darauf hin, daß eine Streckhaltung der Halswirbelsäule besonders bei Jugendlichen nicht immer als krankhaft angesehen werden kann. ALBERS sah sie bei 49% röntgenologisch unauffälliger Halswirbelsäulen beschwerdefreier Patienten. Eine kyphotische Verbiegung oder ein kyphotischer Knick der HWS, der evtl. erst bei der Anteflexion durch den ventralen Zusammenbruch einer Bandscheibe sichtbar wird, ist dagegen immer pathologisch. Auch die Flexionsstellung eines einzelnen Wirbels, die die Haltung des betreffenden Wirbelsäulenabschnitts kaum beeinträchtigt, ist als pathologisch zu werten. Fehlhaltungen sind nur auf Röntgenaufnahmen zu beurteilen, die im Stehen angefertigt worden sind, da sonst die fehlende statische Belastung zu einer falschen Beurteilung führen kann. Wünschenswert ist ein Fokus-Film-Abstand von 150 cm. Trotzdem ist zu beachten, daß schon geringe Haltungsunterschiede (z.B. Kinntiefhaltung) eine Fehlstellung vortäuschen können (FINNEMANN u. Mitarb.). Zur Beurteilung von Haltungsanomalien größerer Wirbelsäulenabschnitte werden Röntgenganzaufnahmen der Wirbelsäule empfohlen (LEGER, SWOBODA, RASPE, HEINE, EDINGER u. Mitarb., BAER, HOLFELDER, JANKER, JÄGER).

Die Ausprägung der Lordose eines Wirbelsäulenabschnitts ist u.a. auch von der Krümmung des benachbarten WS-Abschnitts abhängig. Für die HWS-Lordose z.B. ist der Grad der BWS-Kyphose von wesentlicher Bedeutung. Eine abgeflachte Lendenwirbelsäulenlordose kommt beim steilgestellten os sacrum vor. Berücksichtigt man diese Faktoren, so ist eine Streckstellung der Lendenwirbelsäule als Zeichen einer Diskopathie zu werten. Über Fehlstellungen im Occipito-Cervikalbereich berichten BROCHER, ZUKSCHWERDT u. Mitarb., BUETTI-BÄUML, FISCHEDICK.

Vorwiegend lateral gelegene Bandscheibenschäden können eine Skoliose verursachen. Häufiger resultieren jedoch hierbei nur geringe Schiefstellungen der Wirbel, die Gesamthaltung der Wirbelsäule bleibt gewahrt. Sowohl klinisch als auch röntgenologisch weicht bei diesen Patienten der entsprechende Dornfortsatz aus der normalerweise gerade verlaufenden Linie ab (STEIN, BROCHER). Oft ist es schwierig, festzustellen, wo die primäre Schädigung sitzt und was lediglich Haltungsausgleiche sind.

γ) *Versteifung*

Die durch eine Bandscheibendegeneration bedingte Lockerung des Bewegungssegments kann durch eine reflektorische Muskelkontraktur, die zur funktionellen Versteifung führt, überdeckt sein. Daneben sind auch Fehlstellungen der Wirbelbogengelenke (,,Wirbelblockierung" nach ZUKSCHWERDT u. Mitarb.) ursächlich von Bedeutung.

δ) *Erniedrigung des Zwischenwirbelraumes*

Die Höhenabnahme des Zwischenwirbelraumes ist meist durch degenerative Veränderungen bedingt; jedoch können auch entzündliche (unspezifische und tuberkulöse) Prozesse zu einer Bandscheibenerniedrigung führen. Dagegen schließt ein normal hoher Zwischenwirbelraum eine degenerative Schädigung nicht aus (BROCHER, FRIEBERG u. HIRSCH, ERLACHER, WITT). Auch grobe traumatische Zerreißungen der Bandscheibe brauchen nicht zu einer Höhenabnahme zu führen. Das Ausmaß der Bandscheibenerniedrigung kann somit nie ein Maßstab für den Grad der vorhandenen Degeneration sein. Bewegungsaufnahmen helfen oft weiter (JUNGHANNS). Die Zwischenwirbelscheibe kann bei der Anteflexion ventral (KNUTSSON), aber auch bei der Retroflexion dorsal zusammensinken (Abb. 7). Häufig jedoch wird die keilförmige Deformierung der Zwischenwirbelscheibe durch die reflektorische Muskelkontraktur kompensiert. Da die Höhe der Bandscheiben caudalwärts kontinuierlich zunimmt, ist ein Vergleich nur mit der nächst höhergelegenen Bandscheibe möglich. Eine physiologisch erniedrigte Bandscheibe L5/S1 gibt es nicht (BROCHER), jedoch muß an die Möglichkeit einer Bandscheibenerniedrigung bei einem Übergangswirbel (Sakralisation) gedacht und die — in Abhängigkeit von der Größe der Lumbosakralwirbel — verschiedenartige Keilform der präsakralen Bandscheibe berücksichtigt werden.

ε) *Spaltbildungen* (*Vakuumphänomen*)

In die Spalten und Risse der degenerierten Bandscheibe kann ,,infolge Unterdrucks bei der Retroflexion der Wirbelsäule" Gas aus dem umgebenden Gewebe in das entstandene Vakuum einströmen, so daß diese Spalten röntgenologisch u.U. auf dem Frontalbild im mittleren oder (seltener) vorderen Anteil des Zwischenwirbelraumes als Aufhellungsstreifen erkennbar werden (Abb. 8) (MARDERSTEIG, MARR, RAINES, HÖFFKEN, KRÖKER FIEBELKORN, SEVERIN, RAVELLI, TEICHERT). Multiples Vorkommen wird beobachtet. GERSHON-COHEN, SCHRAER, SKLAROFF und BLUMBERG sahen das Vakuumphänomen bei jedem fünften älteren Patienten. Entzündlich bedingte Bandscheibener-

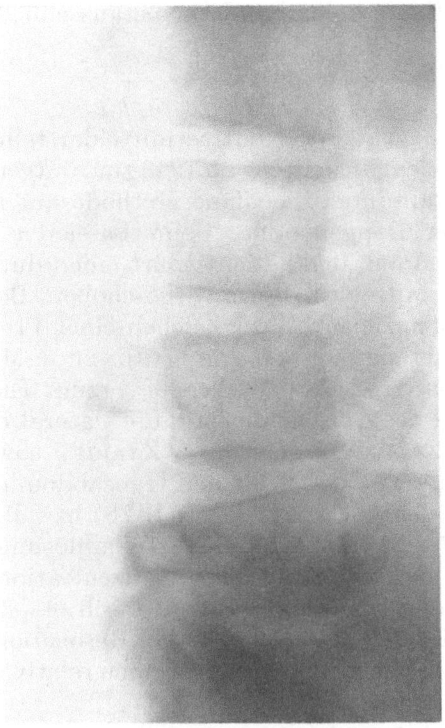

Abb. 7. Keilförmige Abflachung der Zwischenwirbelscheibe L4/L5 bei Anteflexion der LWS (akuter dorsaler Bandscheibenvorfall)

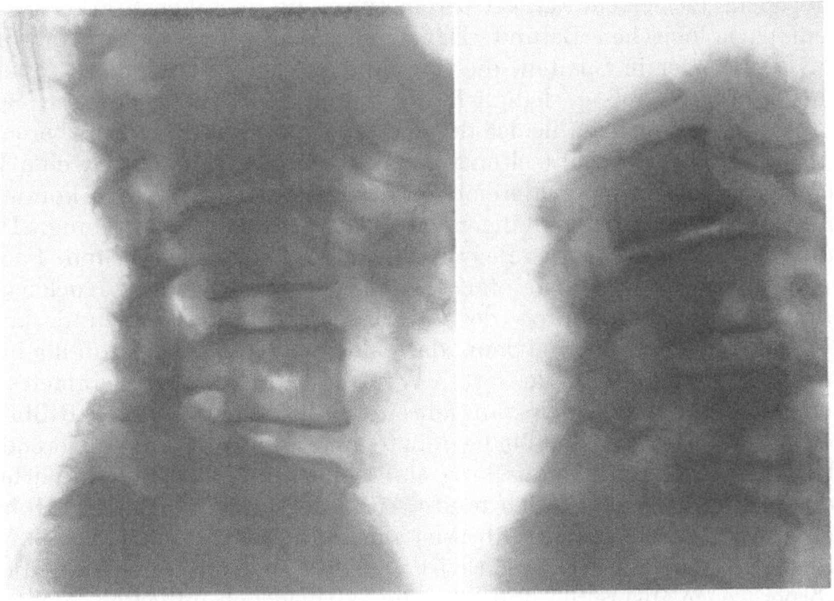

a b

Abb. 8a u. b. Vakuumphänomen der Zwischenwirbelscheibe L2/L3, bei Retroflexion der LWS auftretend; bei Normalhaltung und Anteflexion nicht zu erkennen niedrigungen lassen derartige Aufhellungen vermissen. Sieht man von Spaltbildungen der Zwischenwirbelscheibe bei osteoporotischen Fischwirbeln ab, so sind die durch das Vakuumphänomen nachweisbaren Einrisse der Bandscheibe ausschließlich durch eine Bandscheibendegeneration bedingt.

ζ) *Diskographie*

Junghanns begann 1931 mit der Kontrastmitteldarstellung des Discus intervertebralis an Leichen. Lindblom entwickelte sie ab 1948 zur röntgenologischen Untersuchungsmethode. Er wendet die transdurale, mediane Methode an. Die Punktion erfolgt unter Röntgenkontrolle mit einer Doppelkanüle. Beim Passieren des hinteren Längsbandes tritt ein geringer Widerstand auf, der Patient spürt einen dumpfen Schmerz. Die Innenkanüle wird dann bis in die Mitte des Discus vorgeschoben. Bei der Injektion tritt oft ein typischer Lumbagoschmerz auf, nach Witt Zeichen einer Protrusion eines Prolapses.

Modifikationen dieser Methode werden von Gardner u. Mitarb. sowie Walk angegeben. Einen extraduralen postero-lateralen Weg bevorzugt Erlacher. Die Kanüle wird durch den seitlichen Anteil des Zwischenbogenraums lateral der Dura durch den Canalis spinalis eingeführt. De Sèze und Levernieux, Zaaiger sowie Codorniu wenden eine paravertebrale Methode an, Perl empfiehlt den transabdominalen Weg. Dem wasserlöslichen Kontrastmittel, von dem etwa 1,0—4 ccm (LWS) bzw. 0,5—2 ccm (HWS) gebraucht werden, wird am besten 0,5 ccm einer 2%igen Novokainlösung beigemischt. Die üblichen wasserlöslichen Kontrastmittel werden in einer Konzentration von 2% (Walk) bis 80% (Witt) verwendet. Die Resorption erfolgt relativ rasch (4—8 Stunden). In Einzelfällen ließ sich bereits nach 20 Minuten eine weitgehende Resorption feststellen. Grassberger und Seyss sowie Lachapèle schließen hieraus auf einen relativ regen Flüssigkeitsaustausch zwischen Bandscheibe und Umgebung.

Die zervikale Diskographie wird am zweckmäßigsten von ventral durchgeführt. Die Injektionsstelle liegt zwischen dem vorderen Rand des M. sternocleidomastoideus und dem Kehlkopf. Die Richtung des Stichkanals entspricht etwa derjenigen der Vertebralisangiographie (Smith, Stuck). Während der Injektion wird vom Patienten ein Spannungsschmerz angegeben. Es besteht *keine* Übereinstimmung zwischen Stärke der Schmerzen und etwaigem pathologischen Befund. Das Kontrastmittel kann sich nur in der Umgebung des Nucleus oder in Spalten, die mit ihm in Verbindung stehen, ausbreiten. Ist die Bandscheibe intakt, gelingt lediglich die Füllung des perinuklearen Spaltraumes. Im Bereich der Lendenwirbelsäule ist der Nucleus pulposus in einen oberen und einen unteren Anteil gegliedert. Dorsal (seltener lateral oder ventral) besteht eine Verbindung zwischen diesen beiden Teilen. Im Bereich der Halswirbelsäule dagegen kommt es bei der Diskographie zu einer zusammenhängenden Kontrastmittelansammlung. Die gesunde Bandscheibe weist eine unscharfe Begrenzung zwischen Nucleus und Faserring auf. Witt bezeichnet diese Formen als einfach gelappten bzw. kugeligen Nucleus.

Diskographisch ist eine Chondrose des Faserrings nicht zu erkennen, da keine Verbindung zum Nucleus hin besteht; es sei denn, das Ende der Kanüle liegt zufällig in einer Rupturspalte. Als pathologische Befunde werten Witt und Erlacher den einfach verzweigten, den mehrfach verzweigten und den „ausgebreiteten“ Nucleus (Abb. 9). Rißbildungen der Bandscheibe kommen als unregelmäßig begrenzte, miteinander kommunizierende, verschieden breite Kontraststreifen zur Darstellung, sie stehen mit dem Nucleus in Verbindung. Bei hochgradiger Degeneration füllen sich breite Ausläufer und tunnelartige Höhlen, die bis in die äußeren Anteile des Anulus fibrosus reichen. Der „ausgebreitete“ Nucleus hat seine eigentliche Begrenzung verloren. Er ist von breiten Kontrastspalten, die sich bis an die Wirbelkörpergrenze ausbreiten und evtl. die Wirbelecken umfassen, nicht mehr abzugrenzen. Bandscheibensequester sind gelegentlich als Aufhellungen nachweisbar.

Beim Prolaps kann man manchmal die Straße erkennen, die er genommen hat. Das verlagerte Gewebe ist — als Zeichen weiterer Degeneration — häufig unscharf begrenzt. Bei zerrissenem hinterem Längsband fließt das Kontrastmittel in den Periduralraum.

Es kann jedoch auch beim Versuch, größere Kontrastmittelmengen zu injizieren, zu einem Reflux entlang des Stichkanals und damit zu einer Peridurographie kommen. Bei der Spondylose werden zungenförmige Vorbuchtungen des Kontrastmittels über den Wirbelkörperrand hinaus beobachtet, die sich bis unter das vordere Längsband ausbreiten können. Die Größe der Spaltbildungen bestimmt die Menge des Kontrastmittels, die sich injizieren läßt.

Die Diskographie bestätigt die ursächliche Bedeutung der Bandscheibendegeneration für die Lockerung des Bewegungssegments. Bei der Häufigkeit degenerativer Bandscheibenveränderungen ist es verständlich, daß etwa 80% aller Patienten mit Lumbalgien und Ischialgien ein pathologisches Diskogramm aufweisen. Auch an der Halswirbelsäule fanden MEYER und SMITH nur selten normale Befunde bei über 30jährigen. Da pathologische Befunde trotz fehlender klinischer Symptome jedoch häufig sind, sollte das Diskogramm nicht überbewertet werden. FRIEDMANN und GOLDNER konnten jedoch die im Diskogramm erhobenen Befunde in 88 von 96 Beobachtungen bestätigen.

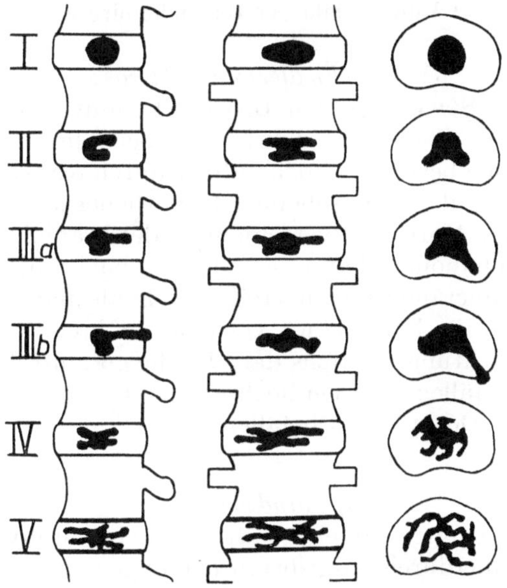

Abb. 9. Schematische Abbildung einiger diskographischer Befunde (aus ERLACHER)

Leider vermag die Diskographie die mangelnde Anpassungsfähigkeit der Bandscheibe an die geforderte Belastung, die letztlich als erstes Zeichen einer Degeneration angesehen werden muß, nicht aufzudecken.

Eine falsche Lage der Kanüle kann u.U. Fehldiagnosen verursachen. So kann sich bei der zervikalen Diskographie das Kontrastmittel im lateralen, hinteren Anteil über den Spinalkanal projizieren, wodurch Hernien und Protrusionen vorgetäuscht werden (MEYER).

Die wichtigste Komplikation der Diskographie ist die Infektion der Bandscheibe (GARDNER u. Mitarb., NORLANDER u. Mitarb., WISE u. Mitarb., WALK). Wegen der Infektionsgefahr gab BARR die Diskographie auf. Über eine Nekrose der Bandscheibe, die evtl. durch eine relativ hohe Kontrastmittelkonzentration ausgelöst wurde, berichten DE SÉZE u. LEVERNIEUX. Ferner sind Bandscheibendegenerationen infolge der artefiziellen Läsion der Bandscheibe beschrieben worden (JUNGHANNS, PEREY, FERNSTRÖM). Reizerscheinungen bei einer versehentlichen intraduralen Kontrastmittelapplikation und beim Übertritt in den Periduralraum sind bekannt geworden. Eine Kontrastmittelunverträglichkeit kommt gelegentlich vor. Die Vergrößerung eines vorhandenen Prolapses durch die Injektion ist selten. COLLIS und GARDNER geben die Häufigkeit der Komplikationen mit 0,5% an.

Zur Diagnostik des Bandscheibenvorfalls ist die Diskographie wenig geeignet. Sie kann die Myelographie bzw. Radikulographie nicht ersetzen. Die Diskographie ist indiziert bei eindeutigem klinischen Befund, jedoch unklarer oder negativer Myelographie sowie bei therapieresistenten Schmerzzuständen mit unklarem objektiven Befund und beim Postlaminektomiesyndrom. Eine routinemäßige Durchführung der Diskographie ist wegen der möglichen Komplikationen nicht empfehlenswert.

Literaturhinweise hierzu finden sich bei: LINDGREN, REINHARDT u. PANTER, BAUER, ERLACHER, P. R., REINHARDT, WISE, GARDNER, HOSIER, SIEBER, WITT, KECK, CLOWARD, STÜCK, JUNGE, ASANG, DE HAENE, LINDBLOM, LASKIEWICZ, DECKER, GRASSBERGER u. SEYSS, WALK, COSTAL u. SEGGIARO.

Über eine Kombination der Diskographie mit der Myelographie berichtet REINHARDT.

c) Röntgenbild der Osteochondrose

α) *Verschmälerung, Sklerose*

HILDEBRANDT aus dem SCHMORL'schen Institut kommt das Verdienst zu, als erster die Osteochondrose von der Chondrose deutlicher abgegrenzt zu haben. Die Veränderungen der Chondrose werden bei der Osteochondrose durch reaktive Knochenappositionen ergänzt. Die Verschmälerung der Bandscheibe ist deutlicher ausgeprägt als bei der Chondrose. Oft geht sie mit einer Horizontalverschiebung des kranial gelegenen Wirbelkörpers einher; auch ein Vakuumphänomen kann — selten — beobachtet werden.

Die reaktiven Knochenveränderungen stellen sich als nahe den Wirbeldeckplatten gelegene Sklerosierungszone in Form eines verschieden breiten, zum Wirbelkörper hin unscharf abgesetzten Verdichtungsstreifens dar, der die gesamte Breite des Wirbelkörpers einnimmt und in Ausnahmefällen bis 1 cm hoch werden kann. Fast immer sind beide einer Bandscheibe benachbarten Deckplatten befallen.

β) *Randzacken*

Die Lockerung des Bewegungssegments läßt nunmehr unphysiologische Belastungen des Wirbelkörpers zu. Die hierdurch ausgelösten Zerrungen an den Längsbändern und den Vorwölbungen des degenerierten Bandscheibengewebes führen zu Randzackenbildungen, die — wie bei der Spondylose — von den Ansatzstellen der Bänder ausgehen. Die Neigung zur Knochenneubildung der Wirbelabschlußplatten selbst führt darüber hinaus zu Randwülsten, die *direkt* von den Wirbelkanten ausgehen. Sie sind mehr knopfartig und kleiner als die Randwülste der Spondylose. Häufig umgeben sie den Wirbelkörper dachrinnenartig; auch an seinem dorsalen Umfang werden sie gefunden (Abb. 10). Die Wirbelkörper der HWS erscheinen durch diese spornartigen Ausziehungen meist auf dem Seitenbild, die der LWS auf dem a.p.-Bild, verbreitert. Der vordere Anteil der Halswirbelkörper ist dabei oft erniedrigt. Differentialdiagnostisch kann die Trennung der Osteochondrose von der Spondylose im Bereich der Halswirbelsäule schwierig werden (GÜNTZ). Das Ausmessen der Höhe der Zwischenwirbelräume ist dann unumgänglich.

γ) *Haltungsänderung, Wirbelgelenke*

Der oberhalb einer degenerierten Bandscheibe gelegene Wirbelsäulenabschnitt läßt oft eine abnorme Geradhaltung (GÜNTZ'sches Zeichen) erkennen. Hierdurch und durch die Bandscheibenerniedrigung kommt es zu einer Verstellung der Gelenkfortsätze, die von REISCHAUER als „schubladenartige Verschiebung" bezeichnet wird und mit der „telescoping subluxation" (HADLEY) des angelsächsischen Schrifttums identisch ist, verschmälert sich der Gelenkspalt und die Gelenkflächen schieben sich weiter übereinander, wodurch es zu einer verstärkten Spannung der Gelenkkapsel kommt. Diese Fehlstellung der Wirbelbogengelenke begünstigt eine Dorsalverschiebung des höhergelegenen Wirbels (Güntz) und die Ausbildung einer Arthrosis deformans (Keller).

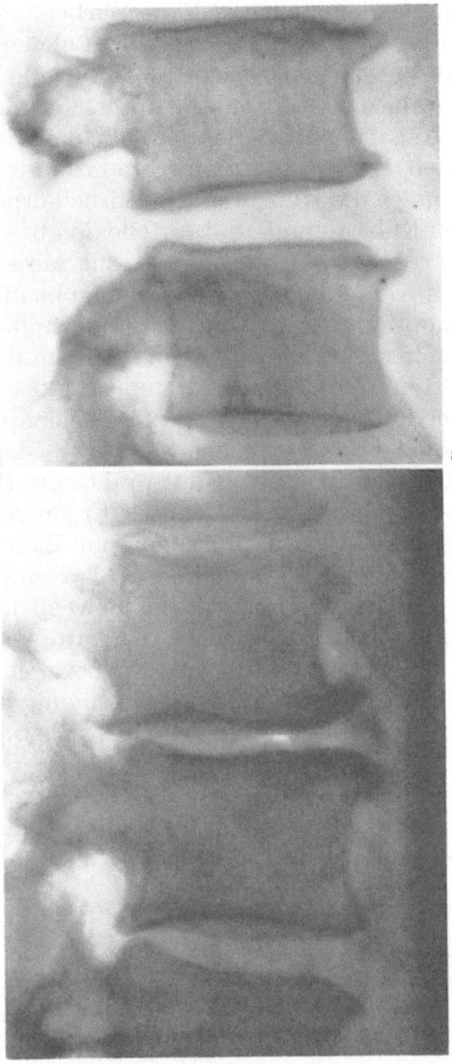

a

b

Abb. 10a u. b. Von den *Ansatzstellen* des vorderen Längsbandes ausgehende Spondylosis deformans Direkt von den *Wirbelabschlußplatten* ausgehende Randwülste, dorsal knopfförmig ausgebildet. Als Nebenbefund *Vakuumphänomen*

δ) *Bewegungsstörung, Versteifung*

Die Bewegungseinschränkung bei der Chondrose ist vorwiegend durch Muskelkontrakturen bedingt. Bei der Osteochondrose wird die Fixation durch die Randzackenbildungen und die dadurch bedingten Spannungsänderungen des Bandapparates, u. U. durch eine Fibrose der Bandscheibe , durch die Fehlstellung der Wirbelbogengelenke mit Kapselspannungen und evtl. durch sekundär-entzündliche Prozesse verursacht. Nach Aufdermaur sind zusätzlich reaktive bandartige Überbrückungen des Zwischenwirbelraumes von Bedeutung. Die Bewegungseinschränkung kann bei der Osteochondrose bis zur vollständigen Versteifung fortschreiten, es kommt zur funktionellen Blockwirbelbildung. Zur Beurteilung der noch verbliebenen Funktion sind Frontalaufnahmen in Ruhestellung, in maximaler Ante- und Retroflexion erforderlich. Auch im sagittalen Strahlengang werden Funktionsaufnahmen angefertigt (RÜBE). BUETTI-BÄUML beurteilt zusätzlich die Drehbewegung. Die Bandscheiben zeigen bei der Retroflexion eine Zunahme der Keilform, die bei der Hals- und Lendenwirbelsäule häufig bereits in Normalhaltung besteht. Bei der Anteflexion stellen sich die Wirbeldeckplatten der Lendenwirbelsäule parallel, oder es resultiert wie an der Halswirbelsäule eine ventrale Abflachung der Bandscheibe. Jedes Segment hat eine spezifische Motilität, die in ziemlich weiten Grenzen schwankt und von den einzelnen Untersuchern unterschiedlich angegeben wird. Besonders stark schwanken die Angaben über die Beweglichkeit im lumbosakralen Segment (BAKKE: Gesamtbeweglichkeit 18,6°; SCHLÜTER: Gesamtbeweglichkeit 6,2°).

Zur genauen Messung müssen die Konturen der Wirbelkörper auf Papier durchgezeichnet und der Winkel zwischen Ruhestellung und Anteflexion bzw. Retroflexion ausgemessen werden. BROCHER u. BUETTI-BÄUML schlagen vor, zur Messung nicht die Wirbeldeckplatten, sondern die hinteren Kanten der Wirbelkörper zu benutzen. KLASMEIER zieht eine Hilfslinie, die vom Femurkopf aus parallel zur Linea terminalis verläuft (Hüft-Lendenachse). Auf dieser Achse treffen sich die durch die Abschlußplatten der LWK gelegten und nach hinten verlängerten Geraden. OTTO und ALBERS messen die Beweglichkeit der HWS in ihrer Gesamtheit. LEWIT u. Mitarb. vergleichen die Abstände zwischen der Hinterhauptschuppe und dem hinteren Atlasbogen sowie der Hinterhauptschuppe und dem Dornfortsatz des 7. Halswirbelkörpers, BUGYI gibt eine Berechungsmethode an, um die mit den verschiedenen Meßmethoden ermittelten Ergebnisse miteinander vergleichen zu können. Da die Beweglichkeit von Bandscheibe zu Bandscheibe kontinuierlich zu- oder abnimmt, ermöglicht der Vergleich mit den benachbarten Bandscheiben recht brauchbare Ergebnisse. Für die Winkelgrößen normaler Beweglichkeit und die Technik der funktionellen Untersuchung sei neben den genannten Autoren besonders auf die Arbeiten von EXNER und DE SÈZE, DJIAN und ABDELMOULA verwiesen. ILLI führt eine Röntgenuntersuchung des gehenden Patienten durch (sog. dynamische Untersuchung). STUMPF u. GRASSER studierten die Bewegungsabläufe der Halswirbelsäule an Kymogrammen bei vertikalgestelltem Raster.

Weitere Hinweise zu Morphologie und Funktionsbeeinträchtigungen bei Osteochondrose finden sich bei BROCHER, DITTMAR, CRAMER, RAUSCH, SCHLEGEL, JUNGHANNS, GÜNTZ, MUNTEAN, MARDERSTEIG, WEBER, HOHL, WATSON-JONES, HASNER u. Mitarb. STODDARD.

ε) *Uncovertebralarthrose*

Die Uncovertebralarthrose, die pathologisch-anatomisch der Osteochondrose zuzuordnen ist, wird wegen ihrer klinischen Bedeutung (Zwischenwirbellochstenose) im Abschnitt C abgehandelt.

d) Einlagerung anderer Gewebe

Durch Einsprossen von Granulationsgewebe und teilweiser Vaskularisierung der degenerierten Bandscheibe bei zerstörter Knorpelplatte kann es zu Einlagerungen von Fremdgewebe kommen, das als Füllgewebe häufig zur endgültigen Ausheilung führt.

α) *Fibrotische Umwandlung*

GÜNTZ wies eine vollständige fibrotische Umwandlung von Zwischenwirbelscheiben nach. Das fibrotische Gewebe stammte dabei ursprünglich aus dem Wirbelkörpermarkraum, häufig dienen SCHMORLsche Knötchen als Wegbereiter. Auch Knorpelwucherungen spielen eine Rolle. Röntgenologisch unterscheidet sich das Bild der fibrotisch umgewandelten Zwischenwirbelscheibe nicht von dem einer Osteochondrose. Sie ist verschmälert,

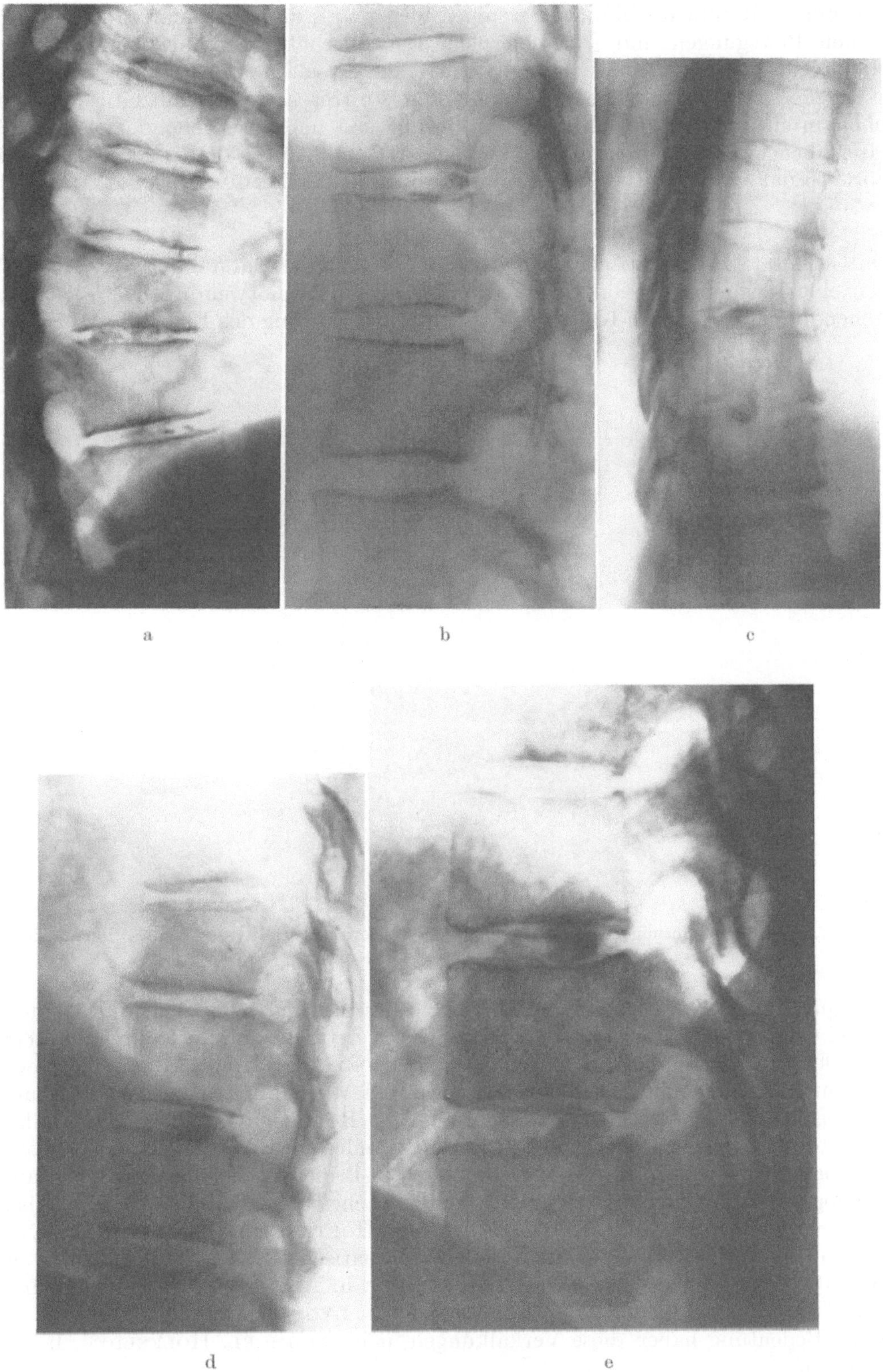

Abb. 11a—e. Verschiedene Formen der Verkalkung des Nucleus pulposus, teils in unauffällig wirkenden Zwischenwirbelscheiben, teils bei Veränderungen der BWS im Sinne eines Morbus Scheuermann

jedoch sind die Randwulstbildungen weniger ausgeprägt, da der formative Reiz durch die abnormen Bewegungen und pathologischen Druckverhältnisse fehlt. Eine Versteifung im entsprechenden Segment ist häufig anzutreffen. Eine Ankylose als Folge der Fibrose einer degenerierten Bandscheibe kann nur dann auftreten, wenn frühzeitig gefäßreiches Mesenchym einsproßt. Erfolgt die Einwanderung erst nach weitgehendem Schwund des Bandscheibengewebes, werden die einsprossenden Gefäße durch die Reibung sofort wieder zerstört, so daß eine fibrotische Umwandlung ausbleibt (TÖNDURY, ECKLIN).

β) *Verkalkungen*

Im Gegensatz zur fibrotischen Umwandlung ist für die Entstehung von Kalkablagerungen eine Einsprossung von Granulationsgewebe nicht notwendig. Die Verkalkungen entstehen durch Ausfall von Kalksalzen als Folge der Störung des Elektrolytstoffwechsels.

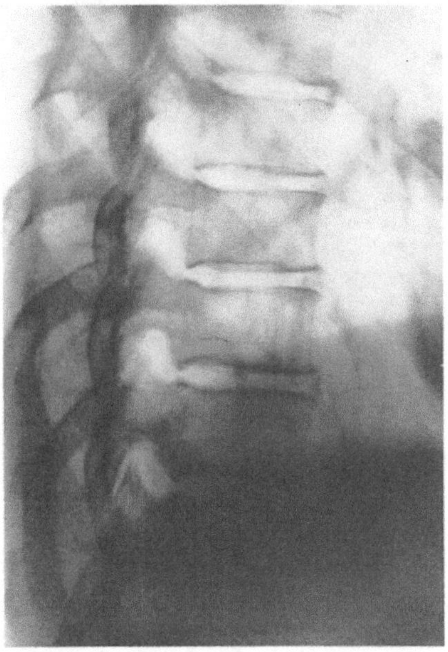

Abb. 12. Kleine tüpfelförmige Kalkeinlagerungen im vorderen Abschnitt des Anulus fibrosus der BWS

Verkalkungen des Zwischenwirbelscheibengewebes wurden von SCHMORL anatomisch untersucht. CALVÉ und GALLAND beschrieben 1921 erstmals eine im Röntgenbild erkennbare Verkalkung des Bandscheibengewebes. RATHCKE konnte in 71% der Wirbelsäulen seiner Untersuchungsreihe pathologisch-anatomisch Verkalkungen im Faserring und bei 6,5% Verkalkungen des Gallertkernes feststellen. Röntgenologisch sind Verkalkungen wesentlich seltener zu beobachten. Nach GÜNTZ finden sich die Verkalkungen häufig in den Wirbelsäulenabschnitten mit Fehlstellungen (z.B. bei ausgleichender Geradhaltung).

Ätiologisch kommen neben degenerativen Ursachen der Zwischenwirbelscheibenverkalkungen (KRONENBERGER, LYON, SCHMORL, HORTENSTEIN, KOGLMANN, NOREM, PRIESSNITZ, NIEDNER, SONNENSCHEIN) auch traumatische (SCHMORL, ROSE u. v. MENTZINGER, BÁRSONY u. KOPPENSTEIN, LYON, SCHORR u. ADLER, GALLI) und entzündliche Faktoren (VON HELD, BÁRSONY und POLGAR, LUCCA, LYON) in Betracht. Eine wesentliche klinische Bedeutung haben diese Verkalkungen nicht (SCHMORL, HOLFELDER, ISRAELSKI u. POLLAK).

Die Verkalkungen des Nucleus pulposus haben eine linsen- oder mandelförmige Gestalt, sie sind homogen, strukturlos; häufig findet sich eine Doppelscheibe mit einem Verbindungsstreifen (Abb. 11).

JUNGHANNS konnte verzweigte wolkige Verschattungen nachweisen. Die Verkalkungen liegen meist im dorsalen Anteil der Zwischenwirbelscheibe, sie können evtl. über die Grenze des Gallertkernes hinausreichen. Die Nucleusverkalkung ist rückbildungsfähig (GÜNTZ und BARON), insbesondere gilt dies für entzündlich bedingte Kalkeinlagerungen im Nucleus, die auch bei Kindern beobachtet werden. Es erscheint zweifelhaft, ob eine Verkalkung des Nucleus pulposus überhaupt als beginnende Degeneration angesehen werden kann, da anscheinend bereits kleinste Verschiebungen im Elektrolythaushalt zu Kalkablagerungen führen können (VON HELD). Nucleusverkalkungen sind meist in der unteren BWS und der LWS lokalisiert. An der Halswirbelsäule kommen sie nicht vor.

Verkalkungen des Anulus fibrosus stellen sich röntgenologisch als kleine, unregelmäßige oder bröcklige, meist multiple Flecken dar; sie liegen im Randleistenanulus und stehen mit den Wirbeldeckplatten nicht in Verbindung (Abb. 12). Von den Verknöcherungen sind sie wegen der unterschiedlichen Genese abzugrenzen. Röntgenologisch ist eine Unterscheidung oft unmöglich, da die Differenzierung der Knochenstruktur bei kleineren Knocheneinlagerungen schwierig ist. Obwohl die Faserringverkalkungen als degenerative Veränderung angesehen werden müssen, sind die befallenen Zwischenwirbelscheiben im Röntgenbild meist voll funktionsfähig.

γ) *Verknöcherungen*

Rißbildungen der Bandscheibe können durch Einsprossen von Granulationsgewebe zur Knochenneubildung führen. Diese stellt sich auf dem Röntgenbild als dreieckiger oder rundlicher Knochenschatten nahe der vorderen Wirbelkörperkante dar; sie wird besonders in den unteren Zwischenwirbelscheiben der HWS beobachtet. Vom Wirbelkörper wird die Verknöcherung durch einen schmalen Spaltraum abgegrenzt, gelegentlich lassen sich jedoch feine Verbindungen zum Wirbelkörper hin erkennen. Werden die Knochenneubildungen größer, läßt sich manchmal röntgenologisch ihre Spongiosastruktur nachweisen. Eine Abgrenzung gegenüber den sog. Schaltknochen ist nicht immer möglich. Die Verkalkungen und Verknöcherungen müssen von den sog. Kantenabtrennungen, bei denen die entsprechenden Wirbelkörperkanten abgeschrägt sind, abgegrenzt werden. Vollständige Verknöcherungen einer degenerierten Bandscheibe werden sehr selten beobachtet (ECKLIN, ERHARD). Bei fast allen diesen Beobachtungen war eine traumatische Genese nicht sicher auszuschließen, SCHLEGEL beschreibt eine derartige Verknöcherung, bei der KAMIETH ein 7 Jahre zurückliegendes Trauma als Ursache ansieht.

e) Ausheilungszustände nach Traumen

Bei Wirbelfrakturen — insbesondere Hyperflexionsfrakturen — und Wirbelbogenbrüchen kommt es häufig zum Bandscheibeneinriß. Ferner kommen traumatische Schädigungen der Zwischenwirbelscheibe auch ohne Wirbelkörperbruch vor. Sie sind auf einem unmittelbar nach dem Trauma angefertigten Röntgenbild nicht zu erkennen. Erst die Folgezustände, die mit einem Elastizitätsverlust infolge Narbenbildung oder einer sekundären Degeneration einhergehen, stellen sich je nach Ausmaß und Lage der Läsion als Spondylosis traumatica oder Osteochondrose mit Versteifung dar, die nach einer traumatischen Bandscheibenläsion selten fehlt (SOMOGYI) (Abb. 13). Experimentell konnten LOB, JUNGE und EXNER bei Tieren durch eine Bandscheibenläsion eine Chondrose bzw. Osteochondrose erzeugen. Auf die Möglichkeit einer Bandscheibendegeneration durch die Punktion bei der Diskographie wurde bereits hingewiesen. Auch nach Lumbalpunktionen sind entsprechende Schäden beschrieben worden (REASE, MILWARD u. GROUT). LOB konnte 2 Monate nach einer Zwischenwirbelscheibenläsion Randzacken nachweisen. GÜNSEL fand bei einem relativ hohen Prozentsatz seiner Patienten mit einer Osteochondrose in der Anamnese Traumen, WILSON dagegen konnte nur in 11% seiner untersuchten Kranken ein Trauma in der Vorgeschichte feststellen. Ob dem Trauma wirklich eine größere

Bedeutung für die Pathogenese der Ostechondrose zukommt, läßt sich nicht sicher entscheiden. Die Bedeutung der chronisch rezidivierenden Mikrotraumen ist bekannt.

Weitere Literaturhinweise finden sich bei JUNGHANNS, SCHORR und ADLER, GAUGELE, REISCHAUER, JÄGER, SCHEIDT, LOB u. JUNGHANNS.

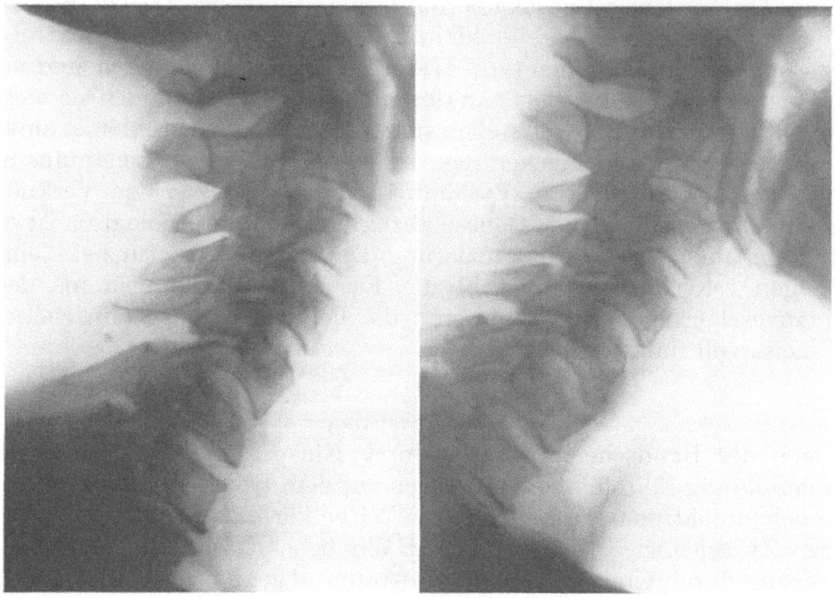

a b

Abb. 13a u. b. Entwicklung einer posttraumatischen Spondylosis deformans bei Kompressionsfraktur des 6. HWK mit Subluxationsstellung. Ausheilung der Fraktur mit Spondylosis traumatica

f) Differentialdiagnose

α) *Bandscheibenerniedrigungen bei entzündlichen Prozessen*

Verschmälerungen der Bandscheiben werden auch nach Infektionen (infolge Lumbal- oder Diskuspunktion, paravertebralen Injektionen, Operationen, haematogener Aussaat) oft kombiniert mit einer Sklerose der Wirbeldeckplatten und kleinen Randwülsten beobachtet (BRONSLEY u. Mitarb.). Bei entzündlichen Prozessen, die sekundär vom Wirbelkörper aus auf die Bandscheibe übergreifen (Tuberkulose, M. Bang) werden Abflachungen der Bandscheibe häufig früher erkannt als die Knochenherde. Bei Jugendlichen ist eine Bandscheibenerniedrigung ohne Sklerose der Deckplatten fast ein Beweis für eine Wirbeltuberkulose. Häufig sind die Deckplatten unscharf konturiert. Beim Morbus Bang und beim Typhus kann es zu Veränderungen kommen, die vom Vollbild der Osteochondrose nicht zu unterscheiden sind. Auch nach anderen Infektionskrankheiten können ähnliche Veränderungen auftreten.

ERB u. MONTAG, GOLLMANN, SCHLÜTER, ZIEGLER, SEYDEWITZ beobachteten Verschmälerungen sämtlicher Zwischenwirbelscheiben mit Sklerosierungszonen in einem größeren Wirbelsäulenabschnitt. Diese sog. akute generalisierte Osteochondrose bezeichnet GÜNSEL als „Spondylosis chondromalacica". Möglicherweise handelt es sich pathogenetisch um eine reflektorische Throphoneurose bei Endangiitis obliterans (GÜNSEL). WISSEL dagegen nimmt ätiologisch einen rheumatisch-allergischen Faktor an der Knorpel-Knochengrenze an, während PÖSCHL bei einer ähnlichen Beobachtung eine Alkaptonurie als Ursache feststellen konnte.

β) Wirbelsäulenveränderungen bei sonstigen Erkrankungen

Auf die generalisierte Osteochondrose bei Alkaptonurie wurde bereits hingewiesen: die Bandscheibenräume flachen ab, die Wirbeldeckplatten sklerosieren, es bilden sich rinnenartige Wulstbildungen an den Umschlagkanten, die Zwischenwirbelscheibe kann verkalken.

Die SCHEUERMANN'sche Erkrankung weist im fortgeschrittenen Stadium eine Bandscheibenverschmälerung und Verdichtung der vorderen Anteile der Wirbelkörper auf. Bei der Tabes dorsalis findet man teilzerstörte Bandscheiben mit hochgradigen Randwulstbildungen, die jedoch nie zu einer Ankylose führen, da infolge der Schmerzlosigkeit abnorme Bewegungen durchgeführt werden können, ohne daß es zur reflektorischen Muskelkontraktur kommt.

Die monostotische Ostitis deformans Paget, die neben den Veränderungen des Knochengerüstes auch zur Randwulstbildung führt, kann manchmal mit einer Osteochondrose verwechselt werden.

g) Klinik der degenerativen Bandscheibenerkrankungen

Die auf dem Röntgenbild dargestellten Veränderungen sind meist auslösende Ursache der klinischen Symptome; sie bilden jedoch ein „Krankheitspotential", das durch einen „Zusatzimpuls" (JUNGHANNS) zur manifesten Erkrankung führen kann. Es gibt keine

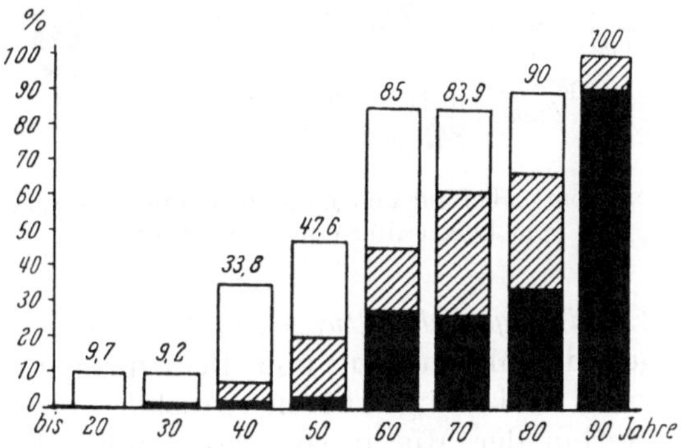

Abb. 14. Degenerative Veränderungen der HWS bei Patienten ohne subjektive Beschwerden (aus JUNGE)

schwarz: hochgradige degenerative Veränderungen
schraffiert: mittelgradige degenerative Veränderungen
weiß: leichte degenerative Veränderungen

für einen bestimmten Röntgenbefund charakteristischen klinischen Symptome! Häufig werden bei eindrucksvollen Röntgenbefunden von den Patienten keinerlei oder nur geringe Beschwerden angegeben (z.B. bei der Versteifung eines Segments), während andererseits über erhebliche klinische Beschwerden bei sehr diskreten Röntgenbefunden geklagt wird. Schon ein Vergleich der altersabhängigen Häufigkeit der degenerativen Wirbelsäulenveränderungen mit der Altersverteilung der Patienten mit behandlungsbedürftigen Wirbelsäulensyndromen läßt die erhebliche Diskrepanz erkennen (Abb. 14 und Abb. 15). Die Diskrepanz zwischen hochgradigen Wirbelsäulenveränderungen und den geringen klinischen Symptomen läßt sich nicht allein dadurch erklären, daß sich der ältere Mensch mit seinen Beschwerden abgefunden hat und deshalb seltener den Arzt aufsucht. Die Beschwerden werden offenbar nicht so sehr durch den pathologisch-anatomischen bzw. röntgenologischen Befund an der Bandscheibe oder am Knochen verursacht, sondern vor allem durch die Störung der „funktionsmechanischen Dynamik" (KUHLENDAHL).

Die Röntgendiagnose darf somit nicht als Diagnose für ein bestimmtes klinisches Krankheitsbild übernommen werden. Die klinischen Symptome werden häufig nicht durch das pathologisch veränderte — oft versteifte — Segment ausgelöst, sondern durch ein benachbartes Segment mit beginnender Dekompensation ohne nachweisbaren röntgenologischen Befund.

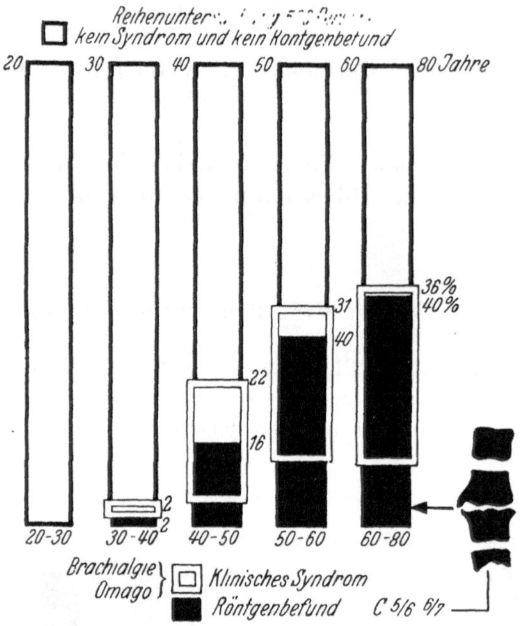

Abb. 15. Gegenüberstellung von Röntgenbefund und klinisch manifestem Zervikalsyndrom in Abhängigkeit vom Lebensalter (aus Reischauer)

α) Schmerzen infolge Fehlhaltungen und Bewegungsstörungen

Durch Fehlbelastungen der Muskulatur und Beanspruchung von Hilfsmuskeln bei Fehlhaltungen und abnormen Lockerungen können Muskelschmerzen, besonders im Bereich der Rückenstrecker, weiterhin der Mm. psoas, rhomboides, levator scapulae, obliquus abdominis und der Mm. glutaei auftreten. Schmerzauslösend ist die bereits von Lange beschriebene — die Osteochondrose begleitende — Fehlstellung der Wirbelbogengelenke mit Kapselspannung, Bänderzerrung und sekundärer Arthrosis deformans (Keller). Es kommt zur Reizung der hier und im hinteren Anteil der Bandscheibe gelegenen Nervenendigungen. Über den Ramus meningicus, der sympathische und sensible Anteile enthält, wird direkt oder reflektorisch über die Muskulatur der Schmerzzustand ausgelöst. Außer dem Bewegungsschmerz, dessen Charakter und Dauer wechselt, sind Muskelverhärtungen ein typisches Symptom. Ein Circulus vitiosus zwischen Ursache und Wirkung entsteht dadurch, daß die Schmerzen ihrerseits wieder zu Funktionsstörungen führen.

β) Wirkungen auf das Rückenmark

Da die Osteochondrose nur zu einer geringgradigen Vorwölbung der Bandscheibe in den Lumbalkanal führt und die reaktiven dorsalen Randwülste recht klein sind, kommen Rückenmarkschäden praktisch nie vor. Einengungen des Rückenmarkkanals, die durch Dorsalverschiebung von Wirbelkörpern bei Bandscheibendegenerationen und Randwulstbildungen zu Lähmungserscheinungen geführt haben, fand dagegen Lenshoek. Reinhardt wies darauf hin, daß durch Verschiebungen der Wirbelkörper und der kleinen Wirbelgelenke ähnliche Formveränderungen des Wirbelkanals auftreten können wie beim Nucleus-pulposus-Prolaps. Dieser Vorgang dürfte jedoch sehr selten sein.

γ) Wirkungen auf den Inhalt des Foramen intervertebrale

Die Höhenminderung des Zwischenwirbelraumes führt zu einer Verkleinerung des Foramen intervertebrale in vertikaler Richtung. Durch Lockerung des Bewegungssegmentes bzw. Dorsalverschiebung kommt häufig eine Einengung in horizintaler Richtung hinzu. So entsteht eine „relative Raumnot", die durch zusätzliche mechanische und funktionelle Faktoren (Arthrose der Wirbelbogengelenke, Uncovertebralarthrose, abnorme Bewegungen, Wirbelgelenkblockierung, entzündliche oder hyperergische Reaktionen der Kapseln oder Wurzeln) zur absoluten werden kann. Derartige Einengungen werden im Bereich der Halswirbelsäule (Uncovertebralarthrose), aber auch in den präsakralen Foramina intervertebralia, besonders bei Übergangswirbeln, beobachtet (Wepler und Kluge). Röntgenologisch läßt sich die Bedeutung der Funktion leicht nachweisen: Das Foramen intervertebrale kann sich bei der Funktion um ein Drittel verkleinern. Bei Blockwirbeln mit sehr engen Foramina bestehen wegen der fehlenden funktionellen Beanspruchung fast nie Beschwerden. Diese mechanisch und funktionell bedingten Einengungen — evtl. verbunden mit einer neuritischen Komponente —, Blut- sowie Lymphgefäßstauungen, können zur Wurzelirritation und Wurzelschädigung führen, die mit entsprechenden sensiblen und evtl. motorischen Ausfällen und oft auch mit Störungen des vegetativen Systems einhergehen. Durch Reizung autonomer — vorwiegend sympathischer — Fasern können Dysregulationen in weit entfernt liegenden Organen auftreten (Gutzeit). Der genaue Mechanismus dieser Schädigungen ist noch nicht bekannt. Vor einer allzu kurzschlüssigen Beziehungssetzung muß jedoch hier gewarnt werden. Unser Wissen über derartige, primär durch die Wirbelsäule bedingte Erkrankungen, die sich zu einem Organleiden entwickeln können und dann über die Wirbelsäule nicht mehr zu beeinflussen sind, ist noch unvollkommen (Jensen u. Heinrich, Pavlovity u. Jványi, Späker, Reischauer, lindemann u. Kuhlendahl, Duus, Kahlau u. Krücke, Friberg).

2. Spondylose

a) Häufigkeit und Lokalisation

Unter den degenerativen Wirbelsäulenerkrankungen ist die Spondylose die häufigste. Junghanns stellte fest, daß im Alter von 50 Jahren bei 60% der Frauen und bei 80% der Männer Spondylosen der Brust- und Lendenwirbelsäule bestehen, während 90% der 70-jährigen erkrankt sind. Der Prozentsatz der Frauen hinsichtlich Häufigkeit und Ausprägung der Erkrankung ist etwas geringer als bei den Männern (Abb. 16). Heine fand bei 15,6% der Frauen und 24,3% der Männer im Alter von 40—49 Jahren eine bereits deutliche Spondylose, Garvin fand spondylotische Veränderungen im LWS-Bereich bei 40% der Frauen und 67% der Männer über 50 Jahre. Die unterschiedlichen Zahlenangaben bezüglich der Morbidität sind auf das sehr verschieden zusammengesetzte Beobachtungsgut zurückzuführen, wobei Sektionsstatistiken bzw. retrospektive Untersuchungen von Röntgenbildreihen ausgewertet wurden. Da beginnende spondylotische Veränderungen im Röntgenbild nicht erkannt werden (Barsony, Winkler, Güntz), sind die Häufigkeitsangaben von Röntgenologen und Klinikern niedriger als die der Pathologen (Becker, Gantenberg, Feistmann, Garvin, Hussar, Gullar und Rathcke).

Die häufigste Lokalisation der Spondylose wird dort zu erwarten sein, wo der bewegliche Anteil der Wirbelsäule in einen weniger beweglichen übergeht, also an der unteren Hals- und der unteren Lendenwirbelsäule. Nach Plate sind die untere Brust- und Lendenwirbelsäule bevorzugt erkrankt, nach Beck C5 bis C7, nach Arnold L4 und L5. Im Bereich der HWS sahen Maurer und Singelmann die meisten Verschleißerscheinungen bei den Halssegmenten C5/C6. Nach Schmorl und Gaugele erkrankt zunächst die Brustwirbelsäule, während Hals- und Lendenwirbelsäule noch keinerlei spondylotische Veränderungen aufweisen. SCHINZ, BAENSCH und FRIEDEL sagen, daß nach dem 50. Lebensjahr vor allem die Lenden- und Halswirbelsäule erkranken, vorher seien die spondylotischen Veränderungen auf die kyphotische BWS beschränkt.

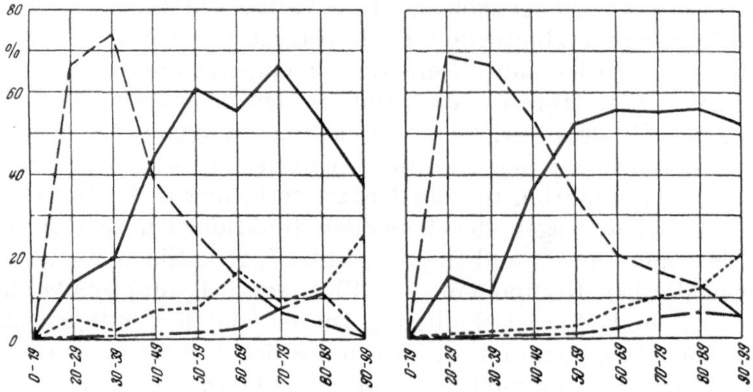

Abb. 16. Verteilung der Spondylosis deformans auf BWS und LWS in Abhängigkeit von Alter und Geschlecht (aus SCHMORL-JUNGHANNS)

Ausgezogene Linie: Geringes Befallensein von LWS und BWS
Gestrichelte Linie: Spondylosis deformans der BWS ohne Mitbeteiligung der LWS
Gepunktete Linie: Starke Spondylosis deformans der LWS mit geringer Beteiligung der BWS
Strich und Punkt abwechselnd: LWS und BWS stark befallen

b) Pathogenese

Früher nahm man eine infektiöse oder rheumatische Genese der Spondylose an (BELART, KLINGE, PLATE, SCHÜLLER). JACOBOWICI und JIANO sowie BUSCH sahen die Ursache in einer fehlerhaften muskulären Belastung. PODKAMINSKI betont als Ursache der Degeneration die Änderung der Elektrolytzusammensetzung im Nucleus pulposus. Hormonale Störungen, Konstitutionstyp und Herdinfektion dürften eine zusätzliche Rolle spielen (ROSENZWEIG u. Mitarb.).

Die heutigen Ansichten über die Pathogenese der Spondylose basieren auf den Untersuchungen von SCHMORL und JUNGHANNS. Durch Alterungs- und Abnutzungsvorgänge kommt es im Bereich der äußeren Faserringanteile (Anulus lamellosus) zu Rißbildungen, in die sich von ventral her lockere Fasern schieben, so daß es unter der Belastung des täglichen Lebens zu einer Erweiterung der Risse und schließlich zur Ausstülpung des Nucleus pulposus und zum Vorpressen des gelockerten Anteils über den Wirbelkörperrand kommt. Das vordere Längsband wird, falls der Turgor der Bandscheibe noch relativ gut ist, durch den Druck des vordrängenden Zwischenwirbelscheibengewebes gezerrt. Es entstehen an den Ansatzstellen des Längsbandes am Wirbelkörper kleine Knochenwucherungen. Während nach der SCHMORL'schen Auffassung ein noch erhaltener Turgor der Zwischenwirbelscheibe Voraussetzung für die Schädigung des Randleistenanulus ist, sehen ROKITANSKI, ÜBERMUTH, BENEKE und FLANG den Elastizitätsverlust der Bandscheibe als Ursache an. Zwischen diesen beiden Anschauungen vermittelte JUNGHANNS. Er betont, daß die Rißbildung „als eine besonders häufige, typische Sonderform der Bandscheibendegeneration aus dem Sammelbegriff der Chondrosis intervertebralis aufgefaßt werden muß". Die durch Diskographien gewonnenen Röntgenbilder stützen die SCHMORL'sche Auffassung weitgehend. GRASSBERGER und SEYSS fanden im Gegensatz zum „ziemlich gleichförmigen" Leerbild die verschiedenartigsten Veränderungen der Bandscheibe bei der Spondylose. Die spondylotischen Randwülste entwickeln sich durch Bindegewebsneubildung und sowohl periostale als auch chondrale Verknöcherung im Bereich der Randleisten. Lob, Lang, Collins nehmen ein aktives Wachstum der aus dem Verband gelösten und verlagerten Bandscheibenanteile an. Aufdermaur u.a. sehen in dem geschichteten Aufbau der Randwülste den Beweis einer schubartigen Entwicklung.

Jede Störung der Statik und Dynamik der Wirbelsäule begünstigt die Ausbildung einer Spondylose. Diese kann somit die Folge entzündlicher, degenerativer, traumatischer und neoplastischer Veränderungen der Wirbelkörper oder Schädigungen der Zwischenwirbelscheibe sein. Kienböck wies bereits 1935 darauf hin, daß sämtliche Erkrankungen der jugendlichen Wirbelsäule in einer Spondylose enden. Es ist jedoch zweckmäßig, die nicht

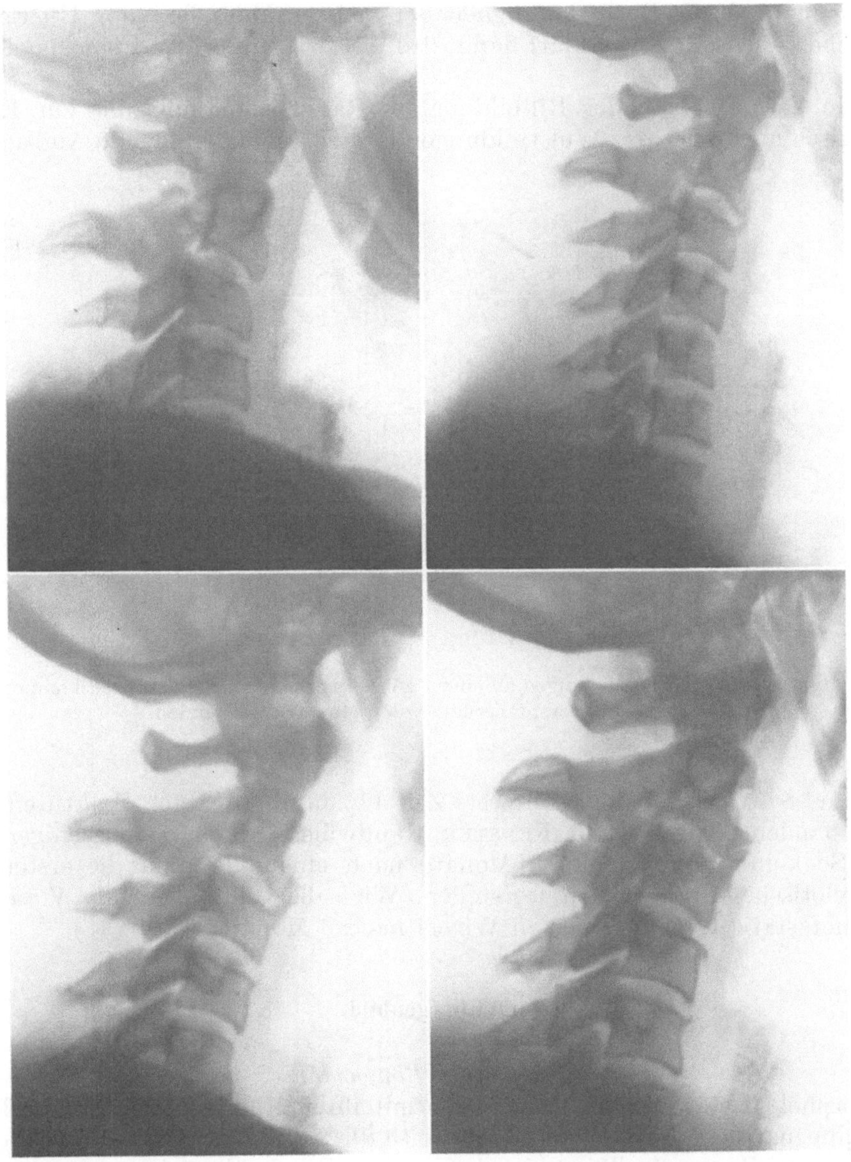

a b c d

Abb. 17. (a) Fraktur des Zwischenwirbelgelenkes mit Subluxationsstellung der HWS in Hohe C2/C3. (b) 5 Wochen nach dem Unfall: Ventral angeordnete Randzackenbildung zwischen C2/C3. (c) Ausheilungsstadium der Zwischenwirbelgelenkfraktur 2 Jahre nach dem Unfall. (d) Röntgenaufnahme der HWS 11 Jahre nach dem Trauma: Neben der Bandscheibendegeneration kommen kleinere dorsale und kräftig ausgebildete ventrale Randosteophytenbildungen im Sinne einer ankylosierenden posttraumatischen Spondylosis deformans zur Darstellung. Streckstellung der HWS degenerativ bedingten Formen — insbesondere die Veränderungen nach Infektion eines Wirbels — von der eigentlichen Spondylose abzutrennen.

Wie die Osteochondrose tritt auch die Spondylose bei Schwerarbeitern häufiger auf (GRAMMANN, STEINMANN, KUSS, HULT, HOLFELDER, WEGENER, BECK, HEINE). Eine auffallende Häufung bei Bergleuten sahen GANTENBERG und KUHLENDAHL. An einem Kollektiv von 1216 über und unter Tage beschäftigten Bergarbeitern und Handwerkern beobachteten BILLENKAMP und SKUDLAREK eine frühzeitige und häufig auftretende sowie gradmäßig schwerer verlaufende Spondylosis deformans bei den stärkerer körperlicher Belastung ausgesetzten Bergleuten. Zu einer vorzeitigen Spondylose kann auch der Leistungssport führen, wie bei Ringern (BUETTI-BÄUML, KÖHLER) und bei Turmspringern. SIMMOND sieht durch die Rechtshändigkeit der meisten Menschen eine Überlastung der rechten Wirbelsäulenseite und erklärt damit das Überwiegen rechtsseitiger spondylotischer Veränderungen.

Über den Zeitraum von der Rißbildung im Randleistenanulus bis zur Entstehung röntgenologisch nachweisbarer Wulstbildungen läßt sich keine bindende Aussage machen.

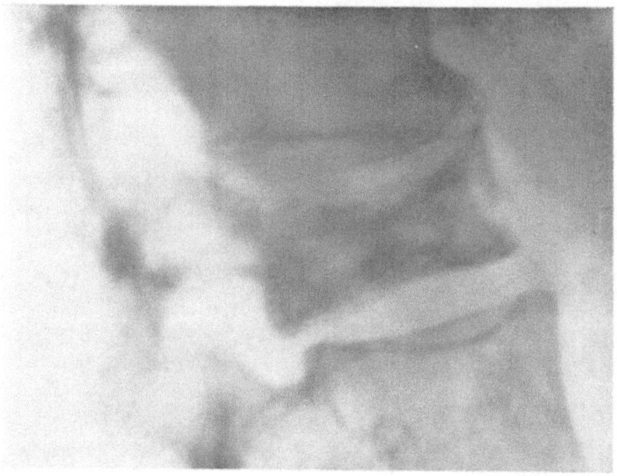

Abb. 18. Spondylotische Randwulstbildungen an einem LWK oberhalb des metastatisch komprimierten Lendenwirbelkörpers, innerhalb von 6 Monaten entstanden

HEINRICH und STÄDTER geben als kürzeste Zeit 1½ Jahre an. Nach Frakturen oder Entzündungen fanden FISCHER und FENSTER Randwülste schon nach wenigen Monaten (Abb. 17). So konnte LOB bereits 2 Monate nach einem Trauma die ersten Anfänge von spondylotischen Randzacken feststellen. Wir sahen entsprechende Veränderungen an einem metastatisch komprimierten Wirbel nach 6 Monaten (Abb. 18).

c) Röntgenbild

α) *typisches Röntgenbild*

Das morphologische Bild der Spondylose mit ihren Randwülsten und krallenartigen oder dachrinnenartigen Kantenausziehungen (KNUTSSON), die ventral und lateral dem Wirbelkörper aufsitzen, ist allgemein bekannt. Die Randwülste sitzen dort, wo sich das vordere Längsband vom Wirbelkörper abhebt, also etwa 2 mm vom Wirbelrand entfernt. Infolge schichtweiser Anlagerung erscheint die Oberfläche der Zacken wellig, die Spitzen können zackig, aber auch abgerundet sein. Bei größeren Randwülsten läßt sich der Ausgangsort der Knochenneubildung oft nicht mehr bestimmen, die erhebliche Knochenwucherung erweckt hier den Eindruck, als ob sie vom Wirbelkörperrand selbst ausgehe. Die

Randwülste zweier benachbarter Wirbel können sich zu Spangen und osteomartigen Klammern verbinden. Da auf dem Röntgenbild nur die tangential getroffenen Randwülste zur Darstellung kommen, sind zum Nachweis aller Randwülste mehrere Tangentialaufnahmen der Vorder- und Seitenflächen des Wirbelkörpers notwendig (Abb. 19). Eine unauffällige frontale und eine sagittale Aufnahme schließt eine Spondylose nicht mit Sicherheit aus. Dies erklärt die unterschiedlichen Angaben über die Häufigkeit der Spondylose von Pathologen und Röntgenologen.

Entsprechend der Pathogenese der Spondylose können Zackenbildungen nur dort entstehen, wo das vordere Längsband über die Wirbelkörper zieht. Dorsal kann es evtl. zu kleinen bis 2 mm langen, meist knopfförmigen Knochenwucherungen an den Umschlagkanten kommen. Eine typische Spondylose am hinteren Wirbelkörperrand gibt es nicht (Schmorl). Eine Ausnahme macht die Halswirbelsäule, bei welcher Randwülste im Bereich der Processus uncinati häufig nach hinten vorragen.

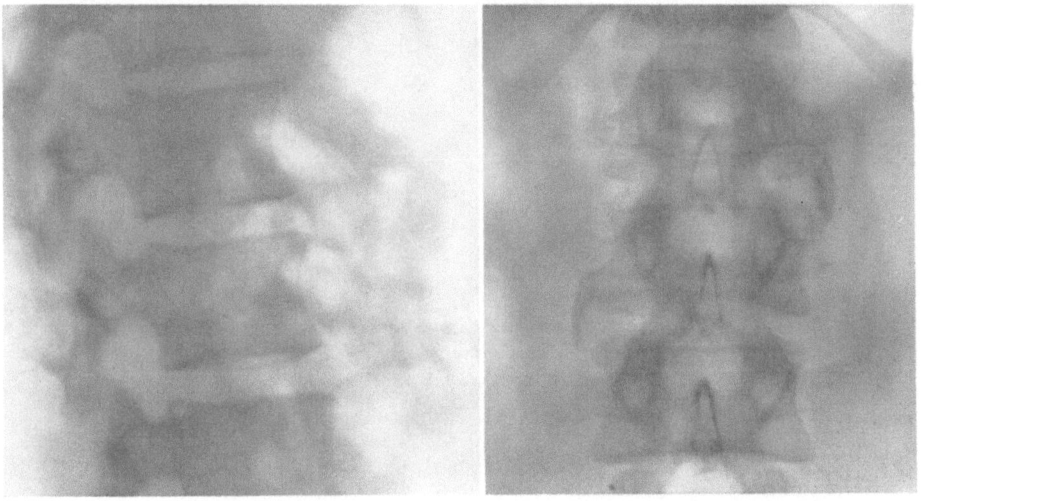

a b

Abb. 19a u. b. Nur auf der p.a.-Aufnahme nachweisbare spondylotische Randwulstbildungen zwischen L1/L2 und L2/L3. Die seitliche Aufnahme läßt das Ausmaß der Spondylose nicht erkennen

β) *Fraktur einer spondylotischen Zacke*

Die sogenannte Fraktur einer spondylotischen Zacke ist in den seltensten Fällen traumatisch bedingt (Schmorl). Es handelt sich vielmehr um Ab- und Umbauvorgänge, die zu einem Spalt in der Zacke führen, oder um das Eindringen von Bandscheibengewebe (Abb. 20). Die Grenzen des Spaltes sind im Röntgenbild oft unscharf, verschwommen. Frakturen zeigen dagegen scharfrandige Aufhellungslinien. Güntz nimmt an daß es eher zu einem Bruch eines Wirbelkörpers als zu einem Bruch einer spondylotischen Zacke kommt.

γ) *Schaltknochen*

Gegen eine scheinbar frakturierte spondylotische Zacke sind die sog. Schaltknochen abzugrenzen (Niedner). Sie sind bis erbsgroß und ringsum vom Knochengewebe getrennt. Ihre Form ist meist dreieckig oder rund, sie sind glatt begrenzt. Ihre Entstehungsursache ähnelt der Pathogenese der Spondylose: nach ventral verlagertes Bindegewebe mit osteoiden Anteilen führt zur Knochenneubildung. Die Schaltknochen finden sich vorwiegend im Bereich der Hals- und der unteren Brustwirbelsäule. An der Lendenwirbelsäule sind sie seltener (Abb. 21). An der HWS liegen sie näher der oberen, an der LWS meist näher der unteren Wirbelkörperkante. NIEDNER und TEICHERT sahen sie in 2% bzw. 3% ihrer Beobachtungen. Wie bei der Spondylose nahm mit höherem Alter die Häufigkeit zu.

Bei ausgeprägter Spondylose weisen die Schaltknochen gelegentlich Randsklerosen und Schliffflächen auf. Spondylotische Randwülste passen sich der Form der Schaltknochen an. NIEDNER und TEICHERT nehmen daher an, daß die Schaltknochen vor den spondylotischen Zacken entstanden sind bzw. sich ausbildeten, als die Spondylose noch nicht so weit fortgeschritten war. Gelegentlich werden Schaltknochen auch ohne gleichzeitig bestehende Spondylose beobachtet. Häufiger als Schaltknochen werden Verkalkungen in den vorderen Bandscheibenanteilen gefunden. Die röntgenologische Trennung zwischen Schaltknochen und Verkalkungen kann schwierig oder auch unmöglich sein.

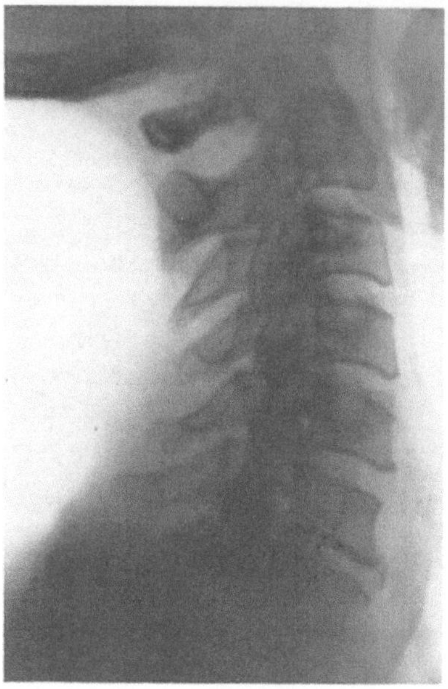

Abb. 20

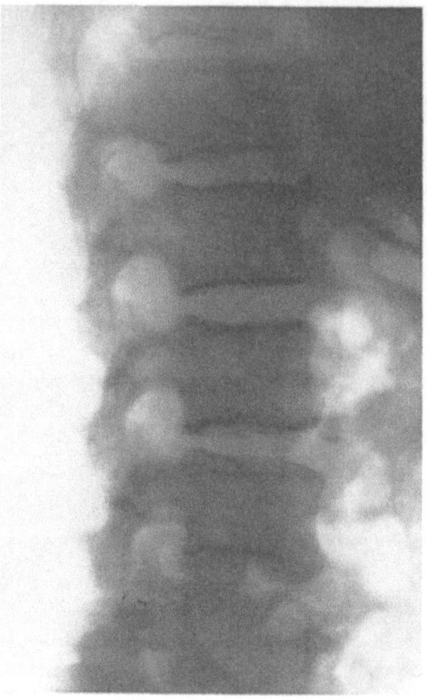

Abb. 21

Abb. 20. Pseudofraktur einer spondylotischen Zacke in Höhe von C 6

Abb. 21. Schaltknochen vor der ventralen unteren Umschlagkante von L 2

Vordere Kantenabtrennungen dürfen nicht mit Schaltknochen verwechselt werden. Während bei Schaltknochen die Wirbelkörperform, abgesehen von der meist gleichzeitig bestehenden Spondylose, weitgehend normal ist, findet man bei der Abtrennung von Wirbelkörperkanten eine Abschrägung der vorderen Wirbelkanten.

δ) Spondylose bei Skoliose; einseitige Spondylose

Bei der Skoliose ist die Spondylose auf der konkaven Seite der Biegung stärker ausgeprägt. Im Bereich der Brustwirbelsäule werden gelegentlich vorwiegend einseitige Spondylosen beobachtet (SCHORR, FRÄNKEL, ADLER). Die linksseitigen Randwülste sind bei einer derartigen Beobachtung wesentlich kleiner als die der rechten Seite. Pathogenetisch dürfte die Aorta hierbei eine Rolle spielen. Es ist jedoch nicht geklärt, ob sie eine Stützfunktion (SCHANZ) ausübt, oder ob es infolge des Gegendruckes durch die Pulsation zu einer Atrophie der sich bildenden Randwülste kommt. NATHAN und SCHWARTZ, RECORDIER u. Mitarb. sowie CULVER und PIRSON konnten nachweisen, daß sich bei Rechtslage der Aorta eine vorwiegend linksseitige Spondylose der Brustwirbelsäule findet. Bei Kyphosen werden kleinere, ventral gelegene spondylotische Wülste beobachtet. Anbauten an den Randleisten selbst, wie sie sich bei juvenilen Kyphosen finden, gehören nicht in das Bild der eigentlichen Spondylose. Auch die bei der Alterskyphose beobachteten, von den Randleisten ausgehenden Knochenwucherungen, die infolge des Reizes auf die sich berührenden Randleisten entstehen, sind keine echten spondylotischen Veränderungen im Sinne SCHMORL's.

ε) *Randzacken bei infektiöser Spondylitis*

Die Randzackenbildung bei der Spondylitis infektiosa, die ebenfalls von den Randleisten ihren Ursprung nehmen und Folge des durch die Entzündung ausgelösten Reizes sind, können nicht der Spondylose zugeordnet werden (HASELHORST, PUHL, RUMMEL, ULRICH).

ζ) *ankylosierende Spondylose*

Große Randwülste zweier benachbarter Wirbel können sich berühren, so daß es zu pseudarthrotischen Verbindungen oder auch zur Ankylose kommen kann. Derartige über-

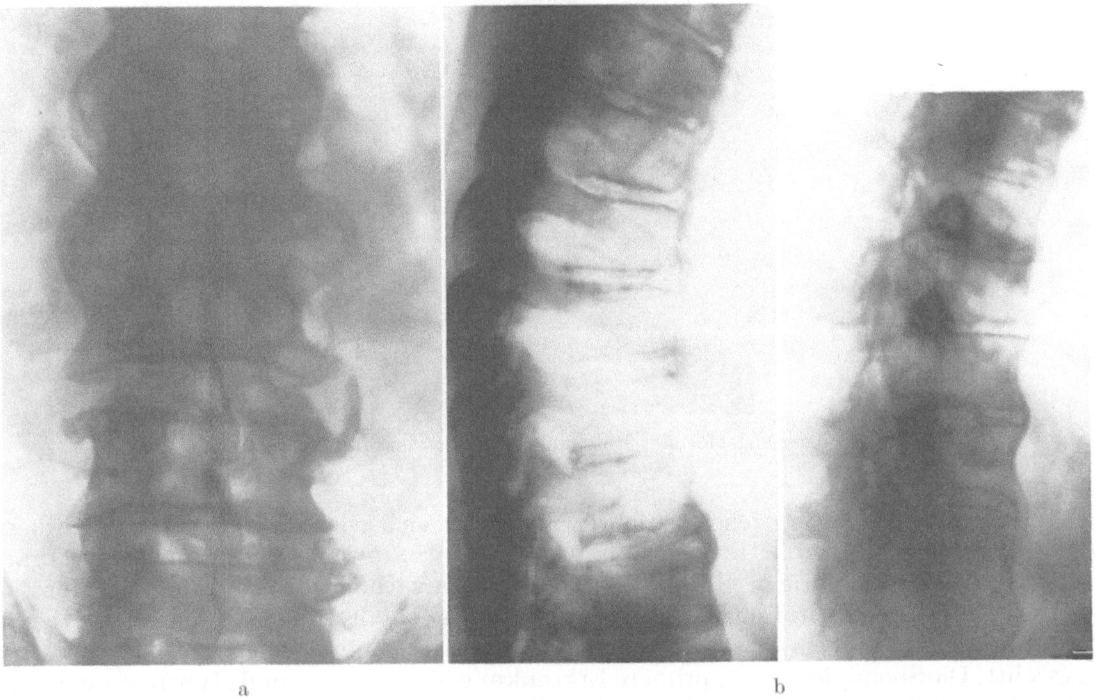

a b

Abb. 22. (a) FORESTIER'sche Erkrankung im Bereich der Brust- und Lendenwirbelsäule. (b) Ankylosierende senile Hyperostose der BWS

brückende Randwülste werden gelegentlich von ventral her abgebaut, so daß ein Bild entsteht, das ROKITANSKY und WENZEL mit einer erstarrten Gußmasse („Zuckergußwirbelsäule") verglichen. Infolge der Klammerbildungen kommt es zu einer Versteifung, die sekundär zu einer Bandverkalkung führen kann (SMITH, PUGH, POLLEY). HAMMERBECK beschrieb eine Beobachtung, bei der es unterhalb des verkalkten Längsbandes zur Atrophie der Wirbelkörper gekommen war, so daß Hohlräume entstanden, die auf dem Röntgenbild als zystische Aufhellungen erkennbar waren und von ihm als Pseudozysten bezeichnet wurden. In diesen Formenkreis der Spondylosis hyperostotica (OTT) gehört auch die Hyperostose ankylosante vertebrale senile (FORESTIER und ROTÉS-QUEROL). Sie ist vornehmlich im Bereich der Hals- und Brustwirbelsäule lokalisiert und geht ohne Ankylose der kleinen Wirbelgelenke und der Iliosacralgelenke einher, so daß sie leicht von der Bechterew'schen Erkrankung zu trennen ist. Das Röntgenbild ist charakterisiert durch flächenhafte Verkalkungen und Knochenneubildungen an der Vorderseite der Wirbelkörper, wobei die Zwischenwirbelräume überbrückt werden (Abb. 22). Neben den stark ausgeprägten ventralen Knochenbändern finden sich knollenartige, die Wirbelkörper überbrückende Spangen. Die Zwischenwirbelräume sind nicht verschmälert. An der Lendenwirbelsäule finden sich manchmal relativ lange, schmale ,,kerzenflammige" Bandverknöcherungen. Die ersten beiden Halswirbelkörper, denen das vordere Längsband fehlt, werden nicht befallen. Es handelt sich um eine Erkrankung des vorgerückten Alters (Durchschnittsalter nach Recordier und Mitarb.: 67 Jahre), jedoch sah Walko eine ankylosierende Spondylose bei einem 21-jährigen Patienten. Die Erkrankung kommt vorwiegend bei Männern vor. Die machmal geäußerte ätiologische Annahme einer Prostata-

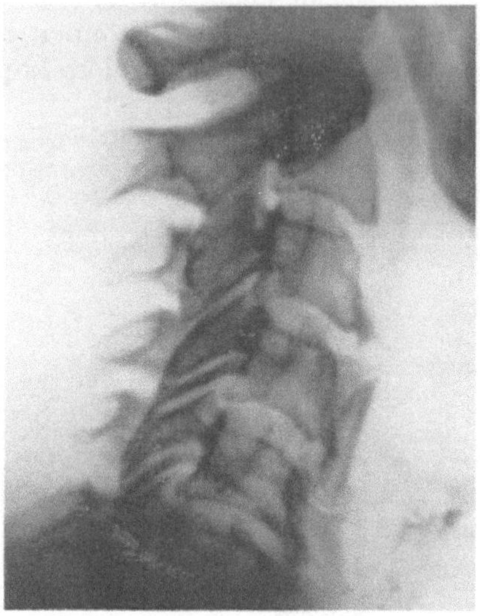

Abb. 23. Kleine spangenförmige Kalkeinlagerung im vorderen Längsband der HWS

erkrankung als Fokus ist sicher unrichtig. Es findet sich eine Häufung bei Diabetikern (Otto, Schwenkenbecher, Iser, Recordier u. Mitarb. sowie Frehner und Hohl u.a.). Auch sonstigen endokrinen Störungen wird eine ursächliche Bedeutung beigemessen (Scheithauer). Konstitutionelle Faktoren dürften ebenfalls eine Rolle spielen. Hierfür könnte sprechen, daß ein Großteil der Kranken in der Jugend an einem Morbus Scheuermann litt. Die Spondylose ist als primäre Erkrankung, die Ankylose und Hyperostose sind als sekundärer Folgezustand anzunehmen. Die Forestier'sche Erkrankung zeigt außer der Bewegungseinschränkung kaum klinische Symptome.

Weitere Literatur: Arnold, Grosch und Schulz, Hülshoff, Koch, Weiss, Biedermann, Andersch und Stecken, Lackner.

η) Bandverkalkungen

Kleinere streifige Verkalkungen der vorderen Längsbänder wurden u.a. von Radke und Stockhausen beobachtet. Es handelt sich um feine Spangen, die in Höhe der Zwischenwirbelscheiben gelegen sind und nicht oder nur eben bis an die Wirbelkörper heranreichen (Abb. 23). Von den Ansatzstellen der Ligg. flava können Knochenzacken ausgehen, die aufeinander zuwachsen und sich auf Frontal- und Schrägaufnahmen in das Foramen intervertebrale projizieren (Polgar, Liechti, Keller, Bakke).

Die klinische Bedeutung der degenerativen Bandveränderungen ist relativ gering (Grill). Die Beziehung zwischen den Verkalkungen und Verknöcherungen der Ligg. flava und der Spondylose sowie der Arthrose der Wirbelbogengelenke ist nicht vollständig geklärt. Es kann sein, daß durch den Elastizitätsverlust bei gleichzeitig bestehendem Bandscheibenschaden eine Fehlstellung der Wirbelbogengelenke entstehen kann bzw. verstärkt wird.

Bei Operationen wird häufig eine Hypertrophie des Ligamentum flavum gefunden (HART, COSTA u. PEROTTI, DECKER, FLOTHOW, JAEGER, BAUCHHENNS, SCHÜRMANN, ABBOT, HORB, REISCHAUER, PUSEPP, CRAY u. WALSH, HOFFMANN, OECKERTY u. LOVE). Im Gegensatz dazu konnte jedoch EMMINGER bei pathologisch-anatomischen Untersuchungen nie eine echte Hypertrophie feststellen. Er sah allerdings Einrisse, die offensichtlich auf degenerativer Basis entstanden waren. JUNGE und HERZOG wiesen in diesem Zusammenhang auf Parallelen zur Atheromatose hin. MC RAE beobachtete myelographisch eine Vorwölbung des Lig. flavum im Halsbereich sowohl bei Patienten mit als auch bei solchen ohne Beschwerden.

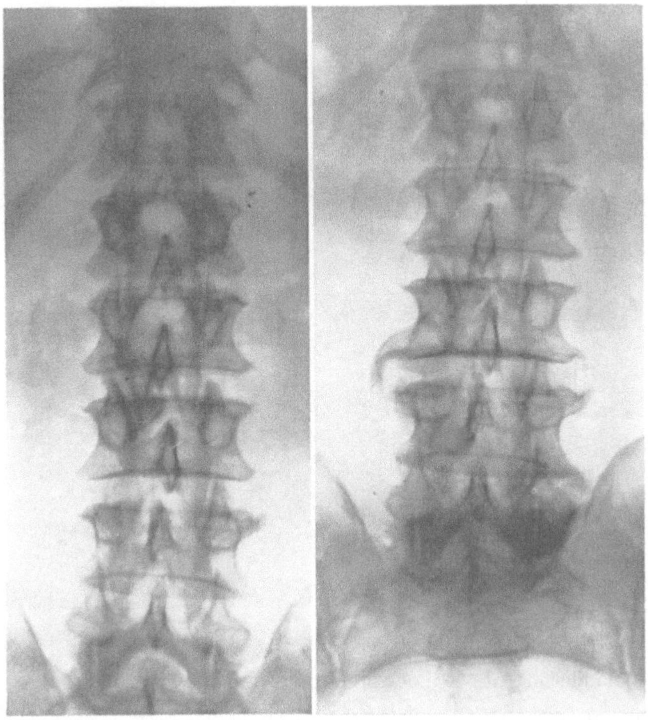

a b

Abb. 24a u. b. Verlaufsbeobachtung der Größenzunahme spondylotischer Randwulstbildungen über 11 Jahre: Linkes Bild vom 22. 9. 54, rechtes Bild vom 2. 9. 65

d) Klinik

α) Haltungsänderungen

Im Gegensatz zum eindrucksvollen Röntgenbild der Spondylose sind die klinischen Beschwerden meist gering; zumindest besteht keinerlei Zusammenhang zwischen dem Grad der Spondylose und der Stärke der Beschwerden und der klinisch oder röntgenologisch nachweisbaren Funktionsstörung der Wirbelsäule. Die Spondylose muß somit als Nebensymptom oder als Ausheilungsstadium verschiedener Erkrankungen und Alterungsvorgänge ohne eigentlichen eigenen Krankheitswert angesehen werden. LINDEMANN u. KUHLENDAHL, SCHANZ u. REISCHAUER sprechen in diesem Zusammenang von einer Selbstheilung. HACKENBROCK dagegen faßt die Spondylose als eigene Krankheit auf; er betont, daß die Spondylose, ähnlich wie die Arthrose, einen chronischen Verlauf hat und nicht ausheilt (Abb. 24). KELLER fand bei 175 Beobachtungen, die wegen Verdachtes auf eine Nierenerkrankung untersucht wurden, degenerative Wirbelsäulenveränderungen, jedoch konnte nur 2mal die Spondylose als Ursache der geklagten Beschwerden angesehen werden. Hussar und Guller fanden bei 500 Untersuchten 84mal eine Spondylose; von diesen Patienten gaben 13 Schmerzen an, während von 416 Patienten, die ein normales Röntgenbild hatten, 25 über Beschwerden klagten.

β) Bewegungsstörungen

Witt nimmt an, daß die beginnende Spondylose durch Veränderungen an den Wirbelgelenken zu klinischen Symptomen führen kann. Große Randwülste und die ankylosierenden Formen der Spondylose führen nicht selten zu mechanisch bedingten Bewegungsstörungen. Aber auch kleinere Randwülste lösen durch Spannungsänderungen des vorderen Längsbandes gelegentlich Bewegungseinschränkungen aus. Versteifungen einzelner Zwischenwirbelräume sind klinisch schwer erfaßbar, zum Nachweis derselben sind Bewegungsaufnahmen erforderlich.

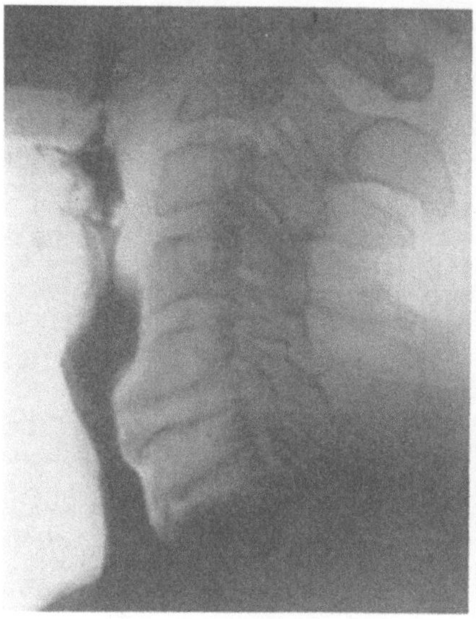

Abb. 25

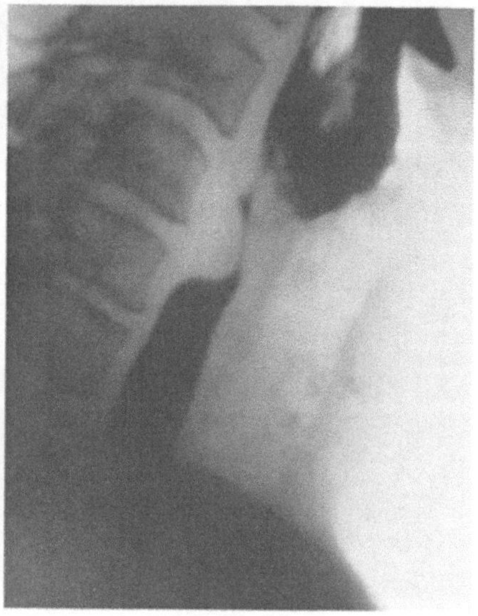

Abb. 26

Abb. 25. Mechanische Behinderung des Schluckaktes durch spondylotische Randwulstbildungen der HWS

Abb. 26. Darstellung der Pars fundiformus des M. crico-pharyngicus (Killian'scher Oesophagusmund) bei Osteochondrose in Höhe von C 6/C 7. Klinisch Globusgefühl

γ) Wirkungen auf benachbarte Organe

Die spondylotischen Zacken, die ja vorwiegend ventral und lateral gelegen sind, beeinflussen das *Rückenmark* nicht. Dorsal gelegene Wülste sind meist klein, knopfförmig, so daß das Rückenmark ausweichen kann.

Jedoch können die hinteren Wulstbildungen zu Reizungen des *sympathischen Nervengeflechtes* im Bereich des hinteren Längsbandes führen und hierdurch lokale Schmerzzustände auslösen. Eine direkte Irritation der spinalen Wurzeln bzw. Ganglien ist nur bei überdimensionierten hinteren Randwülsten möglich, wie sie bei der retrokorporalen Wirbelverknöcherung vorkommen (Polgar). Eine direkte Beeinträchtigung des Grenzstranges (Zetny, Gutzeit, Exner) erscheint anatomisch möglich, wurde jedoch bisher noch nie sicher nachgewiesen.

Im Bereich der Halswirbelsäule können große Randwülste, die sich evtl. vom Pharynx aus tasten lassen, zu *Schluckstörungen* führen. Es ist jedoch zweifelhaft, ob es sich hier allein um eine direkte, mechanische Einwirkung auf den Oesophagus handelt (Abb. 25).

Während HILDING und TACHDJIAN die dysphagischen Beschwerden durch Abtragung der exostosenartigen Wülste beseitigen konnten, hatte HECK mit der operativen Entfernung keinen Erfolg.

CHRICHLOW, GRAY, NEGUS, JACKSON und RÜBE gelang es, in einem hohen Prozentsatz bei Patienten mit Schluckstörungen die Pars fundiformis des Musculus cricopharyngeus (KILLIAN'scher Oesophagusmund) zur Darstellung zu bringen. Dieser Nachweis spricht für eine Innervationsstörung des Plexus pharyngeus, die durch Tonusänderung der Pars fundiformis zur Dysphagie führt (Abb. 26). Eine Koinzidenz zwischen Größe der Randwülste und Häufigkeit der Schluckbeschwerden fehlt (GÜNSEL). TERRACOL beschreibt sensible und trophische Störungen des Pharynx bei Spondylose der HWS. HÜLSHOFF konnte eine Hypästhesie des Pharynx bei FORESTIER'scher Erkrankung feststellen. Die Schluckbeschwerden kommen durch eine Einengung der Foramina intervertebralia mit Reizung des Halssympathicus zustande (Abb. 27) (DUUS, BARRÈ, LIEOU, BRAIN, MORITZ, MESSER und SIELAFF). Die sympathischen Fasern der Nervenwurzeln haben direkte und inpirekte Verbindungen zum Nervus glossopharyngeus.

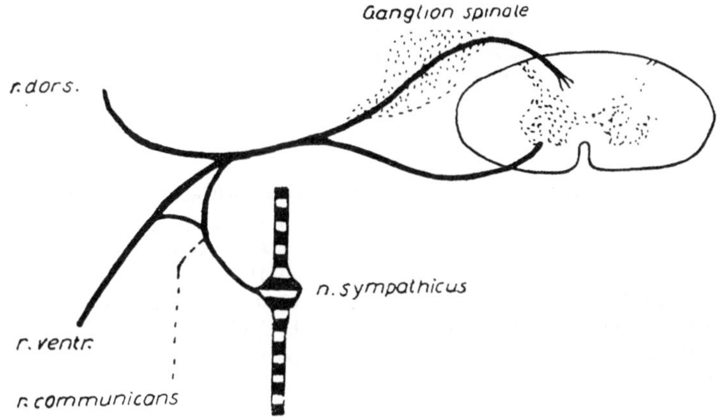

Abb. 27. Sympathischer Anteil der Spinalnerven im Halsbereich. Vom Ganglion cervicale craniale kommende rami communicantes grisei treten zu den rami ventrales der Spinalnerven

Die eigentliche Ursache der Innervationsstörungen ist dementsprechend nicht die Spondylose, sondern die Arthrose der kleinen Wirbel- und Uncovertebralgelenke, da nur diese zu einer Einengung der Foramina intervertebralia führen kann (Abb. 28 und Abb. 29). COCCHI berichtet über einen möglichen Kausalzusammenhang zwischen der Spondylosis deformans und Oesophagus-Divertikeln.

Weitere Literatur: FALK, HELLMER, IGLAUER, DAHM, HEIMGREN, KERTZNER, PEROTTI, SPITZENBERGER, WIETHE, MOSHER, BÜSSEN, MADDEN, DE SÉZE u. RYCKEWART, LASKIEWICZ.

δ) *Spondylose und Trauma*

Mit der Spondylose als Folge eines Traumas setzt sich ein umfangreiches Schrifttum auseinander: LOB, BÜRKLE DE LA CAMP, JUNGHANNS, BÖGLER, HAUMANN, HEUBLEIN, JÄGER, SCHRÖER, EHALT, LINDEMANN und KUHLENDAHL, SCHORR und ADLER, GAUGELE, BRÜCKNER und UNGE, SCHEIDL, HELLNER, ELLMER.

Experimentell konnten in Tierversuchen (TAMMANN, KEYES u. COMPERE, LOB und SCHRADER, EXNER) durch Läsionen der Bandscheiben spondylotische Veränderungen erzeugt werden. Eine entsprechende traumatische Bandscheibenschädigung kann auch beim Menschen zu einer Spondylosis deformans circumscripta führen. Die Schwierigkeit

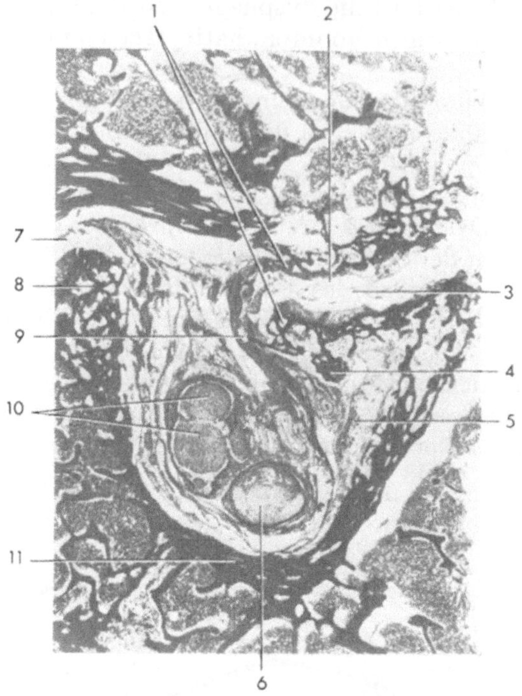

Abb. 28. Histologisches Bild eines verengten Zwischenwirbelloches der Halswirbelsäule

1 Knochenwülste im Foramen
2 Reste der Knorpelplatte
3 Intervertebralspalt
4 Reste von Knochenbälkchen
5 Fettgewebe an Stelle ursprünglichen Knochengewebes
6 ventrale Wurzel mit sichelförmigem Markscheidenausfall im oberen Anteil
7 kompakte Knochenschale
8 Gelenkfortsatz
9 Dura, durch die Knochenwülste gespannt
10 dorsale Wurzeln
11 kleines Wirbelgelenk
(aus Duus)

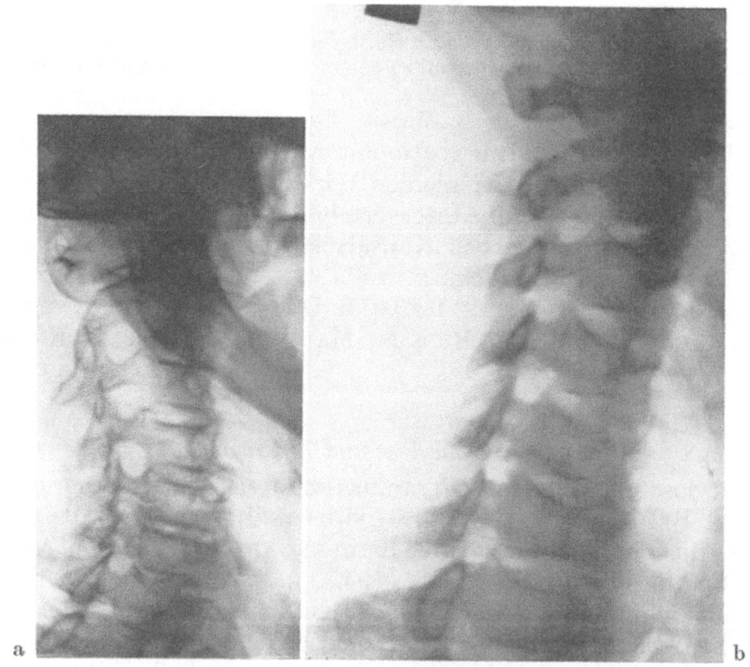

Abb. 29a u. b. Schrägaufnahme einer Wirbellochstenose C 5/C 6; Einengung des Zwischenwirbelloches durch Uncovertebralarthrose

der Beurteilung des Kausalzusammenhangs liegt darin, daß die frische Zwischenwirbelscheibenverletzung weder klinisch noch röntgenologisch erkannt werden kann. Eine Bandscheibenverletzung kann in Kombination mit dem Wirbelbruch, aber auch ohne gleichzeitigen Wirbelbruch vorkommen. Trotz der Annahme von GAUGELE, daß Zackenbildungen in der Umgebung von Wirbelbrüchen als Bruchkallus anzusehen sind, werden derartige Zacken heute als spondylotische Traumafolge gedeutet, wenn sie sich an einer vor dem Unfall unauffälligen Wirbelsäule innerhalb des ersten halben Jahres nach dem Unfallereignis bilden. Jeder Einzelfall bedarf bei der Begutachtung einer strengen Kritik.

Die Verschlimmerung einer bestehenden Spondylose nach einem Wirbeltrauma ist sehr selten. Zur Anerkennung eines kausalen Zusammenhanges mit dem Unfall ist eine nach dem Trauma rasch einsetzende Vergrößerung der Zacken erforderlich. Die Entwicklung einer allgemeinen Spondylose nach einem Trauma ist nur bei jugendlichen Patienten bei unfallbedingten Verkrümmungen der Wirbelsäule bekannt geworden. Eine Anerkennung als Traumafolge ist nur dann möglich, wenn die Spondylose vom Bruchgebiet ihren Ausgang nimmt und sich rasch nach cranial und caudal hin ausbreitet.

Als mittelbare Unfallfolge kann eine Spondylosis deformans bei statischen Störungen und einer Beeinträchtigung der Funktion im Bereiche des Beckens und der unteren Extremitäten auftreten. Bei Beinamputierten ist z.B. die Spondylosis umso ausgeprägter, je kürzer der Amputationsstumpf ist. Bei Armamputierten konnte ZUR VERTH zwar Wirbelsäulenverbiegungen, jedoch keine auffallende Häufung spondylotischer Veränderungen feststellen.

3. Verlagerung von Zwischenwirbelscheibengewebe

a) Schmorl'sche Knötchen

α) Pathogenese

Die Verlagerung von Zwischenwirbelscheibengewebe wurde von SCHMORL genauer untersucht und beschrieben. Die Verlagerung kann nach vorn gegen das Längsband oder nach hinten gegen oder neben das Längsband erfolgen. Es resultieren eine Spondylosis deformans bzw. ein Discusprolaps. Bei Verlagerung von Bandscheibengewebe in den angrenzenden Wirbelkörper entsteht ein sog. SCHMORL'sches Knötchen.

Die Abschlußplatten der Wirbelkörper sind feinporig durchlöchert — es handelt sich um Siebplatten — wodurch sich die Ausbreitung von Zwischenwirbelscheibengewebe im Wirbelkörper erklären läßt. Zuvor muß jedoch die Knorpelplatte, die normalerweise keinerlei Lücken aufweist, durchbrochen werden. Die Knorpelplatte hat eine unterschiedliche Dicke; sie ist im Bereich der Chordadurchtrittsstelle sowie der embryonalen Gefäßdurchtrittsstellen relativ dünn. SCHMORL konnte außerdem „Ossifikationslücken“ nachweisen, die ebenfalls einen Locus minoris resistentiae darstellen. Diese Stellen begünstigen den Durchtritt von Zwischenwirbelscheibengewebe. Voraussetzung für die Entstehung von Knorpelknötchen ist die weitgehend erhaltene Elastizität der Bandscheibe. Ätiologisch liegt also primär eine Schädigung der Knorpelplatte und nicht eine Schädigung des Bandscheibengewebes vor. Die Knorpelknötchen werden häufig bei der Adoleszentenkyphose beobachtet, jedoch kommen sie auch unabhängig von der SCHEUERMANN'schen Erkrankung zur Beobachtung.

SCHMORL'sche Knötchen treten bei Tieren nicht auf, da diese eine feste knöcherne Wirbelsäulenabschlußplatte haben.

Der Wirbelkörper beantwortet das Eindringen von Bandscheibengewebe mit einer perifokalen Sklerose. Buckelartige Erhebungen neben dem SCHMORL'schen Knötchen oder an der angrenzenden Platte des nächsten Wirbels sind ebenfalls als Knochenreaktionen aufzufassen.

Eine traumatische Genese SCHMORL'scher Knötchen ist möglich, da traumatische Läsionen der Knorpelplatte ebenso wie degenerative Veränderungen einen Durchtritt von Zwischenwirbelscheibengewebe zulassen. Es handelt sich jedoch um ein sehr seltenes Ereignis, das entweder im Zusammenhang mit einem Wirbelbruch oder bei isolierter traumatischer Bandscheibenverletzung vorkommen kann.

β) *Klinik*

Die klinische Bedeutung der SCHMORL'schen Knötchen ist im allgemeinen gering (GÜNTZ, SCHMIEDEN, BRANDES, W. MÜLLER). Andererseits berichten DIETRICH, GLADYREWSKI, SCHWEDE, SCHANZ u.a. über einen Klopf- und Druckschmerz sowie über Spontanschmerzen. Diese Symptome werden aber nur bei großen SCHMORL'schen Knötchen beobachtet, die mit einem deutlichen Substanzverlust der Zwischenwirbelscheibe einher-

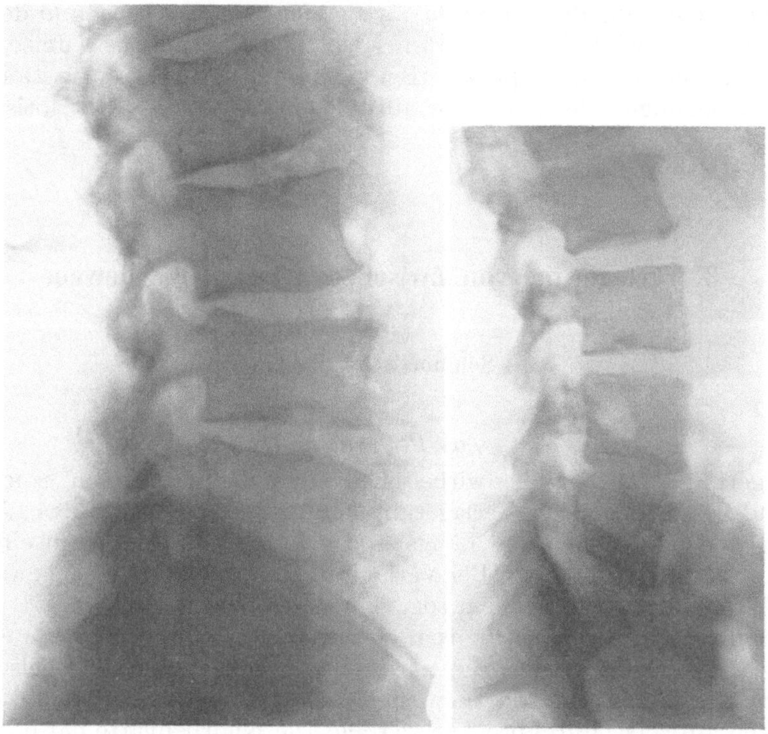

Abb. 30. SCHMORL'sche Knorpelknötchen in der Grundplatte von L 3 bei zwei verschiedenen Patienten mit reaktivem sklerotischen Randsaum

gehen, sekundär zu einer Lockerung im Bewegungssegment und schließlich zur Osteochondrose geführt haben.

γ) *Röntgenbild*

Das Initialstadium eines SCHMORL'schen Knötchens ist röntgenologisch nicht faßbar. Das im Röntgenbild sichtbare „Knorpelknötchen" ist der reaktive sklerotische Randsaum der intraossären Bandscheibenverlagerung (Abb. 30). Hieraus erklärt sich auch die Differenz in der Angabe über die Häufigkeit SCHMORL'scher Knötchen bei röntgenologischen und pathologisch-anatomischen Untersuchungen. SCHMORL fand 1927 z.B. in 38% aller anatomisch untersuchten Wirbelsäulen Knorpelknötchen. Bei Männern kamen sie etwas häufiger als bei Frauen vor. Sie sind vorwiegend im Bereich der Brustwirbelsäule, aber auch im oberen Anteil der Lendenwirbelsäule lokalisiert. In den Halswirbelkörpern sind sie sehr selten. Die Knorpelknötchen werden in allen Teilen der Wirbelkörperabschlußplatten beobachtet. Am häufigsten finden sie sich jedoch im Gebiet des Gallterkerns, dorsal von der Mitte der Wirbelkörper. Läßt die Elastizität des Bandscheibengewebes infolge Degeneration nach, so hört auch der Reiz des Knötchens auf das umgebende Knochengewebe auf; es kommt zu Abbauvorgängen im Bereich des sklerotischen Saumes. Röntgenologisch scheint dann eine Verkleinerung des Knorpelknötchens einzusetzen, obschon das Knötchen selbst unverändert seine Größe beibehalten hat. Das Knorpelknötchen kann bisweilen verkalken, so daß es selbst röntgenologisch erkennbar wird. Bei multiplen Knötchen in den Lendenwirbelkörpern zeigt die LWS gelegentlich eine abnorme Geradhaltung. WISE, GARDNER u. HOSIER sowie GRASSBERGER und SEYSS untersuchten SCHMORL'sche Knötchen mit Hilfe der Diskographie.

b) Vordere Kantenabtrennung

α) Pathogenese und Klinik

Knorpelknötchen nahe der Wirpelkörperrandleiste zeigen pathologisch-anatomisch und röntgenologisch ein anderes Bild. Durch die schräg nach außen gerichteten Verlagerungen von Bandscheibengewebe kommt es zur Unterminierung der Randleiste und Abtrennung von schmalen Knochenanteilen der Wirbelkörperkanten. NIEDNER konnte nachweisen, daß die vorwiegend am oberen vorderen, seltener am unteren vorderen Wirbelkörperrand gelegenen dreieckförmigen Knochenstücke durch das Vordrängen von Bandscheibengewebe entstanden sind, und daß es sich nicht um persistierende Apophysen handelt, wie JANKER annahm. Die Diskographie läßt bei Kantenabtrennungen meist eine Deformierung des Nucleus sowie einen Kontraststreifen, der nach vorn zum Spalt der Kantenabtrennung verläuft, erkennen (GRASSBERGER, SEYSS, LINDBLOM, REINHARDT). Die Kantenabtrennungen finden sich fast ausschließlich im Bereich der Lendenwirbelsäule und des 1. Kreuzbeinsegments. Sehr selten kommen sie auch an den hinteren Wirbelkörperkanten vor (V. MEYENBURG). Die klinische Bedeutung der Veränderungen ist gering (LEGER). U.U. können durch eine gleichzeitig vorhandene Lockerung im Bewegungssegment Beschwerden auftreten. Als Endzustand kann es bei größeren Substanzverlusten zur Chondrose kommen.

β) Röntgenbefund

Im Röntgenbild stellen sich die abgetrennten Kanten als dreieckige Knochenschatten dar, deren obere und vordere Begrenzung glatt ist, während die der abgeschrägten Wirbelkörperkante gegenüberliegende Fläche fast immer unregelmäßig begrenzt ist (Abb. 31). Wie bei den Knorpelknötchen sind die einander gegenüberliegenden Flächen sklerosiert. Der abgetrennte Knochenanteil zeigt dabei eine oft wabige Struktur. Gelegentlich ist der Spalt zwischen dem abgetrennten Knochenstück und dem Wirbelkörper nicht ganz vollständig. In diesen Fällen hat entweder das Bandscheibengewebe den vorderen Wirbelkörperrand nicht tangential getroffen, oder es ist von den oft konsolenartig verbreiterten Wirbelkörpern aus, nach Einsprossen osteoiden Gewebes, zu einer Ausfüllung des Spaltes mit lockerer Spongiosa gekommen. Gelegentlich werden Kantenabtrennungen gleichzeitig an mehreren Wirbelkörpern beobachtet.

γ) Differentialdiagnose

Von frischen traumatischen Kantenabrissen lassen sich die vorderen Kantenabtrennungen differentialdiagnostisch durch den glattrandigen Trennungsspalt und die fehlende Sklerosierung abgrenzen. Die durch Verletzungen abgesprengten Knochenstücke sind häufig nach vorn unten verschoben und an den Wirbelkörper herangerückt; oft findet sich eine Kombination mit einer Kompressionsfraktur des entsprechenden Wirbelkörpers. Das abgescherte Knochenstück kann in mehrere kleine Teile zerbrochen sein. Da die abgebrochenen Kanten mit dem Wirbelkörper nicht immer vollständig verheilen, ist die Abgrenzung älterer Abscherungen gegenüber den nicht traumatischen Abtrennungen schwierig (HETZLAR).

Schaltknochen, die fast immer in Kombination mit einer Spondylose auftreten, lassen sich durch die typische Form, die allseitig scharfen Begrenzungen, das Fehlen der Abschrägung der Wirbelkörperkanten und durch die gleichzeitig bestehende Spondylose von den Kantenabtrennungen unterscheiden. Bei kleineren Knocheneinlagerungen im vorderen

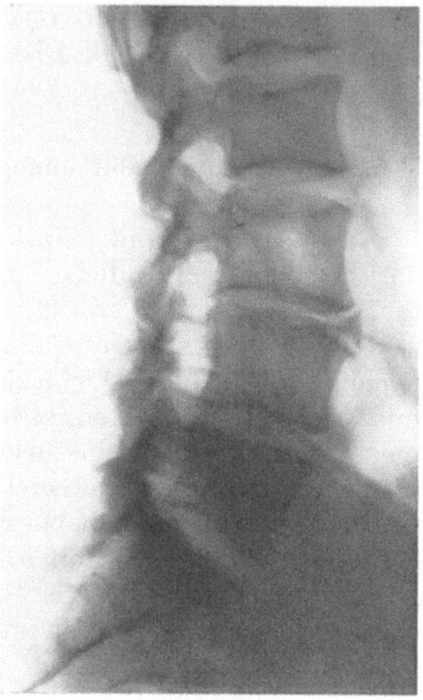

Abb. 31. Vordere obere Kantenablösung am 4. LWK mit Osteochondrose L 3/L 4. Klinisch keine wesentlichen Beschwerden. Zufallsbefund

Anteil des Zwischenwirbelraumes, wie sie sich besonders im Bereich der Halswirbelsäule finden, ist dagegen röntgenologisch eine sichere differentialdiagnostische Unterscheidung, ob es sich hierbei um Kantenabbrüche, nicht traumatische Abtrennungen von mehreren Wirbelkörperkanten oder um sog. Schaltknochen bzw. Verkalkungen in den vorderen Anteilen des Faserringes handelt, nicht möglich.

Weitere Literatur: GÜNTZ, LINDBLOM, MARDERSTEIG, HELLSTADIUS, SCHULZE, K., LYON u. MARUN, JUNGHANNS.

c) Bandscheibenprolaps

Als auslösender Faktor für die Ischias wurde der Bandscheibenprolaps in Deutschland erst nach dem 2. Weltkrieg bekannt (ADSON, BRADFORD u. SPURLING, DANDY, LOVE u. WALSH, STOCKEY u.a.). LUSCHKA bildete bereits 1858 einen hinteren Bandscheibenprolaps ab, auch SCHMORL und ANDRAE haben sog. „hintere SCHMORL'sche Knötchen" beschrieben und auch auf die Möglichkeit einer Rückenmarkschädigung hingewiesen. 1936 diskutierte SIEGMUND die ätiologische Bedeutung eines Bandscheibenprolapses; jedoch ließen erst die im amerikanischen Schrifttum mitgeteilten Operationserfolge an der mechanischen Ursache der monoradiculären Ischias keinen Zweifel mehr (MIXTER u. BAAR).

a) *Pathogenese*

Degenerationen im hinteren Anteil der Bandscheibe können zu Riß- und Spaltbildungen führen, die den dorsalen Randleistenanulus durchtrennen. Da das hintere Längsband im Gegensatz zum vorderen fest mit der Bandscheibe verwachsen ist und seine Fasern die Bandscheibe durchziehen, kommt es u.U. gleichzeitig zur Schwächung oder Zerstörung des Längsbandes. Die physiologischen Belastungen der Wirbelsäule oder unkoordinierte Bewegungen führen zur Verlagerung von Bandscheibengewebe („inneres Derangement", KUHLENDAHL) nach dorsal. Dieses wölbt sich in den Wirbelkanal vor (Protrusio) oder es kommt — bei kompletten Rißbildungen mit Zerstörung des hinteren Längsbandes — zu einem Vorfall von Gallertkerngewebe und auch von Faserringanteilen (Prolaps).

REIMERS glaubt, daß Risse in der Knorpelplatte die Sequestrierung einleiten; erst sekundär bildeten sich Einrisse in der Bandscheibe, durch die der Sequester austreten kann. ZANDER und BRUSSATIS fanden im Bereich der unteren Lendenwirbelsäule fast ausschließlich dorso-laterale Vorfälle, während an der oberen LWS und im Bereich der HWS häufiger mediane Vorfälle beobachtet wurden. Möglicherweise kann ein Prolaps u.U. auch wieder zurückschlüpfen. Der einmal vorgezeichnete Weg stellt jedoch einen locus minoris resistentiae dar, so daß sich die Rezidivneigung der Prolapse gut erklären läßt. In vielen Fällen wird der Prolaps durch den im dorsalen Längsband bestehenden Spalt eingeklemmt. Der Prolaps schwillt an, REISCHAUER spricht von einem „Blühen des Prolapses". Das „Verblühen" geht mit der Eintrocknung des vorgefallenen Gewebes einher und kann zur Selbstheilung führen (LINDBLOM und HULTQUIST). Auch besteht die Möglichkeit, daß der prolabierte Bandscheibenanteil abgequetscht wird und dadurch ein freier Sequester resultiert. Sowohl der „verblühende Prolaps" als auch die Bandscheibenprotrusion führen zum Substanzverlust und damit zur Elastizitätsminderung und zum Höhenverlust der Bandscheibe. Es kann zur Horizontalverschiebung der Wirbelkörper kommen, so daß ein Bild entsteht, das dem der Chondrose ähnelt. Der weitere Verlauf wird dann nicht mehr vom Prolaps, sondern von der allgemeinen Degeneration der Bandscheibe bestimmt. Es kann zur Sklerosierung, zu Randwülsten, zur bindegewebigen Fixierung und Versteifung kommen.

Die Pathogenese macht deutlich, daß zur Entstehung des Prolapses trotz der ursächlichen Degeneration ein Rest funktionstüchtigen Bandscheibengewebes erhalten sein muß. Bei vollständiger Bandscheibenzermürbung ist ein Prolaps kaum möglich. Das männliche Geschlecht wird häufiger befallen als das weibliche. Im operativen Krankengut beträgt der Anteil der Männer bis zu 75% (BRADFORD-SPURLING, KLASMEIER, JOCHHEIM, LOEW, RÜTT, KRAYENBÜHL und ZANDER, VIERNSTEIN, HIPP u. OEHLER u.a.).

REISCHAUER dagegen fand unter Berücksichtigung der klinischen Befunde nur ein geringes Überwiegen der Männer.

Kleine, klinisch stumme Prolapse sind sehr häufig. ANDRAE beschrieb sie in 15,2% der Sektionsfälle, vorwiegend im Bereich der Brustwirbelsäule lokalisiert. Die Operationsstatistiken dagegen weisen eine Häufung im LWS-Bereich auf, hier wiederum ist vorwiegend die 4. und 5. Bandscheibe befallen. LOVE und WALSH fanden bei 500 operierten Prolapsen in 96% einen Befall der Lendenwirbelbandscheiben. Zur Lokalisation des Prolapses finden sich unterschiedliche Angaben. BRADFORD-SPURLING sah die Bandscheibe L4/L5 wesentlich häufiger als die Bandscheibe L5/S1 befallen, während KLASMEIER fast ein Verhältnis 1:1 feststellen konnte. DEL BUONO sah 62%, MCCARTY und LANE fanden 88% ihrer Prolapse in Höhe von L4/L5. Abb. 32 gibt eine Übersicht zur Lokalisation der Beobachtungen der neurochirurgischen Universitätsklinik Zürich.

Weitere Literatur: KNUTSSON u. WIBERG, MANDER-SCHARIN, AITKEN, JAEGER, KUHLENDAHL, PIA, SAEGESSER, LOVE u. KIEFER.

Über Prolapse im Bereich der Halswirbelsäule berichten u.a. SPURLING u. SCOVILLE, STOCKEY, HALEY u. PERRY, KAESER u. BRÖCHIN, KRAYENBÜHL u. ZANDER.

Die Häufigkeit des Bandscheibenvorfalles ist zeitweilig überschätzt worden. FÄRBER gibt an, daß nur etwa 5% der Patienten mit Rückenschmerzen einen echten Bandscheibenvorfall haben. Außer den chronischen Überlastungsschäden scheinen konstitutionelle Faktoren von wesentlicher Bedeutung zu sein. FRANKE und DRIESEN berichteten über einen Prolaps bei einem 7jährigen, KING beschreibt einen Prolaps bei einem 3jährigen Kind. Ferner sprechen die Beobachtungen von multiplen Prolapsen (KRAYENBÜHL, REINHARDT u. PANTER, KROLL, REISS, SCHACHTSCHNEIDER, RÖSS, LINDBLOM, LOVE u. WALSH) für einen endogenen Faktor. FRANCILLON, RÜBE und HEMMER, HUROYLER sowie ANDREN und SÖDERBERG konnten eine auffallende Koinzidenz zwischen Morbus Scheuermann und dem Bandscheibenprolaps feststellen und statistisch sichern. Sie nehmen ätiologisch dafür eine Entwicklungshemmung an, die bereits bei der Differenzierung des Mesenchyms

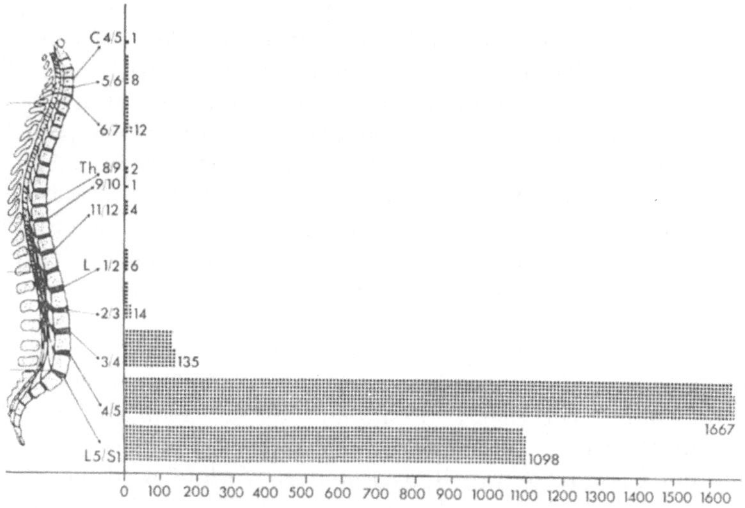

Abb. 32. Tabellarische Zusammenstellung der Höhenlokalisation operierter Bandscheibenprolapse (Neurochirurgische Universitätsklinik Zürich; aus BRÜGGER)

Krankengut	Untersuchungsergebnisse Zahl der Patienten	Davon M. SCHEUERMANN	in %
Operierte Nucl. pulp. Hernien	125	74	59,20
davon zwischen 20—70 J.	115	69	60,00
Kontrollfälle	109	22	20,18
davon zwischen 20—70 J.	79	19	24,05

Abb. 33. Koinzidenz zwischen Morbus Scheuermann und operierten Nucleus-pulposus-Hernien

zum Knorpelgewebe einsetzt (Abb. 33). Auch REISCHAUER und EMMINGER u.a. betonen die Bedeutung der anlagemäßig bedingten Minderwertigkeit des Zwischenwirbelscheibengewebes als ursächlichen Faktor. Bei chondrodystrophischen Menschen werden Prolapse ähnlich wie bei chondrodystrophen Hunderassen häufig beobachtet. Nach HANSEN haben 75% dieser Hunde im Alter von 6—7 Jahren massive Bandscheibenprolapse vorwiegend im Bereich der Halswirbelsäule und des thorakolumbalen Überganges (sog. „Dackellähme"). Ob der Konstitutionstyp der Wirbelsäule einen Einfluß auf die Häufigkeit und Lokalisation der Bandscheibenvorfälle hat, ist nicht eindeutig geklärt. LANGE und HIPP, RÜBE u.a. fanden eine Häufung der lumbalen Vorfälle bei Übergangswirbeln, ALBRECHT und KLASMEIER dagegen nicht. KLASMEIER stellte fest, daß Normal- und Kranialtypen zum Prolaps im vorletzten, Kaudaltypen dagegen zum Vorfall im letzten präsakralen Segment neigen. Ein deutlich keilförmiger 5. LWK, wie er bei Kranialtypen häufig ist, geht bei einer geringeren Beweglichkeit der Lumbosakralscheibe mit erhöhter Beweglichkeit der Bandscheibe L4/L5 einher und prädisponiert dementsprechend zum Vorfall in

Höhe von L4/L5. Überwiegend geben die Patienten in der Anamnese ein Trauma an (BARR: 17,5%, JOCHHEIM, LOEW, RÜTT: 9%, VIERNSTEIN, HIPP, OEHLER: 2,5%).

Obschon die Bandscheibe sehr widerstandsfähig ist (BÜRKLE DE LA CAMP, KUHLENDAHL), besteht die Möglichkeit traumatischer Einrisse. Fast immer jedoch gibt die Gewalteinwirkung nur den letzten Anstoß zum Prolabieren eines präformierten Ausgangszustandes. Ein kausaler Zusammenhang zwischen Bandscheibenprolaps und Trauma kann nur sehr selten bestätigt werden. Schon die Tatsache, daß die untere LWS — der Lieblingssitz der Vorfälle — bei Traumen nur sehr selten in Mitleidenschaft gezogen wird, spricht gegen die Bedeutung eines Unfalls im Sinne eines Kausalzusammenhanges.

Literatur: SCHEIDT, BECK, DRIESEN, GLONING und KLAUSBERGER, GÜNTHER, RAISCHAUER, JUNGHANNS, JAEGER, GÜNSEL, ÜBERMUTH, SCHRÖTER.

β) *Röntgenbild*

Der unmittelbare Nachweis eines Prolapses im Röntgenbild gelingt selten. Er ist nur bei Verlagerung eines verkalkten Gallertkernes oder bei einer Verkalkung und Verknöche-

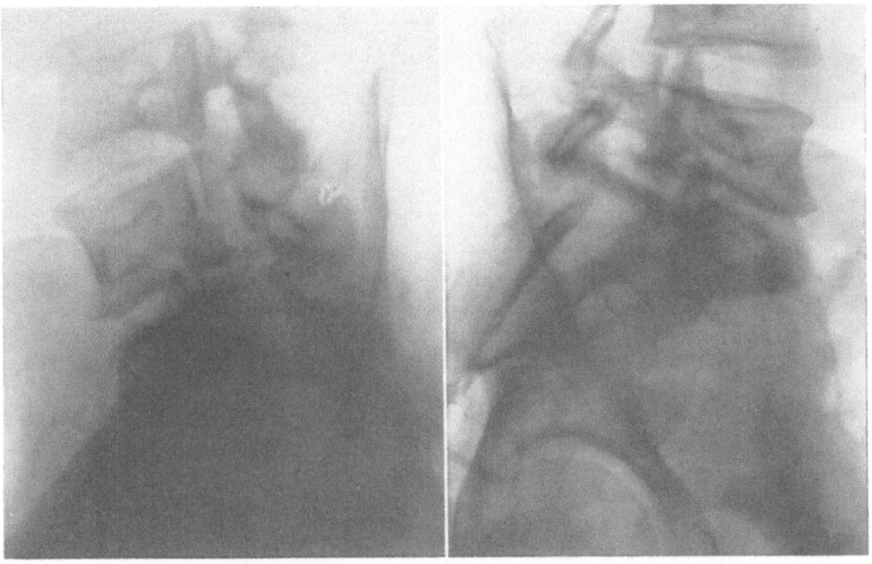

a b

Abb. 34a u. b. Darstellung von „Ischiasspornen“ (Sciatic hook) zwischen L 5/S 1

rung des Vorfalles selbst möglich (KOVACS, MCRAE). TRAVAGLINI konnte derartige Veränderungen in 1,5% der operierten Bandscheibenvorfälle finden.

Indirekte Zeichen, die vorwiegend beim älteren Prolaps beobachtet werden, sind durch Substanzverlust der Zwischenwirbelscheibe bedingt und unterscheiden sich von denen der Chondrose bzw. Osteochondrose nicht. Man findet eine—häufig symmetrische—Verschmälerung des Bandscheibenraumes und Sklerosierungen sowie Osteophyten an umschriebener Stelle. Auch eine Dorsalverschiebung kann auftreten. Eine Bandscheibenverschmälerung L4/L5 legt stets den Verdacht auf einen Prolaps nahe. Für die Verschmälerung der lumbosakralen Bandscheibe gilt dies nicht (DECKER und SHAPIRO), da hier bereits in jüngeren Jahren Degenerationen ohne gleichzeitigen Vorfall häufiger vorkommen. Dorsale Randzacken, wie sie von KRÖKER und BROCHER beschrieben werden, sind durch reaktive Knochenveränderungen, durch kleine Periostausrisse oder durch eine Verknöcherung des vorgefallenen Bandscheibengewebes selbst (LOB) entstanden und kommen nach ROKA bei Vorfällen vor, die mindestens 3 Monate bestehen. KOVÁCZ bezeichnet die dorsalen Randzacken als „Ischiassporne“ (Sciatic hook). Sie liegen dorsolateral und kommen besonders bei der von KOVÁCZ angegebenen Aufnahmemethode zur Darstellung (Abb. 34).

Die Hals- oder Lendenlordose ist oft abgeflacht (Güntz'sches Zeichen), so daß eine Distanzvergrößerung der Bogenwurzeln resultiert, die zur Erweiterung des Zwischenwirbelloches führt.

Die Abflachung der physiologischen Lordose kann einmal durch die Verlagerung der Drehachse zwischen den beiden Wirbeln ausgelöst sein; Hauptursache ist jedoch eine reflektorische bzw. protektive muskuläre Kontraktur. Kuhlendahl und Kunert betonen die Bedeutung der Muskelaktivität und sprechen in diesem Zusammenhang von einer Zwangshaltung im Gegensatz zur Fehlhaltung, wie sie z.B. bei einer Gefügestörung beobachtet wird. Die Zwangshaltung soll „dem Prolaps aus der Klemme" helfen (Reischauer).

Ein wichtiges röntgenologisches Frühzeichen des Prolapses ist die Ischiasskoliose, die nach Bauchhenss und Schürmann in $^2/_3$ der Beobachtungen mit der Konvexität zur Seite

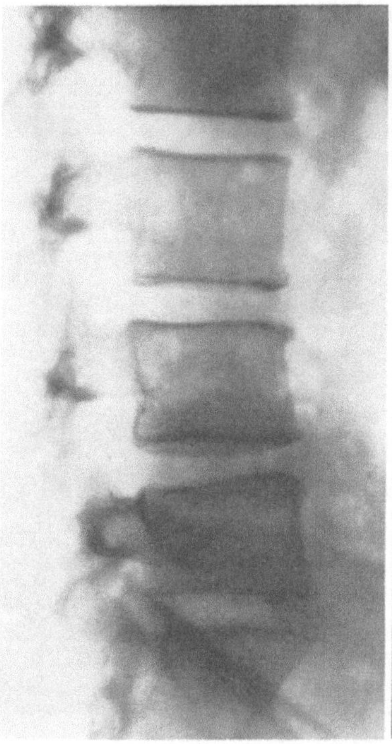

Abb. 35

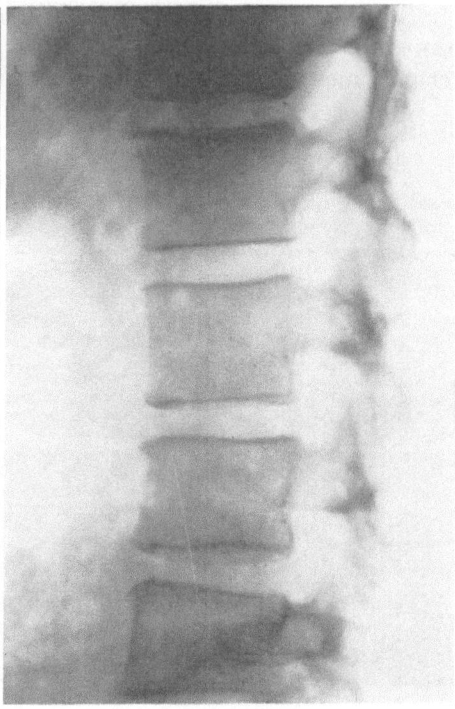

Abb. 36

Abb. 35. Spontane ventrale Abflachung der Zwischenwirbelscheibe L 4/L 5 bei dorsalem akutem Nucleus-pulposus-Prolaps

Abb. 36. Keilförmige Deformierung der Zwischenwirbelscheibe L 4/L 5 bei dorsalem Bandscheibenvorfall

des Bandscheibenprolapses hin gerichtet ist. Dabei ist der befallene Zwischenwirbelraum häufig einseitig weiter gestellt. Die Skoliose kann zur Befreiung der Wurzel vom Prolapsdruck, zu einer Entspannung der gezerrten Wurzeln oder auch zu einer Lösung des Prolapses aus der Zange der hinteren Wirbelkörperränder führen (Weil).

Da sich diese Vorgänge im hinteren Anteil der Bandscheibe abspielen, würde man einen dorsalen — evtl. bei Retroflexion verstärkten — Zusammenbruch der Zwischenwirbelscheibe erwarten. Dieser wird jedoch nur beim älteren — klinisch meist abgeklungenen — Prolaps beobachtet. Beim akuten Prolaps ist der oberhalb der erkrankten Bandscheibe gelegene Wirbel nach ventral gekippt (Abb. 35). Hierdurch wird eine möglichst große Distanzierung der Wirbelbögen erreicht, die den eingeklemmten Prolaps entlastet. Röntgenaufnahmen in Anteflexion lassen bei normaler Lendenwirbelbandscheibe im Seitenbild eine fast rechteckige Form erkennen. Beim akuten dorsalen Bandscheibenprolaps dagegen kommt es in etwa 40% der Beobachtungen zu einer keilförmigen Verformung der

Bandscheibe, die dorsal höher als ventral wird (Abb. 36) (RÜBE). Dementsprechend ist die Retroflexion beim akuten Prolaps eingeschränkt.

Bei der Lateralflexion verformt sich in diesen Fällen die Bandscheibe ebenfalls kaum, das erkrankte Segment bleibt starr (Abb. 37).

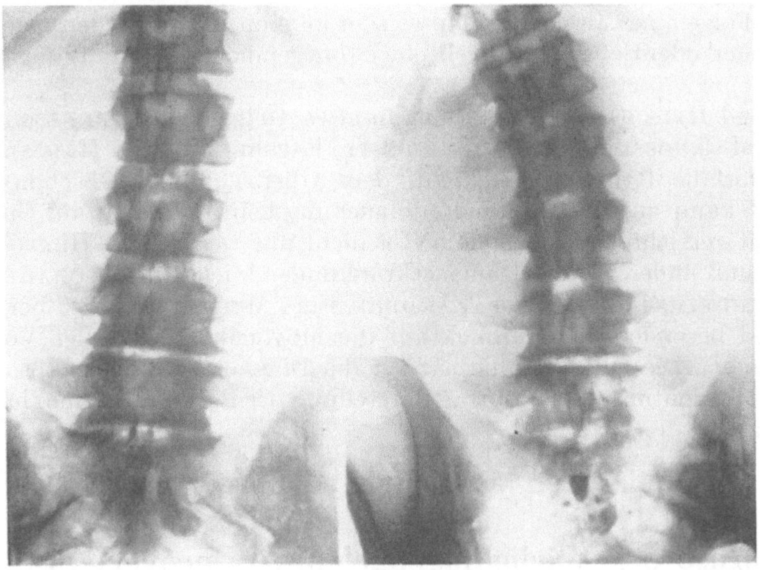

Abb. 37. Lateralflexion der LWS, bei Osteochondrose L 4/L 5: Fehlende Verformung der erkrankten Zwischenwirbelscheibe, dadurch Starre der Wirbelsäule in Höhe des erkrankten Segmentes

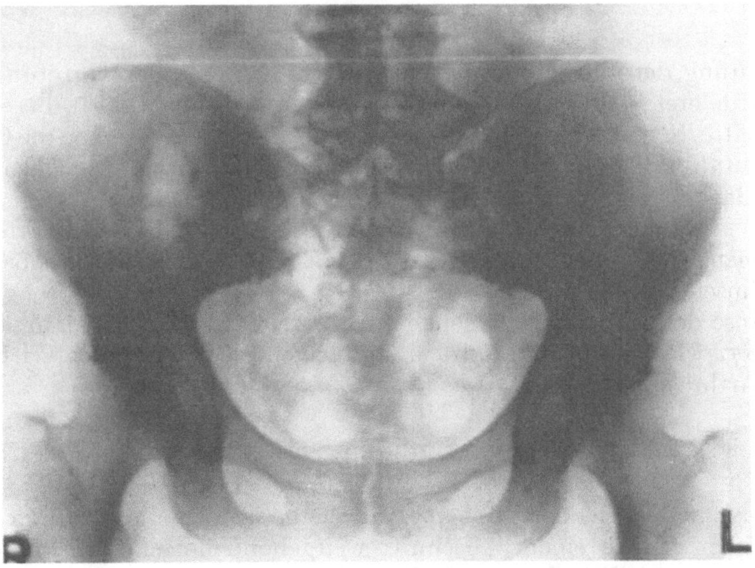

Abb. 38. „Einsenkung" des 5. LWK. Die Verbindungslinie beider Cristae iliacae schneidet den 4. BWK oberhalb seiner Mitte

Möglicherweise haben Anlageanomalien der Wirbelsäule bei der Entstehung und Lokalisation eines Prolapses eine ursächliche Bedeutung. RÜBE weist darauf hin, daß 30% der Kranken mit einem lumbalen Bandscheibenvorfall eine „Einsenkung" des 5. Lendenwirbelkörpers zeigen, bei der die Verbindungslinie zwischen den beiden Cristae iliacae den 4. Lendenwirbelkörper oberhalb seiner Mitte schneidet (Abb. 38). Trotz dieser zahlreichen indirekten Zeichen und der Verbesserung der diagnostischen Möglichkeiten durch die funktionelle Röntgenuntersuchung ist und bleibt die Sicherung eines Bandscheibenvorfalles der Klinik vorbehalten. Häufig ist eine sichere Beurteilung, insbesondere der Höhenlokalisation, durch die Röntgensymptome nicht möglich, da es sich meist um morphologische Zeichen der Bandscheibendegeneration handelt, die auch ohne Prolaps vorkommen bzw. Folge eines älteren Prolapses sein können, während der frische Prolaps oft ein Segment höher oder tiefer im Bereich einer röntgenologisch unauffälligen Bandscheibe gelegen ist.

BROCHER und REISCHAUER fanden nur in etwa 40%, BAUCHHENNS und SCHÜRMANN sowie LENZI und CANOSSI in etwa 65%, STÖSSEL, FASSBENDER und HÄUSSLER in 82% der Bandscheibenvorfälle Röntgenzeichen auf dem Übersichtsbild. Obschon diese Zeichen vieldeutig sind, kann auf die Röntgenuntersuchung beim Verdacht auf einen Bandscheibenvorfall nicht verzichtet werden. Sie bietet nicht nur wesentliche Hinweise, sondern ist für den Ausschluß anderer Wirbelsäulenerkrankungen wichtig (REISCHAUER, BRADFORD-SPURLING, JOCHHEIM, LOEW, RÜTT, ZANDER). Eine Myelographie ist bei unklarem klinischen Befund besonders im Hinblick auf die Möglichkeit multipler Vorfälle und auf Tumoren indiziert. Die Diskographie hat für die Diagnostik des Prolapses dagegen eine untergeordnete Bedeutung. Die Kontrastdarstellung des Periduralraumes hat nur geringen diagnostischen Wert.

III. Arthrose der Wirbelbogengelenke, Uncovertebralarthrose, degenerative Veränderungen der Wirbelfortsätze

1. Geschichtliches, Häufigkeit

Die Bedeutung der Wirbelbogengelenke für die Genese der vertebragenen Schmerzsyndrome wurde erst in den letzten Jahren erkannt, obschon LANGE bereits 1936 darauf hingewiesen hatte. SCHMINCKE und SANTO sowie TÖNDURY beschreiben die Gelenkzwischenscheiben, EMMINGER konnte diese Menisci für sämtliche Wirbelbogengelenke nachweisen. Auf die Möglichkeit einer Einklemmung dieser Zwischenscheiben wies HEIDENHOFFER hin, ZUKSCHWERDT u. Mitarb., GÜNTZ, HADLEY, DUUS u. Mitarb. rückten die Arthrose der Wirbelbogengelenke und die ossär bedingte Zwischenwirbellochstenose in den Mittelpunkt des klinischen Interesses.

Die Arthrose der Wirbelbogengelenke wird bereits im 3. Lebensjahrzehnt beobachtet (LANGE). GÜNTZ wies darauf hin, daß bei 60jährigen die Hälfte aller Wirbelbogengelenke Zeichen der Arthrose aufweisen.

2. Pathogenese

Die Arthrosis deformans der Wirbelbogengelenke ist keine generalisierte Erkrankung. Eine Wirbelsäule kann in einem Abschnitt weitgehend normale, im anderen Abschnitt hochgradig veränderte Wirbelbogengelenke aufweisen (GÜNTZ). Die Arthrosis kommt also durch örtlich bedingte Einwirkungen zustande, wobei die Beweglichkeit des entsprechenden Wirbelsäulenabschnitts pathogenetisch eine erhebliche Rolle spielt. Dementsprechend finden sich arthrotische Veränderungen am häufigsten im Bereich der stärker beweglichen Wirbelsäulenanteile. GÜNTZ beobachtete zwar ein gehäuftes Vorkommen im wenig beweglichen Brustwirbelsäulenabschnitt D 4/D 5, jedoch konnte KELLER nachweisen, daß es sich hierbei nicht um echte Arthrosen handelt. Jede Stellungsänderung der Wirbelbogengelenke — z.B. bei Skoliosen, Geradhaltungen, Hyperlordosen, Kyphosen — führt zur Fehlbelastung und begünstigt damit die Ausbildung einer Arthrose. Wie bei Arthrosen anderer Gelenke bilden sich Schliffurchen und Schliffflächen; freie Knorpelteile innerhalb der Gelenke sind beobachtet worden (MANNHEIM). Sekundär kommt es zu proliferativen Reaktionen des Knochens mit Sklerosen, Randwülsten und Randzacken, die meist vom Gelenkkapselansatz ausgehen. Der Ausgang in eine fibröse oder knöcherne Versteifung, wie GÜNTZ sie für möglich hält, gehört nach KELLER *nicht* zum typischen Bild der Arthrosis deformans. Bei Sklerosen sind vorwiegend die konkaven Seiten befallen, da die Gelenke hier infolge Stauchung stärker belastet werden als auf der konvexen Seite. Bei der Lumbalskoliose sind die Gelenke am Übergang zum Kreuzbein bevorzugt befallen.

Da die Gelenkfortsätze bei der Kyphose oder Geradhaltung der HWS dachziegelartig aufeinanderliegen, bilden sich hier die arthrotischen Zacken vorwiegend an der oberen Kante des oberen Gelenkfortsatzes aus. Andererseits fördert die Verbreiterung der Gelenkspalten im unteren Gelenkanteil durch verstärkte Band- und Kapselspannung die Arthrose. Bei einer Verstärkung der Lordose z.B. klaffen die Wirbelbogengelenke kranial, die Belastung liegt somit im kaudalen Gelenkanteil. LANGE weist darauf hin, daß Wirbelbrüche u.U. zu Stellungsänderungen der Wirbelkörper und damit zur Fehlstellung der Gelenkfortsätze — oft in weit entfernten Wirbelsäulenabschnitten — führen können und somit eine Arthrose einleiten bzw. begünstigen. Auch die Chondrose fördert die Arthrose der Wirbelbogengelenke.

Die Spondylosis deformans, die mit einem nur geringen Substanzverlust der Zwischenwirbelscheibe einhergeht und in den seltensten Fällen zur Haltungs- oder Bewegungsstörung führt, belastet die Wirbelbogengelenke kaum, so daß es nicht zur Ausbildung einer Arthrose kommt. LANGE hält es für eine der auffallendsten Erscheinungen der Wirbelsäulenpathologie, „daß kein Parallelismus zwischen der Stärke der Spondylosis und der Arthrosis deformans besteht". „Die verminderte Funktion wirkt auf das Gewebe erhaltend und das Auftreten der zweiten Verbrauchskrankheit wird hinausgeschoben. Je schneller die pathologischen Vorgänge der einen Alterskrankheit ablaufen und je größer die Ausdehnung der spondylotischen bzw. arthrotischen Veränderungen sind, umso mehr wird die Ausbildung der anderen Alterskrankheit der Wirbelsäule gehemmt." Zwischen der Arthrose der Wirbelbogengelenke und der Pseudospondylolisthese bestehen enge Beziehungen, obschon der Arthrose wohl keine ursächliche Bedeutung für die Pathogenese der Pseudospondylolisthese beizumessen ist (LEUBNER). Die Arthrose dürfte eine Folge der durch die Pseudospondylolisthese bedingten unphysiologischen Belastung der Wirbelbogengelenke sein (TAILLARD).

Literatur: JUNGHANNS, BROCHER, LINDEMANN, LANGE.

Die Zacken und Wülste der arthrotisch veränderten Wirbelbogengelenke können in das Lumen der Zwischenwirbellöcher vorspringen und dieses einengen.

Den Procc. uncinati der HWS kommt für die Pathogenese der knöchernen Wirbellochstenose eine besondere Bedeutung zu. TÖNDURY fand in den Bandscheiben der Halswirbelsäule seitlich gelegene, horizontale Spaltbildungen, die bis in den Gallertkern reichen können. Diese Risse entstehen schon während der Wachstumsperiode; TÖNDURY sah sie bereits bei einem 9jährigen Kind. Die beiden Teile der gespaltenen Bandscheibe legen sich derart an den Proc. uncinatus und seinen Gegenpol an, daß gelenkartige Verbindungen mit knorpelartigem Überzug entstehen. LUSCHKA bezeichnet diese Spalträume als Gelenkhöhlen und spricht von „Hemiarthroses uncovertebrales" (RATHCKE, KROGDAHL, TORGERSEN).

TÖNDURYS Auffassung, daß es sich bei den Spalten um Rißbildungen handelt, die in Anpassung an die Funktion der HWS entstanden sind, erscheint jedoch richtiger. Diese seitlichen Risse leiten die Degeneration der Bandscheibe ein; es kommt zur Lockerung mit abnormer Beweglichkeit, zur Bandscheibenerniedrigung und damit schließlich zu einem stetigen Druck auf die Procc. uncinati. Diese verbreitern sich nach den Seiten und antworten mit reaktiven Knochenveränderungen. Obwohl es sich bei den Uncovertebralverbindungen nicht um echte Gelenke handelt, sprechen wir von Uncovertebralgelenken und KUHLENDAHL bezeichnet ihre degenerativen Veränderungen als Arthrose. Die Uncovertebralarthrose wird bei Frauen etwas häufiger als bei Männern beobachtet (DESTUNIS und SCHMIDT). Eine völlig andere Erklärung der Pathogenese der Uncovertebralarthrose versucht DOMNICK: Er sieht die primäre Ursache in einer Aliquorrhoe und nachfolgender Verklebung der Nervenwurzeln.

Auch das cervicale Segment C_1/C_2, das keine Bandscheibe besitzt, kann u.U. arthrotische Veränderungen mit lateralen Randwülsten aufweisen. Desgleichen können an den Rippenwirbelgelenken Arthrosen auftreten, deren Entstehung durch Fehlstellungen der Wirbel beeinflußt werden kann. Diese Veränderungen haben klinisch keine wesentliche Bedeutung.

Weitere Literatur: DUUS und KAHLAU, GEISSENDÖRFER, KLAUSBERGER, EXNER, KUHLENDAHL, KUNERT, ECKLIN.

Nearthrosen der Dornfortsätze wurden 1824 von MEYER als „Arthroses interspinosae" beschrieben. Die ersten Mitteilungen von BAASTRUP, nach dem das Syndrom, das im angelsächsischen Schrifttum als „Kissing spine" bezeichnet wird, stammen aus dem Jahre 1933. Durch Annäherung der Lendenwirbel-Dornfortsätze kommt es zur Degeneration der Ligg. interspinalia, Sklerosierungen und periostale Anlagerungen der Dornfortsätze sind die Folge.

REVAULT diskutiert die ätiologische Bedeutung der Hyaluronidase, SCHÜRMANN und TRAUTMANN nehmen eine primäre Verknöcherung der Bänder an.

Als Ursache der Annäherung der Dornfortsätze kommt jede statische bzw. ossär-ligamentäre Insuffizienz in Betracht (SCHÜRMANN und TRAUTMANN, GROSCH und SCHULZ). Die sog. „idiopatische Form" der Interspinalarthrose findet sich bei anlagemäßig bedingten Hyperlordosen, bei breiten oder tiefstehenden Dornfortsätzen.

Die „sekundäre Form" wird bei Formveränderungen der Wirbelsäule infolge degenerativer Wirbelsäulenerkrankungen, Spondylolisthese, posttraumatischen Wirbelfehlstellungen, starker Beckenneigung, Hängeleib usw. beobachtet. Die BAASTRUP'sche Erkrankung kommt gehäuft bei Schwerarbeitern vor. MARKUSKE und ZEITLER sahen sie bei Turnerinnen. JOSENHANS konnte bei 805 Patienten mit Kreuzschmerzen in 60 Fällen, KNOCH bei 1350 Patienten 84mal einen Morbus Baastrup feststellen.

3. Röntgenbefunde

a) Arthrose der Wirbelbogengelenke

Die routinemäßig angefertigten Röntgenaufnahmen im frontalen und sagittalen Strahlengang lassen eine ausreichende Beurteilung der Wirbelbogengelenke und der Foramina intervertebralia nicht zu.

Die Wirbelbogengelenke der Hals- und Brustwirbelsäule stellen sich zwar auf frontalen, die der Lendenwirbelsäule auf sagittalen Aufnahmen dar. Günstiger sind jedoch besonders für die Brust- und Lendenwirbelsäule Schrägaufnahmen. Wie bei anderen Arthrosen finden sich auch bei der Arthrose der Wirbelbogengelenke die drei Kardinalsymptome: Gelenkspaltverschmälerung, Sklerose und Randzackenbildung. Die Randwülste erscheinen gelegentlich flächenhaft, inhomogen, oder als Zacken an den Gelenkfortsatzspitzen. Dies sieht man besonders häufig an den Spitzen der oberen Gelenkfortsätze der Halswirbelkörper. Die Zacken projizieren sich auf dem Seitenbild auf die dorsale Kontur des Wirbelkörpers. Der Gelenkspalt verläuft dann oft s-förmig (Abb. 39). Die Sklerose stellt sich als subchondrale Verdichtung der Gelenkflächen dar, an der HWS und BWS jedoch häufig ebenfalls an den Spitzen der oberen Gelenkfortsätze erkennbar. Die röntgenologisch faßbaren Verdichtungen im Bereich der Gelenkflächen sind nicht nur durch die Sklerosierung, sondern mit durch die Überlagerung durch Osteophyten bedingt (Abb. 40).

Die Weite des Gelenkspalts ist keine konstante Größe, die Dicke des Knorpelbelages unterliegt individuellen Schwankungen. Täuschungen infolge Überlagerung sind besonders bei hochgradigen Arthrosen und nicht ganz exakten Einstellungen möglich. Die Beurteilung muß dementsprechend stets im Vergleich mit den benachbarten Gelenkspalten erfolgen.

An der Brust- und Lendenwirbelsäule beträgt die Breite der Gelenkspalten auf Schrägaufnahmen etwa 1 mm. Die Gelenkflächen eines Gelenkes stehen in Ruhestellung parallel zueinander. Bei Bewegungen behalten die Gelenkflächen der Brustwirbel ihre Parallelstellung bei, während es an der HWS und LWS zu einer Keilform des Gelenkspalts kommt. Die arthrotischen Veränderungen in den Atlanto-Occipital- und Atlanto-Epistropheal-gelenken sind röntgenologisch gleichfalls durch Verschmälerungen, Zacken, seltener durch Sklerosen zu erkennen. Im Bereich der beiden ersten Halswirbelkörper sind Fehlstellungen häufig, jedoch sind diese keineswegs immer Zeichen einer Arthrose (FISCHEDICK).

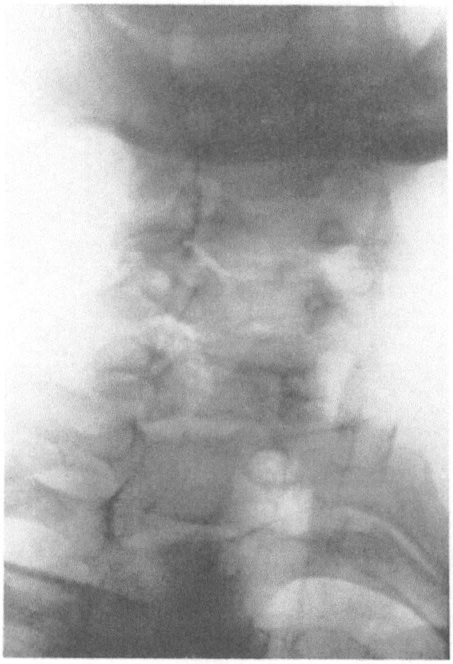

Abb. 39

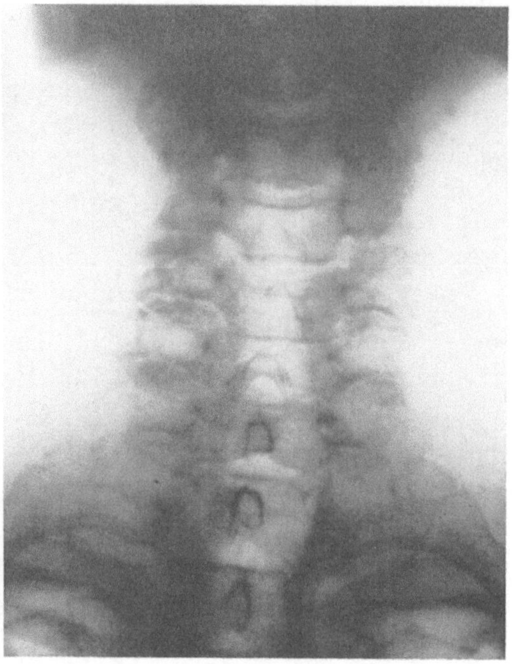

Abb. 40

Abb. 39. Arthrosis deformans der Wirbelbogengelenke, besonders an den Gelenkfortsatzspitzen ausgeprägt (Schrägaufnahme)

Abb. 40. Arthrosis deformans der Zwischenwirbelgelenke der HWS: Die Osteophyten überragen die seitliche HWS-Silhouette

b) Uncovertebralarthrose

Lieblingssitz der Uncovertebralarthrose ist die untere Halswirbelsäule. Die degenerativen Veränderungen der Procc. uncinati zeigen sich als Sklerose und als spitze, oft gebogene, schnabelartige Zacken. Die Osteophyten sind meist nach lateral hinten in Richtung auf das Foramen intervertebrale gerichtet. Der gegenüberliegende Teil der Wirbelabschlußplatte zeigt entsprechende Schliffurchen und Randwülste, die nach unten konkav sind und oft den Proc. uncinatus krallenartig umgreifen (Abb. 41). Auch hier können Sklerosen auftreten. Da der Bandscheibenraum an dieser Stelle am schmalsten ist, wird die Tragefunktion der Halswirbelsäule schließlich von der Uncovertebralverbindung übernommen. Die Procc. uncinati sind in diesem Falle seitlich ausgebogen und weisen zusammen mit den seitlichen Randwülsten eine „Kochtopfform" auf. Durch vollständige Degeneration der entsprechenden Bandscheibenanteile kann es zu einem unmittelbaren Kontakt der Uncovertebralfortsätze mit dem gegenüberliegenden Wirbelkörper kommen. Die Procc. uncinati sind dann auseinandergedrückt und abgeflacht, so daß eine Tellerform der Wirbelabschlußplatte resultiert. Die Sklerose hat dann auch die zentralen Anteile der Wirbelkörper-Deckplatte miterfaßt.

c) Einengung der Foramina intervertebralia

Die Foramina intervertebralia können durch Zacken an den Spitzen der oberen Gelenkfortsätze, durch Randwülste an den Kanten der Gelenkflächen, durch Zackenbildungen an den Procc. uncinati sowie gelegentlich durch dorsale Randwülste der Wirbelkörper eingeengt werden (Abb. 42). Die im Röntgenbild dargestellten einengenden Knochenzacken liegen nicht alle in einer Ebene. An der Halswirbelsäule kann es bei nicht ganz

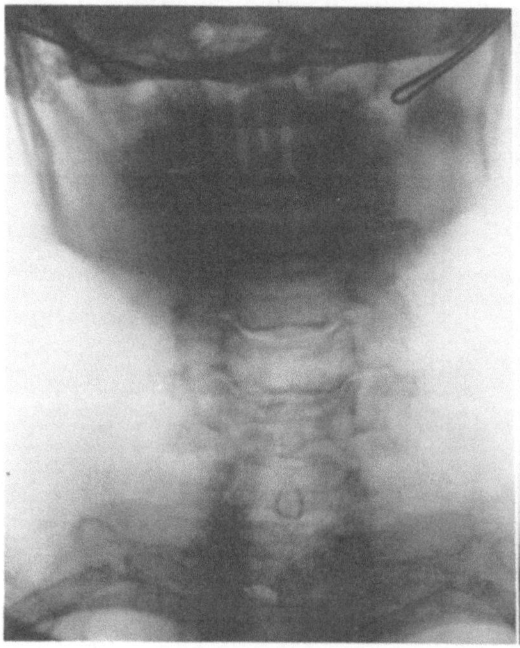

Abb. 41

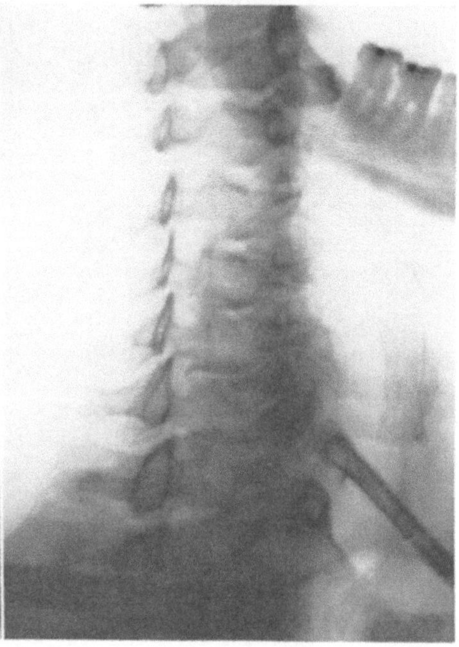

Abb. 42

Abb. 41. Erhebliche Uncovertebralarthrose im Bereich der unteren HWS mit schnabelförmiger Ausbildung der Osteophyten

Abb. 42. Einengung des Foramen intervertebrale C5/C6, C6/C7 durch arthrotische Zacken der oberen Gelenkfortsätze (Uncovertebralarthrose)

exakter Einstellung — z.B. durch eine geringe Lateralflexion des Kopfes — zur Projektion der plattenfernen Wirbelbögen, Gelenkfortsätze und Procc. uncinati in das plattennahe Foramen intervertebrale kommen. Es ist deshalb unumgänglich, jeden dargestellten Knochenanteil auf seine Zugehörigkeit zu prüfen. Auch bei röntgenologisch gesicherter Einengung resultiert anatomisch meist ein genügend großer Raum zum Durchtritt der Nerven und Gefäße. Trotzdem sind auch die geringgradige Einengungen nicht bedeutungslos, da die hierdurch bedingte relative Enge durch zusätzliche Noxen (abnorme Bewegungen der Wirbelkörper und Gelenkfortsätze, toxische und allergische Faktoren) Ursache manifester Beschwerden werden kann. Durch die einengenden Zacken der Wirbelbogengelenke und der Procc. uncinati wird das normalerweise schuhsohlenförmige Foramen intervertebrale der HWS schmaler, im Extremfalle sanduhrförmig. Einengungen der Foramina intervertebralia führen meist zu einer reflektorischen Geradehaltung bzw. Kyphosierung (Abb. 43), die auch bei Bewegungen erhalten bleibt. Zwischenwirbellocheinengungen kommen auch bei Verdickungen und Verbreiterungen der Wirbelbögen vor (Angiome, Morbus Paget, Blockwirbel).

Literatur: LANGE, GÜNTZ, SCHOBERTH, ZUKSCHWERDT u. Mitarb., EHRLICH, EXNER, BÄRTSCHI-ROCHAIX, ECKLIN, DE SÈZE u. Mitarb., MUMENTHALER.

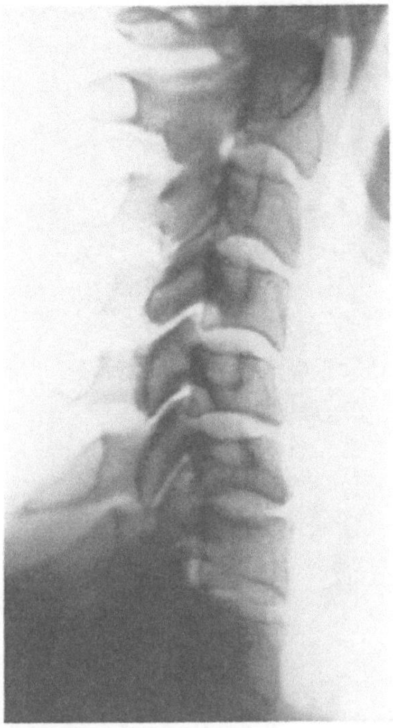

Abb. 43. Reflektorische Kyphose der HWS bei Osteochondrose C6/C7 und Einengung des Foramen intervertebrale C6/C7

d) Baastrup'sches Syndrom

Die sog. *Baastrup*'sche Erkrankung stellt sich röntgenologisch als Sklerosierung der oberen und unteren Dornfortsatzränder mit exostosenartigen Ausziehungen an den hinteren Dornfortsatzecken dar (Abb. 44). Fast immer sind deutliche Schliffflächen zu erkennen, häufig finden sich halbrunde Exkavationen an den Dornfortsätzen. Ferner können Geröllzysten und Mausbildungen, schließlich sogar Ankylosen beobachtet werden. KÖHLER gibt eine Methode zur Kontrastuntersuchung der lumbalen Ligg. interspinalia an.

Literatur: JOSENHANS, SCHUMANN und TRAUTMANN, NEUGEBAUER, BACHMANN, BRAILSFORD, TOISON und BATIQUE, CARLIER, SCIARELLI und DEL VECCHIO, KNOCH, YAMADA, PAL und FORRAI, NYUL, TOTH und RADINSKI, BARTHELHEIMER.

Bei Abflachung der Brustwirbelsäulenkyphose können diese Veränderungen, die sich sonst nur an der Lendenwirbelsäule finden, auch an der Brustwirbelsäule beobachtet werden. Eine Interspinalarthrose der Halswirbelsäule ist äußerst selten (JOSENHANS, VIALET und WYBERT). An der Hals- und Brustwirbelsäule weisen die Dornfortsätze gelegentlich Verkalkungen der Bandansätze im Sinne einer Periostose auf, die meist mit Kalkeinlagerungen im Lig. nuchae kombiniert sind. Die sog. „Schipperkrankheit" ist eine Folge von Umbauvorgängen in den Dornfortsätzen der unteren HWS und der oberen Brustwirbelsäule. Es kann zu Spontanfrakturen kommen. Die Ursache dürfte in einer übermäßigen Beanspruchung des Schulter-Arm-Apparats liegen (HETZAR und LOMBER, EHALT).

Die Beschwerden beim M. Baastrup sind meist durch die Primärerkrankung bedingt. Die Dornfortsatzerkrankung selbst verursacht oft einen dumpfen Rückenschmerz, Schmerzen beim Rückwärtsbeugen sowie eine lokale Klopfempfindlichkeit.

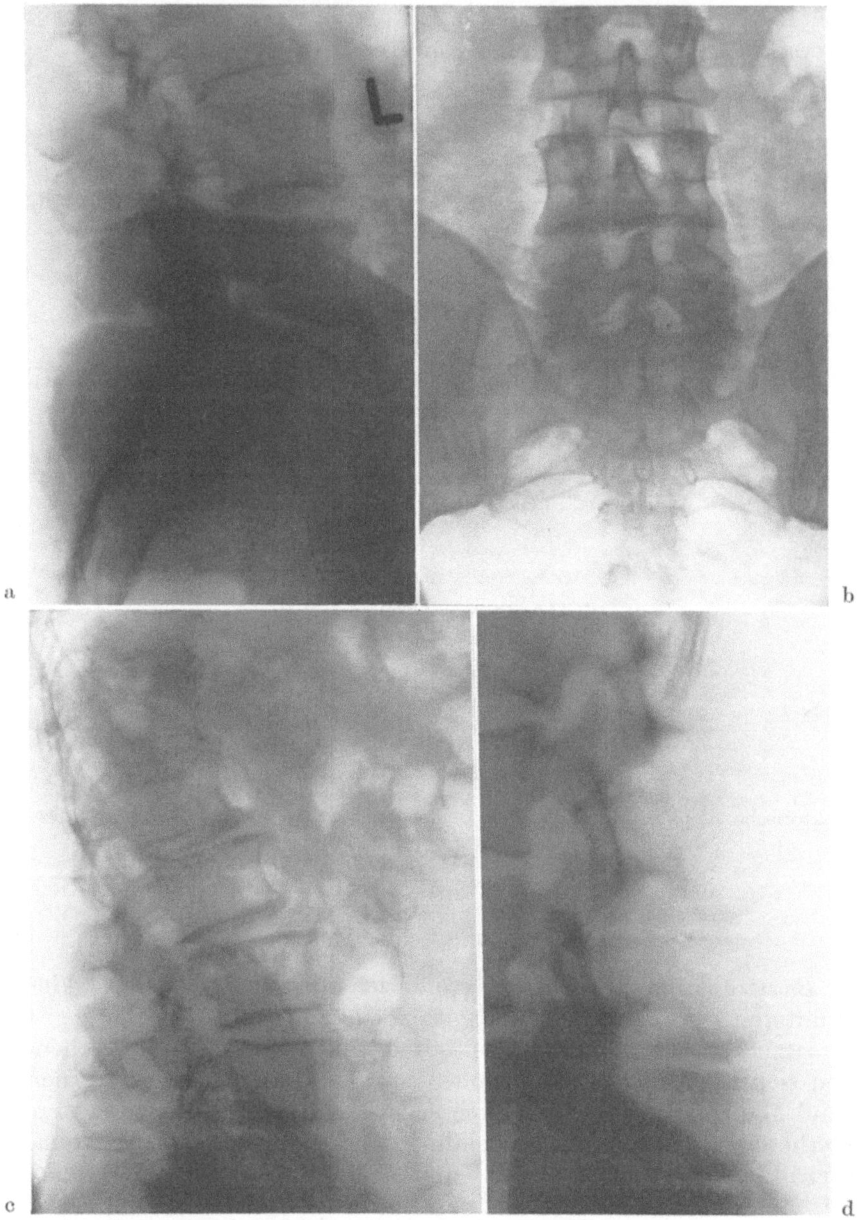

Abb. 44a—d. Verschiedene Ausprägungen der Baastrup'schen Nearthrosen mit Sklerosierungen, Schliffflächen und angedeuteten Exkavationen der Dornfortsätze im Bereich der unteren LWS

4. Klinik

Die durch eine Arthrose der Wirbelbogengelenke ausgelösten Beschwerden lassen sich von den Symptomen, die durch eine Lockerung des Bewegungssegments bei einer Chondrose oder durch einen Bandscheibenvorfall hervorgerufen werden, nicht trennen.

Beim lokalen Schmerzzustand spielt die Nervenversorgung des Wirbelkanals und seines Inhalts eine wesentliche Rolle. Roofe und Emminger konnten den Ramus meningeus sowie ein Geflecht im Bereich der Gelenkkapsel, den sog. „Plexus solaris der Wirbelsäule", durch Präparation darstellen. Die Fasern entstammen der dorsalen Wurzel und den sympathischen Rami communicantes.

Die Versorgung umfaßt die Wirbelbogengelenke, das Periost, das Ligamentum longitudinale dorsale, das innere Blatt der Dura und die Gefäße des Wirbelkanals. TERRIER nimmt an, daß die Arthrose „einen unterschwelligen Reizzustand in der neuro-muskulären Umgebung des Gelenks unterhält". Durch weitere mechanisch-funktionelle sowie toxische, entzündliche und allergische Faktoren kommt es direkt oder reflektorisch zu einer Beeinflussung der Bänder und der Muskulatur und damit zum lokalen Schmerzsyndrom. Dieses führt seinerseits zur Fehlstellung und Fehlbelastung, so daß der Circulus vitiosus geschlossen ist. Der Schmerz kann in das gesamte Muskelsegment ausstrahlen und ist vom radikulär bedingten Syndrom daher oft nicht zu trennen. Die Literatur über die Lumbago und die Brachialgie ist so umfangreich, daß auf entsprechende Werke (Handbuch der Orthopädie) verwiesen werden muß.

Die Vertreter der manuellen Therapie (Chiropraxis) betonen die Bedeutung der fixierten Fehlstellung der Wirbelbogengelenke (fälschlich als „Subluxation" bezeichnet) als Ausdruck einer Störung der Koordination des Knochen-, Bänder- und Muskelgefüges. ZUKSCHWERDT und Mitarb. nennen diesen Zustand Wirbelblockierung und führen ihn auf die Einklemmung von Gelenkzwischenscheiben, Kapselfalten, Fettbürzeln und evtl. von freien Gelenkkörpern zurück. Röntgenologisch sind diese Fehlhaltungen der Zwischenwirbelgelenke nicht von einer normalen, reversiblen Drehstellung zu trennen. Auch kommen auf dem Röntgenbild evtl. eingeklemmte Menisci, Fettpolster und Kapselfalten nicht zur Darstellung. Der Begriff der „Subluxation", wie er von Chiropraktikern häufig gebraucht wird, trifft auch deshalb nicht zu, weil mit diesem Begriff eine Kapselverletzung verbunden ist, die bisher nie festgestellt werden konnte.

Für die Entwicklung derartiger Blockierungen dagegen dürfte in erster Linie die Lokkerung des Bewegungssegments verantwortlich zu machen sein. ZUKSCHWERDT weist darauf hin, daß die Blockierung durch eine Arthrose begünstigt wird. Eine wesentlichere ätiologische Rolle dürfte hierbei der Band- und Muskelapparat spielen (JOCHHEIM, LÖW, RÜTT). Die Erfolge der manuellen Wirbelsäulentherapie lassen sich demnach kaum allein durch die Annahme der Beseitigung einer Wirbelblockierung infolge Einklemmung erklären. Nach MONOD stellt die manuelle Therapie auch heute noch eine Technik dar, deren Grundlagen ziemlich ungewiß sind; es handelt sich um die Praktizierung vorwiegend empirischer Erfahrungen (GUTMANN).

Die manuelle Wirbelsäulentherapie hat den Blick vom anatomischen Bild zur Funktion hingelenkt. Es hat sich gezeigt, daß — abgesehen vom Massenprolaps — keine Beziehung zwischen den geklagten Beschwerden und dem anatomischen Befund, viel weniger noch dem Röntgenbefund besteht. Dies gilt besonders für die degenerativen Veränderungen der Bandscheibe, aber auch vor einer Überbewertung der Veränderungen der Wirbelbogengelenke wird gewarnt und deren klinische Bedeutung für gering erachtet (DE SÉZE, REINHARDT). Entschieden enger dagegen sind die Beziehungen zwischen Beschwerden und Funktion. So haben sich aus der Propagierung der manuellen Wirbelsäulentherapie auch Impulse für unser Fachgebiet ergeben.

Wegen der häufig fehlenden Übereinstimmung von Röntgenbefund und klinischem Bild wird der Wert der Röntgendiagnostik für die Klinik der vertebragenen Erkrankungen oft als recht gering angesehen. Nicht das pathologisch-anatomische bzw. röntgenologische Bild ist entscheidend, sondern die Auswirkungen der röntgenologisch feststellbaren oder auch noch nicht faßbaren Veränderungen auf die Funktion des Bewegungssegments. Die funktionelle Röntgendiagnostik konnte hier jedoch bereits zahlreiche Probleme klären und dürfte in ihrer weiteren Entwicklung die Bedeutung des Röntgenbildes für die klinische Behandlung der degenerativen vertebralen Erkrankungen weiter vertiefen helfen.

Literatur

Das außerordentlich umfangreiche Schrifttum macht es im Rahmen eines Handbuchs kaum möglich, jede auch wertvolle Arbeit in das Literaturverzeichnis aufzunehmen.

Aus den großen Übersichtsarbeiten, die annähernd vollständig zitiert sind, sind weitere Literaturzusammenstellungen leicht zu entnehmen.

ABBOT, W. D.: Compression of the cauda equina by the ligamentum flavum. J. A. M. **106**, 2129–2130 (1936).

ADSON, A. W.: Chronic recurring sciatica; diagnosis and treatment of protrusions of ruptured intervertebral disks. Arch. Phys. Therapy **20**, 325–330 (1939).

— Bandscheibenzerreißung mit Prolaps des Nucleus pulposus in den Wirbelkanal als Ursache rezidivierender Ischias. Chirurg **12**, 501–509 (1940).

AITKEN, A. P.: Rupture of intervertebral disc in industry. Further observations on end results. Amer. J. Surg. **84**, 261–267 (1952).

AKERBLOM, B.: Standing and sitting posture. Nordiska Bokhandeln, Stockholm 1948.

— Zur Wirbelsäulenhygiene des zivilisierten Menschen. Hippokrates **29**, Heft 8 (1958).

ALBERS, D.: Eine Studie über die Funktion der Halswirbelsäule bei dorsaler und ventraler Flexion. Fortschr. Röntgenstr. **81**, 606–615 (1954).

ALBRECHT, K.: Über den Nucleus-pulposus-Prolaps unter besonderer Berücksichtigung der Spätergebnisse. Langenb. Arch. klin. Chir. **268**, 462–474 (1951).

— Die Fehlstellung des präsacralen Wirbels und ihre Bedeutung bei der Diagnose des Bandscheibenprolapses. Fortschr. Röntgenstr. **79**, 461–468 (1953).

ANDERSCH, H., STECKEN, A.: Über die Häufigkeit der „senilen ankylosierenden Hyperostose" der Wirbelsäule (FORESTIER'sche Erkrankung). Dtsch. Gesundh.-Wes. **15**, 1028–1030 (1960).

ANDRAE, R.: Über Knorpelknötchen am hinteren Ende der Wirbelbandscheiben im Bereich des Spinalkanals. Beitr. path. Anat. **82**, 464–474 (1929).

ARENS, W.: Arthrosis deformans an den Beingelenken und Spondylosis deformans der Lendenwirbelsäule bei Beinamputierten. H. Unfallhk. **52**, 225 (1956).

ARLET, J., DUNGLOS, J.: L'épiphysite vertébrale lombaire et son rôle dans le dévelopement des discopathies lombaires. Rev. rhumat. **17**, 593 (1950).

ARMENISSE, B., SIEGFRIED, J.: Comparaison des traitements conservateurs et chirurgicaux des spondyloses et des hernies discales. Rev. méd. Suisse rom. **83**, 957 (1963).

ARNOLD, G. JR.: Clinical manifestations of spondylochondrosis (spondylosis) of the cervical spine. Ann. Surg. **141**, 872–889 (1955).

ARNOLD, H.: Zur senilen ankylosierenden Hyperostose der Wirbelsäule (Forestier et Rotés). Z. Orthop. **88**, 337–344 (1957).

ARNOLD, H: Eine röntgenologische Studie zum normalen Wachstum des Halswirbels (zugleich ein Deutungsversuch frühzeitiger Zervikalchondrose). Z. ärztl. Fortbildg. **53**, 74–78 (1959).

ARNOLD, R.: Die Lendenwirbelsäule des Bergmanns unter Tag. Z. Rheumaforschg. **12**, 70 (1953).

ASANG, E.: Anatomischer Beitrag zur neurologischen Diagnostik des Bandscheibenvorfalls. Münch. med. Wschr. **95**, 622 (1953).

AUFDERMAUR, M.: Bandscheibenbefunde der Wirbelsäule beim chronischen Gelenkrheumatismus. Schweiz. z. allg. Path. **20**, 684–689 (1957).

— Die Spondylosis cervicalis. In: Die Wirbelsäule in Forschung und Praxis, Bd. 17. Stuttgart: Hippokrates 1960.

— Orthopädische Erkrankungen der Wirbelsäule. Pathologische Anatomie. Radiol. clin. (Basel) **30**, 350—369 (1961).

BAASTRUP, CH.: Processus spinosi vertebrales lumbales und einige zwischen diesen liegende Gelenkbildungen mit pathologischen Prozessen in dieser Region. Fortschr. Röntgenstr. **48**, 430 (1933).

— On the spinous processus of the lumbar vertebrae and the soft tissues between them, and on pathological changes in that region. Acta radiol. (Stockh.) **14**, 52 (1933).

— Le lumbago et les affections radiologiques des apophyses épineuses des vertèbres lombaires, de la 1ère vertèbre sacrée et parties interspineuses. J. radiol. électrol. **19**, 78 (1936).

BACHMANN, A.: Ein Beitrag zur Spondylitis ankylopoetica. Fortschr. Röntgenstr. **36**, 377 (1927); **42**, 500 (1930).

— Spondylolisthesis und Unfall. Zbl. Chir. **80**, 934 (1955).

— Über osteoarthrotische Formveränderungen an den Dornfortsätzen der Lendenwirbelsäule. Verh. dtsch. orthop. Ges. Beilageheft Z. Orthop. **91**, 209–212 (1959).

BÄRTSCHI-ROCHAIX, W.: o.T. Schweiz. med. Wschr. **1942**, 729.

— Migraine cervicale, das enzephale Syndrom nach Halswirbeltrauma. Bern: Huber 1949.

— Fernsymptome bei Erkrankungen der Halswirbelsäule. „Die Wirbelsäule in Forschung und Praxis" Bd. 13, S. 115–121. Stuttgart: Hippokrates 1959.

BAKKE, S. N.: Röntgenologische Beobachtungen über die Bewegungen der Wirbelsäule. Acta radiol. (Stockh.) Supp. **13** (1931).

BAKKE, S. N.: Spondylosis ossificans ligamentosa localisata. Fortschr. Röntgenstr. **53**, 411 (1936).
BARR, J. S.: Sciatica caused by intervertebral disc lesions: A report of 40 cases of rupture of the intervertebral disc occuring in the low lumbar spine and causing pressure on the cauda equina. J. Bone. Joint Surg. **19**, 323–342 (1937).
— Beziehungen der Zwischenwirbelscheiben zu Verbiegungen des Rückens mit ausstrahlenden Schmerzen. Surg. Gynec. Obst. **4**, 1 (1938).
— Low-back and sciatic pain. Results of treatment. J. Bone. Joint. Surg. **33A**, 633–649 (1951).
— MIXTER, W. J.: Posterior protrusion of the lumbar intervertebral discs. J. Bone Joint Surg. **23**, 444–456 (1941).
BARRE, Y., PRESNET, P.: Le charis cervical de la migraine. Valeur thérapeutique et pathogénétique. Sem. Hôp. Paris **37**, 3063 (1961).
BARSONY, TH.: Eine neue Methode zur Röntgenuntersuchung der Halswirbelsäule. Fortschr. Röntgenstr. **35**, 593 (1926).
— Über eine typische Form der lumbosakralen Osteochondropathie. Fortschr. Röntgenstr. **38**, 92 (1928).
— KOPPENSTEIN, E.: Eine neue Methode zur Röntgenuntersuchung der oberen Brustwirbelsäule. Fortschr. Röntgenstr. **36**, 338–341 (1927).
— POLGAR, F.: Calcinosis intervertebralis. Klin. Wschr. **1925**, 759–760.
BARTELHEIMER, H.: Formen und Entstehungsbedingungen der Entkalkungs-Osteopathien. Ärztl. Wsch. **6**, 606–614 (1951).
BAUCHHENNS, G., SCHÜRMANN, K.: Zur Diagnostik des lumbalen Wurzelkompressionssyndroms. Münch. med. Wschr. **103**, 1137–1144 (1961).
BAUER, D.: Lumbar discography and low back pain. Springfield: Thomas 1960.
BAUMANN, E.: Überlastungsschäden der Wirbelsäule, unter besonderer Berücksichtigung der Diskushernie. Zbl. Chir. 74 **1949**, 1265.
BAUMANN, E.: Zur Pathogenese der degenerativen Wirbelsäulenerkrankungen. Helv. Chir. Acta **17B**, 345 (1950).
— Die Bedeutung der Röntgenaufnahmen der ganzen Wirbelsäule für Diagnostik und Prognostik der Wirbelsäulenverletzungen. Zschr. Unfallmed. u. Berufskrkh. **45**, 15 (1952).
— Osteochondrose der Wirbelsäule und Unfall. Langenb. Arch. u. Dtsch. Z. Chir. **282**, 980–985 (1955).
BAUMANN, J.: Beiträge zur Kenntnis der Altersveränderungen der Lendenwirbelsäule beim Menschen, unter besonderer Berücksichtigung von Bandscheiben und kleinen Wirbelgelenken. Helv. chir. Acta. **24**, 9–38 (1957).
BECK, W.: Ergebnisse vergleichender Röntgenuntersuchungen der Halswirbelsäule von Preßluftarbeitern und Nicht-Preßluftarbeitern. Mschr. Unfallhk. **42**, 63 (1951).
— Halswirbelsäulenspondylarthrose und vegetative Fehlsteuerung. Medizinische **42**, 1335 (1952).
— Die röntgenologisch sichtbare Heilung von Wirbelbrüchen und Bandscheibenschäden. Mschr. Unfallhk. Beiheft **48**, 154–157 (1955).
BECKER, R.: Die Altersverteilung der Spondylosis deformans im Röntgenbild. Ztsch. f. Altersforsch. **9**, 72–82 (1955/56).
BELART, W.: Die rheumatische Perispondylitis der Halswirbelsäule und das Zervikalsyndrom. Schweiz. med. Wschr. **76**, 797 (1946).
BENEKE, R.: Zur Lehre von Spondylitis deformans. Vers. Naturf. u. Ärzte Braunschweig 1897.
— Pathologisch-anatomische Grundanschauungen zur Lehre von den chronischen Gelenkleiden. Fortschr. Röntgenstr. **33**, 843–861 (1925).
BENTE, D., SCHMID, E. E.: Zur Klinik und Therapie der Krankheitsbilder der Osteochondrose der Halswirbelsäule. Medizinische **24**, 818 (1952).
BERRY, R. J.: Genetically controlled degeneration of the nucleus pulposus in mouse. Bone & Joint **43B**, 387 (1961).
BIEDERMANN, F.: Die senile ankylosierende Hyperostose der Wirbelsäule. Radiol. diagn. (Berlin) **1**, 735–746 (1960).
BILLENKAMP, G.: Körperliche Belastung und Spondylosis deformans. Fortschr. Röntgenstr. **116**, 211–216 (1972).
BÖHLER, J.: Die Verrenkung des Atlas nach hinten mit Abbruch des Dens epistrophei. Schweiz. med. Wschr. **78**, 184 (1948).
— Die Behandlung traumatisch Quergelähmter. Wien. klin. Wschr. **65**, 655 (1953).
— Sollen Wirbelbrüche mit Lähmungen reponiert werden? Langenb. Arch. klin. Chir. **279**, 222 (1954).
— Traumatische Entstehung von Nucleus-pulposus-Hernien. Mschr. Unfallheilk. **58**, 83 (1955).
BÖHLER, L.: Eine einfache Methode zur Bestimmung der Beweglichkeit der Wirbelsäule. Münch. med. Wschr. **80**, 1826 (1933).
— Die Fixationsdauer bei der Behandlung von Wirbelbrüchen. Bruns' Beitr. klin. Chir. **161**, 193 (1935).
— Wirbelsäule und Wirbelverrenkungen. I. Gesetzmäßige Brüche und Verschiebungen der Bögen, Gelenk-, Quer- und Dornfortsätze. Chirurg **7**, 444 (1935).
— Wirbelsäule und Wirbelverrenkungen. II. Bogenbrüche vom Typus der Spondylose und der Spondylolisthesis und ihre Bedeutung für die Erhaltung des Rückenmarkes. Chirurg **7**, 477 (1935).
— Wirbelsäule und Wirbelverrenkungen. III. Örtliche Betäubung zur Einrichtung von Wirbelbrüchen. Chirurg **7**, 562 (1935).
— Wirbelsäule und Wirbelverrenkungen. IV. Einrichtung von schweren Verrenkungsbrüchen und von Verrenkungen der Wirbelsäule. Chirurg **7**, 643 (1935).
— Pathologische Anatomie und Behandlung der Wirbelbrüche und Wirbelverrenkungen. Wien. klin. Wschr. **48**, I (1935).
— Behandlung von Wirbelbrüchen mit und ohne Lähmungen. Zbl. Chir. **64**, 2210 (1937).
— Wandlungen in der Behandlung und Begutachtung von Wirbelbrüchen. Langenb. Arch. klin. Chir. **200**, 281 (1940).
BOIJSEN, E.: The cervical canal in intraspinal expansive processes. Acta radiol. (Stockh.) **42**, 101 (1954).

Bradford, F. K., Spurling, R. G.: Die Bandscheibe, Discus intervertebralis. Stuttgart: Enke 1950.
Brailsford, J.: Deformities of the lumbosacral region of the spine. Brit. J. Surg. **16**, Nr. 64 (1929).
— Dislocations of the lumbar vertebrae. Brit. J. Radiol. **2**, 344 (1929).
— Lumbago or sciatica. Brit. J. Radiol. **5**, 648 (1932).
— Lesions of the intervertebral discs. Brit. J. Radiol. **28**, 415 (1955).
Brain, R.: Spondylosis. The known and the unknown. Lancet **1954**/I, 687–693.
— Some aspects of the neurology of the cervical spine. J. Radiol. (London) **1956**, 74–91.
— Russel, W., Miller, H., O'Connell, J.: Discussion on cervical spondylosis. Proc. roy. Soc. Med. **49**, 197 (1956).
Brain, W. R.: Spondylosis cervikale. Rev. Neurol. **90**, 209–216 (1954).
Brandes, K.: Über die Bedeutung der Schmorlschen Knorpelknötchen und ihren röntgenologischen Nachweis. Dtsch. Z. Chir. **231**, 361 (1931).
Braun, H.: Ausgedehnte reaktive Knochenveränderungen an der Lendenwirbelsäule nach Trauma. Z. Orthop. **87**, 307 (1956).
Braun, J.: Klinische und anatomische Beiträge zur Kenntnis der Spondylosis deformans als eine der häufigsten Ursachen mannigfacher Neurosen, namentlich Spinalirritation. Hannover 1875.
Brocher, J. E. W.: Unvollständige Blockwirbelbildung in der oberen Lendenwirbelsäule. Röntgenpraxis. **8**, 380 (1936).
— Mehrfache angeborene Fehlbildungen der Wirbelsäule. Fortschr. Röntgenstr. **58**, 440 (1938).
— Der Kreuzschmerz in seiner Beziehung zur Wirbelsäule. Leipzig: Thieme 1938.
— Traumatische Wirbelverschiebung in der Lumbosakralgegend. Fortschr. Röntgenstr. **57**, 523–629 (1938).
— La dislocation vertébrale dorsale dans la région sacrolombaire. Helv. med. Acta **7**, 100 (1940).
— Die Myelographie in der Lumbago- und Ischiasforschung. Fortschr. Röntgenstr. **65**, Heft 1 (1942).
— Die verkannten Wirbelsäulenverletzungen und Pseudofrakturen. Leipzig: Thieme 1944.
— Die Scheuermann'sche Krankheit und ihre Differentialdiagnose. Basel: Schwabe 1946.
— Compensation et décompensation vertébrale. Praxis, Rev. suisse méd. **39**, 33 (1950).
— Die Dysplasie des Wirbelbogens. Fortschr. Röntgenstr. **73**, 719–725 (1950).
— Die Differentialdiagnose der Wirbeltuberkulose. Stuttgart: Thieme 1953.
— Die Occipito-cervical-Gegend. Stuttgart: Thieme 1955.
— Die Spondylose. Röntgenologie und Klinik. Schweiz. med. Wschr. **1955**, 830–832.
— Die Wirbelverschiebungen in der Lendengegend. Stuttgart: Thieme 1956.
— Die degenerativen Wirbelsäulenveränderungen. Fortschr. Röntgenstr. 84, Beiheft **38**, 61–62 (1956).
— Neuere Ergebnisse der Wirbelsäulendiagnostik. In: Schinz, H., Glauner, R., Uhlinger, E., Röntgendiagnostische Ergebnisse 1952–1956, S. 21–72. Stuttgart: Thieme 1957.
Brocher, J. E. W.: Die Prognose der Wirbelsäulenleiden. Stuttgart: Thieme 1957.
— Die Wirbelsäulenstatik und -dynamik im Röntgenbild. In: Die Wirbelsäule in Forschung und Praxis, Bd. 13, S. 39–47. Stuttgart: Hippokrates 1959.
— Les vertébropathies orthopédiques. Radiol. clin. **30**, 370–376 (1961).
— Wirbelsäule. In: Lehrbuch der Röntgendiagnostik Bd. 3. Stuttgart: Thieme 1966.
— Die Wirbelsäulenleiden und ihre Differentialdiagnose. Stuttgart: Thieme 1970.
— Forestier, J.: La spondylarthrite ankylosante. Lausanne: Rouge 1949.
Brückner, L., Eisler, L., Rosmanith, J.: Knochenveränderungen bei Morbus Bang. Radiol. diagn. **3**, 583 (1962).
Brückner, R., Unger, R. R.: Nachuntersuchungsergebnisse nach Wirbelfrakturen. Zbl. Chir. **87**, 1925–1933 (1962).
Brügger, A.: Über vertebrale, radikuläre und pseudoradikuläre Syndrome. Zur Differentialdiagnose rheumatologischer und neurologischer Erkrankungen. Teil I: Vertebrale Syndrome. Acta rheumat. Geigy **18**, 1–139 (1960).
Brussatis, F.: Operative Behandlung von Diskushernie und Spondylosis der Halswirbelsäule bei radikulären Beschwerden. Zschr. Rheumaforsch. **10**, 258 (1951).
— Die Indikation zur operativen Entfernung der lumbalen Diskushernie. Störungen in der Entwicklung und Leistungsfähigkeit der Wirbelsäule. Stuttgart: Hippokrates 1958.
— Die periphere neurologische Untersuchung bei Wirbelsäulenerkrankungen. Störungen in der Entwicklung und Leistungsfähigkeit der Wirbelsäule. Stuttgart: Hippokrates 1958.
Büchner, F.: Biologie und Pathologie der Entwicklung. Augsburger Fortbild. Tage prakt. Med. 6 (1951).
Bürkle de la Camp, H.: Zur Frage der unfallbedingten Entstehung des Bandscheibenschadens. Langenb. Arch. klin. Chir. **267**, 479–483 (1951).
— Betzel, F.: Bandscheibenleiden. Ursachen, Vorbeugung und Heilung. Umschau, Frankf./M. 1960.
Büssen, W.: Einengung der Speiseröhre und Schluckbeschwerden bei Spondylosis deformans der Halswirbelsäule. Dtsch. Zschr. Chir. **239**, 229–231 (1933).
Buetti, C.: Zur Röntgendiagnostik seltener Fehlbildungen der Halswirbelsäule. Radiol. clin. (Basel) **22**, 141–161 (1953).
— Funktionelle Röntgendiagnostik der Halswirbelsäule. Stuttgart: Thieme 1954.
Bugyi, B.: Paläopathologie der Wirbelsäule. In: Die Wirbelsäule in Forschung und Praxis, Bd. 25, S. 107–109. Stuttgart: Hippokrates 1962.
— Untersuchungen zum Vergleich der röntgenologischen funktionellen Halswirbelsäulenmethoden. In: Die Wirbelsäule in Forschung und Praxis, Bd. 15, S. 1377–1407. Stuttgart: Hippokrates 1960.
Burrows, E. H.: The sagittal diameter of the vertebral canal in cervical spondylosis. Clin. Radiol. **14**, 77 (1963).

Buse, H.: Die Calcinosis intervertebralis im Kindesalter. Z. Orthop. **97,** 302 (1963).

Calvé, Z., Galland, M.: Sur une affection particulière de la colonne vertébrale simulant le mal de Pott. J. Radiol. électrol. **6,** 21–23 (1922).

— — The intervertebral nucleus pulposus, its anatomy, its physiology, its pathology. J. Bone, Joint Surg. **12,** 555–578 (1930).

McCarty, W. C. jr., Lane, F. W.: Pitfalls of myelography. Radiology **65,** 663–670 (1955).

Cleveland, M.: Charcot disease of the spine. J. Bone, Joint Surg. **41 A,** 336 (1959).

Cloward, R. B.: Cervical discography; technique, indications and use in diagnosis of ruptured cervical discs. Amer. J. Roentgenol. **79,** 563 (1958).

— The anterior approach for removel of ruptured cervical disc. J. Neurosurg. **15,** 602 (1958).

Collins, D. H.: The pathology of articular and spinal diseases. London: Arnold & Co. 1949.

Collis, J. S., Gardner, W. J.: Lumbar discography. Analysis of 600 degenerated disks and diagnosis of degenerative disk disease. Am. J. med. Ass. **178,** 67–70 (1961).

— — Lumbar discography. An analysis of one thousand cases. J. Neurosurg. **19,** 452–461 (1962).

Costa, F., Perotti, F.: Sulle ossificazioni posttraumatiche dei ligamenti gialli intervertebrali. Arch. Orthop. (Milano) **64,** 337–350 (1951).

Costal, M. J., Seggiato, J. A.: Importancia de la discografia en el diagnostico de las hernias de nucleo pulposis de la region lumbar. Arch. Crimin. Neuopsig. **3,** 572–582 (1955).

Craig, W. M., Walsh, M. N.: Diagnosis and treatment of low back and sciatic pain caused by protruded intervertebral disk and hypertrophied ligaments. Minnesota Med. **22,** 511–517 (1939).

Cramer, A.: Lehrbuch der Chiropraktik der Wirbelsäule. Ulm a.D.: Haug 1954.

— Funktionelle Merkmale statischer Störungen im Röntgenbild der Wirbelsäule. In: Die Wirbelsäule in Forschung und Praxis, Bd. 1, Stuttgart: Hippokrates 1956.

Cramer, H.: Zur Differentialdiagnose der Erkrankungen im Lumbosakralbereich, unter besonderer Berücksichtigung des Bandscheibenvorfalles. Med. Klin. **45,** 468–471 (1950).

— Beitrag zur Kontrastfüllung des Periduralraumes mit 35% visk. Per-Abrodil M[1] durch den Sakralkanal, insbesondere zur Darstellung von Bandscheiben im Ileosakralbereich. Dtsch. med. Wschr. **75,** 769 (1950).

— Funktionelle Merkmale statischer Störungen im Röntgenbild der Wirbelsäule. In: Die Wirbelsäule in Forschung und Praxis, Bd. 1, S. 73–82. Stuttgart: Hippokrates 1956.

Culver, G. J., Pirson, H. S.: Preventive effect of aortic pulsations on osteophyte formation in the thoracic spine. Amer. J. Roentgenol. **84,** 937–940 (1960).

Dahm, M.: Schluckstörungen und Schlucklähmungen. Fortschr. Röntgenstr. **64,** 167–202 (1941).

Dahmen, G.: Krankhafte Veränderungen des Bindegewebes, ihre Bedeutung für die Klinik und Begutachtung. Habilit.-Schrift, Münster 1962.

Dandy, W. E.: Loose cartilage from intervertebral disk simulating tumor of the spinal cord. Arch. Surg. **19,** 660–672 (1929).

— Treatment of spondylolisthesis. J. Amer. med. Ass. **127,** 137 (1945).

— Recent advances in diagnosis and treatment of ruptured intervertebral disks. Ann. Surg. **115,** 514–520 (1942).

— Recent advances in the treatment of ruptured (lumbal) intervertebral disks. Ann. Surg. **118,** 639 (1943).

Debrunner, H.: Orthopädische Betrachtungen zur Spondylosis deformans des Alters. Schweiz. med. Wschr. **85,** 833 (1955).

Decker, H. G., Shapiro, S. W.: Herniated lumbar intervertebral disks. Results of surgical treatment without the routine use of spinal fusion. Arch. Surg. **75,** 77–84 (1957).

Decker, K.: Entwicklung und Bedeutung der Vertebralisangiographie. In: Die Wirbelsäule in Forschung und Praxis, Bd. 25, S. 126, Stuttgart: Hippokrates 1962.

— Bewegungsvorgänge an Rückenmark und Wirbelsäule. 9. Int. Kongr. Radiol. 1960, S. 440–445.

— Kontrastmitteluntersuchung des Spinalkanals. In: Decker: Klinische Neuroradiologie, S. 79–89. Stuttgart: Thieme 1960.

Destunis, G., Schmidt, E.: Die neurologischen Symptome und Komplikationen der Osteochondrosis cervicalis. Med. Klin. **49,** 102–105 (1954).

Dieckmann, H.: Chronisch zervikale Myelopathie. Dtsch. med. Wschr. **92,** 1821 (1967).

Dietrich, H.: Die Schmorlschen Knötchen der Wirbelsäule. Münch. med. Wschr. **1931,** 1320.

— Klinische Beobachtungen über Knorpelknötchen der Wirbelsäule. Mitt. Grenzgeb. Med. Chir. **42,** 578 (1932).

Diez, L.: Compressión crónica de cola de caballo por subluxatión vertebral. Boll. Soc. cir. (Rosario) **17,** 239–247 (1950).

Dittmar, O.: Halbseitige Aufnahme des Lendenwirbel-Kreuzbein-Abschnittes. Fortschr. Röntgenstr. **39,** 864–865 (1929); **40,** 99–107 (1929).

— Die sagittal- und lateralflexorische Bewegung der menschlichen Lendenwirbelsäule im Röntgenbild. Zschr. Anat. **92,** 644 (1930).

— Beobachtungen an den Gelenkfortsätzen der Lendenwirbel bei sagittal- und lateralflexorischer Bewegung. Zschr. Anat. **93,** 417–483 (1930).

— Röntgenstudium zur Mechanopathologie der Wirbelsäule. Teil I + II. Zschr. orthop. Chir. **55,** 321–351 (1931); **55,** 509–548 (1931).

Domnick, O.: Das cervicale Unterdrucksyndrom. Stuttgart: Enke 1955.

Drexler, L.: Röntgenanatomische Untersuchungen über Form und Krümmung der Halswirbelsäule in den verschiedenen Lebensaltern. In: Die Wirbelsäule in Forschung und Praxis, Bd. 23. Stuttgart: Hippokrates 1962.

Driesen, W.: Die Behandlung der mit einer Querschnittslähmung einhergehenden Wirbelfrakturen. Dtsch. med. Wschr. **81**, 1416–1419 (1956).

Dubois, M.: Die Bedeutung der degenerativen Vorzustände bei stumpfen Verletzungen der Wirbelsäule. Verh. Dtsch. orthop. Ges. 1959. 47. Kongr. S. 302. Stuttgart: Enke 1960.

Duus, P.: Die Einengung der Foramina intervertebralia infolge degenerativer Wirbelsäulenprozesse als Ursache von neuralgischen Schmerzzuständen im Bereich des Schulter- und Beckengürtels sowie der Extremitäten. Nervenarzt **19**, 489–503 (1948).

— Die Einengung der Foramina intervertebralia und ihre klinische Bedeutung. N. med. Welt **1**, 1403–1405, 1413–1414 (1950).

— Die neurologische Untersuchung bei Ischias als Grundlage der Therapie. Therapiewoche **1952**, 450.

— Die neurologische Diagnostik bei Wirbelsäulenerkrankungen als Grundlage der Therapie. Therapiewoche **10**, 277 (1957).

— Kahlau, G.: Welche pathogenetische Bedeutung hat der Bandscheibenvorfall im Bereich der Lendenwirbelsäule? Bruns' Beitr. **180**, Heft 1 (1950).

— — Krücke, W.: Allgemeinpathologische Betrachtungen über die Einengung der Foramina intervertebralia. Langenb. Arch. klin. Chir. u. dtsch. Zschr. f. Chir. **268**, 341–362 (1951).

Ecklin, U.: Die Altersveränderungen der Halswirbelsäule. Berlin: Springer 1960.

Ectors, L.: Geodes vertébrales simulant un mal de Pott après discographie. Acta neurol. psychiatr. Belg. **59**, 317 (1959).

Edgren, W., Vainio, S.: Osteochondrose juvenilis lumbalis. Acta chir. scand. **227**, 1–47 (1957).

Edinger, A., Gajewski, H., Gepp, H.: Röntgen-Ganzaufnahmen der Wirbelsäule. Fortschr. Röntgenstr. **84**, 365 (1956).

Ehalt, W.: Das Trauma an der Wirbelsäule und seine Spätfolgen. Wien. med. Wschr. **104**, 649–652 (1954).

Ehrlich, L.: Die sogenannte Bechterewsche Krankheit. Berlin 1930.

— Die Abnormitäten und Varietäten der Wirbelsäule und ihre Bedeutung für den Gutachter. Mschr. Unfallhk. **8**, 71 (1931).

— Zur Frage des Fortschreitens der sog. Bechterewschen Krankheit der Wirbelsäule. Röntgenpraxis **3**, 766 (1931).

— Ein Fall von ochronotischer Alkaptonurie mit erheblichen Skelettveränderungen. Röntgenpraxis **4**, 865–870 (1932).

Ellmer, G.: Rückenmarkschädigungen durch Erkrankungen von Zwischenwirbelscheiben. Chirurg **4**, 805–808 (1932).

— Zur Beurteilung von Wirbelsäulenverletzungen. Chirurg **5**, 47–58 (1933).

Emminger, E.: Die Gelenkdisci an der Wirbelsäule. Hefte zur Unfallhk. **18**, 142–148 (1954).

— Vertebragener Schmerz und pathologische Anatomie. Verh. Dtsch. Ges. Path., 39. Tag., S. 386–393. Stuttgart: G. Fischer 1956.

— Die Bedeutung der Wirbelsäule im Rahmen der wissenschaftlichen und praktischen Medizin für die Therapie. Therapiewoche **7**, 1–8 (1957).

Emminger, E.: Anatomie und Pathologie des Bewegungssegmentes der Wirbelsäule. In: Die Wirbelsäule in Forschung und Praxis Bd. 10, S. 7–21. Stuttgart: Hippokrates 1958.

Epp, W.: Die Spondylosis deformans der Halswirbelsäule. Diss. Zürich 1950.

Epstein, I. A., Epstein, B. S., Larine, L.: Nerve rout compression associated with narrowing of the lumbar canal. J. Neurol. Neurosurg. Psychiatr. **25**, 165 (1962).

Erb, K. H., Montag, C.: Ein Beitrag zur Differentialdiagnose entzündlicher Wirbelsäulenerkrankungen. Fortschr. Röntgenstr. **71**, 462–466 (1949).

Erbslöh, F., Puzik, A.: Nil nocere! Rückenmarks- und Kaudaläsionen als Therapieschäden nach paravertebralen Injektionen. Münch. med. Wschr. **101**, 517 (1959).

Erhart, O.: Atypische, nicht angeborene Blockwirbelbildung in der Halswirbelsäule. Z. Orthop. **97**, 118 (1963).

Erlacher, P.: Klinische und diagnostische Bedeutung der Nukleographie. Z. Orthop. **79**, 273–278 (1949 oder 1950).

— Die Ischialgie und ihre Beziehungen zur Diskushernie. Wien. klin. Wschr. **63**, 193–198 (1951).

Erlacher, P. R.: Direkte Kontrastdarstellung des Nucleus pulposus, zugleich ein Beitrag zur Pathologie der Bandscheibe. Zschr. Orthop. **80**, 40–57 (1950).

Ewald, P.: Spondylosis deformans und Unfall. Zschr. orthop. Chir. **58**, 86 (1932).

Exner, G.: Die Halswirbelsäule. Pathologie und Klinik. Stuttgart: Thieme 1954.

— Der Kreuzschmerz aus der Sicht des Orthopäden. In: Die Wirbelsäule in Forschung und Praxis. Bd. 37. Stuttgart: Hippokrates 1967.

Fähndrich, W. H.: Arthrosen. Med. Welt **10**, 507 (1963).

Falk, P.: Das Krankheitsbild der Spondylitis deformans der Halswirbelsäule. Arch. Ohr.-, Nas.-, Kehlk.-Heilk. **150**, 1–24 (1941).

Feistmann-Lutterbeck, E.: Die Altersverteilung der Spondylosis deformans nach dem Röntgenbild und ihre Bedeutung für die Unfallbegutachtung. Radiol. clin. (Basel) **9**, 55 (1940).

Fernström, U.: A discographical study of ruptured lumbar intervertebral discs. Acta chir. scand. **1960**, 258.

Fiebelkorn, H.-J.: Über Aufhellungsstreifen (sog. Vakuum-Phänomen) in den lumbalen Zwischenwirbelscheiben. Fortschr. Röntgenstr. **81**, 601–605 (1954).

Fineman, S., Borelli, F. J., Rubinsteinm, B. M., Epstein, H., Jacobson, G.: The cervical spine: transformation of the normal lordotic pattern into a linear pattern in the neutral posture. A roentgenographic demonstration. Bone, Joint Surg. **45 A**, 1179–1183.

Fischedick, O.: Die Schichtbilduntersuchung von Atlas und Epistropheus beim Gesunden. In: Die Wirbelsäule in Forschung und Praxis, Bd. 1, Stuttgart: Hippokrates 1956.

Fischer, A. W., Fenster, E.: Über das Alter von Randzacken und Spangen an den Wirbelkörpern. Mschr. Unfallhk. **45**, 259–260 (1938).

FISCHER, F. K.: Neue Methoden zur Darstellung von Bandscheibenveränderungen bei Lumbago und Ischias. Schweiz. med. Wschr. **79**, 213–217 (1949).

FLOTHOW, P. G.: Nucleus pulposus and hypertrophy of the ligamentum flavum. North-West Med. **37**, 14–18 (1938).

FORESTIER, J., JAQUELINE, F., ROTES-QUEROL, J.: La spondylarthrite ankylosante. Clinique, radiologie, anatomie pathologique, traitement. Paris: Masson 1951.

— ROBERT, P.: Ostéophytes et syndesmophytes. Gaz. méd. Fr. (Suppl. radiol.) **1934**, 192.

— ROTES-QUEROL, J.: Hyperostose ankylosante vertébrale sénile. Rev. rhumat. **1**, 17 (1950).

FRANCILLON, M. R.: Zur Therapie der Osteochondrosis deformans juvenilis coxae. Z. Orthop. **79**, 263 (1950).

— Zur Therapie der Diskushernie. Schweiz. med. Wschr. **90**, 422 (1960).

— Akrostealgien der Wirbelsäule. Arch. orthop. Unfallchir. **51**, 392 (1960).

FANKHAUSER, R.: Über die sog. Dackellähmung. Arch. Tierhk. **90**, 143–152 (1948).

— Über Osteochondrose beim alternden Hund. Schweiz. med. Wschr. **85**, 845–846 (1955).

FREHNER, H. U., HOHL, K.: Diabetes und Wirbelsäule. Acta Helv. med. **28**, 503 (1961).

FRIBERG, ST.: Studies on Spondylolisthesis. Acta chir. scand. **82**, Suppl. 52 (1939).

— Low back and sciatic pain caused by intervertebral disk herniation. Anatomie and clinical investigations. Acta chir. scand., Suppl. 64 (1941).

— HIRSCH, C.: Anatomical and clinical studies on lumbar disc degeneration. Acta orthop. scand. **19**, 222–242 (1949).

— HULT, L.: Comparative study on abrodil myelogram and operative findings in low back pain and sciatica. Acta orthop. scand. **20**, 303–314 (1951).

FRIEDL, E.: Einige Bemerkungen zum Wirbelgleiten (Spondylolisthesis) und zur Wirbelverschiebung. Röntgenpraxis **7**, 374 (1935).

— Ist die Form der Lendenwirbelquerfortsätze 3 und 4 konstant? Arch. orthop. Unfallchir. **37**, 471 (1937).

FRIEDMANN, J., GOLDNER, M. Z.: Discography in evaluation of lumbar disk lesions. Radiology **65**, 653–663 (1955).

GÄNSHIRT, H.: Hohe Halsmarktumoren. Med. Welt. **19**, 2561 (1968).

GALLI, H., SCHARRL, M.: Beitrag zur konservativen Behandlung des lumbalen Bandscheibenvorfalls. Arch. orthop. Unfallchir. **46**, 518 (1954).

GARDNER, W. J., WISE, R. E., HUGHES, C. R., O'CONNELL, F. B., WEIFORD, E.: X-ray visualization of intervertebral disk, with consideration of morbidity of disk punkture. Arch. Surg. **64**, 335–364 (1952).

GATZWEILER, W.: Die Spondylochondrose der Halswirbelsäule. Z. Rheumaforsch. **14**, 368–371 (1955).

GAUGELE, K.: Das klinische Bild der deformierenden Prozesse an der Wirbelsäule: Zusammenhänge zwischen Arthritis deformans und Verletzungen der Wirbelsäule. Verh. orthop. Ges. **49**, 100–108 (1927).

GAUGELE, K.: Spondylitis deformans und Trauma. Z. Orthop. **51**, 74 (1929).

— Wirbelkallus und Spondylosis deformans. Fortschr. Röntgenstr. **44**, 537 (1931); Zschr. orthop. Chir. **55**, 247 (1932).

— Über den Zusammenhang zwischen Spondylosis deformans und Unfall. Z. Orthop. **60**, 346–350 (1933).

GAUTENBERG, R.: Die Bedeutung deformierender Prozesse der Wirbelsäule unter besonderer Berücksichtigung der Verhältnisse bei den Bergleuten. Fortschr. Röntgenstr. **39**, 650–656 (1929).

— Zur klinischen Bedeutung deformierender Prozesse der Wirbelsäule. Fortschr. Röntgenstr. **42**, 740–746 (1930).

GEISSENDÖRFER, R.: Über die Kompression der Halsnerven in den Wirbellöchern und ihre Behandlung. Langenb. Arch. klin. Chir. **276**, 123–140 (1953).

GERSHON-COHEN, J., SCHRAER, H., SKLAROFF, D. M., BLUMBERG, N.: Dissolution of the intervertebral disk in the aged normal Radiology **62**, 383–387 (1954).

GILLESPIE, H.: Vertebral retroposition (reserved spondylolisthesis). Brit. J. Radiol. **1951**, 193–197.

GLADYREWSKI, J. N.: Zur Pathologie der intervertebralen Scheiben. Ref. Zentr. Org. ges. Chir. **64**, 356 (1933).

GLONING, K., KLAUSBERGER, E. M.: Fragen neurologischer Begutachtung: die lumbale Bandscheibenhernie. Wien. med. Wschr. **1957**, 202–206.

GOLLMANN, G.: Zwei Fälle von generalisierter Bandscheibenerkrankung bei jüngeren Frauen. Fortschr. Röntgenstr. **87**, 616–622.

GRASSBERGER, A., SEYSS, R.: Die Bedeutung der Nuckleographie bei Spondylose der Lendenwirbelsäule. Arch. orthop. Unfallchir. **47**, 405–411 (1955).

— — Die Nukleographie als funktionelle Untersuchungsmethode. Z. Orthop. **87**, 205–209 (1955).

— — Zur diagnostischen Wertigkeit der Nukleographie. Bruns' Beitr. klin. Chir. **191**, 222–227 (1955).

— — Die Nukleographie bei Verletzungen der unteren Brust- und Lendenwirbelsäule. Z. Orthop. **88**, 344–348 (1957).

— — Nukleographie bei Wirbelverschiebungen. Z. Orthop. **90**, 50–54 (1958).

— — Die Nukleographie der Schmorlschen Knötchen. Fortschr. Röntgenstr. **88**, 183–187 (1958).

— — Tomographie bei Nukleographie, Rö'blatt **16**, 297–300 (1963).

— — Die Nukleographie nach Bandscheibenoperationen. Z. Orthop. **98**, 101–105 (1964).

GRAY, H.: Anatomie. London 1887.

GRILL, W.: Die Pathologie des Ligamentum flavum in ihrer klinischen Bedeutung. Med. Mschr. **12**, 914–919 (1950).

GRIMM, H.: Vorgeschichtliches, frühgeschichtliches und mittelalterliches Fundmaterial zur Pathologie der Wirbelsäule. Nova Acta Leopoldina **21**, 5–40 (1959).

GROSCH, G., SCHULZ, W.: Zur Kenntnis der senilen, ankylosierenden Hyperostose der Wirbelsäule. Med. Welt **48**, 2533–2535 (1961).

GRZAN, C. J.: Das Wurzelsyndrom der mittleren Zervikalsegmente. Dtsch. med. Wschr. **79**, 954 (1954).

GÜNSEL, E.: Zur Spondylosis chondromalacica. Fortschr. Röntgenstr. **74**, 522–525 (1951); **76**, 761–764 (1952).

— Röntgenbefunde bei „Blobus hystericus". Med. Klin. **47**, 1250–1251 (1952).

GÜNTHER, E.: Pulposushernie und Unfall. Mschr. Unfallhk. **52**, 257 (1949).

GÜNTZ, E.: Versteifung der Wirbelsäule durch Fibrose der Zwischenwirbelscheiben. Mitt. Grenzgeb. med. Chir. **42**, 490–508 (1930).

— Spondylosis deformans und Unfall. Z. orthop. Chir. **59**, 412–420 (1932).

— Abnorme Geradehaltung der Brustwirbelsäule bei Veränderungen der Zwischenwirbelscheiben. Z. Orthop. Chir. **58**, 66–76 (1932).

— Beitrag zur pathologischen Anatomie der Spondylarthrosis ankylopoetica. Fortschr. Röntgenstr. **47**, 663–693 (1933).

— Die Frühdiagnose der Spondylarthritis ankylopoetica (Bechterew). Verh. dtsch. orthop. Ges. **28**, (1933).

— Die Erkrankungen der Zwischenwirbelgelenke. Arch. orthop. Unfallchir. **34**, 333–355 (1934).

— Haltungsveränderungen der Wirbelsäule bei Erkrankungen der Zwischenwirbelscheiben und ihre Beziehung zu Rückenschmerzen. Rö'praxis **8**, 73–87 (1936).

— Zur Frage der traumatischen Spondylosis deformans. Arch. orthop. Chir. **36**, 225 (1936).

— Rückenschmerzen in ihren Beziehungen zu Haltungsveränderungen der Wirbelsäule. Verh. dtsch. orthop. Ges. **31** (1936).

— Schmerzen und Leistungsstörungen der Wirbelsäule. Stuttgart: Enke 1937.

— Gelbe und braune Verfärbung der Zwischenwirbelscheiben. Zschr. Chir. **254**, 633–648 (1941).

— Mißformen der Wirbelsäule. Med. Klin. **1944**, 67.

— Die Untersuchung des gesunden und kranken Rückens als Grundlage der Behandlung. Therapiewoche 6/7 (1951/52).

— Schäden der Wirbelsäule. In: Das ärztliche Gutachten im Versicherungswesen. München: Barth 1955.

— Gedanken zur Begutachtung von Wirbelsäulenschäden nach orthopädischen Gesichtspunkten. Arch. orthop. Unfallchir. **47**, 558–572 (1955).

— Kritische Bemerkungen zum Problem der statischen und funktionellen Störungen der Wirbelsäule mit therapeutischen Rückschlüssen aus der Blickrichtung des Orthopäden sowie Demonstrationen zur Arthrosis deformans der kleinen Wirbelgelenke. In: Wirbelsäule in Forschung und Praxis, Bd. 1, S. 126–132. Stuttgart: Hippokrates 1956.

— Die Kyphose im Jugendalter. In: Die Wirbelsäule in Forschung und Praxis, Bd. 2. Stuttgart: Hippokrates 1957.

— Nichtentzündliche Wirbelsäulenerkrankungen. In: Handbuch der Orthopädie, Bd. 2, S. 537–631. Stuttgart: Thieme 1958.

GUILIANI, K.: Über die konservative Behandlung der Diskushernie. Schweiz. med. Wschr. **79**, 1063 (1949).

GUTMANN, G.: Die Wirbelblockierung und ihr röntgenologischer Nachweis. In: Junghanns: Ergebnisse der Wirbelsäulenforschung, Bd. 15, S. 83–102. Stuttgart: Hippokrates 1960.

GUTZEIT, K.: Osteochondritis dissecans der Zwischenwirbelräume der 5. und 6. Halswirbel. Fortschr. Röntgenstr. **37**, 399 (1928).

— Entwicklung einer Neuralpathologie, I. Med. Klinik **46**, 1169–1173 (1951).

— Bandscheibenschäden und Schmerzzustände. Med. Klin. **47**, 1587–1594 (1952).

— Die Wirbelsäule als Krankheitsfaktor in therapeutischer Sicht. Ther. Gegenw. **92**, 41–47 (1953).

— Wirbelsäule und innere Krankheiten. Münch. med. Wschr. 1953.

— Bandscheibenschäden vom intern-neurologischen Standpunkt. Z. Rheumaforschg. **12**, 200 (1953).

— Diagnose, Symptomatologie und konservative Therapie vertebraler Krankheitsbilder. Med. Klin. **49**, 1865–1870 (954).

— „Rheumatische" und trophoneurotische Krankheitsbilder im Rahmen der vertebralen Symptomatik. Medizinische **40**, 1343–1347 (1954).

— Anamnese und Klinik der vertebragenen Erkrankungen. In: Die Wirbelsäule in Forschung und Praxis, Bd. 1. Stuttgart: Hippokrates 1956.

HACKENBROCH, M.: Zur ätiologischen und klinischen Problematik der Arthrosis deformans. Beiheft z. Zschr. Orthop. **69** (1957).

HACKETHAL, K.: Über eine typische Wirbelverschiebung bei Wirbelkörperbrüchen. Hefte Unfallhk. **48**, 158 (1955).

HADLEY, L. A.: Apophyseal subluxation, disturbances in and about the intervertebral foramen causing back pain. J. Bone Joint Surg. **18**, 428–433 (1936).

— Pathological conditions of the spine, painful disturbances of the intervertebral foramina. J. amer. med. Assoc. **110**, 275–278 (1938).

— Roentgenographic studies of the cervical spine. Amer. J. Roentgenol. **52**, 173 (1944); **59**, 511 (1948).

— Constriction of the intervertebral foramen. A cause of nerve root pressure. J. amer. Med. Ass. **140**, 473 (1949).

— Intervertebral foramen studies. In: Foramen encroachment associated with disk herniation. J. Neurosurg. **7**, 347–351 (1950).

— Intervertebral joint subluxation, bony impingement and foramen encroachment with nerve root changes. Amer. J. Roentgenol. **65**, 377–402 (1951).

— Studies on spondylolisthesis. Amer. J. Roentg. **71**, 448–455 (1954).

— The spine. Springfield/Ill. 1956.

— Tortuosity and deflection of the vertebral artery. Amer. J. Roentgenol. **80**, 306–312 (1958).

— Anatomiso-roentgenographic studies of the posterior spinal articulations. Am. J. Roentgenol. **86**, 270–276 (1961).

HAENE, R. DE: La discographie. J. belge Radiol. **36**, 9–165 (1953).

HAGELSTAM, L.: Retroposition of vertebrae as an early sign of tuberculous spondylitis of the lumbar spine. Acta orthop. scand. **17**, 31–49 (1947).

HAGELSTAM, L.: Retroposition of lumbar vertebrae. Acta chir. scand. (Suppl.) **143** (1949).

HAMMERBECK, H.: Spondylosis interarticularis. Tagg. dtsch. Path. Breslau 1944, S. 278. Stuttgart: Piscator 1949.

HAMMERBECK, W.: Der äußerlich sichtbare Bandscheibenprolaps der Wirbelsäule. Virchows Arch. path. Anat. **294**, 8–26 (1934).

— Pseudozysten im Röntgenbild der Wirbelsäule. Fortschr. Röntgenstr. **44**, 359–362 (1931).

HANRAETS, P. R. M. J.: The degenerative back and its differential diagnosis. Amsterdam: Elsevier Publ. Comp. 1959.

HANSEN, H. J.: Ergebnisse der Wirbelsäulenforschung. In: Die Wirbelsäule in Forschung und Praxis, Bd. 15, S. 60. Stuttgart: Hoppokrates 1960.

HART, A.: Über eine noch wenig bekannte Ursache für Rücken- und ausstrahlende Beinbeschwerden (Hypertrophie des Lig. flavum). Arch. klin. Chir. **205**, 137–148 (1943).

— Der Bandscheibenvorfall und die Hypertrophie des Ligamentum flavum in klinischer und gutachtlicher Hinsicht. Chirurg **17/18**, 113–123 (1947).

HARTMANN, F.: Bau und Eigenschaften der Zwischenwirbelscheiben unter krankhaften Bedingungen. Ergebnisse der Wirbelsäulenforschung. Stuttgart: Hippokrates 1960.

HASNER, E., SCHALIMTZEK, M., SNORRASON, E.: Roentgenological examination of the function of the lumbar spine. Acta radiol. (Stockh.) **37**, 141–149 (1952).

HAUBRICH, R.: Die Wirbelsäule. In: Klinische Röntgendiagnostik innerer Krankheiten, Bd. III/2, S. 799. Heidelberg: Springer 1972.

HAUMANN, W.: Die Wirbelsäule und ihre Endergebnisse. Stuttgart: Enke 1930.

HEIDENHOFFER, S.: Ursächliches zum Lumbagoproblem. Z. Orthop. **78**, 279–292 (1949).

HEINE, J.: Über die Arthritis deformans. Virch. Arch. path. Anat. **260**, 521 (1926).

— Hinterer Bandscheibenprolaps. Chirurg **12**, 611 (1940).

HEINE, K. H., RASPE, R.: Methodisches zur Anfertigung und Auswertung von Röntgenganzaufnahmen der Wirbelsäule unter Berücksichtigung statischer Gesichtspunkte. Dtsch. med. J. **1957**, 198–203.

— — Zur Auswertung von Röntgenganzaufnahmen der Wirbelsäule. Dtsch. med. J. **10**, 150–156 (1959).

HEINRICH, A., STÄDTER, G.: Die Änderungen im Röntgenbild der menschlichen Wirbelsäule während des Lebens. Z. Altersforsch. **2**, 134–148 (1940).

HELD, K. J.: Zur Frage der Zwischenwirbelscheibenverkalkung. Ein röntgenologisch-klinischer Beitrag. Dtsch. Z. Chir. **242**, 675–683 (1934).

HELLMER, H.: Ein Fall von Verlagerung von Bandscheibengewebe nach hinten. Acta. radiol. (Stockh.) **14**, 165–171 (1933).

HELLNER, H.: Die lokalisierte Osteodystrophie der Wirbelsäule. Zbl. Chir. **56**, 1973 (1929).

— Spondylolisthesis, traumatische Sub- bzw. Totalluxation in der Lumbosakralregion und sog. Präspondylolisthesis. Fortschr. Röntgenstr. **41**, 527 (1930).

— Wirbelfrakturen und Spondylitis deformans. Arch. Orthop. **29**, 417–438 (1931).

— Die Bewertung der einzelnen Wirbelveränderungen für die Diagnose. Münch. med. Wschr. **78**, 1511–1515 (1931).

— Zur Differentialdiagnose der Wirbelerkrankungen. Münch. med. Wschr. **78**, 1324 (1931).

— Halswirbelkörperfrakturen beim Schwimmen und bei gymnastischen Bodenübungen. Münch. med. Wschr. **81**, 1615 (1934).

— Die Wirbelbogenbrüche. Arch. orthop. Chir. **35**, 40 (1935).

— Die nichttuberkulöse Spondylitis. Langenb. Arch. klin. Chir. **261**, 96 (1948).

— Wirbelsynostosen. Arch. orthop. Chir. **44**, 1 (1951).

— Osteofibrosis deformans juvenilis. Arch. klin. Chir. **227**, 160 (1953).

— POPPE, H.: Röntgenologische Differentialdiagnose der Knochenerkrankungen. Stuttgart: Thieme 1956.

HELLSTADIUS, A.: Some cases of paradiscal defects in the anterior portion of the vertebral body, with remarks on the pathogenesis of the lesions in question of the origin of anterior paradiscal defects so-called persisting apophyses in the vertebral bodies. Acta orthop. scand. **18**, 377 (1949).

HERZOG, W.: Zur Morphologie und Pathologie des lig. flavum. Frankfurt. Z. Path. **61**, 250–267 (1949).

HETZLAR, W.: Adoleszentenkyphose. Diss., Königsberg 1933.

— Untersuchungen über Kyphosis adolescentium. Bruns' Beitr. klin. Chir. **160**, 13 (1934).

HEUBLEIN, W.: Die Spondylosis deformans posttraumatica im Röntgenbild. Arch. klin. Chir. **206**, 96–117 (1944).

HILDEBRANDT, A.: Die Bedeutung der Osteochondrosis der Wirbelsäule in der Gynäkologie. Am. Zbl. path. Anat. **87**, 75 (1951).

HILDEBRAND, H.: Über Osteochondrosis im Bereich der Wirbelsäule. Fortschr. Röntgenstr. **47**, 551–579 (1933).

HILDING, D. A., TACHDJIAN, M. O.: Dysphagia and hypertrophic spurring of the cervical spine. New Engl. J. Med. **263**, 11–14 (1960).

HINCK, V. C., HOPKINS, C. E., SAVARA, B. S.: Sagittal diameter of the cervical spinal canal in children. Radiology **79**, 97 (1962).

HIPP, E.: Gefahren der chiropraktischen und osteopathischen Behandlung. Med. Klin. **56**, 1020 (1961).

HIRSCH, C.:

— Studies on the mechanism of low-back pain. Acta orthop. scand. **20**, 261–274 (1950).

— Pathologie und Mechanik der aseptischen lumbalen Zwischenwirbelscheibenkrankheiten. In: Die Wirbelsäule in Forschung und Praxis, Bd. 15, S. 46–52. Hippokrates, Stuttgart 1960.

— NACHEMSON, A.: New observations on the mechanical behavior of lumbar discs. Acta orthop. scand. **23**, 254–283 (1954).

— PAULSON, S., SYLVEN, B., SNELLMANN, O.: Biophysical and physiological investigations on carti-

lage and other mesenchymal tissues. Acta orthop. scand. **22**, 175–183 (1952).
— SCHAJOWICZ, F.: Studies on structural changes in the lumbar annulus fibrosus. Acta. orthop. scand. **22**, 184–231 (1952).
— WICKBOM, I., LINDSTRÖM, A., ROSENGREN, K.: Cervical-disc resection. J. Bone Joint Surg. **46A**, 1811 (1964).
HÖFFKEN, W.: Der röntgenologische Nachweis von Spaltbildungen in Zwischenwirbelscheiben. Zbl. Chir. **76**, 716 (1951).
HOFFMANN, A.: Nucleus-pulposus-Prolaps. Chirurg **1950**, 61.
— Die Bedeutung der Röntgendiagnostik für die operative Behandlung des Bandscheibenprolapses. Fortschr. Röntgenstr. **73**, 442–453 (1950).
HOHL, K.: Die Abnützung der Wirbelsäule. Radiol. clin. **27**, 365 (1958).
HOLFELDER, H.: Einige seltene Wirbelerkrankungen mit besonderer Berücksichtigung der Röntgendiagnose. Zbl. Chir. **57**, 3181 (1930).
— Kasuistisches aus der Röntgenpathologie der Wirbelsäule. Zbl. Chir. **57**, 55 (1930).
HORTON, W. G.: Biologische und biochemische Beobachtungen an der menschlichen Wirbelsäule. In: Die Wirbelsäule in Forschung und Praxis, Bd. 15, 69–82. Stuttgart: Hippokrates 1960.
HÜLSHOFF, TH.: Über Verschlucken mit Fehlleitung von Speisen in das Bronchialsystem bei starker Spondylose der HWS und großem Ösophagusdivertikel; sogleich ein Beitrag zur sog. ankylosierenden Hyperostose der Wirbelsäule (Forestier). Fortschr. Röntgenstr. **86**, 141–143 (1957).
HULT, L.: Cervical, dorsal and lumbar spinal syndromes. A field investigation of a nonselected material of 1200 workers in different occupations with special reference to disk degeneration ans so-called muscular rheumatism. Acta orthop. scand. Suppl. **17**, 102 (1954).
HUSSAR, A. E., GULLAR, E. J.: Correlation of pain and the roentgenographic findings of spondylosis the cervical and lumbar spine. Amer. J. med. Sci. **232**, 518–527 (1956).
HUSSER, F.: Studien und Bewegungen der Brust- und Lendenwirbelsäule bei der Ausübung verschiedener Berufe unter Berücksichtigung der Berufsfürsorge für Körperbehinderte. Unfall-Chir. **44**, 473–487 (1951).
IGLAUER, J.: Ein Fall von Dysphagie infolge eines Osteochondroms der Halswirbelsäule-Osteotomie-Genesung. Ann. Otol. Rhinol. **47**, 799–806 (1938).
ILLI, F.: Wirbelsäule, Becken und Chiropraktik. Haug, Saalgau 1953.
ISEMEIN, L., FOURNIER, A., PADAVANI, J.: Considération à propos du rachis cervical des „porteurs de tête". Incidences médicolégales. Rev. rhum. **25** (1958).
ISRAELSKI, M., POLLAK, H.: Über Kalkablagerungen in den Kniegelenken und Intervertebralscheiben. Beitr. klin. Chir. **150**, 476–489 (1930).
JACKSON, R.: The cervical syndrome. Clin. Orthop. **5** (1955).
JACOBOVICI, J.: Wirbelkörperzackenbildung als Zeichen einer paravertebralen Erkrankung. Rev. Orthop. **21**, 113 (1934).
JAEGER: Traumatische und pathologische Bandscheibenveränderungen und Rückenmarkskompressionen. Münch. med. Wschr. **26** (1939).
JAEGER, F.: Die Nucleus-pulposus-Hernie und ihre Beziehungen zur Unfallheilkunde. Med. Mschr. **2**, 113 (1948).
— Über Nucleus-pulposus-Hernien und Lumbago. Zbl. Chir. **73**, 838 (1949).
— Der Bandscheibenvorfall. Berlin: De Gruyter 1951.
JAEGER, W.: Über Fremdaufnahmen der Wirbelsäule. Rö'praxis **4**, 193–209 (1932); Verh. Dtsch. Rö'ges. **23**, 51 (1931).
— Die Wendeblende. Rö'praxis **3**, 380–384 (1931).
— Beobachtungen über den Achsenverlauf der Wirbelsäule. Fortschr. Röntgenstr. **47**, 299–312 (1933).
JANKER, R.: Die Epiphysen der Wirbelkörper und ihre Veränderungen. „Peristierende Wirbelkörperperepiphysen". Fortschr. Röntgenstr. **41**, 597–606 (1930).
— Persistierende Apophysen der Wirbelsäule. Fortschr. Röntgenstr. **44**, 519–522 (1931).
— Verkalkungen im vorderen Längsband der Halswirbelsäule. Arch. orthop. u. Unfall-Chir. **31**, 500–505 (1932).
— Röntgenaufnahmen des Menschen. Darstellung des normalen Skeletts, seiner ererbten und erworbenen Veränderungen. Leipzig: Barth 1934.
JELLINGER, K.: Zur Orthologie und Pathologie der Rückenmarksdurchblutung. Springer, Wien 1966.
JENNY, F., AUFDERMAUR, M.: Über die Spondylosis deformans der Lendenwirbelsäule bei Beinamputierten. Zsch. Unfallmed. IV/**50**.
JENSEN, H. D., HEINRICH, G.: Zur Diagnose der Vertebralsyndrome. Fortschr. d. Med. **82**, 160–162 (1964).
JESSERER, H.: Erkrankungen und Probleme aus den Grenzgebieten der inneren Medizin. Zur Frage der Prophylaxe altersbedingter Wirbelsäulenveränderungen. Med. Klin. **55**, 1713 (1960).
JOCHHEIM, K.-A.: Osteochondrose und Periarthritis. Ein Beitrag zur Differentialdiagnose des Schulterschmerzes. Z. Orthop. **82**, 364–370 (1952).
— Mechanische Hilfen bei traumatischen Schädigungen des Rückenmarkes und der Kauda. Therapiewoche **13**, 834 (1963).
— LOEW, F., RÜTT, A.: Lumbaler Bandscheibenvorfall. Heidelberg: Springer 1961.
JOHNSON, R.: Posterior luxation of the lumbosacral joint. J. Bone Surg. **16**, 867 (1934).
JONES, R. A. C., THOMSON, J. L.: The narrow lumbar canal. J. Bone Joint Surg. **50B**, 594 (1968).
JOSENHANS, G.: Kreuzschmerzen bei Dornfortsatzveränderungen. Z. Rheumaforsch. **13**, 361–366 (1954).
JUNGE, H.: Anatomie und Pathologie des Lig. flavum. Zbl. Chir. **64**, 1072 (1949).
— Peridurographie. Dtsch. med. Wschr. **74**, 682 (1949).

Junge, H.: Osteochondrosis vertebrae, hinterer Bandscheibenvorfall und Lumbago-Ischias-Syndrom. Erg. Chir. **36**, 223 (1950).
— Ursachen und Behandlung von Fehlergebnissen bei lumbalen Bandscheibenoperationen. Langenb. Arch. klin. Chir. **267**, 473–478 (1951).
— Über diagnostische Befunde bei Peridurographie mit Ausnahme hinterer Bandscheibenvorfälle. Fortschr. Röntgenstr. **77**, 187–192 (1952).
— Kontrastdarstellung im Bereich der Wirbelsäule. In: Die Wirbelsäule in Forschung und Praxis, Bd. 4, S. 11–17. Stuttgart: Hippokrates 1957.
Junghanns, H.: Der Lumbosakralwinkel. Dtsch. Zschr. Chir. **213**, 322 (1929).
— Spondylolisthese, Beitr. klin. Chir. **159**, 423 (1930).
— Die Spondylolisthese im Röntgenbild. Fortschr. Röntgenstr. **41**, 239–245 (1930).
— Spondylolisthesen ohne Spalt im Zwischengelenkstück (Pseudospondylolisthesen). Arch. orthop. Chir. **29**, 118–127.
— Die Randleisten der Wirbelkörper („Wirbelkörperepiphasen") im Röntgenbild. Fortschr. Röntgenstr. **42**, 333–342 (1930).
— Gibt es „persistierende Wirbelkörperepiphysen"? Fortschr. Röntgenstr. **42**, 704–714 (1930).
— Über Wirbelgleiten, Spondylolisthesis, Wirbelverschiebung nach hinten und nach der Seite. Arch. klin. Chir. **159**, 423–433 (1930).
— Altersveränderungen der menschlichen Wirbelsäule (mit besonderer Berücksichtigung der Röntgenbefunde). III. Häufigkeit und anatomisches Bild der Spondylosis deformans. Arch. klin. Chir. **165**, 303 (1931); **166**, 120–135 (1931).
— Die Alterskyphose. Arch. klin. Chir. **166**, 106 (1931).
— Die praktische Bedeutung der Zwischenwirbelscheibenerkrankung. Rö'praxis **3**, 482–483 (1931).
— Spondylolisthese, Pseudospondylolisthese und Wirbelverschiebung nach hinten. Beitr. klin. Chir. **151**, 376–385 (1931).
— Die Zwischenwirbelscheiben im Röntgenbild. Fortschr. Röntgenstr. **43**, 275 (1931).
— Die Mitbeteiligung der Wirbelkörper bei Erkrankungen der Zwischenwirbelscheiben. Arch. klin. Chir. **173**, 75–76 (1932).
— Die anatomischen Besonderheiten des 5. Lendenwirbels und der letzten Lendenwirbelscheibe. Arch. orthop. Chir. **33**, 260 (1933).
— Die neuesten und praktisch wichtigsten Ergebnisse der Wirbelsäulenforschung. Zbl. inn. Med. **54**, 289 (1933).
— Der anatomische Bau und die krankhaften Veränderungen der Wirbelkörperrandleisten („-epiphysen") während des Wachstumsalters. La Cure marine **1933**, 18.
— Die Pathologie der Wirbelsäule. In: Hdb. d. spez. Path., Anatomie und Histol. IX/4, S. 341ff. Berlin: Springer 1930.
— Bandscheibenprolaps. Zbl. Chir. **73**, 653 (1948).
— Die pathologische Anatomie des Bandscheibenvorfalls. Zbl. Chir. **74**, 1071 (1949).
— Die Verletzungen der Zwischenwirbelscheiben und ihre Folgen. Mschr. Unfallhk. **54**, 97–108 (1951).
Junghanns, H.: Hexenschuß im Rücken (Lumbago) und Ausstrahlungsschmerz im Arm und Bein (Brachialgie, Ischialgie). Ärztl. Forsch. **5**, I/393 (1951).
— Die funktionelle Pathologie der Zwischenwirbelscheiben. Langenb. Arch. klin. Chir. **267**, 393–417 (1951).
— Spondylarthrosis deformans als Kriegsdienstbeschädigung? Med. Welt **1951**, 291.
— Die funktionelle Röntgenuntersuchung der Halswirbelsäule Fortschr. Röntgenstr. **76**, 591–594 (1952).
— Bandscheibenvorfall und Trauma. Ärztl. Praxis **4**, H. 51 (1952).
— Die anatomische Grundlage für die Erkennung der Chondrosis und Osteochondrosis intervertebralis im Röntgenbild. Acta radiol. Suppl. **116**, 276–283 (1954).
— Zervikale Migräne. Ärztl. Praxis **1955**, Nr. 22.
— Wirbelsäulenschäden und Benutzung von Kraftfahrzeugen. Zbl. Verkehrsmed. **1955**, 106.
— Röntgenkunde und Klinik vertebragener Krankheiten. Stuttgart: Hippokrates 1956.
— Discopathia intervertebralis. Contemp. Rheum. **1956**, 199.
— Fortschritte in Erforschung, Erkennung, Behandlung und Begutachtung der Wirbelsäulenleiden und der spondylogenen Symptome. Chir. Praxis **1958**, 79–88.
— Erkennung und Behandlung vertebragener Krankheiten. Med. Klin. **53**, 208–252 (1958).
— Wirbelsäule, Schmerz-Trauma-Begutachtung. In: Die Wirbelsäule in Forschung und Praxis. Bd. 9. Stuttgart: Hippokrates 1959.
— Traumafolgen an der gesunden und an der vorgeschädigten Wirbelsäule. Z. Unfallmed. Berufskr. **52**, 101–122 (1959).
— Die Insufficientia intervertebralis und ihre Behandlungsmöglichkeiten. In: Die Wirbelsäule in Forschung und Praxis, Bd. 13, S. 18–38. Stuttgart: Hippokrates 1959.
— Erkrankungen der Wirbelsäule. Klinik der Gegenwart, Bd. 9. München: Urban & Schwarzenberg 1959.
— Unbeantwortete Fragen in der Erforschung und in der Behandlung von Wirbelsäulenleiden. In: Die Wirbelsäule in Forschung und Praxis. Bd. 15, S. 9—18. Stuttgart: Hippokrates 1960.
— Die funktionelle Röntgenuntersuchung der Wirbelsäule. Radiologie **3**, 209 (1963).
— Wirbelsäule und Arbeit. Arbeitsmedizin **2**, 60 (1964).
— Die Wirbelsäule. Bild der Wiss. Okt. **1965**, 808.
— Chondrosis (Osteochondrosis) intervertebralis und Spondylosis deformans in ihren Beziehungen zum Trauma und zur Begutachtung. In: Die Wirbelsäule in Forschung und Praxis, Bd. 11. Stuttgart: Hippokrates 1968.
Kaeser, H. E.: Zur Klinik der zervikalen Diskushernien. Nervenarzt **27**, 257 (1956).
— Bröchin, C.: Zur Klinik der Rückenmarkspression durch cervicale Discushernie. Schweiz. med. Wschr. **85**, 1186–1190 (1955).

Kamieth, H.: Funktionelle Untersuchung der Brustwirbelsäule und ihre klinische Bedeutung. Arch. orthop. Unfallchir. **49**, 196–206 (1957).
— Blockwirbelbildung auf rein degenerativer Grundlage? Arch. orthop. Unfallchir. **50**, 529–533 (1959).
Keller, G.: Kapselzerreißung an Wirbelgelenken und ihre Bedeutung. Frankf. Zschr. Path. **64**, 531–541 (1953).
— Die Bedeutung der Veränderungen an den kleinen Wirbelgelenken als Ursache des lokalen Rückenschmerzes. I, II. Z. Orthop. **83**, 219–228 und 517–547 (1953).
— Überlastungsschäden an den kleinen Wirbelgelenken. Zschr. Orthop. **90**, 458–469 (1958).
— Die Arthrose der Wirbelgelenke in ihrer Beziehung zum Rückenschmerz. Z. Orthop. **91**, 538 (1959).
— Beitrag zur Arthrose der Wirbelbogengelenke. Z. Orthop. u. Grenzgeb. **94**, 24–33 (1961).
— Wirbelgelenk und Rückenschmerz. In: Die Wirbelsäule in Forschung und Praxis, Bd. 25, S. 27–36. Stuttgart: Hippokrates 1962.
Keller, P.: Zur tomographischen Röntgendiagnostik der Spondylitis. Chirurg **1951**, 18.
— Hintere lumbale Wirbelbandscheibenschädigung als Folge des Wehrdienstes oder der Kriegsgefangenschaft. Med. Mschr. **1952**, 759.
Kellgren, J. H.: Osteoarthrosis in patients and populations. Brit. med. J. 1961/II, 1–6.
Kertzner, B., Madden, W. A.: Durch Exostosen der Halswirbelsäule verursachte Dysphagie. Gastroenterology **16**, 589–592 (1950).
Keyes, D. C.: Roentgenological studies of the intervertebral disc, discussion of embryology, anatomy, physiology, clinical and experimental pathology. Am. J. Roentgenol. **29**, 774 (1933).
— Compere, E. L.: The normal and pathological physiology of the nucleus pulposus of the intervertebral disc. J. Bone Joint Surg. **14**, 897–938 (1932).
Kienböck, R.: Über deformierende Spondylarthrose. Fortschr. Röntgenstr. **51**, 100 (1935).
— Degenerative Wirbelsäulenerkrankungen (Röntgendiagnostik der Knochen- und Gelenkerkrankungen). Berlin: Urban & Schwarzenberg 1936.
Klasmeier, H.: Bandscheibenprolaps und Konstitutionstyp der Wirbelsäule. Fortschr. Röntgenstr. **94**, 479–485 (1961), **95**, 242–254 (1961).
— Funktionelle Störungen im LWS-Bereich. Fortschr. Röntgenstr. **99**, 203–211 (1963).
Klausberger, E. M.: Schmerzsyndrom bei Veränderungen der Halswirbelsäule und ihre Beurteilung. Wien. med. Wschr. **104**, 46 (1954).
Klinge, F.: Die rheumatischen Erkrankungen der Knochen und Gelenke und der Rheumatismus. Hdb. path. Anat. **9**, 2 (1934).
Knoch, H. G.: Das Baastrup-Phänomen aus klinischer Sicht. Zbl. Chir. **87**, 743–752 (1962).
Knutsson, F.: Epidurale Kontrastfüllung des Lumbosakralkanals bei Diskusprolaps. Acta radiol. **22**, 694 (1941).
Knutsson, F.: Epidurale Kontrastuntersuchung bei Bandscheibenprotrusion im Lendenteil. Acta Chir. scand. **87**, 214 (1941).
Knutsson, F.: The vacuum phenomenon in the intervertebral discs. Acta radiol. **23**, 173–179 (1942).
— The instability associated with disk degeneration in the lumbar spine. Acta radiol. **25**, 593–609 (1944).
— Lumbar myelography with water contrast in cases of disc prolaps. Acta orthop. scand. **20**, 294 (1951).
— A case of thoracic intervertebral disc protrusion. Acta radiol. **48**, 158 (1957).
— Clinical roentgenology of the border fo the vertebralbody. Acta orthop. scand. **26**, 191–199 (1957).
— Wiberg, G.: On surgically treated herniated intervertebral discs. Acta orthop. scand. **28**, 108–123 (1958).
Koch, A.: Ist eine Zunahme spondylarthrotischer Veränderungen bei älteren Menschen, die früher viel Sport getrieben haben, in den letzten Jahren festzustellen? Dtsch. med. Wschr. **80**, 423 (1955).
Koch, W.: Entzündliche Wirbelsäulenerkrankungen. In: Handb. d. Orthop., Bd. II. Stuttgart: Thieme 1958.
Köhler, A., Zimmer, E. A.: Grenzen des Normalen und Anfänge des Pathologischen im Röntgenbilde des Skeletts. Stuttgart: Thieme 1967.
Köhler, R.: Contrast examination of the lumbar interspinous ligaments. Prelim. report. Acta radiol. **52**, 21–27 (1959).
Kohlmann, G.: Aussprache über Wirbelsäule. Verh. dtsch. Röntgenges. **23**, 48 (1931).
Kovács, A.: Die sakroiliakale Spaltaufnahme. Röntgenpraxis **7**, 763 (1935).
— Röntgendarstellung und Diagnostik der zervikalen Zwischenwirbellöcher. Rö'praxis **10**, 479–484 (1938).
— Herniated disks and vertebral ligaments. Acta radiol. **31**, 287 (1949).
— X-ray examination of the lowermost lumbal root. Acta clin. **19**, 6 (1950).
— The lumboinguinal roentgenogram as a control of the result of operation after lumbosacral protrusion. Acta med. **2**, 427–430 (1951).
— Subluxation and deformation of the cervical apophyseal joints. Acta radiol. **48**, 1 (1955).
— Kephalgia e subluxatione artic. cervicalis. Fortschr. Röntgenstr. **85**, 142–153 (1956).
Krayenbühl, H.: Zur Diagnose und Differentialdiagnose der intervertebralen Diskushernie. Praxis **3**, 1–8 (1942).
— Diagnose und chirurgische Therapie der lumbalen Diskushernien. Helv. chir. Acta **17**, 234–245 (1950).
— Die Behandlung der lumbalen Diskushernien. Neurochirurgischer Standpunkt. Schweiz. med. Wschr. **90**, 423 (1960).
— Weber, G.: Ergebnisse und Spätresultate der operativen Behandlung lumbaler Diskushernien. Ärztl. Monatsheft **1**, 20 (1945).
— — Zervikale Diskushernien und in den Wirbelkanal vorspringende knöcherne Randwülste. Erfahrungen mit der ventralen Operationsmethode nach Cloward. Münch. med. Wschr. **109**, 1717 (1967).
— Yasargil, M. G.: Die vaskularen Erkrankungen im Gebiete der Arteria vertebralis und Arteria

basalis. 80. Ergänzungsber. Fortsch. Röntgenstr. Stuttgart: Thieme 1957.
— Zander, E.: Über lumbale und zervikale Diskushernien. Documenta Rheumatol. Basel: Geigy 1953.
Krebs, W.: Unfall und Rheuma. Mschr. Unfallhk. u. Vers'med. **41**, 322 (1934).
Kröker, P.: Sichtbare Rißbildungen in den Bandscheiben der Wirbelsäule. Fortschr. Röntgenstr. **72**, 1–19 (1949).
— Über die Röntgenuntersuchung beim lumbalen Bandscheibenvorfall mit Hilfe der lumboinguinalen Einstellung von Kovács. Fortschr. Röntgenstr. **74**, 512–521 (1951).
Krogdahl, T., Torgersen, O.: Uncovertebral-Gelenk und Arthrosis deformans uncovertebralis. Acta radiol. **21**, 231 (1940).
Kroll, F.: Konservative Therapie bei Bandscheibenprolaps und Ischias. Ther. d. Gegenw. **90**, 290 (1951).
— Reiss, F.: Zum Ischias-Bandscheibenprolaps-Problem. Klin. Wschr. **28**, 338 (1950).
Kroll, F.-W., Reiss, E.: Der thorakale Bandscheibenprolaps. Dtsch. med. Wschr. **76**, 600 (1951).
Kronenberger, F.: Calcinosis intervertebralis. Rö'praxis **1**, 898 (1929).
Kümmel, jun., Kautz: Krankhafte röntgenologische Zufälligkeitsbefunde an der Wirbelsäule bei Nierenübersichtsaufnahmen in Zusammenhang mit der Begutachtung nach Unfällen. Zbl. Chir. **1931**, 1133.
Künzel, W.: Zur Unfallbegutachtung des lumbalen Nucleus-pulposus-Prolapses. Dtsch. Ges.-Wes. **8**, 210–214 (1953).
Kuhlendahl, H.: Nucleus-pulposus-Hernie und Ischias. Ärztl. Wschr. **2**, 946–955 (1947).
— Zur Diagnostik des Nucleus-pulposus-Prolapses. Dtsch. med. Rdsch. **2**, Nr. 11 (1948).
— Über die Beziehungen zwischen anatomischer und funktioneller Läsion der lumbalen Zwischenwirbelscheiben und den klinischen Erscheinungsbildern der Kreuzschmerzen und Ischialgien. Ärztl. Wschr. **5**, 281–284 u. 307–312 (1950).
— Rheumatische oder degenerative Zwischenwirbelschädigung? Zur Diskussion um die Ischias. Med. Mschr. **4**, 94–98 (1950).
— Zur Problematik des Schmerzgeschehens. Das neuralgische Syndrom. Ärztl. Forsch. **5**, Heft 1 (1951).
— Die operative Behandlung der Wurzelkompressionssyndrome. Arch. klin. Chir. **267**, 438–462 (1951).
— Der thorakale Bandscheibenprolaps als extramedullärer Spinaltumor und in seinen Beziehungen zu internen Organsyndromen. Ärztl. Wschr. **6**, 154 (1951).
— Beitrag zu den Grundlagen der Pathogenese und Therapie des Kreuzschmerzes. Therapiewoche **2**, 562 (1952).
— Die Grundlagen und die Indikationsstellung der operativen Behandlung in der Wirbelsäulentherapie. In: H. Junghanns, Röntgenkunde und Klinik vertebragener Krankheiten. Stuttgart: Hippokrates 1956.
Kuhlendahl, H.: Pathogenese der sog. zervikalen Myelopathie. Biomechanische und vasozirkulatorische Faktoren. Münch. med. Wschr. **111**, 1137 (1969).
— Felten, H.: Arachnitis spinalis. Arch. Psychiatr. u. Z. Neur. **189**, 380 (1952).
— — Die chronische Rückenmarkschädigung spinalen Ursprungs. Langenb. Arch. klin. Chir. **283**, 96–128 (1956).
— Hensell, V.: Indikation und Ergebnisse der operativen Behandlung des lumbalen Bandscheibenprolapses. Dtsch. med. Wschr. **76**, 165–168 (1951).
— — Der mediane Massenprolaps der Lendenbandscheiben mit Kaudakompression. Dtsch. med. Wschr. **78**, 332, 341–343 (1953).
— — Nil nocere! Schäden bei „Wirbelsäulen-Reposition" in Narkose. Münch. med. Wschr. **100**, 1728–1739 (1958).
— Kunert, W.: Konservative oder operative Ischiasbehandlung? Spätergebnisse der Behandlung. Münch. med. Wschr. 717–724 (1951).
— Kunert, W.: Röntgenologisch-klinische Studien zur Pathologie der Halswirbelsäule. Medizinische **43**, 449–453 (1954), **45**, 1596–1601 (1956).
— — Der Aussagewert des Röntgenbildes der Halswirbelsäule. In: Die Wirbelsäule in Forschung und Praxis, Bd. 28. Stuttgart: Hippokrates 1964.
— Richter, H.: Morphologie und funktionelle Pathologie der Lendenbandscheiben. Langenb. Arch. & Dtsch. Z. Chir. **272**, 519 (1952).
Kuhlenkamppf, C., Matheis, H.: Zur Problematik der spinalen Gefäßprozesse. In: Die Wirbelsäule in Forschung und Praxis, Bd. 25. Stuttgart: Hippokrates.
Kunert, W.: Brustwirbelsäule und Nervensystem. Klin. Wschr. **34**, 1071 (1956).
— Klinische Betrachtungen auf Grund topographisch-anatomischer und röntgenologischer Studien an der Brustwirbelsäule. Dtsch. Arch. klin. Med. **203**, 217 (1956).
Lachapèle, A. P.: De la radiosymptomatologie-limite de l'ostéochondrose vertébrale. J. Radiol. **35**, 41–43 (1954). Acta radiol. Suppl. **116**, 284–292 (1954).
Lackner, J.: Die Forestiersche Erkrankung der Wirbelsäule. Fortschr. Röntgenstr. **91**, 71–76 (1959).
Lamberts, K.: Spondylosis deformans als Folge angeborener Wirbelsäulenmißbildungen. Rö'praxis **12**, 150 (1940).
Landwehr, L.: Der kongenitale Faktor in der Genese der Spondylosis deformans. Zschr. Orthop. **64**, 243 (1936).
Lang, F. J.: Arthritis deformans und Spondylitis deformans. In: Henke-Lumbarsch, Hdb. spez. Path. Anat. u. Hist. Bd. V/2, S. 252–376. Berlin: Springer 1934.
Lange, F.: Verbiegungen der Wirbelsäule. In: Spitzy u. Lange, Orthopädie im Kindesalter. Leipzig: Vogel 1930.
Lange, M.: Ein Schulbeispiel von einer Adoleszentenskoliose, die unter dem Einfluß von oft sich wiederholendem, einseitigem Schwertragen entstanden ist. Z. orthop. Chir. **48**, 517 (1927).
— Die Wirbelgelenke. Stuttgart: Enke 1936.

Lange, M.: Zur Nukleographie. Langenb. Arch. klin. Chir. **267**, 149–150 (1950).
— Grundlagen der Beurteilung von Wirbelsäulenverletzungen und -erkrankungen. H. z. Unfallhk. **41**, 1–36 (1951).
— Lehrbuch der Orthopädie und Traumatologie. Stuttgart: Enke 1965.
— Hipp, E.: Variationen der Wirbelsäule und deren klinische Bedeutung. Med. Klin. **57**, 1589–1592 (1962).
Laskiewicz, A.: Pharyngolaryngeal disturbances due to cervical spondylosis. Arch. Otolaryngology **67**, 292–301 (1958).
Law, W. A.: Lumbar spinal osteotomy. J. Bone, Joint Surg. **41 B**, 270 (1959).
Lawson, J.: Lateral dislocation of the vertebra. Report of 3 cases. J. Bone Surg. **14**, 387–390 (1932).
Layani, F., Chaouat, Y., Bénichou, C.: Enquête sur 82 cas de hernie discale opérés. Sem. hôp. **37**, 1035 (1961).
— Durupt, L., Farge, J.: Les algies vertébrales pseudosomatiques. Sem. hôp. **35**, 2681 (1959).
Leger, W.: Hat die Kantenabtrennung an den Wirbelkörpern eine klinische Bedeutung? Arch. orthop. Unfallchir. **47**, 159–172 (1955).
— Röntgenologische Bewegungsstudien an der Lendenwirbelsäule. Verh. dtsch. Orthop. Ges. **87**, 211–215 (1956).
— Schwerpunkt Wirbelsäule und Becken auf Röntgenaufnahmen. Beil. H. Zschr. Orthop. **88**, 446 (1956).
— Zum Problem der Wirbelsäulenganzaufnahme. Z. Orthop. **88**, 145–151 (1956).
— Die Bedeutung der Wirbelsäulenganzaufnahme für die Wirbeldiagnostik. Radiol. clin. **28**, 129–138 (1959).
— Die Form der Wirbelsäule mit Untersuchungen über ihre Beziehungen zum Becken und die Statik der aufrechten Haltung. Zugleich ein Beitrag zum Wert der Röntgenganzaufnahmen der Wirbelsäule. Beil. H. Zschr. Orthop., Bd. 91. Stuttgart: Enke 1959.
Leikkonen, O.: Low back pain and sciatique with special reference to secondary lumbosacral insufficiency. Acta orthop. scand. Suppl. 40 (1959).
Lenshoek, C. H.: Colonne cervicale et neurochirurgie, considérations radiologiques. Acta chir. belg. **60**, 595–604 (1961).
Lenzi, M., Canossi, G. C.: Possibilità diagnostiche dell'esame radiografico senza mezzi di contrasto nei tumori spinali e nelle ernie discali. Chir. Organi Mov. **50**, 89–112 (1961).
Lerch, H., Wurm, H.: Schmerzzustände an den Dornfortsätzen der Wirbelsäule und anderen Knochenprominenzen des Rückens. Arch. orthop. Unfallchir. **56**, 108 (1964).
Leubner, H.: Die Arthritis deformans der kleinen Wirbelgelenke. Zschr. Orthop. **65**, 42–52 (1936).
Lewit, K.: Funktionelle Röntgendiagnostik der Wirbelsäule — eine Frage der Interpretation. In: Die Wirbelsäule in Forschung und Praxis, Bd. 28. Stuttgart: Hippokrates 1964.
— et al.: Mechanismus und Bewegungsausmaß in den Kopfgelenken. Fortschr. Röntgenstr. **99**, 538 (1963).
Liechti, A.: Die Röntgendiagnostik der Wirbelsäule und ihre Grundlagen. Wien: Springer 1948.
Lindblom, K.: Eine anatomische Studie über lumbale Zwischenwirbelscheibenprotrusionen und Zwischenwirbelscheibenbrüche in die Foramina intervertebralia hinein. Acta radiol. **22**, 711–721 (1941).
— Protrusion of discs and nerve compression in the lumbar region. Acta radiol. **25**, 195–212 (1944).
— Lumbar myelography by Abrodil. Acta radiol. **27**, 1–7 (1946), **28**, 69–73 (1947).
— Diagnostic puncture of intervertebral disks in sciatica. Acta orthop. scand. **17**, 231–239 (1948).
— Technique and results in myeolography and disc puncture. Acta radiol. **34**, 321–330 (1950).
— Diskusrupturen und Lumbago-Ischias. Eine anatomische und röntgenologische Studie. Erg. inn. Med. **NF 2**, 281–295 (1951).
— Technique and results of diagnostic disc-puncture and injection (discography) in the lumbar region. Acta orthop. scand. **20**, 315–326 (1951).
— Discography of dissecting transosseous ruptures of intervertebral discs in the lumbar region. Acta radiol. **36**, 12–16 (1951).
— Experimental ruptures of intervertebral disc in rats' tail. J. Bone Joint Surg. **34 A**, 123–128 (1952).
— Hultquist, G.: Absorption of protrused disc tissue. J. Bone Surg. **32 A**, 557–560 (1950).
— Rexed, B.: Spinal nerve injury in dorso-lateral protrusion of lumbar discs. J. Neurosurg. **5**, 413–432 (1948).
Lindemann, K.: Zur Kasuistik der angeborenen Kyphosen. Arch. orthop. Chir. **30**, 27 (1930).
— Rundrücken und Adoleszentenkyphose. Zschr. orthop. Chir. **55**, 76 (1931).
— Bandscheibenveränderungen unklarer Ursache an jugendlichen Wirbelsäulen. Zschr. orthop. Chir. **55**, Beilh. 281 (1932).
— Die lumbale Kyphose im Adoleszentenalter. Zbl. Chir. 60, 832 (1933).
— Das Drehgleiten bei Skoliosen. Arch. orthop. Chir. **34**, 601 (1934).
— Bandscheibenverknöcherungen bei juvenilen Kyphosen. Zschr. Orthop. **64**, 143 (1936).
— Über die Osteoporose der Wirbelsäule unklarer Ursache (Fischwirbelkrankheit). Arch. orthop. Unfallchir. **44**, 403–411 (1951).
— Buterotti: Osteogenesis imperfecta und hypophysäre Störungen. Zschr. Orthop. **78**, 102 (1949).
— Kuhlendahl, H.: Die Erkrankungen der Wirbelsäule. Stuttgart: Enke 1953.
Lob, A.: Die Zusammenhänge zwischen den Verletzungen der Bandscheiben und der Spondylosis deformans im Tierversuch. I und II. Dtsch. Z. Chir. **240**, 222 (1933); **243**, 283–309 (1934).
— Spondylosis deformans. Zbl. Chir. **61**, 1072 (1934).
— Die Ausheilungsvorgänge am Wirbelbruch unter besonderer Berücksichtigung der Frage der traumatischen Spondylosis deformans. I. Dtsch. Zschr. Chir. **248**, 452–466 (1937).
— Die Beurteilung des hinteren Bandscheibenvorfalls in der sozialen Unfallversicherung. Dtsch. med. Wschr. **75**, 1597–1600 (1950).

LOB, A.: Formalgenetische Entstehung der Spondylosis deformans. Langenb. Arch. klin. Chir. **267**, 141–145 (1950).
— Was muß der praktische Arzt vom Wirbelbruch, seiner Behandlung und seiner Begutachtung wissen? Therapiewoche **3**, H. 10/11 (1952).
— Die Wirbelsäulenverletzungen und ihre Ausheilung. Stuttgart: Thieme 1954.
— Fehlerquellen und Irrtumsmöglichkeiten in der Begutachtung Unfallverletzter. Mschr. Unfallhk. **57**, 196 (1954).
— Die Wirbelsäulenverletzung. Monatskurse ärztl. Fortbdg. **6**, 260 (1956).
— Der Einfluß von Entzündungsherden als Fernwirkung auf die Wirbelsäule und ihre Bedeutung für die Therapie. Therapiewoche **7**, 297 (1956/57).
— Das Wirbelsäulentrauma in der Begutachtung der sozialen Unfallversicherung. In: Die Wirbelsäule in Forschung und Praxis, Bd. 9. Stuttgart: Hippokrates 1959.
— ASANGER, R., PROBST, J.: Sozialgerichtliche Entscheidungen über den Zusammenhang zwischen Unfall und Erkrankung. Stuttgart: Enke 1958.
— PROBST, J.: Chirurgische Behandlung und Nachbehandlung von Wirbelsäulenerkrankungen. Z. angew. Bäder- u. Klimahk. **8**, 182 (1961).
LODI, R.: Die ankylosierende Hyperostosis der Wirbelkörper beim alten Menschen. G. Geront. **9**, 471 (1961).
LÖW, A.: Zur Therapie und Pathogenese des Ischias. Med. Klin. **29**, 186 (1933).
— Zur Symptomatologie der Spondylarthrose, zugleich ein Beitrag zur Pathogenese der Neuralgie. Med. Klin. **33**, 870–872 u. 906–910 (1937).
LOMBARDI, G., PASSERINI, A.: Tabische Wirbelsäulenarthropathie. Arch. orthop. Unfallchir. **49**, 95 (1957).
LOUYOT, P.: Les algies dorsales professionnelles. Sém. hôp. **34**, 2670 (1958).
LOVE, J. G.: Protrusion of the intervertebral disk into the spinal canal. Proc. Staff Meet. Mayo-Clin. **11**, 529–534 (1936).
— The role of intervertebral disks in the production of chronic low back and sciatic pain. Proc. Staff Meet. Mayo-Clin. **12**, 369–372 (1937).
— The disk factor in low-back pain with or without sciatica. J. Bone Surg. **29**, 438–447 (1947).
— KIEFER, E. J.: Root pain paraplegia due to protrusions of thoracic intervertebral discs. J. Neurosurg. **7**, 62–69 (1950).
— WALSH, M. N.: Protrused intervertebral disks. A report of 100 cases in which operation was performed. J. amer. med. Assoc. **111**, 396–400 (1938).
— — Interspinal protrusion of intervertebral discs. Arch. Surg. (Chicago) **40**, 454–484 (1940).
LUCCA, E.: Lesione del disco intervertebrale da infezinog onococcia. Boll. e mem. soc. piemont. chir. **4**, 225–233 (1934).
LUSCHKA, H.: Die Nerven des menschlichen Wirbelkanals. Tübingen 1850.
— Die Halbgelenke des menschlichen Körpers. Berlin: Reimer 1858.
— Anatomie des Menschen, Bd. I: Der Hals. Tübingen 1862.
LYON, E.: Die Krankheiten der Zwischenwirbelscheiben. Arch. orthop. Chir. **26**, 295–301 (1928).
— Über Brüche von Epiphysen der Lendenwirbelkörper im Jünglingsalter. Fortschr. Röntgenstr. **38**, 376–380 (1928).
— Über Kalkknötchen in den Zwischenwirbelscheiben. Fortschr. Röntgenstr. **39**, 76–80 (1929).
— Das Verhalten der Bandscheiben bei typhöser Spondylitis. Fortschr. Röntgenstr. **40**, 635–638 (1929).
— Beiträge zur Klinik der Bandscheibenverkalkung und -verknöcherung. Arch. orthop. Chir. **28**, 717 (1930).
— Über horizontale Verdichtungen in den Wirbelkörpern. Fortschr. Röntgenstr. **45**, 592–595 (1932).
— Kalkablagerungen in den Zwischenwirbelscheiben im Kindesalter. Zschr. Kinderhk. **53**, 570–574 (1932).
— Spondylosis deformans, Arthrosis deformans der kleinen Wirbelgelenke und Nervenzysten. Fortschr. Rö'str. **48**, 46–54 (1933).
— MARUM, G.: Krankheiten der Wirbelkörperepiphysen. Fortschr. Röntgenstr. **44**, 498–507 (1931).
MACNAB, J.: Negative laminectomy. J. Bone Joint Surg. **50 A**, 838 (1968).
MAINTZ, G.: Gibt es Schädigungen der Wirbelsäule durch Preßluftwerkzeugarbeit? Hefte z. Unfallhk. **44**, 154 (1953).
MANDRE-SCHARIN, L.: On low-back pain. Acta orthop. scand. Suppl. 5 (1950).
MANNHEIM, H.: Freier Körper in einem Zwischenwirbelgelenk nach Trauma. Mschr. Unfallhk. **37**, 67–72 (1930).
MARDERSTEIG, K.: Zur Frage der persistierenden Wirbelkörperapophysen. Fortschr. Röntgenstr. **46**, 441–449 (1932).
— Spaltbildungen in den Zwischenwirbelscheiben im Röntgenbild. Fortschr. Röntgenstr. **52**, 278–283 (1935).
MARKWALDER, H.: Ischialgien und Lumbalgien. Praxis **50**, 153 (1961).
MARUŠIAK, J.: Dependence of osteochondrosis of the spine and of discogenous syndrome on the character of work. Acta Univ. Carol. Med. **6**, 109–122 (1960).
MARUSKE, H., ZEITLER, E.: The influence of rigorous gymnastics using apparatus on the cervical spine during its development. Schweiz. Z. Sportmed. **10**, 52–72 (1962).
MAU, C.: Spondylosis deformans und Unfall. Bemerkungen zu den Arbeiten von Gaugele und Güntz. Zschr. orthop. Chir. **60**, 16 (1933).
MELAMED, A.: Fracture of pars interarticularis of lumbar vertebra. Amer. J. Roentgenol. **94**, 584 (1965).
MENSOR, M. C.: Non operative treatment, including manipulation for lumbar intervertebral disc syndrome. J. Bone Surg. **37**, 925 (1955).
MESSER, B., SIELAFF, H. J.: Über Zusammenhänge zwischen cervikaler Osteochondrose und Tonusstörungen des Ösophagus. Fortschr. Röntgenstr. **92**, 85–97 (1960).
METTLER, F. A.: Culture and the structural evolution of the neural system. New York 1956.

Metzger, J., Engel, Ph., Delenge, D., Aboulker, J.: Myélobulbographie gazeuse dans les myélopathies chroniques. Acta rad. scand. **5**, 1079 (1966).

Meyer, R.: Cervical discography. Amer. J. Roentgenol. **90**, 1208 (1963).

Meyer-Burgdorff, H.: Untersuchungen über das Wirbelgleiten. Stuttgart: Thieme 1931.

— Über die Veränderungen der Bandscheiben bei Wirbelgleiten. Z. Orthop. (Beilh.) **62**, 120 (1935).

Meyer-Langsdorff, H.: Die Röntgentherapie der zervikalen Osteochondrose. Ihre Beziehungen zur Periarthritis humero-scapularis. Strahlenther. **105**, 397–404 (1958).

Mixter, W. J., Barr, J. S.: Rupture of intervertebral disc with involvement of the spinal canal. New. Engl. J. Med. **211**, 210–215 (1934).

Monod, A.: Réflexions sur les cotrines de thérapeutique manipulative. In: Die Wirbelsäule in Forschung und Praxis, Bd. 13, S. 88–90. Stuttgart: Hippokrates 1959.

Moritz, W.: Das cervicale Sympathicussyndrom unter besonderer Berücksichtigung der Hör- und Gleichgewichtsstörungen. Langenb. Arch. klin. Chir. **276**, 141 (1953).

— Das cervoläre Sympathicus-Syndrom und seine praktische Bedeutung. Z. Laryng. Rhinol. **32**, 270 (1953).

— Cerviko-kephale Wirbelsäulensymptome und ihre Behandlung. Therapiewoche **7**, 292 (1956/57).

Moscher, H. P.: Röntgenstudie der Bewegung der Zunge, der Epiglottis und des Zungenbeins beim Schlucken, anschl. eine Erörterung über die Schwierigkeit beim Schlucken, die durch retro-pharyngeale Divertikel, unter dem Kehlkopf liegenden Membranen und Exostosen der Halswirbelsäule verursacht werden. Laryngoscope (St. Louis) **37**, 235–262 (1927).

Müller, E. H.: Die Spondylosis hyperostica. Arch. orthop. Unfallchir. **55**, 29 (1963).

Müller, H.: Zur Genese und Diagnostik des cervikalen Syndroms. Med. Mschr. **7**, 364–367 (1933).

— Spontanheilung der Osteochondrosis dissecans. Z. f. Orthop. **81**, 377 (1952).

— Der Bandscheibenvorfall beim Hund. Tierärztl. Umschau **10**, 435–440 (1955).

Müller, R.: Protrusion of thoracic intervertebral disks with compression of the spinal cord. Acta med. scand. **139**, 85 (1951).

Müller, W.: Das röntgenologische Bild und die klinische Bedeutung der sog. Knorpelknötchen der Wirbelsäule. Beitr. klin. Chir. **145**, 191–211 (1928).

— Spontane seitliche Wirbelkörperverschiebung. Zschr. orthop. Chir. **55**, 351–364 (1931).

— Wirbelverschiebungen nach der Seite. Verh. Rö'ges. **23**, 42 (1931).

— Pathologische Physiologie der Wirbelsäule. Leipzig: Barth 1932.

— Umbauzonen an den Dornfortsätzen kyphotischer Wirbelsäulen als Ursache von Schmerzzuständen. Fortschr. Röntgenstr. **48**, 639–641 (1933).

— Weitere Beobachtungen über das Drehgleiten an skoliotischen Lendenwirbelsäulen älterer Leute und seine Bedeutung für die Unfallbegutachtung. Arch. orthop. Chir. **33**, 1–9 (1933).

Müller-Stephan, H.: Zum Krankheitswert der „Spondylosis deformans". Orthopädie 196 (1955).

Mumenthaler, M.: Diagnose, Differentialdiagnose und Therapie der Zerviko-Brachialgien. Praxis **48**, 1234 (1962).

— Eichenberger, M.: Skelettmißbildungen am kranio-cervikalen Übergang. Schweiz. med. Wschr. **93**, 1830 (1963).

Muntean, E.: Zur Frühdiagnose der Lockerung im zervikalen Bewegungssegment. Fortschr. Röntgenstr. **77**, 553–561 (1952).

— Die Bedeutung der funktionellen Röntgendiagnostik und der Röntgentherapie bei der zervikalen Osteochondrose. Fortschr. Röntgenstr. **84** (Beih. 38), 62–63 (1956).

Nagel, A.: Nervenschädigungen bei Spondylosis deformans. Dtsch. med. Wschr. II, 1789 (1936).

Nathan, H., Schwartz, A.: Inverted pattern of development of thoracic vertebral osteophytosis in situs inversus and in other instances of right descending aorta. Radiol. clin. **31**, 150–158 (1962).

Neu, O.: Rückenmarkssyndrome bei der Osteochondrose der Halswirbelsäule. Nervenarzt **29**, 400 (1958).

Neugebauer, H.: Spondylolistese und Dornfortsatz. Z. Orthop. **92**, 381 (1960).

Neumann, J., Lehmann, R.: Reversible Tetraplegie infolge Einengung des Wirbelkanals der Halswirbelsäule bei partieller Hyperostose des Knochensystems. Psychiat. Neurol. med. Psychol. **17**, 284 (1965).

Neumeyer, G.: Die Therapie des lumbalen Bandscheibenschadens aus orthopädischer Sicht. Therapiewoche **13**, 436 (1963).

Nicolas, L.: Beitrag zur Frage der traumatischen Spondylosis deformans. Zbl. Chir. **17**, 991 (1938).

Niedner, F.: Zur Kenntnis der normalen und pathologischen Anatomie der Wirbelkörperrandleiste. Fortschr. Röntgenstr. **46**, 628–662 (1932).

— Schaltknochen in den Zwischenwirbelscheiben. Fortschr. Röntgenstr. **47**, 70–76 (1933).

Nyul-Toth, P., Radinsky, J.: Die Rolle der Osteoarthrosis interspinosa bei den Kreuzschmerzen der Patienten mit Spondylitis tuberculosa. In: Die Wirbelsäule in Forschung und Praxis, Bd. 25, S. **44.** Stuttgart: Hippokrates 1962.

Ober, V.: Über „Spondylosis deformans" der Halswirbelsäule. Dtsch. Zschr. Chir. **246**, 666 (1936).

Odom, G. L., Finney, W., Woodhall, B.: Cervical disk lesions. J. Amer. med. Ass. **166**, 23 (1958).

Oger, J., Brumagne, J., Margaux, J.: Les dangers et accidents des manipulations vertebrales. Rev. rhum. **33**, 493 (1966).

Onji, Y., Akoyama, H., Shimomura, Y., Ono, K., Hukuda, S., Mizuno, S.: Posterior paravertebral ossifications causing cervical myelopathie. J. Bone Joint Surg. **49 A**, 1314 (1967).

Ott, Th.: Pathologisch-histologische Untersuchungen der Lendenwirbelsäule eines wegen Bandscheibenhernien operierten Patienten. Z. Orthop. **87**, 378–383 (1956).

Ott, V. R.: Zur Frage der „senilen ankylosierenden Hyperostose der Wirbelsäule" (Forestier-Rotes). Z. Rheumaforschung **11**, 95–105 (1952).

OTT, V.: Über die Spondylosis hyperostotica. Schweiz. med. Wschr. **83**, 790–799 (1953).

— SCHWENKENBECHER, H., ISER, H.: Die Spondylose bei Diabetes mellitus. Z. Rheumaforsch. **22**, 278 (1963).

OTTO, K., LINDENBERG, D.: Behandlungsergebnisse bei Frakturen und Luxationen der Halswirbelsäule. Mschr. Unfallhk. **71**, 186 (1968).

OTTO, W.: Zur Röntgenfunktionsdiagnostik der Halswirbelsäule in der Praxis. Fortschr. Röntgenstr. **83**, 834–839 (1955).

PÁL, J., FORRAI, J.: Über diagnostische und therapeutische Erfahrungen in Verbindung mit der Baastrupschen Krankheit. Z. ges. inn. Med. **17**, 968–973 (1962).

PANTER, K.: Über Komplikationen und Gefahren bei der Abrodil-Myelographie. Dtsch. med. Wschr. **78**, 937–941 (1953).

PAYNE, E. E., SPILLANE, J. D.: The cervical spine; an anatomico-pathological study of 70 specimens with particular reference to the problem of cervical spondylosis. Brain **80**, 571 (1957).

— Contrast medium examination of the intervertebral discs of the lower lumbar spine. Acta orthop. scand. **20**, 327–334 (1950).

— LIND, J., WEGELIUS, C.: Phlebography of the intervertebral plexus. Acta orthop. scand. **25**, 228 (1955/56).

PERL, J.: Transabdominal anterior discographic examination. J. int. Coll. Surg. **22**, 76 (1954).

PEROTTI, D.: Die Röntgenzeichen der Ausheilungsvorgänge bei Wirbeltuberkulose. Zbl. ges. Radiol. **23**, 490 (1936).

PEROTTI, F.: Sui raporti tra artrosi cervicale e disfunzione motoria del faringe. Radiol. med. (Turin) **38**, 309 (1952).

PIA, H.: Indikationsstellung zur operativen Behandlung bei Wurzelkompression durch Osteochondrose. Zbl. Chir. **81**, 1739 (1956).

PIA, H.: Leistungsfähigkeit und Grenzen der Luftmyelographie bei spinalen raumfordernden Prozessen. Fortschr. Röntgenstr. **83**, 170–177 (1955).

— Zur Differentialdiagnose der Ischias und Indikation zur operativen Behandlung. Dtsch. med. Wsch. 84, 101–106 (1959).

— TÖNNIS, W.: Diagnose und Therapie zervikaler Bandscheibenschäden. Dtsch. med. Wschr. **78**, 1089–1093 (1953).

— — Zur Frage der operativen Behandlung der zervikalen Bandscheibenschäden. Münch. med. Wschr. **95**, 925–927 (1953).

PLATE, E.: Über die Anfangsstadien der Spondylitis deformans. Fortschr. Röntgenstr. **16**, 346 (1910).

PLESSMANN, K.: Zur Lokalisation der Spondylopathia deformans. Zschr. orthop. Chir. **53**, 242 (1930).

PODKAMINSKI, N. A.: Die fermentative Theorie der Entstehung von Arthritis und Spondylitis deformans. Arch. klin. Chir. **171**, 592–604 (1932).

PÖSCHL, M.: Röntgenbild und Röntgenbestrahlung bei der Arthrosis alkaptonurica. Fortschr. Röntgenstr. **76**, 97–101 (1952).

— Beitrag zum Krankheitsbild der universellen Osteochondrose der Wirbelsäule. Fortschr. Röntgenstr. **76**, 101 (1952).

POLGAR, F.: Über interarkuelle Wirbelverkalkungen. Fortschr. Röntgenstr. **40**, 292–298 (1929).

PRIESSNITZ, O.: Calcinosis intervertebralis bei einem Zwilling und ihre Beziehung zur Scheuermannschen Krankheit. Arch. orthop. Unfallchir. **46**, 565 (1954).

PÜSCHEL, J.: Der Wassergehalt normaler und degenerierter Zwischenwirbelscheiben. Beitr. path. Anat. **84**, 123–130 (1930).

PUHL, H.: Über Spondylitis infectiosa. Dtsch. Zschr. Chir. **228**, 172–209 (1930).

PUTTI, V.: Lombo-artrite e sciatica vertebrale. Capelli, Bologna 1936.

PUUSEPP, L.: Deux cas d'ecchondrome de la région lombaire avec spasme des vaisseaux du pied. Bull. Soc. nat. chir. **61**, 24–30 (1935).

RADKE, H.: Zur Sakralisation der Lendenwirbelsäule. Z. Orthop. **91**, 143 (1959).

— STOCKHAUSEN, J.: Zur Verkalkung des vorderen Wirbelbandes. Fortschr. Röntgenstr. **89**, 639–641 (1958).

MCRAE, D. L.: Asymptomatic intervertebral disc protrusion. Acta radiol. **46**, 9 (1956).

— Die Bandscheibendegeneration – radiologische und klinische Probleme. In: K. Becker: Klinische Neuroradiologie, S. 440–465. Stuttgart: Thieme 1960.

— Anatomical and pathological factors of radiological importance in disorder of the spine. 9. int. Congr. Radiol. **1**, 424–432 (1961).

RAINES, J.: Intervertebral disc fissures. Amer. J. Roentg. **70**, 964 (1953).

RASPE, R.: Eine neue Schwingblende für Röntgenganzaufnahmen der Wirbelsäule. Röntgenblätter **10**, 314–317 (1957).

— Zur Auswertung von Röntgen-Ganzaufnahmen der Wirbelsäule in chir.-orthop. Sicht. Ein Überblick. Zbl. Chir. **85**, 1903–1911 (1960).

RATHCKE, F.: Über Wirbelbogenaplasie. Arch. orthop. Unfallchir. **45**, 175 (1952).

RATHCKE, L.: Zysten in den Zwischenwirbelscheiben. Beitr. path. Anat. **87**, 737 (1931).

— Über Kalkablagerungen in den Zwischenwirbelscheiben. Fortschr. Röntgenstr. **46**, 66–75 (1932).

— Zur normalen und pathologischen Anatomie der Halswirbelsäule. Dtsch. Z. Chir. **242**, 122–137 (1933).

— Unsere heutigen Kenntnisse von der Spondylolisthese. Dtsch. med. Wschr. **63**, 1228 (1937).

— Verkalkungen in den Zwischenwirbelscheiben. Fortschr. Röntgenstr. **46**, 66–75 (1939).

RATHKE, F. W.: Das elastische Mieder bei statischer Wirbelsäuleninsuffizienz. Dtsch.-med. Wschr. **78**, 1066 (1953).

— Rückenschmerzen und Kreuzschmerzen. Ursachen und Behandlung. Dtsch. med. Wschr. **83**, 1432–1434 u. 1437–1439 (1958).

— HEIPERTZ, W.: Ergebnisse konservativer und operativer Behandlung beim lumbalen Bandscheibensyndrom. Z. Orthop. **87**, 575–604 (1956).

RAUSCH, W.: Veränderungen am unteren Nackengelenk und ihre klinische Bedeutung. Fortschr. Röntgenstr. **76**, 595–599 (1952).

RAUSCH, W.: Lumbale Bandscheibenveränderungen ohne klinische Beschwerden. Fortschr. Röntgenstr. **77**, 199–203 1952).

— Zur funktionellen Röntgendiagnostik der Wirbelsäule. In: Die Wirbelsäule in Forschung und Praxis, Bd. 1, S. 89–95. Stuttgart: Hippokrates 1956.

RAVAULT, P. P., LEJEUNE, J., MAITREPIERRE, J., BOUVIER, M.: Réflexions sur la nevralgie sciatique essentielle. Rev. Lyon. Méd. **11**, 559 (1962).

— ROCHER, L., VIGNON, G., DOMENACH, M.: Contribution à l'étude de l'évolution des lombalgies. Rev. rhum. **29**, 466 (1962).

v. RECHENBERG, H. K., SPIEGELBERG, H. L.: Die Behandlung des degenerativen Rheumatismus mit Librium Roche. Schweiz. med. Wschr. **90**, 1121 (1960).

RECORDIER, A. M., JOUVE-FOURNIER, P., GUÉRIN-GIZOLME, A. M.: „Hyperostose ankylosante vertébrale senile", confrontations anatomoradiologiques. A propos der 20 observations. J. radiol. éléctrol. **43**, 83–87 (1962).

REIMERS, C.: Bandscheibenischias, Bandscheibenkreuzschmerz und Unfallrecht. Chirurg **22**, 241 (1951).

— Die Chondrosis dissecans der Knorpeldeckplatte als Ursache des Bandscheibenvorfalles. Arch. klin. Chir. **267**, 469–472 (1951).

REINHARDT, K.: Beitrag zur Baastrupschen Krankheit. Dtsch. med. Wschr. **76**, 363–365 (1951).

— Aktuelle Probleme in der Kontrastmitteluntersuchung des Wirbelkanals. Fortschr. Röntgenstr. **83**, 809–819 (1955).

— Die Vorteile der Kombination der Abrodilmyelographie mit der Diskographie. Fortschr. Röntgenstr. **89**, 188–197 (1958).

— Die Anatomie und Pathologie der kleinen Wirbelgelenke im Röntgenbild. Vort. IX. int. Congr. Radiol. München 1959.

— Das Drehgleiten. Ein Teilproblem der Bandscheibendegeneration. In: Radiol. clin. Fasc. 1. Basel: Karger 1959.

— Neuere Gesichtspunkte zur Genese, Diagnostik und Therapie der Ischias. Fortschr. Röntgenstr. **93**, 86–97 (1960).

— Asoma an der Lendenwirbelsäule. Fortschr. Rö'str. **99**, 197–202 (1963).

— PANTER, K.: Myelographie und Ischias. Eine neuro-röntgenologische Studie. Saarbrücken: West-Ost-Verl. 1955.

— SCHÖLZEL, P.: Myelographische Bewegungsstudien. Fortschr. Röntgenstr. **88**, 168–182 (1958).

REISCHAUER, F.: Zur Frage der Spondylolyse. Beitr. klin. Chir. **162**, 64–82 (1935).

— Untersuchungen über den lumbalen und zervikalen Wirbelbandscheibenvorfall. Stuttgart: Thieme 1949.

— Bandscheibenvorfall oder ossale Zwischenwirbellochstenose (Duus). Biopsie vontra Nekropsie. Bruns' Beitr. klin. Chir. **181**, 370–387 (1950).

— Lumbago, Ischialgie und Brachialgie in ihrer Beziehung zur Bandscheibe. Langenb. Arch. u. Dtsch. Z. Chir. **267**, 418–437 (1951).

— Über die Begutachtung der Wirbelbandscheibenschäden. H. Unfallhk. **42**, 7–35 (1951).

REISCHAUER, F.: Zur Entstehung der Bandscheibendegeneration der WS. Dtsch. med. Wschr. **78**, 1036–1037 (1953).

— Dorsale Halsmarkschädigung. Langenb. Arch. u. Z. Chir. **279**, 188 (1954).

— Die zervikalen Vertebralsyndrome. Stuttgart: Thieme 1955.

— Wirbelsäulen- und Bandscheibenschäden. Therapiew. **8**, 130–139 (57/58).

— Über die postischialgischen Durchblutungsstörungen der Beine. Ein typisches Bandscheibensymptom der Spinalwurzel L5. Med. Klin. **53**, 579–584 (1958).

— Die Spondylolisthesis nach Aufklärung der Discus-Symptome. Krankheit oder Röntgenbefund? Med. Klin. **54**, 590–596 und 581–582 (1959).

REISNER, H., KUNERTH, L.: Der Rückenschmerz durch neurologische Erkrankungen der Wirbelsäule. Wien. med. Wschr. **112**, 954 (1962).

— RUPPRECHT, A.: Diagnostische Schwierigkeiten bei Tumoren des Foramen occipitale magnum. Wien. klin. Wschr. **74**, 691 (1962).

RENIER, J. C.: Lumbago, lumbalgies et décontracturants. Rev. rhum. **33**, 954 (1962).

ROAF, R.: The treatment of progressive scoliosis by unilateral growth-arrest. J. Bone Joint Surg. **45 B**, 637 (1963).

ROKA, G.: Tomographie der Foramina intervertebralia als Routinemethode. Zschr. ärztl. Fortb. **53**, 1378–1381 (1959).

ROKITANSKY, C.: Lehrbuch der pathologischen Anatomie. Wien: Braunmüller 1855.

ROOFE, P.: Innervation of anulus fibrosus and posterior longitudinal ligament. Arch. Neurol. Psychiat. **44**, 100 (1940).

ROSE, G., v. MENTZINGEN, A.: Schattengebende Herde in der Wirbelbandscheibe. Chirurg **2**, 19–22 (1930).

— — Knorpelknoten im Wirbelkörper und Trauma. Chirurg **2**, 418–422 (1930).

ROSENZWEIG, S., PALLADE, N., SCHIAU, S., HERTENAU, H., STOENESCU, R., DEBAU, M.: Klinische und röntgenologische Spondyloseuntersuchungen. Kritisches Studium über Ätiopathogenie und Klinik. Probl. Reumatol. (Bukarest) **4**, 147–199 (1956).

ROSKAMP, H.: Angst und Cervical-Syndrom. Z. psycho-som. Med. **8**, 157 (1962).

ROSS, E.: Ergebnisse einer Röntgen-Reihenuntersuchung der Wirbelsäule bei 5000 männlichen Jugendlichen. Fortschr. Röntgenstr. **97**, 734–751 (1962).

— Das Schubladenphänomen an der jugendlichen Lendenwirbelsäule. Fortschr. Röntgenstr. **98**, 37–46 (1963).

— Die Varianten des Verschiebungsphänomens an der Hals- und Lendenwirbelsäule. Fortschr. Röntgenstr. **100**, 242–253 (1964).

— Verschiebungsphänomen und Wirbelblockierung an der Hals- und Lendenwirbelsäule. Fortschr. Röntgenstr. **100**, 367 (1964).

RUBENS, A., DUVAL, J., VILLIAUMAY, J., LUBETZKI, D.: Etude critique de l'hyperostose vertébrale ankylosante. Rev. rhum. **28**, 423 (1961).

RÜBE, W.: Doppelanlage der letzten Steißbeinwirbel. Fortschr. Röntgenstr. **87**, 270–272 (1957).

RÜBE, W.: Flexionsdiagnostik der Lendenwirbelsäule, ein Hilfsmittel zur Lokalisation der Nucleus-pulposus-Hernie. Fortschr. Röntgenstr. **88**, 656-661 (1958).
— Deglutition disorders in osteochondrosis of the cervical spine. Radiol. Diagn. **2**, 161 (1961).
— Schluckstörungen bei Osteochondrose der Halswirbelsäule. Rad. Diagn. **2**, 163–171 (1961).
— HEMMER, W.: Ist der Morbus Scheuermann eine seltene Erkrankung? Fortschr. Röntgenstr. **96**, 489–495 (1962).
RUGE, E.: Die Wirbelsäule in der Unfallheilkunde. Hefte z. Unfallhk. **135**, H. 8.
RUMMEL, H.: Über eine seltene, auch röntgenologisch bemerkenswerte Ursache von Kreuzschmerzen (Spangenbildung nach Spondylitis thyphosa). Fortschr. Röntgenstr. **38**, 348–353 (1928).
SAEGESSER, M.: Spezielle chirurgische Therapie. Bern: Huber 1959.
SÄKER, G.: Ihr Fall – Ihre Diagnose. Ärztl. Praxis **14**, 2288 (1962).
SCHACHTSCHNEIDER, H.: Der hintere Bandscheibenprolaps und seine klinischen Auswirkungen. Fortschr. Röntgenstr. **54**, 107–129 (1936).
SCHÄFER, R.: Anästhesiebehandlung der lumbalen und lumbosakralen Diskushernien. Schweiz. med. Wschr. **90**, 395 (1960).
SCHANZ, A.: Die statischen Belastungsdeformitäten der Wirbelsäule. Stuttgart: Enke 1904.
— Eine typische Erkrankung der Wirbelsäule (Insufficientia vertebrae). Klin. Wschr. 986–992 (1907).
— Die Lehre von den statischen Insuffizienzerkrankungen mit besonderer Berücksichtigung der Insufficientia vertebrae. Stuttgart: Enke 1921.
— Zur Kenntnis der Spondylitis deformans. Zschr. orthop. Chir. **53**, 42–52 (1930).
— Spondylitis deformans, Arthritis deformans und Schmerzen. Münch. med. Wschr. I, 94 (1930).
— Wirbelsäule und Aorta. Zschr. orthop. Chir. **53**, 42 (1930).
— Wirbelsäule und Bauch. Zbl. Chir. 1598 (1930).
SCHATZKER, J., PENNAL, G. F.: Spinal stenosis of cauda equina compression. J. Bone Joint Surg. **50B**, 606 (1968).
SCHEIDT, R.: Über das Schicksal aufgerichteter Wirbelfrakturen. Mschr. Unfallhk. **53**, 140–148 (1950).
— Der traumatische Bandscheibenbruch und die Spondylosis deformans traumatica. Mschr. Unfallhk. u. Vers. Med. **53**, 278–285 (1950).
SCHEITHAUER, K. H.: Zusammenfassendes über die ankylosierende senile Hyperostose der Wirbelsäule. Radiol. diagn. **1**, 747–755 (1960).
SCHERESCHEWSKY, S.: Die Bedeutung der Röntgenuntersuchung für die Erkrankung beginnender deformierender Prozesse an der Wirbelsäule. Z. phys. Therap. Bäder-Klimahk. **35**, H. 5.
SCHILLING, F., SCHACHERL, M., GAMP, A., BOPP, A.: Die Beziehungen der Spondylosis hyperostotica zur Konstitution und zu Stoffwechselstörungen. Med. Klin. **60**, 165 (1965).
SCHILT, W.: Jugendliche Wirbelsäulenanomalien als Ursache von Kreuzschmerzen. Arch. orthop. Unfallchir. **56**, 166 (1964).
SCHINGNITZ, D.: Randzacken der Halswirbelsäule. Arch. orthop. Chir. **32**, 356 (1933).
SCHINZ, H. R.: BAENSCH, FROMMHOLD, GLAUNER, UEHLINGER, WELLAUER: Lehrbuch der Röntgendiagnostik, Bd. 3. Stuttgart: Thieme 1966.
SCHLEGEL, K. F.: Der lumbale Bandscheibenschaden. Med. Klin. **48**, 386–388 (1953).
— Zur Ätiologie der Diskopathien. Med. Klin. **49**, 1159–1161 (1954).
— Das zervikale Syndrom. Med. Klin. **49**, 1266–1269 (1954).
— Das lumbale Syndrom. Med. Klin. **49**, 1929–1932 (1954).
— Zervikaler Blockwirbel bei Osteochondrose. Fortschr. Röntgenstr. **83**, 373–377 (1955).
— Die praktische Bedeutung der Funktionsdiagnostik der Wirbelsäule im Röntgenbild. Med. Klin. **51**, 1595–1605 (1956).
— Über die Kontrastmitteldiagnostik des Spinalkanals. Verh. dtsch. orthop. Ges. **44**, 386–389 (1956).
— Sitzschäden und deren Vermeidung durch eine neuartige Sitzkontraktion. Med. Klin. **51**, 1940 (1956).
— Neurologische Komplikationen bei Mißbildungen, Erkrankungen und Verletzungen der Wirbelsäule. In: Hdb. d. Orthop., Bd. 2, S. 802–898. Stuttgart: Thieme 1958.
Die für die Höhendiagnostik lumbaler Bandscheibenhernien pathognomischen Ausfälle der Muskulatur. Dtsch. med. Wschr. **82**, 1820 (1957),
SCHLÜTER, K.: Infektspondylitis nach paravertebraler Infiltration. Fortschr. Röntgenstr. **82**, 357–363 (1955).
— Spannungsoptische Modellversuche zu den Rißformen im Bereich der Zwischenwirbelscheibe. Fortschr. Med. **82**, 155–159 (1964).
— Über Wirbelverschiebungen in der Lendengegend. In: Die Wirbelsäule in Froschung und Praxis, Bd. 1, S. 107–121. Stuttgart: Hippokrates 1956.
— Ist die Spondylosis deformans eine Krankheit? Umschau **64**, 502–507 (1964).
SCHMIEDEN, V.: Die operative Chirurgie der Wirbelsäule. Arch. klin. Chir. **162**, 388 (1930).
— Berichte über die Hauptvorträge des Chirurgenkonkresses 1930. II. Chirurgie der Wirbelsäule. Mschr. Unfallhk. Beih. 8 (1931).
— Über die Versteifungsoperationen nach Henle-Albee an der Halswirbelsäule. Arch. klin. Chir. **170**, 89 (1932).
— Mahler: Erfahrungen bei der Begutachtung von Wirbelbrüchen. Chirurg **3**, 1 (1951).
— Reisner: Wirbelsäule und Unfall. Ver'bl. pfälz. Ärzte **45** (1933).
SCHMINCKE, A., SANTO, E.: Zur normalen und pathologischen Anatomie der Halswirbelsäule. Zbl. Pathol. **55**, 369–372 (1932).
SCHMORL, G.: Über die an den Wirbelbandscheiben vorkommenden Ausdehnungsvorgänge und die dadurch an ihnen und der Wirbelspongiosa hervorgerufenen Veränderungen. Verh. dtsch. path. Ges. 22. Tg. 250 (1926).
— (Über die an den Wirbelbandscheiben vorkommenden Ausdehnungs- und Zerreißvorgänge und die dadurch an ihnen und der Wirbelspongiosa hervorgerufenen Veränderungen. Verh. dtsch. path. Ges. 22. Tg. 250 (1926).

Schmorl, G.: Über die Ausdehnungs- und Zerreißvorgänge an den Zwischenwirbelscheiben. Zbl. Path. Ergänzungsh. (1927).
— Über die Knorpelknötchen an den Wirbelbandscheiben. Fortschr. Röntgenstr. **38**, 265–279 (1928).
— Über Chorda-Reste in den Wirbelkörpern. Zbl. Chir. **55**, 2306–2310 (1928).
— Zur pathologischen Anatomie der Wirbelsäule. Klin. Wschr. **8**, 1243–1249 (1929).
— Über Knorpelknoten an der Hinterfläche der Wirbelbandscheiben. Fortschr. Röntgenstr. **40**, 629–634 (1929).
— Verkalkungen in den Bandscheiben der Wirbelsäule nebst Bemerkungen über das Verhalten der Bandscheiben bei infektiöser Spondylitis. Fortschr. Röntgenstr. **40**, 18–26 (1929).
— Die Pathogenese der juvenilen Kyphose. Fortschr. Röntgenstr. **41**, 259 (1930).
— Über die pathologische Anatomie der Wirbelbandscheiben. Bruns' Beitr. **151**, 360–375 (1931).
— Zur Kenntnis der Spondylitis deformans. Z. Orthop. **55**, 222–229 (1931).
— Beiträge zur pathologischen Anatomie der Wirbelbandscheiben und ihre Beziehungen zu den Wirbelkörpern. Arch. orthop. u. Unfallchir. **29**, 389 (1931).
— Über Verlagerungen von Bandscheibengewebe und ihre Folgen. Arch. klin. Chir. **172**, 240–276 (1932).
— Junghanns, H.: Die gesunde und kranke Wirbelsäule in Röntgenbild und Klinik. Stuttgart: Thieme 1968.
Schneider, H. J., Lippert, H.: Das Sitzproblem in funktionell-anatomischer Sicht. Med. Wschr. **56**, 1164 (1961).
Schoberth, H.: Die Osteochondrose der Halswirbelsäule. Med. heute **5**, 416–423 (1956).
Schöler, G.: Zur Genese der Herniation des Nucleus pulposus. Wien. klin. Wschr. **62**, 298–301 (1950).
Schoen, D.: Spondyl-Nearthrosis apico-arcualis. Fortschr. Röntgenstr. **79**, 226 (1953).
— Eggstein, M., Vogt, W.: Ist die hyperostotische Spondylosis deformans eine diabetische Osteopathie? Fortschr. Röntgenstr. **110**, 524 (1969).
Schoger, G. A.: Das Krankheitsbild der Brachialgie paraaesthetica unter dem Gesichtspunkt der Osteochondrose der Halswirbelsäule. Zschr. Rheumaforsch. **12**, 31 (1953).
— Beitrag zur Therapie der Brachialgie nocturna. Münch. med. Wschr. **95**, 295 (1953).
Schorr, S., Adler, E.: Calcified intervertebral disc in children and adults. Acta radiol. **41**, 498–504 (1954).
— Fränkel, M., Adler, E.: Right unilateral thoracic spondylosis. J. Faculty Rad. (Lond.) **8**, 59–65 (1956).
Schrader: Zur klinischen und unfallmedizinischen Bedeutung der Sakralisation und Lumbalisation. Arch. orthop. Chir. **30**, 325 (1930).
— Experimentelle Untersuchungen zur Spondylosis deformans. Z. orthop. Chir. **62**, 117 (1935).
Schrader, E.: Der Bau der Zwischenwirbelscheiben in seinen Beziehungen zur Beanspruchung. Z. orthop. Chir. **53**, 6 (1930).
Schrader, E.: Die Bedeutung des Bandscheibenprolapses für die Manifestation von arteriellen Durchblutungsstörungen. Dtsch. Z. Nervenhk. **160**, 400 (1949).
— Die Rolle des Bandscheibenprolapses in der Pathogenese der zur Obliteration führenden arteriellen Erkrankungen. Dtsch. med. Wschr. **77**, 358–363 (1952).
Schröter, G.: Die Berufsschäden des Stütz- und Bewegungssystems. Leipzig: Barth 1958.
Schüller, J.: Ätiologie und Verlauf der sog. Spondylosis cervicalis. Zbl. Chir. 79, 1425 (1954).
Schulze, K.: Ein Beitrag zur Frage der Verlagerung von Bandscheibengewebe. Röntgenpraxis **9**, 641 (1937).
Sciarelle, C., del Vecchio, D.: Contributo clinicoradiologico alle conoscenza della malattia di Baastrup. Ann. Radiol. diagn. (Bologna) **34**, 265–291 (1961).
Seifert u. Schmidt-Kehl: Zur Entstehungsweise der Spondylosis deformans. Arch. orthop. Chir. **32**, 350 (1930).
Severin, E.: Degeneration of intervertebral discs in the lumbar region. Acta chir. scand. **89** (Suppl.), 353–378 (1943).
Seydewitz, O. H.: Umwandlung einer akuten Osteomyelitis der Wirbelsäule in eine sog. „blande“ infolge unterschwelliger Penicillintherapie. Fortschr. Röntgenstr. **73**, 574–581 (1950).
Seyss, R.: Nukleographie bei vorderen Prolapsen der Intervertebralscheiben. Z. Orthop. **85**, 391–395 (1954).
de Sèze, S.: Les accidents de la détérioration structurale du disque. Sem. Hôp. **31**, 2267 (1955).
— Des manipulations vertébrales. Sem. Hôp. **31**, 2313 (1955).
— Caroit, M., Maitre, M.: Le syndrome douloureux trophostatique de la postménopause. Sem. Hôp. **37**, 77 (1963).
— Debeyre, J.: Abord chirurgical direct des foyers pottiques. Acta orthop. belg. **21**, 424 (1955).
— Djian, A.: Röntgendiagnostik der Wirbelsäule. Stuttgart: Thieme 1963.
— — Abdelmoula, M.: Etude radiologique de la dynamique cervicale dans le plan sagittal. Rev. Rhum. **18**, 113 (1951).
— — Wellinger, C., Leroy, J.: Die hintere Halsarthrose. Monogr. méd. sci. Paris 1960.
— Durieu, J.: Retrolisthesis. Sem. Hôp. **26**, 409–427 (1950).
— Guerin, C, Rameau-Vareille: Les formes pseudo-pottiques de la discarthrose lombaire. Discarthrose lombaire avec érosions pseudopottiques des plateaux vertébraux. Sem. Hôp. **34**, 498 (1958).
— — — Les formes érosives et géodiques „pseudopottiques“ de l'arthrose lombaire. Rev. rhum. **26**, 161 (1959).
— Guillaume, J., Mauars, G., Jurmand, S. H.: Remarques sur les avantages des techniques non mutilantes dans le traitement chirurgical de la sciatique. Sem. Hôp. **25**, 927 (1949).

DE SÈZE, S.: LEVERNIEUX, J.: L'injection directe du nucleus pulposus par voie paravertébrale. Sem. Hôp. **27**, 1230—1231 (1951).

— — Les accidents de la discographie. Rev. Rhum. **19**, 1027–1033 (1952).

— NAITRE, M.: Diagnostic pratique des lombalgies dittes „banales". Acta orthop. belg. **27**, 424–441 (1961).

— PHANKIM-KOUPERNIK, M.: Radiodiagnostique en rhumatologie. Expansion scientifique, Paris 1967.

— ROBIN, J., ANQUIER, L., DJIAN, R., DURIEU, J., JURMAND, S., JEFFRES, R.: Algies verétbrales d'origine statique. Expans. sci., Paris 1951.

— ROTÉS-QUEROL, J.: Hernies rétromarginales antérieures. Sem. Hôp. **25**, 3964 (1949).

— — Studien über die retromarginale vordere Diskushernie. Rev. expan. Rheumat. **3**, 433 (1950).

— — DJIAN, A.: Le diagnostic radiologique de la hernie discale postérieure en station verticale. Sem. Hôp. **26**, 1297 (1950).

— RYKEWART, A.: Maladies des os et des articulations. Ed. méd. Flammarion: Paris 1954.

— et al.: Sciatique paralysante d'après 100 observations. Sem. Hôp. **45**, 1773 (1957).

SHEEHAN, S., BAUER, R. B., MEYER, J. S.: Vertebral artery compression in cervical spondylosis. Arteriographic demonstration .... Neurology **10**, 968 (1960).

SICARD, A., GODET, R., DRAMEZ, C., HEKMAT, H.: L'intradurographie au Méthiodal dans le diagnostic des lombosciatalgies. Presse méd. **65**, 1521 (1957).

SIEBER, E.: Erfahrungen mit der diagnostischen Discographie beim Bandscheibenvorfall. Dtsch. Ges. Wes. **7**, 1645–1648 (1952).

SIEBER, J. M.: Zur Katamamnes spastischer Syndrome, mit besonderer Berücksichtigung der Myelopathie bei zervikaler Spondylose und ihrer operativen Behandlung. Praxis **56**, 1746 (1967).

SIEGMUND, H.: Zur Begutachung der hinteren Bandscheibenprolapse der Wirbelsäule. Mschr. Unfallhk. **43**, 609–617 (1936).

SKUDLAREK, H.: Besteht eine Koinzidenz zwischen degenerativen Erkrankungen der Wirbelsäule und körperlicher Belastung bei Bergarbeitern? Inaug. Diss. Münster 1969.

SMITH, G. W.: The normal cervical diskogram. Amer. J. Roentg. **81**, 1006–1010 (1959).

— NICHOLS, P. JR.: The technique of cervical discography. Radiology **68**, 718–720 (1957).

SMITH, PUGH, POLLEY: Physiologic vertebral ligamentous calcification: An aging process. Amer. J. Roentg. **74**, 1049 (1955).

SMYTH, M. J., WRIGHT, V.: Sciatica and the intervertebral disc. J. Bone Surg. **40A**, 1401 (1958).

SÖDERBERG, L., ANDRÉN, L.: Disc degeneration and lumbago-ischias. Acta orthop. scand. **25**, 137–148 (1955).

SONNENSCHEIN, A.: Zur Verkalkung des Nucleus pulposus. Fortschr. Röntgenstr. **81**, 531–534 (1954).

SPITZENBERGER, O.: Arthritische Randzackenbildungen an der Halswirbelsäule als Ursache von Schluckbeschwerden. Röntgenpraxis **8**, 159 (1936).

SPURLING, R. G.: Lesions of the lumbar intervertebral disc. Lecture, series 177 (1953).

SPURLING, R. G.: GRANTHAW, E. G.: Ruptured intervertebrál discs in the lower lumbar region. Am. J. Surg. **75**, 140–158 (1948).

— MAYFIELD, F. H., ROGERS, J. B.: Hypertrophy of the ligamenta flava as a cause of low back pain. J. amer. med. Ass. **109**, 928–932 (1937).

— SCOVILLE, W. B.: Lateral rupture of the cervical intervertebral discs; a common cause of shoulder and arm pain. Surg. Gyn. Obst. **78**, 350–358 (1944).

— SEGERBERGER, L. H.: Lateral intervertebral disk lesions in the lower cervical region. J. amer. med. Ass. **151**, 354–359 (1953).

STEINMANN, WAEGNER: Unfall- und Berufsschädigung der Wirbelsäule beim Lastentragen. Schweiz. med. Wschr. **4**, 73 (1929).

STODDARD, A.: Lehrbuch der osteopathischen Technik an Wirbelsäule und Becken. In: Die Wirbelsäule in Forschung und Praxis, Bd. 19. Stuttgart: Hippokrates 1961.

STÖSSEL, H. G., FASSBENDER, C. W., HÄUSSLER, G.: Die Bedeutung der Übersichtsaufnahme (Leeraufnahme) der Lendenwirbelsäule beim lumbalen Bandscheibenvorfall. Fortschr. Rö'str. **91**, 329–334 (1959).

STOLZE, H.: Das obere Kreuz. München: Lehmann 1953.

STOOKEY, B.: Compression of spinal cord due to ventral extradural chondromas; diagnostic and surgical treatment. Arch. neurol. Psychiatr. **20**, 275–291 (1928).

— Compression of spinal cord and nerve roots by herniation of the nucleus pulposus in the cervical region. Arch. Surg. **40**, 417–432 (1940).

STRASSER, H.: Lehrbuch der Muskel- und Gelenkmechanik. Die Rumpfhaltung. Berlin: Springer 1917.

STUCK, R. M.: Cervical discography. Amer. J. Roentg. **86**, 975–982 (1961).

SÜSSE, H. J.:

— Die Chondrose der Halsbandscheiben, ihre Häufigkeit und röntgenologische Erfassung. Zschr Altersf. **9**, 82–92 (55/56).

— Die Häufigkeit der Zervikalsyndrome. Kongreßber. 1. Tg. med. wiss. Ges. Röntg. Dtsch. Dem. Rep. Leipzig 1957, 10–13.

— PFEIFFER, K.: Periarthritis humero-scapularis und Epicondylitis humeri bei Osteochondrose der Halswirbelsäule. Dtsch. Ges. Wes. 911–915 (1952).

SVOBODA, M.: X-rays of the whole spine in one exposure. Csl. Neurol. **24**, 54–57 (1961).

SWOBODA, W.: Skelett des Kindes. Stuttgart: Thieme 1969.

TAILLARD, W.: Die Spondylolisthesen. In: Die Wirbelsäule in Forschung und Praxis, Bd. 11. Stuttgart: Hippokrates 1959.

— Le diagnostic radiologique fonctionel en orthopédie vertébrale. Radiol. clin. **30**, 377 (1960).

— L'étiologie de la spondylose. Schweiz. med. Wschr. **93**, 301 (1963).

TAMMANN, H.: Die Wundheilung im Bereich der Zwischenwirbelscheibe. Arch. klin. Chir. **177**, 120 (1933).

Tamman, H.: Über die Wundheilung im Bereich der Zwischenwirbelscheiben. Arch. orthop. u. Unfallchir. **34**, 356–358 (1934).

Taube, H.: Die Symptomatologie des Halswirbelsyndroms. Zschr. Rheumaforsch. **16**, 211 (1957).

Teichert, G.: Schaltknochen der Zwischenwirbelscheiben und Spondylosis deformans. Fortschr. Röntgenstr. **84**, 457–462 (1956).

— Das Vakuum-Phänomen in der Zwischenwirbelscheibe, die Spontan-Darstellung des Nukleus-(Spalt-)Raumes. Z. Orthop. **96**, 148–155 (1962).

Teng, P.: Spondylosis of the cervical spine with compression of the cervical cord and nerve roots. J. Bone Surg. **42A**, 392 (1960).

Terrier, J.: Umriß und Grundlagen der manipulativen Therapie. In: Die Wirbelsäule in Forschung und Praxis, Bd. 8, S. 56. Stuttgart: Hippokrates 1959.

Terrier, J. C.: Die Grundlagen der manipulativen Behandlung der vertebralen Diskopathien. Schweiz. med. Wschr. **90**, 419 (1960).

— Betrachtungen zur manipulativen Wirbelsäulentherapie. In: Die Wirbelsäule in Forschung und Praxis, Bd. 26, S. 62. Stuttgart: Hippokrates 1963.

Töndury, G.: Beitrag zur Kenntnis der kleinen Wirbelgelenke. Zschr. Anat. **110**, 568 (1940).

— Zur Anatomie der Halswirbelsäule. Gibt es Uncovertebralgelenke? Zschr. Anat. Entw'gesch. **112**, 448 (1943).

— Zur Anatomie der Wirbelsäule, Entwicklung, Bau und Altersveränderung der Zwischenwirbelscheiben. Jahreskurs ärztl. Fortb. **35**, 1–9 (1944).

— Zur Entwicklung funktioneller Strukturen im Bereich der Zwischenwirbelscheiben. Schweiz. med. Wschr. 77, 643 (1947).

— Neuere Ergebnisse über die Entwicklungsphysiologie der Wirbelsäule. Arch. orthop. Unfallchir. **45**, 313–322 (1952).

— Über die Diskushernie beim Dackel. Z. orthop. Unfallchir. **45**, 313 (1952).

— Zur Anatomie und Entwicklungsgeschichte der Wirbelsäule unter besonderer Berücksichtigung der Altersveränderungen der Bandscheibe. Schweiz. med. Wschr. **85**, 825–827 (1955).

— Sulla struttura dei dischi intervertebrali in varia età. Romagne med. **8**, 4 (1956).

— Entwicklungsgeschichte und Fehlbildungen der Wirbelsäule. Stuttgart: Hippokrates 1958.

— Über neuere Erkenntnisse zur Entwicklung der Wirbelsäule und ihre Bedeutung zum Verständnis von Wirbelsäulenmißbildungen. In: Die Wirbelsäule in Forschung und Praxis, Bd. 5, S. 7–8. Stuttgart: Hippokrates 1959.

— Die Lebenskurve der Halswirbelsäule. Verh. dtsch. orthop. Ges. Beilageh. Z. Orthop. **91**, 137–151 (1959).

— Entwicklung, Bau und Altersveränderungen der Zwischenwirbelscheiben unter spezieller Berücksichtigung der Halsregion. Therapiewoche **10**, 432–438 (1960).

Toison, I., Batique, L., Carlier, C., Toison, G.: La maladie de Baastrup. J. Radiol. **38**, 62–65 (1957).

Trautmann, J.: Irrtümliche Diagnose einer Karzinommetastase im Retrokardialraum bei Skoliose der Wirbelsäule. Fortschr. Röntgenstr. **74**, 493–494 (1951).

Travaglini, F.: L'ossificazione dell'ernia posteriore del disco intervertebrale. Arch. Putti Chir. Organi Mov. **13**, 58–74 (1960).

Trostdorf, E., Stender, H. St.: Wirbelsäule und Nervensystem. Stuttgart: Thieme 1970.

Übermuth, H.: Die Bedeutung der Altersveränderungen der menschlichen Bandscheiben für die Pathologie der Wirbelsäule. Arch. klin. Chir. **156**, 567–577 (1929).

— Über die Altersveränderungen der menschlichen Zwischenwirbelscheibe und ihre Beziehung zu den chronischen Gelenkleiden der Wirbelsäule. Sächs. Akad. Wiss. Leipzig **81**, 111 (1929).

— Neue Erkenntnisse der Bandscheibenpathologie zur Entstehung unfallbedingter Protrusionen. Langenb. Arch. u. Dtsch. Z. Chir. **276**, 455–458 (1953).

— Bandscheibenschäden als Unfall und Berufskrankheit. Zbl. Chir. **78**, 737–750 (1953).

— Zur gutachtlichen Beurteilung von Wirbelsäulenschäden durch Feinfocus-Aufnahmen. Langenb. Arch. u. Dtsch. Z. Chir. **279**, 166–169 (1954).

— Das lumbale Syndrom. Arch. orthop. Unfallchir. **48**, 89–96 (1956).

— Das Lumbalsyndrom im Unfall, Zusammenhang der Bandscheibenschäden und ihre Auswirkung auf die Intervertebrallöcher. Zbl. Chir. **81**, 1732 bis 1735 (1956).

Unger, H.: Anomalien der Occipito-Cervical-Region. Arch. phys. Ther. (Leipzig) **10**, 430 (1958).

Veraguth, P., Braendli-Wyss, C., Frauchinger, E.: Der Rücken des Menschen. Bern: Huber 1948.

Verbiest, H.: A radicular syndrom from developmental narrowing of the lumbar vertebral canal. J. Bone Joint Surg. **36B**, 230 (1954).

— Further experiences on the pathological influence of the bony lumbar vertebral canal. J. Bone Joint Surg. **37B**, 576 (1955).

Viallet, P.: Deux cas de localisation cervicale de la maladie de Baastrup. J. radiol. electrol. **31**, 206–207 (1950).

Viernstein, K., Hipp, E.: Ein neues Verfahren zur Anfertigung von Wirbelsäulenganzaufnahmen. Z. Orthop. **89**, 188–193 (1957).

— — Oehler, W.: Der lumbale Bandscheibenvorfall. Z. Orthop. **92**, 11–25 (1959).

Vignon, G., Durant, J., Pansu, D., Bertran, J. N., Truchot, R.: La spondylorhéostose ou hyperostose ankylosante vertébrale sénile. Rev. rhum. **28**, 428 (1961).

Vogt, A.: Wirbelverschiebung nach hinten, traumatisch entstanden. Acta radiol. **18**, 227 (1937).

Walk, L.: Diagnostic lumbar disk puncture. Arch. Surg. **66**, 232–243 (1953).

— Darstellung der lumbalen disci intervertebralia. Vortr. IX. int. Congr. Radiol., München 1959.

— Lumbar discography and its clinical evaluation. In: Bibliotheca Radiologica. Basel: Karger 1962.

WALKO, R.: Beitrag zur Ätiologie der „Hyperostosis ankylosans vertebralis senilis". Fortschr. Röntgenstr. Beih. **98**, 81 (1963).

WEBER, H. H.: Röntgendiagnostik des lumbalen Bandscheibenrisses und seine Folgen. Radiol. clin. (Suppl.) **26**, 6–72 (1957).

WEGENER, E.: Spondylolisthesis. Münch. med. Wschr. **74**, 299 (1927).

WEIL, S.: Spondylolisthesis. Zbl. Chir. **57** 262 (1930).

WEIL, P.: Spondylolisthese und Trauma. Münch. med. Wschr. **78**, 387 (1931).

WEIL, S.: Die Ischiasskoliose. Med. Klin. **50**, 1129 bis 1131 (1955).

WEISS, K.: Über senile ankylosierende Hyperostose der Wirbelsäule. Radiol. Austriaca **7**, 187–194 (1954).

WELFING, J.: Le traitement de la sciatique commune. Sem. Hôp. **45**, 539 (1969).

WELLAUER, J.: Dorsaldislokation von Wirbelkörpern und Diskushernien in der Lendenregion. Dtsch. med. Wschr. **84**, 381 (1959).

WEPLER, W., KLUGE, A.: Über Anatomie und Pathologie der Foramina intervertebralia der menschlichen Lendenwirbelsäule. Bruns' Beitr. klin. Chir. **186**, 222–232 (1953).

WEYER: Spondylolisthese und Praespondylolisthese. Arch. orthop. Chir. **26**, 73 (1928).

WIETHE, C.: Spondylarthritis der Halswirbelsäule als Ursache von Schluckbeschwerden. Ref. Zbl. Radiol. **15**, 338.

— Spondylarthritis der Halswirbelsäule als Ursache von Schluckbeschwerden. Z. Oto-Laryng. **24**, 54–58 (1933).

WILSON, J.: Discusprolaps nach Lumbalpunktion. Brit. med. J. 1334 (1949/II).

WILSON, J. C. JUR.: Degenerative arthritis of the lumbosacral joint. The end-space lesion. J. amer. med. Ass. **169**, 1437–1442 (1959).

WISE, R. E., GARDNER, W. J., HOSIER, R. B.: X-ray visualization of the intervertebral disk. New. Engl. J. Med. **257**, 6–10 (1957).

— HUGHES, E. R., WEIFORD, E. C.: X-ray visualization of intervertebral disk. Mod. Med. **20**, 104–112 (1952).

WISZLER, H.: Spondylitis post-scarlatinosa. Helv. paed. Acta **2**, 371 (1947).

WITT, A. N.: Das Kontrastbild der Degenerationen des Dicus intervertebralis einschl. der Spondylosis deformans. Z. Orthop. **85**, 252–274 (1954).

WYBERT, L. A.: Beitrag zur Röntgendiagnostik der Nearthrose der Dornfortsätze oder Baastrupschen Krankheit. Vortr. IX. int. Congr. Radiol., München 1959.

YAMADA, K.: Supplemental study upon the pathogenesis of low back pain Baastrup's disease. Arch. Jap. Chir. **23**, 384 (1954).

YOSHIKAWA, K.: Roentgenological study on the displacement of lumbar vertebrae. Arch. Jap. Chir. **29**, 1235–1257 (1960).

ZAAIJER, J. H.: Extradural discography in disclesions. Arch. chir. neurol. **3**, 157–160 (1951).

ZANDER, E.: Medikation zur operativen Behandlung des lumbalen hinteren Zwischenwirbelscheibenbruches. In: Die Wirbelsäule in Forschung und Praxis, Bd. 13, S. 96–103. Stuttgart: Hippokrates 1959.

— BRUSSATIS, F.: Zur Symptomatologie der Diskushernie der 3. Lendenbandscheibe. Acta neurochir. **3**, 64–92 (1952).

ZAREMBA, F.: Ein Fall von wahrscheinlicher Entartung einer Zwischenwirbelscheibe. Zentr. Org. ges. Chir. **78**, 268 (1936).

ZEITLER, E.: Praxis der röntgenologischen Wirbelsäulen-Funktionsdiagnostik. Röntgen- und Laborpraxis **14**, 81–92 (1961).

ZIEGLER, G.: Spondylosis chondromalacica oder blande Osteomyelitis der Wirbelsäule. Fortschr. Röntgenstr. **76**, 86–90 (1952).

ZUKSCHWERDT, L.: Leistungsfähigkeit und Grenzen der Chiropraktik. Ther. Wschr. (1951/52) 7–10.

— Probleme der Chiropraktik. Neuralmed. **1**, 10–18 (1953).

— Die akute Blockierung von Halswirbelgelenken. Med. Klin. **51**, 508–510 und 519–522 (1956).

ZUKSCHWERDT, L., EMMINGER, E., BIEDERMANN, F., ZETTEL, H.: Wirbelgelenk und Bandscheibe. Stuttgart: Hippokrates 1960.

ZUR VERTH, J. M.: Nachuntersuchungen von 152 Armamputierten, unter besonderer Berücksichtigung der Wirbelsäulenveränderungen. Arch. orthop. Unfallchir. **50**, 508–521 (1959).

ZUR VERTH,, M.: Lumbago und Lumbago ossea, unter besonderer Berücksichtigung der Unfallentstehung. Mschr. Unfallhk. Beih. 5 (1930).

— Sakralisation und Kreuzschmerz. Arch. klin. Chir. **162**, 56 (1930).

— Klinik und Pathologie der Lumbosakralregion. Zbl. Chir. **56**, 2531 (1931).

B. Spondylolisthesis und Pseudospondylolisthesis

von

W. Hoeffken und H. Wolfers

Mit 33 Abbildungen

I. Geschichtliches

Die Bezeichnung „Spondylolisthesis" stammt von KILIAN (1853), der eine langsame Luxation des Wirbels annahm und sie „Wirbelschiebung" nannte. Die Wortbildung geht zurück auf das griechische σπόνδυλος = Wirbel und ὀλισθαίνω = ich gleite.

Schon vor KILIAN sind Wirbelschiebungen beobachtet worden. Die erste uns bekannte Beschreibung geht auf HERBINAUX (1782) zurück. Frühe Veröffentlichungen stammen von ROKYTANSKY (1836/37), KIEBISCH (1851) und SCHWEGEL (1858). ROBERT hat im Jahre 1855 bereits experimentelle Leichenversuche zum Studium des Mechanismus des Wirbelgleitens vorgenommen. 1854 beschrieb LAMBL erstmalig als Ursache des Wirbelgleitens eine Spaltbildung in der Interarticularportion, die er als Folge einer Fraktur, einer Caries sicca oder anderer lokaler Ursachen deutete. HOHL nahm 1858 einen lokalen Erweichungsprozeß des Knochens im Bogenabschnitt an. BUCHHEISTER beschäftigte sich 1894 in einer Inauguraldissertation mit dem bis dahin bekannten Schrifttum über die Spondylolisthesis.

Die grundlegenden Arbeiten über die Spondylolisthesis, auf die sich unsere heutigen Erkenntnisse aufbauen, stammen von NEUGEBAUER aus der Zeit von 1881—1889. Er postulierte als Voraussetzung des Gleitens eine symmetrische oder asymmetrische Trennung im Bogenteil, nämlich in der Interarticularportion und nahm ätiologisch eine angeborene Fehlbildung an: Spondylolysis congenita.

Wenn sich auch die Ansichten über die Ursache der Spaltbildung in der Interarticularportion im Lauf der Jahrzehnte durch zahlreiche experimentelle, klinische und röntgenologische Untersuchungen gewandelt haben, so stützt sich doch die gesamte neuere Erforschung dieses Problems auf die bewunderswert exakten und gründlichen Arbeiten NEUGEBAUERS, der die pathologisch-anatomische Situation und das klinische Bild in noch heute gültiger Weise beschrieben hat.

Von röntgenologischer Seite ist die Forschung über die Spondylolisthesis mit folgenden Namen verknüpft: LUDLOFF, HOLZKNECHT, LILIENTHAL, HAMMES, HICKEY, GROOVER, KÖHLER, LEWALD, BOWMAN, BRAILSFORD.

Aus neuerer Zeit stammen sehr eingehende Untersuchungen über das Wirbelgleiten von MEYER-BURGDORFF (1931). Beachtenswert sind auch die Untersuchungen von SCHMORL u. JUNGHANNS, die zusammengefaßt in dem Buch über „Die gesunde und die kranke Wirbelsäule in Röntgenbild und Klinik" wiedergegeben sind. Weiterhin sind die zahlreichen Arbeiten von FRANCILLON und seiner Schule zu nennen. Von ihm stammt auch der ausgezeichnete Beitrag über die Wirbelverschiebung in der Lumbalgegend im Handbuch der Orthopädie (1958). Des weiteren ist die Monographie von BROCHER 1958 über „Die Wirbelverschiebung in der Lendengegend“ zu nennen, die in vorzüglicher Weise das Wissen über dieses Wirbelsäulenleiden zusammenfaßt.

Es ist bis heute noch keine endgültige Einigung über die Ätiologie der Veränderungen der Interarticularportion erzielt und mehrere Theorien stehen sich gegenüber. Auch die Weltliteratur der letzten Jahre bringt keine neuen Gesichtspunkte, sondern lediglich Publikationen von größerem Beobachtungsmaterial, wobei die verschiedenen Autoren sich teilweise für die Dysplasie-Theorie mit sekundärer Spondylose durch Überlastungsschäden aussprechen, teilweise mehr zur Theorie der chronischen Traumatisierung tendieren.

II. Definition

Der Name *Spondylolisthesis* sagt, daß „ein Wirbel gleitet“. Diese Bezeichnung ist zweifellos falsch, denn *es gleitet nicht der gesamte Wirbel*, sondern lediglich der Wirbelkörper mit den Bogenwurzeln, den cranialen Wirbelgelenkfortsätzen und den Querfortsätzen, während die caudalen Wirbelgelenkfortsätze, der hintere Bogenabschnitt und der Dornfortsatz stehenbleiben (Abb. 1a + b). Unglücklicherweise hat man diesem Teil-

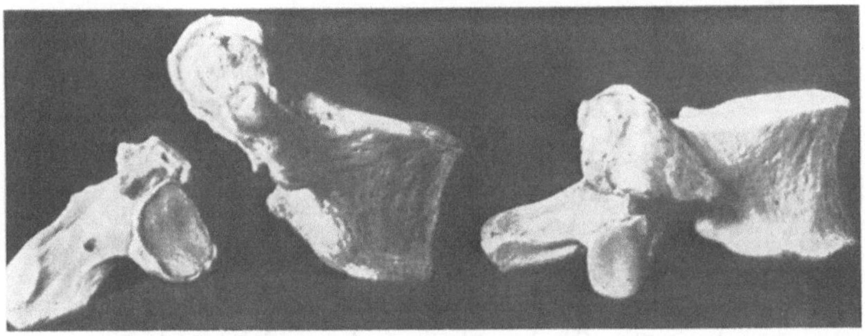

a b

Abb. 1a u. b. (a) Normaler 5. Lendenwirbel von der Seite gesehen. (b) 5. Lendenwirbel von der Seite gesehen mit Spalt in der Interarticularportion und Vorwärtsgleiten des Wirbelkörpers, der Bogenwurzel, der Querfortsätze und der oberen Gelenkfortsätze. — Die unteren Gelenkfortsätze, der hintere Bogenabschnitt und der Dornfortsatz sind an normaler Stelle geblieben (Aus MEYER-BURGDORFF, Untersuchungen über das Wirbelgleiten, 1931)

wirbelgleiten auch noch die Bezeichnung „echte“ Spondylolisthesis gegeben, um sie zu unterscheiden von der „*Pseudo-*“*Spondylolisthesis*, die von JUNGHANNS aus der Gesamtheit des ventralen Wirbelgleitens als Sonderfall herausgenommen wurde. Nach JUNGHANNS ist unter Pseudo-Spondylolisthesis das Wirbelgleiten ohne Defekt in der Interarticularportion zu verstehen, welches auf eine Fehlstellung der kleinen Wirbelgelenke und einer dadurch bedingten Arthrose beruht. Infolge einer Lockerung der Verzahnung durch die kleinen Wirbelgelenke kommt es zu einem *Vorwärtsgleiten des gesamten Wirbels* einschließlich der hinteren Bogenabschnitte und Dornfortsätze. Nach der Bedeutung des Wortes sollte eigentlich nur dieser Sonderform des ventralen Wirbelgleitens der Begriff Spondyl-Olisthesis zukommen. Statt dessen wird diese in Wirklichkeit echte Spondylolisthesis als „Pseudospondylolisthesis“ bezeichnet und die unechte Spondylolisthesis nennt man nach allgemeiner Übung „echte Spondylolisthesis“. Diese Verwirrung der Begriffe wäre zwar wünschenswerterweise durch eine Neufestlegung in der Definition zu ersetzen, doch hat sich die jahrzehntelang falsch benutzte Nomenklatur so fest eingebürgert, daß alle

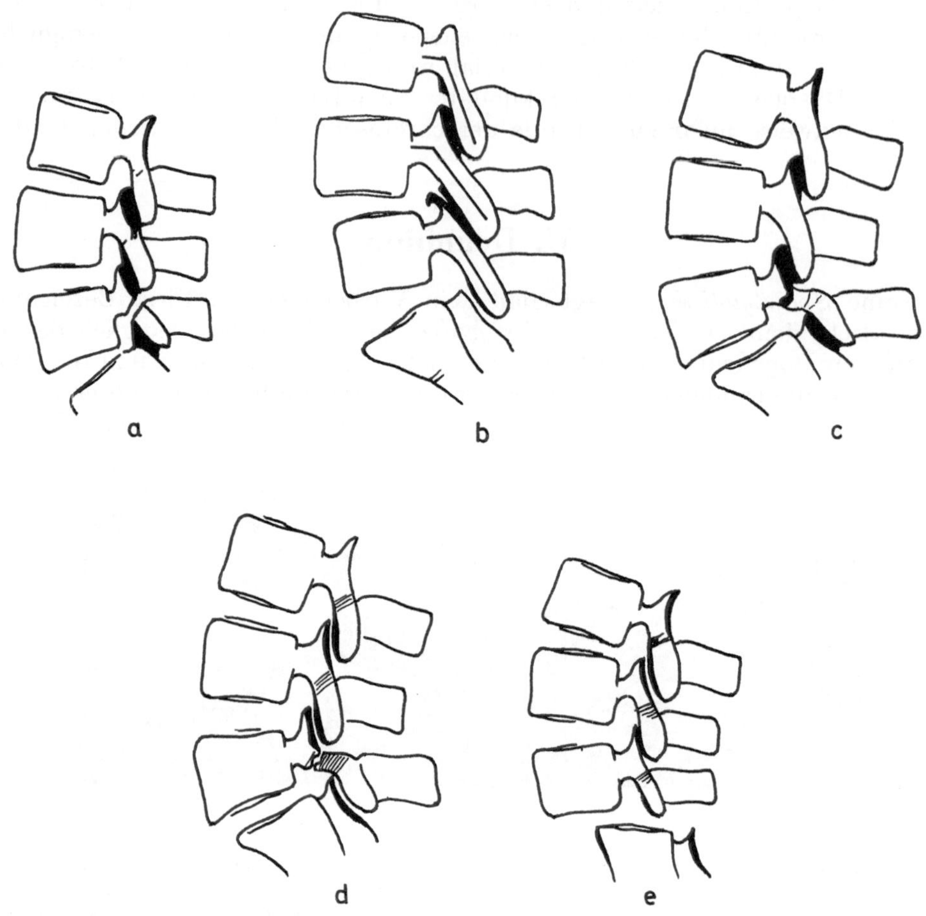

Abb. 2a—e. Schematische Gegenüberstellung der verschiedenen Möglichkeiten und Ursachen einer Ventraldislokation (nach SCHMORL/JUNGHANNS). (a) Spondylolyse in der Interarticularportion von L 5. Kein Wirbelgleiten. (b) Pseudospondylolisthesis L 4: Geringe Ventraldislokation des gesamten 4. Lendenwirbels infolge einer Subluxation des flachgestellten Wirbelgelenkes L 4/L 5, das eine Sekundärarthrose aufweist. Die Achsen- und Winkelgerade der Wirbelgelenke und der Bogenwurzeln sind durch gestrichelte Linien angedeutet. (c) Spondylolisthesis L 5: Die Interarticularportion des 5. Lendenwirbels ist elongiert und abgeknickt. Die Bandscheibe L 5/S 1 ist als Zeichen einer degenerativen Schädigung verschmälert. Die gesamte Lendenwirbelsäule hat an der Ventraldislokation des 5. Lendenwirbelkörpers teilgenommen. Die Dornfortsatzreihe weist eine Stufe auf. Der Dornfortsatz des 4. Lendenwirbels ist dem Dornfortsatz des 5. Lendenwirbels genähert. Das Ausmaß der Wirbelverschiebung entspricht der Breite der Spondylolyse + Elongation der Interarticularportion. (d) Spondylolisthesis mit Spondylolyse und Elongation der Interarticularportion L 5. (e) Luxation L 5: Der 5. Lendenwirbelkörper ist infolge Zerreißung des Kapsel-Bandapparates nach ventral luxiert. Der untere Gelenkfortsatz von L 5 steht vor dem oberen Gelenkfortsatz von S 1. Keine Wirbel- oder Bogenfraktur

Versuche einer Neuregelung zu weiteren Verwirrungen führen würden. Wir halten deshalb, ebenso wie die Autoren BROCHER, FRANCILLON, JUNGHANNS u. MEYER-BURGDORFF, an der alten, fehlerhaften Nomenklatur fest:

„Echte“ Spondylolisthesis besteht in einer Ventralverschiebung des Wirbelkörpers mit den Bogenwurzeln, den cranialen Gelenkfortsätzen und den Querfortsätzen (Abb. 2c und d). Die dorsalen Abschnitte des Wirbelbogens mit den caudalen Gelenkfortsätzen und dem Dornfortsatz bleiben an normaler Stelle. Die gesamte Wirbelsäule oberhalb des abgeglittenen Wirbelkörpers macht die Ventralverschiebung mit. Ursache der Ventralverschiebung ist eine Veränderung in der Interarticularportion. Diese besteht entweder in einer einseitigen oder doppelseitigen „Spaltbildung“ (Spondylolyse) oder in einer Ausziehung und Verlängerung der Interarticularportion. Da der Defekt in der Interarticularportion lediglich im Röntgenbild als „Spalt“ im Knochen imponiert (Abb. 2a), in Wirklichkeit aber von Bindegewebe ausgefüllt ist, handelt es sich eigentlich um eine „Fuge“ (JUNGHANNS). Voraussetzung für ein Abgleiten des Wirbels ist die Lockerung im Bewegungssegment durch degenerative Veränderungen der nächsttieferen Zwischenwirbelscheibe.

Pseudospondylolisthesis: Diese Sonderform der ventralen Wirbelverschiebung wurde 1931 von JUNGHANNS beschrieben. Bei ihr gleitet der gesamte Wirbel einschließlich des ganzen Bogens und sämtlicher Fortsätze nach ventral (Abb. 2b). Die Ventralverschiebung wird durch eine Instabilität des Bewegungssegments ermöglicht, meist infolge Flachstellung der kleinen Wirbelgelenke. Mit einer Lockerung des Kapselbandapparats und einer Sekundärarthrose der kleinen Wirbelgelenke wird das Gleiten der unteren Gelenkfortsätze des betreffenden Wirbels auf den oberen Gelenkfortsätzen des nächsttieferen Wirbels nach vorn begünstigt, so daß man von einer Subluxation in den kleinen Wirbelgelenken sprechen kann. Voraussetzung für das Eintreten der Ventralverschiebung ist auch bei der Pseudospondylolisthesis, ebenso wie bei der „echten“ Spondylolisthesis, eine degenerative Schädigung der Zwischenwirbelscheibe. Dieser Art von Wirbelverschiebung sind relativ enge Grenzen gesetzt, so daß bei der Pseudospondylolisthesis die Ventraldislokation des Wirbels meist lediglich einige Millimeter ausmacht.

Traumatische Ventralverschiebung: Zu unterscheiden ist

a) die echte Wirbelluxation (Abb. 2e) durch Zerreißung des Bandapparats und Verschiebung des gesamten Wirbels nach ventral, wobei die unteren Wirbelgelenkfortsätze nicht mehr hinter den oberen Gelenkfortsätzen des nächsttieferen Wirbels verhakt sind, sondern vor diesem stehen,

b) die Luxationsfraktur mit Bruch der Wirbelgelenkfortsätze des ventralverschobenen oder des nächsttieferen Wirbels oder anderer Brüche in den Bogenabschnitten.

Ventraldislokation infolge destruierender Veränderungen im Bogenbereich:

Ursache: Knochenmetastasen, sonstige Tumorzerstörungen, Osteomyelitis oder Tuberkulose der Bogenabschnitte.

Diese Art der Wirbelverschiebung nach ventral könnte man in Anlehnung an den Begriff der „pathologischen Fraktur“ auch „pathologische Ventraldiskolation“ nennen.

Die Unterscheidung dieser vier Formen des ventralen Wirbelgleitens ist nicht immer leicht möglich, hat jedoch eminente klinische und gutachterliche Bedeutung, da nur mit einer exakten Klärung der anatomischen Situation durch gründliche röntgenologische Untersuchung ein Hinweis auf die Entstehungsursache und ätiologische Einordnung des einzelnen Falles möglich ist.

In diesem Abschnitt wird auf die Wirbelverschiebungen nach dorsal und lateral nicht eingegangen. Sie gehören nicht zum Begriff des Wirbelgleitens. Ursächlich liegt ihnen eine Lockerung des Bewegungssegments durch Schädigung der Zwischenwirbelscheibe und eine Wirbelsäulenfehlhaltung zugrunde. Diese Arten von Wirbelverschiebungen werden in dem entsprechenden Kapitel abgehandelt.

III. Spondylolisthesis (Ventralverschiebungen)

1. Häufigkeit

Die Häufigkeit der Spondyl*olisthesis* wird je nach Untersuchungsmethode (Röntgenuntersuchung, Skelettuntersuchung, klinische Untersuchung), Fragestellung und Auswahl des Patientengutes oder der Bevölkerungsgruppe verschieden hoch angegeben. Es ist aufgrund großer Sammelstatistiken aber anzunehmen, daß bei der weißen Rasse die Spondylolisthesis bei 2—4 % der Bevölkerung vorkommt (TAILLARD), wobei diese Frequenz in allen Altersklassen zwischen dem 10. und 80. Lebensjahr ungefähr gleich sein dürfte (FRANCILLON).

Genauer bekannt und exakter bestimmt ist die Häufigkeit der Spondylo*lyse*. Schon NEUGEBAUER gab aufgrund seiner Skelettuntersuchungen eine allgemeine Häufigkeit von 5 % an. Diese Zahl wurde in späteren Arbeiten angezweifelt, hat sich aber durch die Röntgenuntersuchungen größerer Bevölkerungsgruppen weitgehend bestätigen lassen.

Tabelle 1. *Häufigkeit der Spondylolyse.* (Zusammenstellung nach TAILLARD)

Autor	Rasse	Lysis (%)	Zahl der Fälle
weiße Rasse			
NEUGEBAUER	Deutschland	5,0	(Skelete)
SCHWEGEL	Deutschland	4,0	100 (Skelete)
BAILEY	USA	4,4	2080 (Röntgenaufnahmen)
CONGDON	USA	5,0	200 (Skelete)
FRIBERG	Skandinavien	5,6	1834 (Röntgenaufnahmen)
JAROSCHY	Tschechoslowakei	5,0	130 (Skelete)
LANIER	USA	7,0	101 (Skelete)
LE DOUBLE		5,67	200 (Skelete)
MARIQUE	Belgien	6,0	400 (Röntgenaufnahmen)
MESHAN	USA	5,1	1131 (Röntgenaufnahmen)
ROWE und ROCHE	USA	6,4	4200 (Skelete)
WILLIS	USA	5,19	1023 (Skelete)
MORETON	USA	6,8	4000 (Röntgenaufnahmen)
STEWART	USA	6,4	
GLORIEUX	Frankreich	4—5	
TAILLARD	Frankreich	5—7	
RUNGE	USA	3,09	4654 (Röntgenaufnahmen) (davon 2,08% Olisthesis)
SOUTHWORTH und BERSACK		18,2	
VILASECA und CASADEMONT			(106 Fälle, davon 66 Lysis und 40 Olisthesis)
LAURENT			(809 Fälle)
MAYO-Klinik			(881 Fälle)
farbige Rassen			
LANIER	Neger USA	5,0	100 (Skelete)
STEWART	Neger USA	2,8	497 (Skelete)
STEWART	Eskimos	27,4	350 (Skelete)
STEWART	Indianer USA	6,3	79 (Skelete)
HASEBE	Japaner	9,6	297 (Skelete)
SHORE	Bantuneger	8,9	56 (Skelete)
WILLIS	Neger USA	2,26	

Es kann heute als gesichert gelten, daß durchschnittlich 5—7 % der Menschen weißer Rasse eine „Spaltbildung", d. h. eine Lyse in der Interarticularportion haben.

Interessanterweise besteht eine Diskrepanz zwischen der Häufigkeit der Lyse bei der weißen und bei den farbigen Rassen. Eine extrem große Häufigkeit von 27 % wird von STEWART für die Eskimos angegeben. Eine Übersicht über größere Statistiken der Weltliteratur gibt die Zusammenstellung von TAILLARD, die von uns durch weitere Zahlenangaben ergänzt worden ist (Tab. 1, S. 78).

Mit Ausnahme der Eskimos, bei denen eine abnorm hohe Häufigkeit der Lyse in der Interarticularportion gefunden wurde, die wahrscheinlich auf Erblichkeit infolge Inzucht zurückgeht, ist mit kleineren Unterschieden in der prozentualen Häufigkeitsangabe demnach ein Vorkommen der Lyse in der Interarticularportion bei 5—7 % aller Menschen anzunehmen.

Bei 50—66 % der Menschen mit einer Lyse kommt es zum Abgleiten des Wirbels, d. h. zur Spondylolisthesis, die demnach bei 2—4 % der Menschheit zu finden sein dürfte (TAILLARD).

2. Geschlechtsverteilung

In den ersten klinischen Veröffentlichungen vor der Röntgenära wird über eine gehäufte Beobachtung der Spondylolisthesis beim weiblichen Geschlecht berichtet (LAMBL, NEUGEBAUER u. a.). Die Erklärung für das statistische Überwiegen der Beobachtungen von Spondylolisthesis bei Frauen findet sich in der Art der Diagnosestellung, die damals nur mit den rein klinischen Mitteln, der Inspektion und Palpation möglich war. Beim männlichen Patienten wurde infolgedessen die Spondylolisthesis meist übersehen, während bei der Frau die Spondylolisthesis als Geburtshindernis in Erscheinung trat und durch Austastung des kleinen Beckens gesichert werden konnte. Andererseits ist schon in den frühen Publikationen des letzten Jahrhunderts eine Diskrepanz zu finden zwischen statistischen Häufigkeitsangaben, die auf klinischen Beobachtungen beruhten und solchen, die sich auf anatomische Untersuchungen (SCHMORL) stützten und schon damals die Annahme zuließen, daß die Erkrankung beim weiblichen und männlichen Geschlecht etwa gleich häufig auftritt.

In der Röntgenära und insbesondere in den letzten Jahrzehnten findet sich in den statistischen Angaben über die Geschlechtsverteilung der Olisthesis oft ein deutliches Überwiegen des männlichen Anteils (WILLIS, RUNGE). Auch diese Beobachtung dürfte nicht den wirklichen Verhältnissen entsprechen, da in zunehmendem Maße die schwerarbeitende männliche Bevölkerung im vorgerückten Lebensalter aus Invaliditätsgründen röntgenuntersucht wird (TAILLARD) und hierbei die Röntgenuntersuchungen der Lendenwirbelsäule wegen degenerativer Bandscheibenveränderungen und Spondylarthrose zahlenmäßig einen erheblichen Anteil haben. Deshalb wird die Olisthesis beim Manne verhältnismäßig oft entdeckt, während sie in symptomarmen Fällen bei Frauen nicht diagnostiziert wird.

Auf Grund der Übersicht-Statistik der Weltliteratur ist trotz einzelner abweichender Angaben und unter Berücksichtigung der exakten anatomischen Statistiken eines unselektierten Materials als gesichert anzusehen, daß die Häufigkeit der Olisthesis bei Männern und Frauen etwa gleich groß ist.

Dies ist insbesondere bei Jugendlichen unter 20 Jahren mehrfach bestätigt (FRANCILLON), während bei Erwachsenen aus den vorhin geschilderten diagnostischen Gründen häufig ein scheinbares Verhältnis der beobachteten Fälle von Olisthesis bei Männern und Frauen wie 2 : 1 besteht.

Eine Übersicht über einige größere Statistiken der Weltliteratur über die Geschlechtsverteilung der Olisthesis gibt nachfolgende Tabelle (Tab. 2, S. 80).

Tabelle 2. *Geschlechtsverteilung der Lysis und Olisthesis*

	♂		♀	
Willis	6,6%		3,3 %	weiße Rasse
	3,5%		1,13%	farbige Rasse
Stewart	17,4%		11,8 %	Eskimo im Yukon und südlich
	40,6%		37,4 %	Eskimo nördlich des Yukon
Friberg	28		18	
Junghanns	1	:	1	Path. Institut Dresden
Rowe und Roche	2	:	1	
Schlüter (1956)	167		109	
Taillard	im letzten Jahrhundert meist Frauen (Geburtshilfe-Untersuchungen) Neuere Untersuchungen ♂ : ♀ = 1 : 1 *aber:* beim erwachsenen Mann häufiger in Erscheinung tretend (schwere Arbeit, körperliche Beanspruchung) *deshalb:* klinische Manifestation ♂ : ♀ = 2 : 1 (158 Patienten)			

3. Entstehungsalter

Ursprünglich wurde angenommen, daß die Olisthesis eine Erkrankung des vorgerückten Lebensalters sei, die bei Kindern und Jugendlichen nicht vorkomme (Lambl, Kilian, Hohl u.a.). Mit zunehmender Kenntnis der Erkrankung wurde dann aber immer häufiger über Lysis in der Interarticularportion und auch über Olisthesis bei Jugendlichen, Kindern und Säuglingen berichtet.

Im einzelnen seien folgende Fälle angeführt:

Beobachtungen bei Foeten. Pfähler berichtet über einen 5½ Monate alten Foetus mit Bogendurchtrennung, Batts über einen ausgedehnten Bogendefekt bei einem Foeten. Beide Beobachtungen erscheinen zweifelhaft. Wahrscheinlich hat es sich um eine Bogenagenesie und nicht um eine Lyse gehandelt.

Hayek hat bei menschlichen Embryonen von 20—40 mm Schädel-Steißlänge zum Zeitpunkt der Knorpeldifferenzierung bereits eine ausgebildete Spondylolysis gefunden.

Beobachtungen bei Säuglingen. Barrand fand bei einem 10 Monate alten Kind eine Lysis aller Lendenwirbelbögen. Friberg hat bei einem ebenfalls 10 Monate alten Kind eine Lysis beobachtet, Kleinberg bei einem 17 Monate alten Mädchen.

Demgegenüber haben Rowe u. Roche bei der Untersuchung von 600 Skeletten neugeborener Kinder keine Lyse auffinden können.

Beobachtungen bei Kindern. Schmorl berichtet von zwei Mädchen im Alter von 2—2½ Jahren, Brailsford von einem 2- und einem 3jährigen Kind, Brocher von einem 3jährigen Kind, Schneider u. Melamed von einem 8jährigen Kind, Robert von einem achtjährigen Mädchen, Friberg von drei 10-Jährigen mit Spondylolysen. Kau berichtet von einem 8jährigen Jungen, der neben sonstigen Mißbildungen und Schiefhals eine Lyse in der Interarticularportion von C 6 aufwies.

Beobachtungen bei Jugendlichen. Hier wird über die Spondylolyse und die Spondylolisthesis bereits so häufig berichtet, daß über die veröffentlichten Fälle nachfolgende Tabelle (Tab. 3, S. 81) informieren soll.

Weitere Einzelbeobachtungen von Spondylolysen bei Kindern und Jugendlichen finden sich bei: Capener, George u. Leonhard, Hitchcock, Jenkins, Johnstone u. Thomson, Junghanns, Küttner, Langendorff, Meyerding, Mosberg, Reissner

Tabelle 3

Spondylolyse bei Foeten:			
HAYEK	menschliche Embryonen 20—40 mm Schädel-Steißlänge	Spondylolyse	
PFÄHLER	5 Monate Foetus	Bogendurchtrennung	
BATTS	Foetus	ausgedehnter Bogendefekt (Agenesie?)	
Spondylolyse bei Neugeborenen:			
ROWE und ROCHE	600 Neugeborenen-Skelette = keine Lyse!		
Spondylolyse bei Säuglingen:			
BARRAND		10 Monate alt	1
KLEINBERG		17 Monate alt	1
FRIBERG		10 Monate alt	1
Spondylolyse bei Kindern:			
ROBERT		8 Jahre alt	1 ♀
BOSWORTH			1
SCHMORL		2—$2^1/_2$ Jahre alt	2 ♀
BRAILSFORD		2 Jahre alt	1
		3 Jahre alt	1
FRIBERG		10 Jahre alt	3
SCHNEIDER und MELAMED		8 Jahre alt	1
BROCHER		3 Jahre alt	1
KAU		8 Jahre alt	1
LAW		7 Jahre alt	1
Spondylolyse bei Jugendlichen:			
FRANCILLON		6—20 Jahre alt	35
FRIBERG		unter 20 Jahren	37
BRODERSON, EICHLAM, HELLNER		15—18-Jährige	9
HENSCHEN JAEGER, KLEINHAUS, SCHERB, BROCHER, WEIL, HELLSTRÖM		13 Jahre alt	1
TAILLARD		Kinder und Jugendliche	50
LAURENT		unter 20 Jahren	58
MARIQUE		unter 20 Jahren	8
ASBURG, BURNS, DIESSL, GARAVANO, GUILLEMINET, WATSON-JONES, PRIESNITZ		10—14-Jährige	7

ROCHER u. ROUDIL, ROEDERER u. CHERIGIE, SCHMORL u. SILVERSKIÖLD, LAW, HADLEY, LAURENT u. EINOLA, WILTSE. Aus diesen Sammelstatistiken und Einzelbeobachtungen läßt sich heute die weitgehend anerkannte Schlußfolgerung ziehen, daß der Beginn des Gleitvorganges der Olisthesis in das Hauptwachstumsalter, und zwar vorwiegend in das 10.—20. Lebensjahr fällt (BROCHER, WILTSE), während im Erwachsenenalter der Gleitvorgang bereits abgeschlossen sein dürfte. Infolgedessen ist auch vom 20. Lebensjahr ab die Häufigkeit der Beobachtungen etwa gleichbleibend. Statistisch ist lediglich eine geringe Zunahme der Beobachtungsfrequenz im vorgerückten Alter zu finden, da durch allgemeine degenerative Veränderungen die Olisthesis häufiger klinische Symptome macht und dadurch manifest wird. Hierüber orientieren die Beobachtungen von BOSWORTH, RUNGE sowie ALLEN u. LINDEN (Tab. 4).

Tabelle 4. *Lebensalter bei Symptombeginn oder Diagnosestellung der Spondylolisthesis*

	1—10	11—20	21—30	31—40	41—50	51—100	Lebensjahr
Bosworth	1 = 0,87%	12 = 10,4%	23 = 20%	34 = 29,5%	23 = 20%	22 = 19%	Fälle
			18—29			50—59	Lebensjahr
Runge			1,94%			2,63%	
Allen und Linden						2,96%	

Auch Rowe u. Roche sind der Ansicht, daß die Häufigkeit der Lyse vom 20.—80. Lebensjahr nicht zunimmt, während Meyer-Burgdorff noch annahm, daß die Olisthesis frühestens in der Pubertät auftritt und erst mit zunehmendem Alter an Häufigkeit zunimmt.

Andererseits vertritt Geschwend (1965) wiederum die Ansicht einer dysplastischen und trophoplastischen Theorie infolge qualitativer (Osteomalacie) oder quantitativer (Osteoporose) Veränderungen der Interarticularportion bei gleichzeitig ungünstigen statischen Verhältnissen im höheren Lebensalter (Durchschnittsalter über 60 Jahre).

Im allgemeinen vertritt man jedoch den Standpunkt, daß es sich bei solchen Spondylolisthesisfällen im höheren Lebensalter lediglich um Spätdiagnosen und nicht um Spätmanifestationen handelt. Der Gleitprozeß ist üblicherweise mit dem 20. Lebensjahr als abgeschlossen zu betrachten (Wiltse, 1960; Brocher, 1958 u. a.).

4. Lokalisation

Sowohl die Spondylolyse als auch die Spondylolisthesis finden sich am häufigsten im Bereich der unteren Lendenwirbelsäule, und zwar mit etwa 80 % am 5. Lendenwirbel (vgl. Tab. 5 u. 6). Als nächsthäufige Lokalisation wird der 4. Lendenwirbel (Abb. 3 a—d) mit etwa 10—20 % angegeben. Sehr viel seltener sind die Lyse und die Olisthesis an den oberen Ledenwirbeln (Abb. 4a—d) und am 1. Sacralwirbel.

Im Bereich der Halswirbelsäule sind die Beobachtungen von Spaltbildungen in der Interarticularportion und erst recht von kompletter Olisthesis eine ausgesprochene Rarität. Niemeyer u. Penning (1963) berichten über eine Beobachtung bei einem 40-jährigen Mann, wobei keine wesentliche Instabilität bestand. Klaus (1969) bringt eine kurze Literaturbetrachtung über 12 Beobachtungen, sämtlich bei männlichen Individuen, und zwar meistens am 6. Halswirbel. Er berichtet über einen eigenen Fall einer Spondylolyse mit echter Spondylolisthesis bei C 6 mit einem 3 mm breiten Spalt in der rechten Interarticularportion und einer Ventralverschiebung des Wirbels um 4 mm. Krankheitssymptome bestanden nicht.

Im Bereich der Brustwirbelsäule ist die Olisthesis nicht zu finden (Taillard, Junghanns, Brocher, u.v.a.). Ganz vereinzelte Schrifttumsangaben von Spaltbildungen einer Interarticularportion im Brustwirbelsäulenbereich sind Beobachtungen bei komplexen Mißbildungen (Friberg: Lysen am 11. und 12. Brustwirbel bei gleichzeitigen Lysen in der Halswirbelsäule und der Lendenwirbelsäule; Tödury 1974).

Über die Beobachtungen der Hauptlokalisation an den unteren Lendenwirbeln und seltener Lokalisationen orientiert nachfolgende Literaturübersicht (Tab. 5, 6).

Tabelle 5. *Lokalisation von Spondylolyse und Spondylolisthesis im LWS-Bereich* (nach FRANCILLON, erweitert)

Autor	L 1	L 2	L 3	L 4	L 5	L 6	Zahl der Fälle
BOSWORTH	—	—	1,75%	8,7%	89,0%	0,87%	115
BROCHER	—	1,0%	3,5 %	15,5%	78,5%	2,03%	394
FRIBERG	0,4%	1,3%	4,7 %	25,8%	67,8%		290
GEORGE	—	0,7%	1,9 %	11,3%	86,1%		310
JUNGHANNS	—	—	—	15—30%	66,6%		—
LAURENT	—	—	—	25,1%	71,1%		809
MEYERDING	—	—	—	11,0%	86,0%		981
TAILLARD	—	1,4%	3,3 %	11,8%	84,0%		199
	L 1	L 2	L 3			L 6	
Einzelbeobachtungen	BROCA WILLIS	REISCHAUER	ABRAHAM ADKINS GRASHEY JUNGHANNS MEYERDING MICHAILOWSKI NEUGEBAUER SUERMONT WILLIS			KELLER SANDTFORT WILLIS	

Tabelle 6. *Lokalisation von Spondylolyse und Spondylolisthesis im HWS-Bereich*

Autor	C 3	C 4	C 5	C 6	C 7
LIECHTI (bei Gorilla)	1 ×				
DURBIN		1 ×			
MEYER-BURGDORFF/ELZE			1 ×		
TURNER			1 ×		
SCHLÜTER				2 ×	2 ×
KAU				1 ×	
FLEISCHNER				1 ×	
LISSNER				1 ×	
PERLMAN-HAWES				1 ×	
CSÁKANY und ALMOS				1 ×	
SOLARINO				1 ×	
KLAUS				1 ×	
NIEMEYER und PENNING				1 ×	

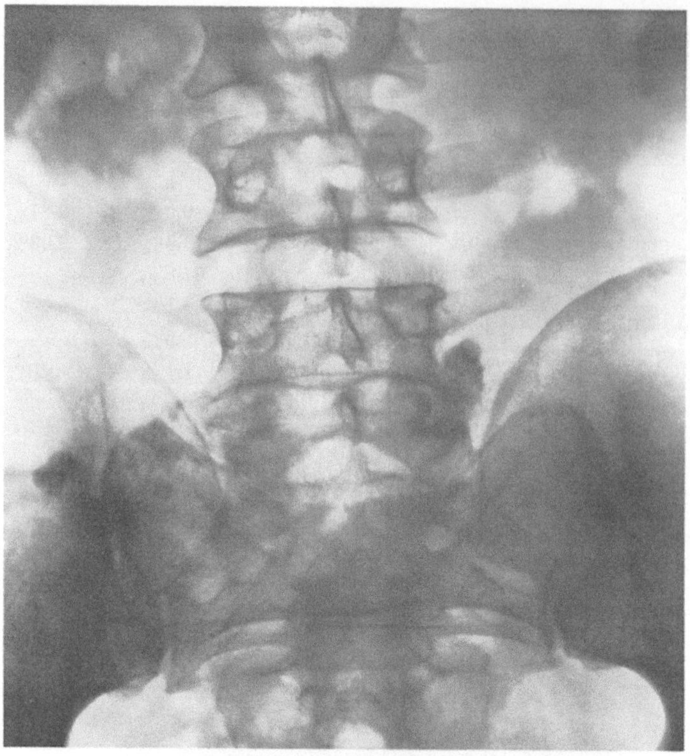

a

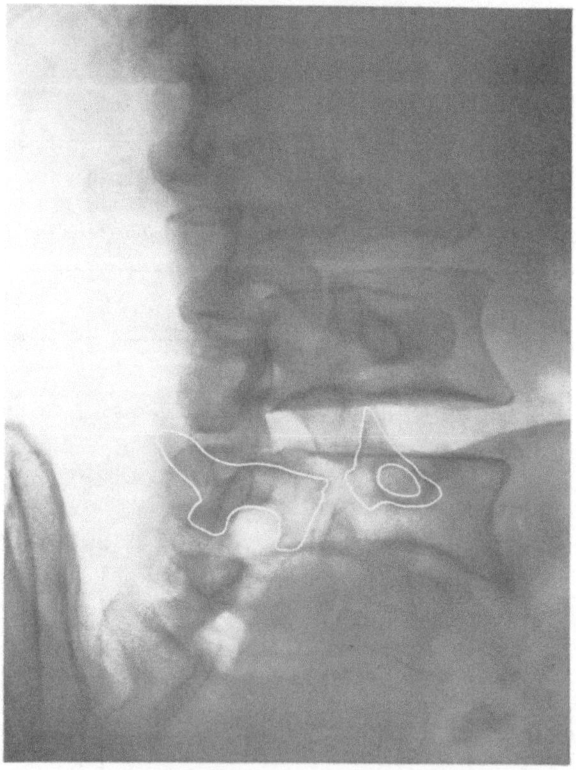

c

Abb. 3 a—d. Spondylolisthesis L 4: Auf dem Sagittalbild (a) ist die Fuge in der Interarticularportion nicht zu erkennen. Die seitlichen Unterkanten des 4. Lendenwirbels sind spondylotisch ausgezogen. Das Seitenbild (b) zeigt einen großen Defekt in der Interarticularportion (Spondylolyse). Der untere Gelenkfortsatz ist nur noch teilweise erhalten. Die Bandscheibe L 4/5 ist durch degenerative Veränderungen verschmälert. Der 4. Lendenwirbelkörper weist hinten eine spondylotische Ausziehung der Unterkante auf, während die Oberkante des

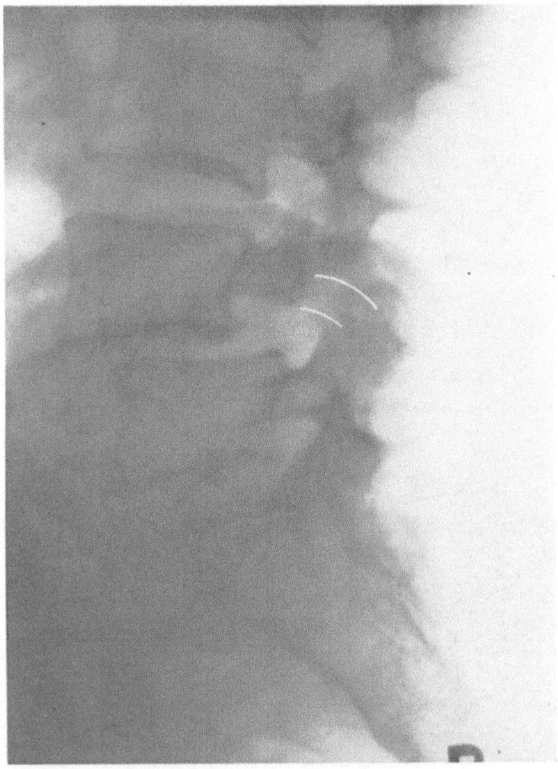

Abb. 3b

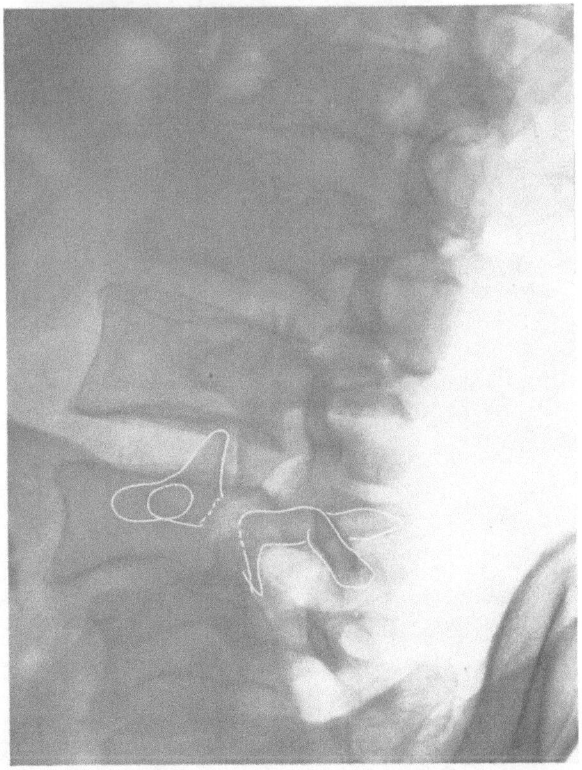

Abb. 3d

5. Lendenwirbelkörpers nur eine geringfügige Randwulstung, aber keine Konsolenbildung erkennen läßt. Die schrägen Bilder (c = rechte Bogenabschnitte, d = linke Bogenabschnitte) lassen eine Fugenbildung mit weitgehender Aufbrauchung der Interarticularportion erkennen. Vom unteren Gelenkfortsatz ist besonders auf der linken Seite nur noch ein Rest vorhanden. Die Einzeichnungen zeigen „im Hals des Hündchens" (LACHAPÈLE) einen großen Defekt

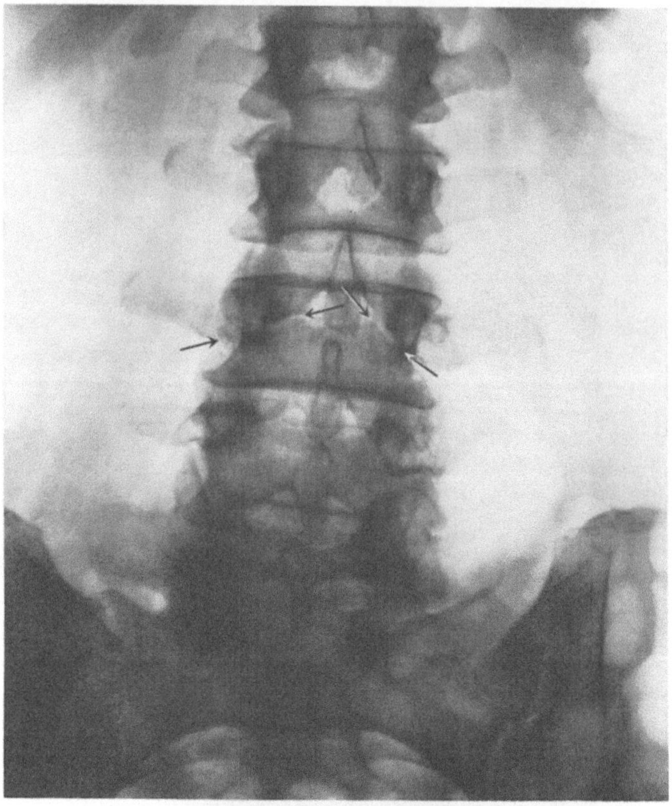

a

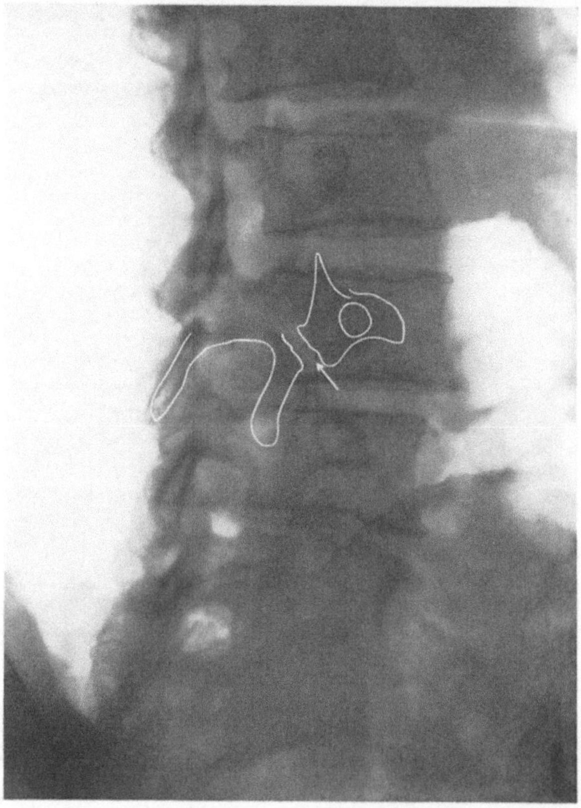

c

Abb. 4 a—d. Spondylolisthesis L 3: Im Sagittalbild (a) ist beiderseits der schrägverlaufende Spalt der Spondylolyse zu erkennen, der unterhalb des ovalen Ringes der Bogenwurzeln von medial oben nach lateral unten verläuft (Pfeile). An den Wirbelkörpern finden sich spondylotische Randzacken. Das Seitenbild (b) zeigt einen Defekt in der Interarticularportion von L 3. Die Bandscheibe L 3/4 ist erheblich verschmälert. An der Ober-

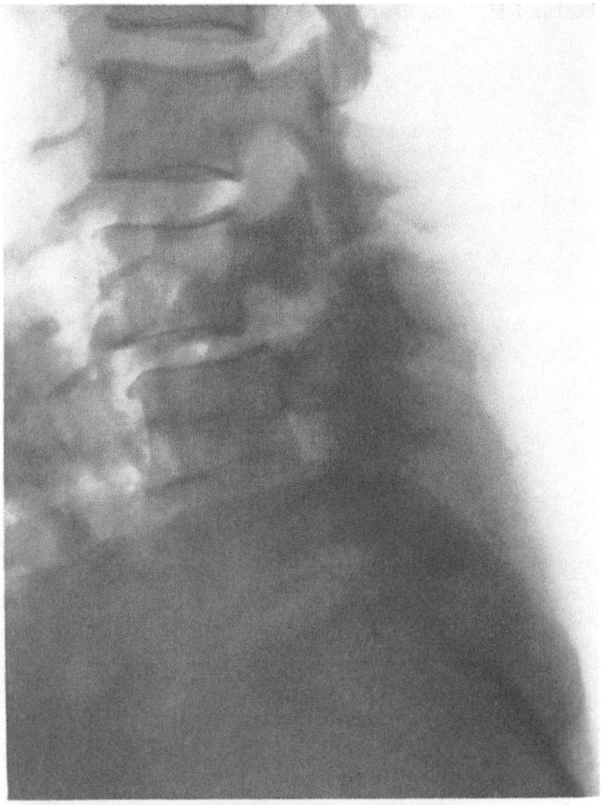

Abb. 4b

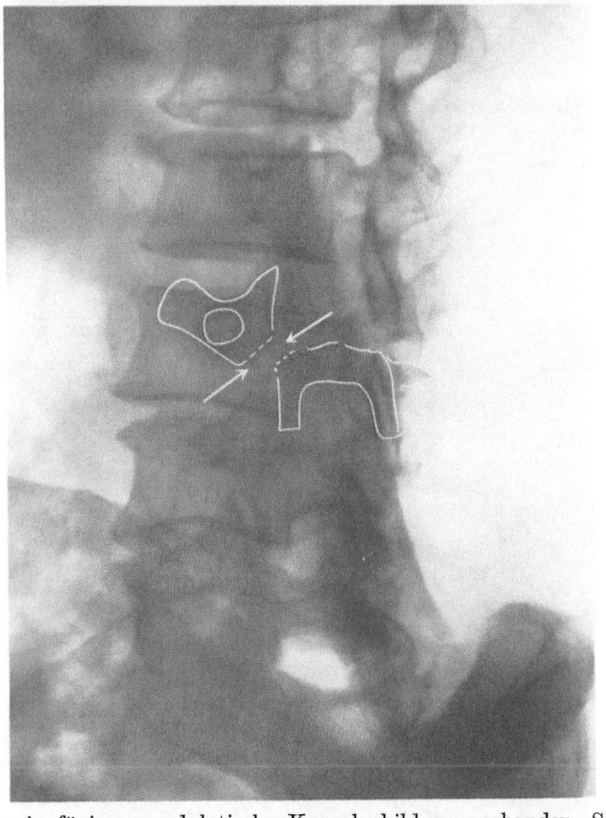

Abb. 4d

kante von L 4 ist eine geringfügige spondylotische Konsolenbildung vorhanden. Schrägbilder (c = rechte Bogenabschnitte, d = linke Bogenabschnitte): Beiderseits ist ein breiter „Spalt" in der Interarticularportion von L 3 vorhanden („Halsband in der Figur des Hündchens"). Der untere Gelenkfortsatz ist beiderseits hypoplastisch

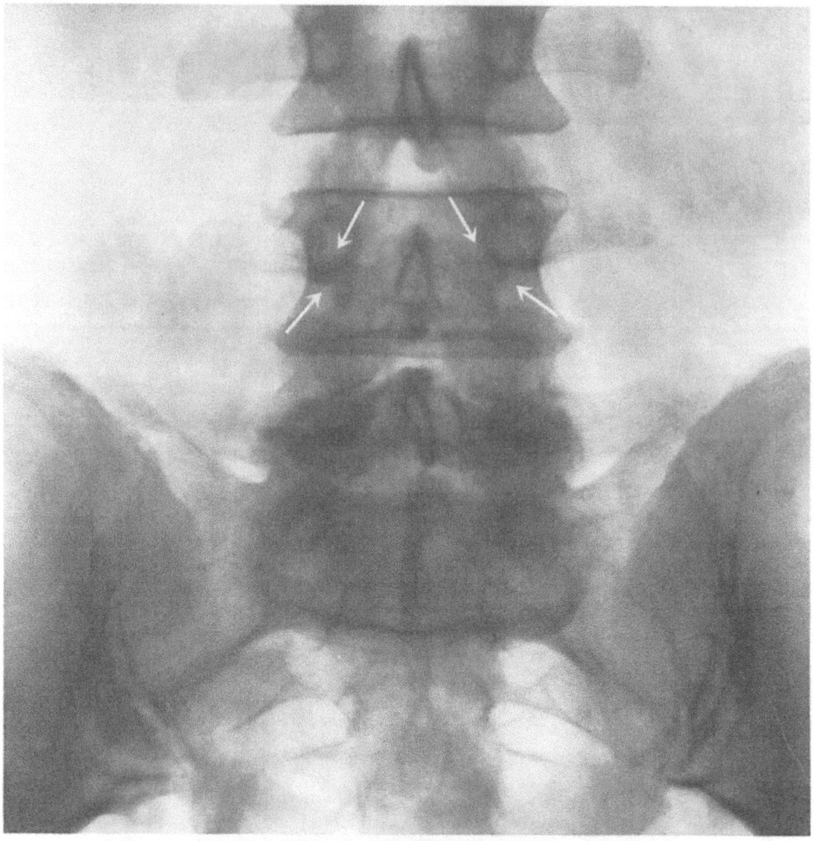

a

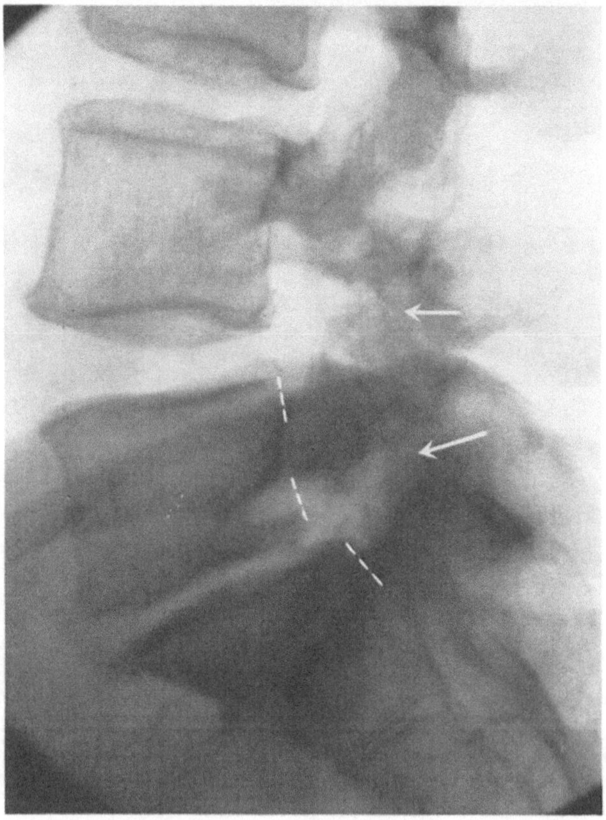

b

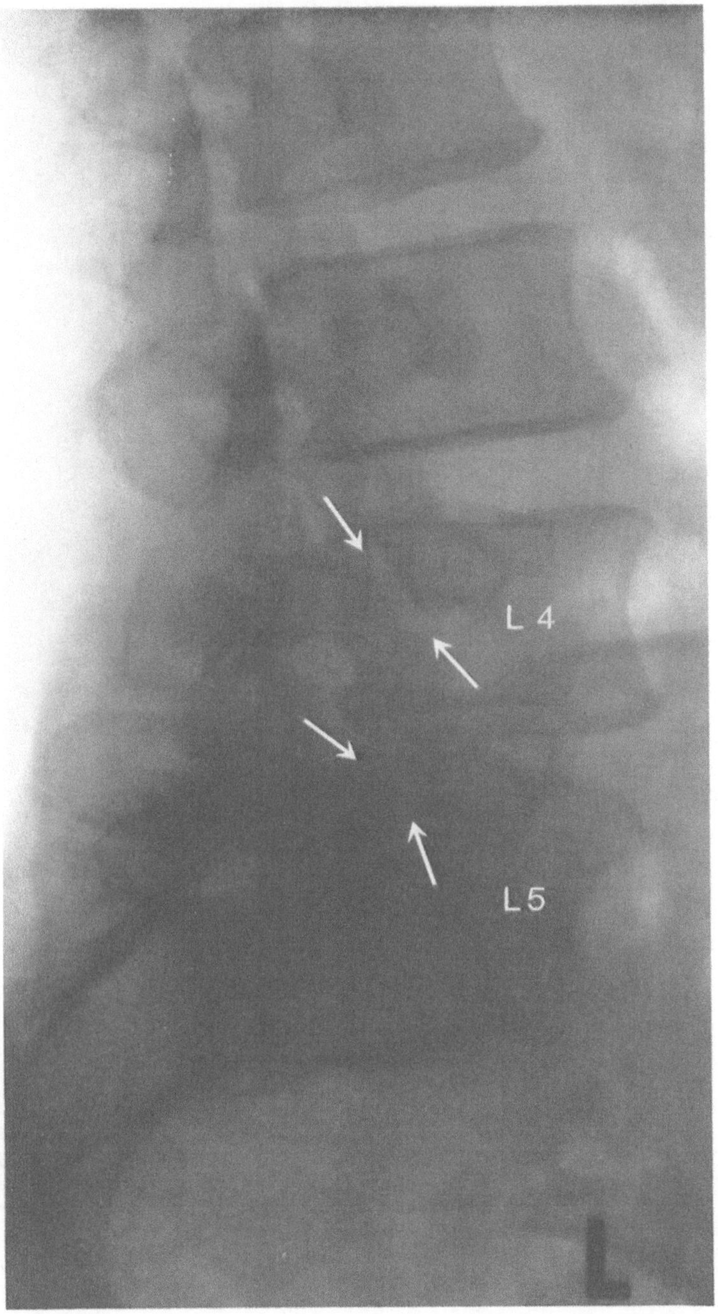

c

Abb. 5 a—d. Spondylolyse L 4. — Spondylolyse und Spondylolisthesis L 5: Das Sagittalbild (a) zeigt beiderseits eine besonders schmale Interarticularportion bei L 4, die auf der rechten Seite einen Spalt aufweist. Bei L 5 ist die Interarticularportion nicht zu beurteilen. Das Seitenbild (b) zeigt einen Defekt in der Interarticularportion des 4. und 5. Lendenwirbels. Der 5. Lendenwirbelkörper ist auf dem 1. Sacralwirbel nach vorn abgeglitten (s. Markierung der Hinterkante). Die Bandscheibe L 5/S 1 ist als Zeichen einer weitgehenden Zermürbung erheblich verschmälert. Die Grundplatte des trapezförmigen 5. Lendenwirbelkörpers ist sklerosiert, ebenso die Deckplatte des vorn konsolenartig vorgebauten 1. Sacralwirbels. Die Schrägbilder (c = rechte Bogenabschnitte; d = linke Bogenabschnitte) zeigen auf beiden Seiten eine Spondylolyse mit größerem Defekt in der Interarticularportion des 4. und 5. Lendenwirbels. Bei L 4 ist die Figur des „Hündchens mit Halsband“ deutlich abgrenzbar, während bei L 5 die Verhältnisse infolge der Wirbelverschiebung und der nicht mehr tangentialen Einstellung des Zentralstrahles zur Wirbelkörperdeckplatte unübersichtlich sind

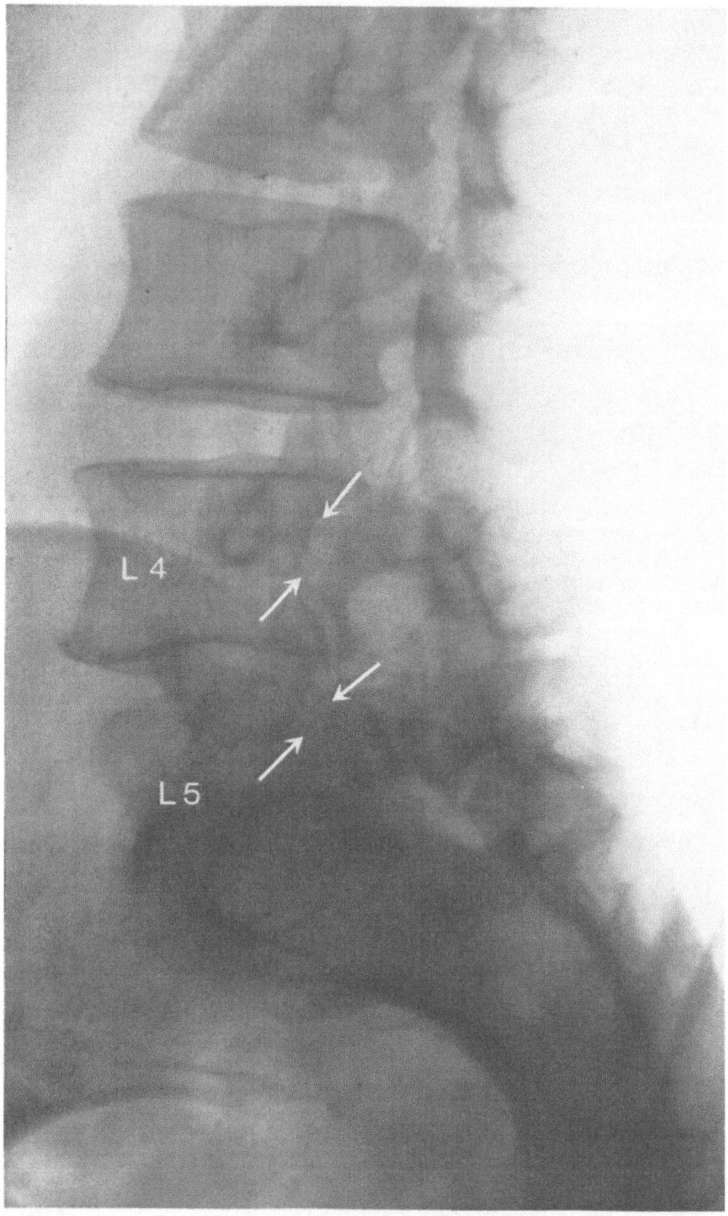

Abb. 5d

5. Beobachtungen von Lyse und Olisthesis an mehreren Wirbeln

Das gleichzeitige Vorkommen von Spaltbildungen in der Interarticularportion mehrerer Lendenwirbel ist nicht ganz selten. Meist sind 2 Nachbarwirbel, und zwar vorwiegend der 4. und 5. Lendenwirbel (Abb. 5a—d) befallen (ABRAHAM, ADKINS, ASBURG, BOSWORTH, BREUS u. KOLISKO, BROCHER, BURCKHARDT, CONGDON, GLORIEUX, GRASHEY, HARBITZ, JUNGHANNS, LIECHTI, NEUGEBAUER, REGENSBERGER, SCHMORL u. JUNGHANNS, DE SÈZE

u. DURIEU, SILVA, WILLIS, STEWART: 20 Fälle). Seltener ist die Lokalisation an 2 nicht benachbarten Wirbeln (BBROCHER: Lyse beim 2. und 4. Lendenwirbel mit normalen 3. Lendenwirbel.; REISCHAUER: L 2 und L 5). Noch seltener finden sich die Lokalisation an 3 Wirbeln (NEUGEBAUER: 3 übereinandergelegene Lendenwirbel; STEWART: „einige Fälle"; TORKLUS u. BRABAND; L 3, L 4 u. L 6).

6. Erblichkeit

Es kann kein Zweifel daran bestehen, daß es ein gehäuftes familiäres Vorkommen von Spaltbildungen in der Interarticularportion gibt.

FRIBERG berichtet über eine Familie, bei der Mann und Frau sowie 7 von 9 Kindern eine Olisthesis hatten. Bei einer anderen Familie mit 16 Personen fand er 13 mal eine Lyse. Bailey berichtet über eine Olisthesis bei Großvater, Vater und Tochter, JAEGER bei einer Mutter und 3 Kindern. MARIQUE fand bei 2 Brüdern, REMPE bei 4 von 6 Geschwistern ein Wirbelgleiten und BECKER bei 4 Geschwistern 3 mal eine Olisthesis von L 5 bei gleichzeitiger Marmorknochenkrankheit. ROCHER u. ROUDIL sahen bei Mutter und Sohn und GEORGE bei einem Mädchen eine Lysis in L 5, deren beide Elternteile eine Olisthesis von L 5 hatten. FRANCILLON untersuchte 3 Generationen mit 12 Personen, von denen 2 eine Lysis in L 5 und 2 eine Olisthesis von L 5 aufwiesen; weiter beobachtete er eine Olisthesis von L 5 bei dem zwölfjährigen Jungen einer Mutter, die gleichfalls eine Olisthesis hatte. Weitere Berichte über familiäres Auftreten stammen von BAKKE, BROCHER, GEORGE, GUILLEMINET, HARRIS, LINDEMANN, HESHMATOLLAH SHAHRIAREE u. JAMES W. HARKES. Die umfangreichsten Familienuntersuchungen führte WILTSE durch, der die Familien von 24 Olisthesis-Fällen überprüfte und dabei eine Häufigkeit der Lysis bzw. Olisthesis von 31,3 % fand.

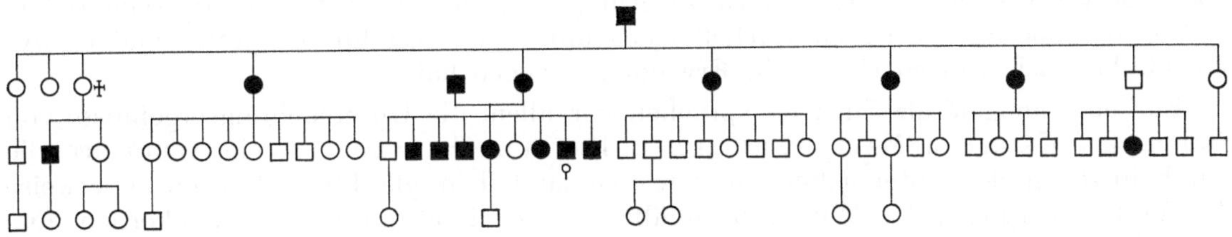

Abb. 6. Stammbaum einer Spondylolisthesisfamilie nach FRIBERG. Die schwarz gefüllten Rechtecke entsprechen Fällen von Spondylolisthesis. Von einem Stammvater, dessen Ehefrau wegen Ablebens nicht untersucht werden konnte, stammen 10 Kinder ab, von welchen 5 eine Spondylolisthesis aufweisen. Eine Spondylolisthesis-Frau heiratet einen mit Spondylolisthesis behafteten Mann. Aus ihrer Ehe stammen 9 Kinder, von welchen 7 Spondylolisthesis aufweisen. Lediglich 3 der 16 Spondylolisthesisträger haben subjektive Beschwerden. (Aus BROCHER, Die Wirbelverschiebung in der Lendengegend, 1958, Abb. 68)

Leider sind die bisherigen Veröffentlichungen von Sippenuntersuchungen noch sehr spärlich, und es besteht noch keineswegs Einigkeit darüber, ob die gefundene Vererbung unregelmäßig dominant (FRIBERG) oder rezessiv nicht geschlechtsgebunden ist

(WILTSE). An einen erblichen Faktor der ungewöhnlichen Häufigkeit von Lyse und Olisthesis bei seinen Untersuchungen von Eskimos (nördlich des Yukon 40,6 %) denkt auch STEWART. Die Sippentafel von FRIBERG veranschaulicht das gehäufte familiäre Vorkommen (Abb. 6).

Das nachweislich gehäufte erbliche Vorkommen der Lyse ist sicher ein wichtiges ätiologisches Moment und gibt einen Hinweis auf einen anlagemäßig begünstigenden Faktor der Spaltbildung in der Interarticularportion (BROCHER). Auf gegensätzliche Meinungen und widersprechende Untersuchungsbefunde wird in dem Abschnitt über die Ätiologie näher eingegangen werden.

7. Ätiologie

Seit der ersten Beschreibung der Spondylolisthesis sind zahlreiche Theorien über die Entstehungsursache aufgestellt, bewiesen und gegenbewiesen worden. Trotz des umfangreichen Schrifttums sind auch heute noch Entstehungsmodus und ursächliche Faktoren nicht endgültig geklärt. Verschiedene widersprechende Meinungen stehen sich weiterhin gegenüber.

Ohne eine Wertung der Argumentationen vorzunehmen, sollen nachstehend die wesentlichen Theorien und ihre Gegenmeinungen dargelegt werden. Die Entscheidung über die Richtigkeit bleibt der Zukunft und weiterer Forschung überlassen.

a) Theorie der angeborenen Fehlbildung

Vieles in dem Krankheitsgeschehen der Spondylolisthesis spricht für eine kongenitale Ursache. Nachdem die ersten Erklärungsversuche (Tuberkulose, Osteomyelitis, monarticuläre Arthritis deformans und isolierte Frakturen) nicht befriedigen konnten, hat NEUGEBAUER sich sehr intensiv mit den Faktoren beschäftigt, die für eine kongenitale Ätiologie sprechen. Es muß jedoch vermerkt werden, daß NEUGEBAUER kein monomaner Verfechter der Spondylolysis congenita war, sondern als Entstehungsursache auch die statische Deformation des normal angelegten Wirbelbogens unter dem Einfluß langanhaltender physiologischer Belastungen (LANE) in Erwägung gezogen hat.

Für eine kongenitale Ursache sprachen vor allem die Untersuchungsergebnisse von SCHWEGEL, KEIBEL u. MALL, RAMBAUD u. RENAULT, FARABEUF sowie ALBRECHT, die durch histologische Untersuchungen bewiesen zu haben glaubten, daß normalerweise die Verknöcherung jeder Wirbelbogenhälfte von zwei getrennten Knochenkernen ausgeht. Daraus ließ sich zweifellos folgern, daß bei einer Störung der Ossifikation an der Grenze zwischen beiden Verknöcherungszonen eine „Spaltbildung" im Sinne der Spondylolysis resultieren müsse. NEUGEBAUER griff diese anatomischen Untersuchungen auf und sah in ihnen eine Bestätigung seiner Theorie, obwohl SCHWEGEL, KEIBEL u. MALL sowie RAMBAUD u. RENAULT sich keineswegs festgelegt hatten, wo die Grenze der beiden Verknöcherungszonen im Wirbelbogen zu lokalisieren sei und deshalb keineswegs feststand, ob diese fragliche Grenze mit der Lokalisation der Fugenbildung in der Interarticularportion identisch sei. Lediglich ALBRECHT behauptet, daß tatsächlich die Wachstumszone zwischen den beiden Verknöcherungszentren im Isthmus der Pars interarticularis lokalisiert sei. Eine Abbildung der beiden Knochenkerne für jede Bogenhälfte stammt von FARABEUF aus dem Jahre 1885. Bemerkenswert ist auch die Beschreibung, die KEIBEL u. MALL gaben: „Manchmal beim fünften, sehr selten bei einem der anderen Lumbalwirbel finden sich von jeher zwei Zentren für den Bogen, eines für die Radix, den Processus transversus und den Processus articularis superior, das andere für die Lamina, den Processus articularis inferior und die Spina".

Es mehrten sich jedoch schon in der damaligen Zeit Einsprüche anderer Autoren gegen die Theorie einer kongenitalen Fehlbildung der Spondylolisthesis. So wies PUTTI darauf hin, daß die Vereinigung der beiden Verknöcherungszentren schon viel früher eintreten müsse, als dies bei der Verschmelzung der Bögen mit dem Wirbelkörper und der beiden Bogenhälften untereinander erfolge, da andernfalls der Nachweis einer Ossifikationslücke in der Interarticularportion genauso regelmäßig in einem bestimmten Entwicklungsstadium möglich sein müsse, wie dies bei der Knorpelfuge zwischen Wirbelkörper und Bogen als „Zwischenknorpel" (JUNGHANNS) und zwischen den beiden Bogenhälften dorsal physiologischerweise der Fall ist. Schon PUTTI war der Ansicht, daß — unter Festhalten an der kongenitalen Theorie — die Ossifikationsstörung bereits in einer früheren *präostalen* Periode angenommen werden müsse und darin ein Atavismus zu erblicken sein, ähnlich der regelmäßigen Teilung in eine vordere und eine hintere Bogenhälfte bei den Cetaceen (POIRIER u. LE DOUBLE). Auch sprach für die Richtigkeit der Annahme einer Entwicklungsstörung in der präostalen Periode nach Ansicht von POIRIER, daß bei einer Störung der ossalen Verknöcherungsphase mit dem Erhaltenbleiben der Fugenbildung in der Interarticularportion ein vermehrtes Vorkommen einer Spina bifida beobachtet werden müßte, was aber nicht der Fall sei. Diesem letzten Argument von POIRIER kann allerdings heute nicht mehr zugestimmt werden, denn eine gehäufte Vergesellschaftung des Auftretens von Olisthesis und Spina bifida (20—30 % der Fälle gegenüber normalem Vorhandensein einer Spina bifida in 1 — höchstens 10 %) haben TAILLARD, FRIBERG, KAU, MEYERDING, CHARRY, DIESSL, MICHAELIS, PANNHORST, ROCHER u. ROUDIL sowie WILLIS gefunden.

Schwererwiegende Einsprüche gegen die Theorie der Nichtvereinigung der angegebenen beiden Ossifikationszentren erbrachten spätere histologische Untersuchungen, bei denen sich das Auftreten von zwei Knochenkernen nicht bestätigen ließ (BARDEEN, BRAUS, BROMAN, CORNING, FISCHER, FRIBERG, MUTCH). Auch HAYEK betont, daß in der Regel in jeder Bogenhälfte *ein* Verknöcherungskern auftritt und daß zwei Bogenkerne eine Abnormität bedeuten. In gleichem Sinne sind die Untersuchungen von ROWE und ROCHE zu bewerten, die bei 600 Neugeborenenskeletten keine Fugenbildungen in der Interarticularportion fanden, obwohl doch aufgrund der allgemeinen Häufigkeit von 5% im Erwachsenenalter die gleiche Prozentzahl auch beim Neugeborenen zu finden sein müßte, wenn man an der Theorie der kongenitalen Fehlbildung festhalten will.

Wenn auch in neuerer Zeit nochmals von WILLIS (1941) zwei Ossifikationszentren in jeder Bogenhälfte gefunden wurden, so stellt dies doch keine ausreichende Erklärung für sämtliche Fälle einer Fugenbildung in der Interarticularportion dar, vielmehr muß es sich um seltene Ausnahmen handeln. TÖNDURY (1958) und seine Schüler (LARCHER und SCHIEDT) haben nämlich in umfangreichen histologischen Untersuchungen über die Entwicklung der Verknöcherung der Wirbelbögen bewiesen, daß die Ossifikation der Wirbelbögen normalerweise gar nicht durch enchondrale Verknöcherung von Knochenkernen erfolgt, sondern daß die Wirbelbögen normalerweise eine perichondrale Ossifikation aufweisen. Bei der Spondylolysis tritt dagegen schon in der mesenchymalen Phase eine Entwicklungsstörung mit Spaltbildung auf. Die anschließende Verknorpelung ist gestört, da sie von zwei durch eine Spalte getrennten Kernen ausgeht, wie Untersuchungen des anatomischen Präparats eines Embryo mit einer solchen Kontinuitätsunterbrechung zeigten. TÖNDURY meint, daß durch diese Untersuchungen die Genese der Spondylolyse und des Wirbelgleitens geklärt sei. JUNGHANNS schließt sich dieser Ansicht an. Trotzdem ist diese Argumentation nicht befriedigend, erklärt sie doch nicht den vereinzelten Nachweis von Spondylolysis und Spondylolisthesis bei Neugeborenen und Kindern und das erst im Alter von 10—20 Jahren gehäufte Auftreten. Verwiesen wird in diesem Zusammenhang auf den Beitrag von TÖNDURY über „Embryonale und postnatale Entwicklung der Wirbelsäule" in Bd. VI/1 dieses Handbuches.

b) Theorie der erworbenen Defektbildung in der Interarticularportion

Traumatische Entstehung einer Spondylolysis und Spondylolisthesis

ROBERT hat bereits 1855 als erster im Experiment versucht, an der Leiche das Problem der Entstehung der Spondylolisthesis zu erklären, kam aber zu dem Ergebnis, daß eine isolierte Fraktur der Interarticularportion auch nach Durchschneiden der entsprechenden Bandscheibe und des gesamten Bandapparates und der Gelenkverbindungen nur zu erreichen war, wenn eine ganz erhebliche Gewalteinwirkung erfolgte und die Interarticularportion vorgeschädigt war. Zu den gleichen Ergebnissen kamen CHIARI u. KÖNIGSTEIN. HELLNER hat auch bei erheblicher Gewalteinwirkung und Wegnahme der hinteren Bogenteile des 5. Lendenwirbels keine Subluxation erzielen können. TURNER, MARKELLOW u. BAUMANN haben in Leichenversuchen Bogenfrakturen nur nach vorheriger Schädigung der Interaticularportion und Durchschneidung der Bandscheibe erreichen können. AZÉMA sowie GERLACH gelang eine Bogenfraktur in der Interarticularportion im Experiment nicht. Ebenso hat ROSTOCK symmetrische Frakturen der Interarticularportion auch nach stärkster Gewalteinwirkung im Leichenversuch nicht erzielen können.

Fast alle Autoren sind sich also einig, daß die Olisthesis üblicherweise nicht Folge einer einmaligen, schweren Gewalteinwirkung sein kann, was nicht ausschließt, daß im einen oder anderen Einzelfall eine traumatische Genese bejaht werden muß. So beschreibt REISSNER (1933) einen Bogenbruch von L 3 im Zwischengelenkstück, bei dem sich der Frakturspalt bis in den hinteren Bogenabschnitt verfolgen ließ und gleichzeitig die Processus transversi L 1—L 4 abgerissen und die 12. Rippe frakturiert waren. BÖHLER u. HEURITSCH (1934) berichten von einer Olisthesis traumatica bei D 11 (!) mit Bogenfraktur und gleichzeitiger Kompressionsfraktur von D 12. PELLEGRINO u. LAURENTI (1952) gaben ein Sektionsprotokoll wieder, nachdem als Traumafolge eine Fraktur der linken Interarticularportion von L 1 entstanden war, gleichzeitig mit einer Kompressionsfraktur des 1. Lendenwirbels-Körpers und Querfortsatzbrüchen. Außerdem fanden sich eine Spondylolyse von L 2 sowie Assimilationsstörungen an D 12/L 1 und L 5/S 1, die nach der anatomischen Untersuchung als angeborene Lyse aufgefaßt wurden. SUCKERT (1959) beschreibt als Folge eines Autounfalles eine Fraktur des 4. Lendenwirbelbogens mit Abriß der kaudalen Gelenkfortsätze sowie der Processus transversi von L 1—L 4. Die Bandscheibe L 4/L 5 war verschmälert und der 4. Lendenwirbelkörper 1,5 cm ventralwärts und 1 cm nach seitlich abgeglitten. Die Kontrolle einige Monate später ergab eine völlige Aufhebung des Zwischenwirbelraumes von L 4 und L 5 und eine knöcherne Konsolidierung der Bogenfraktur.

Weitere Einzelbeschreibungen traumatischer Ventraldislokationen finden sich in der chirurgischen, unfallchirurgischen und orthopädischen Literatur, jedoch sind solche Beobachtungen selten, soweit es sich um eindeutig beweisbare Frakturen handelt.

Sehr viel häufiger sind Beschreibungen von Wirbelgleiten, das einige Zeit, teilweise auch viele Jahre nach einem stärkeren Wirbelsäulentrauma festgestellt (Abb. 7) und mit diesem Trauma nachträglich in einen ursächlichen Zusammenhang gebracht wurde (GLORIEUX, SICARD, METGÉ u.v.a.).

Bei solch einer nachträglichen Verknüpfung einer Olisthesis mit einem früheren Trauma bestehen fast immer erhebliche Zweifel am Unfallzusammenhang, und es ist bei gut-

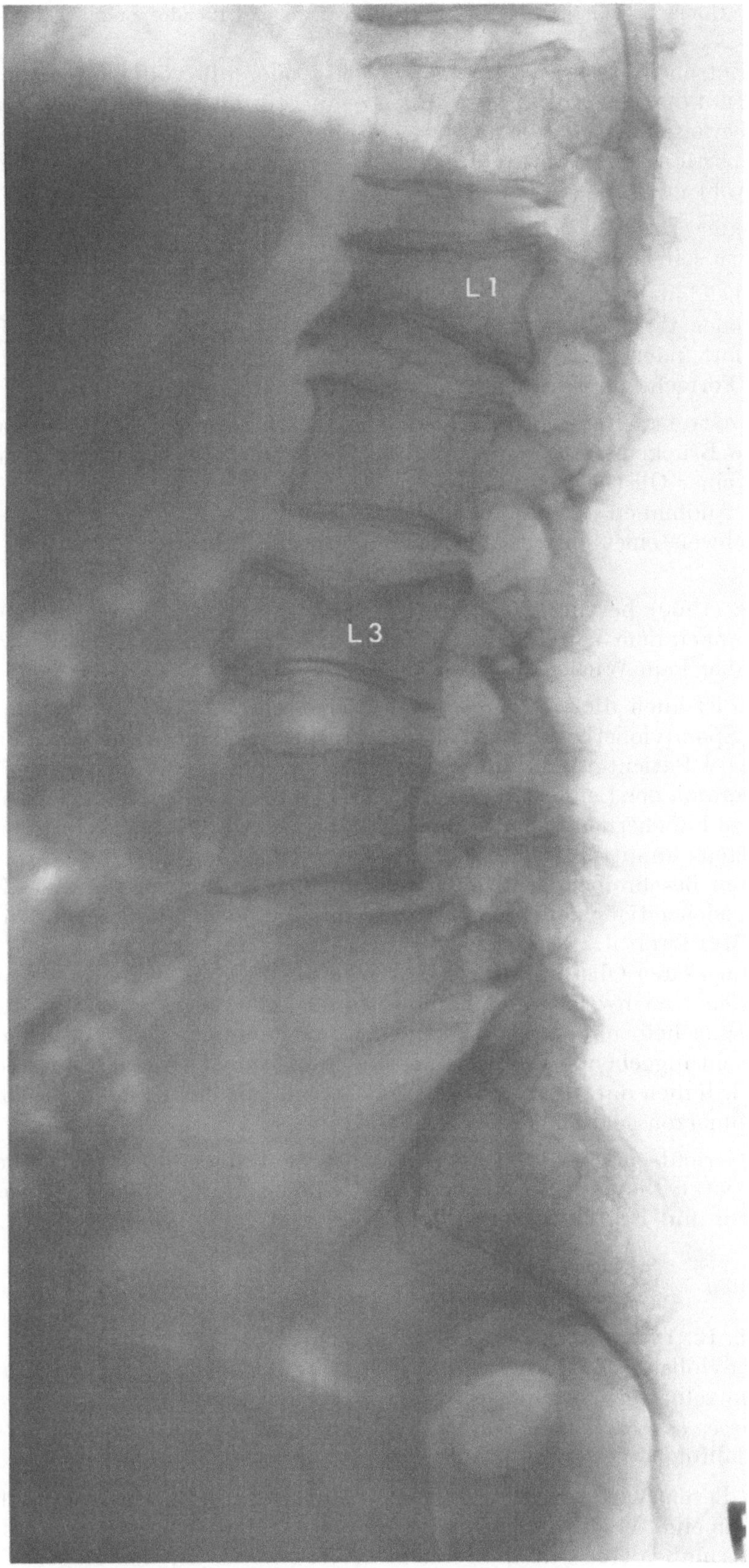

Abb. 7. Nichttraumatische Spondylolisthesis L 4 mit beiderseitiger Spondylolyse bei Kompressionsfrakturen L 1 und L 3. Die Bandscheibe L 4/5 ist durch degenerative Veränderungen verschmälert

achterlichen Entscheidungen meist sehr schwierig oder oft völlig unmöglich (Brocher, Bachmann, Francillon, Junghanns u.v.a.), die traumatische Genese einer Spondylolisthesis zu beweisen. Hadley möchte zwar eine spindelartige Knochenverdickung der Interarticularportion als Hinweis auf Frakturheilung deuten, dem widerspricht aber Junghanns wohl mit Recht.

Der Zusammenhang zwischen Olisthesis und Trauma scheint nur dann weitgehend gewährleistet zu sein, wenn

1. bei Wirbelgleiten außer dem Spalt in der Interarticularportion weitere Frakturen von Wirbelbögen oder Wirbelkörpern des gleichen Segmentes vorhanden sind (Pellegrino),
2. eine sofort nach dem Trauma festgestellte Olisthesis im Verlauf der nächsten 6 Monate ein Fortschreiten des Gleitvorganges erkennen läßt (Sicard).

Gegen die extrem seltene, primär traumatische Entstehung einer Olisthesis sprechen
1. fehlende Brückensymptome in der Zeit zwischen Trauma und röntgenologischem Spätnachweis einer Olisthesis,
2. weitere Anomalien an den benachbarten Wirbeln,
3. der Nachweis eines einseitigen oder beidseitigen Interarticularspaltes ohne Wirbelgleiten.

Anthuber (1960) beschreibt allerdings Frakturen von Wirbelgelenkfortsätzen, bei denen 2 Jahre nach dem Unfall eine knöcherne Heilung noch nicht nachgewiesen werden konnte, sich aber kein Wirbelgleiten einstellte.

Umstritten ist auch die richtunggebende Verschlimmerung einer vorhandenen Spondylolyse oder Spondylolisthesis durch ein entsprechendes Wirbelsäulentrauma. Nach Anthuber wurde bei Patienten mit einer Spondylolyse oder Spondylolisthesis, die von einem erheblichen Trauma der Lendenwirbelsäule oder des Beckens betroffen waren, beobachtet, daß die frischen knöchernen Schäden ausheilten, während die Spondylolyse und der Grad des Wirbelgleitens unmittelbar und mehrere Jahre nach dem Unfall unverändert blieben. Andere Autoren beschreiben nach entsprechender Gewalteinwirkung eine Zunahme der Olisthesis bei gleichzeitiger, zunehmender Verschmälerung der entsprechenden Bandscheibe (Schneider, Melamed u.a.). Gesichert ist die Anerkennbarkeit einer richtunggebenden Verschlimmerung einer Olisthesis durch ein Trauma nur dann, wenn durch laufende Röntgenkontrollen eine nachweisbare Zunahme des Gleitvorganges oder eine eindeutige Abnahme der Bandscheibenhöhe des betreffenden Segmentes bewiesen werden kann. Fraglich wird die richtunggebende Verschlimmerung infolge eines Unfalles immer dann bleiben, wenn sie sich lediglich darauf stützt, daß der Patient mit einer Olisthesis vor dem Unfall nie Rückenschmerzen gehabt habe.

Folgende Gerichtsentscheide geben einen Überblick über die gutachterliche Situation (aus: Lob-Asanger-Probst „Sozialgerichtliche Entscheidungen über den Zusammenhang zwischen Unfall und Erkrankung“, Enke Verlag Stuttgart, 1958):

Verschlimmerung

Bay. LVA, 18. 12. 1952, Ue 807/52.

„Die Spondylolisthesis entsteht in der Regel durch angeborene Bedingungen auf der Grundlage mangelhafter Verknöcherung im Wirbelbogenanteil. Sie kann *nur ausnahmsweise bei Vorliegen besonderer Bedingungen* im Sinne einer *vorübergehenden Verschlimmerung* als Arbeitsunfallfolge anerkannt werden.“

Es wird in diesem Verfahren von einem Gutachter darauf hingewiesen, daß durch einen Unfall lediglich eine Verschlimmerung möglich sei, eine wesentliche Verschlimmerung aber erwiesenermaßen nur selten beobachtet worden sei. In der Regel sei eine solche Verschlimmerung nur vorübergehend und klinge nach 1 bis 2 Jahren ab, so daß der gleiche Zustand wieder erreicht werde, wie er auch ohne Unfall vorhanden gewesen wäre.

Traumatische Entstehung.

LSG Celle, 26. 10. 1956, L 6 Kn 14/56 He.

„Die Spondylolisthesis beruht auf einer angeborenen Fehlbildung. Die unfallmäßige Entstehung kann nur unter ganz besonderen Voraussetzungen angenommen werden. Das Weiterarbeiten spricht von vornherein gegen eine traumatische Entstehung."
LSG Hamburg, 13. 3. 1956, UBf 317/1954.

„Die Spondylolisthesis beruht auf einer anlagebedingten unvollständigen Wirbelbogenverknöcherung und kann nicht Folge einer allgemeinen Körperprellung sein."

Ergänzend sei auch das entsprechende Kapitel aus „Das ärztliche Gutachten im Versicherungswesen" von A. W. FISCHER — R. HERGET — G. MOLINEUS, Joh Ambrosius Barth Verlag, München 1955, im Auszug wörtlich zitiert (Bd. I, S. 251):

„In den meisten Fällen von spondylolisthetischen Beschwerden im Anschluß an einen Unfall lassen sich Veränderungen röntgenologisch nachweisen, die die frische Entstehung ausschließen (abstützende Anbauvorgänge, Sklerosen). In diesen Fällen wird man, den Nachweis früherer Beschwerdefreiheit vorausgesetzt, nur die Auslösung der Schmerzen und der Leistungsbehinderung dem Unfall zur Last legen können. Eine Auslösung oder Förderung des Gleitvorganges selbst liegt zwar so in der natürlichen Auswirkung einer Gewalteinwirkung von außen, daß sie unter besonderen Verhältnissen als möglich angesehen werden könnte, jedoch ist ein solcher Vorgang mit überzeugender Sicherheit noch nicht beobachtet worden. In der Regel ist das angeschuldigte Trauma relativ gering und dürfte nicht zu einer Zerreißung des den Spalt ausfüllenden Bindegewebes führen, welches sich hingegen unter der Einwirkung des täglichen Lebens langsam umentwickeln kann.

Bevor also alle derartigen auf die Fehlbildung der Wirbelsäule zu beziehenden und in der Regel erst röntgenologisch erhobenen Befunde einer äußeren Gewalt zur Last gelegt und als Ursache einer Leistungsminderung der Wirbelsäule angesehen werden können, ist ein gewissenhaftes Studium des vorhandenen Schrifttums neben einer Erfahrung im Lesen der Röntgenbilder der Wirbelsäule sowie eine sehr genaue Klärung des Unfallzusammenhanges notwendig (BROCHER)."

Unzweifelhaft ist, daß bei der überwiegenden Mehrzahl der Patienten mit einer Lyse oder mit einer Olisthesis ein Trauma als ursächliches Moment nicht in Betracht kommt. Große Statistiken bestätigen diese Annahme: RUNGE fand bei 4654 Einstellungsuntersuchungen in 4,5 % eine Lyse und in 2,08 % eine Olisthesis, jedoch war in keinem Fall ein ursächliches Trauma zu eruieren. LAURENT erhielt bei 809 Fällen nur 52mal eine Traumaangabe, BOSWORTH konnte bei 115 Fällen 59mal ein Trauma sicher ausschließen. Für die überwiegende Mehrzahl der Patienten mit Spondylolyse und Spondylolisthesis muß demnach eine nicht-traumatische Genese angenommen werden.

Neuere Publikationen, die sich mit der traumatischen Genese befassen, stammen von SICARD u. LECA (1960), ZEMP (1960), GIUNTOLI u. GUARESCHI (1962), WILTSE (1962), MARTIN (1963), NEWMAN u. STONE (1963), COLLARD u. BRASSEUR (1972).

Überlastungsschäden als Ursache einer Spondylolyse und Spondylolisthesis

Die lückenhafte Beweisführung einer angeborenen Ätiologie und die berechtigte Ablehnung einer traumatischen Ursache für die überwiegende Zahl der beobachteten Fälle von Spondylolisthesis und insbesondere von Spondylolyse haben dazu geführt, daß von vielen Autoren ein *erworbenes Leiden* angenommen wird, zumal hierfür der extrem seltene Nachweis von frühkindlichen Fällen und der häufigere Nachweis am Ende der Wachstumsperiode sprechen. Es wurde deshalb nach einer Ursache für die Spaltbildung und das Wirbelgleiten gesucht, die mit der zunehmenden Belastung der Wirbelsäule im Säuglings- und Kindesalter in Zusammenhang gebracht werden konnte. So wurde die Theorie der erworbenen Spondylolyse und Spondylolisthesis durch eine Ermüdungsfraktur in der Interarticularportion aufgestellt. Einer der wesentlichsten Verfechter dieser Theorie ist MEYER-BURGDORFF, der eine „Umbauarthritis" oder besser „Osteopathia statica" als Folge einer veränderten Körperstatik annimmt: Kommt es durch den aufrechten Gang zu einer extremen Belastung der lordotischen unteren Lendenwirbelsäule und unter bestimmten Voraussetzungen zu einer scherenartigen Druckwirkung der Spitzen der kleinen Wirbelgelenke auf die Interarticularportion des dazwischengelegenen Wirbels, so unterliegt die Interarticularportion in dem „ungleichen Kampf: Zwei gegen Einen" (MEYER-BURGDORFF.) Dies führt zur Entstehung von Umbauzonen oder einer kompletten Kontinuitätstrennung. Als Voraussetzung für diesen Mechanismus gilt 1. eine vermehrte Lordose, 2. eine Stellungsanomalie der Gelenkfortsätze im Sinne einer vermehrten Vertikalstellung der kleinen Wirbelgelenke. Hierdurch treten abscherende Kräfte auf, deren Belastungsspitze im Bereich der Interarticularportion liegt und je nach der Stabilität dieses Bogenabschnittes zu einer Elongation oder zu Umbauzonen mit Kontinuitätstrennung im Sinne einer Lyse führen. Eine zusätzliche lokale Atrophie haben MOUCHET und ROEDERER sowie LANE angenommen; auch REMPE nimmt pathologische Umbauzonen durch mechanische Belastung im Sinne einer speziellen Exzenterwirkung der unteren Gelenkfortsätze an. Als Beweis dieser Theorie scheint insbesondere die Beobachtung von BRAUER verwertbar, der bei „Schlangenmenschen" zahlreiche Spondylolysen an mehreren Wirbeln fand (L 2, L 3 und in einem anderen Falle Fall L 1, L 2, L 3 und L 5, hier mit gleichzeitiger Olisthesis bei L 5) und sie auf die extreme Belastung durch den artistischen Beruf zurückführte. Da keine Röntgenuntersuchungen aus der Zeit vor Ausübung des Artistenberufes vorliegen, ist jedoch der Zusammenhang mit der Berufsbelastung nicht endgültig gewährleistet.

Eine gewisse Abwandlung der MEYER-BURGDORFFschen Theorie stellt die Ansicht von NEWMAN (1955) dar, der ebenfalls einen Überlastungsschaden der Interarticularportion annimmt, welcher aber nur bei primärer Instabilität zur Elongation oder Spaltbildung führt. Diese Instabilität geht auf das Konto einer Unterwertigkeit oder Funktionsschwäche der Weichteilkomponenten des vertebralen Bewegungsapparates zurück, wobei insbesondere der Bandapparat für die Aufrechterhaltung der normalen Stabilität der Wirbelsäule wichtig ist (Fascia lumbodorsalis, Ligamentum interspinosum und andere dorsale Bänder). Die Instabilität des Bandapparates führt dann zur relativen Überlastung des knöchernen Wirbelsäulengerüstes. Als Folgeerscheinung kommt es beim aufrecht gehenden Kind im „prekären" Abschnitt — also in der untersten LWS, meist am 5. Lendenwirbel — zur *Elongation* der Interarticularportion, während beim herangewachsenen Menschen nach Ende des Skeletwachstums eine Fuge in der Interarticularportion (Dauerfraktur) entstehen soll.

Um die Beweiskette der Theorie eines erworbenen Leidens durch Überlastungsschäden auch für die vereinzelten Beobachtungen bei Neugeborenen und bei Kleinkindern zu schließen, verlegt TURNER den Zeitpunkt der mechanischen Schädigung der Interarticularportion in die embryonale Phase und nimmt an, daß Überlastungsschäden mit Kontinuitätstrennung in der Interarticularportion durch Abwinkelung der Wirbelsäule in utero oder durch einmalige Gewalteinwirkung während des Geburtsvorganges eintreten.

HITCHCOCK unterstützt durch seine Untersuchungen die Gedankengänge von TURNER, denn er fand das Zwischengelenkstück des Wirbelbogens bei der Geburt noch relativ schwach verknöchert, zum größten Teil noch aus Knorpel bestehend. HITCHCOCK meint, daß die Spaltbildung in der Interarticularportion durch Aufrichten des Rumpfes entstehe, wenn das Kind Sitzen und Gehen lernt. Er konnte experimentell bei Totgeburten der letzten Embryonalmonate durch Beugung und relativ geringe Kraftanwendung Bogenfrakturen in der unteren Lendenwirbelsäule herbeiführen.

Auch BRAILSFORD bringt die Spondylolyse mit dem Geburtsakt in Verbindung und ist der Ansicht, daß Beckenveränderungen bei der Mutter (Spondylolisthesis!) beim Kind Verletzungen der unteren Lendenwirbelsäule entstehen lassen (Erblichkeit?).

Für die Theorie eines Überlastungsschadens der Interarticularportion setzt sich auch ZEMP ein und nimmt eine erhöhte statisch-dynamische Belastung der Interarticularportion nach Ausbildung der Lendenlordose im Wachstumsalter als Ursache einer Umbauzone (Ermüdungsbruch) an.

Bemerkenswert ist auch, daß die Spondylolyse und Spondylolisthesis offensichtlich mit dem aufrechten Gang und damit mit der Lordosierung der Wirbelsäule in Zusammenhang steht, denn die Spondylolisthesis kommt nur beim Menschen vor (TAILLARD, 1959).

Die Theorie der „Osteopathia statica" von MEYER-BURGDORFF erklärt also zwanglos, daß Spondylolyse und Spondylolisthesis erst mit zunehmender Belastung der Wirbelsäule im Wachstumsalter und beim Erwachsenen häufiger zu finden sind, daß sie bei Schwerarbeitern (BOSWORTH, FRIBERG, TAILLARD) gehäuft gefunden werden (ZEMP: 80 %) und daß sie im Erwachsenenalter beim Mann doppelt so oft wie bei der Frau in der Statistik angeführt werden.

Andererseits bestehen einige erhebliche Beweislücken, denn das Vorkommen einer Erblichkeit, das Fehlen einer Verschlimmerung des Leidens im späteren Leben und insbesondere die Tatsache, daß bisher niemals eine Verlaufsbeobachtung mit Nachweis der Zwischenstadien vom noch intakten Bogenabschnitt bis zum Auftreten einer Umbauzone und der Ausbildung einer Fuge beobachtet worden ist, sprechen gegen die Theorie einer Ermüdungsfraktur. Auch ist es unerklärlich, warum nie über röntgenologische Befunde mit reaktiven Erscheinungen in der Umgebung der „Umbauzonen" berichtet wurde, wie sie bei sonstigen Ermüdungsfrakturen an anderen Skeletabschnitten geläufig sind.

Anscheinend entbehrt also auch die Theorie von MEYER-BURGDORFF der gesicherten anatomischen Grundlage, zumal JAEGER nachgewiesen hat, daß die Gelenkfortsätze nicht in der gleichen Ebene wie die Interarticularportion liegen und somit diese gar nicht „in die Zange nehmen" können.

Ebenso ist es mit der Theorie von MEYER-BURGDORFF schwer zu vereinbaren, daß bei hochgradigen Lordosen und Skoliosen keine Spondylolysen entstehen, wie dies doch eigentlich aufgrund der abnormen Belastungen des Wirbelsäulenbandapparates und der fixierenden kleinen Wirbelgelenke erwartet werden müßte (FRIBERG). Auch Ausheilungsvorgänge mit Restitutio ad integrum könnten nach Fixierung der Wirbelsäule durch operative Spaneinpflanzung erwartet werden, sind tatsächlich aber nie eingetreten. Andererseits ist von ANDERSON beobachtet worden, daß sich bei einer 36jährigen Frau im Anschluß an die Spanfixierung eines Bandscheibenvorfalles L 5/S 1 nach 30 Monaten im vorher intakten Bogen von L 4 auf beiden Seiten eine Spondylolyse entwickelt hatte, was wiederum für die Überlastungstheorie sprechen könnnte.

Das wesentlichste Argument gegen diese Theorie ist aber letzten Endes nicht von röntgenologischer oder klinischer, sondern von pathologisch-anatomischer Seite erhoben worden.

Histologische Untersuchungen von Fugen in der Interarticularportion sind zwar relativ selten (NEUGEBAUER, SCHMORL, MEYER-BURGDORFF u. KLOSE, MARANDI u. WILTSE (6 Fälle), SCHINZ, TAILLARD (2 Fälle), WIGBY u. THOMAS), jedoch sind immer nur straffes Bindegewebe und Sharpeysche Fasern und niemals Hinweise auf Fraktur, Nekrose oder Knochenumbau gefunden worden (Abb. 8). RUTISHAUSER betont, daß nach den Untersuchungen der Genfer Schule die histologischen Befunde keinesfalls dem Bild von Umbauzonen oder Belastungsschäden entsprechen, also diese Vorgänge bereits längere Zeit zurückliegen müßten. Da die histologischen Untersuchungen teilweise aber an Wirbelsäulen von Kindern und Jugendlichen vorgenommen werden konnten (SCHMORL 2jähriges Kind), ist diese Einschränkung von RUTISHAUSER hinfällig, und die Argumente der Theorie einer erworbenen Spondylolyse durch Überlastungsschäden an der Interarticularportion sind durch die pathologisch-anatomischen Untersuchungen in vieler Hinsicht entkräftet.

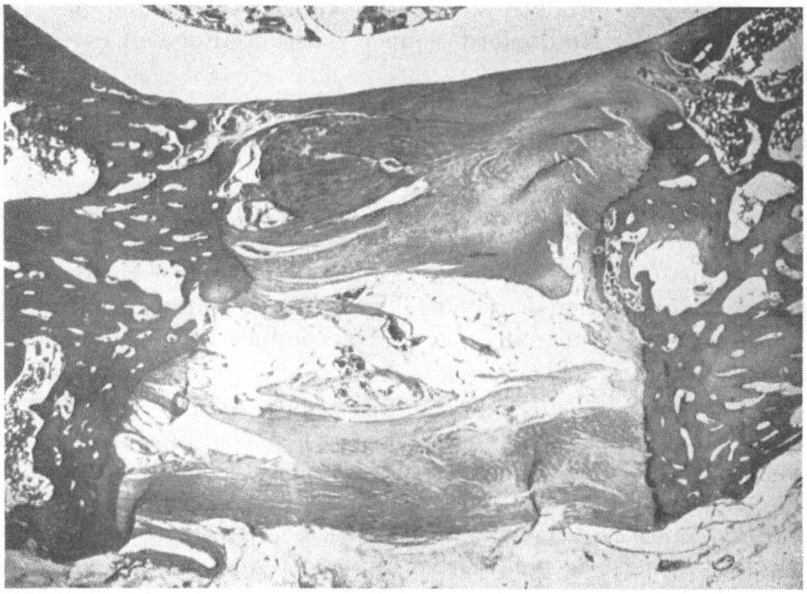

Abb. 8. Histologisches Bild einer Fuge in der Interarticularportion. (Aus SCHINZ-BAENSCH-FRIEDL-UEHLINGER, Lehrbuch der Röntgendiagnostik, 5. Aufl. Bd. II, Abb. 2106)

c) Theorie der Dysplasie des Wirbelbogens (BROCHER)

Der Begriff einer Dysplasie des Bogengebietes ist von BROCHER in Analogie zur Dysplasie des Hüftgelenkes geprägt worden, weil zwischen beiden manche Parallelen bestehen: Die Dysplasie des Hüftgelenkes ist angeboren; häufig besteht eine nachweisbare Vererblichkeit; aus der Dysplasie entwickelt sich in bestimmten Fällen im frühkindlichen Lebensalter eine Hüftgelenksluxation, die bei der Geburt noch nicht bestanden hat. Bei der Coxa vara congenita als spezieller Form der Hüftgelenksdysplasie tritt im Verlauf des Leidens gelegentlich eine Trennungslinie im Schenkelhals auf. Das Krankheitsgeschehen der Hüftgelenksdysplasie ähnelt daher in seiner Erblichkeit, in seinem zeitlichen Auftreten während der frühlkindlichen Entwicklung und der Manifestation bei der ersten Belastung mit Abgleiten oder Luxation sehr der Dysplasie des Wirbelbogens. Gemeinsam ist der Hüftgelenksdysplasie und der Bogendysplasie, daß nach der Wachstumsperiode nur noch reaktive, abstützende Veränderungen auftreten und eine weitgehende Stabilisierung des Prozesses erfolgt ist, was durchaus zum Bilde der Spondylolyse und Spondylolisthesis paßt.

Nach Ansicht von BROCHER ist diese Dysplasie des Wirbelbogens nicht nur als Differenzierungsfehler anzusehen, sondern es kommt ihr insbesondere in funktioneller Hinsicht durch die verminderte Belastbarkeit des Wirbelbogens wesentliche Bedeutung zu. Nach den Röntgenuntersuchungen von BROCHER, der sich hierbei auf sehr exakte tomographische Bilder stützt, gibt es bei diesem Differenzierungsfehler des dysplastischen Wirbelbogens verschiedene Grade der Fehlanlage im Bogenbereich, die ihren Ausdruck in der erheblichen Variationsbreite der Isthmusform finden. Neben der normal breiten, massiven Isthmusform gibt es abnorm kurze Interarticularportionen und andererseits sehr schmale, lange und dünne Zwischengelenkstücke, die fast ohne Spongiosa sind. Gelegentlich finden sich auch kleine umschriebene Aufhellungen in der Knochenstruktur, die BROCHER als Knorpelinsel deutet, so wie sie SCHMORL in der histologischen Untersuchung bei einem 2jährigen Kind fand. Von solchen Knorpelinseln bis zur kompletten Kontinuitätstrennung in Form einer Lyse besteht nur ein gradueller Unterschied. Es ist durchaus denkbar, daß familiär auftretende, genetisch unterwertige oder ungünstig geformte Bogenabschnitte durch die Belastung im frühkindlichen Alter bei Aufrichten des Kleinkindes zum aufrechten Gang dieser Belastung nicht standhalten und es zur Lyse bzw. Olisthesis kommt. Voraussetzung ist nach Ansicht von BROCHER demnach die unterwertige Anlage im Wirbelbogenbereich. Diese Ansicht stimmt mit der oft gemachten Beobachtung überein, daß trotz extremer und ungewöhnlicher Belastung der Wirbelsäule, die durch äußere Einflüsse im späteren Lebensalter auftritt, keine Spondylolysen ausgelöst werden können (z.B. nach Beinamputationen oder Wirbelsäuledeformierungen nach Spondylitis tuberculosa, operativen Maßnahmen. — Ausnahme: die Beobachtung von ANDERSON).

Nach BROCHER besteht die Bogendysplasie nicht nur in einer unterschiedlichen Anlage des Zwischengelenkstückes, sondern oft sind auch die Gelenkfortsätze ungewöhnlich klein, plump oder in anderer Weise deformiert und weisen eine Fehlstellung auf. Zwanglos ließe sich in diese Dysplasie auch das gehäufte Zusammentreffen mit einer Spina bifida und einer Assimilationsstörung am lumbosacralen Übergang bei gleichzeitiger Spondylolyse einreihen.

BROCHER wird mit seiner Theorie der Bogendysplasie zweifellos den meisten beobachteten Fällen und Formen der Spondylolyse und Spondylolisthesis am ehesten gerecht, wobei die Parallelität der Erscheinungen am Wirbelbogen mit den bekannten und gut erforschten Dysplasien anderer Skeletabschnitte, insbesondere des Hüftgelenkes, etwas Bestechendes hat. Einzelne Ausnahmefälle, die sich durch ihre Besonderheiten nicht in den Rahmen des dysplastischen Formenkreises einordnen lassen, erklären andererseits die jahrzehntelangen divergierenden Ansichten über die Ätiologie dieses Leidens und machen es wahrscheinlich, daß keine einheitliche Genese existiert.

d) Seltene Ursachen

In seltenen Ausnahmefällen sind als Ursache des Wirbelgleitens lokale destruierende Prozesse im Wirbelbogen und in der Interarticularportion beobachtet worden. Infektionsherde und Geschwulstmetastasen als Ursache des Wirbelgleitens beschreiben ABRAHAM, FOLLMER, REISSNER, SISEFSKY. Eine Tuberkulose als Ursache des Wirbelgleitens fanden HERRGOTT sowie HAGELSTAM, und über eine Spondylolisthesis bei Tabes wird von BREITLÄNDER berichtet. CABITZA beobachtete einen Fall von Echinoccuscyste in der Interarticularportion.

8. Das Gleiten

Bei der „echten" Spondylolisthesis gleitet der Wirbelkörper mit den Bogenwurzeln und den oberen Gelenkfortsätzen nach ventral. Dem gleitenden Wirbel folgt die gesamte darüberliegende Wirbelsäule einschließlich ihrer Dornfortsätze, während die unteren Gelenkfortsätze, die hinteren Bogenanteile und der Dornfortsatz des Gleitwirbels an normaler Stelle bleiben. Voraussetzung für das ventrale Abgleiten ist bei der „echten" Spondylolisthesis entweder eine entsprechende Elongation oder eine „Spalt"-Bildung in der Interarticularportion. Der Grad des Wirbelgleitens läßt sich mit der Meßmethode nach BURCKHARDT, MARIQUE, TAILLARD, HAGELSTAM angeben. Das Prinzip geht aus nachstehender Skizze hervor (Abb. 9). Maßgebend für die Beurteilung, ob ein Vorgleiten überhaupt vorliegt und für das Ausmaß des Vorgleitens, ist immer der Vergleich der *Hinterkanten* der beiden betreffenden Wirbelkörper. Die Stellung der Wirbelkörper*vorderkanten* zueinander ist für die Beurteilung einer Wirbelverschiebung unzuverlässig, da spondylotische Randzacken, Konsolenbildungen und andere Deformierungen der Wirbelform zu Fehlschlüssen führen.

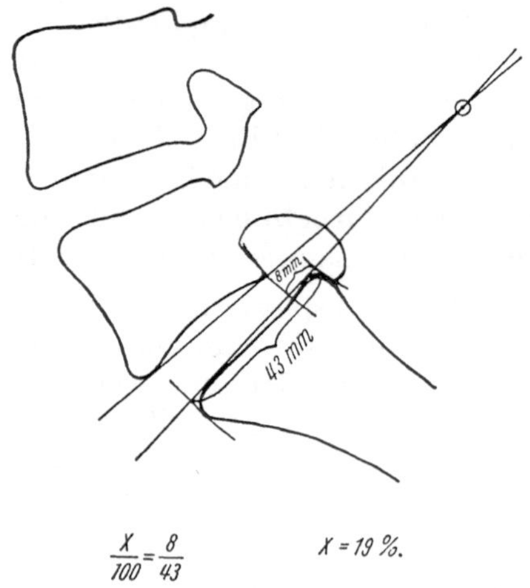

Abb. 9. Messung der Wirbelverschiebung nach Burckhardt-Marique-Taillard-Hagelstam

Meyerding hat eine Einteilung in 4 Stadien vorgeschlagen:

Stadium I:	1—50 % Vorgleiten
Stadium II:	51—99 % Vorgleiten
Stadium III:	100 % Vorgleiten
Stadium IV:	völliges Vorgleiten mit Abkippen vor den nächsttieferen Wirbel = Spondyloptose (Abb. 10).

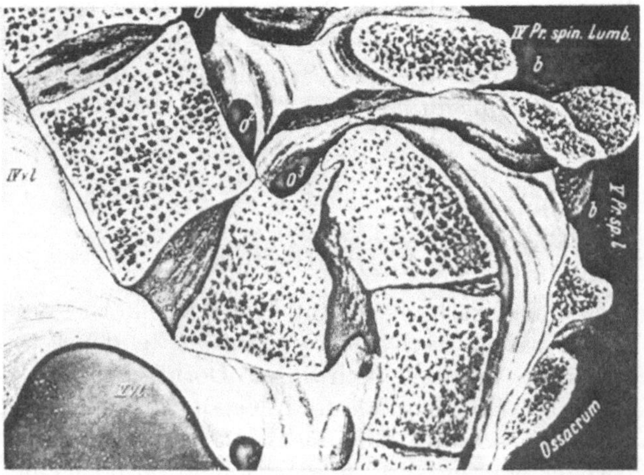

Abb. 10. Spondyloptose L 5 (aus Neugebauer, 1882). Der 5. Lendenwirbelkörper ist vor den 1. Sacralwirbel abgekippt. Die Interarticularportion ist extrem ausgezogen, aber ohne Lyse

Das Ausmaß des Wirbelgleitens entspricht der Länge des Defektes in der Interarticularportion oder der Länge der Elongation der Interarticularportion. Erstaunlicherweise ist besonders bei den stärksten Graden des Wirbelgleitens und der Spondyloptose in vielen Fällen keine Spaltbildung, sondern nur eine extreme Ausziehung der Interarticularportion gefunden worden (JUNGHANNS, BROCHER, NEWMAN u.a.). BROCHER gibt an, er habe bei der Durchsicht der Weltliteratur nie ein Röntgenbild einer Spondyloptose mit einer Lyse finden können.

Der Gleitvorgang beginnt aller Wahrscheinlichkeit nach im Kindesalter, dauert 2—3 gelegentlich auch 5 Jahre, und hört mit Ende der Wachstumsperiode auf (TAILLARD, FRANCILLON). Infolgedessen sind Gleitvorgänge fast nur bei Kindern und Jugendlichen beobachtet worden (LAURENT, BOSWORTH, SCHLÜTER, BRAILSFORD, LANGENDORFF). Nach dem 20. Lebensjahr ist ein echtes Fortschreiten des Gleitvorganges nur noch als Ausnahme zu finden (ADKINS, HITCHKOCK, LAURENT, TAILLARD) und beträgt meist nur noch wenige Millimeter. Eine geringfügige Zunahme der Ventralverschiebung nach Ende des 6. Lebensjahrzehntes soll durch Nachlassen der Muskelkraft und Elastizitätsverlust des Bandapparates eintreten (STOLZE, LESSMANN).

Der Gleitvorgang setzt wahrscheinlich erst ein, wenn die Bandscheibe unter dem Gleitwirbel durch die abnorme Belastung infolge der Instabilität des betreffenden Bewegungssegmentes gelitten hat und der Bandapparat ebenfalls nicht mehr in der Lage ist, dem Gleiten Widerstand entgegenzusetzen. Die Bandscheibe ist anfangs noch normal hoch (TAILLARD, FRANCILLON) wird dann aber bald niedriger und ist je nach dem Grad des Wirbelgleitens und dem Alter des Patienten meist mehr oder weniger hochgradig zermürbt und entsprechend verschmälert. Die Bandscheibenzermürbung stellt demnach zwar einen sekundären Vorgang beim Gleitprozeß dar, ist aber andererseits wiederum Voraussetzung für den Beginn des Gleitens.

Erster Hinweis auf eine Schädigung der betreffenden Bandscheibe und damit auf das drohende Einsetzen des Gleitvorganges ist bei der röntgenologischen Funktionsdiagnostik eine abnorme Beweglichkeit des Wirbels, der eine Spondylolyse aufweist. MARIQUE, BAILLY, JUNGE fanden eine Wirbelbeweglichkeit im Discus von 6—7 Millimeter. Nach SCHLÜTER sollen Röntgenaufnahmen im Stehen, im Liegen, in Flexion und Hypertension der Wirbelsäule gemacht werden, um diese abnorme Beweglichkeit und damit die Bandscheibenlockerung zu erfassen.

Eine spätere Stabilisierung des Gleitvorganges erfolgt durch Elastizitätsabnahme der Bandscheibe (MARIQUE) und gelegentlich auch durch Verknöcherung in der Bandscheibe (SCHMORL).

An den knöchernen Elementen der Wirbelsäule setzen im Verlauf des Gleitvorganges ebenfalls reaktive Veränderungen ein. Es erfolgt eine Abrundung der Oberkante des nächsttieferen Wirbelkörpers, besonders bei hochgradigem Gleiten und eine Sklerosierung der Grundplatte des Gleitwirbelkörpers und der Deckplatte des nächsttieferen Wirbelkörpers. Die Basis des nächsttieferen Wirbelkörpers, meistens des Sacrums, ist in manchen Fällen mehr oder weniger konsolenartig vorgebaut. JUNGHANNS sieht diese Konsolenbildung am Sacrum als eine Art Selbstheilung durch abfangende Unterstützung des Gleitwirbels an. Weiterhin bilden sich als reaktive Veränderungen Randzacken und Randwülste an den vorderen, seitlichen und auch hinteren Wirbelkörperkanten (JUNGHANNS), die gelegentlich zu einer Überbrückung der Zwischenwirbelscheibe und damit zu einer Stabilisierung führen.

Bei extremen Graden von Wirbelgleiten und insbesondere bei der Ptosis bohrt sich die Oberkante des nächsttieferen Wirbelkörpers hinten in die Rückfläche des Gleitwirbels ein und erzeugt hier eine muldenförmige Vertiefung. Der Dornfortsatz des Gleitwirbels, der dorsal stehengeblieben ist, sinkt gelegentlich herab, besonders beim 5. Lendenwirbel, stützt sich auf den Bogen des 1. Sacralwirbels auf und gräbt sich in ihn ein (GOLJANITZKI). Dieser Vorgang soll bis zur völligen Durchtrennung des Bogens führen können (Ostitis dissecans sacro-lumbalis), so daß letzten Endes der Dornfortsatz in einer tiefen Nische des Kreuzbeines liegt. Diese Auffassung von Goljanitzky hält Meyer-Burgdorff nicht für bewiesen, denn auf Grund der geänderten Statik müsse bei der Olisthesis eine Aufrichtung des Processus spinosus durch Zugwirkung der Muskeln und Bandverbindungen erfolgen. Dieser Zug setzt am hinteren Bogenanteil und am Processus spinosus an und ist ganz erheblich, denn die gesamte obere Wirbelsäule und damit die gesamte Rumpflast ziehen mit ihrem großen Eigengewicht auf der schiefen Gleitebene nach vorne unten und werden nur noch durch den Bandapparat, die Muskulatur und die Zwischenwirbelscheibe gehalten. Ein Großteil des Muskel-Bandapparates wirkt dabei auf den dorsal stehengebliebenen Bogenabschnitt und den Dornfortsatz des Gleitwirbels, der wie ein Hebel (mit einem Hypomochlion in der Gegend der Bogenspalte) cranialwärts hochgezogen wird.

Durch die Wirbelverschiebung ändert sich die Körperhaltung. Das Abgleiten der Wirbelsäule wird mit einer Aufrichtung des Beckens beantwortet, so daß der Beckenneigungswinkel geringer wird und damit auch die Gleitebene eine mehr horizontale Stellung erhält und dem zunehmenden Abgleiten entgegenwirkt.

Durch den enormen Zug des Muskel-Bandapparates an dem dorsal stehengebliebenen Bogenteil des Gleitwirbels kann es gelegentlich zu einer Abgliederung der Querfortsätze nach Art einer Pseudarthrose kommen (Meyer-Burgdorff), besonders bei einseitiger Spondylolyse und einem aus diesem Grunde ausgelösten Drehgleiten.

Als seltene reaktive Veränderungen bei Wirbelgleiten fand Hadley eine einseitige „Callusbildung" an der Lysis und Pizon eine linksseitige Knochenspange, die zu einer Verbindung der Querfortsätze von L 5, S 1 und S 2 geführt hatte.

9. Wirbelform

Der Gleitwirbel kann normale Form, Größe und Kantenhöhe haben. Man findet diese normale Wirbelform häufig bei einem Wirbelgleiten in Höhe L 1 bis L 4 und bei nur geringem Gleiten des 5. Lendenwirbels.

In anderen Fällen, insbesondere bei erheblichem Gleiten des 5. Lendenwirbels, hat der Gleitwirbel eine „trapezoide" Form (Francillon) oder eine Dreiecksform. Er ist dann hinten niedriger als vorn. Diese Form ist häufig bei gleichzeitiger Hyperlordose der Lendenwirbelsäule vorhanden und besonders ausgeprägt bei der stärksten Form des Wirbelgleitens, der Ptosis. In diesen Fällen ist der Wirbelkörper oft hypoplastisch und man ist geneigt, diese Hypoplasie als Wachstumshemmung durch Gefäß-(Ernährungs)-Störung im Kindesalter zu erklären (Brocher).

Die Form des Wirbelkörpers ist nicht unwichtig für die Beurteilung der Prognose bei Jugendlichen, die eine Spaltbildung in der Interarticularportion des 5. Lendenwirbels aufweisen (Francillon):

Trapezoide Form von L 5 und Abrundung der oberen Vorderkante von S 1 stellen eine ideale Voraussetzung für späteres Abrutschen dar und lassen ein erhebliches Gleiten bis zur Ptose erwarten, sind also prognostisch ungünstige Zeichen.

Normale Form und Größe des 5. Lendenwirbels und normale Kontur der Oberkante des 1. Sacralwirbels lassen eine größere Stabilität annehmen und machen es weniger wahrscheinlich, daß aufgrund einer Lyse eine Olisthesis einsetzt.

10. Zwischengelenkstück

Als Zwischengelenkstück wird der Teil des Wirbelbogens bezeichnet, der zwischen dem oberen und dem unteren Gelenkfortsatz gelegen ist. Weitere Namen für diesen Bogenabschnitt sind: Interarticularportion, Pars interarticularis, Portio interarticularis und Isthmus.

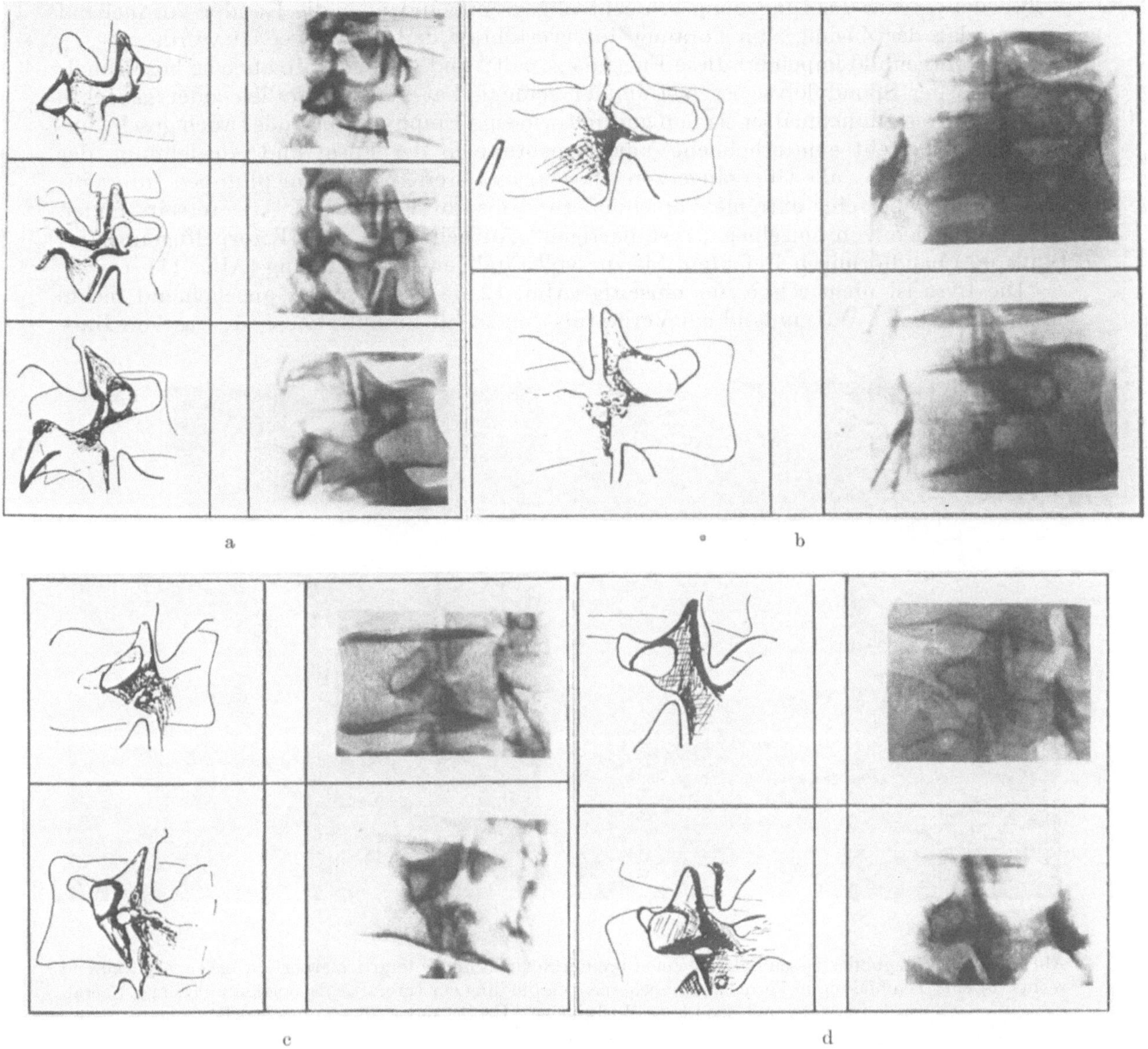

Abb. 11 a—d. Die Skizzen und Röntgenbilder zeigen unterschiedliche Breite, Länge und Struktur der Interarticularportionen mit cystenartigen Aufhellungen (Knorpelfugennester/SCHMORL) sowie inkomplette Spondylolysen. (Aus FRANCILLON, Handbuch der Orthopädie, Bd. II, 1958, Abb. 3)

Die Lyse in der Interarticularportion liegt fast ausschließlich im vorderen Abschnitt nahe der Abgangsstelle des oberen Gelenkfortsatzes. Die Interarticularportion wird dadurch in einen kleineren oberen und etwas größeren unteren Teil gegliedert (JUNGHANNS). Nur ausnahmsweise ist die Fuge in der Mitte oder am hinteren Ende des Isthmus gelegen. Die Spondylolyse besteht in einer Fuge des Knochens, die mit festem, derben Bindegewebe und SHARPEYschen Fasern ausgefüllt ist (JUNGHANNS). Dies stellt sozusagen den „Ruhezustand“ der Lyse dar. Wird die Lyse aber im Laufe des Lebens und durch eine besondere statische Situation einer stärkeren Belastung unterworfen, so kommt es zu degenerativen Veränderungen des Bindegewebes, wie wir es an anderen Stellen des Körpers in ähnlichen Situationen beobachten. Je nach dem Zustand ist bei histologischen Untersuchungen der Befund verschieden: JUNGHANNS beschreibt Einrisse, Blutungen, Verkalkungen, Knocheneinlagerungen und völlige Zermürbung. ADKINS fand schleimiges, degeneriertes Bindegewebe, das gegen die Umgebung schlecht abgegrenzt und über die Ränder vorquellend war, so daß der Zugang zum Foramen intervertebrale dadurch eingeengt wurde.

Im Röntgenbild imponiert diese Fuge als „Spalt" und wird deshalb auch so bezeichnet. Die Fuge der Spondylolyse ist fast immer schmal, hat glatte, parallele oder gezackte Randkonturen. Manchmal ist sie fein geriffelt wie eine Epiphysenfuge oder auch geschwungen, dabei besteht eine erhebliche Variationsbreite in der Form und Ausdehnung der Fuge. Auch gibt es alle Übergänge von einer normal breiten, oft sogar plumpen Interarticularportion über eine extreme Verschmälerung bis zur Elongation. Andererseits finden sich Übergänge von einzelnen „zystenartigen" Aufhellungen und (Knorpelfugennester/SCHMORL) bandförmigen Defekten, bis zur vollständigen Fugenbildung (Abb. 11).

Die Lyse ist nicht selten nur einseitig (Abb. 12 a—b), und zwar anscheinend rechts häufiger als links. WILLIS fand ein Verhältnis von rechts zu links wie 8 : 1, was von BROCHER bestätigt wurde. Manchmal ist mit der einseitigen Lyse eine Skoliose vergesellschaftet (GLORIEUX).

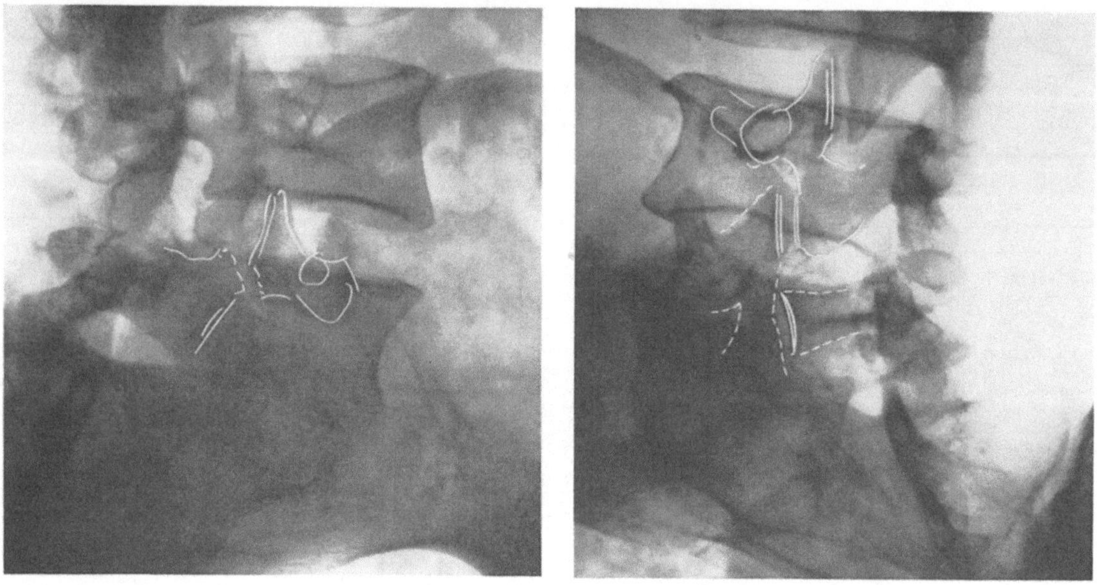

a b

Abb. 12. Die Schrägbilder lassen links (a) einen breiten Spalt in der Interarticularportion erkennen, während rechts (b) eine Fehlbildung in Form einer knöchernen Verbindung der Interarticularportion mit dem 1. Sacralwirbel besteht und das kleine Wirbelgelenk L 5/S 1 dorsal davon angelegt ist

Die frühere Lehrmeinung, daß eine Fugenbildung in der Interarticularportion die „condito sine qua non" für das Wirbelgleiten darstelle, ist sicher eine Irrlehre (BROCHER). Auch bei der echten Spondylolisthesis ist nur in einem Teil der Fälle eine Unterbrechung der Interarticularportion nachzuweisen. NEWMAN fand bei 204 Fällen von Wirbelgleiten nur 108mal, STOLZE u. LESSMANN bei 41 Fällen 15mal eine Isthmusfuge. BROCHER hebt hervor, daß er in der Weltliteratur niemals bei den extremen Formen des Wirbelgleitens, nämlich der Spondyloptose, eine Unterbrechung in der knöchernen Interarticularportion finden konnte, NEWMAN schließt sich dem an. Es kann demnach eine echte Olisthesis nicht nur durch eine Fugenbildung entstehen, sondern auch durch eine *Verlängerung* des Isthmus. Dieser ist in solchen Fällen dünn, lang ausgezogen, horizontal gestellt und meist geknickt. Es gibt auch Beobachtungen einer Fugenbildung auf der einen Seite und einer Elongation auf der anderen Seite des Wirbelbogens (Abb. 13 a—c). Dies scheint besonders bei geringgradiger Olisthesis vorzukommen (BROCHER). Die Breite

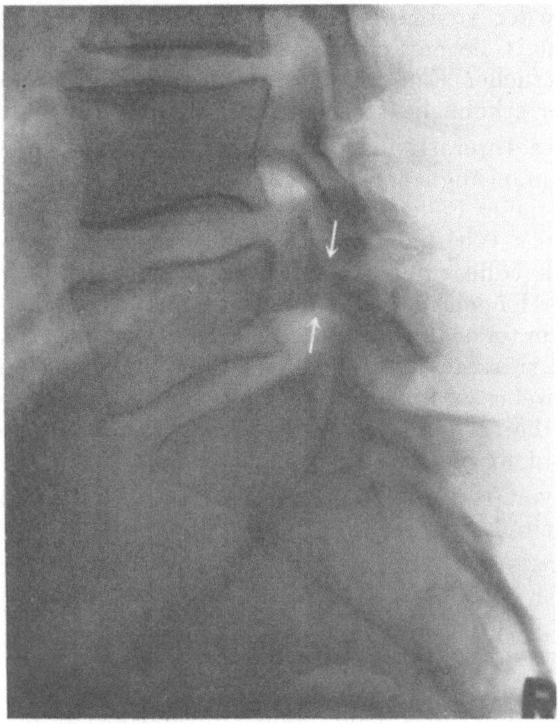

a

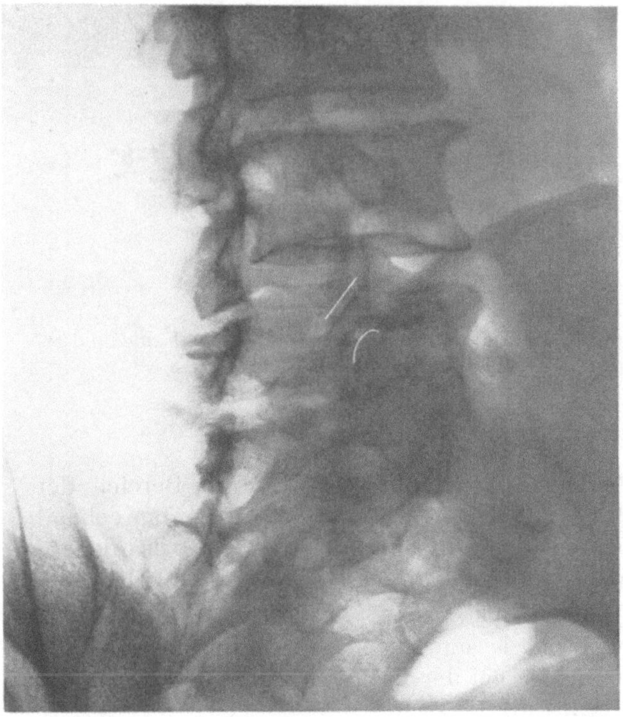

b

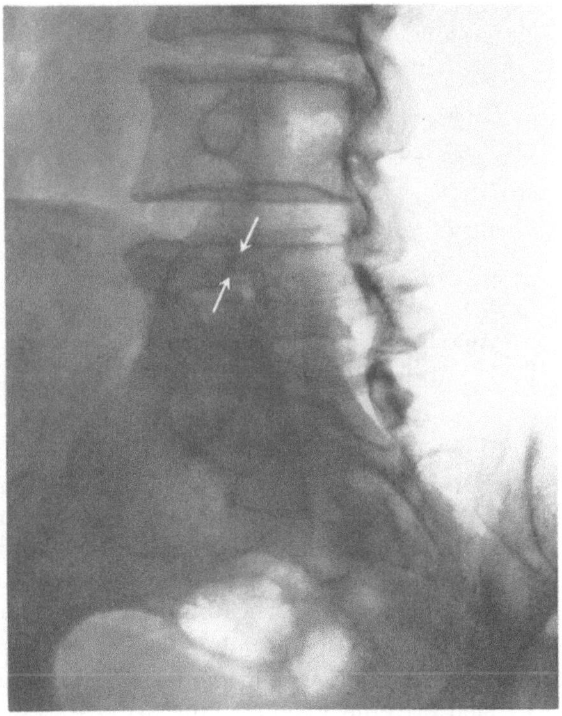

c

Abb. 13 a—c. Elongation der Interarticularportion auf der rechten Seite (b), Spondylolyse auf der linken Seite (c). Angedeutetes Wirbelgleiten bei degenerativ bedingter Verschmälerung der lumbosacralen Bandscheibe (a) der Fuge und die Länge der Ausziehung des Isthmus entsprechen im allgemeinen dem Grad der Wirbelverschiebung. Gelegentlich findet man aber auch eine Kombinationsform mit enger Fuge und zusätzlicher Elongation der Interarticularportion hinter der Fuge als Voraussetzung zu einer erheblichen Wirbelverschiebung (JUNGHANNS).

Die Ausziehung der Interarticularportion wird von manchen Autoren als reaktive Verknöcherung einer ursprünglichen Fugenbildung erklärt (FRIEDL, JANSSEN). So hat JUNGHANNS bei einem seiner Fälle eine vollständige sekundäre Verknöcherung als Zeichen einer Konsolidierung des Wirbelgleitens beschrieben. Andererseits ist es aber nicht ungewöhnlich, daß durch völlige Zermürbung und Aufbrauchung des Fugengewebes eine erhebliche Diastase der Knochenenden entsteht, so daß diese sich nicht mehr gegenüberstehen. Bei Funktionsuntersuchungen der Wirbelsäule ist im Röntgenbild besonders bei älteren Menschen eine stärkere Beweglichkeit als Hinweis auf eine Zerreißung und Zermürbung des Fugengewebes zu finden. Auch reaktive Veränderungen im Sinne von Randzacken und Wülsten, die sogar die Fuge überbrücken können, werden von JUNGHANNS angegeben und sollen nicht selten sein.

Die Beobachtung von HADLEY über eine einseitige Callusbildung in der Umgebung der Lyse bei Wirbelgleiten (Lyse beiderseits) ist umstritten.

11. Gelenkfortsätze

Die Achse der kleinen Wirbelgelenke bildet normalerweise mit der Körperlängsachse einen spitzen Winkel, d. h. die Gelenkebene steht verhältnismäßig steil. Während die Gelenkflächen der Halswirbelsäule fast frontal angeordnet sind, nimmt ihre Stellung im

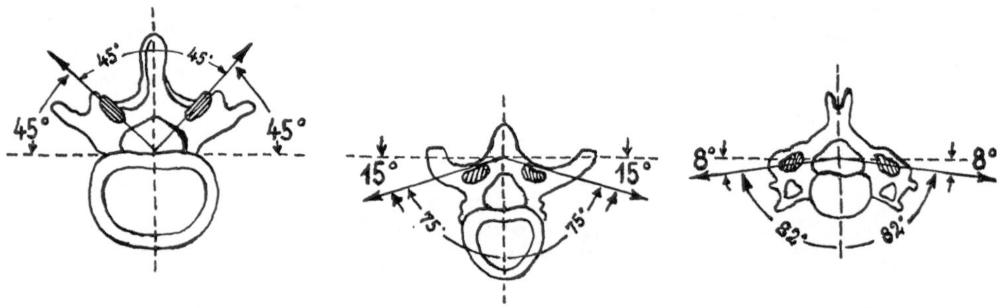

Abb. 14. Stellung der kleinen Wirbelgelenke im Bereich der Hals-, Brust- und Lendenwirbelsäule und erforderliche Winkelgrade für die Darstellung im Röntgenbild

Bereich der Brustwirbelsäule immer mehr schräge Richtung an und im Bereich der Lendenwirbelsäule sind sie zunehmend in der Sagittalebene angeordnet. Dementsprechend ist auch die röntgenologische Darstellungsmöglichkeit in den einzelnen Wirbelsäulenabschnitten verschieden und erfordert schräge Aufnahmen in verschiedenen Winkelgraden. Darauf wird bei der Röntgentechnik näher eingegangen (Abb. 14).

Bei der Spondylolyse und der Spondylolisthesis sind die kleinen Wirbelgelenke oft weniger steil gestellt als normale und insbesondere bei der Pseudospondylolisthesis findet sich oft eine Flachstellung (JUNGHANNS u. ADKINS).

RUNGE fand Stellungsasymmetrien der Gelenkfortsätze des 4. und 5. Lendenwirbelkörpers in 26,5 % des 5. Lendenwirbels und 1. Sacralwirbels in 17,4 % von 4654 Einstellungsuntersuchungen.

12. Röntgenologische Untersuchungstechnik

a) Sagittalbild

Auf der sagittalen Röntgenaufnahme projizieren sich im anteroposterioren Strahlengang die Bogenwurzel und die übrigen Bogenabschnitte so aufeinander und gleichzeitig auf den Wirbelkörper, daß eine ausreichende Darstellung der Pars interarticularis nicht zu erreichen ist. Die Bogenabschnitte des Wirbels sind als sogenannte „Schmetterlings-

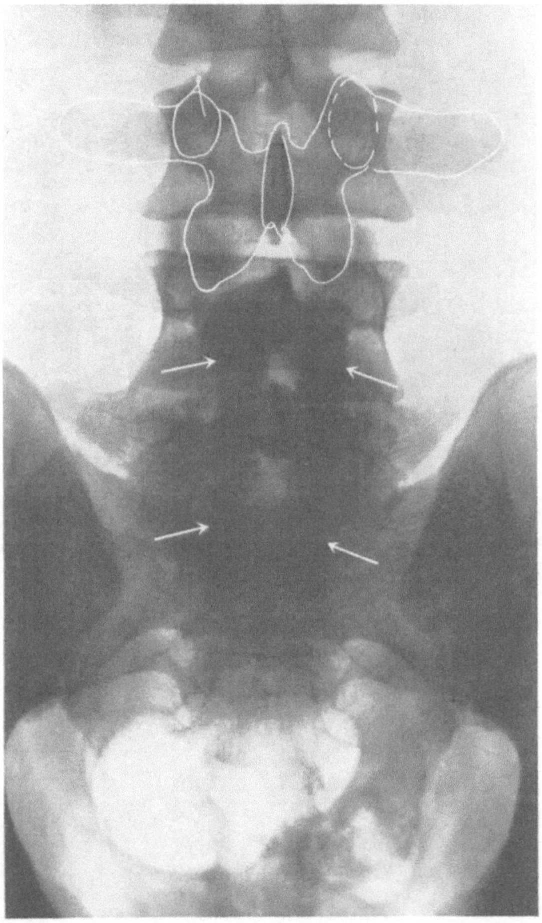

Abb. 15. Projektion der Bogenabschnitte im Sagittalbild als „Schmetterlingsfigur". Der Körper des Schmetterlings entspricht dem Dornfortsatz, die Flügel den oberen und unteren Gelenkfortsätzen, der Bogenwurzel und den Querfortsätzen. Lendenwirbelsäule eines 24jährigen, der wegen Spondylolyse gespant wurde

figur" (Abb. 15) abgrenzbar, wobei der Körper des „Schmetterlings" aus dem Dornfortsatz und die Flügel aus den hinteren Bogenabschnitten den oberen Gelenkfortsätzen mit den Processus transversi und den unteren Gelenkfortsätzen bestehen. Die Interarticularportion ist im Bereich der Lendenwirbelsäule in dieser Projektion meist fast axial getroffen. Die Fuge der Spondylolyse kann etwas medial und unterhalb von der als ovale Ringfigur dargestellten Bogenwurzel sichtbar sein und verläuft dann als schräge und oft gezackte Aufhellungslinie von medial oben nach lateral unten (Abb. 16a—b). Die Dar-

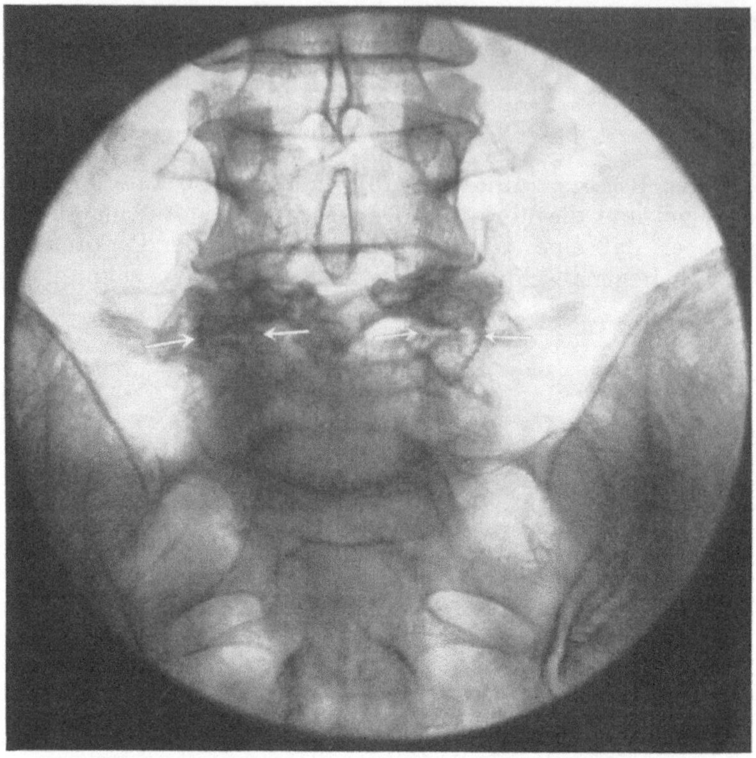

a

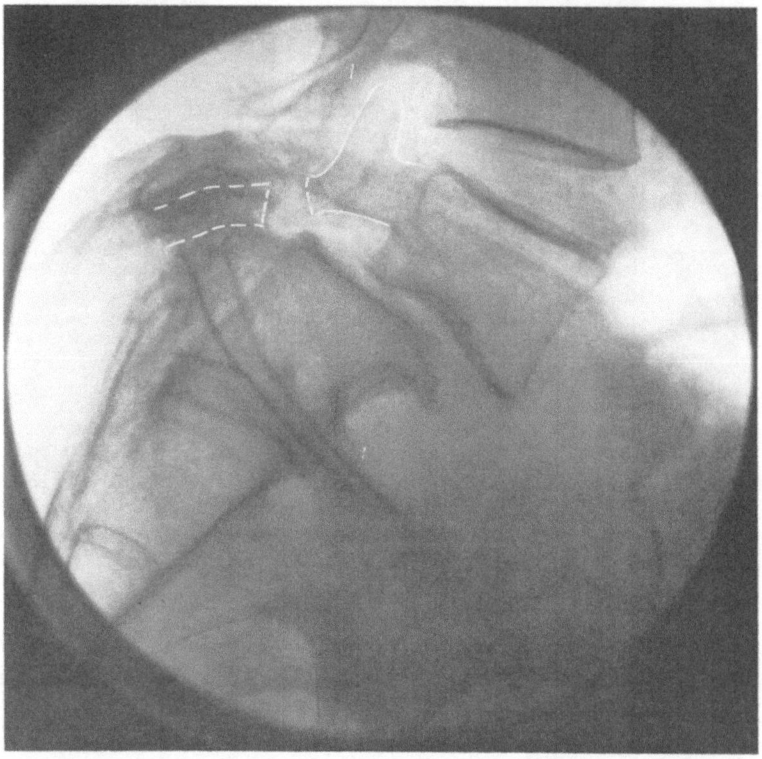

b

Abb. 16 a u. b. Spondylolisthesis L 5. Spondylolyse + Elongation der Interarticularportion. Der Spalt ist auf dem Sagittalbild (a) beiderseits in der Interarticularportion zu erkennen

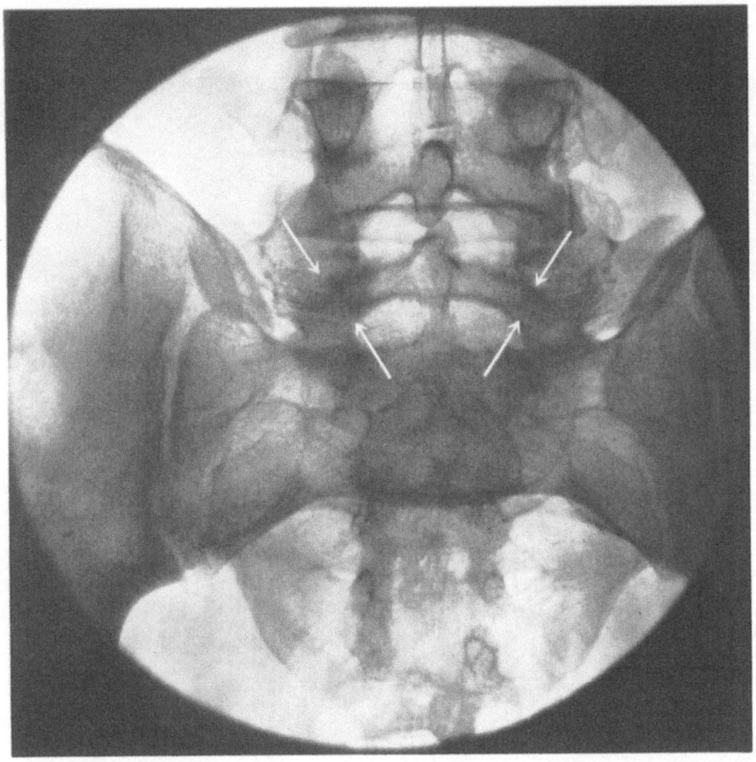

Abb. 17. Im Sagittalbild sichtbare Wirbelgelenkspalte L 5/S 1 bei atypischer Stellung der Gelenkflächen und Hypoplasie der Gelenkfortsätze

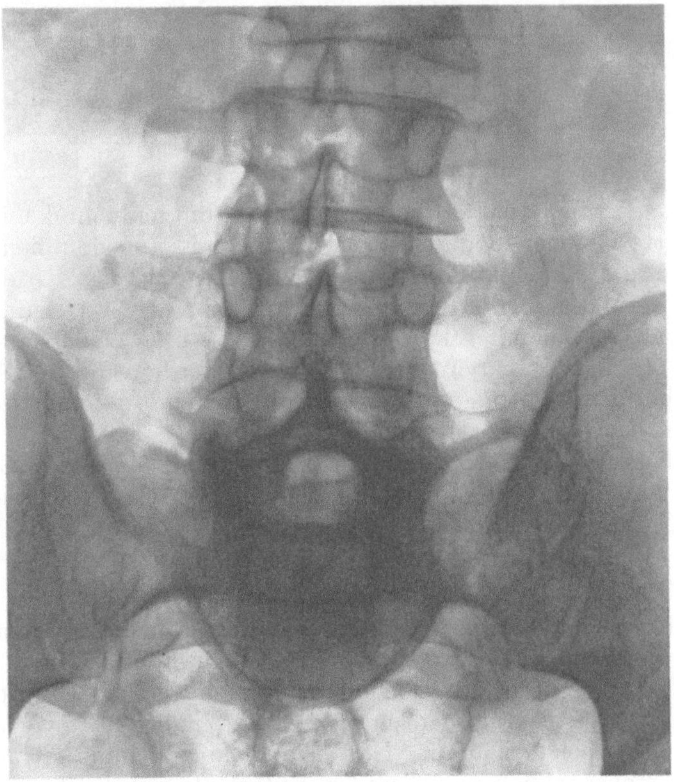

a

Abb. 18a u. b. „Umgekehrter Napoleonshut" im Sagittalbild bei Spondylolisthesis L 5

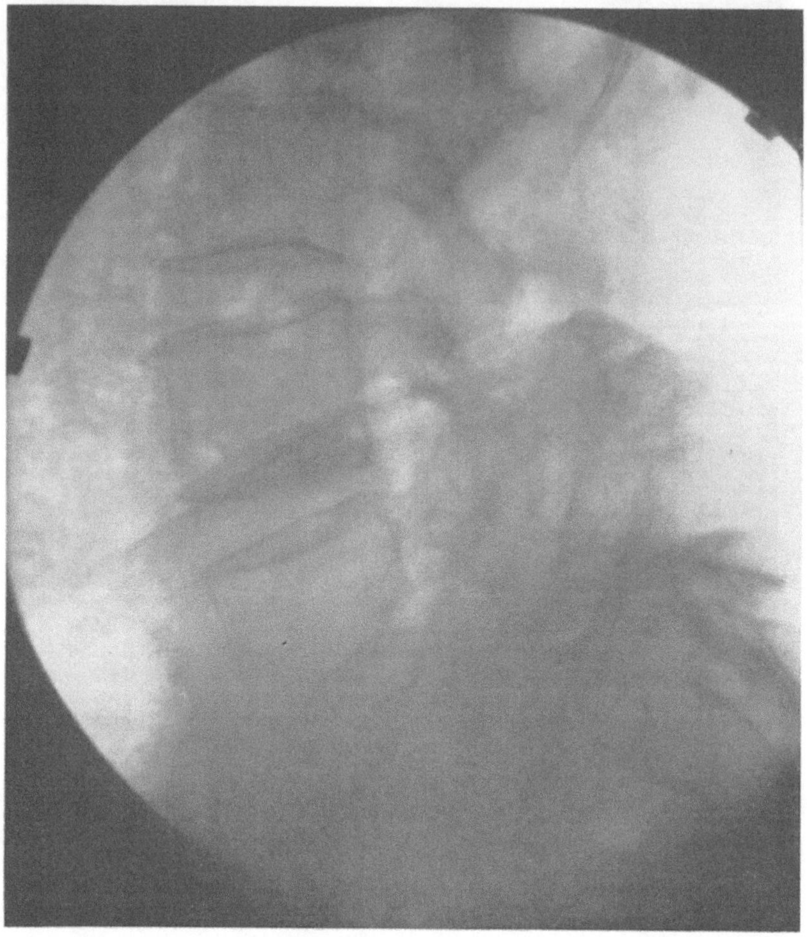

Abb. 18b

stellbarkeit der Fuge ist im a. p.-Bild bei sorgfältiger Röntgentechnik und genauer Analyse der Bogenabschnitte häufiger möglich, als dies allgemein angenommen wird (GLORIEUX, DE SEZE u. BROCHER).

Besonders am lumbosacralen Übergang wird oft auf den a. p-Aufnahmen eine senkrecht stehende Spaltbildung mit scharfen, glatten Konturen beiderseits im Bogenbereich sichtbar (Abb. 17), die als Spondylolyse fehlgedeutet werden könnte (SCHMARJEWITSCH), in Wirklichkeit aber dem sagittalgestellten und dabei meist hypoplastischen kleinen Wirbelgelenk zwischen L 5 und S 1 entspricht (GERLACH).

Die Spondylolisthesis mit stärkerem Vorgleiten des 5. Lendenwirbels führt auf den a. p.-Aufnahmen zu dem Bild des sogenannten „umgekehrten Napoleonhutes" (Abb. 18). Dieses Bild deutet immer auf ein hochgradiges Gleiten oder auf eine Ptose hin.

b) Seitenbild

Die seitliche Röntgenaufnahme läßt bei fast allen Fällen von Spondylolisthesis mit Fugenbildung in der Interarticularportion einen mehr oder weniger breiten Spalt erkennen, der als Unterbrechung des Bogenbereiches hinter dem Querfortsatz imponiert. Diese Spaltbildung verläuft fast immer schräg von hinten oben nach vorne unten (Abb. 19).

Ist bei stärkerer Wirbelverschiebung eine erhebliche Kontinuitätstrennung vorhanden, so kann der dorsal stehengebliebene untere Gelenkfortsatz mit der ihm zugehörigen Fugenkante nur mühsam aufgefunden werden, so daß keinerlei Lagebeziehung zwischen den beiden Fugenrändern mehr zu bestehen scheint (Abb. 20).

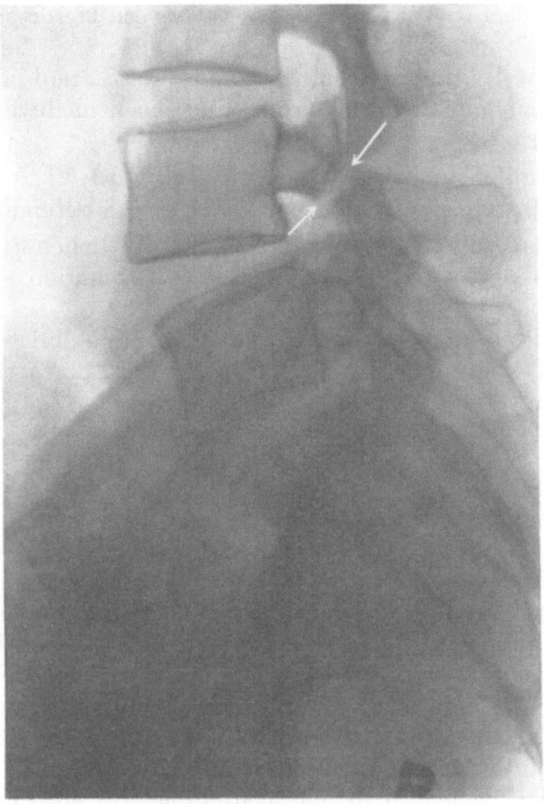

Abb. 19. Spondylolyse L 4 im Seitenbild. Schräg von hinten oben nach vorn unten verlaufender Spalt mit gezacktem Rand

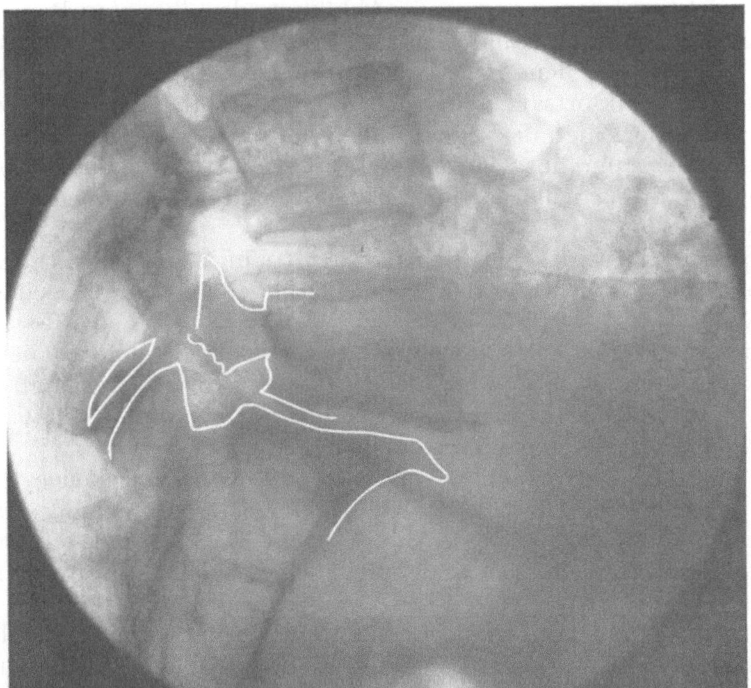

Abb. 20. Spondylolisthesis L 5 mit größerem Defekt und Elongation in der Interarticularportion, so daß die unteren Gelenkfortsätze nicht mehr sicher abgrenzbar sind. Stärkere Konsolenbildung bei S 1. Reaktive Spondylolyse. Bandscheibenschaden lumbosacral

Besteht lediglich eine Lyse ohne Olisthesis, so ist im Seitenbild die Fuge in der Interarticularportion nur dann mit Sicherheit röntgenologisch nachweisbar, wenn sie

1. ausreichend breit ist,
2. im seitlichen Strahlengang orthograd getroffen wird,
3. die Fuge beiderseits vorhanden ist, so daß sich die „Spalten aufeinander projizieren".

Daraus resultiert, daß sehr feine oder schräg zum seitlichen Strahlengang verlaufende Spondylolysen, insbesondere wenn sie nur einseitig vorhanden sind, sich der röntgenologischen Darstellbarkeit im Seitenbild entziehen.

Schwierig ist im Seitenbild auch die Erfassung einer ausschließlichen Bogenelongation, bei der lediglich eine Verdünnung und Verlängerung der Interarticularportion und keine Unterbrechung besteht.

c) Schrägbild

Die Schrägaufnahme bei einer 45°-Drehung des Patienten um seine Längsachse erbringt eine optimale Darstellung der Interarticularportion, da diese film-parallel und filmnahe gelagert und dadurch in ganzer Ausdehnung dargestellt wird.

Der Zentralstrahl muß so auf den betreffenden Wirbel zentriert sein, daß seine Deckplatte tangential getroffen wird (GLORIEUX). Wichtig ist dieser Hinweis von GLORIEUX insbesondere für die Röntgenaufnahme des 5. Lendenwirbels, der durch seine physiologische Vorwärtsneigung infolge der Lendenlordose leicht zu einer Projektionsverzerrung im Schrägbild führt. Um dies zu verhindern, kann es erforderlich sein, den Zentralstrahl um 10—30° (selten mehr) fußwärts zu kippen (DJIAN, BROCHER). In den meisten Fällen erbringt die Lagerung des Patienten in Schrägstellung von 45° eine gute Darstellung der Interarticularportion, jedoch ist besonders bei stärkerer Lordose und begleitender Skoliose eine Drehung von 50—60° erforderlich.

In dieser Projektion kommt es zu einer Abbildung der *filmnahen* Bogenabschnitte, die LACHAPÈLE als Figur eines „Hündchens" (Terrier) beschrieben hat. Dabei entspricht die Schnauze des Hundes dem Processus transversus, das Auge der Bogenwurzel, das Ohr dem oberen Gelenkfortsatz, der Hals der Interarticularportion, der Vorderlauf dem unteren Gelenkfortsatz, der Körper dem hinteren Bogenbereich, der Hinterlauf dem Processus spinosus und der Schwanz dem Processus transversus der Gegenseite. Eine Unterbrechung der Interarticularportion bei einer Spondylolyse imponiert als „Halsband" der Hundefigur.

Diese instruktive Illustration der Bogenabschnitte im Schrägbild ermöglicht auch dem weniger Geübten die rasche Orientierung und damit die Erkennung einer Spondylolyse (Abb. 21).

Die Formen der Interarticularportion und der Fuge sind sehr variabel. Die Interarticularportion kann plump und breit sein, wenn die Basis des oberen und des unteren Gelenkfortsatzes ganz nahe beieinanderliegen, — sie kann aber auch schmal und langgezogen sein mit kräftiger Corticalis und schmaler Spongiosa.

Die Form der Fuge variiert bei der Lyse zwischen umschriebenen, rundlichen Aufhellungen bei inkompletter Lyse bis zur vollständigen Unterbrechung des Knochens als mehr oder weniger breiter „Spalt" (s. Abb. 11). Die Randkonturen dieses Spaltes sind manchmal glatt linear begrenzt, in anderen Fällen fein oder grob gezähnelt oder bogig geschwungen.

Die Elongation der Interarticularportion ist als Verlängerung des Halses der Hundefigur zu erkennen und variiert nach Länge und Dicke erheblich, bis zu den extremen Ausziehungen bei Spondyloptose.

APPLEBY u. STABLER (1969) beschreiben ein röntgenologisches Zeichen, das sie für sehr brauchbar zur Erkennung einer Spondylolisthesis halten: Bei der üblichen Schrägaufnahme der Wirbelsäule zur Erkennung der Spondylolisthesis und zur Darstellung der sogenannten „Hündchen-Figur" liegt die Gelenkspaltlinie eines Intervertebralgelenkes in ihrer Verlängerung normalerweise jeweils schuppenartig über der gleichen Linie des darunter befindlichen Wirbels. Nähert sich eine obere Gelenklinie in ihrer Verlängerung der entsprechenderen unteren, trifft sie diese oder verläuft sie sogar ventral von ihr, so ist dies ein Zeichen einer Spondylolisthesis, auch wenn man den Bogenspalt nicht sieht. Die Autoren berichten über ihre diagnostischen Ergebnisse mit dieser Methode bei 50 Patienten, die auf eine Spondylolisthesis verdächtig waren. Sie halten dieses Zeichen besonders wertvoll für die Erkennung geringer Grade von Spondylolisthesis.

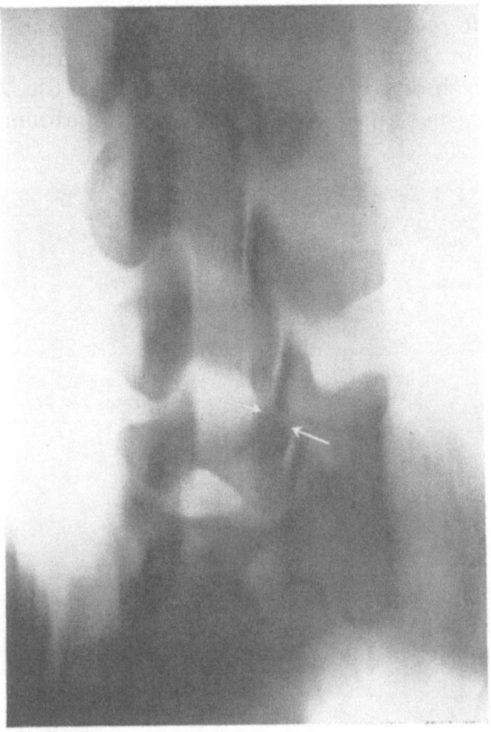

Abb. 21. Schräge Schichtaufnahme der linken Bogenabschnitte. DieInterarticularportion von L 4 ist deformiert, sklerosiert und weist eine inkomplette Lyse auf

d) Stereobild

Das räumliche Sehen im Stereobild ermöglicht eine gute Auflösung der oft verwirrenden Projektionen im Bogenbereich der Wirbel. Infolgedessen eignet sich die Röntgenstereoskopie ausgezeichnet zur Erfassung und räumlichen Beurteilung der Spondylolyse und der Spondylolisthesis.

Im sagittalen Stereobild ist es allerdings oft nicht ganz leicht, einen schräg verlaufenden Spalt in der Interarticularportion zu finden, und bei einem film-parallelen Verlauf wird der Spalt verborgen bleiben.

Besser geeignet ist zur stereoskopischen Beurteilung das Seitenbild und das halbschräge Bild. In diesen Positionen gelingt es fast immer, den Defekt in der Interarticularportion im räumlichen Sehen zu erfassen. Das Stereobild hat hier Vorteile vor dem Tomogramm, denn es zeigt eine bessere Detailerkennbarkeit und läßt anatomisch ungewöhnliche Projektionsverhältnisse ohne Schwierigkeiten differenzieren und räumlich trennen.

Der Nachteil der Stereoskopie ist das Fehlen einer fotographischen Belegbarkeit des Befundes.

e) Schichtbild

Die Schichtuntersuchung stellt eine sehr wesentliche Ergänzung der bei Verdacht auf Spondylolyse und Spondylolisthesis zu fordernden Aufnahmen in 4 Ebenen dar. Zur Klärung der Frage, ob ein Defekt in der Interarticularportion besteht, ist sie meist nicht unbedingt erforderlich, da sich der Defekt auch auf den Übersichtsbildern bei geeigneter Technik nachweisen läßt. Sie hat jedoch ihren unbestreitbaren Wert in der Möglichkeit, den Defekt genauer studieren zu können. Die Schichtuntersuchung ist deshalb geeignet, in zweifelhaften Fällen differentialdiagnostisch zu der Ätiologie des Bogendefektes Stellung zu nehmen. Aus diesem Grunde wird sie immer dann erforderlich sein, wenn Unklarheiten über die pathologisch-anatomische Situation und die Ätiologie bestehen (Abb. 22a—g). Dies ist besonders bei gutachterlichen Stellungnahmen zur Folge eines Unfall-

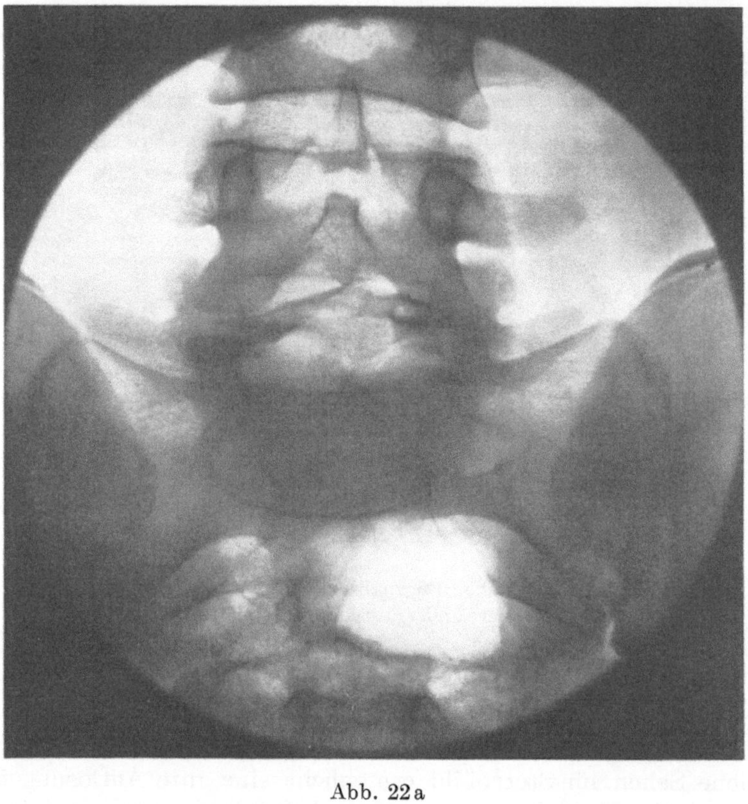

Abb. 22a

Abb. 22 a—g. Schichtuntersuchung bei Spondylolisthesis von L 5 mit größerem Defekt der Interarticularportion und des hinteren Bogenbereiches. (a—b) Sagittales und seitliches Bild. (c—d) Rechte Bogenabschnitte mit Spondylolyse in der Interarticularportion und Hypoplasie des hinteren Bogenabschnittes sowie Spina bifida. (e—f) Linke Bogenabschnitte, ebenfalls mit Spondylolyse, retroisthmischer Spalte und Hypoplasie des hinteren Bogenabschnittes. (g) Seitliche Schicht. In 16 cm Defekt der linken Interarticularportion

zusammenhanges notwendig. Auf den großen Wert der Schichtuntersuchung hat immer wieder Brocher hingewiesen und in seiner Monographie eindeutig den Wert dieser Methode demonstriert. Viele andere Autoren, die sich mit dem Problem der Spondylolisthesis beschäftigt haben, sind der gleichen Ansicht und befürworten die Tomographie insbesondere für die exakte wissenschaftliche Bearbeitung und Auswertung (Oliva, Faccini, Guerrini, Roka, Mussa u. Tardy u. a.)

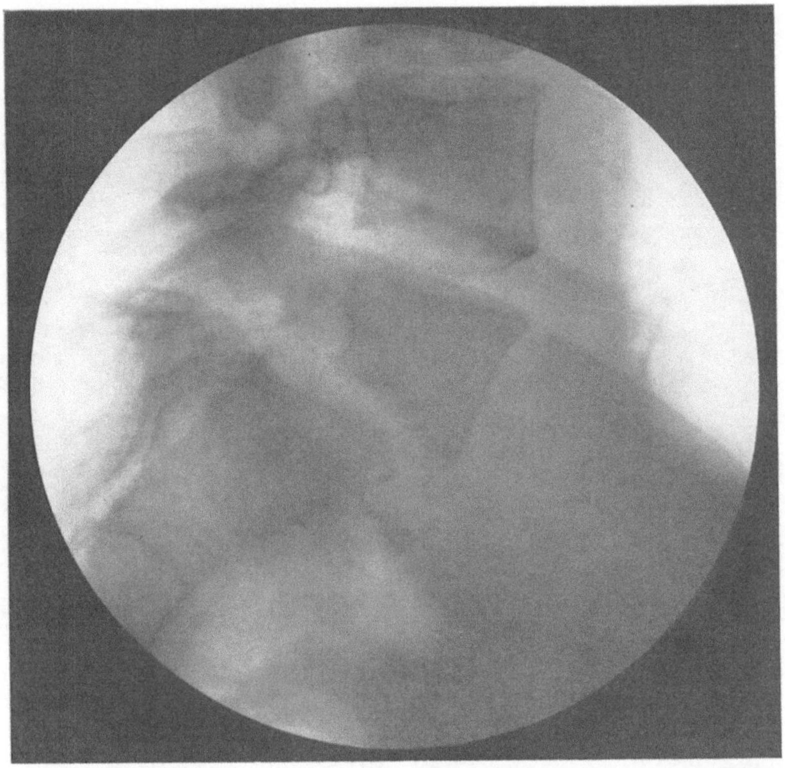

Abb. 22b

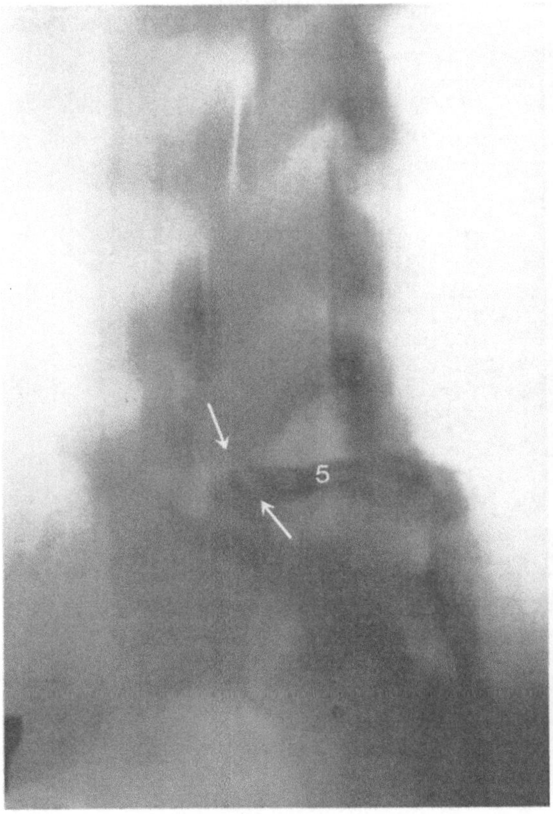

Abb. 22c

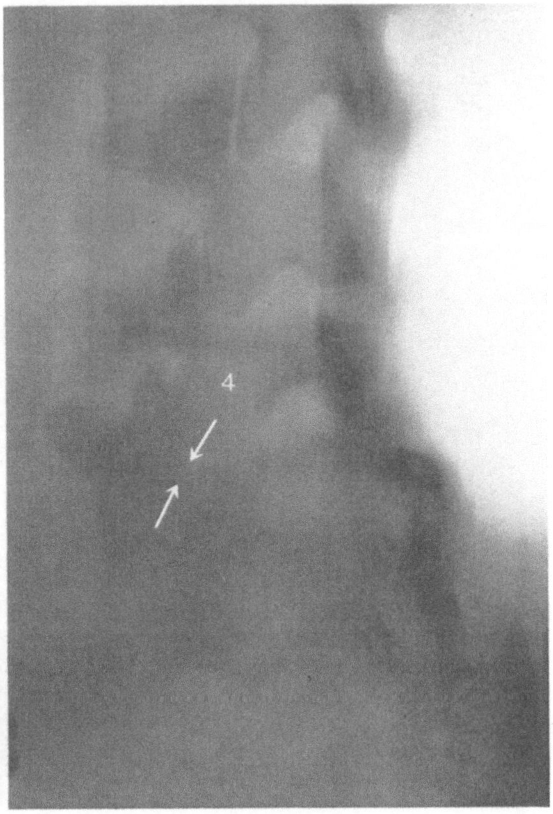

Abb. 22d

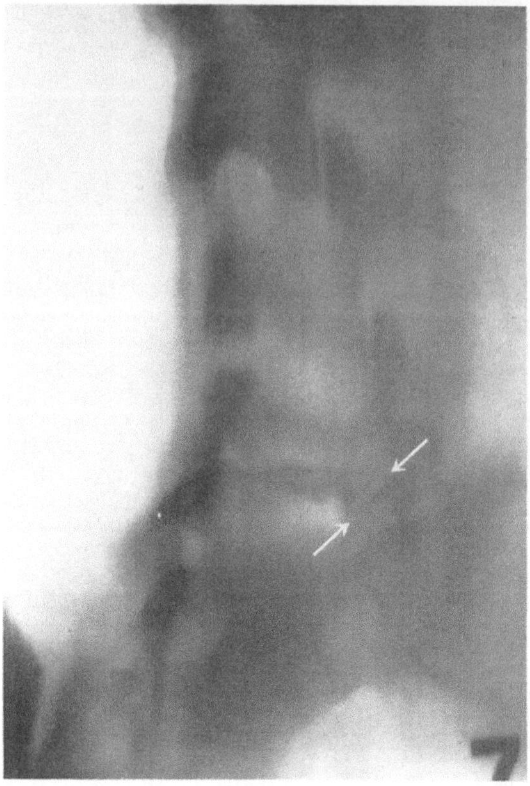

Abb. 22e

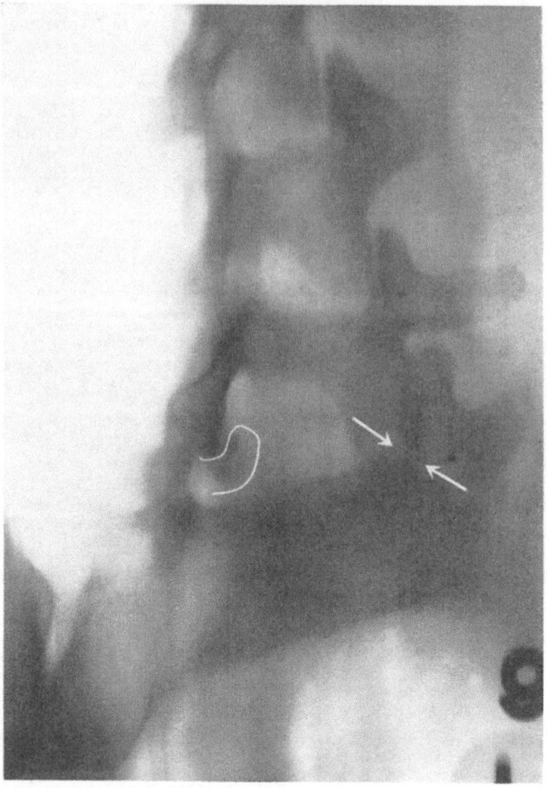

Abb. 22f

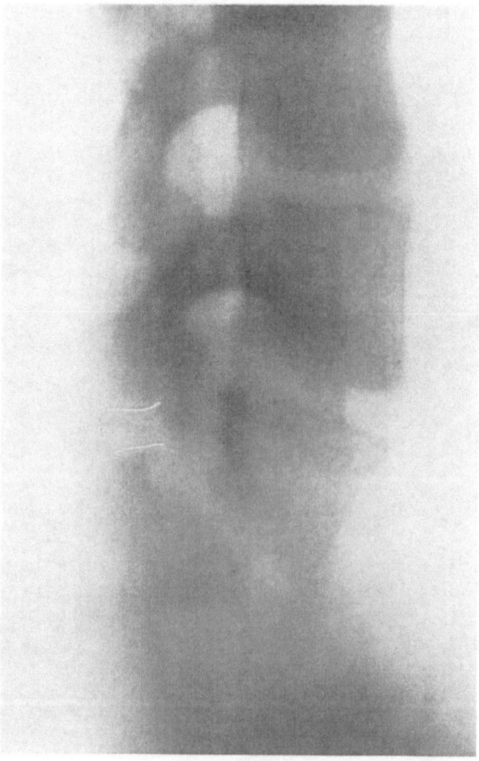

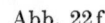

Abb. 22g

Die günstigste Projektionsebene zur Darstellung des Isthmusdefektes im Schichtbild- ist wiederum die halbschräge Aufnahmerichtung in etwa 45° (Abb. 22c—d: rechte Bogenabschnitte; e—f: linke Bogenabschnitte) Bei besonderen Verhältnissen und am häufigsten bei einem Isthmusdefekt am 5. Lendenwirbel muß die Schräglagerung 50—55° betragen.

Die Schichtuntersuchung mit einfacher Längsverwischung reicht zur Darstellung der Isthmusveränderungen meist aus, wenn auch optimale Schichtbilder mit minimaler Schichtdicke nur mit aufwendigeren tomographischen Apparaten zu erreichen sind, die eine vielfältige Verwischung ermöglichen.

Dargestellt wird immer die filmnahe Bogenseite, wobei der Patient aus der Seitenlage nach dorsal in Richtung auf die Rückenlage in 45°-Stellung gebracht und durch entsprechende Schaumstoffkeile fixiert wird.

Die Schichttiefe, d. h. der Abstand von der Tischplatte zum Isthmus beträgt dann je nach Dicke des Patienten etwa 7—9 cm.

Der Schichtabstand soll maximal 0,5 cm betragen. Mit diesem Abstand müssen mehrere Aufnahmen gemacht werden, um die gesamte Dicke des Isthmus möglichst günstig zu erfassen.

Die richtige Schräglagerung des Patienten erkennt man auf den Schichtbildern an der gleichzeitigen Abbildung des oberen *und* des unteren kleinen Wirbelgelenkes. Stellt sich nur eines der kleinen Wirbelgelenke scharf dar, so muß die Schräglagerung korrigiert werden, jedoch ist letzten Endes die korrekte Darstellung des Defektes der Interarticularportion für das Ergebnis der Röntgenuntersuchung ausschlaggebend.

Jede Bogenseite muß getrennt untersucht werden, d. h. der Patient ist jeweils in die erforderliche 45°-Schräglage für die betreffende Seite zu bringen. Es gelingt nicht, durch eine Verlagerung der Schichtebene den rechten und den linken Isthmus bei Schräglagerung darzustellen. Anders ist dies bei rein seitlichem Strahlengang (Abb. 22g). In dieser Position kann die filmnahe *und* die filmferne Bogenseite ohne Umlagerung des Patienten geschichtet werden. Durch die anatomische Situation gelingt aber in Seitenlage nicht immer eine ideale Darstellung der Interarticularportion, da diese schräg zur Schichtebene verläuft, die Konturen unscharf werden und Defekte vorgetäuscht werden können.

Brocher ist allerdings der Ansicht, daß durch das tomographische Seitenbild Aufschlüsse gewonnen werden können, die dem Schrägbild zumindest gleichwertig sind und begründet dies damit, daß sich nur im Seitenbild der Bogenwinkel genau bestimmen läßt, der aus der Achse der Bogenwurzel mit der Achse des Isthmus gebildet wird.

f) Funktionsdiagnostik im Röntgenbild

Es ist naheliegend, die Verschieblichkeit des abgeglittenen spondylolisthetischen Wirbels durch Bewegungsaufnahmen zu untersuchen, um Anhaltspunkte über den Stand des Gleitvorganges und seine Konsolidierung zu gewinnen. Auch interessiert das Ausmaß der Bandscheibenbeweglichkeit bei einem Wirbel mit Spondylolyse, da hieraus Rückschlüsse auf die Prognose und die Gefahr eines Wirbelgleitens gezogen werden können. Hierzu sind Aufnahmen in maximaler Vorwärtsbeugung des Rumpfes (Flexion) und maximaler Zurückbeugung des Oberkörpers (Extension) geeignet. Zur Technik der Untersuchung gibt Brocher folgende Hinweise:

1. Die Extensionsaufnahme wird im Stehen gemacht. Zunächst wird das Becken mit zwei Haltern fixiert, danach wird der zu Untersuchende aufgefordert, seinen Rumpf maximal nach hinten zu neigen.

2. Die Flexionsaufnahme erfolgt liegend in Seitenlage. Die Knie werden umfaßt und der Kopf den Knien durch kräftigen Zug der Arme maximal genähert.

Es gibt zahlreiche andere Untersuchungstechniken, die zu verschieden intensiven Beuge- und Streckstellungen führen, so daß die Untersuchungsergebnisse nur schlecht miteinander verglichen werden können.

Der Grad der Beweglichkeit von 2 normalen Wirbelkörpern hängt von der Elastizität der Zwischenwirbelscheibe und des Muskel-Bandapparates ab und wird in Winkelgraden ausgedrückt. Diese Winkelgrade werden gemessen nach Einzeichnen von Linien entlang der Grundplatte des höheren und der Deckplatte des nächst tieferen Wirbels (Abb. 23a-d).

Folgende Normalwerte werden angegeben:

	L 3/L 4	L 4/L 5	L 5/S 1
Bakke	12°	13,9°	18,6°
Schlüter	13,2°	12,4°	6,3°
Brocher	12°	16°	20°

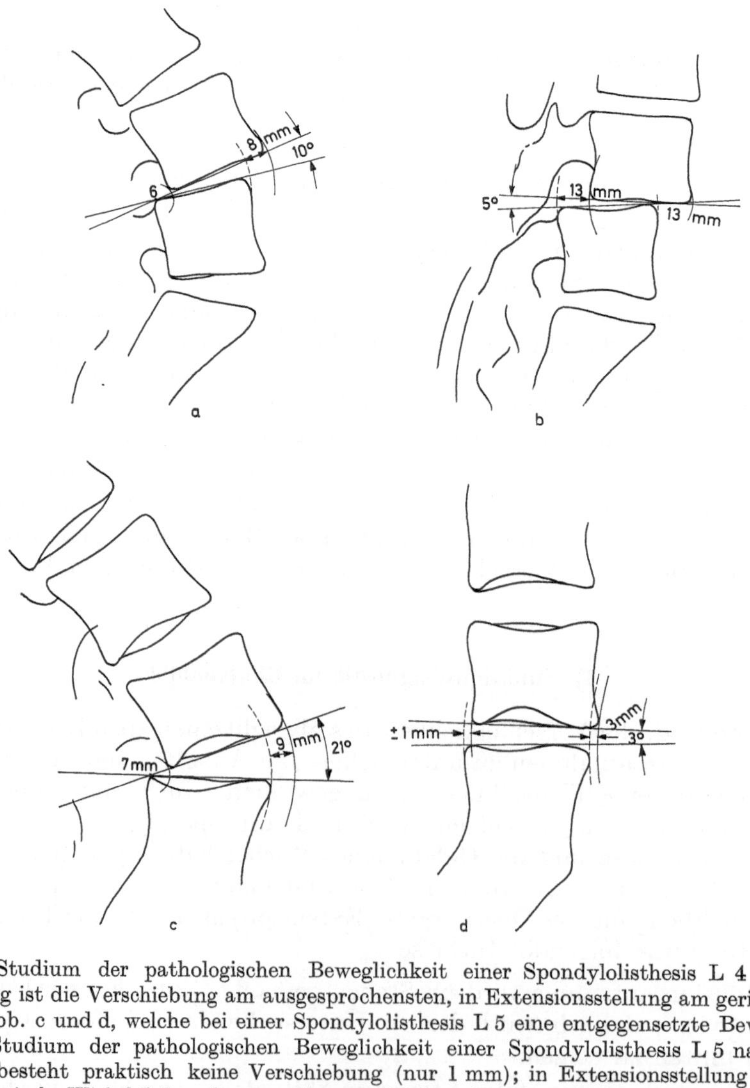

Abb. 23a u. b. Studium der pathologischen Beweglichkeit einer Spondylolisthesis L 4 nach Marique. In Flexionsstellung ist die Verschiebung am ausgesprochensten, in Extensionsstellung am geringsten. Man vergleiche mit der Abb. c und d, welche bei einer Spondylolisthesis L 5 eine entgegensetzte Beweglichkeit zeigt. Abb. 23c u. d. Studium der pathologischen Beweglichkeit einer Spondylolisthesis L 5 nach Marique. In Flexionsstellung besteht praktisch keine Verschiebung (nur 1 mm); in Extensionsstellung dagegen rutscht der spondylolisthetische Wirbel L 5 nach vorn. Man vergleiche mit Abb. a und b. (Aus Brocher, „Die Wirbelverschiebung in der Lendengegend", 3. Aufl. 1958, Abb. 57)

Weitere Untersuchungen über die Dynamik der Lendenwirbelsäule stammen von FERGUSON, HAGELSTAM, KNUTSON, MARDERSTEIG.

Der Grad der Beweglichkeit hängt vom Lebensalter, der Untersuchungstechnik und nicht zuletzt vom guten Willen des Untersuchten ab.

Die vermehrte Beweglichkeit eines Wirbels mit Spondylolyse spricht für eine Instabilität des Bewegungssegmentes und ist Hinweis für ein drohendes Abgleiten, insbesondere, wenn bei lumbosacraler Lokalisation die Sacralbasis vorn abgerundet ist (FRANCILLON).

Bei der Spondylolisthesis findet sich fast regelmäßig eine pathologische Verschieblichkeit des abgeglittenen Wirbels gegenüber dem nächsttieferen Wirbel. MARIQUE hat 1951 mit der von BROCHER/1938 angegebenen Funktionsdiagnostik die pathologische Verschieblichkeit seiner Spondylolisthesisfälle geprüft und bei einem Großteil ein Schubladenphänomen festsgetellt. BROCHER hat diese Untersuchungsergebnisse an seinem eigenen Krankengut bestätigt und in 90% eine deutliche Verschieblichkeit von mehr als 2 % festgestellt (s. Meßtechnik nach HAGELSTAM, Skizze. Als Maximum fand er eine Verschieblichkeit von 17 %.

Die pathologische Verschieblichkeit des abgeglittenen Wirbels ist je nach Lokalisation der Olisthesis unterschiedlich.

MARIQUE hat folgende Gesetzmäßigkeit festgestellt, die von BROCHER bestätigt wurde:

Die Spondylolisthesis des 4. Lendenwirbels und höherer Lendenwirbel weist beim Vorwärtsbeugen (Flexion) ein vermehrtes Abgleiten auf. Entsprechendes Verhalten besteht auch dann, wenn bei 6 lumbalen Wirbeln der 5. Lendenwirbel abgeglitten ist. Die Spondylolisthesis des 5. Lendenwirbels zeigt ein entgegengesetztes Verhalten. Sie weist beim Rückwärtsbeugen (Extension) ein vermehrtes Abgleiten auf. Ausnahmen gibt es nur selten.

Eine stärkere pathologische Verschieblichkeit eines olisthetischen Wirbels spricht für eine Instabilität, während eine geringe Verschieblichkeit auf eine Stabilisierung des Gleitprozesses hindeutet (MARIQUE). Für den Jugendlichen ist dies wahrscheinlich zutreffend, während bei Erwachsenen der Gleitprozeß fast immer abgeschlossen ist, auch wenn sich bei Bewegungsaufnahmen eine pathologische Verschieblichkeit stärkeren Grades findet (FRANCILLON).

Zwischen dem Grad des Wirbelgleitens und dem Grad der Verschieblichkeit besteht keine Parallelität; ebenso findet sich kein Zusammenhang mit dem klinischen Bild und mit den angegebenen Beschwerden (BROCHER).

13. Klinik

Ein Großteil der Patienten mit Spondylolisthesis ist völlig beschwerdefrei oder hat nur in früheren Jahren gelegentlich Rückenschmerzen gehabt. Andere Patienten klagen über Müdigkeitsgefühl im Kreuz (MEYER-BURGDORFF) oder über verminderte Belastbarkeit. Wieder andere Patienten haben mehr oder weniger häufig rezidivierend Lumbago oder Ischiasneuralgien.

Die statistischen Mitteilungen über die Häufigkeit von Beschwerden bei Spondylolisthesis sind kaum miteinander vergleichbar, da es sich um uneinheitliches Material handelt:

REISCHAUER gibt an, daß 95 % seiner Olisthesis-Fälle auch in der Zeit des Gleitens symptomlos gewesen seien.

Selbst Leistungssport ist trotz Bestehens einer Spondylolisthesis ohne besondere Beschwerden möglich und sollte nicht allein aufgrund der Röntgendiagnose eines Wirbelgleitens verboten werden. LANDGRAF beschreibt in diesem Zusammenhang eine Spondylolisthesis bei einem Stabhochspringer der deutschen Leichtathletik-Nationalmannschaft, der an 18 Länderkämpfen teilgenommen hatte (Bestleistung im Stabhochsprung 4,30 m).

Er klagte weder vor, noch nach dem Zeitpunkt der Diagnosestellung häufiger über Rückenbeschwerden als die Sportkameraden seiner leichtathletischen Disziplin, die erfahrungsgemäß in vermehrtem Maße wegen Schmerzen im Bereich des Schultergürtels und der Lendengegend behandlungsbedürftig werden.

Runge fand bei 4654 Einstellungsuntersuchungen bei keinem Untersuchten mit Stellungsasymmetrien der Gelenkfortsätze Kreuzschmerzen, und auch bei den Fällen mit Bogendefekten und echter Spondylolisthesis klagte keiner der Untersuchten über irgendwelche Beschwerden, was allerdings auch durch psychologische Momente und den Wunsch nach Einstellung in ein Arbeitsverhältnis zu erklären sein könnte. Demgegenüber hatten von den 809 Olisthesis-Fällen des orthopädisch-chirurgischen Untersuchungsmaterials von Laurent 70,3 % Kreuzschmerzen und 38,3 % Ausstrahlungen in die Beine, und von 58 Patienten unter 20 Jahren hatten 50 % neurologische Ausfälle.

Von Friberg u. Taillard wird angegeben, daß bei einem Drittel der Patienten die ersten Beschwerden im Alter von 10 bis 20 Jahren auftraten. Der größere Teil der Patienten mit Beschwerden (zwei Drittel der Fälle) hatte erst mit zunehmendem Alter Schmerzen

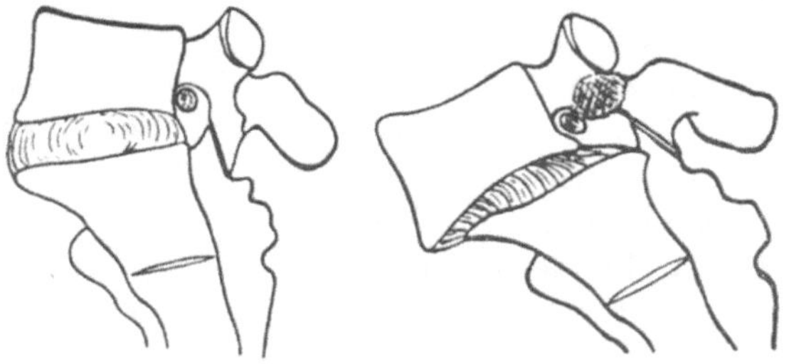

a b

Abb. 24a u. b. Darstellung der Wurzelkompression bzw. Wurzelreizung bei Spondylolisthesis L 5 (nach Adking aus Brocher). (a) Normale Verhältnisse. (b) Spondylolisthesis L 5. Hier soll es zu einer Wurzelkompression kommen durch das Vorquellen der in der Spondylolyse gelegenen fibrösen Massen oder durch Verwachsung der Nervenwurzel mit der Spondylolyse

bekommen, die nicht mehr auf den Gleitprozeß, sondern auf die degenerative Bandscheibenveränderung, die pathologische Verschieblichkeit und die reaktiven Veränderungen zurückzuführen sein dürften. Die reine Spondylolyse macht wahrscheinlich keine Beschwerden „solange sie hält" (Glorieux u. Roederer), und klinische Erscheinungen treten erst mit Einsetzen des Gleitprozesses auf.

Die Beschwerdebilder sind sehr verschieden, zeitlich und mit dem Lebensalter wechselnd und nicht pathognomonisch für die Spondylolisthesis. Der genaue Sitz der Spondylolisthese läßt sich aus den geklagten Beschwerden häufig nicht feststellen. Oft werden die Beschwerden auch außerhalb der unteren Lendenwirbelsäule in der Gegend der Kreuz-Darmbeinfuge oder im Steißbein (Coccygodynien) angegeben. Wieder andere Patienten geben ausstrahlende Schmerzen in der Dorsalseite der Oberschenkel oder in den Unterschenkeln an.

Die Häufigkeitsangaben solcher ischiasartiger Beschwerden schwanken in der Literatur zwischen 20 und 60 % der nicht beschwerdefreien Patienten. Radikuläre Symptome finden sich seltener (Newman 14 %, Taillard, 5,7 %). Beim Jugendlichen sind die ischiasartigen Beschwerden häufiger als die lokalisierten Kreuzschmerzen. Die Entstehung der ausstrahlenden Schmerzen ist wahrscheinlich durch eine Einengung des Duralsackes infolge der Verschiebung der Wirbel und eine dadurch bedingte Wurzelreizung oder Wurzelkompression hervorgerufen (Abb. 24 u. 25).

Kinder klagen gelegentlich über Schmerzen in den Hüftgelenken, so daß an eine Coxitis gedacht werden kann (Francillon). Wieder andere Patienten haben lediglich das Gefühl einer Haltlosigkeit in der Kreuzgegend oder Schmerzen bei langem Sitzen, bei Erschütterungen, beim Bücken, Heben und Tragen (FRANCILLON).

Als objektive klinische Befunde sind zu nennen (FRANCILLON):

1. Eine palpatorisch nachweisbare Stufenbildung zwischen den Dornfortsätzen, die beim Vorwärtsneigen auch sichtbar werden kann.

2. Eine Aufrichtung des Beckens, das nicht mehr in normaler Weise von 10—15° nach vorn geneigt, sondern flachgestellt oder nach hinten geneigt ist. Infolgedessen steht der Patient mit leicht gebeugten Knien „wie ein alter Droschkengaul" (SCHERB).

3. Bei vollständigem Abgleiten des 5. Lendenwirbels (Spondyloptose) findet sich eine Verkürzung des Körperstammes und eine quere Bauchfalte (Abb. 26).

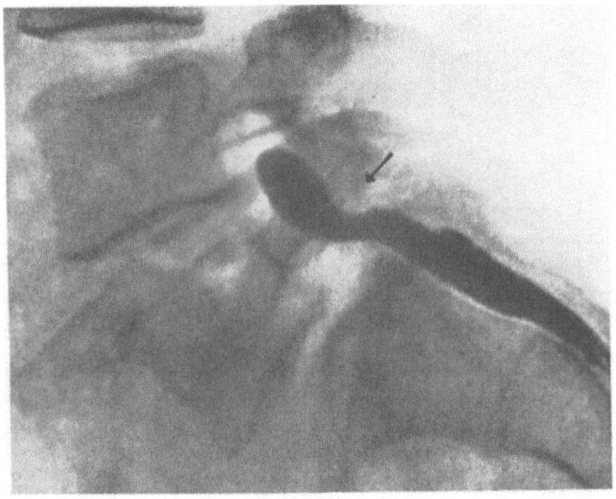

Abb. 25

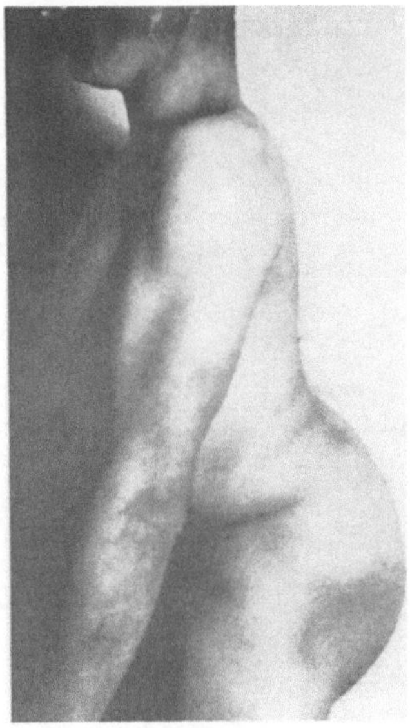

Abb. 26

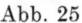

Abb. 25. Röntgenaufnahme einer Myelographie (aus BROCHER), die der skizzierten Situation von 24b entspricht

Abb. 26. Seitliche Fotographie eines Patienten mit Spondyloptose. Die Verkürzung des Rumpfes, die quere Bauchfalte sowie die Beugestellung der Oberschenkel sind sehr eindrucksvoll. (Aus MEYER-BURGDORFF, Untersuchungen über das Wirbelgleiten, 1931, Abb. 17)

Spondylolisthesis als Geburtshindernis: Ein absolutes Geburtshindernis ist wohl nur die Spondyloptose. Bei geringgradiger Spondylolisthesis ist ohne weiteres eine Spontangeburt möglich (GRASHEY u. ORTH), aber auch bei ausgeprägter Olisthesis beschrieben (KIRCHHOFF). Insgesamt sind nach BROWN (1955) in der Literatur 55 Fälle von Olisthesis als geburtshilfliche Komplikation mitgeteilt.

Eine interessante Mitteilung stammt von IWAHARA und Mitarbeitern (1963), die bei der Operation von insgesamt 60 Spondylolisthesis-Fällen 3 mal eine spindelförmige Erweiterung der unteren Vena cava, übergehend auf die linke Vena iliaca communis fanden. Die Autoren nehmen an, daß die linke V. iliaca communis einem erhöhten Druck zwischen der Wirbelsäule einerseits und der überkreuzenden rechten A. iliaca communis andererseits bei der Spondylolisthesis L 4 ausgesetzt ist, und es deshalb zu der erwähnten Auftreibung mit Kongestion der Nachbarschaftsvenen und sekundären Zirkulationsstörungen sowie lokalen Thrombosen kommen kann.

14. Operative Therapie und Röntgenbefunde

Ein prophylaktisches operatives Vorgehen bei Spondylolyse ist nicht erforderlich, da keinesfalls sicher ist, daß später ein Gleitvorgang einsetzen wird.

Bei Spondylolisthesis wird eine operative Therapie nur selten notwendig, da die überwiegende Zahl der Patienten dauernd oder weitgehend beschwerdefrei ist. (Abb. 27a–b).

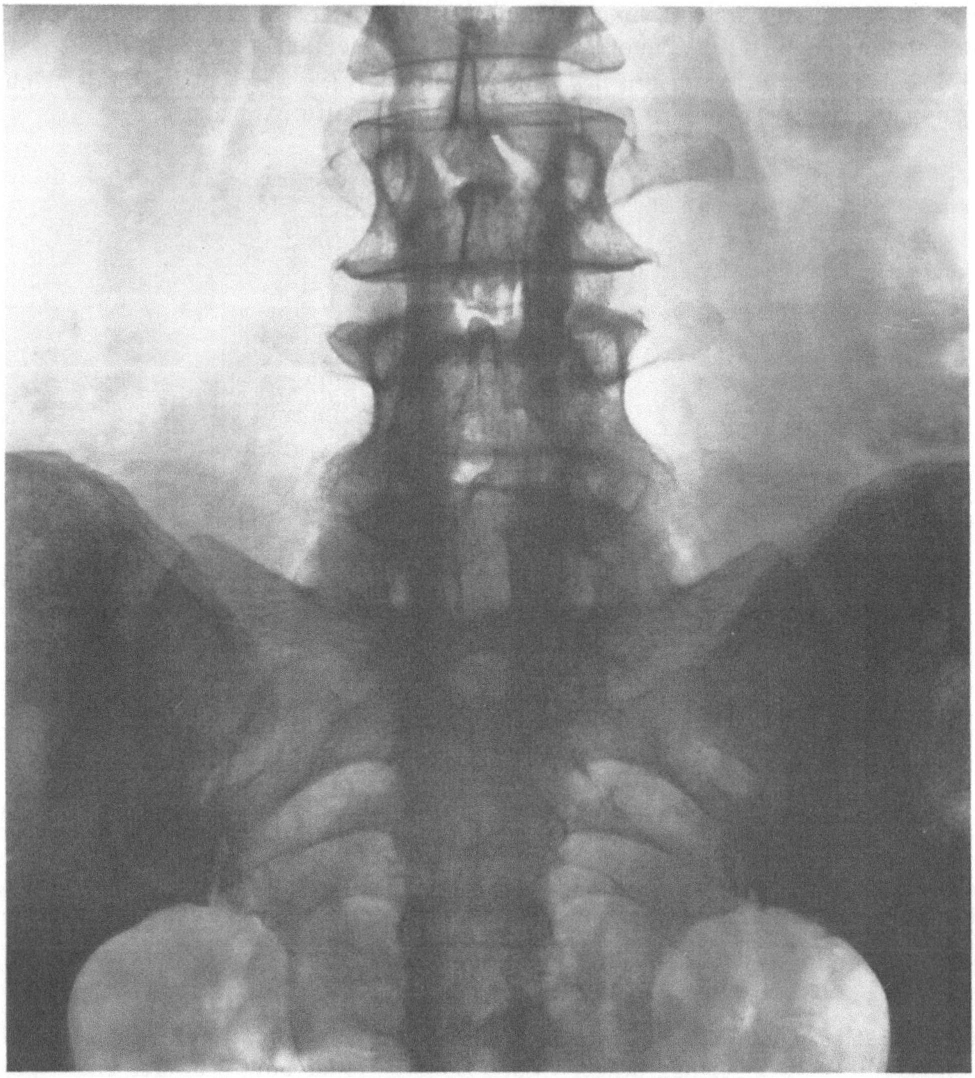

a

Abb. 27a u. b. Dorsale Spondylodese (nach HENLE) wegen Spondylolisthesis L 4. Die zwei intakten Späne reichen von L 3 bis zur Mitte des Kreuzbeines. Sie fixieren die dorsalen Bogenabschnitte des Gleitwirbels L 4 mit den nächsttieferen Wirbelbögen. Die Fixierung ist ausreichend, da die hinteren Bogenabschnitte des Gleitwirbels mit dem nächsthöheren Wirbelbogen, der nach ventral abzugleiten bestrebt ist, verbunden sind

Zweck einer operativen Behandlung ist:

a) Aufhalten des Gleitprozesses. Dies kann nur im jugendlichen Alter bis zu 20 Jahren sinnvoll erscheinen, da mit Schluß des Wachstumsalters der Gleitvorgang erfahrungsgemäß aufhört, so daß beim Erwachsenen ein operatives Vorgehen zum Zwecke der Verhinderung weiteren Gleitens sinnlos ist.

b) Reposition der Wirbelverschiebung. Operative Versuche dieser Art sind immer wieder unternommen worden, haben aber selten zufriedenstellende Ergebnisse gezeigt. Stellungsverbesserungen sind meist nur vorübergehend (FRANCILLON, BUUS, BURCKHARDT, FAUGERON, GEORGE, SPEED, STEINDLER). Erfolgreiche Dauerrepositionen wurden jedoch von DELCHEF, JENKINS, NICOLL sowie SCHERB mitgeteilt.

c) Zur Schmerzbeseitigung. Diese Indikation ist wohl der häufigste Anlaß zu operativen Maßnahmen, wobei eine objektive radikuläre Nervenschädigung eine fast absolute Indikation darstellt. Die Ergebnisse sind durchweg zufriedenstellend, denn in der Mehrzahl der Fälle ist eine dauernde Schmerzbeseitigung zu erreichen.

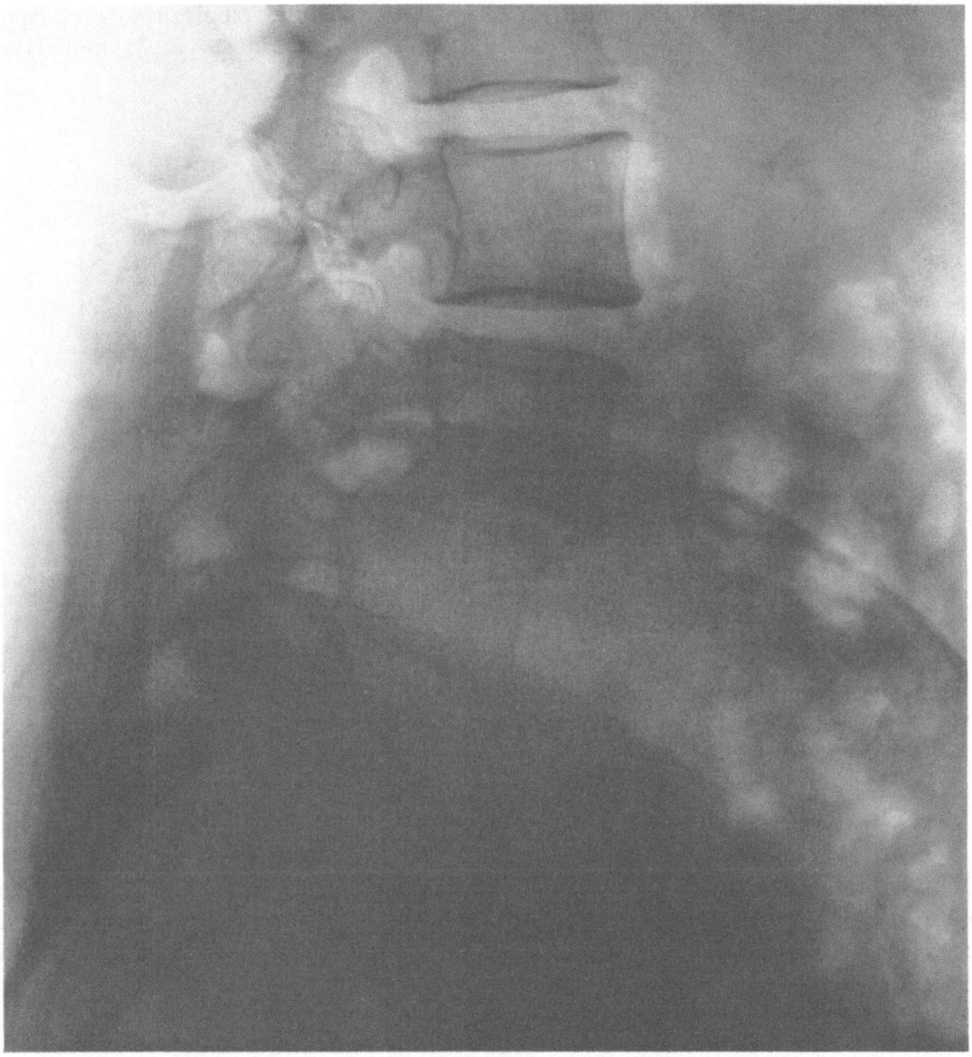

Abb. 27 b

Zur operativen Behandlung der Spondylolisthesis gibt es folgende Methoden:

Die dorsale Spondylodese. Sie besteht in einer dorsalen Spaneinpflanzung zur Fixierung der hinteren *Bogenabschnitte* des Gleitwirbels mit dem nächsthöheren und dem nächsttieferen Wirbel durch einen oder mehrere Knochenspäne. Dadurch läßt sich ein weiteres Gleiten verhindern, bzw. der einmal erreichte Zustand erhalten. Es gibt zahlreiche Modifikationen der dorsalen Spanimplantation von der paraspinalen Spanimplantation nach

HENLE (Abb. 28) bis zur intraspinalen nach ALBEE (Abb. 29). Auch die Form der Späne wird variiert. So benutzen GIBSON u. BOSWORTH einen „Leiterspan" bzw. „Wäscheklammern" aus Tibia oder Ilium zu besseren Fixation des Spanes und der Wirbelbögen.

Verschiedene Operateure ergänzen die dorsale Spaneinpflanzung durch zusätzliche Arthrodese der kleinen Wirbelgelenke, entweder durch Resektion der Gelenkflächen oder durch kleine, streichholzdicke Knochenspäne, mit denen die Gelenkflächen senkrecht durchbohrt werden (Abb. 28).

Eine weitere Ergänzung der dorsalen Spondylodese stellt die Ausräumung der Zwischenwirbelscheibe dar, wobei JAMES u. NISBET den Zwischenwirbelraum durch Spongiosa ersetzen und dadurch eine direkte „intersomatische Spondylodese" anstreben. Hierzu ist eine Bogenresektion erforderlich.

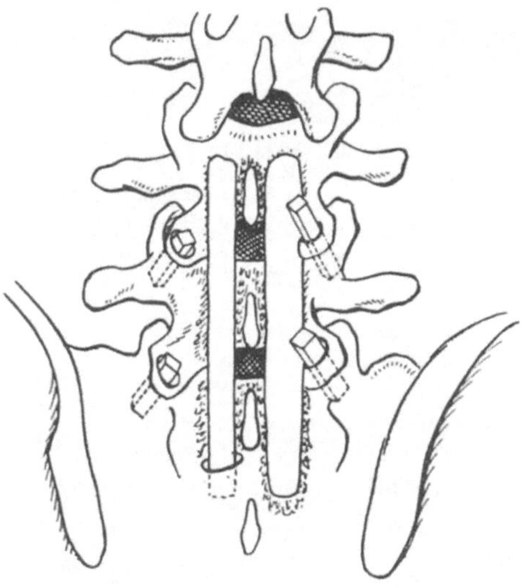

Abb. 28

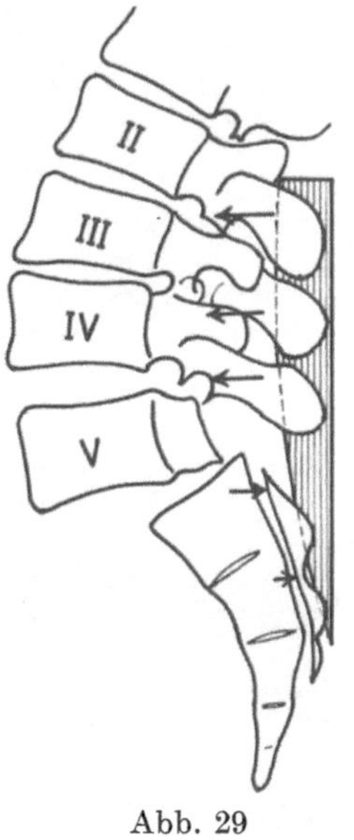

Abb. 29

Abb. 28. Skizze der paraspinalen Spanimplantation nach HENLE; gleichzeitig Arthrodese der kleinen Wirbelgelenke durch Knochenspäne. (Aus FRANCILLON, Handbuch der Orthopädie, Bd. II, Abb. 17)

Abb. 29. Skizze einer intraspinalen Spanimplantation nach ALBEE wegen Spondylolisthesis L 5. (Aus MEYER-BURGDORFF, Untersuchungen über das Wirbelgleiten 1931, Abb. 154)

Die vertebrale Spondylodese. Sie strebt eine Fixierung der *Wirbelkörper* an. Hierzu ist ein operatives Vorgehen von ventral erforderlich, das transperitoneal, retroperitoneal oder perineal erfolgen kann. Der operative Eingriff ist demnach verhältnismäßig groß und hat ein unverhältnismäßig hohes Risiko bei nicht vitaler Indikation. Der Gleitwirbel wird bei dieser vertebralen Spondylodese reponiert und durch einen Span, einen Nagel oder eine Schraube mit dem nächsttieferen Nachbarwirbelkörper fixiert (Abb. 30).

Diese Operationsmethode wird relativ selten angewandt. Ihre Erfolge sind zweifelhaft. Meist hält der Knochenspan nicht oder der Metallnagel frakturiert, so daß letzten Endes fast immer Mißerfolge beobachtet werden. Diese Operationsmethode der vertebralen Spondylodese hat sich deshalb nicht durchgesetzt.

HARRINGTON u. TULLOS (1969) empfehlen als das ideale Vorgehen eine Reposition des dislozierten Wirbels mit anschließender operativer Arthrodese. Sie schildern die Reposition bei 2 Kindern mit einer hochgradigen Spondylolisthese. Benutzt wurde hierzu das Distraktionsinstrumentarium nach HARRINGTON. Das Repositionsergebnis wurde durch das Schraubeninstrumentarium von HARRINGTON gesichert. Anschließend wurde eine seitliche Verblokkung durchgeführt. Das operative Vorgehen wird eingehend geschildert. Die Röntgenbilder zeigen die eindrucksvollen Repositionsergebnisse.

Die hintere Wirbelverblockung wird von KLENERMAN propagiert. Röntgenologisch ist bei der Beurteilung besonderer Wert auf exakten Vergleich der röntgenologischen Veränderungen vor und nach der Operation zu legen. Die Wirbelverschiebung soll meßtechnisch festgelegt werden (Schema nach HAGELSTAM).

Wichtig ist weiterhin die röntgenologische Beurteilung des implantierten Knochenspanes, seine Stellung, Fixierung mit den Wirbelbögen und seine Unversehrtheit. Der Nachweis einer Spanpseudarthrose läßt einen Mißerfolg der operativen Behandlung annehmen.

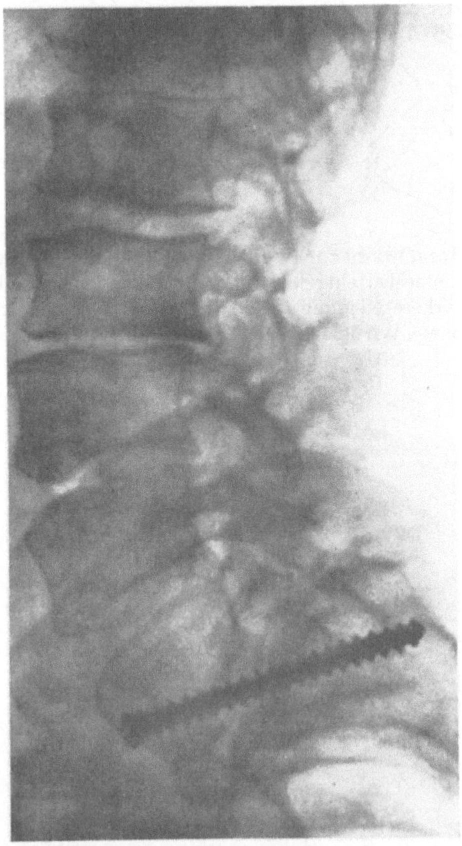

Abb. 30. Vertebrale Spondylodese mit Fixierung des Gleitwirbels L 5 am Kreuzbein mit einer Schraube. (Aus FRANCILLON, Handbuch der Orthopädie, Bd. II, Abb. 21)

IV. Pseudospondylolisthesis

Die Pseudospondylolisthesis ist definitionsgemäß eine Ventralverschiebung eines Wirbelkörpers *ohne* Spaltbildung oder Elongation der Interarticularportion (Abb. 31). Die Pseudospondylolisthesis wurde 1931 von JUNGHANNS anhand von 14 eigenen Beobachtungen beschrieben. Die Namensgebung ist etwas unglücklich und trifft für diese Art von Wirbelgleiten eigentlich nicht zu, da sie annehmen läßt, daß es sich um ein *falsches* Gleiten eines Wirbels handelt. In Wirklichkeit gleitet bei dieser Art der Ventralverschiebung tatsächlich der gesamte Wirbel ventralwärts. Demgegenüber verschiebt sich bei der sogenannten „echten" Spondylolisthesis nur der Wirbelkörper mit der Bogenwurzel und dem oberen Gelenkfortsatz nach vorn. Es müßten also eigentlich korrekterweise die beiden Begriffe Pseudospondylolisthesis und „echte" Spondylolisthesis gegeneinander ausgetauscht werden. Da sich aber diese Nomenklatur im gesamten Schrifttum

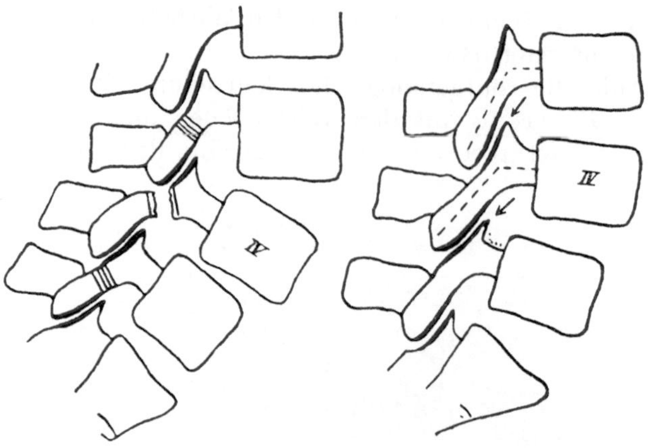

Abb. 31. Schema nach SCHMORL/JUNGHANNS zur Gegenüberstellung der Spondylolisthesis und Pseudospondylolisthesis. Bei der ersteren besteht eine Durchtrennung im Zwischengelenkstück. Bei der letzteren ist die Verschiebung nach vorn durch eine stärkere Neigung der zugehörigen Wirbelgelenkflächen bedingt; beim verschobenen Wirbel ist der Bogenwinkel vergrößert

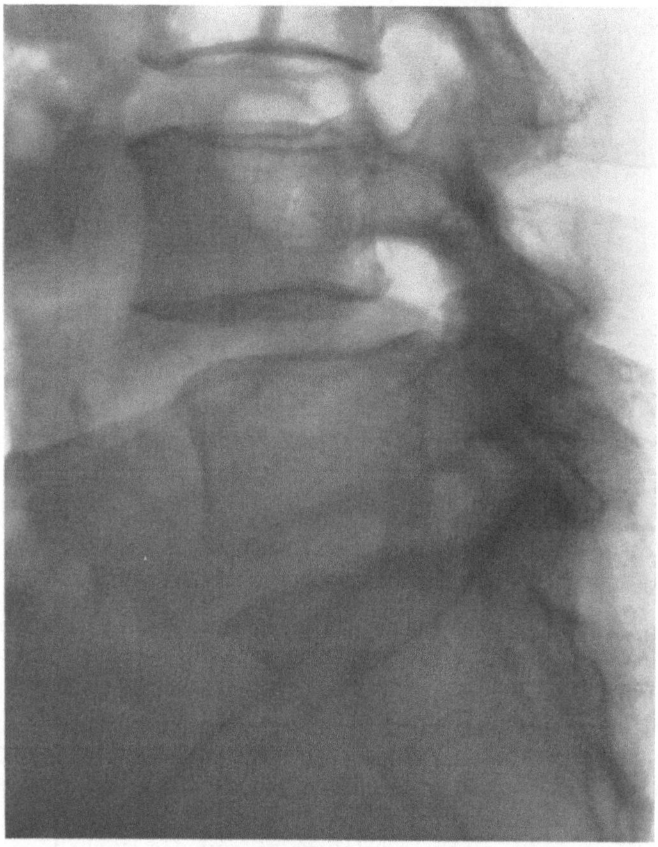

a

Abb. 32 a—c. Pseudospondylolisthesis L 4. Flachstellung und isolierte Arthrose der kleinen Wirbelgelenke L 4/5 seit vielen Jahrzehnten fest eingebürgert und sich dadurch sozusagen ein Gewohnheitsrecht erworben hat, muß zur Vermeidung von Irrtümern und weiteren Begriffsverwirrungen von einer Berichtigung abgesehen werden. Allerdings ist darauf hinzuweisen, daß in der Literatur (besonders in der angelsächsischen) nicht immer zwischen den verschiedenen Formen des ventralen Wirbelgleitens unterschieden wird und oft eine Untergliederung lediglich in zwei Gruppen erfolgt:

1. Spondylolisthesis *mit* Spalt in der Interarticulaportion,
2. Spondylolisthesis *ohne* Spalt in der Interarticularportion (Elongation der Interarticularportion und Pseudospondylolisthesis).

Die Pseudospondylolisthesis stellt eine verhältnismäßig geringe ventrale Wirbelverschiebung dar, die durch eine arthrotische Veränderung und Subluxation der kleinen Wirbelgelenke ermöglicht wird (Abb. 32a–c). Voraussetzung ist eine degenerative Veränderung der nächsttieferen Zwischenwirbelscheibe.

Das arthrotisch veränderte kleine Wirbelgelenk zwischen dem ventralverschobenen und dem nächsttieferen Wirbel hat nach der Beobachtung von JUNGHANNS eine flachere Winkelstellung zur Bogenwurzel des vorgeglittenen Wirbels, d. h.: das kleine Wirbelgelenk ist mit seiner Achse mehr nach vorne gesenkt. Dies findet seinen meßbaren Ausdruck in einer Vergrößerung des Bogenwinkels, der aus der Bogenwurzel und aus der Achse des unteren Gelenkfortsatzes (s. Abb. 31) gebildet wird (JUNGHANNS, MCNAB). Auch BROCHER gibt an, daß die Vergrößerung des Bogenwinkels häufig zu finden ist, jedoch nicht immer besteht. NEWMAN verneint andererseits diese Winkelvergrößerung. Wir haben Fälle sowohl mit vergrößertem, als auch mit normalem Bogenwinkel gesehen.

Infolge der flachen Gelenkstellung kann der untere Gelenkfortsatz des Gleitwirbels auf

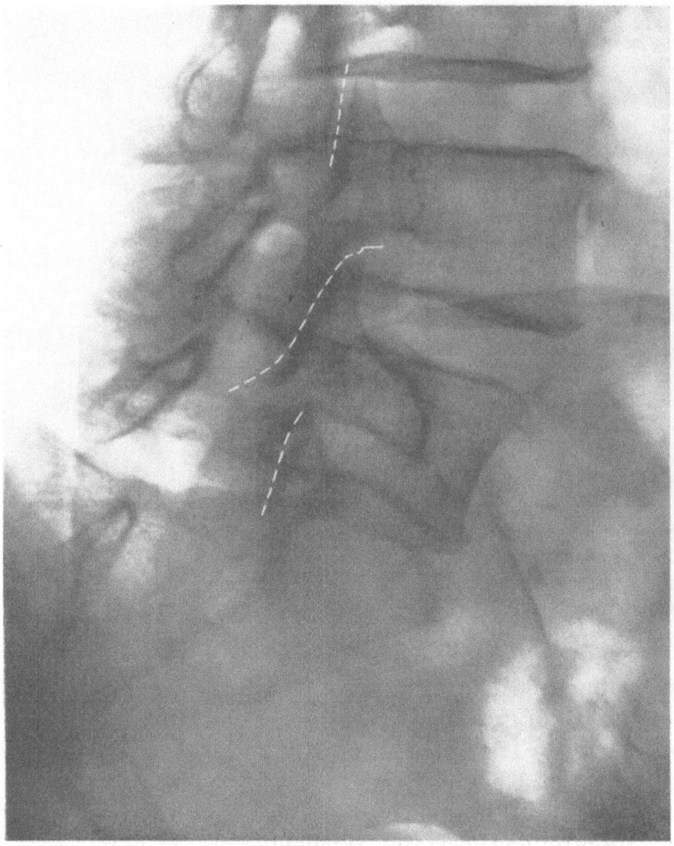

Abb. 32b

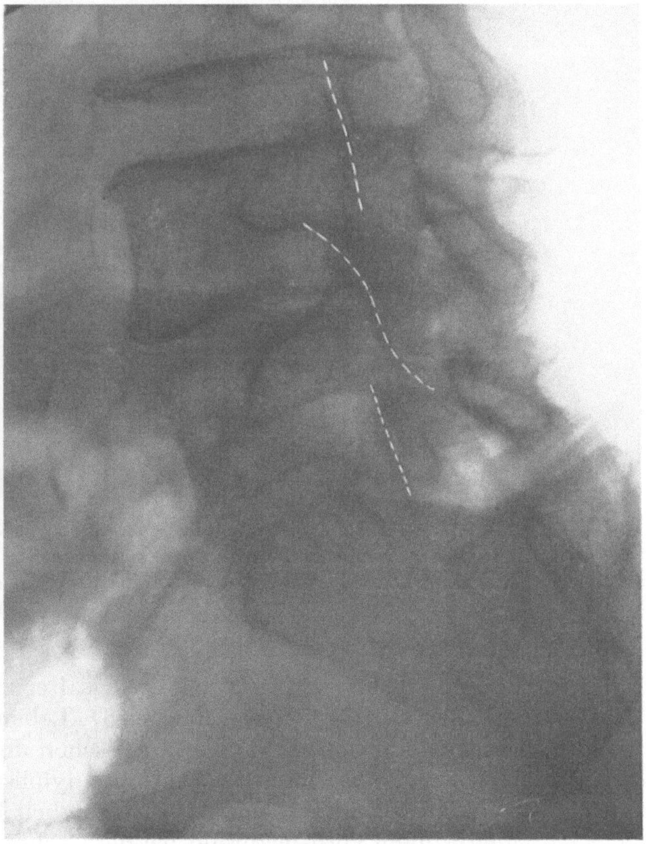

Abb. 32c

der Kante des oberen Gelenkfortsatzes des nächsttieferen Wirbels nach vorn gleiten, wobei die Oberkante dieses Gelenkfortsatzes abgerundet, abgeschliffen und arthrotisch verändert wird. Als weiterer Faktor wird von de Cuveland eine vermehrte Lordose angegeben, was jedoch von Brocher verneint wird.

Auslösend für die arthrotische Veränderung der kleinen Wirbelgelenke ist anscheinend eine unphysiologische statische Belastung und die mit zunehmendem Alter auftretende Neigung zu degenerativen Veränderungen des Halteapparates einerseits und der Zwischenwirbelscheibe andererseits. So ist es zu erklären, daß die Pseudospondylolisthesis fast aus-

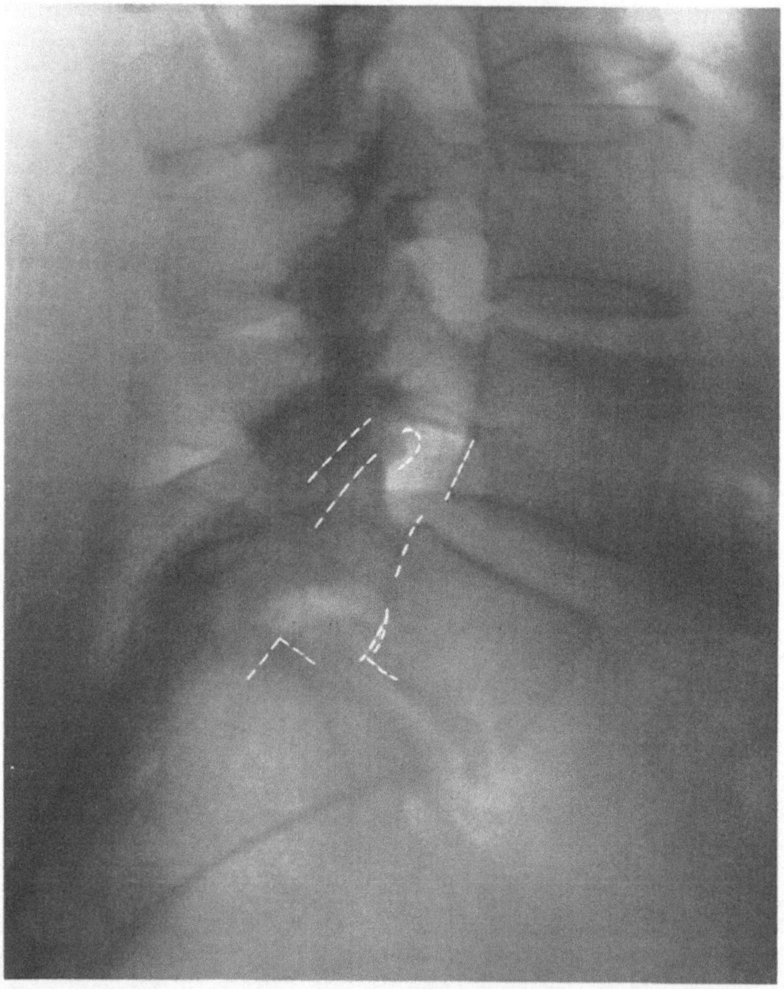

Abb. 33. Seitliche Aufnahme der Lendenwirbelsäule einer 65-jährigen Frau. 1. Pseudospondylolisthesis L 4 mit flachstehenden arthrotischen Wirbelgelenken. 2. Spondylolisthesis L 5 mit Trapezform des 5. Lendenwirbels, degenerativer Verschmälerung der lumbosacralen Bandscheibe und Abrundung der Vorderkante des Kreuzbeines

schließlich in vorgerücktem Lebensalter zu beobachten ist. Junghanns fand als Hauptmanifestationsalter das 56. bis 87. Lebensjahr. Brocher beobachtete die Entstehung einer Pseudospondylolisthesis zwischen dem 34. und 51. Lebensjahr.

Die Lokalisation der Pseudospondylolisthesis ist im Gegensatz zur „echten" Spondylolisthesis in weit überwiegender Häufigkeit bei L 4/L 5 zu finden, d. h. der 4. Lendenwirbel gleitet nach vorn, während bei der „echten" Spondylolisthesis das Wirbelgleiten am häufigsten zwischen L 5 und S 1 auftritt.

Wir verfügen über eine eigene interessante Beobachtung, bei der eine Pseudopondylolisthesis L4 und eine „echte" Spondylolisthesis L 5 besteht (Abb. 33).

POTTER u. NORCROSSS fanden bei 3000 Röntgenreihenuntersuchungen eine Pseudospondylolisthesis dreimal bei L 3, fünfzehnmal bei L 4 und zweimal bei L 5, wobei in einem Falle eine doppelte Lokalisation sowohl bei L 4 als auch bei L 5 bestand.

Frauen sind wesentlich häufiger betroffen als Männer; das Verhältnis ist 3 : 1.

Anscheinend besteht eine gewisse familiäre Neigung zur Entstehung einer Pseudospondylolisthesis, die mit einer erblichen, konstitutionellen Disposition erklärt wird. Wahrscheinlich besteht diese in einer vererbten Flachstellung oder Hypoplasie der betreffenden Wirbelgelenke. Dies ermöglicht dann bei zunehmendem Lebensalter durch Lockerung des Bewegungssegmentes in Verbindung mit einer Arthrose des kleinen Wirbelgelenkes ein Abgleiten des Wirbels.

1. Röntgenbefunde

Röntgenologisch findet sich auf dem Seitenbild eine geringe Ventralverschiebung um mehrere Millimeter (gemessen an den Wirbelhinterkanten).

Die betreffende Bandscheibe ist als Hinweis auf degenerative Veränderungen verschmälert. An den Wirbelkörperkanten können spondylotische Reaktionen vorhanden sein. Das Wirbelgelenk zwischen dem Gleitwirbel und dem nächsttieferen Wirbel ist häufig flachgestellt, die Gelenkflächen stehen oft in Subluxationsstellung. Die obere Kante des Gelenkfortsatzes vom nächsttieferen Wirbel ist abgerundet, am Ende zugespitzt und das gesamte Wirbelgelenk mehr oder weniger stark arthrotisch verändert. Diese lokalisierte Arthrose steht in auffallendem Gegensatz zu den meist völlig normalen kleinen Gelenken der übrigen Wirbelsäule.

Als Beweis für das Vorliegen einer Pseudospondylolisthesis ist zu fordern, daß durch Schrägaufnahme und evtl. auch durch Schichtbilder der Nachweis einer intakten Interarticularportion ohne Spalt und ohne Elongation erbracht wird.

2. Funktionsdiagnostik

Bei Hyperflexion, d. h. maximalem Vorwärtsbeugen des Rumpfes fanden BROCHER MARDERSTEIG, McNAB eine vermehrte Ventralverschiebung des 4. Lendenwirbels.

3. Klinik

Im Gegensatz zur „echten" Spondylolisthesis sind bei der Pseudospondylolisthesis fast immer und meist sehr intensive, hartnäckige Schmerzen in der Kreuzgegend vorhanden, die lokalisiert in der Höhe des Gleitwirbels angegeben werden und meist nicht in die Umgebung oder die Oberschenkel ausstrahlen. Die Wirbelsäule ist in dem erkrankten Bereich in ihrer Beweglichkeit eingeschränkt oder völlig fixiert. Wegen der nur geringen Wirbelverschiebung ist eine Stufe zwischen den Dornfortsätzen nicht tastbar.

Weitere Literaturangaben über die Pseudospondylolisthesis finden sich nach JUNGHANNS bei: ADKINS, DE CUVELAND u. EUFINGER, FRIEDL, HADLEY, HALLGRIMSSON, JONSSON, McNAB, MEYER BURGDORFF, W. MÜLLER, POTTER u. NORCROSS, REISSNER, RÖSSLER, SONNENSCHEIN, STEWART, VILASECA u. CASADEMONT u. v. a.

Literatur

ABRAHAM, H.: Über Wirbelgleiten (Spondylolisthese), unter Zugrundelegung von 23 Beobachtungen der Röntgenabteilung der Chir. Univ.-Klinik zu Frankfurt/Main, Dissertation Frankfurt 1934.

ADKINS, E. W. O.: Spondylolisthesis J. Bone Surg. **37** B, 48–62 (1955) Lumbo-sacral arthrodesis after laminectomy. J. Bone Surg. **37 B,** 141 (1955).

ALBEE, F.: Spondylolisthesis. J. Bone Surg. **25,** 427 (1927) und J. Bone Surg. **9,** 427 (1936).

— POWERS and McDOWELL: Surgery of the spinal column. Davis, Philadelphia 1945.

ALBRECHT, K.: Die Kontrastdarstellung des Periduralraumes (Peridurographie). Eine Möglichkeit zur Erkennung krankhafter Veränderungen der Wirbelkörper und Bandscheiben. Fortschr. Röntgenstr. **6** (1950).

— Über den Nucleus-pulposus-Prolaps unter besonderer Berücksichtigung der Spätergebnisse. Langenbecks Arch. Klin. Chir. **268,** 462–474 (1951).

— Die Fehlstellung des präsakralen Wirbels und ihre Bedeutung bei der Diagnose des Bandscheibenprolapses. Fortschr. Röntgenstr. **70,** 461 (1953a).

— Die Bedeutung der röntgenologisch feststellbaren Fehlstellung des präsakralen Wirbels bei der Begutachtung von Patienten mit Kreuzschmerzen und Ischias. Mschr. Unfallheilk. 365 (1953b).

— Die Bedeutung der lumbosacralen Lordose bei der Differentialdiagnose des Bandscheibenprolapses. Münch. med. Wschr., 973 (1954).

ALLEN, M. L., LINDEM, M. C.: Significant roentgen findings in routine preemployment examination of lumbosacral spine. Amer. J. Surg. **80,** 762–766 (1950).

ANDERSON, C. E.: Spondyloschisis following Spine Fusion. Bone a. Joint 38 A, 1142 (1956).

— LOUGHLEN: A.; Methof of Treating Fracture-Dislocations of the Cervical Spine. West. J. Surg. **58,** 451 (1950).

APPLEBY, A., STABLER, J.: A new sign of spondylolisthesis. Clin. Radiol. (Edinb.) **20,** 315–319 (1969).

ARPESELLA, G.: Spondilolistesi. Boll. Soc. med. chir. (Pavia) **69,** 735–770 (1955).

AZÉMA, M. A.: Le spondylolisthésis. Thèse. Paris: Jouve & Cie, 1932.

BACHMANN, A.: Ein Beitrag zur Spondylolitis ankylopoetica. Fortschr. Röntgenstr. **42,** 500 (1930).

BACHMANN, R.: Spondylolisthesis und Unfall. Zbl. Chir. 934 (1955).

BAILEY, W.: Observations on the etiology and frequency of spondylolisthesis and its precursors. Radiology **48,** 107 (1947), (zit. Taillard).

BAKKE, S. N.: Röntgenologische Beobachtungen über die Bewegungen der Wirbelsäule. Acta radiol. Supplementum XIII, Stockholm 1931.

— Spondylolysis ossificans ligamentosa localisata. Forschr. Röntgenstr. **53,** 411 (1936). Ref. Z. org. ges. Chir. EC, 676 (1937).

— Misdannelser og utviklingsanomalier i hvirelsø ilen. Bergen, J. W. Eides 1935.

BARDEEN, C. R.: The development of the thoracic vertebrae in man. Amer. J. Anat. **4,** 162 (1905).

BARDEEN, C. R.: The development of the thoracic vertebrae in man. in: Handbuch der Entwicklungsgeschichte des Menschen. Leipzig: Verlag S. Hirzel 1910.

BARRAUD, B.: Spondylolisthesis. Dissertation. Bern 1944.

BATTS: Spondylolisthesis. Bone a. Joint **21,** 879 (1939).

BAUMANN: Überlastungsschäden der Wirbelsäule unter besonderer Berücksichtigung der Diskushernie. Zbl. Chir. 1265, 1949.

BAUMANN, E.: Zur Pathogenese der degenerativen Wirbelsäulenerkrankungen. Helv. Chir. Acta Vol. **17 B, 345** (1950).

— Die Bedeutung der Röntgenaufnahme der ganzen Wirbelsäule für Diagnostik und Prognostik der Wirbelsäulenverletzungen. Zschr. Unfallmed. und Berufskrankh. I/52 45, 15 (1952).

— Osteochondrose der Wirbelsäule und Unfall. Langenb. Arch. u. Dtsch. Z. Chir. **282,** 980 (1955).

BAUMANN, G.: Absence of the cervical spine. Klippel-Feil-Syndrome. J. Amer. Med. Ass. **98,** 129 (1932).

BECKER, J., HESS, F.: Zur Frage der Spätlähmungen bei Wirbelsäulendeformitäten. Dtsch. Z. Nervenheilk. **171,** 228 (1954).

BECKER, W.: Familiäre Albers-Schönberg'sche Marmorknochenerkrankung mit angeborener Spondylolyse des 5. Lendenwirbels. Fortschr. Röntgenstr. **85,** 79–82 (1956).

BEELER, J. W.: Further evidence on the acquired nature of spondylolysis and spondylolisthesis. Amer. J. Roentg. **108,** 796–798 (1970).

BÖHLER, L.: Wirbelbrüche und Wirbelverrenkungen. Chirurg **7,** 562 (1935).

— II. Bogenbrüche vom Typus der Spondylolyse und der Spondylolisthese und ihre Bedeutung für die Erhaltung des Rückenmarkes. Chirurg **7,** 477 (1935).

— HEURITSCH: Spondylolisthesis traumatica vert. dors. 11 Chirurgie **6,** 485–489 (1934).

BOSWORTH, D. M.: Clothespin graft for spondylolisthesis an laminal defects. Amer. J. Surg. **67,** 61 (1945).

— FIELDING, J. W., DEMAREST, W., BONEQUIST, M.: Spondylolisthesis. Bone a. Joint **37** A, 767 (1955).

BOWMAN, W. B., LOWELLS, GOIN: Spondylolisthesis, a common lumbisacral lesion. Amer. J. Roentgenol. **11,** 223 (1924).

— — Traumatic lesions of the spine. Amer. J. Roentgenol. **16,** 111 (1926).

BRAILSFORD, J. F.: Spondylolisthesis. Brit. J. Radiol. **6,** 666 (1933), (zit. Taillard).

— Deformities of the lumbosacral region of the spine. Brit. J. Surg. **16,** 562 (1929).

— Dislocations of the lumbar vertebrae. Brit. J. Radiol. **2,** 344 (1929).

— Radiographic intervestigation of lumbar and sciatic pain. Brit. Med. J. **3478,** 827 (1932 a).

— Lumbago or sciatica. Brit. J. Radiol. **5,** 648 (1932 b)

BRAILSFORD, J. H.: The Radiology of Bones and Joints. London: Churchill 1948.

— Lesions of the intervertebral Discs. Brit. J. Radiol. 415 (1955).

BRAUS, H.: Anatomie des Menschen. Berlin 1. Bd. (1921).
BREITLÄNDER: Beitrag zur Kenntnis der tabischen Osteoarthropathie der Wirbelsäule mit Spondylolisthesis. Arch. klin. Chir. **139**, 616 (1926).
BREUS, KOLISKO: Die pathologischen Beckenformen. Leipzig/Wien, Bd. 3 (1900 und 1912).
BROCHER, J. E. W.: Traumatische Wirbelverschiebungen in der Lumbosacralgegend. Fortschr. Röntgenstr. **57**, 523–529 (1938 a).
— Mehrfache angeborene Fehlbildung der Wirbelsäule. Fortschr. Röntgenstr. **58**, 440 (1938 b).
— Die Myelographie in der Lumbago- und Ischiasforschung. Fortschr. Röntgenstr. 65, H 1 (1942).
— Die verkannten Wirbelsäulenverletzungen und Pseudofrakturen der Wirbelsäule. Leipzig: Thieme 1945.
— Die Dysplasie des Wirbelbogens. Eine pathogenetische Studie zum Spondylolisthesisproblem. Fortschr. Röntgenstr. **73**, 719–726 (1950).
— Die Pathogenese der Spondylolisthesis mit besonderer Berücksichtigung ihrer Beziehung zur Unfallheilkunde. Langenb. Arch. u. Dtsch. Z. Chir. **276**, 329 (1953 a).
— L'étiologie du spondylolisthésis. Schweiz. med. Wschr. 788 (1953 b).
— Die Wirbelverschiebung in der Lendenwirbelsäule. Hefte Unfallheilk. Berlin, Stuttgarter Tagung 1953 c, Heidelberg: Springer.
— Kritische Besprechung und Stellungnahme zu der von Lars B. Sandberg 1955 im Hippokrates Verlag Stuttgart herausgegebenen Monographie „Atlas und Axis". Fortschr. Röntgenstr. **84**, 387 (1956).
— Die Prognose der Wirbelsäulenleiden. Eine berufsprophylaktische Studie. Stuttgart: Thieme 1957 a.
— Neuere Ergebnisse der Wirbelsäulendiagnostik. In Schinz-Glauner-Uehlinger: Röntgendiagnostik, Ergebnisse 1952–1956. Stuttgart: Thieme 1957 b.
— Die Wirbelverschiebung in der Lendengegend. 3. Aufl. Stuttgart: Thieme 1958.
BRODERSEN, N. H.: Spondylolisthesis. Med. Rev. **45**, 432 (1928).
BROMAN, J.: Wirbelsäule und Brustkorb, Grundriß der Entwicklungsgeschichte des Menschen. München/Wiesbaden 1921.
BROWN, D. B.: A. case of spondylolisthesis in pregnancy. J. Obstetr. (London) N. S. **62**, 603–604 (1955).
BUCHHEISTER, A.: Geschichte der Ätiologie der Spondylolisthesis. Inauguraldissertation der med. Fakultät der Kaiser-Wilhelms-Universität. Straßburg 1894.
BURCKHARDT, E.: Sp. Schweiz. med. Wschr. **70**, 1093–1101 (1940).
— Spondylolisthesis. Zbl. Chir. **1**, 37 (1930).
BURCKHARDT, H.: Ein Fall von Spondylolisthesis an gewöhnlicher Stelle. Arch. klin. Chir. **157**, 69 (1929).
— Zur Diagnostik der Wirbelsäulenerkrankungen mit besonderer Berücksichtigung des Traumes. Beitr. klin. Chir. **149**, 171 (1930).
— Spondylolisthesis. Dtsch. Zschr. Chir. **232**, 25 (1931).
BURCKHARDT, H.: Die unspezifischen chronischen Erkrankungen der Wirbelsäule. Stuttgart 1932.
— Über Spondylitis (Spondylosis) deformans. Med. Klin. 1349, (1934 II).
BURNS, YOUNG: Protrusion of intervertebral disk. Lancet **6371**, 424 (1945).
— — Zwischenwirbelscheibenvorfall. Lancet **623**, (1947).
BUUS, C. E. P.: On Spondylolysis and Spondylolisthesis. Acta orthop. Scand. **14**, 1–96 (1943).
CABITZA, A.: Cobsiderazioni sopra un caso di echinococcosi vertebrale con spondilolistesi. Arch. Ortop. (Milano) **72**, 1135–1140 (1959).
CAPENER, N.: The clinical significance and Treatment of the intervertebral disc. Ann. Rheumat. Diss. **8**, 59 (1949).
CERCIELLO, C., CLARENZANI, E., FUSCO, A.: Contributo allo studie o della terapia della spondylolistesi. Arch. di Ortop. **70**, 191–223 (1957).
CHAMP, C. J.: Spondylolisthesis and pregnancy. J. Obstetr. (Altrincham), **60**, 913–914 (1953).
CHANDLER: Spondylolisthesis. Surg. etc. **53**, **273**.
CHARRY, V.: Spondylolisthesis avec spina bifida. Rev. orthop. **23**, 245 (1936).
CHIARI, H.: Die Ätiologie und Genese der sogenannten Spondylolisthesis lumbosacralis. Z. Heilk. **13**, 199 (1892).
— Über ein neues spondylolisthetisches Becken des Pathologisch-anatomischen Museums der Deutschen Universität in Prag. Prag. med. Wschr. 109 (1095).
COLLARD, M., BRASSEUR, P.: Röntgenologischer Nachweis des traumatischen Ursprungs einer Spondylolyse. Fortschr. Röntgenstr. **117**, 647–653 (1972).
CONGDON, R. T.: Spondylolisthesis and vertebral anomalies in skeleton of American aborigines with notes of spondylolisthesis. J. Bone Surg. **14**, 511 (1932).
CORNING, H. K.: Lehrbuch der Entwicklungsgeschichte des Menschen. 183–185, Wiesbaden: Bergmann, 1921.
CSÁKÁNY, G., ALMOS, S.: Echte Spondylisthese der Halswirbelsäule. Fortschr. Röntgenstr. **91**, 277–280 (1959).
DA SILVA, M.: Spondylolisthésis. Quelques considérations àpropos d'un cas de spondylolisthésis double. J. belge Radiol. **35**, 284–303 (1952).
DE CUVELAND, E.: Spondylolisthesis – Pseudospondylolisthesis – Präspondylolisthesis. Arch. orthop. Unfall-Chir. **46**, 588–614 (1954).
— Eufinger, H.: Zur Klinik, Pathogenese und Ätiologie der Pseudospnodylolisthesis. Arch. orthop. Chir. **45**, 107 (1952).
DE VEER, A.: Wirbelverschiebung nach hinten unter dem Bild schwerer Ichias. Röntgenpraxis **7**, 27–31 (1935).
DITTRICH, R.: Der röntgenologische Nachweis von Knorpelknötchen im Wirbel. Verh. Dtsch. Orthop. Ges. 23. Kongreß, 295 (1929).
— Lumbosacral spina bifida occulta. Surg. Gyn. Obstetr. **53**, 378 (1931).
DOS SANTOS, I. B.: Spondylolysis and spondylolisthesis. Rev. bras. Radiol. **4**, 3–24 (1961).

Durbin, F. C.: Spondylolisthesis of the cervical spine. J. Bone Surg. **38 B**, 734–735 (1956).

Eichlam, P.: Zur Kenntnis der Spondylolisthese. Zbl. Chir. 555 (1934).

Eindorf, B.: Beitrag zur Entstehung des Wirbelgleitens. Zbl. Chir. **65**, 1461.

Exner, G., Benz, H. J.: Wirbelgleiten bei Erwachsenen. Dtsch. Ärtzeblatt **46**, 1391–1393 (1973).

Faccini, M.: Note sul metodo stratigrafico nell'indagine della colonna vertebrale, Radiol. med. **40**, 1176–1191 (1954).

Farabeuf, M.: Spondylolisthesis, Société de chirurgie, **11**, 413 (1885).

Faugeron, P.: Spondyloptosis lombo-sacré. Rev. orthop. **37**, 504–506 (1951).

Ferri, L.: Singolare complicanza della spondilite non tuberwlare: la retrolistesi. Osp. Magg. (Milano) **46**, 469–475 (1956).

Fick, R.: Handbuch der Anatomie und Mechanik der Gelenke. Jena 1911.

Fischer, A. W., Herget, R., Molineus, G.: Das ärztliche Gutachten im Versicherungswesen, Bd. 1, 2. Aufl. München: Joh. Ambrosius Barth Verlag 1955.

Fleischner: Zur Frage der Pseudospondylolisthesis. Wien. klin. Wschr. **46**, 1245 (1933), (zit. Taillard).

Follmer, B.: Über eine seltene Genese der Spondylolisthesis. Med. Wschr., 366 (1947).

— Wirbelfrakturen bei Tetanuserkrankung. Zbl. Chir. 411 (1952).

Francillon, M. R.: Hérédité et constitution dans le sp. Schweiz. med. Wschr. **76**, 141 (1946).

— Sp. und Unfall. Schweiz. med. Wschr. **80**, 1256 (1950).

— Sp. und Spondylolysis bei Jugendlichen. Medizinische, **14**, (1953).

— Sp. und Unfall. Schweiz. med. Wschr. **89**, 934 (1954).

— Au sujet de quelques affections au niveau de la charnière lombosacrée. Rev. méd. Suisse Rom. 75, 593–613 (1955).

— Präventivmedizin und Bewegungsapparat. Zschr. für Präventivmedizin **3**, 101 (1958a).

— Handbuch der Orthopädie. Stuttgart: Thieme 1958.

— Taillard, W.: Evolution du sp. traité avant l'âge de 20 ans. Atti 28. Congr. Soc. Ital. Ortop. 1953.

Friberg, St.: Studies on Spondylolisthesis Acta chir. Scand. 82, Suppl. 55 (1939).

Friedl, E.: Einige Bemerkungen zum Wirbelgleiten (Spondylolisthesis) und zur Wirbelverschiebung. Röntgenpraxis, 374 (1935).

— Ist die Form der Lendenwirbelquerfortsätze 3 und 4 konstant (Brandt?) usw. Arch. orthop. Chir. **37**, 471 (1937).

Fulton, J. S.: Ankylosing Spondylitis Clin. Radiol. **12**, 132–135 (1961).

Garavano, P. H.: Le Spondylolisthésis. Rev. sud.-amer. Med. Paris **1**, 417–451 (1930).

— Le spondylilisthésis. Ref. Z. org. ges. Chir. **52**, 107 (1931).

George, E. M.: Spondylolisthesis. Surg., Gyn. Obstetr. **68**, 774 (1939), (zit. Taillard).

George, E. M., Leonhard: The vertebrae. Roentgenologically considered. Ann. Roentgenol. New York 8, (1929).

Gerlach, G.: Experimentelle Untersuchungen über symmetrische Frakturen der Wirbelsäule. Arch. orthop. Chir. **33**, 464 (1933a).

— Eine topographische Studie zur röntgenologischen Darstellung der Spaltbildung in der Protio interarticularis des Lendenwirbels am Lebenden. Zschr. orthop. Chir. **58**, 465 (1933b).

— Kreissel, H.: Ein Beitrag zur Spondylosis localisata der Halswirbelsäule. Zbl. Neurochir. **11**, 251 (1951).

Giuntoli, L., Guareschi, B.: Il problema medicolegale della spondilolistesi nel quadro radiologico. Radiol. med. (Turin) **48**, 833–860 (1962).

Gloreux, P., Roederer, C.: La Spondylolyse et ses conséquences. Masson. Paris 1937.

— — Un cas de mormor skelett. J. belge radiol. 6 (1932a).

— — Les traumatismes rachidiens. J. belge radiol. **21**, 259 (1932a).

— — Les scolioses par spondylolyse. Bull. Soc. belge orthop. (1933a).

— — Quelques notions générales sur le diagnostic et l'évolution des fractures et entorses du rachis. Bull. Soc. radiol. mêd. France **21**, 202 (1933b).

— — Les hernies nucléaires postérieures dans les fractures de colonne. Radiol. **2**, 188 (1934).

— — La physiologie pathologique et les diverses formes de fractures de la colonne. Fortschr. Röntgenstr. **53**, 433 (1936).

— — La hernie postérieure du ménisque intervertébral. Bd. 4. Paris: Masson & Cie 1937.

— — Considérations au sujet du diagnostic de la hernie postérieure du ménisque intervertébrale. Acta Radiol **34**, 299 (1950a).

— — Les lombalgies d'origine statique. Bull. 520 (1950b) (Belgien).

— — A propos du syndrome vertébrale de Putti. Acta Orthop' Belg. 145 (1954).

— — Le spondylolisthesis traumatique. J. belge radiol. **39**, 272–288 (1956).

Goljanitzki, J. A.: Die gewerblichen Erkrankungen des Kreuzbein-Lendenabschnitts der Wirbelsäule und ihre chirurgische Behandlung. Arch. f. Orthop. **26**, 43 (1928).

Grashey, R.: Atlas chir.-path. Röntgenbilder. 3. Aufl. München: Lehmann 1931a.

— Trauma und Wirbelsäule. Mschr. Unfallheilk. **8**, 36 (1931b).

— Aussprache über Wirbelsäule. Verh. Dtsch. Röntg.-Ges. **23**, 47 (1931c).

— Spaltbildung im unteren Gelenkfortsatz des 2. Lendenwirbels. Röntgenpraxis, 387 (1933a).

— Spaltbildung in der Interarticularportion. Röntgenpraxis 388 (1933b).

— Wirbelfraktur und Spondylolisthesis bei Osteopsathyrosis. Röntgenpraxis **6**, 197 (1934).

— Spondylolisthesis kein Geburtshindernis. Röntgenpraxis **8**, 206 (1936).

Grassberger, A., Seyss, R.: Nukleographie bei Wirbelverschiebungen. Zbl. Orthop. **90**, 50–54 (1958).

GSCHWEND, N.: Spondylolisthesis. Pseudospondylolisthesis und Osteoporose. Schweiz. med. Wschr. **95**, 725–734 (1965).

GUERRINI, G., GHISLANZONI, R.: La stratigrafia nello studio della spondilolis. Radiologicas (Roma) **8**, 287–307 (1952).

GUILLEMINET, M.: Le sp. Rev. orthop. **43**, 287 (1936).

— Anbringung paraspinöser Knochenspangen bei 11-jähr. Mädchen mit Spondylolisthesis. Ref. Z. org. ges. Chir. **76**, 566 (1936).

HADLEY, L.: Subluxation of the apophyseal articulations with long impingement as a cause of back pain. Amer. J. Roentgenol. **33**, 209 (1935).

— Apophyseal subluxation. Disturbances in an about the intervertebral foramen causing back pain. J. Bone Surg. **18**, 428 (1936).

— Roentgenographic studies of cervical spine. Amer. J. Roentgenol. **52**, 173 (1944).

— Congenital absence of pedicle from cervical vertebra. Amer. J. Roentgenol. **55**, 193 (1946).

— Constriction of the intervertebral foramen. A. cause of nerve root pressure. J. Amer. Med. Ass. **140**, 473 (1949).

— Intervertebral foramen studies. I. Foramen encroachment associated with disc herniation. J. Neurosurg. **7**, 347–351 (1950).

— Studies on spondylolisthesis. Amer. J. Roentgenol. **71**, 448–455 (1954).

— Bony masses projecting into the spinal canal opposite a break in the neural arch of the fifth lumbar vertebra.

— The Spine. Anatomic-Radiographic Studies. Springfield: Charles C. Thomas 1956.

HADLEY, L. A.: Stress fracture w.th spondylolysis. Amer. J. Roentg. **90**, 1258–1262 (1963).

HAGELSTAM, L.: Retroposition of vertebrae as an early sign of tuberculous spondylitis of the lumbar spine. Acta orthop. Scand. (København.) **71**, 31 (1947).

— Retroposition of lumbar vertebrae. Acta chir. Scand. Suppl. 143 (1949).

HAMMERBECK, W.: Der äußerlich sichtbare Bandscheibengewebsproplas der Wirbelsäule. Virchows Arch. path. Anat. **294**, 8 (1934).

— Angeborene Spaltbildung an den Bogenwurzeln des 4. Ledenwirbels (mit besonderer Berücksichtigung der Spondylolisthese). Fortschr. Röntgenstr. **54**, 144–154 (1936).

— Synchondrose der rechten Bogenwurzel und linksseitige Spondylolysis interarticularis des 3. Lendenwirbels neben einer Spondylolisthesis des 4. Lendenwirbels. Fortschr. Röntgenstr. **64**, 72 (1941).

HAMMES, L.: Über die Technik und den Wert seitlicher Wirbelaufnahmen. Fortschr. Röntgenstr. **25**, 1 (1917/18).

HARBITZ, H.: Aktuelle Probleme in der Pathologie der Wirbelsäule. Ref. Z. org. ges. Chir. **73**, 192 (1935).

HARRINGTON, P. R., TULLOS, H. S.: Reduction of severe spondylolisthesis in children. Sth. med. J. **62**, 1–7 (1969).

HARRIS, R. I.: Spondylolisthesis. Ann. Coll. Surg. England. **8**. 259 (1951).

HASEBE, K.: Die Wirbelsäule der Japaner. Zschr. Morph. Anthrop. **15**, 259 (1913).

HAYEK, H.: Über Spondylolysis. Zbl. Gynäk. **3**, 2511 (1928).

— Klinik und Pathologie der Lumbosakralregion. Zbl. Chir. 2531 (1931).

— Über Lendenrippen. Fortschr. Röntgenstr. 45 (1932).

HAYEK, W.: Ererbte Rückenformen. Zschr. orthop. Chir. **58**, 537 (1933).

HELLNER, H.: Die lokalisierte Osteodystrophie der Wirbelsäule. Ref. Zbl. Chir. 1973 (1929).

— Spondylolisthesis, traumatische Sub- bzw. Totalluxation in der Lumbosakralregion und sogenannte Präspondylolisthesis. Fortschr. Röntgenstr. **41**, 527 (1930).

— Zur Differentialdiagnose der Wirbelerkrankungen. Münch. med. Wschr. 1324 (1931a).

— Die Bewertung der einzelnen Wirbelveränderungen für die Diagnose. Münch. med. Wschr. 1511 (1931b).

— Wirbelfrakturen und Spondylitis deformans. Arch. orthop. Chir. **29**, 417 (1931c).

— Die Wirbelbogenbrüche. Arch. orthop. Chir. **35**, 40 (1935).

— Die Wirbelbogenbrüche. Zbl. Chir. 42 (1935).

Hellström, J.: Zur Kenntnis der operativen Behandlung von Sp. Acta orthop. Scand. **7**, 143 (1936).

HENLE, J.: Knochenlehre des Menschen. Anatomie **1**, 18 (1855). Angeführt nach Gold und angeführt nach Meisels.

HENSCHEN, C.: Operation der Spondylolisthesis durch transabdominale lumbosakrale Verschraubung und zusätzliche transplantative Spanversteifung. Helvet. med. acta **9**, 25 (1942).

HERBINEAUX, G.: Traité sur divers accouchements laborieux et sur les polypes de la matrice. Brüssel 1782, Bd. I.

HERRGOTT, F. J.: Le Spondylolizème comparé à la Spondylolisthésis. Paris, Ann. gyn. et Ann. soc. (1877), avec figures.

— Spondylizème et Spondylolisthesis. Ann. de gyn. (1883).

HITCHCOCK, H. H.: Sp. Observations on its development, progression and genesis. J. Bone Surg. **22 A**, 1 (1940a).

— Spondylolisthesis. Observations on its Development, Prognosis and Genese. Bone a. Joint **22** (1940b).

IWAHARA, T., IKEDA, K., TAKEI, R, NOMURA, I.: Vesicular enlargement of the inferior cava vein in spondylolisthesis. J. Jap. orthop. Ass. **36**, 1069–1074 (1963).

JAEGER, W.: Über die Spondylolisthesis Fortschr. Röntgenstr. **52**, 107 (1935), (zit. Taillard).

JAMES, A., NISBET, N. W.: Posterior intervertebral fusion of the lumbar spine. J. Bone Surg. **35 B**, 181–187 (1953).

— — Bone a. Joint S. **35 B**, 181 (1951).

JANSSEN, K.: Beitrag zur Kasuistik und Ätiologie der Spondylolisthese. Röntgenpraxis **5**, 742 (1933).

Jaroschy, W.: Sp. lumbosacralis. Bruns Beitr. klin. Chir. **138**, 428 (1926a).
— Die Spondylolisthese im Röntgenbild. Fortschr. Röntgenstr. **34**, 391 (1926b).
Jenkins, J. A.: Sp. Brit. J. Surg. **24**, 80 (1936), (zit. Friberg).
Johnstone, Thompson: Spontangeburt bei hochgradigem Wirbelgleiten. Ref. Zbl. Radiol. 19620 (1935).
Junge, H.: Über Wirbelgleiten im Kindesalter nebst Bemerkungen zur operativen Behandlung. Bruns' Beitr. klin. Chir. **178**, 61 (1949a).
— Wirbelgleiten im Kindesalter. Bruns' Beitr. klin. Chir. **178** (1949b).
Junghanns, H.: Die gesunde und kranke Wirbelsäule in Röntgenbild und Klinik. 4. Aufl. Stuttgart: Thieme 1957.
— Der Lumbosakralwinkel. Dtsch. Z. Chir. 213, 322 (1929).
— Die Spondylolisthese im Röntgenbild. Fortschr. Röntgenstr. 41, 239 (1930a).
— Spondylolisthesen ohne Spalt im Zwischengelenkstück. Arch. f. Orthop. **29**, H. 1 (1930b).
— Spondylolisthese. (30 pathologisch-anatomisch untersuchte Fälle). Bruns' Beitr. **148**, 554 (1930c).
— Spondylolisthese, Pseudospondylolisthese und Wirbelverschiebung nach hinten. Bruns' Beitr. **151**, 376 (1931).
— Über Wirbelabgleiten. Arch. Chir. **199**, 423 (1930a).
— Die Zwischenwirbelscheiben im Röntgenbild. Fortschr. Röntgenstr. 43, H. 3.
— Zusammenvorkommen von angeborenen Spaltbildungen im Zwischengelenkstück und im Dornfortsatz des gleichen Wirbels. Arch. orthop. Chir. **37**, 123 (1936).
— Die Frühossifikation der Wirbelkörper (Bemerkungen zu Schinz und Töndury in Fortschr. Röntgenstr. 66, 253 (1942)). Fortschr. Röntgenstr. **68**, 70 (1943).
— Wirbelsäule, in Handbuch der Gesamten Unfallheilkunde, 2. Aufl. Bd. 2, Stuttgart: Enke 1955.
— Röntgenkunde und Klinik vertebragener Krankheiten, Stuttgart 1956.
Kau, R.: Spondylolisthesis der Halswirbelsäule. Arch. orthop. Unfall-Chir. **46**, 502–507 (1954).
Keibel, F., Mall, F. P.: Handbuch der Entwicklungsgeschichte des Menschen. Leipzig: D. Hirzel 1910, 353.
Keller, G.: Die Bedeutung der Veränderungen an den kleinen Wirbelgelenken als Ursache des lokalen Rückenschmerzes. Zschr. Orthop. **83**, 219 und 517 (1953a).
— Kapselzerreißung an Wirbelgelenken und ihre Bedeutung. Frankfurter Zschr. Pathol. **64**, 531 (1953b).
Kilian, H. F.: Schilderung neuer Beckenformen und ihres Verhaltens im Leben. Mannheim: Bassermann & Mathy 1854.
Kirchhoff, H.: Spondylolisthesis und Spontangeburt. Röntgenpraxis **7**, 422 (1935a).
— Spondylolisthesis und Geburtsverlauf. Zbl. gynäk. Urol. **59**, 31 (1935b).
— Das lange Becken. Stuttgart: Thieme 1949.
Klaus, E.: Ein Fall von echter Spondylolisthesis mit Spondylolyse der Halswirbelsäule. Fortschr. Röntgenstr. **110**, 277–279 (1969).
Kleinberg, S.: Traumatic Spondylolisthesis. Arch. Surg. 102 (1921).
Spondylolisthesis. Ann. Surg. **1**, 490 (1923).
— Unilateral subluxation of the lumbosacral joint. J. Bone Surg. **14**, 384 (1932).
— Spondylolisthesis of the vertebrae. J. Bone Surg. **16**, 441 (1934).
Kleinhaus, E.: Ein Fall von Spondylolisthesis. Fortschr. Röntgenstr. **37**, 335 (1928).
Klenerman, L.: Posterior spinal fusion in spondylolisthesis. J. Bone Jt. Surg. **44 B**, 637–641 (1962).
Klose-Gerlach, J.: Die angeborenen seitlichen Wirbelspalten in der Lendenkreuzbeingegend. Arch. klin. Chir. 220 (1935).
Knutson, F.: The instability associated with disk degeneration in the lumbar spine. Acta radiol. **25**, 593–609 (1944).
Königstein, B.: Entstehungsweise spondylolisthetischer Becken. Dissertationes medicae, Marburg. Ann. 1871–72, Nr. 12.
Kopits. I.: Ein sehr schwerer Fall von Spondylolysthesis Arch. orthop. Unfallchir. **34**, 609 (1934).
Küttner: Demonstration zur Pathologie der Wirbelsäule. Zbl. Chir. **54**, 404 (1927a).
— Angeborene Mißbildung der Brust- und Lendenwirbelsäule. Zbl. Chir., 404 (1927b).
— Spondylolisthesis lumbodorsalis. Zbl. Chir., 404, (1927c). Angeführt nach Boß.
Lachapèle, A. P.: Un moyen simple pour faciliter la lecture des radiographies vertébrales obliques de la règion lombosacrée. Extr. des Bull. Soc. radiol. méd. France, Mars 1939a.
— A propos de glissements vertébraux. Bull. Soc. radiol. méd. France, Mars 1939b.
— Lagarde, C.: De la spondylolyse. J. radiol. électrol. **32**, 453 (1951).
Lambl: Das Wesen und die Entstehung der Spondylolisthesis. Scanzonis Beitr. **3**, 4 (1858).
— Primitive Spondylolysis und deren Verhältnis zur Steatopyga an der hottentotischen Venus. Zbl. Gynäk. 256 (1881).
— Zehn Thesen über Spondylolisthesis. Zbl. Gynäk. **9**, 356 (1885).
Landgraf, F. K.: Spondylolisthesis und Sport. Der Sportarzt, **4** (1961) XII. Jahrg.
Lane, W. A.: Case of spondylolisthésis associated with progressive paraplegia. Laminectomy. Lancet 991, London 1893.
Lange, M.: Die Spondylolisthesis. Med. Klin., 504–508 und 520–521 (1956).
Langendorff, G.: Über Sp. bei Kindern und Jugendlichen. Zschr. Orthop. **83**, 548 (1953).
Lange, M.: Die Spondylolisthesis, ihre Ursache, ihre Behandlung und gutachtliche Beurteilung. Verh. dtsch. orthop. Ges. **91**, 152–174 (1959).
Lanier, R. R.: The presacral vertebrae of americans white and negro males. Amer. J. Physic. Anthrop. **25**, 341 (1939), (zit. Taillard).
Larcher, F.: Beitrag zur Entwicklung der Lendenwirbelsäule beim Menschen. Med. Diss. Zürich 1947.

LAURENT, L. E.: Spondylolisthesis. Acta orthop. scand. Suppl. **35**, 7–45 (1958).

— EINOLA, S.: Spondylolisthesis in children ans adolescents. Acta orthop. scand. **31**, 45–64 (1961).

LAW, W. B.: Spondylolisthesis at the age of seven years. Aust. N. Z. J. Surg. **32**, 313–314 (1963).

LE DOUBLE, E.: Traité des variations de la colonne vertébrale de l'homme et de leurs significations au point de vue de l'anthropologie. Paris: Vigot 1912.

LEMMERZ, A. H.: Unregelmäßige Verknöcherungen im unteren Wirbelsäulenabschnitt und ihre Bedeutung für die Pathogenes des Kreuzschmerzes. Röntgenpraxis **10**, 598–602 (1938).

LIECHTI, A.: Die Röntgendiagnostik der Wirbelsäule und ihre Grundlagen, 2. Aufl. Wien: Springer 1948.

LINDEMANN, K., KUHLENDAHL, H.: Die Erkrankungen der Wirbelsäule. Stuttgart: Enke 1953.

LISSNER, J.: Spondylolisthesis der Halswirbelsäule. Fortschr. Röntgenstr. **84**, 626 (1956).

LOB, A.: Verletzungen der Wirbelsäule. Fortschr. Röntgenstr. 84, Beih. **38**, 64–66 (1956).

LUDLOFF: Verletzungen der Lendenwirbelsäule und des Kreuzbeins. Fortschr. Röntgenstr. **5**, 175 (1905/6).

MARDERSTEIG, K.: Spaltbildungen in den Zwischenwirbelscheiben im Röntgenbild. Fortschr. Röntgenstr. **52**, 279 (1935).

— Funktionelle Röntgendiagnostik der Lendenwirbelsäule. (Vortrag ärztlicher Verein Hamburg am 13. 5. 1952).

MARIQUE, P.: Le spondylolisthésis. Acta chir. Belg. Suppl. 3 (1951).

— Sur la mobilité des spondylolisthésis. Rev. orthop. **39**, 287 (1953).

— LAURENT, Y.: Spondylolyse de la cinquiéme lombaire chez deuy fréres. J. radiol. electrol. **34**, 497–498 (1953).

MARTIN, J.-P.: Problème: les spondylolisthésis. Rev. Prat. (Paris) **13**, 1601–1608 (1963).

MAZO, I. S.: Local arthrosis symptom in the diagnosis of the so-called pseudospondylolisthesis. Vestn. Rentgenol. Radiol. (Moskau) **68**, 17–20 (1963).

McDONALD, W. F.: Preplacement low back x-ray programm. Ind. Med. Surg. **27**, 475–476 (1958).

McNAB, I.: Spondylolisthesis with intact neural arch – so-called pseudo-spondylolisthesis. J. Bone a Joint Surg. **32 B**, 325–333 (1950).

MEHSEL, P.: Die Röntgenantomie der normalen Lendenwirbelsäule. Röntgen- u. Laboratoriumspraxis 12 (1961).

Melamed, A., ANSFIELD, D. J.: Posterior displacement of lumbar vertebra. Amer. J. Roentgenol. **58**, 306 (1947).

MESCHON, J.: Spondylolisthesis. Amer. J. Roentgenol. **53**, 230–243 (1945).

— A radiographie study of spondylolisthesis with special reference to stability deformations. Radilogy **47**, 249 (1946).

MEYER-BURGDORFF, H.: Röntgendiagnostik in der Chirurgie und ihren Grenzgebieten. Berlin: Julius Springer 1927.

MEYER-BURGDORFF, H.: Umbildung der Lendenwirbelsäule bei statischen Deformitäten. Verh. des 25. Kongresses der dtsch. orthop. Gesellschaft. 322 (1930a).

— Spondylolisthesis und Unfall. Arch. f. Orthop. **29**, 109 (1930b).

— Der 5. Lendenwirbel. Chirurg. **1**, 1 (1930c).

— Untersuchungen zur Ätiologie des Wirbelgleitens. Bruns' Beitr. **151**, 386 (1931a).

— Untersuchungen über das Wirbelgleiten. Leipzig: Thieme 1931b.

— Klinik und Pathologie der Lumbosakralregion. Zbl. Chir. 2517 (1931c).

— SANDMANN, H.: Die Bedeutung der präsakralen Bandscheibe für die Spondylolisthesis. Dtsch. Zschr. Chir. **245**, 173 (1935).

MEYERDING, H. W.: Spondylolisthesis. Ref. Mschr. Unfallheilk. 334 (1931).

— Spondylolisthesis. Surg. Gyn. Obstetr. **54**, 371 (1932).

— Diagnosis and roentgenologic evidence in spondylolisthesis. Radiology **20**, 108 (1933).

— Low backache and sciatic pain associated with spondylolisthesis and protruded intervertebral disc. J. Bone a Joint Surg. **23**, 461–470 (1941).

— Spondylolisthesis surgical treatment and results. J. Bone Surg. **25**, 65–77 (1943).

MICHAILOWKI: Ortop. i travmatol. (russ.) **2**, 70–76 (1929).

— Beiträge zur Röntgendiagnostik der Spondylolisthesis und Spondylolysis. Verh. des 19. Kongresses russ. Chir. Leningrad 1927. Z. org. Chir. **48**, 7 (1930a).

— Die Röntgendiagnostik ossifizierter isolierter akzessorischer Knochenkern im Bogenteil der Sakralwirbel. Z. org. Chir. **51**, 215 (1930b).

MIGNANI, G.: La spondilolistesi posteriore lombare. Arch. „Putti" Chir. (Firenze) **3**, 490–505 (1953).

— NEVINNY-STICKEL, H. B.: Sulle alterazioni statische della colonna vertebrale consequenti alla spondylolistesi posteriore lombare. Arch. „Putti" Chir. (Firenze) **8**, 187–191 (1957).

MONATERI, P. C.: Considerazioni clinico-radiologiche su di un caso die amisaralizzazione della V. lombare associata a spondilolistesi della IV. lombare. Minerva med (Torino), 367–373 (1952).

MORANDI, G.: Contributo anatomico alla genesi della spondilolisi interarticolare congenita. Chir. org. movim. **31**, 332–346 (1947).

MORETON, R. D., WINSTON, J. R., BILBY, D. E., WILLIAMS, C.: Radiologic considerations in preplacement examinations of the lumbar pain. Radiology **63**, 667 (1954), (zit. TAILLARD).

MOSBERG, G.: Beiträge zur Spondylolisthesis. Ref. Zbl. Radiol. **20**, 256 (1935).

MOUCHET, A., ROEDERER, C.: Le spondylolisthésis. Rev. d'Orthop. **14**, 461 (1927).
Bull, méd. soc. Chir. **53**, 1037 (1927).

— Le spondylolisthésis. Presse méd. 569 (1931).

MÜLLER, D., LEHMANN, R.: Luftmyelographischer Befund bei Spondylolisthesis. Radiol. diagn. (Berl.) **4**, 547–553 (1963).

MUSSA, L., TARDY, A.: La stratigrafia in proiezione obliqua della colonna lombare. Minerva med. (Torino), 454–462 (1954).

MUTCH, R., WALMSLEY: The Aetiology of cleft vertebral arch in spondylolisthesis. Lancet **270**, 74 (1956).

NEUGEBAUER, F. L.: Zur Entwicklungsgeschichte des spondylolisthetischen Beckens und seiner Diagnose (mit Berücksichtigung von Körperhaltung und Gangspur). Inauguraldissertation Dorpat 1881.

— Ätiologie der sogenannten Spondylolisthesis. Arch. Gynäk. 20, 133 (1882).

— Zur Kasuistik des sogenannten spondylolisthetischen Beckens, Arch. Gynäk. **19**, 441 (1882).

— Ein zweiter Fall von sogenannter Spondylolisthesis am vorletzten Lendenwirbel. Arch. Gynäk. **21**, 196 (1883).

— Das neue spondylolisthetische Becken Arch. Gynäk. 35 (1889).

NEWMAN, PH.: Spondylolisthesis, its cause and effect Ann. Roy. Coll. Surg. **16**, 305 (1955).

NICOLL, E. A.: Fractures of the dorso-lumbar spine. Bone a. Joint. **31**, 376 (1949).

NIEMEYER, Th., PENNING, L.: Functional roentgenographic examination in a case of cervical spon dylolosthesis. J. Bone Jt. Surg. **45 A**, 1671–1678 (1963).

OLIVA, L.: La stratigrafia in rilievo nello studio della Colonna vertebrale. Minerva med. (Torino), 739–740 (1955).

OLLSON, O.: Über eine Spaltenbildung in den Bogenwurzeln des 2. Lendenwirbels. Acta Radiol. **30**, 244 (1948).

ORTH, O.: Spondylolisthesis kein Geburtshindernis. Rüntgenpraxis **8**, 206 (1936).

PELLEGRINO, A., LAURENTI, J.: Spondylolyse lombaire et traumatisme. J. de Radiol. **33**, 147–150 (1952).

PERLMAN, R., HAWES, L.: Cervical spondylolisthesis. J. Bone Surg. **33 A**, 1012–1013 (1951).

PFÄHLER, G., VASTINE, J.: The interpretation of lower spine injuries. Surg. Gyn. Obstetr. **67**, 600 (1938).

PICAULT, CH.: A propos d'une statistique de 89 spondylolisthésis ou spondylolyses Lyon chir. **57**, 212–221 (1961).

PIZON, P.: Spondylolyses avee morphogénèse ostéoarticulaire compensatrice. Presse. medl 127 (1958).

POTTER, R., NORCROSS, J.: Spondylolisthesis without isthmus defect. Radiology **63**, 678–684 (1954).

PRIESSNITZ, O.: Ungewöhnliche Ursache von Kreuzschmerzen bei einem Kind (Spondylolisthesis). Med. Klin. 500 (1950).
Arch. orthop. Unfall-Chir. **46**, 565 (1954).

PUTTI, W.: Die angeborenen Deformitäten der Wirbelsäule. Fortschr. Röntgenstr. **14**, 285–314 (1909/10).

— Die angeborenen Deformitäten der Wirbelsäule. Fortschr. Röntgenstr' **15**, 65, 243 (1910).

RAMBAUD, RENAULT: Development des os. Paris: Chamerot 1864.

RATHKE, L.: Übersicht über unsere heutigen Kenntnisse von der Spondylolisthese. Dtsch. Med. Wschr 1228 (1937).

REISCHAUER, F.: Zur Frage der Spondylolysis. Beitr. klin. Chir. **162**, 64 (1935).

REISCHAUER, F.: Die Spondylolisthesis nach Aufklärung der Discus-Symptome. Krankheit oder Röntgenbefund? Med. Klin. **54**, 590–596 u. 581–582 (1959).

REISNER, A.: Unterscheidungsmerkmale normaler, entzündlicher und posttraumatischer Zustände an der Wirbelsäule. Fortschr. Röntgenstr. **44**, 726 (1931), (zit. TAILLARD).

— Traumatische doppelseitige Bogenspaltung am 3. Lendenwirbel. Röntgenpraxis **5**, 391–392 (1933).

REMPE, W.: Über sagittale Sakralisationszustände an den unteren Lendenwirbeln und ihre Bedeutung für die Entstehung von Spondylolyse und Spondylolisthesis. Zbl. Orthop. **85**, 237–247 (1954).

— Zur Spaltbildung in den Gelenkfortsätzen der unteren Lendenwirbelsäule. Zbl. Orthop. **87**, 604–609 (1956).

ROBERT: Eine eigentümliche angeborene Lordose, wahrscheinlich bedingt durch eine Verschiebung des Körpers des letzten Lendenwirbels auf die vordere Fläche des ersten Kreuzbeinwirbels (Spondylolisthesis Kilian) nebst Bemerkungen über die Mechanik dieser Beckenformation. Mschr. Geburtsh. **5**, 81 (1855).

ROCHE, M.: Bilateral fracture of the pars interarticularis of a lumbar neural arch. Bone a. Joint **30 A**, 1005 (1948).

ROCHE, M. R., ROWE, R. R.: The incidence of separate neural arch. Bone a. Joint **34 A**, 102 (1953).

ROCHER, H. L., JAGUESET, ROUDIL, G.: Deux cas de Spondylolisthésis. Zbl. Radiol. **9**, 269 (1930).

ROCHER, H.: Spondylolisthese. Ref. Zbl. Chir. 420 (1931a).

— La spondylose traumatique ou maladie de Kümmell-Verneuil. Ref. Z. org. ges. Chir. **56**, 154 (1931b).

ROCHER, H. L., ROUDIL, G.: Sp. Pairs méd. **73**, 65 (1929), (zit. Guilleminet).

— Spondylolistésis et lordose essentielle. Zbl. Radiol. **8**, 17 (1930).

ROEDERER, GLORIEUX: La spondylyse: ses causes et ses conséquences. Presse méd. **II**, 1550 (1953).

ROEDERER, C., ILLOUZ, G.: Evolution d'un cas das de spondylolisthésis greffé. Rev. rhumat. 777 (1953).

RÓKA, G.: Tomographische Untersuchung der Foramina intervertebralia der Wirbel.

ROKITANSKY, C.: Lehrbuch der pathologischen Anatomie. Wien 1855.

ROSTOCK, P.: Das Verhalten der Zwischenwirbelscheibe bei Wirbelfraktur und Wirbeltuberkulose. Dtsch. Zschr. Chir. **212**, 261 (1928).

— Röntgenologische Differentialdiagnose der Folgezustände verschiedener Erkrankungen und Frakturen der Wirbelsäule. Jap.-Dtsch. Zschr. Wiss. u. Techn. Heft 12 (1929).

— Die traumatischen Erkrankungen der Wirbelsäule. Bruns Beitr. klin. Chir. **159**, 313 (1934).

ROWE, G. G., ROCHE, M. B.: The etiology of separate neural arch. J. Bone Surg. **36 A**, 75 (1954).

RUNGE, K. F.: Roentgenographic examination of the lumbosacral spine in routine pre-employment examinations. J. Bone Surg. **36 A**, 75 (1954).

SANADA, Y.: Spondylolisthesis and spondylolysis. Iryo (Tokyo) **7**, 521–522 (1953).

SCHAER, H.: Ätiologie der Spondylolisthesis. Bruns' Beiträge, **155**, 2 (1932).

SCHERB, R.: Zur Indikation und Technik der Albee de Quervain'schen Operation. Schweiz. med. Wschr. 763 (1921).

— Sp., Sacrum acutum, Sacrum arcuatum, Regio lumbosacralis fixa als häufige Ursachen von Kreuzschmerzen. Zschr. Orthop. **50**, 304–320 (1928).

— BECKER, F.: Spondylolisthesis. Z. orthop. Chir. **50**, 304 (1929).

— Rücken, Wirbelsäule und Becken. Lehrbuch der Chir., Bd. 2; Schwabe, Basel 1950).

SCHIEDT, EVA: Beitrag zur Ossifikation der Wirbelsäule. Langenbecks Arch. klin. Chir. **280**, 241 (1955).

SCHLÜTER, K.: Über Fehlbeurteilungen von Röntgenbildern der Wirbelsäule. Bruns Beitr. klin. Chir. **191**, 257 (1955).

— Die Sp., ihre statische Kompensation, therapeutische Konsequenzen. Verh. Dtsch. Orthop. Ges. 1955; Beiheft. Zschr. Orthop. 1956 a, 335.

— Über Spondylolisthesis der Halswirbelsäule. Med. Klin. 1018 (1956 b).

— Wirbelverschiebung in der Lendengegend. Wirbels. in Forsch. u. Prax. **1**, 107 (1956 c).

— Aussprache über Untersuchungen zur Ätiologie der Spondylolisthesis (H. Meyer). Zbl. Chir. 42 (1930).

— Beitrag zur Kenntnis der Spondylolisthesis. Dtsch. Zschr. Chir. **237**, 422 (1932).

— JUNGHANNS. H.: Die gesunde und kranke Wirbelsäule im Röntgenbild. Stuttgart: Thieme 1957.

SCHNEIDER, C. C., MELAMED, A.: Spondylolysis and spondylolisthesis. Case report clarifying the etiology of spondylolysis. Radiology **69**, 863–866 (1957).

SCHNEIDER, CH.: Double isolated compression fracture of the spine. J. Bone Surg. **12**, 595 (1930).

SCHWEGEL: Die Entwicklungsgeschichte der Knochen des Stammes und der Extremitäten mit Rücksicht auf die Chirurgie, Geburtskunde und gerichtliche Medizin. Sitz.-Ber. Akad. Wiss. Wien **30**, 337 (1858); angeführt nach Le Double.

DE SÈZE, S., DURIEU, J.: Le spondylolisthésis. Sem. hôp. Paris **23**, 1551–1578 (1947).

SHAHRIAREE, H., HARKESS, J. W.: A family with spondylolisthesis. Radiology **94**, 631–633 (1970).

SHORE, L. R.: A report on a specimen of spondylolisthesis, found in the skeleton of a Bantu native of South Africa: With further specimens illustrating an anomalous mode of development lower lumbar vertebrae. Brit. J. Surg. **16**, 431 (1929).

— Abnormalities of the vertebral column in a series of skeletons of Bantu natives of South-Africa. J. Anat. London **64**, 206 (1930).

SICARD, A.: A propos du spondylolistésis. Mém. Acad. Chir. 78, 216.

— LECA, A.: Les spondylolisthésis traumatiques. Presse méd. **42**, 914–918 (1952).

— — Nouveaux documents en faveur de l'origine traumatique de certains spondylolisthésis. Presse méd. **68**, 1207–1210 (1960).

SISEFSKY, M.: Spondylolisthesis and conditions resembling it. Acta orthop. Scand. **4**, 234 (1933).

SOLARINO, G. B.: Über eine seltene Dysplasie an der Halswirbelsäule. Med. Wochenschrift **49**, 91. Jahrg. (1961) S. 1493.

SONNENSCHEIN, A.: Spondylolysis – Spondylolisthesis — Pseudospondylolisthesis – Präspondylolisthesis. Arch. orthop. Unfall-Chir. **46**, 588–614 (1954).

STEINDLER, A.: Die Zwischenwirbelscheibe und der Novocain-Test. Schweiz. med. Wschr. 1058–1059 (1951).

STEWART, T.: The age incidence of neural-arch defects in Alaskian natives considered from the standpoint of etiology. J. Bone Surg. **35 A**, 937–950 (1953).

— Incidence of separate neural arch in the lumbar vertebrae of Eskimos. Amer. J. Physic. Anthrop. **16**, 51 (1932).

— Spondylolisthesis without separate neural arch. J. Bone a Joint Surg. **17**, 640 (1935).

STOLZE, TH., LESSMANN, W.: Über klinisch-röntgenologische Beobachtungen an 1021 Lendenwirbelsäulen unter besonderem Hinweis auf Wirbelverschiebungen. Zbl. inn. Med. **11**, 967–972 (1956).

SUCKERT, R.: Traumatische Spondylolisthesis oder Luxationsfraktur. Zbl. Unfallmed. Berufskr. **52**, 161–166 (1959).

SUERMONT, W.: Über Spondylolisthese. Ref. Z. org. ges. Chir. **57**, 245 (1932).

TAILLARD, W.: Die Spondylolisthesis. Hrsg. H. Junghanns, Stuttgart: Hippokrates-Verl. 1959.

— Le spondylolisthesis chez l'enfant et l'adolescent. Acta orthop. Scand. **24**, 115–144 (1954 a).

— Le spondylolisthesis chez l'enfant et l'adelescent. Schweiz. med. Wschr. **84**, 1023 (1954 b).

— Les spondylolisthesis. Masson, Paris 1957.

— Die Spondylolisthesen. Die Wirbelsäule in Forschung und Praxis. Bd. 11, Stuttgart: Hippokrates-Verlag, 1959.

TÖNDURY, G.: Beitrag zur Kenntnis der kleinen Wirbelgelenke. Zschr. Anat. **110**, 568 (1940).

— Zur Anatomie der Entwicklungsgeschichte. Zschr. Anat. Entw.gesch. **112**, 448 (1943).

— Die Bedeutung der Cherda dorsalis für die Entwicklung der Wirbelsäule. Arch. Julius-Klaus-Stiftung XXIV, Basel 1949.

— Angewandte und topographische Anatomie. Stuttgart: Thieme 1951.

— Neuere Ergebnisse über die Entwicklungsphysiologie der Wirbelsäule. Arch. orthop. Unfall-chir. **45**, 313 (1952).

— Le développement de la colonne vertébrale. Rev. orthop. **30**, 553 (1953).

— Anatomische Betrachtungen zur Entwicklung des Lendenwirbelsäulen-Kreuzbeingebietes mit besonderer Berücksichtigung der Spondylolisthesis. H. Unfallheilk. **48**, 124 (1955 a).

— Anatomie und Entwicklungsgeschichte der Wirbelsäule mit besonderer Berücksichtigung der Altersveränderungen der Bandscheibe. Schweiz. med. Wschr. 825 (1955 b).

— Entwicklungsgeschichte und Fehlbildungen der Wirbelsäule. Die Wirbelsäule in Forschung und

Praxis herausgegeben von H. Junghanns. Stuttgart: Hippokrates-Verlag 1958.

TORKLUS, D. v., BRABAND, H.: Die Mehrfach-Spondylolyse mit Olisthesis. Fortsch. Röntgenstr. **99**, 251–253 (1963).

TORMÁSI, I., ZIMÁNYI, L.: Seltener Fall von mehrfacher Spondylolisthesis. Magy. Radiol. **13**, 111–114 (1961).

TURNER, H.: Über sogenannte Spondylolisthesis (russ.) Z. org. Chir. **24**, 454 (1924).

— Spondylolisthesis, ihr Wesen, klinische Erscheinungen und Bedeutung für die Veränderung der Körperstatik (russ.). Z. org. Chir. **38**, 159 (1927).

— Die Spondylolysis und ihre Bedeutung für die statische Insuffizienz der Wirbelsäule. Z. Orthop. Chir. **51**, 23 (1929).

— MARKELLOW, N.: Die Röntgendiagnostik der Spondylolysis im Lichte experimenteller Forschung an Kadavern. 'Arch. chri. Scand. **67**, 914 (1930).

— TSCHIRKIN, N.: Spondylolisthesis. J. Bone surg. **7**, 763 (1925).

VILASECA, J., CASADEMONT, M.: Espondilolisthesis y pseudospondilolisthesis. Reumatismo Barcelona **4**, 293 (1952).

WARNER, F.: Ergänzungen und Widersprüche zu Meyer-Burgdorf (Spondylolisthesis). Arch. oethop. Chir. 33, 2.

WEIL, P.: Spondylolisthese und Trauma. Münch. Med. Wschr. 387 (1931).

WEIL, S.: Spondylolisthesis. Zbl. Chir. 2620 (1930).

WIGBY, P. E., THOMAS, J. R.: Spondylolisthesis. Radiology **68**, 94–99 (1957).

WILLIS, T. A.: The lumbosacral vertebral column in man, its stability of form and function. Thesis Western Reserve University, Juni 1922 and Amer. J. Anat. **32**, 95 (1924).

— Backache from vertebral anomaly. Surg. Gyn. Obstetr. **38**, 658 (1924).

— Backward displacement of the fifth lumbar vertebra: an optical illusion. J. Bone Surg. **17**, 374 (1935).

— Anat. variations and roentgenographic appearence of the low back in relation to sciatic pain. J. Bone Surg. **23**, 410 (1941).

WILTSE, L. L.: Etiology of spondylolisthesis. J. Bone Surg. **39 A**, 47 (1957).

— The etiology of spondylolisthesis. J. Bone Jt. Surg. **44 A**, 539–560 (1962).

WOLFF, G.: Entstehung der echten Spondylisthesis. Z. orthop. Chir. 61, 2.

ZANOLI, R., CAMPANACCI, M.: Spondilolisi e spondilolistesi. Chir. Organi Mov. **51**, 425–463 (1963).

ZEMP, J.: Spondylolyse, Spondylolisthesis und Unfall. Arch. orthop. Unfall-Chir. **51**, 645–658 (1960).

ZSCHAU, H.: Die Spondylolisthesis und ihre Beurteilung in der Unfallversicherung. Münch. med. Wschr., 599 (1938).

ZUCKSCHWERDT, L., EMMINGER, E., BIEDERMANN, F., ZETTEL, H.: Wirbelgelenk und Bandscheibe. Stuttgart: Hippokrates-Verlag, 1960.

C. Erkrankungen der Beckenverbindungen (Iliosacralgelenke und Symphyse)

von

H. Kamieth

Mit 70 Abbildungen

I. Anatomie

1. Entwicklungsgeschichte

Ein Vergleich der Beckenverbindungen in der aufsteigenden Tierreihe zeigt, daß offenbar Zusammenhänge zwischen der phylogenetischen Entwicklung mit der Tendenz zum aufrechten Gang und der Festigkeit der Beckenverbindungen sowie der Becken-Wirbelsäulenverbindungen bestehen. Beim Vierfüßlergang dienen Becken- und Schultergürtel gleichermaßen den Extremitäten als Widerlager und zwischen ihnen spannt sich die Wirbelsäule wie eine Brücke zwischen zwei Pfeilern. Beim aufrechten Zweibeinergang hingegen sind der Schultergürtel ganz auf Beweglichkeit und das Becken ganz auf Stabilität differenziert. Der Beckenring dient der Wirbelsäule als Tragbasis und den unteren Extremitäten als Widerlager und stellt somit das wichtigste statische Zentrum des Körpers dar.

Feste Verbindungen zwischen dem Achsenorgan des Körpers und dem Beckenring sind überhaupt erst die Voraussetzung für einen aufrechten Gang, denn der Körperschwerpunkt liegt hierbei oberhalb der Beckenachse, also der Verbindung beider Hüftgelenke, so daß keine stabilen, sondern nur labile Gleichgewichtsverhältnisse herrschen. Da keine wesentliche muskuläre Fixierbarkeit zwischen Beckenring und Kreuzbein als der Basis der Wirbelsäule besteht, müssen die Iliosacralgelenke so gebaut sein, daß sie keine stärkere Beweglichkeit erlauben. Willis wollte sogar in Ankylosen dieser Gelenke einen kompensatorischen Vorgang zum Zwecke der Stabilitätssteigerung sehen.

Der Übergang vom Vierfüßler- zum Zweifüßler stellte somit ein statisch-anatomisches Problem dar, bei dem es zunächst darauf ankam, den Körperschwerpunkt von kranial und ventral nach kaudal und dorsal zu verlagern. Dies wurde erreicht, indem die Becken- und Kreuzbeinverbindungen nach kaudal-dorsal verschoben wurden und das Becken gleichzeitig eine Drehung nach ventral ausführte (Beckenneigungswinkel). Gleichzeitig ging damit eine Krümmung des Kreuzbeins einher, aus der eine Umformung der Gelenkflächen der IS resultiert. Die feste Einfügung des Kreuzbeins in den Beckenring hatte zur Folge, daß es die Gegendrehung des Beckens mit ausführen mußte, es weist somit auch eine Ventralneigung auf. Auf diese Weise entstand das Promontorium und die ausgleichende Lordosierung der LWS, die entsprechende Gegenkrümmung in den übrigen Wirbelsäulenabschnitten nach sich zog.

Bei Neugeborenen ähneln die Becken-Wirbelsäulenverhältnisse noch teilweise der Vierfüßlerzeit: Die Wirbelsäule hat fast noch keine Krümmungen, das Promontorium ist erst angedeutet, das Becken ist kaum geneigt und das Kreuzbein steht ziemlich senkrecht. Auch Kranke, die von klein an bettlägerig sind, behalten diese frühkindlichen Verhältnisse bei. Beim Kleinkind treten beim Sitzen, Stehen und Gehen im Becken-Wirbelsäulenbereich statische Veränderungen auf, die phylogenetisch durch die entsprechende Umformung schon vorgezeigt sind.

Diese Verhältnisse, wie sie sich beim Erlernen des aufrechten Ganges herausgebildet haben, bleiben beim Mann unverändert, nicht hingegen beim weiblichen Geschlecht. Neben seiner Aufgabe als statisches Zentrum, hat das Becken der Frau später eine zweite Aufgabe zu erfüllen, nämlich den Geburtsakt zu ermöglichen. Während Ersteres eine unbedingte Festigkeit der Beckenverbindungen in sich und der Becken-Wirbelsäulenverbindungen voraussetzt, hat Letzteres instabile dehnbare Beckenverbindungen zur Voraussetzung. Um diese sich widersprechenden Aufgaben möglichst zu koordinieren, erfährt das weibliche Becken während der Pubertät eine zweite ontogenetische Umgestaltung. Diese hat in teleologischer Hinsicht ihr Ziel nicht — oder vielleicht noch nicht — erreicht und so ist es notwendig, dem Geburtsakt einen Vorgang vorzuschalten, durch den die Beckenverbindungen gewissermaßen entriegelt werden.

Dieser Vorgang wird hormonell gesteuert. Bereits die zyklischen Inkretvorgänge der Frau sind mit geringen Auflockerungsvorgängen verbunden, so daß die Beckenverbindungen bei der Frau nie die absolute Festigkeit wie beim Mann erreichen. Die statischen Verhältnisse sind bei der Frau auch insofern ungünstiger, als der Beckenneigungswinkel mit 60—65° größer als beim Mann ist. Damit ist auch die Stellung des Kreuzbeins stärker geneigt; um so weniger konnt die fixierende Keilform zur Wirkung, so daß die fixierenden Bandverstärkungen stärker als beim Mann belastet werden, obwohl sie schwächer als bei diesem ausgebildet sind. Auf diese Weise kann am weiblichen Becken statt eines stabilen ein gewisser präinstabiler Zustand bestehen.

Die ursprüngliche bindegewebige Beckenanlage stellt einen geschlossenen Ring dar. Das Blastem bleibt im Bereich der späteren IS und der Symphyse erhalten, wenn die knorpelige Präformierung erfolgt. Bei der knöchernen Umwandlung nimmt die blastomatöse Symphyse histologisch das Aussehen von Faserknorpel an und später bilden sich Verhältnisse heraus, die denen der Zwischenwirbelscheiben ähneln: im Zentrum weiches aufgelockertes Gewebe, das nach außen festen bandartigen Charakter annimmt. Nach der Geburt bildet sich auch das weiche Innengewebe zurück und wandelt sich in grundsubstanzreichen Faserknorpel um, in dem Spalten zurückbleiben.

Anstelle der IS werden die blastomatösen Reste nicht in Knorpel umgewandelt, sondern es tritt eine Spaltbildung ein, die sich später in eine schmale Gelenkhöhle umformt.

2. Anatomischer Bau

Das Kreuzbein, das aus der Verschmelzung von 5 Wirbeln mit den dazu gehörigen Rippenrudimenten entstand, hat im wesentlichen eine dreieckige, verschieden stark nach ventral abgewinkelte Form, wobei es im ganzen gesehen kranial und ventral breiter als kaudal und dorsal ist. Die ventrale Fläche des Kreuzbeines ist ziemlich glatt, die dorsale hat eine Reihe von Cristae und Rauhigkeiten, die alle dem Ansatz von Bändern dienen. Oberhalb der IS ist auch am Darmbein ein dreieckiges rauhes Knochenfeld vorhanden, an dem ebenfalls Bänder inserieren.

Die obere Seitenfläche des Kreuzbeins wird beiderseits von den Gelenkflächen eingenommen, die sich meist über 2½ Wirbel erstrecken und eine ungefähre nach kaudal-dorsal ausladende Ohrenform haben.

Abgesehen von den geschlechtlichen sind auch individuelle Formunterschiede des Kreuzbeines häufig. Diese betreffen sowohl die Form der Gelenkflächen, die Gelenkform und die Gelenkstellung als auch die Gelenkverzahnung (Abb. 1). Meist findet sich an der Gelenkfläche des Kreuzbeines eine leicht bogenförmige Erhabenheit, der an der Gelenkfläche des Darmbeines eine entsprechende Vertiefung entspricht. Dieser bogenförmige Hauptführungswulst bestimmt die überwiegende physiologische Gelenkbewegung, die

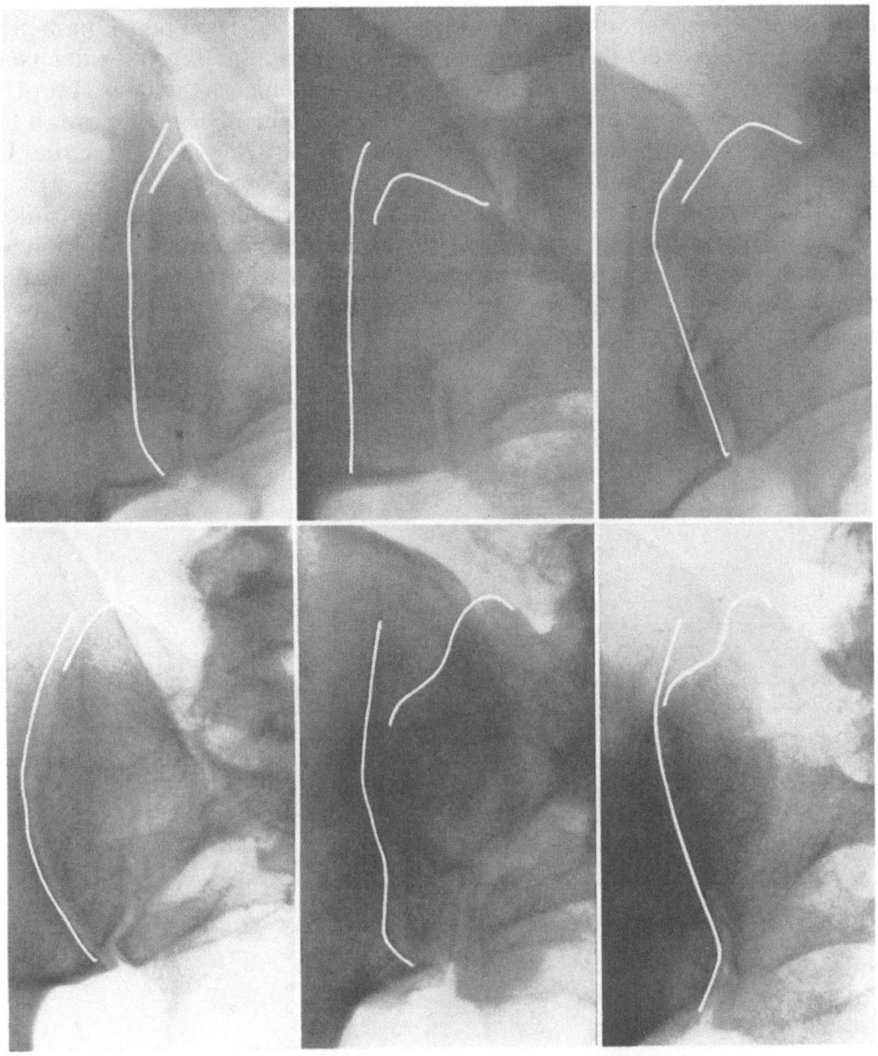

Abb. 1. Ausschnitt aus dem Formenreichtum der Iliosacralgelenke

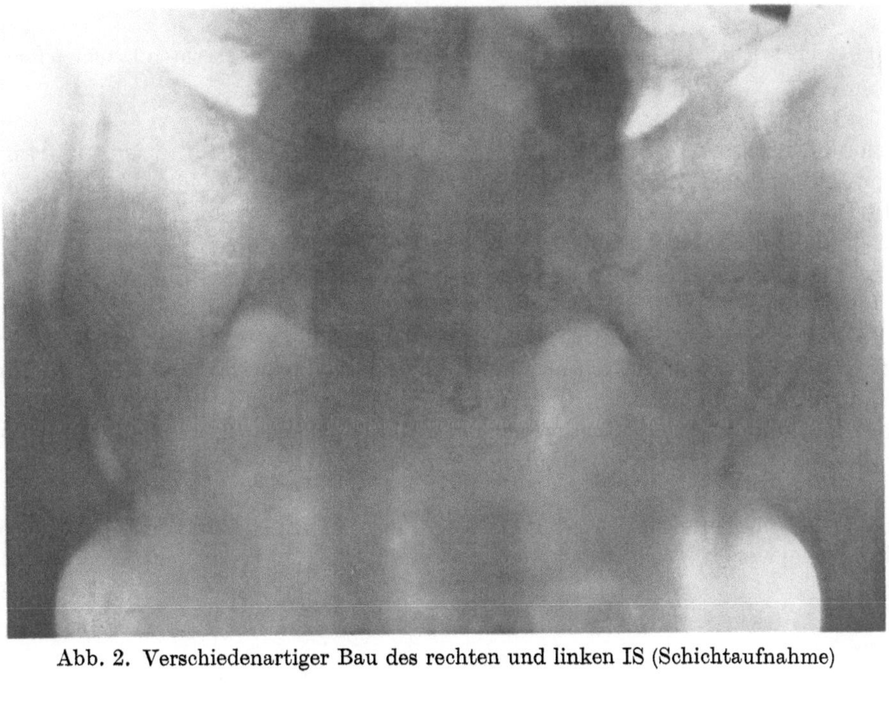

Abb. 2. Verschiedenartiger Bau des rechten und linken IS (Schichtaufnahme)

etwa der Bewegung eines Schaukelstuhls zu vergleichen ist. Daneben kommen oft noch flache, zapfenartige Nebenverzahnungen vor, die sich unregelmäßig über das Gelenk verteilen. Ihre Zahl und Stärke variiert und sie können ganz fehlen. Auch der Hauptführungswulst kann nur sehr schwach ausgebildet sein oder ganz fehlen. Ein „Normfall" ist somit für die Iliosacralgelenke äußerst variabel. Weiter können der Bau und die Form des rechten und linken IS z. T. recht erheblich voneinander abweichen (Abb. 2).

Neben dieser eigentlichen Gelenkverzahnung kann noch eine weitere Darmkreuzbeinverzahnung bestehen. Im Ganzen gesehen fällt das Kreuzbein nach dorsal dachartig ab. Es kann aber auch vorkommen, daß in einzelnen Gelenkabschnitten das Kreuzbein dorsal etwas breiter als ventral ist, so daß auf diese Weise eine weitere Verzahnung der Gelenkflächen entsteht (vgl. Abb. 12b).

Der Knorpelüberzug ist an den Kreuzbeingelenkflächen wesentlich dicker, als am Darmbein, wo er fast ausschließlich aus Faserknorpel besteht, während am Kreuzbein in den tieferen Schichten hyaliner Knorpel zu finden ist.

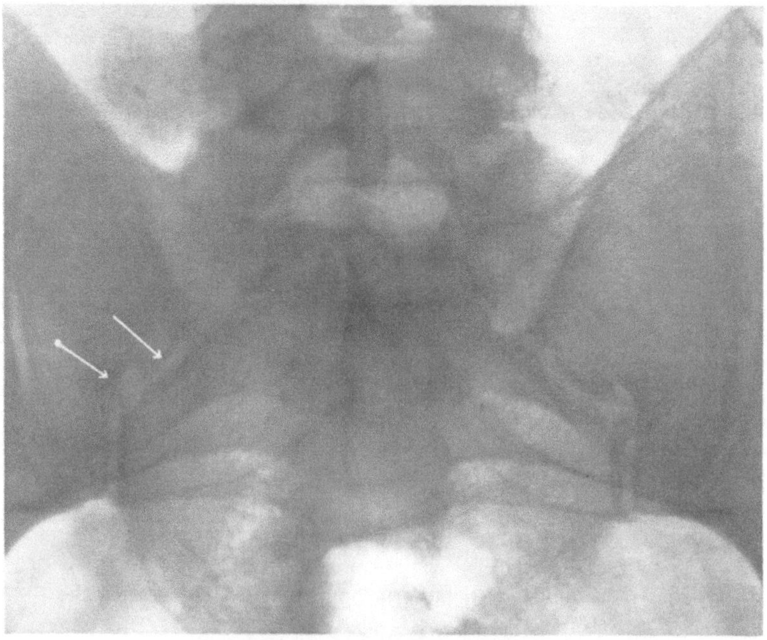

Abb. 3. Beidseitige akzessorische Iliosacralgelenke (→) mit vorgetäuschten Defekten (→)

Die Gelenkkapsel entspringt unmittelbar hinter dem Gelenk und ist so straff, daß sie fast als Fortsetzung des Periosts wirkt. Auf der Dorsalseite der Gelenke ist sie meist von den Verstärkungsbändern überhaupt nicht zu trennen. Die Gelenkhöhle stellt nur einen ganz engen Spalt dar, der manchmal noch von intraartikulären Faserzügen überbrückt wird. Sogar kleine Knochenbrücken wurden beobachtet (DIHLMANN).

Nach U. SCHNEIDER soll in 14 % noch ein zweites akzessorisches IS zwischen den dorsalen Partien des Kreuz- und Darmbeines vorhanden sein (Abb. 3). HADLEY unterscheidet zwischen oberflächlichen und tiefen akzessorischen Gelenken. Eine klinische Bedeutung dürften diese nicht haben. Die Ansicht von KEYL, daß eine solche zweite Gelenkverbindung Folge einer pathologischen Verschieblichkeit sei, können wir nicht bestätigen, denn wir fanden bei der Beckenringlockerung keine vermehrte akzessorische Gelenkbildung.

Von großer Bedeutung sind an den IS die Verstärkungsbänder, die, wie das Promontorium, eine Neuerwerbung des Menschen darstellen. Das ventrale Verstärkungsband —Ligamentum sacroiliacum ventrale — überbrückt die Vorderseite des Gelenks und steht meist mit dem Ligamentum iliolumbale in Verbindung (Abb. 4). Es ist schwächer als die dorsalen Bänder. Das tiefste und stärkste dieser dorsalen Bänder, das Ligamentum sacroiliacum dorsale interosseum, füllt die Grube zwischen der Tuberositas iliaca und sacralis aus. Darüber liegt das Lig. sacroiliacum dorsale breve, das in seinen untersten Abschnitten wieder vom Ligamentum sacroiliacum dorsale longum bedeckt wird, welches seinerseits mit dem Ligamentum sacrotuberale zusammenhängt (Abb. 5). Indirekte Verstärkungsbänder, die in die Gelenkmechanik mit eingreifen, sind das Ligamentum sacrospinale und sacrotuberale sowie das Ligamentum iliolumbale.

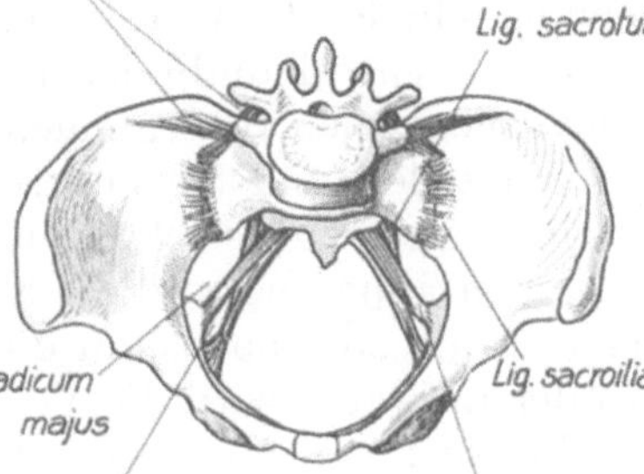

Abb. 4. Beckenring mit den ventralen Verstärkungsbändern von vorne oben gesehen

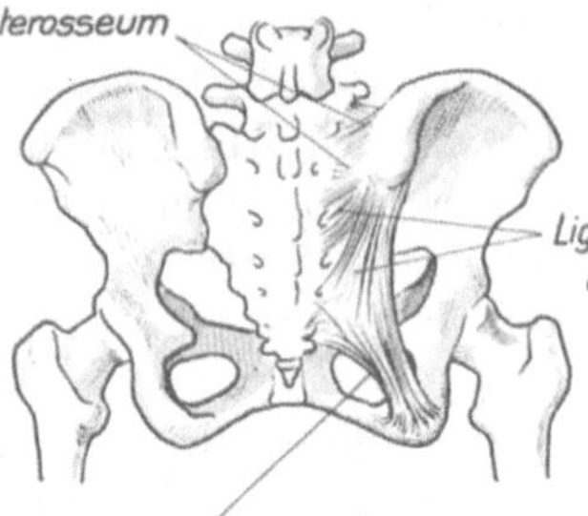

Abb. 5. Beckenring mit den dorsalen Verstärkungsbändern von hinten gesehen

Die Facies symphyseales der Schambeine haben meist einen dünnen Überzug hyalinen Knorpels, der bei Kindern noch stärker als bei Erwachsenen ist. An Verstärkungsbändern sind an der Symphyse vorhanden: das Ligamentum pubicum craniale, das nach dorsal bis zu den Eminentiae retropubicae reicht und fest mit dem Symphysenknorpel verbunden ist, sowie das kaudale Ligamentum arcuatum pubis, das den Arcus pubis ausfüllt.

3. Normale Mechanologie der Beckenverbindungen

Alle Anatomen sind sich heute darüber einig, daß die IS eine fast unbewegliche Knochenverbindung darstellen, die nach dem anatomischen Bau ohne Zweifel noch als Gelenke (Diarthrose) anzusprechen sind, funktionell jedoch an der Grenze einer Diarthrose zu einer Synarthrose stehen. Von den Nichtanatomen sprechen sich lediglich Sellheim u. Berent für eine stärkere physiologische Bewegungsmöglichkeit in den IS aus, ohne solche jedoch beweisen zu können. Es gibt in diesen Gelenken praktisch keine aktive Bewegung durch irgendwelche Muskeln, sondern nur eine passive durch Körpergewicht und Schwerpunktverlagerung. Martin bezeichnet die IS daher als statische Gelenke, die, im Gegensatz zu mechanischen, welche eine Bänder- und Muskelsicherung besitzen, nur eine Bandsicherung aufweisen. Nach Fick wären am ehesten noch die queren und schrägen Bauchmuskeln geeignet diese Gelenke zu bewegen.

Erst von Luschka waren die IS überhaupt als regelrechte Gelenke erkannt worden, und er sah ihre Aufgabe weniger in einer Bewegungsmöglichkeit als in einer Elastizitätssteigerung des Beckenringes. Spätere Untersucher hatten in den IS eine (geringe) reine oder überwiegende Torsion angenommen (Krause, Baladin, Meyer, Fick, Strasser), während schon Klein darüber hinaus eine Dorsoventralverschiebung vermutet hatte. Da die pathologischen Verschiebungen in den IS nie eine reine Torsion, sondern eine Kombination von Torsion mit einer Dorsoventral und/oder Kraniokaudalverschiebung sind, ist anzunehmen, daß auch die physiologischen Bewegungen eine überwiegend rotatorische Wackel- oder Schiebebewegung darstellen und Sellheim sprach folgerichtig von einer Erweiterung der Drehachse zu einem Achsendreieck. Eine türflügelartige physiologische Bewegung in den IS, wie sie Giraudi annahm, wurde allgemein abgelehnt.

Nach Brooke ist bei Frauen etwa im 25. Lebensjahr die größte Beweglichkeit erreicht und nimmt dann laufend ab. In der Literatur wird die Verschieblichkeit zwischen Kreuz- und Darmbein von einigen mm bis zu 2 cm angegeben. Es handelt sich dabei fast ausnahmslos nur um Schätzungen. Ob dabei in den IS mehr eine Torsion oder eine Gleitbewegung überwiegt, dürfte vor allem von dem recht variablen Gelenkinnenbau sowie von der Art und Richtung der Belastung abhängen.

Pathologische Verschiebungen sind in der Symphyse oder den IS schon in Ausschlägen von 1—2 mm röntgenologisch zu erfassen. Bei normalen Beckenverbindungen konnten wir jedoch nie irgendwelche Verschiebungen nachweisen. Man darf daher als wirklich gesichert annehmen, daß unter normalen Verhältnissen in den Beckenverbindungen keine größere Bewegung stattfindet. Diese ist röntgenologisch weder auf entsprechenden Funktionsaufnahmen noch visuell hinter dem Durchleuchtungsschirm zu erkennen. Das Kreuzbein soll unter Belastung eine ventrale Kippbewegung von 4 Grad im Durchschnitt ausführen (Albrecht). Eine solche kann nur einer minimalen Verschiebung entsprechen.

Einige Chiropraktiker haben sich eingehend mit den IS beschäftigt. Ihre wesentlichen Erkenntnisse über die Mechanologie wurden auf recht unphysiologische Weise gewonnen und können mit normalen Verhältnissen nicht gleichgesetzt werden. Man kann in der meist einseitig chiropraktisch ausgerichteten Literatur die normale und pathologische Bewegung in den IS oft in Zeichnungen und Skizzen mit einer sinnverwirrenden Anzahl von Verbindungslinien, Geraden und Winkeln dargestellt finden, in deren Sinn einzudringen selbst bei intensivem Studium nicht möglich ist. Man geht in der Annahme wohl nicht fehl, daß es sich hier nicht selten um reine Phantasieprodukte handelt.

In der Symphyse sind unter normalen Bedingungen nur angedeutete Wackelbewegungen möglich, die sich ebenfalls in Grenzen röntgenologischer Nichterfaßbarkeit bewegen.

Das Kreuzbein ist mit seiner kranialen keilförmigen Verbreiterung als Schlußstein in den Beckenring, einer Tonnen- und Gewölbekonstruktion, eingefügt. Bei der Ventralneigung des Kreuzbeines und der gleichzeitigen Ventralverbreiterung wäre diese Konstruktion ohne besondere Verriegelungsmöglichkeiten wenig trag- und belastungsfähig. Die eigentliche Gelenkverzahnung wird dabei überhaupt erst wirksam, weil die beiden Gelenkflächen durch sehr starke und straffe Kapsel-Bandverstärkungen fest aufeinander gepreßt werden.

Die Kraftübertragung vom Kreuz- auf das Darmbein erfolgt nicht nur durch Druck, sondern auch durch Zug, da das Kreuzbein durch die dorsalen Verstärkungsbänder am Darmbein aufgehängt ist. Verschiebt sich nun das Kreuzbein nach kaudal oder ventral, so werden durch diese Bänder die Darmbeinschaufeln dorsal einander genähert, d. h. sie klemmen das Kreuzbein ein und bremsen somit eine Verschiebung ab (Abb. 6). Aber auch eine Torsion des Kreuzbeines wird sofort durch Bänder abgefangen. Bei einer Torsion senkt sich das Kreuzbein kranial, während sich die Kreuzbeinspitze hebt. Dabei werden die Ligamenta sacrotuberalia und sacrospinalis sofort angespannt und verhindern so eine stärkere Torsion (Abb. 4). Die normale Mechanologie der IS stellt somit einen recht komplexen Vorgang dar, bei dem Kreuzbein- und Gelenkinnenbau und Bandverstärkungen funktionell in einander greifen. Dieses Zusammenspiel mit den verschiedensten Brems- und Hemmvorrichtungen kann keine stärkere Verschiebung erlauben. Die Beckenkonstruktion ist auch nicht ausschließlich als Tonnengewölbe zu verstehen, da eine Tonne nur auf Druckfestigkeit konstruiert ist. Der Beckenring wird hingegen auch auf Zug und Biegung beansprucht, deren Kompensator vor allem der Bandapparat ist.

IS und Symphyse stellen innerhalb des Beckenringes eine funktionelle Einheit dar. Bei einseitiger Belastung treten an beiden in erster Linie Abscherkräfte in Erscheinung. Die Verteilung der Kraftübertragung in Druck- und Zugkräfte zwischen Darm- und Kreuzbein wirkt sich auch an der Symphyse als der ventralen Klammer des Beckenringes günstig aus. Druckübertragung auf beide Darmbeine — Fixierung und Drehpunkt der beiden Beckenhälften in den Hüftgelenken — führt in der Symphyse zu einer medial gerichteten, die Zugübertragung zu einer entgegengesetzten lateral gerichteten Kraftkomponente, die sich auf diese Weise weitgehendst aufheben (Abb. 6). Nach Untersuchungen von H. Schmidt ist die Anordnung des Faserverlaufs innerhalb der Symphyse sowohl auf Zug- als auch auf Abscherkräfte ausgerichtet. Durch Einschaltung der Symphyse in den Beckenring wird diesem ein großer Teil seiner Starre genommen.

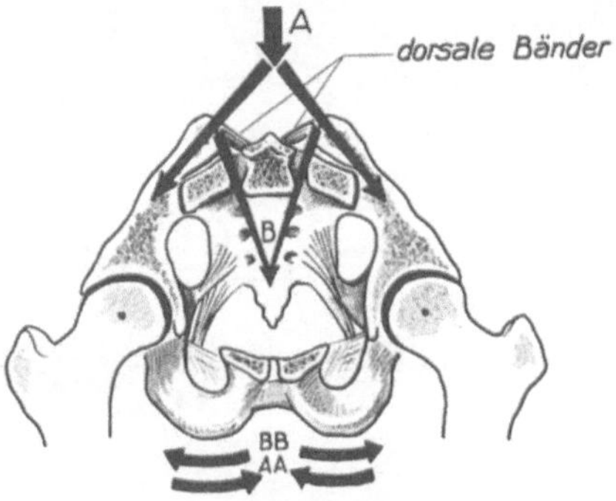

Abb. 6. Lastübertragung von der Wirbelsäule auf die Gewölbekonstruktion des Beckenringes. A durch Druck und B durch Zug

4. Aufnahmetechnik der Beckenverbindungen

Da die IS einen großen Formenreichtum aufweisen, die kaudale und dorsale Konvergenz stark variiert, Asymmetrien im Bau und Verlauf beider Gelenke vorkommen, die ventrale Gelenkbegrenzung eine verschieden stark gekrümmte Bogenlinie darstellt und bei den üblichen Übersichtsaufnahmen die Gelenkspalten oft nur in kleinen Abschnitten orthograd getroffen werden, ist es verständlich, daß die IS auf den (Becken-) Übersichtsaufnahmen nicht selten nur eine mangelhafte diagnostische Ausbeute bieten, besonders wenn es sich um eine Feindiagnostik handelt, die gerade für alle beginnenden pathologischen Veränderungen unbedingt notwendig ist. Infolge des plattenkonvergierenden Verlaufs der IS und des plattendivergierenden Verlaufs der Strahlen sind die Gelenke oft unscharf, verwaschen (vgl. Abb. 23) und verprojiziert und sie können sich außerdem noch überschneiden (siehe Abb. 1, 2, 11, 23, 25).

Je nach Stärke der Lendenlordose hat das Becken eine verschieden starke Neigung und auch daraus entstehen wieder aufnahmetechnische Mängel. Jeder Untersucher weiß auch wie schwer es ist, eine Beckenaufnahme an zwei verschiedenen Tagen in genau derselben Projektion zu wiederholen. Bei einer zwanglosen Normalhaltung auf dem Buckytisch steht nicht selten eine Beckenhälfte etwas plattennäher als die andere (vgl. Abb. 11 u. 25). Skoliosierungen der Wirbelsäule und eine nicht selten etwas stärkere Außenrotation eines Beines sind meist die Ursachen hierfür. Grobmorphologische Befunde sind natürlich auf den Übersichtsaufnahmen nicht zu übersehen und auch meist zu diagnostizieren, aber die Diagnose und vor allem auch Differentialdiagnose feinerer oder beginnender pathologischer Veränderungen so wie funktioneller Störungen macht eine besondere Aufnahmetechnik notwendig.

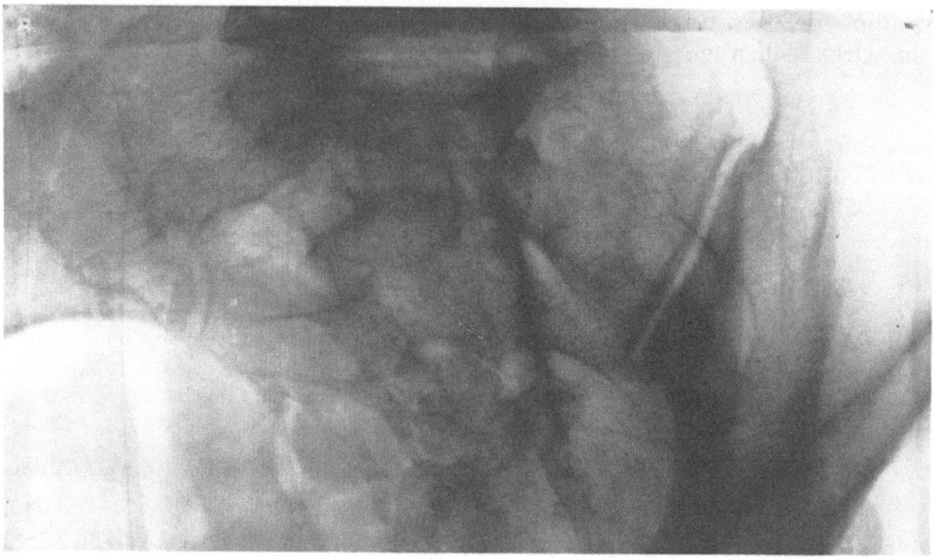

Abb. 6a. Spaltaufnahme des re. IS nach Kovacs. (Großer spongiosklerotischer Herd im unteren ilealen Gelenkbereich: altes Geburtstrauma)

Albers-Schönberg hatte schon 1913 bei Aufnahmen der IS empfohlen, die Unterschenkel im Kniegelenk gebeugt auf ein besonderes Gestell zu lagern und dadurch die Lendenlordose auszugleichen (vgl. Abb. 23), und Serra verbesserte 1914 die Aufnahmetechnik als erster durch Kippung der Röhre (Diethelm, persönliche Mitteilung). Später wurden, Ende der zwanziger Jahre von Teschendorf, Samuel u. Barsony und dann von Gallan u. Las Casas sowie Hartung u. Warner eine Aufnahmetechnik mit z. T. kleinen Abweichungen entwickelt, wobei die Lendenlordosierung durch Anziehen der Beine in den Hüftgelenken ausgeglichen wird. Außerdem werden die Oberschenkel abduziert und die Röhre wird etwas nach kaudal gekippt, d. h. der Hauptstrahl etwas nach kranial gerichtet. Dabei werden beide Gelenke auf einmal aufgenommen.

Kovacs stellte die Gelenke einzeln als sog. Spaltaufnahmen dar. Die Beckenseite des darzustellenden Gelenkes wird dabei um etwa 15—22 Grad gehoben und der Hauptstrahl etwas nach kaudal gerichtet (Abb. 6a). Dittmar, Hubernay, Ghormeley u. Kirklin stellten die IS ebenso dar, nur daß sie eine stärkere Kippung des Beckens für nötig hielten (bis 40 Grad). Eine weitere Modifizierung dieser Aufnahmetechnik sind die Aufnahmen der IS nach Casuccio u. Coriat. Die Technik von Logroscino ist eine spiegelbildliche Umkehrung solcher Spaltaufnahmen.

JÄGER, RESINK u. RICHARD schießen die Gelenke als Spaltaufnahmen nach visueller Einstellung hinter dem Durchleuchtungsschirm und zwar im a. p.-Strahlengang, während ich bei dieser Technik den p. a.-Strahlengang bevorzuge, da sich hierbei die ventralen Gelenkabschnitte als die plattennäheren besser abzeichnen. Die meisten pathologischen Veränderungen der IS sind nämlich ventral stärker ausgeprägt bzw. beginnen meist in den ventralen Abschnitten. Auch MEESE glaubte, im dorsoventralen Strahlengang (also Bauchlage) auf dem Buckytisch eine bessere diagnostische Ausbeute zu haben.

UNTERSTEINER gibt ein kompliziertes Aufnahmeverfahren mit 4 Aufnahmen an, das im wesentlichen eine Kombination von Einblick- und Spaltaufnahmen darstellt.

Eine weitere Verbesserung der Diagnostik brachte das longitudinale Schichtverfahren, das einen Einblick in die inneren Gelenkabschnitte erlaubt (vgl. Abb. 2, 45), sowie stereoskopische Aufnahmen (SHIPP u. HAGGERT, JANES). Neuerdings hat man die Gelenke auch transversal geschichtet (FRIK u. HESSE). Eine Technik zur axialen Darstellung der IS wurde von PERLÈS, FISHGOLD u. DOASSANS angegeben, bei der die Gelenke in ihrer ventrodorsalen Ausdehnung zu beurteilen sind.

Bei der Entwicklung einer eigenen Aufnahmetechnik ging es mir darum, Morphologisches mit Funktionellem zu verbinden. Ich stelle die Gelenke visuell hinter dem Durchleuchtungsschirm — meist im dorsoventralen Strahlengang — ein, d. h. ich drehe das darzustellende Gelenk so lange plattennahe, bis es sich deutlich und scharf als senkrechte Aufhellungslinie abhebt. Bei guter Adaption ist das selbst noch bei adipösen Patienten möglich, wenn man die Bauchdecken mit dem Tubus stark komprimiert. Falls Darm- und Kreuzbein, z. B. bei stärkerer Lendenlordosierung, nach kaudal keine scharfe Begrenzung bilden, korrigiere ich dies durch Änderung der Beckenneigung. In dieser Stellung schieße ich dann je eine Aufnahme vom rechten und linken Gelenk bei Stand auf beiden Beinen, dann eine vom rechten Gelenk bei Stand auf dem rechten und vom linken Gelenk bei Stand auf dem linken Bein. Fertigt man noch von der Symphyse je eine Aufnahme bei Stand auf dem rechten und linken Bein und eine axiale Aufnahme an, so erhält man einen genauen Einblick in die Morphologie und eventuelle funktionelle Störungen der Beckenverbindungen, die man nur noch selten durch Schichtaufnahmen zu ergänzen braucht (Abb. 8, 16—19, 28, 29, 38, 43, 44, 46, 51, 61).

Axiale Symphysenaufnahmen fertige ich auf dem Buckytisch an. Der Patient sitzt auf dem Tisch, wobei durch Abstützen mit den Armen nach hinten die Beckenneigung so korrigiert wird, daß die aufsteigenden Schambeinäste möglichst senkrecht zur Tischebene stehen. Der Zentralstrahl wird ebenfalls senkrecht auf die Symphyse gerichtet (Abb. 18c, d).

5. Die normalen Beckenverbindungen im Röntgenbild

Die Symphyse und die IS sind bei Kindern auf Röntgenbildern breiter als bei Erwachsenen: Sie werden bis zum abgeschlossenen Wachstum an den Facies symphyseales der Schambeine und den Gelenkflächen des Darm- und Kreuzbeines laufend durch Knochenwachstum eingeengt. Die Durchschnittsbreiten der Symphyse und IS, abhängig vom Alter, zeigt die Abb. 7. Die physiologische Schwankungsbreite nach oben und unten beträgt 1—2 mm. (Die Breiten der IS wurden auf Spaltaufnahmen — eigene Technik — ermittelt.)

An der Symphyse beobachtet man an den Facies symphyseales während des Wachstums eine grobe Riffelung, die anatomisch einer Knochen-Knorpelverzahnung entspricht und die Belastungsfähigkeit steigert (siehe Abb. 26a). Diese verschwindet meist schon vor Abschluß des Knochenwachstums, und durch Ausdifferenzierung einer feinen subchondralen Sklerose sind die Facies symphseales dann scharf und glatt begrenzt. Bei Kindern enden die Schambeine in der Symphyse mediankonvex. Dabei können am Ober — und Unterrand kleine ovale und kommaförmige Apophysen auftreten (vgl. Abb. 27). Später verlaufen die Facies symphyseales nur noch wenig gebogen, oft ganz senkrecht. Es gibt zahlreiche kleine Formabweichungen der Symphyse, die aber klinisch ohne Bedeutung sind. Röntgenologisch erkennbare spaltförmige Luftaufhellungen in der Symphyse können vorkommen (WILLIAMS), besonders während der Schwangerschaft.

Eine feine, fransenförmige Zähnelung tritt während des Knochenwachstums auch an den Gelenkflächen des Kreuzbeins auf, seltener ist eine solche an den Darmbeingelenkflächen erkennbar (Abb. 8a). Erst mit Verschwinden der Zähnelung und Ausdifferenzierung einer subchondralen Sklerose sind die Gelenkkonturen an den IS scharf begrenzt und gezeichnet. Die subchondrale Sklerose wird im Laufe des Alters etwas stärker, der Gelenk-

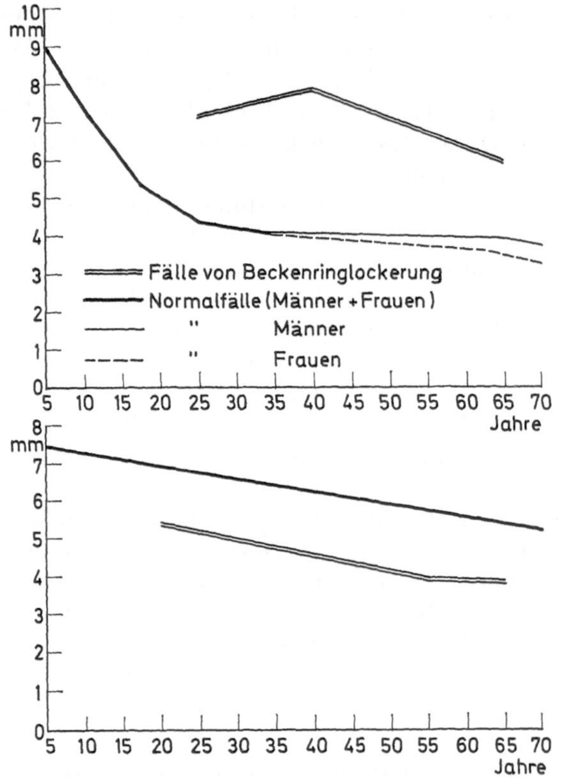

Abb. 7. Breite der IS (a) und der Symphyse (b) bei Normalfällen und bei Beckenringlockerungen, abhängig vom Alter und Geschlecht

spalt etwas schmäler (Abb. 8b, c). An der unteren ilealen Gelenkkontur kann während des Knochenwachstums eine kleine kommaförmige Apophyse auftreten. Man hatte daher angenommen, daß pyramidenförmige Exostosen, die man an dieser Stelle finden kann (Abb. 9, 62) vielleicht aus solchen Apophysen hervorgegangen sind (DE CUVELAND, RAVELLI, MAURER). Auch LAPP wies darauf hin, daß Exostosen im unteren Bereich der IS vorkommen könnten die augenscheinlich nichts mit arthrotischen Ausziehungen zu tun hätten.

Neben den IS kann kaudal am Darmbein eine verschieden starke Furche vorkommen — Sulcus paraglenoidalis — die in Knochenspornen auslaufen oder aber ganz oder teilweise überbrückt sein kann. Wenn sich diese Grube noch auf der Vorderfläche des Darmbeins fortsetzt, kann fast der Eindruck einer Spaltverbreiterung (z. B. bei Tuberkulose) entstehen (Abb. 10). Auch die Knochensporne beim Sulcus paraglenoidalis dürfen nicht mit arthrotischen Veränderungen verwechselt werden. Der Sulcus kann ein- oder beidseitig auftreten. Große Sulci wirken wie große, grubige Defekte am Unterrand der Darmbeine (Abb. 35).

Es ist die Frage aufgeworfen worden, ob in diesem Sulcus die A. glutea cranialis oder das Lig. scroiliacum verläuft. Beides trifft nicht zu. Der Sulcus ist mit einer kollagenen

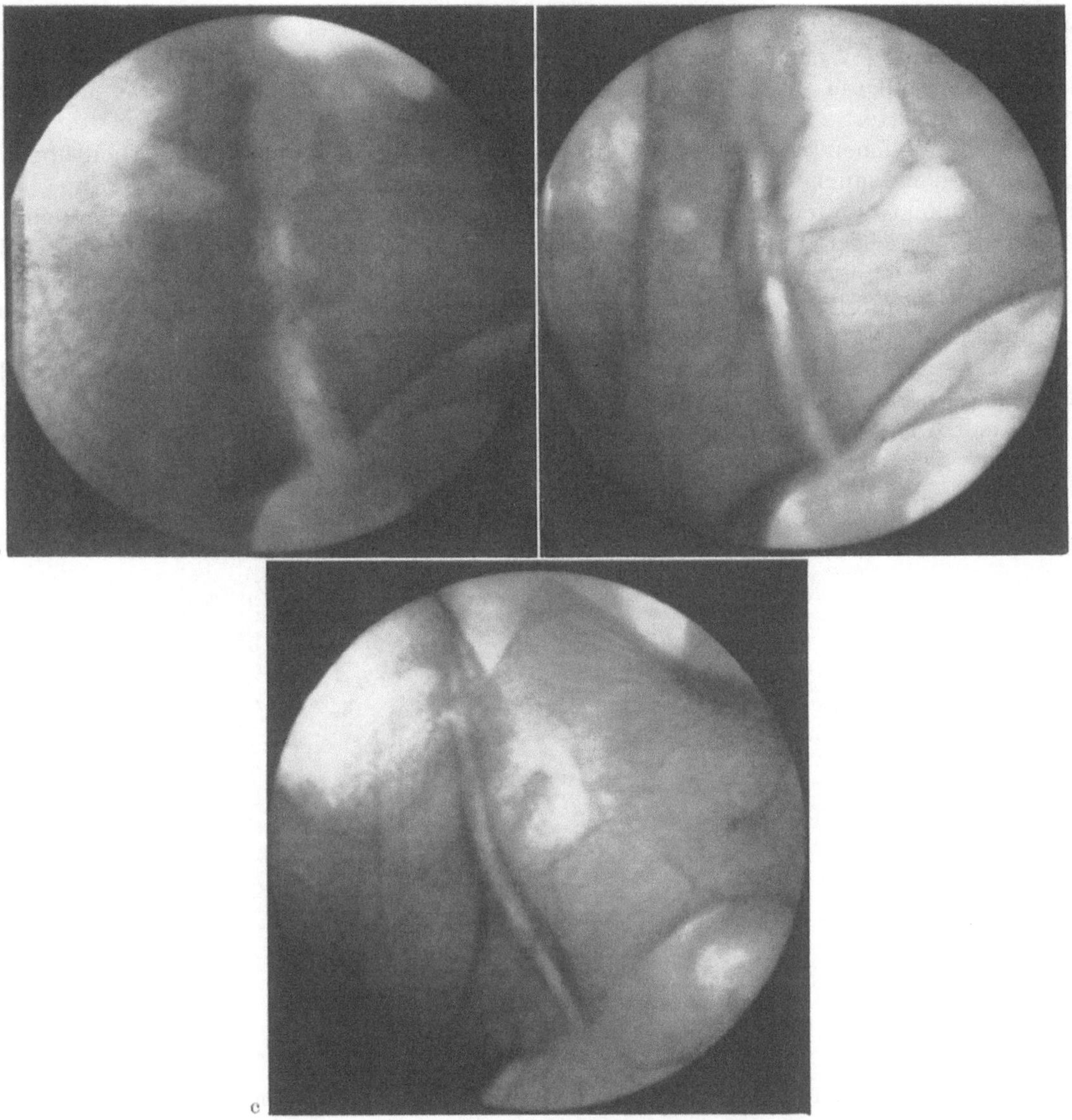

a b c

Abb. 8a—c. Normale IS als Spaltaufnahmen im 2. (a), 3. (b) und 6. Dezenium (c) Die Gelenkflächen verlaufen genau parallel

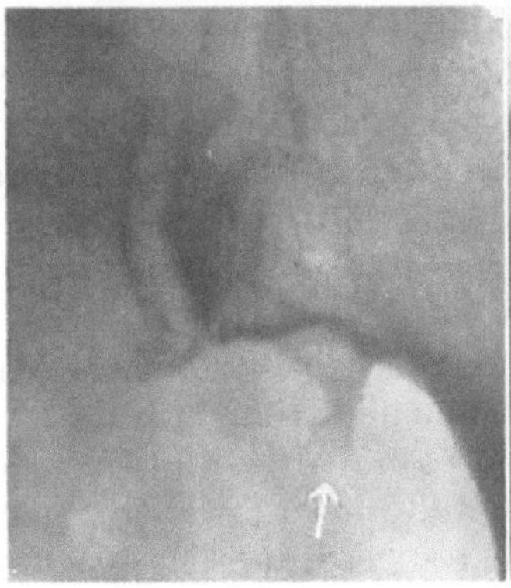

Abb. 9

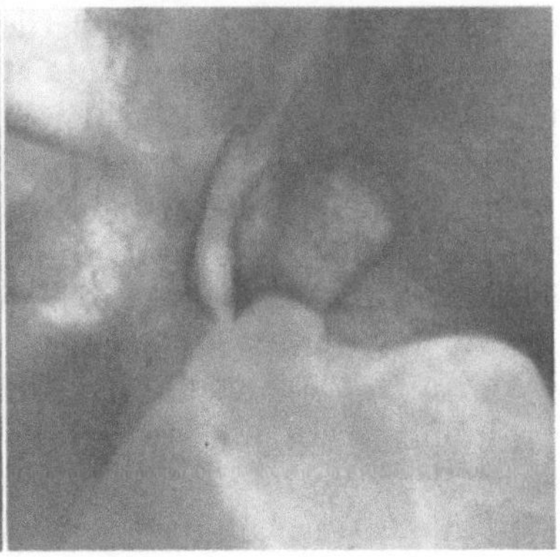

Abb. 10

Abb. 9. Angeborene Exostose am Darmbein vor dem IS

Abb. 10. Besonders großer grubiger Sulcus paraglenoidalis

Masse, den Ansätzen der ventralen Verstärkungsbänder angefüllt (Kulenkampff, persönliche Mitteilung). Wenn INGELRANS im Bereich des Sulcus eine Gefäßverkalkung sah, so kann es sich nur um ein *vor* dem Sulcus liegendes Gefäß gehandelt haben, das sich in den Sulcus projizierte.

Auf den üblichen Übersichtsaufnahmen ist oft nichts mit absoluter Sicherheit über die Spaltbreite und auch über die Schärfe der Gelenkkonturen auszusagen. Geringe, projektionsbedingte Seitendifferenzen oder anlagebedingte Gelenkasymmetrien können bereits pathologische Befunde vortäuschen. Aufnahmen wie die Abb. 11 sind immer wieder als pathologisch angesehen worden. Entweder wurde das rechte Gelenk für normal gehalten und das linke infolge der Unschärfe als entzündlich verändert oder ankylosiert (chron. Arthritis), oder aber man sah das linke als normal an und diagnostizierte am rechten eine Spaltverbreiterung oder Lockerung. Die Kontrolle beider Gelenke bei genauer orthograder Projektion ergab einen vollkommen normalen Befund mit gleichbreiten Gelenkspalten (vgl. auch Abb. 25). Auch bei Darminhalt- oder Darmgasüberlagerungen werden nicht

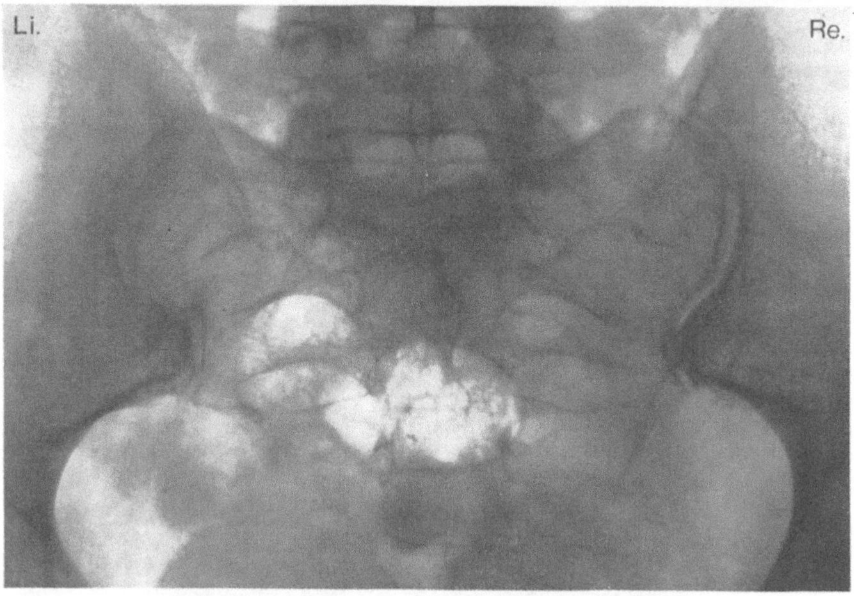

Abb. 11. Rein projektionsbedingte verschieden scharfe Darstellung beider IS

selten pathologische Befunde an den IS oder der Symphyse diagnostiziert. (Vgl. Abb. 59b). Eine conditio sine qua non bei der Diagnostik der Beckenverbindungen ist aber ein absolut gas- und fäkalfreier Darm. Falls man sich mit Übersichtsaufnahmen begnügt, sollte man auch immer vollständige Beckenübersichtsaufnahmen und nicht nur Ausschnittsaufnahmen anfertigen, da nach ersteren leichter eine Aussage darüber möglich ist, ob nur lage- oder projektionsbedingte Veränderungen an den IS vorliegen. Schattenstreifen beiderseits der Gelenke stellen die Profilierung im sakralen und dorsalen Darmbeinbereich dar und sind nichts Patholgisches (DAHM u. KRAUS).

Auf Spaltaufnahmen verläuft die sakrale und ileale Gelenkkontur immer genau parallel, und Kreuz- und Darmbein stehen kaudal auf gleicher Höhe (Abb. 8).

Über die Gestaltenänderung des IS, abhängig vom Alter und Geschlecht, hat HAPPEL ausführlich berichtet. Der Verlauf des vorderen und hinteren Gelenkspalts auf Übersichtsaufnahmen ist vor allem durch die verschieden starke individuelle und alters- und geschlechtsbedingte Keilform des Kreuzbeins bestimmt. Infolge der dorsalen Konvergenz der IS, liegen die ventralen Gelenkspalten auf Übersichtsaufnahmen lateral von den dorsalen Spalten. Diese Konvergenz ist meist im mittleren Gelenkbereich am stärksten ausgeprägt, sie kann aber auch in allen Gelenkabschnitten ziemlich oder vollkommen gleich sein, woraus sich auf den Übersichtsaufnahmen entsprechende Projektionen des vorderen zum hinteren Gelenkspalt ergeben. Eine Überschneidung und Kreuzung des hinteren und vorderen Spalts ist Folge eines besonderen Gelenkbaus, wie er im Abschnitt 1b (Anatomischer Bau) beschrieben wurde. Nach Untersuchungen von RESINK ist eine verschieden starke dorsale Konvergenz beider Gelenke nicht selten. Er hat Abweichungen bis zu 19 Grad gemessen.

Auch die kaudale Konvergenz der IS kann vom rechten zum linken Gelenk verschieden sein. Der vordere Gelenkspalt kann lateralkonvex gebogen oder aber vollkommen gerade verlaufen (Abb. 1). Auch hierbei sind wieder Seitendifferenzen möglich. Der eine Spalt kann nur leicht, der andere stärker lateralkonvex gebogen verlaufen; der eine Spalt kann lateralkonvex gebogen, der andere weitgehendst oder vollkommen gerade verlaufen; der eine Spalt kann einfach-lateralkonvex, der andere bi-lateralkonvex verlaufen (Abb. 46c).

CASUCCIO hat 4 Haupttypen der IS-Gelenkflächen beschrieben, die sich mit 4 Bildtypen dieser Gelenke auf Übersichtsaufnahmen, wie sie CORIAT beschrieben hat, im we-

a 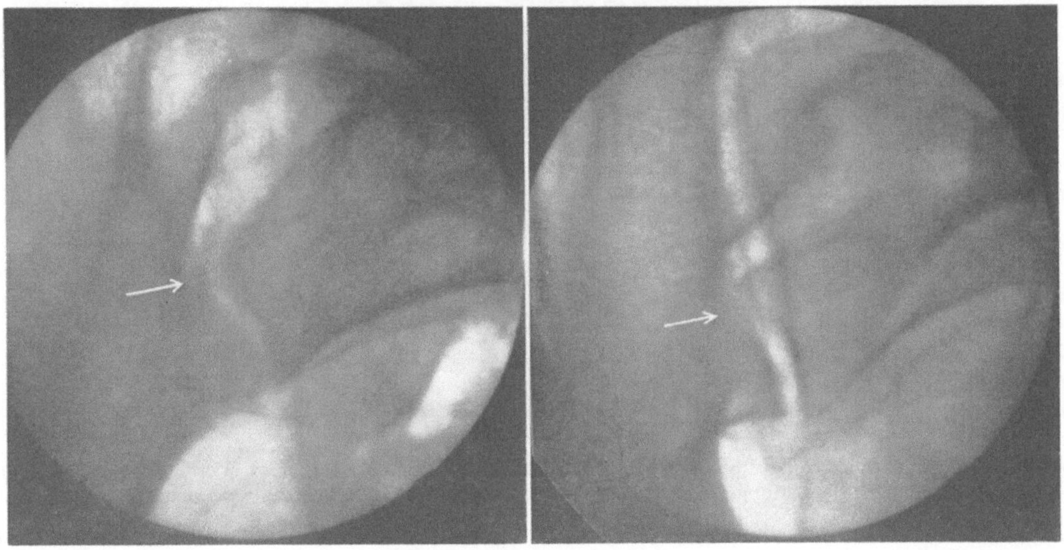 b

Abb. 12. Sequesterphänomen mit vorgetäuschtem „Sequester" (→). (a) normal belichtete Aufnahme; (b) auf einer härteren Aufnahme ist ersichtlich, wie dieses Phänomen zustande kommt (s. Text)

sentlichen zu decken scheinen. FORESTIER und Mitarbeiter beschrieben die Darstellung des vorderen und hinteren Gelenkspalts, abhängig von der Stärke der dorsalen Gelenkkonvergenz und der Beckenneigung und unterscheiden auch 4 Typen. Eine praktische Bedeutung haben diese Typenbildungen nicht.

Die akzessorischen dorsalen IS sind auf Übersichtsaufnahmen gut zu erkennen. Oft zeichnet sich der gelenkfreie Raum zwischen den eigentlichen und den zusätzlichen Gelenken als verschieden große, ovale „Aufhellung" ab. Die Kenntnis dieses normalen Befundes ist wichtig, um ihn nicht mit osteolytischen Herden zu verwechseln, wie das anscheinend früher schon geschehen ist (Abb. 3).

Wichtig ist auch die Kenntnis eines „Sequesterphänomens" (KAMIETH) auf Spaltaufnahmen. An der Umschlagstelle des hinteren Gelenkspalts in die Grube zwischen der Tuberositas sacralis und ilealis — sie zeichnet sich auf Spaltaufnahmen bei geeigneter Technik als breiter horizontaler Spalt ab — springt das Kreuzbein manchmal etwas flügelartig vor. Wenn sich dieser Vorsprung in den hinteren Gelenkspalt projiziert, erscheint er unter normalen Belichtungsverhältnissen als kleiner „Sequester", der schon zur Irrtümern geführt hat (Abb. 12). Auch persistierende Teile der ilealen Apophyse können Sequester vortäuschen.

Auf Beckenübersichtsaufnahmen, ganz gleich, ob sie im Stehen oder Liegen aufgenommen wurden, läßt sich nur selten etwas über funktionelle Veränderungen der IS aussagen (sofern man die Symphyse unberücksichtigt läßt). Aus der Schiefstellung des Beckens, reaktiven osteogenen Veränderungen der Gelenke, der Art der Skoliosierung der LWS oder kaudalen Stufenbildungen zwischen Kreuz- und Darmbein etwas über pathologische Verstellungen in den IS aussagen zu wollen, ist nur bedingt möglich. Einseitige „Arthrosen" und kaudale Stufenbildungen zwischen Darm- und Kreuzbein sind auf Übersichtsaufnahmen oft rein projektionsbedingte Täuschungen. Wenn ein Gelenk etwas plattennäher oder plattenparalleler als das andere liegt, kann auch die subchondrale Sklerose und die gelenknahe Knochenstruktur verschieden stark hervortreten und so degenerative Veränderungen vortäuschen (vgl. Abb. 23). Da der kaudalste Punkt des Darm- und Kreuzbeins im Bereich der IS nicht immer in derselben Frontalebene liegt, kann hier schon bei einer leichten Kippung des Beckens eine projektionsbedingte Stufenbildung entstehen, die

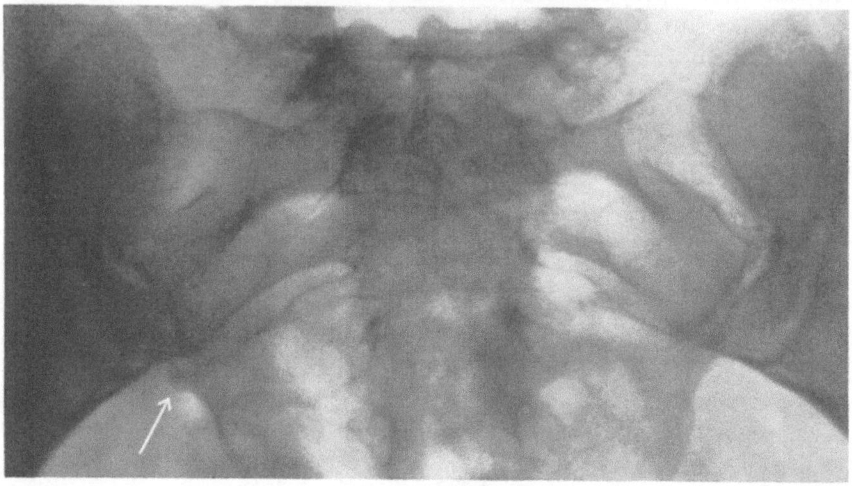

Abb. 13. Nur projektionsbedingte Stufenbildung am Unterrand des linken IS (→). Vergl. Abb. 20, die eine kaudale Stufenbildung als Folge einer starken kaudalen Kreuzbeinsubluxation zeigt

aber keiner Kreuzbeinverstellung entspricht (Abb. 13). Die meisten kaudalen Subluxationen des Kreuzbeins sind nicht vollkommen blockiert und gleichen sich daher auf im Liegen aufgenommenen und somit entlasteten Becken wieder aus.

II. Überlastungsschäden des Beckenrings

1. Die physiologische Beckenringlockerung

Histologische Untersuchungen haben gezeigt, daß es im Laufe der normalen zyklischen Inkretvorgänge der Frau ante menses zu geringen Auflockerungsvorgängen der Beckenverbindungen kommt. Zu diesem Zeitpunkt treten bei manchen Frauen auch Kreuzschmerzen auf, die dann wieder verschwinden. Von MASSENBACH spricht von einer prämenstruellen Symphysenverbreiterung von 1—2 mm. Eigene Messungen der Symphysenbreite bei Frauen mit und ohne Beckenringlockerung ergaben zyklusabhängig nur sehr geringe Schwankungen, die unbedingt in Grenzen projektionsbedingter Fehlerquellen liegen. Wir möchten daher annehmen, daß die zyklischen Auflockerungsvorgänge an den Beckenverbindungen keinen sicheren, röntgenologisch faßbaren Niederschlag finden.

Es darf als gesichert angesehen werden, daß diese Auflockerungen hormonell gesteuert werden, wahrscheinlich durch Östrogene, möglicherweise in Zusammenhang mit der Hypophyse (v. MASSENBACH, TAPFER u. HASLHOFER, JOHANSON, JÄRVINEN). Dafür sprechen auch Beobachtungen bei mit Östrogenen behandelten Prostatakranken (BÜSCHER u. KAMIETH).

In der Gravidität nehmen die Auflockerungsvorgänge der Beckenverbindungen weit stärkere Ausmaße an und sind röntgenologisch zu erfassen. Die Verstärkungsbänder werden stark vaskularisiert und sollen sogar etwas wachsen (MARTIUS). Ein von LOESCHKE behauptetes Knochenwachstum in der Symphyse konnte von LUSCHKA und späteren Untersuchern (EYMER u. LANG, HASLHOFER) nicht bestätigt werden. HASLHOFER fand

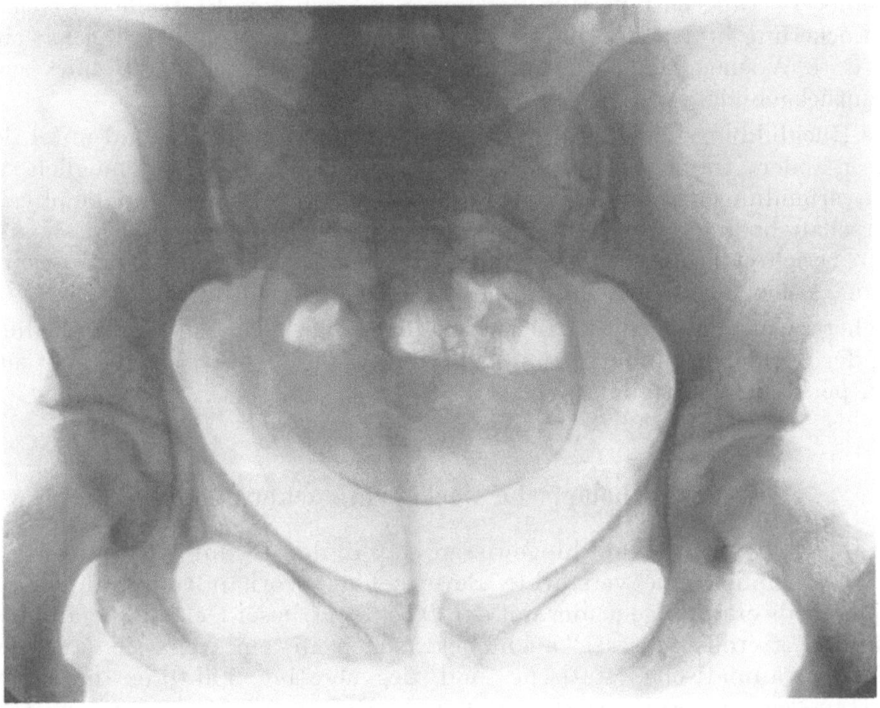

Abb. 14. Graviditas Mens VII. Bereits auf der Übersichtsaufnahme ist ein Klaffen des linken IS erkennbar. Ungleicher Schambeinstand als Folge der physiologischen schwangerschaftsbedingten Beckenringlockerung

in der Gravidität lediglich einen gesteigerten Knochenumbau im Bereich der IS. F. MÜLLER u. HASLHOFER sahen bei Obduktionen von Graviden ein Klaffen dieser Gelenke. Nach BROOKE soll sich die Beweglichkeit in den Beckenverbindungen während der Schwangerschaft um das 2½-fache steigern.

Wenn man Gelegenheit hat, die Symphysenbreite ein und derselben Frau in nichtgravidem und später in gravidem Zustand zu messen, so läßt sich immer eine deutliche Verbreiterung nachweisen. Außerdem werden beide Schambeine bei Standbeinwechsel gegeneinander verschieblich. Diese Verschieblichkeit betrifft meist beide Schambeine. Es liegt also eine beidseitige Beckenringlockerung vor. Dabei sind allerdings oft Seitendifferenzen in der Stärke der Verschieblichkeit vorhanden. Auch auf im Liegen aufgenommenen Übersichtsaufnahmen sieht man häufig einen ungleichen Symphysenstand bei Graviden, was auf das Überwiegen der Lockerung auf einer Seite hinweist oder Folge einer durch die Lage des Kindes bedingten unsymmetrischen Bauchlastigkeit Schwangerer ist (Abb. 14).

Die Stärke der schwangerschaftsbedingten Auflockerung der Beckenverbindungen scheint nach unseren Untersuchungen recht unterschiedlich zu sein, und auch von W. MÜLLER wird dies beschrieben. Im Durchschnitt hat sich der Symphysenspalt unmittelbar vor der Geburt um 3,5 mm, nach KEHRER um 4—5 mm verbreitert. Nach Untersuchungen von HEYMANN u. LUNDQUIST hat die Symphysenverbreiterung bereits 3—5 Monate vor der Geburt ihre größte Ausdehnung erreicht. Unter der Geburt soll sie nicht mehr zunehmen. WILLIAM u. DÖDERLEIN hingegen behaupten, daß sich die Symphyse unter der Geburt bis zu 6 cm erweitert, und die IS sollen dabei fingerbreit sein. Nach der Geburt federn beide Schambeine wieder zurück.

BORELL u. FERNSTRÖM konnten nach der Geburt starke Verschiebungen der Beckenverbindungen nachweisen, die wesentlich stärker als vor der Geburt waren ZÖLLNER fand bei einer 14 Tage post partum Verstorbenen noch eine Blutfülle der Gelenkkapseln und eine Lockerung in den IS. Die schwangerschaftsbedingte Lockerung hat sich im allgemeinen 6—8 Wochen, nach BROOKE erst 3—4 Monate nach der Geburt wieder vollkommen zurückgebildet.

Infolge Rückbildungshemmungen der hormonell aufgelockerten und unter der Geburt überdehnten oder traumatisierten Bandverstärkungen kann es möglich sein, daß die Beckenverbindungen nicht ihre volle Festigkeit wiedererlangen, und die physiologische, schwangerschaftsbedingte Beckenringlockerung kann in eine pathologische übergehen. KERMAUER berichtet in diesem Zusammenhang von 2 Patientinnen, bei denen nach der Geburt eine Lockerung zurückblieb. Eine ähnliche Beobachtung führt FEKETE an.

Ein sicherer Zusammenhang zwischen der Stärke der schwangerschaftsbedingten Auflockerung der Beckenverbindungen und dem Verlauf der Geburt scheint nicht zu bestehen (KRÄUBIG, persönliche Mitteilung).

2. Pathologische Beckenringlockerungen

Schon LUSCHKA hatte darauf hingewiesen, daß in den IS unter pathologischen Bedingungen wahrscheinlich eine verstärkte Beweglichkeit vorhanden sei. Auch die Untersucher, die sich als erste eingehender mit der Pathologie dieser Gelenke befaßten, schlossen fast alle in der „sacroiliac disease" auch Lockerungen mit ein, wenn sich auch meist noch entzündliche, traumatische, statische und degenerative Faktoren miteinander vermengten (LOVETT, OSGOOD ALBEE, PAINTER, ROSENHEK, COHN, SNOW, COCHRANE). Spätere Autoren stellten mehr die Lockerung der Beckenverbindungen als etwas Selbständiges heraus, obwohl noch keine scharfe Trennung von traumatischen Veränderungen vorgenommen wurde (MEISENBACH, KERMAUER, BRAGARD, MASSART).

Nach eigenen Untersuchungen konnte ich die Beckenringlockerung als eine Krankheit sui generis näher umreißen und mittels Funktionsaufnahmen erstmalig diese Lockerung auch röntgenologisch einwandfrei belegen und darstellen. Der röntgenologische Nachweis einen solchen Lockerung („Slipping") der IS durch TROSTLER beruht auf einem Irrtum. Bei dieser Methode wurde die Differenz des Winkels, gebildet aus der Horizontalen und der Verbindungslinie beider Darmbeinkämme, bei einer Aufnahme in bequemer, aufrechter Haltung und nach Tragen eines Gewichts als Ausdruck einer Gefügestörung der IS gewertet. Das ist jedoch nicht möglich, da ein Beckenschiefstand von vielen anatomischen, statischen und haltungsbedingten Faktoren beeinflußt und verursacht wird. Ohne eine Lockerung der Beckenverbindungen haben bei einem Beckenschiefstand das Becken und das (fest eingefügte) Kreuzbein dieselbe Neigung, und nur aus der Differenz der Becken- und Kreuzbeinneigung kann man auf IS-Lockerungen schließen.

Daß Lockerungen der Beckenverbindungen in Zusammenhang mit einer Osteomalazie, Rachitis oder Kyphosen der LWS (BREUS u. KALISKO) oder großen Tumoren im Beckenbereich (KORSCH) stehen, konnten wir nicht bestätigen.

Die Beckenringlockerung ist ein nicht gerade seltenes Leiden. Bei der Durchsicht von 1000 Beckenaufnahmen (von denen aber viele sicher wegen Kreuzschmerzen angefertigt worden waren) fanden REINHARD u. Verfasser 22,6 % mit einem ungleichen Symphysenstand, der das augenfälligste Zeichen einer Beckenringlockerung darstellt. Spätere Untersuchungen an einem nicht ausgesuchten weiblichen und männlichen Material ergaben eine Häufigkeit von 9 % für die Beckenringlockerung. Bei der Aufschlüsselung nach den Geschlechtern fällt sofort das erhebliche Überwiegen des weiblichen Geschlechts im Verhältnis von 88 zu 12 auf. Dies weist bereits darauf hin, wie sehr geschlechtsspezifische Faktoren ätiologisch eine Rolle spielen müssen. Bei Männern liegt fast immer eine Beckenringlockerung mechanisch-statischer Genese (z. B. nach Beckenfrakturen, Perthes, Hüftgelenksluxation, IS-Tuberkulosen) vor, während das bei den Frauen mit einer Beckenringlockerung nur in etwa 5 % der Fall ist. In den übrigen 95 % spielen bei Frauen andere ätiologische Momente eine Rolle.

Es handelt sich bei diesen Frauen überwiegend um ganz bestimmte Typen und zwar entweder um asthenisch-hypoplastische oder auch pyknisch-lipomatöse. Schlaffe Bauchdecken und mannigfache Zeichen einer allgemeinen Bindegewebsschwäche sind oft anzutreffen. Man geht daher sicher in der Annahme nicht fehl, daß diese allgemeine Bindegewebsschwäche sich auch pathogenetisch auf die Bandverstärkungen der Beckenverbindungen auswirkt, die hier funktionell so äußerst wichtig sind. Über ähnliche Beobachtungen wird auch von anderer Seite berichtet (ZÖLLNER, SLOCUMB, MATHES u. JASCHKE, HAY, COCHRANE, ALBRECHT).

Weiter kommen bei Frauen mit einer Beckenringlockerung vermehrt Störungen der Sexualhormone vor: primäre Amenorrhoen, spätes Einsetzen der Menses, schwache und unregelmäßige Menses, frühe Menopause.

Obwohl etwa 30—35 % der Frauen mit einer Beckenringlockerung nicht bzw. noch nicht geboren haben, spielen doch ohne Zweifel auch Schwangerschaften und Geburten bei der Entstehung der Beckenringlockerung eine Rolle. Man findet Frauen mit einer hohen Geburtenzahl oder mit Kindern mit einem großen Geburtsgewicht, oder die Kreuzschmerzen begannen erstmalig im Anschluß an eine Geburt. Mikrotraumen an der Symphyse und den IS, Überdehnungen der Bandverstärkungen oder Rückbildungshemmungen der aufgelockerten Bänder beeinträchtigen die Festigkeit der Beckenverbindungen. Die Beckenringlockerung nicht mechanischstatischer Genese bezeichnen wir als primäre Lockerung. Dabei spielen augenscheinlich 3 Faktoren eine Rolle: eine allgemeine Bindegewebsschwäche, hormonelle Störungen der Sexualhormone und Geburtseinflüsse.

Das Symptom einer Beckenringlockerung ist der Kreuzschmerz, wobei wir darunter wirklich Schmerzen in der Iliosacralgelenksgegend verstehen. Wenn sich später, als Folge von Bandscheibenschäden der LWS, auch lumbalgiforme und ischialgiforme Schmerzen dazugesellen, haben letztere mit der Beckenringlockerung direkt doch nichts zu tun. Die Stärke der Kreuzschmerzen kann recht unterschiedlich sein. Sie können sowohl nur ante menses als auch als Dauerschmerz vorhanden sein und eine deutliche Abhängigkeit von Haltung und Belastung aufweisen. Nicht selten kann man ein Ausstrahlen der Kreuzschmerzen in seitlicher Richtung auf die Hüftgelenke oder nach ventral in den Unterbauch beobachten. Eine Kombination mit einer Retroflexio uteri oder einem Prolaps ist keine Seltenheit. Wir konnten zahlreiche Fälle registrieren, bei denen nach Operation einer solchen Verlagerung die Kreuzschmerzen nicht besser wurden oder nach einiger Zeit der Besserung wiederkamen und nur wenig gebessert wurden. In allen Fällen bestand gleichzeitig eine Beckenringlockerung.

Daß bei der engen, lagemäßigen und nervösen Verknüpfung des inneren weiblichen Genitale mit der Lumbosacralgegend eine Schmerzprojizierung nach dort möglich ist, erscheint durchaus verständlich, aber eine entzündliche oder statische Erkrankung der inneren weiblichen Genitalorgane *muß* nicht zwangsläufig mit Kreuzschmerzen verbunden sein. Zahlreiche Autoren, vor allem auch Gynäkologen, haben darauf hingewiesen, daß die Kreuzschmerzen der Frau auch statisch durch Veränderungen des Beckenrings bedingt sein können (MARTIUS, v. JASCHKE, OPITZ, MATHEW, HAENDLY, TEILHABER, SCHMID, H. H. SCHRÖDER, JOACHIMOVITZ, KERMAUER, ANTOINE, MÖBIUS, NOVACK, TASCH, THIELE, ALBRECHT). Das Kreuzschmerzproblem verlagert sich fachlich immer mehr von der Gynäkologie zur Orthopädie. Man faßt dieses Gebiet daher unter dem Begriff der gynäkologischen Orthopädie zusammen. MARTIUS schätzte das Verhältnis vom gynäkologischen zum orthopädischen Kreuzschmerz auf 50 % : 50 %. Wir glauben, daß der Prozentsatz des orthopädischen weit höher liegt.

Die Ursache des iliosacralen Kreuzschmerzes wird ganz verschieden gedeutet (HAEDLY, OPITZ, MÜLLER, ERBEN, FINKELSTEIN, LOEWENSTEIN, RACS, JASCHKE, CABOT, HASLHOFER, LOWETT, STEINADLER, SMITH, PETTERSON, KAY). Wir möchten annehmen, daß es sich vor allem um einen Kapsel-Bänderschmerz handelt. Allerdings findet man fast immer über dem gelockerten Gelenk die Muskulatur in der Tiefe verspannt. Teilweise werden die Kreuzschmerzen auch als psychogen angesehen (VEIT, BOCKELMANN). Dies stellt sicher eine etwas einseitige Betrachtungsweise dar, wenn auch ohne Zweifel statische und degenerative Erkrankungen unsereres Achsenorgans ein psychosomatisches Problem beinhalten (KAMIETH). Obwohl die Beckenringlockerung sowohl die Symphyse als auch die IS betrifft, findet man fast nie Beschwerden von seiten der Symphyse.

a) Sekundäre Beckenringlockerung (mechanisch-statischer Genese)

Bei zerstörenden Prozessen der IS — meist handelt es sich um eine Tuberkulose oder Osteomyelitis — wird noch für eine Zeitlang durch die ventrale Beckenringklammer, die Symphyse, eine normale Festigkeit gewährleistet, bis auch sie infolge zunehmender Überlastung nachgiebig wird, so daß sich jetzt eine Beckenhälfte verschieben kann. Denselben Vorgang finden wir bei traumatischen Beckenringlockerungen, also bei Ringbrüchen unter Einschluß eines IS oder der Symphyse und auch bei einseitigen Hüftgelenksluxationen. Bei diesen Erkrankungen wird die betroffene Beckenhälfte nach oben verschoben, wir haben also eine kraniale Subluxation des Darmbeines gegenüber dem Kreuzbein.

Bei den übrigen sekundären Beckenringlockerungen bei einseitigen Erkrankungen der Hüftgelenke (Arthrosen, Perthes, Coxitis, Ankylosen) ist der Lockerungsmechanismus derselbe wie bei den primären Formen: die laufende *entlastende* Mehrbelastung der gesunden Seite läßt hier schließlich die Beckenverbindungen auf der *gesunden* Seite nachgiebig werden. Dementsprechend finden wir bei Iliosacralgelenkszerstörungen und Luxationen den tieferstehenden Schambeinast auf der gesunden Seite, bei den übrigen einseitigen Hüftgelenkserkraknungen hingegen auf der erkrankten Seite (siehe primäre B.). Schon PAYR, BRAGARD, KLAPP u. LOUROS hatten bei Coxitiden bzw. Ankylosen Lockerungen der Beckenverbindungen vermutet; IMHÄUSER fand bei Ankylosen beider Hüftgelenke sogar eine recht starke kompensatorische verstärkte Beweglichkeit in beiden IS.

Von allen einseitigen oder überwiegend einseitigen Erkrankungen der Hüftgelenke und Zerstörungen der IS führt nur jede 2. Erkrankung zu einer sekundären Beckenringlockerung. Dabei sind wieder große Geschlechtsunterschiede vorhanden: sekundäre Lockerungen kommen bei Frauen 5 mal häufiger als bei Männern vor.

Beckenringlockerungen im Kindesalter haben wir nie beobachtet, selbst nicht bei Fällen knöcherner Überlastungsschäden außerhalb der Beckenverbindungen. Man darf daraus auf eine große Widerstandsfähigkeit der kindlichen Beckenverbindungen schließen. Die frühesten Beckenringlockerungen fallen ins Postpubertätsalter. Es handelt sich dabei ausschließlich um Mädchen und um sekundäre Lockerungen. Vom 3. Dezennium an überwiegen dann die primären Lockerungen.

b) Primäre Beckenringlockerung

Bei den sekundären Lockerungen ist in allen Fällen ein Beckenschiefstand vorhanden. Vieles spricht dafür, daß auch bei den primären Formen ein wenn auch weit geringerer Beckenschiefstand eine Rolle spielt. Es kann sich dabei um einen anatomischen Schiefstand als Folge einer geringfügigen Längendifferenz beider Beine oder um einen Haltungsschiefstand verschiedener Ursachen handeln. Nach Untersuchungen von EDINGER u. BIEDERMANN ist das rechte Bein meist kürzer, d. h. das Becken steht in diesen Fällen rechts etwas tiefer als links. Dies stimmt insofern mit unseren Untersuchungen überein, als wir überwiegend rechtsseitige Lockerungen finden.

Von der primären Lockerung sind fast ausschließlich Frauen betroffen, bei denen, wie vorher ausgeführt wurde, ein gewisser präinstabiler Zustand im Bereich der Beckenverbindungen bestehen kann. Im Zusammenhang mit einem geringen anatomischen oder haltungsbedingten Beckenschiefstand sowie konstitutionell-hormonellen Faktoren und Geburtsschäden kann dieser präinstabile Zustand in einen instabilen überführt werden und es resultiert daraus eine Beckenringlockerung.

Eine Lockerung der Beckenverbindungen setzt in jedem Fall eine Insuffizienz des Kapsel-Bandapparates voraus, damit sich Kreuz- und Darmbein voneinander entfernen und so entriegeln können. Dementsprechend finden wir die Gelenkspalten der IS bei der Beckenringlockerung verbreitert (Abb. 7). Diese Verbreiterung ist nur auf Spaltaufnahmen sicher beurteilbar und meßbar. LOGROSCINO u. MASSART sprachen von einer Diastase bzw. „Diastasis sacroiliaque", um die es sich bei der Lockerung auch wirklich handelt; KÖHLER meinte, eine Spaltverbreiterung könnte auf eine durchgemachte Schwangerschaft hinweisen.

Im Gegensatz zu den IS ist die Symphyse bei der Lockerung nur in seltenen Fällen verbreitert. Es handelt sich dabei um Fälle stärkerer Geburtstraumen. In der Regel ist sonst die Symphyse verschmälert, weil die Lockerung zu einem verstärkten Knorpelverschleiß führt (Abb. 7).

Die Beckenringlockerung ist röntgenologisch gut analysierbar. Da die Symphyse und die IS eine funktionelle Einheit bilden, müssen die jeweiligen Verschiebungen an beiden Nahtstellen des Beckenringes gleichsinnig nachweisbar sein. Es lassen sich 3 verschiedene Verschiebungskomponenten unterscheiden: eine Torsion, eine Kraniokaudal- und eine Dorsoventralverschiebung, wobei allerdings immer 2, oft alle 3 Komponenten die Lockerung ausmachen. Da die einzelnen Komponenten ganz verschieden stark ausgeprägt sein können, ist das Bild der Beckenringlockerung recht variationsreich (Abb. 15a—c).

Eine reine Torsion wäre auf Spaltaufnahmen nicht, hingegen an der Symphyse gut erfaßbar. Sie kommt in Wirklichkeit als isolierte Lockerung nie vor. Bei der Kraniokaudalverschiebung (kaudale Subluxation) verschiebt sich das Kreuzbein gegenüber dem Darmbein nach kaudal. Oft betrifft sie zunächst nur die dorsalen Gelenkabschnitte und dies kann einen Endzustand darstellen. (Abb. 16). Kaudale Subluxationen sind an den IS und der Symphyse darstellbar (Abb. 18a). Eine Dorsoventralverschiebung (ventrale Subluxation) in *einem* IS — wir finden überwiegend *einseitige* Lockerungen — macht in geringer Stärke nur eine Spaltverbreiterung. Bei stärkeren Verschiebungen erscheint der Gelenkspalt gespreitz, d. h. die iliale und sakrale Gelenkkontur verlaufen nicht mehr parallel, sondern medial- und lateralkonvex. Ventrale Subluxationen sind auch an den Iliosacralgelenken und der Symphyse erkennbar (Abb. 16b, 17, 18c, d).

Ein ungleicher Symphysenstand auf Übersichtsaufnahmen oder bei Standbeinwechsel, aus dem auch CHAMBERLAIN auf Gefügestörungen des Beckenringes schloß, ist in jedem Fall ein sicheres Zeichen einer Beckenringlockerung, und es lassen sich bereits hier die überwiegenden Verschiebungskomponenten ablesen. Weiter weist eine krallenförmige Ausziehung am Oberrand eines Schambeinastes auf eine BRL hin und zwar auf eine schon längere Zeit bestehende. Sie entspricht einer Verkalkung bzw. Verknöcherung im Ansatz

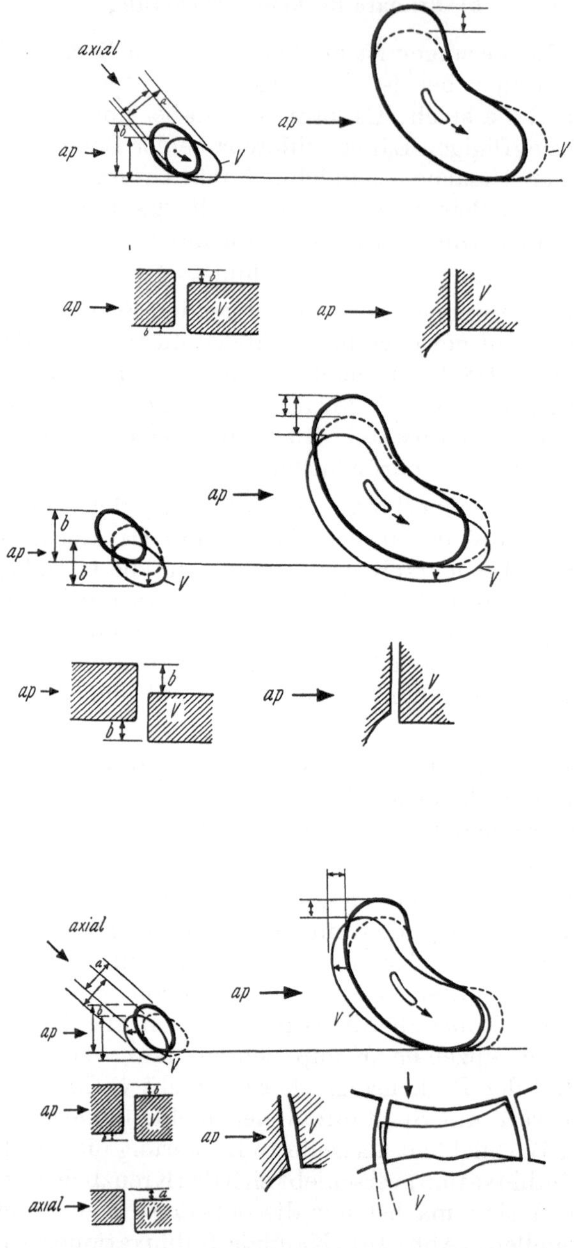

Abb. 15. Schema der verschiedenen Verschiebungskomponenten an den IS und der Symphyse bei der Beckenringlockerung; (a) reine Torsion (wie sie in dieser alleinigen Form allerdings nicht vorkommt); (b) Torsion + Kraniokaudalverschiebung; (c) Torsion + Dorsoventralverschiebung

des Ligamentum pubicum craniale (Abb. 18b,c). In der Regel findet sich diese Ausziehung am feststehenden, also höher stehenden Schambeinast. Manchmal kann man sogar am Unterrand eines Schambeinastes einen solchen Befund bei der BRL finden, entsprechend dem Ansatz des Ligamentum arcuatum pubis (Abb. 18e). Für die Praxis dürften daher im Allgemeinen zur Vermeidung einer unnötigen Gonadenbelastung entsprechende Symphysenaufnahmen zum Nachweis einer Beckenringlockerung ausreichen (Abb. 18).

Von gynäkologischer Seite wird angenommen, daß auch durch Geburtsverletzungen krallenförmige Ausziehungen an den Oberrändern der Schambeine in der Symphyse entstehen können (Kern). Wir konnten in allen Fällen solcher großen Knochenspangen immer eine BRL nachweisen und glauben, daß der entscheidende Faktor für ihre Entstehung nicht in einem Trauma, sondern in der pathologischen Verschieblichkeit beider Schambeine in der Symphyse zu suchen ist.

In etwa 15 % besteht eine Verschieblichkeit beider, in 85 % eine solche eines Schambeinastes. Es überwiegen also bei Weitem die einseitigen Lockerungen, bei denen der

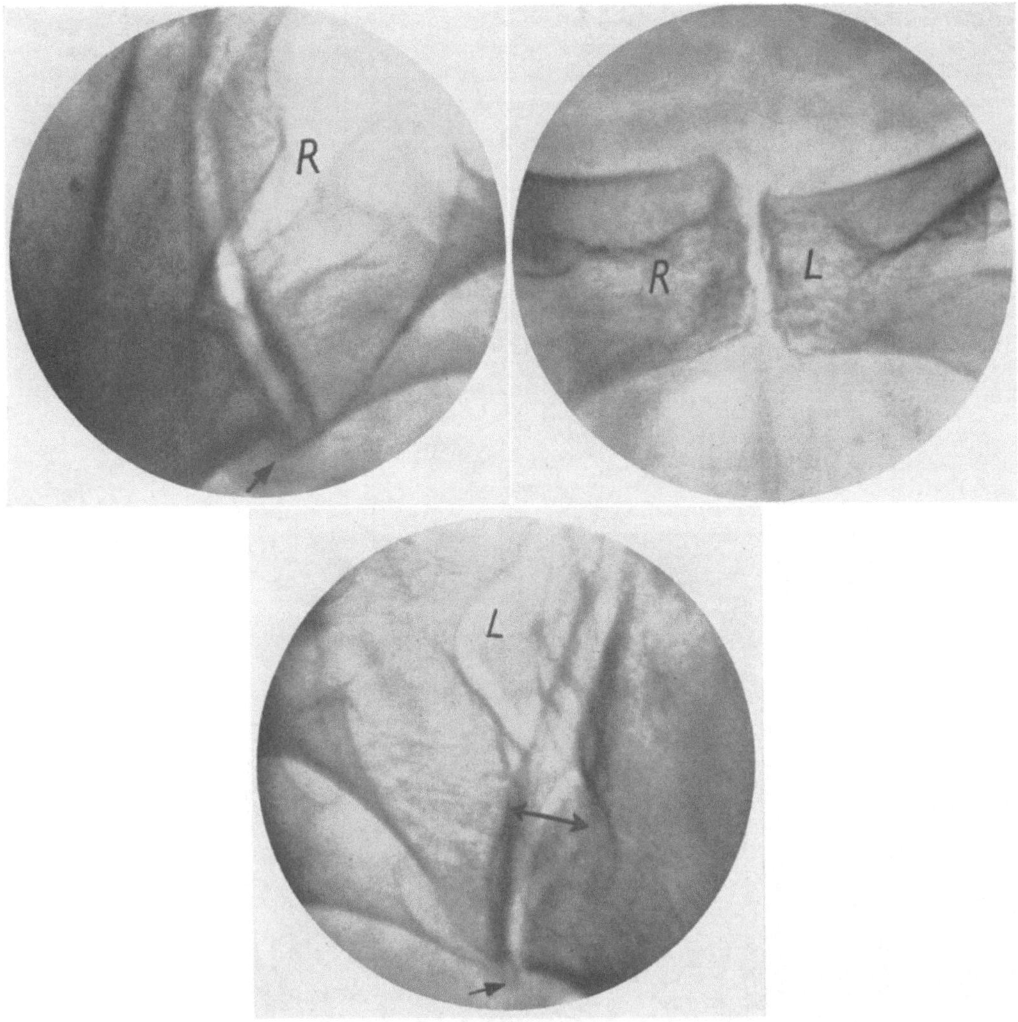

a

b

Abb. 16. (a) reine kaudale Subluxation des re. IS (→) und der entsprechende Befund an der Symphyse; (b) leichte (nur dorsale) kaudale Subluxation (→), verbunden mit einer Spreizung des Gelenks = dorsoventrale Subluxation (↔)

Beckenring seine Festigkeit in der Symphyse und *einem* IS verloren hat. Bei den einseitigen Lockerungen ist der tieferstehende Schambeinast der verschiebliche. Die korrespondierende Lockerung ist dabei am IS der Gegenseite vorhanden. Ist also z. B. der *linke* Schambeinast der verschiedliche, so ist am hinteren Beckenring das *rechte* IS gelockert. Es verschiebt sich also die eine Beckenhälfte zusammen mit dem auf der gleichen Seite noch fest oder relativ fest verbundenen Kreuzbein im gelockerten IS der anderen Seite.

Eine Beckenringlockerung stellt nie einen stationären Zustand dar, sondern ist mannigfachen Umwandlungen unterworfen. Den Häufigkeitsgipfel und auch die durchschnittlich größten Verschiebungen findet man im Alter um 40 Jahre. Zahl und Stärke der Lockerungen nimmt also augenscheinlich unter der laufenden Alltagsbelastung zu. Der größte Teil der Lockerungen bleibt einseitig. Sie kann nach der Klimax eine rückläufige Tendenz

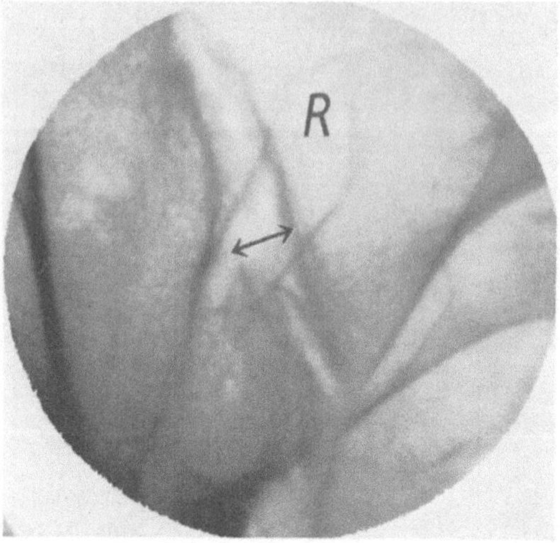

a

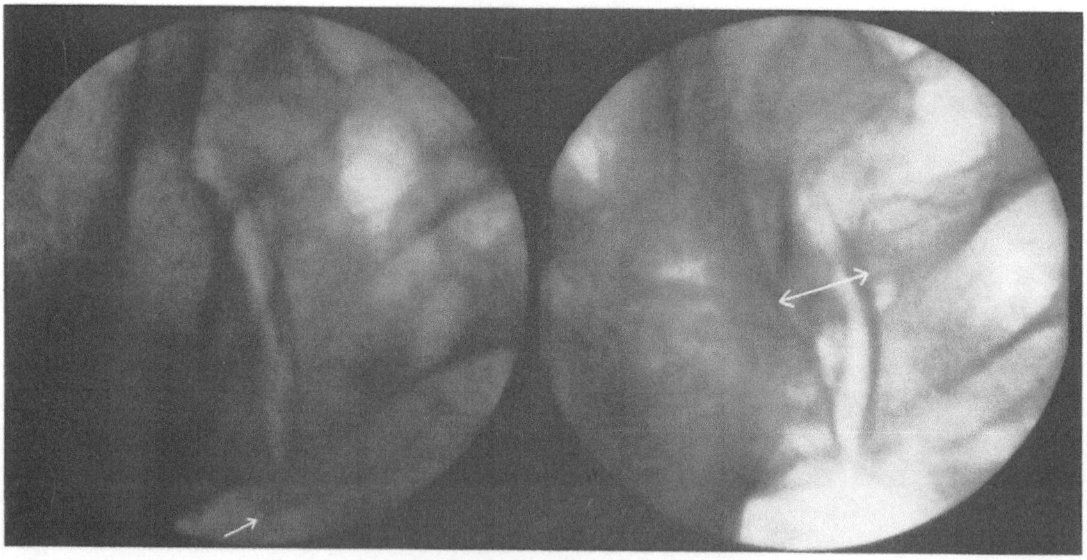

b c

Abb. 17. (a) reine dorsoventrale Subluxation (Spreizung) des re. IS (↔); (b) bei Stand auf beiden Beinen reine kaudale Subluxation (→), zu der (am rechten IS), bei Stand auf dem rechten Bein, eine starke dorsoventrale Subluxation (Spreizung (↔) kommt (c)

aufweisen und durch arthrotische Veränderungen wieder weitgehendst fest werden. Die selteneren beidseitigen Lockerungen können sowohl gleichzeitig beidseitig beginnen als auch aus einer ursprünglich einseitigen hervorgehen.

In etwa 70 % der Fälle ist eine einseitige Lockerung bei Standbeinwechsel wieder vollkommen, in 25 % teilweise und in 5 % überhaupt nicht mehr ausgleichbar. In letzteren Fällen liegt also eine vollständige Blockierung vor, die dann oft auch schon auf Über-

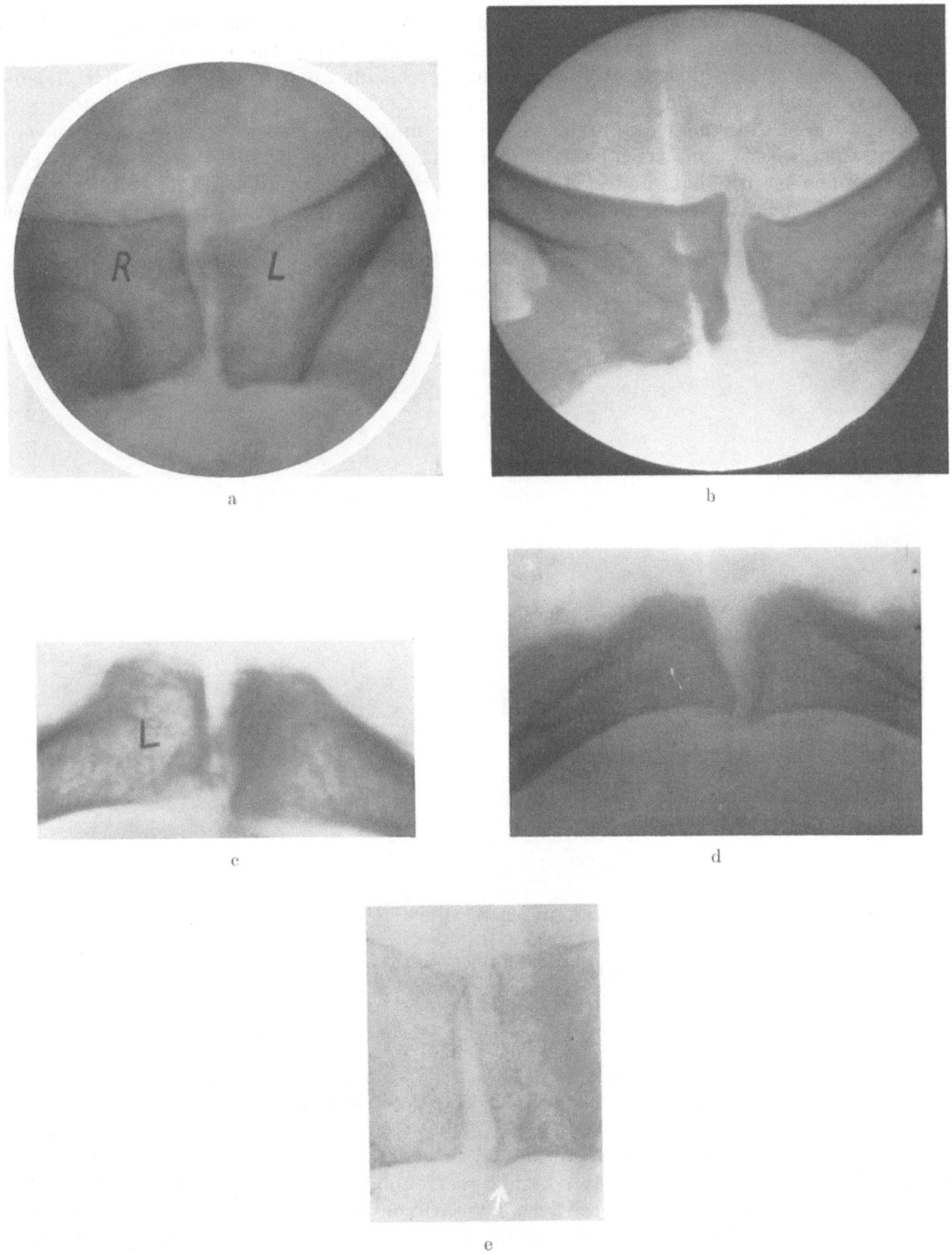

Abb. 18. ap und axiale Symphysenaufnahmen bei der Beckenringlockerung. (a) Kraniokaudalverschiebung ohne wesentliche (projektionsbedingte) Verschmälerung des verschieblichen li. Schambeinastes = überwiegend kaudale Subluxation ohne wesentliche Torsionskomponente; (b) geringe Kraniokaudalverschiebung mit starker Verschmälerung des verschieblichen Schambeinastes = überwiegende Torsion ohne wesentliche kaudale Subluxation; (c) stellt die axiale Aufnahme zu a dar; es besteht außerdem eine dorsoventrale Subluxation; (d) starke Spreizung in der Symphyse auf einer axialen Aufnahme: starke dorsoventrale Subluxation (der IS); (e) Schnabelförmige Ausziehung am Unterrand des li. Schambeins (→) bei einer BRL. Seltener Befund

sichtsaufnahmen erkennbar ist. Ein Teil der Lockerungen hat also augenscheinlich die Tendenz einer zunehmenden Fixierung in einer Fehlstellung. Die Ursache hierfür dürfte sowohl in sekundären degenerativen Veränderungen als auch Verhakungen der Gelenkverzahnung zu suchen sein.

Bei stärkeren kaudalen Subluxationen sieht man nicht selten, daß diese durch eine Knochenspange, die vom Darmbein her formiert wird und die nichts mit arthrotischen Ausziehungen zu tun hat, abgestützt wird (Abb. 19). Stärkere kaudale Subluxationen können aber auch ohne Abstützungen bestehen bleiben (Abb. 20). Das Kreuzbein sub-

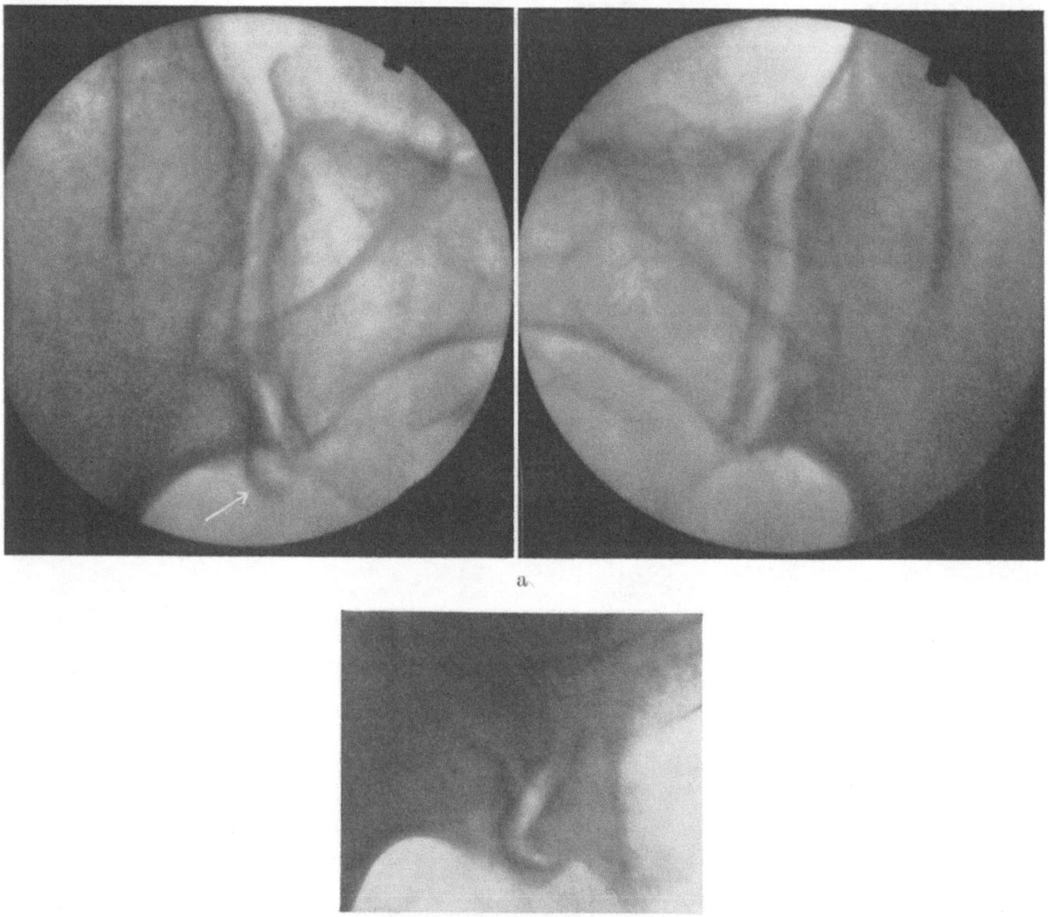

a

b

Abb. 19. Eine durch eine krallenförmige Knochenspange (→) abgestützte kaudale Subluxation, (a) Spaltaufnahme, (b) Ausschnitt aus einer Übersichtsaufnahme

luxiert überhaupt oder zunächst nur dorsal und dann erst später auch ventral, so daß es dann in seiner Gesamtheit nach kaudal verschoben ist. Wenn jetzt auf der Gegenseite auch eine Lockerung entsteht, so ist darin eine gewisse Selbsthilfe des Körpers zu sehen: das Kreuzbein wird auch auf der Gegenseite subluxiert und in dieser Stellung abgestützt, so daß die vorher infolge der einseitigen Subluxationen vorhandene Schiefstellung des Kreuzbeines wieder ausgeglichen ist. In etwa 25 % der Fälle findet man solche beginnenden oder schon voll ausgebildeten Abstützungen auf einer Seite, in etwa 7 % sind die Abstützungen beidseitig. Sie können nach eigenen Beobachtungen in relativ kurzer Zeit von 6 Monaten gebildet werden.

Bei einer Torsion des Kreuzbeines wird es zwar kaudal nicht tiefer gestellt, aber die Tragebene senkt sich; bei einer kaudalen Subluxation wird das Kreuzbein dorsal oder insgesamt gesenkt. Eine (einseitige) ventrale Subluxation stellt eine Torsion des Kreuzbeines um eine exzentrische Achse dar. Eine einseitige Beckenringlockerung führt also in jedem Fall zu einer einseitigen Senkung der Tragebene des Kreuzbeins sowie zu einer exzentrischen Drehung desselben um eine senkrechte Achse. Da doppelseitige Lockerungen in der Regel eine Asymmetrie aufweisen, ist die Auswirkung dieselbe wie bei einseitigen.

Die Kreuzbeinverstellung bleibt natürlich nicht ohne Rückwirkungen auf die Lendenwirbelsäule. Solange der 5. Lendenwirbel durch eine intakte Bandscheibe fest mit dem

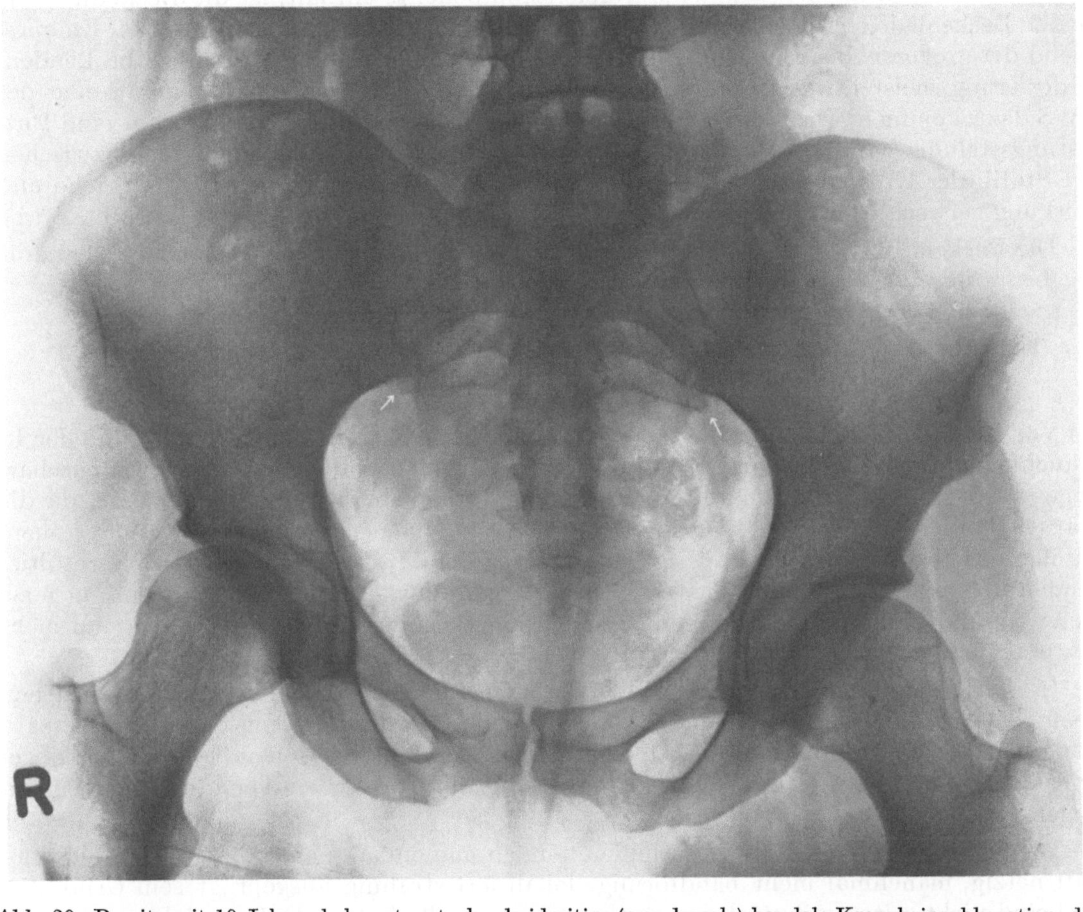

Abb. 20. Bereits seit 10 Jahren bekannte, starke, beidseitige (nur dorsale) kaudale Kreuzbeinsubluxation, die nicht knöchern abgestützt wurde. Die BRL ist als kompensiert anzusehen: Die Subluxation ist bds. gleichstark, dadurch kein Kreuzbeinschiefstand mehr = Schambeingleichstand in der Symphyse

Kreuzbein verbunden ist, muß dieser alle Verschiebungen mit ausführen. Das Ligamentum iliolumbale wird dabei besonders beansprucht und die relativ häufige Verkalkung dieses Bandes bei der Beckenringlockerung findet dadurch ihre Erklärung. Bockelmann berichtete schon über Verkalkungen dieses Bandes bei Frauen mit Kreuzschmerzen und Abesser erwähnt ebensolche bei Lumbalskloliosen.

Die Rückwirkung der Beckenringlockerung auf die Lumbosacralbandscheibe, den 5. Lendenwirbel und die kleinen Wirbelgelenke L5/S1 sind röntgenologisch gut nachweisbar (Kamieth). Bei vielen Fällen der Beckenringlockerung haben wir eine stufenweise zunehmende einseitige Schiefstellung vom Becken zum Kreuzbein und vom Kreuzbein zum 5. Lendenwirbel. Erben hatte geglaubt, daß Veränderungen an den kleinen Wirbelgelenken der LWS durch ,,Schwerpunktsverlagerung" auf die IS übergreifen könnten. Nach unseren Untersuchungen dürfte das Umgekehrte der Fall sein.

Die Ausgleichsskoliosen der LWS sind zur Seite der Lockerungen hin konvex. Es ist auffällig, daß viele dieser Skoliosen knickartig verstärkt sind und es bestehen fließende Übergänge zum Drehgleiten. Die Rückwirkungen der Beckenringlockerung auf die Statik der LWS ist ebenfalls röntgenologisch gut erfaßbar (Kamieth). Bei etwa 75 % der Beckenringlockerungen sind Bandscheibenschäden an der LWS nachweisbar, die sekundär sicher nicht unwesentlich durch die Lockerung beeinflußt wurden.

Da die Beckenringlockerung eine Torsionskomponente enthält, ist die Beckenneigung beider Beckenhälften verschieden: diejenige der gelockerten Seite ist verstärkt. Entsprechend der größeren Beckenneigung ist bei den reinen Beckenringlockerungen die Lendenlordosierung meist etwas verstärkt. Erst wenn später Bandscheibendegenerationen der LWS dazu kommen, wird die Lordosierung wieder abgeflacht, wobei es sich um eine Entlastungsstellung handelt. Auch anderen Autoren waren schon Zusammenhänge zwischen der Statik der LWS und dem Beckenring aufgefallen, wenn auch dabei oft Ursache und Wirkung verwechselt wurden (Spitzy, Bockelmann, Lovett, Opitz, Bragard, Massart).

Die Beckenringlockerung selbst und ihre Rückwirkungen auf die gesamte Wirbelsäule ergeben klinisch ein regelrechtes ,,Syndrom der Beckenringlockerung" (Kamieth).

3. Ligamentäre Überlastungsschäden im Bereich der IS

Vor allem bei Frauen mit einer BRL kann man in der Umgebung oder entlang der IS manchmal eine netzig-strähnige Verstärkung der Knochenstruktur sehen, die wenig scharf abgesetzt ist und sicher Ausdruck eines ligamentären Überlastungsschadens ist, da die Kapsel-Bandansätze bei der BRL unter einer dauernden Anspannung und Zerrung stehen. Infolge der Insuffizienz des Kapselbandapparates bei der BRL und der daraus resultierenden Gelenkdiastase kommt das knöcherne Verzahnungs- und Keilformsystem nur noch wenig zur Wirkung und das ligamentäre Sicherungssystem wird dadurch mehr und mehr be- und überlastet.

In den Fällen eines ligamentären Überlastungsschadens im Bereich der IS, in denen keine BRL vorliegt, ist anzunehmen, daß mangelhafte Ausbildungen der Gelenkverzahnung und andere anatomisch-statisch ungünstige Momente im Gelenkbau eine Entriegelung dieser Gelenke und damit eine Überlastung der Kapselbandverstärkungen begünstigen.

Die ligamentären Überlastungsschäden können manchmal mehr fahnenförmig-flächenhaft-netzig, manchmal mehr bandförmig -lokalisiert-strähnig ausgeprägt sein (Abb. 21), und sind nicht selten mit stärkeren Arthrosen vergesellschaftet. Differentialdiagnostische Abgrenzungen gegenüber Geburtstraumen bereiten in der Regel keine Schwierigkeiten, denn letztere machen scharf abgesetzte herdförmige Skleroseherde. Die Abb. 22 stammt von einer 40jährigen Frau mit einer starken BRL. Sie hat 2 Geburten. Die subchondrale Sklerose entlang der ilealen Gelenkkontur ist im Sinne einer Arthrose verstärkt. Darüber hinaus sieht man aber im Darmbein neben dem IS eine wenig scharfe fleckförmige Strukturverdichtung und in diesem Fall kann man eigentlich schwer entscheiden, ob der Befund mehr als Überlastungsschaden oder Geburtstrauma aufzufassen ist.

Teilweise werden auch bandförmige homogene Sklerosen entlang der Gelenkkonturen der IS als Überlastungsschäden gedeutet (Abb. 23). Solche Befunde stellen aber in Wirklichkeit Arthrosen dar. Die bandförmige Verdichtung der Knochenstruktur ist dabei (wie bei jeder Arthorse) Folge einer Verstärkung der subchondralen Sklerose und einer aus einer metaplastischen Bandverknöcherung oder Verkalkung hervorgegangenen Randwulstbildung. In diesem Sinn sind alle degenerativen Gelenkerkrankungen ,,Überlastungsschäden".

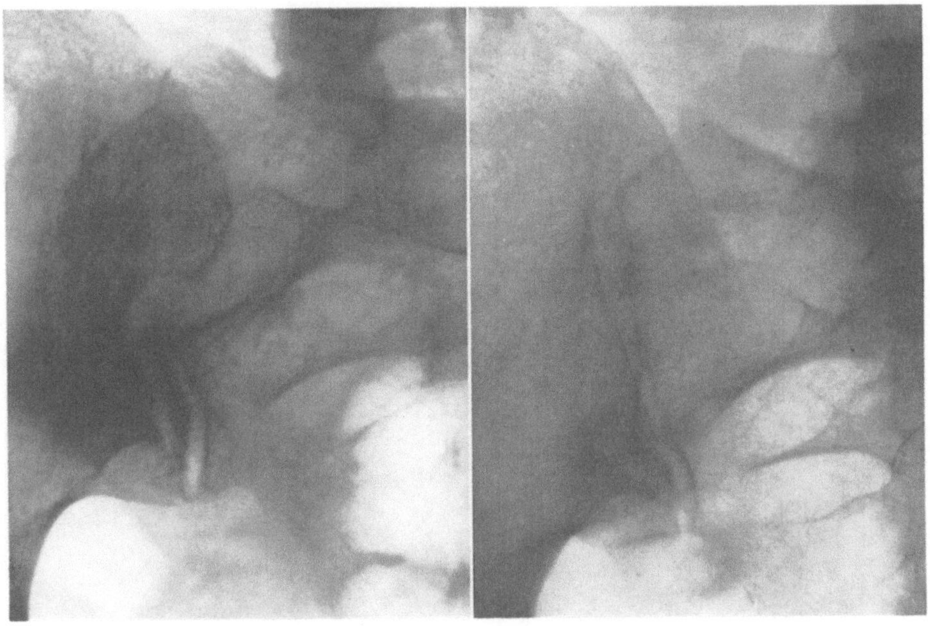

a b

Abb. 21. IS zweier Frauen mit einer Beckenringlockerung, (a) in der Umgebung des Gelenks ist die Struktur strähning-netzig verstärkt, (b) strähnige Strukturverdichtung nur in unteren Gelenkbereich. Typische ligamentäre Überlastungsschäden

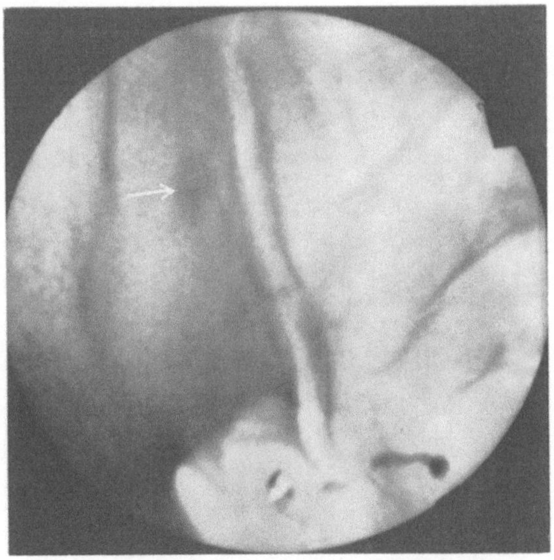

Abb. 22. IS einer Frau mit einer starken Beckenringlockerung. Starke Arthrose und strukturierte kleine Spongiosklerose neben dem Gelenk. Überlastungsschaden oder Geburtstrauma?

Sichere ligamentäre Überlastungsschäden bei Männern sind recht selten, wobei fließende Übergänge zu traumatischen chronischen Zerrungen bestehen (Siehe Verletzungen der IS). Die Abb. 24 stammt von einem 30jährigen Mann, der Montagearbeiter ist und bei dem Sprünge aus mehreren Metern Höhe zur täglichen Routine gehören. Er hatte aber nie einen wesentlichen Unfall und auch nur gelegentliche leichte Kreuzschmerzen. Am rechten IS sieht man neben spongiosklerotischen Verdichtungen eine feine Bandverknöcherung.

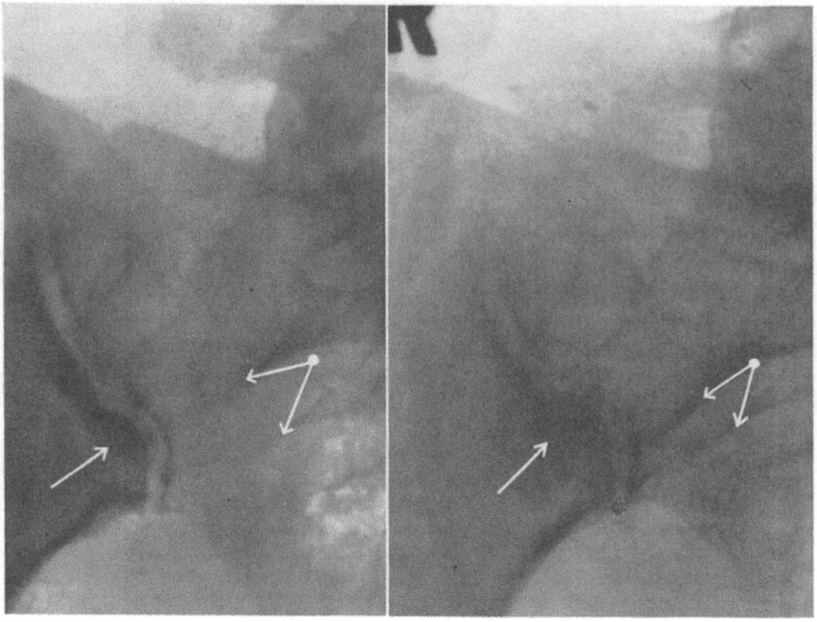

a b

Abb. 23. (a) IS einer Frau mit einer Beckenringlockerung. Starke Arthrose (→) Aufnahme nach Ausgleich der Ledenlordose, so daß das Kreuzbein plattenparallel steht (⋞). (b) dieselbe Aufnahme wie a, ohne Ausgleich der Lendenlordose (⋞). Die arthrotische, bandartige, subchondrale Sklerose stellt sich nur ganz verwaschen dar und imponiert mehr als Überlastungsschaden.

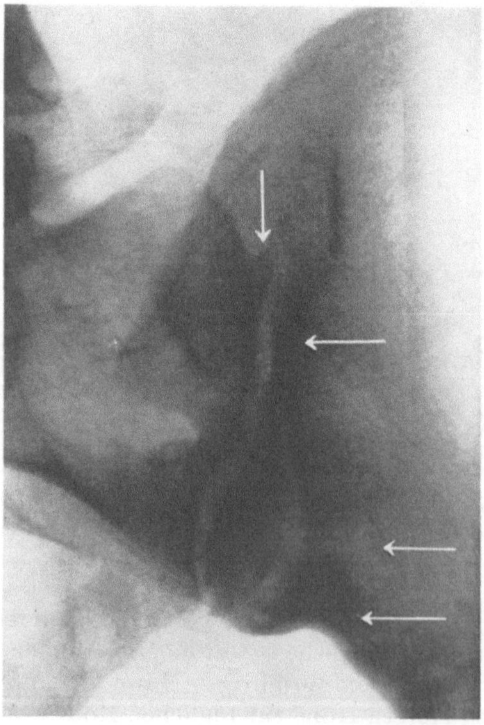

Abb. 24. Bandverknöcherung, spongiosklerotische Strukturverdichtung, Umbauzysten: Überlastungsschaden oder chronische traumatische Zerrung?

Wir neigen dazu, solche Befunde mehr als chronischrezidivierende traumatische Zerrungseffekte anzusehen, während DIHLMANN sie in die Überlastungsschäden einreiht. In der Umgebung der unteren spongiosklerotischen Verdichtung sieht man eine pseudozystische Strukturauflockerung, bei der es sich um Umbauzysten handeln dürfte und die u. E. ein Hinweis auf eine nicht akute Entstehung solcher Skleroseherde ist, in diesem Fall also gegen einen Distorsionsschaden im Sinne eines Bänder-Knochenausrisses spricht.

Es ist bei spongiosklerotischen Verdichtungen in der Umgebung der IS auch immer daran zu denken, daß sie sich abhängig von der Belichtung und der Projektion recht unterschiedlich darstellen können. Die Abb. 23b ist dieselbe wie die Abb. 23a, nur wurde hierbei die Lendenlordose nicht ausgeglichen, so daß Becken und Kreuzbein weniger stark zur

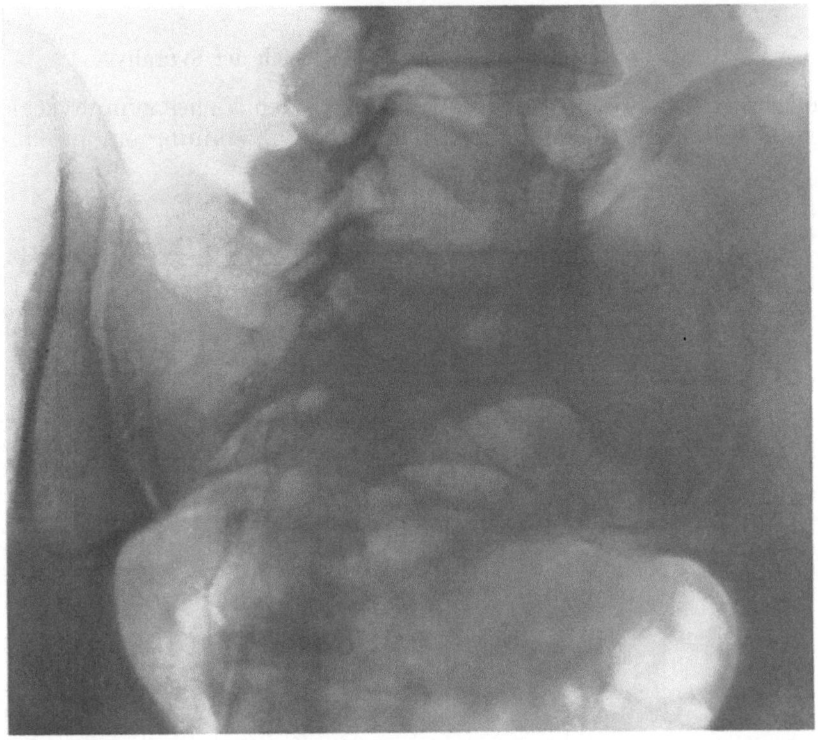

Abb. 25. Infolge Seitwärtsneigung des Beckens stellt sich die Struktur entlang des linken IS rein projektionsbedingt etwas strähnig verdichtet dar und täuscht einen Überlastungsschaden vor

Plattenebene geneigt, also weniger plattenparallel sind. Die arthrotische Spongiosklerose kommt dadurch ganz unscharf und verwaschen zur Darstellung und täuscht so einen ligamentären Überlastungsschaden vor. Am linken IS der Abb. 25 wird eine unscharfe, strähnige Strukturverdichtung entlang des Gelenks nur durch eine linksseitige Beckenseitneigung vorgetäuscht. Bei normaler Projektion ist das linke IS genau so normal wie das rechte.

4. Verknöcherungsstörungen der Beckenverbindungen

Alle statischen Veränderungen der unteren Extremitäten und der Wirbelsäule finden ihren Niederschlag und oft auch ihre wesentliche Kompensation am Becken. Bei den mannigfachen Krafteinwirkungen, denen der Beckenring ausgesetzt sein kann, ist es verständlich, daß hier Störungen der Ossifikation vorkommen können, solange dieser nicht mit Abschluß des Knochenwachstums seine normale Festigkeit erreicht hat, denn wachsendes

Knochengewebe ist gegenüber irgendwelchen Überlastungen und Schädlichkeiten weniger widerstandsfähig als ruhender und voll ausdifferenzierter Knochen. Die Untersuchungen über Verknöcherungsstörungen des Beckens außerhalb der Beckenverbindunngen deckten in allen Fällen die Bedeutung mechanisch-statischer Momente auf (TEICHERT, JUNGE u. HEUCK, KÖHLER). Die normalen Verknöcherungsvorgänge am Becken sind noch nicht restlos geklärt und es ist oft schwer zu sagen, ob nur eine Verknöcherungsvariante oder eine echte pathologische Störung vorliegt.

Alle Verknöcherungsstörungen, die wir bisher im Bereich der Beckenverbindungen bei Frauen fanden, wiesen fast ausnahmslos eine Beckenringlockerung auf. Es spielen also auch hierbei ätiologisch ganz offensichtlich mechanisch-statische Momente im Sinne einer Überlastung eine Rolle.

a) Verknöcherungsstörung im Bereich der Symphyse

Während des Knochenwachstums findet man an den Facies symphyseales der Schambeine ein grobe Riffelung, die einer Knorpel-Knochenverzahnung entspricht. Besteht diese

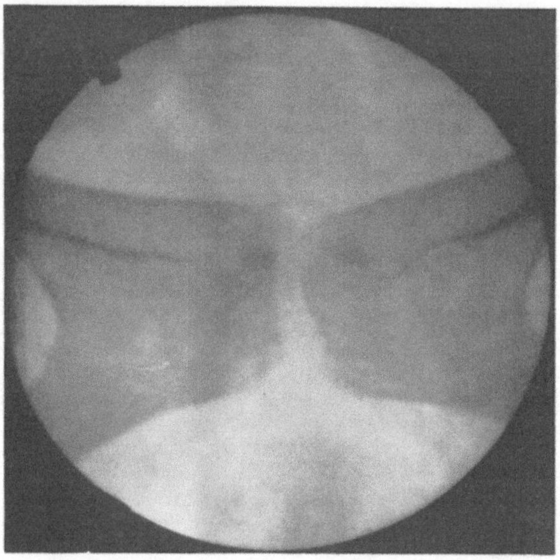

Abb. 26. Bei einer 29jährigen Frau mit einer Beckenringlockerung ist an der Symphyse die juvenile Knorpel-Knochenzähnelung (Riffelung) erhalten

nach Abschluß des Knochenwachstums, das normalerweise spätestens mit dem 25. Lebensjahr abgeschlossen ist, fort, so liegt in jedem Fall eine echte Ossifikationsstörung vor (Abb. 26).

Stärkere Grade einer Verknöcherungsstörung stellen das Persistieren oder das Ausbleiben einer Verknöcherung von Apophysen dar, die an den Ober- und Unterkanten der Schambeine im Bereich der Symphyse vorkommen können. Die obere und untere Ecke der Schambeine erscheint dann seitlich der Symphyse abgeschrägt oder ausgespart (Abb. 27).

Irgendeine klinische Bedeutung haben diese Ossifikationsstörungen an der Symphyse nicht. Sie weisen lediglich darauf hin, daß die Festigkeit des Beckenringes bereits vor Abschluß des Knochenwachstums gestört war.

b) Verknöcherungsstörungen im Bereich der Iliosacralgelenke

Geringe Ossifikationsstörungen an den IS bei frühen Beckenringlockerungen sind nicht selten. Dabei genügt eine einseitige Verbreiterung eines Iliosacralgelenkes bei Vorliegen

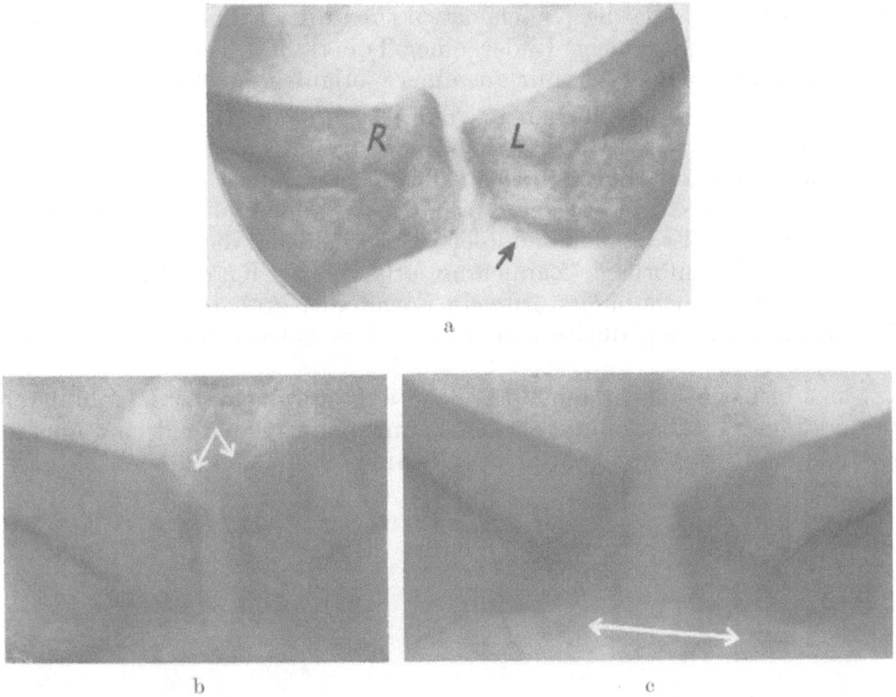

Abb. 27. Verknöcherungsstörungen im Bereich der Symphyse bei Frauen mit einer Beckenringlockerung (alle älter als 25) in Form von persistierenden Apophysen oder ausgebliebenen Verknöcherungen von Apophysen

einer Beckenringlockerung noch nicht für die Annahme einer Verknöcherungsstörung, denn es handelt sich bei dieser Verbreiterung um ein Klaffen (Diastase) des Gelenkspaltes und nicht um eine verbreiterte Knorpelschicht. Sieht man neben der Spaltverbreiterung jedoch einen Verknöcherungsrückstand im Vergleich zur anderen Seite — an Hand der während des Wachstums vorhandenen fransenförmigen Knorpel-Knochenverzahnung ist dies beurteilbar —, so liegt eine Ossifikationsstörung vor (Abb. 28).

Bei stärkeren Graden einer Verknöcherungsstörung der IS sieht man neben der Gelenkverbreiterung eine ganz grobhöckerige Zähnelung der Gelenkkonturen, wie sie nor-

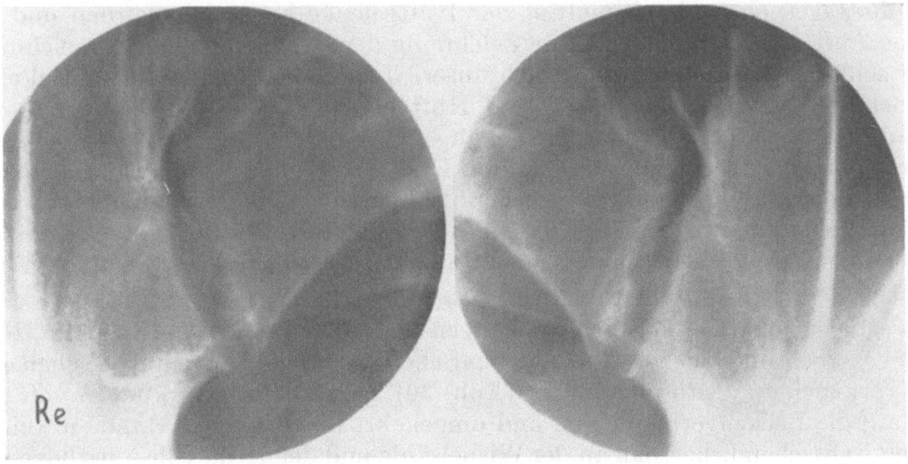

Abb. 28. Verknöcherungsstörungen am re. IS eines 20jährigen Mädchens. Das Gelenk ist verbreitert, und an der sacralen Gelenkfläche ist noch keine subchondrale Sklerose ausdifferenziert

malerweise nie vorkommt. Da die Knochenstruktur in der Umgebung auch etwas fleckig aufgelockert erscheint, sind solche Bilder einer Tuberkulose sehr ähnlich. Eine sichere Unterscheidung ist röntgenologisch nur aus einer Verlaufskontrolle möglich (Abb. 29).

Haslhofer fand bei Jugendlichen an den Darmbeinen, seltener auch am Kreuzbein, an den Gelenkflächen auf histologischen Schnitten Aufhellungsherde an der Knorpel-Knochengrenze mit Zurückbleiben der enchondralen Ossifikation. Er sah diese Veränderungen als traumatisch ausgelöst an. Die Regelmäßigkeit des Befundes spricht aber unbedingt dagegen. Es handelt sich hierbei vielmehr um die physiologische im Röntgenbild als feine fransenförmige Zähnelung erkennbare Knorpel-Knochenverzahnung Jugendlicher. Eine Verknöcherungsstörung in Form einer groben Zähnelung mit anschließender Strukturauflockerung dürfte eine Progredienz solcher histologischer Bilder darstellen.

Alle von uns bisher beobachteten Verknöcherungsstörungen der IS mündeten schließlich in eine normale Ossifikation ein. Dabei konnte man manchmal eine überschießende vorübergehende Kalkeinlagerung entlang der ilealen Gelenkflächen beobachten (Abb. 30).

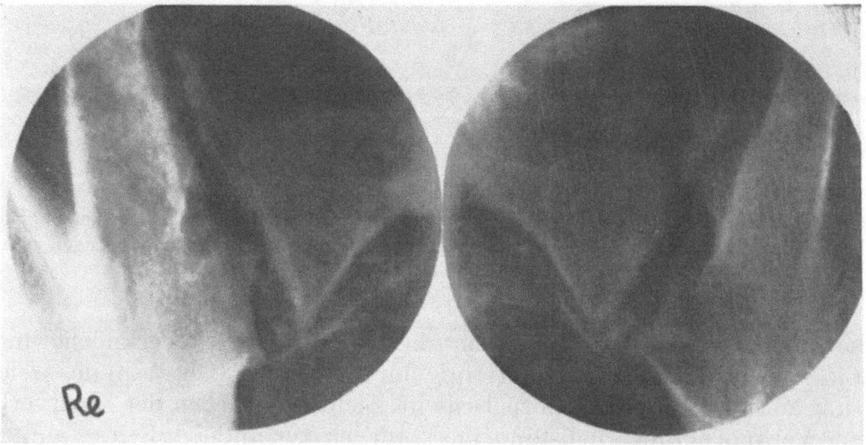

Abb. 29. Verknöcherungsstörung am re. IS eines 14jährigen Mädchens. Das Gelenk ist verbreitert, und es besteht eine grobe Zähnelung an der ilealen Gelenkfläche

Imhäuser berichtet über Iliosacralgelenksveränderungen Jugendlicher, besonders solcher, die wegen einer Epiphysiolysis der Hüftgelenke behandelt wurden und die sich durch eine Auflösung und verwaschene Zeichnung der Gelenkkonturen auszeichneten, die sich aber schließlich normalisierten. Auch unsere Jugendlichen hatten zum Teil eine Bekkenringlockerung infolge einer einseitigen Hüftgelenkserkrankung. Wir möchten daher annehmen, daß auch die Fälle von Imhäuser — er spricht in diesem Zusammenhang von einer verlängerten Pubertätsphase — in den Formenkreis der Ossifikationsverzögerungen und Ossifikationsstörungen gehören. Auch Böni und Kaganas erwähnen bei Jugendlichen rauhe grobe Gelenkkonturen an den IS. Scott sowie Rogers u. Cleares rechnen solche Befunde zu den aseptischen Epiphysennekrosen, und Ingelrans, Branciforti u. Dihlmann bezeichnen sie als „Osteochondritis".

Wir verfügen über mehrere Beobachtungen bei Jungen von 13—15 Jahren, bei denen wir an der Wirbelsäule Zeichen eines Morbus Scheuermann und an den IS Zeichen einer einseitigen Verknöcherungsstörung fanden (Abb. 30). Obwohl Rückwirkungen von der Wirbelsäule auf die Beckenverbindungen und umgekehrt nicht von der Hand zu weisen sind, ist es doch wahrscheinlicher, daß an der Wirbelsäule und den IS dieselben pathogenetischen Faktoren wirksam sind. Man sollte jedenfalls bei allen Verknöcherungsstörungen der IS auch die Wirbelsäule kontrollieren und umgekehrt.

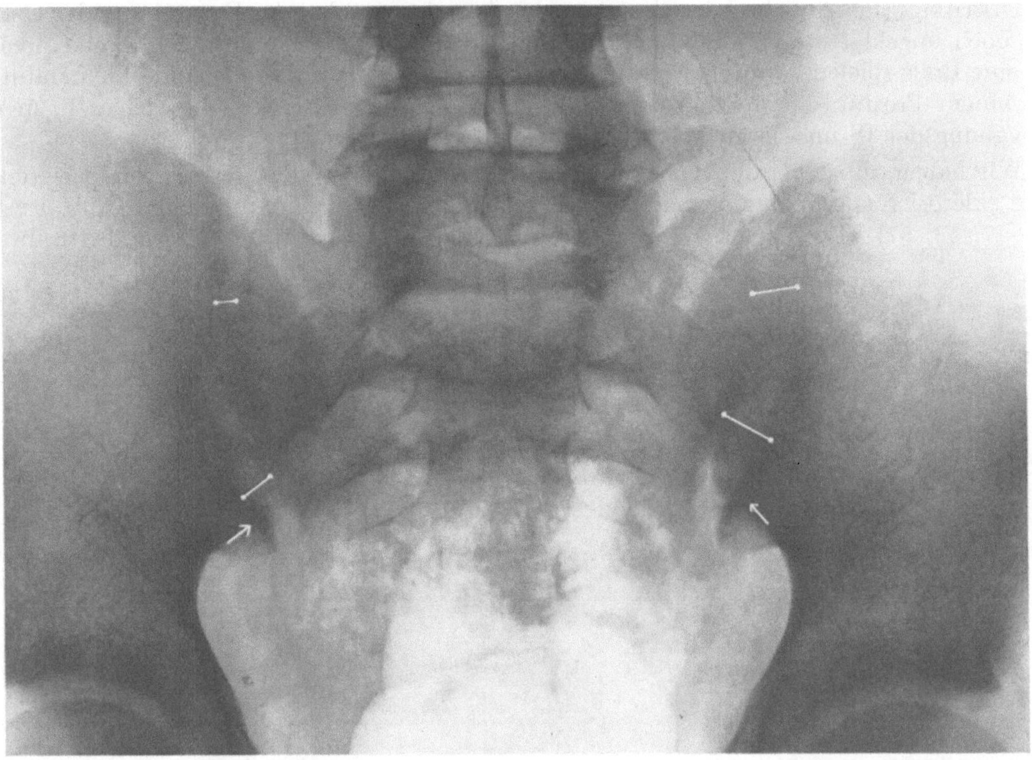

Abb. 30. Verknöcherungsstörung am ganzen li. IS und im unteren Bereich des re. IS eines 15jährigen Jungen. Das re. IS hat im oberen Bereich normale Breite (·—·), sonst sind die Gelenke verbreitert. Unregelmäßige Konturierung der linken sakralen Gelenkfläche. Überschießende Sklerosierung entlang der ilealen kaudalen Gelenkflächen bds. (→)

5. Ostitis condensans ilei

Die Bezeichnung „Ostitis" oder (englisch) „Osteitis" stammt noch aus der ersten Zeit der Beschreibung dieser Veränderungen in der Umgebung der IS (Barsony u. Polgar) und sollte andeuten, daß man dahinter ein chronisch-entzündliches Geschehen vermutete. Diese ist auch heute weiter gebräuchlich geblieben, obwohl als gesichert gelten darf, daß die Ostitis c. i. nur ein beschreibendes Symptom darstellt, dem kein einheitliches Pathologicum bzw. pathogenetisches Geschehen zugrunde liegt und der wahrscheinlich größere Teil dieser Veränderungen nicht entzündlicher Natur ist. Im französischen Schrifttum findet man auch die Bezeichnung „maladie de Barsony et Polgar" obwohl bereits einige Jahre vor diesen Autoren (1924 und 1926) das Krankheitsbild von Brailford sowie von Sicard, Gally u. Haguenau beschrieben worden war.

Neben unspezifischen Infekten hatte man bei der Ostitis c. i. ätiologisch auch eine chronische Osteomyelitis, eine besondere Verlaufsform der Tuberkulose, eine Lues, einen Morbus Paget oder Bechterew, Arthrosen und Durchblutungsstörungen vermutet. Shipp u. Haggert nahmen darüber hinaus eine Verlagerung des Kreuzbeines an. Da die allermeisten Autoren die Veränderung nur bei Frauen sahen, und zwar bei solchen, die geboren hatten, glaubten Berent u. Verhagen an reaktive Osteosklerosen auf geburtstraumatischer Grundlage. Auch Stehr u. Brailsford sprachen sich für traumatische Reaktionen aus. Armstrong sah die Ursache in blande verlaufenden bakteriellen Embolien.

Schubert stellte insgesamt 16 verschiedene Theorien über die Genese der Ostitis c. i. zusammen.

Diethelm (Persönliche Mitteilung) ist der Ansicht, daß bei der Entstehung der Ostitis c. i. noch ungeklärte Lymphabflußverhältnisse und venöse Verbindungen zum Knochen hin eine Rolle spielen könnten. Darauf scheint die Tatsache hinzuweisen, daß bei Männern mit einem Prostata-Ca vorzugsweise Beckenmetastasen auftreten, die sich z.T. in der Umgebung der IS massieren (Abb. 31).

Wir haben selbst bei den verschiedenartigsten Erkrankungen der IS kondensierende, bzw. sklerosierende Veränderungen in der Umgebung der Gelenke gesehen (Abb. 6a, 22, 43—47, 53, 57). Hierfür die Bezeichnung Ostitis c. i. zu gebrauchen, wie das teilweise

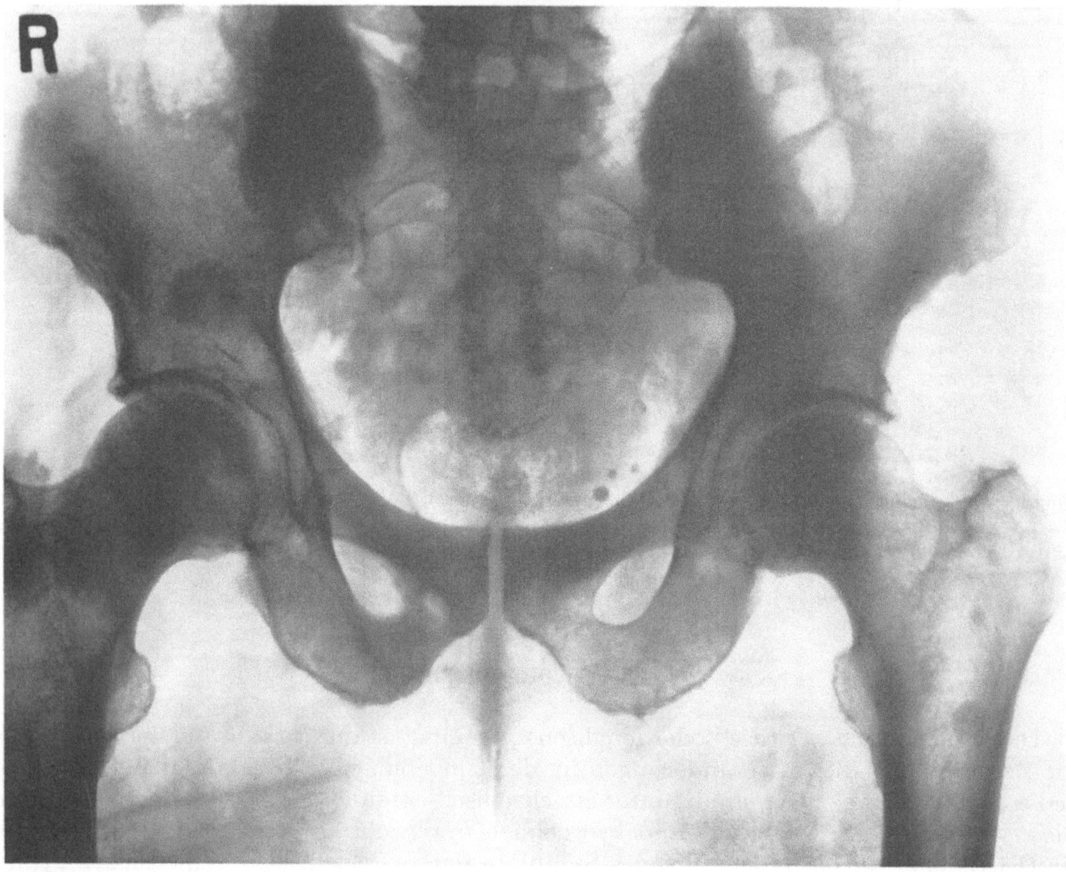

Abb. 31. Beckenmetastasen bei Prostata-Ca (Zur Verfügung gestellt von Herrn Prof. Diethelm)

noch immer in der Literatur geschieht, halten wir für nicht gerechtfertigt, und wir grenzen von dieser „symptomatischen“ Ostitis c. i. bekannter Ätiologie die eigentliche Ostitis c. i. ab.

Die „symptomatische“ O. c. i. kommt bei Frauen und Männern vor, und es handelt sich dabei um reaktive Osteosklerose als Folge von Verletzungen und/oder Entzündungen. Man findet immer nur relativ *kleine* rundliche oder ovale paraartikuläre spongiosklerotische Herde, und fast immer ist nur *ein* Gelenk betroffen. Die eigentliche O. c. i. kommt hingegen nur bei Frauen vor. Ihre Ätiologie ist noch immer nicht restlos geklärt. Es handelt sich immer um *große* paraartikuläre Skleroseherde, die eine typische abgerundete Dreieckform aufweisen, und das Betroffensein *beider* Gelenke ist die Regel.

Auf diese Weise ist auch die Diskrepanz der bisherigen histologischen Befunde zu erklären. Die Untersuchungen von Gillespie, Rendich und Shapiro, Lagani et al., Wells sowie Nikolaew und Elentschew ergaben eine Vermehrung der Knochenlamellen bzw. Verdickung der Spongiosabälkchen mit Einengung der Markräume, aber keinen Anhalt für entzündliche oder fibröse Veränderungen.

Shipp und Haggart fanden darüber hinaus noch Knochennekrosen. Glogowski sah bei 4 Fällen mit einer (symptomatischen) Ostitis c. i. unspezifische und rheumatische Ostitiden und Periostitiden.

Die kondensierenden Veränderungen an den Darmbeinen sind nie zu übersehen. In den typischen Fällen handelt es sich um dreieckige sklerotische Verdichtungen am Darmbein unmittelbar am Gelenk anschließend. Wenn überhaupt, so ist nur bei harten Aufnahmen eine schwache Struktur erkennbar. Die Dreiecksform kann manchmal in eine mehr bandartige oder ovale Form übergehen und auf das Kreuzbein übergreifen. Seitendifferenzen können vorhanden sein (Abb. 32).

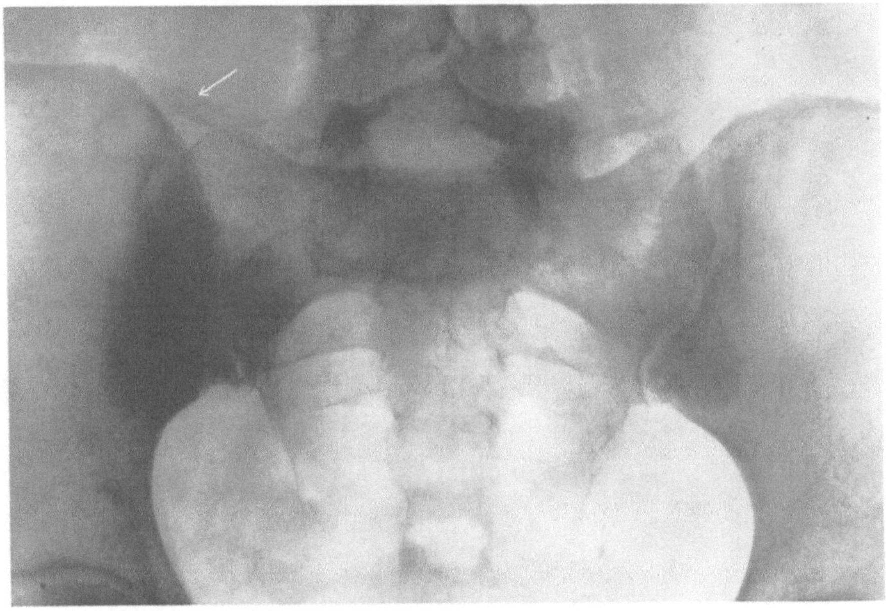

Abb. 32. Ostitis condensans ilei. Verkalkung des Lig. iliolumbale (→)

Man findet die Ostitis c. i. überwiegend bei Multipara. Da dabei oft erhebliche Knochen-Knorpelschäden der IS nachweisbar sind (Abb. 33), hatten wir anfänglich auch geglaubt, daß es sich bei diesen Veränderungen um Geburtstraumen handele. Bei den wenigen in der Literatur beschriebenen Fällen einer Ostitis c. i. bei Männern (Hutton, Knutson, Glogowski, Rendlich u. Shapiro, Segal u. Kellog) dürfte es sich, wie bei unseren Fällen um symptomatische Formen bei Zuständen nach Traumen oder Entzündungen gehandelt haben (Abb. 43—47, 53, 57). Dasselbe dürfte auch für die in der Literatur erwähnten Fälle bei Nullipara gelten (Hare, Glogowski). Der Vollständigkeit halber sei auch daran erinnert, daß Beckenhörner Verdichtung im Bereich der IS vortäuschen können (Abb. 34). Die Ansicht von Kivel, daß die sklerosierten Herde durch eine Behandlung beeinflußbar seien, wird sonst von keinem anderen Autor erwähnt oder geteilt.

Alle von uns beobachteten Fälle einer nicht symptomatischen Ostitis c. i. bei Frauen hatten außerdem eine Beckenringlockerung. Das wäre noch durch geburtstraumatische Einflüsse zu erklären gewesen. Da wir aber auch die typischen Veränderungen bei Erstgraviden im 9. Monat sahen, so müssen diese bereits auf alle Fälle vor der Geburt entstanden sein. Sie entsprechen ihrer Ausdehnung nach meist ziemlich dem ventralen Bandansatz. Unter Berücksichtigung all dieser Momente neigen wir sehr dazu, in der nichtsymptomatischen Ostitis c. i. überwiegend reaktive osteophytäre Veränderungen als Folge besonders starker Zugbeanspruchung der ventralen Bänder während der Gravidität zu sehen. Bei der Bauchlastigkeit Schwangerer werden gerade die ventralen Bänder besonders belastet und befinden sich in einem Zustand dauernder Spannung und Zerrung, wobei die Zugbeanspruchung an den Ansatzstellen um so größer wird, je stärker die schwangerschaftsbedingte Beckenringlockerung ist.

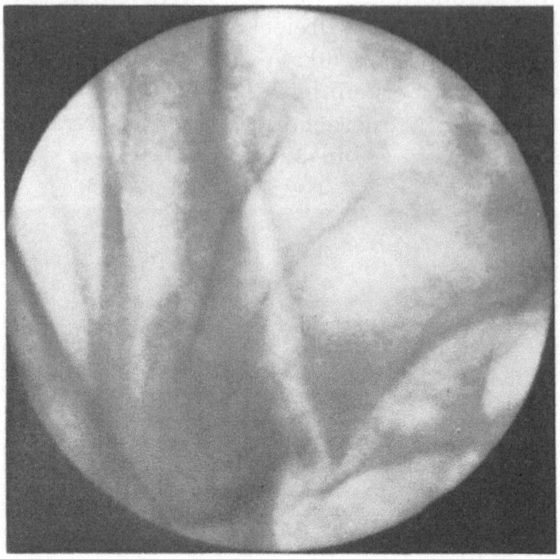

Abb. 33. Eine Spaltaufnahme bei einer Ostitis condensans ilei zeigt schwere Knorpel-Knochenschäden des Gelenks

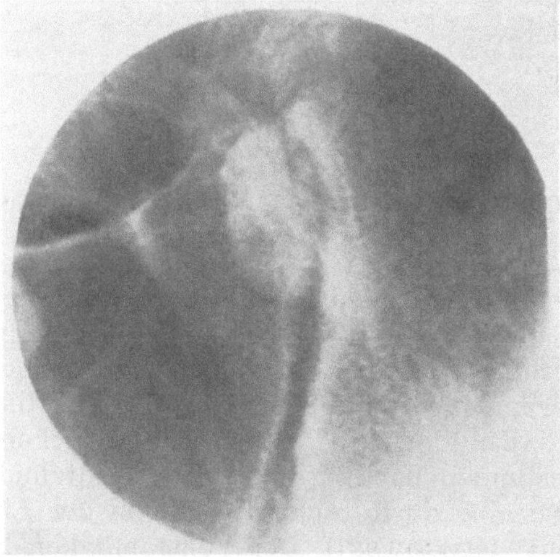

Abb. 34. Durch ein Beckenhorn vorgetäuschter Spongiosklerose in der Umgebung des IS

Daß sich die Veränderungen überwiegend an den ventralen Bandansatzstellen der Darmbeine und weniger des Kreuzbeines finden, spricht nicht zwingend gegen eine solche Annahme. Bei der einseitigen Beckenringlockerung findet man z. B. als Folge der Zerrung des Ligamentum pubicum craniale auch nur Bandansatzverkalkungen in Form von schnabelförmigen Ausziehungen an einem Schambein, obwohl die Zerrung des Bandes an den Ansatzstellen beider Schambeine stattfindet. Regelmäßig ist dabei der Bandansatz

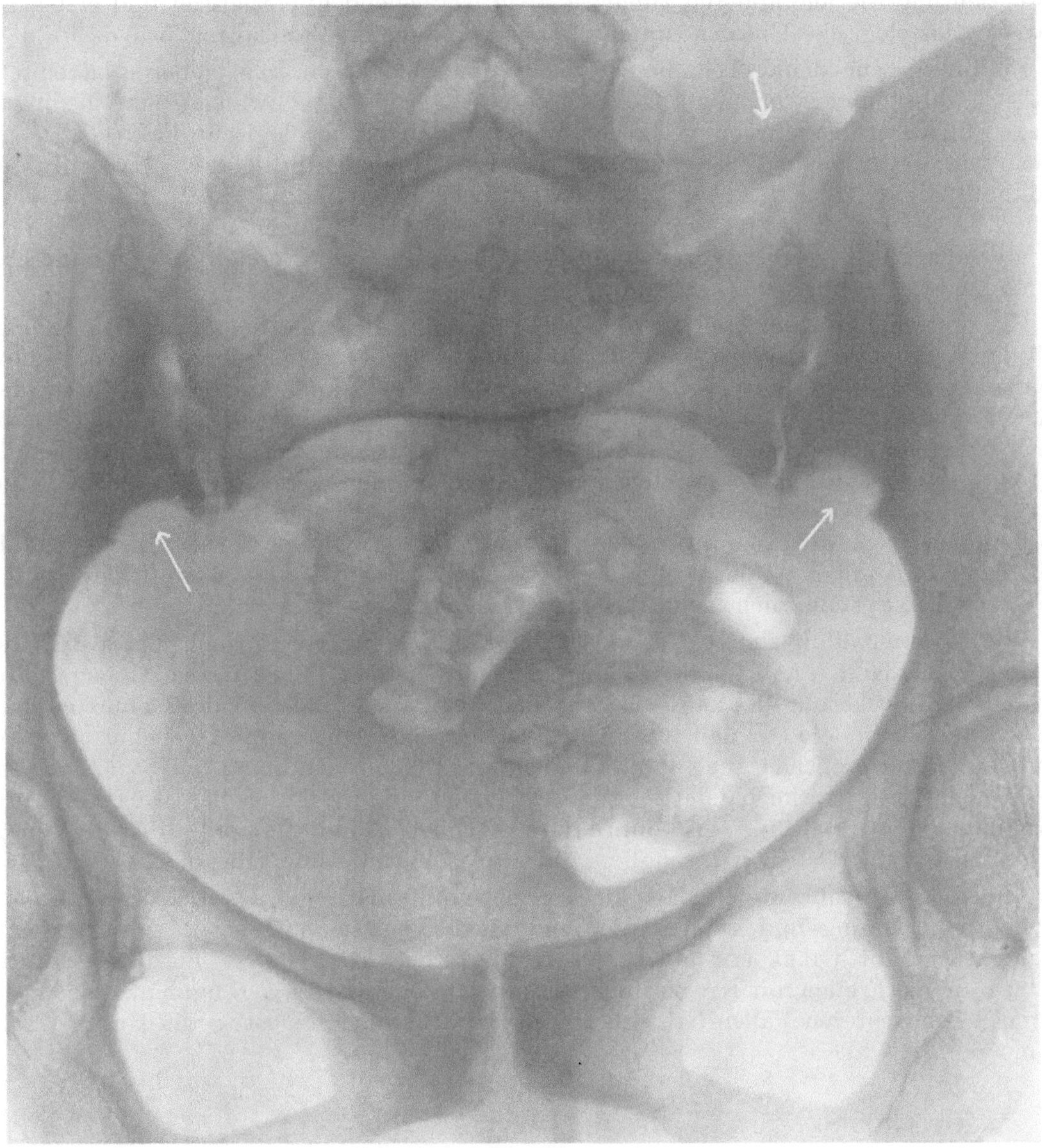

Abb. 35. Ostitis condensans ilei, bei der die spongiosklerotischen Veränderungen sowohl im Bereich der IS als auch der Symphyse vorhanden sind. Verkalkung im Lig. Iliolumbale (·→). Als Nebenbefunde sind bds. Riesensulci paraglenoidales vorhanden (→)

am nichtverschieblichen Schambeinast verkalkt. Das entspricht genau den Verhältnissen an den IS bei der Ostitis c. i. die ja immer mit einer Beckenringlockerung einhergeht: das Darmbein ist der feststehende und das Kreuzbein der verschiebliche Teil. Der Zerrungseffekt eines Bandes hängt also augenscheinlich wesentlich davon ab, ob das Band im Augenblick der Zerrung an einem feststehenden oder beweglichen bzw. verschieblichen Knochenteil ansetzt.

Weiter sprechen für die Annahme eines Überlastungsschadens auch die starken reaktiven Spongiosklerosen, die man bei anderen sekundären und primären Beckenringlockerungen finden kann. Auch die bei der Ostitis c. i. häufig zu beobachtende Verkalkung des Ligamentum iliolumbale weist auf einen Zerrungseffekt hin (Abb. 32, 35). Trotzdem bleibt diese Deutung wie alle anderen zunächst noch weitgehend hypothetisch und erst systematische histologische Untersuchungen können eine definitive Klärung bringen.

Da nur ein sehr kleiner Teil aller Frauen, die gravide waren, bzw. geboren haben, eine Ostitis c. i. bekommen, müssen abgesehen von der Stärke der schwangerschaftsbedingten Beckenringlockerung ganz offensichtlich auch noch andere ätiologische Faktoren mit im Spiele sein, die vielleicht z. T. hormoneller Natur sind, da enge Beziehungen zwischen dem Kalkhaushalt und den Geschlechtshormonen bestehen. Dafür spricht auch, daß in seltenen Fällen bei der Ostitis c. i. die spongiosklerotischen Veränderungen nicht nur im Bereich der dorsalen Beckenverbindungen, der IS, sondern auch im Bereich der Symphyse zu finden sind (Abb. 35).

Die Forschungsergebnisse der experimentellen Knochenpathologie haben gezeigt, daß die Wirkung der Östrogene auf den Kalkstoffwechsel unter anderem in einer Osteoblastenaktivierung besteht (SCHEUER) und HASLHOFER konnte histologisch tatsächlich bei Graviden einen stärkeren Knochenumbau in den Beckenverbindungen nachweisen. Nach Untersuchungen von DEAK scheint auch bei osteosklerotischen Veränderungen der Akren eine Dysfunktion der weiblichen Geschlechtshormone eine Rolle zu spielen. Auch BARSONY u. POLGAR sowie UDE u. ELLEGAST erwähnen bei ihren Fällen das gleichzeitige Vorkommen von endokrinen Störungen (z. T. mit einer Hyperostosis frontalis interna des Schädels), so daß man bei der weiteren Klärung der Ostitis c. i. wahrscheinlich dem innersekretorischen System auch mehr Beachtung schenken muß.

Wie schon erwähnt sind bei der Ostitis c. i. z. T. schwere Knochen-Knorpelschäden an den IS vorhanden (Abb. 33). Diese sind möglicherweise Folge der schwangerschaftsbedingten Auflockerung. Es kann sich aber natürlich auch um unter der Geburt entstandene Schäden handeln, so daß wahrscheinlich fließende Übergänge zu Geburtstraumen bestehen. Dafür sprechen auch Fälle von schweren Geburtstraumen der Symphyse, bei denen gleichzeitig starke bandartige Verdichtungen entlang der ilealen Gelenkkonturen vorhanden sind (Abb. 43). Man könnte daraus schließen, daß Momente, die die Voraussetzungen für eine Ostitis c. i. schaffen, auch zu Geburtstraumen disponieren.

Alle von uns beobachteten Fälle einer nicht symptomatischen Ostitis c. i. hatten eine Beckenringlockerung und dementsprechend auch Kreuzschmerzen, bzw. auch Kreuzschmerzen gehabt. GILLESPIE und LLOYD-ROBERTS berichten, daß sie bei Röntgenuntersuchungen von Frauen mit Kreuzschmerzen in 2,2 % eine Ostitis c. i. fanden. Bei den von WELLES beobachteten Fällen hatten zur Zeit der Untersuchung etwa die Hälfte Kreuzschmerzen.

III. Verletzungen der Beckenverbindungen

1. Beckenfrakturen mit Einbeziehung der Beckenverbindungen

Man unterscheidet zwischen Beckenrandbrüchen und Beckenringbrüchen. Schwerwiegender sind die letzteren, da hierbei, wie schon der Name sagt, der Beckenring unterbrochen wird. Die Beckenstatik ist auf diese Weise erheblich gestört und kann weitgehende Rückwirkungen haben. Die Ringbrüche, die meist durch indirekte Kompression entstehen, sind häufiger als die Randbrüche. Überwiegend sind Erwachsene betroffen, da das kindliche Becken noch elastischer ist.

Die Beckenringbrüche werden in vordere und hintere sowie doppelte Ringbrüche unterteilt. In diesem Zusammenhang interessieren die Ringbrüche nur, soweit Symphyse oder IS daran beteiligt sind. WAPALKOW hat ausführlich darüber berichtet. Man bezeichnet diese Traumen meist als kombinierte Beckenverletzungen.

Wenn bei vorderen Ringbrüchen die Frakturlinien symphysennahe verlaufen, so können sie bis in die Symphyse hinein reichen, ohne daß eine eigentliche Symphysenruptur besteht (Abb. 36a). Der Symphysenschaden ist zunächst röntgenologisch nicht erkennbar. Spätere Spaltverschmälerungen und Unregelmäßigkeiten sowie Sklerosierungen an den Facies symphyseales sowie Verschiebungen der Schambeine können darauf hinweisen. Wenn auch in solchen Fällen die Symphyse später ihre normale Festigkeit wiedererlangt, so scheint diese doch manchmal wesentlich später als am frakturierten Knochen wiederzukehren. Ein solcher vorübergehender traumatischer Festigkeitsverlust an der Symphyse

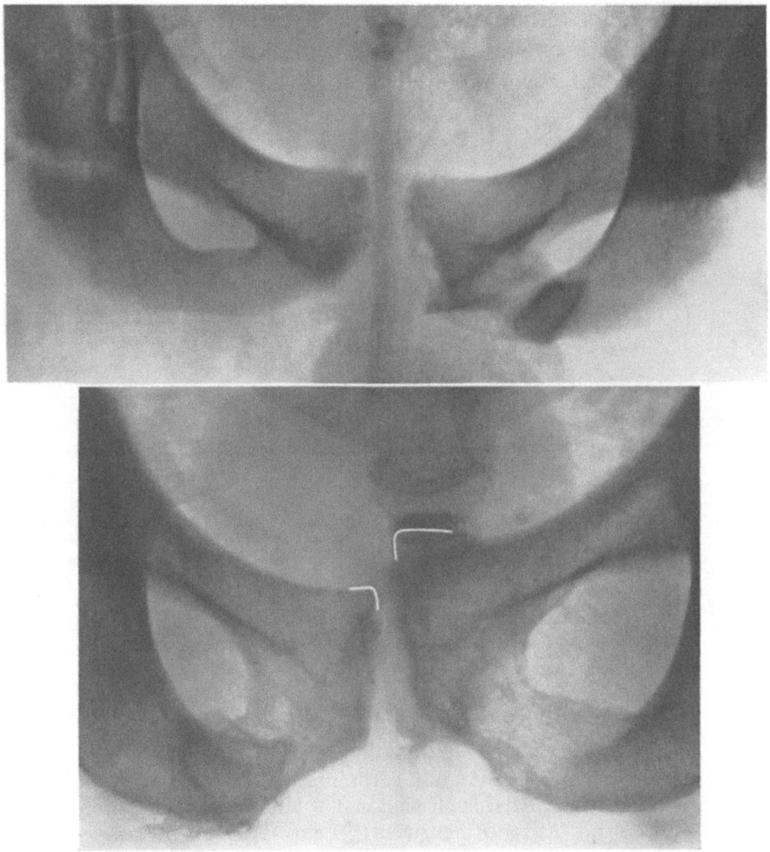

a

b

Abb. 36. (a) Vorderer Ringbruch mit Symphysenbeteiligung ohne Symphysenruptur; (b) vorderer Ringbruch mit Symphysenruptur (Stufenbildung)

kann, wenn der Knochen selbst längst wieder fest ist, noch Rückwirkungen auf den Beckenring haben und zu einer *post*traumatischen Beckenringlockerung führen. Es ist augenfällig, daß jeder Festigkeitsverlust in der Symphyse gleich welcher Genese nach einer gewissen Zeit Rückwirkungen auf die IS hat und umgekehrt (Abb. 37).

Vordere Ringbrüche können auch mit einer regelrechten Symphysenruptur einhergehen (Abb. 36b). Die Ruptur kann durch die Knorpel-Knochengrenze oder nur durch den Knorpel verlaufen. Wenn die IS intakt geblieben sind, klafft der Symphysenspalt meist nicht oder nur wenig und man sieht nur eine stärkere Stufenbildung. Unter entsprechender Therapie kann sich auch diese wieder ausgleichen. Die Symphyse erlangt auch bei Rupturen, zumal bei Männern, fast immer ihre volle Festigkeit wieder, wenn der hintere Beckenring unverletzt blieb (siehe Symphysenrupturen). Der Symphysenspalt kann später leicht verbreitert, aber auch leicht verschmälert und an den Facies symphyseales der Schambeine können reaktive Sklerosen vorhanden sein. Wenn bei vorderen Ringbrüchen nach der Knochenbruchheilung noch Schmerzen im Symphysenbereich vorhanden sind, so weist das immer auf eine Mitbeteiligung der Symphyse hin.

Bei hinteren Ringbrüchen verläuft die Frakturlinie meist durch das Darmbein und zwar meist in der Umgebung eines Iliosacralgelenkes, das selbst in die Fraktur miteinbezogen sein kann. Meist geschieht das in der Art, daß die Frakturlinie schräg nach unten durch den medialen Darmbeinanteil verläuft und bis in das IS hineinreicht. In leichteren Fällen ist dabei die Kontinuität des Gelenkes noch gewährt, in schweren Fällen — und diese überwiegen — wird das Gelenk dabei aber rupturiert, so daß die Fraktur mit einer Subluxation des Gelenkes kombiniert ist. Die Ausheilung erfolgt dann auch meist in einer Subluxationsstellung in Form einer teilweisen oder vollständigen Ankylose. In der Umgebung

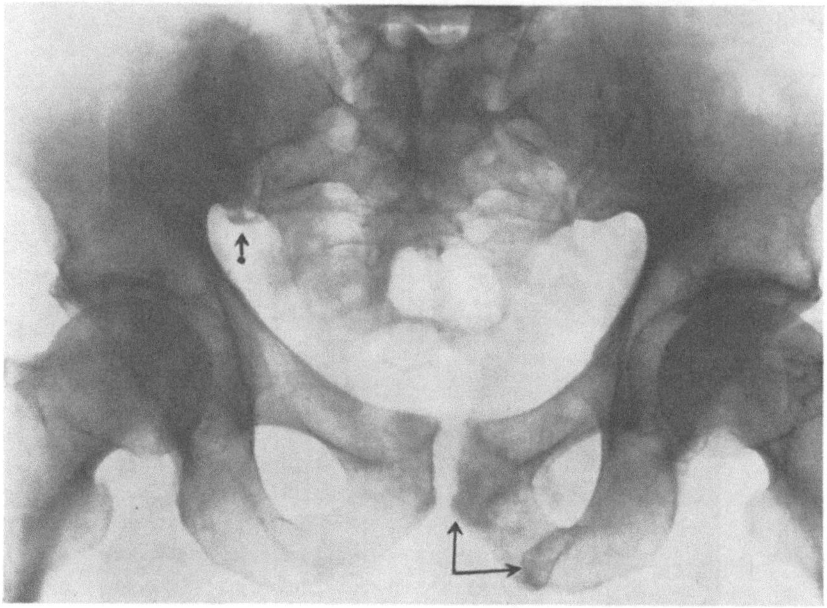

Abb. 37. Posttraumatische Beckenringlockerung mit Verbreiterung des rechten IS und abgestützter kaudaler Subluxation des Kreuzbeins (·→). Diese BRL stellt sich erst 6 Monate nach Festwerden des vorderen linken Ringbruchs (↰) ein

der IS sind auch Loosersche Umbauzonen beobachtet worden (Schmitt, Peter u. Dihlmann), die nicht mit Frakturen verwechselt werden dürfen.

Erkenntlich sind die begleitenden frischen Iliosacralgelenksverletzungen an einer Subluxation oder aber auch an einer Spaltverbreiterung, wobei durch Blutergüsse und Bandausrisse die Gelenkkonturen unscharf und verwaschen erscheinen können. Manchmal ist aber auch die Gelenksverletzung als solche zunächst röntgenologisch nicht faßbar und erst spätere degenerative und reaktive Veränderungen weisen auf die Verletzung hin.

Bei gleichzeitigen vorderen und hinteren Ringbrüchen kann es vorkommen, daß nur im Bereich des vorderen oder hinteren Beckenringes eine knöcherne Fraktur besteht, während die andere Unterbrechung eine Symphysen- oder Iliosacralgelenksruptur darstellt.

Ermüdungsfrakturen bzw. Loosersche Umbauzonen seitlich der IS wurden von Schmitt, sowie von Peter u. Dihlmann beobachtet, die im Gegensatz zu persistierenden

Gefäßkanälen mit schrägem Verlauf und manchmal Y-förmiger Aufzweigung horizontal verlaufen und bis in die Gelenke hineinreichen können.

2. Beckenverrenkungen

Beckenverrenkungen stellen in reiner Form große Seltenheiten dar. Dabei sind die Symphyse und ein Iliosacralgelenk rupturiert, so daß eine Beckenhälfte gegenüber der an-

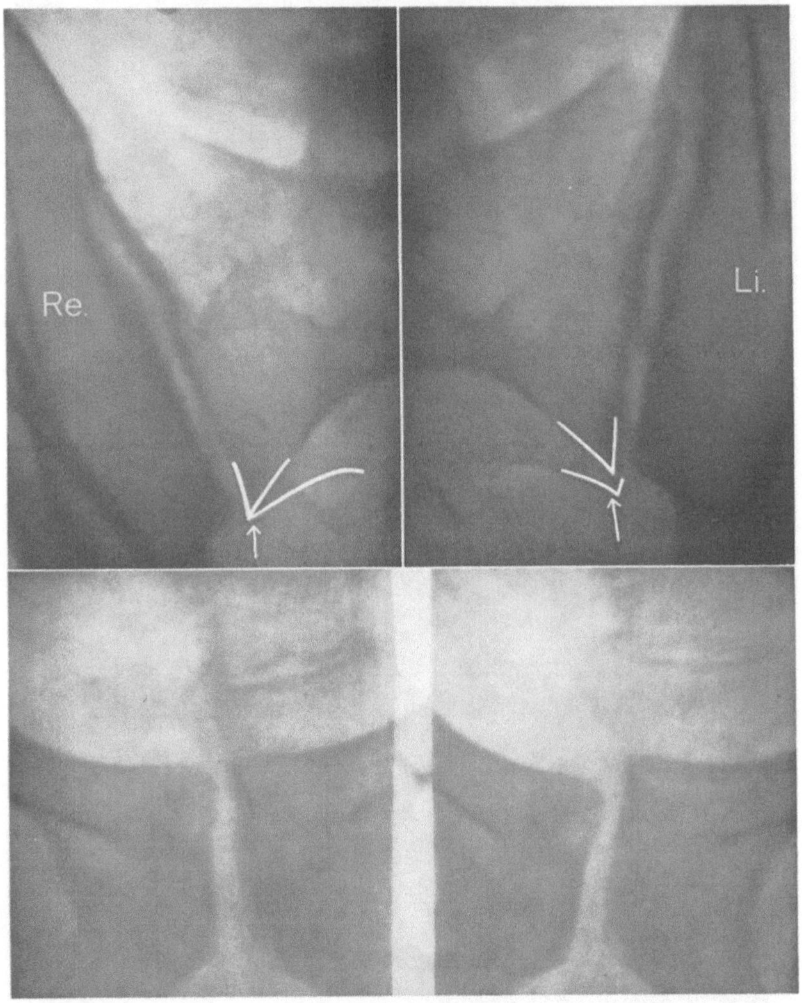

a

Abb. 38. (a) Frische Beckenverrenkung bei einem Mann; (b) Alte Beckenverrenkung bei einem Mann. Auf der Übersichtsaufnahme ist der Gelenkspalt kaudal verbreitert, auf der Spaltaufnahme kommt eine starke kaudale Kreuzbeinsubluxation zur Darstellung. Fixierter ungleicher Schambeinstand. Posttraumatische Verkalkungen im Kapsel-Bandapparat des rechten IS (→)

deren stark subluxiert ist. Die Diagnose bereitet bei diesem massiven Befund keine Schwierigkeiten. Meistens sind Beckenverrenkungen mit knöchernen Frakturen kombiniert. Sie setzen in jedem Fall ein schwerstes Trauma voraus und verlaufen manchmal tödlich. Wie bei allen Symphysenverletzungen sind oft die Harnorgane mitverletzt. Eindeutige Fälle nicht sehr starker Beckenverrenkungen ohne gleichzeitige Frakturen sind Selten-

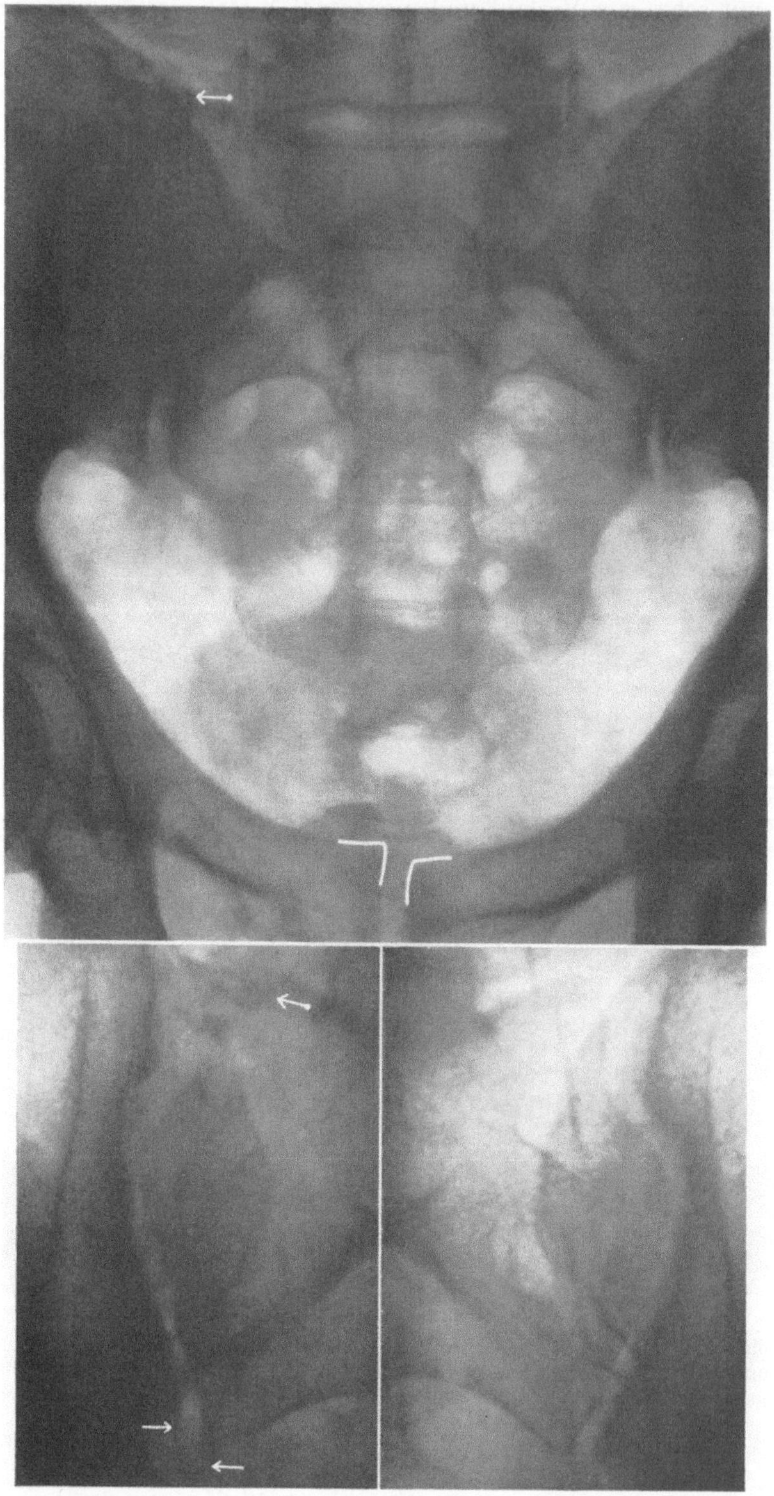

Abb. 38b

heiten. Wie bei (traumatischen) Kreuzbeinluxationen scheinen auch Asymmetrien und Formabweichungen im Verlauf beider IS dazu zu disponieren. Die Abb. 38a zeigt bei einem 48-jährigen Mann eine starke Verschiebung beider Schambeinäste bei Stand auf dem linken Bein, die sich bei Stand auf dem rechten Bein wieder vollkommen ausgleicht. Im linken IS ist eine leichte kaudale Subluxation vorhanden. Der betreffende Patient hatte eine mehrere Zentner schwere Last ruckartig angehoben, wobei er mit dem linken Bein etwas höher als mit dem rechten stand, das linke Bein also überwiegend belastet wurde. Sofort nach dem Anheben verspürte er einen stichartigen linksseitigen Kreuzschmerz und „ein krachendes Geräusch im Unterleib als ob etwas zerreißt", das sicher durch die Symphysenruptur entstand. Die defektähnliche Unschärfe im Bereich der unteren Kante der Facies symphysealis des linken Schambeinastes weist auf einen Bandausriß hin. Da

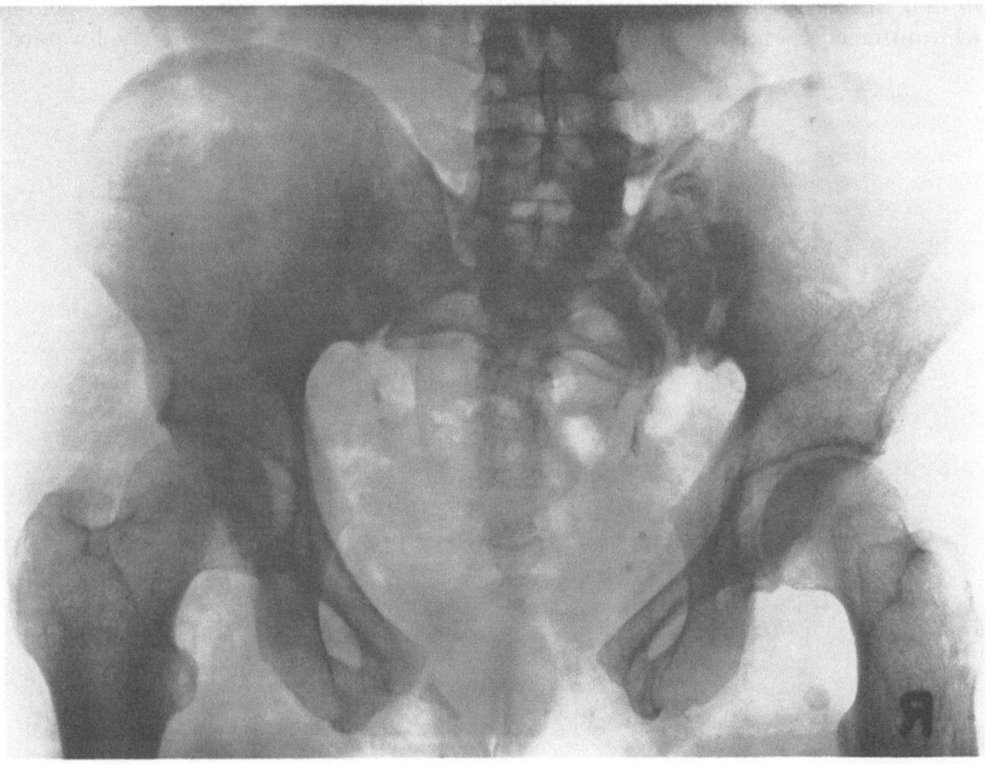

Abb. 38c. Zustand nach rechtsseitiger Beckenringruptur. Die Symphyse ist auf über 6 und das rechte IS ist auf fast 1 cm verbreitert. In der Mitte des rechten IS liegt ein ovaler Knochenausriß aus dem rechten Darmbein

hier nach dem Unfall sowohl eine Verschiebung in der Symphyse als auch dem linken IS nachweisbar war, handelte es sich um eine eindeutige Beckenverrenkung oder, wenn man so will, um eine traumatische Beckenringlockerung.

Bei den Beckenverrenkungen kann wie bei den nicht traumatischen BRL eine kaudale auch mit einer ventralen Kreuzbeinsubluxation kombiniert sein, wobei sich die ventrale Subluxation auf den a. p.-Aufnahmen in einer deutlichen Spaltverbreiterung äußert. Die Abb. 38a zeigt einen solchen Fall und zwar handelt es sich um eine alte Beckenverrenkung. (Trauma: in leicht gebückter Haltung erhebliche Krafteinwirkung ins Kreuz von schräg-oben-rechts). Die erheblich kaudale Kreuzbeinsubluxation kommt dabei erst auf den Spaltaufnahmen zur Darstellung. Im Gegensatz zu dem auf der Abb. 38b dargestellten Fall ist hier die Verstellung in der Symphyse bereits vollständig fixiert. Der Unfall liegt bereits 2 Jahre zurück und man hatte auf Grund der damaligen Rö.Untersuchung lediglich eine Becken- und LWS-Prellung angenommen, eine fast immer wiederkehrende Fehldiagnose bei allen IS-Verletzungen. Seit dem Unfall klagte der Pat. über erhebliche Kreuzschmerzen, die bei Stand auf dem rechten Bein in typischer Weise noch zunahmen und dann mit einem Gefühl der Unsicherheit kombiniert waren.

Die wolkigen, wenig scharfen posttraumatischen Verkalkungen im Kapsel-Bandapparat im oberen Bereich des rechten IS zeigen, daß man solche Verkalkungen nicht immer grundsätzlich als reinen Überlastungsschaden ansehen darf, sondern diese auch auf traumatischer Grundlage entstehen können (Siehe unter Überlastungsschäden).

3. Beckenringrupturen

Von den Beckenverrenkungen, genauer: Beckenringverrenkungen, ist die Beckenringruptur zu unterscheiden. Beiden gemeinsam ist, daß es sich dabei um eine schwerste Ver-

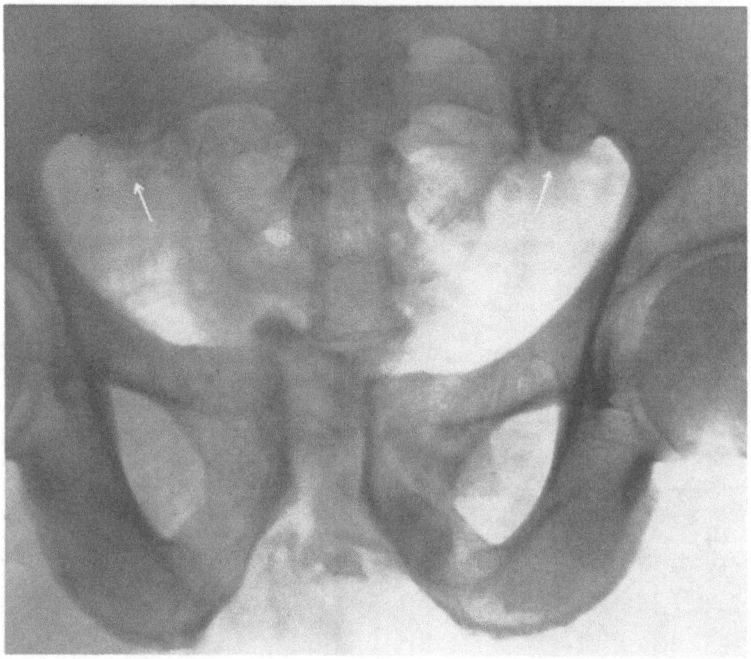

Abb. 39. Zustand nach isolierter Symphysenruptur. Posttraumatische Weichteilverkalkungen in der Umgebung der Symphyse, und auch am Unterrand beider IS sind schalenförmige Verkalkungen vorhanden (→), die auf eine Mittbeteiligung der Kapselbandverstärkungen dieser Gelenke hinweisen

letzung, eine Ruptur der Symphyse und eines IS handelt und daß solche Verletzungen meistens Folgen schwerster, überwiegend tödlich verlaufender Unfälle sind. Becken(ring)-verrenkungen und Beckenringrupturen haben verschiedene Unfallmechanismen. Bei ersteren handelt es sich um kraniokaudale Krafteinwirkungen, meistens als Folge von Abstürzen, wobei die Rupturen mit entsprechenden kraniokaudalen Subluxation in der Symphyse und einem IS verbunden sind, bei letzteren um ventrodorsale Krafteinwirkungen auf das Becken, vor allem durch Überfahrenwerden wie auch bei den isolierten Symphysenrupturen.

Beim Überfahren wird dabei die Symphyse gesprengt und die eine Beckenhälfte torflügelartig aufgeklappt. Der Symphysenspalt und das IS einer Seite sind entsprechend stark erweitert. In der Folgezeit treten in der Umgebung der Rupturen in der Regel posttraumatische Verkalkungen im Kapsel-Bandapparat auf oder es sind auch Knochenausrisse erkenntlich (Abb. 26b). Die rupturierte Symphyse wird, begünstigt durch die traumatischen Blutungen, fast immer wieder vollkommen oder weitgehend fest. Bis zu diesem Zeitpunkt sind aber immer schwere Gehstörungen vorhanden. Auch in dem auf der Abb. 26b wiedergegebenen Fall ließ sich keine Verschiebung in der Symphyse und im rechten IS bei Funktionsaufnahmen mehr nachweisen und der Pat. ging ganz normal und ohne Stock. Es handelt sich um einen 46 jährigen Mann, der im 2. Weltkrieg durch eine Pak überrollt wurde und nur überlebte, weil der Boden stark sumpfig war.

4. Isolierte Symphysenverletzungen

Dressler konnte 26 Fälle von unfallbedingten isolierten Symphysenrupturen aus der Literatur zusammenstellen, die fast alle einen bestimmten Unfallmechanismus erkennen ließen. Selbst wenn starke Symphysenverbreiterungen zurückblieben, war später die Statik und Funktion des Beckens kaum beeinträchtigt. Die Intaktheit der IS und ein bindegewebiger Ersatz im Bereich der rupturierten Symphyse dürften die Ursache sein.

Eigene Beobachtungen zeigen, daß nach isolierten Symphysenrupturen häufig aber noch Spätschäden, meist in Form von periartikulärer Verkalkung, an den IS nachweisbar sind, die darauf schließen lassen, daß der Bandapparat der IS bei der Symphysenruptur doch mitgeschädigt wurde (Abb. 39).

Kakuschkin berichtet über eine Symphysenruptur bei einem Kind und konnte in der Literatur 6 weitere kindliche Symphysenrupturen zusammenstellen, die fast alle durch Überfahrenwerden entstanden. Die Symphyse wurde durch einen Bindegewebsstrang — von Waldstein als Beckenfeder bezeichnet — ersetzt und genügte allen Anforderungen.

5. Geburtstraumen der Beckenverbindungen

a) Symphysenverletzungen

Geburtstraumen findet man zwar auch bei Spontangeburten, aber sie überwiegen doch bei geburtshilflichen Maßnahmen und Geburtskomplikationen. Sie sind an der Symphyse nicht selten (Sellheim, Joachimovits, Leoschke, Winnebracke). Nach Hornung u. Kehrer sollen etwa 80 % aller Symphysenverletzungen bei operativer Beendigung der Geburt auftreten. Esch u. Kräubig glauben in letzter Zeit eine Zunahme der Symphysenrupturen feststellen zu können. Dabei konnte Kräubig (persönliche Mitteilung) gleichzeitig konstatieren, daß die Symphysenschäden — es handelt sich ungefähr um 0,5 % des geburtshilflichen Materials — alle bei Spontangeburten auftraten.

Es ist eine immer noch nicht restlos geklärte Frage, ob zu geringe oder zu starke Auflockerungsvorgänge in der Symphyse zu Rupturen disponieren oder ob auch noch andere Momente dafür in Frage kommen. Nach neueren Beobachtungen von Kräubig scheinen sowohl verstärkte als auch zu geringe oder fehlende Auflockerungsvorgänge während der Gravidität Symphysenschädigungen bei der Geburt Vorschub zu leisten. Die Ruptur als solche soll oft während der Geburt — nach Martin regelmäßig — als krachendes Geräusch zu hören sein. Die subjektiven Beschwerden treten meist erst etwas später auf. Neben einem lokalen Schmerz ist ein Ausstrahlen in die Oberschenkel und ins Kreuz häufig. Stehen und Gehen macht Schmerzen, und die Frauen haben dabei ein Gefühl der Unsicherheit.

Die Symphysenruptur ist meist schon tastbar. Im Röntgenbild sieht man eine Spaltverbreiterung von 3—6 cm im Durchschnitt. Aber es wurden auch Erweiterungen bis zu 10,5 cm gemessen (Engel). Gleichzeitige knöcherne Verletzungen der Schambeine fehlen fast immer. Engel berichtet aber über eine isolierte Sitzbeinfraktur als Geburtstrauma.

Neben einer Spaltverbreiterung sieht man manchmal auch einen ungleichen Symphysenstand bei der Ruptur.

Gleichzeitig mit einer Symphysenruptur können auch Verletzungen der IS vorkommen. Evtl. später auftretende degenerative oder sklerosierende Veränderungen können darauf hinweisen. Eine stärkere Erweiterung des Symphysenspaltes muß sogar unbedingt eine Schädigung der IS zur Folge haben, denn anders wäre ein stärkeres Aufklappen beider

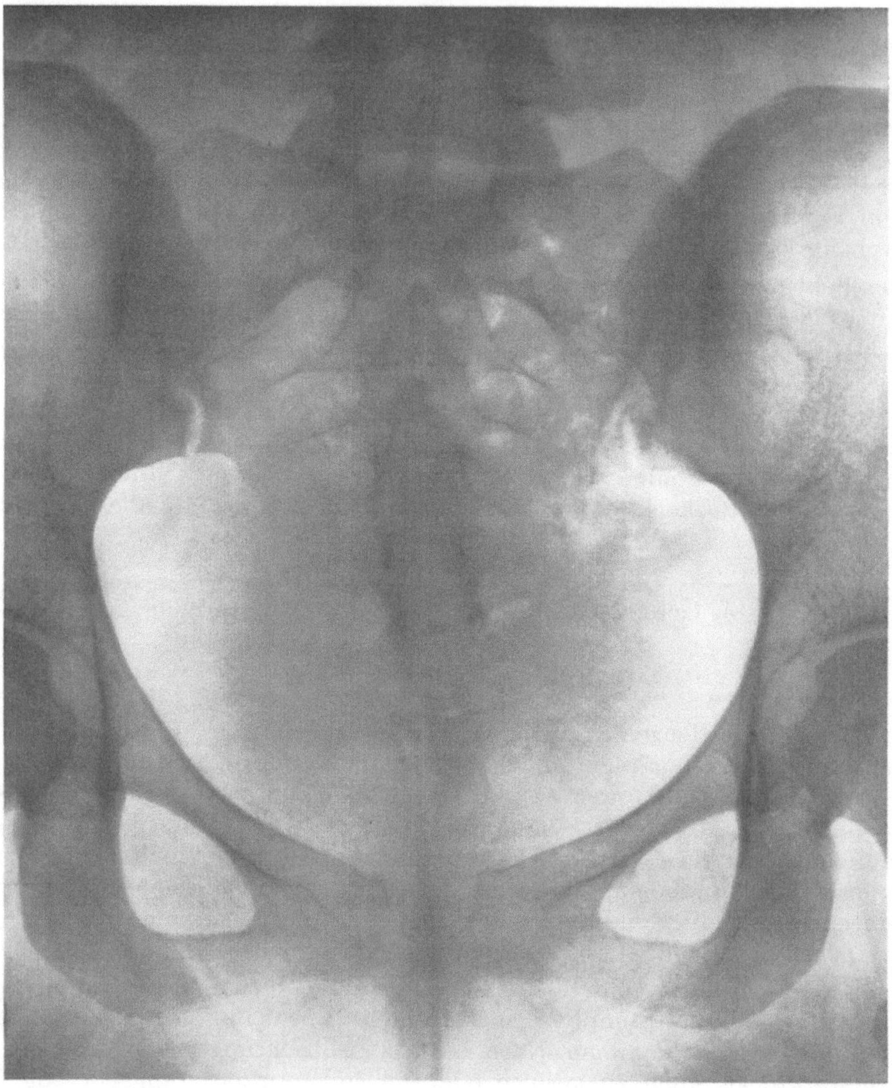

Abb. 40. Zustand nach einer Symphysenruptur vor 2 Jahren bei der Geburt. Die Pat. ist beschwerdefrei

Beckenhälften gar nicht möglich. Solange es sich jeweils um eine isolierte Symphysen. ruptur handelt, wird sie kaum Beschwerden und spätere statische Störungen machen- Beobachtungen an unfallbedingten isolierten Symphysenrupturen und therapeutischen Symphyseotomien haben gezeigt, daß der ventrale Beckenring allein durch den Beckenbandapparat noch zusammengehalten werden kann. Erst bei nicht mehr intaktem Bandapparat sind ernstere Störungen zu erwarten. Darüber hinaus heilen die Symphysenrupturen fast immer durch eine Syndesmose. Vielleicht ist es der fast regelmäßig vorhandene

Bluterguß, der durch Organisierung zur Ausbildung einer festen und wieder tragfähigen Bindegewebsbrücke beiträgt. Der Symphysenspalt kann nach einer Ruptur wieder normale Breite erreichen, oft bleibt er jedoch erweitert (Abb. 40). Auch posttraumatische Verknöcherungen der Symphyse sind bekannt. Symphysenrupturen münden meist in eine Beckenringlockerung ein, gerade, weil nicht selten die IS mitverletzt sind. Der Ansicht von GIGL, daß eine Diastase der IS das wichtigste Symptom einer stattgefundenen Symphysenruptur sei, kann man jedoch nicht beipflichten.

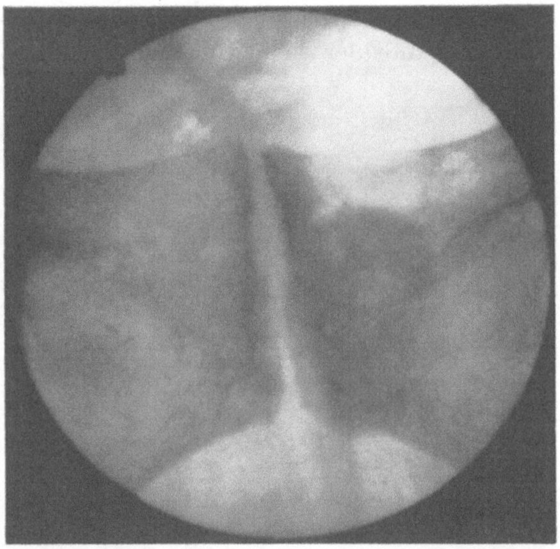

Abb. 41. Altes Geburtstrauma im Bereich der Symphyse

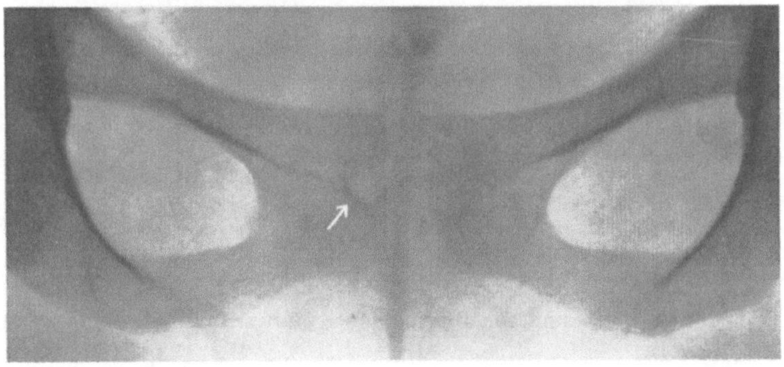

Abb. 42. Zustand nach klinisch sicherer Symphysenruptur vor 7 Monaten. Keine Symphysenverbreiterung, aber Zerstörung der Facies symphysealis rechts mit tieferen Einbruch ins linke Schambein (→). Beschwerden im Bereich der Symphyse

Wenn die Symphysenverletzungen an der Knorpel-Knochengrenze stattfinden oder bis in diesen Bezirk reichen, kann es sowohl zu Blutungen in den Knochen als zu kleinen Knochenausrissen kommen. Man wird in solchen Fällen evtl. später nur die Folgen der Hämatomorganisation feststellen können, und wir glauben, daß scharf abgesetzte spongiosklerotische Herde beiderseits der Symphyse solche Traumafolgen darstellen (Abb. 41).

Bei Symphysenrupturen und Verletzungen kann man manchmal gleichzeitig eine Entkalkung der benachbarten Schambeinenden finden. KREIKER hat besonders darauf hingewiesen. Sie bildet sich meist wieder zurück, sie kann aber auch in eine regelrechte parasymphysäre Knochenzerstörung übergehen (Abb. 42), die dann später oft durch eine Spongiosklerose zum normalen Knochen abgesetzt ist (Abb. 43). Wir pflichten der Ansicht KREIKERS bei, daß in diesen Fällen neben dem Trauma eine Infektion (Osteomyelitis) vorliegt, die ihren Ausgang wahrscheinlich von retropubischen infizierten Hämatomen nimmt. Daß Kalkstoffwechselstörungen die Ursache solcher Sklerosierungen sind (SEYSS) halten wir für unwahrscheinlich.

Kleinere Symphysenverletzungen unter der Geburt sind recht häufig. Es kommt hierbei nicht zu einer Kontinuitätstrennung des Symphysenknorpels oder zu einer Zerreißung des Symphysenbandapparates. Man wird sie röntgenologisch fast nie erfassen können. Manchmal sieht man an den Facies symphyseales der Schambeine kleine zystische Aufhellungen, die von einer feinen Randsklerose begrenzt sind. Auch solche Befunde scheinen

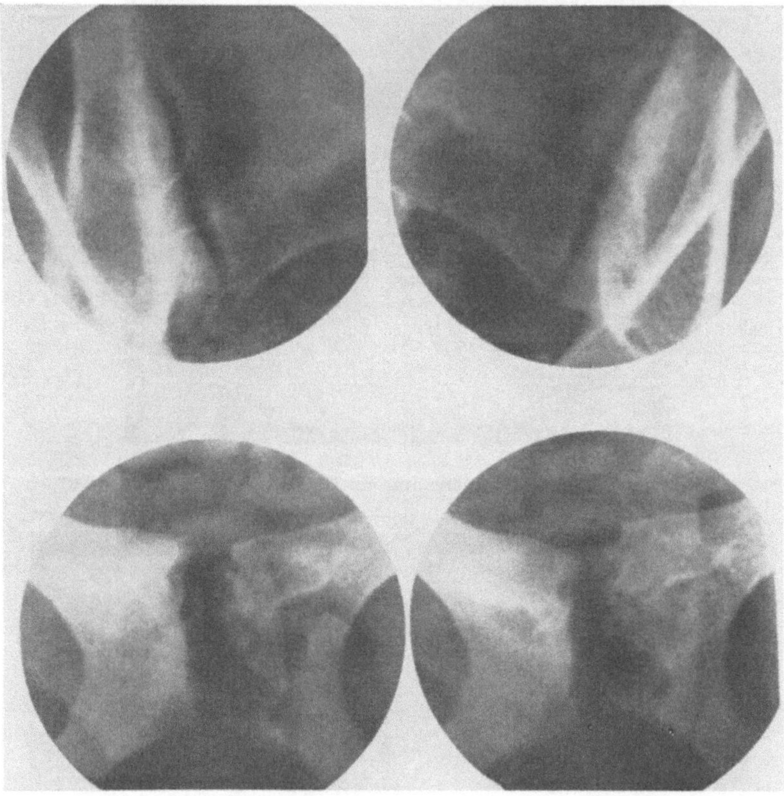

Abb. 43. Geburtstrauma im Bereich der Symphyse mit Beteiligung der IS

Folgen von kleinen Geburtsverletzungen zu sein. HASLHOFER fand bei Frauen, die geboren haben, nämlich oft große Geröll- und Trümmerzysten beiderseits der Symphyse, die bei entsprechender Größe röntgenologisch erkennbar sein dürften.

b) Iliosacralgelenkverletzungen

Wir fanden an weiblichen Becken, und zwar ausschließlich bei Frauen, die geboren haben, in der Umgebung der IS kleine spongiosklerotische Herde, die im Gegensatz zu der Ostitis condensans ilei immer nur einseitig vorhanden waren. Sie waren sowohl am Darmbein als auch am Kreuzbein zu sehen (Abb. 6a, 44); z. T. sind sie mit starken degenerativen Gelenkveränderungen verbunden (Abb. 44b) und es bestand in jedem Fall eine Beckenringlockerung. Kreuzschmerzen waren vorhanden gewesen und sie waren oft in Zusammenhang mit einer Geburt aufgetreten. Die Kinder hatten nicht selten eine großes Geburtsgewicht. Schon PUTSCHAR hatte Zusammenhänge zwischen dem Geburtsgewicht und Geburtstraumen vermutet.

Wenn man sich die autoptischen und histologischen Befunde von Geburtsverletzungen der IS vor Augen hält, so sind die Röntgenbefunde — umschriebene Skleroseherde und

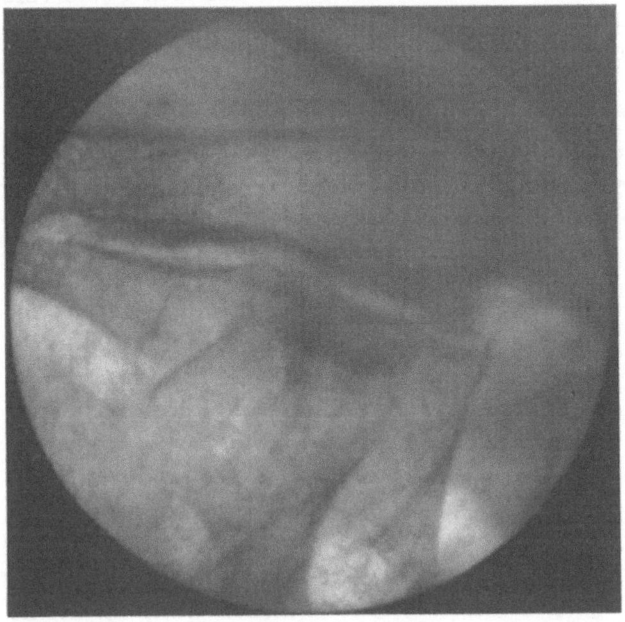

a

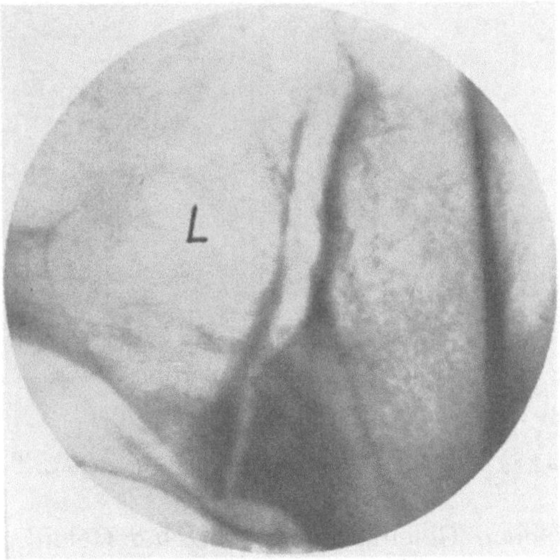

b

Abb. 44 a u. b. Geburtstraumen der IS mit starker sekundärer Arthorse

Gelenkdegenerationen — ganz erklärlich. Man fand Bandausrisse, oft unter Mitnahme von Knochenteilen, schwere Knorpelschäden, Blutungen in das Gelenk und in den Knochen und polsterartige Hämatome (PUTSCHAR, EYMER u. LANG, HASLHOFER, DÖDERLEIN). Wir glauben daher, daß es sich bei diesen spongiosklerotischen Herden um eine reaktive Spongiosklerose infolge von Kapsel-Bänderläsionen mit Knochenausrissen handelt, die nicht nur eine reparative Entzündung mit Granulationsgewebe und Bindegewebsersatz im Gefolge haben, sondern auf die sich auch entzündlich — osteomyelitische Begleitreaktionen aufpfropfen können, wodurch entsprechende histologische Bilder in Knochenpunktaten aus solchen Herden erklärt sind.

Philipp glaubt, daß unscharfe Verschattungen vor den IS nach Geburten durch Hämatome verursacht sind. Man muß mit solchen Befunden sicher sehr vorsichtig sein und muß durch mehrere Kontrollen Darminhalt ausschließen. Verhagen wies darauf hin, daß sich bei Geburtsverletzungen ähnliche Befunde wie bei der Ostitis condensans ilei finden. Auch bei Männern kann man bei IS-Verletzungen als Folge von Bandausrissen solche Skleroseherde sehen (Abb. 46a, b, 47b).

Wenn es bei Symphysenrupturen zu einem regelrechten „Aufklappen“ der IS kommt, sieht man als Folge der Bänderschäden bandartige Sklerosen entlang der IS-Gelenkkonturen (Abb. 43). Da bei solchen schweren Geburtstraumen zusätzliche Infektionen immer

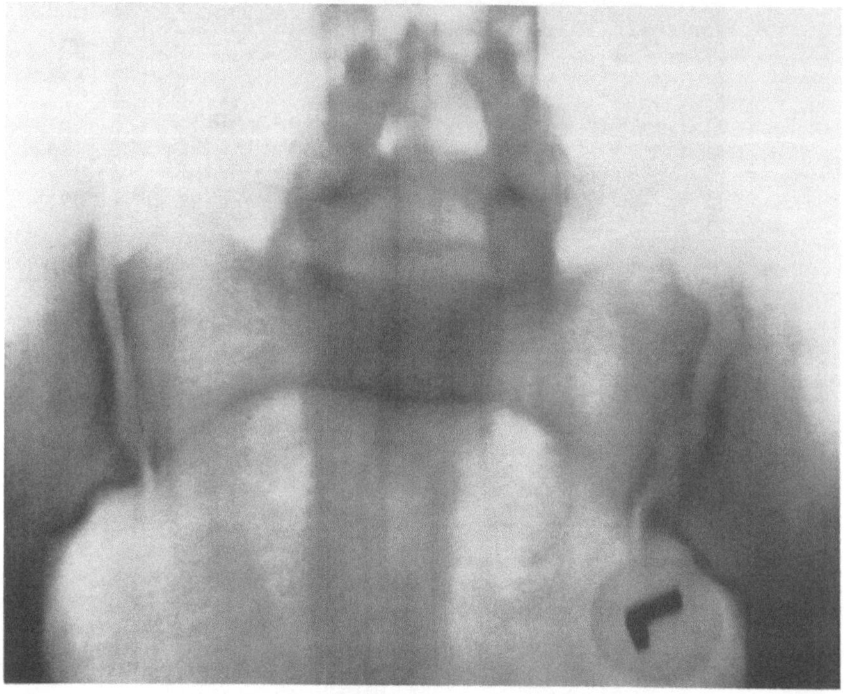

Abb. 45. Altes Geburtstrauma des linken IS mit schwerem Knorpel-Knochenschaden. Starke Arthrose des rechten IS. (Schichtaufnahme)

vorkommen können (Graff), kann diese Sklerose allerdings z.T. auch infektiös-osteomyelitischer Natur sein.

Teilweise sind bei solchen Gelenkschäden einzelne Gelenkpartien unregelmäßig erweitert und eine Schichtung deckt dabei schwere posttraumatische Knorpel-Knochenschäden auf (Abb. 45).

6. Subluxationen, Distorsionen und Zerrungen im Bereich der Iliosacralgelenke

Thiem hatte schon 1909 nach Beckenquetschungen von traumatischen Lockerungen der IS gesprochen. Später stellte Meisenbach auf Grund rein klinischer Untersuchungen eine Reihe von Lockerungen zusammen, bei denen er — u.A. — auch Traumen als auslösende Ursache annahm. Auch KIVEL war der Ansicht, daß Traumen Lockerungen der Beckenverbindungen im Gefolge haben könnten. Der Begriff der „Zerrung“ wurde 1933 von BRAGARD geprägt. Er fand solche Zerrungen vor allem bei Männern. MASSART glaubte, daß Lockerungen der IS als Folge von Knochen-Bänderläsionen nur nach allerschwersten Verletzungen möglich seien. Heute wird an dem Begriff der traumatischen Lockerung der Beckenverbindungen als einem sehr häufigen Befund und Dauerschaden eigentlich nur noch von der Chiropraktik festgehalten.

Die harmloseste der IS-Verletzungen stellt eine Stauchung dar, bei der das mehrfache knöcherne Verriegelungssystem dieser Gelenke beansprucht wird, das gleichzeitig auch eine darüber hinausgehende Verletzung verhindert. Die nächst stärkere Verletzungsart, eine Zerrung, setzt eine überwiegende Belastung der Kapsel und der Verstärkungsbänder, so wie des ligamentären Bremssystem voraus, was aber nur möglich ist, wenn das knöcherne Verriegelungssystem ganz oder teilweise außer Kraft gesetzt ist. Theoretisch könnte das möglich sein, wenn z.B. die Verzahnungen unter der Überlastung abbrechen. Da diese aber nur sehr flach und sehr breitbasig sind, ist das wohl kaum möglich und solche Befunde wurden bisher auch autoptisch noch nicht gefunden.

Man geht sicher nicht fehl in der Annahme, daß es vor allem 2 andere Momente sind, durch die das knöcherne Verzahnungssystem weitgehend unwirksam wird und unter entsprechender plötzlicher und unphysiologischer Belastung überwunden werden kann, einmal kann eine Insuffizienz des Kapselbandapparates vorliegen, durch dessen normale Festigkeit und Straffheit das knöcherne Verzahnungssystem ja überhaupt erst wirksam wird und zum anderen kann das knöcherne Verzahnungssystem nur sehr schwach und mangelhaft ausgebildet sein oder ganz fehlen.

Neben der Verzahnung können auch die Neigung und der Bau der IS große Schwankungsbreiten aufweisen, wobei sogar von einer Seite zur anderen Differenzen vorkommen. Es ist verständlich, daß ein IS, welches einen starken oder sogar einen doppelten lateralkonvexen Bau aufweist (Abb. 46c) oder nur einen geringen Neigungswinkel hat, wesentlich weniger traumaanfällig ist als ein IS, das keine kovexe Biegung aufweist und fast senkrecht verläuft (vgl. Abb. 1).

Im Grunde läßt sich der Begriff der Zerrung klinisch und röntgenologisch wenig scharf abgrenzen. Es kann sich dabei um eine wirkliche Zerrung handeln, aber natürlich auch bereits um eine Distorsion mit einer Kapsel-Bänderläsion, die ja röntgenologisch nicht erfaßbar ist, wenn sie nicht an der Knochen-Bändergrenze stattfindet und zu größeren Mitausrissen von Knochenteilen führt. Autoptische Untersuchungen an Unfallkrankenhäusern haben bestätigt, daß erhebliche Distorsions- und andere frische traumatische Schäden der IS nicht röntgenologisch erfaßbar sein müssen (BIER).

Eine Zerrung kann ein einmaliges Ereignis darstellen. Da solche Zerrungseffekte des Kapsel-Bandapparates der IS aber immer eine Aufhebung des knöchernen Verzahnungssystems zur Voraussetzung haben und dies bei Männern vor allem Folge von ungünstigen anatomischen und statischen Gelenkbefunden zu sein scheint, ist anzunehmen, daß sich solche Zerrungen arbeits- und berufsbedingt häufiger wiederholen und das ligamentäre Verstärkungs- und Sicherungssystem so einer chronisch-rezidivierenden Zerrung ausgesetzt ist. Besonders die Beobachtungen bei der Beckenringlockerung zeigten, daß es im Bereich solcher dauernden ligamentären Zerrungen zu metaplastischen Knochenneubildungen bzw. Verkalkungen kommen kann.

Kleine ovale oder längliche, manchmal etwas strähnige Verdichtungen entlang der IS dürften Folgen einer solchen „chronischen Zerrung“ sein. Sie sind meist röntgenologisch nicht sicher von echten Knochen-Bänderläsionen zu unterscheiden. Nur ein fehlendes wesentliches Trauma in der Vorgeschichte und das Fehlen anderer Verletzungsfolgen läßt eine Abgrenzung zu und es gibt sicher fließende Übergänge zu reinen Überlastungsschäden. Da die metaplastischen Bandverknöcherungen bzw. Verkalkungen als Folge chronischer Zerrungseffekte im Bereich der IS — sie konnten von DIHLMANN histologisch nachgewiesen

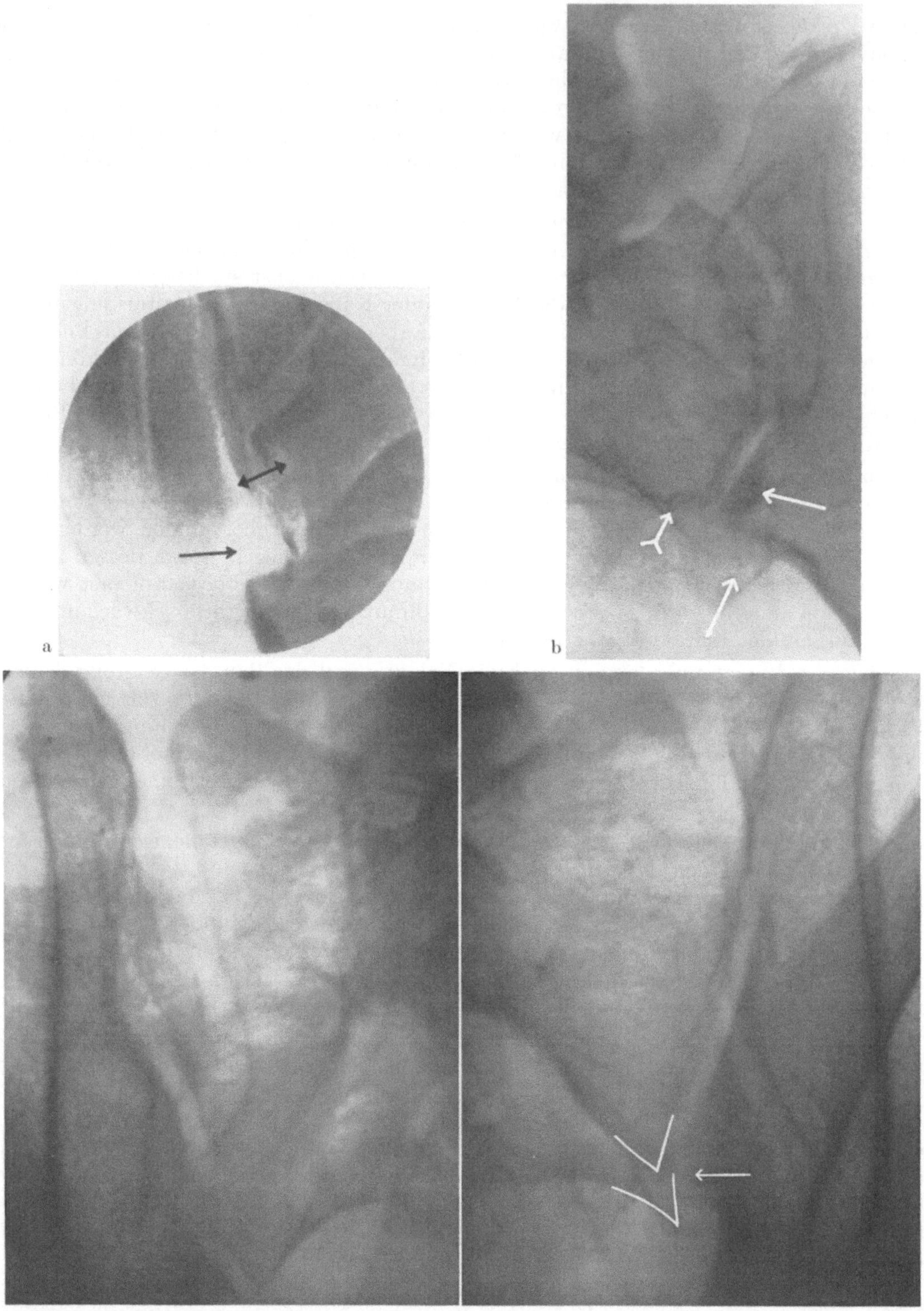

c

Abb. 46. Traumatische Subluxationen an den IS. (a) dorsoventrale Subluxation (Spreizung ↔). Unfall vor 10 Jahren; (b) kaudale Subluxation (·→), spongiosklerotische Herde, als Folge von Knochen-Bänderläsionen (→), alter Bandausriß ohne sek. Spongiosklerose (≻→) Unfall vor 1 Jahr; (c) kaudale Subluxation, defektförmige Unschärfe = frischer Bandausriß (→) Unfall vor 10 Tagen. Der Befund blieb bei 5 Kontrollen innerhalb von 4 Jahren unverändert. Verschiedenartiger Bau beider IS werden — oft recht lokalisiert und scharf abgesetzt erscheinen, neigen wir mehr zu der Annahme, daß das primum movens zum mindesten traumatischer Natur ist, das sich möglicherweise — abhängig von Beruf und Arbeit — oft wiederholt.

THIEM unterschied zwischen Distorsionen, die eine Verschiebung in 2 Ebenen darstellen sollten und Lockerungen, Verschiebungen in einer Ebene, ohne allerdings diese Verschiebungen nachweisen zu können.

Frische Distorsionsschäden der IS machen fast nie Röntgenveränderungen. Distorsionsbefunde in Form defektähnlicher Unschärfen (absolut leerer Darm, Konstanz des Befundes — vergl. Abb. 46c) sind Seltenheiten. Je schwerer die Verletzung ist, desto eher sind aber Spätschäden zu erwarten. Bei leichteren Verletzungen ist ein *negativ bleibender* Röntgenbefund hingegen die Regel und ein Trauma der IS kann wegen des Fehlens irgendwelcher Röntgenveränderungen nicht abgelehnt werden. Es empfiehlt sich bei dem Verdacht von IS-Verletzungen immer die Gelenke zu schichten, da dadurch ein besserer Einblick in einzelne Gelenkabschnitte möglich ist. Man kann auf diese Weise tatsächlich manchmal frische Knochenausrisse als defektähnliche Unschärfen oder kleine unregelmäßige randständige Defekte gut erkennen.

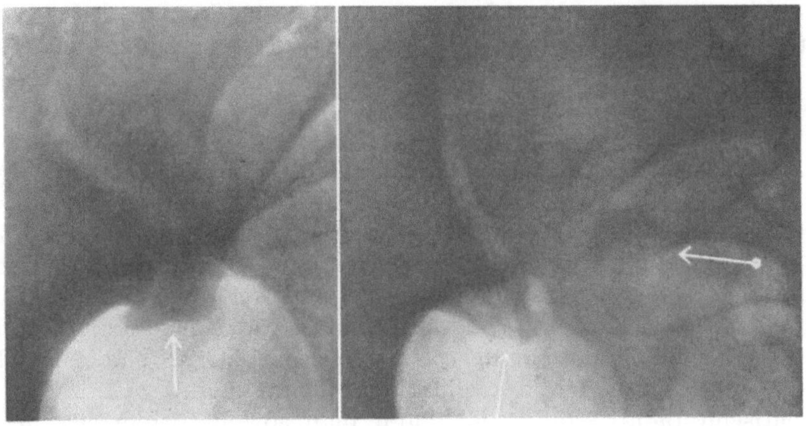

a b

Abb. 47. Distorsionsschäden der IS; (a) in Form von posttraumatischer Bandverkalkung (•→), Unfall vor 3 Jahren; (b) in Form eines spongiosklerotischen Herdes, als Folge von Bandausrissen (→), Unfall vor 1½ Jahren

Spätfolgen solcher Bänder-Knochenläsionen stellen sowohl spongiosklerotische Herde als auch Bandverkalkungen bzw. Bandverknöcherungen dar (Abb. 46a, b, 47). Man findet sie überwiegend im Bereich des vorderen Gelenkspaltes — wie die Geburtstraumen — entsprechend dem Ansatz der Kapsel-Bandverstärkungen, überwiegend am Darmbein, selten am Kreuzbein. Daß solche spongiosklerotischen Herde im Bereich der IS tatsächlich traumatischer Genese sein können, konnten wir dadurch belegen, daß sie nach entsprechenden Traumen auftraten und auf zufällig vorhandenen früheren Becken-, LWS- oder Urogrammaufnahmen nicht vorhanden waren. Es muß aber nicht grundsätzlich nach jeder Knochen-Bänderläsion zu einer spongiosklerotischen Herdbildung kommen (vergl. Abb. 46c).

Zahlreiche Beobachtungen zeigen, daß Bänderverletzungen metaplastische Knochenbildungen oder Verkalkungen zur Folge haben können und spongiosklerotische Herdbildungen neben den IS nach Verletzungen sind sicher überwiegend als solche reaktiven Metaplasien zu erklären. Möglicherweise spielen dabei aber auch noch andere Ursachen mit.

Eine Spongiosklerose stellt eine fast sichere Reaktion auf einen entzündlichen Prozeß des Knochengewebes dar und ein Gewebsdefekt, gleich welcher Gewebsart, ist immer infektanfällig. Die Wahrscheinlichkeit für eine auf eine Verletzung aufgepfropfte Entzündung ist um so größer, je mehr Keimmaterial in der Umgebung vorhanden ist und das ist im Bereich der IS bei der Nähe des Urogenitalsystems und eines Teils des Darmes, die wie die unteren Extremitäten durch das Beckenlymphsystem unmittelbar mit diesen Gelenken in Verbindung treten, im überreichem Maße der Fall. Sammelnde Lymphknotensysteme des ausgedehnten und verschachtelten Beckenlymphsystems befinden sich unmittelbar hinter der Symphyse und vor den IS. Diese Zusammenhänge werden z.B. auch beleuchtet durch das häufige Auftreten von Knochenmetastasen in der Umgebung der IS nach einem Prostatacarcinom, durch das Auftreten von IS-Entzündungen nach Unterleibsoperationen oder einer IS-Osteomyelitis nach einer Oberschenkelosteomyelitis (vgl. Abb. 57). Die Kombination von Verletzung und Entzündung ist ja bei den Geburtsverletzungen der Beckenverbindungen ein ganz vertrautes Ereignis und zwar sowohl klinisch-gynäkologisch als auch autoptisch-histologisch.

Es ist daher nicht von der Hand zu weisen, daß spongiosklerotische Veränderungen in der Umgebung der IS nach Verletzungen z.T. auch sekundäre entzündlich-osteomyelitische Reaktionen darstellen. Das Röntgenbild als solches vermag natürlich nichts darüber auszusagen, ob paraartikuläre Skleroseherde im Bereich der IS überwiegend traumatischer oder entzündlicher Genese sind oder in wieweit ein Trauma *und* eine Entzündung an ihrer Entstehung beteiligt waren. Man ist hier zur Beurteilung weitgehend auf klinische und anamnestische Daten und vergleichende Beobachtungen angewiesen. Aus diesem Grund erhalten die bisherigen wenigen histologischen Untersuchungen bei derartigen Befunden von GILLESPIE, GLOGOWSKY, DIHLMANN, SHIPP u. HAGGART besondere Bedeutung. Sie reichen aber noch lange nicht aus, die offensichtliche ätiologische Vielschichtigkeit paraartikulärer Spongiosklerosen im Bereich der IS definitiv zu klären. Die Untersuchungsergebnisse von GILLESPIE, SHIPP u. HAGGART auf der einen und von GLOGOWSKY u. DIHLMANN auf der anderen Seite erlauben aber vielleicht doch schon die Aussage, daß es sich bei der Ostitis condensans ilei und den anderen kleinen herdförmigen Spongiosklerosen im Bereich der IS grundsätzlich um verschiedene Erkrankungen handelt, die aber bei der relativen Monotonie der „Röntgenreaktion" des Knochens alle in eine in der Art nicht zu unterscheidende Spongiosklerose einmünden.

Posttraumatische Bandverkalkungen kann man sowohl beiderseits des IS-Gelenkspalts finden, so daß sie fast wie ein nach unter verlängertes Gelenk imponieren (Abb. 47). Einseitige Bandverkalkungen bzw. Verknöcherungen können den Eindruck einer Exostose erwecken, die ja auch (anlagebedingt) neben den IS vorkommen (vgl. Abb. 47b). Falls nicht noch andere Zeichen einer IS-Verletzung vorhanden sind, kann eine Unterscheidung oft schwierig sein (Abb. 9, 62).

An den IS ist es möglich, daß eine Verletzung, die an sich eine Distorsion darstellen würde, eine Subluxation wird, weil infolge der Gelenkverzahnungen die Gelenkflächen verhaken. Eine kraniokaudale traumatische Kreuzbeinsubluxation ist — wie bei den nichttraumatischen Subluxationen im Rahmen einer Beckenringlockerung — an einer entsprechenden kaudalen Stufenbildung zwischen Darm- und Kreuzbein (Abb. 46b, c) und eine traumatische dorsoventrale Kreuzbeinsubluxation (auch wieder wie bei der BRL) an einer bikonvexen Spaltverbreiterung (Spreizung) erkenntlich (Abb. 46a).

Nicht selten sieht man nach IS-Verletzungen verschiedene Verletzungsfolgen neben einander (Abb. 46, 47), die mit hinreichender Sicherheit eine Diagnosestellung erlauben. Wichtig ist dabei aber auch immer, daß ein Trauma vorgelegen hat, das nach Art und Stärke geeignet war, den IS einen Schaden zuzufügen. Auf keinen Fall führen die so zahlreichen Bagatelltraumen zu ernsthaften IS-Verletzungen. Isolierte IS-Verletzungen (ohne Frakturen) entstehen fast ausnahmslos als Folge überwiegend indirekter starker abrupter Krafteinwirkungen in kraniokaudaler Richtung. Um einige typische Beispiele anzuführen: ein Mann tritt beim Tragen einer Last unvermutet mit einem Bein in ein Loch; ein Mann hebt ruckartig eine schwere Last an oder fängt sie mit einem Hebeisen ab; ein Mann fällt auf eine Gesäßseite. Entscheidend scheint dabei zu sein, daß sich diese Unfälle völlig unerwartet ereignen und nicht anderweitig elastisch abgefangen werden können, und daß es zur ausschließlichen oder überwiegenden Belastung eines IS kommt. Das geschieht z.B. auch beim Anheben einer Last, da fast jeder ein besonderes Stand- und Belastungsbein hat.

Bragard u. Edinger meinen, daß Verletzungen der IS Vorläufer von (Beckenring)-Lockerungen darstellen könnten. Das ist aber nicht zutreffend. Die Beckenringlockerung hat ätiologisch (mit Ausnahme von Geburtstraumen) nichts mit Verletzungen der IS zu tun. Die Subluxationen nach Gelenksverletzungen sind jeweils vollkommen blockiert, und wir fanden niemals eine Verschieblichkeit der Schambeine in der Symphyse, die bei einer Beckenringlockerung unbedingt vorhanden sein müßte.

Bei den traumatischen Subluxationen handelt es sich im Gegensatz zu den Subluxationen bei der Beckenringlockerung um *isolierte* Kreuzbeinverstellungen, die natürlich auch Rückwirkungen auf die Wirbelsäule haben. Nichttraumatische isolierte Kreuzbeinverstellungen, wie sie von der Chiropraktik behauptet werden, können wir mit Ausnahme der sehr selten habituellen Kreuzbeinsubluxationen nicht bestätigen. Ebenso können nach unserer Meinung Iliosacralgelenksverletzungen ohne Verstellung keine dauernde und somit ernste Rückwirkung auf die Wirbelsäule haben. Solange das verletzte Gelenk schmerzt, nimmt das Becken eine Schonhaltung in Form einer Schiefstellung ein, die die Wirbelsäule zu einer Ausgleichsskoliose zwingt. Mit Abklingen des Schmerzes entfällt die Beckenschonhaltung und somit auch die Skoliosierung der Wirbelsäule wieder.

IV. Entzündliche Veränderungen der Beckenverbindungen

1. Entzündungen der Iliosacralgelenke

a) Tuberkulose der Iliosacralgelenke

Die Tuberkulose des Beckens rangiert unter der Skelettuberkulose an 4. Stelle. Zu 65 % handelt es sich um eine Tuberkulose der Iliosacralgelenke, die früher z.T. unter der Bezeichnung „Sakrocoxitis“ lief.

Wie an den übrigen Gelenken, entsteht die Tuberkulose auch an den IS meist durch eine hämatogene Streuung, seltener durch Kontakt bei Senkungsabszessen von der Wirbelsäule her. Im Gegensatz zur Osteomyelitis zeichnet sie sich durch einen chronischen Verlauf aus. Das Verhältnis von Beckentuberkulose zur Beckenosteomyelitis beträgt nach Thomsen 1,6 : 1.

In etwa der Hälfte der Fälle sind bei der Tuberkulose der IS noch weitere spezifische Herde vorhanden, meist in der Lunge oder im übrigen Skelet. Es ist daher immer nötig, nach weiteren spezifischen Manifestationen zu fahnden und besonders die Lunge zu kontrollieren. Häufig geht der Erkrankung eine Pleuritis voraus. Nach Imhäuser soll auch bei spezifischen Coxitiden oft eine Miterkrankung der IS vorkommen. Der Häufigkeitsgipfel der Erkrankung liegt zwischen dem 20. und 30. Lebensjahr, wobei das weibliche Geschlecht dominiert. Lediglich Zessas u. Steinthal behaupten ein Überwiegen des männlichen Geschlechts.

Die hämatogenen Streuungsherde sitzen überwiegend im Kreuzbein und zwar in $^2/_3$ der Fälle in den ventralen und in $^1/_3$ der Fälle in den dorsalen Bereichen. Verlauf, Beschwerden und Röntgensymptome können variieren, je nachdem, ob die Erkrankung ihren Ausgang von synovialen Herden, die dann auf den Knochen übergreifen oder von paraartikulären Herden, die später ins Gelenk durchbrechen, nimmt oder ob eine produktiv-granulierende oder exsudativ-käsige Form besteht. Im Allgemeinen machen synoviale und exsudative Formen früher Beschwerden als produktive, die oft noch in recht vorgeschrittenen Stadien nur wenig Schmerzen bereiten. Rein synoviale Formen sind selten.

Eine röntgenologische Frühdiagnose ist leider in keinem Fall möglich. Frühestens etwa 3 Monate nach der Infektion sind die ersten röntgenologischen Veränderungen erkennbar, manchmal dauert es aber 6, ja 12 Monate, ehe das Röntgenbild positiv wird. Dabei machen die ossären Formen wieder früher augenfällige Röntgensymptome als die synovialen, da die Knochenzerstörung früher beginnt. Umgekehrt soll aber die initiale Osteoporose bei den exsudativen und synovialen Formen stärker sein.

Synoviale Formen machen keine Herdsymptome bis sie auf den Knochen übergreifen. Die anfängliche Entkalkung in den kaudalen Gelenkbezirken ist wenig augenfällig und wegen häufiger Überlagerung mit Darmgas leicht zu übersehen. Auch paraartikuläre Herde sind meist vor ihrem Durchbruch ins Gelenk kaum zu erfassen.

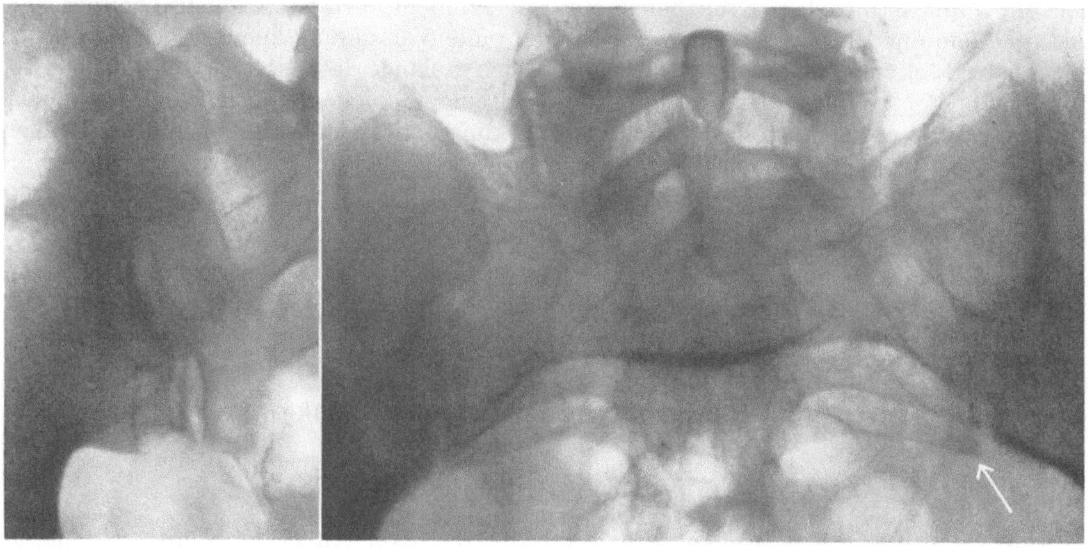

a b

Abb. 48. Tuberkulosen der IS in den verschiedenen Stadien; (a) Verbreiterung des vorderen unteren Gelenkspaltes mit grober Usurierung und Entkalkung in der Umgebung; (b) vom mittleren Kreuzbein ausgehender tuberkulöser Knochenherd mit Übergreifen auf das Gelenk. sek. Subluxation des Kreuzbeins (→); (c) weitgehende Gelenkzerstörung; (d) Ausheilung, teilweise in Form eines Defekts, teilweise in Form einer Ankylose

Die Iliosacralgelenkstuberkulose beginnt meist in den kaudalen Gelenkbereichen. Sie im Stadium der initialen Entkalkung zu erfassen, gelingt fast nie, denn Beschwerden sind zu diesem Zeitpunkt noch nicht vorhanden. Als nächstes werden die Gelenkkonturen unscharf und verwaschen und dann erscheint der Gelenkspalt kaudal infolge einer Usurierung etwas verbreitert (Abb. 48a). Diese Verbreiterung wird von BROCHER als typisch für eine beginnende Tuberkulose angesehen. Es ist jedoch wichtig zu wissen, daß eine solche Verbreiterung des kaudalen IS-Spaltes lediglich eine projektionsbedingte Täuschung sein kann. Und zwar wenn sich der vordere und hintere Gelenkspalt kaudal überschneiden oder unmittelbar neben einander projiziert werden (Abb. 49b). Unter Zunahme der Spalterweiterung und der Knochenarrosion schreitet sowohl die Gelenkzerstörung als auch die Osteoporose fort (Abb. 48b, c). Bei der caries sicca, die durch Durchbruch von Knochenherden ins Gelenk oder Einbruch von fungösen Massen in den Knochen entstehen kann, erscheinen der Gelenkspalt verbreitert, die Konturen wie angenagt und usuriert. Daß eine wolkige Strukturverdichtung, wie es GIESE behauptet, ein Initialsymptom der Iliosacralgelenkstuberkulose sein soll, ist unzutreffend.

Bei der Gelenkzerstörung können auch Sequester entstehen. Die tuberkulösen Sequester sind unschärfer und verwaschener als die osteomyelitischen. Abszesse sollen nach BROCHER meist dorsal in der Nähe der Gelenke vorhanden sein. Sie können aber auch durch die ischiopubische Grube in die Anal- und Gesäßgegend durchbrechen oder sich nach ventral entlang des Iliopsoas senken. In etwa 30 % der Fälle kommen Fisteln vor (SEDDON).

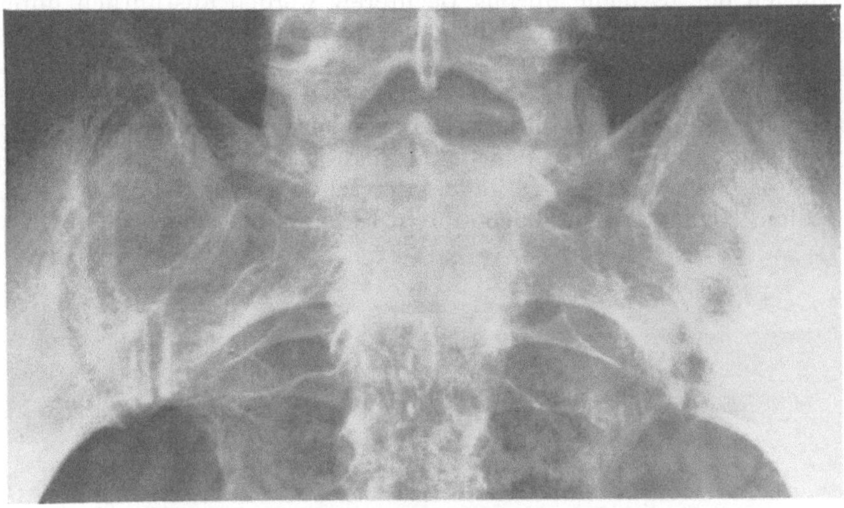

Abb. 48c

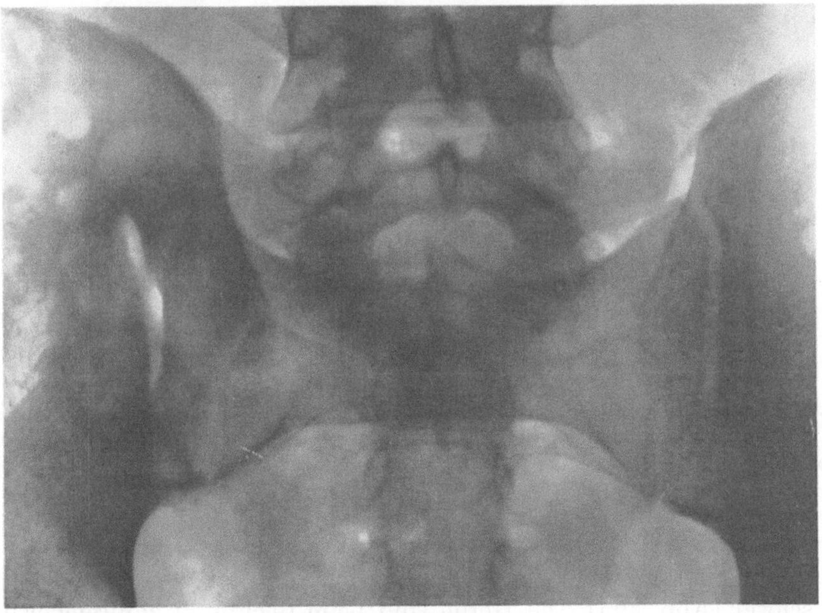

Abb. 48d

Der knochenzerstörende Prozeß ist bei der Iliosacralgelenkstuberkulose im fortgeschrittenen Stadium fast immer durch eine Spongiosklerose zum gesunden Knochen hin abgesetzt. Bei einer stärkeren Spongiosklerose nehmen die meisten Autoren eine Mischinfektion an. REINHARDT glaubt jedoch, daß diese Annahme nicht berechtigt ist. Ist die Gelenkzerstörung sehr ausgedehnt, kann es zu Subluxationen zwischen Darm- und Kreuzbein kommen. Im Gegensatz zu IMHÄUSER, der solche Subluxationen nicht fand, konnten wir diese einwandfrei nachweisen (Abb. 48d).

Die Iliosacralgelenkstuberkulose heilt fast immer ankylotisch aus, wobei allerdings nicht die knöchernen, sondern die fibrösen Ankylosen überwiegen (Brocher). Daneben kommen aber auch Defektheilungen vor (Abb. 48d).

b) Arthritis ankylopoetica der Iliosacralgelenke

Veränderungen der IS beim Morbus Bechterew werden ausführlich unter dem entsprechenden Kapitel behandelt. Es seien hier lediglich einige differentialdiagnostische Bemerkungen gegenüber der Tuberkulose und Arthrose sowie Distorsionen der IS eingeflochten.

Im allerfrühesten Stadium ist ein Bechterew von einer Tuberkulose röntgenologisch praktisch nicht zu unterscheiden: der Gelenkspalt ist kaudal etwas erweitert und die Gelenkkonturen sind verwaschen, entkalkt oder schon arrodiert. Beim Bechterew kann in diesem Stadium die Erkrankung noch auf ein IS beschränkt sein. Wenn erst die eigent-

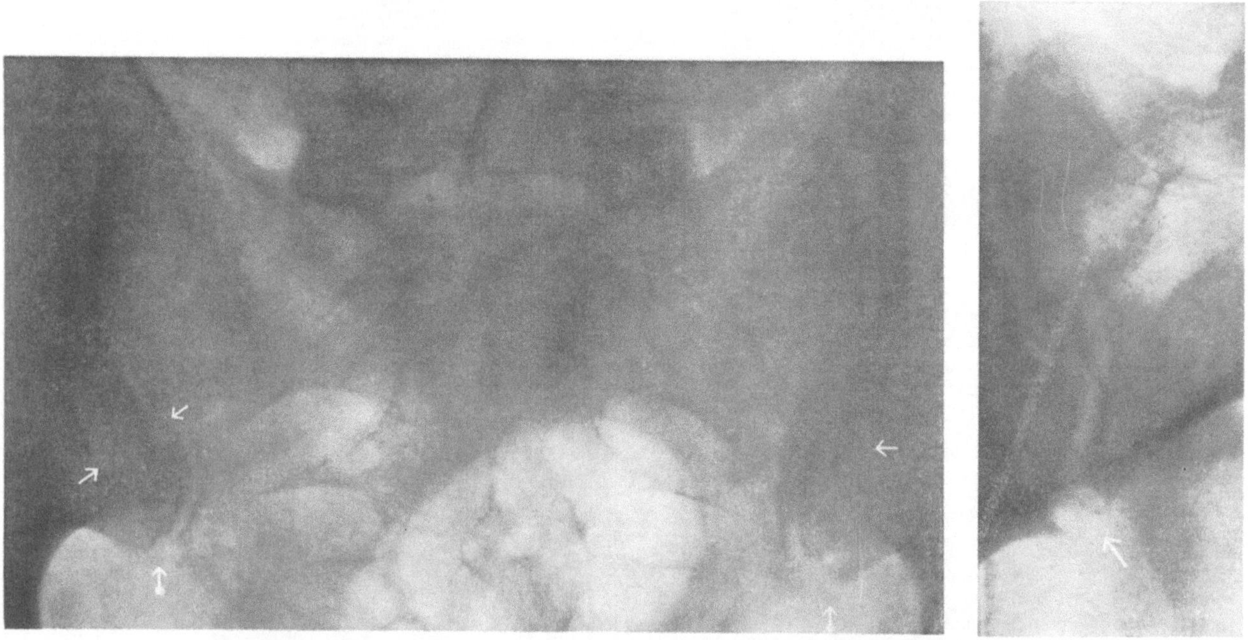

a b

Abb. 49. (a) Echte, becherförmige Defektverbreiterung beider IS kaudal (·→) und mehrere rundliche Resorptionsherde, die bei Kontrollen unverändert sind (→). Ganz früher Bechterew bei einem 45jährigen Mann; (b) Vorgetäuschte Verbreiterung des kaudalen IS-Gelenkspalts, wenn sich der vordere u. hintere Gelenkspalt überschneiden oder tangieren

lichen subchondralen Resorptionsherde erkenntlich sind, ist eine Unterscheidung meist nicht mehr schwer (Abb. 49a). Die Herde sind beim Bechterew zahlreicher und schärfer, meist wie ausgestanzt. Außerdem ist zu diesem Zeitpunkt im Gegensatz zur reinen Osteoporose bei der Tuberkulose fast immer schon eine Osteosklerose vorhanden.

Es wird oft die Ansicht vertreten, daß die Verbreiterung der kaudalen IS-Spalten beim Bechterew infolge Entkalkung und infolge subchondraler Spongiosaresorption nur eine Pseudoverbreiterung infolge vermehrter Strahlendurchlässigkeit darstellt, wobei aber immer eine feine subchondrale Kompactaschicht erhalten bleibt (Forestier u. Metzger, Dihlmann). Demgegenüber soll bei der frühen IS-Tuberkulose die kaudale Spaltverbreiterung eine echte Defektverbreiterung darstellen (Brocher). Nach eigenen Beobachtungen kann jedoch eine echte Defekt- und eine Pseudospaltverbreiterung sowohl beim initialen Bechterew als auch bei der initialen IS-Tuberkulose vorkommen. Art und Lage der kaudalen IS-Spaltverbreiterung können auf keinen Fall mit Sicherheit etwas über das Vorliegen der einen oder anderen entzündlichen IS-Erkrankung aussagen, wenn auch echte Defektverbreiterungen sicher häufiger bei der Tuberkulose und Pseudoverbreiterungen häufiger beim Bechterew sind. Wie in dem nachfolgend angeführten Fall erlauben aber meist klinische Gesichtspunkte und Daten eine recht sichere differentialdiagnostische Abgrenzung zwischen Tuberkulose und Bechterew.

Wenn im Stadium einer kaudalen IS-Spaltverbreiterung bereits gleichzeitig deutliche spongiosklerotische Verdichtungen erkenntlich sind — bei der Tuberkulose setzen diese meist erst viel später ein — oder deutliche (multiple) subchondrale Resorptionsherde „ins Auge springen" — bei der Tuberkulose sind sie recht selten und weniger scharf und auffällig — darf man eigentlich immer mit Sicherheit einen Bechterew annehmen.

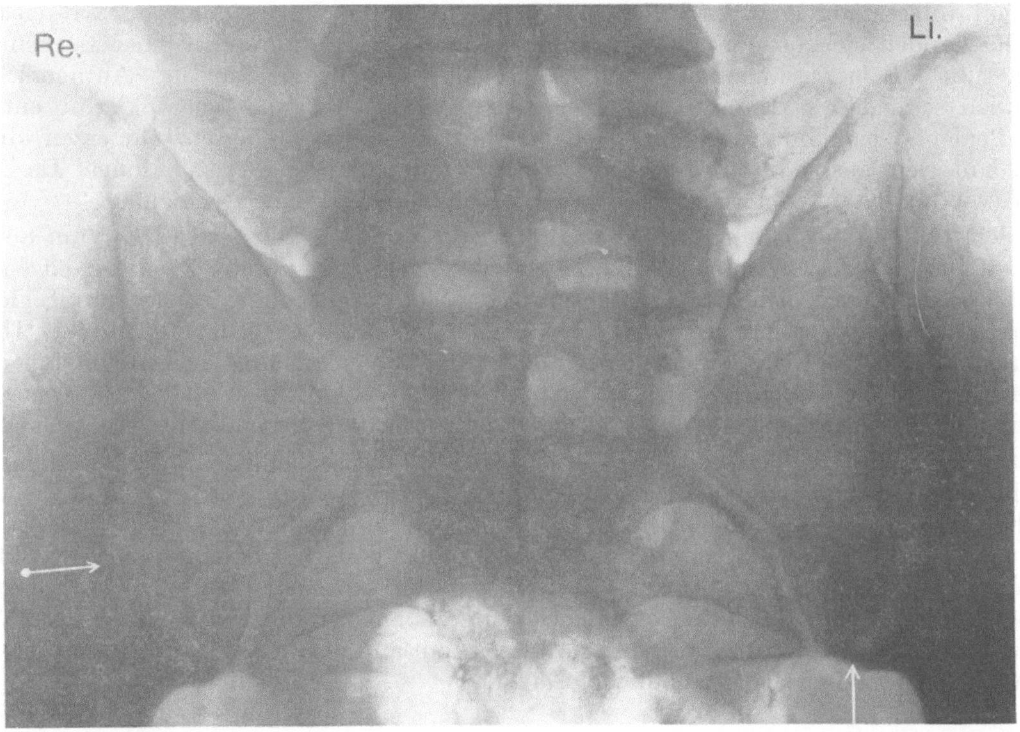

Abb. 50. Zunächst unklarer Befund am linken IS. Distorions? (→) Später osteolytischer Herd am rechten IS (·→). Beginnender Bechterew ? Sacroiliitis urica?

Die Abb. 49a stammt von einem 45jährigen Pat., der unter unklaren witterungsabhängigen Rückenschmerzen und unter zeitweise recht starken Brustkorbschmerzen litt. Die Rö. Untersuchung der Wirbelsäule ergab wohl einen gewissen Verdacht, aber keinen sicheren Hinweis auf einen Bechterew. Beide IS waren kaudal becherförmig verbreitert und z. T. unscharf usuriert — es lag nicht nur eine Pseudoverbreiterung vor — und es waren 3 deutliche Resorptionsaufhellungen zu sehen, aber es war noch nirgends eine sichere spongiosklerotische Verdichtung vorhanden. Rein röntgenologisch wäre bei dem vorliegenden Befund eine absolut sichere Entscheidung zwischen Tuberkulose und Bechterew nicht möglich, aber die recht typischen rheumatoiden Rücken- und Brustkorbschmerzen ließen an einem Bechterew keinen Zweifel.

Bei Distorsionen der IS können Bandverkalkungen bzw. Verknöcherungen in den kaudalen Gelenkabschnitten und Unregelmäßigkeiten an den Gelenkkonturen mit anschließender Sklerose als Folge von Ausrissen vorkommen, die eine Unterscheidung von einem frühen Bechterew (oder einer Sacroiliitis urica) schwer machen können, zumal wenn ein Trauma voranging. Die Abb. 50 zeigt einen solchen Fall. Es handelt sich um einen 38jährigen Mann, der nach einem Fall auf das Gesäß erstmalig Schmerzen in der Kreuzbeingegend verspürte. Der Befund am linken IS — etwa 3 Monate nach dem Unfall — wurde als eine Distorsion mit einer posttraumatischen Bandverkalkung angesprochen. Eine nochmalige Aufnahme 6 Wochen später zeigte in der Mitte des rechten Gelenkes einen subchondralen osteolytischen Herd, so daß man an einen Bechterew oder eine Sacroiliitis urica denken mußte.

Arthrosen können mit einer starken bandartigen subchondralen Sklerose einhergehen, wobei die Gelenkkonturen an einzelnen Stellen recht defektartig unregelmäßig sein können (Abb. 62). Alter und Geschlecht — es handelt sich bei stärkeren Arthrosen meist um Frauen — lassen schon meist eine Unterscheidung vom Bechterew zu. Trotzdem können einmal differentialdiagnostische Schwierigkeiten auftreten. Dazu einen interessanten Fall:

Es handelt sich um eine 32jährige Patienten, die seit Jahren an einer Beckenringlockerung, die in Zusammenhang mit einer Geburt aufgetreten war, litt. An den IS bestanden sekundäre Arthrosen mit einer recht deutlichen bandartigen Sklerose entlang der ilealen Gelenkkonturen. Klinisch hatte sie nicht konstante Kreuzschmerzen, die in den Unterleib ausstrahlten und unter Belastung und ante menses zunahmen. Die BSG war (wie aus Krankenblättern dieser Zeit festzustellen war) nie beschleunigt.

Seit einem Jahr nahmen die Kreuzschmerzen an Stärke zu und waren zum Schluß fast dauernd vorhanden, obwohl sich die Beckenringlockerung in der Zwischenzeit wieder weitestgehend ausgeglichen und stabilisiert hatte: das Kreuzbein war in beiden IS gleichstark nach kaudal subluxiert und beide Schambeine standen wieder auf gleicher Höhe. Gynäkologisch ergab sich auch kein Anhalt für die Verstärkung der Kreuzschmerzen. Die subchondrale Sklerose an den IS hatte im Vergleich zu früher vielleicht etwas zugenommen, aber wir hielten diese zunächst weiter für rein degenerativ (Abb. 51a).

Auffällig war, daß die BSG angestiegen war. Spaltaufnahmen der IS deckten dann den wahren Sachverhalt auf. Die ilealen Gelenkkonturen waren grob usuriert und es ließen sich vereinzelt große subchondrale Resorptionsherde erkennen (Abb. 51b). An der Diagnose eines Bechterew konnte damit in Zusammenhang mit der Zunahme der Sklerosierung kein Zweifel mehr bestehen. Die Spaltverbreiterung der IS war also sowohl durch die Diastase als Folge der Beckenringlockerung als auch durch eine Osteolyse als Folge des Bechterew bedingt und die Spongiosklerose entlang der ilealen Gelenkkonturen war sowohl degenerativer als entzündlicher Natur.

c) Bechterewähnliche Arthritis der Iliosacralgelenke beim Morbus Reiter, Morbus Still, der Psoriasis und dem akuten Gelenkrheuma

Von REITER und anderen Autoren wurde eine Krankheit beschrieben, zu der eine Urethritis, eine Konjunktivitis und Gelenkerkrankungen gehören (Reitersche Trias). Dabei können auch die IS mit befallen sein und diese IS-Veränderungen sind ausgesprochen bechterewoid und sollen manchmal von einem echten Bechterew kaum zu unterscheiden sein. (BONSE, BROCHER). Eine richtige Einordnung ist daher von röntgenologischer Seite immer nur bei Kenntnis klinischer Daten und Befunde möglich. Dabei ist daran zu denken, daß ein Morbus Bechterew nicht immer typisch verlaufen *muß*, daß protrahierte präspondylotische Stadien vorkommen und die Krankheit auf dieser Stufe stehen bleiben kann. Außerdem können die Röntgenveränderungen der IS beim Morbus Bechterew eine nicht unerhebliche Streuungsbreite aufweisen.

Die Stärke der Kreuzschmerzen steht beim Morbus Reiter bei Mitbeteiligung der IS oft anfänglich im Gegensatz zur Stärke der Röntgenbefunde. Das erste Stadium stellt

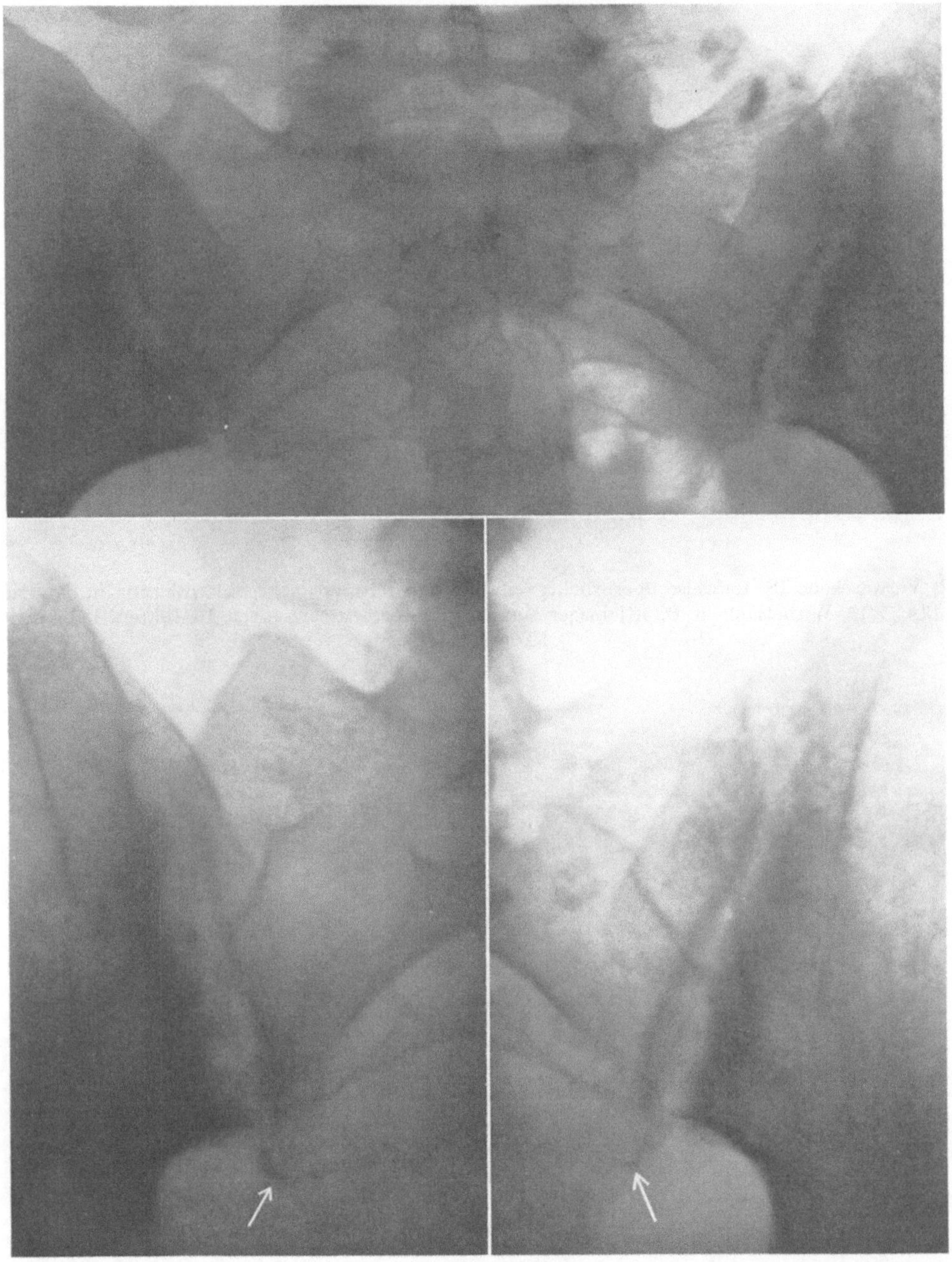

a b

Abb. 51. (a) Verbreiterung beider IS, Sklerosierung entlang der ilealen Gelenkfläche; das Kreuzbein ist in beiden IS nach kaudal subluxiert. Sek. Arthrose bei Beckenringlockerung? (es handelt sich um eine Frau) beginnender Bechterew? Nach den Spaltaufnahmen besteht zweifelsfrei ein Bechterew (b), aber unabhängig davon lag zunächst eine BRL vor. Starke kaudale Subluxation (→)

eine Entkalkung entlang der unteren Gelenkkonturen dar, die dann in eine feine Usurierung übergeht. In der Folgezeit können auch Bandverkalkungen dazu kommen oder der Prozeß schreitet mit verschieden stark ausgeprägter, manchmal etwas herdförmiger Sklerosierung beiderseits des Gelenkes fort. Meist fehlen die großen subchondralen Resorptionsherde wie beim Morbus Bechterew und, wenn sie vorhanden sind, zeichnen sie sich nicht durch eine wie ausgestanzt erscheinende Schärfe aus (Abb. 52). Kleine

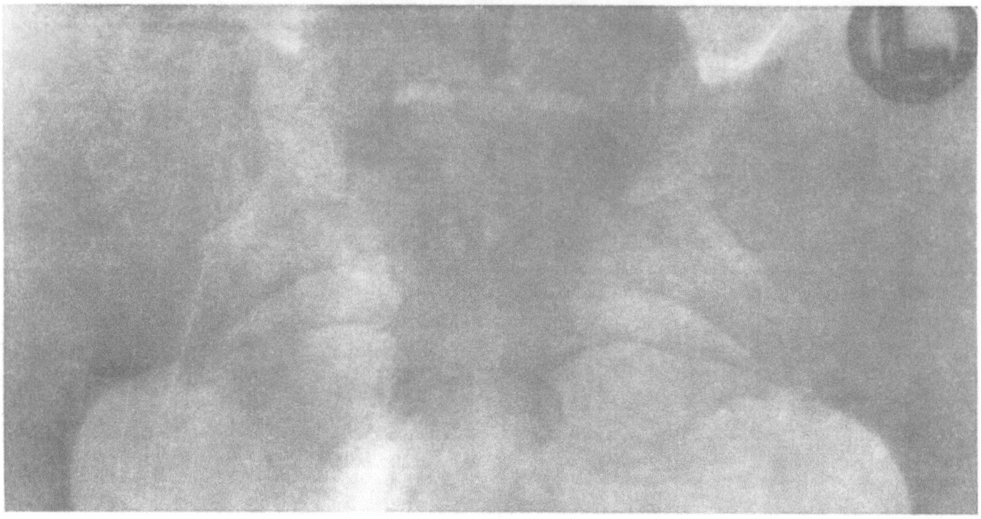

Abb. 52. Verwaschene IS, teilweise überbrückt, teilweise verbreitert, starke Sklerosierung in der Umgebung der IS. BSG 7/19, Wirbelsäule o. B. 48 jähriger Mann mit Kreuzschmerzen seit 15 Jahren. IS-Arthritis beim Morbus Reiter

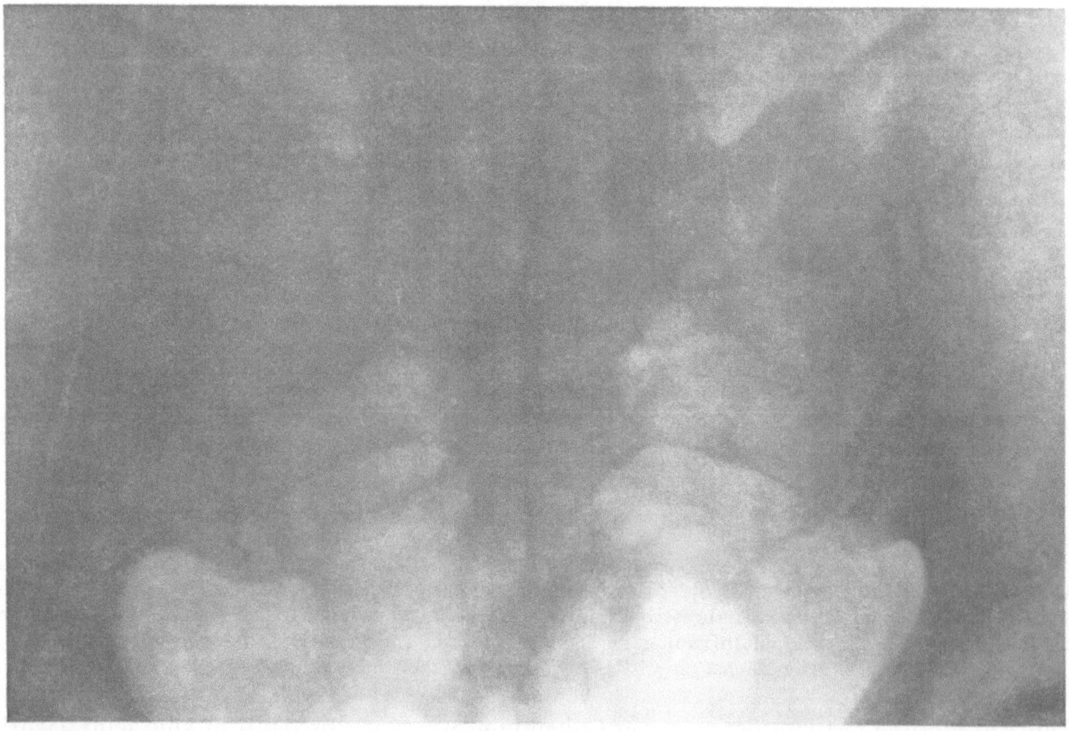

Abb. 53. Entkalkung in der Umgebung des rechten IS, links ist der Gelenkspalt verwaschen, u. kaudal sind ausgedehnte Kapsel-Bandverkalkungen vorhanden. Wirbelsäule o. B. Kein Trauma, 56 jähriger Mann mit starken Kreuzschmerzen seit 5 Jahren. Psoriasis.

Knochenbrücken kommen vor, aber ausgedehnte Ankylosen wie beim Morbus Bechterew sind nicht vorhanden.

Ähnliche Veränderungen wie beim Morbus Reiter kann man auch manchmal bei Mitbeteiligung der IS bei der Psoriasis, der Sacroileitis psoriatica, finden (FLETCHER u. ROSE, GRABER-DUVERNAY, AVILA et al.), Abb. 53.

Bei der primär chron. juvenilen Polyarthritis (Morbus Still) werden die IS nicht selten mitbefallen und auch hier haben die IS-Veränderungen bechterewähnlichen Charakter. Sie münden später oft in Ankylosen ein (CARTER, BYWARTES u. ANSELL, GROKOEST et al.).

Beim akuten Gelenkrheuma können ebenfalls in seltenen Fällen die IS mitbeteiligt sein. Auch die hierbei gefundenen IS-Veränderungen sind meist wieder sehr bechterewähnlich.

d) Unspezifische Entzündung der Iliosacralgelenke

Man kann auch heute noch auf den Begriff der „chronischen Arthritis" der IS stoßen, ohne daß oft klar ersichtlich ist, wie dieser pathologisch-anatomisch zu verstehen ist. Als man sich mit der Pathologie der IS zu befassen begann, wurden zunächst alle IS-Veränderungen als überwiegend entzündlich abgestempelt, wenn auch die „sacroiliac disease" noch eine Zusammenfassung entzündlicher, traumatischer, statischer und degenerativer Momente darstellte (BLAINE, GOLDTHWAIT, FITCH, ROBERTS u. LANE, COWAN).

Auch später in den dreißiger Jahren wurde die Arthritis der IS noch immer als die häufigste Erkrankung angesehen (SAXL, LAPP, VERHAGEN, JOACHIMOVITS). In dem Material von LAPP wird die Häufigkeit der IS-Arthrosen mit 12,5 % und die der IS-Arthritis mit 20,4 % angegeben, wobei bei der Arthritis die Männer überwiegen sollen. Nach SAXL hingegen sollen etwa doppelt so viel Frauen wie Männer an einer IS-Arthritis erkranken.

Man muß bei älteren Statistiken berücksichtigen, daß degenerative Gelenkveränderungen oft als „chronische Arthritis" oder „chronische deformierende Arthritis" bezeichnet werden. Allerdings war man dabei der Ansicht, daß diese Veränderungen tatsächlich durch eine chronische *Entzündung* — z. T. über Mikrotraumen (LOP, LUX, LAUBET) — entstanden waren. Die unter dem Bild einer chron. Arthritis beschriebenen histologischen Befunde (HASLHOFER, ZÖLLNER) der IS lassen jedoch erkennen, daß es sich um Arthrosen handelte.

Die Diagnose der IS-Arthritis war z. T. eine rein klinische, da viele Autoren der Ansicht waren und noch sind, daß das Röntgenbild bei unspezifischen Entzündungen der IS negativ ist (ALBRECHT, INGELRANS, LUX, SAXL, IMHÄUSER). Z. T. sollen unspezifische Entzündungen eine periartikuläre Entkalkung und eine Verwaschenheit und Unregelmäßigkeit der Gelenkkonturen machen und in schweren Fällen nicht von einer spezifischen Entzündung zu unterscheiden sein. WIESEL glaubt, daß Arthritiden der IS häufig eine endokrine Ursache hätten; THIERS will bei jungen Frauen ätiologisch unklare Arthritiden festgestellt haben; LOWMANN u. DOUB nahmen bei einer totalen Bandverkalkung im Bereich eines IS (vgl. Abb. 69a), IMHÄUSER bei zufälligen Ankylosen eine entzündliche Genese an.

Soweit bis in neuere Zeit Röntgenaufnahmen solcher unspezifischen IS-Arthritiden überhaupt gezeigt werden, halten sie fast ausnahmslos einer kritischen Prüfung nicht stand (vgl. Abb. 11 u. 25). Oft war aus den verschiedensten Gründen überhaupt eine Beurteilung der Verhältnisse an den IS nicht möglich. Schon LAPP u. UNTERSTEINER hatten darauf hingewiesen, daß z. B. die Diagnose einer IS-Arthritis nicht möglich ist, wenn sich ein Gelenkspalt auf Übersichtsaufnahmen verwaschen darstellt oder aus anderen Gründen nicht sicher beurteilbar ist. Auch CASUCCIO bestätigte unsere Erfahrungen, daß schon geringe Änderungen der Becken- oder Strahlenneigung wesentliche „Befundänderungen" mit sich bringen können. Die Ansicht von LUX, daß für die Diagnose einer IS-Arthritis schon geringfügige Differenzen in der Spaltbreite wichtig sind, kann für Übersichtsaufnahmen keine Gültigkeit haben.

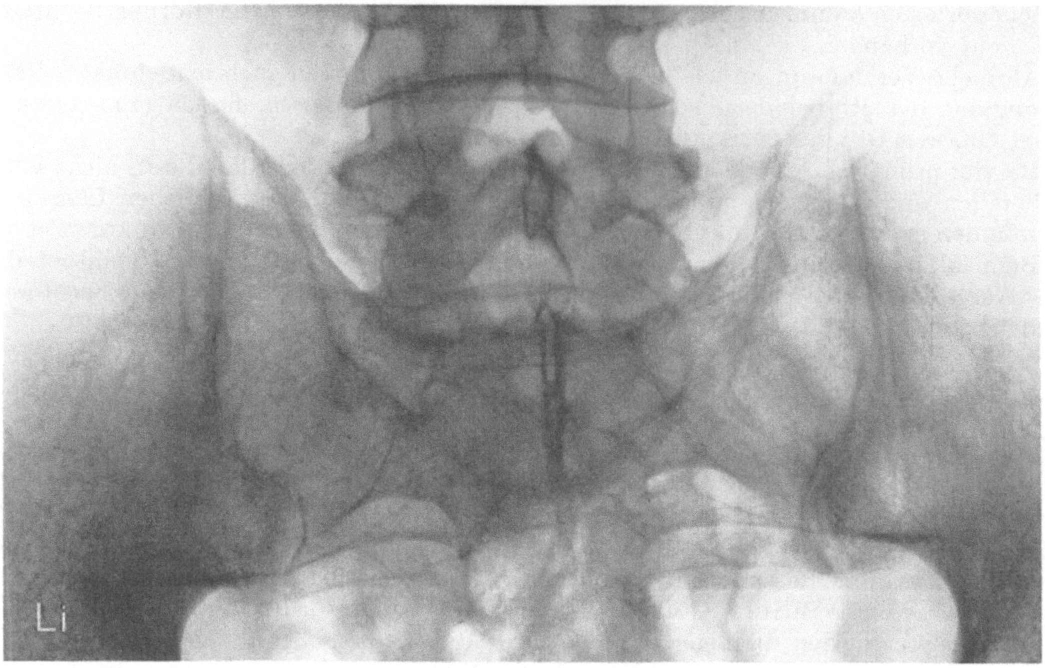

Abb. 54. Unspezifische ältere IS-Arthritis. Kreuzschmerzen seit einer Unterleibsoperation

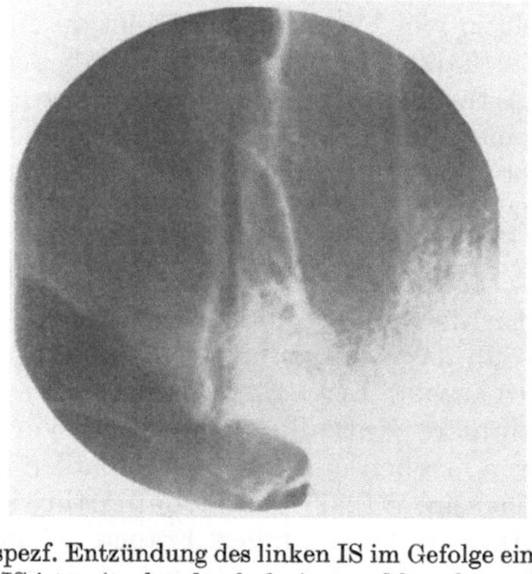

Abb. 54a. Zustand nach einer unspezf. Entzündung des linken IS im Gefolge eines linksseitigen Glutealabszesses. Das linke IS ist weitgehend ankylosiert und knöchern überbrückt

Die Abb. 54 zeigt das linke IS einer 46jährigen Frau. Es scheint sich bei dem Befund um einen Zustand nach einer unspezifischen Arthritis zu handeln. Keine Geburten, keine Beckenringlockerung. Das rechte Gelenk war vollkommen o. B., das linke ist verschmälert und unscharf begrenzt und in der Umgebung erkennt man eine strähnige Sklerose, die nach Lapp typisch für eine unspezifische IS-Arthritis sein soll, aber es natürlich nicht ist. Es bestanden Kreuzschmerzen, die im Anschluß an eine Unterleibsoperation aufgetreten waren, die möglicherweise die Erklärung für ein Übergreifen einer postoperativen Unterleibsentzündung auf ein IS abgeben könnte. Da sich die Frau seit der Operation in der Menopause befand, lassen sich allerdings auch degenerative Momente nicht sicher ausschließen. Daß unspezifische IS-Arthritiden vor allem bei Entzündungen im äußeren und inneren Beckenbereich entstehen können, wird durch einen weiteren Fall beleuchtet.

Die Abb. 54a stammt von einem Mann, der in der Kriegsgefangenschaft an einem monatelang eiternden Spritzenabszess im linken Glutäus litt und der nach Abheilen des Abszesses noch lange linksseitige Kreuzschmerzen hatte. Der jetzige Befund der IS läßt keinen Zweifel daran, daß eine chronisch-entzündliche Mitbeteiligung des linken IS vorgelegen hat.

In einer Arbeit über die entzündlichen Erkrankungen der IS bringt HELLNER zum Ausdruck, daß (außerhalb des Bechterew) hierfür praktisch nur 2 Formen infrage kommen, eine tuberkulöse und eine (unspezifische) eitrige Arthritis wie sie in Zusammenhang mit Beckenosteomyelitiden, Geburten, Operationen im Beckenbereich und manchmal auch anderweitigen Eiterherden im Körper vorkommt. Solche unspezifischen eitrigen IS Arthritiden wie sie von HELLNER, BROCHER und Verfasser (Siehe Abb. 56) einwandfrei histologisch gesichert werden konnten, sind indessen selten. Hingegen sind bei einer Colitis ulcerosa in einem relativ großen Prozentsatz — nach WRIGHT u. WATKINSON in fast 20 % der Fälle — entzündliche Mitbeteiligungen der IS bekannt.

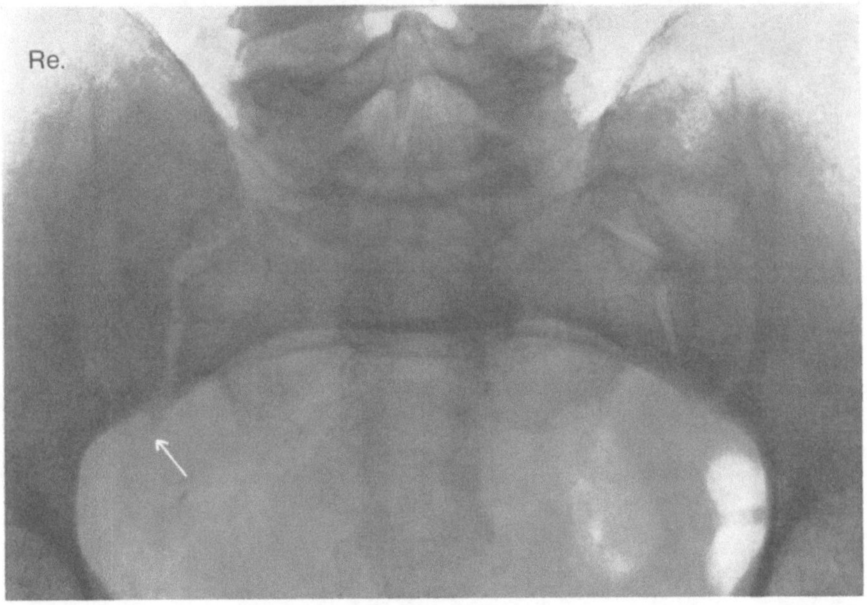

Abb. 55. Unspezif. Arthritis des rechten IS. Krallenförmige (entzündliche) Bandverkalkung (→). Kein Anhalt für eine Tuberkulose; Befund seit 1 ½ Jahren unverändert. Ulcus cruris u. Venenentzündung am rechten Bein

Zu Beginn der Erkrankung sieht man einen verbreiterten Gelenkspalt mit stark verwaschenen Gelenkkonturen, evtl. auch einer Entkalkung der Umgebung (Abb. 55), in fortgeschrittenen Stadien ist röntgenologisch eine Unterscheidung von einer spezif. Arthritis nicht möglich (Abb. 56) und Endstadien einer unspezifischen IS-Arthritis stellen Teilankylosierungen des Gelenkes dar, ohne daß es aber wie bei einer spezifischen Entzündung zu einer wesentlichen Defektbildung oder Gelenkzerstörung gekommen ist.

Die Beckenosteomyelitis bevorzugt die Umgebung der IS. Vom Kreuzbein her soll ein Übergreifen auf die Gelenke seltener vorkommen als vom Darmbein her. Von einer Tuberkulose unterscheidet sie sich durch stärkere reaktive Osteosklerosen und Periostosen, oft ist aber eine sichere röntgenologische Abgrenzung nicht möglich.

Die Abb. 57 zeigt die IS eines 56jährigen Mannes, der vor 6 Jahren an einer linksseitigen Oberschenkelosteomyelitis litt. Damals waren für etwa 10 Monate starke Kreuzschmerzen vorhanden gewesen, die aber weiter nicht beachtet wurden. Die späteren Aufnahmen zeigen in der Umgebung der IS eine strähnige Sklerose und teilweise Erweiterung und Unregelmäßigkeit des Gelenkspaltes. Man darf in diesem Fall mit Sicherheit eine un-

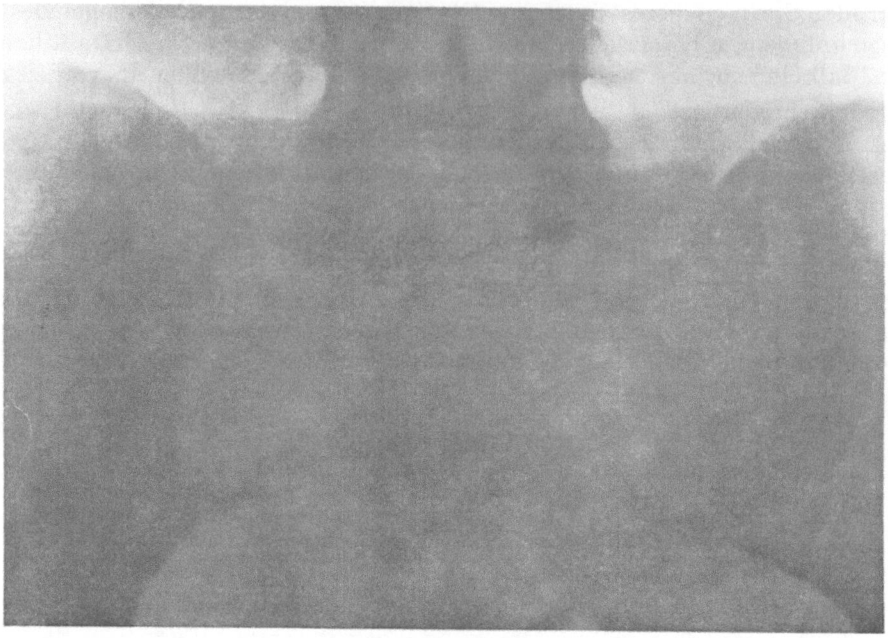

Abb. 56. Unspezifische Arthritis des linken IS, durch Operation histologisch gesichert. 31 jährige Frau, Abort vor 1 3/4 Jahr

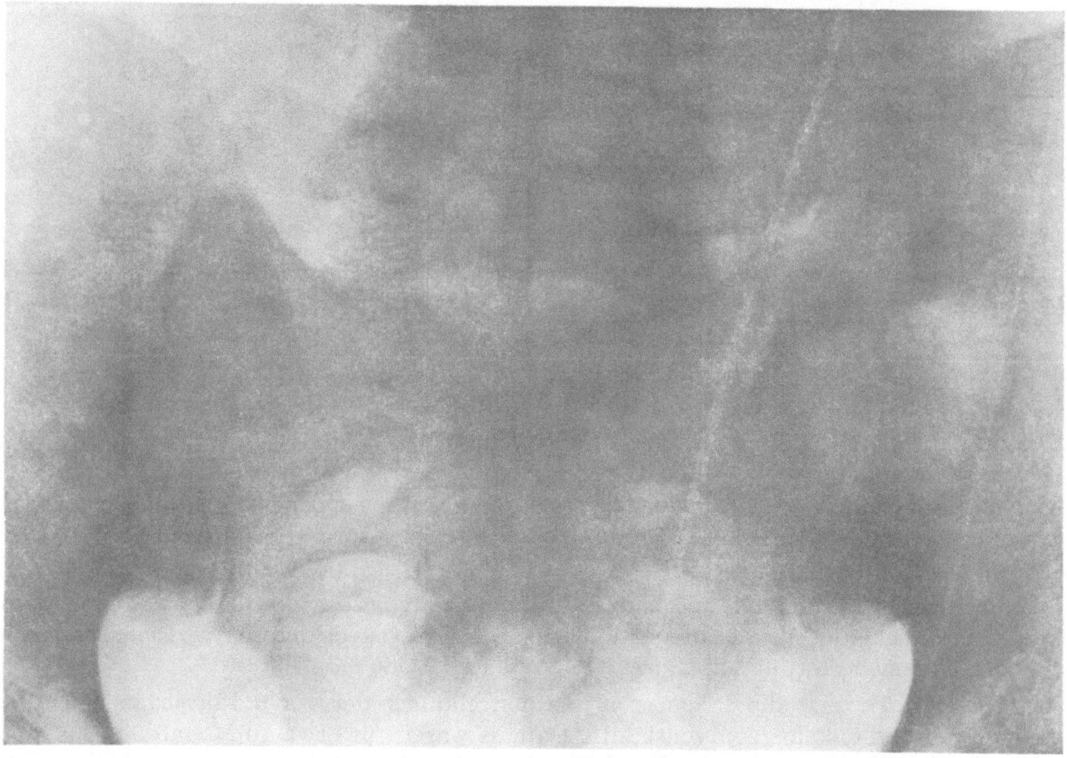

Abb. 57. Chronische-osteomyelitische Arthritis beider IS bei Oberschenkelosteomyelitis

spezifische metastatische Arthritis der IS annehmen. Bildmäßig entspricht der Befund einer Ostitis condensans ilei (siehe dort).

Arthritiden der IS wurden beobachtet bei Brucellosen (STEINBERG, WEBER sowie französische Autoren: s. bei INGELRANS) bei der Lues (DE MORALES, GRABER-DUVERNEY) und bei der Gonorrhoe (STANOJEVITS).

DIHLMANN u. SCHULER beschrieben eine „primär ossifizierende nicht ankylosierende Iliosacralarthritis, wobei sie in Punktaten aus kleinen paraartikulären Spongioskleroseherden, jedoch nicht im Gelenk selbst, histologisch Zeichen einer Entzündung nachweisen konnten. Da die IS bis auf eine Ausnahme dabei röntgenologisch vollkommen normal waren, bleibt bei diesen Fällen die Annahme einer IS-Arthritis hypothetisch.

ELLEGAST beschrieb auch bei Osteomalazien und der Spätrachitis Iliosacralgelenksveränderungen und zeigt entsprechende Abbildungen, die an schwere entzündliche Veränderungen erinnern. Wir können uns aber des Eindrucks nicht erwehren, daß diese z. T. nicht frei von summationsbedingten Fehlerquellen durch Darminhalt sind.

Bekanntlich können auch Kollagenosen (Dermatomyesitis, progressive Sklerodermie, Lupus erythematosus diss., Periarteriitis nodosa) mit Arthritiden einhergehen, und in der Literatur sind einige wenige Fälle einer Mitbeteiligung der IS bei diesen Erkrankungen erwähnt.

e) Arthritis der Iliosacralgelenke bei der primär-chronischen Polyarthritis

Beim primär chronischen Gelenkrheuma kann eine Mitbeteiligung eines oder beider IS vorkommen. Die meisten Autoren sind sich dabei darüber einig, daß eine solche nur bei fortgeschrittenen Krankheitsfällen zu erwarten und sie nicht gerade häufig ist, jedenfalls wenn man nur eindeutige Röntgenbefunde berücksichtigt. Die IS-Arthritis beim primär chronischen Gelenkrheuma unterscheidet sich von der beim Morbus Bechterew vor allem durch wesentlich geringere, manchmal fast vollkommen fehlende paraartikuläre Spongiosklerosen. Sie ist je nach Stadium gekennzeichnet durch paraartikuläre Entkalkungen, feine Usurierungen, Gelenkunschärfen, Gelenkverschmälerungen und später Ankylosen.

Die Übersichtsaufnahmen geben dabei oft nicht den wahren Gelenkbefund wieder. Entweder wird aus mancherlei Gründen, auf die noch eingegangen wird, zuviel an pathologischem Befund vorgetäuscht oder aber verdeckt, und Schichtaufnahmen sind ergiebiger. Histologische Untersuchungen der IS bei Mitbeteiligung beim primär chron. Gelenkrheuma liegen kaum vor.

GAMP, BOPP, SCHACHERL u. SCHILLING berichten, bei einem Teil ihrer Patienten mit einem chronischen Gelenkrheuma Unschärfen und ein Aufblättern der Gelenkflächen der IS gesehen zu haben. Wir können uns nicht entschließen, solchen minimalen, wenn nicht fraglichen Befunden der IS beim chron. Gelenkrheuma eine Bedeutung beizumessen. Ohne die Anwendung absolut orthograder Spaltaufnahmen und eine restlose Darmentleerung ist eine solche subtile Feindiagnostik der IS, die außerdem noch mit zahlreichen projektionsbedingten Fehlerquellen behaftet ist, nicht möglich. Hinzu kommt bei Gelenkrheumakranken ja auch oft noch eine Osteoporose im Beckenbereich, und eine unscharfe porotische Struktur täuscht nur zu leicht verschwaschene und veränderte Gelenkkonturen vor.

In 13 % ihrer Fälle sahen die genannten Autoren aber auch Usuren und Sklerosierungen, die aber auch stets nur „schwach ausgeprägt“ waren. Auch bei solchen nur „schwachausgeprägten“ Befunden ist an den IS noch immer eine gewisse Vorsicht am Platze. In einigen Fällen, in denen wir glaubten auch solche Veränderungen gefunden zu haben, waren sie bei späterer Kontrolle nicht mehr nachzuweisen. Bei einer stärkeren Osteoporose des Beckens können allein dadurch sogar Ankylosen vorgetäuscht werden und erst durch eine Schichtung kann ein noch vorhandener Gelenkspalt nachgewiesen werden.

Die begleitende Skelettosteoporose im Rahmen eines chronischen Gelenkrheuma kann im IS-Bereich ausgesprochen pseudozystischen Charakter haben. Diese pseudozystische

Struktur ist nicht durch eine rheumatische Miterkrankung der IS — evtl. durch Einbruch von rheumatischem Granulationsgewebe — entstanden, sondern durch Umbau- und wohl auch durch Geröllzysten infolge von Spongiosaein- und -zusammenbrüchen. Schilling (persönliche Mitteilung) äußert sich auch in diesem Sinn, nachdem er ursprünglich an eine „entzündliche Hofreaktion" bei diesen Befunden gedacht hatte.

V. Iliosacralgelenkveränderungen bei Stoffwechselkrankheiten

Die bekannteste Stoffwechselerkrankung, die zu einer Mitbeteiligung der IS führen kann, ist die Gicht (Bernstein u. Buetti, Fellmann, Gamp, Gemmel, Nalavista et al., Wollstein). Die Sacroiliitis urica bietet dabei röntgenologisch gegenüber anderen IS-Arthritiden nichts Besonderes, es sei denn größere Tophusbildungen machen das bekannte Bild der Lochdefekte. Vgl. Abb. 50.

Andere Stoffwechselerkrankungen wie der Morbus Wipple (intestinale Lipodystrophie) und die Lipoid-Dermatoarthritis können mit einer Polyarthritis einhergehen bzw. eine solche gehört zum Krankheitsbild und im Rahmen dieser Polyarthritis wurden auch Mitbeteiligungen der IS beobachtet (Eyler u. Doub).

Arthritisähnliche Bilder an den IS beim Hyperparathyreoidismus wurden von Ellegast, Bywaters et alt., Stanbury et al., so wie von Pugh erwähnt. Die Bilder entstehen infolge subchondraler Knochenresorption und der dadurch bedingten teilweisen Gelenkzerstörung, die zu einer Pseudoerweiterung des Gelenkes führen *kann*.

VI. Iliosacralgelenkveränderungen bei Paraplegien

Im Rahmen der Skelettveränderungen von Querschnittsgelähmten, bei denen sowohl Entkalkungen als auch Verkalkungen, ja sogar Verknöcherungen im Kapsel-Bandapparat im Vordergrund stehen, können auch die IS mitbeteiligt sein (Abel, Abramson u. Kamberg, Liberson u. Mihaldzic, Lodge, Wright et al.). Wenn bei verschiedenen Autoren eine erhebliche Diskrepanz in bezug auf die Häufigkeit einer Mitbeteiligung der IS besteht, so hängt das sicher mit der röntgenologischen Auslegung der Befunde zusammen, insbesondere ob man nur eindeutige Veränderungen wertet oder nicht. Bei Querschnittsgelähmten ist es sehr schwierig den Darm vollkommen leer zu bekommen, und Darminhalt ist bekanntlich die häufigste Ursache summationsbedingter Fehlbeurteilungen an den IS.

Die bei Paraplegien an den IS manchmal vorhandenen Veränderungen ähneln am ehesten denen bei der chron. Polyarthritis und es kann zu vollständigen Ankylosen kommen.

Bei Querschnittsgelähmten liegt nicht selten eine Erkrankung der Harnwege vor und es lag daher nahe, diese mit den gefundenen IS-Veränderungen in Zusammenhang zu bringen, sie also als entzündlich anzusehen, zumal ja IS-Arthritiden im Gefolge von entzündlichen Erkrankungen im Becken-Darmbereich vorkommen können. Ein solcher Zusammenhang wurde aber von anderen Autoren angezweifelt und abgelehnt.

VII. Entzündliche Veränderungen der Symphyse

1. Tuberkulose der Symphyse

Es werden überwiegend Jugendliche davon betroffen; das männliche Geschlecht überwiegt. Die Schambeintuberkulose ist insgesamt recht selten. Sie macht unter 1% der Knochentuberkulosen aus. Eine Kombination mit einer Genitaltuberkulose ist bekannt.

Die Symphysentuberkulose geht immer von parasymphysären Knochenherden aus, die dann auf den Symphysenknorpel übergreifen. Die Knochenherde haben nie eine solche Größe, daß sie röntgenologisch erfaßbar sind, und machen sich erst durch eine Entkalkung der Umgebung bemerkbar.

Beim Durchbruch zur Symphyse hin entstehen große Arrosionen, die in eine weitere Knochenzerstörung der symphysennahen Schambeinanteile übergehen. Der Symphysenspalt erscheint daher verbreitert, und die Schambeine werden im fortgeschrittenen Stadium gegeneinander verschieblich (Abb. 58). Nach IMHÄUSER soll eine restitutio ad integrum vorkommen. Meist erfolgt die Ausheilung jedoch mit groben Defekten und einer unregelmäßigen Sklerosierung in der Umgebung. Bei nicht rechtzeitiger Behandlung sind Sequestrierungen und Fistelbildungen häufig. Da auch Symphysenknorpel miteingeschmolzen wird, ist der Spalt in späteren Stadien fast immer verschmälert.

Eine Unterscheidung von einer Osteomyelitis und gewissen Formen einer Ostitis pubis ist röntgenologisch nicht möglich (siehe Abb. 43).

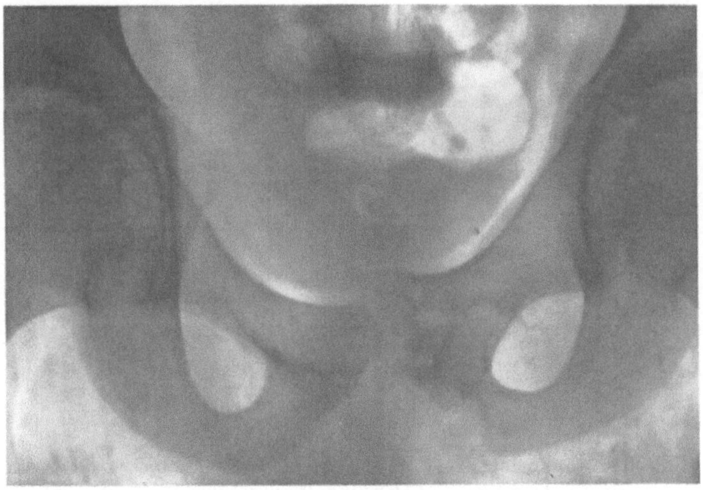

Abb. 58. Symphysen-Schambeintuberkulose bei einem 12 jährigen Jungen

2. Ostitis pubis

Die Ostitis pubis scheint keine Erkrankung einheitlicher Ätiologie zu sein. Sie wurde zuerst nach suprapubischen urologischen Operationen bekannt und wird vor allem im urologischen Schrifttum behandelt. BEER bezeichnete sie anfänglich als postoperative Periostitis. Ihre Häufigkeit wurde im Maximum bis zu 10 % als postoperative Komplikation angegeben. Diese Prozentangabe hat jedoch heute bei der verbesserten Operationstechnik und im Zeitalter der Antibiotika keine Gültigkeit mehr (ALKEN, BÜSCHER, persönliche Mitteilung).

Die ersten gehäuften Ostitis pubis Fälle wurden bei suprapubischen urologischen Operationen beobachtet und man vermutete von urologischer Seite zunächst eine traumatische Genese, wobei man sich den Symphysenschaden als durch eine direkte Mitverletzung oder durch Druck entstanden erklärte. Wenn man jedoch bedenkt wie geringe Veränderungen weit schwerere Symphysenverletzungen (z. B. Symphysenrupturen) machen, erscheint diese Annahme wenig wahrscheinlich.

In der Folgezeit wurden Veränderungen der Symphyse im Sinne einer Ostitis pubis nicht nur nach urologischen Operationen bekannt, man beobachtete sie auch nach Traumen, Geburten (siehe Abb. 43, 60), Entzündungen und nichturologischen Operationen im Beckenbereich. Die ersten histologischen Untersuchungen bei der Ostitis pubis ergaben Zeichen einer Entzündung, es wurden kulturell Erreger nachgewiesen, das klinische Bild kann mit subfebrilen Temperaturen einhergehen und oberhalb der Symphyse kann eine Schwellung vorhanden sein. Die Annahme einer entzündlichen Ätiologie lag daher nahe. Imhäuser glaubt, daß es sich bei der Ostitis pubis um eine blande Osteomyelitis handelt. Da der Lymphabfluß von Blase, Prostata und den inneren weiblichen Genitalien über die Lymphonodi iliaci et lumbales erfolgt, müßte man an eine über das Beckenzellgewebe fortgeleitete Entzündung denken.

An einer zum mindesten ausschließlichen entzündlichen Ätiologie entstanden aber Zweifel, als sich die Wirkung von Antibiotika als recht zweifelhaft herausstellte und Erfolge nach Cortison beschrieben wurden.

Von anderen Autoren wurde eher an eine Dystrophie auf neuraler oder neurovaskulärer Grundlage gedacht, also an eine Veränderung im Sinne eines Sudeck (Griessmann u. Dammann). Histologische Untersuchungen ergaben u. a. auch einen Knochenabbau wie in

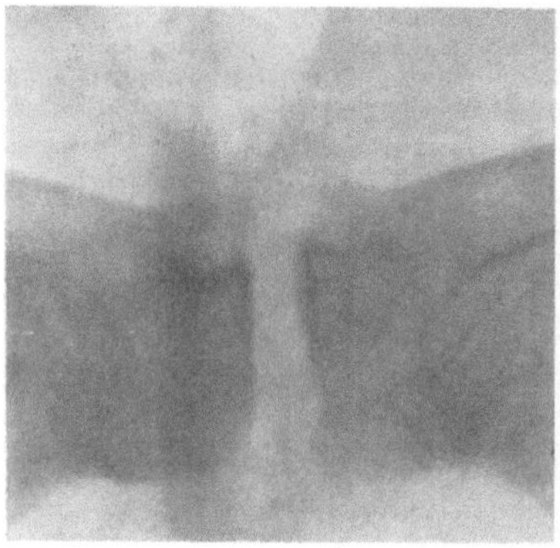

Abb. 59a

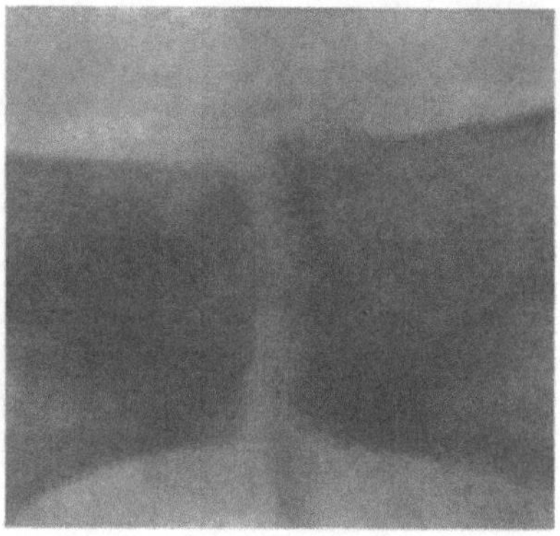

Abb. 59b

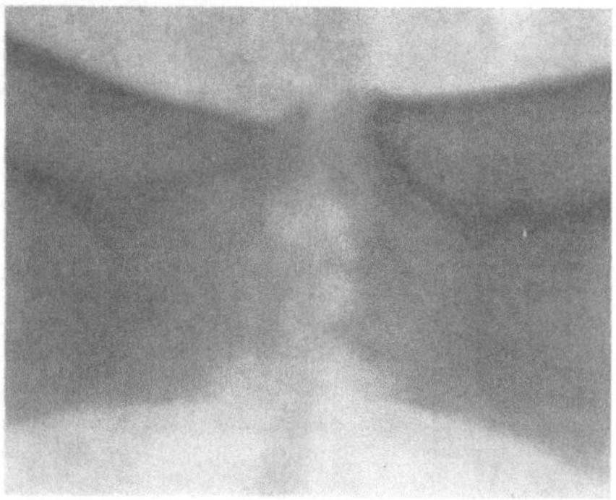

Abb. 60

Abb. 59. (a) Ostitis pubis oder Geburtstrauma? Wahrscheinlich Ostitis pubis nach einem Geburtstrauma; (b) durch Darmgas und Darminhalt vorgetäuschte Ostitis pubis

Abb. 60. Ostitis pubis

einem progressiven Stadium eines Sudeck (Hock, Brunskewitz, Riaboff). Es erscheint jedoch zweifelhaft, ob man in jedem Fall eine entzündliche Osteoporose von einer Sudeckschen Knochenatrophie histologisch unterscheiden kann.

Die Klinik und Röntgensymptomatologie kann recht unterschiedlich bei der Ostitis pubis sein. Man kann Röntgenveränderungen finden, ohne daß die Patienten jemals Beschwerden haben und es können Beschwerden ohne Röntgenveränderungen vorhanden sein. Typisch sind Schmerzen in der Symphysengegend, die häufig in die Blasen-, Adduktoren-, und Mastdarmgegend ausstrahlen. Die Beschwerden beginnen oft erst Wochen, ja Monate nach dem angeschuldigten Ereignis, einer Operation oder Geburt. Bis röntgenologische Veränderungen faßbar sind, dauert es auch Wochen bis Monate.

Die ersten Röntgenzeichen sind Entkalkungen entlang den Facies symphyseales der Schambeine, die die einzigen Röntgenveränderungen überhaupt bleiben können. Je nach Stärke und Ausdehnung der Knorpelbeteiligung an der Symphyse verschmälert sich der Symphysenspalt. An Stelle der Entkalkung können sich später reaktive Sklerosen und auch regelrechte periostale Reaktionen einstellen. Auch reaktive Knochenneubildungen sollen vorkommen. Die Entkalkung an den Facies symphyseales kann jedoch auch in eine grobe Usurierung und Knochenzerstörung einmünden, so daß eine Unterscheidung von einer Tuberkulose nicht möglich ist. Auch die Abb. 43 stellt bildmäßig eine Ostitis pubis dar. Die Abb. 60 zeigt eine frische Ostitis pubis bei einer 26jährigen Frau mit recht typischen Beschwerden 3½ Wochen nach der Geburt.

Die Abb. 59a zeigt am Oberrand der Schambeine zwei durch eine feine Spongiosklerose abgesetzte osteolytische Herde bzw. Knochendefekte. Es handelt sich um eine 29jährige Patientin, die vor 1¼ Jahr eine Geburt hatte. Damals bestand monatelang ein Symphysenschmerz, der aber auf die Blase bezogen wurde. Eine Röntgenaufnahme wurde nicht angefertigt. Jetzt hatte die Frau noch immer eine leichte Druckschmerzhaftigkeit im Bereich der Symphyse.

Es läßt sich schwer entscheiden ob der Symphysenbefund nun ein reines Geburtstrauma — Knochen-Bandausriß — darstellt, wofür die symmetrische Lokalisation sprechen könnte, oder ob eine entzündliche Ostitis pubis vorliegt. Wir möchten annehmen, daß die Unschärfe und verwaschene Struktur der Veränderungen zum mindestens für eine zusätzliche entzündliche Komponente im Sinne einer Ostitis pubis spricht.

Es sei daran erinnert, daß eine „Ostitis pubis" gar nicht so selten durch einen Summationseffekt mit Darmgas und Darminhalt vorgetäuscht wird. Die Abb. 59b zeigt als reinen Zufallsbefund Veränderungen, die ganz den Eindruck einer Ostitis pubis machten. Eine Kontrolle 5 Stunden später ergab einen vollkommen normalen Befund.

VIII. Degenerative Veränderungen der Beckenverbindungen

1. Arthrosen der Iliosacralgelenke

Die Angaben über die Häufigkeit der Iliosacralgelenksarthrosen (ISA) sind in der Literatur recht unterschiedlich. Nach Verhagen ist die Arthrose die häufigste Erkrankung der IS; Zöllner fand bei seinem Leichenmaterial in fast 50 % Iliosacralarthrosen; Lapp gibt die Häufigkeit nur mit 12,5 % an und auch Graff hält diese Veränderungen für nicht selten. Demgegenüber behauptet Brocher, die ISA sei — zum mindesten als röntgenologisch nachweisbare Veränderung — selten. Nach Bbranciforti beträgt die Häufigkeit nur etwa 1,3 % der pathologischen Iliosacralgelenksveränderungen.

Ein Überwiegen des weiblichen Geschlechtes bei ISA wird von Dahm u. Kraus, Berent, Saxl u. Albrecht angegeben, während Stehr keine Bevorzugung der Frauen fand und nach Brocher die Männer überwiegen.

Bei Angaben über die Häufigkeit der ISA sollte man immer klar herausstellen, ob man diesen Begriff im Sinne histologischer oder röntgenologischer Deutung meint und wie eng, bzw. wie weit man ihn aufgefaßt wissen will. Sicher sind histologisch schon längst degenerative Befunde zu erheben, ehe diese überhaupt einen röntgenologisch erkennbaren Niederschlag finden. Wir sprechen im Allgemeinen erst dann von einer ISA, wenn der Befund wirklich augenfällig und eindeutig ist. Die prozentual häufigste pathologische Veränderung der IS ist nach unseren Untersuchungen die Beckenringlockerung, sie wird gefolgt von den Arthrosen. Es besteht ein ganz unzweideutiges Überwiegen des weiblichen Geschlechtes.

Als röntgenologische Kardinalsymptome der ISA werden wie bei allen Arthrosen im Allgemeinen Verschmälerungen des Gelenkspaltes, Verstärkung der subchondralen Sklerose und Randwulst- und Zackenbildungen angegeben.

Die degenerativen Veränderungen der IS bevorzugen die ventralen und kaudalen Gelenkabschnitte. Die Breite des Gelenkspaltes kann an den IS nie etwas Sicheres über das Vorliegen einer Arthrose aussagen. Zunächst kann die Spaltbreite immer nur mit hinreichender Sicherheit auf Spaltaufnahmen beurteilt werden und dann weist die Spaltbreite individuelle und altersbedingte Schwankungen auf. Außerdem finden sich

ISA überwiegend bei Beckenringlockerungen, bei der der Gelenkspalt infolge einer Diastase immer verbreitert ist, so daß schwerste Arthrosen mit einem erheblich verbreiterten Gelenkspalt an den IS keine Seltenheiten sind (Abb. 61b u. c). Aus diesem Grunde kann man — zum mindesten bei Vorliegen einer Beckenringlockerung — die Breite des Gelenkspaltes nie zur Beurteilung einer ISA heranziehen.

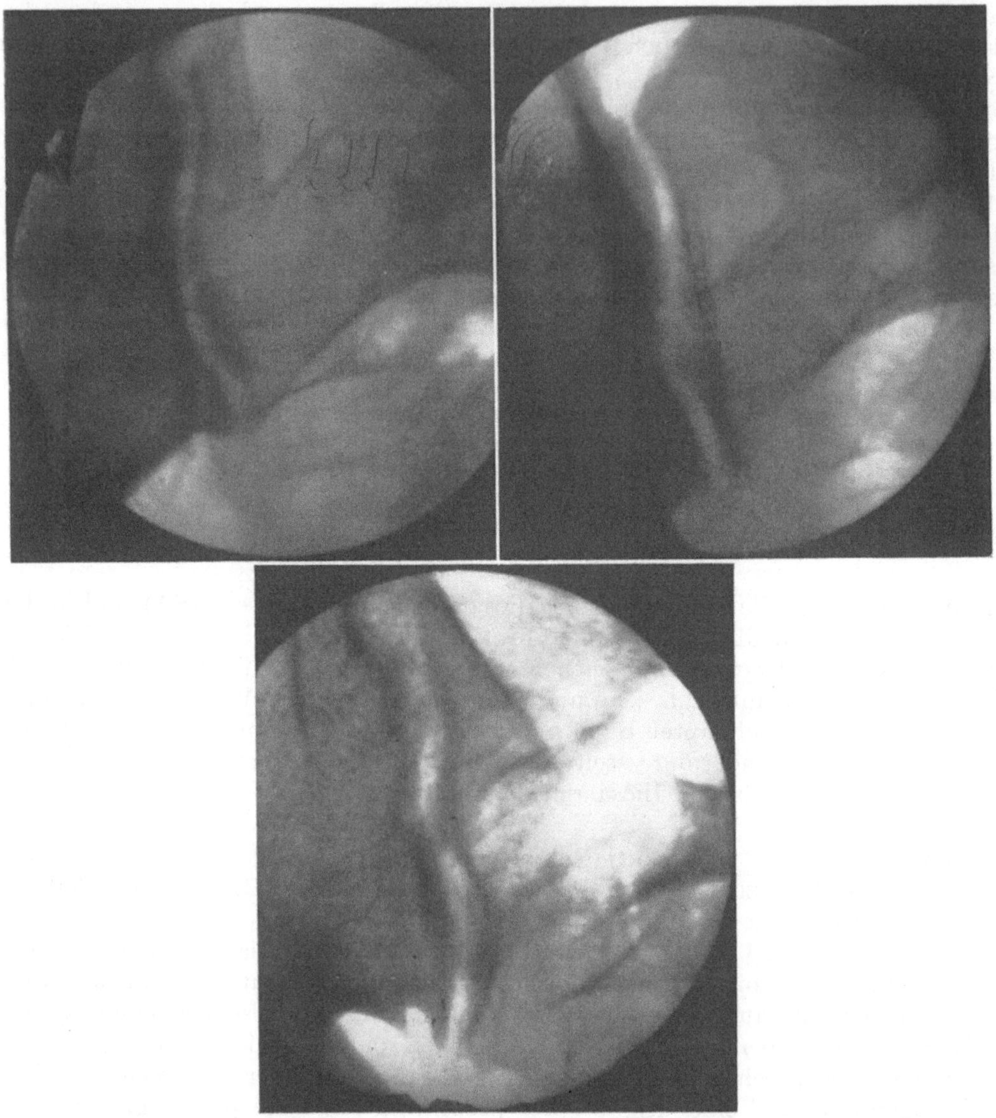

a b c

Abb. 61. Arthrosen der IS. Alle 3 Fälle sind Frauen mit einer Beckenringlockerung; (a) Gelenkspalt verschmälert; (b und c) Gelenkspalt verbreitert; (c) keine arthrotische Zacke, sondern Sulcus paraglenoidalis

Nach HASLHOFER soll bei degenerativen Veränderungen der IS außerdem der Spalt kaudal durch Geröllzysten erweitert erscheinen. Wir können das röntgenologisch nicht bestätigen, aber man kann manchmal bei ISA im unteren Gelenkbereich eine etwas unregelmäßig pseudocystisch aufgelockerte Knochenstruktur finden, die sicher durch Umbau- und Geröllzysten bedingt ist. Eine „fleckige Osteoporose", wie sie MÜNNICH beschreibt, sahen wir nie.

Zahlreiche Autoren sind der Ansicht, daß Spaltverschmälerungen bei ISA in Ankylosen — und zwar in röntgenologisch erkennbare — übergehen können (Hofer, Broocke, Lübke, Willis, Sashin, Hellner). Die Prozentangaben schwanken dabei zwischen 7,5 und 75 %; teilweise sollen Frauen, teilweise Männer davon häufiger betroffen sein. Die Röntgendiagnose einer Ankylose wurde ausschließlich nach Übersichtsaufnahmen gestellt (Vgl. Abb. 11). Wir haben jede auf einer Übersichtsaufnahme auf eine Ankylose verdächtige ISA mittels Spaltaufnahmen untersucht und konnten bisher nicht eine einzige, auch nicht partielle, Ankylose feststellen. Auch Ingelrans ist der Ansicht, daß ISA nicht mit Ankylosen einhergehen. Nun kommen nach den histologischen Untersuchungen von Zöllner tatsächlich im Rahmen degenerativer ISA kleine partielle Ankylosen vor — bindegewebige oder knorplige Brücken sind häufiger — aber diese waren nie auf Röntgen-

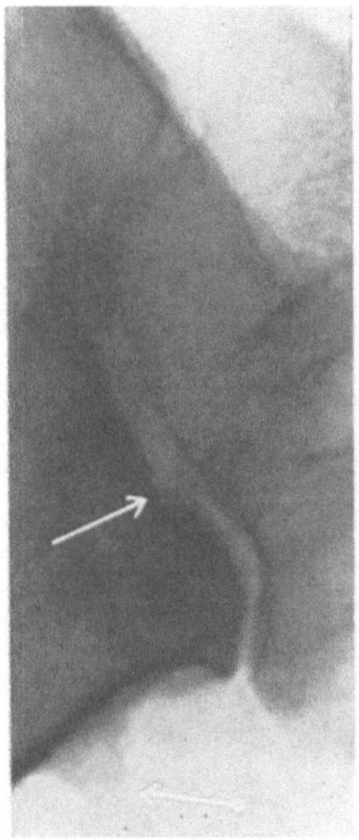

Abb. 62

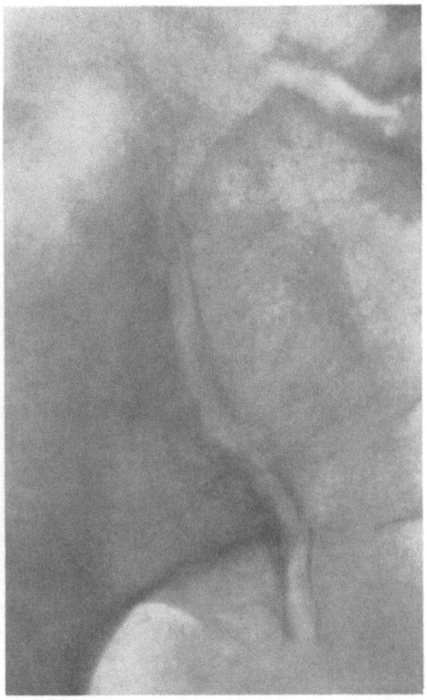

Abb. 63

Abb. 62. Arthrose des rechten IS mit groben Gelenkflächenunregelmäßigkeiten. 32 jährige Frau mit einer Beckenringlockerung. Keine Geburten, keine Unfälle. Angeborene Exostose am Unterrand des Darmbeins (·→)

Abb. 63. Arthrose eines IS. Neben einer verstärkten subchondralen Sklerose sind perlschnurartig aufgereihte, große Geröllzysten vorhanden

bildern zu erkennen, auch nicht, wenn die betreffende Stelle besonders herauspräpariert wurde. Man darf daraus schließen, daß stärkere, röntgenologisch erkennbare Ankylosen bei ISA nicht vorkommen.

Ein ziemlich konstantes Symptom einer ISA, ist eine bandartige Sklerose entlang der ilealen Gelenkkontur, die teilweise durch eine Verstärkung der subchondralen Sklerose, teilweise durch ventrale Randwulstungen verursacht wird (Abb. 61). Teilweise zeigen die Gelenkkonturen dabei feinere oder gröbere Unregelmäßigkeiten (Abb. 62). Sie entsprechen bis in die Markräume reichenden Knorpelknötchen und Knorpeleinbrüchen sowie Umbaucysten (Zöllner). Diese können manchmal recht groß sein und wie perlschnurartig entlang der ilealen Gelenkkontur aufgereiht erscheinen. Wenn die subchondrale Sklerose gleichzeitig stark ausgeprägt ist, können rein bildmäßig Befunde entstehen, die einem beginnenden Bechterew recht ähnlich sind (Abb. 63). Die Annahme, daß diese pseudozystisch-perlschnurartige Struktur entlang der IS ihre Entstehung vor allem Umbau- und Geröllzysten verdankt, wird auch dadurch bestätigt, daß man sie besonders an osteoporotischen Becken sieht, wobei vermehrte Spongiosazusammenbrüche zu erwarten sind. SCHILLING sieht solche Befunde direkt als typisch für eine Stammskeletosteoporose an. Auch Veränderungen im Sinn einer Osteochondrosis dissecans können daran beteiligt sein, denn man fand im Gelenkspalt kleine freie Knorpel- und Knorpel-Knochenstückchen.

STEHR, behauptet, daß Zackenbildungen am Unterrand der IS nie arthrotisch bedingt sind, sondern immer einen Sulcus paraglenoidalis darstellen. HOFER gibt die Häufigkeit sol-

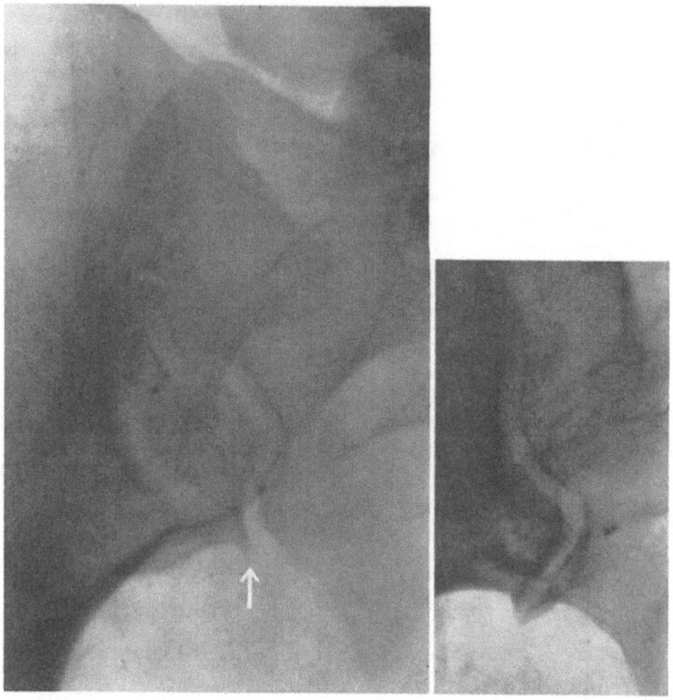

a b

Abb. 64. (a) sekundäre Arthrose, wahrscheinlich nach unspezif.-IS-Arthritis 2 Aborte. Arthrotische Randzackenbildung (→). Eine schräg über das Gelenk verlaufende, bandartige Verschattung stellt eine Bandverkalkung dar; (b) Arthrose mit großer Randzackenbildung an Darm- und Kreuzbein

cher Sulcuszacken bei Männern mit 23 %, bei Frauen mit 82 % an. Nach SMITH-PETTERSON u. ROGERS hingegen haben die degenerativ veränderten IS in 33 % arthrotische Ausziehungen. Sicher werden viel zu oft auf Grund kleiner Zacken an den IS Arthrosen diagnostiziert, aber es kann auch kein Zweifel daran bestehen, daß recht erhebliche arthrotische Zacken vorkommen (Abb. 64a), wenn sie auch immer nur in einem kleineren Teil der ISA vorhanden sind. Meist sind die arthrotischen Zacken nur oder verstärkt am Darmbein vorhanden, aber auch gleichstarke und recht große Zacken am Darm- *und* Kreuzbein können vorkommen (Abb. 64b). Im Zweifelsfall ist immer der Gesamtbefund des Gelenkes zu berücksichtigen, denn eine Sulcuszacke schließt degenerative Veränderungen natürlich nicht aus und sie kann auch arthrotisch verstärkt sein (Abb. 61c).

Grundsätzlich muß man bei den Zackenbildungen an den IS unterscheiden zwischen den arthrotischen Zacken (Abb. 64), den traumatischen Zacken (Abb. 47), den statischen

Zacken (Abb. 19) und den anatomischen Sulcuszacken (Abb. 61c) und Exostosen (Abb. 9, 62).

Viele Autoren sind der Ansicht, daß ISA vor allen Dingen durch Geburtstraumen entstehen. Ohne Zweifel spielen hierfür Geburtsverletzungen eine wesentliche Rolle. Noch wichtiger ist in pathogenetischer Hinsicht die Beckenringlockerung, die für die IS eine enorme Fehl- und Mehrbelastung darstellt. Etwa 80—90 % aller eindeutigen ISA betreffen Frauen mit einer Beckenringlockerung. Diese Tatsache erklärt auch die häufige Einseitigkeit bzw. die einseitige Verstärkung des Befundes, die auch von anderen Autoren erwähnt wird (Solonen, Breus, Kolisko). Die ISA sind also überwiegend sekundäre statische Arthrosen. Darüber hinaus führen, wie an allen anderen Gelenken, auch alle Traumen und

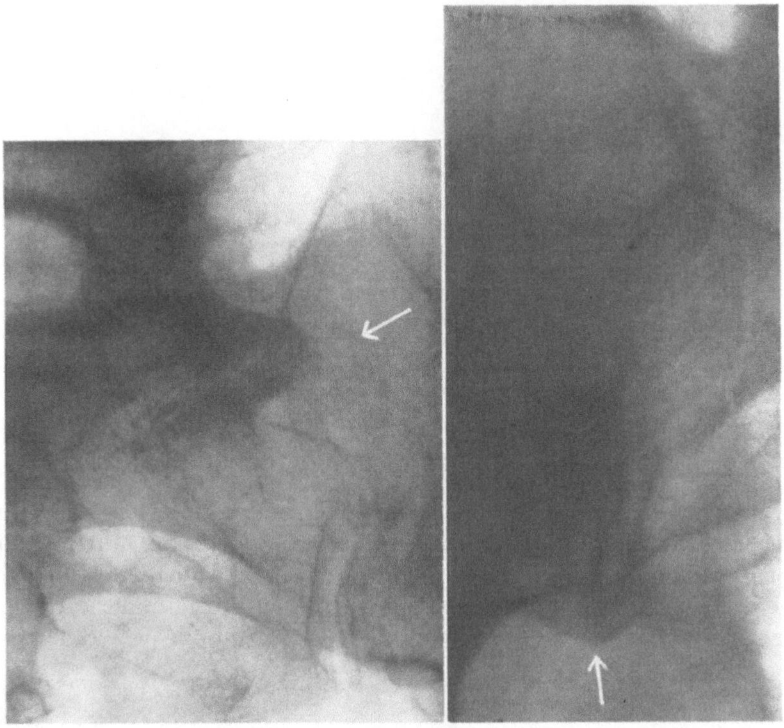

a b

Abb. 65. (a) Bandverkalkung im Bereich des IS. 50 jährige Frau, Zufallsbefund (→); (b) rein degenerative Bandverkalkung am Unterrand des rechten IS. Zufallsbefund bei einem 70jährigen Mann

entzündlichen Veränderungen schließlich zu Arthrosen. Die Abb. 64a zeigt eine Arthrose des rechten IS bei einer 34jährigen Frau, bei der der Befund und die Umstände für eine sekundäre Arthrose nach einer unspezifischen Arthritis sprachen. Seit 7 Monaten bestand ein an Stärke zunehmender Kreuzschmerz; keine Geburten; keine Beckenringlockerung. Der Röntgebefund ist streng einseitig; BSG leicht beschleunigt. Die schräg über das Gelenk verlaufende bandartige Verschattung stellt nach einer Spaltaufnahme eine Bandverkalkung dar. Diese dürfte wohl weniger degenerativer als entzündlicher Natur sein (vgl. Abb. 53, 55). Daneben kann man aber auch manchmal — meist als reiner Zufallsbefund — im Bereich der IS alter Leute altersbedingt-degenerative Bandverkalkungen finden (Abb. 65,a, b).

Auch die akzessorischen IS können isoliert erheblich arthrotisch verändert sein (Abb. 66).

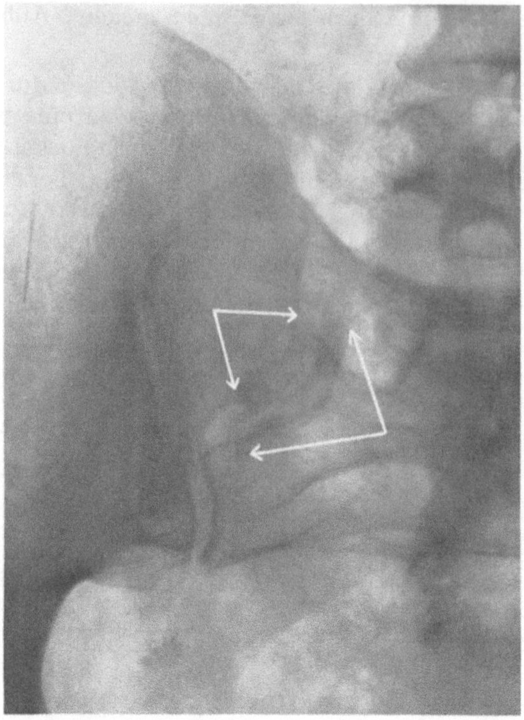

Abb. 66. Schwere isolierte Arthrose an einem akzessorischen Iliosacralgelenk. (⤹)

2. Degenerative Veränderungen der Symphyse

Bei der Beckenringlockerung kommen degenerative Veränderungen an den IS und der Symphyse gleichzeitig vor. Sie können in ihrer Stärke allerdings stark differieren, starke Arthrosen der IS setzen also durchaus nicht auch starke degenerative Veränderungen an der Symphyse voraus. Sie äußern sich hier in einer Verschmälerung des Symphysenspaltes, einer überwiegend bandartig verstärkten subchondralen Sklerose (Abb. 67a)

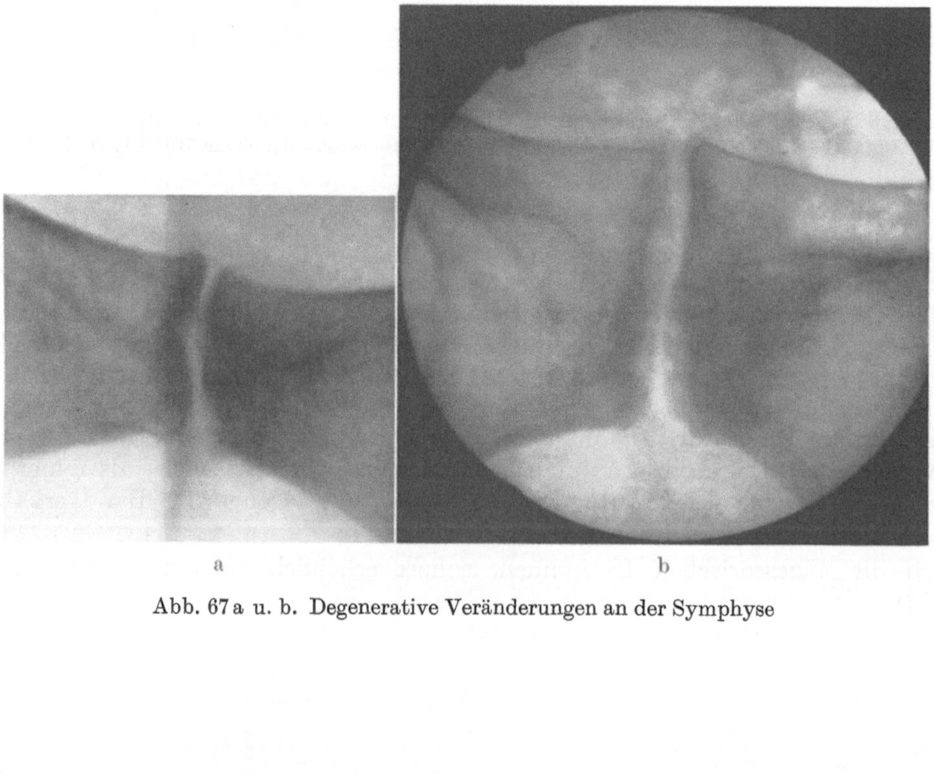

a b

Abb. 67a u. b. Degenerative Veränderungen an der Symphyse

oder einer mehr netzigen Spongiosklerose mit pseudozystischen Aufhellungen, die wieder Umbau- und Geröllzysten entsprechen (Abb. 67b). Außerdem können die Facies symphyseales z. T. unregelmäßig begrenzt sein. Neben statischen Momenten spielen wieder vor allem Geburtstraumen ätiologisch die wesentlichste Rolle. Daß ein in der Symphyse sichtbarer feiner senkrechter Luftspalt Ausdruck einer Degeration ist (MAYALL), können wir nicht bestätigen. Solche Befunde kann man in vollkommen normalen Symphysen, meist als reinen Zufallsbefund, finden.

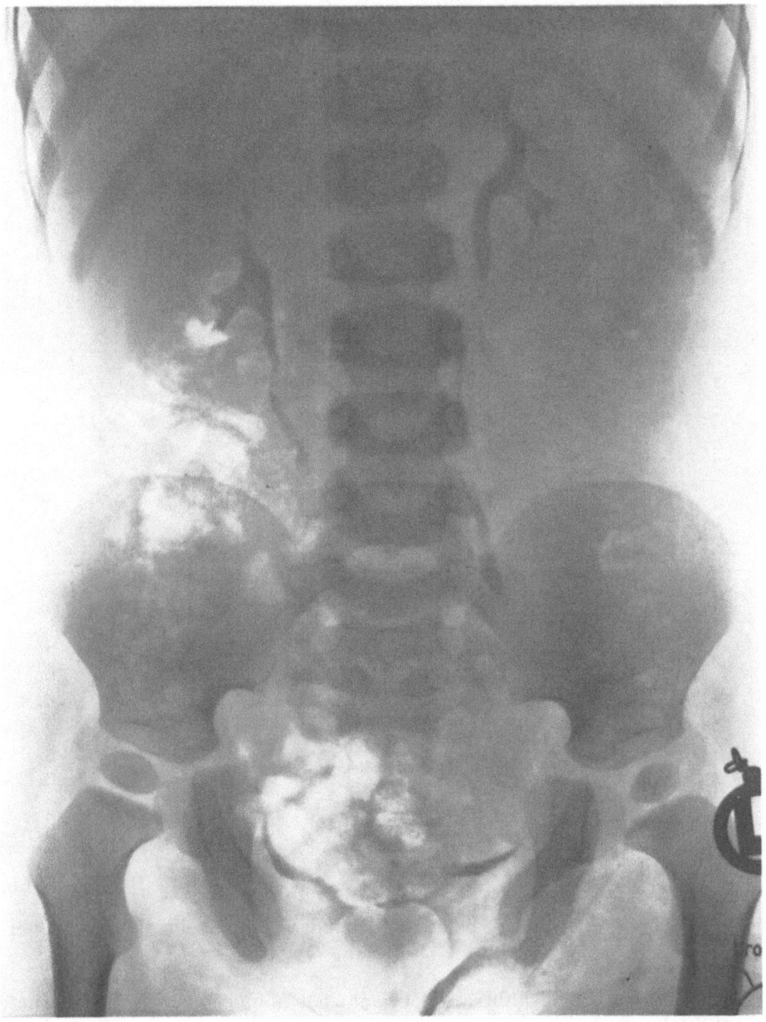

Abb. 68. Angeborenes Spaltbecken mit Blasenektropie (Von Prof. DIETHELM zur Verfügung gestellt)

IX. Angeborene Veränderungen der Beckenverbindungen

1. Das Spaltbecken

Von den angeborenen Veränderungen der Beckenverbindungen hat vor allem das Spaltbecken, auch unter der Bezeichnung angeborener Symphysenspalt bekannt, eine praktische klinische Bedeutung.

In leichten Fällen handelt es sich lediglich um einen verschieden starken Defekt im Bereich der knorpeligen Symphyse, der in schweren Fällen auch auf die benachbarten Schambeine übergreift (Abb. 68). Im Gegensatz zu den traumatischen Symphysenrupturen wird der knorpelig-knöcherne Defekt nicht oder kaum durch Bindegewebe ersetzt. Trotzdem findet man fast nie statische Beschwerden oder funktionelle Störungen, da der iliosacrale Bandapparat kompensatorisch wesentlich verstärkt ist.

In schwersten Fällen ist das Spaltbecken mit Spaltbildung im Kreuzbein und der Wirbelsäule oder angeborenen Formabweichungen anderer Beckenknochen kombiniert und oft nicht mit dem Leben vereinbar. Gleichzeitige Ektopien der Blase oder andere Fehlbildungen des Urogenitalsystems sind fast die Regel.

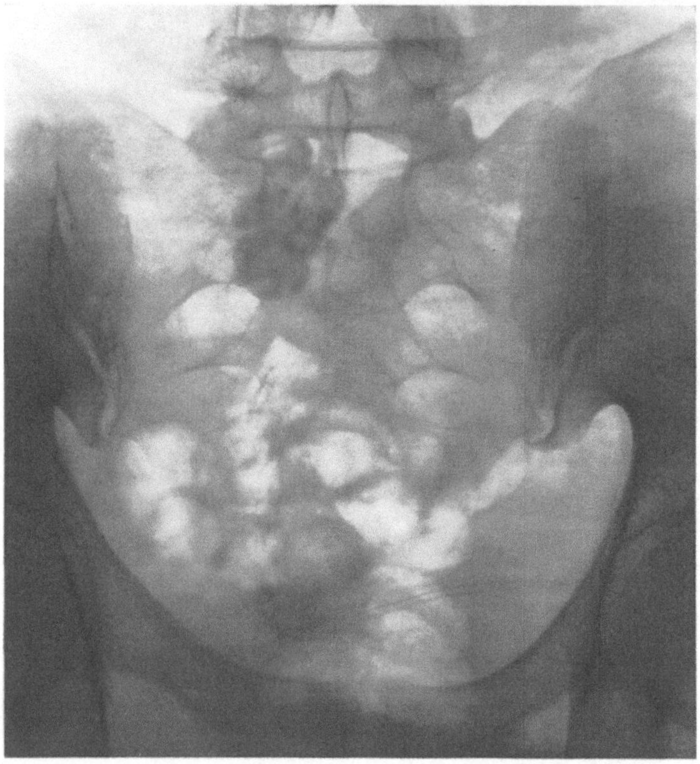

Abb. 69

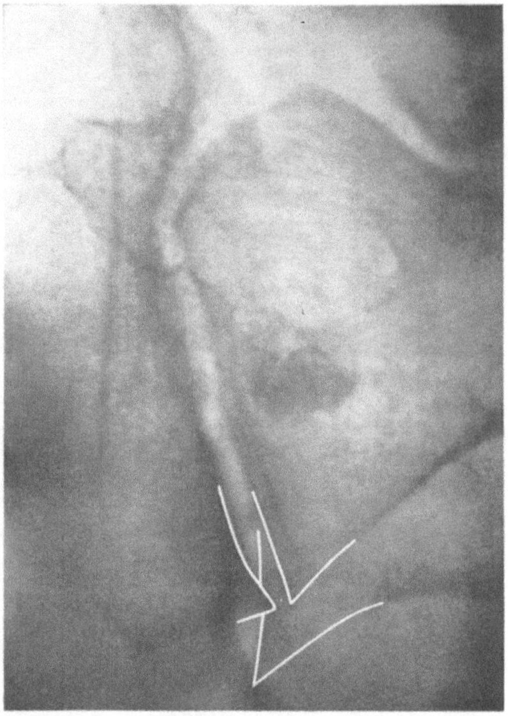

Abb. 70a

Abb. 69. Habituelle, knöchern abgestützte, beidseitige, kaudale Kreuzbeinsubluxation bei einem 36 jährigen Mann

Abb. 70a u. b. Habituelle Kreuzbeinsubluxation bei jungen Männern, ohne knöcherne Abstützungen, die erst auf Spaltaufnahmen sicher nachzuweisen waren. Keine Beckenringlockerungen

2. Habituelle Kreuzbeinsubluxationen

Eigene Beobachtungen lassen vermuten, daß es eine habituelle (kaudale) Subluxation des Kreuzbeins gibt. Unsere ursprüngliche Annahme, daß es sich dabei um ausgesprochene Raritäten handelt, scheint sich nicht ganz zu bestätigen, denn seitdem wir bei allen Männern mit unklaren Kreuzschmerzen auch Beckenübersichtsaufnahmen anfertigten, konnten wir unseren ursprünglichen 4 Fällen weitere 27 hinzufügen. Es handelt sich bei unseren 27 Fällen ausschließlich um Männer, und zwar im Alter von 25 bis 58 Jahren. Eine Beckenringlockerung ließ sich in keinem Fall nachweisen; bei Standbeinwechsel bestand also keine Verschieblichkeit der Schambeine.

Ob die habituelle Kreuzbeinluxation — in jedem Fall lag eine gleichstarke oder fast gleichstarke beidseitige Subluxation vor — wie bei anderen angeborenen Subluxationen ihre ausschließliche Ursache in Dysplasien der gelenkbildenden Knochenanteile hat, ist allerdings zweifelhaft. Auf den Röntgenaufnahmen waren die Gelenke zwar auffallend weit, aber sonst unauffällig. Es ist möglich — und sogar sehr wahrscheinlich — daß die Gelenkverzahnung bei der habituellen Kreuzbeinsubluxation nur sehr schwach ausgebildet ist oder ganz fehlt, denn anders wäre ein Abgleiten des Kreuzbeins ohne eine gleichzeitige Beckenringlockerung oder ein Trauma gar nicht möglich. Auffällig war, daß es sich in allen Fällen um ausgesprochene Astheniker handelte. Man geht daher wohl in der

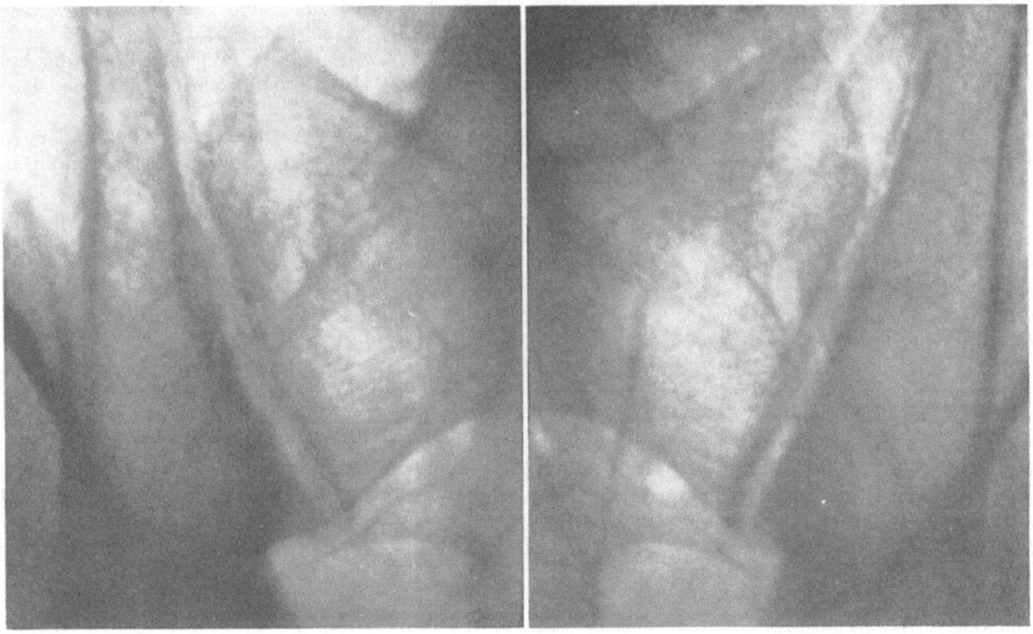

Abb. 70b

Annahme nicht fehl, daß eine weitere Voraussetzung für die Subluxation des Kreuzbeins auch eine angeborene Insuffizienz der so wichtigen Kapsel-Bandverstärkungen der Beckenverbindungen ist. Fast alle Männer stammen aus körperlich nicht schwer arbeitenden Berufen. Es handelt sich um Angestellte, kaufmännische und sitzende Berufe, und keiner trieb Sport.

Nicht in allen Fällen war schon auf der Übersichtsaufnahme eine erhebliche Subluxation des Kreuzbeins zu erkennen, die durch große und tief herabreichende hakenförmige Knochenspangen vom Darmbein her abgestützt war (Abb. 69). Zum Teil war der Befund auf den Übersichtsaufnahmen nicht eindeutig, da die Sublaxion nur die dorsalen Gelenkabschnitte betraf und noch nicht knöchern abgestützt war und erst auf den Spezialaufnahmen war die Subluxation erkenntlich (Abb. 70). Alle Patienten hatten Kreuzschmerzen.

Literatur

ABEL, A. L.: Sacroiliac strain, Brit. med. J. **1**, 683–688 (1939).

ABEL, M. S.: Sacroiliac joint changes in traumatic paraplegies. Radiology **55**, 235–239 (1950).

ABESSER, E. W.: Die Verknöcherung des Ligamentum ileolumbale bei Lumbalskoliosen. Z. Orthop **92**, 370–376 (1960).

ABRAMSON, D. J., KAMBERG, S.: Spondylitis, pathological ossification and calcification associated with spinal-cord injury. J. Bone Surg. **31 A**, 275 (1949).

— — ROBERTS, S. M., WILSON, PH. D.: Relaxation od the pelvic joints in pregnancy. Surg. Gynec. Obstet. **59**, 595 (1934).

AJACH, F.: Contribution a l'étude de la souffrance sacro-iliaque. Thèse méd. Paris 1946.

ALBEE, F. H.: A study of the anatomy and clinical importance of the sacroiliac joint. J. Amer. med. Ass. 53 1273–1282 (1909).

ALBRECHT, H.: Zur Klinik der Osteoarthropathia iliosacralis. Zbl. Gynäk. **51**, 2170 (1927).

— Die Bedeutung des Iliosacralgelenkes für die Entstehung des statischen Kreuzschmerzes. Arch. Gyn. **134**, 439–460 (1928).

— Beziehungen zwischen Gynäkologie und Orthopädie. Zbl. Gyn. **56**, 2691–2697 (1932).

ANDERSON, R. L., PETERSON, V. L.: Clinical use of the Chamberlain technique in sacroiliac conditions. J. Amer. med. Ass. **124**, 269 (1944).

ANTOINE, T.: Die Differentialdiagnose des Kreuzschmerzes. Med. Klin. **47**, 1173–1176 (1952).

ARLET, J., MOLE, J. M.: Ostéite iliaque condensante chez deux soeurs. Rev. Rhum. **22**, 54 (1955).

— — Ostéite condensante. Rev. Rhum. **21**, 64–67 (1954).

AVERY, H.: Charcots arthropathy of the sacroiliac joint. Lancet **1930/II**, 241.

— Charcotsche Arthropathie des Iliosacralgelenks. Zbl. Chir. **59**, 299–304 (1932).

AVILA, R. D., PUGH, G., SLOCUMB, CH. H., WINKELMANN, R. K.: Psoriatic arthritis, a roentgenologic study. Radiology **75**, 691 (1960).

BACH, H. G., KONRAD, U.: Die Geburt von Riesenkindern. Geburtsh. u. Frauenheilk. **21**, 929–938 (1961).

BAER, C. E.: Sacro-iliac strain. Bull. Johns Hopkins Hosp. **28**, 159–165 (1917).

BALLADIN: Über Beweglichkeit in den Gelenken des schwangeren Beckens. 44 Verh. dtsch. Naturf. u. Ärzte Rostock 1871.

BALZER, H.: Schwangerschaft und Geburt nach traumatischer Symphysenruptur bzw. ausgedehnter Beckenfraktur. Geburtsh. u. Frauenheilk. **16**, 924–931 (1965).

BARNES, W.: Osteitis pubis. Surgery **117**, 277–284 (1963).

BARNETT, E.: Tuberculous osteitis pubis. Brit. J. Radiol. **30**, 125–128 (1957).

BARSONY, TH.: Über eine typische Form der lumbosacralen Osteo-Chondropathie. Fortsch. Rö. **38**, 92–96 (1928).

— Zirkumskripte Aufhellungen im lateralen Anteil des Kreuzbeins. Kein pathologischer Befund! Bruns Beitr. klin. Chir. **157**, 359 (1922).

— POLGAR, F.: Ostitis condensans ilei, ein bisher nicht beschriebenes Krankheitsbild. Fortschr. Rö. **37**, 663–668 (1928).

— SCHULHOFF, Ö.: Wie liegt das Sacroilicalgelenk im Röntgenbild. Sakrumstudien I. Rö'praxis **3**, 313 (1931).

— — Das Kanalsystem des Kreuzbeins im Röntgenbilde. Sakrumstudien II. Rö'praxis **3**, 648 (1931).

— — Das „Mittelkonglomerat" des Kreuzbeins. Sakrumstudien III. Rö'praxis **3**, 972 (1931).

— — Die Pars lateralis des Kreuzbeins im Röntgenbilde. Sakrumstudien IV. Rö'praxis **4**, 293 (1932).

— — Die Aufnahmetechnik zur sagittalen Darstellung des lumbo-sacro-iliacalen Gebiets im Röntgenbild. Röntgenpraxis **4**, 594 (1932).

— — Kasuistische Beiträge zur Diagnostik der Lumbosacroiliakalgegend. Durch die „Einblickaufnahmen" geklärte Fälle. Bruns Beitr. klin. Chir. **156**, 43 (1932).

— WINKLER, K.: Beiträge zur Röntgendiagnostik der Wirbelsäule. 2. Die „elektive" Aufnahme des lumbosacroiliakalen Gebietes. Röntgenpraxis **10**, 384 (1938).

BAUER, K. H.: Frakturen und Luxationen. Berlin: Springer 1956.

BECKER, W. H.: Pathogenese und Prophylaxe der sog. Schambeinosteomyelitis nach retropubischer Prostatektomie. Ärztl. Wschr. **20**, 478–481 (1953).

BEER, E.: Descending rami of pubis following suprapubic operations. Internat. J. med. Surg. **37**, 224–225 (1924).

— Periostitis and ostitis of symphysis and rami of pubis following suprapubic cystotomies. J. Urol. **20**, 233–236 (1928).

BERENT, F.: Beiträge zur Pathologie der Kreuz-Darmbeinfugen. Arch. orthop. Unfallchir. **32**, 642–651 (1933).

— Zur Ätiologie der Ostitis condensans ilei. Fort. Rö. **49**, 263–268 (1934).

BEREZIN, D.: Pelvic insufficiency during pregnancy. Acta obst. gyn. scand. **30**, Suppl. 7 (1950).

BERNBECK, R.: Kinderorthopädie. Stuttgart: Georg Thieme 1954.

BERNHARD, P.: Die gynäkologischen Kreuzschmerzen der Frau. Med. Zsch. **12**, 445–447 (1958).

BERNSTEIN, A., BUETTI, C.: Arthritis urica. Radiol. clin. **17**, 177–185 (1948).
BETTE, H.: Die Röntgenuntersuchung des Iliosacralgelenkes und ihre Fehlerquellen. Verh. dtsch. orthop. Ges. **48**, 304 (1960/61).
BICKEL, W. H., ROMNESS, J. O.: True diastasis of the sacro-iliac joints with hypermotility. J. Bone Surg. **39 A**, 1381–1484 (1957).
BIEDERMANN, F.: Bemerkungen zu der Arbeit von Derbolowski: Zur Theorie der Chiropraktik. Neuralmed. **4**, 266–268 (1956).
BIRKLE DE LA CAMP, H.: Handbuch der gesamten Unfallheilkunde. Bd. III. Stuttgart: Enke 1956.
BISCHER, H. K., KAMIETH, H.: Östrogenwirkung auf die Symphyse alter Männer. Z. Urolog. **49**, 337–339 (1956).
BISCHOFSBERGER, C.: Das Krankheitsbild der chronischen Osteomyelitis. Z. Orthop. **84**, 234–268 (1953).
BITTMANN, O.: Unsere Symphysiotomien. Z. Geburtsh. u. Frauenhk. **1**, 352–345 (1939).
BLAINE, E. S.: Sacroiliac arthrosis obliterans. Amer. J. Roentgenol. **10**, 189–194 (1923).
BOCKELMANN, O.: Über den Kreuzschmerz bei der Frau. Dtsch. med. Wschr. **61**, 1676–1679 (1935).
BOENHEIM, F.: Das Sacroiliacal-Gelenk. In: J. Goslings u. H. van Swaay, Contemporary Rheumatology. Amsterdam: Elsevier 1956.
BÖNI, A.: Die Spondylitis ankylopoetica (Bechterewsche Krankheit). Internist **2**, 412 (1961).
BÖNI, KAGANAS: zit. nach MINNICH.
BORELL, U., FERNSTRÖM, J.: The movements at the sacro-iliac joints and their importance to changes in the pelvic dimensions during parturition. Acta obst. gyn. scand. **36**, 42–57 (1957).
BORNSTEIN, S. W.: zit. nach LUX.
BOSTRÖM, S.: Clinical symptoms and radiological changes in Bechterew disease. Ann. chir. gyn. Fenn. **46**, 3–23 (1957).
BRAENDLI-WYSS, C.: Die Hypertorsionsbeschwerden im Ileosacralgelenk, ihre Erkennung und Behandlung. Schweiz. med. Wschr. **1**, 337–345 (1939).
BRAHARD, K.: Kreuzschmerzen durch Lockerung der Kreuz-Darmbeingelenke. Münch. med. Mschr. **80**, 1240–1246 (1933).
BRAILSFORD, J. F.: The radiology of bones and joints, Churchill London 1948.
BRANICIFORTI, S. A.: A proposito dell'osteochondrite della sacroiliaca. Minerva ortop. **2**, 162 (1951).
— Le artrosi deformati isolati della sacro-iliaca. Minerva ortop. **2**, 164–172 (1951).
BRAUN, v. FERNWALD, R.: Über Symphysenlockerungen und Symphysenrupturen. Arch. Gyn. **47**, 104–108 (1894).
BRAUS, H.: Anatomie des Menschen, Bd. I. Berlin: Springer 1921.
BREUS, KOLISKO: Die pathologischen Beckenformen. Wien: Deuticke 1904.
BROCHER, J. E. W.: Die Wirbelsäule und ihre Differentialdiagnose. Stuttgart: Thieme 1959.
— Die Kreuzschmerzen in ihrer Beziehung zur Wirbelsäule. Stuttgart: Thieme 1938.
BROOKE, R.: The sacro-iliac joint. J. Anat. **58**, 299–308 (1924).
BROWN, L. T.: The mechanics of the lumbosacral and sacroiliac joint. J. Bone and Joint Surg. **19**, 770–779 (1937).
BUD, H.: Veränderungen an der Symphyse in der Schwangerschaft auf Grund von Röntgenuntersuchungen. Zbl. Gyn. 1187 (1932).
BYWATERS, E. H., ANSELL, B. M.: Arthritis associated with ulcerative colitis. Ann. rheum. Dis. **17**, 169 (1958).
— Entzündung des Ileosacralgelenkes bei der kindlichen Polyarthritis chronica. Ref. Tag. Tsch. Ges. Rheumat., Baden-Baden 1964.
CALLAHAN, J. T.: Separation of symphysis pubis. Amer. J. Obstet. Gyn. **66**, 281–283 (1953).
CALLIET, R.: Beitrag zur Analyse des Kreuzschmerzes. Internat. Rundsch. phys. Med. **10**, 12–20 (1957).
CAMPELL, W. C.: Operativ measures in the treatment of affections of the sacral and sacro-iliacal joint. Surg. Gyn. Obst. **52**, 381–386 (1930).
CAMPIGLIO, A.: Le sacro-ileiti. Minerva ortop. **2**, 72–79 (1951).
CARTER, M. E.: Sacro-iliitis in Still's disease. Ann. rheum. Dis. **21**, 105 (1962).
— LOEWI, G.: Anatomical changes in normal sacroiliac joints during childhood and comparison with the changes in Still's disease. Ann. rheum. Dis. **21**, 121 (1962).
CASUCCIO, C.: zit. nach UNTERSTEINER.
CASUCCIO, G.: Studio anatomico e radiografico sull' articolazione sacro-iliaca normale nell' adulto. Chir. Organi Mov. **20**, 335 (1934).
CAUGHEY, D. E., BYWATERS, E. G. L.: The arthritis of Wipple's syndrom. Ann. rheum. Dis. **22**, 327 (1963).
CHAMBERLAIN, W. E.: The symphysis pubis in the roentgen examination of the sacroiliac joint. Am. J. Roentg. **24**, 621–628 (1930).
— The X-ray examination of the sacroiliac joint. Delaware St. Med. J. **4**, 195 (1932).
CHIARI, H.: Handbuch der speziellen pathologischen Anatomie und Histologie, Bd. IX, Berlin: Springer 1934.
COCHRANE, W. A.: Backache from orthopaedic standpoint. Edinburgh med. J. **18**, 61–78 (1926/27).
COHEN, A. S.: The „normal“ sacroiliac joint. Amer. J. Roentg. **100**, 559 (1967).
COHEN, H. H.: Osteitis pubis. J. Urol. **55**, 84–88 (1946).
COHN, E.: zit. nach LUX.
COPEMANN, W. S. C.: Significance of the sacro-iliitis in REITERS disease. Brit. J. vener. Dis. **35**, 77 (1959).
CORIAT, R.: Anatomie radiologique de l'articulation sacro-iliaque. Thèse méd. Alger 1937.
COWAN, J. F.: zit. nach LUX.
CRAMER, A.: Zur Funktion der Ilio-lumbo-sacralverbindungen. Erfahrensheilk. **V**, 264–270 (1956).
CSONKA, G. W.: Significance of the sacro-iliitis in REITERS disease. Brit. J. vener. Dis. **35**, 77 (1959).
DE CUVELAND, E.: Über einen abnormen Fortsatz am Darmbein. Fortsch. Rö. **84**, 379–380 (1956).
CYRIAX, J.: Sacro-iliac strain. Brit. med. J. **2**, 847–854 (1941).

Dahm, M., Kraus, W.: Zum Röntgenbild des Sacralteils des Darmbeins. Fortschr. Rö. **72**, 436–446 (1949/50).
Daw, J., Funke, A. H.: Osteitis pubis treated by Cortisone. J. Urol. **69**, 686–691 (1953).
Déak, P.: Die Akroosteosklerose. Fortschr. Rö. **89**, 59–66 (1958).
Delbet, K.: Sacro-coxalgie. Progres. med. J. **51**, 129–136 (1923).
Delmas, A.: Jonction sacro-iliaque et statique du corps. Rev. Rhum. **17**, 475–483 (1950).
Derbolowski, U.: Zur Theorie der Chiropraktik. Neuralmed. **4**, 262–265, 335–337 (1956).
— Praktische Beispiele chiropraktischer Beckenbehandlung. Therapiewoche **7**, 363–364 (1956/57).
— Beckenmechanik – chiropraktisch gesehen. Hippokrates **27**, 310–313 (1956).
Derry, D. E.: Note on accessory articular factes between the sacrum and ilium, and their significance. J. Anat. Physiol. **45**, 202–210 (1911).
Dietz, O., Sabinsky, G.: Beiträge zur Ätiologie des Pseudopelade-Status. Derm. Wschr. **142**, 812 (1962).
Dihlmann, W.: Röntgendiagnostische Studien an den Kreuzdarmbeingelenken. Fortschr.Rö. **96**, 812–822 (1961).
— Die Diagnostik des sehr frühen Morbus Bechterew Fortschr.Rö. **97**, 716–733 (1962).
— Typische Überlastungsschäden der vorderen iliosacralen Gelenkkapsel und ihrer Bänder. Fortschr. Rö. **99**, 667–681 (1963).
— Ein röntgenologisches Frühzeichen des Morbus Bechterew an den Kreuzdarmbeingelenken. Fortschr.Rö. **100**, 538–733 (1964).
— Entwicklungsstörungen der Kreuzdarmbeingelenke einschließlich der sog. Osteochondritis sacri. Fortschr.Rö. **101**, 285–295 (1964).
— Röntgendiagnostik der Iliosacralgelenke und ihrer nahen Umgebung. Stuttgart: Georg Thieme 1967.
— Müller, G.: Sacroiliacalbefunde beim Hyperparathyreoidismus. Der Radiologe **13**, 160 (1973).
— Schuler, B.: Umschriebene, primär ossifizierende, nicht ankylosierende Iliosacralarthritis. Fortschr. Rö. **98**, 134–140 (1963).
Dittmar, O.: Halbseitliche Aufnahme des Lenden-Kreuzbeinabschnittes. Fortschr. Rö. **39**, 864–869 (1929).
Dixon, A. St. J.: The sacro-iliac-joint in adult rheumatoid arthritis. Exp. med. Found., Amsterdam 1964.
— Lience, E.: Sacro-iliac joint in adult rheumatoid arthritis and psoriatic arthropathy. Ann. rheum. Dis. **20**, 247–257 (1961).
Döderlein, A.: Experimentell-anatomische Untersuchungen über die Symphyseotomie. Verh. dtsch. Des. Gynäk. Berlin 27 (1893).
Doesel, H.: Eine ungewöhnlich große Randzacke am Iliosacralgelenk. Fortschr.Rö. **92**, 466–467 (1960).
Donker, E., Thyes, A., van Gaver, Ph.: L'articulation sacroiliaque. Acta ortop. Belg. **19**, 7–40 (1953).
Drechsel, K.: Zur Klinik der Entzündungen der Art. sacroiliaca. Inaug. Diss. Frankfurt/M. 1934.
Drescher, W.: Die isolierte Symphysenruptur. Arch. orthop. Unfallchir. **40**, 439–445 (1940).
Drogula, K. H.: Wirbelfehlstellungen im Bereich der lumbosacralen Grenze bei Lumbago-Ischiaspatienten. Münch. med. Wschr. **98**, 155–156 (1956).
Dührssen, A.: Über die Ruptur und Vereiterung der Beckengelenke während der Geburt und im Wochenbett. Arch. Gyn. **35**, 89 (1889).
Echeverri, A. J.: Lymphatiques de l'articulation sacroiliaque. Ann. anat. path. **8**, 775 (1931).
Edinger, A.: Nach einem Vortrag auf dem Rö. Symposium des FAC, Hamm 1957.
— Biedermann, F.: Kurzes Bein – schiefes Becken. Fortschr. Rö. **86**, 754–762 (1957).
Eggli, F.: Zur Röntgendiagnostik des Sacroiliacalgelenkes. Radiol. clin. **16**, 24–35 (1947).
Ellegast, H.: Über Iliosacralveränderungen bei „ossipenischen" Osteopathien und Dyshormonien. Wien. klin. Wschr. **74**, 797–801 (1962).
Engel, G.: Verletzung des knöchernen Beckens bei Spontangeburt. Zbl. Chir. **82**, 947–949 (1960).
Erben, H.: Über Lumbago. Wien. Kli. Wo. **41**, 156–158 (1928).
Erdmann, H.: Kreuzschmerzendiagnostik bei Lungentuberkulose. Tbc-Arzt **7**, 418–424 (1953).
— Die Verspannung des Wirbelsäulensockels im Bekkenring. Die WS in Fortschr. u. Praxis Bd. I, 51–62.
Erichsen, J.: A lecture on the sacro-iliac disease. Lancet 1859/I, 25.
Esch, U.: Klinischer und statistischer Beitrag zur Symphysenruptur unter der Geburt. Zbl. Gyn. **61**, 2214–2218 (1938).
Eymer, H., Lang, F. J.: Anatomische Untersuchungen der Symphyse der Frau im Hinblick auf Geburt und klinische Deutung der Befunde. Arch. Gynäk. **137**, 866–878 (1929).
Feffer, H. L., Adams, J. P.: Sacro-iliac changes associated with dysfunction of the spine. South. Med. J. **51**, 986–993 (1958).
Fekete, A.: Läsion des Sacroiliacalgelenkes im Wochenbett. Zbl. Gyn. **37**, 2370–2372 (1926).
Fellmann, N.: Die Ileosacralgelenke im Rahmen der rheumatischen Erkrankungen. Z. Rheumaforsch. **22**, 338 (1963).
Fernandez-Herlihy, L.: The articular manifestations of chronic ulcerativ colitis. An analysis of 555 cases. New Engl. J. Med. **261**, 259 (1959).
Fick, R.: Handbuch der Anatomie und Mechanik der Gelenke. Jena: Fischer 1911.
Fitch, R.: Mechanical lesions of the sacro-iliac joints. Amer. J. orthop. Surg. **6**, 693–698 (1909).
Fletcher, E., Rose, F. C.: Psoriasis spondylitica. Lancet **1955/I.** 695.
Fochem, K.: Physiologie und Pathologie der Symphyse prae und post partum. Z. Geburtsh. u. Frauenhk. **143**, 300–306 (1955).
Forestier, J.: L'arthrite sèche sacro-iliaque existe-t-elle? Arch. rhum. **1**, 28 (1936).
— Importance of sacro-iliac changes in the early diagnosis of ankylosing spondylarthritis. Radiology **33**, 389–397 (1939).
— Deslou-Paoli: P. Radiological study of sacroiliac joints in ankylosing spondylitis with reference

to the evolution of the disease. Ann. Rheumat. **16**, 31–34 (1957).
— Metzinger, J.: La clef du diagnostic précoce de la spondylarthrite et dans la radiographie des articulations sacroiliaques. Press méd. **47**, 1247–1249 (1939).
— Rotes-Qherol, J.: Jaqueline, F.: Les articulations sacroiliaques dans la spondylarthrite ankylosante. Rev. rhum. **19**, 8–24 (1940).
Frik, W., Hesse, R.: Die transversale Schichtuntersuchung der Iliosacralgelenke. Fortschr. Rö. **84**, 671–680 (1956).
Fröhlich, O., Farkas, L.: Über die postoperative Ostitis pubis. Z. Urol. **46**, 145–151 (1953).
Fuchsing, H.: Gesellsch. d. Chirurgen, Wien. Symphysenruptur. Zbl. Chir. **65**, 478 (1938).
Gaenslen, F. J.: Sacro-iliac arthrodesis. J. Amer. med. Ass. **89**, 2031 (1927).
Galland, M., Las Casas, H.: La dynamique lumbosacrée. J. radiol. électr. **13**, 10–17 (1929).
Gamp, A.: Gelenkveränderungen bei Harnsäuregicht. Der Rheumatismus, Bd. 36, Darmstadt: Steinkopff 1965.
— Bopp, A., Schacherl, M., Schilling, F.: Klinische und röntgenologische Beobachtungen bei der Spondylitis ankylopoetica. Z. Rheumaforsch. **22**, 332–339 (1963).
Gärtner, F.: Über die Ergebnisse der suprapubischen Prostatektomie. Z. Urol. **43**, 443–459 (1950).
Garusi, G. F., Schiavi, G. F., Chianura, G.: Osteosclerosia para-articulare dell'ileo. Radiol. med. (Milano) **47**, 421 (1961).
Di Gaspero, H.: Über die Affektionen des Iliosacralgelenkes. Z. phys. Ther. **33**, 40–47 (1927).
Ghormeley, R. K., Kirklin, B. R.: The oblique view for demonstration of the articular facets in lumbosacral backache and sciatic pain. Amer. J. Roent. **31**, 173–179 (1934).
Giese, R.: Klinischer Beitrag zur Iliosacralgelenkstuberkulose. Zbl. Chir. **75**, 1105–1115 (1951).
Gigl, J.: Kreuzschmerzen der Frau. Wien. klin. Wschr. **55**, 619–623 (1942).
Gillespie, H. W., Lloyd-Roberts, F.: Osteitis condensans. Brit. J. Radiol. **26**, 16–18 (1953).
Gimes, B.: Zur Differentialdiagnose entzündlicher Veränderungen im Iliosacralgelenk. Fortsch. Rö. **98**, 570–577 (1963).
Giraudi, G.: Il sulci paraglenoidales dell'osso ileo e dell'osso sacro. Radiol. med. **19**, 1079 (1932).
— Studio radiologico sull'osso sacro. Radiol. med. **23**, 146–147 (1936).
— Contributo anatomico e radiologico alla conoscenza della „articulazione sacroiliache accessorie“. Radiol. med. **23**, 987–994 (1936).
— Sulla immagine roentgenografica della linea terminale delle pelvi e della grande incisura ischiatica. Zbl. Rö. **23**, 179 (1936).
— Circa la „esostosi preauriculare“ la spina iliaca posteriore inferiore e il solco paraglenoidale o preauriculare iliaco. Zbl. Rö. **25**, 280 (1937).
Glogowski, G.: Eine Richtigstellung zur sog. chiropraktischen Röntgendiagnostik. Münch. med. Wschr. **98**, 6–8 (1956).
Glogowski, G.: Röntgenologischer Nachweis der Entstehung erscheinungsbildlich vom Morbus Bechterew nicht zu unterscheidender Krankheitsbilder durch generalisierte Osteomyelitis. Z. Orthop. **91**, 50–65 (1959).
— Histologische Befunde bei der Ostitis condensans ilei. Arch. orthop. Unfallchir. **51** od. **52**? 440–444 (1060).
— Abschließender Beitrag zur Ostitis condensans ilei Z. Orthop. **97**, 123 (1963).
Gödel, R.: Kasuistischer Beitrag zum Krankheitsbild der Ostitis condensans ossis ilei. Fortsch. Rö. **54**, 256 (1936).
Goldstein, A. E., Ferber, W. L.: Periostitis and osteitis pubis complicating suprapubic cystotomy. J. Mt. Sinai Hosp. **4**, 1052–1058 (1938).
Goldthwait, J. E.: Low-back lesions. J. Bone & Joint Surg. **19**, 810–819 (1937).
— Osgood, R. B.: A consideration of the pelvic articulations from an anatomical, pathological and clinical standpoint. Boston med. surg. J. **152**, 593, 634 (1905).
Götzen, F. J., Boeminghaus, H.: Über die Ostitis pubis. Zbl. Chir. **78**, 1 (1953).
Graber-Duvernay, J.: zit. nach Ingelrans.
— Les sacro-iliaques dans la spondylose rhizomélique. Bull. med. 280 (1937).
Graff, U.: Erkrankungen der Iliosacralgelenke mit besonderer Berücksichtigung der entzündlichen Erkrankungen und ihrer Entstehung. Bruns Beitr. **171**, 226–260 (1940).
Grainiger, R. G., Nicol, C. S.: Pelvic infections as a cause of bilateral sacro-iliac arthritis and ankylosing spondylitis. Brit. J. vener Dis. **35**, 92 (1959).
Griessmann, H., Dammann, F.: Ostitis pubis. Sudecksche Krankheit? Z. Urol. **49**, 321–329 (1956).
Grokoest, A. W., Snyder, A. I., Ragan, Ch.: Some aspects of juvenil rheumatoid arthritis. Bull. rheum. Fis. **8**, 147 (1957).
Grosch, G.: Kombination von primär chronischer Polyarthritis mit Ostitis condensans ilei. Z. Orthop. **97**, 233 (1963).
Günsel, E.: Über krankhafte Veränderungen an Knochen und Gelenken bei Blutern. Rö. Praxis **14**, 81–86 (1942).
Gutmann, G.: Die Chiropraktik als rationelle Therapie Hippokrates **28**, 539–542 (1957).
Györffy, I.: Schwangerschaftsveränderungen und Geburtsverletzungen der Sacroiliacalgelenke. Gynaecolog. Basel **127**, 23–29 (1949).
Hadley, L. A.: Accessory sacro-iliac articulation. J. Bone Surg. **34 A**, 149–155 (1952).
Hansen-Klüsener, M.: Orthopädische Versorgung bei Lockerung des Beckenringes. Arch. orthop. Unfallchir. **48**, 664–666 (1957).
Happel, P.: Das Sacroiliacalgelenk im Röntgenbild. Alters- und Geschlechtsverschiedenheiten. Arch. orthop. Unfallchir. **20**, 576–596 (1922).
Hare, F. H., Haggard, G. E.: Osteitis condensans ilei. J. Amer. med. Ass. **128**, 723–727 (1945).
Haslhofer, L.: Anatomische und mikroskopische Untersuchungen der Gelenke des Beckenringes mit besonderer Berücksichtigung der Veränderungen

durch Schwangerschaft und Geburt Arch. Gynäk. **147**, 169–199 (1931).
— Lang, F. J.: Störungen und Erkrankungen der weiblichen Geschlechtsorgane und ihre Beziehungen zu Knochen und Gelenken. in: Alban-Seitz: Biologie und Pathologie des Weibes, Bd. VI, Wien: Urban u. Schwarzenberg 1928.
Heine, K. H.: Anatomie und Gelenkmechanik der Iliosacralgelenke Hippokrates **28**, 110–114 (1957).
Hellner, H.: Entzündungen des Iliosacralgelenkes. Med. Klin. **54**, 573–590 (1959).
Henle, J.: Handbuch der Bänderlehre des Menschen. Braunschweig 1872.
Hertz, H.: Une technique précise pour l'enchevilement sacroiliaque Lyon chir. **12**, 199–205 (1920).
Heymann, J., Lundquist, A.: The symphysis in pregnancy and parturition Acta obst. scand. **12**, 191–202 (1932).
Hildebrand, W.: Schwierikgeiten bei der Diagnostik der Tuberkulose der Articulatio sacroiliaca und des 5. Lendenwirbels Z. Orthop. **65**, 340 (1936).
Hirtl, J.: Handbuch der topographischen Anatomie. Wien: Urban & Schwarzenberg 1865.
Hock, E. F., Kurts, K. A.: Osteitis pubis. J. Urol. **65**, 419–426 (1951).
Hofer, R.: Sulcus paraglenoidalis ossis ilei et ossis sacri im Röntgenbild. Fortschr. Rö. **39**. 1085 bis 1088 (1925).
Hohlbein, R.: Riesenkinder, ihre Besonderheiten und geburtshilfliche Prognose. Dtsch. Ges. Wes. **11**, 1719–1724 (1956).
Hohnberg, H.: Das Verhalten der Iliosacralgelenke bei verschiedenen Projektionen. Z. ärztl. Fortb. **51**, 397–401 (1957).
Holzbach, E.: Über spontane Symphysenruptur unter der Geburt. Zbl. Gynäk. **49**, 460 (1925).
Hubeny, M. J.: The oblique projection in examination of the lumber spine. Radiology **16**, 720–724 (1931).
Hutton, Ch. F.: Osteitis condensans ilei. Brit. J. Radiol. **26**, 490–495 (1953).
Illi, F. H. W.: Wirbelsäule, Becken und Chiropraktik. Saulgau: Haug 1953.
— Zur funktionellen Einheit Wirbelsäule-Becken Hippokrates **27**, 735–739 (1956).
Imhäuser, G.: In: Handbuch der Orthopädie. Bd. II, Stuttgart: Thieme 1958.
— Bewegungen im Iliosacralgelenk bei doppelseitiger Hüftversteifung. Z. Orthop. **75**, 288–292 (1945).
Ingelrans, P., Oberthur, H.: Les arthrites chroniques sacro-iliaques non tuberculeuses. Rev. Orthop. **35**, 281–318 (1949).
Jacquelin, F.: L'ostéose condencante iliaque. Rev. Rhum, **24**, 119 (1957).
Jaeger, E.: Zur Aufnahmetechnik der Sacroilikalgelenke Fortschr. Rö. **71**, 630–631 (1949).
Janes, I. Th.: zit. nach Solonen.
Jaschke, v.: Kreuzschmerzen als Quelle diagnostischer und therapeutischer Irrtümer in der Gynäkologie. Dtsch. med. Wo. **47**, 669–671 (1921).
Jaster, D.: Zur Differentialdiagnose entzündlicher Veränderungen im Symphysenbereich. Z. Orthop. **101**, 370–374 (1966).
Jeoman, W.: The relation of arthritis of the sacroilical joint to the sciatica with analysis of 100 cases. Lancet **115**, 738–747 (1928).
Joachimovits, R.: Zur Deutung von Kreuzschmerzen in der Gynäkologie Zbl. Gynäk. **34**, 2118–2123 (1924).
— Die Bedeutung der Sakrocoxitis. Wien. klin. Wschr. **38**, 978–983 (1925).
Johanson, C. E., Järvinen, P. A.: Factors affecting relaxatio of the pelvis during normal pregnancy, delevery and the puerperium. Acta obst. gyn. Scand. **36**, 179–193 (1957).
Julkonen, H., Laine, V., Sonk, S.: The occurrence in males with rheumatoid arthritis or rheumatoid spondylitis of sacro-iliitis detectable by Y-$^{eay}_{eye}$(?). Acta rheum. scand. **7**, 74 (1961).
Junge, H., Heuck, F.: Die Osteochondropathia ischiapubica Fortschr. Rö. **78**, 556–568 (1953).
Junghanns, H.: Leistungsmöglichkeiten und Grenzen chiropraktischer Maßnahmen. Dtsch. med. J. **8**, 194–198 (1957).
Jungmann, M.: Über Kreuzschmerzen bei statisch dynamischer Dekompensation. Wien. klin. Wschr. **41**, 509–512 (1928).
Kager, A.: Verrenkungen einer Beckenhälfte. Zbl. Gyn. **82**, 947–949 (1960).
Kakuschkin, N.: Traumatische Symphysenruptur im Kindesalter Arch. orthop. Unfallchir. **35**, 185–188 (1935).
Kamieth, H.: Röntgenologische Veränderungen an den Iliosacralgelenken bei der Beckenringlockerung. Fortsch. Rö. **84** 188–199 (1956).
— Die Mechanik der Beckenringlockerung und ihre statischen Rückwirkungen auf die Wirbelsäule. Fortschr. Rö. **87**, 499–511 (1957).
— Was leisten gezielte Spaltaufnahmen der Iliosacralgelenke? Radiolog. Clin. **26**, 139–157 (1957).
— Beckenring und Wirbelsäule. Arch. orthop. Unfallchir. **50**, 124–145 (1958).
— Geburtstraumen des Beckenringes vom Standpunkt der Röntgenologie. Fortschr. Rö. **89**, 694–701 (1958).
— Ossifikationsstörungen an der Symphyse und den Iliosacralgelenken. Z. Orthop. **91** 297–303 (1959).
— Eine posttraumatische Beckenringlockerung Z. Orthop. **90**, 226–229 (1958).
— Das Syndrom der Beckenringlockerung. Med. 1014—1018 (1958).
— Die Beckenringlockerung — Aufnahmetechnik und Beurteilung. Hippokrates **29**, 1–5 (1958).
— Die klinische Bedeutung der Beckenringlockerung Ärztl. Wschr. **13**, 555–558 (1958).
— Distorsionen der Iliosacralgelenke in der Chiropraktik Fortschr. Rö. **89**, 339–345 (1958).
— Entgegnung zu der Arbeit von Dihlmann und Schuler in Fortschr. Rö. **98**, 134–140 (1963). Fortschr. Rö. rrr, 246–247 (1963).
— Die Problematik der Röntgendiagnostik der Iliosacralgelenke. Radiologe **4**, 23–26 (1964).
— Die Verletzungen der Iliosacralgelenke Radiologie **4**, 380–387 (1964).
— Reinhardt, K.: Der ungleiche Symphysenstand. Ein wichtiges Symptom der Beckenringlockerung. Fortschr. Rö. **83**, 530–545 (1955).

KAMMENHUBER, F.: Über intra partum entstehende Schädigungen des Iliosacralgelenkes (an Hand eines beobachteten Falls). Mschr. Gynälk. **95**, 373 (1933).

KATZ, K.: Über Röntgenbefunde am Kreuzdarmbeingelenk. Bruns Beitr. **163**, 192–209 (1936).

KÄUFER, C.: Über knöcherne Neubildungen bei Paraplegikern. Dtsch. med. Wschr. **90**, 1674 (1965).

KAY: zit. nach ALBRECHT.

KEPP, R.: Die Kreuzschmerzen der Frau aus gynäkologischer Sicht. Zbl. Gynäk. **86**, 1385–1392 (1964).

KERMAUER, F.: Kreuzschmerzen bei der Frau. Wien. klin. Wo. **40**, 15–16 (1927).

KERN, G.: Geburtshindernis durch periostale Knochenbildung an der Symphyse einer V.-Gebärenden. Geburtsh. u. Frauenhk. **21**, 805–807 (1961).

KEYL, H.: Neue Erkenntnisse zur Pathologie der Lendenwirbelkreuzbeingegend. Verh. dtsch. orthop. Ges. **31**, 237 (1936).

KIENBÖCK, R.: Über die trophostatische Osteoporose der Sacroilikalgelenke. Z. orthop. Chir. **52**, 614 (1930).

KIESELBACH, A.: Zur funktionellen Anatomie des 5. Lendenwirbels und der Kreuz-Darmbein-Region Verh. dtsch. orthop. Ges. **45**, 90 (1957).

KIRZ, E.: Osteitis pubis after suprapubic operation on bladder Brit. J. Surg. **34**, 272–276 (1947).

KIVEL, F.: Über Erkrankungen der Sacroilicalgelenke und ihre Behandlung. Med. Klin. **51**, 1506–1509 (1956).

KLAPP, H.: Über halbseitige oder regionäre Beckenrotation bei Hüftankylosen. Zbl. Chir. **52**, 2250 bis 2251 (1925).

KLEIN, G.: Zur Mechanik der Iliosacralgelenke. Z. Geburtsh. **21**, 74–79 (1981).

KLEINBERG, S.: Osteitis pubis. J. Urol. **48**, 635–641 (1942).

KLINEFELTER, E.: Osteitis pubis. Amer. J. Roentg. **63**, 368–371 (1950).

KNOCH, H. G.: Über Ostitis pubis bei Frauen. Chirurg. **34**, 354–356 (1963).

KNUTSON, F.: Changes in the sacro-iliac joints in Morbus Bechterew and osteitis condensans ilei. Acta radiol. **33**, 557–569 (1950).

KÖHLER, A.: Grenzen des Normalen und Anfänge des Pathologischen im Röntgenbild des Skelettes. Stuttgart: Thieme 1953.

KÖNIG, H.: Die Ostitis pubis. Dtsch. Ges. Wesen **18**, 1396–1399 (1963).

KORSCH: zit. nach GRAFF.

KOVACS, V.: Die sakroilikale Spaltaufnahme. Rö. Praxis **7** 763–768 (1935).

KRAATZ, H.: Die rein gynäkologischen Erkrankungen als Ursache des Kreuzschmerzes. Dtsch. med. J. **8**, 13–15 (1957).

KRACK, N.: Zur Ganzheitsbehandlung vom Becken aus. Erfahrungshk. **4**, 12–19 (1955).

KRÄUBIG, H.: Häufung von Symphysenrupturen bei Spontangeburten. Med. Klin. **40**, 1698–1701 (1955).

— Der Symphysenschaden der Schwangeren und Gebärenden Med. Klin. **57**, 883–886 (1962).

KRÄUBIG, H.: Röntgenologische Beobachtungen beim Symphysenschaden post partum. Geburtsh. u. Frauenhk. **24**, 396–402 (1964).

KRAUSE, C. F. TH.: Handbuch der menschlichen Anatomie. Hannover 1842.

KREIKER, F.: Versuch einer Klärung von Veränderungen am Beckenring nach Symphysenrupturen. Geburtsh. u. Frauenhk. **16**, 618–622 (1956).

KÜHNE, H. H.: Über röntgenologische Besonderheiten im Kreuzbein- und Symphysenbereich. Rö. Blätter **19**, 529–539 (1966).

KULOWSKI, J.: Pyogenic osteomyelitis of the sacroiliac joint Amer. J. Surg. N. S. **23**, 305 (1934).

LALUGYAY, L.: Die Röntgendiagnostik in der Geburtshilfe. Kempten: Nimmichverlag 1928.

LANGENSKIJÖLD, F.: Über die Lockerung des Sacroiliacalgelenkes Acta chir. scand. **67**, 535 (1930).

LANGREDER, W.: Kreuzschmerzen als Folge der Schwangerschaft. Dtsch. med. J. **8**, 9–12 (1957).

LAPP, E. A.: Das Röntgenbild bei Erkrankungen der Kreuzdarmbeingelenke. Z. Rheumaforsch. **15**, 286–298 (1956).

LASSERE, M. CH.: Trois variétés exceptionnelles d'arthritis et d'arthroses sacro-iliaques. Rev. Rhum. **17**, 487 (1950).

LÁSZLO, J., GYÓRY, G.: Pathogenesis of pelvic pain. Amer. J. Obst. Gyn. **85**, 141–149 (1963).

LAUBET: Des arthrites sacroiloaques dans la puerpéralité zit nach N. JOACHIMOVITS.

LAVALLE, L. L., HAMM, F. C.: Osteitis pubis, its etiology and pathology. J. Urol. **67**, 418–423 (1951).

LAYANI, F., MAY, V., HERMET, P., DEIX, J.: A propos d'un cas d'ostéose iliaque condensante ilei. Rev. rhum. **18**, 144–146 (1951).

LAZARUS, J. A.: Osteitis pubis following suprapubic prostatectomy Amer. Surg. **103**, 310–315 (1936).

LEGER, W.: Schwerpunkt, Wirbelsäule und Becken auf Röntgenaufnahmen. Beilagh. Z. Orthop. **88**, 446–451 (1957).

LEPENNETIER, F., PERL, L.: L'ilio-sacralgie. La science méd. prat. **17**, 39–43 (1938).

L'Episcopo, J. B.: Pathological dislocation of the sacro-iliac joint. J. Bone Surg. **18**, 524 (1936).

LETHÉ, P.: Les lésions chroniques d'origine mécanique du carrefour sacroiliaque. J. radiol. électrol **47**, 7–14 (1966).

LIBERSON, M., Mihaldzic, M.: Sacroiliac changes and urinary infection in patients with spinal cord injuries. 11 Int. Congr. Radiol. Rom 1965. Abstr. Int. Congr. Series Nr. 89, Experta Med. Found., Amsterdam 1965.

LINDBJERG, I. F.: Juvenile rheumatoid arthritis. A follow-up of 75 cases. Arch. Dis. Childh. **39** 578 (1964).

LODGE, TH.: Bone, joint and soft tissue changes following paraplegia Acta radiol. **46**, 435 (1956).

LODI, R.: Le sacroileiti acuti e subacuti. Minerva ortrop. Torino **2**, 181–187 (1951).

LOEFFLER, F.: Kreuzschmerzen vom Standpunkt des Orthopäden. Dtsch. med. J. **8**, 2–4 (1957).

LOESCHKE, H.: Untersuchungen über Entstehung und Deutung der Spaltbildung in der Symphyse, sowie physiologische Erweiterungsvorgänge am

Becken Schwangerer und Gebärender. Arch. Gynäk. **96**, 525–531 (1912).
Loewenstein, W., Rácz, E: Zur Frage der Lumbago. Wien. klin. Wo. **39**, 1107–1109 (1926).
Logroscino, D.: Das Hüftgelenk und das Sacroilikalgelenk in günstiger röntgenologischer Projektion. Rö. Praxis **8**, 433–445 (1936).
Löhr, P.: Über den Sulcus praeauricularis des Darmbeins und ähnliche Furchen anderer Knochen. Anat. Anz. **9**, 521 (1894).
Lop, E.: zit. nach Lux.
Louros, N.: Über den Einfluß der Hüftankylose auf das weibliche Becken. Arch. kon. Chir. **140**, 782–789 (1926).
Lovett, R. W.: zit. nach Lux.
Lowmann, Doub: zit nach Albrecht.
Lübke, P.: Das Kreuzbein und die Lumbosacralgegend. Eine Statistik über angeborene und erworbene Veränderungen an 200 pathologisch-anatomisch untersuchten Fällen. Arch. klin. Chir. **163**, 707 (1931).
Lüdcke, K.: Das Erscheinungsbild radiogener Veränderungen im Darmbein und Kreuzbein. Strahlenther. **114**, 286 (1961).
Luschka, H.: Die Kreuzbeinfuge und die Schamfuge des Menschen. Virchows Arch. **7**, 299–331 (1854).
Lux, K.: Über das Problem der Erkrankungen im Sakroilikalgelenk. Wien. klin. Wschr. **40**, 88–90 (1927).
Lynch, F. W.: The pelvic articulations during pregnancy, labor and the puerperium. An X-ray study. Surg. Gyn. Obst. **30**, 575 (1920).
Mach, J.: Untersuchungen zur Diagnostik der Iliosacralgelenkserkrankungen. Dtsch. Ges. Wes. **18**, 1444–1448 (1963).
Magnes, J.: L'ostéose iliaque condensante. Rev. Rhum. **21**, 64 (1954).
Maier, K.: Die Schädigung der Sakroilikalgelenke durch Einflüsse der Umgebung. Verh. dtsch. orthop. Ges. **51**, 464 (1964/65).
Malawista, S. E., Seegmiller, J. E., Hathaway, B. E., Sokoloff, L.: Sacroiliac gout. J. Amer. med. Ass. **194**, 954 (1965).
Malluche, H.: Die Wirbeltuberkulose, ihre Entstehung und Entwicklung im Röntgenbild. Leipzig: Thieme 1949.
Marche, J.: L'atteint des articulations sacro-iliaques dans le syndrome „dit" de Reiter, Rev. Rhum. **17**, 487–493 (1950).
Martel, W., Holt, J. F., Cassidy, J. T.: Roentgenologic manifestation of juvenile rheumatoid arthritis. Am. J. Roentg. **88**, 400 (1962).
Martin, E.: Die Hüft-Kreuzbeinverbindung im reifen weiblichen Becken. Anat. Anz. **98**, 148 (1951).
— Die Bedeutung der Symphysenruptur. Zbl. Gyn. **76**, 752–758 (1954).
Martius, H.: Gynäkologische Orthopädie. Zbl. Gyn. **137**, 1015–1018 (1929).
Martius, H.: Schamfugenveränderungen in der Schwangerschaft und unter der Geburt. Münch. med. Wschr. **80**, 375–377 (1933).
— Die Kreuzschmerzen der Frau, ihre Bedeutung und Behandlung. Stuttgart: Thieme 1953.
Martius, H.: Was ist dem orthopädischen und gynäkologischen Kreuzschmerz gemeinsam? Med. Klin. **47**, 1112 bis 1115 (1952).
Massart, R.: Les diastasis sacro-iliaques. Presse méd. **53**, 257–258 (1945).
— Les arthrites chroniques non tuberculeuses des articulations du sacrum. Presse méd. **41**, 990–1005 (1933).
— Du rôle des articulations sacroiliaques dans la constitution des déviations vertebrales. Presse méd. **60**, 351–361 (1952).
Massenbach, W. v.: Untersuchungen über zyklische Symphysenauflockerungen am Meerschweinchen. Zbl. Gyn. **62**, 2422–2425 (1938).
Matzen, P. F.: Zur Diagnose, Differentialdiagnose und Therapie des Kreuzschmerzes. Münch. med. Wschr. **99**, 602–611 (1957).
Mau, C.: Chiropraktik und Schulmedizin. Dtsch. med. Wschr. **81**, 1391–1397 (1956).
Maurer, H. J.: Zur Frage des Sulcus paraglenoidalis. Fortschr. Rö. **87**, 255–258 (1957).
Mayall, G. F.: The vacuum phenomen as evidence of degeneration in the pubic symphysis. Brit. J. Radiol. **37**, 608–609 (1964).
Mayer, E. G.: Röntgenologische Bemerkungen zur Chiropraktik. Wien. med. Wschr. **107**, 147–150 (1957).
Meese, Th.: Die dorso-ventrale Aufnahme der Sacroilikalgelenke. Fortschr. Rö. **85**, 601–603 (1956).
Meisenbach, R.: Sacroiliac reluxation with analysis of 84 cases. Zbl. Chir. **38**, 1255–1256 (1911).
Metz, B.: Izolirana subliksacija sakroilijakalnog zgloba. Acta chir. Jugosl. **8**, 217–224 (1961).
— Artroza sakroilijakalnog zgloba vlastita operativna tehnika. Acta chir. Jugosl. **11**, 40–48 (1964).
Meyer, H.: Der Mechanismus der Symphysis sacroiliaca. Arch. Anat. u. Entwicklungsgesch. **53**, 1–12 (1878).
Morales, F. de: Sur un cas d'arthritie sacro-iliaque par syphilis congénitale tardive. Acta ortop. Belg. **18**, 191–196 (1952).
Mortensen, H.: Osteitis pubis. J. Urol. **66**, 412–417 (1951).
Morton, S. A.: The value of the oblique view in the radiographic examination of the lumbar spine. Radiology **29**, 568–573 (1937).
Motta, R.: S'ull osteite condensante. Ann. rad. diagn. **28**, 414–422 (1955).
Müller, W.: Röntgenologische Untersuchungen über die Symphyse. Schwangerer. Zbl. Gynäk. **55**, 999–1006 (1931).
Münnich, A.: Verbreiterung und osteoklytische Aufhellungen im Bereich der Iliosacralgelenke als Frühzeichen der Spondylarthritis ankylopoetica. Z. Orthop. **90**, 178–187 (1958).
Muschat, M.: Osteitis pubis following prostatectomy. J. Urol. **54**, 447–453 (1945).
Napalkow, N.: Über Beckenbrüche. Arch. orthop. Unfallchir. **32** 254–262 (1932).
Neugebauer, H., Frommhold, W.: Beitrag zu den Verrenkungen in den Iliosacralgelenken. Med. Klin. **26**, 1478–1479 (1930).
Nikolaew, A., Elentschew, T.: zit. nach Schubert.

NOACK, H., SOMMER, K. H.: Eine kleine Frauengymnastik zur Verhütung von Kreuzschmerzen. Leipzig: Thiem 1957.

OATES, J. K.: Sacro-iliitis in Reiters Disease. Brit. med. J. **1**, 1013–1015 (1959).

OFFERGELD, H.: Verletzungen und Sprengungen des Beckenringes, Arch. lin. Chir. **169**, **331** (1932).

OSGOOD, R. B.: zit. nach LUX.

OUGIER, J.: L'atteint des articulations sacro-iliaques au cours du syndrome de Fiessinger-Leroy-Reiter. Sem. hôp. **41**, 587–591 (1965).

PAINTER, L. F.: The origin and spread of the sacro-iliac idea and its menace. Boston med. and surg. J. **31**, 613–619 (1926).

PARKER, G. L.: A study of 20 cases of sacro-iliac tuberculosis at the Lakeville state sanatorium. N. Engl. J. Med. **205**, 573–577 (1931).

PAUWELS, F.: Beitrag zur Klärung der Beanspruchung des Beckens, insbesondere der Beckenfugen. In: Gesammelte Abhandlungen f. funkt. Anat. d. Bewegungsapparats. Berlin: Springer 1965.

PAYER, E.: Gelenksteifen und Gelenkplastik. Berlin: Springer 1934.

PERLÈS, L., FISHGOLD, H., DOASSANS, P.: Exploration radiologique de l'espace ilio-transverso-sacré par l'incideniale. Rev. Rhum. **15**, 46 (1948).

PETER, E., DIHLMANN, W.: Symmetrische Loosersche Umbauzonen (Milkman-Syndrom) neben den Kreuzdarmbeingelenken im Ilium. Fortschr. Rö. **100**, 540–542 (1964).

— — Zur Technik der Punktion des Kreuzdarmbeingelenkes zum Zwecke bioptischer Untersuchungen. Z. Orthop. **98**, 543–545 (1964).

PHILIPP, E.: Typische Geburtsverletzungen des Sakroilikalgelenkes. Rö. Praxis **6**, 291–295 (1934).

— Folgezustände des Geburtstrauma am Becken der Frau. Zbl. Gynäk. **56**, 1346–1351 (1932).

PIA, H. W.: Die Kreuzschmerzen der Frau aus allgemeiner und neurochirurgischer Sicht. Zbl. Gynäk. **86**, 1392–1404 (1964).

PINES, L.: Zur Frage der Lumbo-sakralgien. Dtsch. Z. Nervenhk. **126**, 113–122 (1932).

POKORNY, J.: Über sehr große Kinder in der Geburtshilfe. Zbl. Gynäk. **83**, 880–886 (1961).

POPOVIC, L.: Über das Sacroilikalgelenk. Z. orthop. Chir. **59** (1933) 14–19.

PORTMANN, J.: Der Forameneffekt am Kreuzbein. Fortschr. Rö. **96**, 823–828 (1962).

PREISER, G.: Über praktisch wichtige, aber wenig bekannte Krankheitsbilder aus dem Grenzgebiet der Gynäkologie und Orthopädie. Med. Klin. **68**, 981–990 (1912).

PUGH, D. G.: Subperiostal resorption of bone. A roentgenologic manifestation of primary hyperparathyroism and renal osteodystrophy. Am J. Roent. **66**, 577 (1951).

PUTSCHAR, W.: Entwicklung, Wachstum und Pathologie der Beckenverbindungen des Menschen mit bes. Berücksichtigung von Schwangerschaft, Geburt und ihre Folgen. Jena: Fischer 1931.

RAPPOLD, O.: Symphysenlockerungen und Symphysenrupturen im Zusammenhang mit Schwangerschaft, Geburt und Wochenbett. Inaug. Diss. Münster 1953.

RAUBER-KOPSCH: Lehrbuch und Atlas der Anatomie des Menschen. Leipzig: Thieme 1941.

RAVELLI, A.: Zu dem von E. de Cuveland beschriebenen „abnormen" Fortsatz am Darmbein. Fortschr. Rö. **85**, 122 (1956).

REINHARDT, W.: Beitrag zur Diagnostik und Therapie der Iliosacraltuberkulose. Zbl. Chir. **84**, 2049–2056 (1959).

— Die Tuberkulose des Iliosacralgelenkes und ihre Behandlung. Chirurg **25**, 82–84 (1954).

REINHOLD, H., HEINEMANN, M.: Der Aussagewert der Lendenwirbelsäule und der Lumbosacralregion beim Kreuzschmerz der Frau. Med. Klin. **59**, 91–96 (1964).

REITER, H.: Die Reitersche Krankheit. Dtsch. med. Wschr. **82**, 1336 (1957).

RENDRICH, R. A., SHAPIRO, A. V.: Ostitis condensans ilei. J. Bone Surg. **18**, 899–908 (1936).

RESINK, J. E. J.: Zur Röntgenologie der sakroilikalen Gelenke. Acta Radiol. **38**, 313–322 (1952).

RETTIG, H.: Probleme bei der Behandlung der chronischen Osteomyelotis. Z. Orthop. **83**, 452–469 (1953).

RIABOFF, P. J.: Osteitis pubis. J. Urol. **45**, 497–499 (1941).

RICHARD, A.: Nouvelles réflexions anatomi-radiologiques et chirurgicales sur l'articulation sacro-iliaque. Rev. chir. ortop. **37**, 152–158 (1951).

RICHTER, J.: Ein Beitrag zu den Spätfolgen von Frakturen des Beckenringes. Mschr. Unfallhk. **67**, 307-312 (1964).

DI RIENZO, S., BOHER, A.: Betrachtungen über die Bildschärfe bei Schichtaufnahmen. Rö. Praxis **12**, 12–21 (1940).

ROBECCHI, A.: Artropatia brucellari. Minerva med. **62**, 2–6 (1951).

— CAPRA, R.: Osservazione radiologiche sulle articulazione sacroiliache de 100 malati di poliartrite cronica primaria. Reumatismo **5**, 298 (1953).

ROBERTS, C., LANE, S.: Some considerations of the sacro-iliac joint. Lancet **204**, 787–789 (1023).

ROGERS, M. H., CLEAVES, E. W.: Adolescent sacroiliac joint syndrom. J. Bone Surg. **17**, 759–768 (1935).

ROQUES, K. R.: Die Iliosacralgelenke in Pathogenese, Diagnostik und Therapie. Hippokrates **27**, 509 bis 511 (1956).

RUMPF, E.: Symphysenruptur bzw. -lockerung nach Spontangeburt. Z. Geburtsh. u. Frauenhk. **9**, 402–405 (1949).

SAAME, H.: Symphysenluxation infolge einseitiger Iliosacralgelenkstuberkulose bei Kindern und Jugendlichen. Medizinische **13**, 435–442 (1954).

SACK, G. M.: Zur Pathologie der Symphyse. Rö. Praxis **5**, 736–738 (1933).

SAMUEL, M.: Der diagnostische Wert von Röntgenaufnahmen des Beckens. Fortschr. Rö. **38**, 49–53 (1928).

SARBIN, D.: A critical analysis of the anatomy and pathology changes of the sacro-iliac joint. J. Bone Surg. **12**, 124–128 (1930).

SASHIN, D.: Critical analysis of anatomy and pathology changes in sacro-iliac joints. J. Bone Surg. **28**, 891–910 (1930).

Saxl, A.: Die Arthrosis des Sacroilikalgelenkes. Arch. orthop. Unfallchir. **30**, 361–376 (1931).
Scheuer, F.: Der Haltungsverfall des weiblichen Stütz- und Halteapparates. Z. Orthop. **93**, 232–253 (1960).
Schinz, H. R., Baensch, W.: Lehrbuch der Röntgendiagnostik. Stuttgart: Thieme 1952.
Schlegel, K. F.: Haltungsforschung im Röntgenbild. Z. Orthop. **88**, 451–462 (1957).
Schmid, H. H.: Über Kreuzschmerzen und ihre Behandlung. Med. Klin. **23**, 271–273 (1927).
Schmidt, H.: Die funktionelle Struktur der Symphyse im Erwachsenenalter. Anat. Anz. **103**, 135–152 (1956).
Schmitt, G. H.: Symmetrische Umbauzonen (sog. Milkmansche Krankheit). Fortschr. Rö. **71**, 304 (1949).
Schmorell, E.: in: Handbuch der Orthopädie, Bd. II. Stuttgart: Thieme 1958.
Schneider, U.: Das akzessorische Iliosacralgelenk im Röntgenbild. Fortschr. Rö. **85**, 426–432 (1956).
Schubert, E.: Der Kreuzschmerz. Dtsch. med. Wschr. **65**, 141–142 (1939).
Schubert, W.: Ein Beitrag zur Ostitis condensans ilii. Z. Orthop. **100**, 325–339 (1965).
Schulze, W.: Zur operativen Behandlung der fistelnden Schambeintuberkulose. Chirurg. **28**, 123–125 (1957).
Schunke, G. B.: The anatomy and development of the sacroiliac joint in man. Anat. Rec. **72**, 313 (1938).
Scott, S. G.: Chronic infection of sacro-iliac joints as possible cause of spondylitis adolescens. Brit. J. Radiol. **9** 121–131 (1936).
Seddon, F. G.: Sacro-iliac tuberculosis. Brit. J. Surg. **28**, 193–201 (1940).
Segal, G., Kellogg, D. S.: Osteitis condensans ilii. Am. J. Roent. **71**, 643 (1954).
Sellheim, G.: Die normale Geburt. in: Halban-Seitz: Biologie und Pathologie des Weibes. Wien: Urban & Schwarzenberg 1928.
— Kreuzschmerzen. Med. Klin. **34**, 865–869 (1938).
Seyss, R.: Ein Beitrag zur sog. Symphysensprengung. Zbl. Gyn. **78**, 956–958 (1956).
Sèze, S. de, Djian, A.: La radiographie en coupe horizontale des articulations sacro-iliaques. Rev. Rhum. **18**, 495 (1951).
Shafer, J.: Osteitis condenans ilei. Lancet **235**, 1229–1231 (1938).
Shipp, F. L., Haggard, E. G.: Further experience in the management of osteitis condensans ilei. J. Bone Surg. **32 A**, 841–850 (1950).
Shore, L. R.: A speciment of developmental sacroiliac synostosis. J. Anat. **64**, 503 (1930).
Sicard, J. A., Galy, L., Haguenau, H.: Ostéites condensantes à étiologie inconnue. J. radiol. électrol. **10**, 503–509 (1026).
Sievers, K., Laine, V.: The sacro-iliac joint in rheumatoid arthritis in adult females. Acta rheum. Scand. **9**, 222–231 (1963).
Slany, A.: Einfaches Verfahren zur unblutigen Einrichtung der frischen Symphysenrupturen. Chirurg **13**, 723–726 (1941).
Slocumb, L.: zit. nach Lux.
Smith-Pettersen. M. N.: Routine examination of low back cases with particular reference to differential points between lumbosacral and sacroiliac regions. J. Bone Surg. **6**, 819–826 (1924).
— Roger, W. A.: End-result study of arthrodesis of the sacro-iliac joint for arthritis-traumatic and non-traumatic. J. Bone Surg. **8**, 118 (1926).
Snow, W. B.: Report of cases of sacroiliac displacements treated by the author's method. Amer. electr. Ther. and Radiol. 266–270 (1925).
Soholt, St. T.: Tuberculosis of the sacroiliac joint. J. Bone Surg. **33 A**, 119–130 (1951).
Solonen, K. A.: The sacroiliac joint in the light of anatomical. roentgenelogical and clinical studies. Acta orthop. scand. Suppl. **27**, 1–127 (1957).
Sommer, R.: Die traumatischen Verrenkungen der Gelenke. Stuttgart: Enke 1928.
Spitzy: zit. nach Albrecht.
Stanbury, S. W., Lumb, G. A., Nicholson, W. F.: Elective subtotal parathyreoidectomy for renal hyperparathyreoidism. Lancet **1961/I 793.**
Stanojevic: zit. nach Ingelrans.
Stehr, L.: Über die Arthrosis deformans der Iliosacralgelenke. Rö. Praxis **8**, 518–527 (1936).
Steinberg, C.: Brucellosis as a cause of sacroiliac arthrosis. J. Amer. med. Ass. **138**, 15–19 (1948).
Steinthal: zit. nach Graff.
Still, G. F.: On a from of chronic joint disease in children. Med. chir. Trans. **80**, **47** (1897).
Stöckel, W.: Handbuch der Gynäkologie. Bd. IX, Jena: Fischer 1943.
Stork, H.: Funktionelle Anatomie Wirbelsäule-Becken-Bein als Grundlage der Chiropraktik. Ther. Gegenwart **95**, 281–287 (1956).
Strasser, M.: Lehrbuch der Muskel- und Gelenkmechanik, Bd. II, Berlin: Springer 1913.
Szabados, M. C.: Osteitis condensans ilii. Report of 3 cases associated with urinary infection. J. Fla. med. Ass. **34**, 95 (1947).
Tapfer, S., Haslhofer, L.: Hormonelle Weiterstellung des Beckens im Tierversuch. Berlin: Springer 1935.
Tasch, H.: Wie betreibt man die Differentialdiagnose bei Kreuzschmerzen? Wien. med. Wschr. **92**, 217–221 (1942).
Tavernier, M.: L'arthrite chronique sacro-iliaque non tuberculeuse des jeunes. Rev. Rhum. **17**, 482–487 (1950).
Teichert, G.: Über Ossifikationsvarianten und Ossifikationsstörungen am Tuber ossis ischii. Arch. orthop. Unfallchir. **49**, 169–176 (1957).
Thiem, C.: Lockerung des Beckens in seinen Fugen. Msch. Unfallhk. **16**, 65 (1909).
Thompson, M.: Osteitis condensans ilii and its differentiation from ankylosing spondylitis. Ann. rheum. Dis. **13** 147 (1954).
Thomson, H.: Osteomyelitis chronica pelvis. Acta orthop. scand. **11**, 307–315 (1940).
Thorp, D. J., Fray, W. E.: The pelvic joints during pregnancy and labor. J. Amer. med. Ass. **11**, 1162 (1938).
Thorset, K.: Distorsio articulationis sacroiliacae. Laeger (**123**, 339–340 (1961).

TRAUTMANN, J.: Familiäre Osteopoikilie und Osteitis condensans ilei. Fortschr. Rö. **79**, 469–471 (1953).

TREIBER, W.: Erfahrungsbericht über 1080 Fälle von Morbus Bechterew. Schweiz. med. Wschr. **86**, 1283–1287 (1956).

TRIAL, R., BUCHET, R.: L'ostéose condensante iliaque bénigne; à propos de 5 cas. J. radiol. électrol. **36**, 934–935 (1955).

TROSTLER, I. S.: Slipping sacro-iliac joints. Radiology **31**, 363 (1938).

TROTTER, M.: Common anatomical variation in sacroiliac region. J. Bone. Surg. **22 A**, 293–299 (1940).

UDE, W. H.: Osteitis condensans ilei. Lancet **70**, 81–82 (1950).

UNTERSTEINER, J.: Die Röntgendiagnostik des Sakroilikalgelenkes. Z. Orthop. **80**, 656–672 (1951).

VAHLENSIECK, W., SCHEIBE, G.: Zur sog. „Ostitis pubis". Bruns Beitr. **207**, 355–369 (1963).

VEITH, H.: Die Kreuzschmerzen der Frau in psychologischer Sicht. Z. psychosomat. Med. **4**, 29–235 (1957).

VERHAGEN, A.: Seltene Röntgenbefunden an den Iliosacralgelenken bei Kreuzschmerzen der Frau. Fortschr. Rö. **74**, 212–218 (1951).

VONTZ, O.: Fehldiagnosen bei Rheumatismus. Münch. med. Wschr. **82**, 1598–1602 (1935).

WALDE, J.: Obstetrical and gynaecological back and pelvic pains, especially those contracted during pregnancy. Acta Obst. Gyn. Scand. **41**, 11–53, Suppl. 2.

WALDSTEIN: zit. nach KAKUSCHKIN.

WARNER, F.: Der 5. Lendenwirbel. Arch. orthop. Unfallchir. **33**, 279–306 (1955).

WASSMANN, K.: Osteitis condensans ilei. Acta med. scand **151**, 151–154 (1955).

WEGHAUPT, K.: Rückenschmerz und gynäkologische Erkrankung. Wien. klin. Wschr. **74**, 445–446 (1962).

WELLS, J.: Osteitis condensans ilii. Amer. J. Roent. **76**, 1141–1143 (1956).

WEI, P. Y., CHEN, H. Y., CHEN, Y. P.: A roentgenological study of the chinese female pelvis. Amer. J. Obst. Gyn. **72**, 1015–1020 (1956).

WENT, H., WALTER, R.: Zum Wirkungsmechanismus der Chiropraktik. Arch. orthop. Unfallchir. **49**, 480–485 (1957).

WESTERBORN, A.: Beiträge zur Kenntnis der Beckenbrüche und Beckenluxationen. Acta chir. scand. Suppl. **8**, (1928).

WHEELEV, W. K.: Periostitis pubes following suprapubic cystotomy. J. Urol. **45**, 467–475 (1941).

WIESEL, J.: Innere Klinik des Klimakteriums. in: Halban-Seitz: Biologie und Pathologie des Weibes, Wien: Urban & Schwarzenberg 1928.

WILENIUS, R.: Über Beckenbrüche. Acta chir. scand. Suppl. **79**, (1943).

WILENSKY, A. O.: Osteomyelitis of the pelvic girdle. Arch. Surg. **37**, 371 (1938).

WILKISON. M., MEIKLE, J. A. K.: Tomography of the sacro-iliac joints. Ann. rheum. **25**, 433 (1966).

WILLIAMS, J. L.: Gas in symphysis pubis during and following pregnancy. Amer. J. Roentg. **73**, 403–409 (1955).

WILLIS, TH.: Sacro-iliac arthritis. Zbl. Chir. **62**, 3004 (1934).

WINNEBRAKE: zit. nach ALBRECHT.

WINTER, G. F.: Pelvic congestion und Kreuzschmerzen. Dtsch. med. J. **8**, 13–15 (1957).

WITT, A. N. Kreuzschmerzen vom Standpunkt des Orthopäden. Dtsch. med. J. **8**, 4–6 (1957).

WITT, J. A.: DE: Statische klachten in de zwangerschap en het syndroom van de bekkeninsufficienti. Nederl. Tijdsch. v. Genesk. **104**, 2613–2617 (1960).

WOLLSTEIN, H.: Zur Klinik des Klimakteriums. Dtsch. med. Wo. **49**, 409–414 (1923).

WRIGHT, R., LUMSDEN, K., LUNTZ, M. H., SEVEL, D., TRUELOVE, S. C.: Abnormalities of the sacroiliac joints and uveitis in ulcerative colitis. Quart. J. Med. N. S. **34**, 229 (1965).

WRIGHT, V., CATZERALL, R. D., COOK, J. B.: Bone and joint changes in paraplegic men. Ann. rheum. Dis. **24**, 419 (1965).

— WATKINSON, G.: Sacro-iliitis and ulcerative colitis. Brit. med. J. 675–678 (1965).

WULF, A. DE, PAUW, E. V.: Ostéite condensante iliaque. Acta orthop. Belg. **20**, 339–443 (1954).

WÜRTERLE, A.: Die Kreuzschmerzen der Frau als ein Symptom der statischen Insuffizienz vom gynäkologischen Standpunkt. Dtsch. med. J. **8**, 6–9 (1957).

YEOMAN, W.: The relation of arthritis of the sacroiliac joint to sciatica, with an analysis of 100 cases. Lancet **1928/II**, 1119.

ZEITLIN, A.: Zur Röntgenologie der Erkrankungen der Iliosacralgelenke. Fortschr. Rö. **38**, 716–722 (1928).

ZÖLLNER, F.: Erscheinungsformen der Arthritis deformans in den Sacroilicalgelenken. Virchows Arch. **277**, 817–832 (1930).

ZUCKSCHWERDT, L.: Gynäkologie und Chiropraktik. Geburtsh. u. Frauenhk. **15**, 621–628 (1955).

— Chiropraxis. Grenzen und Möglichkeiten. Wien. med. Wschr. **107**, 966–967 (1957).

ZULAUF, C.: Die Höhlenbildung im Symphysenknorpel. Arch. Anat. u. Entwicklungsgesch. **76**, 95–99 (1901).

D. Die pathologischen Veränderungen des Steißbeins

von

J. Kosmowski und K. Kob

Mit 27 Abbildungen

I. Die röntgenologische Aufnahmetechnik des Steißbeins

Zur Röntgenuntersuchung des Steißbeins gehören, wie bei jedem anderen Skeletteil auch, Aufnahmen in zwei Ebenen. Zur Aufnahme in frontalem Strahlengang wird der Patient mit angezogenen Beinen auf die Seite gelagert. Bei der Sagittalaufnahme liegt er auf dem Rücken, wobei Rumpf und Becken leicht in Richtung auf eine halb sitzende Stellung angehoben werden. Obwohl allgemein anerkannt wird, daß die so angefertigten Röntgenbilder des Steißbeins eine differenziertere Beurteilung nicht erlauben, ist dies doch immer noch die am meisten angewandte Technik. Insbesondere bei der anterior-posterioren Aufnahme wird die Beurteilung durch die dem Objekt vorgelagerten dicken

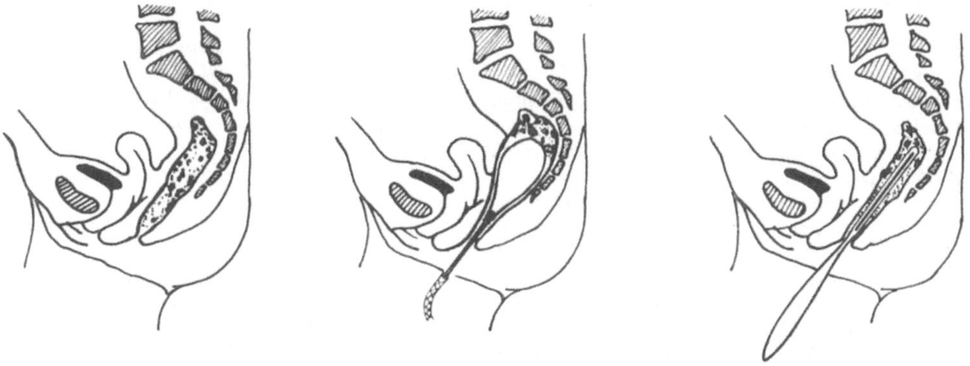

Abb. 1. Beziehung der Beckenorgane zum Steißbein bei den 3 Aufnahmetechniken. 1. Standardmethode, Strahlengang a – p. 2. Verfahren Kaisin-Rüttimann, Strahlengang a – p. 3. Verfahren Sabat, Strahlengang p – a

Weichteilmassen und die dadurch bedingte erhebliche Streustrahlung stark erschwert. Oft genug erkennt man zumindest die caudalen Steißwirbel nur schemenhaft. Noch schwieriger wird die Beurteilung, wenn der Darm nicht exakt gereinigt ist. Kotballen können das Steißbein völlig unsichtbar machen, oder es kann durch Summations- oder Substraktionseffekte zu Fehldeutungen kommen, wenn Darmgas und Darmfalten den Knochen teilweise überdecken. Zwei Wege wurden bisher beschritten, um diese Schwierigkeiten zu überwinden (Abb. 1).

Kaisin empfahl erstmals im Jahre 1909 die Aufblähung des Rektums und Sigmas mit Luft, wodurch dem Steißbein ein homogenes, gut strahlendurchlässiges Medium im Strahlengang vorgelagert wurde. Er erreichte damit eine gleichmäßige Ausleuchtung des Steißbeins und eine erhebliche Herabsetzung der Streustrahlung. 1957 beschrieb Rüttimann ein ganz ähnliches Verfahren, bei dem er einen an ein Handgebläse angeschlossenen Gummiballon in das Rectum einführte, diesen intrarektal aufblies und so den gleichen Effekt wie Kaisin erzielte. Der Strahlengang hat bei beiden Verfahren einen anterior-posterioren Verlauf bei üblicher Einstellung. Die Beurteilbarkeit wird so immer noch durch die dicken

Weichteilmassen beeinträchtigt. Das Verfahren läßt sich ohne spezielle Hilfsmittel leicht durchführen. Wir benutzen dazu ein Darmrohr, über das wir ein Kondom stülpen, welches im Darm mit dem Gebläseballon eines Blutdruckapparates aufgeblasen wird (Abb. 10). Eine vorzügliche Technik zur röntgenologischen Darstellung des Steißbeins gab SABAT (1936) an. Sein Verfahren, die intrarektale Endoradiographie, besteht darin, daß mittels eines von ihm konstruierten, einem Rektoskop ähnlichen Apparates (Abb. 2) ein 5×5 cm

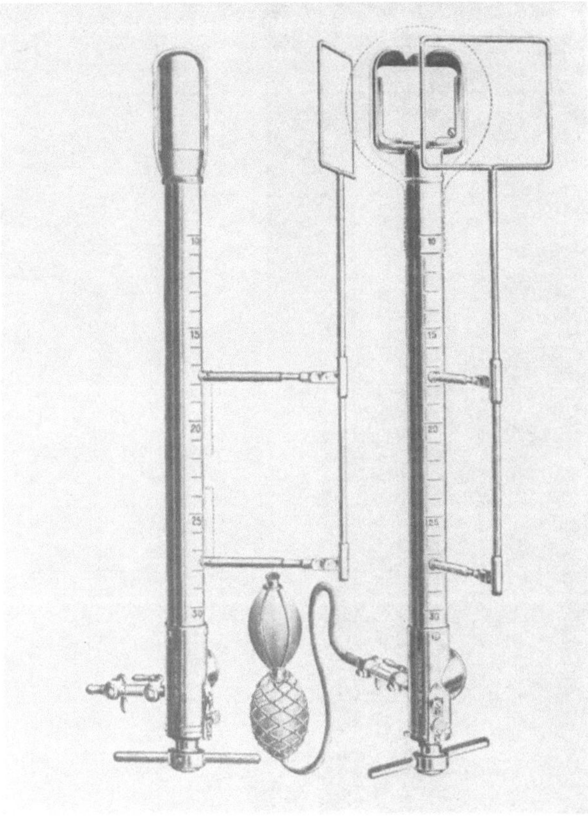

Abb. 2

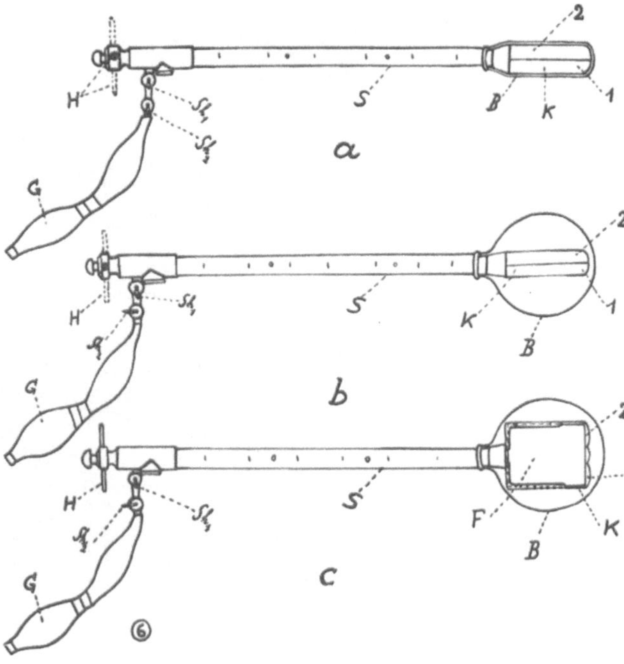

Abb.3

Abb. 2. Rektoradiograph mit der aufgesetzten Zentrierrahmenvorrichtung. rechts: aufgeklappte Filmkassette links: geschlossene Filmkassette (nach Sabat)

Abb. 3. Rektoradiograph (a) mit geschlossener Kassette und nicht aufgeblähter Schutzblase, (b) mit geschlossener Kassette und aufgeblähter Schutzblase, (c) mit aufgeblähter Schutzblase und geöffneter Kassette, K = Filmkassette; B = Schutzblase; H = Handgriff; G = Gummigebläse (nach Sabat)

großer Film in das Rektum, unmittelbar hinter das Steißbein eingeführt wird, worauf die Aufnahme in posterior-anteriorem Strahlengang angefertigt wird. Die Vorteile liegen auf der Hand:

a) Eliminierung der dicken Weichteilmassen.
b) Anwendbarkeit von Röntgenstrahlen angemessener Härte,
c) Herabsetzung der Streustrahlung.

Man geht folgendermaßen vor (Abb. 3): Nach Reinigung des Darms mit einem Klysma wird der Patient in Knie-Ellenbogenlage oder auch in Bauchlage gebracht und der Endoradiograph in das Rektum eingeführt. Nach Aufblähen der Schutzblase B wird die Kassette durch Drehen des Hebels H geöffnet. Mittels des Projektionsrahmens wird die Einstellung des jetzt im Rektum flach ausgebreiteten Films durchgeführt. Bei der Einstellung muß die Krümmung des Steißbeins berücksichtigt werden. Nach der Aufnahme wird die Kassette geschlossen, die Luftblase entleert, das Gerät entfernt. Der ganze Vorgang nimmt etwa 2 Minuten in Anspruch. Es gelingt mit Hilfe dieses Verfahrens, vorzügliche Steißbeinaufnahmen anzufertigen, die eine exakte Beurteilung der Feinstruktur erlauben. Da das Sabatsche Gerät nicht mehr hergestellt wird, haben wir in Mainz ein nach dem gleichen Prinzip arbeitendes Gerät herstellen lassen und mit gutem Erfolg angewandt (Abb. 4).

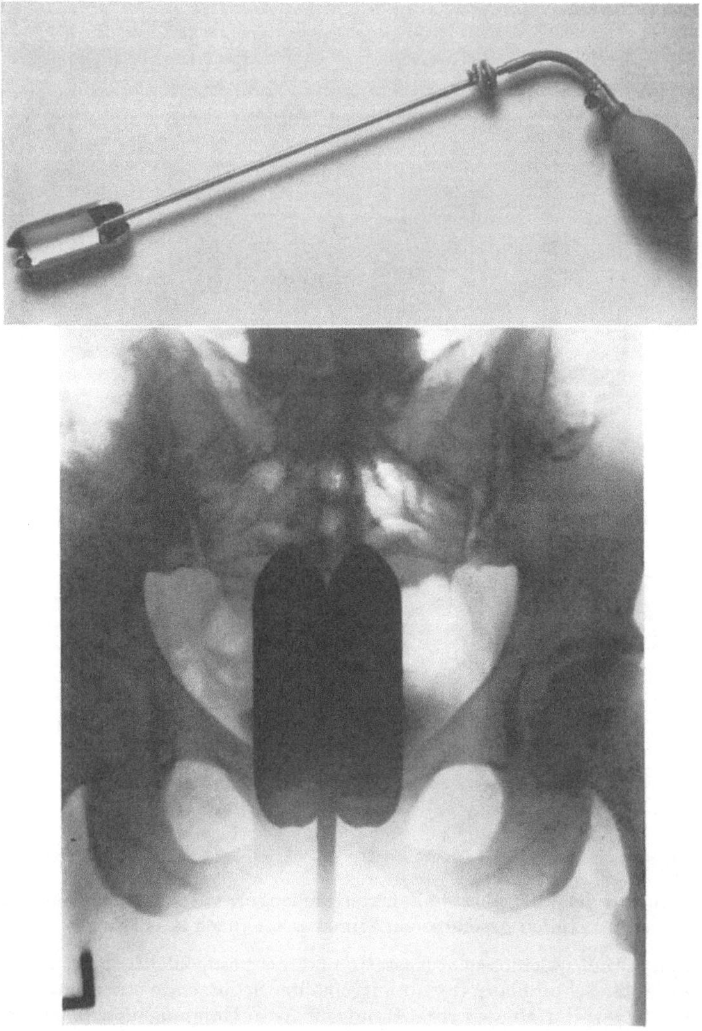

a

b

Abb. 4. Das Mainzer Gerät (a) mit halbgeöffneter Kassette, hier ohne Schutzblase dargestellt, (b) Gerät in Situ

II. Das normale Steißbein

Das Steißbein besteht gewöhnlich aus 4—5 Wirbeln, seltener aus 3—6. Mehr als 6 Steißwirbel sind bisher nicht gefunden worden, wenn auch die Fetalanlage 9 ursprüngliche Steißwirbel erkennen läßt (Rauber-Kopsch). Auch bei dem sog. Wirbelschwanz handelt es sich lediglich um eine Verlängerung der einzelnen Steißwirbel, nicht um eine Vermehrung der Zahl.

Bei der Geburt sind die Knochenkerne der Steißwirbel noch nicht nachweisbar. Nach EPSTEIN verknöchern die einzelnen Wirbel in folgender Reihenfolge:

Co I zwischen 1. und 4. Jahr
Co II zwischen 5. und 10. Jahr
Co III zwischen 10. und 15. Jahr
Co IV zwischen 14. und 20. Jahr.

Jeder der Steißwirbel verknöchert von einem Kern aus, doch können die 3 ersten Steißwirbel auch gelegentlich zwei nebeneinander gelegene Kerne aufweisen (RAUBER-KOPSCH).

Der erste Steißwirbel weist noch angedeutet einen Bogenrest auf. Seitlich erstrecken sich zwei stummelförmige Reste von Querfortsätzen, während zwei rudimentäre craniale Gelenkfortsätze in Form der Cornua coccygea den Cornua sacralia gegenüber gelegen sind und mit diesen den Hiatus canalis sacralis einschließen (Abb. 5). Die übrigen Steißwirbel

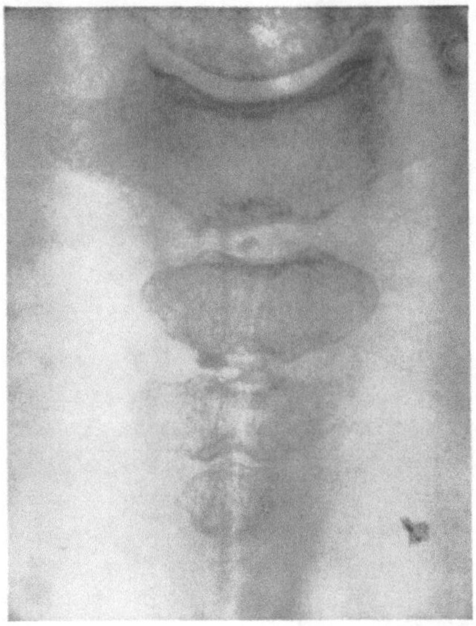

Abb. 5. Arthrose des Steißbeines zwischen Co I/II und Co II/III mit Kalkeinlagerung in Diskus. Gut ausgebildeter 1. Steißwirbel mit Querfortsätzen und cornua coccygea. Aufnahme mit Mainzer Gerät

bilden nur mehr dreieckige bis kugelförmige Knochenstücke. Die einzelnen Steißwirbel sind untereinander mit Faserknorpel verbunden, ebenso wie der erste Steißwirbel mit dem letzten Kreuzbeinwirbel. Diese Faserknorpelplatten zeigen in den meisten Fällen nach ANGERER nur mangelhaft ausgebildete oft zackig verlaufende Schlußplatten gegenüber dem Wirbelkörper. Im Bereich der untersten Steißwirbel fand ANGERER die Verbindung durch völlig knorpelfreies Bindegewebe gebildet. Die Verbindung zwischen Kreuz- und Steißbein, gelegentlich auch zwischen dem 1. und 2. Steißwirbel bot mehrfach das Bild eines echten Gelenks, wobei von der Faserknorpelplatte nur mehr ein einer Gelenkkapsel ähnlicher Ring vorhanden war, während die von diesem umschlossene Höhlung ein Endothel auskleidete.

Bei älteren Individuen findet man häufiger eine Verknöcherung der Verbindung der Steißwirbel und zwar am häufigsten der caudalen. Der Verschmelzungsprozeß beginnt nach EXNER bereits um das 6. Lebensjahr. Diese Angabe weist, unter Berücksichtigung der Verknöcherungstabelle, eher in Richtung einer congenitalen Blockwirbelbildung, als wie allgemein angenommen, einer sekundären Ankylosierung. Die Verbindungen zwischen Kreuz- und Steißbein sowie zwischen Co I und II bleiben meist gelenkig oder syndesmotisch, insbesondere tritt eine Verknöcherung dieser Verbindungen bei Frauen im gebärfähigen Alter sehr selten auf (Angerer, Exner, Rauber-Kopsch). An der dorsalen und pelvinen Seite des Steißbeins verlaufen die sehr straffen Ligg. sacrococcygea dorsale und ventrale. Die Verbindung mit dem Kreuzbein wird noch durch die Ligg. sacrococcygea. lat. verstärkt. Das Septum ano-coccygeum spannt sich als sehniger Zug zwischen Steißbeinspitze und Anus in der Levatorplatte aus. Zu dieser gehört auch der M. coccygeus, der an der Spina ossis ischii entspringt und beids. ventral. -lateral am Steißbein inseriert. Die Zugwirkung dieser Muskeln hat einen im wesentlichen nach ventral gerichteten Integralvektor, weshalb bei Kontinuitätstrennungen im Steißbeinbereich zumeist eine Ventraldislokation erfolgt (Hafferl, Imhauser, Rauber-Kopsch, Watson-Jones).

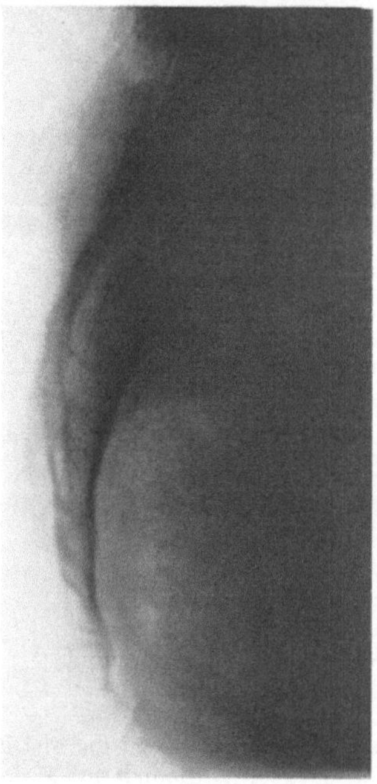

Abb. 6

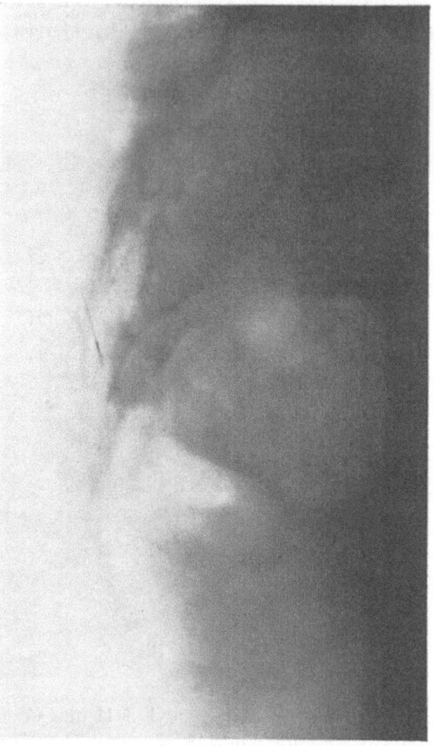

Abb. 7

Abb. 6. Innerhalb Co I ventral abgeknicktes Steißbein. Kein Trauma bekannt

Abb. 7. Strake Ventralkrümmung des Steißbeines im Segment Co I/II

Das Steißbein als Ganzes zeigt im allgemeinen eine mehr oder weniger ausgeprägte Ventralkrümmung. Nach Bernbeck ist diese bei Frauen weniger ausgeprägt als bei Männern, was bereits am Neugeborenenbecken festzustellen sei. Häufig setzt diese Krümmung in harmonischem Bogen die Krümmung des Kreuzbeins fort, doch gibt es zahlreiche Abweichungen von dieser Regel. Unter den Abweichungen ist die scharfe, rechtwinklige Abknickung nach ventral relativ häufig anzutreffen. Die Abknickung kann im Sacrococcygealgelenk oder zwischen zwei Steißwirbeln vorliegen, sie kann aber auch von einem in sich rechtwinklig oder fast rechtwinklig geknickten Steißwirbel herrühren (Abb. 6 und 7). Beschwerden machen diese Verkrümmungen im allgemeinen nicht, sie können aber selten einmal ein Geburtshindernis darstellen, wenn gleichzeitig eine Ankylosierung der Steißwirbel untereinander und mit dem Kreuzbein vorliegt. Winter beschrieb einen solchen Fall, wobei es auch unter Zangenextraktion zur Steißbeinfraktur kam.

Noch häufiger dürfte die Steilstellung des Steißbeins anzutreffen sein. Sie führt bei mageren Individuen, wenn sie über längere Zeit des Tages eine sitzende Stellung beizubehalten pflegen, längere Autofahrten durchführen oder reiten, eher einmal zu schmerzhaften Sensationen im Bereich des Steißbeins, da die Steißbeinspitze in diesem Falle einem unphysiologischen Druck ausgesetzt ist. DRUECK vertritt die Ansicht, daß es in diesen Fällen auch zur lordotischen Verkrümmung des Steißbeins kommen kann. Über eine andersartige lordotische Steißbeinverkrümmung hat BOEMINGHAUS berichtet. Er hält sie für eine ziemlich seltene Anomalie. Der von ihm beschriebene Fall (Abb. 8) ist allerdings nicht ganz eindeutig, da bei der Pat. anamnestisch ein Trauma bekannt war, das die Steißgegend getroffen hatte (Sturz auf der Treppe). Darüber hinaus lag bei der Pat. eine Spina bifida totalis sacralis vor. BOEMINGHAUS erklärt das Zustandekommen der lordotischen Steißbeinverkrümmung entwicklungsgeschichtlich, indem in frühem Embryonalstadium das Steißbein normalerweise unter leichter Dorsalkrümmung mit der Spitze an der Haut fixiert sei. Bei zu kurzer Ausbildung des Lig. caudale könne das Steißbein nicht mehr die physiologische Ventralkrümmung ausführen. Die Steißbeinspitze sei in der Foveola coccygea in solchen Fällen deutlich tastbar und perforiere gelegentlich sogar die Haut. BOEMINGHAUS hat aus der Literatur 6 eindeutige Steißbeinlordosen zusammengestellt. Darüber

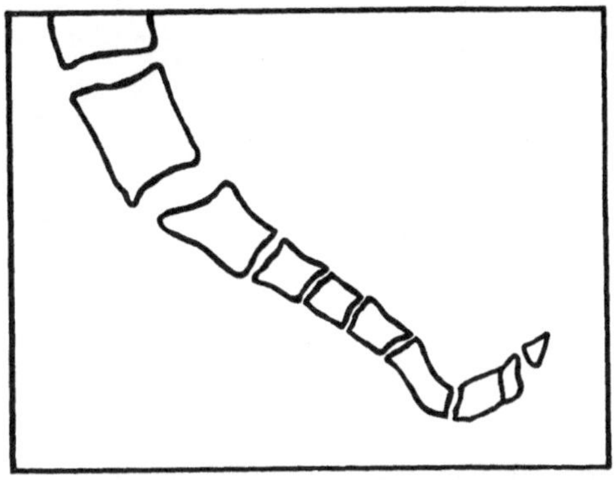

Abb. 8. Dorsalkrümmung des Steißbeines. Schematische Zeichnung des Falles von BOEMINGHAUS

hinaus sollen von VON SIEBOLD bei Japanern und von BENVENUTO CELLINI bei Iren derartige Befunde mehrfach erhoben worden sein.

Ebenso häufig wie die Variationen der Stellung des Steißbeins in der Sagittalebene sind diejenigen in der Frontalebene im Sinne der Skoliose. Auch hier kann es zu allen Übergangsformen von der geringsten Seitkrümmung bis zu rechtwinkliger Abknickung nach einer Seite kommen. Abb. 9 zeigt ein Beispiel, bei dem allerdings differentialdiagnostisch auch eine Spaltwirbelbildung bei Co I in Erwägung zu ziehen ist. Die Verbiegung kann in jedem Segment vorkommen. Sehr häufig finden sich Seitabweichungen im Bereich der beiden letzten Steißwirbel. Mehr ins Auge springend sind diejenigen Seitverbiegungen, die auf einer asymmetrischen Assimilation des ersten Steißwirbels an das Kreuzbein beruhen. Die Kreuz- und Steißbeinregion ist von allen Wirbelsäulenabschnitten am häufigsten von Variationen betroffen (nach EXNER zwischen 5 und 14 %). Die komplette Assimilation des ersten Steißwirbels an das Kreuzbein stellt die eine, klinisch nicht bedeutungsvolle Form des langen Beckens nach KIRCHHOFF dar. Die Verkrümmungen des Steißbeins dürften in den meisten Fällen angeboren und auf die Reduktion des Organs im Verlaufe der Phylogenese zurückzuführen sein (KERLEY, BERNBECK). Allerdings ist zu berücksichtigen, daß es auch im Verlaufe von Erkrankungen, die mit einer Asymmetrie des Beckens verbunden sind, z.B. einseitige kongenitale Hüftluxation, Coxitis, Perthes zu sekundären Skoliosen des Steißbeins kommt, die BERNBECK in diesen Fällen als typische Wachstumsdeformität anspricht. Selbstverständlich wird man diese Skoliosen gelegentlich auch als Folge einer traumatischen Läsion sehen, was allerdings ohne Vorliegen eindeutiger Unfallaufnahmen später kaum mehr zu beweisen ist.

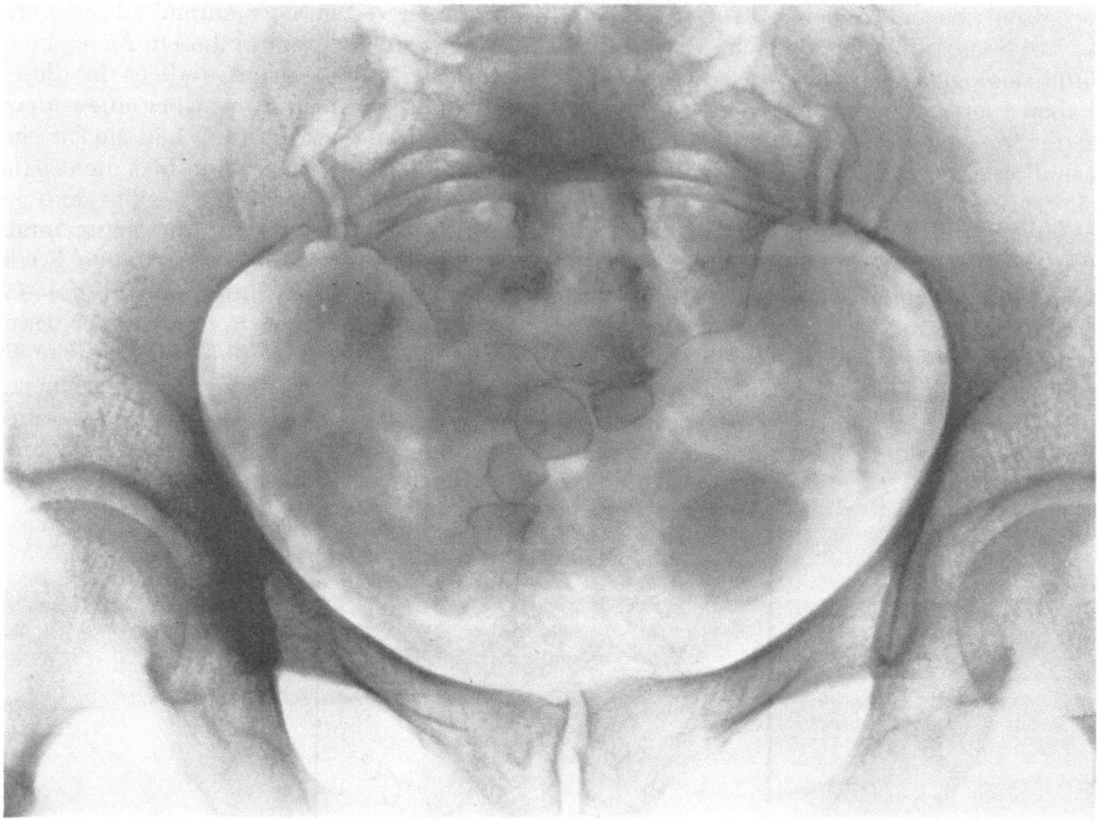

Abb. 9. Erhebliche Rechtsverschiebung der Steißwirbel unterhalb Co I. Spaltwirbel bei Co I?

Aus dem Gesagten geht hervor, daß eine große Mannigfaltigkeit in Gestalt und Größe des Steißbeins besteht. Die individuellen Unterschiede sind hier größer als bei den meisten anderen Organen. Die Unterschiede der Röntgenbilder einzelner Steißbeine sind so charakteristisch, daß es wohl kaum zwei Menschen mit ganz gleichen Steißbeinen gibt. Das veranlaßte Sabat sogar zu der Ansicht, daß das Steißbein unter Unständen kriminologisch zur Feststellung der Identität genutzt werden kann.

III. Die Mißbildungen des Steißbeins

Der Übergang von den oben genannten Varietäten zu einfacheren Anomalien bis zu groben Mißbildungen im Bereich der Schwanzwirbelsäule erscheint fließend. Es ist bereits fraglich, ob man beispielsweise die Synostosierung zweier oder mehrerer Steißwirbel, wenn sie nicht im Rahmen einer Osteomyelitis entstanden ist, einfach als eine mehr oder weniger regellose Verbildung der rudimentären Schwanzwirbelsäule, oder gar als Alterungsvorgang ansehen kann. Bei vielen Säugetieren (Hunden, Katzen, Schweinen, Rindern) sind jedenfalls Synostosen von Schwanzwirbeln als Erbmerkmale bei bestimmten Rassen bekannt, die teils rezessiv, teils dominat vererbt werden (Nachtsheim). Der für das Schwein charakteristische Ringelschwanz ist ein augenfälliges Beispiel dafür. Uns sind keine diesbezüglichen Untersuchungen am Menschen bekannt.

Doppelbildungen im Bereich des Steißbeins werden vereinzelt beschrieben (Hyrtl, Köhler, Rübe, Sabat). Es handelt sich meist um Verdoppelung der untersten Steißwirbel, gelegentlich auch höherer Segmente (Abb. 10). Die Deutung derartiger Befunde ist allerdings mit Vorsicht durchzuführen, da die Verschiebung von Steißwirbeln, wie sie ja in geringerem Maße sehr häufig zu finden ist, u. U. auch zu einer Nebeneinanderlagerung von Steißwirbeln führen kann, so daß dann eine echte Doppelbildung vorgetäuscht wird. Die Differentialdiagnose dieser Mißbildungen gegen die Spina bifida ant. wird nach RÜBE durch das Fehlen einer Meningocele oder neurologischer Störungen nicht schwerfallen.

Eine derartige Spina bifida anterior mit Spaltung des unteren Kreuz- und des Steißbeins hat beispielsweise EICHLER beschrieben. Die Diagnose sicherte er durch Jodipin-Myelographie. Es bestanden zugleich Störungen der Blasen-Mastdarmfunktion, sowie latente Paresen beider Beine. Bei gezielten Steißbeinaufnahmen findet man gelegentlich, insbesondere bei Co I Befunde, die einer unvollständigen Wirbelkörperspalte entsprechen,

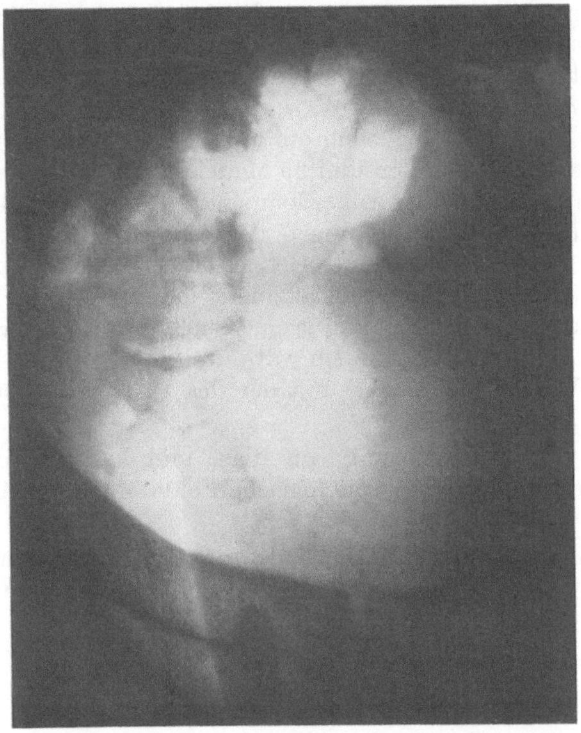

Abb. 10

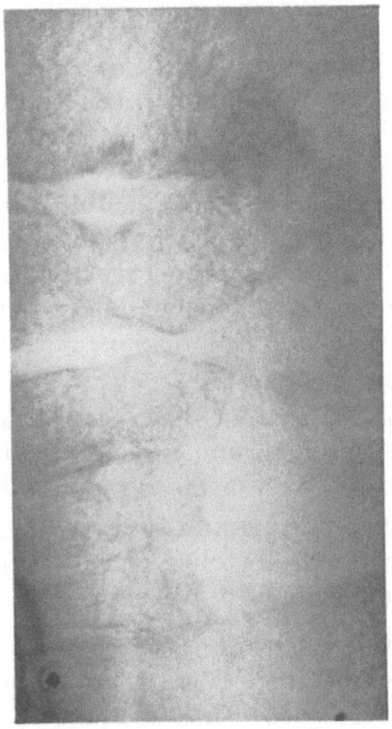

Abb. 11

Abb. 10. Querfraktur bei Co I. Vergl. Abb. 16. NB: Angedeutete Doppelung des Steißbeines, möglicherweise durch Spaltwirbel bei Co II. Aufnahme nach KAISIN-RÜTTIMANN

Abb. 11. Unvollständige Spaltwirbelbildung bei Co I Aufnahme mit Mainzer Gerät

ohne daß hier neurologische Störungen vorhanden wären (Abb. 11). Das von RAUBER-KOPSCH beschriebene gelegentliche Vorkommen zweier Knochenkerne im Bereich der ersten Steißwirbel stimmt mit derartigen Befunden gut überein.

Während man, wie gesagt, bei der Synostose von Steißwirbeln im Zweifel sein kann, ob es sich um eine ungeordnete Erscheinung im Rahmen der phylogenetischen Rückbildung der Schwanzwirbelsäule oder um eine gengebundene vererbbare Varietät handelt, liegen die Verhältnisse bei der Aplasie des Steißbeins klarer. Zwar ist normalerweise die Zahl der Steißwirbel nicht konstant, doch ist das völlige Fehlen des Steißbeins sicher als Mißbildung aufzufassen.

Das isolierte Fehlen des Steißbeins scheint seltener zu sein, als ein caudaler Wirbelsäulendefekt, der Fehlbildungen im Bereich des Kreuzbeins einschließt, sei es in Form von totaler Aplasie ein oder mehrerer Kreuzbeinwirbel oder Teilen derselben, etwa der Massa lateralis. Möglicherweise werden aber die isolierten Aplasien des Steißbeins nur seltener diagnostiziert, da sie häufig ohne neurologische Ausfälle, die das Augenmerk des Arztes auf die caudale Wirbelsäule lenken könnten, einhergehen. In solchem Falle ist die Aplasie des Steißbein nur als Zufallsbefund festzustellen. Steißbeinaplasien sind beschrieben worden von Bundens, Capon, De Cuveland, Feller und Sternberg, Janson, Kienböck und Zimmer, Lindemann, Theiler. In den meisten Fällen handelte es sich dabei nicht um isolierte Steißbeinalpasien, sondern um Kombinationen mit Defekten der untersten Kreuzwirbel oder zumindest Teilen derselben. Es fanden sich dabei auch meist neurologische Ausfälle unterschiedlicher Art. Die formale Genese dieser Mißbildungen wird in einer Entwicklungshemmung der Rumpfschwanzknospe gesehen (Feller u. Sternberg). Neben diesen rein dorsalen Mißbildungen, die sich nur auf die Wirbelsäule beschränken, können, entsprechend den Erkenntnissen dieser Autoren auch mehr oder weniger umfangreiche ventrale Mißbildungen wie Rektumatresie und Fehlbildungen des Urogenitalsystems vorhanden sein. Im Jahre 1957 berichtete Parkulainen über 175 in der Univ. Kinderklinik Helsinki zwischen 1946 und 1956 beobachtete rektoanale Mißbildungen (1: 5500 Neugeborene). Es handelt sich um 80 Knaben und 95 Mädchen. 7 Kinder hatten dabei größere Anomalien des Kreuz- und Steißbeins. Außerdem sind 9 Kinder mit sacrococcygealen Mißbildungen in Verbindung mit Mißbildungen des Urogenitaltraktes erwähnt. Die letztere Kombination, die auch von Friedel, Hamsa, Eckinger u. Zeligs beschrieben worden ist, dürfte, wie Diethelm erwähnte, als akzidentelle vergesellschaftete Fehlbildung zu deuten sein, da bei intaktem Rektum und Anus eine syngenetische Entwicklung dieser beiden Fehlbildungen deshalb nicht verständlich wäre, weil der Schwanzdarm während der Entwicklung zwischen Wirbelsäulenanlage und der des Urogenitalsystems gelegen ist.

Bei dem rein dorsalen Defekt mit Funktionsstörung von Blase und/oder Mastdarm sind diese Störungen neural bedingt und nicht auf morphologische Fehlbildung der Blase oder des Mastdarms zurückzuführen.

Nach Diethelm sind die Agenesien der caudalen Wirbelsäule unter die Sirenoiden einzuordnen und stellen hier die Untergruppe a) dar, der als Untergruppe b) die Kloakenmißbildungen und c) die sirenoiden Monopoden nebengeordnet sind.

Die Agenesien der caudalen Wirbelsäulenabschnitte teilt Diethelm ein in

a) lumbo-sacro-coccygeale Agenesie
b) sacro-coccygeale Agenesie
c) coccygeale Agenesie.

Die ältere Einteilung von Rocher u. Roudil geht mehr auf die asymmetrischen Fehlbildungen ein. Sie unterteilen in

1. Totales Fehlen von Kreuz- und Steißbein
2. Unvollständige Defekte von Kreuz- und Steißbein
3. Partielle Mißbildungen des Kreuzbeins (Hemiatrophie)
4. Vollständiges oder teilweises Fehlen des Steißbeins.

Die Einteilungen überschneiden sich teilweise. Diethelm betont ausdrücklich, daß die Übergänge der Fehlbildungsgrade fließend sind und daher immer Grenzfälle auftreten werden, deren Zugehörigkeit strittig sein kann.

Über die Erblichkeit derartiger Mißbildungen beim Menschen liegen uns keine Untersuchungen vor. Man hat jedoch schwanzlose oder kurzschwänzige Mäuserassen gezüchtet, wobei dieses Merkmal dominant vererbt wurde und bei doppelter Kombination mit einem Letalfaktor verbunden war (Steininger). Schließlich seien noch als Anomalien kurz die von Ireberger beschriebenen Rippenrudimente erwähnt, die an Co I vorkommen. Auch Cornwell u. Ramsey veröffentlichten einen Fall, bei dem sie differentialdiagnostisch Verknöcherung im Lig. sacro-coccygeale oder Rippenrudimente erwägen (Abb. 12).

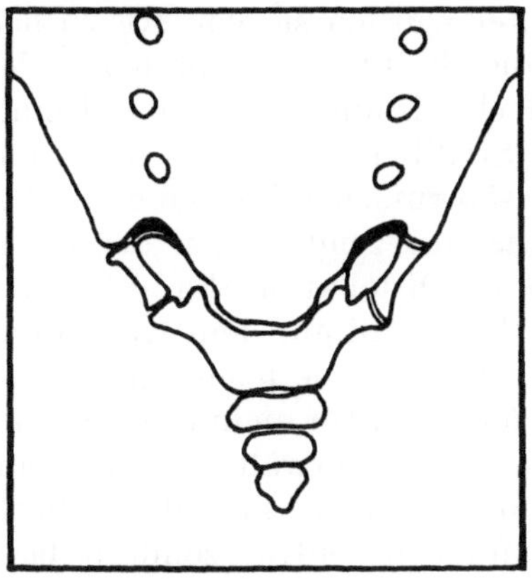

Abb. 12. Schemazeichnung des Falles von CORNWELL und RAMSEY. Rippenrudimente an Co I oder symmetrische Verknöcherung im Lig. sacro-occygea?

IV. Traumatische Veränderungen

SABAT teilt die Verletzungen des Steißbeins ein in

1. transversale Kontinuitätstrennung des Steißbeins.
   a) Transversalbruch mit oder ohne Dislokation
   b) Luxation
2. Bruch der Steißbeinspitze
3. Abrißfraktur des Seitenteils eines Steißbeinwirbels
4. Trümmerfaktur des Steißbeins
5. Infraktion des Steißbeins.

Diese Einteilung erscheint nicht ganz glücklich, wenn sie auch mit der Differenzierung der Punkte 2, 3 und 5 diejenigen Verletzungen besonders herausstellt, die praktisch nur mit der endorektalen Aufnahmetechnik zur Darstellung gebracht werden können. Punkt 2 und 3 können als Randaussprengungen zusammengefaßt werden, während die Infraktionen sich nur quantitativ von den übrigen Frakturen unterscheiden. Dagegen fehlen in der SABATschen Einteilung die Vertikalfrakturen und die Luxationsfrakturen. Wir möchten daher folgende Einteilung empfehlen:

1. Transversale Kontinuitätstrennung
   a) Transversalbruch
   b) Luxation
   c) Luxationsfraktur
2. Vertikalbruch und steiler Schrägbruch
3. Trümmerbruch
4. Randaussprengungen.

Allgemein gilt noch die Ansicht, daß Querbrüche die häufigsten Verletzungen des Steißbeins sind. BECKER hat bei seinen Experimenten an der Leiche meist Querfrakturen, einige Schrägbrüche und keine Längsfraktur erzielt. Eine Abhängigkeit von der Ankylosierung des Steißbeins konnte er nicht feststellen, was ja auch schon MALGAIGNE fand. Luxationen konnte BECKER experimentell nicht erzeugen.

Es kann jeder Steißwirbel frakturieren. Fraktur zweier benachbarter Wirbel kommt öfter vor in dem Sinne, daß an einem Wirbel eine Querfraktur am benachbarten Randaussprengung vorliegt. PUTSCHAR hält den 1. Steißwirbel für den am häufigsten betroffenen, während RUGE glaubt, daß die Frakturen meist unterhalb von Co I erfolgen. Der Mechanismus der Steißbeinverletzungen ist meist ein Schlag oder Fall auf die Steißbeingegend. Häufiger beobachtet wurden sie von RITVO bei Fußballern und von NOVAK bei Skiläufern. Dieser zählt die Steißbeinfrakturen geradezu zu den typischen Skiverletzungen. Einen selteneren Mechanismus beschrieben BECKER und HARMSTORF. Ersterer berichtet über zwei Fälle von Steißbeinluxationen nach dorsal im Sacro-coccygealgelenk bei Skiläufern, die auf dem Gesäß rutschend gegen einen Baumstumpf oder Stein stießen (Abb. 13). Der Fall von HARMSTORF zeigte außer der Luxation nach dorsal noch einige Frakturlinien im Kreuzbein ohne Dislokation. Es handelte sich um einen Motorradfahrer, der nach einem Sturz mit der Rima ani auf dem Kantstein entlangrutschte. MALGAIGNE beschrieb unter 7 Steißbeinluxationen eine nach dorsal. Frakturen mit Dislokation nach dorsal sind unseres Wissens in der Literatur nicht erwähnt, doch läßt sich durchaus denken, daß solche ebenso vorkommen, wie die erwähnten Luxationen.

Als besonderer Verletzungsmechanismus muß der Geburtsvorgang besprochen werden. Hierbei wirkt die Kraft nicht nur von ventral, sondern das Steißbein ist durch den tiefer tretenden kindlichen Kopf noch einer erheblichen Zugbelastung in Richtung seiner Achse

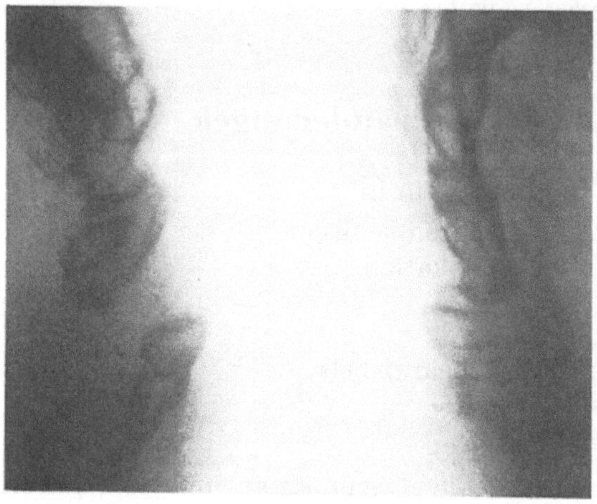

Abb. 13

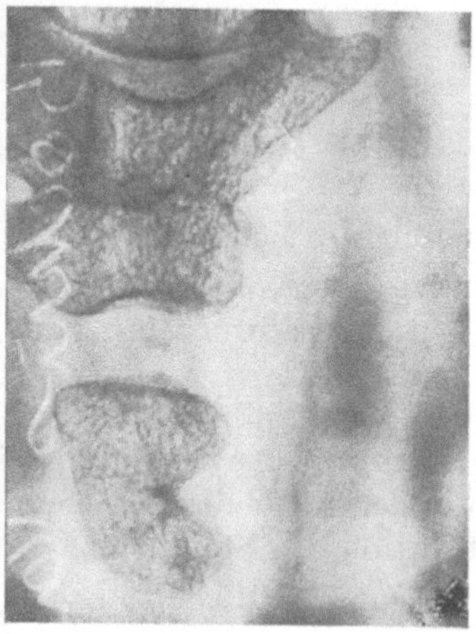

Abb. 14

Abb. 13. Luxation des Steißbeines nach dorsal. Zwei Fälle von F. BECKER

Abb. 14. Geburtstrauma bei Spontanentbindung: Sprengung im Gelenk Co II/III mit kleiner Ausrißfraktur aus Co III. Aufnahme mit Mainzer Gerät

ausgesetzt. Wir konnten in Mainz im Rahmen einer noch nicht veröffentlichten Untersuchungsreihe Steißbeinverletzungen bei völlig normalen Spontangeburten nachweisen, was im Gegensatz zu der Ansicht von BECKER u. WINTER steht, die derartige geburtshilfliche Verletzungen als große Seltenheit ansehen und glauben, daß solche nur bei völliger Ankylose und Kunsthilfe (Forceps) vorkommen. Abb. 14 zeigt eine Sprengung im Gelenk Co I/II, die sich nur aus dem besonderen Mechanismus mit Zugwirkung in der Steißbeinachse verstehen läßt. Abb. 15 zeigt eine Querfraktur ohne nennenswerte Dislokation bei völliger Steißbeinankylose unter Spontangeburt.

Beim nicht ankylosierten Steißbein bleibt die Tatsache, daß solche geburtshilflichen Verletzungen vorkommen, erstaunlich. Wie HOFACKER bei seinen Studien am Steißbeinpräparat zeigen konnte, ist die Beweglichkeit dieses Wirbelsäulenabschnittes erstaunlich gut. Mit Hilfe einer sinnvoll konstruierten Einrichtung fertigte er Röntgenaufnahmen der Präparate unter völlig gleicher Projektion bei stärkster Zugbelastung nach ventral bzw. dorsal an. Die Reproduktionen dieser zur Deckung gebrachten Röntgenaufnahmen demonstrieren sehr schön die gute Beweglichkeit des Steißbeins in beiden Richtungen.

Die Angaben über die Häufigkeit der Steißbeinverletzungen unterliegen beträchtlichen Schwankungen. BECKER fand in seinen eingehenden Untersuchungen aus dem Material der Baseler Klinik auf 100 Beckenfrakturen 7 Steißbeinfrakturen, aus dem Material der

SUVA auf 100 Beckenbrüche 6 des Steißbeins. Rovida fand nur eine Steißbeinfraktur auf 136 Beckenbrüche und Wakeley 3 auf 100. Hoff konnte unter 653 Wirbelsäulenverletzten 14 Mal eine Steißbeinfraktur feststellen, also in 2 %.

Es handelt sich allerdings bei diesen in der Literatur verwerteten Steißbeinfrakturen meist um solche, die mit größerer Dislokation einhergingen, oder mit abnormer Beweglichkeit, wahrscheinlich also am häufigsten um transversale Kontinuitätstrennungen. Das wird beispielsweise daraus ersichtlich, daß von den 30 Steißbeinfrakturen, die Becker aus dem Material der SUVA sammelte, nur 7 röntgenologisch diagnostiziert worden waren. Bei den übrigen ergab bereits der klinische Befund die sichere Diagnose. Über die Häufigkeit der Randaussprengungen bzw. Infraktionen läßt sich noch kein sicheres Urteil gewinnen. Diese Verletzungen sind praktisch nur mit der endorektalen Aufnahmetechnik zu erkennen,

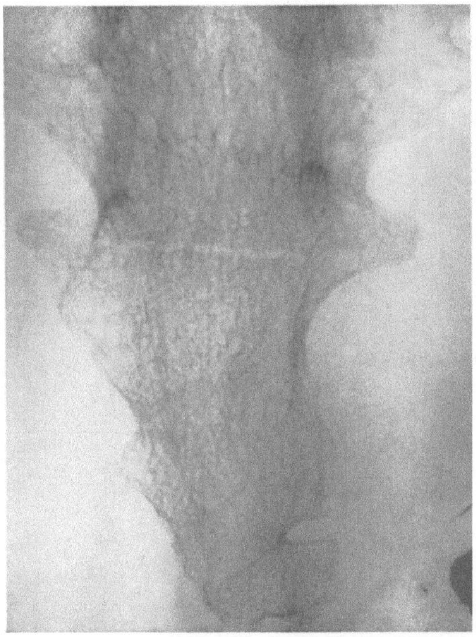

Abb. 15

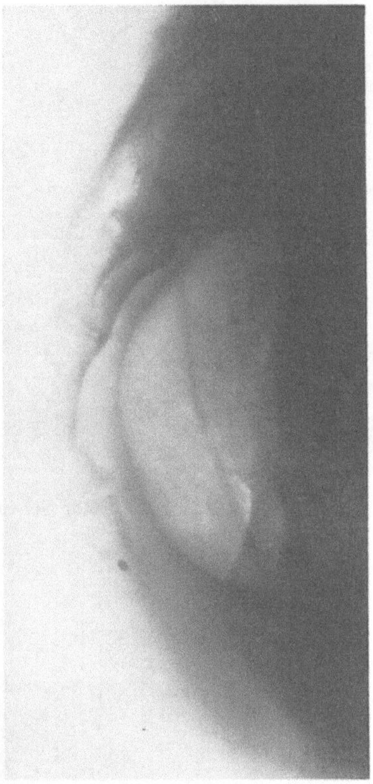

Abb. 16

Abb. 15. Geburtstrauma bei Spontanentbindung: Querfraktur von Co I bei Totalankylose des Steißbeines. Aufnahme mit Mainzer Gerät

Abb. 16. Querfraktur von Co I durch Sturz von einem Wagen. Seitaufnahme zu Abb. 10

so daß statistische Untersuchungen erst bei weiterer Verbreitung dieser Aufnahmetechnik zu erwarten sind.

Die Röntgendiagnose der Steißbeinverletzungen ist weitgehend abhängig von der Art der Verletzung entsprechend der eingangs gegebenen Einteilung.

Die transversale Kontinuitätstrennung führt meist zu einer Dislokation des distalen Fragmentes nach ventral. Die Seitdislokation ist dabei häufig nur gering oder fehlt ganz. Demgemäß lassen sich solche Frakturen am leichtesten aus dem Seitbild diagnostizieren, während die a.-p.-Aufnahme oft genug keinen sicheren Hinweis bietet. Selbst eine nachweisbare Verdichtungslinie oder geringe Seitdislokation kann differentialdiagnostische Schwierigkeiten gegenüber einer der vielen Formabweichungen machen, da die Feinstruktur meist nicht sicher zu beurteilen ist (Abb. 10 und 16). Der Vertikal- oder steile Schrägbruch läßt sich im Gegensatz zu der transversalen Kontinuitätstrennung häufiger bei sagittalem Strahlengang erkennen (Abb. 17). Die Randaussprengungen und die Infraktionen sind meist erst mit der SABATschen Aufnahmetechnik feststellbar (Abb. 18 und 19).

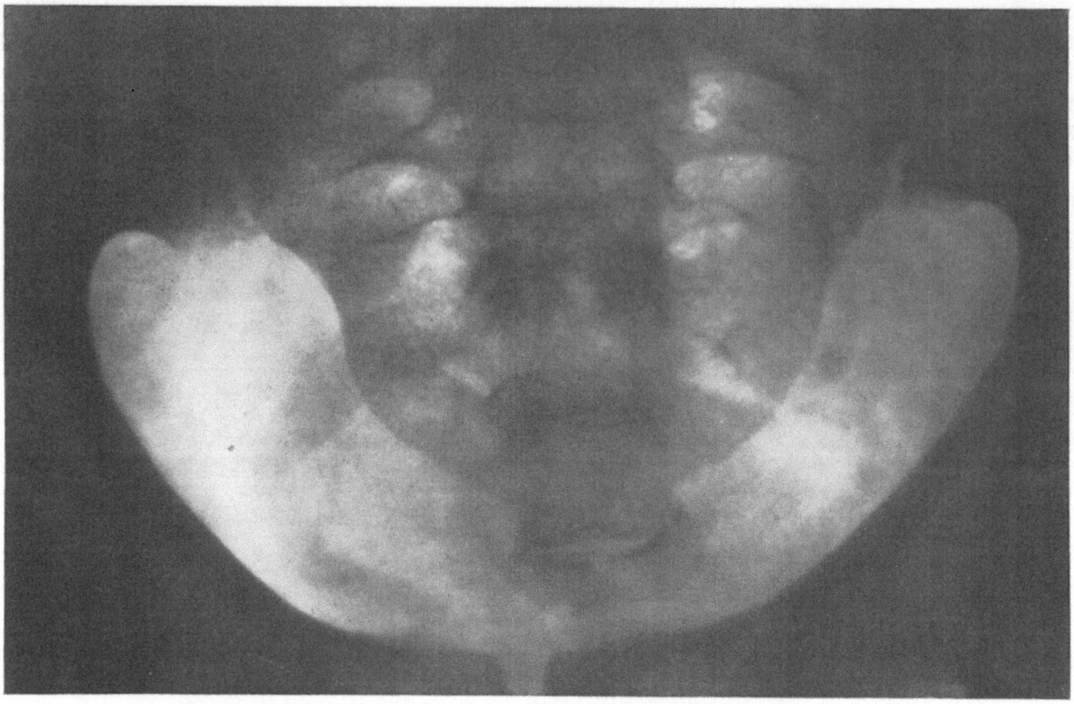

Abb. 17. Steiler Schrägbruch von Co I. Verkehrsunfall

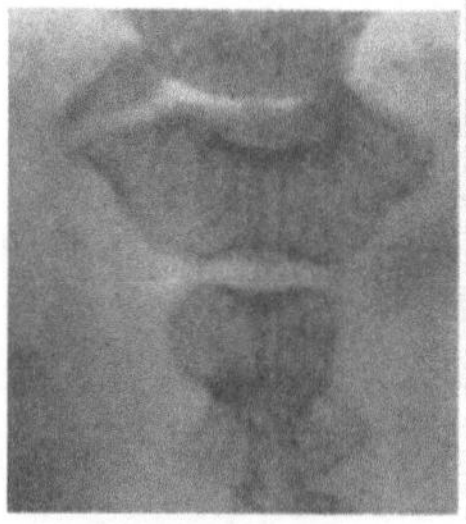

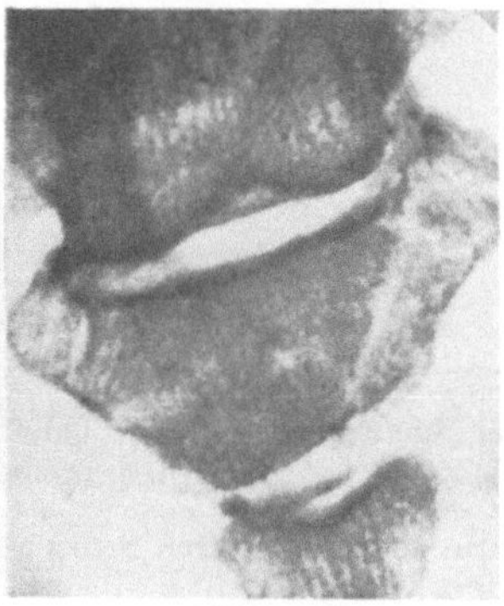

Abb. 18 Abb. 19

Abb. 18. Abrißfraktur des 2. Steißwirbels. Fall auf die Steißgegend beim Schlittschuhlaufen (SABAT)

Abb. 19. Ausgedehnte Fraktur des Steißbeines und des unteren Teils des Kreuzbeines (SABAT)

V. Die Tumoren der Steißbeinregion

Von den Geschwülsten der Steißbeinregion sind die Chordome die eigentlich typischen, wenn sie auch nur relativ selten sind. Unter den von DAHLIN ausgewerteten 2276 Knochentumoren fanden sich 79 der Kreuz-Steißbeinregion, die sich folgendermaßen verteilen:

Gutartige:		*Bösartige:*	
Osteochondrom	1	Primäres Chondrosarkom	3
Riesenzellgeschwülste	1	Sekundäres Chondrosarkom	1
Osteoclastome	11	Myelom	8
		Ewingsarkom	5
		Fibrosarkom	4
		Chordom	43

Diese Zusammenstellung zeigt deutlich, daß gegenüber dem malignen Chordom alle anderen Tumoren dieser Körperregion praktisch kaum eine Bedeutung haben.

Nachdem von FELDMANN im Jahre 1910 das erste sacro-coccygeale Chordom beschrieben wurde, sind bisher insgesamt 173 Fälle in der Literatur veröffentlicht worden. Im einzelnen wird darüber im Kapitel über das Sakrum berichtet. Eine Heilung ist unseres Wissens bislang nicht erzielt worden, da der Tumor jeweils zum Zeitpunkt der Diagnose bereits so weit fortgeschritten war, daß eine radikale Ausräumung nicht mehr möglich war. Die Rezidivneigung des Tumors ist außerordentlich groß, während Metastasen nur relativ selten beobachtet wurden (in 10 % nach SHACKELFORD u. RHODE).

Für die Diagnose dieses Tumors ist, wie UTNE u. PUGH völlig zu Recht äußerten, von ausschlaggebender Bedeutung, daß man überhaupt an die Möglichkeit denkt, wenn ein Patient mit dem häufigsten Leitsymptom dieser Geschwulst, dem Kreuz- oder Steißbeinschmerz, zum Arzt kommt. Eine Röntgenuntersuchung unter optimalen Bedingungen sollte dann nicht unterbleiben.

Im Anfangsstadium ist die Deutung des Röntgenbildes sehr schwierig. Wie der Fall von SKOWRONSKI sehr eindrucksvoll zeigt, kann trotz intensiver Beschwerden jahrelang das Röntgenbild erkennbare Veränderungen vermissen lassen, um dann plötzlich im Verlaufe weniger Wochen die typische Auftreibung des Knochens mit wabenartiger Strukturauflockerung und Osteolyse zu entwickeln (Abb. 20 und 21). UTNE u. PUGH fanden bei 20 röntgenologisch untersuchten Chordomen überhaupt nur in 75 % röntgenologisch feststellbare Knochenläsionen. Für das Chordom des Steißbeins besteht noch eine besondere Schwierigkeit, auf die HELANDER u. LINDBOM hinwiesen. Wenn nämlich nur die untersten Steißwirbel zerstört sind, kann man in der Annahme, eine der vielen Steißbeinvarietäten vor sich zu haben, den Tumor übersehen (Abb. 22). Dabei sollte die Chance einer radikalen Ausräumung des Tumors gerade bei dieser Lokalisation am größten sein. Das Bewußtsein der tragischen Folgen einer solchen Fehldiagnose sollte den Untersucher davor bewahren, vorschnell eine der vielen Varietäten des Steißbeins anzunehmen, oder sich mit einer Übersichtsaufnahme des Steißbeins, die eine Detailbeurteilung nicht erlaubt, resignierend zufrieden zu geben.

Das gleiche gilt praktisch auch für die übrigen Geschwülste der Steißbeinregion. Der Zusammenstellung von DAHLIN sind noch die eigentlich neuralen, bzw. dem Neuralkanal zuzuordnenden Geschwülste hinzuzufügen, so die Neurofibrome, Gliome, Meningeome und Ependymome (NORMAN, IMHAUSER). Gerade diese, die ihren Ausgangspunkt intraossal haben, können gelegentlich differentialdiagnostische Schwierigkeiten gegenüber den Chordom bereiten. Allerdings kommt es eher sehr zu einer gleichmäßigen, vom Tumor zentripetal gerichteten Atrophie des Knochens, die immerhin zu weitgehender Zerstörung des Steißbeins führen kann (JENKINS).

Weniger bekannt ist auch, daß das Steißbein, nach den Fingerendphalangen, der bevorzugte Sitz der Glomustumoren oder MASSON-Geschwülste ist. Hier wie dort verursachen sie die bekannten rundlichen Druckusuren (HELLNER POPPE, SCHINZ-BAENSCH-FRIEDEL-UEHLINGER).

Schließlich seien noch die Teratome erwähnt, deren bevorzugter Sitz die Kreuz-Steißbeinregion ist. So fand JANEC unter 33 congenitalen teratoiden Tumoren 29 im Bereich der Sacro-coccygealregion. Mädchen sind etwa 4mal häufiger betroffen als Knaben. Die

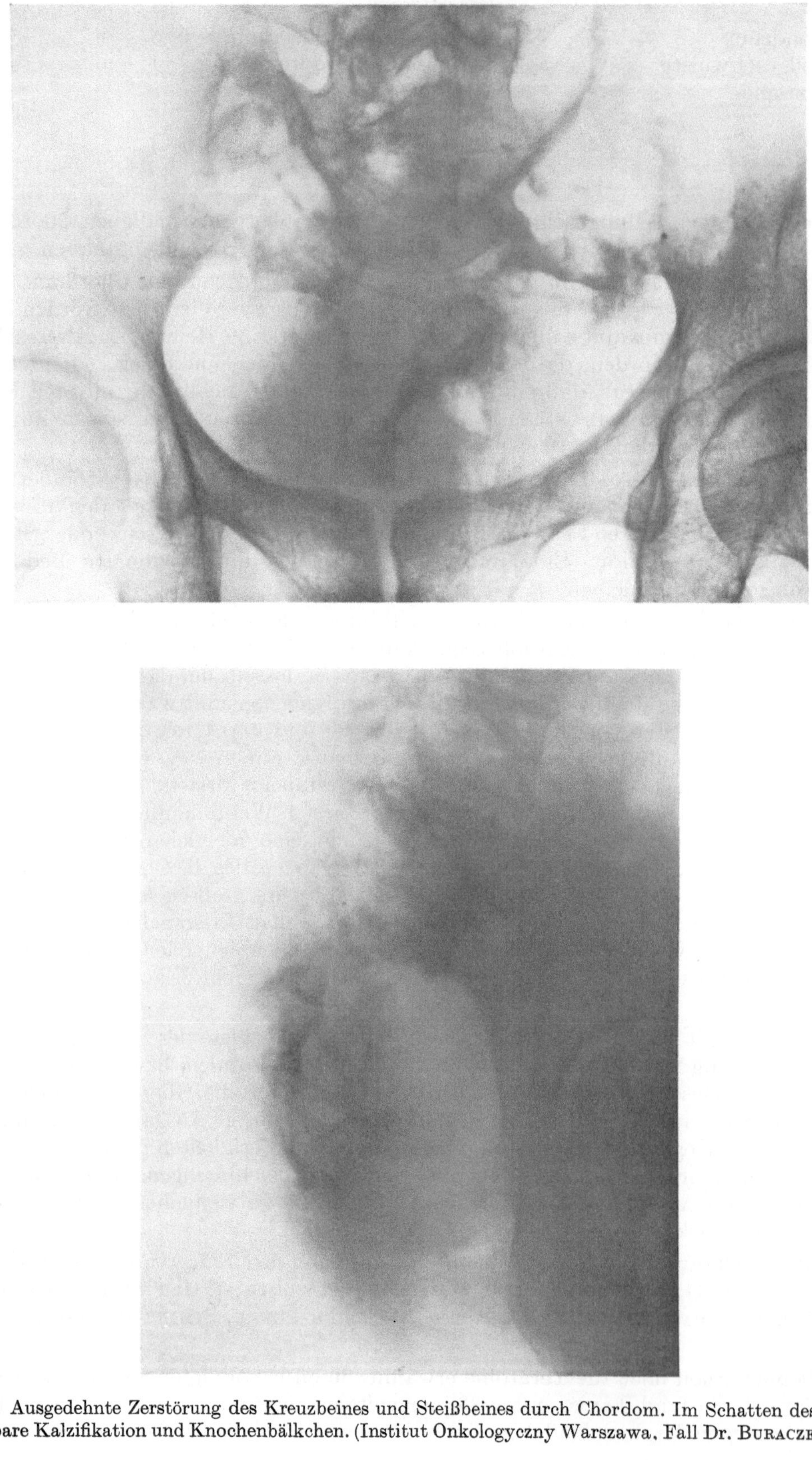

Abb. 20. Ausgedehnte Zerstörung des Kreuzbeines und Steißbeines durch Chordom. Im Schatten des Tumors sichtbare Kalzifikation und Knochenbälkchen. (Institut Onkologyczny Warszawa, Fall Dr. BURACZEWSKI)

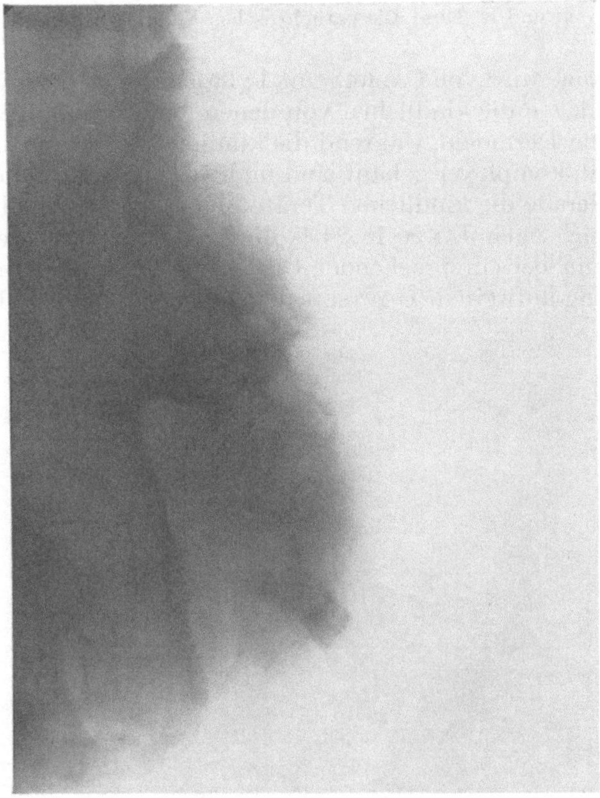

Abb. 21. Ausgedehnte Zerstörung des Kreuzbeines und Teilweise des Steißbeines durch Chordom. Im Tumor sichtbare Kalzifikation (Institut Onkologiczny Warszawa, Fall Dr. Buraczewski)

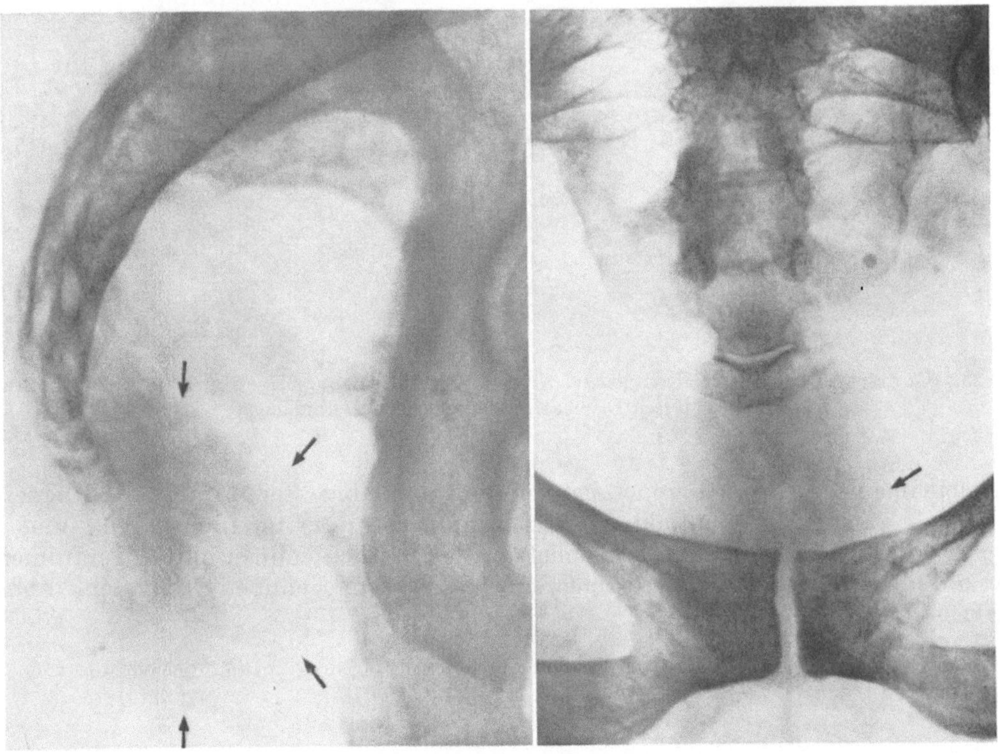

Abb. 22. Völlige Zerstörung des Steißbeines unterhalb Co. I. Co I anscheinend völlig intakt. Weichteilschatten des Tumors mit Pfeilen markiert. Chordom. (Helander und Lindbom)

Häufigkeit der Teratome wird von Calbet mit 1 : 35000 Neugeborenen angegeben. Prinzipiell werden unterschieden die kindlichen von denen der Erwachsenen. Bei letzteren handelt es sich zumeist um Dermoide, während die kindlichen, die zumeist bereits bei der Geburt festzustellen sind, komplexer gebaut sind und Gewebe aus zwei oder allen drei Keimblättern enthalten. Gerade die kindlichen Teratome bergen die Gefahr der malignen Entartung in sich, was sich nach Janec in 24 % dieser Geschwülste ereignet.

Das Steißbein kann bei entsprechender Größe des Teratoms eine Druckatrophie bis zur völligen Zerstörung aufweisen (Goetsch, Imhäuser) (Abb. 23). Im Gegensatz zu der

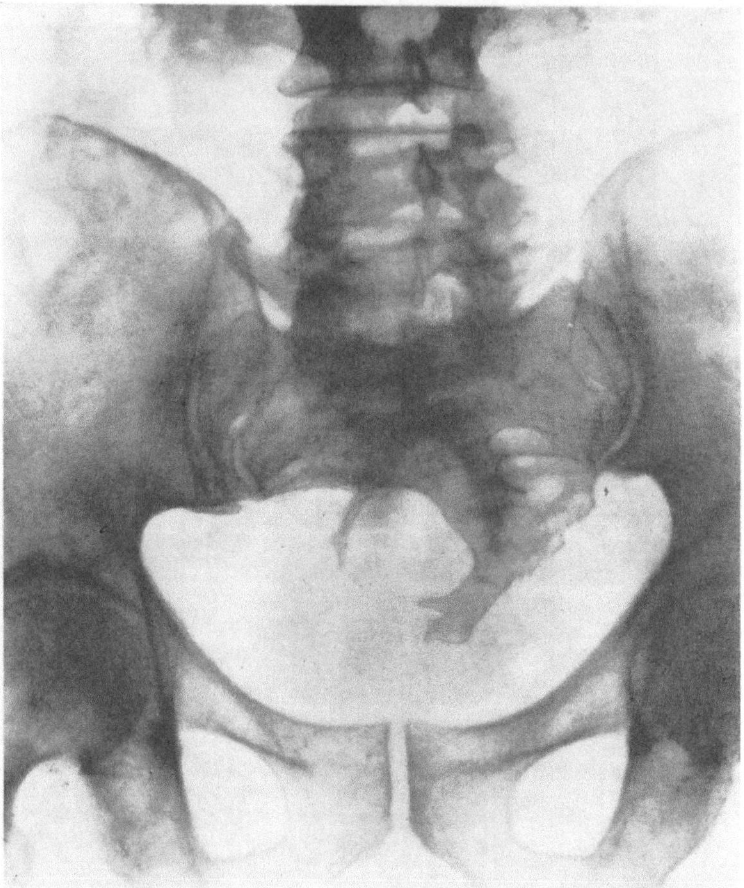

Abb. 23. (Goetsch, E., Fortschr. Röntgenstr. 81 166–173, 1954 Abb. 9). Ausgedehnter Kreuz-Steißbeindefekt durch Druckatrophie bei großer Dermoidzyste

sehr gleichmäßigen Atrophie findet sich eine unregelmäßige Zerstörung bei maligner Entartung des Tumors. Differentialdiagnostisch muß man in erster Linie Kreuz- und Steißbeinzysten bei Spina bifida ant. ausschließen. Gelegentlich können in den Teratomen enthaltene Zähne differentialdiagnostische Schwierigkeiten gegenüber Uretersteinen bereiten (Brailsford, Luccioni).

VI. Die entzündlichen Steißbeinerkrankungen

1. Spezifische

Über die Tuberkulose des Steißbeins ist bisher wenig in der Literatur bekannt geworden. Das Steißbein gehört zu der seltensten Lokalisationen der Tuberkulose. DAVID konnte 1924 insgesamt 30 Fälle aus der Literatur zusammenstellen, davon 2 selbst beobachtete. REBAUDI fand unter 100 Patienten mit Beckentbc. 2mal eine Lokalisation am Steißbein. SABAT beschrieb drei bestätigte Fälle von Steißbeintuberkulose, wobei die Diagnose aus dem Röntgenbild gestellt wurde. Die Veränderungen bei den von SABAT beschriebenen Fällen sind allerdings praktisch nur mit der endorektalen Aufnahme nachzuweisen,

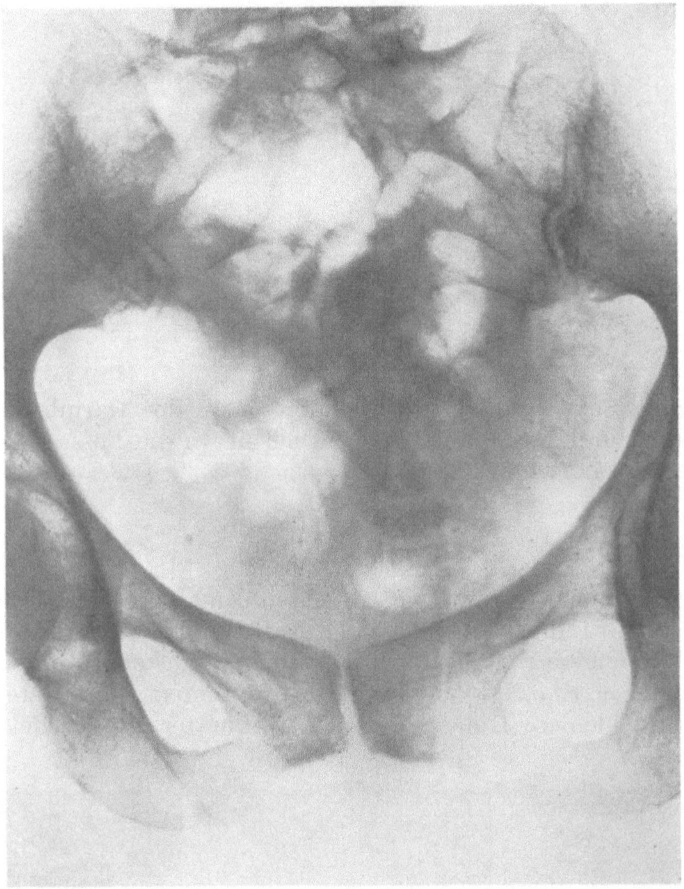

a

Abb. 24a und b. Vor 2 Jahren rechts vom Steißbein Tumor in Größe einer Kastanie. Fistelmit eitrigem Abgang. Zeitweise erneute Anschwellung und Fistelbildung. Histol. Tbc; Röntgen: Usuren des 5. Kreuzbeinwirbels, teilweise Destruktion der zwei ersten Steißwirbel (Institut Onkologiczny im Curie-Sklodowska Warszawa Dr. BURACZEWSKI)

weshalb wir annehmen möchten, daß die tatsächliche Zahl der Steißbeintuberkulosen höher liegt als die der diagnostizierten. KONSCHEGG u. IMHÄUSER, die sich jedoch weitgehend auf die DAVID'sche Arbeit stützen, schreiben, daß fast stets das ganze Steißbein sequestriere.

Röntgenologisch findet man oberflächliche Usuren sowie kleinere oder größere Sequester. Ein oder mehrere Steißwirbel können verkäsen (Abb. 24). Im Verlaufe der Erkrankung kann es aber auch zur Synostose im Sinne eines Blockwirbels kommen.

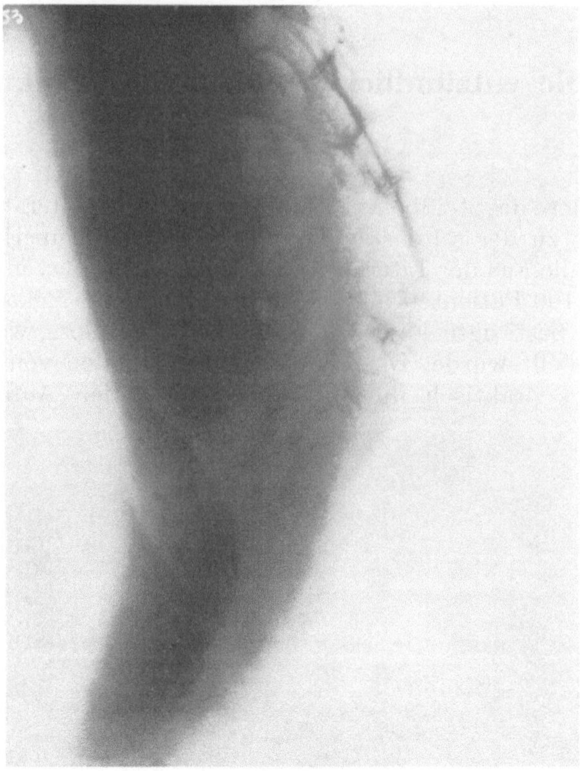

Abb. 24b

Bei Bildung eines Sekungsabscesses bricht dieser an der Darmbeinspitze, am Damm oder in das Rektum durch, kann aber gelegentlich bis in die Fossa poplitea reichen (IMHÄUSER, KONSCHEGG, MAYET u. MILHAU).

2. Unspezifische

Mit den unspezifischen Entzündungen des Steißbeins verhält es sich ähnlich wie mit den spezifischen. Auf Grund der ungenügenden Aufnahmetechnik des Steißbeins sind entsprechende Veränderungen röntgenologisch kaum festgestellt worden. Unter den 65 Steißbeinaufnahmen, die SABAT 1936 veröffentlichte, finden sich 4 Osteomyelitiden. Man erkennt größere und kleinere Höhlenbildungen, Sequester, Randdefekte und Osteolyse (Abb. 25 und 26).

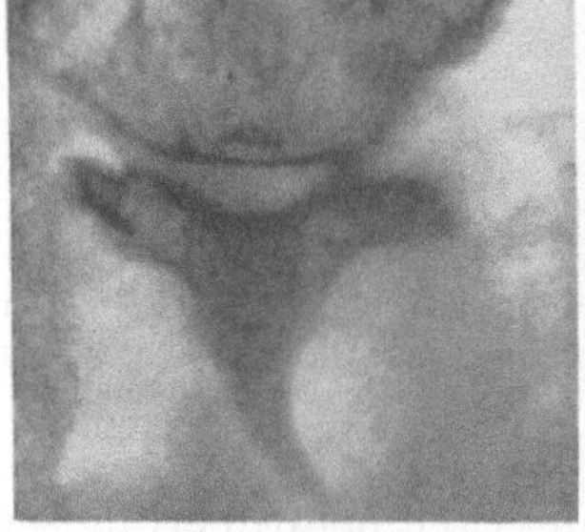

Abb. 25

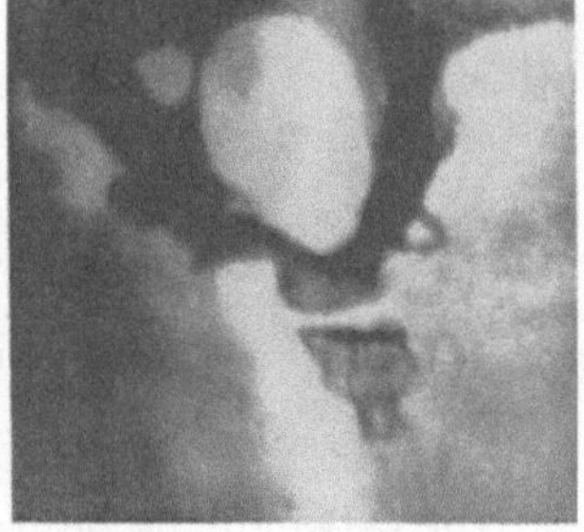

Abb. 26

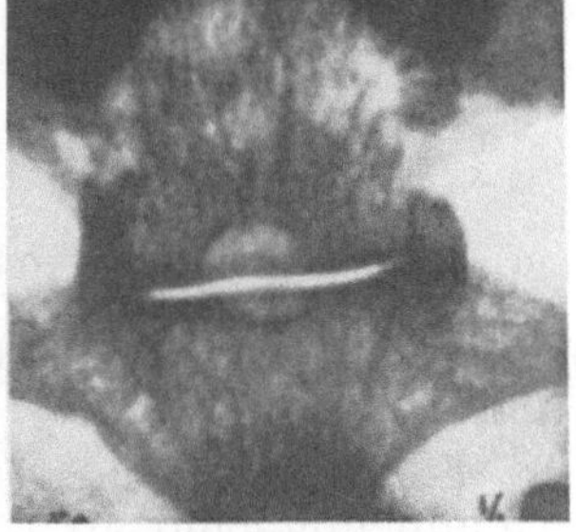

Abb. 27

Abb. 25. Seit 3 Jahren Eiterung aus dem Rektum, eitrige Proktitis, Steißschmerzen. Steißbein verkürzt und lanzettförmig zugespitzt. Osteolysis coccygis purulenta (SABAT)

Abb. 26. Seit 7 Jahren Steißfistel. Vor 6 Jahren Ausschälen einer Dermoidzyste und Exkochleation des Steißbeines. Osteomyelitis ossis coccygis (SABAT)

Abb. 27. Steißfistel. Rundlich scharf begrenzte Aufhellung in der Medianlinie zwischen S V/Co I (Druckusur der Dermoidzyste) Osteomyelitis des 5. Kreuzbeinwirbels (SABAT)

3. Steißfisteln

Im Rahmen der Entzündungen möchten wir auch kurz die sogenannten Steißfisteln abhandeln, obwohl es sich hier meist nicht um eine Erkrankung des Steißbeins selbst handelt. Man versteht darunter im allgemeinen retrococcygeal oder retrosakral gelegene Dermoide, die zur Vereiterung und Fistelbildung neigen. Die Genese dieser Veränderungen ist umstritten. BECKER zum Beispiel sieht die Ursache in einer im Embryonalalter stattgehabten Hautinvagination mit Verschleppung bestimmter Hautdrüsen, die in ihrer Funktion der Sexualentwicklung unterworfen sind. Darauf beruhe das bevorzugte Auftreten der Fistelbildung um die Pubertät. Andere Autoren glauben, daß im Laufe der Entwicklung des Fettpolsters Haar-Haut-Einsenkungen zustande kommen (MEYER-BURGDORF) oder daß es sich um eine Hauteinziehung durch das Lig. caudale handelt (IMHÄUSER). Letzterer grenzt von diesen noch eine zweite Art ab, bei der das Vorhandensein von hohem einschichtigem Zylinderepithel auf eine Störung beim Verschluß des Medullarkanals hinweist. Während die erstgenannten Fisteln nicht auf den Knochen reichen, sollen diese sich bis in das Sacro-coccygealgelenk erstrecken (Abb. 27). Die Notwendigkeit der Fistelfüllung mit positivem Kontrastmittel wird von allen Autoren betont. Die Notwendigkeit einer gezielten Steißbeinaufnahme zur Differentialdiagnose gegen eine Steißbeinkaries haben wir bereits oben unterstrichen.

VII. Die Coccygodynie

Der Begriff der Coccygodynie wurde im Jahre 1859 von J. Y. SIMPSON in die Medizin eingeführt. Es handelt sich dabei um mehr oder minder schmerzhafte Sensationen im Steißbeinbereich, die beim Sitzen, Gehen, Bücken, bei der Defäkation und bei Frauen gelegentlich beim Coitus auftreten. Manchmal, insbesondere bei traumatischer Ursache, wird auch das Liegen auf dem Rücken unmöglich, so daß die einzig schmerzfreie Haltung die Seitenlage wird. Frauen werden weit häufiger betroffen als Männer (LERICHE, SCHELLER).

Es handelt sich bei der Coccygodynie nicht um ein einheitliches Krankheitsbild. Die Ursachen sind verschieden. SIMPSON selbst sah in der Coccygodynie den Ausdruck einer Affektion der Weichteile des kleinen Beckens. Eine einseitige Deutung für diese Erkrankung gaben auch HAMANT u. PIGACHE, die sie nur als Folge einer Steißbeinfraktur ansahen.

Aus der Erkenntnis heraus, daß es sich bei der Coccygodynie nur um ein Symptom handelt, teilte ORTH diese nach ihrer Ursache ein in:

1. ossale Prozesse
2. neurofunktionelle Störungen
3. krankhafte Prozesse der das Steißbein umgebenden Gewebe.

Daß Prozesse am Steißbein selbst die Schmerzen auslösen können, ist nicht zu bezweifeln. Tumoren jeder Art und Entzündungen sind diesbezüglich bekannt (BLOUNT, BÜRKLE DE LA CAMP u.a., DAVID, SCHELLER). Der Prozeß kann aber auch in höheren Segmenten gelegen sein, die die Cauda equina betreffen (FOERSTER). Große akute und kleinere chronische Traumen gehören zu den am häufigsten angeschuldigten Ursachen (ANGERER, BECKER, EDWARDS, LERICHE, OAKMAN, PUTSCHAR, SCHMIEDEN, SUERMONDT). ANGERER, der eingehende histologische Untersuchungen des Steißbeins durchführte, fand häufig Befunde, die Ausdruck von Mikrotraumen sein dürften. In diese Richtung würde auch der Hinweis von SAGESSER deuten, der Coccygodynien häufig bei Fahrern von unbequemen Militärfahrzeugen im letzten Krieg beobachtete. EDWARDS glaubt nicht, daß eine echte Coccygodynie nach einem großen Steißbeintrauma auftreten könnte, doch sprechen die Untersuchungen von BECKER, der sich wohl am eingehendsten mit den Steißbeinfrakturen befaßt hat, dagegen. Er konnte auch bei Nichtversicherten langanhaltende Coccygodynien nach Steißbeinfrakturen beobachten. Degenerative Veränderungen im Sinne der Arthrosis deformans werden u.a. von Bürkle de la Camp angeführt. Holzacker fand mehrfach Steißbeinarthrosen, ohne daß anamnestisch eine Coccygodynie nachweisbar gewesen wäre. Bennet erwähnte ein oder zwei Fälle, bei denen ein operativer Eingriff wegen Kalkablagerungen im Sacro-occygealgelenk durchgeführt werden mußte. Zuckschwerdt sieht in Dislokationen im Bereich des Sacro-coccygealgelenkes eine häufigere Ursache der Coccygodynie. Watson-Jones hält viele Fälle für die Folge eines lumbo-sakralen Nukleuspulposusprolapses. Sinngemäß empfiehlt Imhäuser eine Untersuchung der Lendenwirbelsäule. Mathez dagegen faßt die Coccygodynie als Folge einer blanden Osteomalazie auf. Vielfach werden auch geburtshilfliche Traumen ursächlich angeschuldigt (Bürkle de la Camp u.a., Scheller, Speed u. Kellog). Becker lehnt diese Annahme ab, wie er überhaupt geburtshilfliche Steißbeintraumen für ein äußerst seltenes Ereignis hält. Daß Becker in diesem Punkt irrte, beweisen unsere diesbezüglichen Untersuchungen (Abb. 14 u. 15).

In den Bereich der neurofunktionellen Störungen gehören diejenigen Fälle, die als idiopathische Coccygodynie aufgefaßt werden (Suermondt). Schaltenbrand handelt die Coccygodynie im Rahmen der Neuritis lumbosacralis ab. Er glaubt, daß öfter entzündliche Veränderungen im „Schlammfang des Subarachnoidalraumes" zugrunde liegen, wie man auch Coccygodynien nach früher durchgemachten Jodipin-Myelographien gesehen habe. Es gibt eben eine Reihe von Coccygodynien, bei denen mit den bisher üblichen Methoden kein organisches Substrat zu finden ist. Teilweise werden diese dann auch als neurotische oder hysterische Reaktionen oder als monosymptomatische Depression aufgefaßt.

Krankhafte Prozesse der Umgebung des Steißbeins werden ebenfalls öfters als Ursache der Coccygodynie angesehen. Simpson selbst sah darin die alleinige Ursache der Coccygodynie. In Betracht kommen dabei sowohl Schwellungen und Entzündungen des umgebenden Bindegewebes, wie auch Erkrankungen der inneren Genitale, Uterus und Adnexe bei der Frau, Prostata beim Mann. Nach Alexander genügt eine Schwellung im Bindegewebe des Beckens, Lymphstauung oder Blutansammlung zwischen den Faszien oder zwischen diesen und der Beckenwand, um eine Coccygodynie auszulösen.

Einen Bericht über die Ursachen in 20 von 31 eigenen Fällen bringt Gamarski. In 5 Fällen war ein Trauma die Ursache, 3mal eine Osteoarthritis, 3mal viszerale Prozesse, in 6 Fällen psychische Ursachen, 3mal handelte es sich um eine „essentielle" Coccygodynie.

Entsprechend dieser Vielzahl möglicher Grundkrankheiten ist der röntgenologische Befund bei der Coccygodynie nicht einheitlich. Da sie jedoch in einer gewissen Zahl der Fälle Ausdruck von pathologischen Prozessen am Steißbein selbst ist, ist eine optimale Untersuchungstechnik von großer Wichtigkeit, nicht zuletzt auch bei gutachterlichen Fragestellungen. Die noch immer allgemein als Standardmethode geübte Übersichtsaufnahme des Steißbeins ist allerdings heute nicht mehr als zureichendes Verfahren anzusehen.

Wir haben bereits in den vorangehenden Abschnitten immer wieder Veranlassung gehabt darauf hinzuweisen, daß eine ausreichende Röntgenuntersuchung des Steißbeins nur mit dem Sabat'schen Verfahren durchgeführt werden kann. Es schließt sich gewissermaßen der Ring, wenn wir am Ende unserer Ausführungen auf den Abschnitt über die Technik der Steißbeinaufnahme rückverweisen, um noch einmal den unbestrittenen Wert des Sabat'schen Verfahrens zu verdeutlichen, welches längst zur Standardmethode der röntgenologischen Steißbeindiagnostik hätte werden sollen.

Literatur

ALEXANDER, E.: Die Behandlung der Coccygodynien. Arch. klin. Chir., Berlin **167**, 35–36 (1931).

ALTSCHUL, W.: Spina bifida anterior und andere Mißbildungen der Wirbelsäule. Fortschr. Röntgenstr. **27**, 607 (1919–21).

ANDLER, R., SCHMINCKE, A.: Beitrag zur Kenntnis der malignen sacro-coccygealen Chordome. Acta chir. Scand. **56**, 364 (1924).

ANGERER, H.: Zur Pathologie des Steißbeins. Arch. klin. Chir., Berlin **181**, 427 (1934).

BARBERA, G.: Il teratoma sacro-coccygeo. Ann. ital. chir. **21**, 60–79, (1942).

BAUER, K. H., BODE, W.: In Handbuch der Erbbiologie des Menschen, III, 193, Berlin: Springer 1940.

BECKER, F.: Steißbeinverletzungen. Bruns' Beitr. klin. Chir. **153**, 512–547 (1931).

— Traumatische Luxation des Steißbeins nach hinten durch Skiunfall. Beitrag zur Kenntnis der seltenen Formen der Steißbeinverletzungen. Zbl. Chir. 2877–2880 (1937).

— Das vereiterte Sacraldermoid. Beitrag zur Klärung und ätiologischen Deutung der sacro-coccygealen Abscesse und Fisteln. Dtsch. Zschr. Chir. **250**, 180–196 (1938).

BENNET, G. E.: Ann. Surg. **129**, 754 (1949).

BERNBECK, R.: In Handbuch der Orthopädie II., 997–1046, Stuttgart: G. Thieme 1958.

BIRRELL, J. H.: Chordomata. A review of 19 cases of chordoma including five vertebrale cases. Austral. N. Zealand J. Surg. **22**, 258–267 (1953).

BLOUNT, W. P.: Osteomyelitis of the coccyx. J. Amer. Med. Ass. **91**, 727 (1928).

BOEMINGHAUS, H.: Lordotische Verkrümmung der Wirbelsäule im Bereich des Kreuz- und Steißbeins. Arch. klin. Chir. (Berlin) **158**, 150–167 (1930).

BOLAND, F. K.: Osteitis of the coccyx. J. Amer. Med. Ass. **88**, 1883 (1927).

BREUS, C., KOLISKO, A.: Die pathologischen Beckenformen, II, 455, Leipzig: F. Deuticke 1910.

BÜRKLE DE LA CAMP, H., ARENS, W., BALTHASAR, A., BECKE, W., PETZEL, F.: In Handbuch der gesamten Unfallheilkunde III 188, Stuttgart: F. Enke 1956.

BUNDENS zit bei GRAND.

BURACZEWSKI, J., RUDOWSKI, W.: Kliniczno-radiologiczny zespé objawów struniaków kręyosupa. Polski tygodn. lek., XII, 21 (1957).

CALBET zit. bei GOETSCH.

CAPON, J.: Proc. Roy. Soc. Med., London **27**, 1333 (1934).

CELLINI, B. zit bei BOEMINGHAUS.

COENEN, H.: Das Chordom. Bruns' Beitr. klin. Chir. **133**, 1–77 (1925).

CORNWELL, W. S., RAMSEY, H.: Unusual bilateral sacro-coccygeal ossicles. Brit. J. Radiol. **68**, 70–73 (1957).

DE CUVELAND, E.: Beitrag zum angeborenen Kreuz-Steißbeindefekt und zum angeborenen (?) Wirbelgleiten. Fortschr. Röntgenstr. **87**, 134–135 (1957).

DAHLIN, C. D.: Bone Tumors. Springfield Ill.: Ch. C. Thomas 1957.

DAHLIN, C. D., MC CARTY, C. S.: Chordoma. A study of fifty-nine cases. Cancer (Philadelphia) **5/6**, 1170–1178 (1952).

DAVID: Tuberculosis of the os coccygis. J. Amer. Med. Ass. **82**, 21, (1924).

DIETHELM, L.: Zur Kenntnis der Entwicklungsgeschichte der Wirbelsäule und der Wirbelkörperfehlbildungen. Fortschr. Röntgenstr. **69**, 143–150 (1944).

DRUECK, CH. J.: Malformations, fractures and dislocations of the coccyx. Amer. Med. **30**, 295 (1924).

ECKINGER: Halbseitiges Fehlen des Kreuzbeins, verbunden mit zystischer Bauchgeschwulst. Dtsch. med. Wschr. **65, I**, 411–413 (1939).

EDWARDS, M.: Trauma of the Coccyx and coccygodynia. Amer. J. Surg. **42**, 591–594 (1938).

EICHLER, P.: Zur Diagnose der spina bifida anterior. Fortschr. Röntgenstr. **36**, 776–777 (1927).

EPSTEIN, B. S.: The spine. Philad.: Lea & Febiger 1955.

EWING zit. bei BARBERA.

EXNER, G. in Handbuch der Orthopädie, II, 69–72, Stuttgart: G. Thieme 1958.

FELDMANN, J.: Chordoma ossis sacri. Beitr. path. Anat. **48**, 630–634 (1910).

FELLER, A., STERNBERG, H.: Zur Kenntnis der Fehlbildungen der Wirbelsäule. Virchows Arch. path. Anat. **280**, 649 (1931).

FOERSTER, O. in Handbuch der Neurologie, V, 293, Berlin: J. Springer 1936.

FREEDMAN, B.: Congenital abscence of sacrum and coccyx. Brit. J. Surg. **37**, 299–303 (1950).

FRIEDEL, G.: Defekt der Wirbelsäule vom 10. Brustwirbel an abwärts bei einem Neugeborenen. Arch. klin. Chir. **93**, 944–959 (1910).

GAMARSKI, J.: Cocygodynie, Hospital (Rio de J.) **59**, 1125–1133 (1961).

GOETSCH, E.: Über Skelettveränderungen bei Teratomen der Kreuz- und Steißbeingegend. Fortschr. Röntgenstr. **81**, 166–173 (1954).

GRAND, M. H. J., EICHENFELD, ST., JACOBSON, H. G.: Sacral aplasia. Brit. J. Radiol. **74**, 611–618 (1960).

GUARINI, C.: La radiografia del coccige. Arch. radiol. Napoli. **13**, 228–235 (1937).

HARMSTORF: Zbl. Chir. **62**, 1142 (1935).

HAMSA, W. R., zit bei DIETHELM.

HELANDER, C. G., LINDBOM, Å.: Primary tumors of the pelvis bones. Acta radiol., Stockholm, Suppl. **152,** 24–26 (1957).

HELLNER, H., POPPE, H.: Röntgenologische Differentialdiagnose der Knochenerkrankungen, 878 Stuttgart: G. Thieme 1956.

HERZOG, zit bei IMHÄUSER.

HICKEY, R. C., LAYTON, J. M.: Sacro-coccygeal teratoma. Cancer (Philadelphia) **7/5,** 1031–1043 (1954).

HOFACKER, R. TH. H.: Beitrag zur röntgenologischen Beureilung von Steißbeinbefunden, speziell nach Traumen. Diss. Mainz 1962.

HOPF, H., in Handbuch der Orthopädie, II, 463, Stuttgart: G. Thieme 1958.

HYRTL: Sitzungsbericht der Akademie der Wissenschaften Wien, 1866.

IMHÄUSER, G., in Handbuch der Orthopädie, II, 1051–1088, Stuttgart: G. Thieme 1958.

IREBERGER: Rippenrudimente am Steißbein. Anat. Anz. (Jena) **86,** 396 (1938).

JANEC, M.: Sacro-coccygeal teratoma. Neoplasma **5,** 81–90 (1958).

JAFFE, H. L.: Tumors and tumorous conditions of the bones and Joints. Philad.: Lea & Febiger, 1959.

JANSON: Ein Beitrag zur klinischen Bedeutung von Kreuz- und Steißbeindefekten. Röntgenpraxis **8,** 451–453 (1936).

JENKINS, J. A.: An intradural and sacro-coccygeal tumor. Austral. N. Zealand J. Surg. **4,** 63–69 (1934).

JUNGHANS, H., in Handbuch der speziellen Pathologie und Histologie, IX, 279, 312, Berlin: Springer 1939.

KAISIN: Une perfectionnement technique dans l'examen roentgenographique de la region sacro-coccygienne. J. radiol. électrol. (Paris) **3,** 31 (1909).

KERLEY, P.: A Textbook of X-Ray-Diagnosis, III.

KIENBÖCK, T., ZIMMER, A.: Angeborener partieller Kreuz- und Steißbeindefekt. Röntgenpraxis **7,** 111–113 (1935).

KÖHLER zit bei RÜBE.

KONSCHEGG, TH. in Handbuch der speziellen pathologischen Anatomie und Histologie, IX, 409, Berlin: Springer 1936.

LEHMANN, W. in Handbuch der Neurologie, VIII, 207–208 Berlin: J. Springer 1936.

LERICHE, R.: Chirurgie des Schmerzes, 397, Leipzig: J. A. Barth 1958.

LEWANDOWSKI, J., SMOLAK, K.: Trzy przypadki struniaka okolicy kryzowoogonowej. Nowotwory **10,** 35–44 (1960).

LINDEMANN, K.: Zur Kasuistik der angeborenen Kyphosen. Arch. orthop. Unfallchir. **30,** 27 (1931).

MABREY, R. E.: Chordoma: A study of 150 cases. Amer. J. Cancer **25,** 501–517 (1935).

MAITLAND-JONES, A.: Partial congenital abscence of sacrum and coccyx and lower sacral roots. Proc. Roy. Soc. Med. (London) **27,** 1331–1333 (1934).

MALGAIGNE zit. bei BECKER.

MATHEZ, J. A.: Contribution à L'étude de l'épicondulite, des apophysites et de l'osteomalacie masculine de l'adulte, remarques sur la coccygodynie. Rev. méd. Suisse rom. **48,** 593–623 und 689–712 (1928).

MAYET et MILHAU: La tuberculose de l'os iliaque. Paris chir. **6,** 121 (1914).

MEYER-BURGDORF: Zur Atiologie der sogenannten Sakraldermoide. Zbl. Chir. **77,** 1704 (1952).

MURCZYNSKI, Cz., UNIECKA, W.: Agenesie und Dysraphie des Kreuz- und Steißbeins. Radiol. diagn. **10,** 67–76 (1969).

NACHTSHEIM, H. in Handbuch der Erbbiologie des Menschen, III, 64–66, Berlin: J. Springer 1940.

NORMAN, W. G.: Tumors of the sacrum. Brit. J. Radiol. **26,** 144–146 (1953).

NOVÁK, E.: Über seltene Skiverletzungen der Wirbelsäule. Verebely Sonderh.

OAKMAN, C. S.: Traumatic luxation of the coccyx. Radiology **17,** 727–735 (1931).

ORTH zit. bei IMHÄUSER.

PARKULAINEN, K. V.: Sacro-coccygeal and urological anomalies in connection with congenital malformations of anus and rectum. Ann. pediatr. Fenniae, **3,** 51–57 (1957).

PUTSCHAR, W. in Handbuch der speziellen pathologischen Anatomie und Histologie, IX, 564, Berlin: Springer 1939.

RAUBER, A., KOPSCH, F.: Lehrbuch und Atlas der Anatomie des Menschen, 1, 163 und 317 Leipzig: Thieme 1939.

REBAUDI, F.: Tuberculosi del bacino, Arch. méd. chir. spéc., Paris **2,** 91–110 (1933).

RITVO, M.: Bone and Joint X-Ray-Diagnosis, Philad.: Lea & Febiger 1955.

ROCHER, H. L., ROUDIL, G.: Contribution à l'étude des malformations du sacro-coccyx. Bordeaux chir. **4,** 315–325 (1931).

ROVIDA, F.: Uno raro caso die frattura del bacino. Osp. maggiore (Milano) **14,** 288–291 (1926).

RÜBE, W.: Doppelanlage der letzten Steißwirbel. Fortschr. Röntgenstr. **87,** 270–272 (1957).

RÜTTIMANN, A.: Eine einfache Methode zur Verbesserung der Steißbeinaufnahmen. Fortschr. Röntgenstr. **86,** 511 (1957).

RUGE, E.: Die geschlossenen Verletzungen der Wirbelsäule. Erg. Chir. **26,** 63 (1933).

SABAT, B.: Intrarektale Radiographie. Fortschr. Röntgenstr. **53,** 143, (1936).

SAEGESSER, M.: Spezielle chirurgische Therapie für Studierende und Ärzte, Bern.

SCHALTENBRAND, G.: Die Nervenkrankheiten, 352, Stuttgart: G. Thieme 1951.

SCHELLER, H. in Handbuch der inneren Medizin, 5, II, 224, Berlin: Springer 1953.

SCHINZ, H. R., BAENSCH, W. E., FRUEDEL, E., UEHLINGER, E.: Lehrbuch der Röntgendiagnostik, I, 928, II, 994, und 1469–1771, Stuttgart: Thieme 1952.

SCHMIEDEN: Arch. klin. Chir. (Berlin) **162,** 412 (1930).

SHACKELFORD, R., T., RHODE, C. M.: Sacrococcygeal chordoma. Ann. Surg. **141,** 952 (1955).

VON SIEBOLD, zit. bei BOEMINGHAUS.

SKOWRONSKI, F.: Über sacrococcygeale Chordome unter besonderer Berücksichtigung der Strahlendiagnose- und Therapie. Diss. Freiburg Brsg. 1943.

SIMPSON, J. Y.: Med. Times Gaz. (London) **40**, 1031 (1859).

SPEED, K.: A Textbook of Fractures and Dislocations, 346, Phild.: Lea & Febiger 1928.

STERNBERG, H.: Defekte und Entwicklungsstörungen des kaudalen Wirbelsäulenabschnittes. Arch.orthop. Unfallchir. **30**, 20–26 (1931).

SUERMONDT, W. F.: Die Behandlung der Coccygodynien. Chirurg **3**, 526–528 (1931).

THEILER, K.: Beitrag zur Analyse von Wirbelkörperfehlbildungen: Experiment, Genetik und Entwicklung. Zschr. menschl. Vererb.-Konstitlehre. **31**, 271 322 (1953).

UTNE, J. R., PUGH, D. C.: The roentgenologic aspects of chordoma. Amer. J. Roentgenol. **74**, 593–608 (1955).

WATSON,JONES, R.: Fractures and Joint Injuries, II, 945, Edinburgh 1960.

WINTER: Geburtstraumatische Verletzungen des Steißbeins. Zschr. ärztl. Fortbild. **26**, 37 (1929).

WORTIS, S. B., SHARP, L. J.: Fractures of the Spine. A Study of two-hundred cases. J. Amer. Med. Ass. **117**, 1585–1591 (1941).

ZELIGS, J. M.: Congenital abscence of sacrum. Arch. Surg. **41**, 1220–1228 (1940).

ZUCKSCHWERDT, L., EMMINGER, E., BIEDERMANN, F., ZETTEL, H.: Wirbelgelenk und Bandscheibe. Stuttgart: Hippokrates Verl. 1955.

E. Die entzündlichen Erkrankungen der Wirbelsäule

von

L. Diethelm und J. Kastert

Mit 109 Abbildungen

I. Die unspezifischen Entzündungen der Wirbelsäule

(von L. Diethelm)

1. Die primäre, endogene, akute Osteomyelitis der Wirbelsäule

Nach Einführung bakteriologischer Blutuntersuchungen an der Leiche durch EUGEN FRAENKEL im Pathol. Institut Hamburg-Eppendorf berichtete OTTEN (1906) über derartige systematische Untersuchungen an 200 Fällen, welche durchschnittlich 16—24 Stunden post mortem vorgenommen wurden. Nur in 84/200 Fällen erwies sich das Blut steril, in 116/200 Fällen war es keimhaltig, wobei durch Züchtung auch aus dem Wirbelkörpermark nachgewiesen werden konnte, daß es sich um Eindringlinge intra vitam handelte; bei diesen Untersuchungen wurden als alleinige Erreger gefunden:

Streptococcen	69 mal
Pneumococcen	11 mal
Staphylococcen	10 mal
Bact. Coli	8 mal
Pneumobaz. Friedländer	2 mal
Bac. Typhi	1 mal
Baz. Anthracis	1 mal

In den restlichen 14 Fällen waren mehr als ein Erreger nachweisbar. In allen Fällen war es nicht zur Ausbildung einer Osteomyelitis an der Wirbelsäule gekommen. Hierzu bedarf es offensichtlich noch besonderer Bedingungen, auf welche BÜRGEL u. BIERLING in diesem Handbuch, Bd. V, 2, ausführlich eingegangen sind. Von ihnen wird, ebenso wie von HELLNER, die besondere Bedeutung der Arbeiten von GRUNDMANN hervorgehoben, dem es gelang, im Tierversuch bei beginnender — nicht voll ausgebildeter — Hyperergie, wenn also der Serumpräzipitintiter gerade noch nicht oder soeben positiv geworden war, bei gleichzeitiger lokaler Anwendung des Ultraschallreizes eine Knochenmarkeiterung hervorzurufen, während die Beschallung beim normergischen Tier wirkungslos blieb. Ansiedlung der Keime und Erstreaktion der Keime im Knochenmark sei also ein allergisch-hyperergisches Phänomen, wobei das Trauma nur *eine* Form des exogenen Reizes auf die Endstrombahn darstelle. Schon ein leichtes Trauma könne den eben noch fehlenden Teilfaktor der zur Effektauslösung erforderlichen Reizsumme darstellen, woraus sich auch versicherungsrechtliche Folgerungen ergäben (BÜRGEL u. BIERLING; A. W. FISCHER; SIEGMUND, STAEMMLER u. EYLAU).

Diese im deutschen Sprachraum dominierende These von der Entstehung der akuten hämatogenen Osteomyelitis ist im Jahre 1972 von HOLLAND einer experimentellen Überprüfung unterzogen worden. HOLLAND gelang es, mit kleinen bis sehr kleinen Staphylococcenmengen beim wachsenden Kaninchen typische monossäre Osteomyelitiden ohne wesentliche weitere Organabsiedlungen zu erzeugen, und er sieht die „besonderen lokalen Bedingungen" in den aus LEXER's Experimenten bekannten und vielfach untersuchten Strömungsverhältnissen der wachsenden Röhrenknochen. Für die Infektion mit Staphylococcen sei es charakteristisch, daß sich an die lokale Infektionskrankheit (als Primärphase) sofort der isolierte Organbefall (als Tertiärphase) anschließen könne. HOLLAND verneint die Notwendigkeit einer allergisch-hyperergischen Reaktion für das Zustandekommen einer akuten Osteomyelitis und stellt sie aufgrund des angelsächsischen Schrifttums überhaupt in Frage.

Im Gegensatz zu den häufigen — oben zitierten — Befunden von Streptococcen und Pneumococcen im Blut werden als Erreger der akuten Osteomyelitis überhaupt und auch speziell der Wirbelsäule in erster Linie Staphylococcen gefunden. Die Häufigkeit ihres Nachweises schwankt, je nach dem Krankengut und dem Publikationsjahrgang, zwischen 78.9 % (NAEGELI, 1921) und 96 % (SHANDLING, 1960), im Mittel liegen sie um 85—90 % (BÜRGEL u. BIERLING).

Die primäre akute Osteomyelitis der Wirbelsäule ist eine seltene, jedoch eine schwere und gefährliche Erkrankung. Nach den Zusammenstellungen im chirurgischen Schrifttum ist ihre Mortalität jedoch schon vor der antibiotischen Ära ständig gesunken:

von 58 % um 1900 (HAHN)
auf 45,4 % um 1906 (DONATI)
auf 41,8 % um 1913 (VOLKMANN)
auf 34,5 % um 1932 (BLOCK),

wobei die einzelnen Wirbelsäulenabschnitte erhebliche Unterschiede im Hinblick auf ihre Erkrankungshäufigkeit und die dabei auftretende Mortalität aufwiesen.

Die moderne *antibiotische Therapie* hat das Auftreten der primären akuten Osteomyelitis entscheidend weiter gesenkt und ihre Prognose wesentlich verbessert. Dabei hat sich das Schwergewicht der Behandlung der akuten Osteomyelitis auf die antibiotische Therapie verlagert, welche möglichst früh eingesetzt, mit genügend hoher Dosierung durchgeführt und nicht zu früh wieder abgesetzt werden soll.

Das *klinische Bild* bietet die Zeichen der Allgemeininfektion mit hohem Fieber, Schüttelfrost, Pulsbeschleunigung und Erbrechen, evtl. mit zerebralen Erscheinungen. Ein Klopfschmerz der Wirbelsäule, die Fixierung derselben beim Aufrichten des Rumpfes, Schmerzen beim Anheben der Beine, Reiz- und Lähmungserscheinungen können auf die Wirbelsäule hinweisen.

In diesem Stadium der Erkrankung pflegt die Röntgenuntersuchung am Knochen noch keine Veränderung aufzudecken. ESAU hat 1933 — also vor der antibiotischen Ära — auf die Beachtung der paravertebralen Schattenstreifen aufmerksam gemacht, die er als Ausdruck eines begleitenden Oedems ansieht und bereits in einem frühen Stadium, nämlich nach 8 Tagen, gefunden hat.

Nach Einführung der Antibiotika in die Therapie der akuten Osteomyelitis hat sich der Krankheitsverlauf grundlegend geändert. Das akute toxische Stadium wird abgekürzt, das Allgemeinbefinden bessert sich innerhalb weniger Tage. Die Entzündung schreitet nicht mehr fort, sie bleibt auf den erkrankten Knochenabschnitt beschränkt, und es treten kaum noch weitere entzündliche Metastasen in anderen Skeletabschnitten auf. Welche röntgenologischen Befunde jetzt noch auftreten, hängt von dem Stadium ab, in welchem der Prozeß zum Stehen gebracht werden kann. Das Ziel der Behandlung muß daher sein, so frühzeitig wie möglich wirksam zu werden, um eine Restitutio ad integrum zu erreichen, ein Ziel, welches wegen der Unsicherheit der Diagnostik leider noch oft verfehlt werden wird.

Die Frühdiagnose der akuten hämatogenen Osteomyelitis läßt sich nach den Erfahrungen von AMANN, MOSTBECK u. SALEM, Wien (1971) mit Hilfe der Knochenszintigraphie wesentlich verbessern. Sie verwenden das kurzlebige 87 m Sr in einer Menge von 0,5 bis 3 mCi und beginnen die Untersuchung $1^1/_2$ Stunden nach der Injektion. Es gelang ihnen, die Diagnose einer hämatogenen akuten Osteomyelitis bereits wenige Stunden nach dem Auftreten der Erkrankung zu verifizieren und damit die Diagnose gegenüber der röntgenologischen Diagnose wesentlich früher zu stellen. In diesem Frühstadium ist eine Heilung durch rein konservative Therapie möglich und gelang den oben genannten Autoren in 8 von 24 Fällen. Begann die antibiotische Behandlung nicht innerhalb der ersten 24 Stunden, wurde meist eine operative Behandlung notwendig. Die Ganzkörper-Strahlenbelastung hält sich in erträglichen Grenzen und es ist das Verfahren daher auch im Kindesalter erlaubt.

Über die Frühdiagnose hinaus erlaubt dieses Verfahren auch eine Verlaufskontrolle, insbesondere eine Beurteilung der Aktivität des Prozesses und seiner Ausheilung.

Eine eindrucksvolle einschlägige Beobachtung verdanke ich meinem Freund und radiologischen Kollegen Herrn Chefarzt Prof. Dr. Herbert SCHMIDT, Pforzheim, wofür ich ihm auch an dieser Stelle herzlich danke:

Bei einer 43 jährigen Kranken war im Oktober 1964 eine Cholecystektomie durchgeführt worden. Während der Nachbehandlung kam es zu einer abszedierenden Parotitis. Noch während des stationären Aufenthaltes klagte die Kranke über heftige Schmerzen im unteren Kreuzbeinabschnitt, die sich nach der Entlassung zu Hause noch weiter steigerten.

Eine deswegen durchgeführte ambulante Röntgenuntersuchung deckte eine entzündliche Knochendestruktion im caudalen Anteil von L 5 auf (Abb. 1a) mit einem deutlichen Weichteilschatten an der Wirbelvorderkante. Außerdem besteht eine Konturunschärfe der cranialen Kontur des Kreuzbeins. Reparative Knochenveränderungen sind noch nicht nachweisbar. — Im weiteren Verlauf kommt es zur Wiedereinlagerung von Kalk in die caudalen Abschnitte des Wirbelkörpers, so daß der Wirbelkörper wieder höher erscheint. Jetzt ist aber der Zwischenwirbelraum stark erniedrigt und es bleiben die angrenzenden Konturen unscharf. Ende April 1965 — also mehr als 6 Monate nach Erkrankungsbeginn — sind jedoch noch keine Abstützungsreaktionen an den Außenflächen fetstellbar (Abb. 1b, c).

Die starken Demineralisierungsvorgänge im Beginn der Erkrankung erinnern an parallele Vorgänge an den Extremitätenknochen, aber auch am Becken (z. B. an den Symphysenbegrenzungen bei der Ostitis pubis). Damit unterscheiden sich diese sehr akut verlaufenden Prozesse deutlich von den primär chronisch verlaufenden Entzündungen, bei welchen reparative Vorgänge in Erscheinung zu treten pflegen, bevor die erste Röntgenuntersuchung durchgeführt wird.

Im Falle LENNERS ergab sich aus dem Befund eines mediastinalen Abszesses 9 Tage nach Beginn der Erkrankung der Hinweis auf die richtige Diagnose. Die ersten sichtbaren Knochenveränderungen sind nach GOLD (1933) frühestens erst nach 3—4 wöchentlicher Dauer der Erkrankung zu erwarten.

Bei einem mehr chronischen Verlauf ist mit dem Auftreten von sich rasch entwickelnden Abszessen zu rechnen, die entweder nach hinten durchbrechen (bei Bogen-, Querfortsatz- oder Dornfortsatz-Osteomyelitis) oder aber sich prävertebral oder paravertebral entwickeln und auf den auch bei der Tuberkulose bekannten Wegen vordringen oder auch in benachbarte Räume (Mediastinum, Pleuraraum, Peritonealraum) oder in benachbarte Organe (Oesophagus, Darm, Blase) perforieren können (OEHLECKER, GOLD). Besonders gefährlich ist natürlich der Durchbruch in den Wirbelkanal mit nachfolgender Meningitis. Bei rein epiduralem Sitz der Eiterung werden heftige Neuraligien, eventuell sensible und motorische Lähmungen bis zur Querschnittslähmung (KASTERT) beobachtet.

An der Halswirbelsäule kann es zur Ausbildung retropharyngealer Abszesse kommen. Schließlich sei hier auch noch auf das Vorkommen metastatischer Abszesse in den Lungen und in anderen Organen, darunter auch in anderen Skeletteilen hingewiesen.

Welche Ausmaße eine osteomyelitische Zerstörung eines Wirbelkörpers in relativ kurzer Zeit erreichen kann, belegt eine zweite Beobachtung von Herrn Chefarzt Prof. Dr. SCHMIDT, Pforzheim:

Ein 53 jähriger kaufmännischer Angestellter E. E. erkrankt Ende Mai 1962 an Furunkeln am linken Unterbauch sowie am Rücken rechts. Mitte Juni 1962 treten Gehbeschwerden auf. Ende Juni wird der Kranke stationär aufgenommen und zunächst wegen einer allgemeinen Sepsis mit Einschmelzungen im Bereich des

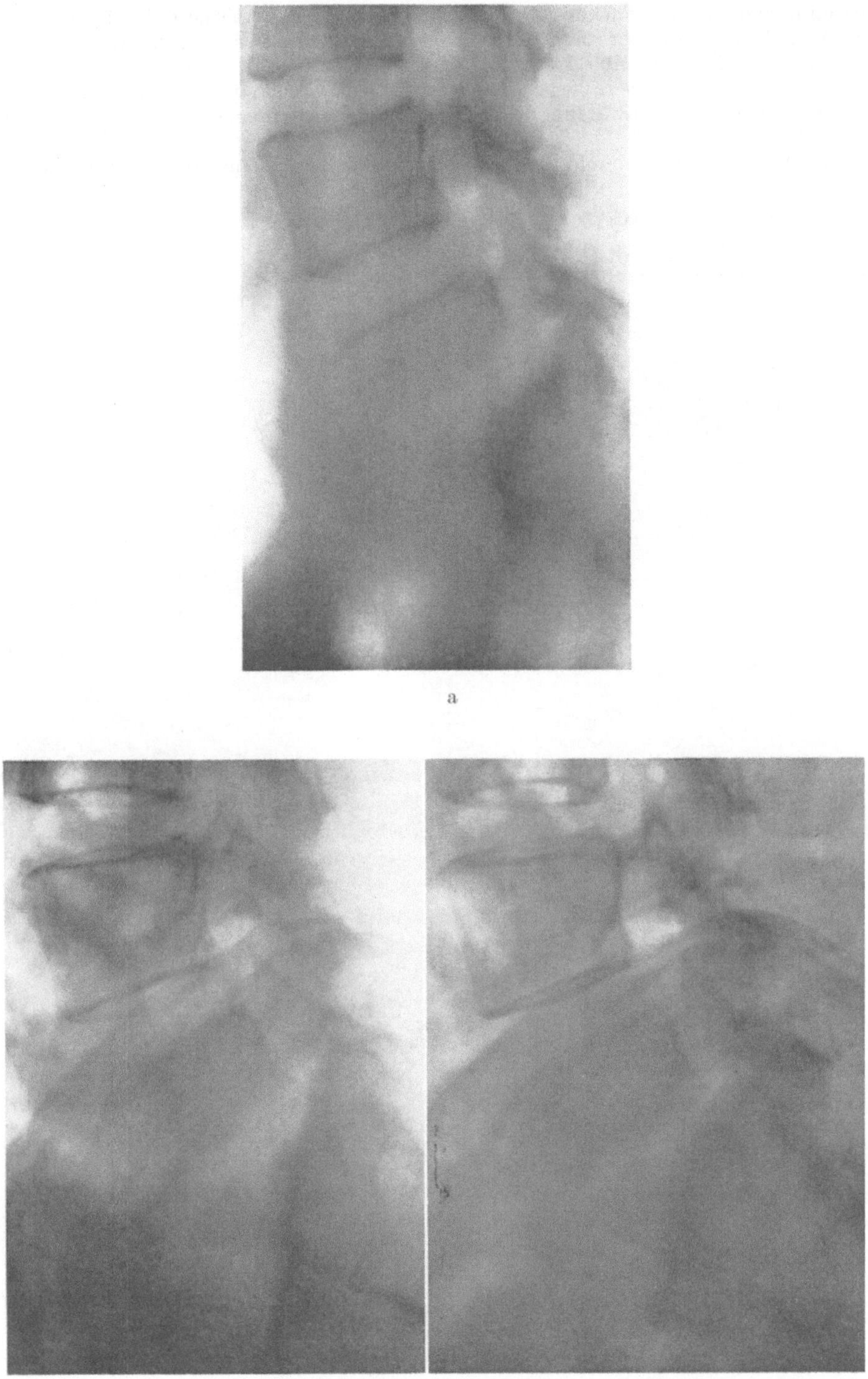

a b c

Abb. 1. (a) G. E. 43 ♀, 14. 12. 1964. Nach eitriger Parotitis entstandene akute Osteomyelitis L 5/S 1 mit Entkalkung der an die Bandscheibe angrenzenden Knochenabschnitte und unscharfen Konturen derselben. Bandscheibenraum scheinbar nicht verschmälert. (b) Gleiche Pat. 8. 1. 1965. Bandscheibenraum jetzt deutlich verschmälert. Beginnende Rekalzifikation. (c) Gleiche Pat. 27. 4. 1965. Rekalzifikation weitgehend abgeschlossen. Hochgradige Bandscheibenverschmälerung. Beginnende Belastungsübungen (Aufnahmen Prof. Schmidt, Pforzheim) linken Oberlappens und einer postinfektiösen Nephritis behandelt. Es entwickelt sich schließlich eine Gibbusbildung der LWS, als deren Ursache am 6. 9. 1962 eine fast völlige Zerstörung des Wirbelkörpers von L 4 röntgenologisch festgestellt wurde (Abb. 2a—c). Zu diesem Zeitpunkt — $2^1/_2$ Monate nach Auftreten der Gehbeschwerden — sind schon deutliche reaktive Veränderungen nachweisbar, die von den intakten Vorderflächen der Nachbarwirbel ausgehen und den Raum des 4. LWK und der angrenzenden Bandscheiben schon fast vollständig überbrücken.

Im weiteren Verlauf nehmen sowohl diese reparativen Vorgänge als auch die Destruktion von L 4 noch deutlich zu.

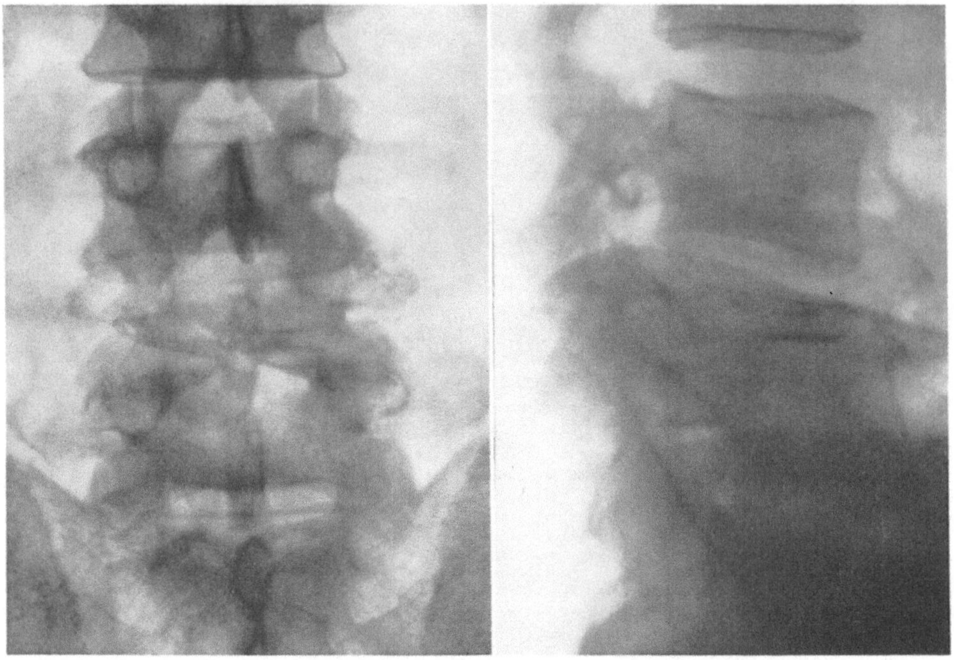

a b

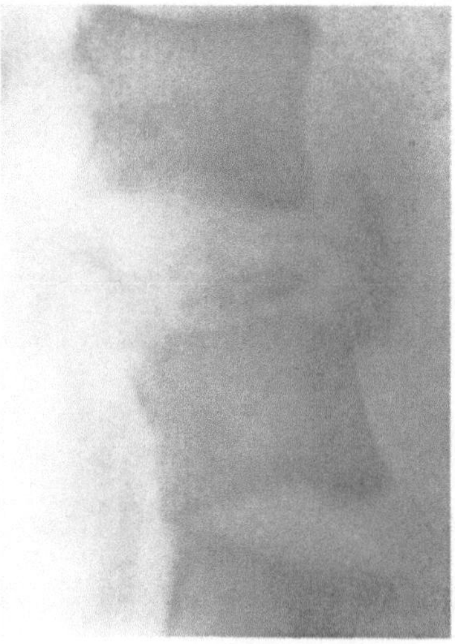

c

Abb. 2a und b. E. E. 53 ♂. Ende Mai 62 Furunkel am Rücken. Seit Mitte Juni Gehbeschwerden. Ende Juni Krankenhauseinweisung wegen allgemeiner Sepsis mit Lungen- und Nierenbeteiligung. Zu dieser Zeit *bestand bereits* deutliche Gibbusbildung mit starken Rückenschmerzen (also bereits nach 4 Wochen!). Rö-Aufn. 6. 9. 1962: Hochgradige Zerstörung von L 4. (c) Schichtaufn. 7. 9. 62. L 4 weitgehend zerstört. Usurierung der unteren Deckplatte von L 3 und der oberen Deckplatte von L 5. Reaktive Knochenneubildung zwischen L 3 und L 5. Verdacht auf Sequester des vorderen Wirbelkörperrestes von L 4. (Aufnahmen Prof. SCHMIDT, Pforzheim)

2. Chronische Osteomyelitis der Wirbelsäule

a) Endogene Infektionen

Unter einer endogenen chronischen Osteomyelitis der Wirbelsäule verstehen wir mit OEHLECKER u. STERNBERG solche Staphylococcen- oder Streptococcen-Osteomyelitiden der Wirbelsäule, die entweder durch Keime geringer Virulenz von vornherein gutartig verlaufen (WOHLGEMUTH, PLENZ, STERNBERG) oder aber nach akutem Beginn chronisch geworden sind (OEHLECKER). Derartige Fälle erlauben einen Einblick in die nach Abklingen der entzündlichen Erscheinungen auftretenden reparativen Vorgänge, die im Röntgenbild durch eine „auffällige Sklerosierung des Knochens mit Spangen- und Brückenbildung" (OEHLECKER) gekennzeichnet sind.

Die hämatogene Streuung wird in den meisten Fällen von einem anderen typischen Staphylococcenherd ausgelöst. Besonders häufig sind der Ausgangspunkt Entzündungen der Tonsille und im Rachenring, sowie im urogenitalen Bereich, zum Beispiel perinephritischer Abszeß (RICHARDS). Doch kommen als Ausgangsherde auch Furunkel, Karbunkel, Panaritien, Mastitis, septischer Abort oder infizierte Verletzungen (in einem eigenen Fall durch rostigen Nagel) in Frage. Auch operative Eingriffe an Organen, zum Beispiel an der Prostata (TING und andere) können eine WS-Osteomyelitis auslösen.

Die klinischen Erscheinungen weisen gewöhnlich auf die Wirbelsäule hin, doch können sie so uncharakteristisch sein, daß zunächst überhaupt nicht an eine Osteomyelitis gedacht wird. Im Durchschnitt vergehen Monate, bis die Diagnose gestellt wird (AMBROSE u. Mitarb.).

In einer eigenen Beobachtung bei einem jungen Mädchen bestanden monatelang Neuralgien, die zu mehrfachen auswärtigen Krankenhausaufenthalten führten, ohne daß die Urasche der Neuralgien geklärt werden konnte. Auch die von uns durchgeführte *konventionelle* Röntgenuntersuchung deckte den pathologischen Befund an der Lendenwirbelsäule *nicht* auf. *Erst mit Hilfe der Myeolographie* ließ sich eine umschriebene Eindellung des Kontrastbandes im Bereich der LWS nachweisen. Die daraufhin durchgeführte Operation ergab einen kleinen osteomyelitischen Herd am Wirbelbogen mit geringfügiger Eiteransammlung, nach deren operativer Behandlung eine prompte und anhaltende Ausheilung erfolgte.

Die neurologischen Störungen können sich bei anderer Lokalisation zu Sensibilitätsstörungen, zu Störungen der Sphinkterfunktion und zur Paraplegie steigern. Bei der Operation mag sich ein lokalisierter Abszeß oder auch eine ausgedehntere Eiteransammlung im Epiduralraum finden. BROWDER u. MYERS berichten über eine solche Veränderung mit Knochenbeteiligung in Höhe von Th 3, welche durch den Epiduralraum von C 4 bis L 5 ausgedehnt war.

Oder aber es findet sich ein *chronisches Granulom* als solides entzündliches Gebilde, welches bei Sitz in Höhe des Rückenmarks mit neurologischen Störungen bis zu motorischen und sensorischen Paralysen einhergehen kann. Nach HIRSCHFIELD u. YASKIN stammt der erste Bericht über diese Erkrankung von BERGAMASCHI im Jahre 1820. DANDY fand 1926 25 Fälle in der Literatur und fügte 3 eigene hinzu. COHEN konnte bis 1937 aus dem Schrifttum von 1855 bis 1937 jedoch schon 88 Fälle zusammentragen und CAMPELL u. SILVER berichten 1954 allein schon über 10 Fälle. Die anscheinende Seltenheit dieser Veränderung ist daher mehr das Resultat einer verfehlten Diagnose.

Die Röntgensymptomatologie der epiduralen Granulome umfaßt nach CAMPELL u. SILVER:

Veränderungen am Wirbelknochen (Demineralisation, Verlust der Konturschärfe, Abschrägung der Wirbelkanten, Verschwinden der Deckplatte, Destruktion, Zusammenbruch oder Einbruch, Sklerosezone in Bandscheibennähe).

Veränderungen am Wirbelbogen (Demineralisation, Verlust der Konturschärfe, Verlust der Verdichtungszone am Rand der Bogenwurzeln, Destruktion, Erweiterung des Spinalkanals oder intervertebralen Foramen).

Extravertebrale Veränderungen (Skoliose oder Kyphose, paraspinale Weichteilverdichtung, Destruktion des vertebralen Rippenendes, Verschmälerung der Bandscheibe).

Veränderungen im Myelogramm (glatte Eindellung des äußeren Randes der Kontrastsäule, Verschmälerung und Zuspitzung der Kontrastsäule oberhalb und unterhalb der Läsion, deutliche Dehnbarkeit der Spitze der Kontrastsäule proximal von der obstruierenden Veränderung, plötzliche extradurale Obstruktion, oft in einer verschiedenen Höhe zur neurologisch festgestellten Höhe, inkomplette extradurale Obstruktion mit unregelmäßiger Aufsplitterung der Ölsäule).

Die Röntgenbefunde entsprechen also denen bei Osteomyelitis, bei intraspinaler Raumforderung und perivertebraler Entzündung. Für die Diagnostik aber können unter Umständen allein die myelographischen Befunde Bedeutung haben, deren Fehlen ein epidurales Granulom ausschließen kann.

In anderen Fällen weisen zwar die klinischen Erscheinungen auf die Wirbelsäule hin, jedoch stehen im Vordergrund des klinischen Bildes oft rezidivierende Senkungs- und Psoas-Abszesse, deren bakteriologische Untersuchung Staphylococcen oder Streptococcen ergibt. Auftretende Fisteln nach Staphylococcenabszessen sind oft mit Streptococcen mischinfiziert.

b) Exogene Infektionen

Auch direkte Verletzungen können bekanntlich zur Wirbelosteomyelitis führen. In einem eigenen Falle, bei welchem der verletzende Granatsplitter bereits entfernt war, aber noch nach Jahren ständige Schmerzen bestanden, deckte die Schichtuntersuchung

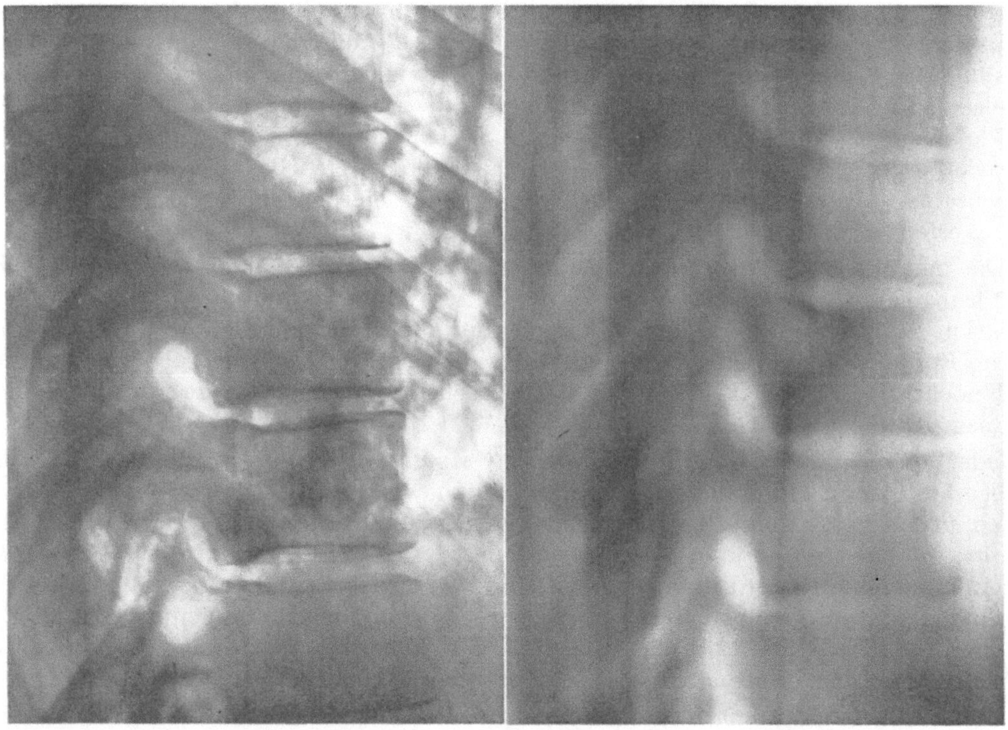

a b

Abb. 3. 10665/51 A. G. 36 ♂. 14. 1. 1952 (a) auf der Summationsaufnahme Auslöschung der hinteren oberen Wirbelkörperkontur von Th 8, (b) die Schichtaufnahme zeigt an dieser Stelle einen kleinkirschgroßen Destruktionsherd mit deutlicher Randsklerose schließlich den auf der Summationsaufnahme nur sehr schwach an der Unterbrechung der hinteren oberen Wirbelkörperkontur erkennbaren entzündlichen Knochenherd auf (Abb. 3a u. b).

Schließlich wurden exogen entstandene chronische Osteomyelitiden auch nach Lumbalpunktionen, nach Discographien, nach Paravertebralanästhesie, nach Bandscheibenvorfalloperationen, nach Aortographien, insbesondere aber auch nach Operationen im urologischen Bereich beobachtet. In diesen Fällen handelt es sich also um eine Spondylitis arteficialis oder um iatrogene Inokulationen.

Die Wichtigkeit einer sehr sorgfältigen klinischen und radiologischen Voruntersuchung gerade bei Diskushernien wird durch die Beobachtung von Malgras u. Maigne (1950) unterstrichen, deren 55-jährige Patientin nach Anamnese, Krankheitszeichen und neurologischen Ausfällen eine Diskushernie zu haben schien, bei deren Operation sich aber statt dessen ein haselnußgroßer Staphylococcenabszeß ergab, der im Röntgenbild nicht zur Darstellung gelangt war. Ähnliche Überraschungen finden sich selbstverständlich auch bei der Spondylitis tuberculosa (siehe Kapitel II, 1).

Bei Neugeborenen kommt als auslösende Ursache einer Spondylitis auch eine Mastitis der Mutter (Reye) und eine Nabelinfektion (Carstens) ursächlich in Frage.

c) Röntgensymptomatologie

Die ersten Infektionsherde finden sich entweder in der vorderen Wirbelpartie oder in der Nähe der Zwischenwirbelscheiben (Abb. 4a u. b), gelegentlich sitzen sie auch zentral

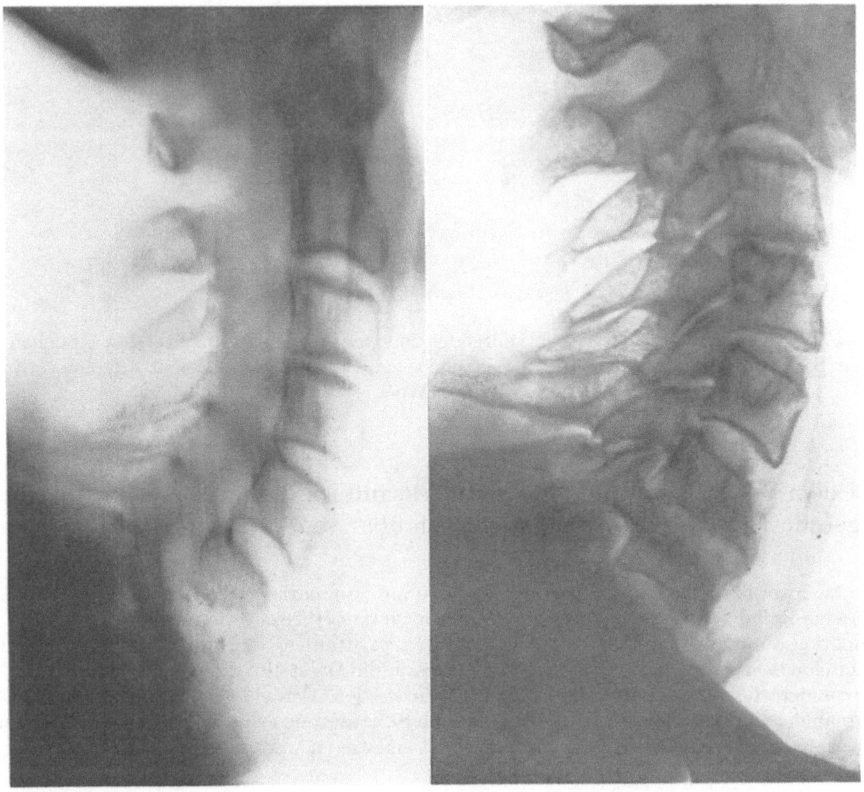

a b

Abb. 4. M. D. Osteomyelitis der HWS. (a) 15. 6. 1960: Destruktion der an die Bandscheibe von C 6/C 7 angrenzenden Wirbelpartien mit Entkalkung und scheinbarer Vergrößerung des Bandscheibenraumes. Arrosion auch der Vorderfläche und der ventralen oberen Kante von C 6. Senkungsabszeß. Discitis C 3/ C 4. (b) 8. 9. 1960: Weitgehende Ausheilung mit Defektbildungen an C 6 und C 7 und totaler Verblockung beider Wirbelkörper. Rückbildung des Senkungsabszesses. Weitgehende Ausheilung auch der Discitis. C 3/C 4 im Wirbelkörper oder ausnahmsweise auch im dens axis (Abb. 5). Beim Sitz des Herdes in der Nähe des Wirbelkanals besteht eine erhöhte Perforationsgefahr zum Wirbelkanal hin. Beim Jugendlichen ist eine primäre Herdansiedlung auch in der noch gefäßhaltigen Bandscheibe möglich (SCHMORL).

Häufiger als bei der Tuberkulose sind Herde in den Wirbelbögen oder in den Fortsätzen derselben (CHINGLIA, JORNS, OEHLECKER, SELVAGGI, LARGOT u. SOLAL, LENNER LOBEN, SHEHADI). Unter Umständen bleibt der Krankheitsbeginn larviert, so daß die ersten Röntgenaufnahmen bereits reparative Vorgänge mit Sklerosen aufdecken.

In derartigen Fällen ist eine tomographische Abklärung der sklerotischen Partien unbedingt notwendig, da umschriebene Konturunterbrechungen und kleine Knochen-

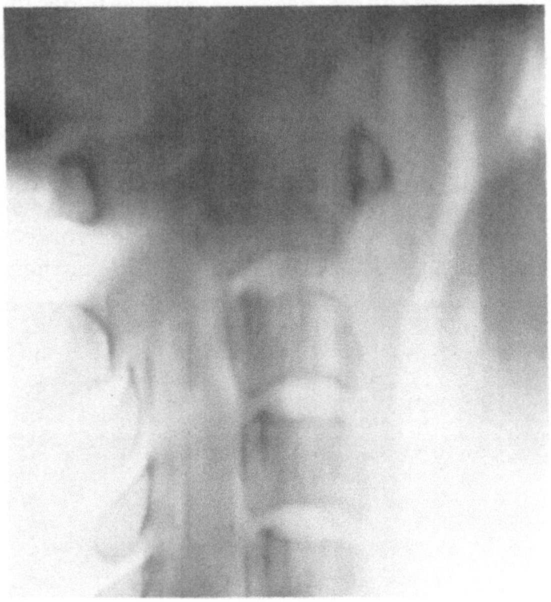

Abb. 5. 17664/57 M. P. 4. 3. 1958 52 J. Osteomyelitis des dens axis und des angrenzenden Knochen von C 2 mit Zerstörung der Bänder und Subluxation des Atlas nach ventral. Senkungsabszeß an der ventralen Fläche der HWS

defekte auf dem Summationsbild der Aufmerksamkeit entgangen sein, vielleicht wegen der überlagernden Sklerose auch gar nicht erfaßbar sein können (Abb. 6).

Über die Nachweisbarkeit von Defekten im Knochen auf Summationsaufnahmen und mit Hilfe der Tomographie liegen eine Reihe von Untersuchungen vor: Nach CHASIN (1928), sowie nach BÖHMIG u. PRÉVÔT (1931) sind auf Summationsaufnahmen nur Herde von 15 mm im a. p. Strahlengang, bei seitlichem Strahlengang solche von 10 mm Durchmesser darzustellen. Etwas günstiger kann die Darstellbarkeit durch sklerotische Randzonen und durch bevorzugte Lokalisationen an Knochenrändern werden. Den entscheidenden Fortschritt aber bringt die Schichtaufnahmetechnik, mit deren Hilfe überlagernde Sklerosezonen eliminiert werden und in unverändertem Knochen Herde von 8 mm Durchmesser deutlich nachgewiesen werden können (HABIGHORST u. ALBERS, KELLER).

In Frühstadien der Erkrankung und beim Sitz der Herde in den zentralen Wirbelpartien oder am dorsalen Rand braucht noch keine Verschmälerung der Bandscheibe zu bestehen, später wird sie sehr regelmäßig von benachbarten Herden aus mitergriffen und es bildet sich häufig auch an der gegenüberliegenden Deckplatte des begrenzenden zweiten Wirbels eine Knochenarrosion aus.

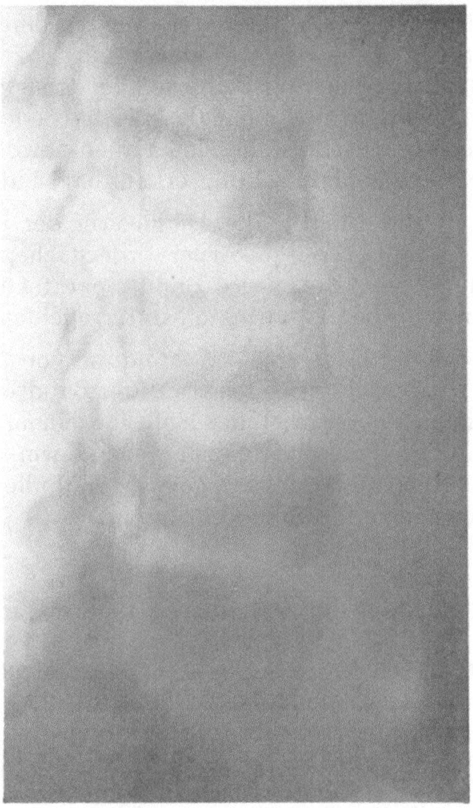

Abb. 6. R. H. 26 j. ♂. 20. 1. 1961. Spondylitis L 4/L 5 mit Destruktionsherden in beiden Wirbelkörpern mit Verschmälerung der entsprechenden Bandscheibe und beginnenden reaktiven Veränderungen an den Vorderkanten und -flächen. Weitere Herde in L 2 und L 3 mit starker reaktiver Sklerose, hier ohne nennenswerte Bandscheibenverschmälerung

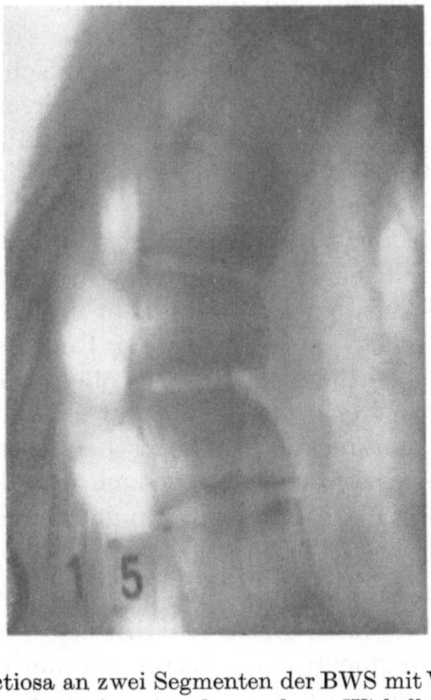

Abb. 7. H. D. 51 ♀. Spondylitis infectiosa an zwei Segmenten der BWS mit Verbreiterung des vorderen Weichteilschattens und mit Arrosion der vorderen Wirbelkörperkanten

Es ist keine Seltenheit, daß eine Beteiligung eines weiteren Wirbelsegmentes folgt, wobei man ein Fortschreiten des Prozesses unter dem vorderen Längsband an der Abrundung der Wirbelkanten und an einer Verbreiterung des Wirbelbegleitschattens erkennen kann (Abb. 7). Die Beachtung des Wirbelbegleitschattens hat im übrigen bei diesen chronischen unspezifischen Spondylitiden nicht die gleiche Bedeutung, wie bei der akuten Osteomyelitis, weil in den hier in Rede stehenden Fällen gewöhnlich bereits direkte Zeichen der Wirbel -und Bandscheibenerkrankung erkennbar sind.

Eine gewisse Bedeutung gewinnt für die Diagnostik der unspezifischen Spondylitis noch die periostale Reaktion an der Wirbelkörpervorderfläche, die sich deutlich von den Randwulstbildungen an den Ansatzstellen des Bandapparates und von den stoffwechselbedingten hyperostitischen Knochenappositionen unterscheidet.

Die Ausheilung erfolgt in der Regel unter Ausbildung von Abstützungsmechanismen, die zu einer vollständigen Überbrückung des erkrankten Bandscheibenraumes führen können, im Extremfalle zu einem Blockwirbel, der sich von einem angeborenen Blockwirbel dadurch unterscheidet, daß bei ihm die ursprüngliche Form der Ausgangswirbel weitgehend erhalten bleibt. In besonders günstig gelagerten Fällen kann eine Sklerosezone die einzige Folge der durchgemachten Spondylitis sein.

3. Sonderformen der Osteomyelitis der Wirbelsäule

Neben der akuten Osteomyelitis der Wirbelsäule wurden schon in der zweiten Hälfte des vergangenen Jahrhunderts entzündliche, nicht spezifische Wirbelentzündungen beobachtet, die im Verlaufe von Infektionskrankheiten, insbesondere bei Typhus auftraten (ausführliches Schrifttum bei Madelung, 1923). Durch die Untersuchungen von Weichselbaum (1894), der erstmalig den Nachweis von Typhusbakterien im Knochen geführt hatte, Untersuchungen, die von Quincke (1894) bestätigt werden konnten, und durch die bakteriologischen und histologischen Untersuchungen von E. Fraenkel (1903) konnte auch für den Typhus sichergestellt werden, daß es sich bei dieser Miterkrankung der Wirbelsäule ebenfalls um „osteomyelitische“ Veränderungen handelt. Auch Quincke hat sich in seiner Arbeit über die „Spondylitis infectiosa“ (1903) zu dieser Auffassung bekannt, so daß keine Veranlassung besteht, für die im Verlaufe von Infektionskrankheiten auftretenden osteomyelitischen Veränderungen der Wirbelsäule einen neuen Begriff zu verwenden, da sich mit demselben pathologisch-anatomisch kein neuer Inhalt verbindet. Wenn dennoch im späteren Schrifttum wegen des unterschiedlichen klinischen Verlaufes von Henle (1922), Grashey (1924), Oehlecker (1925), Schinz (1928), Puhl (1930), Gold (1933), Sternberg (1933) die „Spondylitis infectiosa“ von der „Osteomyelitis“ abgegrenzt und den entzündlichen Erkrankungen bei Infektionskrankheiten vorbehalten wurde, so kann dieser Begriff nur synonym mit der „chronischen Osteomyelitis“ verwendet werden. Trotz ihres ähnlichen Verlaufes seien diese Osteomyelitis-Formen gesondert besprochen, wobei man sich darüber im klaren sein muß, daß ihr radiologisches Erscheinungsbild infolge der nur relativ monotonen, im Röntgenbild erkennbaren Reaktionsmöglichkeiten des Knochengewebes keine so großen Unterschiede aufweist, daß rein radiologisch die einzelnen Sonderformen sicher unterschieden werden können. Nur im Zusammenhang mit den anamnestischen Angaben, mit bakteriologischen, serologischen und immunologischen Befunden, gelegentlich erst durch Probeentnahmen können bei den chronischen nichtspezifischen Entzündungen feinere Unterscheidungen getroffen werden.

Über die Größenordnung des hier in Frage kommenden Krankengutes läßt sich keine verbindliche Aussage machen. Einen gewissen Hinweis vermögen die von Kastert (1962) erhobenen Befunde bei der diagnostischen Vertebrotomie von 208 pathologischen Wirbelprozessen zu geben. Es fanden sich:

unspezifische Spondylitis	89 Fälle
degenerative Prozesse	46 Fälle
tuberkulöse Prozesse	32 Fälle
bösartige Geschwülste	26 Fälle
gutartige Geschwülste	6 Fälle
sonstige Befunde	9 Fälle
total	208 Fälle

Damit überwogen in seiner Klinik „Sonnenwende" in Bad Dürkheim *bei klinisch unklaren Fällen* die unspezifischen Spondylitiden die tuberkulösen Spondylitiden um mehr als das Doppelte und standen in weitem Abstand an der Spitze der chronischen Wirbelerkrankungen.

a) Unspezifische Spondylitis im Kindesalter

Synonyma: benigne form of osteomyelitis of the spine (Smith, 1933), Spondylarthritis in children (Saenger, 1950), acute osteitis of the spine (Bremmer u. Neligan, 1953), discitis (Menelaus, 1964), narrowing of the Intervertebral-Disc Space in Children, intervertebral disc infection in children (Lascari, Graham, MacQueen, 1967), destructive lesion involving the intervertebraldisc in children (Matthews, Wiltse u. Karbeling, 1957), intervertebral disc-space inflammation in children (Spiegel, Kengla, Isaakson u. Wilson, 1972).

Diese letztere größere Beobachtungsserie von 45 Fällen der orthop. Abteilung des Kinderspitals von Los Angeles aus den Jahren 1951 bis 1970 gibt einen guten Überblick über diese gutartige Erkrankung, über deren Ätiologie noch keine genügende Klarheit besteht. Das Durchschnittsalter der Kinder war 6 Jahre und 7 Monate und umfaßte Kranke von 11 Monaten bis zu 14 Jahren und 7 Monaten. Der Beginn der Erkrankung lag bei 24 Kindern zwischen 1 und 4 Jahren, in den anderen Altersgruppen war die Verteilung gleichmäßiger.

Die Symptome bestanden im Durchschnitt schon $4^1/_2$ Wochen vor der Krankenhausaufnahme. Es gab keine vorausgegangenen Erscheinungen, weder in der Krankengeschichte noch im Hinblick auf eine Infektion vor Schmerzbeginn.

Das *hervorstechendste* Symptom war bei 29 Kindern die Verweigerung des Laufens. Diese Kinder waren gewöhnlich jünger und ihre Symptome waren oft progredient zur Verweigerung des Stehens oder Sitzens. Schließlich fühlen sie sich nur noch im Bett liegend wohl. Bei älteren Kindern waren Rückenschmerzen oder Hüftschmerzen oder beides die gewöhnlichsten Symptome. Neun Kinder gaben Bauchschmerzen als prädominierendes Symptom an. Geringgradiges Fieber, Mattigkeit, Erbrechen, Brechreiz und Reizbarkeit waren weniger häufige Symptome. Nur drei Kranke gaben in der Vorgeschichte ein Trauma an.

Bei der *klinischen* Untersuchung findet sich eine Bewegungsbehinderung der Wirbelsäule bei 26 Kranken, eine Änderung der Wirbelsäulenhaltung (Lendenlordose verstärkt oder verringert, Kyphose oder Skoliose) bei 17 Kindern. 16 Kranke hatten eine Wirbelsäulendruckempfindlichkeit. Bei einigen Kindern wurde Hinken, Behinderung der Hüftbewegung in einer oder mehreren Ebenen ohne palpablen Druckschmerz, ein positives Lasègue'sches Phänomen, Bauchdeckenspannung und Flankendruckschmerz beobachtet.

Bei 43 Kindern war schon bei der Einweisung in das Krankenhaus eine Bandscheibenverschmälerung mit und ohne Unregelmäßigkeiten der angrenzenden Wirbeldeckplatten zu finden. Bei 36 Kindern war die Lendenwirbelsäule betroffen, der Zwischenwirbelraum L 4/L 5 in 40 %.

27 Kinder hatten eine Verschmälerung des Zwischenwirbelraumes zwischen L 3 und L 4 und noch dazu zwischen L 4/L5. Der Zwischenwirbelraum zwischen dem 8. und 9. Brustwirbelkörper war bei einem einzigen Patienten betroffen und war der höchste Punkt

in dieser Serie. Zwei von 3 Patienten mit Verschmälerung der letzten Bandscheibe zwischen L 5 und dem Sacrum hatten eine Spondylolisthesis.

In 15 Fällen wurde zur Klärung der Ätiologie dieser Veränderung eine Nadelbiopsie durchgeführt, in Vollnarkose und unter Durchleuchtungskontrolle in den meisten Fällen. Dreimal wurde die Biopsie offen bei der Operation vorgenommen. Von diesen Prozeduren resultierte keine Erkrankung oder Mortalität, eine oberflächliche Wundinfektion bildete sich ohne Zwischenfall zurück. 4 von den 15 biopsierten Kranken hatten eine positive Bacterienkultur, einschließlich einer nur für das menschliche Auge pathogenen *Moraxella.*, *Staphylococcus* aureus, *Diplococcs* pneumoniae und in der letzten Kultur wuchsen, Diphtroids und micrococcus. Spezialfärbungen für Bacterien waren, wenn durchgeführt, negativ. Säurefeste und fungal-Kulturen waren negativ, eine Virus-Kultur wurde nicht identifiziert. Acht Biopsien zeigten Veränderungen von akuter oder chronischer Entzündung.

20 Biopsien aus dem Schrifttum, welche von den gleichen Autoren zusammengestellt wurden, ergaben ein grundsätzlich gleiches Ergebnis (Tab. 1).

Tabelle 1. *Review of International Disc Biopsies from the Literature* (*Results in 183 Cases*)
(nach SPIEGEL, KENULA, ISAAKSON u. WILSON)

Author	Number of Biopsies	Type of Biopsy	Bacteriological Culture	Pathology Report
Doyle (1960)	3	1 needle	No growth	No infectious material
		1 needle	No growth	Acute inflammation of the disc (3 cc of seropurulent material)
		1 open	NS	Described as chronic osteomyelitis
Childe and Tucker (1961)	2	1 needle*	No growth	No inflammatory exudate
		1 needle*	No growth	No inflammatory exudate
Jamison and associates (1961)	2	1 needle*	No growth	NS
		1 open**	No growth	Non-specific granulation tissue
Milone and associates (1962)	5	1 needle	No growth	NS
		1 needle	*Staphylococcus aureus*	NS
		1 needle	*Staphylococcus aureus*	NS
		1 open	*Staphylococcus aureus*	NS
		1 open	*Staphylococcus aureus*	NS
Moës (1964)	5	1 needle	No growth	Purulent, blood-stained material
		1 needle	No growth	Blood and pus
		1 needle	*Staphylococcus aureus*	Purulent material
		1 needle	No growth	Blood and purulent material
		1 open	*Staphylococcus aureus*	Granulation tissue and bone
Smith and Taylor (1967)	3	1 needle	No growth	Chronic inflammatory reaction
		1 needle	No growth	NS
		1 open**	*Staphylococcus aureus*, coagulation positive	Acute inflammatory exudate with no viable cartilage cells in the en-plate

NS—Not stated.
* Biopsied after more than one month of hospital admission.
** Rebiopsy of case.

Röntgenologisch ist in den Frühfällen zunächst gar nichts zu sehen; nach einiger Zeit findet sich eine paravertebrale Schwellung, nach 1—2 Wochen eine Verschmälerung eines Zwischenwirbelraumes, in manchen Fällen zweier Zwischenwirbelräume. Dieses Stadium ist gefolgt von leichten destruktiven Veränderungen der an die Bandscheibe angrenzenden beiderseitigen Wirbelpartien und schließlich von reparativen Veränderungen. Die Ausheilung kann mit teilweiser Wiederherstellung der Bandscheibe erfolgen und dauert 2—8 Monate. Die Heilung erfolgt auch spontan ohne Antibiotica (Abb. 8a+b).

Es muß offen bleiben, ob es sich auch in diesen Fällen um eine primäre *Bandscheibenentzündung* handelt, wie sie von SCHMORL im Anschluß an eine Angina in einer im Gallertkern vascularisierten 2. Lendenbandscheibe gefunden worden ist (vgl. auch das Kapitel über die primären Bandscheibenentzündungen!). Über die Auffassung dieser Veränderungen als „entzündliche" herrscht heute noch keine Übereinstimmung, womit auch das therapeutische Vorgehen noch nicht einheitlich vorgezeichnet ist.

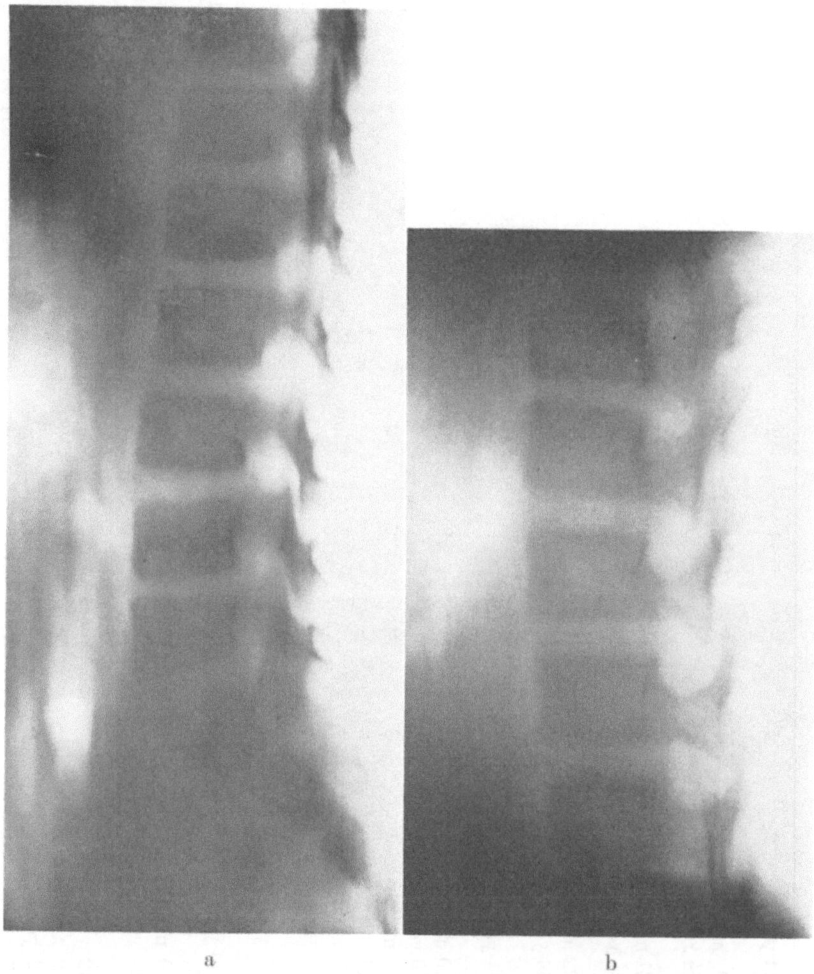

a b

Abb. 8. P. B. 6 j. ♂ (a) 3. 7. 1973 Verschmälerung der Bandscheibe L 4/L 5. Kirschkerngroßer Destruktionsherd in der vorderen caudalen Partie von L 4, an die Deckplatte grenzend mit Randsklerose. Deutliche Konturunschärfe der Deckplatten beider Wirbel. (b) 10. 4. 1974 Keine Zunahme der Bandscheibenverschmälerung. Fraglicher Herd im vorderen oberen Drittel von L 5. Noch keine Reaktion an den Wirbelkanten. (Aufnahmen Prof. BALL, Frankfurt)

BRASS u. BOWDLER überblickten in ihrer Zusammenstellung 1968 einschließlich ihrer eigenen 18 Fälle insgesamt 152 Fälle des Schrifttums. Jungen und Mädchen waren in etwa gleicher Zahl vertreten. Fieber war nur in 68 Fällen, eine erhöhte Blutkörperchensenkungsgeschwindigkeit in 84 Fällen nachweisbar. In 24 Fällen wurde ein Trauma in der Vorgeschichte angegeben, in ihrem eigenen Krankengut in 5 Fällen (Tabelle 2).

Am häufigsten war die Bandscheibe L 3—L 4 betroffen, nämlich in 8 von 18 Fällen, die Bandscheibe L 4—L 5 4mal, die Bandscheibe L 2—L 3 3mal, die Bandscheibe L 5—S 1 2mal. Eine Veränderung betraf die Bandscheibe Th 11—Th 12.

Tabelle 2. *Details of 52 cases unspecific spondylitis of children (I) (Resume des publiees)*

Authors	Number of cases	Sex	Age range	Chief presenting symptoms			History of trauma	Clinical signs			Treatment		Average time between onset and relief of symptoms (weeks)
				Back	HIP-LEG	Other		Fever	Leucocytosis	Raised ESR	Antibiotics	Immobilization	
SAEGER	4	2 M 2 F	2—14 years	2	2	—	1	2	2	2	2	4	9
BREMNER and NELIGAN	7	2 M 2 F 3 ?	9 months 2½ years	1	4	2	1	6	NS	NS	1	7	13
DUPONT and ANDERSEN	4	2 M 2 F	21 months 8½ years	1	1	2	1	2	1	4	3	4	9
MATTHEWS *et al.*	9	NS	22 months 14 years	4	4	1	—	3	6	8	7	9	NS
PRITCHARD and THOMPSON	6	4 M 2 F	2—11 years	1	2	3	—	4	2	2	5	5	NS
DOYLE	16	9 M 7 F	9 months 9 years	7	8	1	8	16	8	15	11	11	4—6
JAMISON *et al.*	6	3 M 3 F	7 months 13 years	1	3	2	2	2	1	4	—	1	9
CHILDE and TUCKER	10	6 M 4 F	15 months 5½ years	7	3	—	2	Rare	Rare	High number	NS	NS	NS
MILONE *et al.*	7	NS	4—11 years	4	1	2	4	2	—	8	5	6	8 upwards
MÖES	20	16 M 8 F	Up to 14 years	NS	NS	NS	NS	NS	NS	NS	14	16	10
MENELAUS	35	11 M 24 F	10 months 13½ years	14	11	17	—	14	3	17	13	Probably all	NS
STOLECKE	4	2 M 2 F	1½—12 years	2	1	1	—	3	NS	NS	NS	NS	NS
LASCARI *et al.*	6	NS	8 months 2 years	NS	NS	NS	NS	NS	NS	NS	5	2	NS
Present series	18	7 F 11 F	7 months 7 years	4	11	2	5	4	4	14	11	11	3 onwards
Total (2)	152	64 M 67 F	7 months 13½ years	48	51	33	24	68	27	84	70	102	9

(1) NS = Not stated.
(2) Complete details not given in several papers.

Nach BRASS u. BOWDLER (1968)

ALEXANDER stellte 1968 131 Fälle mit infectiöser Spondylitis 120 Fällen mit „juveniler Discitis" gegenüber und verglich die dabei erhobenen Feststellungen mit den Beobachtungen bei experimenteller Discitis. Er kam zu der Schlußfolgerung, daß die Annahme einer Infektion nicht gültig sein könne und man eine traumatische Läsion an der Knorpel-Knochengrenze der Wirbelsäule durch Scherwirkung annehmen müsse.

Er verweist in diesem Zusammenhang auf die Behandlungsberichte von CHILDE JAMISON u. Mitarb., BREMNER u. NELIGAN, sowie MOES und schließlich auch MENELAUS, und empfiehlt in erster Linie Bettruhe, wegen der Unmöglichkeit der Unterscheidung von infectiösen Veränderungen aber auch antibiotische Behandlung.

Es ist in der Tat auffällig, daß diese Beobachtungen der Bandscheibenveränderungen im Kindesalter eine so bevorzugte Lokalisation haben, in einem Wirbelsäulenabschnitt, der traumatischen Verletzungen besonders leicht ausgesetzt ist, daß aber andererseits diese Veränderungen nicht in gleicher Weise in Mitteleuropa beobachtet werden. Inzwischen wurden von SWISCHUK 4 Kinder beschrieben mit Bandscheibenveränderungen und Wirbelerosion vergesellschaftet mit den klassischen Zeichen des „battered child"-Syndroms, so daß an der traumatischen Entstehungs*möglichkeit* derartiger Veränderungen wohl nicht mehr gezweifelt werden kann.

Bis zur endgültigen Klärung der Genese der hier in Rede stehenden Veränderungen wird man den Vorschlag von ALEXANDER folgend wegen der Möglichkeit entzündlicher Genese in allen Fällen eine antibiotische Behandlung neben der Bettruhe durchführen müssen.

b) Die Salmonellen-Infektionen

α) „Osteomyelitis typhosa" — „Spondylitis typhosa" — „the typhoid spine"

Nach der ausgezeichneten Zusammenstellung von MADELUNG (1923) wurden mit Typhus in Zusammenhang stehende pathologische Veränderungen der Wirbelsäule schon 1867 von ENGLISCH, Wien, beschrieben und richtig gedeutet. 1889 sprach GIBNEY in Boston über 3 Fälle von Spondylitis nach Typhus, die völlig ausheilten, unter der Bezeichnung „The typhoid spine". In Deutschland haben NEISSER (1897) und QUINCKE (1899) über „Spondylitis typhosa" berichtet und damit den Anstoß zu einer Reihe von Publikationen gegeben. Nach den Untersuchungen von E. FRAENKEL (1902/03) an Leichen im Alter von 12 Monaten bis 52 Jahren fanden sich in jedem Einzelfalle schon in der 1. Krankheitswoche und bis zur 6. Woche multiple Entzündungsherde im Mark mit umschriebenen Nekrosen, in denen sich Typhusbazillen nachweisen ließen und die ein geringes Exsudat bildeten. Es handelt sich also pathologisch-anatomisch um „osteomyelitische" Herde, weswegen E. FRAENKEL auch den Namen „Osteomyelitis typhosa" vorschlug, eine Auffassung, der sich auch QUINCKE (1903) ausdrücklich anschloß, unter Betonung des besonderen gutartigen Verlaufes der Erkrankung.

Die Häufigkeit der Miterkrankung der Wirbelsäule wird von KEEN mit 6 Fällen auf 216 Erkrankte = 2,2 %, von JANKE, Kiel (1910) mit 5 Fällen auf 183 Erkrankte = 2,7 % angegeben. Sie wurde häufiger bei Kindern und Jugendlichen beobachtet in 25—30 %. Nach BONHOURE waren 76 % der Erkrankungen (von 70) im Alter zwischen 15 und 35 Jahren. Männer erkrankten häufiger als Frauen. Der Zeitpunkt der ersten Wirbelsäulensymptome schwankt stark. Bei nur einem kleinen Teil finden sie sich schon während des fieberhaften Stadiums des Typhus, meistens wurde die Spondylitis erst nach Entfieberung der Patienten erkennbar, z.B. beim Aufsitzen im Bett, bei den ersten Gehversuchen oder nach Wiederaufnahme der Arbeit.

Die klinischen Symptome sind:

1. vage bis akut einsetzende Schmerzen, auch nachts, zum Teil ausstrahlend in die Nachbarschaft („irradiierte Schmerzen")
2. Druck- und Stauchungsschmerz der erkrankten Wirbel

3. Behinderung der Beweglichkeit bis zur Steifhaltung der Wirbelsäule
4. Schneller Rückgang der spinalen Symptome
5. Temperatursteigerungen

Gelegentlich finden sich Reflexstörungen, Blasen- und Mastdarmstörungen und Lähmungen. So wurde von Schmorl eine Querschnittsmyelitis infolge völligen Zusammenbruchs eines typhös erkrankten Wirbelkörpers beobachtet. Relativ selten kommt es zur Eiterung und Abszeßbildung. Im Falle von Wagenknecht (1935) trat sogar erst 14 Jahre nach geheiltem Typhus bei einer 28-jährigen Frau ein Spätabszeß auf, in dem wiederholt Typhus-Bazillen nachgewiesen werden konnten. Etwa eingetretene Abszeßbildungen können jedoch auch vollständig durch Resorption ausheilen.

Die Lokalisation ergibt eine gewisse Bevorzugung der mittleren und unteren BWS und LWS, doch kann die Spondylitis typhosa an jedem Wirbelabschnitt auftreten.

Eine lebhafte Diskussion hatte sich im Schrifttum um die primäre Lokalisation der Spondylitis typhosa im Wirbelsegment entwickelt. Im Gegensatz zu einer Reihe von radiologischen Beobachtungen (Schrifttum bis 1925 bei Madelung, Holst, Brack, Lyon) hatte Schmorl (1929) eine nennenswerte Beteiligung der Zwischenwirbelscheiben bei der unspezifischen Spondylitis abgelehnt. Demgegenüber wird von Puhl (1929), Carson (1931), Gold (1933), Sternberg (1933) auf die Häufigkeit der Miterkrankung der Zwischenwirbelscheibe hingewiesen, deren Verschmälerung nach Puhl u. Carson sogar ein Frühsymptom der Erkrankung sein kann.

Die Heilung der miterkrankten und zerstörten Bandscheibe erfolgt mit Überbrückung der Bandscheibe durch mächtige Knochenspangen (Fraenkel, Brack, Schmorl), die in 2—3 Monaten entstehen können und deren *frühzeitiges Auftreten* ein differential-diagnostisches Kriterium gegenüber der Tuberkulose darstellt und/oder durch Einwachsen von Bindegewebe und Knochengewebe aus dem Wirbelkörper (Schmorl-Junghans). In einer Reihe von Fällen kommt es zu einer teilweisen oder völligen Verschmelzung zweier Wirbelkörper; in diesen Fällen pflegen die Knochenspangen geringer zu sein oder ganz zu fehlen — ja bereits gebildete Knochenspangen können sich wieder zurückbilden.

Die Heilung der Knochendestruktion kommt durch reaktive Veränderungen in der Umgebung mit Osteosklerose zustande, wobei diese Sklerose sich auch auf den ursprünglichen Herd ausdehnen kann. In anderen Fällen bleiben Knochendefekte innerhalb der Sklerosezone bestehen und sind unter Umständen nur auf Schichtaufnahmen nachweisbar, die daher in vielen Fällen zur besseren Klärung heranzuziehen sind.

Bei Blockbildungen läßt sich auch dann nicht mit letzter Sicherheit entscheiden, ob Restherde vorhanden sind oder ob Bandscheibenreste vorliegen, so daß im Begutachtungsfalle eine gewisse Vorsicht anzuraten ist.

β) *Spondylitis bei Paratyphus*

Paratyphöse Osteomyelitis und Ostitis ist im Gegensatz zu den typhösen Knochenerkrankungen ein seltenes Ereignis. So kam es bei der Innsbrucker Epidemie 1932 nur zu einer spät aufgetretenen Knochenentzündung an der re. Ulna. Bis zu diesem Zeitpunkt waren Just nur 15 Fälle mit Knochenbeteiligung bekannt geworden, 1948 — also 10 Jahre später — konnten Rozansky, Ehrenfelt u. Matoth den 21 Fällen des Schrifttums noch zwei weitere eigene Beobachtungen hinzufügen.

Nach Bürgel u. Bierling sind die paratyphösen Knochenerkrankungen in ähnlicher Weise auf das Skelet verteilt wie die typhösen. Es kommt auch bei ihnen zur Wirbelsäulenbeteiligung. In der Beobachtung von Anchersen (1947) kam es bei einem 50jährigen Manne, welcher 1915 wegen einer Paratyphus B Erkrankung im Krankenhaus lag und damals bereits über Rückenschmerzen klagte, 1939 zu einem Psoasabszeß, ausgehend von einer Spondylitis L 3/L 4, der perforierte und periodisch 7 Jahre lang fistelte, schließlich 1947 zu einem Lumbalabszeß, aus welchem Paratyphus B nachgewiesen wurde. Auch in der Beobachtung von Rozansky, Ehrenfelt u. Matoth konnte 32 Jahre nach einer Enteritiserkrankung eine Spondylitis L 3/L 4 mit Destruktion und Blockwirbelbildung sowie mit Fistel festgestellt werden. Auch in dieser Beobachtung lag eine Infektion mit Paratyphus B, wie in den meisten Fällen des Schrifttums vor. Die erste Beobachtung an der Wirbelsäule stammt von FRIED 1910, eine weitere an den Wirbelbögen vom 2.—4. Lendenwirbel von ZAMBONI, 1926, eine weitere Wirbelsäulenbeteiligung von WAALER (1935).

Häufiger wurde eine Spondylitis bei Parathyphus N. (ERZINDJAN) im Gefolge von Recurrensfieber beobachtet und zwar unter den besonders schwierigen Bedingungen, unter denen das russische Volk nach dem ersten Weltkrieg während der großen Pandemie zu leiden hatte (HESSE). In keinem dieser Fälle kam es zur Abszeßbildung, auch war der Verlauf sowohl hinsichtlich der Ausheilung, als auch quoad vitam günstig, dauerte aber Monate bis Jahre (sh. auch unter Recurrensfieber).

c) Spondylitis nach Fleckfieber und anderen Rikettsiosen

Alle hier zusammengefaßten Krankheiten werden durch Rikettsien verursacht, welche nach elektronenmikroskopischen Studien über den Feinbau und Untersuchungen über den Stoffwechsel und den Chemismus als Bakterien angesehen werden. „Im Unterschied zu den Viren enthalten sie sowohl RNS als auch DNS, außerdem verfügen sie über Chromosomen. Die Vermehrung erfolgt grundsätzlich anders und unabhängig vom genetischen Apparat der Wirtszellen" (WEYER). Innerhalb der Bakterien sind die Rikettsien Angehörige einer besonderen Ordnung, der Rikettsiales; sie bilden hier die Familie Rikettsiaceae mit den 3 Tribus Rikettsieae, Ehrlichieae und Wolbachieae. Die Erreger der Rikettsiosen des Menschen gehören zum ersten Tribus.

Eine Infektion mit Rikettsien löst in dem befallenen Warmblüter normalerweise Abwehrmechanismen aus, die als Antikörper mit den gebräuchlichen und teilweise in den letzten Jahren verfeinerten und erweiterten serologischen Methoden nachgewiesen werden können. Die erworbene Immunität hält in der Regel Jahre oder Jahrzehnte an.

α) *Klassisches Fleckfieber*

Synonyma: Flecktyphus, Läusefleckfieber, epidemisches Fleckfieber, Typhus exanthematicus, BRILL-ZINSSER'sche Krankheit. Englisch: typhus fever, epidemic (louseborne) typhus. Französisch: typhus exanthématique. Spanisch: tifus exantematico.

Der *Erreger* des epidemisch auftretenden Fleckfiebers, die Rikettsia prowazeki wird durch Läuse von Mensch zu Mensch übertragen. Das Krankheitsbild ist durch hohes Fieber, ein Exanthem und eine schwere Encephalitis gekennzeichnet.

Das klassische Fleckfieber ist durch die seit 1940 eingesetzte erfolgreiche Bekämpfung bis auf kleine Herde in Afrika, z.B. in Algerien, in der Sahara, in Äthiopien und Burundi, sowie in Südamerika praktisch verschwunden. Der Mensch bildet das Reservoir, der Überträger ist die Laus. Spätrückfälle beim klassischen Fleckfieber werden durch Persistenz von Rikettsien im menschlichen Körper ausgelöst (BRILL-ZINSSER'sche Krankheit). Neuerdings konnten in Äthiopien und in Ägypten R. prowazeki aus Ziegen und Schafen und aus Zecken, sowie aus Eseln isoliert werden. Es gibt demnach wohl noch den zweiten Cyclus „Haustier-Zecke-Haustier", in den durch Zecken auch der Mensch eingeschaltet werden kann.

β) *Murines Fleckfieber*

Synonyma: Flohfleckfieber, Endemisches Fleckfieber.

Der *Erreger* des murinen Fleckfiebers, die R. mooseri, wird durch Rattenflöhe auf den Menschen übertragen. Das Krankheitsbild entspricht einem milde verlaufenden, klassischen Fleckfieber. Todesfälle sind selten, Rückfälle treten nicht auf, Dauerschäden sind nicht bekannt. Die Krankheit hinterläßt eine postinfectiöse Kreuzimmunität mit klassischem Fleckfieber.

Verbreitungsgebiet: USA, Brasilien, Nordafrika, Mittelmeerländer, Türkei, Südrußland, Indien, Thailand, Malaysia, Indonesion, Japan, Australien.

γ) *Felsengebirgsfleckfieber*

Synonyma: Rocky mountain spotted fever, Amerikanisches Zeckenbißfieber, Neuweltliches Zeckenbißfieber, Sao-Paulo-Zeckenbißfieber, Tobia-Fieber Columbiens, Neotropisches Fleckfieber (Brasilien).

R. rikettsi ist die wichtigste und am längsten bekannte Erreger-Art der Spotted-fever-Gruppe, zu der noch R. conori, R. sibirica, R. australis und. R. akari gehören und zeigt am deutlichsten das gemeinsame Merkmal dieser Gruppe: Die Erreger vermehren sich teilweise auch im Kern, der dadurch stark aufgetriebenen werden kann (BURGDORFER u. Mitarb., 1968). Die Krankheit ist durch ein plötzlich auftretendes hohes Fieber, bis zu 2 Wochen anhaltend, und ein hämorrhagisches Exanthem gekennzeichnet. Es besteht eine breite Skala von atypisch milde verlaufenden Erkrankungen bis zu schwersten letal endenden Krankheitsbildern.

δ) *Altweltliche Zeckenbißfieber*

a) Fièvre boutonneuse. Synonyma: Marseille-Fieber, Kenya-Typhus, tick typhus, tick bite fever, Zentral- und Südafrikanisches Zeckenbißfieber.
b) Nordasiatisches Zeckenbißfieber. Synonyma: Sibirisches Zeckenbißfieber, Ixodo-Rikettsiosis asiatica.
c) Indisches Zeckenbißfieber.
d) Australisches Zeckenbißfieber (Queensland tick typhus).

Als Erreger werden unterschieden R. conori, R. sibirica und R. australis. Neben Primärläsion und regionarer Lymphadenitis kennzeichnet die Krankheit ein rascher Fieberanstieg auf 40° und mehr, das im Mittel 7—10 Tage anhält, sowie ein Exanthem zwischen dem 3. und. 5. Krankheitstag. Cerebrale Erscheinungen sind zwar selten, werden aber in schweren Fällen gesehen.

ε) *Rikettsienpocken*

Synonyma: Rikettsialpox, Rikettsiosis vesiculosa.

Der Erreger dieser 1946 zum ersten Mal in New York beschriebenen Erkrankung R. akari konnte noch im gleichen Jahr von HUEBNER und Mit. aus einer Milbe isoliert werden, die bevorzugt auf Hausmäuse parasitiert. In Rußland wurden die Rikettsien auch in Ratten gefunden. Die Krankheit ist gekennzeichnet durch eine Primärläsion, Fieber und ein maculo-papulöses Exanthem, welches in einem windpockenähnlichen bläschenförmigen Ausschlag übergeht, sowie durch einen heftigen Kopfschmerz.

ζ) *Tsutsugamushifieber*

Synonyma: Scrub typhus, Milbenfleckfieber, Kedani-Krankheit, Japanisches Fleckfieber.

Die Krankheit wird durch die R. tsutsugamushi (syn. mit R. orientalis) ausgelöst, welche durch Milben von den Reservoirtieren: Ratten, Mäusen und Beuteltieren auf den Menschen übertragen werden. Sie beginnt plötzlich mit Schüttelfrost, Fieber, schweren Kopf- und Gliederschmerzen. Das maculo-papulöse Exanthem entwickelt sich am Ende der ersten Krankheitswoche.

η) *Wolhynisches Fieber*

Synonyma: Fünftagefieber, Febris wolhynica, Febris duintana, French fever, Fièvre des tranchées.

Der Erreger des Wolhynischen Fiebers, R. quintana, wird durch die Läuse des Menschen übertragen und durch menschliche Dauerträger immer wieder neu verbreitet. Die Krankheit ist charakterisiert durch Fieber, anfallsweise auftretende Kreuz- und Gliederschmerzen, insbesondere der Schienbeine, Milzschwellung und auffallenen Wechsel zwischen Krankheitsgefühl und Wohlbefinden und verläuft im ganzen gutartig.

ϑ) Die entzündlichen Komplikationen der Rikettsiosen

Die durch den ersten Weltkrieg und seine Folgen in Osteuropa und auf dem Balkan ausgelösten Fleckfieberepidemien haben einer großen Gruppe von russischen und deutschen Forschern einen einmaligen Anschauungsunterricht über die mit Fleckfieber verbundenen Komplikationen ermöglicht. Es zeigte sich hierdurch ein völlig anderer Charakter dieser Infektionskrankheiten, der auf den Widerstandsverlust der Bevölkerung, auf die sanitären Verhältnisse und auf den Medikamentenmangel zurückzuführen war. So berichtet unter anderen E. HESSE über die chirurgischen Komplikationen und Nachkrankheiten des Fleckfiebers, welche er vor dem Kriege nur ausnahmsweise einmal zu Gesicht bekommen habe, die zahlreichen *Mischinfektionen mit pyogenen Streptococcen und Staphylococcen*, welche in der Haut, dem Unterhautzellgewebe, nach subcutanen Injektionen, in der Milz, der Lunge, aber auch im Knochen beobachtet werden. So konnte er auch im Osteomyelitiseiter seiner Fleckfieber-kranken Patienten Staphylococcen nachweisen, es handelte sich daher nicht um eine Fleckfieberosteomyelitis, sondern um eine Staphylococcen-Osteomyelitis bei einem Fleckfieberkranken.

Eine Sonderstellung räumt HESSE der Spondylitis ein, welche er sowohl nach Fleckfieber, als auch nach Rückfallfieber beobachtet und nach beiden Krankheiten analoge klinische und pathologisch -anatomische Erscheinungen festgestellt hat. Meist treten die ersten Erscheinungen 2—3 Wochen nach der Abfieberung auf: Rückenschmerzen, die sich meist langsam einschleichen, manchmal sehr stark werden und auch in die unteren Extremitäten, in die Inguinalgegend oder in die Geschlechtsorgane ausstrahlen. Der Kranke liegt meist auf dem Rücken und vermeidet jede Bewegung. Druck-, Klopf- und Stauchungsempfindlichkeit der Wirbelsäule. In der Regel auch Wurzelsymptome. In keinem einzigen Falle, auch nicht unter den Fällen von TOTZKY konnte jemals ein Senkungsabszeß beobachtet werden. Wegen des gutartigen Verlaufes der Krankheit konnte kein Sektionspräparat der Wirbelsäule studiert werden. Unter Verwendung der röntgenologischen Untersuchungen auch von TOTZKY und von HOLST's wird der Versuch unternommen, den Ablauf der Erkrankung im Röntgenbild darzustellen:

αα) Im Frühstadium kleine punktförmige Herde in den Wirbelkörpern, und zwar in den, den Intervertebralscheiben näher gelegenen Partien.

ββ) Ein typischer Schwund der Intervertebralknorpelscheibe.

γγ) In späteren Stadien eine Verknöcherung der Bänder, welche die Seitenflächen der Wirbel miteinander verbinden. Im Spätstadium typische Knochenbrücken. Es kommt auch zur völligen knöchernen Ankylose zweier Wirbelkörper. Der Verlauf ist ungemein chronisch und kann Monate oder Jahre dauern.

Obwohl keine sicheren kulturellen Beweise vorliegen, geht man wohl nicht fehl in der Annahme, auch in diesen *Spondylitiden nur den Ausdruck von Mischinfektionen mit Streptococcen oder Staphylococcen* zu sehen, für deren „Angehen" die Gefäßerkrankung des Fleckfiebers eine Voraussetzung geschaffen haben kann. Diese Annahme gewinnt auch dadurch an Wahrscheinlichkeit, daß beim Rückfall-Fieber eine Mischinfektion — nämlich mit dem Bac. Paratyphus N_1 Erzindjan — sowohl die Spondylitis, als auch vor allem die sehr typischen Rippenknorpelabszesse, aus welchen dieser Bac. nachgewiesen werden konnte, auslöst.

ι) Therapie der Rikettsiosen

Die ersten Versuche von SMADEL u. JACKSON (1947) in Mexiko, sowie von PAYNE u. Mitarb. (1948) in Bolivien zeigten eine gute Wirksamkeit des *Chloramphelicols* bei klassischem Fleckfieber. In der Folgezeit wurden dann auch *Chlortetracyclin* und *Oxytetracyclin* mit gutem Erfolg in die Therapie der Rikettsiosen eingeschaltet. Innerhalb von 2—3 Tagen ist eine Beseitigung des Fiebers zu erzielen, Komplikationen und Todesfälle konnten verhindert werden.

Daneben muß natürlich die Behandlung von Herz und Kreislauf, sowie evtl. aufkommender Erregungszustände und Delirien stehen.

d) Spondylitis brucellosa

„Die Brucellose ist eine alte Krankheit. Schon Hippokrates erwähnte 450 Jahre v.d.Z. ähnliche Krankheitserscheinungen. Im 18. Jahrhundert wurde sie im Mittelmeerbecken unter dem Namen Mittelmeerfieber, Gibraltarfieber, Kretafieber, Neapolitanisches Fieber usw. oft beschrieben. Zwei Militärärzte BAXTER und BURNET beschrieben im Jahre 1814 das Maltafieber."

Mit diesen Worten leitet PARNAS seinen lesenswerten historischen Überblick über die Brucelloseforschung ein, deren erste Periode mit der Entdeckung der Mikrobe durch den englischen Forscher David BRUCE (1886) und mit ihrer Züchtung ebenfalls durch BRUCE (1887) einen entscheidenden Durchbruch erzielte und mit der Feststellung von ZAMMIT endete, daß die Ziegen in Malta das Erregerreservoir darstellten, mit deren Milch sich die Konsumenten auch dann infizieren konnten, wenn die Tiere symptomlos infiziert waren. Das Verbot des Genusses von roher Ziegenmilch ließ die Zahl der Erkrankungen in der Garnison Malta schlagartig von 643 Erkrankungen im Jahre 1905 auf 7 Erkrankungen im Jahre 1907 zurückgehen. Den Abschluß dieser ersten Periode bildete die Erkenntnis, daß Brucellosen auch bei Schafen, Kühen, Pferden, Maultieren, Schweinen, Kamelen, Hunden, Katzen, Geflügel und Kaninchen vorkommen.

Die zweite Forschungsperiode begann in Mittel- und Nordeuropa mit der Entdeckung gehäufter Aborte in den großen Rinderzuchtgebieten und führten zur Erkenntnis ihrer infektiösen Genese. BANG und STRIBOLT entdeckten 1897 die gramnegativen Bakterien, die sie Bacillus abortus bovis nannten. 1911 konnte der erste Nachweis von B. abortus bovis aus der Kuhmilch erbracht werden. Wenig später wurde die infektiöse Ursache der Aborte bei Schweinen aufgeklärt und die B. abortus suis nachgewiesen (TRAUM).

Die dritte Etappe beginnt nach PARNAS mit den hervorragenden Arbeiten von EVANS (1916), welche nachwiesen, daß der Erreger des Maltafiebers und des Abortus Bang in morphologischer, kultureller, biochemischer und serologischer Hinsicht sehr ähnlich sind. Deshalb wurden beide Bakterienarten als Brucelle bezeichnet. Weitere Forschungen von HUDDLESON ergaben, daß man die Unterschiede zwischen den drei Abarten mittels der Agglutinationsreaktion differenzieren kann. Heute unterscheidet man noch die atypischen Varianten (Varitas intermedia). Zu dieser Etappe, die im wesentlichen durch die experimentellen Arbeiten mit den Erregern gekennzeichnet ist, gehört noch die Einführung der allergisch-kutanen Reaktion von BURNET (1922) und des Opsonophagocytären Index von HUDDLESON (1933) in die Diagnostik.

Die vierte Etappe der Forschungen begann mit der Beschreibung der ersten durch Brucella bovis beim Menschen verursachten Krankheitsfälle von BEVAN im Jahre 1921 (35 durch die Variante bovis verursachte Brucellosefälle in Rhodesien); es folgten 1924 weitere Beschreibungen von durch die Rindervariante verursachte Brucellosefälle beim Menschen durch DUNKAN (Südafrika) und KEEPER (USA), 1925 durch Br. suis verursachte Brucellose des Menschen von VIVIANI in Italien und EVANS in USA.

Epidemiologie und Statistik

Da eine Infektion von Mensch zu Mensch eine sehr geringe Bedeutung hat, ist die Tierbrucellose die entscheidende Infektionsquelle für den Menschen.

Die Übertragung von Brucellen vom Tier auf den Menschen erfolgt vorwiegend über die Haut beim Kontakt mit infiziertem Material. Weniger bedeutungsvoll ist die alimentäre Infektion, die hauptsächlich über die Milch erfolgt; durch Ziegen- und Schafmilch oder -Käse können Brucellen der Variante melitensis übertragen werden und Epidemien oder Endemien auslösen.

Die Lebensfähigkeit der Brucellen im Außenmilieu ist sehr groß: in Gartenerde 2,5—3,5 Monate, in den Exkrementen bis 5 Monate, im Heu bis 5,5 Monate. Das Kauen an infiziertem Stroh und Gras kann eine Infektion bewirken (PARNAS).

Eine bisher nur wenig berücksichtigte Infektionsquelle ist die Hasenbrucellose. Es handelt sich hier keineswegs nur um Einzelfälle, vielmehr erwiesen sich bei systematischen Untersuchungen 6% (CSSR) bis 10% (Schweiz) als durchseucht; Dänemark hatte 4,2% positive Reagenten — in einzelnen Gebieten aber bis zu 38,7 % positive Reaktionen bei Hasen, in Rheinland-Pfalz wurden 1959 von FRITSCHE 8,5 % positive Reagenten, in Rheinhessen von PAASCHE 6,75 % positiv reagierende Hasen gefunden. Die größte Gefahrenquelle stellt bei brucellosepositiven Hasen das Abziehen und die Exenteration dar.

Der Erregertyp bestimmt das Ausmaß der Gefahr für den Menschen. Bei der Melitensisbrucellose ist es bereits bei der Schlachtung so groß, daß ein Schlachtverbot gerechtfertigt ist. Das Fleisch ist als untauglich zu beurteilen und unschädlich zu beseitigen. Beim Verzehr von mit Br. bovis kontaminiertem Fleisch reichen die darin vorhandenen Keimzahlen nicht aus, um die Gesundheit zu gefährden. Die Brucellen werden im normalen Magensaft in kürzester Zeit abgetötet. Organe und Lymphknoten sind jedoch als untauglich zu beurteilen. In geräucherter Rohwurst beträgt die Lebensdauer für Br. melitensis 7 d, für Br. suis 14 d und für Br. bovis 21 d. Durch Erhitzen wird eine sichere Entseuchung erreicht.

Die Morbiditätsstatistiken geben in den meisten Ländern kein vollständiges Bild, weil in ihnen sicher zu niedrige Zahlen wiedergegeben werden. Erst eine systematische Durchuntersuchung der in der Landwirtschaft tätigen und mit den Tieren in Kontakt kommenden Personen gibt genauere Aufschlüsse über den Durchseuchungsgrad und die Zahl der Kranken. Derartige Untersuchungen wurden unter Führung des Lubliner Zentrums von PARNAS in Polen durchgeführt, so daß dort heute wesentlich bessere Kenntnisse über die Morbidität in den einzelnen Landesteilen, bei den verschiedenen Berufsgruppen, insbesondere auch bei den Mitarbeitern des Veterinärdienstes und über die Infektionsquellen bestehen. In 11,51 % konnte nur die Milch als Infektionsquelle angesehen werden, und zwar das Trinken roher Milch. In 63 % der Fälle wurden die Infektionen durch direkten Kontakt mit Rindern bei der Geburtshilfe verursacht. Eine Zusammenstellung der Infektionsquellen von 252 Fällen der Jahre 1952—1959 gibt die Tabelle 3.

Tabelle 3. *Infektionsquellen der Brucellose (1952—1959) nach Parnas*

1. Infektion durch	Zahl der Fälle	%
1. Kontakte mit infizierten Rindern	186	72,62
a) geburtshilfliche Eingriffe	120	47,68
b) darunter bei abortierenden Rindern	79	—
c) Impfung der Rinder mit dem Impfstoff Buck S 19	6	2,38
d) Rinderzucht, Melken, Trinken ungekochter Milch	18	7,14
e) Rinderzucht, geburtshilfliche Eingriffe, Trinken roher Milch	39	15,42
f) darunter bei abortierenden und infizierten Rindern	15	—
2. Kontakte mit infizierten Schafen (außerhalb Polens)	6	2,38
Trinken ungekochter Milch	29	11,51
4. Schlachten und Fleischindustrie	10	3,96
5. Labor-Infektionen	3	1,19
6. unbekannt	21	8,33

In der BRD fand SCHAAL 1954 bei 102 Tierärzten folgende Infektionsursachen:

Nachgeburtsabnahme	79 Fälle
Geburtshilfe	9 Fälle
Impfung mit virulentem Impfstoff	8 Fälle
Laborinfektionen	4 Fälle
Milchgenuß	1 Fall
Umgang mit tierischen Häuten	1 Fall

Pathologische Anatomie

Die in den Körper durch Kontakt mit kranken Tieren oder alimentär oder beruflich eingedrungenen Brucellen setzen sich in den regionären Lymphknoten fest, wo eine katarrhalische Entzündung entsteht (OTSCHKUR). Im lymphatischen Gewebe der Tonsillen wies CARPENTER brucellöse Granulome bei oraler Infektion nach, SCHOTTMÜLLER beschrieb einen entzündlichen Befall der Mesenteriallymphknoten. Die lymphogene Ausbreitung der Infektion endet mit der Phase der ersten hämatogenen Generalisation. Klinisch beginnt die Krankheit meist akut, danach nimmt sie einen subakuten und chronischen Verlauf mit periodischen Exacerbationen.

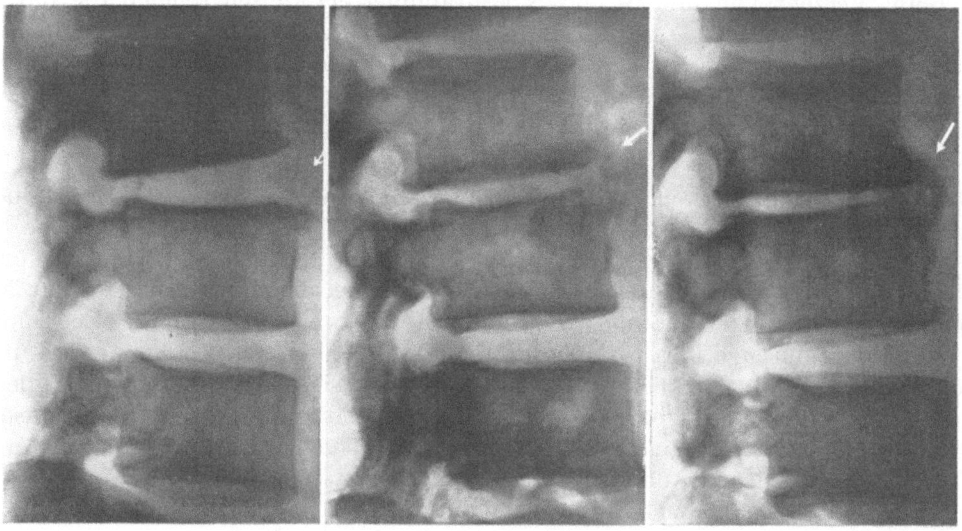

a b c

Abb. 9. (a) Spondylitis brucellosa im Beginn (b) im Verlauf, (c) in Ausheilung. (Aufnahmen Prof. DI RIENZO, Cordoba)

Die allergische Komponente der Krankheit besteht in einer infectiös-reaktiven Reticuloendotheliose mit Bildung von Granulomen, bei Fehlen von zentralen Nekrosen.

Die chronische Brucellose ist charakterisiert durch ein Überwiegen lokalisierter Organmanifestationen, wobei das ZNS, Herz-Gefäßsystem, hepatolienales System, Knochenmark, Lymphknoten, Lunge, Magen, Darm, Nieren, Geschlechtsorgane, endokrines System, Haut, aber auch der Bewegungsapparat betroffen sein können.

Neben den Weichteilen desselben, neben der Gelenkkapsel kann auch das Skelet ergriffen werden. Schon HUGHES hatte 1897 eine Osteomyelitis brucellosa beschrieben. Weitere Publikationen über Osteomyelitis brucellosa an Extremitätenknochen oder am Schädel stammen von HARRIS, KULOWSKI, OTSCHKUR, SMITH und LOWBEER, sowie WEED, DAHLIN, PUG u. IVINS.

Die häufigste Spätmanifestation am Stütz- und Bewegungsapparat ist jedoch die Spondylitis brucellosa. Im Material von SPINK war in 8 von 14 Spondylitiden die Lendenwirbelsäule betroffen, MOSONYI und RENCZ beschrieben Lokalisationen an der HWS, RAWAK u. BRAUN am 7. Hals- bzw. 1. Brustwirbelkörper, SUNTYCH am 9.—11. BWK.

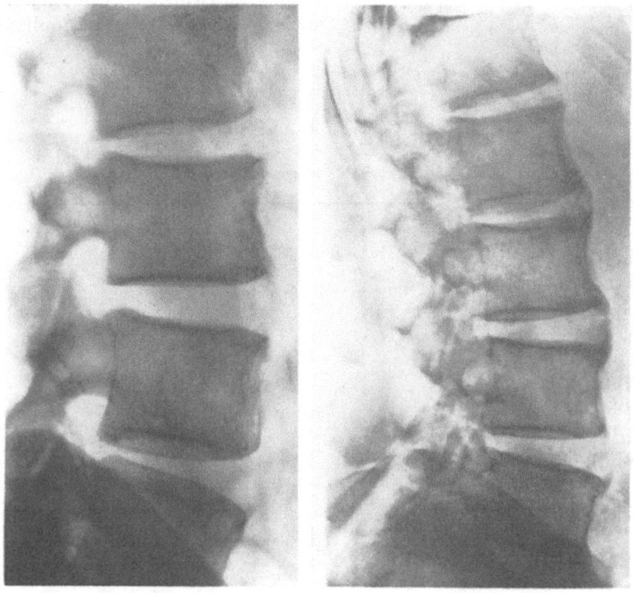

Abb. 10a und b. Entwicklung einer Spondylitis brucellosa über das vordere Längsband. (Aufnahmen Prof. DI RIENZO, Cordoba)

Krankheitsnachweis

Der Krankheitsnachweis erfolgt durch Zusammentragen der nach Kenntnis der Klinik und der Anamnese notwendigen bakteriologischen, serologischen und immunologischen Untersuchungsergebnisse sowie durch den Tierversuch.

Die heutigen Kenntnisse über die Krankheitserreger beruhen auf sorgfältigen morphologischen Studien, haben aber auch neben den klassischen Methoden der Serologie und Biochemie die *Brucellaphagen* und den *Stoffwechsel* der Brucellen berücksichtigt. Die offiziell verbindliche Systematic-Taxonomie der WHO/FHO von 1962 (Montreal) und 1963 (Genf), die bei einem Votum separatum akzeptiert wurde, ist in Tabelle 4 wiedergegeben.

In der Beschreibung der Morphologie der Krankheitserreger folge ich PARNAS, der auch elektronenoptische Untersuchungen durchgeführt hat: ,,Die Br. melitensis tritt in runder, den Kocken ähnlicher Form, auf; sie ist sehr klein (0,4—0,8 μm breit und 0,4—2,2 μm lang).

Die Br. bovis ist der Br. melitensis ähnlich, sie tritt jedoch öfter in der Form von kleinen Stäbchen von 0,4—0,6 μm Breite und 0,4—2,5 sogar bis 3 μm Länge auf.

Die Br. suis tritt meistens in Gestalt von Stäbchen auf, die 0,6—0,8 μm breit und 0,6—3 μm lang sind. Es muß aber angenommen werden, daß diese morphologischen Unterschiede zwischen den Abarten melitensis, bovis und suis nur orientierenden Wert haben. Für die Diagnostik bedarf es einer Bestätigung durch weitere Methoden".

Färberisch sind die Brucellen gramnegativ, nicht säurefest und ohne Hülle (Färbungen nach KOZLOWSKI, nach KÖSTER, nach HANSEN, nach ROMANOWSKI-GIEMSA).

Als Material dienen: Blut, Urinsediment, Sputum, Punktate aus Wirbelabszessen, Vaginalsekret, Uterussekret, Mageninhalt des abortierten Fetus.

,,Die Isolierung eines Brucellastammes aus dem Blut, Knochenmark usw. ist ein unzweifelhafter Beweis für das Vorliegen einer Brucellose. Um die besten Ergebnisse zu

Tabelle 4. *Angaben des Komitees für die Angelegenheiten der Taxonomie der Brucella (WHO/FAO [1962])*

Gattung	Typ	Wachstum				Mono-spezif. Seren		Brucel-laphag.		Endogener Metabolismus				Reservoir
		CO_2	H_2S	Thionin	Fuchsin	antiabort.	antimelit.	RTD	10000 RTD	Glutam.-Säure	Ornithin	Lysin	Ribose	
Br. melitensis	I (16 M)	—	—	+	+	—	+	—	—	+	—	—	—	Schaf, Ziege
Br. melitensis	II (63/9)	—	—	+	+	+	—	—	—	+	—	—	—	
Br. melitensis	III (Ether)	—	—	+	+	+	+	—	—	+	—	—	—	
Br. abortus	I (544)	+	+	—	+	+	—	+	+	+	—	—	+	Rinder
Br. abortus	II (86/8/59)	+	+	—	—	+	—	+	+	+	—	—	+	
Br. abortus	III (Tulya)	(+)	+	+	+	+	—	+	+	+	—	—	+	
Br. abortus	IV (292)	+	+	—	+	—	+	+	+	+	—	—	+	
Br. abortus	V (B 3196)	+	+	+	+	—	+	+	+	+	—	—	+	
Br. abortus	VI (870)	—	+	+	+	+	—	+	+	+	—	—	+	
Br. abortus	VII (62/5)	—	(—)	+	+	+	+	+	+	+	—	—	+	
Br. abortus	VIII	+	—	+	+	—	+	+	+	+	—	—	+	
Br. abortus	IX (e 68)	(+)	+	+	+	—	+	+	+	+	—	—	+	
Br. suis	I (1330)	—	++	+	—	+	—	—	+	—	+	+	+	Schwein
Br. suis	II (Thomsen)	—	—	+	—	+	—	—	+	+	+	—	+	Hase
Br. suis	III (686)	—	—	+	+	+	—	—	+	+	+	+	+	

erhalten, verwende man die standardisierten Nährböden „ALBIMI (Albimi Inc., New York) oder die von Difco (Detroit). Die Brucellen sind in der Kultur so empfindlich, daß man nur mit solchen Nährböden zuverlässige Ergebnisse erhält" (PARNAS, 1973). Nach dem Vorschlag von DALRYMPLE-CHAMPNEYS soll das Blut für die bakteriologische Untersuchung im Status febrilis entnommen werden.

Der *Tierversuch* (Impfung von Meerschweinchen mit dem verdächtigen Material wie Blut, Sternalpunktat, Eiter) ermöglicht eine bessere Diagnosestellung und erlaubt die Isolierung einer größeren Zahl von Stämmen. Nach PARNAS sind die Ergebnisse bei Impfung 10tägiger Hühnerembryonen noch zuverlässiger. Sogar Stämme von Brucellen, die sehr schwach virulent sind oder von denen nur minimale Mengen vorhanden sind, verursachen den Tod der Embryonen. Der Hühnerembryo ist offenbar der beste Nährboden für die Isolierung der Brucellen.

„Die Diagnosestellung ist oft nur mit serologischen Verfahren möglich, natürlich in Konfrontation mit den anderen Untersuchungsergebnissen. Durch die Initiative der WHO wurden die wichtigsten serologischen Reaktionen methodisch und technisch standardisiert. Die *serologischen Untersuchungen* umfassen folgende Methoden:

1. Grundreaktionen:
    - 1,1 Langsamagglutination (WRIGHT'sche Reaktion)
    - 1,2 Komplementbindungsreaktion
2. Ergänzende Reaktionen:
    - 2,1 Hämagglutination
    - 2,2 COOMBS-Test
    - 2,3 Präzipitationsreaktion
3. Spezielle serologische Reaktionen:
    - 3,1 Immunfluoreszenz
    - 3,2 Milchagglutination
    - 3,3 Spermaagglutination
    - 3,4 Antigenreaktion (HOLTH)

Die WRIGHT'sche Reaktion ist nicht in 100 % spezifisch; sie kann bei folgenden Infektionskrankheiten positiv sein: Tularämie, Pest, Cholera, Fleckfieber, Malaria, Tuberkulose. Daher muß das Auftreten einer unspezifischen Agglutination (Paraagglutination) mit Hilfe anderer Methoden eliminiert werden. Die Komplementbindungsreaktion ist eine wertvolle Ergänzung der WRIGHT'schen Reaktion; sie ergibt oftmals positive Resultate, wenn die Agglutination negativ ausfällt oder das Ergebnis fraglich ist. Diese Situation ist besonders bei der chronischen Brucellose gegeben" (PARNAS).

Die Wichtigkeit des COOMBS-Tests in der Diagnostik der menschlichen Brucellose wurde auch im Laboratorium von PARNAS völlig bestätigt, vor allem bei der chronischen Brucellose, bei der die Diagnosestellung schwieriger ist als bei akuten Fällen mit ausgebildeter Symptomatologie und positivem Ausfall der diagnostischen Proben.

Die *allergo-kutane Reaktion* (nach BURNET) ist hochspezifisch: In der Brucellazellwand befindet sich das Brucellin, ein Allergen, welches bei intradermaler Injektion eine stark positive bis positive Reaktion auslöst auch noch dann, wenn der Betreffende bereits wieder symptomfrei ist, und zwar noch während vieler Monate, ja Jahre. Die Bewertung dieses Testes muß jedoch berücksichtigen, daß bei anergischen oder hypoergischen Personen keine oder keine starken Reaktionen aufzutreten brauchen, während hyperergische Patienten bereis auf kleinste Dosen von Brucellin stark reagieren.

Anamnese

Die Infektion erfolgt über den Verdauungskanal (vor allem bei der Schaf- und Ziegenbrucellose) oder durch Kontakte mit erkrankten Tieren. Daher ist in der Vorgeschichte nach dem Trinken ungekochter Milch, Magermilch oder Schafkäse, nach Aufenthalten auf dem Lande oder in Endemiegebieten und vor allem nach Tierkontakten zu fahnden. Melker und Tierzüchter in landwirtschaftlichen Betrieben, Zootechniker und Tierärzte, Arbeiter der Fleisch-, Milch-, Gerberei-, Pelz- und Wollindustrie, die Mitarbeiter in wissenschaftlichen Laboratorien, sowie die Beschäftigten der Serum- oder Impfstoffproduktion und der diagnostischen Laboratorien sind besonders gefährdet.

Klinik der Brucellose-Erkrankungen

Maltafieber, febris melitensis

Das undulierende Fieber ist in Malta endemisch und betrifft am gewöhnlichsten Kinder unter 10 Jahren. Die Inkubationsdauer variiert, gewöhnlich liegt sie um 14 Tage. Die Kranheit beginnt akut oder schleichend. Der Verlauf des undulierenden Fiebers ist sehr unregelmäßig und die Symptome sind außerordentlich wechselnd nach Natur und Schweregrad. Das führende Symptom dieser Krankheit ist das hohe, unregelmäßige Fieber, das — steigend und fallend — eine Serie unregelmäßiger Wogen über eine lange Zeit formt und oft mit Milzschwellung, starker Schweißabsonderung, sekundärer Anämie, Schwäche und manchmal starken rheumatischen Schmerzen vergesellschaftet ist. Die häufigsten Komplikationen bilden Bronchitis, Bronchopneumonie, Hepatitis, Perisplenitis und Orchitis. Der Kranke zehrt zunehmend ab, wird anämisch und manchmal kachektisch. Der gewöhnlichste Sitz der „rheumatischen" Schmerzen ist der Nacken, Schulter, Lendenregion, Hüfte, Schenkel und Kniegelenke. Die rheumatische Phase dauert 14 Tage bis 3 Monate, durchschnittlich 4 Wochen. Gewöhnlich kommt es beim Maltafieber nicht zur Fehlgeburt, nur in schweren Fällen mit hohen Temperaturen tritt eine Fehlgeburt häufig ein.

Zeichen und Symptome der Wirbelbeteiligung treten typischerweise in der Rekonvaleszenz auf. Bei chronischen atypischen Fällen ist es schwierig, das vorausgehende „undulierende Fieber" sicherzustellen. Schmerzen an der befallenen Wirbelregion, ansteigend und schwer, zunehmend bei Bewegungen und abnehmend in Ruhe, sind das markanteste und früheste Symptom. Bewegungsbehinderungen und Muskelverspannungen sind gewöhnlich vorhanden. In etwa 10 % der Fälle finden sich Zeichen von Rückenmarkskompression mit Paraplegie oder motorischen oder sensiblen Störungen. Auch ohne Knochenveränderungen kann myelographisch eine Blockade durch einen epiduralen Abszeß nachweisbar sein. Die Lokalisation betrifft am häufigsten die Lendenwirbelsäule, dann die Brustwirbelsäule, seltener die Halswirbelsäule.

Röntgenbefund

In den frühen Erkrankungsstadien finden sich noch keine Veränderungen. Diese Latenzperiode dauert zwischen 4 Wochen und 4—6 Monaten, im Durchschnitt etwa 3 Monate.

Die bei brucellöser Spondylitis gefundenen radiologischen Veränderungen zeigen

a) Läsionen an den Wirbelkörpern
b) Veränderungen an den Zwischenwirbelscheiben
c) Proliferative marginale Reaktionen
d) Veränderungen an den Zwischenwirbelgelenken.

a) Die Destruktionen an den Wirbelkörpern sitzen marginal oder/und zentral.

In den meisten Fällen beginnt eine frische Veränderung oder eine solche milden Grades am vorderen oberen Rand des Wirbelkörpers. Zunächst ist es gewöhnlich nur eine kleine definierte Erosion oder eine geringe Rarefikation mit Verlust der Corticalis-Verdichtungslinie. Hierdurch kann eine Verformung auftreten, die stufenförmig, dreieckig oder schräg abgerundet erscheint. In einer kleinen Zahl von Fällen wird ein kleines Knochenstück vor diesem Defekt beobachtet (Abb. 7a—e). Der innere Rand solcher Veränderungen ist zuerst rarefiziert und unscharf begrenzt. Bei mildem Grad der Krankheit geht der innere Rand der Rarefikation über in eine sklerotische Zone, die den Defekt umrandet. Bei geringer Aktivität des Prozesses kann sich der Herd selbst mit einem dichteren, feinen Bälkchensystem wiederherstellen unter Sklerosierung und Abrundung der Wirbelkante.

Eine allgemeine Knochenatrophie des betroffenen Wirbelkörpers wie bei der Tuberkulose tritt nicht auf, auch nicht bei fortschreitender Destruktion. Die Knochenveränderung breitet sich dann auf das Zentrum des Wirbels hin und entlang dem subchondralen Rand aus. Erreicht der Prozeß über das vordere Längsband oder durch die Bandscheibe die Kante des nächsten Wirbels, so beginnt dort gewöhnlich eine gleichartige Erosion (Abb. 8a + b). Die *Heilung* dieser Knochenveränderungen ist gekennzeichnet durch ein Vordringen der dichten Zone in das atrophische Areal, welches gewöhnlich wieder vollständig verschwindet. In manchen Fällen bleiben indessen kleine vertiefte Defekte zurück mit dicken und sklerotischen Rändern und unregelmäßigen reaktiven Randwülsten.

Selten sitzen die Destruktionsherde im spongiösen Teil in der Nachbarschaft der Bandscheibe ohne jegliche Randreaktion. In sehr schweren Fällen bieten sie breite und tiefe halbkreisförmige Destruktionen an der Ober- und Unterfläche des Knochens. Um den Destruktionsherd herum wird der WK für etwa 1—2 cm dichter. Diese Veränderungen brauchen längere Zeit zur Heilung und die sklerotische Reaktion erscheint später. Ausgedehnte derartige Läsionen können durch die Bandscheibe hindurch bis zum nächsthöheren Wirbel reichen.

In vielen Beispielen ist die Erkrankung mit einem paravertebralen Abszeß vergesellschaftet. So fand ZAMNIT in 14 von 20 Fällen mit Destruktionen an der BWS radiologisch nachgewiesene Abszesse, davon nur 2 Fälle mit Psoas-Abszeß. Bei den 17 Fällen von PAGOLI wurden 4 Abszesse festgestellt. Nur selten kommt auch eine Knochendestruktion an der Wirbelkörpervorderfläche vor. Von einer brucellären Spondylitis ausgehende Psoasabszesse wurden auch von BOTREAU-ROUSSEL und HUARD sowie von STRACHAN beschrieben.

b) Veränderungen der Zwischenwirbelscheiben

Die Miterkrankung der Wirbelbandscheiben mit Verschmälerung der Zwischenwirbelsäule ist die allgemeine Regel, ja sie ist sogar ein Frühsymptom. Nur in wenigen Fällen ist der Zwischenwirbelraum nicht alteriert, jedoch zeigen deutliche Veränderungen der beiden angrenzenden Wirbel die Mitbeteiligung auch der Bandscheibe an. Ebenso kann der Zwischenwirbelraum verschmälert sein ohne radiologisch sichere Knochendestruktion. Manchmal ist die Verschmälerung asymmetrisch und korrespondiert mit einer Achsenabweichung der Wirbelsäule.

Der Grad der Verschmälerung ist variabel und geht gewöhnlich parallel mit dem Grad der Knochenveränderungen: komplette Verschmälerung bei tiefen und ausgedehnten

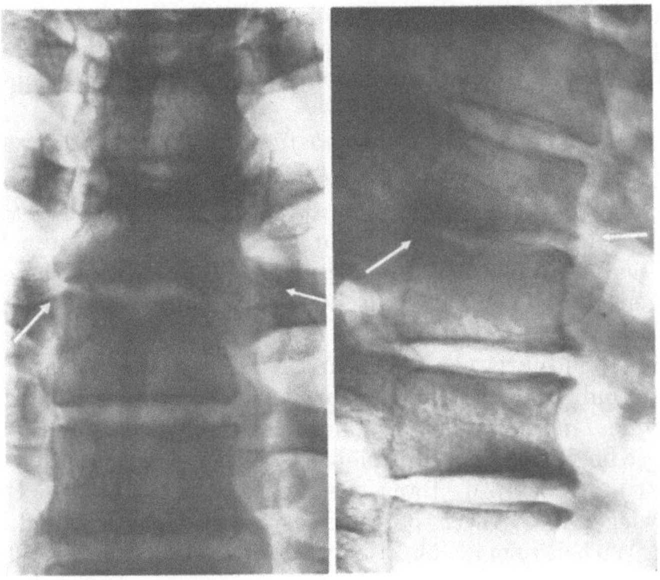

a b

Abb. 11 a und b. Destruktion der an die Bandscheibe angrenzenden Knochenpartien und starke Zerstörung der Bandscheibe bei Spondylitis brucellosa. (Aufnahmen Prof. Di Rienzo, Cordoba)

Wirbeldestruktionen und Befall zweier Wirbel. Eine komplette Blockbildung der Wirbelkörper nach Ausheilung wurde von Zammit nicht beobachtet, kommt aber dennoch vor (Serre, Simon u. Claustre 1968). Eine partielle Blockwirbelbildung ist häufiger zu beobachten.

c) Proliferative Reaktionen an den Wirbelkanten

Diese Befunde sind sehr charakteristisch und in den verschiedenen Stadien der Erkrankung vorhanden. Sie sind im allgemeinen in engster Nachbarschaft der osteolytischen Knochenherde lokalisiert. Ihre Ausbildung braucht nur eine kurze Zeit und damit unterscheiden sie sich von gewöhnlichen Randwulstbildungen. Zur Ausbildung von brückenförmigen Knochenspangen werden etwa 2—3 Monate benötigt. Bei ausgedehnten Destruktionen fehlen sie zunächst oder sind nur geringfügig, vor allem in der Dorsalregion und bei Vorhandensein schwerer Veränderungen mit paravertebraler Abszeßbildung. Doch auch in diesen Fällen erscheinen die osteophytären Bildungen später, nach mehreren Monaten, und bilden eine dichte vollständige Brücke zwischen den erkrankten Wirbeln.

Dorsal gelegene Reaktionen werden selten beobachtet. In einzelnen Fällen finden sich periostale Auflagerungen an den seitlichen Flächen der Wirbelkörper.

d) Veränderungen an den kleinen Wirbelgelenken

Solche Veränderungen werden von verschiedenen Autoren betont, sind aber sehr selten. Sie werden wohl gelegentlich durch die Rotation des Wirbelkörpers vorgetäuscht.

Bang'sche Krankheit, Morbus Bang

Klinik: Die Infektion erfolgt vorwiegend bei der beruflichen Beschäftigung mit den Rindern, ausnahmsweise durch den Genuß infizierter ungekochter Milch (Tabelle 3). Die Latenzzeit zwischen Kontakt mit erkrankten Tieren und Ausbruch der Krankheit schwankt zwischen 1 Monat und 5 Jahren. Wie beim Maltafieber finden wir auch bei Morbus Bang hohe undulierende Temperaturen, starke Schweißsekretion und gleichzeitig oder später rheumatische Schmerzen im Rücken und in den Gelenken, evtl. mit Gelenkschwellungen. Gegenüber dieser akuten Form kommt auch eine sekundäre, chronische Form des Morbus Bang zur Beobachtung, deren klinisches Bild weniger charakteristisch ist.

Röntgenbefunde

Die Skeletveränderungen bei der Bang'schen Krankheit beschränken sich nicht auf die Wirbelsäule. So beobachteten neuerdings BRÜCKMER, EISLER, ROSMANITH und PASKOV osteoporotische bis osteolytische Veränderungen am Schädel, zum Teil mit zentralen Schatten, die sie den bekannten Veränderungen an spongiösen Knochen gleichstellen. Auch sind im Gegensatz zu häufigen falschen Vorstellungen die Veränderungen an den Wirbeln bei M. Bang relativ selten. Unter 122 Bang-erkrankten Tierärzten wurde nur 1mal = 0,82 % eine Spondylitis als Nachkrankheit festgestellt (HERTER und Mitarbeiter). Ein negativer Röntgenbefund bei klinischem Verdacht ist jedoch erst dann verwertbar, wenn die notwendige *Latenzzeit* zur Ausbildung radiologisch sichtbarer Veränderungen verstrichen ist. Diese liegt wie beim Maltafieber zwischen 1—4 Monaten nach der Infektion. Prädilektionsort ist auch beim M. Bang die Lendenwirbelsäule (im Gegensatz zur Lues, bei der weit überwiegend die HWS betroffen ist). Die Gründe für die Bevorzugung des einen oder anderen Wirbelsäulenabschnittes sind noch völlig unklar, alle Annahmen bisher rein hypothetisch.

Die ersten Destruktionsherde sitzen — ganz ähnlich wie beim Maltafieber, aber auch wie bei der Tuberkulose — in den vorderen Wirbelpartien, oder in den ventralen subchondralen Deckplattenbezirken. Von hier aus breitet sich die Infektion unter dem vorderen Längsband und durch die Bandscheibe auf den oder die beiden Nachbarwirbel aus, wo sich ebenfalls Knochendestruktionen entwickeln können (FRANZEN).

Frühzeitig setzen die Reparationsvorgänge ein; sie bestehen in sklerosierenden Vorgängen in der Umgebung des Herdes und Spangenbildungen im Bandapparat und beginnen schon etwa 3—6 Monate nach der Infektion. Diese sind fakultativ und können fehlen, auch können nach der Festigung der Verbindung zweier Wirbelkörper im Ausheilungsstadium diese Spangen nach Ausdehnung und Stärke wieder eine rückläufige Tendenz zeigen.

Eine vollständige Blockwirbelbildung nach der Ausheilung ist nicht allzu selten, doch erkennt man auch dann immer noch Bandscheibenreste.

Da es sich bei den Bang-Infektionen in der Regel um Berufsinfektionen Erwachsener handelt, im Gegensatz zu den Spondylitiden beim Maltafieber in Endemiegebieten, so ergeben sich im Ablauf *altersbedingte Unterschiede*. Die beim Jugendlichen noch vascularisierte Bandscheibe ist beim Maltafieber so gut wie immer mitbeteiligt und deutlich verschmälert, der Prozeß verläuft beim Jugendlichen rascher, die Reparation ist vollständiger. Es kommen daneben aber bei jungen Patienten, geringer Aktivität der Erreger und guter Abwehrlage auch weitgehende Wiederherstellung der Wirbelkörperform und -Struktur, oder geringe Knochenverdichtungen und Verformungen als Abheilungsfolge vor.

Mehrfache Streuung in 2 Wirbelkörperpaare (D 7/D 8 und D 9/D 10) wurde von SANDSTRÖM (1937) beobachtet. In diesem Fall bestand gleichzeitig auch ein Weichteilabszeß, der im übrigen bei M. Bang offenbar seltener auftritt als beim Maltafieber. Ein Epiduralabszeß wurde von SUMNER beschrieben.

Höhlenbildungen als Folge einer nicht knöchern ausheilenden Zerstörung eines Wirbelkörpers, neben welcher die Bandverkalkung fortschreitet, werden von FRANZEN mit Recht als noch vorhandene *chronische Infektionsherde* angesehen. *Rezidive* kommen auch bei M. Bang vor.

e) Osteomyelitis bei Variola und bei anderen Viruserkrankungen

Schon CHIARI konnte 1893 im Knochenmark disseminierte Herde in allen Stadien der Pockenerkrankung nachweisen, welche niemals Eiterungen aufwiesen. Es war daher verständlich, wenn die als Komplikation der Pockenerkrankungen auftretenden entzündlichen Skeletveränderungen als unspezifische Begleit-Osteomyelitiden aufgefaßt wurden. Erst durch BROWN wurde die Vermutung eingeführt, daß Gelenk- und Knochenveränderungen auch durch das Virus selbst verursacht werden könnten, eine Ansicht, die nach den Untersuchungen vonMCCALLUM und den Beobachtungen von COCKSHOTT und MACGREGOR für einen Teil der Fälle Anerkennung gefunden hat (BÜRGEL u. BIERLING).

In ihrem Beitrag in Band V, 2 des Handbuches berichten diese beiden Autoren davon, daß in beinahe allen Fällen multiple Herdbildungen vorliegen, wobei häufig eine symmetrische Anordnung auffiele. „An erster Stelle stehen die Metaphysen in Nachbarschaft des Ellbogengelenkes, an zweiter Stelle die Metaphysen nahe dem Kniegelenk. Seltener werden in den Fallberichten andere Metaphysen der großen Röhrenknochen genannt, ferner in Einzelfällen Carpalia, Tarsalia, Mittelfuß- und Mittelhandknochen sowie die Phalangen von Hand und Fuß.“

Es sind demnach bei entzündlichen Knochenveränderungen nach Pockenerkrankungen prinzipiell beide Möglichkeiten der Knochenbeteiligung ins Auge zu fassen:

1. die osteomyelitischen Formen, die als Komplikation nach Mischinfektionen von Pockenpusteln mit Staphylococcen und Streptococcen auftreten können und zur bekannten pyogenen Osteomyelitis gehören.

2. die davon ganz verschiedenen nekrotisierenden, nichteitrigen Knochenveränderungen, die möglicherweise durch das Pockenvirus ausgelöst werden (BROWN u. BROWN, CANGE, COCKSHOTT u. MACGREGOR, DE BEYRE, DI EGIDIO, INGELRANS u. TACONNET, MUSGRAVE u. LISON, SHELDON).

Diese zweite, möglicherweise spezifische, nichteitrige Form der Pocken-Osteomyelitis wurde häufiger bei Kleinkindern beobachtet und beginnt bei ihnen in der 2.—7. Woche nach dem Beginn der Pockenkrankheit. Bei älteren Kindern wird die durchgemachte Erkrankung oft erst später beobachtet im Zusammenhang mit der Entwicklung von Deformitäten (als Folge der metaphysären Erkrankungen).

Von SCHMORL-JUNGHANNS wird angegeben, daß auch *Spondylitiden* im Anschluß an Virus-Infektionen beobachtet worden sind, so bei Influenza (CONIGLIO), bei Masern (COBB, PUHL), bei Pocken (PUHL, SCHMORL).

Die Influenza-Hypothese von NICOTRA u. CONIGLIO ist völlig unbewiesen.

Im älteren Schrifttum findet sich eine Beobachtung von MILNER (1903), der eine Spondylitis am Wirbelbogen in Höhe des 10.—12.Brustwirbels mit Weichteil-Schwellung und teilweiser Lähmung beider Beine auf eine Influenza zurückführt, unter Hinweis auf FRANKE, welcher bei 80 von 4000 Influenza-Kranken Periostitiden und Ostitiden an den Extremitäten beobachtete, aber auch einen Abszeß neben dem 6. Brustwirbel fand (kein Nachweis im Eiter!).

Die 6 Fälle von PUHL betreffen nur Wirbelosteomyelitiden nach Typhus (1 ×), nach Paratyphus (1 ×) und nach unspezifischen Entzündungen (4 ×). Ein Fall von Spondylitis nach Masern oder Pocken ist nicht darunter, diese Formen werden von Puhl lediglich zitiert (ohne nähere Schrifttumsangabe).

Die Spondylitis nach Pocken wurde von Schmorl nicht ausreichend genug beschrieben, um sie als Virusinfektion in Anspruch nehmen zu können. Es muß in diesem ungewöhnlich lokalisierten Falle daher offen bleiben, ob nicht eine komplizierende Mischinfektion vorlag, um so mehr, als sonst im Schrifttum keine Berichte über Spondylitiden bei Pockenerkrankungen vorliegen.

Die gleiche Situation liegt bei den *Masern* vor: Puhl hatte keinen einzigen eigenen Fall von Spondylitis nach Masern und auch in dem Referat von Cobb (1947) findet sich kein einziger Fall von Virusinfektionen oder Masern-Spondylitis, sondern lediglich ein Fall von Typhusabszeß mit Perforation in die Lunge (Johnson u. James), 40 Fälle von Spondylitis brucellosa (Barcelo u. Vilaseca-Sabater) und eine Bandscheibenverkalkung (Weens). So ist es bis heute noch nicht genügend gesichert, daß tatsächlich spezifische Virus-Spondylitiden vorkommen. Es muß aber damit gerechnet werden, daß leichte Grade von Wirbelsäulenmitbeteiligung vollständig ad integrum ausheilen können. Die Schwierigkeit, aus röntgenologischen und pathologisch-anatomischen Spätbefunden Rückschlüsse auf die zugrunde liegenden Primärerkrankungen zu ziehen, verhindert bei dieser und bei anderen prognostisch gleich günstigen Erkrankungen die wünschenswerte notwendige Sicherheit.

Es erscheint uns daher die Frage der „echten" Virus-Spondylitiden noch nicht genügend geklärt. Es genügt in keinem Falle der röntgenologische Nachweis von Wirbelveränderungen, weil dieselben von der evtl. bewiesenen Virusinfektion völlig unabhängig oder nur mittelbar (etwa durch Mischinfektion) hervorgerufen sein können.

Der Vollständigkeit halber sei erwähnt, daß auch bei der in Südbaden im Winter 1972/1973 aufgetretenen und bis zur Jahresmitte abgeklungenen Q-Fieber-Endemie in keinem einzigen Falle Osteomyelitiden oder Spondylitiden aufgetreten sind (Doerr, Amelung, Schmitz, Haas).

f) Spondylitis bei Aktinomykose

Die Entdeckung der menschlichen Aktinomykose gebührt Israel, 1878, nachdem die erste Schilderung dieser Erkrankung durch Langenbeck 1845 unveröffentlicht blieb (Israel), der auch schon die „Fungusnatur" dieser Erkrankung erkannt hatte. Vorausgegangen war der Israel'schen Publikation auch die Beschreibung der Strahlenpilzerkrankung am Kieferknochen des Rindes 1876, deren Körnchen von dem Botaniker Harz als Elemente eines Pilzes erkannt wurden.

Bei den *Aktinomyceten* haben wir es mit einer *großen* und *heterogenen Species* zu tun: „es ist zu unterscheiden zwischen *aeroben, saprophytären, apathogenen Bodenkeimen,* den *anaeroben Erregern der menschlichen Aktinomykose,* Actinomyces israeli, und gewissen *aeroben Strahlenpilzen,* Nocardien, die eine *Nocardiose* erzeugen" (Arzt).

„Bei der Beschäftigung mit der Frage nach dem Infektionsmodus fand die Begleitflora steigendes Interesse. 1905 beschreibt Wright die häufige Anwesenheit anderer Bakterien, die eng mit den Drusen verbunden sind. Schon er glaubt, daß die Begleitbakterien eine wichtige Rolle bei der Ausbreitung der Erkrankung spielen. 1912 fand Klinger gramnegative aerobe Kokkobacillen, den Actinobacillus actinomycetum comitans. Dieser Aktinobacillus wurde nur bei der Aktinomykose gefunden. 1921 wird der Begriff *Begleitbakterien* von Lieske geprägt. 1933 wies Bates auf die ständige Anwesenheit einer Begleitflora hin. 1936 beginnt Lentze seine Untersuchungen über die Mischinfektionen der Aktinomykose. 1950 wird auch von Holm hervorgehoben, daß die Aktinomykose eine multiple Infektion, basierend auf dem Synergismus zwischen Actinomyces israeli und Begleitkeimen darstellt.

Zu den wichtigsten *Begleitbakterien* gehören der Actinobacillus actinomycetum comitans, das Bacterium melaninogenicus, Kokken, Fusobakterien und Leptotricheen (LENTZE; WOLFF u. TEUSCH).

Als Erklärungsversuch der polymikrobiellen Infektion eines prägnanten Erregers mit einer Vielzahl unterstützender Trabanten gilt heute die Ansicht, daß der Fermentapparat des Actinomyces durch diese Trabanten komplettiert wird. Gewisse gewebsaufschließende Fermente, die Polymeridasen scheinen den Actinomyces israeli zu fehlen (BREDE), die jedoch bei den Begleitbakterien der Aktinomykose regelmäßig nachzuweisen waren" ARZT).

Als *Erreger* der menschlichen Aktinomykose werden allgemein der grampositive, streng anaerob wachsende Actinomyces israeli (Synonyma: Actinomyces Wolf-Israel Streptothrix Israeli, Streptothrix Spitzi, Discomyces bovis. Cohnistreptothrix Israeli, Actinomyces bovis auct., Actinobakterium Israeli, Brevistreptothrix Israeli) in *seltenen* Fällen der von HARZ beschriebene Actinomyces bovis angesehen.

„Beide sind morphologisch, biochemisch und serologisch so weitgehend definiert, daß sie auf der Grundlage der Arbeit von ERIKSON (1940, 1949) in Bergey's Manual of Determinative Bacteriology 1948 (1957) als Arten bezeichnet werden (GRÄSSER u. THOMPSON, 1950; PINE, HOWELL u. WATSON 1960). Zur Familie der Actinomycetaceae gehört neben den Actinomyces auch die Nocardia. Letzere ist sowohl morphologisch als auch biochemisch klar von den Actinomyceten abzutrennen". (ARZT)

Die wesentlichen Eigenschaften der beiden Species, bovis und israeli, sind in einer Tabelle von HARZ zusammengafaßt.

In einer neueren Arbeit — 1972 — haben SUTEWA u. DERETEWA die Ergebnisse von 185 an Actinomykose verschiedener Lokalisation erkrankten Menschen durchgeführten Kulturuntersuchungen der gewonnenen aeroben Erreger mitgeteilt und dabei die Pathogenität der Vertreter aller dieser untersuchten Artgruppen der Strahlenpilze für Laboratoriumstiere (Meerschweinchen) geprüft. Fälle mit stärkerer Ausdehnung der Herde nach der künstlichen Ansteckung der Tiere waren durch folgende Kulturen ausgelöst: Act. albus (ROSSI-DORIA GASPERINI 1892), Proact. (Nocardia) asteroides, Act. violaceus und Micr. parva. Die Gruppe Act. albus wurde beim Menschen am häufigsten isoliert, sie wurde aus diesem Grunde noch weiter untersucht, wobei sich zeigte, daß die Pathogenität für Tiere ebenso hoch war wie diejenige von Proact. (Nocardia) asteroides. Die Autorinnen halten daher *Act. albus für den aeroben Haupterreger der Aktinomykose in der UdSSR.*

„Das häufigste Begleitbacterium, der Actinobacillus actinomycetem comitans ist ein zartes gramnegatives unbewegliches kokkoides Stäbchen von 0,6—1,5 μ Länge und 0,5—0,8 μ Breite, das in seiner Form an Influenzabacterien erinnert. In Eiterausstrichen oder in Actinomycesdrusen imponieren die Bacterien häufig als so dichter Rasen, daß sie leicht mit Zelldetritus verwechselt werden können. Sie sind mikroaerophil mit einem optimalen Wachstum bei 37°C. Eine CO_2-Atmosphäre fördert beträchtlich das Wachstum" (ARZT).

Obwohl die A. beim Menschen vorzugsweise eine Weichteilerkrankung ist, konnte GRÄSSNER (1929) unter 486 Fällen aus dem Schrifttum 73mal eine Knochenbeteiligung finden, das entspricht einer *Häufigkeit* von 15 %. Daran waren beteiligt:

Wirbelsäule	37 %	Schädelgrund	4 %
Unterkiefer	25 %	Becken	4 %
Rippen	10 %	Brustbein	3 %
Oberkiefer	8 %	Jochbein	3 %
Gliedmaßen	5 %	Schlüsselbein	1 %

GRÄSSNER hält die tatsächliche Häufigkeit für größer, vor allem dann, wenn man bei Lungenaktinomykose systematisch nach Knochenherden suchen würde.

Die Infektion des Knochens erfolgt

a) meistens sekundär durch Übergreifen des Prozesses von außen.
b) durch eine primäre Erkrankung vom Mark aus (diese Möglichkeit ist am Kiefer durch cariöse Zähne oder nach Zahnextraktion gegeben).
c) durch eine hämatogene-metastatische Erkrankung.

Path.-anatomisch

Die Wirbelsäule erkrankt in der Regel von der Nachbarschaft her, von der Lunge und der Speiseröhre oder über den Mediastinalraum, vom Darm aus (HALLAUER) und in einem Fall sogar von den weiblichen Genitalorganen (HASELHORST). Im 4. Fall von PONFICK erfolgte die Erkrankung der Brustwirbelsäule vom Kiefer aus. Dieser Infektionsweg kommt sonst neben der Weichteil-A. vor allem für die seltene Beteiligung der HWS in Frage.

Zunächt pflegen die Wirbelkörper von dem schwartigen, mit Fistelgängen durchsetzten Prozeß von außen angenagt zu werden. Doch „auf der Sägefläche zeigen sich zahlreiche, zirkumskripte kariöse Herde, die nach dem unteren Teil des Wirbelkanals durchgebrochen sind" (KASHIWAMURA). Die Bögen, Querfortsätze und Rippen sind oft später mitbetroffen, wie im vielzitierten Falle von PONFINK und selbst die Prozessus spinosi können von vorne her durch den Wirbel hindurch befallen werden. Dann pflegen sich auch dorsale Schwarten mit Fisteln auszubilden. Der aktinomykotische Prozeß ist neben der *Zerstörung* von außen oder innen durch das aktinomykotische Granulationsgewebe durch eine *ossifizierende Periostitis* und Ostitis gekennzeichnet, die gegenüber der Destruktion jedoch weit zurücktritt. Sie führt gelegentlich zu körnigen und warzigen Osteophyten an der Wirbeloberfläche (PONFICK). Selten und geringer ausgeprägt sind Knochenneubildungsvorgänge in der Umgebung zentraler aktinomykotischer Knochenherde. Größere, cavernenartige Zerstörungen kommen vor, selten entstehen kleine Knochensequester (BOSTROEM). Die durch die Zerstörung eintretende Erweichung des Knochens kann zum Zusammenbruch des Wirbels und zu einer Verbiegung der Wirbelsäule (BOSTROEM, DONALIES, GRÄSSNER, HEUCK, SHIOTA) führen. Lymphdrüsenmetastasen fehlen gewöhnlich (BOSTROEM). Die Bandscheiben bleiben gelegentlich auffallend gut erhalten (PONFICK, GRÄSSNER, WERTHEMANN). In anderen Fällen sind sie mitbeteiligt (HASELHORST); ja der Prozeß kann durch sie hindurch von einem auf den anderen Wirbel fortschreiten (BEITZKE). Bei schweren Wirbelzerstörungen finden sich ausgedehnte praevertebrale Abszesse und Psoasabszesse (GRÄSSNER, HALLAUER).

Schließlich muß betont werden, daß in einer Reihe von Fällen der aktinomykotische Prozeß in den Wirbelkanal eingedrungen ist, entweder durch die vorhandenen Foramina oder aber nach Zerstörung des Knochens, wobei es in einigen Fällen nur zur Einengung des Wirbelkanalraumes, in anderen aber zum Durchbruch durch die Dura gekommen ist.

Typisch für die Aktinomykose ist die häufige Mitbeteiligung der Querfortsätze, ja der Dornfortsätze mit Ausbildung auch dorsal gelegener Schwarten- und Fistelbildungen.

Röntgensymptomatologie

Entsprechend der häufigsten Entstehung der Wirbelaktinomykose von außen her finden sich im Röntgenbild Arrosionen der Außenflächen, nach denen entweder auf den üblichen Aufnahmen in 2 Ebenen oder gestaffelten Spezialaufnahmen gesucht werden muß. Meist werden auf guten Summationsaufnahmen auch die osteophytären Auflagerungen erkennbar sein. Man sollte es jedoch niemals unterlassen, auf Schichtaufnahmen auch die im Wirbelkörper selbst vordrängende Eiterung mit Knochendestruktion nachzuweisen, insbesondere dabei die Knochen um den Wirbelkanal (Wirbelkörperrückseite, Bogen, Fortsätze) sorgfältig zu studieren, die häufig mitbefallen sind. Außerdem erfordern die Rippen genaueste Beachtung.

Von HUCHZERMEYER wurden 1939 2 Fälle von Aktinomykose publiziert, die als primäre, hämatogene Wirbelaktinomykose bei nicht bekanntem Primärherd angesprochen wurden.

Im ersten Falle fand sich bei einem 33-jährigen Mann, der seit 2 Jahren über Rückenschmerzen klagte und eine Resistenz im rechten Unterbauch hatte, eine derbe Infiltration, die mit einer Caries an L 2 verbunden war. Von diesem Falle fehlen wegen „Symptommangel" leider Röntgenaufnahmen, sie hätten wohl die Arrosion an der Außenfläche darstellen können.

Im zweiten Falle, einer ebenfalls 33-jährigen, bestand gar kein Hinweis auf die Wirbelsäule, sondern ein Druckschmerz oberhalb der rechten Spina il. ant. sup. Operativ wurde ein Senkungsabszeß eröffnet. Die in diesem Fall durchgeführte Röntgenuntersuchung deckte einen Befund an L 1 auf, der dem typischen Bild eines Angiomes entspricht (siehe JUNGHANNS, MAKRYCOSTAS, PERMAN, REISNER).

In diesen beiden Fällen ist der Autor den sicheren Beweis einer primären Wirbelaktinomykose schuldig geblieben. Das von ihm als primäre Aktinomykose angesprochene Röntgenbild des Wirbels im 2. Falle, das auch bei der Kontrolle nach der Operation keine Veränderung aufwies, ist das klassische Röntgenbild eines Wirbelangioms, welches offenbar als Nebenbefund der bestehenden Weichteilaktinomykose bestand.

Über das Bild der primären Knochen-Aktinomykose unterrichten uns einschlägige Fälle am Kiefer, wie z.B. die beiden Fälle von MEYER-BORSTEL. Sie zeigen osteolytische Veränderungen mit Randsklerosen sowie mit stärkeren periostalen Reaktionen in fortgeschrittenen Fällen; analoge Veränderungen waren auch bei *primärer* Wirbelaktinomykose zu erwarten.

Inzwischen ist auch an der Wirbelsäule von BAYLIN u. WEAR (1953) eine primäre Aktinomykose beschrieben worden. Der Knochen hat ein seifenblasenähnliches Aussehen, umgeben von Zonen normalen oder verdichteten Knochens. Kompression des Wirbelknochens ist nicht besonders ausgesprochen und in diesem Falle mag eine geringe Veränderung der Kontur für eine längere Zeitperiode bestehen. Gewöhnlich ist eine paravertebrale Weichteilschwellung entlang dem betroffenen Segment vorhanden. Wenn der „Seifenblasentyp" in charakteristischer Weise vorhanden ist, muß die Möglichkeit einer im Wirbelkörper entstandenen primären Aktinomykose in Betracht gezogen werden.

Die *Diagnose* der Aktinomykose ist allein aus dem Röntgenbild nicht möglich, sie gründet sich vielmehr auf die Anamnese, den klinischen Befund, auf den Aktinomyceten- und Drusennachweis, sowie auf feingewebliche Untersuchungen. Der Actinomyces-Hauttest ist annähernd brauchbar, aber niemals beweisend, da ein positiver Test nur einen einmal zustande gekommenen Kontakt anzeigt, während bei fortgeschrittenen Fällen der Hauttest wieder negativ werden kann. Das gleiche gilt für die komplementbildenden Antikörper und die Agglutinine.

Für die Behandlung ist es von großer Bedeutung, daß nicht nur die Empfindlichkeit des A. israeli auf Antibiotica beachtet wird, sondern auch die Antibiotica-Empfindlichkeit der Begleitbakterien. Tabelle 5 von LENTZE gibt Aufschluß über die wichtigsten Antibiotica und Begleitbakterien (s. S. 288).

Neben dem Einsatz von Antibiotica ist auch heute noch die Strahlentherapie berechtigt, mit welcher auch schon vor der antibiotischen Ära bei der cervicofacialen Form der Aktinomykose beachtliche Erfolge erzielt werden konnten.

Die Prognose der Aktinomykose hat sich durch die moderne Behandlung entscheidend gebessert, wenn dabei berücksichtigt wird, daß das häufigste Begleitbakterium, der Actinobacillus actinomycetem comitans resistent gegenüber Penizillin ist, und daß es bei den brettharten und wenig durchbluteten Gewebsveränderungen Schwierigkeiten bereitet, das wirksame Medikament in geeigneter Konzentration in das Gebiet der aktiven Infektion zu bringen (HARVEY, CANTRELL, FISHER).

Unter diesen Umständen werden unsere eigenen Erfahrungen mit der *Kombinationsbehandlung*: Strahlentherapie (10 $\times$ 150 R) + Streptomycin (10 $\times$ 1 g/ die) interessieren, die in der Dissertation von MERTENS zusammengestellt sind. Ausgangspunkt dieser Behandlung waren die positiven Mitteilungen von COSTIGAN 1947 und TORRENS und WOOD

Tabelle 5. *Antibiotika-Empfindlichkeit des A. israelii und der wichtigsten Begleitbakterien*

Empfindlichkeit gegen	Actinomyces israelii	Bact. comitans	Bact. melanino-genicus
Penicillin G	+	resistent! (bis 25 E/ml)	+
Streptomycin	+	+	resistent!
Chloramphenicol	+	+	resistent!
Tetracyclin	+	+	+
Chlor-Tetracyclin	+	+	+
Oxy-Tetracyclin	+	+	+
Erythromycin	+	resistent!	+
Oleandomycin	+	resistent!	+
Selectomycin	wechselnd*	resistent!	±!
Kanamycin	wechselnd*	+	resistent!
Vaucomycin	+	resistent!	—
Colistin	resistent!	±!	resistent:
Gabbromycin (Aminosidin)	±!	+	resistent:
Novobiocin	+	+	+
Ampicillin (Binotal'	+	+	+

* Nur bei einigen Stämmen ausreichend wirksam.

Nach F. A. LENTZE (aus REPLOH-OTTE: Lehrbuch der medizinischen Mikrobiologie. Stuttgart: Gustav Fischer 1965).

1949. Wir wurden in unserem Vorgehen bestärkt durch unsere eigenen positiven Ergebnisse, sowie durch die großartigen Erfolge von MEURENS bei der Behandlung einer pulmonalen Aktinomykose mit Streptomycin und Supronal, sowie durch die positiven Ergebnisse von LUGER und GRÄF, 1952. Dem letzteren war es gelungen, drei Fälle von cerviofacialer Aktinomykose, welche trotz 10 Millionen E Penizillin keine Heilung zeigten, nach insgesamt jeweils 20 g Streptomycin auszuheilen.

Unsere Ergebnisse: Von 32 Fällen mit cervicofacialer A. konnten 28 sofort und rezidivfrei ausgeheilt werden, 2 weitere Fälle nach einer zweiten Bestrahlungsserie. 2 Fälle waren bei Abschluß der Arbeit gebessert, aber noch nicht nachkontrolliert. 1 Fall mit Aktinomykose des Abdomens wurde ausgeheilt und blieb über drei Beobachtungsjahre rezidivfrei, 1 Fall mit ausgedehnter A. des Oberbauches mit Durchwanderung der re. Zwerchfellhälfte und Befall der Lunge konnte restlos ausgeheilt werden und wurde wieder arbeitsfähig; er blieb 4 Jahre rezidivfrei, kam aber dann an den Folgen einer schon entwickelten Amyloidose ad exitum.

Von einigen Autoren wird heute grundsätzlich die Kombination von Penicillin und Streptomycin empfohlen (JEPSON, ROSE u. TONKIN). — Von den übrigen Antibiotica kommt auch noch das Tetracyclin in Frage.

g) Spondylitis bei Nocardiose

Die erste Nocardia-Infektion wurde 1888 von NOCARD bei der unter dem Namen farcin in Guadeloupe bekannten Erkrankung der Rinder erkannt. EPPINGER beschrieb als erster 1890 eine bewiesene Infektion (Hirnabszeß) beim Menschen.

Synonyma: Nocardia farcinica, Cladothrix asteroides, Nocardia asteroides, Nocardia-Mycetome.

Der *Erreger* — die Nocardia asteroides — ist ein ubiquitärer Angehöriger des Humusbodens. Sie wächst im Gegenatz zu Actinomyces israeli *aerob* und ist schwach oder nicht säurefest. Nur manche stark säurefesten Stämme können leicht mit Mykobakterien verwechselt werden. Im Eiter nocardiöser Prozesse finden sich keine Drusen sondern lediglich *Mycelgeflechte* (Granula) des Erregers und keine Begleitbakterien (LENTZE).

Pathologisch-anatomisch finden sich abgekapselte Knoten granulierender und vernarbender Entzündungen bis zu ausgedehnten Gewebsnekrosen und akuten Abszessen. Im Vordergrund steht jedoch im Gegensatz zur Aktinomykose gewöhnlich die eitrige und abszedierende Entzündung, die selten granulierende Formen zeigt (ARZT). Primärerkrankung gewöhnlich in der Lunge mit eitrigen Peribronchitiden und Bronchopneumonien. Es besteht eine Tendenz zur hämatogenen Aussaat mit metastatischen Abszessen in verschiedenen Organen: bevorzugt im *Gehirn* und im Unterhautgewebe, aber auch in Leber, Milz Nieren, Nebennieren, Pankreas, Knochenmark, Bauchwandmuskel, Haut und Schilddrüse.

Die Nocardia madurae und pelleteri bewirken eine chronisch eiternde granulomatöse Entzündung, die eine Aktinomykose simuliert (hauptsächlich in tropischen und subtropischen Ländern). Die Infektion bohrt sich tief in das subcutane Gewebe und ergreift Knochen und die anderen Gewebe in der Tiefe unter Ausbildung von Abszessen und Fisteln (ARZT). Es kommt zu Osteolysen und periostaler Knochenneubildung.

Der Knochenbefall ist nicht häufig. BALLENGER u. GOLDRING konnten ihn 5mal unter 95 Fällen, WICHELHAUSEN 3mal unter 62 Fällen feststellen, also in etwa 5 % der Fälle. Hierbei handelt es sich in der Regel um Extremitätenknochen, obwohl bei der hämatogenen Aussaat jede Lokalisation grundsätzlich möglich ist.

In der Beobachtung von EPSTEIN u. Mitarb. einer Rückenmarks-Kompression durch Nocardiosis — übrigens dem zweiten derartigen Fall im Schrifttum — waren der 7. Halswirbel bis 3. Brustwirbel befallen. Nach Laminektomie und Dekompression sowie nach Therapie mit Tetracyclin (0,5 g 4 × täglich) und Sulfisoxazole (1,5 g 4 × täglich) bildeten sich die sensorischen Defekte vollständig zurück. Der Kranke lernte wieder mit Krücken zu gehen.

Die Erkrankung galt früher als selten und wurde meistens irrtümlich der Aktinomykose zugerechnet. In neuerer Zeit wird sie jedoch als selbständiges Krankheitsbild herausgestellt, so zum Beispiel von PEABODY u. SEABURY (1957), nachdem GLOVER, HERRELL, HEILMAN u. PFUETZE aus der Mayo-Klinik ihren ersten geheilten Fall schon 1948 als Nocardiosis und nicht mehr als Actinomycosis veröffentlicht hatten. Die Notwendigkeit einer sorgfältigen Diagnostik und einer Abgrenzung der Nocardiose von der Aktinomykose ergibt sich auch aus der völlig unterschiedlichen Therapie: die Nocardia asteroides ist resistent gegenüber Penizillin und die Therapie der Wahl ist diejenige mit Sulfadiazine, die nach anfänglich höherer Dosierung (10—12 g/die) innerhalb von 4—6 Wochen auf 4—6 g/die reduziert werden soll.

Der Nachweis der Nocardiose ist schwierig. Ein einmaliger positiver Sputumnachweis genügt nicht, immer sollte der Erreger in der Kultur isoliert und identifiziert werden. Im Tierversuch zeigt sich nach intraperitonealer Injektion einer geringen Menge eine lokalisierte Erkrankung; wenn eine wesentlich größere Menge inoculiert wird, stirbt das Meerschweinchen gewöhnlich in ein bis zwei Wochen.

Nach BRUECK u. BUDDINGH (1951) führt die Injektion in den Eidottersack von Hühnerembryonen zum Tod des Embryos in 4 Tagen, eine Untersuchungsmethode, welche von PEABODY und SEABURY geprüft und als die günstigste Isolierungs- und Identifizierungsmethode der N. angesehen wird.

Auch die klinische Symptomatologie unterscheidet die Nocardiose von der Aktinomykose: die Nocardiose besitzt die Tendenz zur hämatogenen Ausbreitung, während sich die Aktinomykose per continuitatem ausbreitet. Die N. neigt zur Chronizität mit Remissionen und Exazerbationen. Schließlich häufen sich die Mitteilungen von Nocardiosen als Zweiterkrankung, so bei Tuberkulose, bei Leukämie, bei Hodgkin'scher Erkrankung und bei Diabetes.

Hieraus ergibt sich auch eine bemerkenswerte Organverteilung (Tabelle 6, s. S. 290).

Tabelle 6. *Organbefall bei Nocardiose*

Befallene Organe	Fälle*	Fälle**
Lunge	67	40
Gehirn	29	15
Haut und Subcutangewebe	29	21
Pleura	15	11
Herz	11	4
Nieren	9	6
Milz	[illegible]	2
Leber	7	1
Peritoneum	7	6
Lymphknoten	7	6
Knochen	5	3
Pankreas	4	1
Meningen	4	4
Darm	4	3
Nebennieren	3	2
Rückenmark	1	1
Auge	—	1
Ohr	—	1
Gesamtzahl der Fälle	95	62

* Nach BALLENGER u. GOLDRING (1957)
** Nach WICHELHAUSEB (1954)

h) Spondylitis bei Mykosen

Von den Zehntausenden bekannter Pilzarten sind etwa nur 50 für den Menschen pathogen und verursachen Oberflächenmykosen (Haut, Haare, Nägel) oder System-Mykosen (Respirationstrakt, Intestinaltrakt, Lymphknoten, Knochenmark). Einigen Pilzarten ist eine strenge geographische Ausbreitung eigen, wie zum Beispiel dem Coccidioides immitis in den Südweststaaten der USA, andere haben eine weltweite Verbreitung. Andererseits führt der weltweite Reiseverkehr auch zu einem vermehrten Kontakt mit geographisch streng lokalisierten Pilzformen.

Vier Gruppen von Krankheiten können durch Pilze hervorgerufen werden:

1. *Myzetismus*, eine oft tödlich verlaufende Vergiftung nach dem Genuß giftiger Pilze.

2. *Mykotoxikosen*, Erkrankungen nach dem Genuß von Nahrungsmitteln, die von Schimmelpilzen befallen sind (Leukopenie bei Fusariotoxikose).

3. *Pilzallergien*, durch Kontakt mit Pilzsporen, zum Beispiel auch bei Asthma bronchiale.

4. *Mykosen*, durch Pilze verursachte Parasitosen, wobei die pathologischen Gewebsveränderungen an das Vorhandensein eines Fremdorganismus gebunden sind.

Die pathogenen Pilze lassen sich in 3 Klassen nach ihren Vermehrungsformen zusammenfassen:

Phycomycetae: Sie bilden Sporangiosporen, gelegentlich auch Arthrosporen. Die Hyphen haben keine Quersepten. Pathogen: *Mucor*, Rhocopus, *Coccidioides*.

Askomycetae: Hauptsächlich werden Ascosporen (Endosporen) gebildet. Die Hyphen haben Quersepten. Pathogen: Ctenomyces, Piedraia, *Aspergillus*, Scopulariopsis.

Adelomycetae: Auch als Fungi imperfecti bezeichnet. Geschlechtliche Vermehrung fehlt. Hauptsächlich werden Konidien gebildet. Vielfach haben die Hyphen Querleisten. Pathogen: Trichophyton, Microsporon, Epidermophyton, Phialophora, Hormodendron, *Blastomyces*, *Histoplasma*, *Sporotrichon*, *Candida*, *Cryptococcus*, *Trichosporon*, *Geotrichum*.

Wir können uns dabei auf die menschen-pathogenen Pilze beschränken, bei denen Knochenerkrankungen, speziell Wirbelerkrankungen bekannt geworden sind (Tabelle 7).

Tabelle 7. *System — Mykosen und Skelet — Beteiligung*

Krankheit	Primär erkrankte Organe	Knochenbeteiligung	WS-Beteiligung
Aspergillose	Bronchien, Lungen Nebenhöhlen, äußerer Gehörgang	ja	ja
Mucormykose	Nasennebenhöhlen Respirationstrakt	ja	Bisher nicht beschrieben
Cryptococcose (Torulose)	Lungen, Meningen	ja	ja
Moniliasis, Soor Candidamykose	Lunge, Mund	nein	nein
Geotrichose	Bronchien, Mund Magen-Darm	nein	nein
Sporotrichose	Haut, Schleimhaut	ja	ja
Blastomykose	Haut, Schleimhaut Lungen	ja	ja
Histoplasmose	Lungen	ja	ja
Coccidioidiomykose	Lungen, Meningen	ja	ja

α) *Aspergillose*

„Die Aspergillose ist eine durch verschiedene *Kölbchenschimmel* verursachte Pilzerkrankung, die speziell den Respirationstrakt, die Nebenhöhlen der Nase und das äußere Ohr befällt. In seltenen Fällen wird auch das Zentralnervensystem, wahrscheinlich durch die Lamina cribrosa infolge rhinogener Durchwanderung erreicht. Ferner sind *generalisierte* Erkrankungen mit Endokarditiden, besonders bei massiver Resistenzverminderung des Makroorganismus, nicht so selten" (WEGMANN).

In den letzten Jahren haben sich die Fälle gemehrt, in denen Lungenveränderungen durch Aspergillus funigatus beschrieben wurden, die entweder in Form von „Aspergillomen" als Mycetom in präformierten Hohlräumen (Cysten, Cavernen, Bronchiektasen, Pleuraraum) wuchsen oder als „Aspergillosen" das Lungengewebe selbst angriffen (CARDIS u. RAMEL, GOLDBERG, HOEFFKEN, HOFFMEISTER, und viele andere — Lit. bei WEGMANN —). Neben der Lunge und den Bronchien wurden auch die Nasennebenhöhlen und der äußere Gehörgang befallen; so wird es verständlich, daß die meisten bisher beschriebenen Aspergillosen des Knochens (JUST, MONASTYRSKAYA, OPPE, SCHNYDER, WÄTJEN, WRIGHT u. andere) am Schädel lokalisiert sind. Da hämatogene Ausbreitungen möglich sind, vor allem im Kindesalter, und Pilzendokarditiden, -Myokarditiden und -Perikarditiden beobachtet werden, ist mit hämatogenen Metastasen im Knochen ebenso zu rechnen wie ja schon embolische Pilzmetastasen im Hirn, in Leber, Nieren und Milz beobachtet worden sind (WEGMANN, GREBIN, CAWLEY u. ZHENTLIN).

Umso überraschender ist es, daß bisher nur SHAW u. WARTHEN über multiple Zerstörungsherde an Wirbeln und Rippen berichtet haben, aus denen Asperg. funigatus gezüchtet werden konnte.

β) *Mucormykose*

„Diese äußerst seltene Pilzaffektion befällt ähnlich wie die Aspergillose die *Nebenhöhlen der Nase,* sowie den *Respirationstract.* Besondere Aufmerksamkeit sind therapieresistenten *Sinusitiden* bei *Diabetikern,* speziell bei jugendlichen Diabetikern, mit acidotisch entgleister Stoffwechsellage zu schenken, mit neurologischen Komplikationen und entzündlicher Orbitaschwellung" (WEGMANN).

Die Erreger sind thermophile Köpfchenschimmel aus den Gattungen Absidia, Rhizopus und Mucor, die sich in Stroh und Heu, aber auch in Humus und Kompost sowie in verderbendem Brot finden.

Die Mucormykose der Nasenschleimhaut äußert sich klinisch in einer grauschwarzen Verfärbung (Pilzrasen).

Löffler u. Scholer konnten 1961 erstmalig eine durch Mucor hervorgerufene Endokarditis publizieren, auch Siebenmann u. Wegmann sahen eine generalisierte Mucormykose mit Mucorinfarkten in Milz, Nieren, Schilddrüse und Gehirn, sowie kleinknotig disseminiert in dem mediastinalen und retroperitonealen Fettgewebe. Die Generalisation wird auf den Herzmuskelbefall zurückgeführt.

Die Knochendestruktion kann direkt von der Sinusitis ausgehen (Eggenschwiler), oder als Mucorinfarkt nach hämatogener Ausstreuung beginnen. Eine sichere Wirbelsäulenbeteiligung ist bisher nicht beschrieben.

γ) *Cryptococcose* (*Torulose*)

Synonyma: Torulose, Torulopsis, Torulopsis neoformans Infektion, Europäische Blastomykose, Busse-Buschke-Krankheit.

Der Erreger dieser Erkrankung, der Pilz Cryptococcus neoformans (Torula histolytica, Cryptococcus hominis) kommt auf Erde, in Fruchtsaft, in Milch von Kühen mit manifester oder latenter Cryptococcenmastitis, vor allem aber auch im Mist von Vögeln vor, vor allem im Taubenmist, wobei die Tiere nicht erkrankt sind.

Das *klinische Bild* verläuft meistens in Form einer Meningitis mit basaler Lokalisation und Mitbeteiligung der Hirnnerven. Die Cryptococcen können in Liquor leicht nachgewiesen werden. Ist das Hirn mitbeteiligt, kann es zu einem intracraniellen raumfordernden Prozeß wie beim Hirntumor kommen (Wegmann).

Offenbar gibt es zwei Verlaufsformen:

αα) eine rapide, in wenigen Wochen zum Tode führende Form und

ββ) eine weniger dramatische, chronische Form mit einer längeren Lebensdauer über eine beträchtliche Zahl von Jahren. In der ersten Gruppe ist immer eine Meningitis vorhanden, in der zweiten kann sie später dazu kommen.

Von den von Collins zusammengestellten 200 Fällen aus dem Schrifttum hatten 17 auch Knochenherde, wobei eine gewisse Bevorzugung des Schädels und der Wirbelsäule zu beobachten ist. Über dem erkrankten Knochen findet sich eine leichte Weichteilschwellung mit leichter lokaler Hyperämie. Der Knochen wird durch den Pilz zerstört und zeigt nur eine relativ geringe oder gar keine Reaktion von Seiten des Knochens oder Periostes. In der Beobachtung von Eisen, Shapiro u. Fischer (1955) war der Dornfortsatz von L 3 zerstört, heilte jedoch unter Sulfadiazin in 10 Tagen vollständig ab. Der Pat. blieb trotz Mitbeteiligung beider Lungen bis zu einer Nachbeobachtungszeit von 6 Jahren noch gesund. In der Beobachtung von Brewer u. Wood waren mehrere Brustwirbeldornfortsätze erkrankt mit Nekrose des 3. Dornfortsatzes und Senkungsabszessen. Die Beschreibung einer klassischen hämatogenen Wirbelmetastase verdanken wir Seiler (1932):

Bei einer 37 jährigen Frau fand sich zunächst ein kleines Knötchen am Malleolus externus, nach dessen op. Entfernung Heilung eintrat. 1 Jahr später ähnliche Affektion in der Nachbarschaft der Narbe, wieder Heilung durch Operation. Kurze Zeit später Schmerzen in den Beinen und in der Lendengegend. Schließlich entwickelte sich langsam eine Schwellung und Fluktuation neben der Lendenwirbelsäule. Die Punktion deckte einen Abszeß auf, dessen Untersuchung eine Reinkultur Torulose aufwies. Die Fistelfüllung deckte ein verzweigtes Abszeßsystem auf. Die Therapie mit Inzisionen, Spülung, Jodkali, Röntgenbestrahlungen und Autovakzine blieb erfolglos. Die Sektion deckte eine Abszeßhöhle in L 4, eine Metastase in der 1. Rippe und einen primären Lungenherd auf.

Knochenanbauvorgänge werden von Seiler und von Ramel ausdrücklich erwähnt. Ramel beschreibt einen 2:1 cm großen muldenförmigen Defekt in der Elle mit Osteophyten am Rande und osteosklerotischer Verdickung des Bodens. Seiler erwähnt „unregelmäßige neugebildete Knochenbälkchen oder osteoide Säume auf den alten Bälkchen, zum Teil auch wieder von Osteoklasten arrodiert".

Die Röntgenuntersuchung hatte im Falle SEILER's den Knochenherd im 4. Lenden-wirbel nicht aufgedeckt. Mit Hilfe von Schichtaufnahmen würde dies heute wahrscheinlich möglich gewesen sein. Die *Röntgensymptomatologie* ist gekennzeichnet durch eine umschriebene Knochendestruktion mit oder ohne Randsklerose und nur geringer Periostreaktion. Sie ist uncharakteristisch und muß differentialdiagnostisch auch jede andere Entzündung oder Mykose, aber auch Neoplasien in Erwägung ziehen.

Völlig ungeklärt ist die häufiger beobachtete Kombination mit gewissen Tumoren (Reticulosen, Leukosen, Lymphogranulomatosen), mit Tuberkulose, aber auch mit Diabetes, Morbus Boeck, Polyarthritis, bei rheumatischen Herzvitien, bei der Hepatitis epidemica und bei der Silicose (COLLINS, GELLHORN u. TRIMBLE, WARNI u. RAWSON, WEGMANN; weitere Literatur bei HOLGNÉ, BEER u. COTTIER). Viele Fälle haben während einer bestimmten Zeit Corticosteroide erhalten. Es wird vermutet, daß für das Angehen einer Infektion eine Resistenz-Verminderung des Makroorganismus eine wesentliche Bedingung ist.

Entscheidend für die *Diagnose* sind die Pilzelemente, die sich im Sputum, im Liquor oder in Punktaten von Abszessen direkt nachweisen lassen. Die serologischen Verfahren und der Hauttest treten diesem Nachweis gegenüber in ihrer Aussagekraft zurück.

Für die Behandlung der Cryptococcose wird von WEGMANN das Amphotericin B empfohlen (Fungizone SQIBB u. HEYDEN), welches aus Streptomyces nodosus gewonnen wird. Wegen der Nephrotoxität sind Blutbild und Nierenfunktion dauernd zu überwachen.

δ) *Sporotrichose*

1898 von SCHENK (USA) erstmaliger Nachweis eines Fadenpilzes in subcutanen Abszessen. Weitere gleichartige Beobachtungen in den folgenden Jahren in Amerika und Cuba (de BEURMANN u. GOUGEROT). Der Erreger der Sporotrichose ist der Fadenpilz Sporotrichon de Beurmanni (RHINOCLADIUM SCHENKI), von dem es mehrere Untergruppen gibt. Der Erreger dringt durch Hautläsionen ein und führt zu einer chronischen granulomatösen Infektion der Haut, der Lymphknoten und anderer Gewebe, darunter auch der Knochen. Wahrscheinlich kann der Erreger auch durch den Magen-Darm-Kanal aufgenommen werden. Ungeklärt ist noch die Frage, ob die Lungenerkrankung durch Aspiration oder hämatogen erfolgt.

WILSON u. Mitarb. haben 1967 bei 30 Fällen von disseminierter Sporotrichose folgende Organbeteiligung gefunden:

Haut, Subcutis	30 %	Milz	4 %
Knochen, Periost, Synovium	24 %	Lymphonodi	5 %
Muskeln	8 %	Larynx und Oropharynx	5 %
Augen	5 %	Leber	3 %
Lungen	2 %	Knochenmark	1 %
Genitale	3 %	Blut	3 %

Das Skeletsystem war in folgender absteigender Häufigkeit befallen: Metacarpalien und Phalangen, Tibia, Radius und Ulna, Femur, Rippen. Die Lokalisation am Schädel und Unterkiefer wurde von ALTSCHUL, am Brustbein von ZEITLIN, am Humeruskopf von BÜRGEL u. MEESEN berichtet.

Französischen Autoren (de BEURMANN u. GOUGEROT u. Mitarb.) ist der entscheidende Ausbau unserer Kenntnisse über die Sporotrichosen und insbesondere der Sp. der Knochen und Gelenke zu verdanken. So war es de BEURMANN, GOUGEROT u. VAUCHER, 1907 gelungen, die aus menschlichen Hauterkrankungen gezüchteten Pilze auf Ratten zu übertragen und Sporotrichosen der Knochen und Gelenke experimentell zu erhalten. Es bildeten sich sporotrichotische Knochenabszesse in der Wirbelsäule aus mit Gibbusbildung und Senkungsabszessen. In milder verlaufenden Fällen kommt es nicht zum Knochenabszeß, sondern es überwiegt die Knochenneubildung. Sie kann sich auf das Endost beschränken, dann kommt es zur Knochenverdichtung, bzw. zur Ausfüllung der Markhöhle mit Spongiosa. Ist auch das Periost in Mitleidenschaft gezogen, so kommt auch noch eine äußere Verdickung des Knochens dazu. Eitrige Einschmelzung kann in geringem Grade vorhanden sein oder fehlen.

Die erste klinische Beobachtung einer Sporotrichose der Wirbelsäule stammt von Altschul in Prag, der auf die Ähnlichkeit der Röntgenbefunde von Sporotrichose und multiplen Myelomen am Schädel hinwies und dessen Patient außerdem noch einen Befall des Unterkiefers und später auch noch von L 2, an dessen rechter Seite, hatte (Kein Röntgenbild der Lendenwirbelsäule!).

Der Befall des Zentralnervensystems ist nach Wegmann äußerst selten: neben einer meist chronischen *Meningitis* kommen *Meningoencephalitiden* und *Hirnabszesse* vor, die keine Besonderheiten aufweisen. Der mikroskopische Nachweis der Pilze im Liquor gelingt nur selten. Etwas besser sind die Resultate mit Liquorkulturen.

Die *Diagnose* kann mit Hilfe der Sporoagglutination und der Komplementbindungsreaktion gestellt werden. Die Intracutanprobe mit Sporotrichin weist von allen Pilzhautantigenen die beste Spezifität auf. Die Hautreaktionen werden schon nach 24 Std. positiv, sind aber noch bis über 72 Std. ablesbar (charakteristische Spätreaktion). Außer solchen Lokalreaktionen können auch fokale und Allgemeinreaktionen des Makroorganismus beobachtet werden (Wegmann). Beweisend ist der mikroskopische und kulturelle Pilznachweis und die Prüfung auf Rattenpathogenität (Hodenschwellung nach 5—10 Tagen).

ε) *Nordamerikanische Blastomykose*

Synonyma: Gilchrist'sche Erkrankung, Chicago Disease, Coccidiodal Granuloma, Sporospermose infectante generalisée, Dermatitis protozoica, Oidiomycosis, Posadas-Wernicke'sche Krankheit, Californische Krankheit, Posada'sche Mycose.

Der Erreger — Blastomyces dermatididis — wurde von Gilchrist, 1894 bei einem Patienten mit Hautveränderungen gefunden, von Gilchrist u. Stokes identifiziert (1896) und von Almeida u. Benham, 1934 richtig eingeordnet. Die Krankheit ist nicht auf Nordamerika beschränkt und kommt vor allem in den Staaten östlich des Mississippi und in den Staaten mit Tabakvorkommen, außerdem endemisch in der Umgebung von Chicago, aber auch in Mexiko, Venezuela, Südafrika, Uganda, Kongo (Emmons et *al.*) vor.

1903 beschrieb der Pathologe Evans eine Beobachtung von direkter traumatischer Inokulation der Haut, die er sich selbst bei einer Sektion eines an generalisierter Blastomykose Verstorbenen zugezogen hatte. Es trat 1 Monat später eine regionale Lymphadenitis auf. Nach Amputation des Fingers erholte sich Evans und überlebte die Erkrankung ohne irgendeine weitere Manifestation der nordamerikanischen Blastomykose.

Nach Wilson u. Plunkett unterscheidet man drei verschiedene Formen:

Primär-kutane Blastomykose	26,7 %
Primäre Lungenblastomykose	12,8 %
Disseminierte Form der Blastomykose (generalisiert und pulmonal)	60,5 %

Die prozentualen Angaben sind einer Zusammenstellung von Chick u. Mitarb. entnommen. Nach den gleichen Autoren sind die Knochen unter ihren 86 Fällen in 50 % beteiligt.

Die Verteilung auf die einzelnen Knochen geht am deutlichsten aus den Zusammenstellungen hervor, welche Colonna u. Gucker (1956) und Gehweiler, Kapp u. Chick (1970) vorgelegt haben (Tabelle 8). Danach ist die Wirbelsäule etwa in einem Viertel bis Drittel der Fälle mit Knochenbeteiligung, also in etwa 12—16 % *aller* Fälle, beteiligt. Diese Angaben stehen in guter Übereinstimmung mit den von Beitzke zitierten Angaben von Wilelmy, nach denen die Wirbelsäule in 27 % der Knochenbeteiligung mitbefallen sei. Gewöhnlich liegen multiple Herde vor, die auch nicht selten in der Wirbelsäule und in

Tabelle 8. *Location and Frequency of Lesions in Osseous Blastomycosis*

Colonna and Gucker[13] 67 Collected Cases — 197 Lesions			Gehweiler, Capp and Chick 45 Cases — 89 Lesions		
Bone	No, of Lesions	Per Cent of Total	Bone	No, of Lesions	Per Cent of Total
Vertebrac	25	12.7	Ribs	13	14.6
Skull	21	10.7	Tibia	12	13.5
Ribs	20	10.0	Vertebrae	10	11.2
Tibia	19	9.7	Tarsus	6	6.7
Tarsus	12	6.1	Metatarsus	6	6.7
Knee	11	5.6	Carpus	5	5.6
Metatarsus	10	5.1	Humerus	5	5.6
Carpus	10	5.1	Radius	4	4.5
Sternum	8	4.1	Ulna	4	4.5
Elbow	8	4.1	Sternum	4	4.5
Pelvis	6	3.1	Pelvis	3	3.4
Femur	6	3.0	Sacrum	3	3.4
Fibula	6	3.0	Facial Bones	3	3.4
Ulna	5	2.5	Patella	2	2.2
Metacarpals	5	2.5	Mandible	2	2.2
Humerus	4	2.0	Fibula	2	2.2
Clavicle	4	2.0	Femur	2	2.2
Phalanges—hand	3	1.5	Metacarpal	2	2.2
Phalanges—foot	3	1.5	Clavicle	1	1.1
Patella	3	1.5			
Hip	3	1.5			
Scapula	2	1.0			
Radius	2	1.0			
Shoulder	1	0.5			
Totals:	197	100.0		89	100.0

den Rippen sitzen (Baylin u. Wear). In der Zusammenstellung von Beitzke 1934, waren „im Falle Irons u. Graham der VII. Halswirbel und der I.—V. Brustwirbel beteiligt und ein prävertebraler Abszeß in der ganzen Ausdehnung vorhanden; im Falle Le Count u. Myers fand sich ein prävertebraler Abszeß vom Hals bis zu den obersten Brustwirbeln. Die Vorderfläche des II. Brustwirbels war angenagt, die Hälfte des III. und V. und der ganze IV. Brustwirbel waren zerstört; von letzterem fanden sich nur einige Bruchstücke in einem ödematösen Granulationsgewebe. Auch die Zwischenwirbelbandscheiben waren teilweise zerfressen. Infolge dieser Zerstörung war es zur Gibbusbildung gekommen. Blastomyköses Granulationsgewebe umgab die harte Rückenmarkshaut. Bei Bassoe war Caries des IV. und V. Lendenwirbels mit beiderseitigen Psoasabszessen und Fisteln vorhanden. In Burrows Fall war das Kreuzbein beteiligt. Krost, Moest u. Stober, sowie Montgomery u. Ormsby (Fall 18) erwähnen kurz die Zerstörung mehrerer Wirbelkörper."

In dem Krankengut von Gehweiler u. Mitarb. waren 26 Fälle der Blastomykose-Cooperationsstudie der Veterans Administration und 19 Fälle des Duke University Medical-Center, Durham, Nord Carolina, zusammengefaßt; ihr Alter variierte von 18 Monaten bis zu 77 Jahren. In 33 Fällen bestand eine gleichzeitige pulmonale Beteiligung. 30 Kranke von 45, also zwei Drittel, hatten zwei oder mehr Knochenläsionen. Wenn nur 1 Knochen beteiligt war, so war es gewöhnlich meistens Tibia, Rippe, Sternum oder Femur.

Die Blastomykose der Wirbelsäule ahmt genau die Tuberkulose nach. Es findet sich gewöhnlich ein ein- oder doppelseitiger Weichteilschatten über einem oder mehreren Segmenten. Lytische Defekte im Wirbelkörper dehnen sich später zu den Bogenwurzeln, den Wirbelbögen und dem Processus spinosus aus. Am Vorderrand der Wirbelkörper bilden sich beträchtliche Concavitäten aus und führen, wenn dieser Prozeß weitergeht, zum Zusammenbruch des Wirbelkörpers. Der Zwischenwirbelraum ist — wie bei anderen pyogenen Infektionen einschließlich der Tuberkulose — häufig zerstört, während die Bandscheibe bei Aktionomykose und Coccidioidonymkose verschont wird. Der paravertebrale Abszeß bei Blastomykose kann die nahe gelegenen Rippen arrodieren, wo diese mit dem Processus transversus der Wirbelkörper artikulieren. Dies ist ein ungewöhnliches Bild für eine Tuberkulose und kann als ein Unterscheidungspunkt herangezogen werden (GEHWEILER u. Mitarb.).

In den mitgeteilten Röntgenaufnahmen von ausgeheilten Fällen finden sich zum Teil wieder völlig neue Knochenformationen und periostale Reaktionen, sowie ein deutlicher Rückgang der Weichteilschwellungen. — Auch BAYLIN u. WEAR unterstreichen die Ähnlichkeit der Wirbelveränderungen bei Blastomykose und Tuberkulose, so auch die Tatsache, daß sich die Pilzinfektion von Segment zu Segment unter den Wirbelsäulenbändern vor allem an der ventralen Seite ausbreitet. An den arrodierten Rippen sei außerdem eine Tendenz zu einer sehr langsamen Knochenproliferation und Sklerose feststellbar. In dem desolaten Fall von GÁSPÁR u. Mitarb. waren die Knochendestruktionen charakterisiert durch das Fehlen von reparativen und periostalen Reaktionen, durch scharf begrenzte Ränder, durch das Fehlen einer Osteoporose, durch Multiplizität, rasche Entwicklung und begleitende Höhlenbildung. Es verdient festgehalten zu werden, daß auch bei der Blastomycose — wie bei der Sporotrichose (Fall ALTSCHUL) — die Knochenläsionen am Schädel wie ausgestanzt erscheinen und Plasmocytom-Destruktionen täuschend ähnlich sehen können.

Die Tatsache, daß auch bereits außerhalb Amerikas autochthone Fälle von nordamerikanischer Blastomykose beobachtet worden sind (EMMONS u.a.), sowie die Beobachtung von WEGMANN an einer Tabakarbeiterin in der Schweiz, lassen vor allem im Zeitalter eines weltweiten Tourismus und einer immer stärkeren Bevölkerungsdurchmischung damit rechnen, daß auch in Europa derartige Infektionen in Zukunft stärkere Beachtung finden müssen, um so mehr, als ohne eine entsprechend wirksame Therapie alle diese Fälle tödlich zu verlaufen pflegen.

Die *Diagnose* stützt sich auf Hautteste und serologische Untersuchungen, beweisend ist jedoch nur der Pilznachweis im Eiter, im Sputum, im Biopsiematerial oder im Liquor in solchen Fällen, in denen meningitische oder encephalitische Symptome oder Querschnittssyndrome auftreten. Für den Tierversuch eignen sich vor allem Mäuse und Goldhamster als Versuchstiere.

Während früher 92 % der Kranken innerhalb von 2 Jahren verstorben sind (MARTIN u. SMITH), allerdings in der Ära vor der Therapie mit Amphotericin B, waren es in der Serie der Mayo-Klinik später nur noch 23 % und in der letzten Serie von FURCOLOW u. Mitarb. nur noch 20,2 %.

Die *Therapie* muß neben operativen und strahlentherapeutischen Maßnahmen immer auch eine medikamentöse sein, wobei heute Amphotericin B das Mittel der Wahl darstellt. Außerdem ist auch heute noch eine Therapie mit 2-Hydroxystilbamidin gerechtfertigt, welches nur geringe Nebenwirkungen aufweist und nicht zur Trigeminusneuralgie führt (WEGMANN).

ζ) *Südamerikanische Blastomykose*

Synonyma: Hyphoblastomykose (LUTZ), Zymonematose (SPLENDORE), bösartiges malignes Lymphdrüsengranulom (HABERFELD), Lymphdrüsengranulom blastomykotischen Ursprungs (HABERFELD), malignes Lymphogranulom durch Coccidies (ARANTES), hepatosplenolymphoglanduläre Blastomykose (P. DIAS u. S. CAMPOS), papillomatöse Coccidioidose (P. S. MAGALHAES), Paracoccidioidose (F. ALMEIDA), ALMEIDA-Disease.

Die erste Mitteilung stammt von LUTZ in SaoPaulo (Brasilien) 1908. Der Erreger der Krankheit — Paracoccidioides brasiliensis — vermehrt sich charakteristischerweise durch die gleichzeitige Ausstoßung von zahlreichen Tochterzellen aus einer reifen Mutterzelle, die auf einer für diese Pilzart charakteristischen Vermehrung durch multiple Sprossung beruht (ROCHA-LIMA). Er wächst nicht wie Coccidioides leicht auf jedem Nährboden, sondern bedeutend besser auf SABOURAUD-Agar und zwar wie weißer Daun; in ärmeren Nährböden (Agar oder Bouillon p_H 7,4) dagegen cerebriform oder wie eine gelblich-faltige Haut ohne Luftmycelien (ROCHA-LIMA).

Pathologisch-anatomisch findet sich in einem hohen Prozentsatz eine Lungenbeteiligung (BÜNGELER, 1942; SALFELDER, DOEHNERT u. DOEHNERT, 1969), so daß von den maßgeblichen Autoren heute die Lunge als die wesentliche Eintrittspforte des Erregers angesehen wird. Außerdem kann sich der Erreger auch direkt in der Mund- oder Rachenschleimhaut ansiedeln, durch die Lymphwege in die regionären Lymphknoten eindringen und von dort aus auf dem Blutwege die verschiedensten Organe erreichen. Nur ausnahmsweise dringt er durch die Haut ein. Die befallenen Lymphknoten neigen zu eitriger Einschmelzung; der Eiter bahnt sich einen Weg nach außen, wodurch sich kleine Fistelgänge oder größere Geschwüre bilden können, aus denen dünnflüssiger Eiter fließt, in welchem sich viele Parasiten nachweisen lassen. Die Herde können sich auch auf das Brustbein oder die Rippen ausdehnen — in diesen Fällen ist der Eiter schokoladenbraun.

Bis 1960 waren in Sao Paulo über 1500 Fälle, im Venezuela bis 1959 mehr als 350 Fälle bekannt, auch in Kolumbien wurden in den letzten 20 Jahren mehr als 350 Fälle beobachtet. In der Universitätsklinik von Antioquia wurden von 1964 bis 1968 allein 39 Fälle untersucht und behandelt. Dabei wurden folgende Lokalisationen festgestellt:

	Zahl d. Fälle	%
Lungen allein	18	46,1
Schleimhäute allein	4	10,2
Lymphknoten allein	1	2,5
Lunge + Schleimhäute	12	30,7
Schleimhäute + Lymphknoten	1	2,5
Disseminiert	3	7,6
Total	39	99,6

Alle 39 Patienten wurden von RESTREPO u. Mitarb. durch mikroskopische Feststellung der Erregers im Biopsiematerial, im Sputum oder Geschwürsauskratzungen oder Hautläsionen oder in der Kultur diagnostiziert:

Material	Unters. Pat. Zahl	Positive Tests Direktpräparation Zahl	Kulturen Zahl	Biopsien Zahl	Pos.
Sputum	25	22	21	—	—
Bronchialsekret	3	3	2	—	—
Schleimhaut	19	17	16	17	17
Haut	2	1	1	2	2
Knochenmark	1	0	1	—	—
Lymphkn.	1	0	0	6	4
Lungengewebe	1	1	0	2	2
Larynxgewebe	—	—	—	3	3

Die Komplementbindungsreaktion war in 79,4 % der Fälle, die Immunodiffusionsprobe in 92,3 % der Fälle positiv.

Die beginnende und am meisten charakteristische Lungenveränderung im Röntgenbild ist die kleinfleckige Infiltration in den basalen oder zentralen Lungenfeldern. Im übrigen ähnelt das Bild stark der Tuberkulose. Unter dieser Fehldiagnose werden ein Teil der Fälle oft lange Zeit verkannt und erst bei der Sektion aufgedeckt (SALFELDER u. Mitarb.).

Im Gegensatz zur nordamerikanischen Blastomykose bleiben die Knochen meistens verschont. Knochenherde im Schädel (DE AZEVEDO, MONTORO DE BARROS) sowie in Rippen, Schlüsselbein, Schienbein, Oberarm- und Oberschenkelknochen (MONTORO DE BARROS) lassen vermuten, daß bei entsprechender Suche auch in der Wirbelsäule Absiedlungen aufgefunden werden können, zumal unterschwellige Infektionen des Knochenmarkes öfter angetroffen werden (BÜNGELER). Jedoch auch in dem Sektionsmaterial von SALFELDER u. Mitarb. wurden keine Wirbelherde nachgewiesen.

Während die Erkrankung früher fast ausnahmslos zum Tode führte, können heute mit Amphotericin B und Hydroxystilbamidin Heilungen erzielt werden. Die Zahl der Rückfälle ist offenbar bei Kombination mit Sulfadiazinen oder Sulfamethoxypyridazinen geringer.

Außer in Brasilien, Venezuela und Kolumbien kommt diese Erkrankung auch in Argentinien, Paraguay, Peru, Bolivien, Ecuador und Costa Rica gehäuft vor. Doch ist das Problem der Diagnostik auch in Europa und USA aktuell. So konnte WEGMANN (St. Gallen) einen Möbelschreiner mit einer viszeralen Form der südamerikanischen Blastomykose erfolgreich behandeln, der seine Infektion durch einen intensiven Staubkontakt mit tropischen Hölzern erworben hatte. In diesem Zusammenhang verdient angemerkt zu werden, daß die Erkrankungen auch in Südamerika vorwiegend Männer aus Farmerberufen und zwar aus den subtropischen Waldgebieten betreffen.

Die Hautteste haben eine geringere Bedeutung für die Diagnostik: im positiven Falle zeigten sie an, daß ein Kontakt mit dem Agens stattgefunden haben muß. Bei schwerkranken Patienten sind sie jedoch häufig negativ.

Eine ebenfalls seltene Komplikation betrifft das Nervensystem: es kann zu einer basal betonten, subakuten bis chronischen Meningitis, zu Hirnabszessen und zu Encephalomyelitiden kommen.

η) *Histoplasmose*

Dieser Name wurde von DARLING im Jahre 1908 einer tödlichen Erkrankung gegeben, welche er dreimal innerhalb von $2^1/_2$ Jahren am Panamakanal unter 33 000 untersuchten Fällen beobachtete, welche pathologisch-anatomisch makroskopisch den Eindruck einer miliaren Tuberkulose erweckt, aber histologisch weder in Bezug auf den Bau der Knötchen, noch ätiologisch mit der Tuberkulose übereinstimmt. In seiner ersten Publikation 1906 hatte er diesen Parasiten als Protozoon der Leishmaniagruppe angesehen. Der Beweis, daß es sich um einen Pilz handelt, wurde 1912 von ROCHA-LIMA erbracht.

Synonyma der Erregers: Histoplasma capsulatum (DARLING), Cryptococcus capsulatus (ALMEIDA, 1933), Posadasia capsulata (MOORE, 1934), Histoplasma pyriforme (DODGE, 1935). Von CONANT (1941) als fungus imperfectus den Moniliazeen zugeordnet.

1924/1925 beschreibt RIEHL in Österreich durch pathogene Sproßpilze bedingte Granulome bei einem Rückwanderer aus den Tropen als Histoplasmose. 1926 berichten RILEY u. WATSON über einen weiteren tödlich verlaufenen Fall von Histoplasmosis in Minnesota und erkennen, daß es sich nicht um eine Tropenkrankheit handeln kann. Die ausgedehnten Untersuchungen der beiden nächsten Jahrzehnte stellten dann sicher, daß die Histoplasmose eine sehr weit verbreitete und meistens subklinisch verlaufende Erkrankung ist (Abb. 12). In Europa existiert ein endemischer Herd wohl zweifellos in Norditalien (HARTUNG u. SALFELDER, ALLEGRI).

Die afrikanische Histoplasmose wird durch einen gesonderten Pilzstamm — Histoplasmosis duboisii (DUBOIS u. VAN BREUSEGHEM, 1956) — hervorgerufen, der sich durch eine große Form (12—15 μ) auszeichnet. Bis 1963 waren erst 56 Fälle bekannt geworden (COCKHOTT u. LUCAS), die sich klinisch deutlich von der bis dahin bekannten Histoplasmose (durch H. capsulatum) unterschieden.

Die H. capsulatum-Infektionen werden gewöhnlich in zwei Formen unterteilt, von denen die primäre Form gewöhnlich subklinisch asymptomatisch verläuft. Die stattgehabte Infektion ist bei Tuberkulinnegativität aus einem Positivwerden des Histoplasmintestes zu entnehmen und man erkennt Lungenherde mit Verkalkungen. Bei 25—35 % treten Symptome auf: Mattigkeit, Fieber, Husten, Brustschmerzen, Gewichtsverlust und sel-

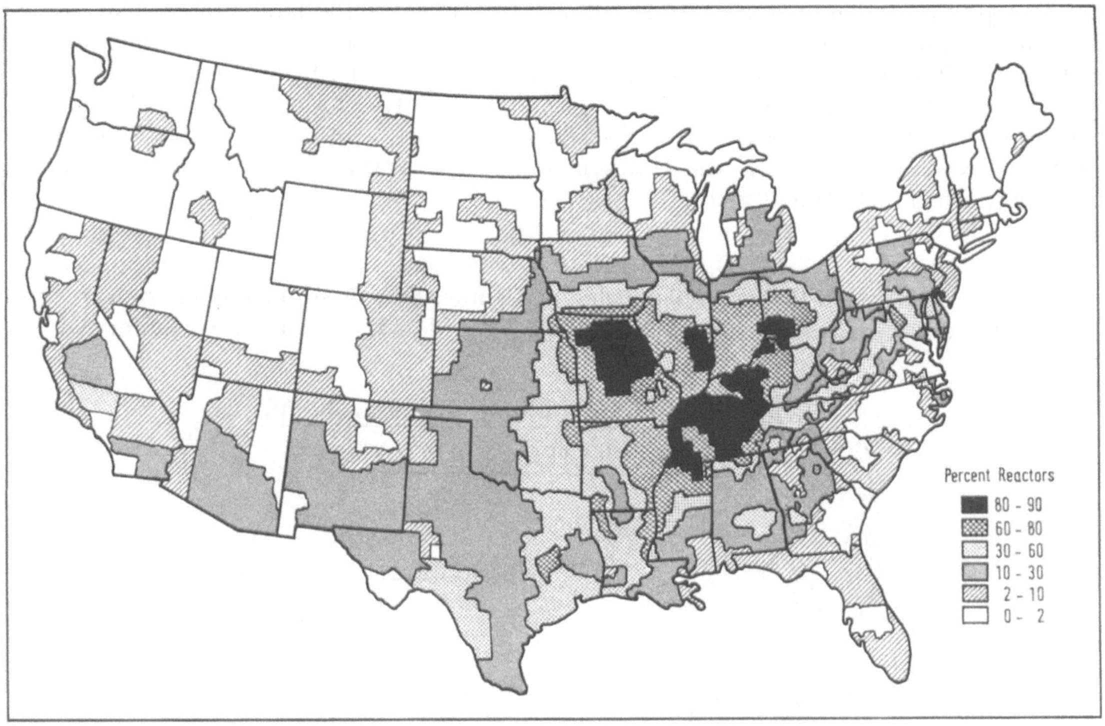

Abb. 12. Geographische Verteilung der Histoplasmose in den USA

ten Hämoptoe. Im Röntgenbild sind nunmehr Lungeninfiltrate sichtbar. Die Erkrankung hat eine günstige Prognose. Es gibt aber auch schwerere Verläufe chronischer Formen der Lungenhistoplasmose und vor allem massive hämatogene Streuungen mit tödlichem Verlauf, wie sie schon von DARLING beschrieben wurden.

Als FRIESS u. DELVOYE 1947 über eine tödlich endende Histoplasmose bei einem Senegalesen berichteten, bei welchem die obere Halswirbelsäule befallen war und außerdem Knochenherde an Os frontale, Maxilla, Femur, Tibia, Radius und Ulna vorlagen, war es noch nicht bekannt, daß die afrikanische Histoplasmose durch einen speziellen Erreger hervorgerufen wird und sich auch in den klinischen Symptomen unterscheidet. Bei den H. duboisii Infektionen sind die lokalisierte und disseminierte Form zu unterscheiden. Bei den lokalisierten Formen sind die Läsionen spärlich und von der Form eines nodulären oder papulären Hautausschlages, ein ulzeriertes Granulom, eine Adenopathie einer Gruppe von Lymphknoten oder ein lokalisierter Knochenherd. Bei den disseminierten Formen finden sich multiple Läsionen in der Haut, im Knochen, den Lymphknoten, der Leber und der Milz. Wenn die Visceralorgane mitbefallen sind, ist der Verlauf unbehandelt progressiv und fatal. Es verdient festgehalten zu werden, daß die Lungen gewöhnlich ausgespart, die Knochen dagegen gewöhnlich befallen sind, eine typische Differenz zur H. caps. Infektion. So konnten COCKSHOTT u. LUCAS 1964 die radiologischen Befunde bei 56 Beobachtungen zusammenstellen (einschließlich des Falles von FRIESS u. DELVOYE). Die Wirbelsäule war außerdem noch befallen in den Beobachtungen von CAMAIN u. Mitarb. (1958) — Paraplegie als Folge eines Herdes in einem Wirbelbogen und Dornfortsatz des 8. Brustwirbels — von KERVRAN u. ARETAS (1947) — Destruktion mehrerer Halswirbel mit Destruktion der Bandscheiben — und in drei Fällen von COCKSHOTT u. LUCAS — beim ersten bestand eine spastische Paraplegie bei einer Destruktion der Bogenwurzel von D 7, es bestand in dieser Höhe auch ein Stop bei der Myelographie. Der zweite Fall betraf einen 20-jährigen Farmer mit Paraplegie und subcutanen Abszessen oberhalb der Wirbelsäule am Rücken. Mehrere Knochen waren zerstört, ebenso die hinteren Rippenteile. Rückgang der Paraplegie auf Amphotericin-Behandlung. Im dritten Falle handelte es sich um eine 25-jährige Frau mit Befall des 3. und 4. Cervicalwirbels und einem paravertebralen Abszeß, der die Trachea nach ventral verlagerte. Die Veränderung heilte nach Amphotericin.

Der Befall der Wirbelsäule (6 Fälle) ist demnach relativ selten, wenn man berücksichtigt, daß in 12 Fällen der Schädel, in 10 Fällen die Rippen, in 2 Fällen das Sternum ergriffen waren, und wenn man die Häufigkeit der Miterkrankung der kurzen und langen Röhrenknochen in Betracht zieht.

ϑ) Coccidioidiomykose

Synonyma: Valley-Fieber, Wüstenrheumatismus, San Joaquin-Fieber, San Joaquin Valley disease, Posadas-Wernicke Krankheit, Granuloma coccioides, Granuloma coccidioidale.

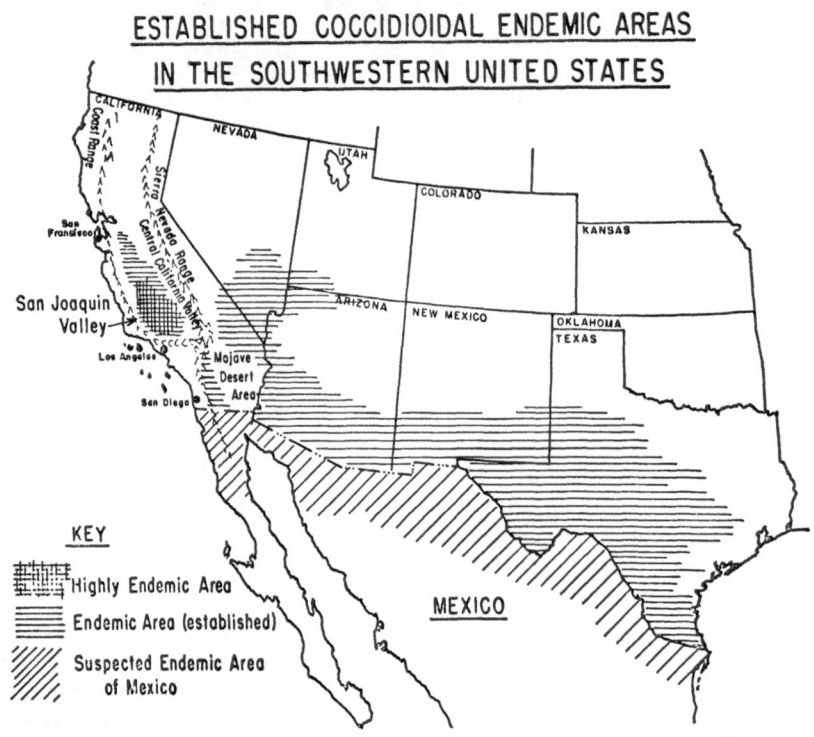

Abb. 13. Geographische Verteilung der Coccidioidomycosis in den USA: Endemiegebiete

Der Erreger der Coccidioidomykose, Coccidioides immitis (Rixford u. Thorne, Rixford u. Gilchrist) wurde erstmals von Wernicke 1905 in Reinkultur gezüchtet. Er kommt in den westlichen Gebieten der Vereinigten Staaten und Mexiko, (Abb. 13), im Gran Chaco von Paraguay Pampa, Argentinien u. Bolivien, in Venezuela und in Honduras endemisch vor. In den übrigen Teilen der Welt kommen sporadische Fälle, meistens durch eingeschleppte Infektionen vor.

Die Infektion erfolgt gewöhnlich über die Lungen. Der intracutane Beginn der Erkrankung ist selten. Erneuter Temperaturanstieg nach Abklingen der primären Erkrankung, zunehmende Blutsenkungsbeschleunigung, erneute Leukocytose können klinisch auf eine beginnende Generalisierung hinweisen.

Hierbei kann es auch zur Osteomyelitis der Wirbelsäule kommen (Carter, 1931). Bis zum Jahre 1955 waren Mazet 119 Knochenbeteiligungen bekannt geworden, denen er eigene 22 Fälle hinzufügen konnte. Daran waren alle Knochen beteiligt, sehr häufig waren Knochenprozeß und Weichteilabszeß zusammen. 1956 konnten Birsner u. Smart

18 weitere Knochenbeteiligungen hinzufügen, davon 2 an der Wirbelsäule, bei einem 6jährigen an L 3, 4 und 5 (mit einer Dauer von 21 Jahren), bei einem 2-jährigen am Brust-Lendenübergang (Th 12/L 1 mit 18 Jahren Dauer). ELLER u. SIEBERT berichteten 1969 über eine ungewöhnliche Manifestation von disseminierter Coccioioidomycoe an Th 10, Th 11 und L 4 mit Sklerose der Wirbelskörper. Sie betonen den häufigen Knochenbefall, der sehr häufig multipel sei und in einem Prozentsatz von 10—60 % auch die Wirbelsäule befalle. Eine Kompression des Rückenmarks wurde von INGHAM beschrieben.

Pathologisch-anatomisch entsprechen die Knochenveränderungen einem destruktiven Granulom mit Tendenz zur Verkäsung und zur Verflüssigung. Sie ähneln damit der Tuberkulose, der Syphilis, der Blastomykose, der Streptotrichose, der Torulose. Die Erkrankung neigt zur Abszeßbildung. Am Wirbel finden sich die Veränderungen sowohl am Wirbelkörper, als auch am Wirbelbogen und den Fortsätzen. An den Wirbelkörpern bestehen sie in oberflächlichen Erosionen oder zentralen Destruktionen wie bei Metastasen oder Myelomen. Eine Kompression des erkrankten Wirbels mit Kyphose und paravertebraler Abszeßbildung kann einer Tuberkulose täuschend ähnlich sehen. Hinweisend auf Coccidioidal-Granulom kann die Beteiligung von Wirbelkörper, Bogen und Fortsätzen sein. Die Entwicklung ist rapider; bei chronischem Verlauf mehr Periostitis und Knochenproduktion. Der angrenzende Knochen ist weniger atrophisch. Die Ähnlichkeit mit der Blastomykose ist größer als mit der Tuberkulose.

Eine kürzlich aus New York mitgeteilte Krankengeschichte von SANTOS u. COOK (1972) illustriert besser als Abstraktionen, welche Probleme der heutige inter- und transkontinentale Reiseverkehr aufwerfen kann. Ein neunzehnjähriger junger Mann, der in New York geboren war und dort sein ganzes Leben gelebt hat, wird mit einer progressiven Schwellung an der linken Schulter seit 4 Monaten Dauer eingewiesen. Er hat intermittierendes geringgradiges Fieber, gelegentliche Nachtschweiße und einen erheblichen Gewichtsverlust. Die Hautteste auf Coccidioidomycose, Tuberkulose und Blastomykose waren negativ und für Mumps positiv. Es wurde schließlich die Diagnose Coccidioidomykose gestellt und die Behandlung mit Amphotericin B eingeleitet. Die Röntgenuntersuchung zeigte zunächst nur eine leichte Verlagerung der lk. Paravertebrallinie nach links zwischen dem 3.—6. Thorakalwirbel, aber keine Infiltrate, einen Monat später zeigte die Thoraxaufnahme eine bilaterale diffuse interstitielle Infiltration und eine Verbreiterung der rechten Paraspinallinie. Einem weiteren Monat später deckte das Tomogramm bilaterale Erosionen am dritten und vierten Brustwirbel und im Seitenbild auch am fünften und sechsten Thorakalwirbel auf. Der Coccidioidin Titer stieg von 1:128 auf 1:1,058. Er wurde daraufhin operiert (Costotransversektomie) und eine Pleura-Coccidioidomykose, aber kein Abszeß gefunden. Der Kranke entfieberte und erholte sich wieder (nach 5 gm Amphotericin) und konnte in hausärztliche Behandlung entlassen werden. In diesem Falle war es ziemlich sicher, daß der Patient seine Erkrankung während eines Besuches in Perado, Texas — einem Endemiegebiet — acquiriert hat.

Das gleiche gilt in der Regel auch für die in Europa diagnostizierten Erkrankungsfälle, so zum Beispiel bei dem Studenten, den SEELIGER Mitte der 50er Jahre serologisch gesichert hat, und der sich im Verlaufe einer USA-Reise mit Besuch in San Joaquin-Tales in Kalifornien infiziert hatte, oder bei ehemaligen deutschen Kriegsgefangenen, die in Lagern der amerikanischen Endemiegebiete gelebt hatten (SEELIGER).

Immerhin wurden inzwischen in Deutschland auch Laborinfektionen beobachtet und bei der schwersten Erkrankung sogar eine Lungenresektion durchgeführt, aus welcher der Erregernachweis geführt werden konnte. Bei einem weiteren Bundeswehrangehörigen, der während seiner Ausbildung in Texas gearbeitet hatte, wurde ein pulmonaler Rundherd exzidiert und auch bei ihm eine Coccidioidomykose nachgewiesen, sowohl in der Kultur als auch auf den Schnittpräparaten. Die Komplementbindungsreaktion fiel bei allen Untersuchten (im Labor waren noch weitere 4 Personen als erkrankt festgestellt) negativ aus, der Coccidioidin-Hauttest war in allen Fällen positiv.

Röntgensymptomatologie

Schon in seiner ersten großen Übersicht beschreibt CARTER 1931 aufgrund von 50 Fällen mit 94 Knochenveränderungen das röntgenologische Bild. Die Einbeziehung des Knochens beginnt in einer Region des spongiösen Knochens, ausgenommen einmal im Markraum des Humerus. Dreißig Fälle begannen oberflächlich, entweder subperiostal oder ausgehend von einem benachbarten Abszeß. Siebenundzwanzig begannen zentral in der Spongiosa. In dem Rest der Fälle war der Ursprung nicht mehr bestimmbar. In 50 Läsionen waren die Diaphysen, in 28 die Epiphysen, in dem Rest beide betroffen. Die Epiphysenlinie wurde in 25 Fällen gekreuzt, in 13 einbezogen. Auf diese Weise mag die Läsion entweder in der Epiphyse oder in der spongiösen Diaphyse entstehen.

Die Grenzen der Läsion waren in 40 Fällen umschrieben, in 50 diffus. Die Einbeziehung ist vorwiegend, aber nicht rein destruktiv. Knochenproduktion war nur in einer Minderheit der Fälle zu sehen, an den Rändern in 28 Fällen, innerhalb der Läsion in 14 Fällen. Frische oder akute Veränderungen tendieren zu einer Teildestruktion mit unscharfen Rändern, zu einem Fehlen von Knochenproduktion und zu geringer oder fehlender Periostitis. Chronische Veränderungen zeigen eine komplette zentrale Destruktion, eine gewisse Knochenproduktion und eine variable Periostitis. Die Knochenproduktion überwog die Destruktion in einer Reihe von Fällen. In 74% waren die Veränderungen solitär, in dem Rest herdförmig oder unentschieden.

Die angrenzenden Gelenke waren in 28 Fällen umschrieben oder ausgedehnt mitbefallen, in nur zwei Fällen erschienen sie selektiv beteiligt. Dies scheint eine Unterscheidung zur Tuberkulose zu ermöglichen, bei welcher das Gelenk frühzeitig und selektiv befallen ist.

In etwa der Hälfte der Fälle besteht eine Schwellung der angrenzenden Weichteile, gewöhnlich in den Fällen mit oberflächlichem Ursprung oder in fortgeschrittenen Fällen.

An der Wirbelsäule waren 6mal die Prozessus transversi, 5mal die Wirbelkörper, 3mal die Neuralbögen und 1mal der Prozessus spinosus befallen. Die Einbeziehung der Wirbelkörper bestand in oberflächlichen Erosionen und lokalisierten zentralen Veränderungen destruktiver Art und sehr ähnlich Metastasen oder dem multiplen Myelom. Ein Zusammenbruch eines Wirbels mit winkliger Kyphose und Paravertebral-Abszeß ergab das klassische Erscheinungsbild einer Tuberkulose, doch ist der Zusammenbruch nicht das übliche. Die Veränderungen betreffen unterschiedslos den Wirbelkörper, die Neuralbögen oder die Fortsätze. Bandscheibenverschmälerungen kommen vor.

Obwohl die pulmonale Form der Coccidioidomykose eine gute Prognose besitzt und in 95% der Fälle des benignen Primärstadiums mit einer lebenslänglichen Immunität abheilt, sind Disseminierungen mit Zurückhaltung zu bewerten. Im Amphotericin B steht jedoch heute ein wirksames spezifisches Therapeuticum zur Verfügung, welches seit 1956 angewandt wird.

Voraussetzung der Anwendung dieser spezifischen Therapie ist natürlich die vorherige Sicherung der Diagnose. Sie kann erreicht werden durch den mikroskopischen Nachweis des Erregers oder durch das Kulturverfahren, das ungewöhnlich gefährlich ist. Indirekte diagnostische Hinweise geben der Coccidioidin-Hauttest, der Präcipitintest und die Komplementbindungsreaktion sowie der Latexpartikel-Agglutinationstest von HUPPERT u. Mitarb. 1968, der zusammen mit dem Immunodiffusionstest eine Sicherheit von 93% ergibt (KLÜTSCH u. SEELIGER, 1969).

i) Rotz (Malleus), engl. Glanders, franz. Morve, farien

Der Vollständigkeit halber sei erwähnt, daß auch beim Rotz — einer Erkrankung von Einhufern, meistens Pferden — eine Infektion des Menschen entweder als örtliche Erkrankung der Haut oder Schleimhaut oder häufiger als *akute* oder *chronische* hämatogene Allgemeinerkrankung auftreten kann. Es bilden sich Geschwüre auf den Schleimhäuten, Knoten und Abszesse in vielen Organen und dabei können (beim Menschen häufiger als bei Einhufern) auch die Knochen mitbeteiligt sein. Gewöhnlich erfolgt die Infektion durch direktes Übergreifen des Prozesses aus der Nachbarschaft, selten hämatogen. Selbst tiefergelegene Knochen können von rotzigen Muskelherden aus ergriffen werden.

BEITZKE zitiert (1934) drei Fälle hämatogener Knochenerkrankung von RIEGEL beim Pferd, von denen zwei an einer Rippe, der dritte an einem Wirbelbogen saß. Auch beim Menschen sind derartige hämatogene, rotzige Knochenerkrankungen beschrieben, am häufigsten in Form von *periostalen Abszessen.* Die von BEITZKE hierfür angeführten Fälle wurden im vergangenen Jahrhundert beobachtet (KERNIG, 1887); KIEMANN, 1888; KÜTTNER, 1867; ZAUDY, 1900). Eine Reihe von hämatogenen *Osteomyelitiden* saßen am Schienbein.

An der Wirbelsäule ist mir beim Menschen nur ein Fall bekannt geworden (SCHMORL), der mangels genauerer Beschreibung kein klares Bild von den dabei gefundenen Veränderungen erlaubt. Doch dürften auch an der Wirbelsäule osteolytische Destruktionen und periostale Reaktionen zu erwarten sein.

4. Die entzündlichen Bandscheibenveränderungen

Nach anatomischen Untersuchungen sind bis zum Abschluß des Wachstums die Zwischenwirbelscheiben von den Wirbelkörpern her mit Blutgefäßen versorgt (BÖHMIG, FERGUSON), die sich nach dem Abschluß des Wachstums wieder zurückbilden. So können endogene hämatogene Infektionen der Bandscheiben bis zum Abschluß des Wachstums beim Jugendlichen eintreten oder beim Erwachsenen in den Fällen, in welchen infolge pathologischer Veränderungen erneut Blutgefäße in die Bandscheibe eingewachsen sind (JUNGHANNS). Dementsprechend konnte SCHMORL eine primäre Infektion mit kleinem Abszeß im Anschluß an eine Angina in einer im Gallertkern vascularisierten 2. Lendenbandscheibe nachweisen.

Durch diagnostische und therapeutische Punktionen ist eine exogene Infektion der Bandscheiben von außen her möglich und vielfach beschrieben (BRADFORD, BROMLAY, CRAIG u. KESSEL (Lit.!), ERB u. MONTAG; LAUR u. KELLER; SEYDEWITZ; ZIEGLER, PAMPUS, PORSTMANN). Die dabei beobachteten Veränderungen weichen in einem so starken Maße von dem bekannten Bilde der osteomyelitischen Wirbelveränderungen ab, daß ihre ausführliche gesonderte Besprechung gerechtfertigt erscheint. Bis auf die Beobachtung von SEYDEWITZ, bei welcher es nach der Paravertebralanästhesie noch zur Entwicklung von Karbunkeln am Rücken kam, ist in allen übrigen Fällen der direkte und unmittelbare Zusammenhang zwischen Punktion und Infektion gesichert. In den beiden Fällen von LAUR u. KELLER wird diese Annahme auch durch die in den ersten Stunden nach der Injektion auftretenden Schmerzen und die sich daran anschließende klinische Symptomatologie unterstützt. Obwohl pathologisch-anatomische Untersuchungen noch ausstehen, und wir auf die Interpretation von röntgenologischen Verlaufsbeobachtungen angewiesen sind, läßt sich aus ihnen ablesen, daß der Prozeß in allen diesen Fällen von Bandscheibe zu Bandscheibe fortschreitet, offenbar unter dem Bandapparat, entlang der Wirbelkörper, oder durch seine Miterkrankung, und daß die Knochenveränderungen sekundärer Natur sind. Diese bestehen anfangs in einer Entkalkung parallel zu den Bandscheiben, welche die Zwischenwirbelräume normal hoch erscheinen lassen kann (LAUR u. KELLER): „Erst die wiedereintretende Rekalzifizierung ersetzte die Randdefekte bis zur ursprünglichen, wenn auch groben Form der Wirbel und zeigte den tatsächlichen Schwund der Bandscheiben auf halbe Höhe“. Danach treten Sklerosen parallel zu den Bandscheiben auf.

Die Ausdehnung des Prozesses ist charakterisiert durch eine fortschreitende Beteiligung größerer Wirbelsäulenabschnitte, die im Falle von SEYDEWITZ schließlich die Ausdehnung vom 4. BWK bis zum 1. Sakralwirbel erreichte. Die Ausheilung erfolgt schließlich mit einer Höhenverminderung, ja evtl. völliger Zerstörung der Bandscheiben und knöcherner Verlötung der Wirbelkörper, mit partieller Sklerosierung der Wirbelkörper und fehlender Randwulst- und Spangenbildung, die offenbar wegen der eintretenden fibrösen und sogar knöchernen Verlötung nicht benötigt wird. Die anfangs bestehende Spangenbildung wurde in einem Fall von LAUR u. KELLER „unter fortschreitendem Verlust der Bandscheibe und partieller Blockwirbelbildung wie überschüssiger Callus resorbiert."

Hierher gehört ganz offensichtlich auch die Beobachtung von DENGLER (1934) über einen folgenschweren Spätzustand nach Scharlach:

Bei einem 16-jährigen Mädchen, welches mit 3 Jahren Diphtherie, mit 6 Jahren schweren Scharlach hatte, trat 8 Wochen nach dem Scharlach erneut hohes Fieber mit Rückenschmerzen auf. 10 Jahre später wurde das Mädchen untersucht, weil sie auch jetzt noch über unerträgliche Schmerzen im Rücken und Kreuz klagte mit Gürtelsymptomen und weil sie zu klein geblieben war. Es fand sich ein völliger Schwund der Zwischenwirbelscheiben im Bereich der unteren Brustwirbel- und ganzen Lendenwirbelsäule mit Randwucherungen an beiden Seiten.

Nach der Auffassung von DENGLER ist in diesem Falle die Infektion der Bandscheiben unbedingt das Primäre; der erreichte Spätzustand wird von ihm mit der von JUNGHANNS beschriebenen „fibrösen Versteifung" verglichen und darauf hingewiesen, daß die unspezifischen Entzündungen doch nicht so absolut gutartig verlaufen, wie allgemein angenommen.

Meinem inzwischen verstorbenen Freunde Chefarzt Dr. Eberhard Bürgel, Berlin, verdanke ich eine hierher gehörige Beobachtung, welche ihrer Seltenheit wegen mitgeteilt wird:

Der Kranke — A. G. geb. am 8. 9. 1914 — lag 1944 wegen einer doppelseitigen Lungen- und Rippenfellentzündung im Lazarett. Im Anschluß daran entwickelte sich eine Osteomyelitis im linken Oberschenkel. Etwa gleichzeitig wurde eine Osteomyelitis der unteren BWS festgestellt: Eiterung in der Gegend des 12. BWK und 1. LWK. Anlage einer Drainage beiderseits dicht neben der unteren BWS, sowie Entfernung einer Teiles der 12. Rippe rechts.

Vor Verheilung der Oberschenkelwunde bei Fliegerangriff Sturz und Fraktur des linken Oberschenkels, daher 1945 Amputation des lk. Oberschenkels.

Der Kranke hatte bis 1946 rechts neben der Wirbelsäule eine 8 cm tiefe Fistel. Seitdem ist die Wunde geschlossen.

1961 erneute Krankenhausaufnahme wegen seit einigen Tagen erhöhten (38°) Temperaturen und verstärkt anhaltenden Schmerzen.

Die Röntgenuntersuchung am 14. 3. 1961 deckt eine ausgedehnte knöcherne Versteifung der Brust- und Lendenwirbelsäule von Th 8 bis S 1 auf, wobei die Bandscheibenräume verschmälert und durch Knochengewebe vollständig ausgefüllt sind. Die knöcherne Überbrückung beschränkt sich nicht auf die Körperreihe, sondern hat auch die kleinen Wirbelgelenke und die untersten Costo-Transversal-Gelenke mit einbezogen. Die Wirbelkörper selbst haben nur einen geringen Substanzverlust — wenn überhaupt einen solchen — erlitten (Abb. 14a + b). Die untersten Bandscheibenräume lassen dabei deutlich erkennen, daß die Verknöcherung der zentralen Bandscheibenpartien unter Freibleiben der Randpartien und des Bandapparates erfolgt ist. Daß es sich um eine Verknöcherung handeln muß, geht aus der strähnigen Knochenstruktur der Wirbelkörper in den zentralen Belastungszonen hervor, die sich in die Bandscheibenverknöcherung hinein fortsetzt.

Unsere Kenntnisse über die sich hier abspielenden Vorgänge sind noch sehr lückenhaft, an der primären Bandscheibenbeteiligung dürfte aber auch in diesem Falle kein Zweifel bestehen.

Schließlich verdient auch noch die Beobachtung von HEEP (1952) Erwähnung, der bei operativer Freilegung eines typischen, nach mehrfachen Nococaininjektionen auftre-

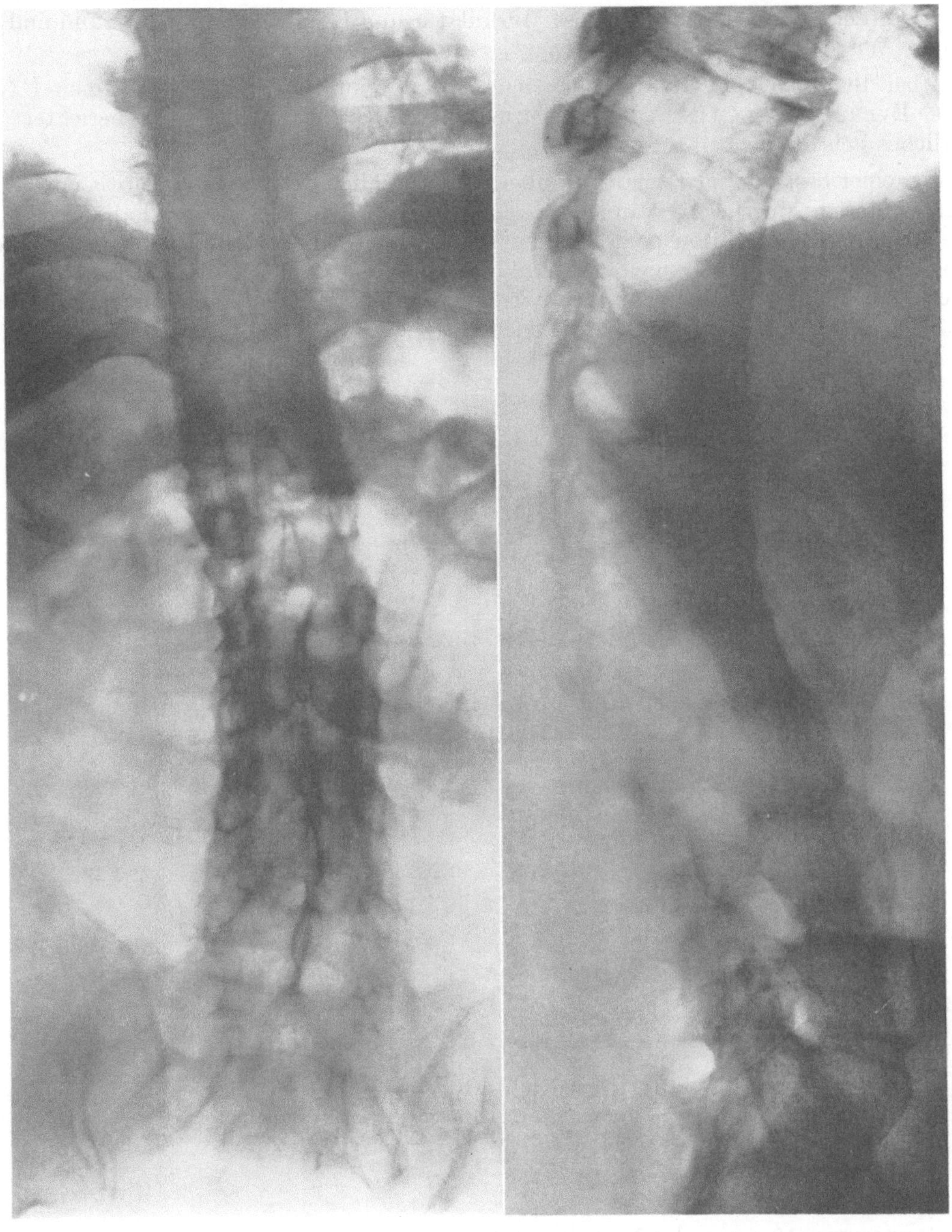

Abb. 14. A. G., 47 ♂, geb. 8. 9. 1914 Rö. Nr. 1554/14. 3. 1961. (a) (b) Ausgedehnte knöcherne Versteifung der Brust- und Lendenwirbelsäule von Th 8 bis S 1 nach Osteomyelitis des lk. Oberschenkels und 12. BWK und 1. LWK, mit Operation und Drainage behandelt. Fistel (1944—1946). Seit dieser Zeit zunehmende Versteifung der Wirbelsäule

tenden Entzündungszustandes der Bandscheiben (zunächst L 2/L 3, dann auf Th 12 bis L 5 übergreifend) nur eine oedematöse Muskulatur und Rundzelleninfiltrate fand und eine primäre Wundheilung erlebte.

Über Bandscheibenveränderungen nach Lumbalpunktion hatten außerdem BAKER, EPPS, EVERETT, GELLMANN, JUNGE, MILWARD u. GROUT sowie PEASE berichtet (ausführliches Schrifttum bei JUNGE, 1973).

Bei einer bestimmten Form der Tuberlulose, nämlich der Osteoperiostitis oder Spondylitis anterior superficialis kann es in ganz ähnlicher Weise, wie im Falle DENGLERS, zu einer direkten Infektion einer oder mehrerer Bandscheiben von außen her kommen, wobei es ebenfalls zu einer bevorzugten Zerstörung der Bandscheiben und ausgedehnter Blockwirbelbildung kommen kann mit weitgehendem Erhaltenbleiben der Wirbelkörper (KREMER u. WIESE, MALLUCHE, MANDELSTAMM).

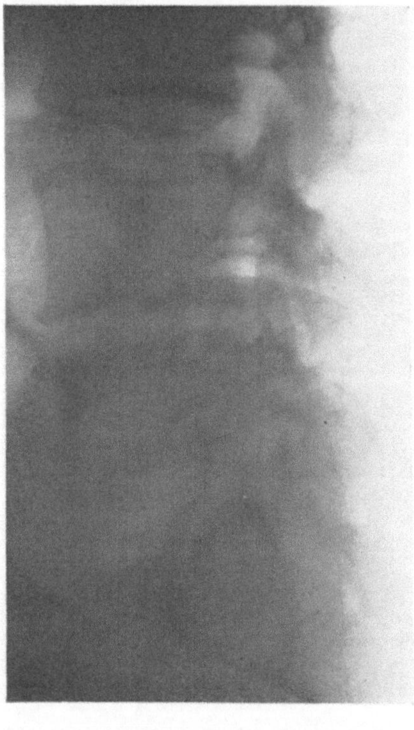

Abb. 15. 9471/53 Schr. O. 41 j. ♂, 1, 11. 1953. Spondylitis arteficialis infectiosa 4 Wochen nach Bandscheiben-Operation: Erniedrigung des Bandscheibenraumes L 4/L 5. Unscharfe Konturierung und unregelmäßige Begrenzung der angrenzenden Deckplatten

GLOGOWSKI (1959) ist der Meinung, daß die Voraussetzung für einen derartigen Verlauf bei der Tuberkulose eine Mischinfektion sei, da er ein solches Bild nur bei 2 Fällen mit Fisteln beobachten konnte, daß es sich also auch in diesen Fällen um pyogene Infektionen der Bandscheiben handelte.

In diese Gruppe der primären Bandscheibenentzündungen möchte ich auch die Veränderungen einreihen, welche an den Bandscheibenräumen als Folge lumbaler Discusoperationen (Abb. 15) und nach Nucleographien auftreten können (BRUSSATIS, 1953; BOSCH, 1965; LOWMANN, u. ROBINSON, 1966; NYUL-TOTH, RISKO u. TOMORY, 1971). Wie BENT JEPSEN aus der Chirurgischen Klinik in Kopenhagen und Aarhus/Dänemark aufgrund bakteriologischer Untersuchungen an chirurgischen Wunden während der Operation zeigen konnte, lassen sich in einem unterschiedlichen Prozentsatz bei den verschiedenen Operationen Bakterien nachweisen und es treten postoperativ auch bei den sogenannten hochsterilen Operationen, wie Osteosynthesen, in einem bestimmten Grade postoperative Wundinfektionen auf. Es bestand jedoch nur eine kleine Korrelation zwischen den Bakterien in der Subcutis, welche bei der Operation gefunden wurden und zwischen denen bei der späteren Wundinfektion. Demzufolge sind manche Infektionen nicht bei der Operation im Operationssaal entstanden, eine Auffassung, die in Übereinstimmung steht mit den Ergebnissen anderer von JEPSEN zitierter Autoren.

Es ist wichtig, in diesem Zusammenhang an die experimentellen Untersuchungen zu erinnern, welche zuerst von RIBBERT, später von TAMMAN, SCHRADER, LOB, KEYES, COMPERE u. JUNGE durchgeführt wurden: „Bei Kaninchen bzw. Hunden wurden ventrale und dorsale kleine Verletzungen der Bandscheibe gesetzt, bereits nach wenigen Wochen kommt es zu röntgenologisch sichtbaren Veränderungen, zur Verschmälerung und Un schärfe der Bandscheiben, zu knöchernen Reaktionen an den Wirbelkörperkanten, die sich bereits nach 2 bis 3 Monaten zu Spangen ausweiten und deren Ausbildung im 5. bis 6. Monat abgeschlossen ist. Es trat jedoch unter aseptischen Bedingungen in keinem Falle eine Spondylodese auf, auch nicht, wenn eine völlige Excochleation des Bandscheibengewebes vorweggenommen wurde“ (JUNGE, 1973).

Über die Häufigkeit artefizieller Bandscheibeninfektionen nach Discushernienoperationen gibt es sehr verschiedene Angaben: GARCIA u. Mitarb. 5 %, BARR 4 %, TURNBULL 1 %, LENDHOCK 3 : 2000, BRUSSATIS, 4 : 2000, ARMSTRONG, sowie GARDNER u. Mitarb. und PILGAAR 15 : 502 (2,8 %). JUNGE selbst gibt unter 1 500 Vorfalloperationen 31 Wundinfektionen an, sah aber nur in 7 Fällen eine entzündliche Beteiligung des Bandscheibenraumes. „Selbst in 2 Fällen mit postoperativen Meningitiszeichen trat späterhin keine entzündliche Beteiligung am Wirbelsegment auf“.

JUNGE nimmt an, daß es sich bei den Punktionsinfektionen um echte bakterielle Inoculationen und nicht um eine hämatogene oder lymphogene Verschleppung handelt. Bei den operativen Bandscheibeninfektionen nach Vorfalloperationen ist die Infektionspforte seiner Meinung nach klar, wobei er zwei Abläufe unterscheidet:

a) das Übergreifen einer Wundinfektion in die Tiefe,

b) entzündliche Verblockung bei nach außen hin unauffälligem Verlauf.

Diese können in typischer Weise mit einer rezidivierenden akuten Lumbago, — einem Hartspann der Muskulatur beginnen, können aber auch ohne besondere Lokalsymptome ablaufen und würden später, etwa anläßlich einer Begutachtung, zufällig entdeckt — „Closed space infections“ (PILGAARD).

„Das Risiko einer Infektion des Bandscheibenraumes ist auch bei der Discographie gegeben (BÖSCH). Bei den 15 von de SÈZE u. LEVERNIEUX nachuntersuchten Fällen fanden sich nach 1 Jahr 13 Bandscheiben auffällig erniedrigt, 11mal war die Blutsenkungsgeschwindigkeit erheblich erhöht; röntgenologisch fanden sich regelmäßig Usuren der benachbarten Deckplatten“ (JUNGE).

Die Prognose dieser artefiziellen Bandscheibeninfektionen ist bei Anwendung der modernen Antibioticabehandlung günstig. Bei den Bandscheiben-Vorfall-Operationen kann das Endergebnis sogar besonders gut werden, weil hierdurch eine ideale Verblockung des operierten Bewegungssegmentes eintreten kann, wie in allen 15 Fällen von PILGAARD.

II. Die spezifischen Entzündungen der Wirbelsäule

1. Spondylitis tuberculosa

(von J. Kastert)

a) Einleitung

Die Fortschritte in der operativen Behandlung der Wirbelsäulentuberkulose haben für *pathologische Anatomie* und *Klinik* (Catel, Chochlov, Debeyre u. de Sèze, Felländer, v. Finck, Girdlestone u. Somerville, Huebschmann, Kastert, Kisch, Kochs, Konschegg, Kornev, Kremer u. Wiese, Lange, H. May, Randerath, Schwabe, Uehlinger, Wurm u.v.a.) sowie für die *Röntgendiagnostik* (Brocher, Diethelm, Kastert, Liechti, Malluche, Oberdalhoff, Vieten, Karcher, Simons, Schinz/Baensch/Frommhold/Glauner/Uehlinger/Wellauer, Schmorl-Junghanns, Ullmann u.a.) neue Erkenntnisse gebracht. Waren die erwähnten Disziplinen bisher auf postmortale Studien angewiesen, ergaben sich nunmehr Möglichkeiten in vivo bzw. in situ bisherige Annahmen zu prüfen und neue Daten über das Krankheitsgeschehen zu gewinnen.

Bekanntlich ist nach wie vor die Röntgendiagnose der entzündlichen Knochenerkrankungen, insbesondere der Wirbelsäule, schwierig. Die operativ gewonnenen Herdmaterialien sowie die makroskopischen Zustandsbilder der Knochenveränderungen lassen Zusammenhänge erkennen einmal mit einzelnen tuberkulösen Entzündungsstadien und zum anderen mit bakteriologischen Analysen und den Befunden auf dem Röntgenbild. Aus diesem Grund erschien es angebracht, pathologisch-anatomische und bakteriologische Erkenntnisse in diesem Beitrag ausführlicher aufzuzählen.

Des weiteren ist die epidemiologische Weltsituation z.Z. derart, daß in den entwickelten Ländern in den letzten 20 Jahren die Tuberkulose allgemein und die Skelettuberkulose bzw. die Wirbelsäulentuberkulose in ihrer Häufigkeit einem rasanten Rückgang unterliegt, während sie in den entwicklungsbedürftigen Ländern nach wie vor als Volksseuche grassiert.

Die eigenen Erfahrungen des Verfassers stützten sich auf eine 30jährige klinische Erfahrung, in welchem Zeitpunkt ca. 10000 Fälle mit extrapulmonaler Tuberkulose operativ behandelt wurden. Der Anteil der Skelett- bzw. der Knochengelenktuberkulose betrug 6253. In dieser Zahl enthalten sind 3877 Spondylitis-Fälle.

b) Epidemiologie und Statistik

Statistische Angaben zur Epidemiologie der extrapulmonalen Tuberkulose (ETB), bzw. deren Analyse stehen in der Bundesrepublik Deutschland erst seit einigen Jahren zur Verfügung (Tab. 1). Neben Angaben des Bundesstatistischen Amtes geben seit 1955 die Tuberkulosejahrbücher des Deutschen Zentralkomitees zur Bekämpfung der Tuberkulose (Griesbach, Hein, Ickert, Kreuser, Redecker, Schröder) Zahlen für extrapulmonale Tuberkulosen unter der Rubrik I d bekannt. Erst seit 1972 sollen für die gesamte Bundesrepublik differenzierte Angaben auch über die Knochen- und Gelenktuberkulose vorliegen.

Tabelle 1. *Bestand der an aktiver Tuberkulose Erkrankten am 31. 12. jeden Jahres*

	Tuberkulose der Atmungsorgane ansteck sf. (offen) I a + b absolut	100000 Einw.	nicht ansteck sf. (geschlossen) I c absolut	*)	Summe Ia—c absolut	*)	anderer Organe (extrapulmonal) I d absolut	*)	aller Formen I a—d absolut	*)
1966	62475	104,5	140496	235,0	202971	339,5	37019	61,9	239990	401,4
1967	55721	92,9	130749	218,1	186470	311,1	34620	57,7	221090	368,8
1968	52130	86,2	125254	207,2	177384	293,4	33691	55,7	211075	349,1
1969	47310	77,3	120584	197,1	167894	274,4	32083	52,4	199977	326,8
1970	43382	71,1	115445	189,3	158827	260,4	30295	49,7	189122	310,1
1971	36531	59,4	107347	174,5	143878	233,9	28215	45,9	172093	279,8

*) auf 100000 Einwohner

Differenzierte Angaben über die extrapulmonalen Tuberkulosen (s. Tabelle 2) sind für die gesamte Bundesrepublik Deutschland erst ab 1974 greifbar. Als Beispiel werden deshalb die Zahlen von Schleswig-Holstein gebracht.

Tabelle 2. *Aktive extrapulmonare Tuberkulose (I d) in Schleswig-Holstein*

Organ	(Statistische Berichte des Statistischen Landesamtes Schleswig-Holstein) Bestand 1961	1962	1963	1964	Zugänge 1965	1966	1967	1968	1969
Knochen u. Gelenke	583	438	408	368	68	66	51	48	47
Drüsen	340	315	283	259	112	84	107	78	73
Haut	237	235	209	199	43	41	41	20	20
Meningitis	69	68	41	25	6	12	8	8	3
Urogenital	385	427	395	398	120	90	92	104	103
Sonstige	348	321	242	251	71	70	74	64	57
Insgesamt	1917	1849	1588	1490	420	363	373	322	303

Bis 1964 ist die Prävalenz, danach die Inzidenz dargestellt.

Der Anteil der Skelettuberkulosen im Rahmen der Gesamterkrankungen an extrapulmonaler Tuberkulose beträgt nach Kaufmann in der Schweiz 37,4 %, in Ungarn 31 % (Sebok u. Németh), in Rußland 28,8 % (Kornew) und in der Bundesrepublik 22,8 %. Über die Häufigkeit der Spondylitis tuberculosa im Rahmen der Skelettuberkulose gibt Tabelle 3 Auskunft.

Tabelle 3.

Autor	Alfer	Bischofberger	Kastert	May	Clairmont Winterstein Dimtza	Uehlinger	
Jahr	1891	1957	1973	1951	1931	1922—1931 0—20,	21—100 J.
Fälle Skelett-tbc.	1474	633	6253	622	439	20	97
Anteil Wirbel-tbc.	16,2%	34,3%	62,7%	49,0%	23,37%	62,07%	63,91%

Während noch Johansson 1926 den Anteil der Spondylitis erst an zweiter Stelle angibt, bezeichnen Clairmont, Winterstein und Dimtza 1931 im klinischen Material die Spondylitis als die häufigste Skeletterkrankung. 1952 steht sie im Kindesalter der Häufigkeit nach an zweiter Stelle und nur im Erwachsenenalter an erster Stelle (Schinz, Baensch, Friedl, Uehlinger).

Hinsichtlich des *Erkrankungsalters* befindet sich Westeuropa als Folge von BCG-Schutzimpfung, Chemotherapie, Chemoprophylaxe und Chemoprävention in einer *epidemiologischen Übergangsperiode* mit einer Verlegung des Erstinfektionsalters vom Kindesalter in das frühe und späte Erwachsenenalter. Dementsprechend ist für die Spondylitis tuberculosa die Entwicklung ähnlich. Hier ist ein Rückgang in den ersten 3 Lebensjahrzehnten und eine Zunahme in den hohen Altersklassen (zunehmende Überalterung der Bevölkerung) zu konstatieren.

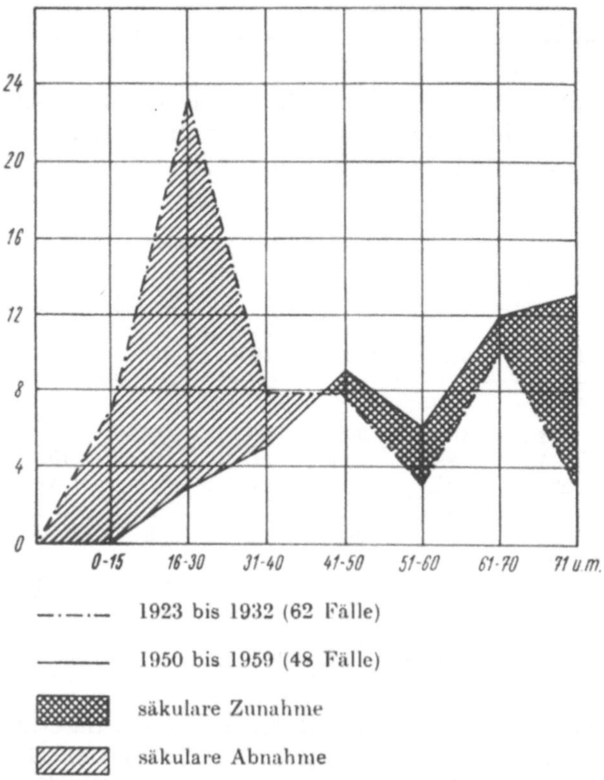

Abb. 1

Der *Bestand* der ETB ging von 79030 im Jahre 1950 auf 31215 im Jahre 1971 zurück; die Neuzugänge im gleichen Zeitraum von 17312 auf 6830 (Zahlen für die Bundesrepublik uud W-Berlin). Der Anteil der Skelettuberkulosen im Rahmen der ETB sank von 1950—1960 von 31,8 % auf 19,8 % ab. Der Bestand an Skelettuberkulosen wurde in Zahlen erstmals 1958 mit 17170 = 30,6 % aller ETB angegeben.

Die säkuläre Verschiebung in der *Mortalität* der Spondylitis tuberculosa geht aus einer Kurve von Uehlinger hervor (s. Abb. 1). Im eigenen Material verstarben in den 10 Jahren 1955—1964 insgesamt an Spondylitis 32 Personen. Das Verhältnis von Männern zu Frauen verhielt sich wie 23 : 9, 25 oder 78,1 % waren über 50. Das Durchschnittsalter betrug 57 Jahre. Das Zahlenverhältnis der konservativ und operativ Behandelten betrug bei den Verstorbenen 25 : 7.

Der *Häufigkeitsgipfel* verlagert sich im eigenen Krankengut langsam vom 3. ins 4. Lebensjahrzehnt. Ein Unterschied zwischen Beteiligung der beiden Geschlechter ist bei der Spondylitis tuberculosa wie auch bei den meisten ETB im letzten Decennium nicht mehr herauszurechnen. Im Gegensatz hierzu stehen die Lungenerkrankungen, wo deutlich die Männer überwiegen. Vergleichsweise sahen CLAIRMONT, WINTERSTEIN und DIMTZA 1926 im klinischen Material bei 107 Spondylitiden 69 männliche und 38 weibliche Patienten.

Die *Erkrankungszeit* vor Aufnahme in stationäre Behandlung schwankt zwischen einem Monat und mehreren Jahren (BROCHER, FELLÄNDER, KASTERT u.a.). Kombinationen mit anderen Skelettmetastasen fanden sich in 7,6—21 % (WIESE, JOHANSSON). *Pleuritis exsudativa* in der Anamnese findet sich zwischen 11 und 37 % (ALVIC, BISCHOFSBERGER, BEHRENDT). Die *Latenzzeit*, d.h. die Periode zwischen Herdsetzung und ersten subjektiven oder objektiven Symptomen beträgt nach Lang bei 335 Fällen im Durchschnitt 13,4 Monate.

Die *Kombination Spondylitis tuberculosa* und röntgenologisch faßbarer *Primärtuberkulose* wird sehr unterschiedlich angegeben. Sie betrug im eigenen Material 49,6 %. UEHLINGER steht diesen Angaben skeptisch gegenüber. Er verlangt eine Unterteilung der Primärtuberkulose in Primärkomplex und postprimären Streuherd.

Zu den häufigsten *simultanen Großkreislaufmetastasen* zählt die Kombination Spondylitis und Nierentuberkulose. Diese beträgt, aufgeteilt nach einzelnen Jahrzehnten, bis zu 50 % und wird in der Literatur im Durchschnitt bis zu einem Drittel der Fälle angegeben (LANG). Weitere Angaben zu diesem Thema finden sich bei GALE u. KERR, GERBEAUX, BAKALIM, CARON u. ROUILLON, HALD, KURZ, LERCH, PAUS, NEUMANN.

c) Pathogenese und pathologische Anatomie

Die Spondylitis tuberculosa gehört im Rahmen der Skelettuberkulose zu den *haematogen entstandenen Organtuberkulosen*. Die Metastasierungen erfolgen nach UEHLINGER in *drei Hauptstreuperioden* und zwar im frühen Kindesalter, frühen Erwachsenenalter (20—30 Jahre) und Greisenalter (nach dem 60. Lebensjahr). Über die Möglichkeit der im Rahmen einer „genuinen Bazillaemie" (HUEBSCHMANN) gesetzten spezifischen Wirbelherde liegen bisher keine Unterlagen vor. Theorien über den lymphogenen Infektionsmodus sowie weiterer Variationen sind heute weitgehend verlassen (Literatur s. bei BROCHER, HUEBSCHMANN, KASTERT, UEHLINGER u.a.).

Die *Anzahl der befallenen Wirbelkörper* ist nicht frei von epidemiologisch bedingten Schwankungen. Es ist durchaus vorstellbar, daß, je virulenter die Tuberkelbakterien sind, desto mehr Segmente im Bereich der Wirbelsäule befallen werden. Die Erkrankung eines einzelnen Wirbelkörpers ist relativ selten und schwankt zwischen 1—5 %. Am häufigsten befallen sind 2 Wirbelkörper (70—75 %), 3 erkrankte Wirbelkörper 8,5—11 %, 5—10 erkrankte Wirbelkörper 1—3 % und weniger (BISCHOFBERGER, BREMM, BROCHER, JUNGHANNS, KASTERT, KOCHS, MALLUCHE, OTT, UEHLINGER u.a.).

Die Spondylitis zeigt im cervicalen Bereich in den einzelnen Wirbelsegmenten einen Durchschnittsbefall von 0—1 %; im dorsalen und lumbalen Bereich von etwa je 40 %; beim cervico-dorsalen Übergang schwankt die Beteiligung um 1 %; beim dorso-lumbalen um 10 % und beim lumbo-sacralen um 5 %. Der Befall der Übergangsstellen zeigt an, daß die höchste Belastung im dorso-lumbalen Übergang zu suchen ist und nicht, wie manchmal vertreten, im lumbo-sacralen.

Die *Latenzzeit* der klinischen Symptome in Form von Rückenschmerzen, Wirbelsäulenverkrümmung, Senkungsabszesse, beträgt nach MÄDER 3½—22 Monate, diejenige für Röntgensymptome (Verschmälerung des Zwischenwirbelraumes, Knochendestruktion, Senkungsabszeß) 3½—24 Monate. Für die häufigste Latenzzeit zwischen Streuung und klinischer Manifestation wurden 6—12 Jahre errechnet.

Die häufigste simultane Organtuberkulose ist neben Lunge und Pleura die Urogenitaltuberkulose. Sie beträgt im eigenen Material (ebenso bei FELLÄNDER) 5—10 %, die Kombination mit Nebennierentuberkulose (Morbus Addison) 0,5—1 %.

Untersuchungen über die *initiale Herdlokalisation* im Wirbelkörper sind insofern von Interesse, als diejenigen im dorsalen Wirbelkörperbereich (im eigenen Material etwa 10 %) zur Destruktion der dorsalen Kompakta neigen und damit zur Rückenmarkskompression (Frühlähmung). Die Häufigkeit der Rückenmarkskompressionen, Früh- und Spätlähmungen (s. Kap. F) wird mit 4—10 % angegeben (Kastert, May, Uehlinger); in Indien 20—30 %.

Die Ansicht, daß sich Tuberkelbakterien im Knochenmark an Stellen des dichtesten Gefäßnetzes (Lexer, Kolodny, Sorrel) ansiedeln, ist für den Wirbelkörper nicht bewiesen. Im eigenen Material war anzunehmen, daß 60 % der Initialherde in der Umgebung der Deckplatten auftreten. Ein Zusammenhang dieser initialen Herde mit der Art des Wirbelkörperzusammenbruchs (lateral, ventral, dorsal) ist wahrscheinlich. Sicher ist jedoch, daß der häufigste auslösende Faktor des Zusammenbruchs der Belastungsmechanismus bzw. die Summation der Kontraktionskräfte der Rumpfmuskulatur ist. Der häufigste Wirbelkörperzusammenbruch erfolgt ventral, weniger lateral und selten dorsal. Daß Muskelkräfte den Wirbelkörperzusammenbruch ebenso hervorrufen können wie statisch-dynamische, geht aus der Tatsache hervor, daß auch während der Gipsbettlagerung Zusammenbrüche erfolgen.

Man unterscheidet aufgrund der Häufigkeit von Herdlokalisation monostische, oligostische und poliostische Wirbeltuberkulosen.

Bei Kombinationsformen der Spondylitis im Rahmen oligostischer Skelettuberkulosen steht der Häufigkeit nach das Ileosacralgelenk an erster Stelle, dann folgen Rippen, Hüftgelenk u.a. (eigenes Material).

Weigert sah als Auslösung der haematogenen Streuung einen Einbruch bakterienhaltiger käsiger Massen in eine Vene der Streuquelle. Die Herdsetzung erfolgt dann als regelrechte arterielle Embolie. Sie war eine Erklärung zu den ehemals viel beschriebenen Keilherden bei der Skelettuberkulose (Boyd, König, Krause, Lexer, Pagel u.a.) Im Gegensatz zu früheren Tierexperimenten, bei denen Injektionen mit hochvirulenten bazillenreichen Lösungen die Keilherde zu bestätigen schienen, konnte Meißner neuerdings unter Verwendung atypischer Tuberkelbakterien Herde beobachten, die weitgehend den Befunden bei der menschlichen Tuberkulose gleichen. Für den Wirbelsäulenbereich konnten wir im eigenen Matrial in keinem Fall Keilherde beobachten. Durch konsequente Gewebsentnahme aus Herd und Herdumgebung war es möglich, in Zusammenarbeit mit Doerr, Letterer, Randerath u. Velten nachzuweisen, daß die initiale Herdsetzung in Form miliarer Knochenmarksherde vor sich geht (Huebschmann). Allerdings ist die miliare Einstreuung nicht auf ein Wirbelsegment begrenzt, sondern über mehrere verteilt (Abb. 2).

Der miliare Knochenherd beginnt mit einem exsudativen Stadium (eitrig, nicht-eitrig oder verkäsend), das früher oder später in ein produktives Stadium übergeht.

Auf dem Röntgenbild wirken sich diese initialen Entzündungsvariationen wie folgt aus. Sie sind im wesentlichen charakterisiert durch Atrophie, Sklerose und Destruktion.

1. Im Initialherd bewirkt die toxisch-bedingte Kalkstoffwechselstörung eine Kalkarmut der Spongiosabälkchen. Dieser Vorgang imponiert auf dem Tomogramm oft als Destruktion, ohne es zu sein.

2. Durch die entzündlichen Exsudate werden die Spongiosabälkchen langsam und sukzessive zerstört. Dadurch vergeht eine geraume Zeit, bis Destruktionsbereiche von Erbsgröße röntgenologisch (Tomogramm) zur Darstellung gelangen.

3. Bei primärer Verkäsung bleiben die Spongiosabälkchen länger erhalten (Randerath) und das Röntgenbild zeigt dann statt Atrophie und Destruktion sklerotische Bezirke.

4. Kompliziertere Verhältnisse verursacht die sekundäre Verkäsung (Randerath). Hierbei verkäsen sekundär bereits primär entzündlich veränderte Gebiete. Die Folge davon ist ein Nebeneinander der Befunde.

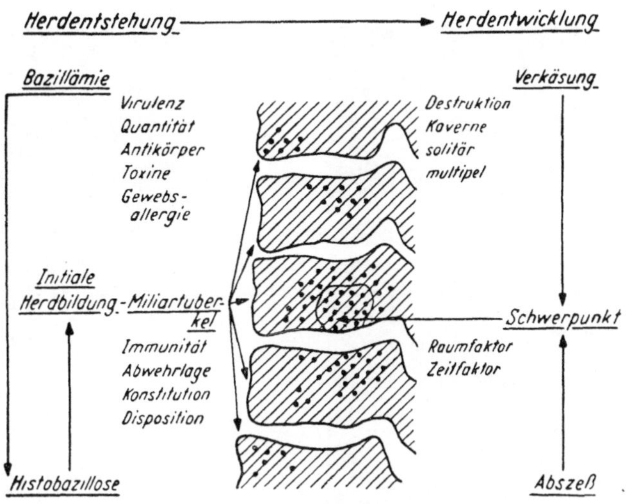

Abb. 2. Schema der miliaren Spondylitis-Entstehung: Miliare Metastasierung im Knochenmark mehrerer Wirbelsegmente. Endgültige, klinisch faßbare Herdbildung im Schwerpunkt (solitär oder multipel) (aus Kastert: Spondylitis tuberculosa und ihre operative Behandlung. Hippokrates-Verlag, Stuttgart, 1957)

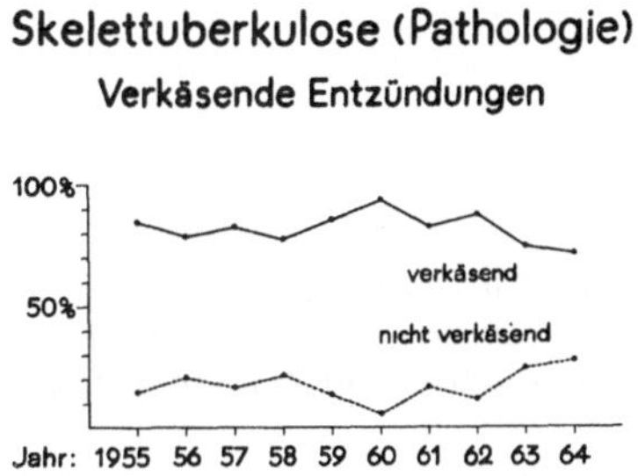

Abb. 3. Darstellung der Anteile der verkäsenden und nicht-verkäsenden Entzündungsformen in den Herdmaterialien: prozentualer Anteil. Die durchgezogene Linie zeigt die verkäsenden und die gestrichelte die nichtverkäsenden. Wenn auch keine sehr großen Unterschiede herauszulesen sind, so wird in den letzten zwei Jahren doch die Abnahme der verkäsenden Prozesse deutlich

Kompaktadefekte entstehen im Anschluß an die Spongiosazerstörung und sind röntgenologisch wesentlich leichter zu erfassen (Abb. 4—6). Besondere Bedeutung haben derartige Defekte im Bereich der Boden- und Deckplatten. Diese führen zum Einbruch der Zwischenwirbelscheibe (ZWS) und zwar sowohl des Nucleus Pulposus als auch von Teilen des Anulus fibrosus in die angrenzenden Wirbelkörper und verursachen damit die *Verschmälerung des Zwischenwirbelraumes* (ZWR). Summationsaufnahmen und Tomogramm (letzteres erheblich deutlicher) bringen die Verschmälerung zur Darstellung. Röntgenologisch werden auf den Summationsaufnahmen ZWR-Verschmälerungen durch winkel- und bogenförmige Verbiegungen der Wirbelsäulenachse (ventral, dorsal, lateral) vorgetäuscht. Deshalb sind immer Aufnahmen in zwei Ebenen erforderlich. Die Schnittbilder sind dieser Täuschung weniger ausgesetzt, sollten aber ebenfalls sagittal und frontal angefertigt werden (Röntgenaufnahmen hierzu s. Kap. E).

Die *Verschmälerung des Zwischenwirbelraumes* wird noch vielfach als Frühsymptom der Spondylitis angesehen. Mit Hilfe der Tomographie war es jedoch möglich, zu zeigen, daß bei diesem Befund bereits ausgedehntere Destruktionen im Spongiosabereich vorhanden waren, ehe die Boden- und Deckplatte *zerstört wurde oder einbrach.*

Eine primäre Erkrankung der Zwischenwirbelscheibe konnten wir in Zusammenarbeit mit Doerr, Letterer, Randerath, Velten, im eigenen Material beim Erwachsenen in

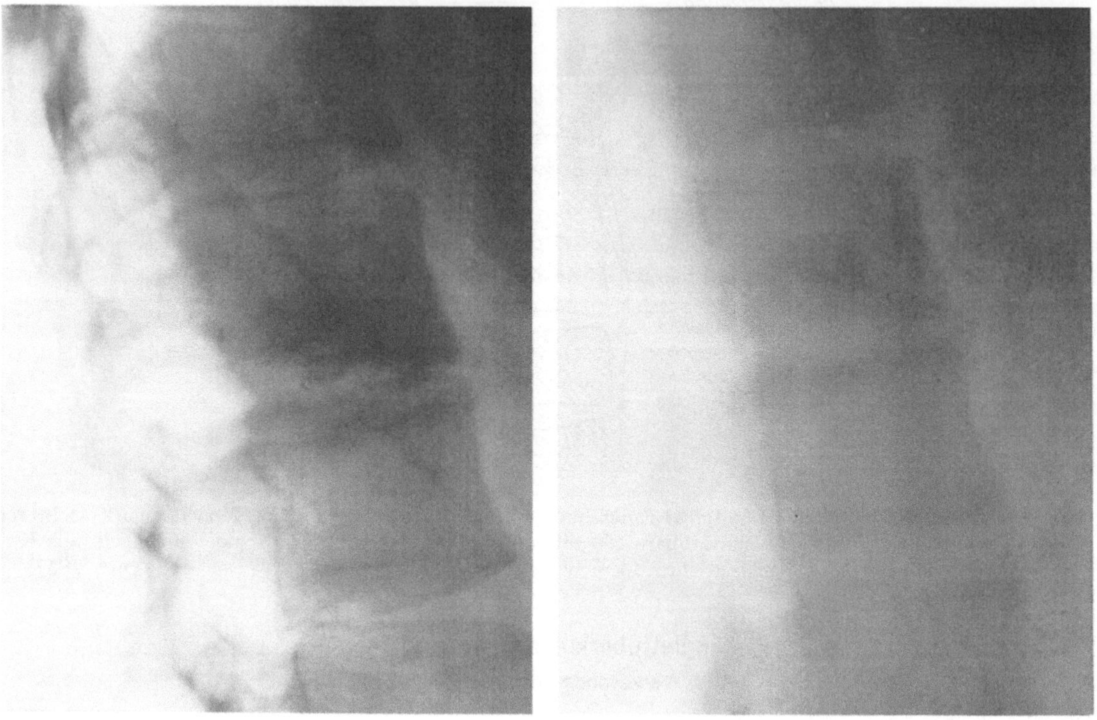

a b

Abb. 4. P., U. 31 J. Frischer exsudativer Wirbelherd ohne Herdabgrenzung. Sklerose in der Herdumgebung, insbesondere im Bereich des oberen Defektrandes spricht für verkäsende Entzündung. Unsere Diagnose wurde histologisch aus dem Herdmaterial bestätigt. (a) Summationsaufnahme; (b) Tomogramm

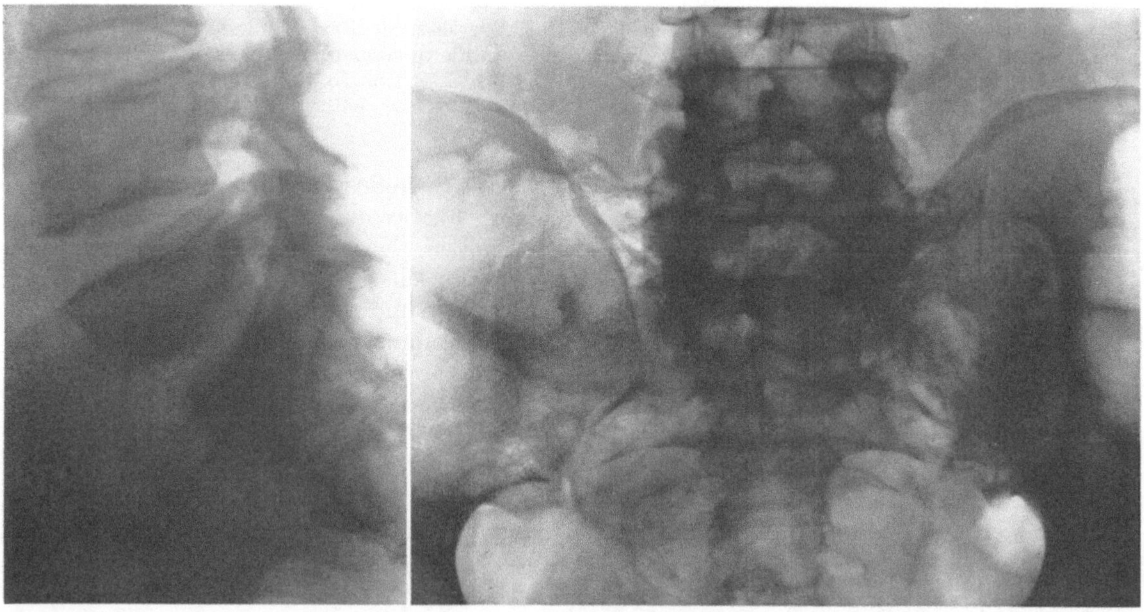

Abb. 5. W., W., 32 J. Oligostische Skelettuberkulose: Hier lumbo-sacraler Übergang Lendenwirbelsäule und linkes Ileosacralgelenk. Relativ häufige Kombination (segmentale Organdisposition?)

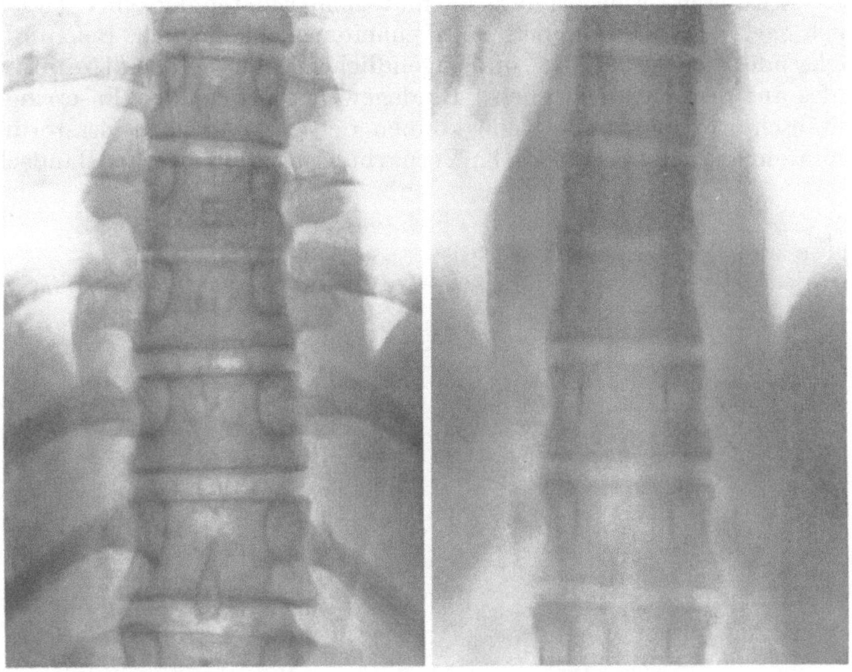

a b

Abb. 6. T., H., 17 J. Typischer Brustwirbelprozeß mit geringer Knochendestruktion und Paravertebralschatten beiderseits: (a) Summationsaufnahme; (b) Tomogramm. Die Ausdehnung der Knochendestruktion ist nur gering. Bei der Operation entleerte sich rahmiger Eiter aus dem Abszeß

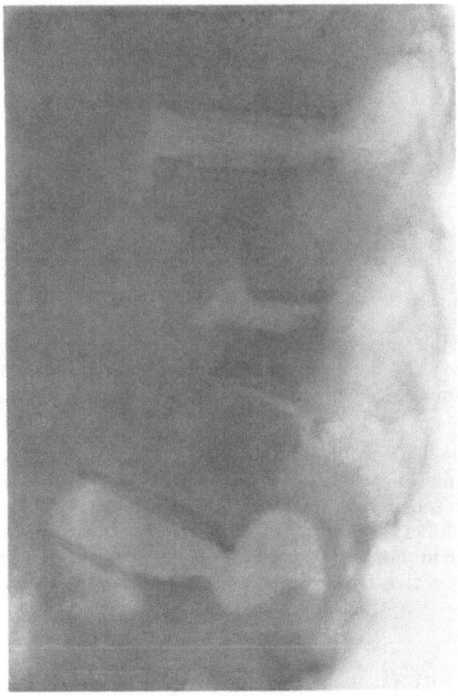

Abb. 7. W., L., 42 J. Beispiel einer ausgedehnten Destruktion bei chronischer, exsudativer Tuberkulose. Großer paravertebraler Begleitabszeß. Auf dem Röntgenbild präsentiert sich das exsudative Stadium durch Verwischtsein der Destruktionsgrenze sowie die allgemeine „toxische“ Atrophie

keinem Fall nachweisen. Eine primäre haematogene Entstehung einer Tuberkulose der ZWS ist auch nach den anatomischen Gegebenheiten nicht möglich. Bekanntlich enthält nur die wachsende ZWS im Kindes- und jugendlichen Alter Gefäße (Töndury). Die Zerstörungen des aus derbem (kollagenem) Bindegewebe bestehenden Faserrings erfordern längere Zeitabschnitte und große Teile können der entzündlichen Zerstörung (infectio per continuitatem) widerstehen (Kap. F; Vernarbung). Sie bleiben als Bandscheibenreste

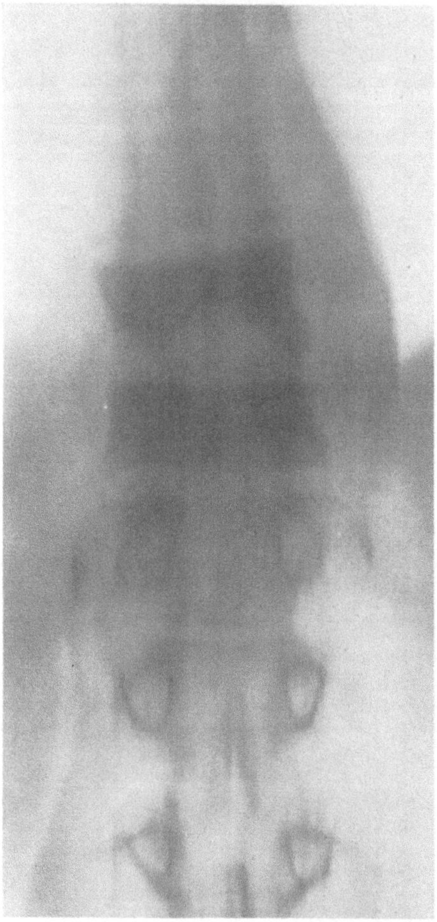

Abb. 8

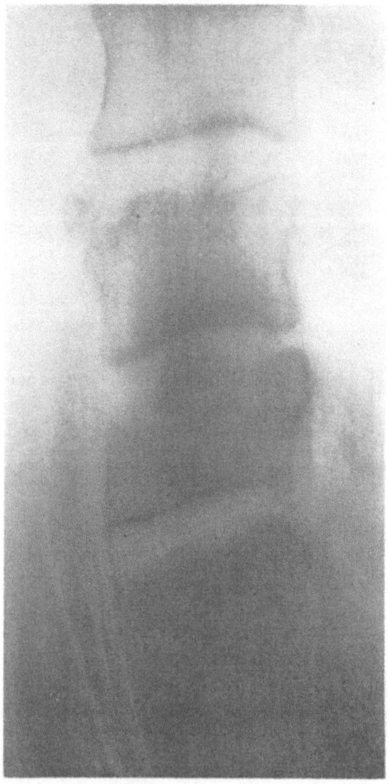

Abb. 9

Abb. 8. Sch., W., 32 J. Beispiel für ausgedehnte doppelseitige Abszedierung: Die deutliche Herdabgrenzung auch im Tomogramm, zeigt das Ende der Destruktionsphase an. Das gleiche bestätigt auch die aufgehobene Umgebungsatrophie, die in eine Sklerose übergegangen ist

Abb. 9. K., L., 33 J. Beispiel für Tuberkulose und Wachstumsstörungen (persistierender Apophysenkern) an der oberen Kante von L 4 und tuberkulöser Destruktionsherd an L 5. Die gleiche Kombination mit Tuberkulose sahen wir bei der Scheuermann'schen Erkrankung, beim Zustand nach Poliomyelitis usw. Die zuletzt von Lindemann und Kuhlendahl geäußerte Meinung, daß derartige Kombinationen sozusagen nicht vorkommen, konnte im eigenen Material nicht bestätigt werden (s.a. Kastert „Die Spondylitis tuberculosa und ihre operative Behandlung", 1957 Hippokrates Verlag)

erhalten, verlängern die aktive Periode der chronischen Entzündung und verhindern oder verzögern die knöcherne Verblockung.

Auch im Knochenherd folgt dem exsudativen Stadium das produktive (Huebschmann). Die nicht-eitrige oder eitrige Exsudation kann resorbiert werden und es folgt dann eine Umwandlung des Knochenmarks in Fasermark, röntgenologisch ist diese Restitutio ad integrum hin und wieder als leichte Sklerosierung erkennbar. Die Verkäsung verzögert diesen Entzündungsablauf und führt meist über nekrotisierende Entzündungsvorgänge zur Zerstörung der Spongiosabälkchen. Jeder Nekroseherd oder entzündliche Knochendefekt wird von Granulationsgewebe abgegrenzt. Auch das Granulationsgewebe kann teilweise oder total der Verkäsung unterliegen.

Im allgemeinen bezeichnet man als exsudative Knochentuberkulose Prozesse, bei denen die Destruktion im Vordergrund steht und als produktive oder granulierende Tuberkulose solche, wo die Entwicklung von Granulationen vorherrscht.

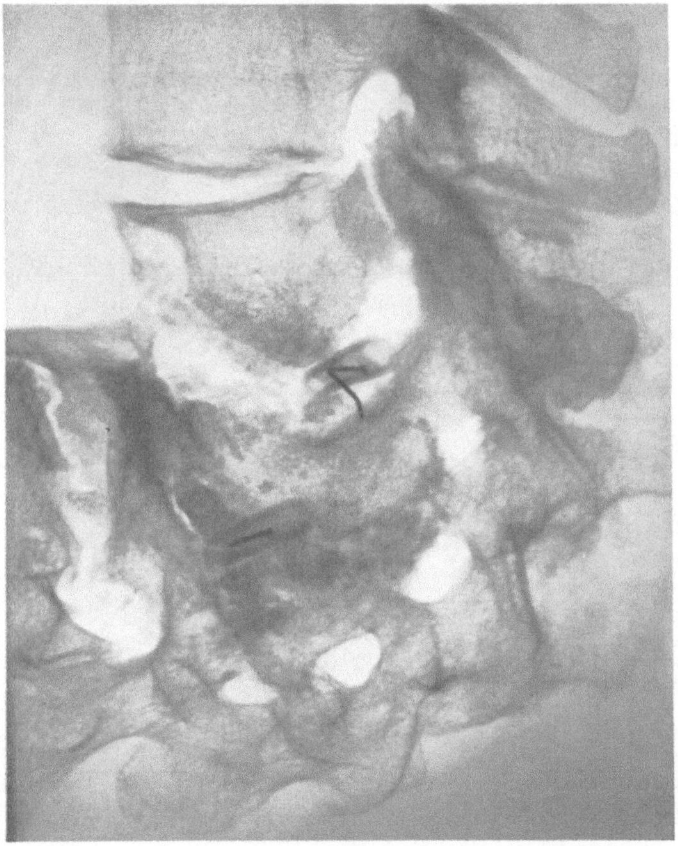

Abb. 10. Anatom. Präparat, Summ.-Aufnahme. Chronische Wirbeltuberkulose im Lendenbereich: Im Laufe von 10 Jahren ist die gesamte LWS zerstört. Die ausgedehnte Verkäsung, insbesondere der nekrotischen Gewebsteile, steht der Vernarbung im Weg. Bei diesem Fall war außerdem interessant, daß die paravertebralen Lymphknoten ausgedehnte Verkäsungen aufwiesen

Über die feingeweblichen Vorgänge in den einzelnen Entzündungsstadien s. bei Huebschmann, Lennert, Letterer, Masshoff, Randerath, Wurm, Uehlinger, über die Zerstörung der Knochenbälkchen im besonderen bei Hackenberg, Randerath, Uehlinger. Voraussetzung für eine Herdvernarbung ist die Herdabgrenzung, Entfernung nekrotischer Gewebsteile (einschließlich der verkreideten und verkalkten), Eiter, Käse und Ersatz bzw. Umwandlung des Granulationsgewebes in narbiges Bindegewebe und schließlich Verknöcherung desselben. Letzteres erfolgt zeitlich um so eher, je vollständiger entzündliche oder chronisch-entzündliche Entzündungsvorgänge beseitigt sind. Die Verknöcherung der Narbe ist durch die entwicklungsgeschichtliche Verwandtschaft des

Narbengewebes mit dem Knochengewebe begünstigt und kann z.B. nach operativer Herdausräumung schon nach 4—6 Monaten in Gang kommen (Abb. 12—13).

Von diesen hier zwangsläufig nur unvollständig wiedergegebenen Entzündungsvorgängen sind folgende Einzelheiten insbesondere für die Röntgendarstellung bemerkenswert. Bandscheibenreste können röntgenologisch wie Knochensequester imponieren, wenn sie von käsigen Granulationen umgeben sind (Kastert). Im übrigen, d.h. ohne anhaftende

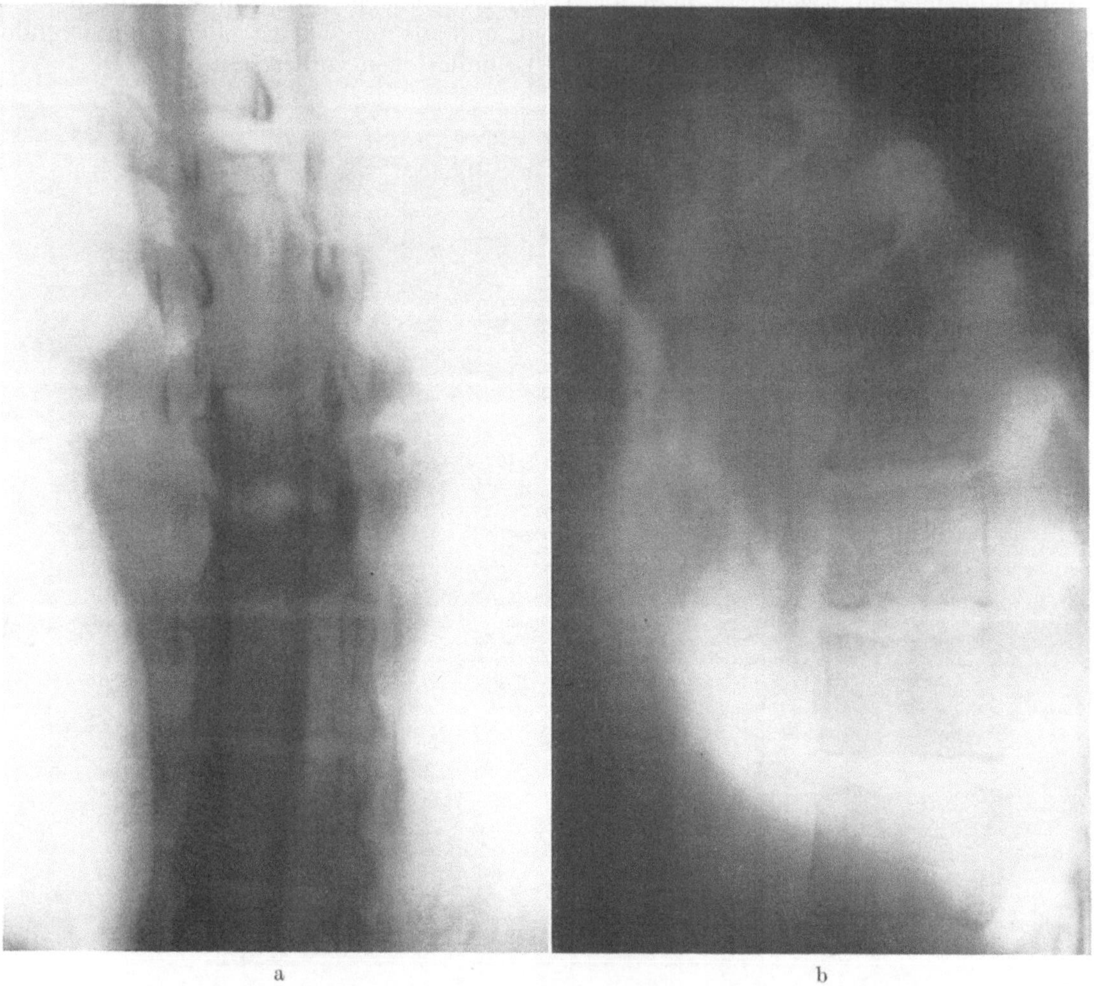

a b

Abb. 11. K., M., 41 J. Beispiel einer Spondylitis thoracalis D 6/7. Das Tomogramm bestätigt Destruktion und Abszedierung. (a) Das seitl. Tomogram mzeigt die frühe, für die (b) craniale Hälfte der Brustwirbelsäule typische Gibbusbildung. Bisher sind keine Möglichkeiten bekannt, diese Gibbusbildung zu verhindern. In diesen Fällen erweisen sich Extensions-, Gipsbett-, Gipskorsett- oder Korsettbehandlung als erfolglos

oder einliegende verkreidete oder verkalkende käsige Substanzen kommen sie nicht zur Darstellung und wirken als Defekte bzw. Kavernenanteile.

Unter gewissen Voraussetzungen kommt es im Herdbereich zur Abszeßbildung. Hierbei ist zu unterscheiden zwischen Früh- und Spätabszessen. Die Frühabszesse entstehen nach stürmischer nekrotisierender Entzündung und sind sozusagen die Verflüssigung des Herdinhaltes. Sie können in nicht eitriger und auch in eitriger Form mehr oder weniger schnell der Resorption unterliegen, bei Verkäsung ist jedoch mit einem chronischen Verlauf zu rechnen. Der Spätabszeß bildet sich nach Calvé, Galland u.a. im zweiten Krankheitsjahr. Die Aufgabe der Abszedierung ist bekanntlich nach der Verflüssigung des Herdinhaltes die Entleerung desselben. Je nach der Perforationsstelle in der Kompakta kommt

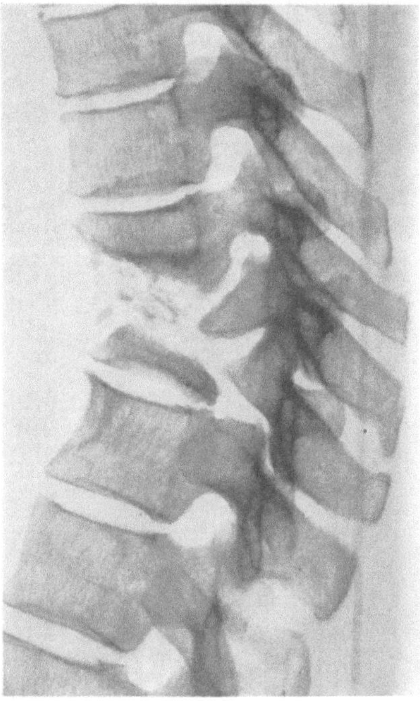

Abb. 12

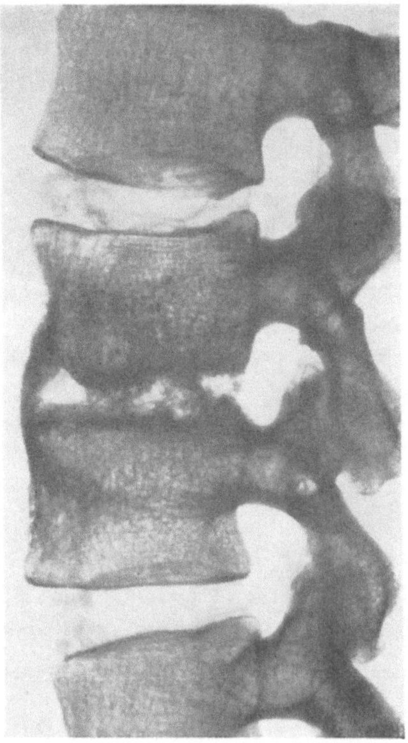

Abb.13

Abb. 12. Anatomisches Präparat. Beispiel einer Verknöcherung bei ausgedehntem Gewebsdefekt: Nach Ausfall von zwei Zwischenwirbelscheiben, einem ganzen, einem halben und einem dreiviertel Wirbelkörper wird nach Beseitigung der akuten und Verhütung einer chronischen Entzündung die Gibbusbildung weitgehend vermieden und zwar ohne dorsale oder ventrale Verspanung. Es handelt sich um einen Zustand 5 Monate nach operativer Herdausräumung

Abb. 13. Anatom. Präparat (Feinstfokusaufnahme), Knöcherne Herdvernarbung bzw. knöcherner Teilblock durch Spangenbildung und progressive Verknöcherung der primär bindegewebigen Herdnarbe. Histologisch lag eine verkäsende Entzündung vor. Daß ein derartiger Block die volle Funktionsfähigkeit der WS recht behindert, konnten wir in vielen Fällen bestätigt sehen.

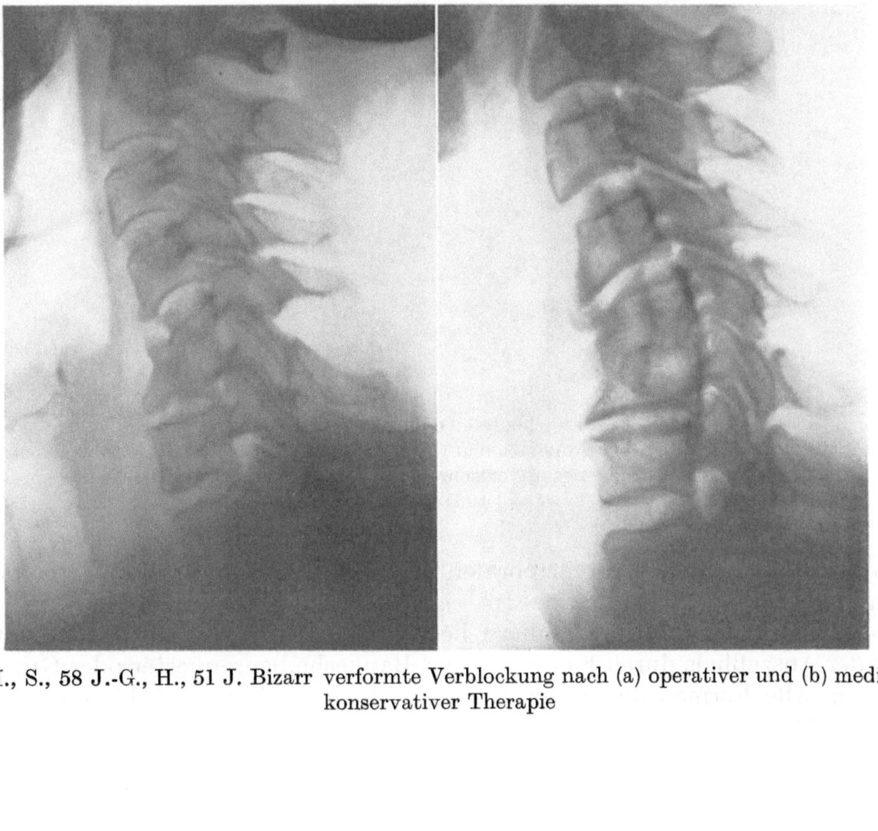

a b

Abb. 14. H., S., 58 J.-G., H., 51 J. Bizarr verformte Verblockung nach (a) operativer und (b) medikamentös-konservativer Therapie

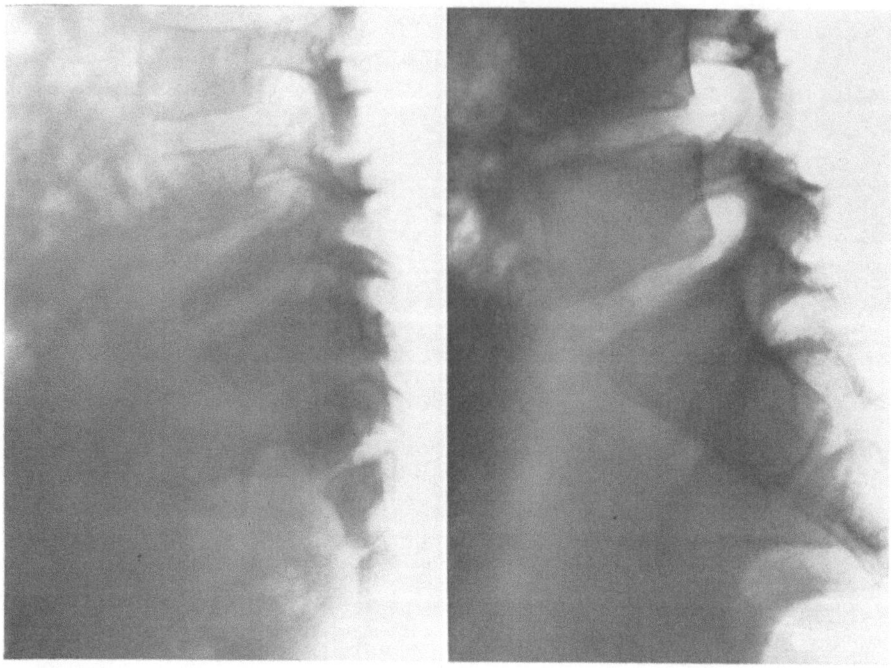

a b

Abb. 15. K., H. G., 14 J. (a) Seit 1955 bestehende Spondylitis des lumbo-sacralen Übergangs bei 6jährigem Kind (b) Acht Jahre nach Operation massiver knöcherner Block L 5/S 1. Funktionell keine Ausfallserscheinungen

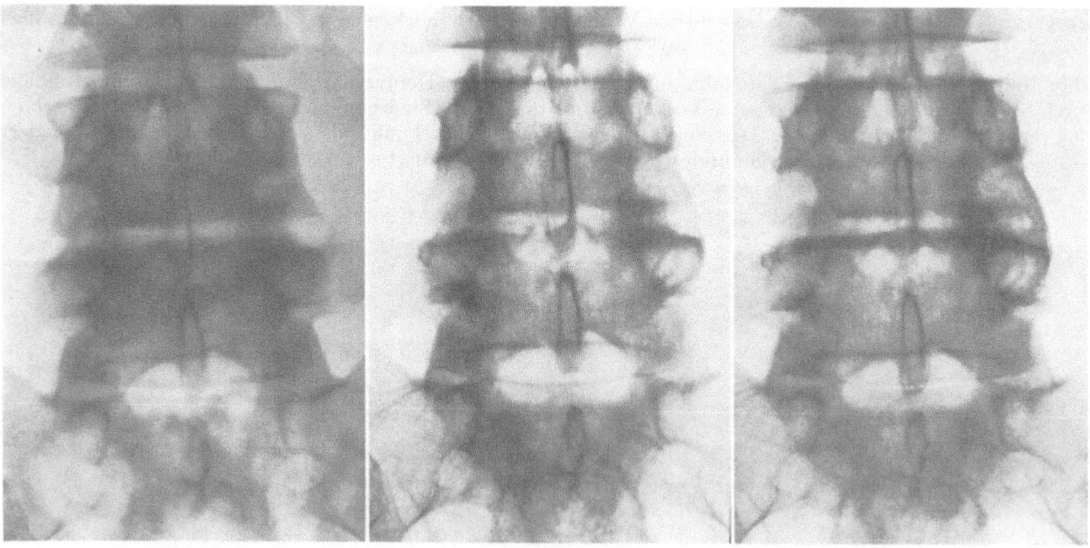

a b c

Abb. 16. K., L., 43 J. Beispiel für einen knöchernen Teilblock: Große Reste der Bandscheibe sind erhalten geblieben. Die Serie der Aufnahmen intra operationem, 3 und 6 Jahre postoperativ, zeigen neben der Stabilisierung des knöchernen Teilblockes die langsam fortschreitende Verknöcherung der Bandscheibenreste: (a) 1958; (b) 1961; (c) 1964

es zur antevertebralen oder paravertebralen Abszedierung bzw. nach dorsaler Perforation zur Kompression des Rückenmarks. Im eigenen Material konnte die Ursache der Ablösung des Abszesses vom Knochenherd bei Operationen mehrfach beobachtet werden. Hier war der Abszeßhals durch Knochen- und Bandscheibensequester oder Granulationen verschlossen. Alle Formen dieser extrafokalen Abszesse (Abb. 6, 8, 11) können verkäsen

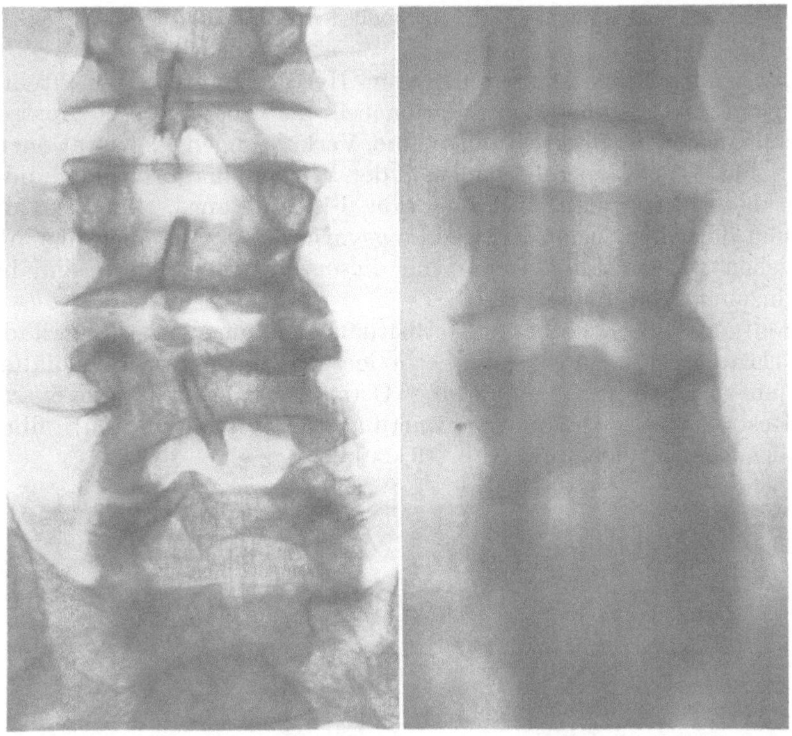

Abb. 17. W., J., 29 J. Primär wenig ausgedehnter Knochenherd mit Zustand nach operativer Herdausräumung. Wie beide Abbildungen zeigen, sind große Teile der Bandscheibe in situ belassen. Achsenstellung und klinische Funktion der Wirbelsäule bezeugen, daß keine entzündlichen Vorgänge mehr bestehen. Die endgültige Verknöcherung des Restes kann noch Jahre dauern. Bei der Operation wurden die rechten Querfortsätze von L 3 und L 4 entfernt

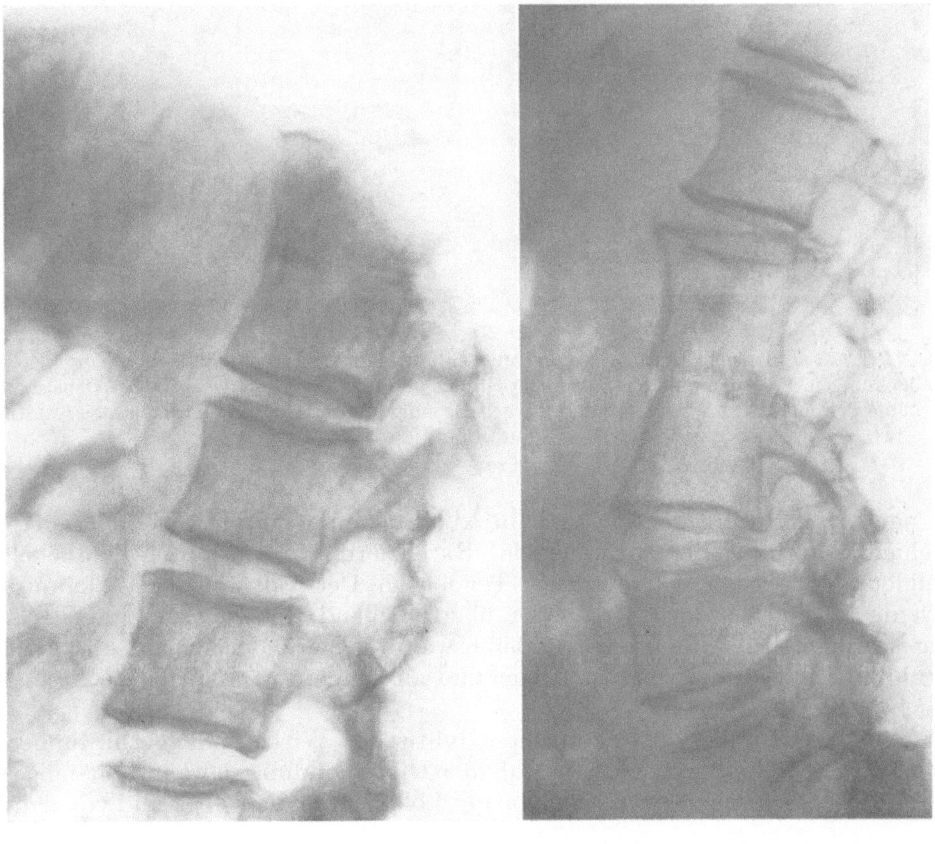

a b

Abb. 18. (E. D. 43 j. u. K. M., 73 J. (a) 43J. Mann, (b) 73J. Frau. Rarefizierung und Osteoporose trotz Blockwirbelbildung; zu beobachten bei chronischer Spondylitis nach konservativer Therapie und bilden dann nach ihrer Abtrennung vom Herd chronische Weichteiltuberkulosen. Entwicklung einer Abszeßkapsel, Granulationen in der Abszeßkapsel, Austrocknungsvorgänge, Kalkeinlagerungen (Verkreidungen und Verkalkungen), Perforationen in benachbarte Körperhöhlen, zur Körperoberfläche, in den Wirbelkanal, Absinken und Ausdehnung der Senkungsabszesse, primäre Mischinfektion, Fistelbildung, sekundäre Mischinfektion usw. sind Stufen der Ablauf- und Entwicklungsvariation und können hier nicht ausführlicher beschrieben werden. Eine Reihe von diesen Zustandsbildern sind in den Abbildungen der einzelnen Kapitel dargestellt.

Zu den röntgenologisch faßbaren Herdsituationen im Vernarbungsstadium gehören Art der Wirbelsäulenverbiegungen (Winkel- oder bogenförmige Gibbusbildung; Skoliose; Lordose), Sequestereinbau, Spangenbildung (Osteophyten), intra- und extrafokale Restherde und Restabszesse, Abszeßverschwartung (Schwartenschatten), fibrotische Verblockung, knöcherne Verblockung (Abb. 19, 20).

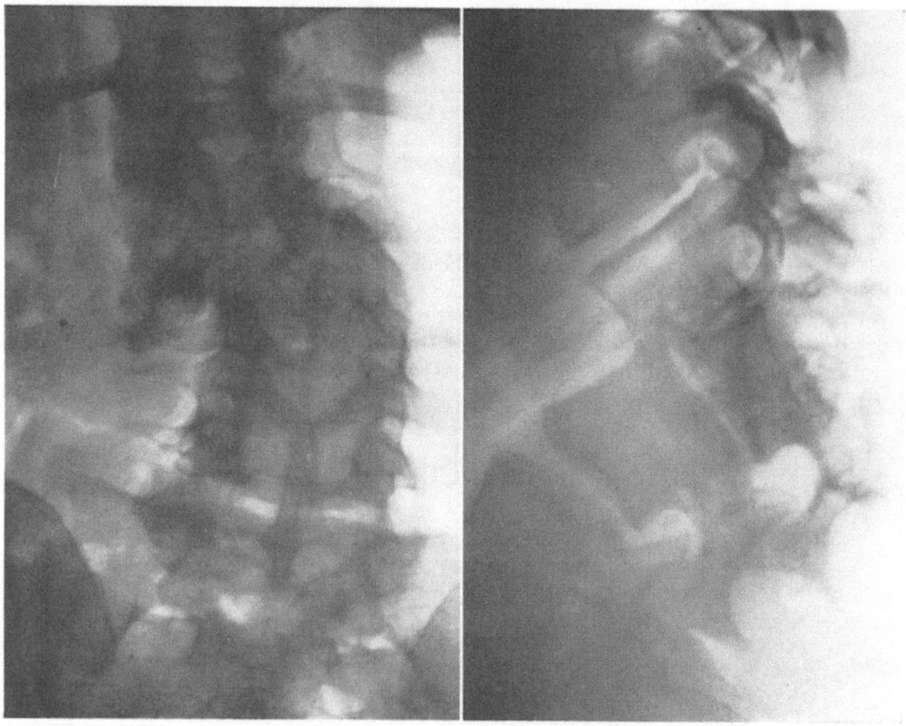

Abb. 19. N., T., 41 J. Beispiel Herdvernarbung und Gibbusbildung: Die entzündlichen Vorgänge sind weitgehend abgeklungen. Es besteht ein rechtwinkliger Gibbus und eine Luxation des distalen Wirbelsäulenanteiles um eine halbe Wirbelkörperbreite nach lateral. Nach Beendigung der Entzündungsvorgänge resultiert relativ gute Funktion

Je nach Dauer von Infektion und Intoxikation im spondylitischen Herdbereich sind unterschiedliche Grade der Atrophie, der Rarefizierung, Porosierung (Trabekelbildung) ausgebildet oder es zeigen sich reparative Tendenzen. Der Kalkstoffwechsel kann sich mehr oder weniger schnell normalisieren oder überschießend eine Zeitlang zur Sklerosierung, und die substanziellen Alterationen zu den erwähnten Veränderungen der Bälkchenzeichnung führen. Die Sklerosierung ist früher und ausgedehnter zu beobachten bei mischinfizierter Spondylitis.

Abschließend ist die Entstehung spondylitischer Wirbelsäulenverbiegungen zu besprechen. Zweifellos ist Art und Ausmaß der Gibbusbildung jeweils abhängig von der Ausdehnung der Knochendestruktion, von der Lokalisation derselben und von den Kräften der Statik und Dynamik in den einzelnen Wirbelsäulenabschnitten. Wichtig ist hierbei die Betonung der Bedeutung der Wirbelsäulenmuskulatur.

Im Halsbereich und im Bereich des cervico-dorsalen Überganges ist eine winkelförmige Durchbiegung bzw. Durchknickung nach ventral, lateral und dorsal möglich. Nach eigener Erfahrung steht die Durchbiegung nach dorsal an erster Stelle. Seitliche Abbiegungen hängen von der Lokalisation des Defektes ab und zwar insofern, als die linke oder rechte Wirbelkörperhälfte mehr oder weniger bevorzugt befallen ist. Im thoracalen Bereich ist die Tendenz zur Gibbusbildung in der cranialen Hälfte deutlicher gegeben als in der cau-

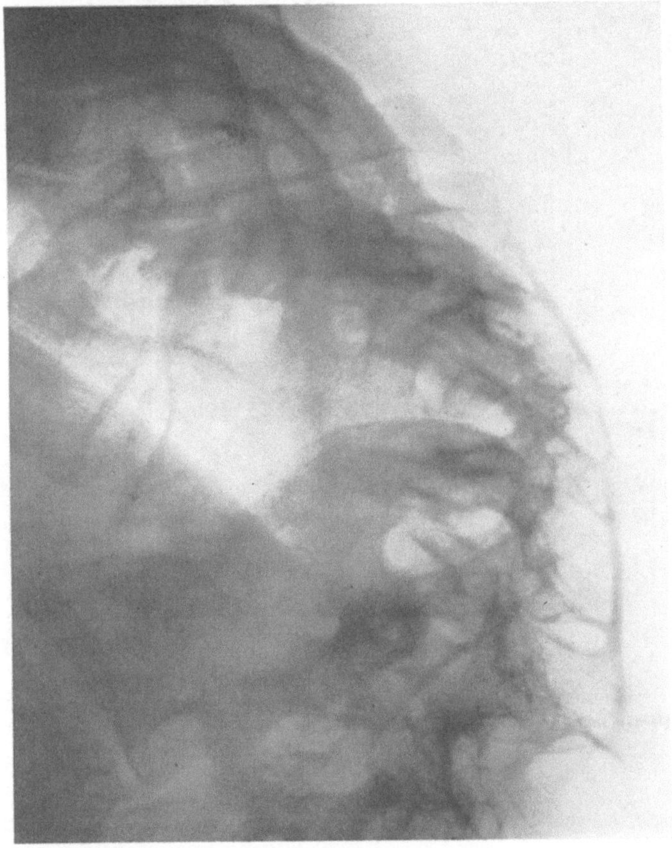

Abb. 20. Sch. W., 59 J. Beispiel extremer Gibbusbildung und des Versuchs einer Verhütung derselben durch dorsale Verspanung. Solange noch Entzündungsvorgänge ablaufen, ist eine lediglich extrafokale, hier dorsale Verspanung, nutzlos. Denn trotz der Verspanung hat die Gibbusbildung zugenommen. Die extrafokale Verpanung führt nur nach Ablauf der Entzündungsphase zum Erfolg (klassische Indikation). Die intrafokaele und ventrale Verspanung dagegen zeigt nach Herdausräumung schon im Frühstadium Stabilisierungserfolge

dalen. Die Gibbusbildung im Lendenbereich ist in allen Segmenten möglich; seitliche und ventrale Achsenabweichungen sind hier jedoch seltener.

Die älteren Krankheitsbeschreibungen der Spondylitis (Pott, Calvé, Krause, Lannelongue u. Ménard u.a.) und ihre Bezeichnungen (ulcération tuberculeuse: ulcération compressive (Ménard) und die Phaseneinteilungen (phase d'ensemencement, phase d'état, phase de cicatrisation, phase de termination) sind ebenso interessant, wie die ausführlichen Beschreibungen der Krankheitsstadien von Calvé, Kremer u. Wiese u.a. Nach den modernen Erkenntnissen haben sie zum Teil nur noch historische Bedeutung.

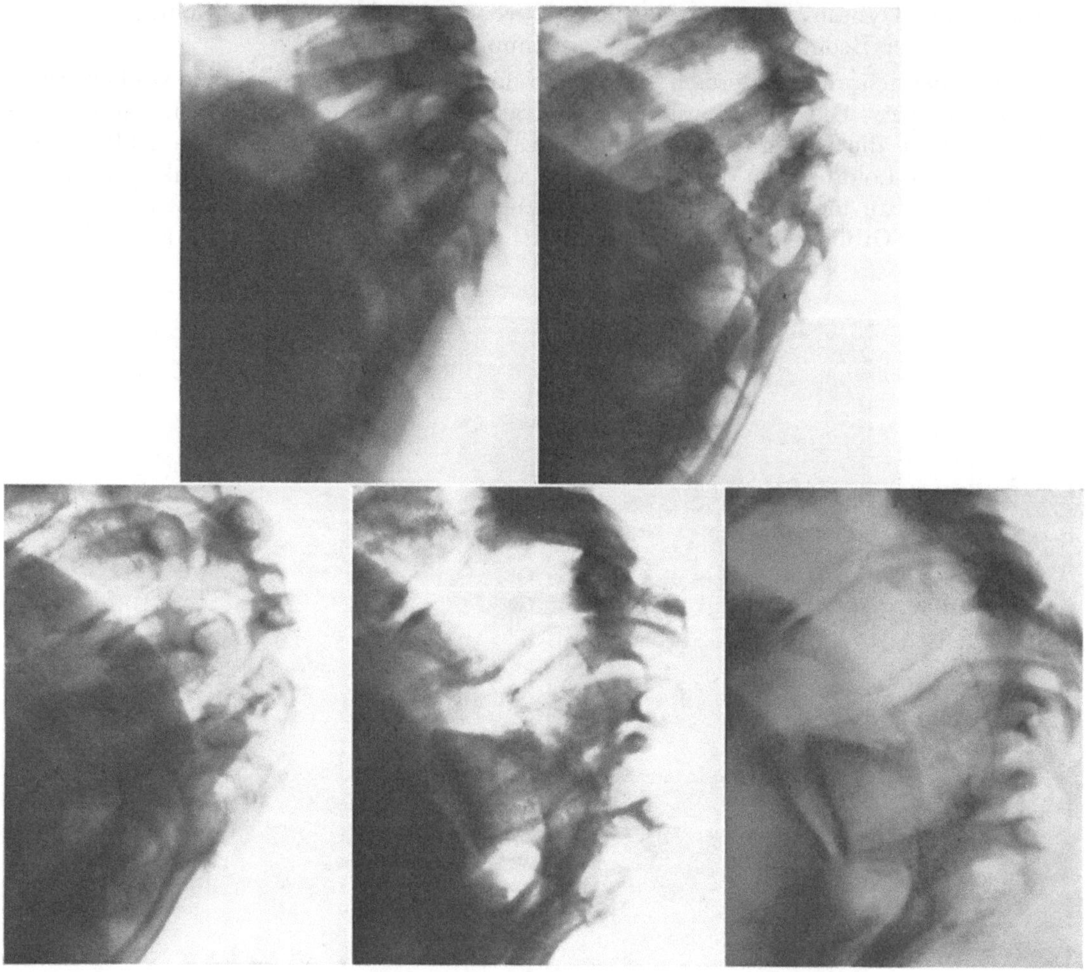

Abb. 21. G., D., 16 J. Serie einer Gibbusbildung nach Beendigung der Entzündungsvorgänge. Im Verlauf von 11 Jahren (1955—1956) haben statische Ursachen eine erhebliche Gibbuszunahme zur Folge gehabt

d) Bakteriologie

Die Spondylitis tuberculosa wird wie alle Skelettuberkulosen von *Tuberkelbakterien* ausgelöst. Unter den Varianten dieses Erregers ist der *Typus humanus* weitaus am häufigsten. Die übrigen (Typus bovinus, Typus gallinaceus) bzw. die sogenannten atypischen Erregerformen spielen zahlenmäßig eine geringere Rolle und weisen auch klinisch bzw. röntgenologisch keine Besonderheiten auf.

In der vorantibiotischen Ära stand für *bakteriologische Untersuchungen* bei der Spondylitis tuberculosa fast nur Sektionsmaterial und solches aus Tierexperimenten zur Verfügung. Vom Spondylitiskranken gewann man eitriges Material durch Punktionen von Senkungsabszessen und Ausscheidungen der Fisteln. Aber gerade letztere gaben kein einheitliches Bild. Die Fistelabsonderung war häufig bakteriologisch steril und der Knochenherd nach wie vor chronisch aktiv. Erst durch die operative Herdtherapie standen Herdmaterialien von Lebenden in größerem Maße zur bakteriologischen Untersuchung zur Verfügung.

Über *bakteriologische Untersuchungen* berichten ausführlicher CANETTI u. Mitarb., FELLÄNDER, FREERKSEN, KASTERT, MEISSNER, REINHARD, SCHULTE u.a. Hierbei waren Kulturen in 65—77 % positiv, Tierversuche in 68—84 %. In Ausstrichpräparaten waren im eigenen Material nur 8 % positiv. Rund 10 % der positiven Tierversuche waren in der Kultur negativ. Von 16 Herdmaterialien mit positivem Gewebe-Tierversuch ergaben 3 histologisch ein negatives Ergebnis. Von 96 unklaren Fällen waren histologisch 25 positiv, im Gewebe-Tierversuch nur 8. Mit rund 87 % positiven Resultaten waren die histologischen Untersuchungen am häufigsten Tuberkulose-positiv. KASTERT sah bei der Spondylitis vom 4.—9. Krankheitsjahr ein echtes Abnehmen des Bakteriennachweises, dann ein Ansteigen bis zum 19. Krankheitsjahr und erst dann wieder einen Rückgang. CANETTI u. DEBEYRE fanden parallel zur Dauer der medikamentösen Therapie ein fortschreitendes Abnehmen des Bakteriennachweises.

Über *Sensibilitätsabschwächung* gegenüber INH und Streptomycin berichteten HARRIS u. Mitarb., RADENBACH, CANETTI u. DEBEYRE, BOSWORTH, FELLÄNDER, KASTERT, MAYER u. WRIGHT u.a., (s. Tab. 4).

Tabelle 4. *Resistenzbestimmungen aus operativ gewonnenen Herdmaterialien aus den Jahren* 1955—1964 *gegen INH, Strepto, PAS und Conteben. Fast gleichhäufig war die Resistenz gegen INH und Strepto. Bemerkenswert ist die geringe Resistenz gegenüber PAS und Conteben*

Resistenzbestimmungen gegen					davon resistent oder teilweise resistent gegen			
	INH	Strepto	PAS	Conteben	INH	Strepto	PAS	Conteben
1955	8	8	8	8	—	1	—	—
1956	40	40	40	40	2	1	—	—
1957	57	57	57	57	1	—	—	—
1958	50	50	50	50	2	8	—	—
1959	49	49	49	49	16	12	1	1
1960	37	37	37	37	8	8	—	—
1961	35	35	35	35	4	7	1	—
1962	31	31	31	31	7	5	—	1
1963	44	44	44	44	5	3	1	1
1964	46	46	46	46	4	—	—	2
Ges.:	397	397	397	397	49	45	3	5
		Total:	1588			102 = 6,4%		

Bei *Virulenzprüfungen* fanden KASTERT und BEHREND bei etwa 36 % abgeschwächte Bakterienvirulenz. Die Krankheitsdauer und Entzündungsart (nicht verkäste oder verkäste, exsudative oder produktive Herde) waren hierauf ohne Einfluß. Im eigenen Material zeigten sich bei Mischinfektionen am häufigsten Staphylococcus aureus, gefolgt von Bakterium pyocyaneus, Bakterium proteus und nur in 2,6 % noch andersartige. Auch an dieser Stelle sei darauf hingewiesen, daß bei der Mischinfektion die *unspezifischen Erreger* wechseln. Deshalb sollte die Erreger- und Resistenzbestimmung bei der Mischinfektion alle 8—14 Tage erfolgen. Für Krankheitsverlauf, Röntgenbefund und postoperative Komplikationen ist die primäre, endogene Mischinfektion bei Fällen mit geschlossenen Skelettuberkulosen von Wichtigkeit. Im eigenen Material wurde diese Variation in etwa 5 % der Fälle gefunden. Sie führt auf dem Röntgenbild zu typischen Veränderungen im Herdbereich. In frischeren Fällen sind statt Atrophie Verdichtungen im Sinne einer Sklerosierung entwickelt, wie bei der unspezifischen Osteomyelitis. Im Gegensatz zu dieser ist die Sklerosierung jedoch weniger intensiv und es fehlt ebenfalls die Tendenz zu früher Spangen- bzw. Osteophytenbildung. Klinisch sind derartige Fälle durch hohe initiale Temperaturen und „heiße“ Senkungsabszeßbildung charakterisiert (Abb. 22).

Über den Anteil der Bovinusinfektion liegen Untersuchungen vor von DEBEYRE, GIRDLESTONE, GOERTLER u. WEBER, GRIESBACH, KREMER u. WIESE, KASTERT, MEISSNER, RUYS. Hier schwanken in der Literatur von 1900—1951 aus den einzelnen Staaten Europas und Amerikas die Angaben zwischen 0 und 73,6 %. Im eigenen Material betrug der Bovinusanteil 5 %. Er ist nach der Literatur in den letzten Jahren deutlich abgesunken.

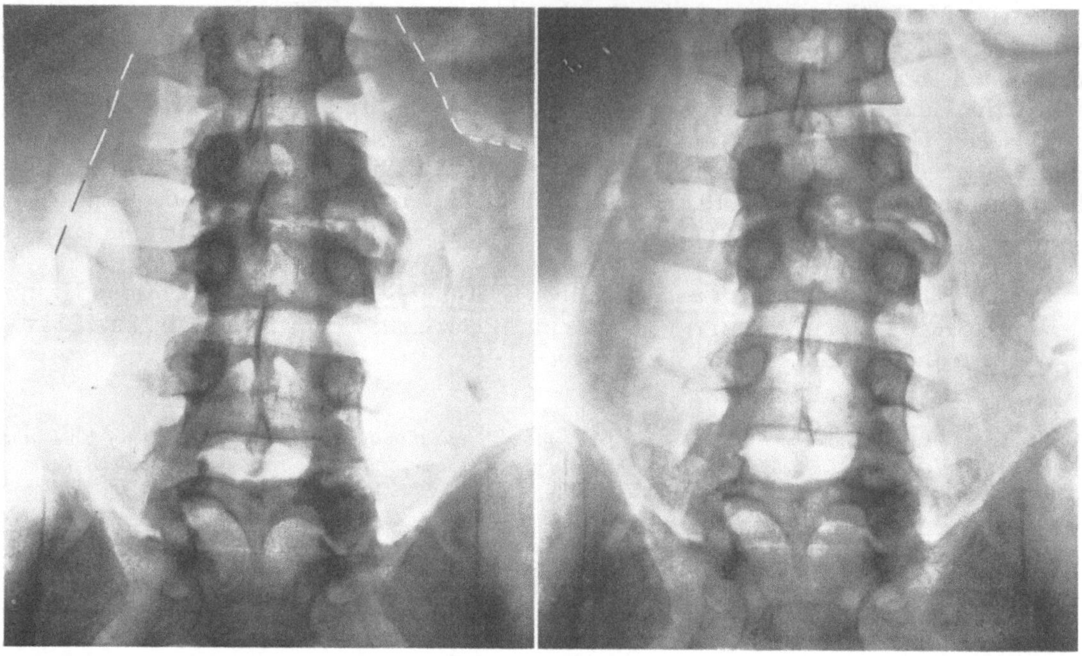

Abb. 22. S., F., 22 J. Primär bzw. endogen mischinfizierte Spondylitis tuberculosa mit ausgedehnter Abszedierung (a). Der Psoasschatten ist nachgezeichnet. Charakteristisch ist das Fehlen der Atrophie und die frühzeitig ausgedehnte Spangenbildung. (b) zeigt Vernarbungsstadium mit normaler Psoastaille und Rückbildung der Knochenspangen (Osteophyten). Die linken Querfortsätze von L 2 und L 3 sind operativ entfernt

So sah Ruys einen Abfall bei Kindern unter 15 Jahren von 24 auf 9 % und bei Jugendlichen über 15 Jahren von 13 auf 3 %. Im eigenen Material war dieser Rückgang aufgrund der vorangetriebenen Rindersanierung in der BRD für die Spondylitis-Fälle deutlich zu verzeichnen (s. Tabelle 5). In den letzten Jahren sind Bovinus-Infektionen kaum mehr nachweisbar.

Tabelle 5. *Bei 378 Typenbestimmungen aus operativ gewonnenen Herdmaterialien fand sich 361mal = 95,5 % der Typus humanus und 17mal = 4,5 % der Typus bovinus. Davon war der Bovinusanteil bei der Spondylitis etwas höher. Hier war bei 121 Herdmaterialien 6mal = 5 % der Typus bovinus nachweisbar*

Spondylitis tbc. Typ.	human.	Typ. bov.	Sonst. Skelettuberkulose Typ. human.	Typ. bov.	Skelettuberkulosen insgesamt Typ. human.	Typ. bov.
1955	9	3	16	—	25	3
1956	16	2	28	—	44	2
1957	20	—	37	—	57	—
1958	9	1	24	3	33	4
1959	21	—	15	2	36	2
1960	10	—	31	3	41	3
1961	8	—	28	—	36	—
1962	5	—	20	2	25	2
1963	12	—	26	1	38	1
1964	5	—	21	—	26	—
Summe	115	6	246	11	361	17
%	95%	5%	92,7%	4,3%	95,5%	4,5%

Die *sekundäre, exogene Mischinfektion* erfolgt meist in späteren Krankheitsstadien nach Abszeßpunktionen, durch spontane Abszeßperforationen, nach operativer Abszeßeröffnung und operativer Herderöffnung. Hier kommt es dann im Anschluß an die Mischinfektion ebenfalls zu einer Sklerose der zusammengesinterten Wirbelkörper und später des Wirbelblockes. Die Tendenz zur Bildung von Restherden, Reaktivierungen, zu chronischen Verläufen, chronischer Fistelbildung ist dann ähnlich wie bei der Osteomyelitis. Ferner besteht Neigung zur Bildung von verzweigten, ausgedehnten, sehr langen und sehr starrwandigen Fistelgängen, die auch heute noch der konservativen Therapie trotzen.

e) Röntgendiagnose

Bei welcher Größe sich eine Knochendestruktion im Wirbelkörper röntgenologisch darstellen läßt, wird unterschiedlich beschrieben (Brocher, Baensch, Schinz, Uehlinger u.a.). Hierbei ist zu berücksichtigen, daß in älteren Arbeiten durchweg die Defektdarstellung durch Summationsaufnahmen gemeint ist. Die Knochendestruktion durch spezifische Entzündungsvorgänge zeigt wesentliche Unterschiede im Früh- und Spätstadium. Im Spätstadium lassen sich im Tomogramm schon Herde von Erbsgröße darstellen. Im Frühstadium ist dies aufgrund der in Kap. 3 beschriebenen spezifisch-entzünd-

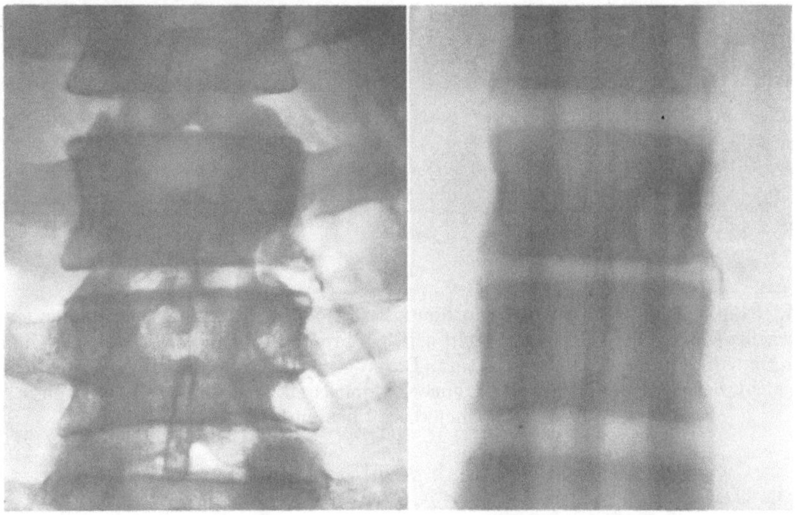

Abb. 23. B., E., 26 J. Hochakute exsudative Spondylitis im Boden- und Deckplattenbereich von L 3 und L 4. Trotz der geringen Destruktion deutliche Verschmälerung des Zwischenwirbelraumes. Der diagnostische Vorteil der Tomographie wird offensichtlich. Klinisch ausgedehnte paravertebrale Abszedierung links

lichen Eigentümlichkeiten im Herdgeschehen erschwert. Außerdem ist bei der Größe der Wirbelkörper ein zentral gelegener Herd schwieriger zu entdecken als ein solcher in Nähe der Wirbelkompakta. Da, wie bereits unterstrichen, gerade die Frühdiagnose von außerordentlichem Wert ist, ist der Fortschritt, der mit Hilfe der Tomographie hier erreicht wurde, nicht hoch genug einzuschätzen. Feinstfokusaufnahmen können die Tomographie nicht ersetzen.

Zur Herddiagnose sind Summations- und Schichtaufnahmen zumindest in 2 Ebenen, anzufertigen (Abb. 23—29). Nur auf diese Weise ist die Herdgröße bzw. Herdausdehnung zu erfassen. Ihre Feststellung ist ein wesentlicher Faktor hinsichtlich der einzuschlagenden modernen Therapie.

Die entzündlich bedingte, initiale Knochenatrophie des tuberkulösen Wirbelherdes erschwert die Erfassung der Destruktion nicht nur bei der Summationsaufnahme sondern auch bei der Schichtaufnahme. Durch Atrophie bzw. Verschmälerung der Knochenbälkchen können hier insbesondere die Schichtaufnahmen Destruktionsherde vortäuschen oder kleine Defekte größer erscheinen lassen. Im eigenen Material ergaben dia-

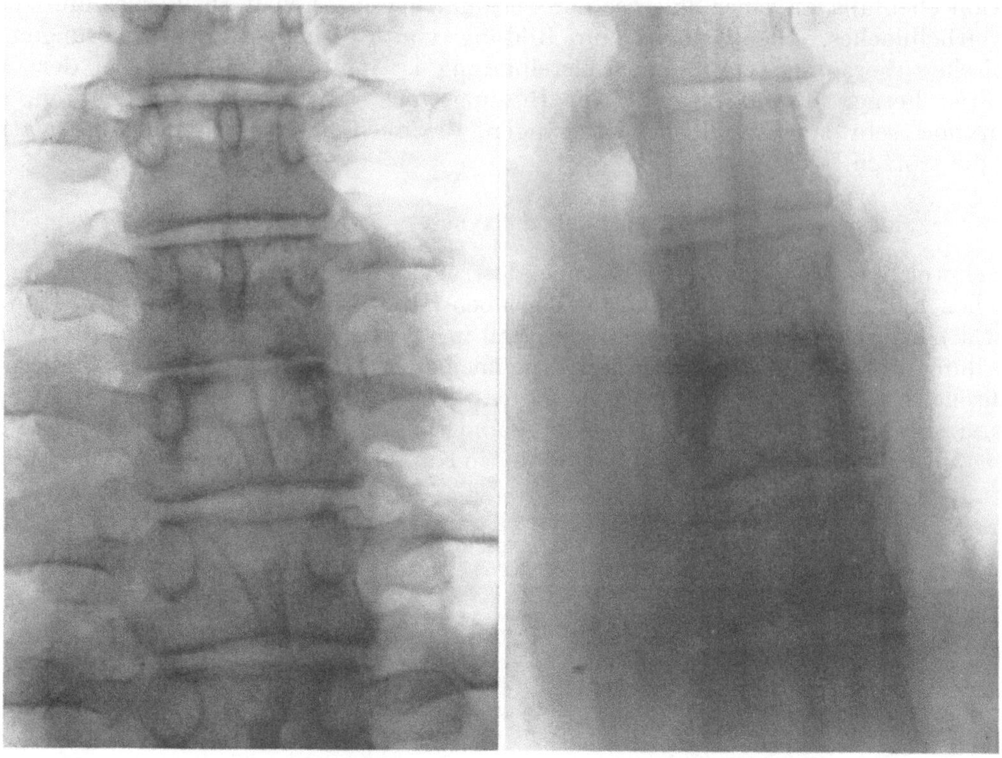

a b

Abb. 24. E., M., 31 J. Scheinbar geringe Knochendestruktion bei allerdings weitgehender Zerstörung der Zwischenwirbelscheibe (a). Die Erkrankung besteht seit 3 Jahren. Bisher medikamentöse Behandlung. Erst das Tomogramm (b) zeigt die ausgedehnte Destruktion. Die Abgrenzung der Destruktion ist auch auf dem Tomogramm deshalb nicht besonders scharf, weil in vorliegendem Fall, wie die Operation zeigte, ein chronischer Knochenabszeß bestand

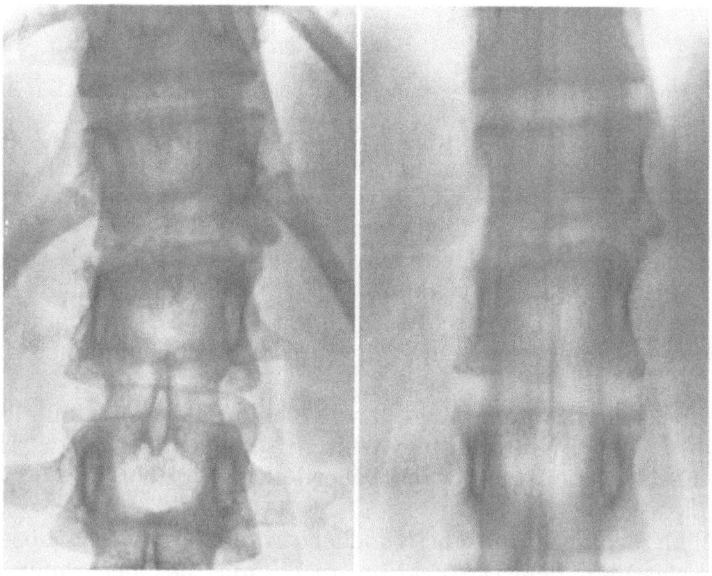

Abb. 25. K., W., 14 J. Initialherd bei 14jährigem Jungen. Auf dem Tomogramm wird der Umfang der Destruktion deutlicher, insbesondere in dem oberen der beiden betroffenen Wirbel. Außerdem zeigt das Tomogramm eine gewisse Herdabgrenzung, aber auch Sequesterbildung

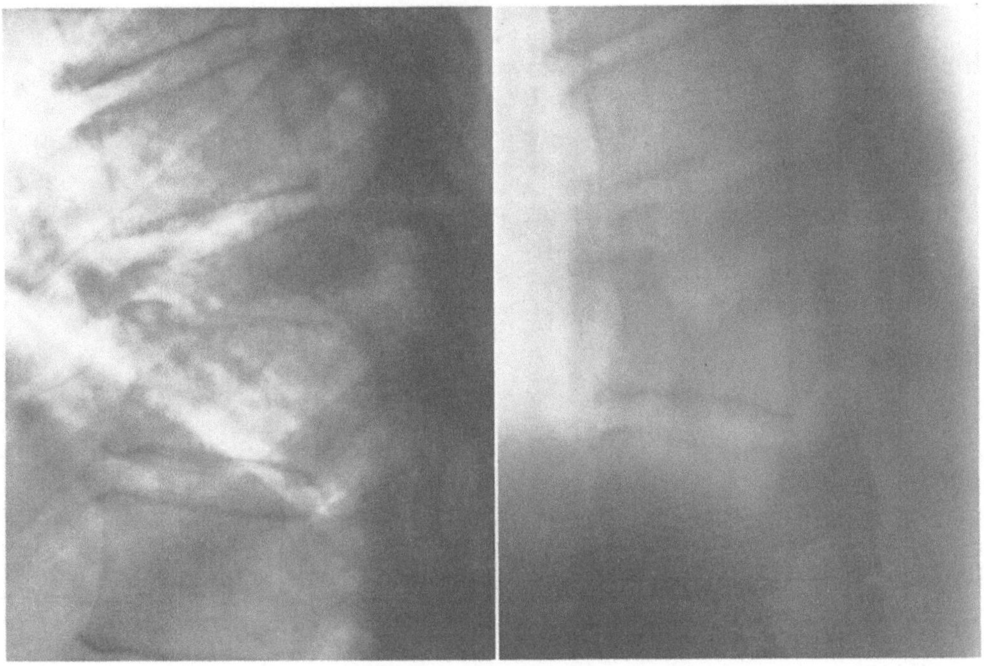

Abb. 26. J. H., 65 J. Auf der Summationsaufnahme besteht der Eindruck, als sei nur ein Wirbel zerstört. Erst das Tomogramm macht die Destruktion im anliegenden Wirbel deutlich

gnostische Osteotomien bei Verdacht auf Skelettuberkulose auch außerhalb der Wirbelsäule histologisch Atrophie und Verschmälerung der Spongiosabälkchen aus anderer Ursache. Der immer gleichzeitig angesetzte Gewebetierversuch bestätigte fast ausschließlich die histologische Diagnose.

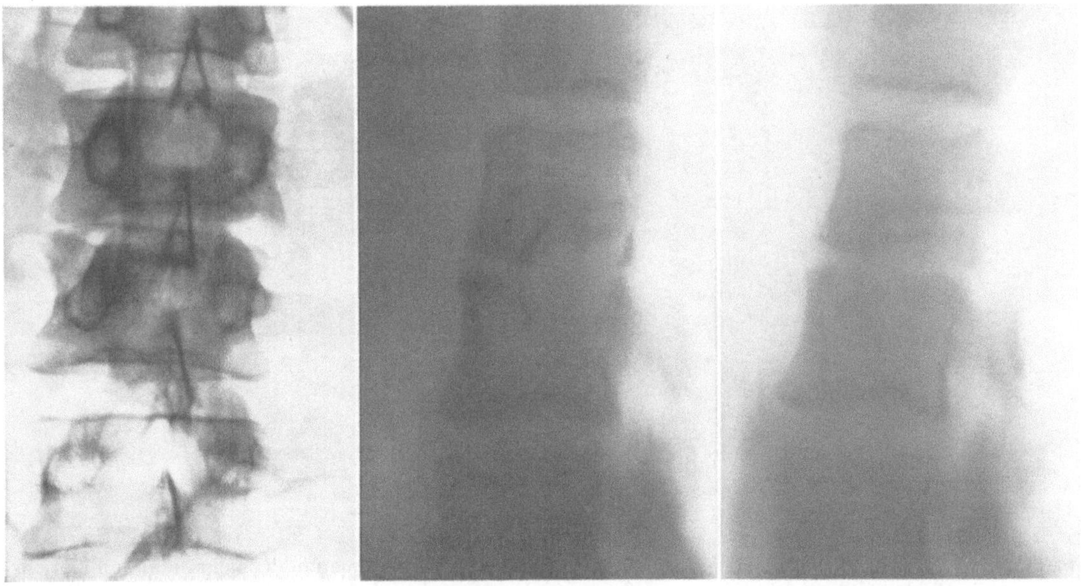

Abb. 27. Th., I., 22 J. Bedeutung der Tomographie für Feststellung von Herdgröße, Herdinhalt und Herdlokalisation: Bereits weitgehende Verschmälerung des ZWR. Auf der Summationsaufnahme anscheinend nur geringe Destruktion. Es konnte ohne weiteres eine sogenannte „gutartige“ Spondylitis diagnostiziert werden. Erst die Tomogramme bestätigten die große Kaverne, die Sequesterbildung und die gefährliche Herdlokalisation unmittelbar am Wirbelkanal. Aufgrund der Herdlokalisation Operations-Indikation

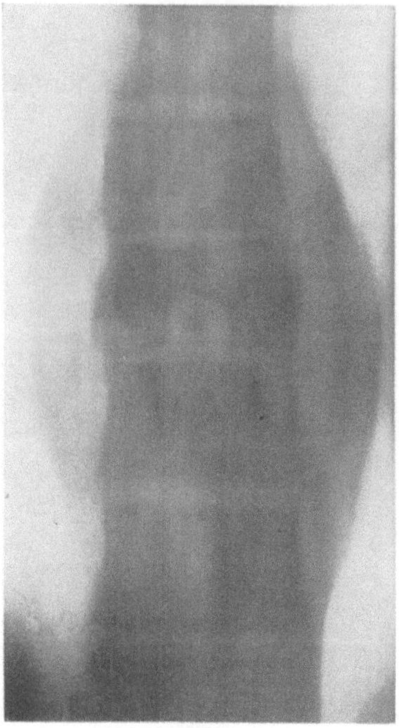

Abb. 28

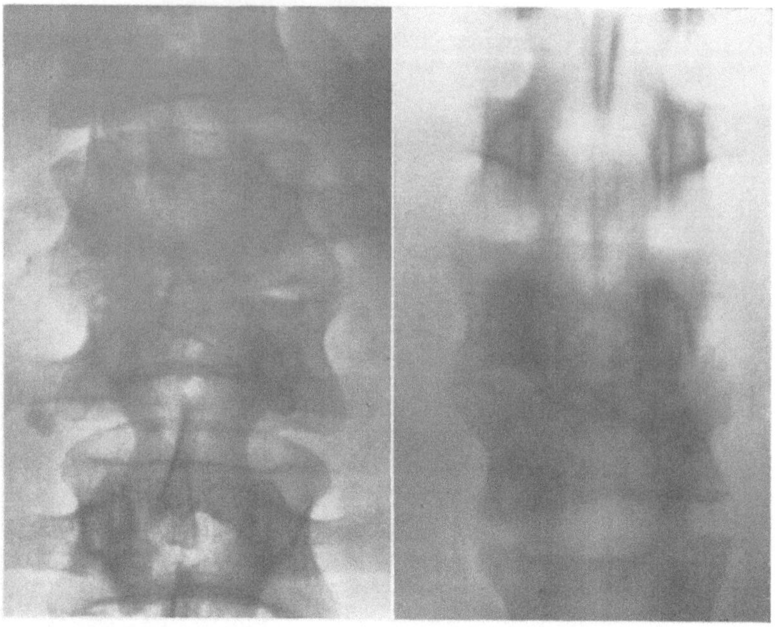

a Abb. 29 b

Abb. 28. B., J., 21 J. Tomographie und Herdausdehnung: Tomogramm bei initialem Herd im Bereich der Brustwirbelsäule. Der kleine Spindelschatten erstreckt sich über 5 Segmente. Von diesen sind 3 erkrankt mit initialer kleiner Kavernisierung. Aufgrund der Abszedierung und Herdausdehnung (3 Segmente) Operations-Indikation

Abb. 29. O. P., 31 J. Nach der Summationsaufnahme scheinbar guter Erfolg nach 2jähriger medikamentös-konservativer Therapie. Nach der Summationsaufnahme (a) ist die Annahme einer beginnenden Vernarbung gerechtfertigt. Das Tomogramm (b) zeigt jedoch Herdgröße, Sequesterbildung und Verkäsung. Die Operation bestätigte den Befund

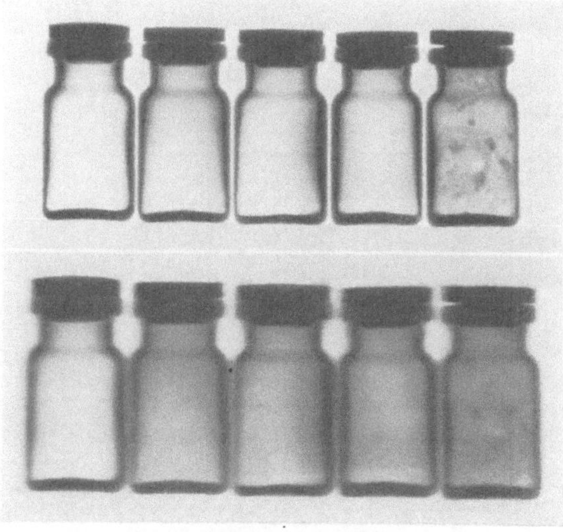

Abb. 30. Beispiel für die Bedeutung der Verkäsung für Summationsaufnahme und Tomogramm. Summationsaufnahme mit Glasbehältern (unter Wasser aufgenommen); folgende Inhalte von links nach rechts: Wasser, Milch, Blut, tuberkulöser Eiter, tuberkulöser Käse

Die darunterstehende Reihe zeigt das Tomogramm der gleichen Behälter. Gegenüber Wasser zeigen die Behälter II—IV eine gewisse Verdichtung, jedoch homogener Art. Der Käse dagegen zeigt unterschiedlich auf Summationsaufnahme und Schichtbild unregelmäßige Verdichtungen und Aufhellungen und keine Homogenität

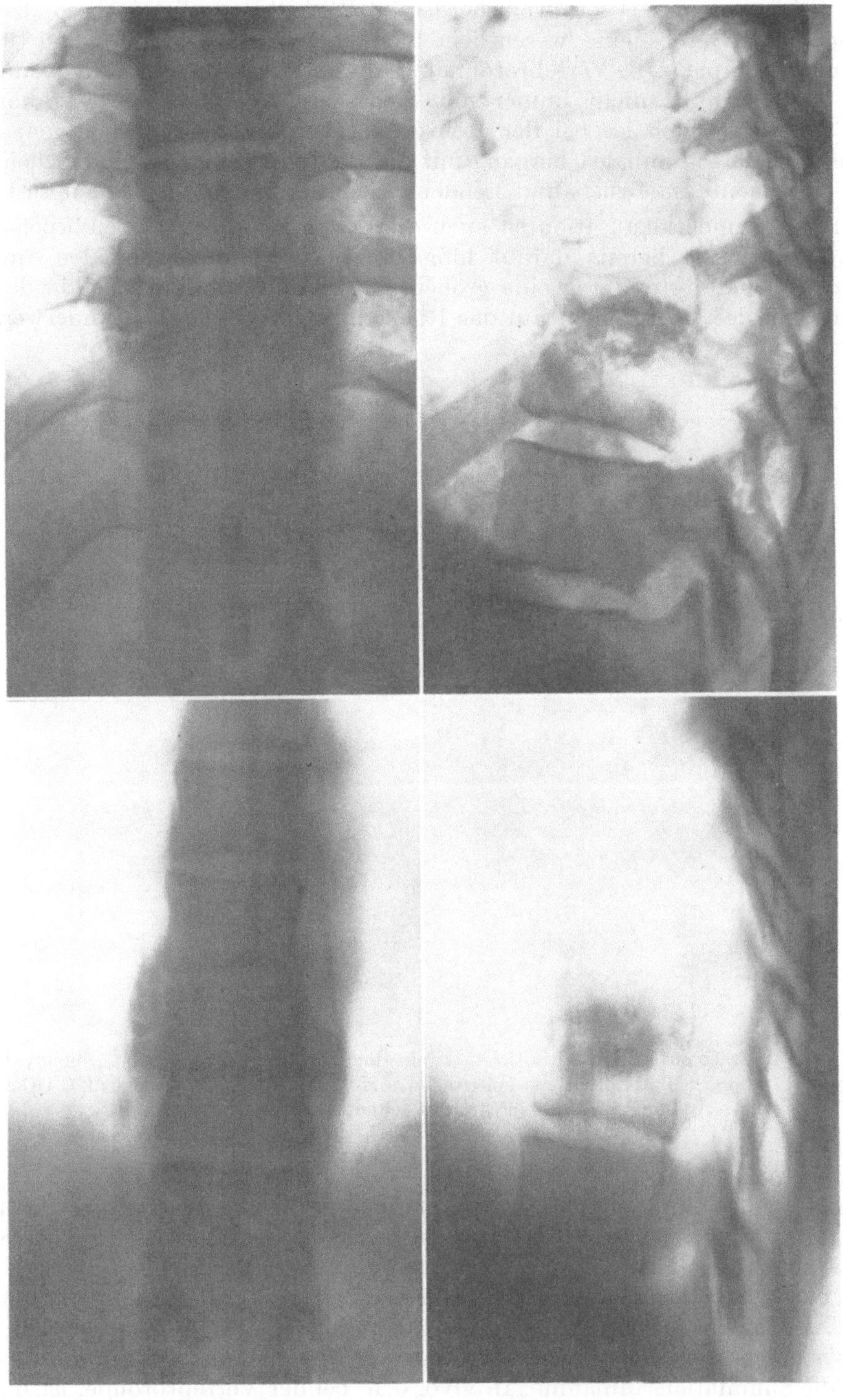

a

b

Abb. 31. B., D., 23 J. Darstellung verkästen Herdinhaltes mit „Entleerung“ nach beiderseits paravertebral und ventral. Summationsaufnahmen (a) und Tomogramme (b)

Nach Erkennung des Destruktionsherdes im Wirbelkörper ist insbesondere die Lokalisierung dieses Herdes eine wesentliche Voraussetzung zur Empfehlung für die einzuschlagende Therapie (z.B. Vertebrotomie). Bekanntlich kann auch die exakteste neurologische Untersuchung nicht immer mit Sicherheit die Höhe der Markkompression erkennen lassen. Deshalb ist bei der Röntgenaufnahme zu berücksichtigen, daß nach Möglichkeit der dorso-lumbale Übergang mit auf der Röntgenaufnahme erscheint, um die betroffenen Segmente im Brust- und Lendenwirbelbereich exakt abzählen zu können.

Außer der Segmentlokalisation ist auch die Lokalisation im Wirbelkörper selbst von Bedeutung. Es wurde bereits darauf hingewiesen, daß in den dorsalen Anteilen des Wirbelkörpers lokalisierte Herde eine größere Gefahr des Durchbruches in den Wirbelkanal und somit des Übergreifens auf das Rückenmark darstellen, als anderweitig lokalisierte.

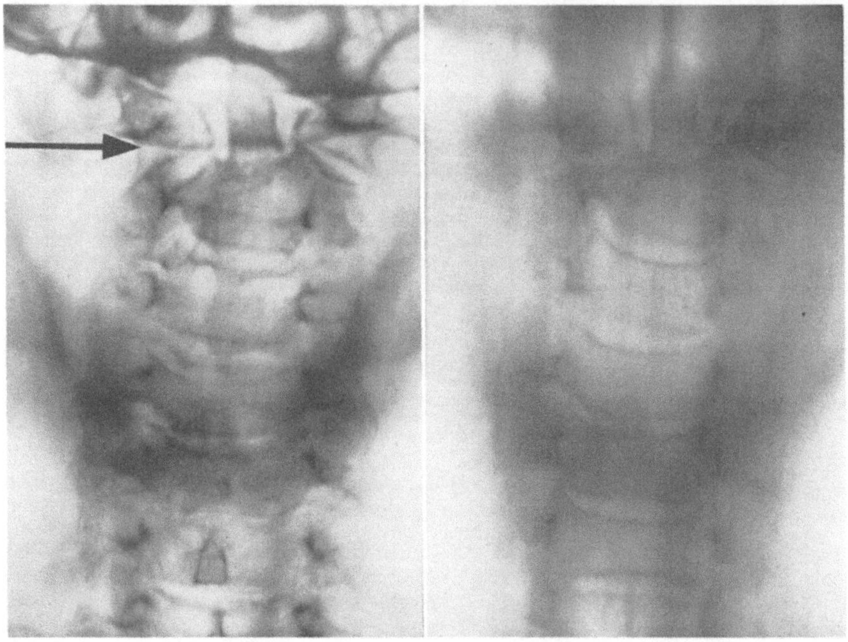

Abb. 32. M., N., 42 J. Tomographie bei initialem Minimalherd im Halswirbelbereich. Spondylitis cervicalis im Bereich von C 1 und C 2: Basis des Dens epistrophei und rechtes Intervertebralgelenk C 1/C 2. Es handelt sich um eine äußerst seltene Lokalisation

Zur Analyse des Herdbefundes im Röntgenbild gehört die Darstellung der Knochensequester. Hier bestehen wesentliche Unterschiede im Vergleich zum Sequester bei der Spondylitis infectiosa. Meist ist die Abgrenzung bei der Tuberkulose weniger deutlich. Sequester mit käsiger Entzündung zeigen eine homogene Verdichtung (Sklerose). Sequesterdarstellung in einem Wirbeldefekt ohne deutliche Herdabgrenzung spricht für Vernarbungsvorgänge. Die Sequester werden zahlenmäßig auf dem Tomogramm besser erfaßt als durch die Summationsaufnahme. In vivo, d.h. bei der Vertebrotomie, ist ihre Anzahl oft noch wesentlich höher als auf der Röntgendarstellung erkennbar. Kleinste Sequester bzw. Knochensplitter (Knochensand) kommen nicht zur Darstellung. Die Wiedergabe kleinerer Sequester hängt vom Kalkgehalt der Gewebstrümmer ab. Im eigenen Material waren Sequester von Walnußgröße allerdings sehr selten vorhanden.

In diesem Zusammenhang sind die Reste des Faserrings der Zwischenwirbelscheibe zu erwähnen (s. auch Kap. C). Diese Bandscheibenreste können insbesondere im Lendenbereich erstaunliche Größe zeigen. Sie werden allerdings im Röntgenbild nur dann erkennbar, wenn sie von käsigen Granulationen umgeben bzw. durchsetzt sind. Ihre Auffindung und Entfernung bei der Operation ist insofern von besonderem Wert, als diese Reste nicht selten Herdteile abgrenzen, die erst nach Entfernung der „Sequester“ für die Ausräumung zugängig sind.

Aussagen des Röntgenbildes über den Herdinhalt, wie leere Kaverne, entzündlliche oder nicht-entzündliche oder eitrige Flüssigkeit im Destruktionsbereich waren im eigenen

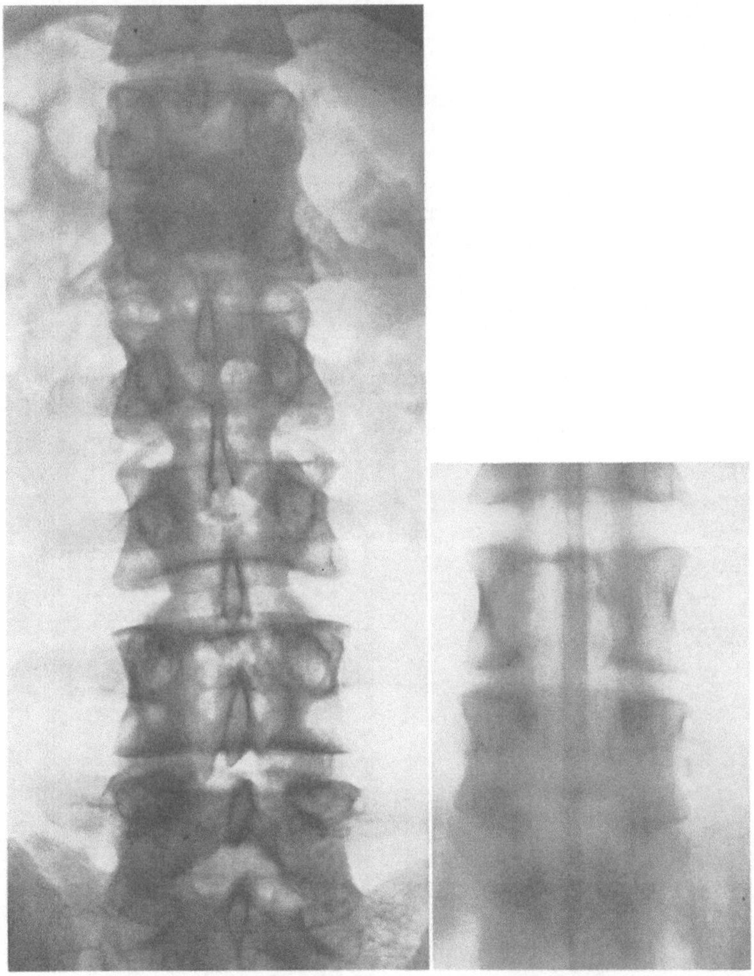

a b

Abb. 33. P., I., 35 J. Tomographische Analyse von Komplikationen: Hier stand im Vordergrund eine Spondylitis des dorso-lumbalen Übergangs D 12/L 1 (a). Wegen ausgedehnter Abszedierung wurde von beiden Seiten operiert. Nach der Operation bestand therapieresistente Fistelbildung. Die Durchuntersuchung der Wirbelsäule zeigte dann eine bisher nicht erkannte bzw. stumme Kaverne im Bereich von L 4/5 (b). Nach Ausräumung dieser großen Kaverne war die Komplikation in der „höheren Etage“ leicht zu beherrschen

Material nicht zu erheben. Nur bei älteren Herden stellt sich bereits verkreidetes oder verkalktes käsiges Material als homogen verdichtetes und mehr oder weniger scharf begrenztes, oft bizarr verformtes Gebilde dar. Somit erscheint u. E. bewiesen, daß die von einer Reihe von Autoren immer wieder versuchte röntgenologische Unterscheidung von tuberkulösen Entzündungsphasen (exsudative Tuberkulose, granulierende Tuberkulose,

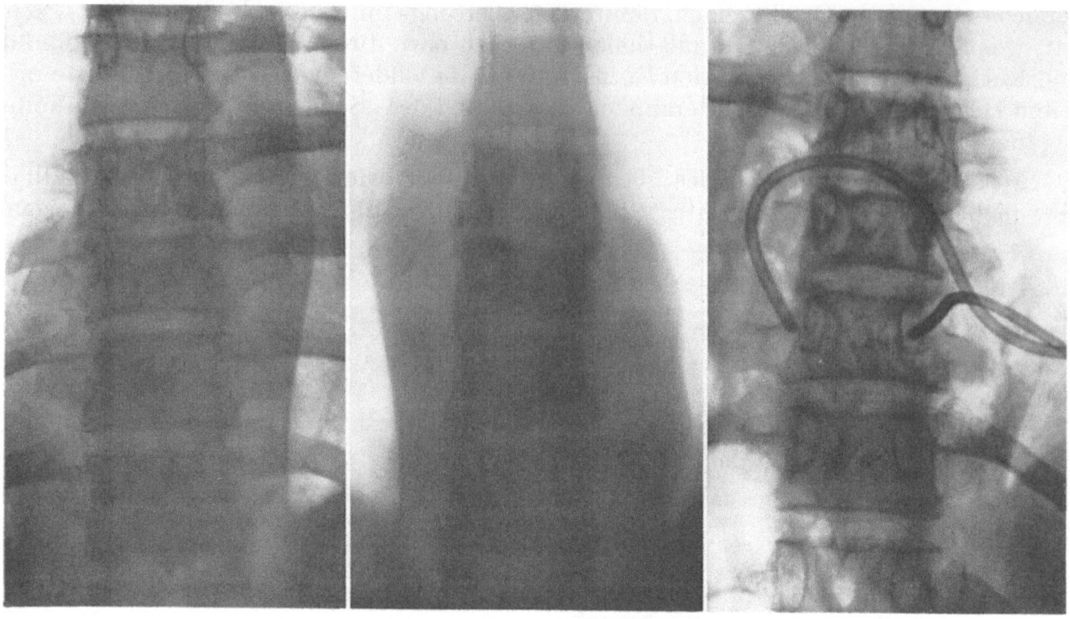

Abb. 34. B., J., 25 J. Tomogramm und Abszeßdiagnose: Neben dem Knochenherd wird insbesondere der tieferliegende Abszeß deutlicher dargestellt. Deshalb werden Übersichtstomogramme z.B. des gesamten Abdomens empfohlen. Das Operationsbild bestätigt Abszeßentleerung

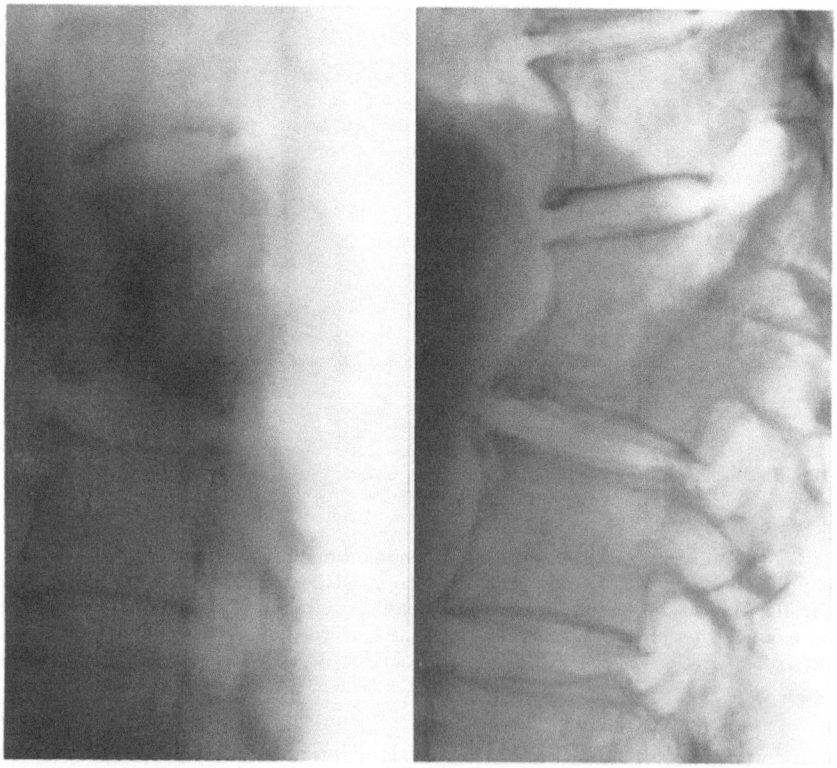

a b

Abb. 35. H., H., 61 J. Abszeßdiagnose im Tomogramm: (a) sichtbare Defekte an den vorderen Wirbelkörperflächen. (b) Fünfvierteljahre nach operativer Herd- und Abszeßausräumung. Deutliche Zeichen knöcherner Herdausfüllung in Herd- und Abszeßdefekt

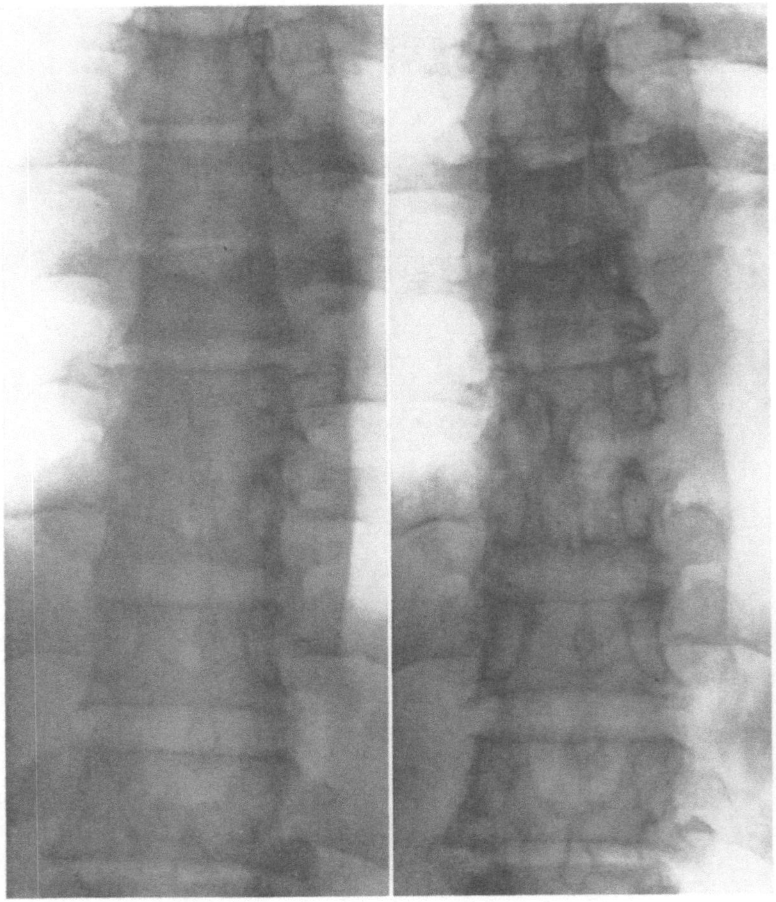

a b

Abb. 36. F., G., 31 J. Abszeß- und Schwartenschatten: (a) doppelseitige Abszeßschatten, (b) nach der Vernarbung nur noch schmaler Schwartenschatten auf der Seite der Operation. Auf der Gegenseite ist der Schatten verschwunden. (Bei der Operation wurden die Knochenherde in beiden „Etagen“ entleert)

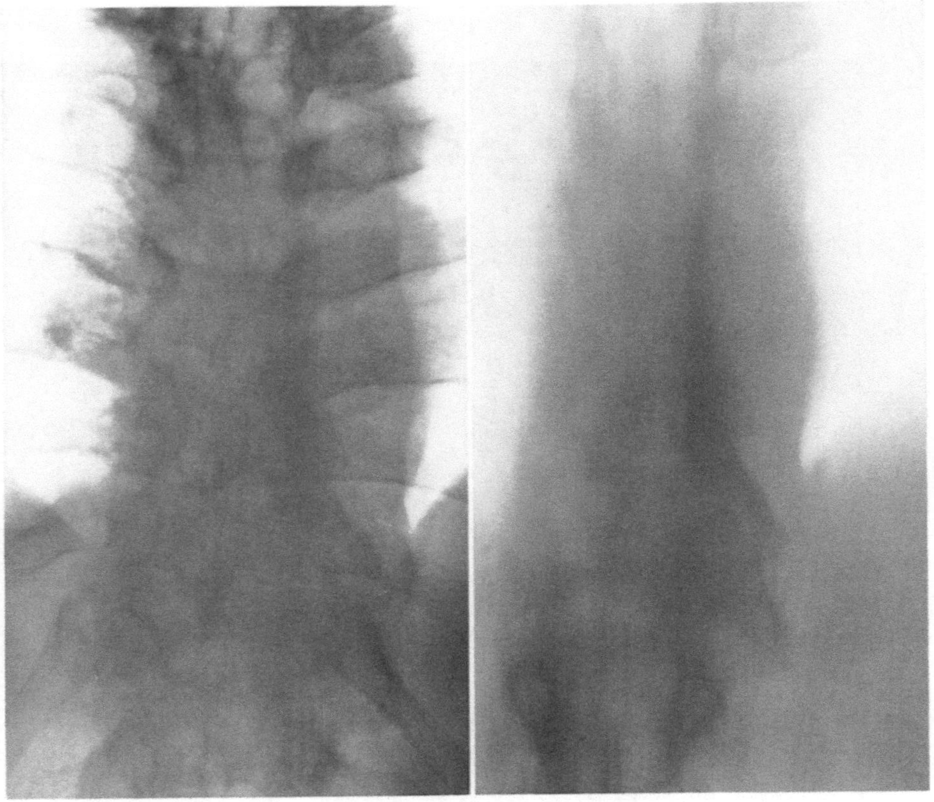

Abb. 37. B., H., 35 J. Abszeßschatten, Schwartenschatten oder Schwielenschatten. Bei der Operation fanden sich im Knochenherd chronische Entzündungsvorgänge. Im Bereich des paravertebralen Schattens keinerlei sichtbare Veränderungen. Das Beispiel zeigt erneut, daß zur Diagnose der Spondylitis das Röntgenbild allein nicht ausreicht

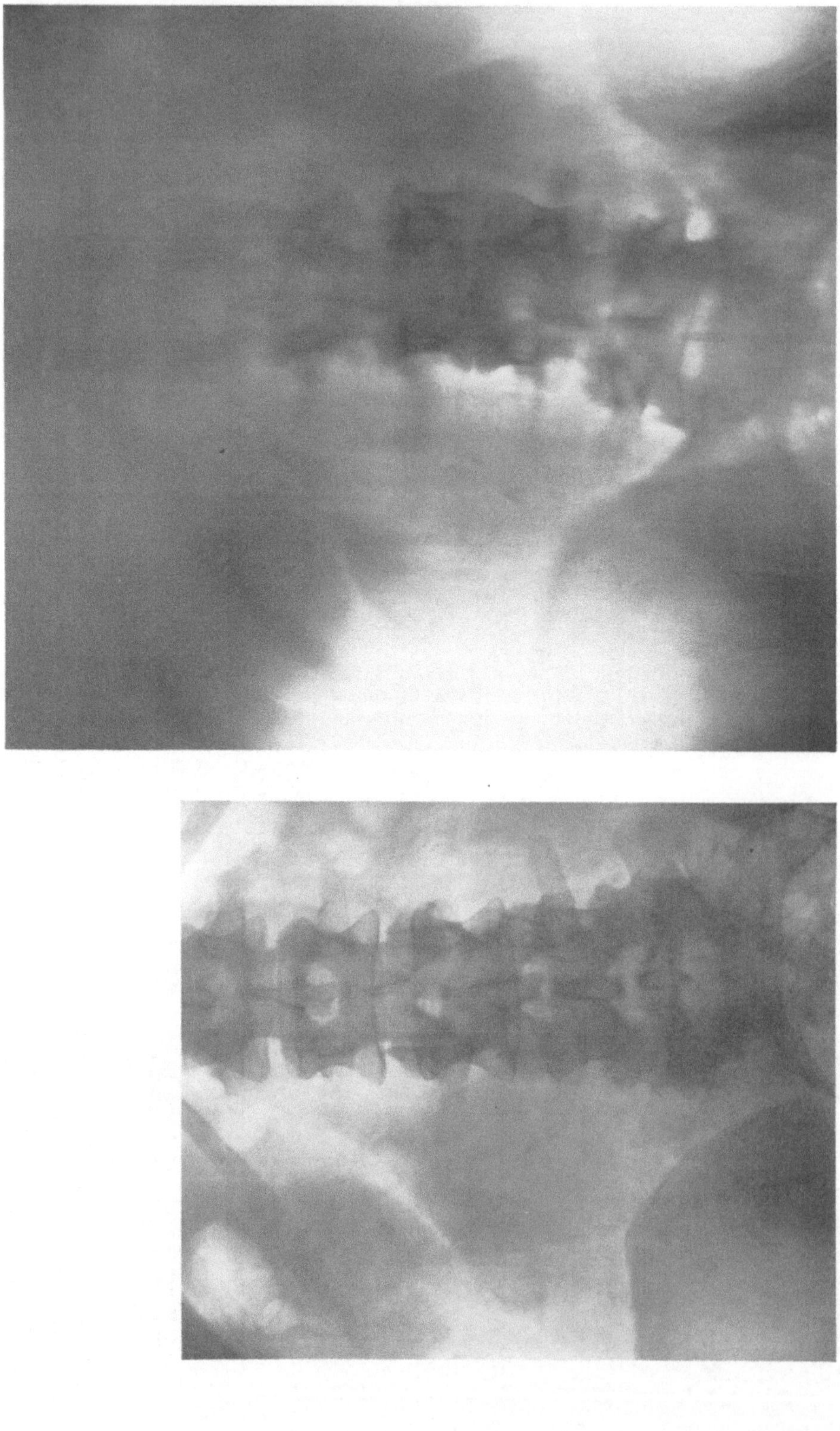

a b

Abb. 38. (a) Sch., W., 38 J. Paravertebrale Abszeßdarstellung im Lumbalbereich auf dem Summationsbild bedeutet eine Seltenheit. (b) L., G., 25 J. Senkungsabszeß im Bauchraum. Übersichtstomogramm. (c) S., F., 21. J. Rechtsseitige Abszedierung. (d) N., G., 37 J. Doppelseitiger paravertebraler Abszeß

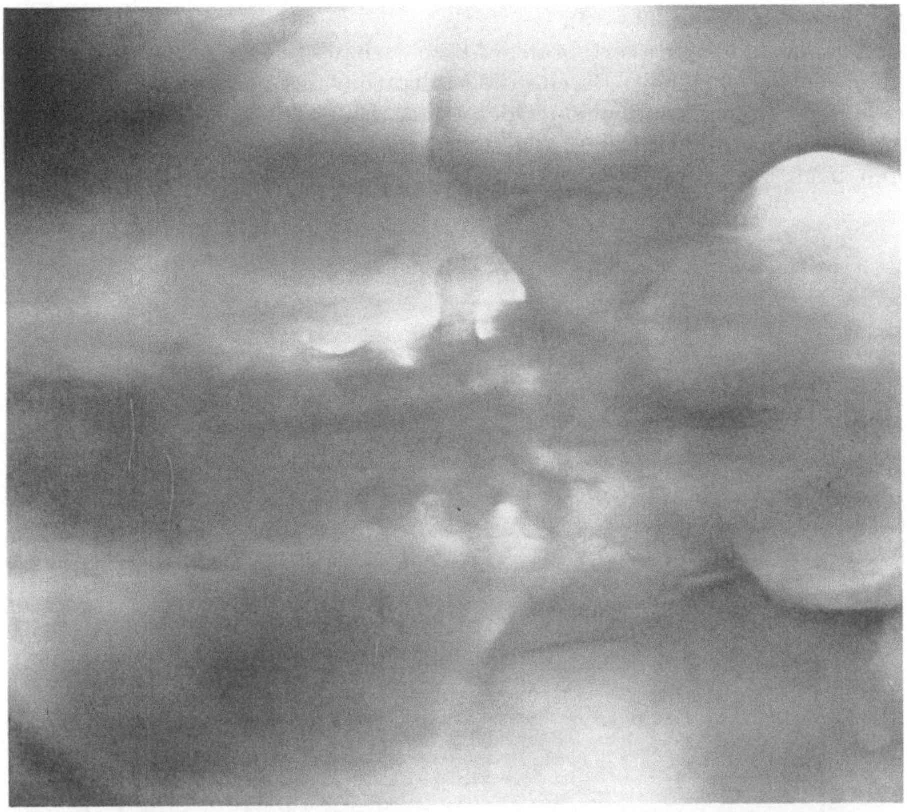

Abb. 38 d

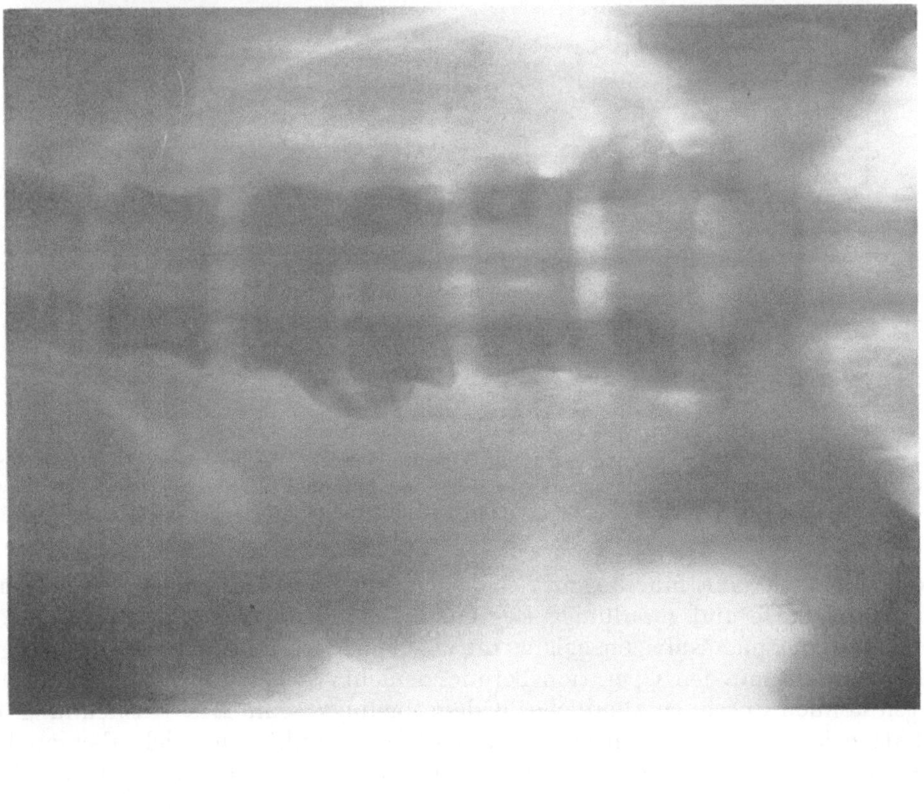

Abb. 38 c

Arthritis sicca usw.) nur unter bestimmten Voraussetzungen und selten mit absoluter Sicherheit möglich ist (Abb. 39—42).

Für die Diagnose der paravertebralen Abszesse bzw. Senkungsabszesse sind folgende Gegebenheiten von Wichtigkeit. Bereits die Infiltration des paravertebralen Gewebes mit Blut, Ödemflüssigkeit, entzündlichem Ödem oder Eiter führt zu einer paravertebralen Verschattung, die im Anfangsstadium wie ein Begleitschatten wirkt und sich in späteren Stadien breit nach lateral ausdehnt. Auf dem Röntgenbild zeigen diese paravertebralen

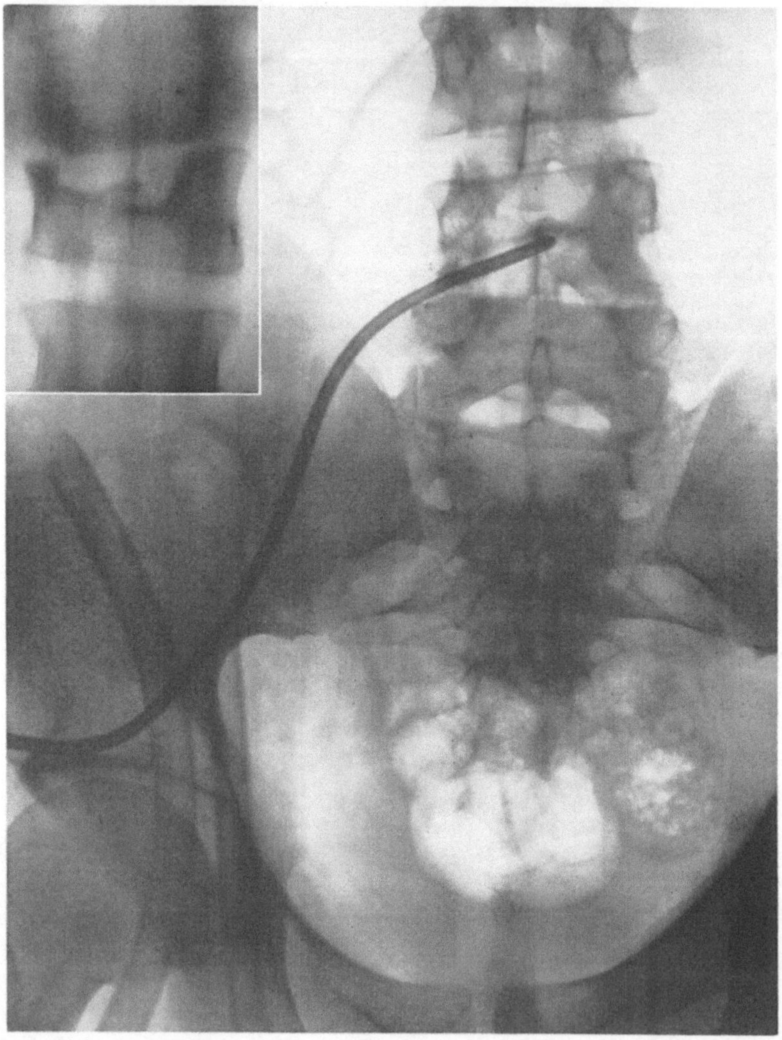

Abb. 39. K., L., 23 J. Über die Ausdehnung der in den Voraufnahmen wiedergegebenen Abszeßschatten bzw. Abszesse informiert vorliegendes Bild durch kontrastgebende Gummidrains, die von der Leiste bzw. vom Oberschenkel aus eingelegt sind. Beibild oben links: Tomogramm des glatten Knochendefektes

„Abszesse" homogene oder inhomogene, schleierförmige bis kompakte Verschattungen, die vorwiegend scharfe und geradlinige Begrenzungen zeigen. Eine Abgrenzung des eitrigen Abszesses vom nicht-eitrigen gelang im eigenen Material trotz eifrigen Vergleichs der Röntgenbefunde mit den Operationsbefunden nicht. Selbst fingerbreite, dichte Absceßschatten können durch entzündliches Ödem bedingt sein. Die Ausdehnung dieser Abszeßschatten kann auf ein einzelnes Segment beschränkt sein, sich aber auch über mehrere Segmente oder ganze Wirbelsäulenabschnitte (z.B. Brustwirbelsäule) ausdehnen.

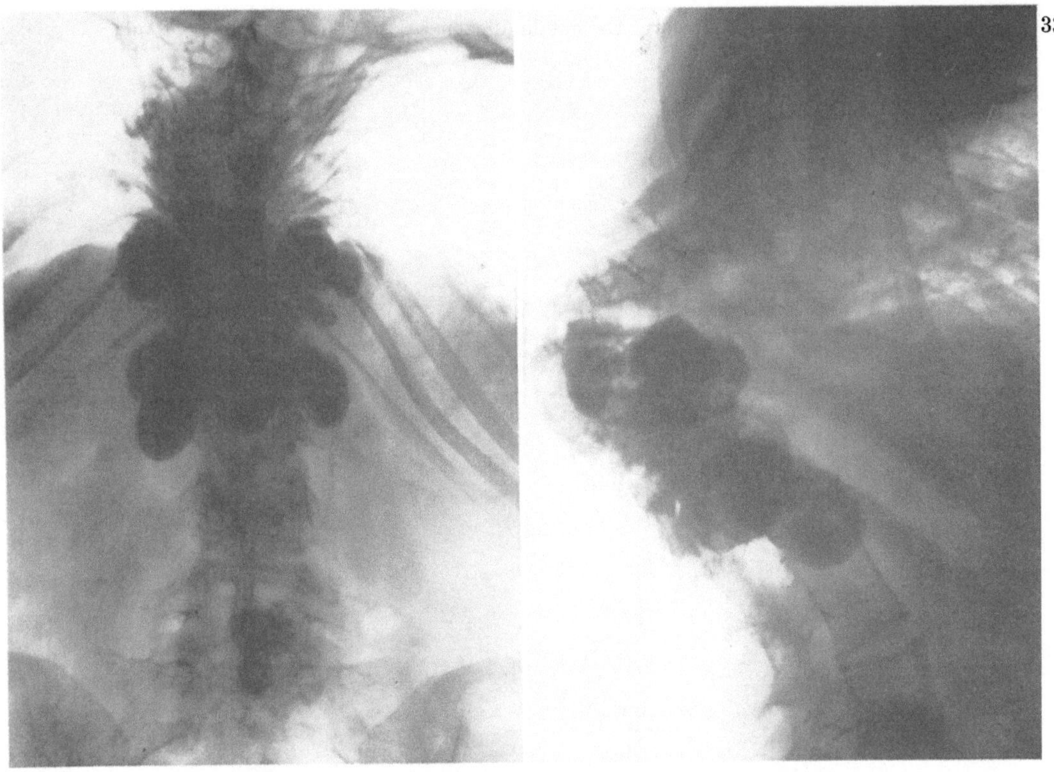

Abb. 40. P., M., 34 J. Beispiel für alte, chronische, ausgedehnt destruierende, verkäsende, abszedierende Spondylitisbefunde der Brust- und Lendenwirbelsäule mit schwerer Gibbusbildung. Seit 32 Jahren Spondylitis. In den Käseherden sind sogenannte ruhende Bakterien nachweisbar

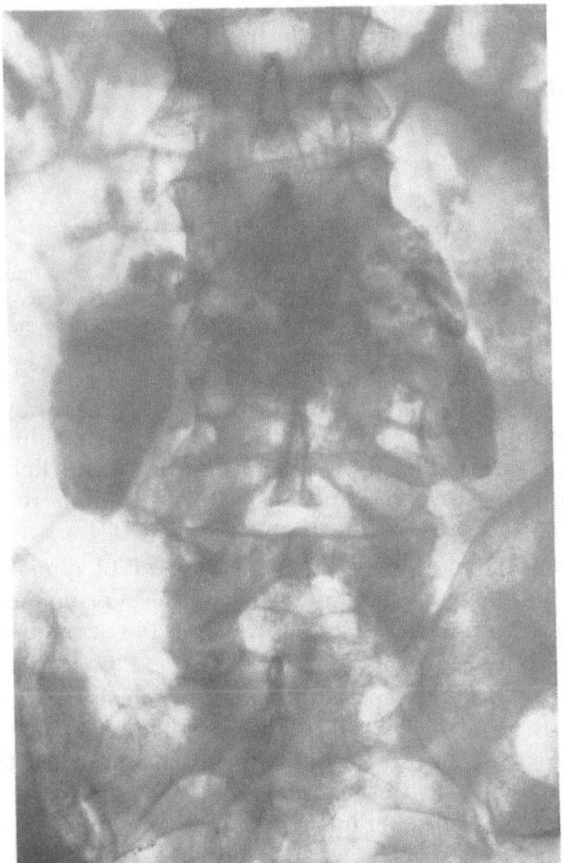

Abb. 41. H., J., 52 J. Seit 14 Jahren Rückensymptome. Diagnose der Spondylitis L 2—L 4 vor 3 Jahren. Bis vor einem halben Jahr kaum Beschwerden. Verkäsende, abszedierende, chronische Spondylitis

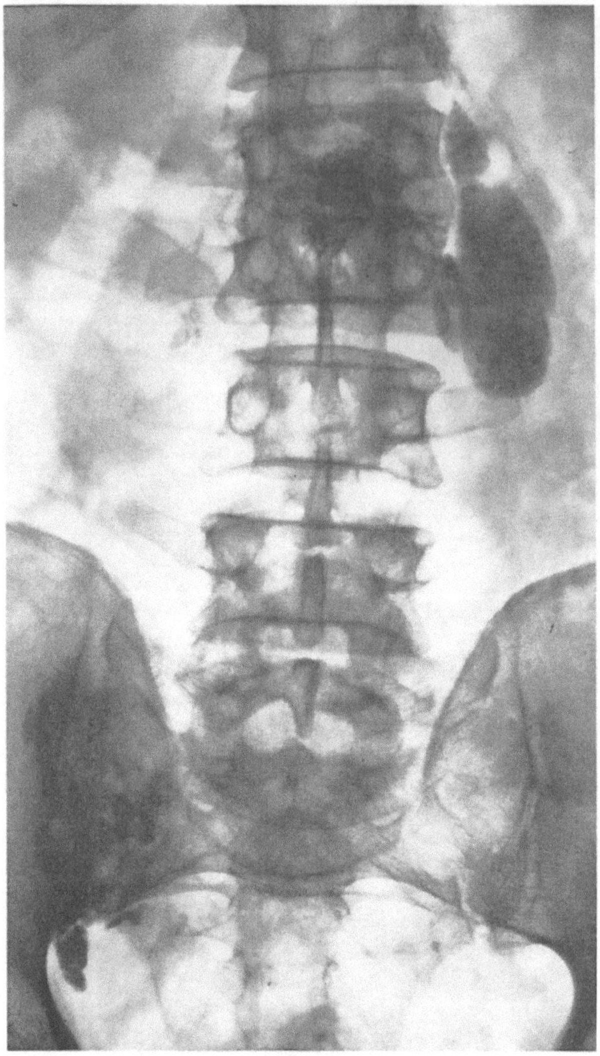

Abb. 42. M., T., 53 J. Beispiel einer chronischen, aktiven, verkästen und abszedierenden, seit 9 Jahren bestehenden Skelettuberkulose (Lendenwirbel, Ileosacralgelenk). Medikamentöse Therapie setzt bei verkäsenden Wirbelprozessen die Gefahr der Reaktivierung, Herdausdehnung, Metastasierung herab. Hinsichtlich der Vernarbung sind hier jedoch Grenzen gesetzt

Bei der operativen Ausräumung der Abszesse übertraf die Ausdehnung der Verschattung (Röntgenbild) in den meisten Fällen die Ausdehnung der eigentlichen Abszesse. Zur Diagnose eines paravertebralen Abszesses sind deshalb neben dem Röntgenbild weitere klinische Daten erforderlich.

Auch die Vernarbung der paravertebralen Abszesse läßt eine sichere Differenzierung nicht zu. Lediglich der Vergleich einer Serie während des Vernarbungsvorgangs kann den mit der Zeit schmäler und „durchsichtiger“ werdenden Paravertebralschatten als Schwartenschatten (KASTERT) deuten.

Vom Abszeßschatten abzugrenzen ist der paravertebrale Begleitschatten des Gesunden im Thoraxbereich. Bekanntlich ist dieser bei Kyphosen deutlich verbreitert. Er wird hervorgerufen durch paravertebrales Bindegewebe und kommt ortho-röntgenographisch zur Darstellung. Vom Begleitschatten deutlich abgrenzbar ist der meist spindelförmige entzündliche Abszeßschatten. In neueren Untersuchungen zusammen mit DOERR wurden

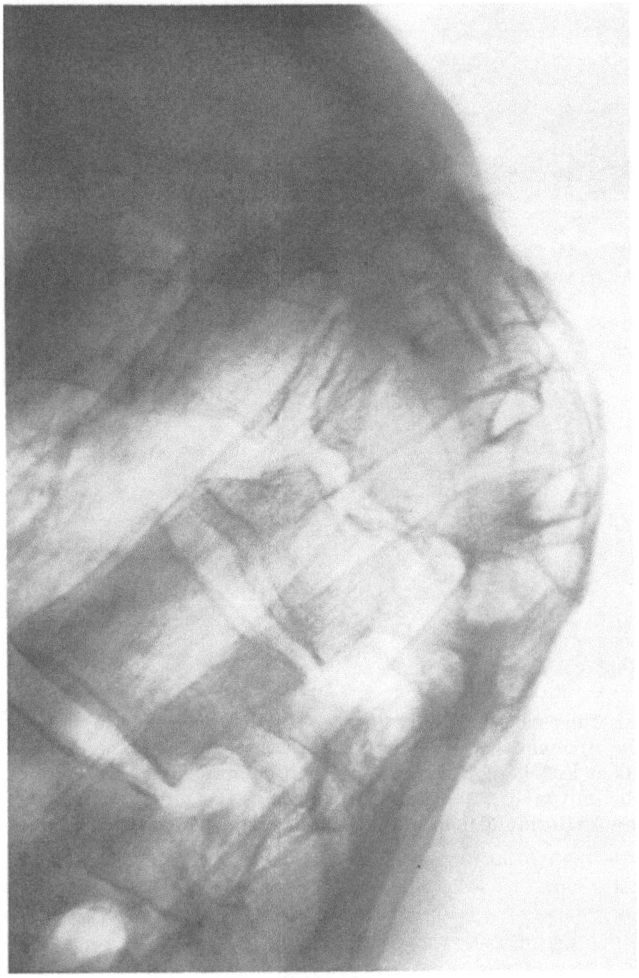

Abb. 43

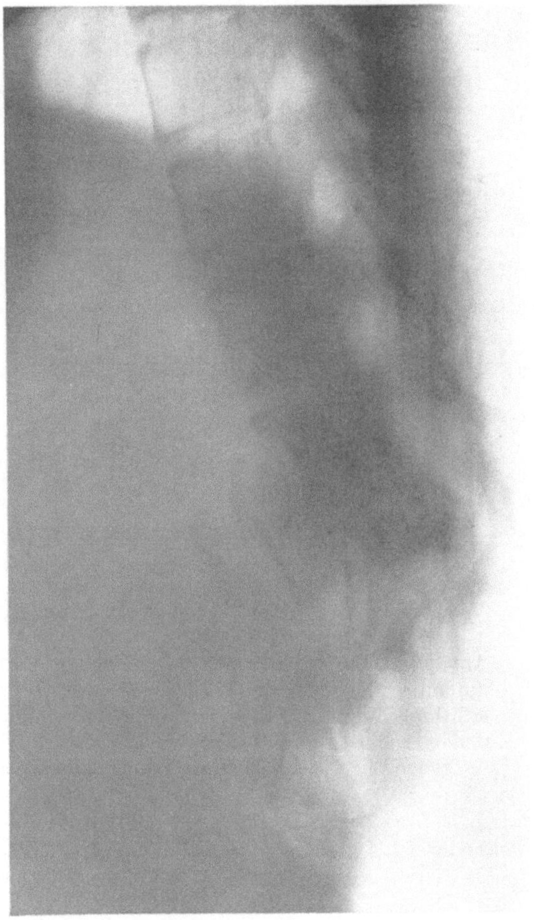

Abb. 44

Abb. 43. D., W., 25 J. Gibbusanalyse durch Feinstfokusaufnahme. Bestätigung der knöchernen Herdvernarbung. Evtl. Wurzel- bzw. Lähmungssymptome sind hier nicht mehr entzündlich, sondern mechanisch bedingt

Abb. 44. R., G., 38 J. Gibbusanalyse im Tomogramm. Deutlich verkäsende Restherde. Evtl. auftretende Nervensymptome sind deshalb hier eher entzündlich bedingt

aus den Operationsmaterialien die Abszeßwände entfernt und histologisch untersucht. Hierbei zeigte sich eine chronisch-entzündliche Pseudomembran mit derben Kollagenfaserzügen, teilweise durch lockeres, fein-fibrilläres Material unterbrochen. In letzterem kamen die Kerne mehr oder weniger reichlicher Entzündungszellen (Leukocyten, Makrophagen) zur Darstellung. Die Pleura spielt bei dieser Abszeßkapsel eine wesentliche Rolle und trägt erheblich durch reaktive Gewebsveränderungen zur Verdichtung der Abszeßkapsel bei. Sie kann als wesentlicher Grund dafür angesehen werden, daß die Abszesse im Dorsalbereich so selten perforieren. Im Lendenbereich, wo keine Pleura existiert, sind diese Abszeßschatten nicht vorhanden.

Zur Diagnose der Abszesse im Lendenbereich sind sogenannte große Übersichtstomogramme von der Größe der Abdomenleeraufnahme angebracht. Insbesondere durch den Vergleich der Taillenlinie beider Psoasschatten ist ein Abszeßverdacht bzw. eine Abszeßdiagnose am ehesten möglich.

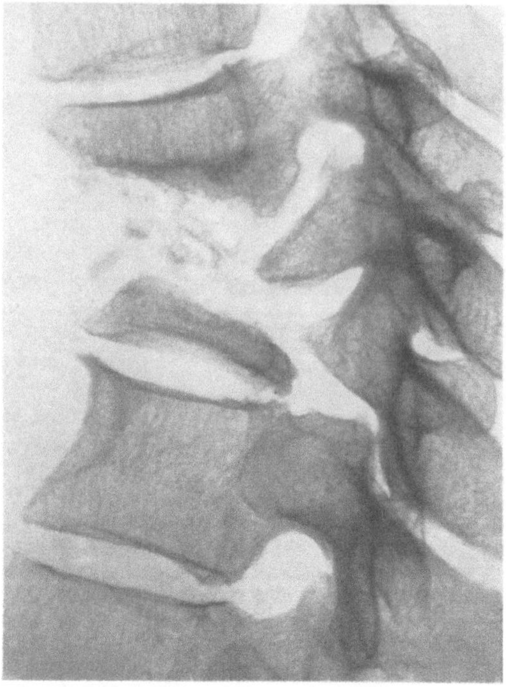

Abb. 45. Anatom. Präparat. Beispiel für die Verknöcherung eines zunächst fibrotischen Blockes (Feinstfokusaufnahme des anatom. Präparates s. a. Kap. C). Die Spongiosastruktur der Knocheninselchen wird bereits sichtbar. Das Beispiel ist ein Beweis für die Möglichkeit knöcherner Vernarbung auch bei ausgedehnten Prozessen (1 Wirbel total, die beiden angrenzenden Wirbel mit mehr als 50%iger Zerstörung). Der unten angrenzende Wirbel zeigt an seiner Vorderwand typisch die Verformung nach antevertebraler Abszedierung

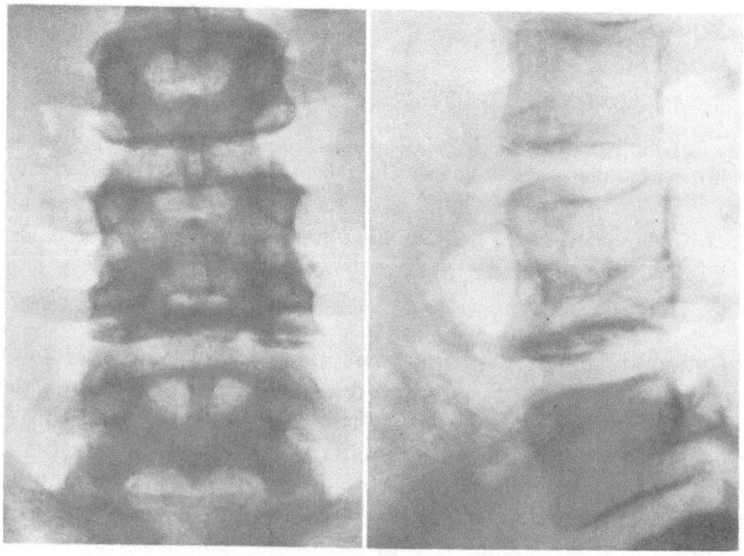

Abb. 46. M., G., 12 J. Beispiel einer Vernarbung bei Schulkind: Häufig kommt es in diesem Alter zur sogenannten fibrotischen Blockbildung

Senkungsabszesse, die unter die Haut perforieren oder durch die Brust- oder Bauchwand zu lokalisieren sind, werden mit Hilfe der Abszessographie, d.h. der Injektion von schattengebenden Materialien in die Abszesse zur Darstellung gebracht. Wie bei allen derartigen aktiven Maßnahmen (auch bei Tuberkuloseverdacht) empfiehlt es sich, vor und nach dieser Punktion einige Tage lang Antibiotica zu verabfolgen. Die früher erforderliche Entlastungspunktion zur Verhütung der Perforation der Abszesse weit aus dem Gesunden heraus, ist heute nicht mehr erforderlich. Je nach Lokalisation empfiehlt es sich, nach Injektion des Kontrastmittels mehrere Röntgenaufnahmen anzufertigen und hierzu den Patienten über kurze oder längere Zeit entsprechend zu lagern und/oder umzulagern. Wie beim

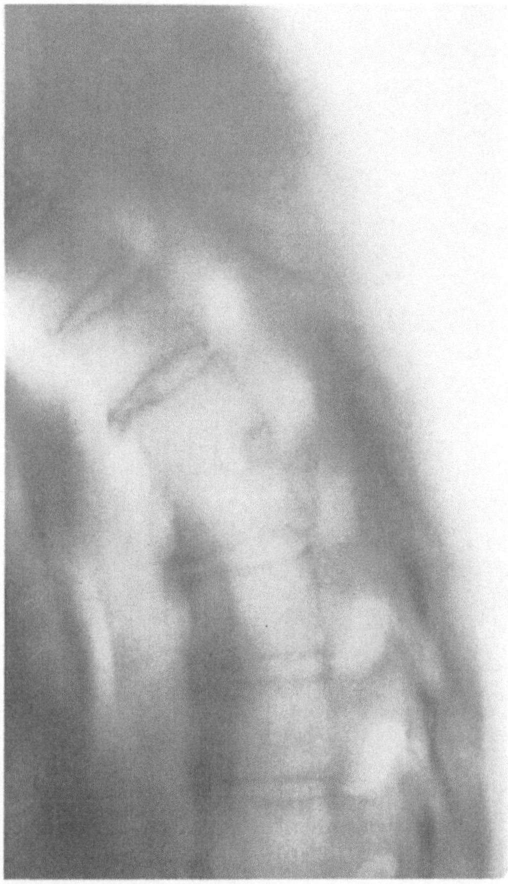

Abb. 47. H., H., 67 J. Beispiel einer vernarbten Alterstuberkulose. Der knöcherne Blockwirbel hat sich dem Altersrundrücken angepaßt

Gebrauch von Kontrastmitteln allgemein üblich, ist auch bei der Abszessographie vor der Injektion eine Empfindlichkeitsprüfung mit dem zu verwendenden Kontrastmittel anzustellen.

Bei fistelnden Prozessen leistet die Kontrastdarstellung der Fistelgänge, d.h. die Fistulographie, wertvolle Dienste. Es ist hier gleichgültig, welche Art von Sonden, Schläuchen, Knopfkanülen, Injektionsnadeln usw. zur Anwendung kommen. Wichtig ist außer einer gewissen Übung, Erfahrung und vor allen Dingen Geduld, um die zu verwendenden Instrumente weit genug in die Fistelgänge hineinzubekommen. Auch hier ist eine entsprechende Lagerung über längere Zeit hinweg erforderlich, um nachzuweisen, daß der

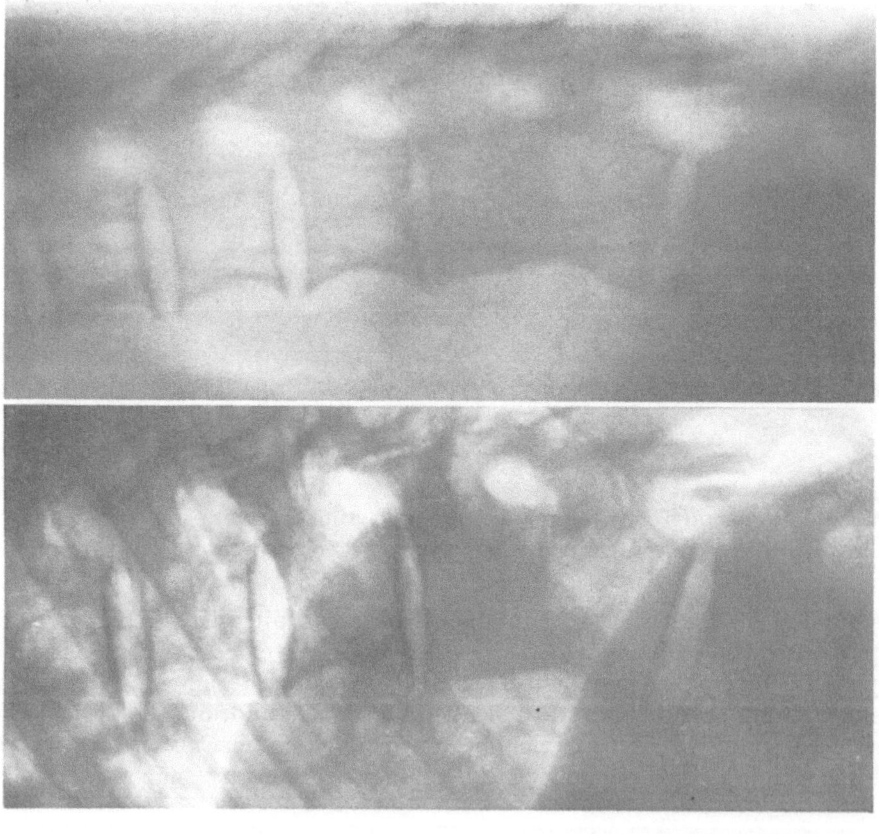

Abb. 48. Sch., Th., 42. J. Beispiel Abszeßvernarbung bei Spondylitis superficialis anterior: Typische Veränderungen der Vorderflächen der Wirbelkörper. Der Prozeß im Blockwirbel und die Nebenherde in den angrenzenden Segmenten sind in Vernarbung begriffen

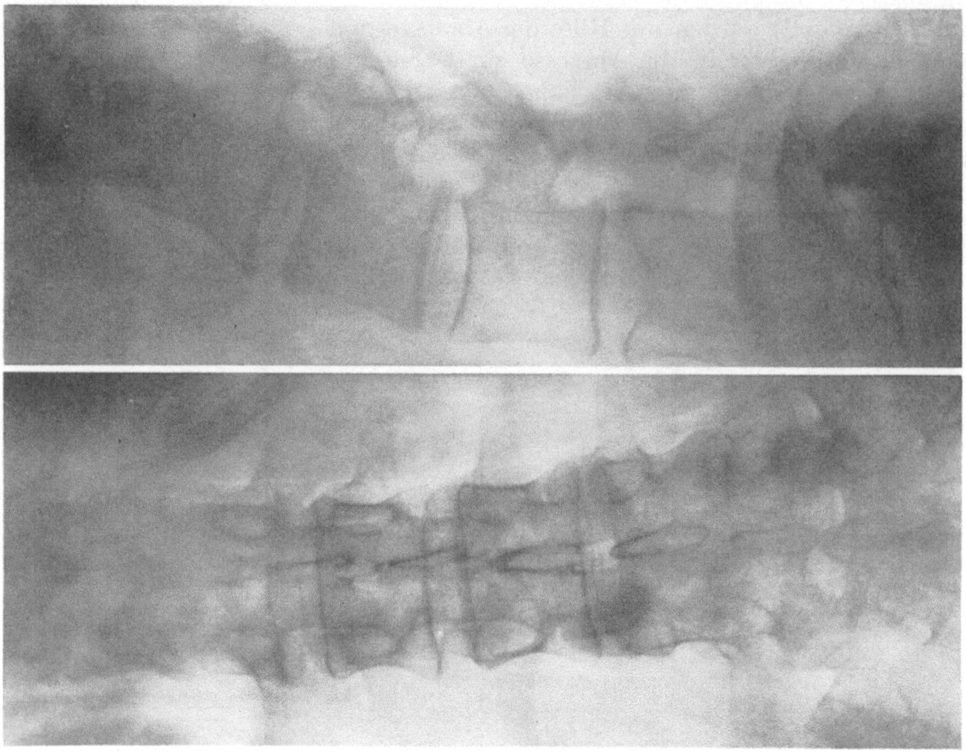

Abb. 49. B., A., 42 J. Komplikation bei Vernarbung im Sinne einer Rarefizierung oder Osteoporose: Die Belastungsfähigkeit ist durch die Störung des Kalkstoffwechsels beeinträchtigt. Früher häufiger Befund nach chronischer Spondylitis. In vorliegendem Fall sog. Etagen-Spondylitis. Trotz operativer Therapie zeigen chronische Spondylitiden gelegentlich diese Komplikationen

Fistelgang nicht nur von der einen Seite an die Wirbelsäule heranreicht, sondern daß er selbst durch den Herd hindurch auf die Gegenseite zieht, um hier vielleicht in einen nichtdiagnostizierten bzw. nicht bekannten und deshalb nicht operativ entleerten Abszeß zu münden bzw. seinen Ausgang zu nehmen.

Wie bereits in Kap. C beschrieben, wird der Wirbelherd nach Beendigung des exsudativen Stadiums bzw. der Destruktionsphase von einem Wall spezifischen Granulationsgewebes abgegrenzt. Dieser Wall wiederum ist von unspezifischem Gewebe umgeben. Röntgenologisch kann bei frischen und auch bei älteren Herden diese Abgrenzung ohne besondere Akzentuierung des Defektrandes in das umgebende normale Knochengewebe

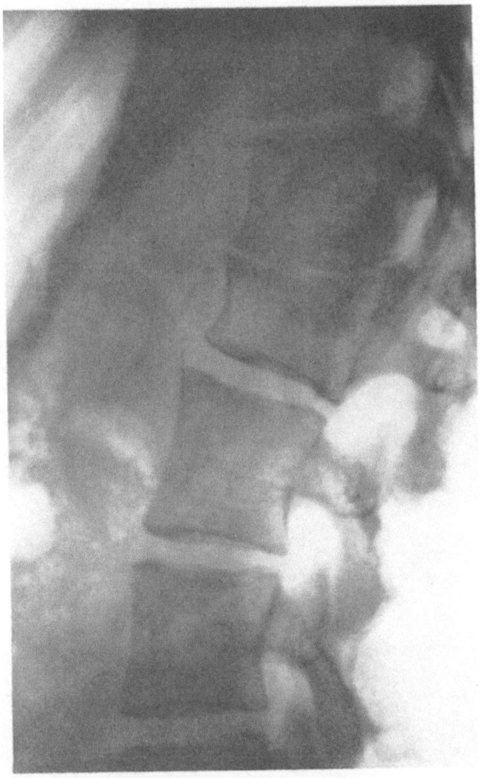

Abb. 50. R., M., 23 J. Beispiel einer vernarbten Spondylitis D 12— L 2 mit Gigantismus (krankhaftes Längenwachstum) der herdangrenzenden Wirbelkörper. Durch diesen Vorgang, der sich nach Jahren wieder regulieren kann, wird die Rumpfverkürzung und evtl. Gibbusbildung in etwa ausgeglichen

übergehen. Häufig jedoch, insbesondere nach längerem Bestehen, ist die Defektabgrenzung schärfer, glatter und zeigt eine mehr oder weniger intensive und räumlich unterschiedlich breite sklerotische Zone, vielfach auch als Randsklerose bezeichnet. Die Begrenzungssklerose ist betonter bei Verkäsung des spezifischen Granulationswalles und bei Mischinfektion.

Die bei chronischer Skelettuberkulose zu beobachtende Reiskörperbildung (insbesondere im Knie- und Schultergelenk) tritt im Rahmen der Spondylitis selten auf. Nach Erfahrungen im eigenen Material sind sie ein Symptom für eine mehr gutartige Entzündung mit konsekutivem blanden Verlauf. Die Reiskörperbildung kommt auf dem Röntgenbild nicht zur Darstellung.

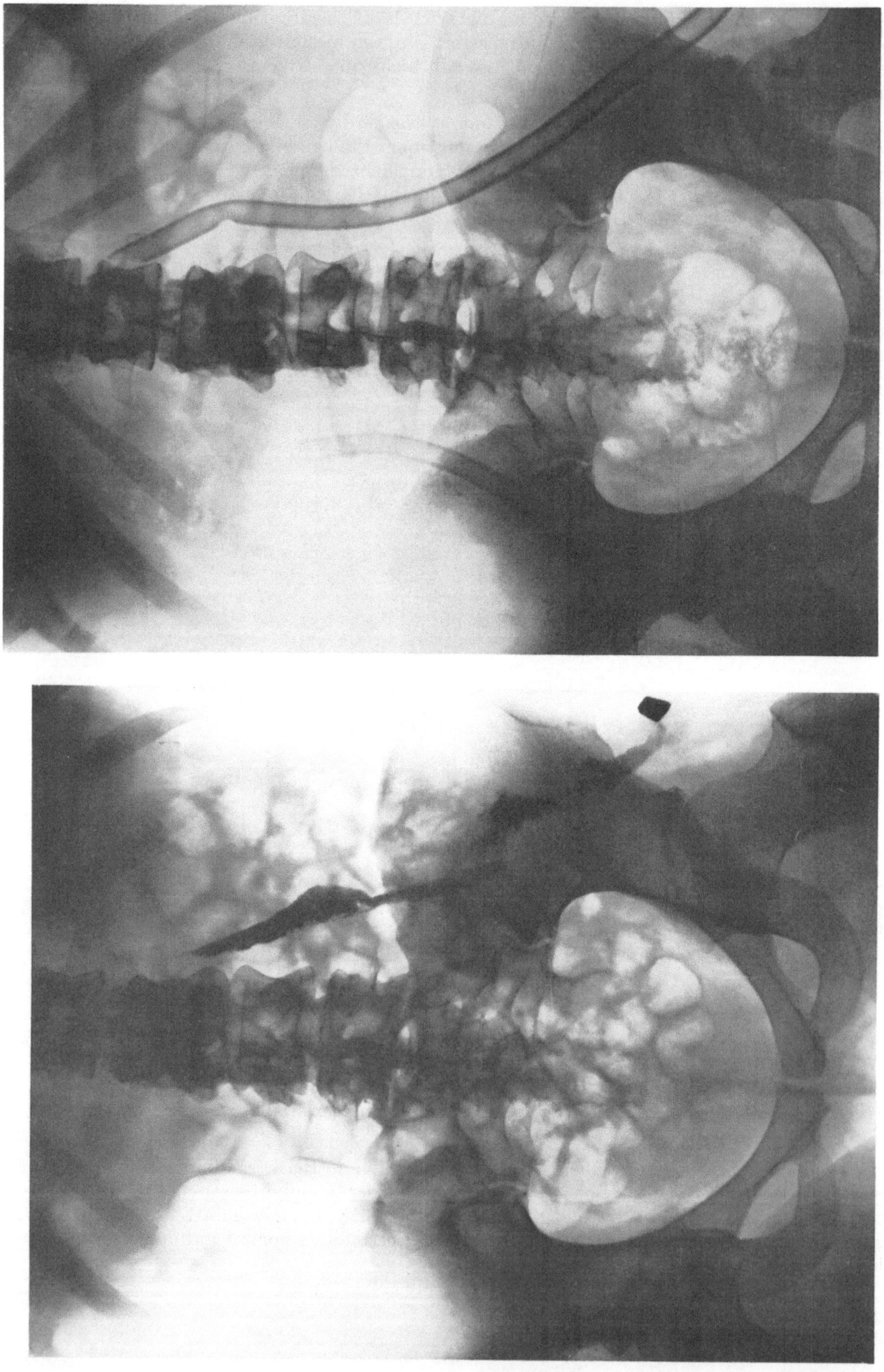

Abb. 51. H., H., 37 J. Fistelbildung und Fisteldarstellung (a) nach ausgedehnter Abszedierung (b). In vorliegendem Fall ist insbesondere interessant, daß trotz der ausgedehnten Abszesse der Ausgangsherd in L 2/3 bereits knöcherne Verblockung zeigte

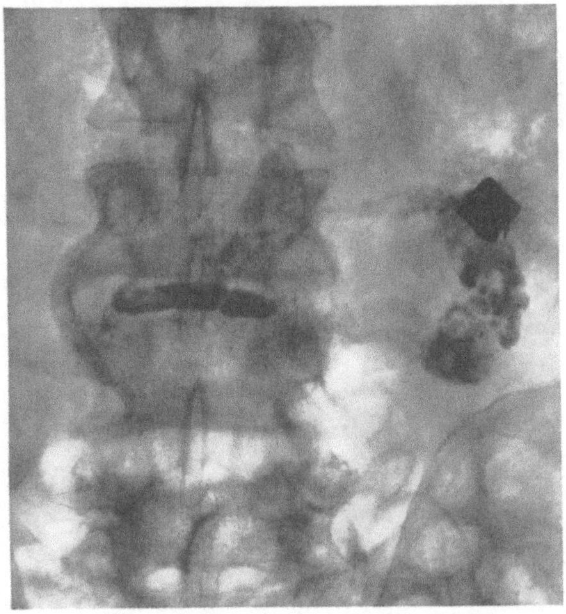

Abb. 52. Sch., N., 48 J. Fistelbildung nach operativer Herdausräumung. Die Fisteldarstellung führt in den ehemaligen Herd. Hierdurch besteht Verdacht auf unvollständige Herdausräumung. Nachoperation erbrachte schnelle Heilung

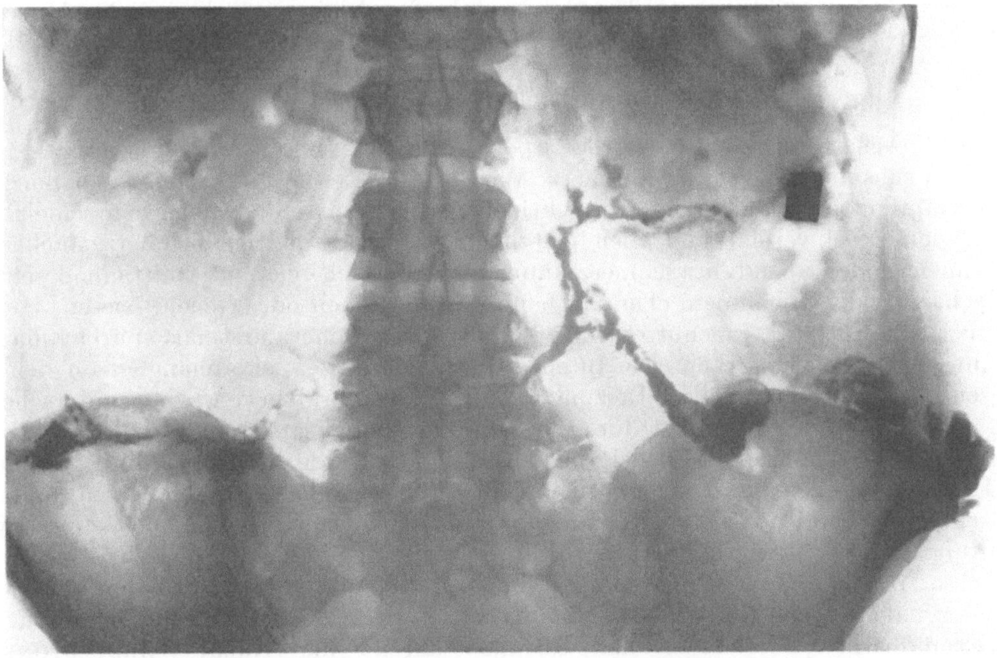

Abb. 53. B., I., 37 J. Ausgedehnte Fistelbildung bei primär bzw. endogen mischinfizierter Spondylitis. Die Fisteln bestanden in beiden Bauchseiten und im Rücken, trotz bereits weitgehend knöcherner Blockwirbelbildung. Beibild bestätigt diese Verblockung. Nach Beherrschung der Mischinfektion Fisteloperation und Vernarbung

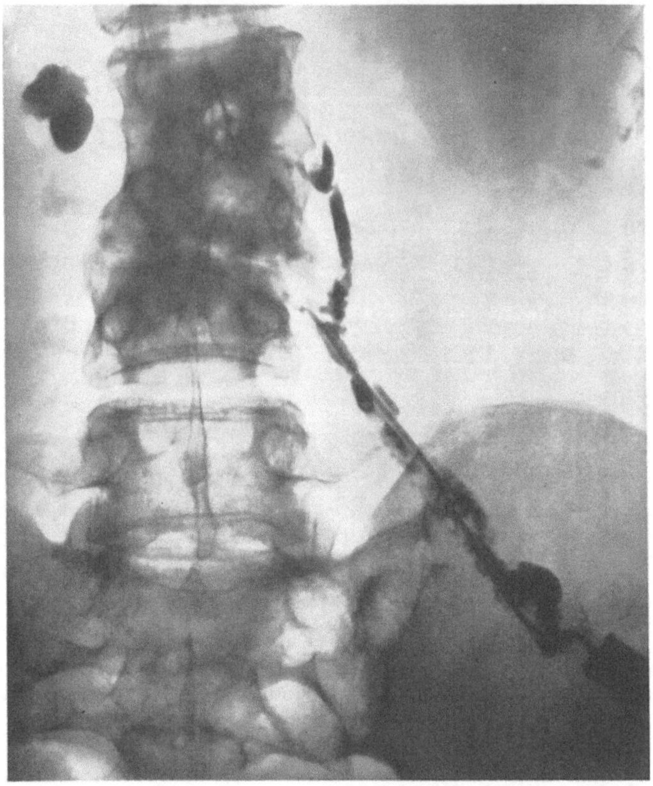

Abb. 54. M., J., 34 J. Ausgedehnte Fistelbildung bei chronischer Spondylitis seit 16 Jahren. Die Fisteldarstellung ist durch Einführung einer dünnen kontrastgebenden Kunststoffvenüle erleichtert (s. auch Text)

f) Röntgen-Symptomatologie des Krankheitsverlaufes

Die klinische Symptomatologie der Spondylitis tuberculosa ist sehr vielfältig. Das häufigste Frühsymptom ist der Schmerz. Wir gehen mit BROCHER einig, daß die ganz selten symptomlos verlaufenden Spondylitiden Ausnahmen sind. Neben den schleichend beginnenden Beschwerden sind auch plötzlich auftretende heftige Schmerzattacken zu verzeichnen. Jeder Spondylitisschmerz kann kontinuierlich oder intermittierend sein, in der Nacht zu- oder abnehmen, ebenfalls beim Sitzen, Stehen oder Gehen. Niesen, Husten oder auch schon leichte Erschütterungen können den Schmerz erstmals spürbar machen oder ihn erheblich verstärken. Die Intensität des Schmerzes ist abhängig von der mechanischen oder entzündlichen Reizung der Intervertebralnerven. Man unterscheidet Herd- und Fernschmerz, bedingt durch die jeweilige Lokalisation des Herdes im Wirbelkörper oder in den einzelnen Wirbelsäulenabschnitten. Herde im Zervikalbereich können initial Kopfschmerzen verursachen, an der Brustwirbelsäule Gürtelschmerzen und Gastralgien, an der Lendenwirbelsäule Lumbalgie, Ischialgie, Gehstörungen und Gehbeschwerden. Aufgrund des Fernschmerzes fanden wir bei nicht wenigen Spondylitiden in der Anamnese Magen- und Gallenblasenoperationen, Appendektomien, Herniotomien, Pyelotomien, gynäkologische Eingriffe und Bandscheibenoperationen. Bei Kindern beobachtet man Ermüdbarkeit, Gereiztheit und Unruhe während der Nacht (GIRDLESTONE u. SOMERVILLE, KREMER u. WIESE). Die Tuberkulin-Reaktion kann auch negativ ausfallen (KLEINSCHMIDT). Im Herdbereich findet man lokalen Klopfschmerz, Druck- und Erschütterungsschmerz. Der Bewegungsschmerz kann uncharakteristisch sein, ist jedoch bei extremer Beugung, Überstreckung oder forcierter seitlicher Abbiegung häufiger auslösbar und kann unter Umständen gleichzeitig Auskunft geben über die Herdlokalisation im Wirbelkörper (ventral, dorsal, lateral). Wie bei der Diskushernie sind im Initialstadium

Myalgien und Muskelhärten entwickelt. Die Bewegungseinschränkung und Achsenknickungen (anguläre Kyphose, Lordose, Skoliose) kommen im Anfangsstadium gegebenenfalls erst auf dem Röntgenbild zur Darstellung.

Blutbild und Senkungswerte können im Frühstadium keine oder nur geringe Abweichungen von der Norm aufweisen. Leukozytenvermehrung mag im Frühstadium vor-

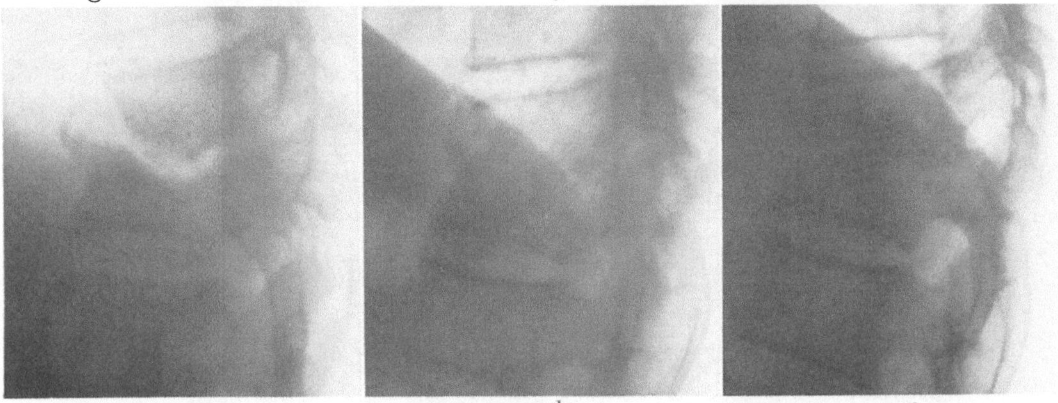

a b c

Abb. 55. G., H., 58 J. Verzögerte Herdvernarbung bei medikamentös-konservativer Therapie. (a) 1951; (b) 1957 (noch immer Umbauvorgänge); (c) 1963 massiver Knochenblock. Aufgrund des chronischen Verlaufes Spangenbildung zu den angrenzenden Segmenten

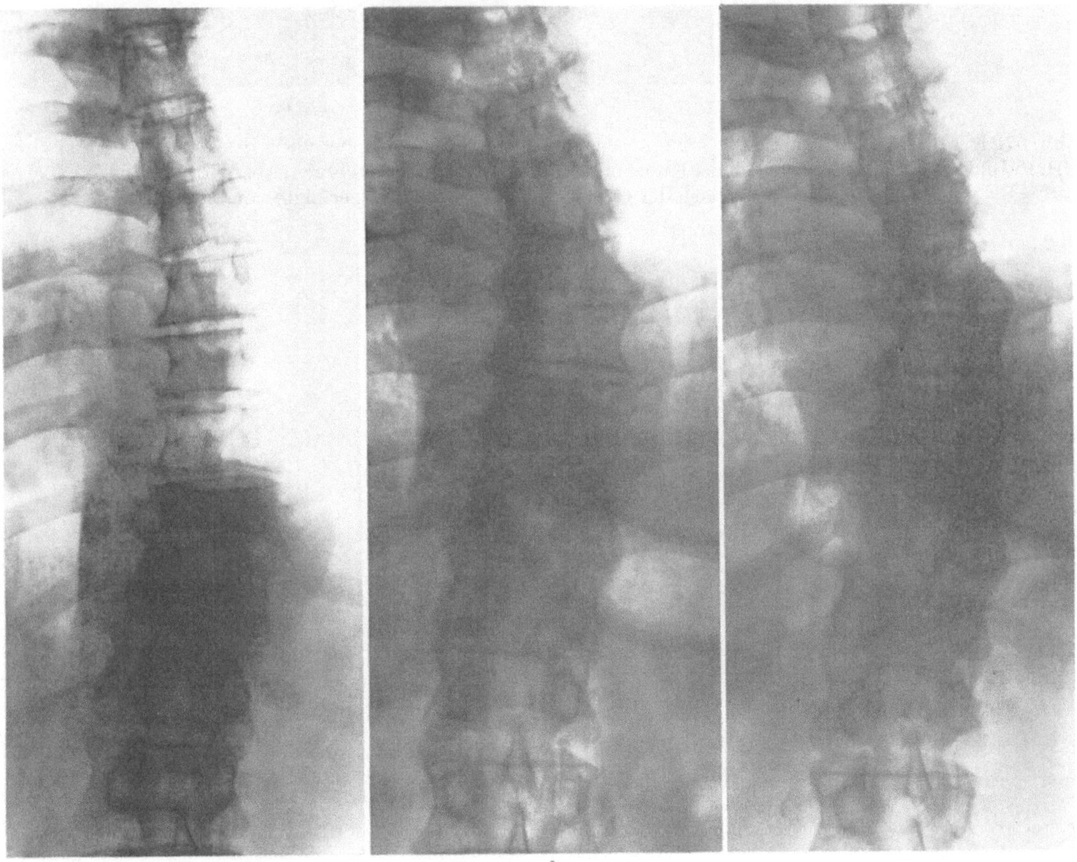

a b c

Abb. 56. G., H., 56 J. Verzögerte Herdvernarbung bei medikamentös-konservativer Therapie. (a) 1949 sekundäre Spondylitis superficialis anterior mit ausgedehntem Knochenherd und primär umschriebener Abszedierung; (b) 1957 Vernarbung des Ausgangsherdes D 10—D 12. Neuerkrankungen im Bereich von D 6— D 10; (c) 1965 massive Blockwirbelbildung, praktisch von D 5—D 12

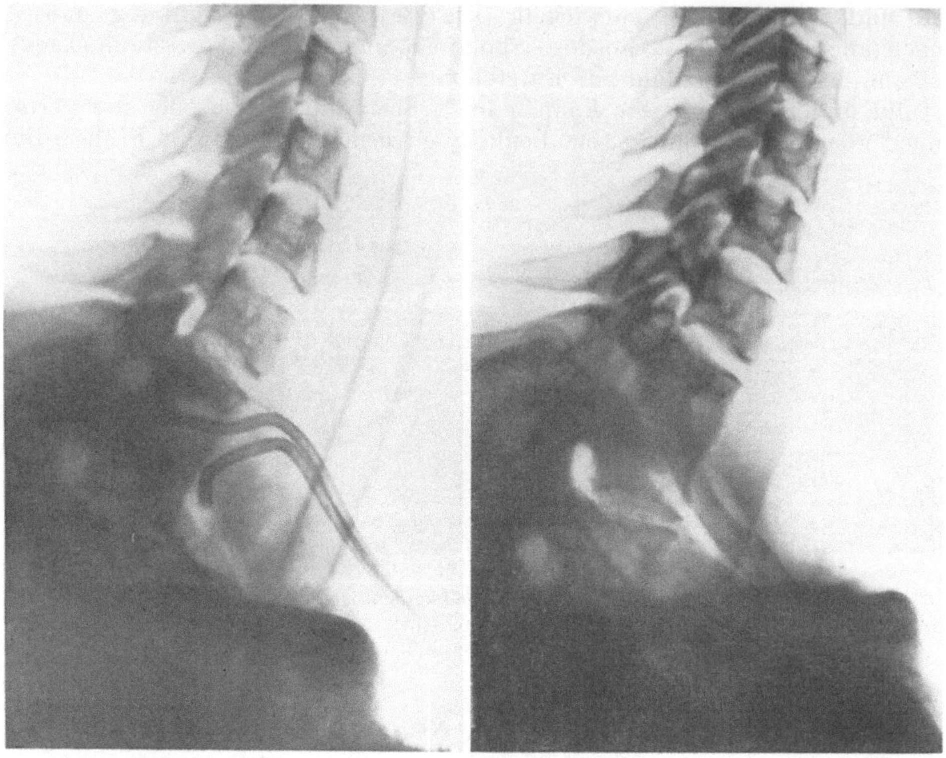

a b

Abb. 57. K., R., 24 J. Beispiel einer kavernösen und abszedierenden Spondylitis des 1. und 2. Brustwirbels. (a) OP: Bild mit je einem Katheter in der Knochenkaverne und im antevertebralen Abszeß; (b) schnelle knöcherne Blockwirbelbildung 4 Monate nach der Operation. Der Herdzugang erfolgte von antero-lateral

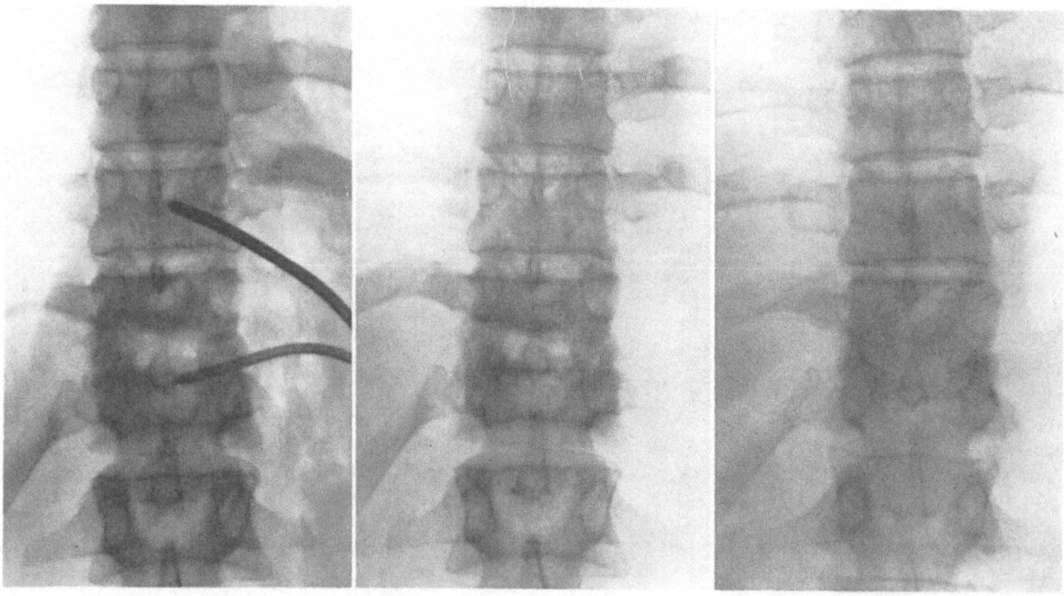

a b c

Abb. 58. H., M., 39 J. Herdvernarbung nach operativer Therapie. (a) Operationsbild (1960). Ausgedehnte doppelseitige Abszedierung. Instillationskatheter liegen im Wirbelherd D 11/12 und antevertebral im Abszeßbereich D 10. (b) 3 Monate postoperativ teilweise knöcherner Herdersatz. Abszeßschatten der Gegenseite geschwunden. Auf der OP-Seite Schwartenschatten. (c) massive knöcherne Herdverblockung, kleiner, schmaler, restlicher Schwartenschatten auf der OP-Seite. Völlige Vernarbung handen sein und ist im späteren Stadium Hinweis auf komplizierende Abszeßbildung. Außerdem stellten wir Leukozytose fest bei Mischinfektion und zwar permanent auch im chronischen Stadium.

Nach LÖFFLER ist das Bluteiweiß als humorales Gegenstück zum zellulären Blutbild anzusehen. Im eigenen Material ergaben Untersuchungen, daß die Vermehrung der Globuline und Verminderung der Albumine vor der Operation sich nach der Herdausräumung normalisierten. Nach UEHLINGER können in Schubphasen neben den gamma-Globulinen auch die alpha-2-Globuline vermehrt sein. Über serologische Untersuchungen hinsichtlich des Aktivitätsnachweises bei Skelettuberkulose s. bei REICHEL.

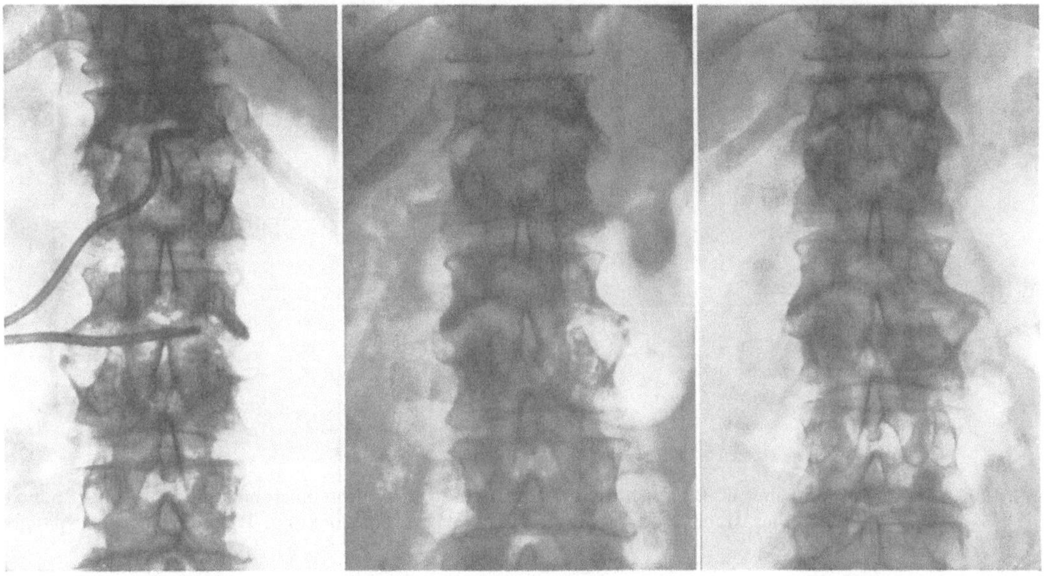

a b c

Abb. 59. S., M., 65 J. Beispiel knöcherner Herdvernarbung bei Alterstuberkulose. (a) Operationsbild Juli 1963. (b) 3 Monate nach der Operation und (c) 10 Monate nach der Operation

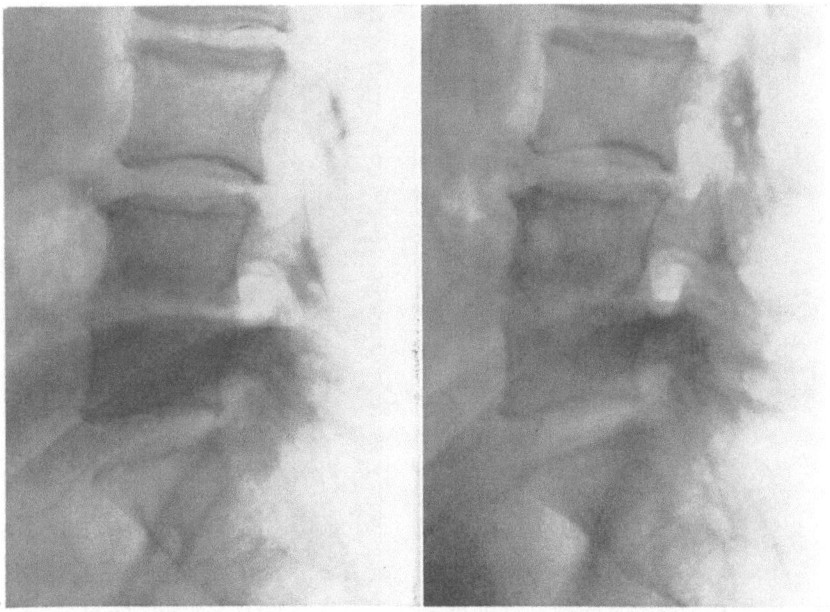

a b

Abb. 60. Sch., A., 69 J. Beispiel für schnelle knöcherne Blockbildung nach operativer Behandlung (a) Bild vor der Operation November 1963; (b) Kontrollaufnahme Februar 1964

Unabhängig davon, ob die medikamentöse-konservative oder medikamentös-operative Therapie zur Anwendung kommt, ist zur Beurteilung des Krankheitsverlaufes die Röntgenuntersuchung unentbehrlich. Zur Kontrolle der Wirksamkeit der medikamentösen Therapie empfehlen sich Röntgenkontrollen in Abständen von 3 Monaten. Treten jedoch Symptome wie Fieber, erhöhte Senkung usw. auf, muß die Suche nach Komplikationen mit Hilfe der Röntgenuntersuchung zusätzlich einsetzen. Durch sie ist der Grad der lokalen

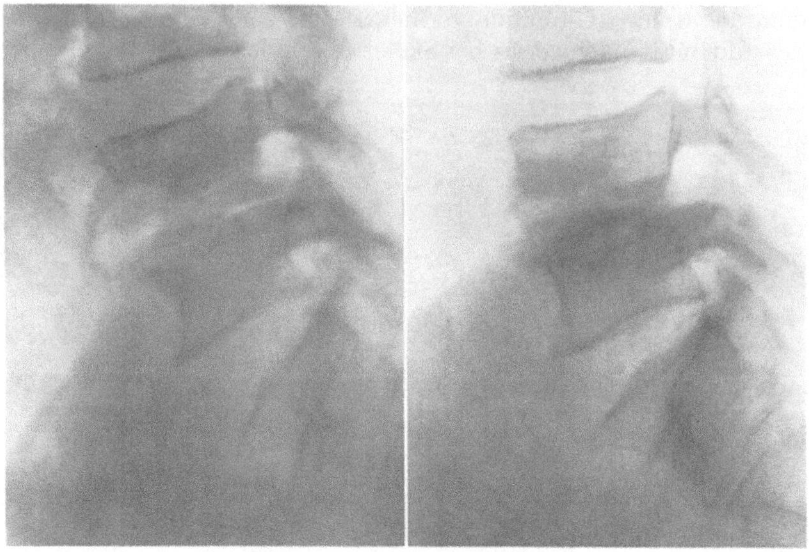

a b

Abb. 61. G., K., 35 J. Knöcherne Blockwirbelbildung. (a) Seit 2 Jahren bestehende chronische Spondylitis L 4/5. (b) 3 Jahre nach operativer Herdausräumung knöcherne Verblockung, Rückbildung der Spangen

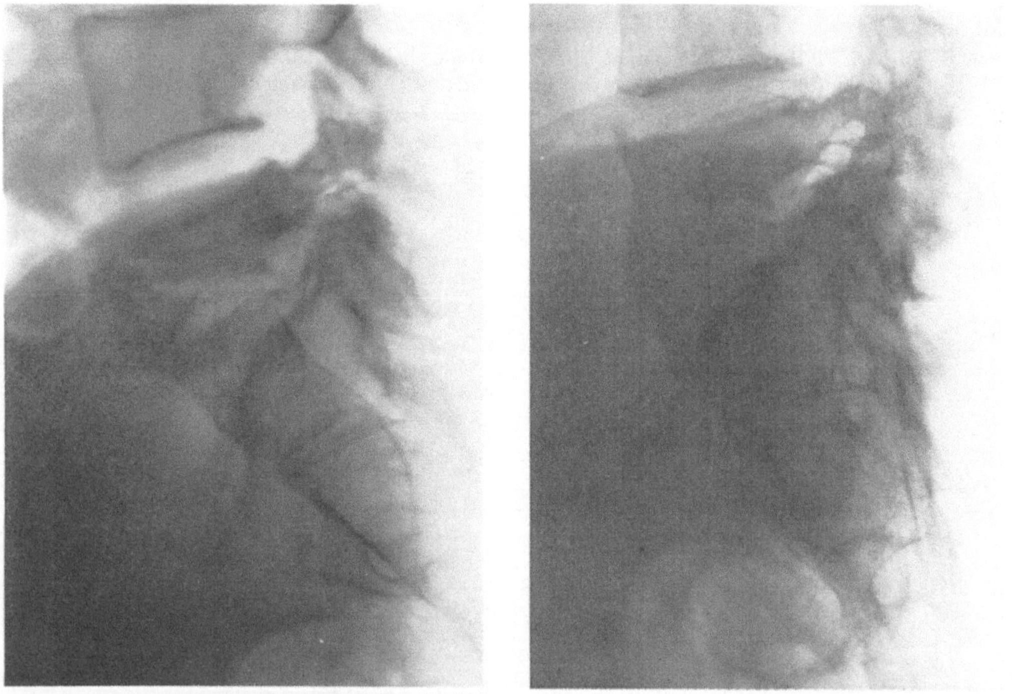

a c

Abb. 62. W., E., 48 J. Herdvernarbung bei abszedierender, primär fistelnder, mischinfizierter Spondylitis tbc. L 4—S 1. (a) ausgedehnter Destruktionsherd, großer Sequester; (b) Fistulographie. (c) Nach 3 Jahren stabile Herdvernarbung nach transabdominaler Ausräumung im Promontorium

Intoxikation (Atrophie) zu beurteilen, ferner Zustand der Destruktionsphase, der Herdabgrenzung, Randsklerose, Verhalten der Abszesse (Verbreiterung oder Verschmälerung der Abszeßschatten), Vernarbung im Herdbereich und Blockwirbelbildung (Abb. 57/60).

Unentbehrlich ist die Röntgenuntersuchung bei der medikamentös-operativen Therapie. Auf die Schwierigkeit der Lokalisierung eines Wirbelherdes wurde bereits hingewiesen. Rippen und Querfortsätze geben hier wertvolle Hilfsmittel ab. In der eigenen Klinik werden mit Hilfe des Bildverstärkers vor der Operation Wirbelsäule, Rippen und Querfortsätze auf die Haut eingezeichnet. Nach Lagerung auf dem Operationstisch wird dann

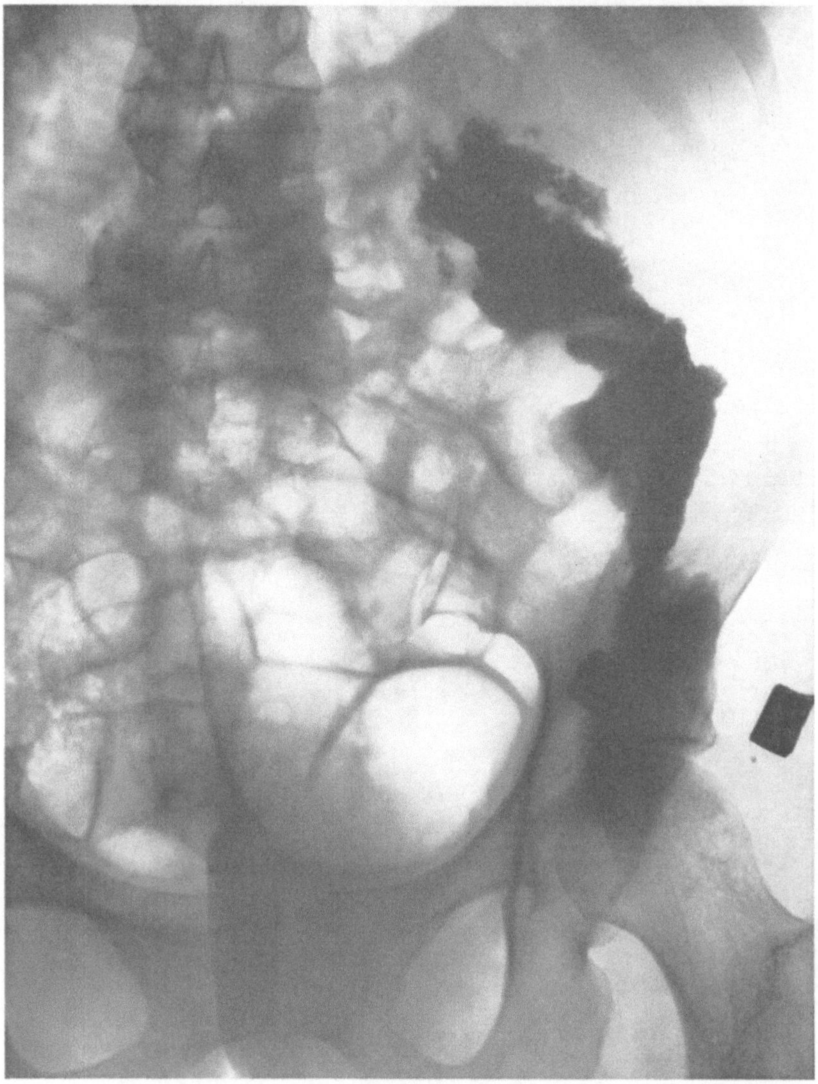

Abb. 62b

durch Einstechen von feinen Metallnadeln (keine Kanüle! Pneumothorax) zusätzlich lokalisiert. Für weitere Lokalisationskontrollen der Operation ist wichtig, daß die Platte nach Möglichkeit den dorso-lumbalen Übergang mitumfaßt, weil von hier aus sowohl Brust- als auch Lendenwirbelkörper auszuzählen sind. Die sorgfältige Lokalisierung ist erforderlich, weil insbesondere bei kleineren Destruktionsherden Atrophie in benachbarten Segmenten durch Brüchigkeit der Spongiosa i. op. den Eindruck einer Kaverne entstehen lassen kann.

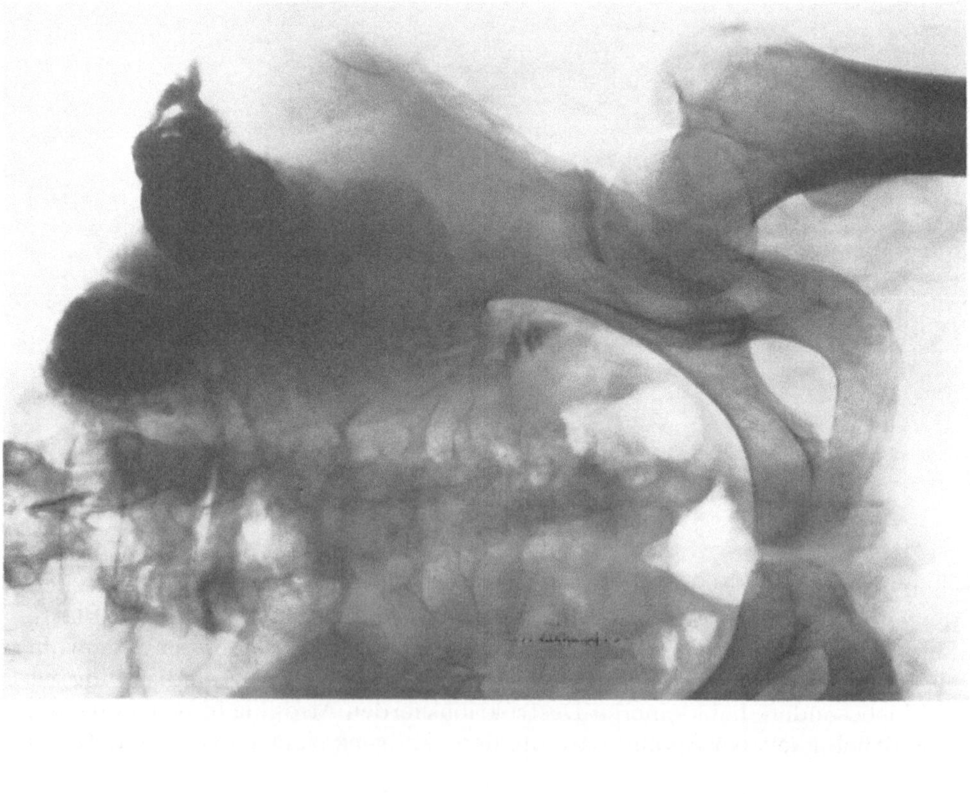

a

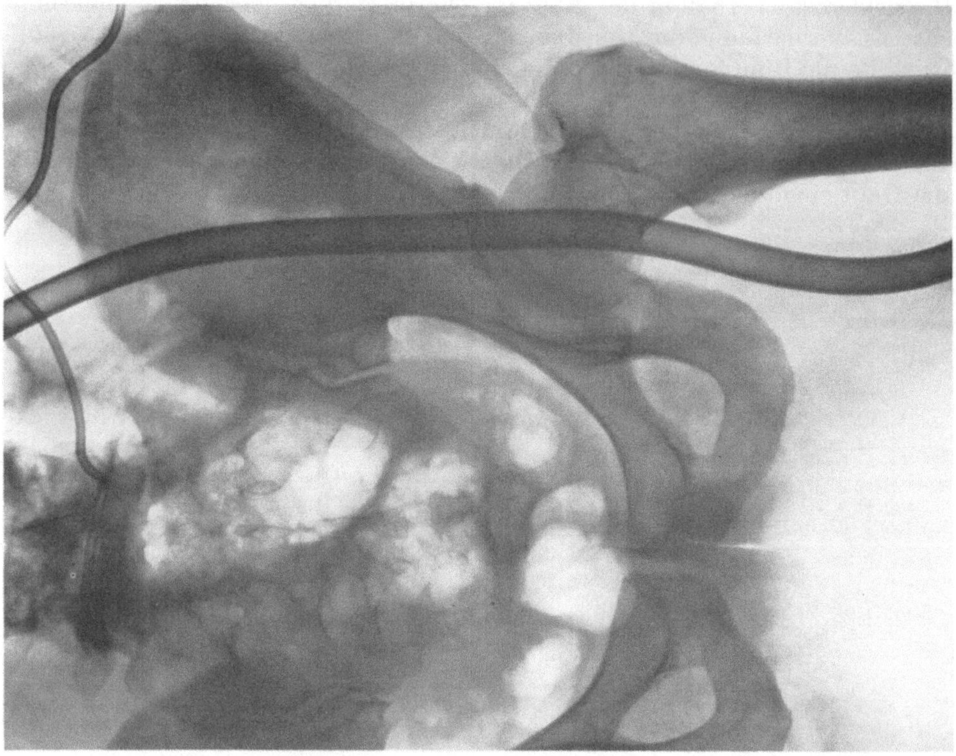

b

Abb. 63. L., I. T., 27 J. 27jährige Patientin, die akut schwer erkrankte. Die Abszessographie (a) deutet die Verbindung zur Fortsetzung des Abszesses unter das rechte Leistenband zum linken Oberschenkel hin nur an, die klinisch jedoch deutlich war. Bei der operativen Abszeßausräumung (b) zeigt der dicke Abflußkatheter die gewaltige Ausdehnung des Abszesses von L 3 bis zum rechten Oberschenkel hin. In den Herdbereich ist ein Katheter eingelegt. Die Abszessographie zeigt auch keinen Zusammenhang des Abszesses mit dem Wirbelherd

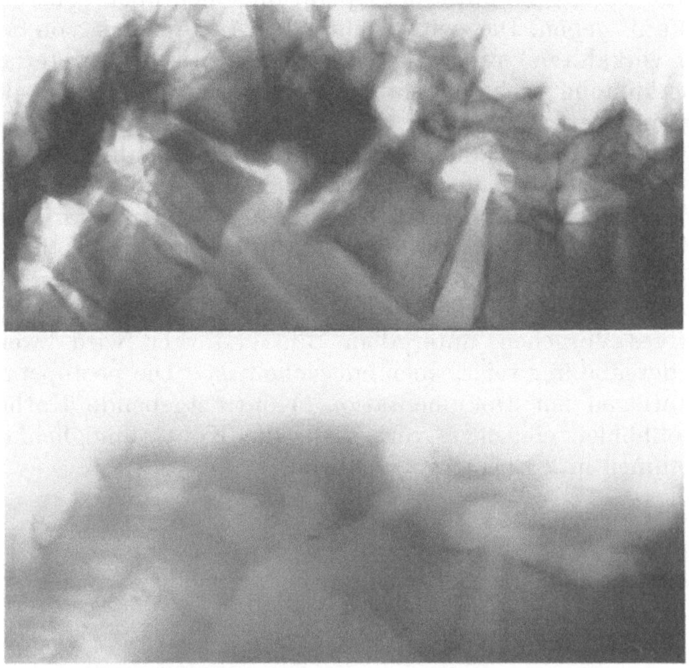

a b

Abb. 65. R., L., 21 J. Stabile knöcherne Verblockung bei extremer Gibbusbildung und chronischem Verlauf. Beginn der Spondylitis 1947. 4 Jahre Gipsbett, konservativ-medikamentöse Therapie. 1955 Verschlimmerung und Senkungsabszeß. (a) 1961 chronisch aktiver Wirbelprozeß; (b) nach mehreren Abszeßausräumungen belastungsfähige stabile Herdvernarbung mit Knochenblock

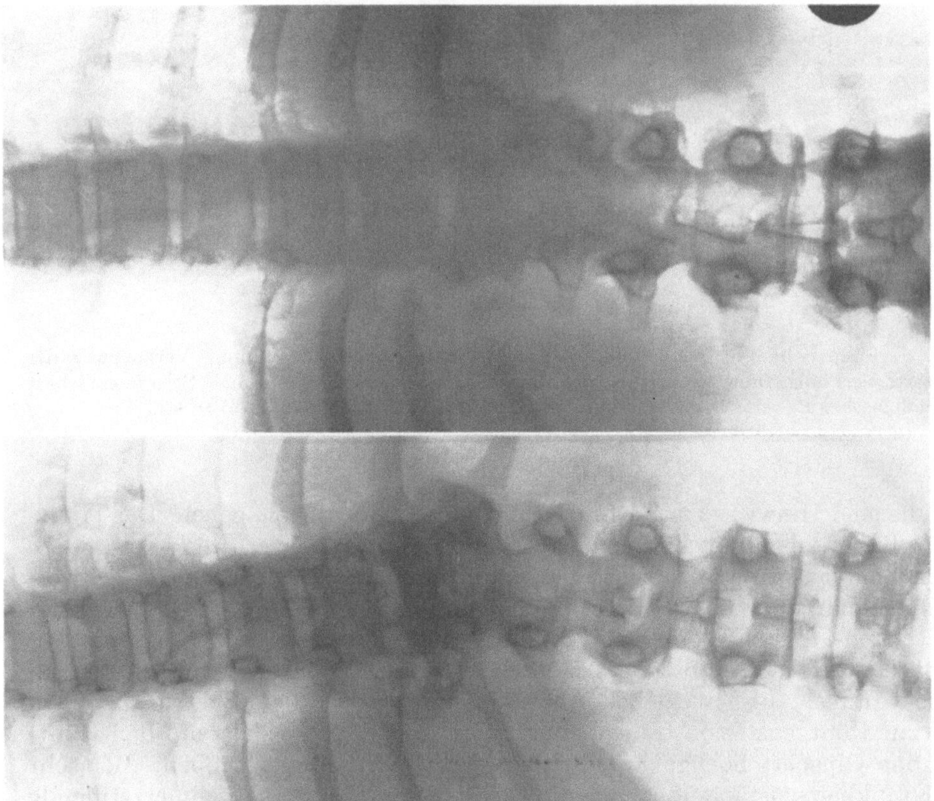

a b

Abb. 64. O., K., 12 J. Beispiel einer chronischen, verkäsenden Spondylitis tbc. D 11/12 mit spontaner Wiederaufrichtung der Wirbelsäule bei 12jährigem Kind. (a) Winkelförmige Skoliose nach links; (b) $2^1/_2$ Jahre nach operativer Herdausräumung von beiden Seiten her: Spontane Wiederaufrichtung der Wirbelsäule mit knöcherner Verblockung im Bereich D 11/12

Weitere Röntgenkontrollen unter der Operation sollen über Vollständigkeit der Herdausräumung Auskunft geben. Dies wird leichter bei Anwesenheit von Sequestern oder bei verkreideten oder verkalkten Granulationen bzw. nekrotischem Material. Das gleiche gilt für die Abszeßausräumung, insbesondere für paravertebrale Abszesse der Gegenseite, die unter der Operation antevertebral oder transvertebral instrumentell oder digital erreicht werden und zur Ausräumung kommen. Zur Röntgenaufnahme in die Knochenherde eingelegte Curetten (auch Winkelcuretten) oder kontrastgebende Katheter, erleichtern die Untersuchung. Sind bei größerer Destruktion Knochenmaterialien (autoplastische oder heteroplastische Knochen) zur Defektausfüllung eingebracht (intrafokale oder ventrale Herdverriegelung bzw. Verspanung), ist diese Maßnahme vor Abschluß der Operation röntgenologisch zu kontrollieren. Sie dient u. U. als Absicherung in forensischer Hinsicht. Operatives Vorgehen unter dem Bildverstärker wird zweifellos verbessert, wenn die Bildwiedergabe in zwei Ebenen entwickelt ist. Die postoperative Röntgenkontrolle ergibt Unterlagen zur Dokumentation. Kontrastgebende Katheter in Knochenherde oder Abszeßhöhlen eingelegt, verbessern die Kontrollmöglichkeit. Hier genügen Summationsaufnahmen in 2 Ebenen.

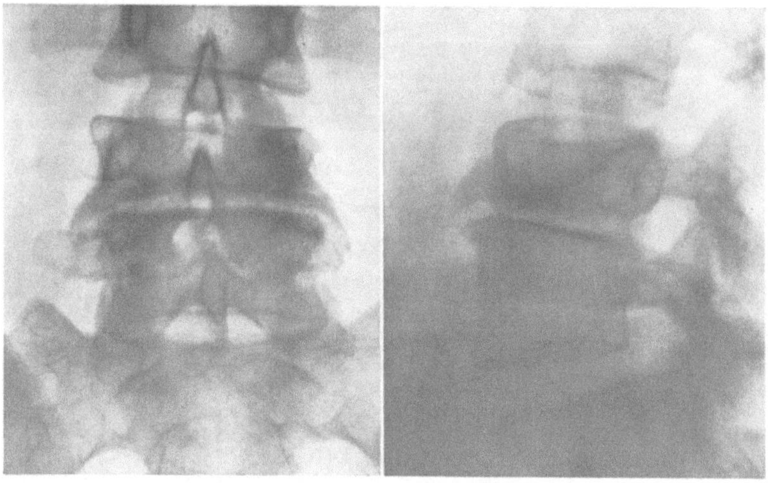

a b

Abb. 66. K., V., 30 J. Fibrotische Blockwirbelbildung. 1959 operative Herdausräumung. Vernarbung der Tuberkulose. Verzögerte Verknöcherung des fibrotischen Blockes. 1962 und 1963 je normale Schwangerschaft und Geburt — biologischer Beweis für die entzündungsfreie Vernarbung. (a) = ap., (b) = stl.

An dieser Stelle sind Hinweise zur Technik der Röntgenkontrolle zu geben. Der Transport jedes Spondylitiskranken zur Lagerung auf dem Röntgentisch erfordert besondere Vorsicht. Je nach Lokalisation (Halswirbelsäule) kann unbedachtes Vorgehen zu schwersten Komplikationen führen (Exitus, Querschnittslähmung usw.). Zur Durchführung der Aufnahmen in Rücken-, Bauch- oder Seitenlage darf nur langsames und gleichmäßiges Drehen des Körpers erfolgen, mit ausreichender Unterstützung und am besten in Anwesenheit eines Arztes. Auf der eigenen Abteilung werden die Spondylitiskranken im Gipsbett liegend zur Röntgenstation transportiert, dann mit dem Gipsbett auf den Röntgentisch gelegt, das Gipsbett hochgekantet und der Patient herausgehoben. Bei sehr schmerzhaften Krankheitszuständen sind vor der Röntgenaufnahme schmerzstillende Mittel zu verabfolgen oder gar die Aufnahmen in Narkose durchzuführen. Bei der postoperativen Röntgenkontrolle erleichtert das Fortbestehen der Narkose die Lagerungsveränderungen.

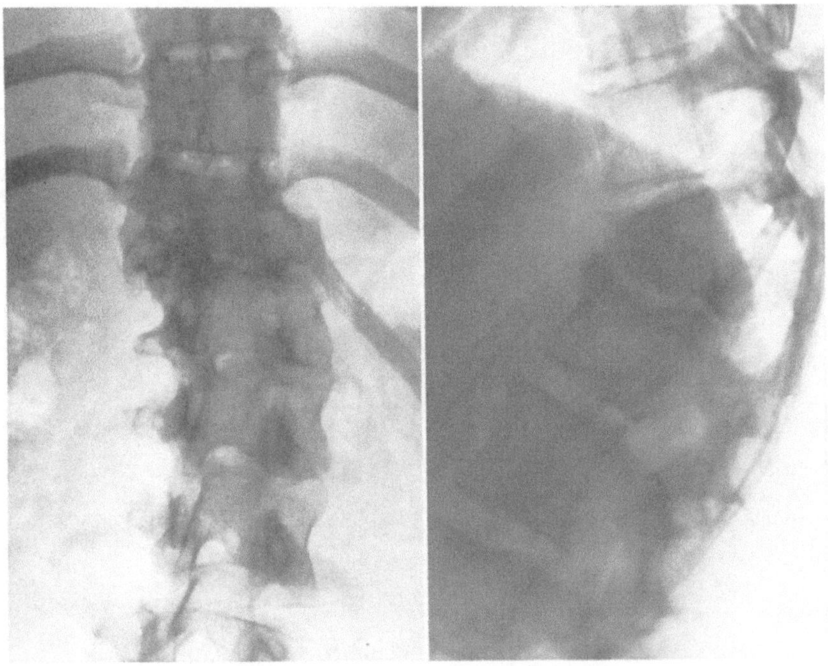

a b

Abb. 67. F., M., 21 J. Beispiel einer pseudarthrotischen Vernarbung. (a) Die ap.-Aufnahme täuscht eine massive knöcherne Verblockung vor (b) zeigt, daß diese Verblockung nur im Bereich der teilzerstörten Wirbelkörper D 11 und D 12 besteht. Dieser Block selbst steht in pseudarthrotischer Verbindung mit L 1. In vorliegendem Fall bestehen statische Beschwerden, die bei der jungen Patientin die Frage einer dorsalen oder ventralen Verspanung diskutieren lassen

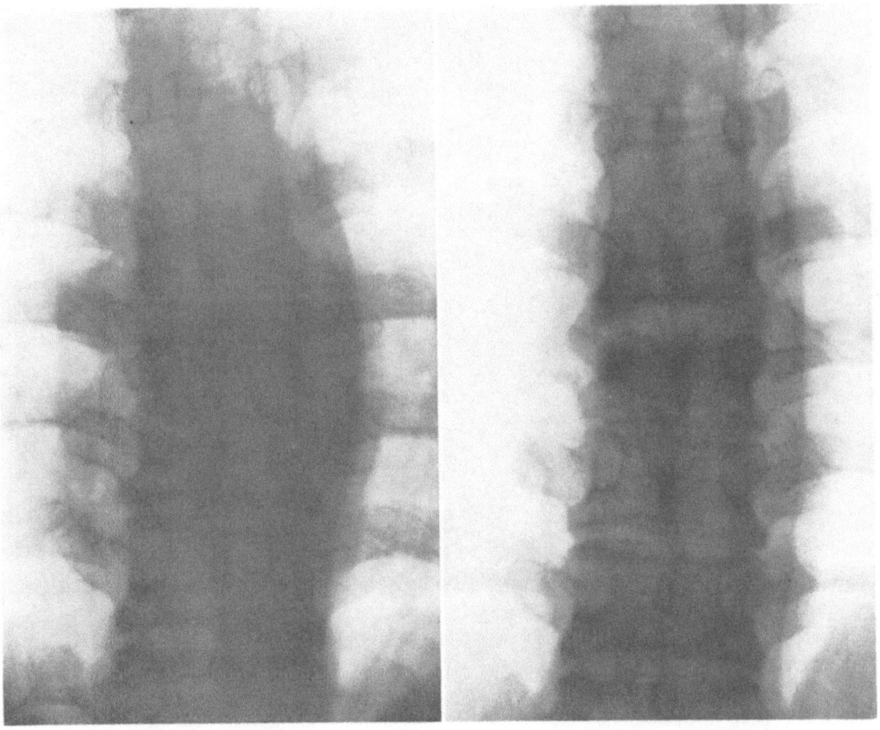

Abb. 68. W., M., 19 J. Primär ausgedehnte, ventrale und lateral-paravertebrale Abszedierung von D 5—D 10. Ausräumung von rechts. Nach 4 Monaten ist der rechte Abszeßschatten verschwunden. Links besteht ein „durchsichtiger“ Schwartenschatten

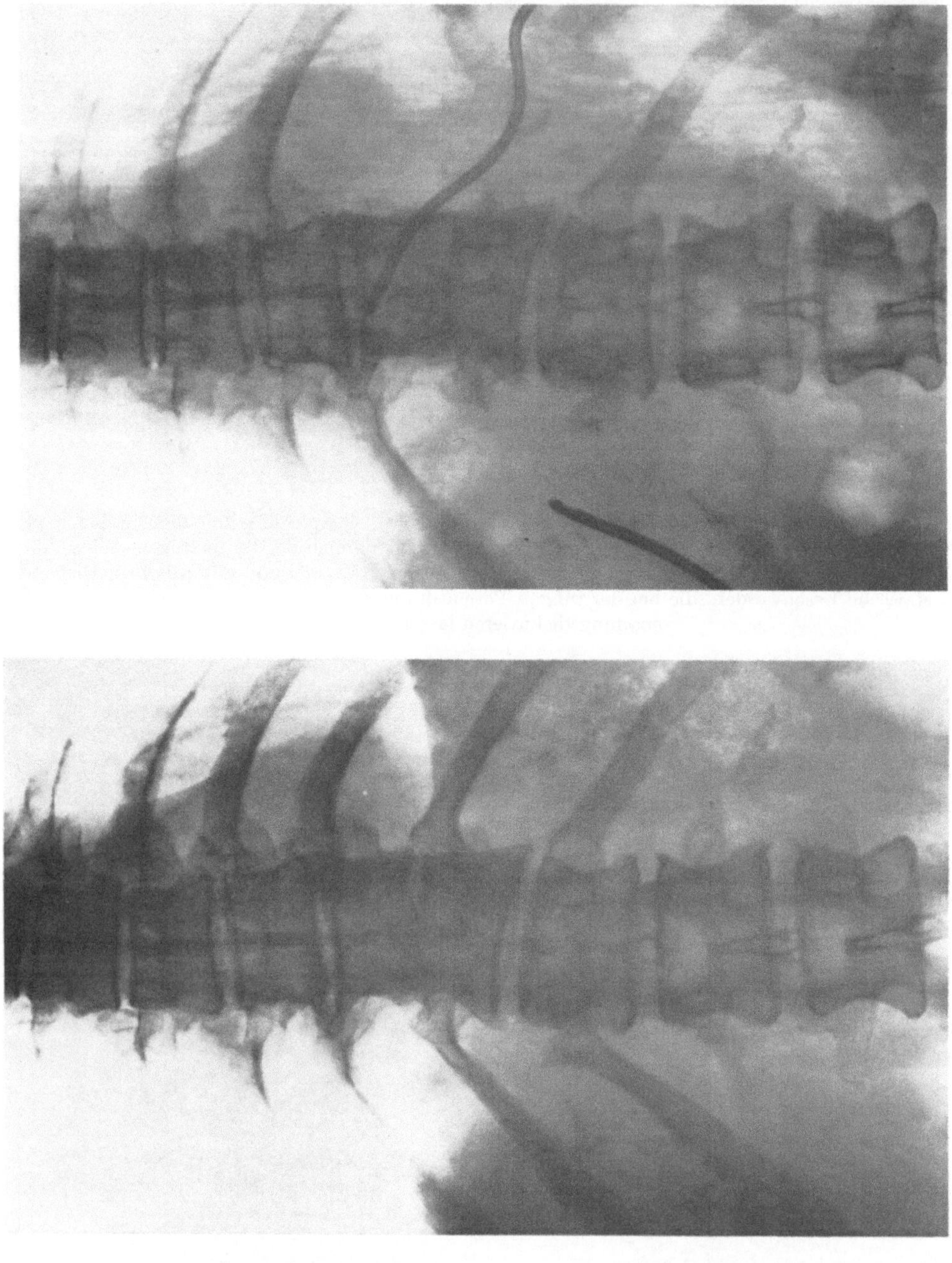

a b

Abb. 69. K., A., 41 J. Abszeßvernarbung. (a) ausgedehnte chronische Abszedierung bei bereits verheiltem Knochenherd D 10/11. (b) Operationsbild. Abszeßausräumung von beiden Seiten her. (c) Schwarten- oder Schwielenschatten links paravertebral

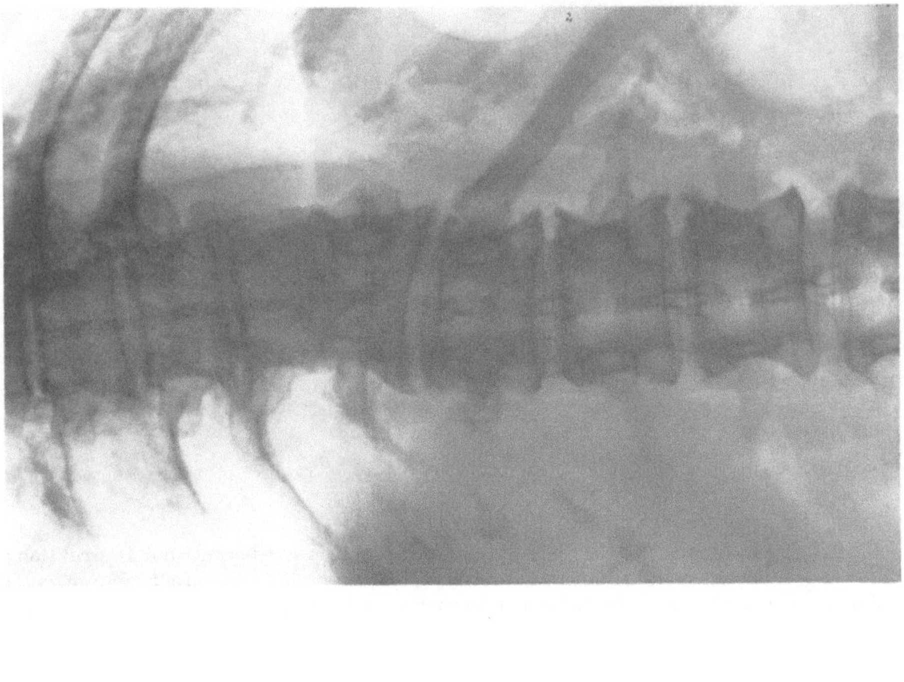

Abb. 69 c

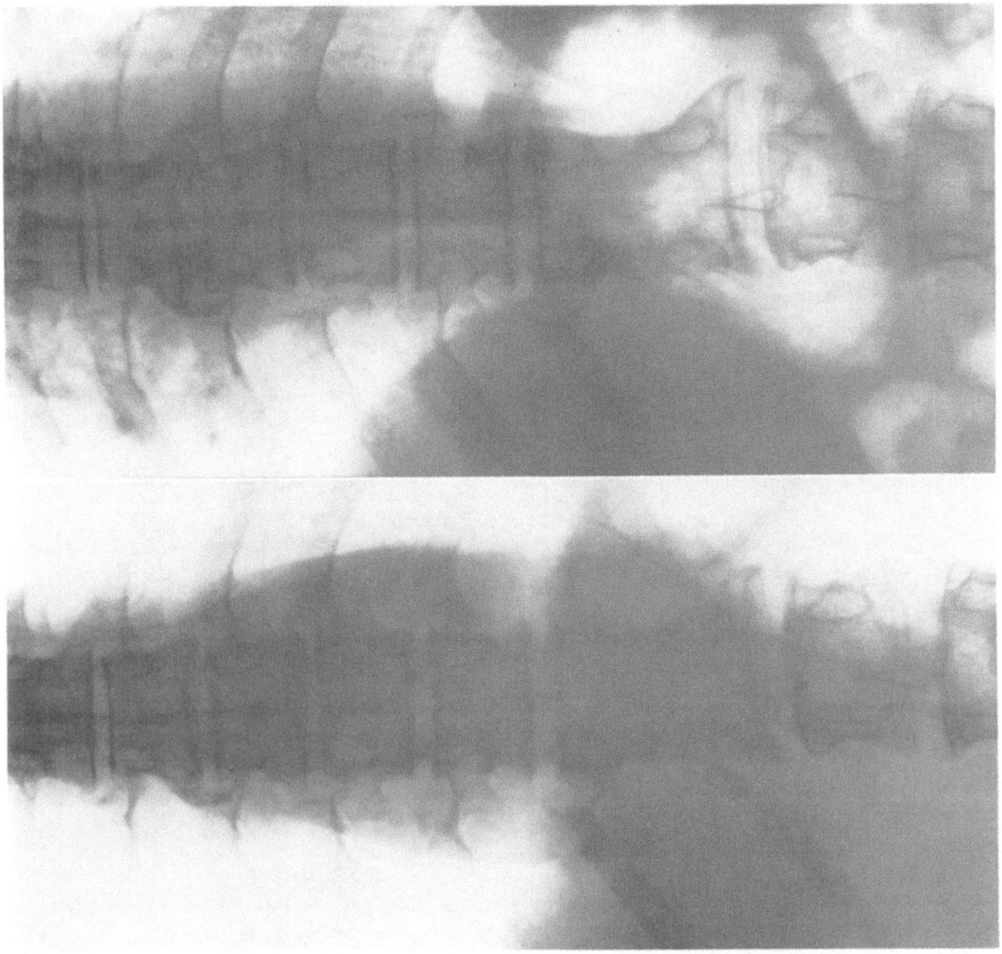

a b

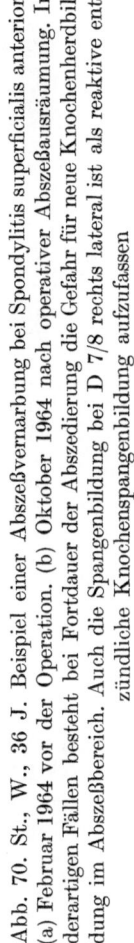

Abb. 70. St., W., 36 J. Beispiel einer Abszeßvernarbung bei Spondylitis superficialis anterior. (a) Februar 1964 vor der Operation. (b) Oktober 1964 nach operativer Abszeßausräumung. In derartigen Fällen besteht bei Fortdauer der Abszedierung die Gefahr für neue Knochenherdbildung im Abszeßbereich. Auch die Spangenbildung bei D 7/8 rechts lateral ist als reaktive entzündliche Knochenspangenbildung aufzufassen

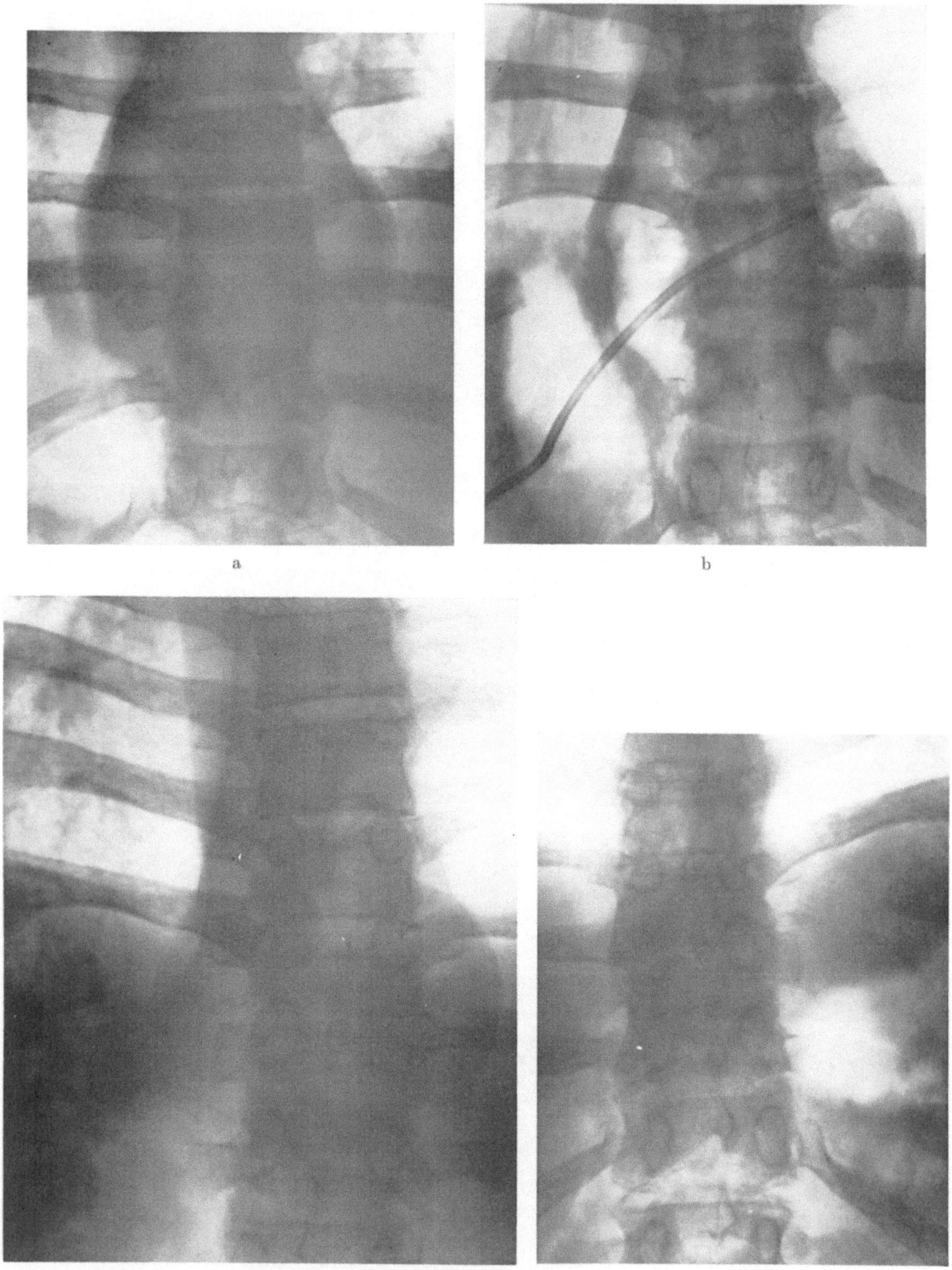

a b c d

Abb. 71. Z., K. P., 18 J. (a) Aufnahme vor der Operation: Ausgedehnte Abszedierung und Destruktion (3 Wirbel). (b) OP-Bild. (c) 3 Monate nach der Operation. Aus den Abszeßschatten wurden Schwartenschatten. (d) 18 Monate nach der Operation vollständige Vernarbung. Schwund der Schwartenschatten

Röntgenaufnahmen auf dem Operationstisch in sagittaler Ebene empfehlen die Anwendung von Holzkassetten, die vor der Operation entsprechend untergelegt werden. Die in diesen Holzkassetten eingelegten Röntgenfilme werden mit Schnüren versehen, die das Herausziehen nach vollzogener Aufnahme intra operationem erleichtern. Zu Aufnahmen in frontaler Ebene wird ein fahrbarer Kassettenträger benutzt, der nach Einlegen der Röntgenkassette mit einem sterilen Tuchüberzug versehen und nach den jeweiligen Erfordernissen caudal oder cranial bzw. ventral oder dorsal zu verschieben ist.

Wie gesagt, empfehlen sich zur Kontrolle des Krankheitsablaufs Röntgenaufnahmen in Abständen von 3 Monaten. Bereits die erste Kontrolle müßte bei wirksamer medikamentöser Therapie ein Sistieren der Knochendestruktion und Besserung der Mineralisation erkennen lassen. Die Größe des Defektes kann allerdings durch einen Zusammenbruch des Wirbelkörpers trotz Gipsbettlagerung eine Verkleinerung erfahren, die dann kein Vernarbungssymptom darstellt. Die Vernarbung des Wirbelherdes ist mit der knöchernen Defektausfüllung abgeschlossen. Dieser Prozeß kann sich bei medikamentöser Therapie noch über längere Zeitabschnitte erstrecken. Zunächst zeigt sich auf dem Röntgenbild eine Verwischung der Herdgrenze und Sequesterdarstellung. Der Defektbereich erscheint homogener und mit der Zeit dichter. Die Verknöcherung des zunächst bindegewebigen Narbenmaterials kann zeitweise sequesterähnliche Bilder zeigen. Es handelt sich hierbei, wie bereits in Kap. C ausführlicher beschrieben, um Knocheninseln. Insbesondere bei medikamentöser Therapie können entzündliche ,,Restherde" zu beobachten sein. Letztere wären dann zu unterscheiden von Umbauvorgängen im Narbenbereich. Unter derartigen Umbauvorgängen ist die Verknöcherung z.B. von Bandscheibenresten zu verstehen, die erfahrungsgemäß Jahre beanspruchen können.

Die Folge der knöchernen Herdvernarbung ist der Wirbelblock. Seine Realisierung wird von jeher als die endgültige Vernarbung einer Spondylitis angesehen. Das Bild dieses Knochenblockes, der neben 2, auch 3, 4, 5 und mehr Wirbelkörper bzw. deren Reste umfassen kann, zeigt mannigfache Formen wie ventrale und laterale Keilwirbel. Dorsale Keilwirbelbildungen sind bisher nicht beobachtet bzw. beschrieben worden.

Neben dieser transfokalen knöchernen Verblockung führen periostal und paravertebrale Entzündungsvorgänge, insbesondere bei Mischinfektionen, durch ventrale oder laterale Knochenauswüchse (Osteophyten) zu ausgedehnten Knochenspangen. Hierdurch kommt es zur Entstehung eines knöchernen Teilblockes, der insbesondere in der vorantibiotischen Aera charakteristisch für den nur langsam und schrittweise ausheilenden Wirbelfokus war. Weitere Gründe zur partiellen knöchernen Verblockung (Teilblock) sind entzündliche Restherde und größere Knochensequester oder Bandscheibenreste. Entzündliche Restherde oder verzögerte Verknöcherung bindegewebiger Substanzen (Narbengewebe, Bandscheibenreste) sind auf dem Röntgenbild schwer zu unterscheiden. Die einwandfreie Diagnose kann nur durch klinische Symptomatik (Schmerzen, radikuläre Symptome usw.), klinische Befunde (Blutbildung, Blutsenkung, Elektrophorose usw.) und schließlich durch die diagnostische Vertebrotomie gestellt werden. Auch letztere Indikation ist bei länger andauernden Prozessen durchaus empfehlenswert. Sie richtet sich ferner nach der Schwere der Symptomatik. Restherde in Form regelrechter Kavernen in der Art von Knochencysten, etwa ähnlich den Brodieabszessen, sind auf dem Röntgenbild mit Hilfe der Tomographie leichter zu erfassen und zu diagnostizieren. Sie können durch eine vielfältige Symtomatik oft nicht unerhebliche diagnostische Schwierigkeiten bereiten. Im eigenen Material haben sich auch hier diagnostische Vertebrotomien bewährt.

Zu erwähnen ist als Variante die fibrotische Vernarbung bei Jugendlichen, die sich auf dem Röntgenbild wie eine Pseudarthrose darstellt. Für derartige Vernarbungsresultate waren weder Gesetzmäßigkeiten noch causale Fakten zu eruieren. Die funktionellen Resultate waren auch bei jahrzehntelanger Nachbeobachtung z.T. gut.

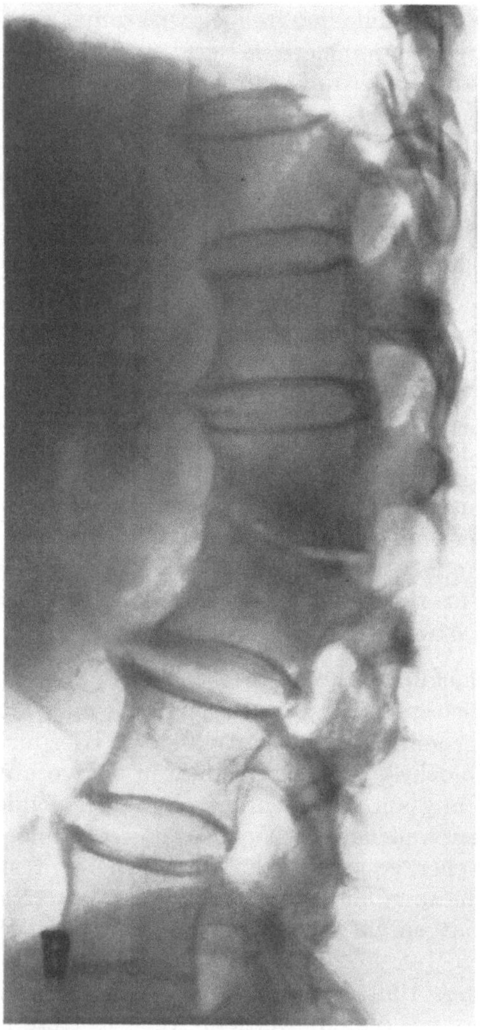

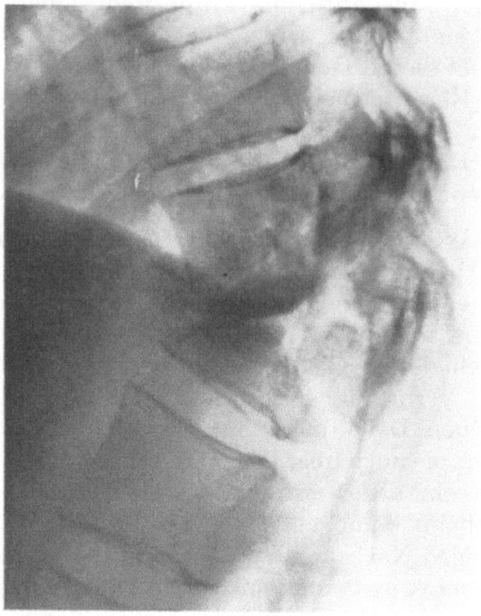

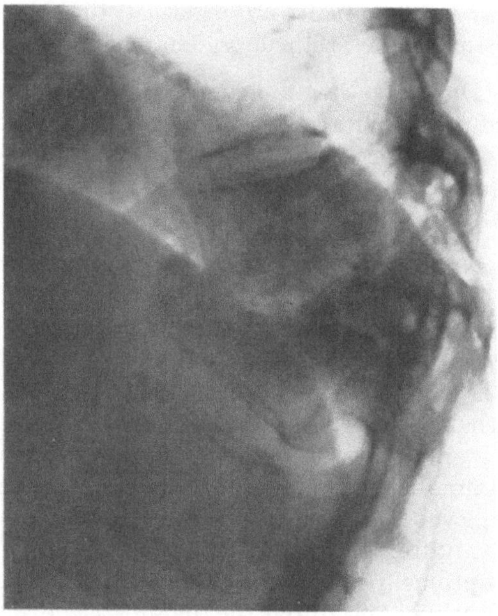

Abb. 72

Abb. 73b

Abb. 72. M., J., 65 J. Vernarbung nach medikamentös-konservativer Therapie. 1950 Spondylitis superficialis anterior mit geringer Destruktion in L 2/3. Nach 13 Jahren im Herdbereich noch Umbauvorgänge. Typisch eingedellte Vorderflächen, außergewöhnlich starke ventrale Spangenbildung. Patient wurde mit 50 Jahren invalide und nicht mehr arbeitsfähig

Abb. 73. R., E., 42 J. (a) Aufnahme vor der Operation mit ausgedehnter käsiger Entzündung und Sequesterbildung bei chronischer Spondylitis. (b) 3 Monate nach Einbauen von Kielerknochen (Spongiosa, Kompakta). Die Einheilung der Spongiosaknochen erfolgt schneller

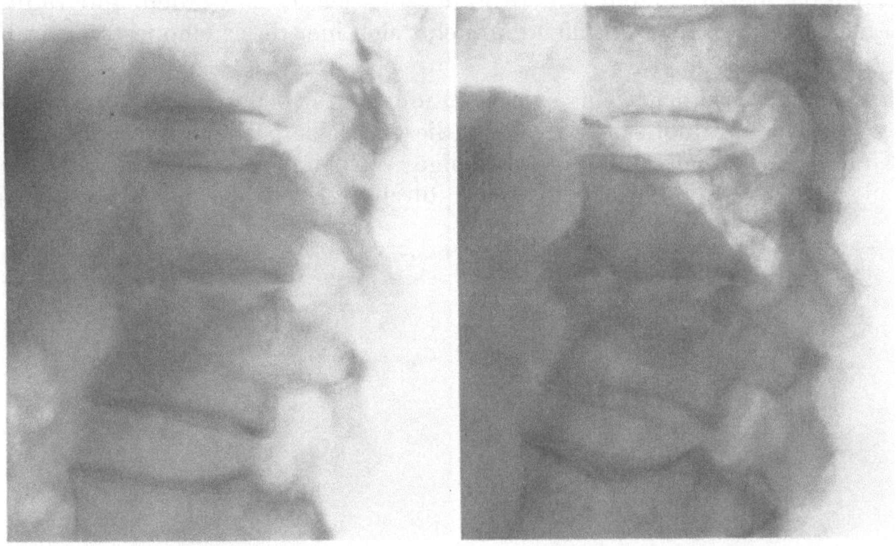

a b

Abb. 74. Schw., F., 60 J. Herdausfüllung mit Kielerknochen. (a) postoperatives Bild Januar 1962. Der Defekt ist dicht mit Kieler Spongiosa und Knochen ausgefüllt. (b) Januar 1964. Nach 2 Jahren totale knöcherne Verblockung und Einheilen der Kielerknochen. Massiver knöcherner Block

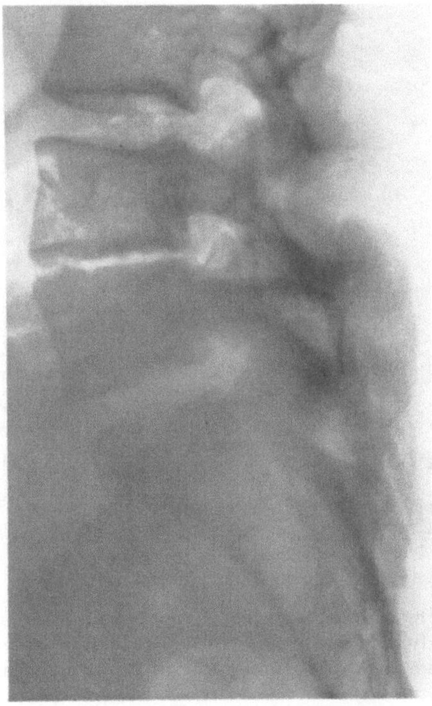

Abb. 75. Schr., A., 39 J. Vernarbung bei dorsaler Verspanung mit Komplikationen. Kurzer, gut eingeheilter Span verhindert knöcherne Verblockung bei initial minimaler Destruktion. Bei minimalen Initialbefunden ist die dorsale Verspanung nicht angezeigt

Im Gegensatz hierzu zeigten andere Fälle statische Beschwerden und radikulär bedingte Schmerzen. In extremen Fällen empfiehlt sich hier die Nachoperation in Form der ventralen Spondylodese.

Für die zunächst bindegewebige Verblockung hat sich der Begriff fibrotischer Block eingeführt. Seit der antibiotischen Ära hat dieser Block pathologisch-anatomisch einen anderen Gewebeaufbau als die bindegewebige Wirbelkörpernarbe in der vorantibiotischen Zeit. Früher war das Narbengewebe durchsetzt von spezifisch oder unspezifisch

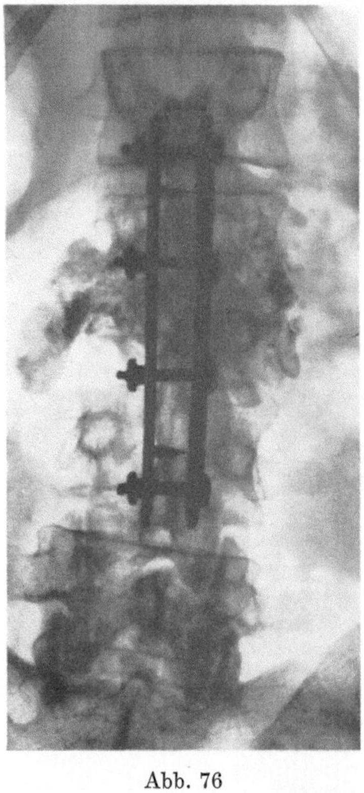

Abb. 76

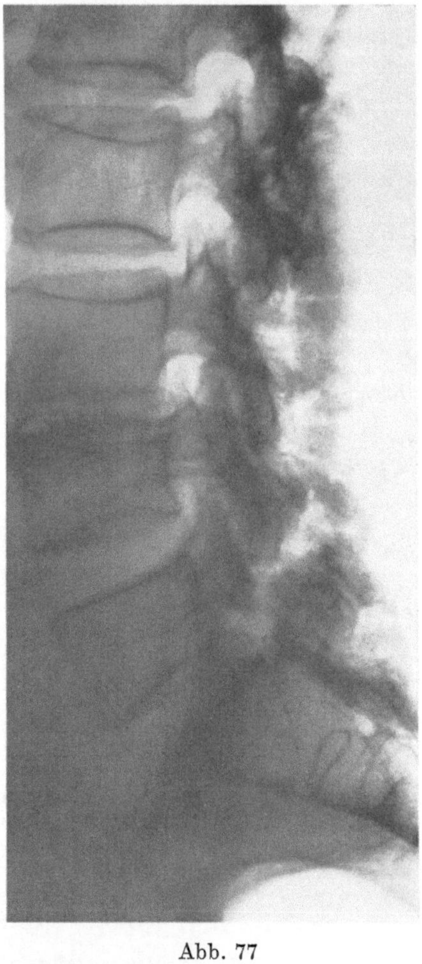

Abb. 77

Abb. 76. W., M., 45 J. Beispiel einer Fehlindikation zur dorsalen Verspanung. Im Herdbereich noch ausgedehnte verkäsende Entzündungsvorgänge. Paravertebral verkäsende Abszesse. Dorsale Verblockung mit Metallbügel hat sich nicht bewährt

Abb. 77. W., G., 60 J. Dorsale Verspanung, multiple Ermüdungsfrakturen, Ausbleiben der Einheilung bei primär wenig ausgedehnter Spondylitis. Ein funktioneller Nachteil dieser ausgedehnten Verspanung ist die Ruhigstellung von 5 Segmenten, von denen in Wirklichkeit nur 2 erkrankt sind

entzündlichen Restherden, Käseherden, Abszedierungen usw. Dieser, sich über z.T. sehr lange Zeitperioden erstreckende Zustand führt zu funktionellen Ausfällen, wie Belastungsunfähigkeit, schnelle Ermüdung, dauernde Schmerzattacken, lokaler und fortgeleiteter Art und verlängert die „aktive“ Phase der Spondylitis ganz erheblich. Die histologische Untersuchung des heutigen Blockes dagegen ergibt regelrechtes Bindegewebe, Fehlen jeglicher entzündlicher Veränderungen und garantiert damit in einem ganz anderen Maße und relativ früh eine vollständige funktionelle Restitution. Bis diese Erkenntnisse Allgemeingut geworden sind, wird noch einige Zeit vergehen müssen!

Der fibrotische Block kann jederzeit, manchmal auch erst nach Jahren, zur knöchernen Verblockung führen. Versuche, durch Eingabe von Knochenmaterial nach operativer Ausräumung in den Wirbeldefekt die knöcherne Vernarbung bzw. Verblockung zu beschleunigen, sind noch unterschiedlich beurteilt.

Von Interesse sind die Wandlungen des Knochenblockes in späteren Stadien. Die initial nicht selten übermäßig herausgebildeten Knochenspangen werden mit der Zeit abge-

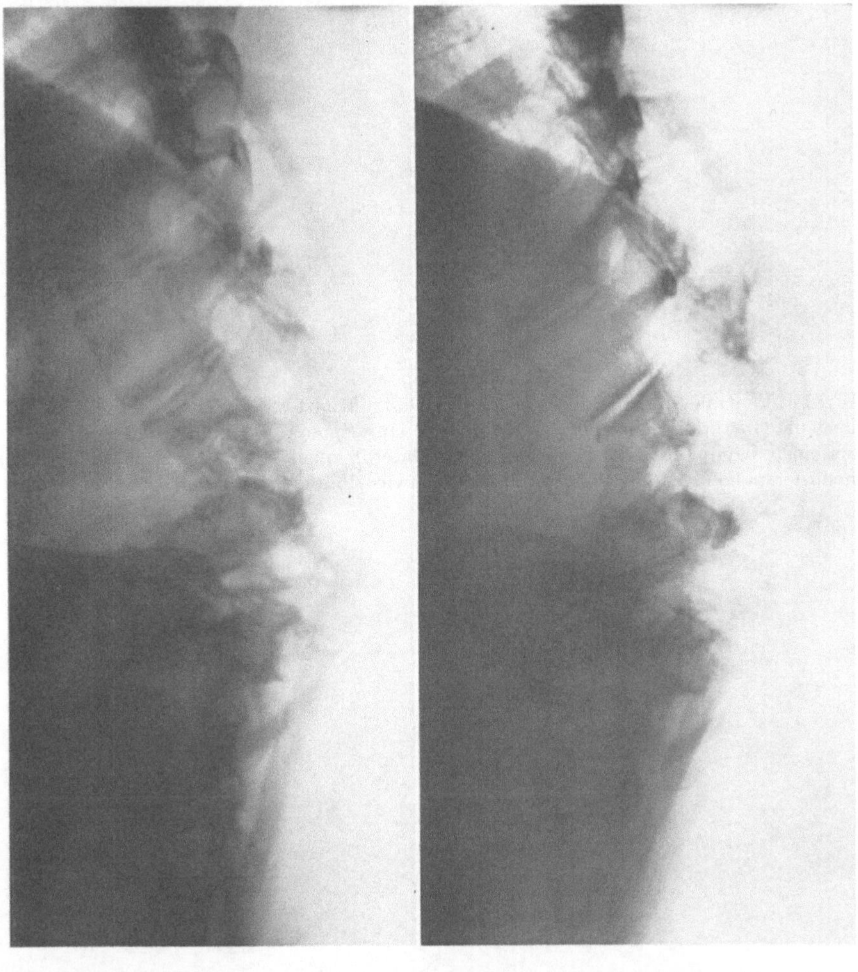

Abb. 78. K., U., 33 J. Beispiel mit ausgedehnter Destruktion und Gibbusbildung. Die 1957 vorgenommene ausgedehnte dorsale Verspanung von D 11—L 5 hat weder die Herdvernarbung noch die Belastungsfähigkeit ermöglicht. Erst eine radikale Herdausräumung führte zur Herdvernarbung mit breiter, ventraler Verblockung. Nach der operativen Behandlung wurde Patientin dann berufsfähig

baut und können schließlich ganz verschwinden. Die Unterscheidung eines älteren „Spondylitisblockes" von einer anlagemäßig bedingten Verblockung ist auf dem Röntgenbild nicht möglich.

Von besonderer klinischer Bedeutung ist die röntgenologische Analyse von Wirbelsäulenkrümmungen. Je nach Ausmaß und Lokalisation der Destruktionen können Verbiegungen im gesamten Wirbelsäulenbereich nach ventral, dorsal oder lateral erfolgen. Die

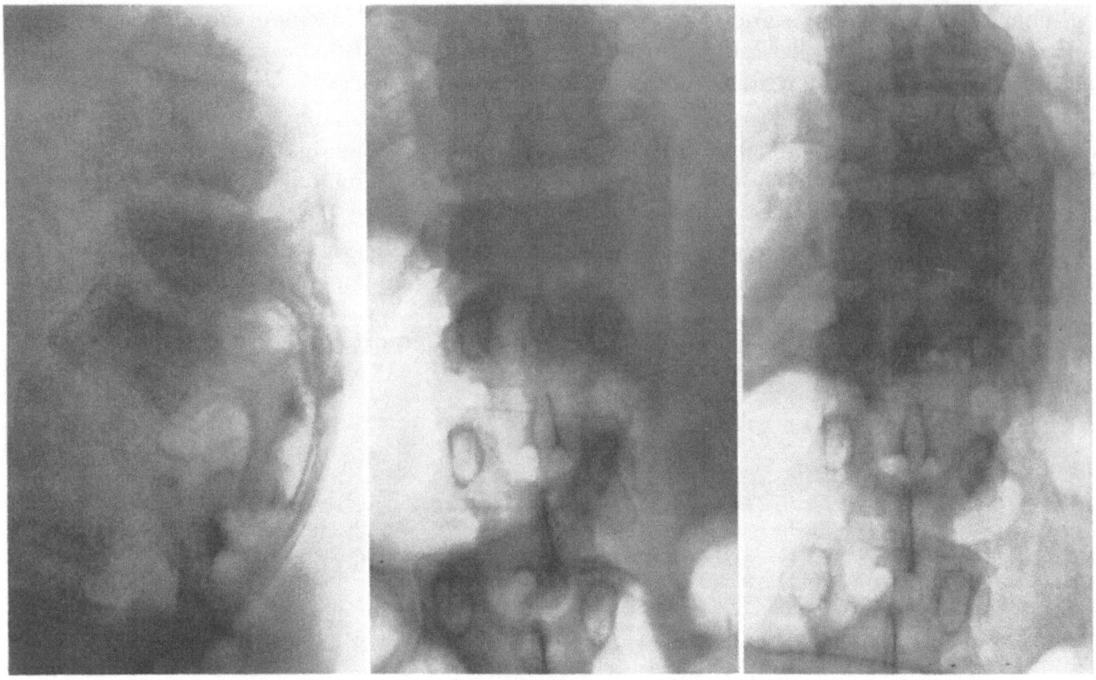

a b c

Abb. 79. H., M., 51 J. Ventrale Spondylodese: Erhebliche Destruktion über 3 Wirbelsegmente. (a) seitl. Aufnahme. (b) 3 Monate nach der Operation sieht man den Herdbereich mit Spongiosaknochen ausgefüllt und in Form eines Phemisterspans einen Kompakta/Kielerknochen rechts lateral angelegt. (c) 14 Monate nach der Operation Phemisterspan eingeheilt. Er fördert die Blockwirbelbildung im Bereich von D 11—L 1

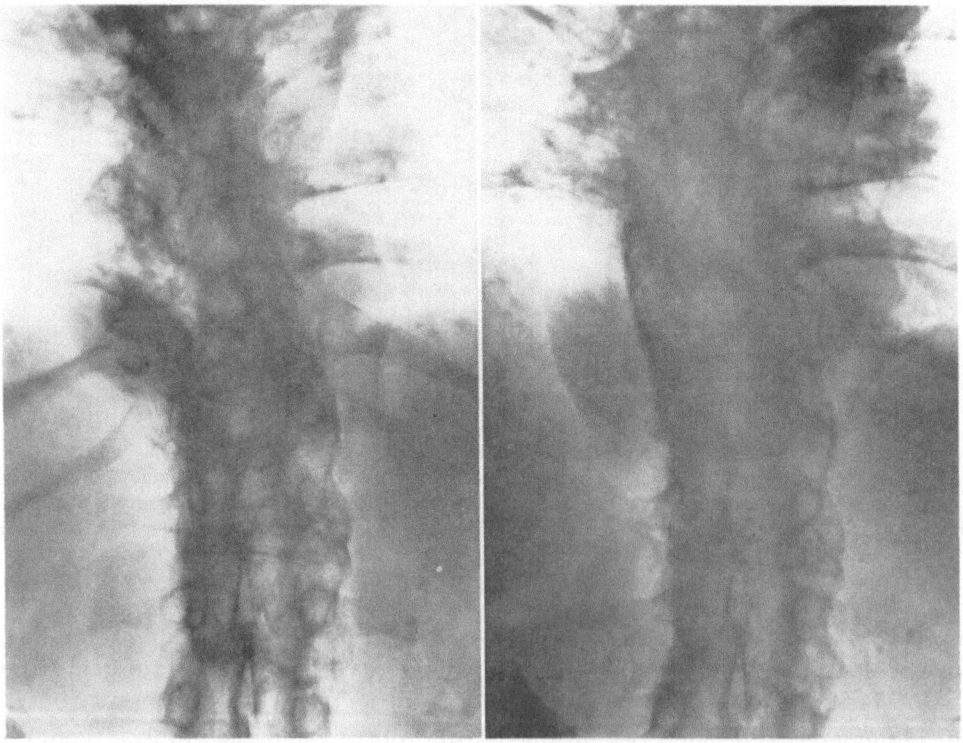

a b

Abb. 80. H., H., 54 J. Ventrale Verspanung: Patientin leidet seit 30 Jahren an einer chronischen, fortschreitenden Spondylitis und war meistens bettlägerig krank, da nach Belastungsversuchen sich stets Querschnittssyndrome einstellten. (a) ap.-Bild vor der Operation. (b) das ap.-Bild postoperativ zeigt deutlich, daß nach ventraler Verspanung jetzt ein tragfähiger Gibbus besteht. Lähmungserscheinungen sind in den 8 Jahren nicht mehr aufgetreten klassischste und häufigste Abknickung ist für die Spondylitis tuberculosa die dorsale Gibbusbildung. Sie zählte ehemals (P. Pott) zu ihren charakteristischen Krankheitssymptomen. Im Halswirbelsäulenbereich ist der dorsale Gibbus selten. Am häufigsten kommt er im Bereich der oberen Brustwirbelsäulenhälfte zur Entwicklung. Die verantwortlichen Muskelkräfte bzw. -Gruppen sind bis heute nicht analysiert. Zur Gibbusbildung prädestiniert sind insbesondere Kinder und Jugendliche. Während des Wachstums kann es zu grotesken Verkrüppelungen kommen. Verbiegungen im Sinne einer Skoliose sind seltener.

Im Gegensatz zu anderen Wirbelsäulenerkrankungen sind bei der Spondylitis tuberculosa die winkeligen Verbiegungen charakteristisch. Nach Ausheilung kann die stumpfwinkelige Form durch ausgleichende Wachstumsvorgänge sich bogenförmig verändern, jedoch nicht mehr die spitzwinkelige Verformung. Untere Brust- und Lendenwirbelsäule zeigen am häufigsten neben stumpfen auch spitzwinklige Gibbusbildungen. Die Röntgenanalyse eines spitzwinkligen Gibbus (Kap. C) hat bei nervösen Ausfällen besondere Bedeutung: es ist aber nicht immer leicht, räumliche Verengungen am Wirbelkanal zu erkennen und nicht selten überhaupt die Anzahl der betroffenen und zerstörten Wirbelkörper. Hierzu ist die Tomographie unentbehrlich.

Als Versuch natürlicher Gibbuskorrektur ist die Änderung der angrenzenden physiologischen Wirbelsäulenbiegungen anzusehen. Sie erfolgt vorwiegend im Sinne von Hyperlordosierungen und Ändern der Kyphosierung in Steilstellung. Hierdurch kann z.B. ein spitzwinkliger Gibbus in einen stumpfwinkligen umgewandelt werden. Jede Gibbusbildung ist jedoch eine schwere Komplikation und führt nicht selten zu statischen, degenerativen, entzündlichen und funktionellen Störungen, die auf die Dauer gegebenenfalls das Leben bedrohen können. Die Bemühungen zur Verhütung, Besserung oder Beseitigung der Gibbusbildung sind noch in vollem Gange und lassen außer der Forderung nach Frühdiagnose zur Vermeidung dieser Komplikationen noch keine sicheren Empfehlungen zu. Die schwerste Komplikation eines spitzwinkligen Gibbus ist die späte Querschnittslähmung (Spätlähmung).

Auf Vernarbungsvorgänge in den Begleit- bzw. Senkungsabszessen (Abb. 69—71) und deren Abhängigkeit von ihrem Inhalt: Serös, eitrig, käsig, kreidig oder verkalkend, wurde bereits hingewiesen. Zweifellos tendieren die drei letzteren entzündlichen Variationen zu chronischem Verlauf, erschwerter Vernarbung, erschwerter Resorption bzw. Beseitigung und erschwerter Beurteilung.

Neben den entzündlichen Komplikationen dieser chronischen Weichteilabszesse wie Exacerbation, Streuung usw. bestehen auch physikalische und zwar im Sinne von Organverdrängungen, Kompressionen, Arrosionen und Perforationen. Die Erkennung dieser chronischen Veränderungen auf dem Röntgenbild ist heute relativ leicht. Ihre Entdeckung setzt lediglich voraus, daß diese Variationen dem Untersucher bekannt sind. Nach eigener Erfahrung steht der Indikation zur operativer Entfernung derartiger, insbesondere größerer Krankheitsreste kein logisch begründetes Argument entgegen.

Zur Vernarbungsperiode gehört überschießendes bzw. krankhaftes Größenwachstum (Gigantismus). Während früher bei der Skelettuberkulose vorwiegend bei Kindern und Jugendlichen, d.h. im Entwicklungsalter, unterschwellige Wachstumsvorgänge mit konsekutiver Hypoplasie manchmal ganzer Gliedmaßen den Vorrang hatten, überwiegen heute zweifellos hyperplastische Knochenveränderungen. Hierbei kann ein dem vernarbten Wirbelherd angrenzender Wirbelkörper bis zum Eineinhalbfachen an Größe und Breite eines Normalen aufweisen. Nach eigenen Beobachtungen kann sich die Hyperplasie im Laufe der Jahre zurückbilden. Durch den Rückgang der Tuberkulose im Kindesalter sind diese Variationen seltener geworden.

Trotz Blockwirbelbildung, d.h. trotz idealer Vernarbung können die Normalisierung der Knochenbälkchenzeichnung bzw. die tuberkulo-toxisch bedingten Veränderungen

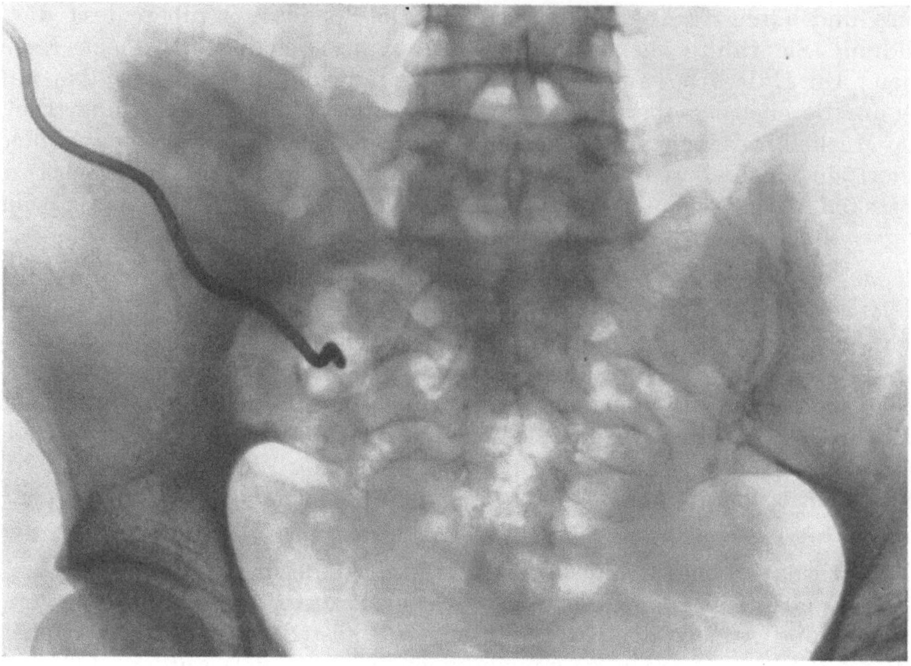

a

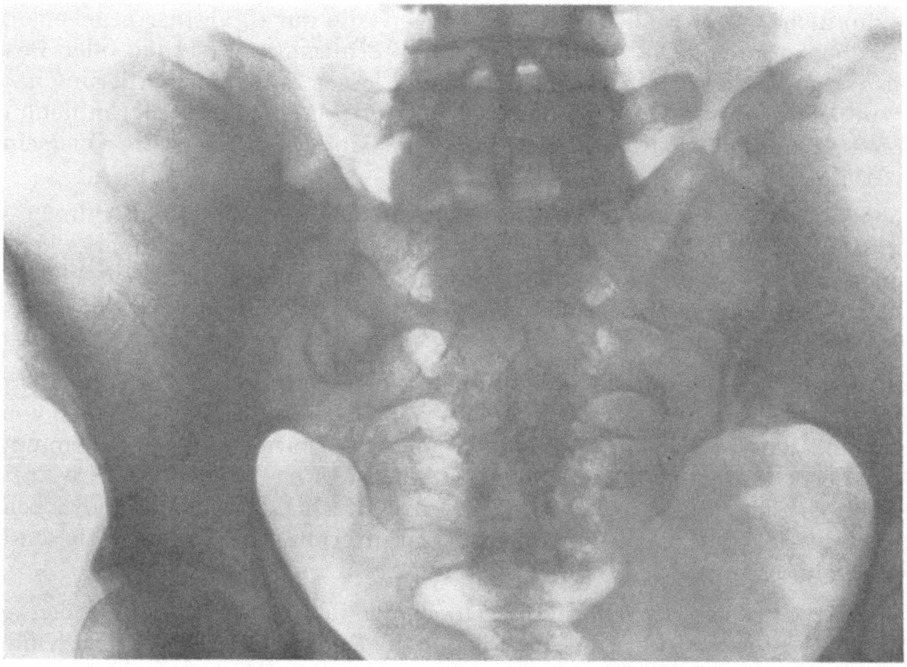

b

Abb. 81. G., A., 32 J. Ileosacralgelenktuberkulose rechts: (a) OP-Aufnahme zeigt ausgedehnte Destruktion und Zustand nach Herdausräumung. (b) Massive knöcherne Herdausfüllung und Ankylose der Kreuz-Darmbeinfuge

der Grundsubstanz (Matrix) und des Kalkstoffwechsels noch jahrelang verzögert sein. Somit sind geringgradige Atrophie, Osteoporose, Rarefizierung, Trabekelbildung kein Gegenbeweis für die knöchern vollzogene endgültige Herdvernarbung. Nach Normalisierung des Kalkgehaltes bzw. des Kalkstoffwechsels ist die Strukturveränderung im Sinne der

Trabekelbildung im Vernarbungsstadium als endgültige Veränderung anzusehen, die keinerlei funktionelle oder symptomatische Auswirkungen mehr nach sich zu ziehen brauchten. Unbeeinflußbare osteoporotische Alternativen jedoch, bei denen andere (z.B. hormonelle) als spezifisch-entzündliche, fokale Ursachen auszuschließen sind, sollten den Verdacht auf persistierende, klinisch stumme Weichteilabszesse erwecken. Man muß hierbei daran denken, daß Senkungsabszesse eines Herdes im oberen Brustwirbelsäulenbereich sich im kleinen Becken oder noch weiter entfernt verbergen können. Ihre Auffindung und Beseitigung führt schnell zur Normalisierung der Kalkstoffwechselstörungen. Neben diesen stummen Abszessen können auch andere aktive Organtuberlulosen (Lunge, Niere, Skelettherde, Genitale usw.). Ursache für die ausbleibende oder verzögernde Normalisierung des Kalkstoffwechsels bzw. der Remineralisation sein.

An dieser Stelle sei noch kurz über den Ablösungsmechanismus der paravertebralen Begleitabszesse bzw. Senkungsabszesse berichtet. Früher (Krause, Kremer u. Wiese u.a.) sah man in der Ablösung der paravertebralen Abszesse bzw. der Wanderung vom Herd weg, eine gezielte therapeutische Maßnahme der Natur bzw. des Organismus. In einer größeren Fallzahl des eigenen Materials konnte die „Anatomie“ der Abszesse bzw. der Verbindung Knochenherd/Begleitabszeß, untersucht werden. Hierbei zeigte sich, daß die Verbindung bzw. der Abszeßhals relativ eng war und meist Bleistiftgröße nicht überschritt. Dies gilt insbesondere für den Anfangsteil, lokalisiert in der Kompakta. Diesen Halsteil fanden wir wiederholt durch Sequester, insbesondere Bandscheibenteile, Granulationen usw. regelrecht verstopft. Durch diese Beobachtungen wird die Trennung der Abszesse vom Wirbelherd empirisch geklärt.

Die Röntgentiefenbestrahlung der Wirbeltuberkulose hat heute keine Berechtigung mehr. In mehreren Fällen konnten wir beobachten, daß bestrahlte Wirbelherde erheblich aktivierten und zwar im Sinne einer Ausdehnung der exsudativen Entzündungsvorgänge, der Destruktion, der Verkäsung und Abszedierung.

Dieser Hinweis ist insofern atuell, als immer wieder Wirbelsäulenveränderungen, die zunächst als Tumormetastasen imponieren, ohne exakte Diagnose röntgentiefenbestrahlt werden. Diese Erfahrungen erlauben den Hinweis, daß jede vorgesehene Röntgentiefenbestrahlung bei nicht gesicherter Diagnose eine diagnostische Vertebrotomie zur Voraussetzung haben sollte. In mehren Fällen wurden nach Bestrahlungen Querschnittslähmungen beobachtet, zuletzt 1972 nach Kobaltbestrahlung.

g) Sonderformen

Über *Sonderformen der Spondylitis tuberculosa* wird seit über 50 Jahren und in letzter Zeit häufiger berichtet (Brocher, Giuliani u. Volkert, Jentschura, Kastert, Konschegg, Kremer u. Wiese, Schulthess, Schwabe u.a.). Die klassische Einteilung in die entzündlichen Veränderungen im Wirbelkörper = *Spondylitis anterior* und in den Intervertebralgelenken, Bögen und Dornfortsätzen = *Spondylitis posterior* kann allgemein als übernommen gelten. Variationen existieren lediglich im Bereich der Spondylitis anterior. Sie werden bisher unterteilt in: Spondylitis des Halswirbels (*Malum suboccipitale*), *Spondylitis superficialis anterior, disseminierte Spondylitis, kleinherdige Spondylitis des Kindesalters* und *Spondylitis des Promonturiums.* Die Spondylitis superficialis anterior und die Spondylitis des Promunturiums sind häufiger, alle übrigen selten bis sehr selten. Die Spondylitis des 1. Halbwirbels (*Malum suboccipitale*) gilt als schwerste Krankheitsform der Spondylitis cervicalis bzw. der Spondylitis überhaupt.

Die Beschreibung dieser Lokalisation der Spondylitis erfolgt in Einzelarbeiten, Monographien und Lehrbüchern (Chiari, v. Finckh, Kastert, Kochs, Kraus u. Deist, Kremer u. Wiese, Lannelongue, May, Orell). Ausführliche Röntgenbeschreibungen liegen aus dem europäischen Raum vor von Brocher, Orell u. v. a.

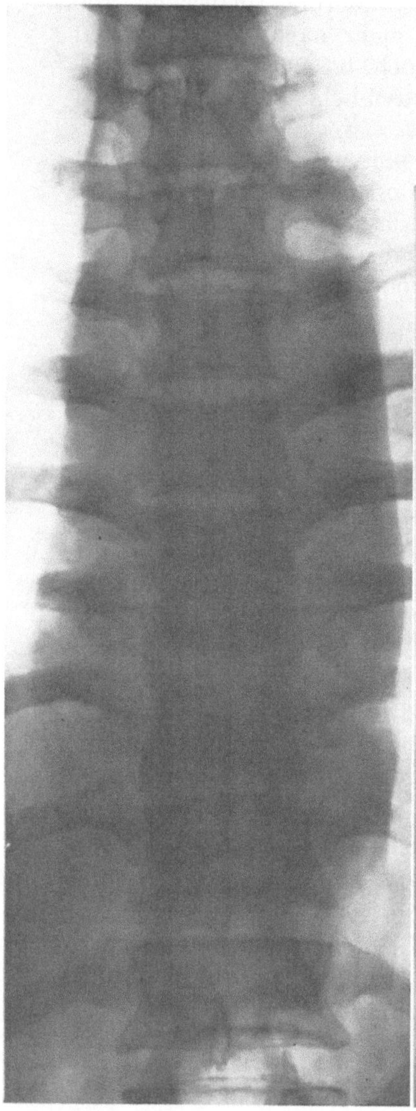

Abb. 82

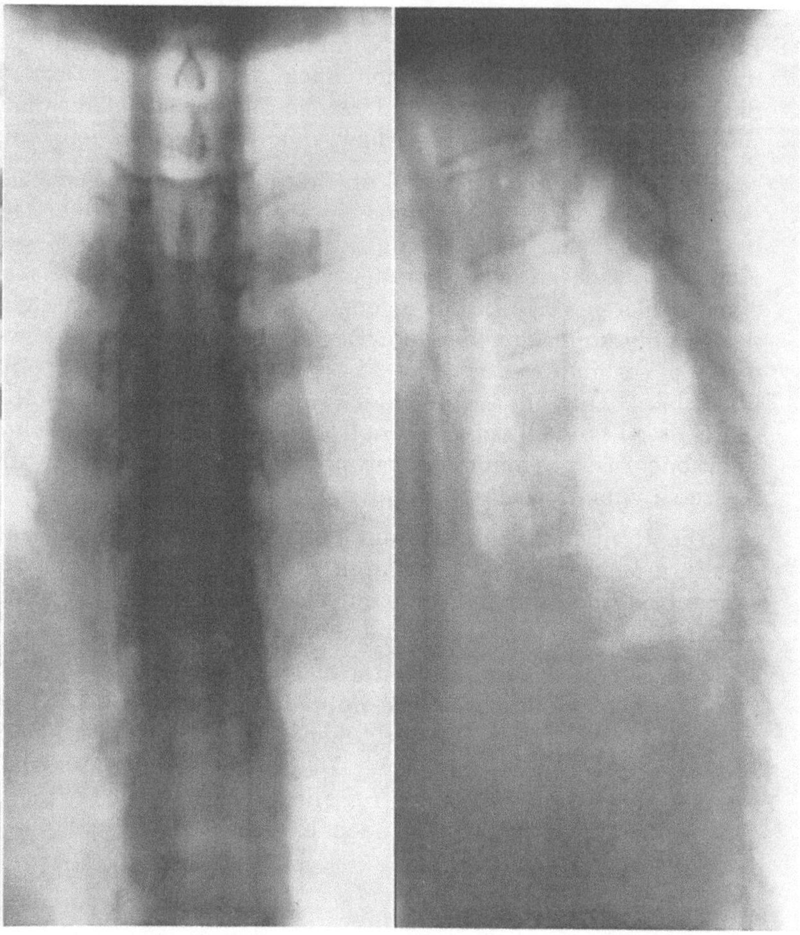

Abb. 83

Abb. 82. M., W., 30 J. Typische primäre Spondylitis superficialis anterior im Brustbereich mit beidseitigem breiten Abszeßschatten und relativ geringer Knochendestruktion. Fortgeschrittenes Krankheitsstadium. Bei hohen Senkungswerten toxische Allgemeinschädigung. Es besteht dringende Operationsindikation

Abb. 83. B., A., 32 J. Beispiel einer chronischen Spondylitis superficialis anterior. Die Tomogramme in 2 Ebenen zeigen die beidseitige Abszedierung und zahlreiche Knochenherdbildungen. Diese sekundären Knochenherdbildungen tendieren zu chronischem Verlauf

CHIARI beschrieb als klinisches Initialsymptom Schmerz und muskulär bedingte Schiefhalsstellung. Im Frühstadium ist eine Röntgendarstellung schwierig, mit Hilfe der Tomographie jedoch möglich. Abszeßbildung erleichtert im weiteren Verlauf die Diagnose. Abszesse können antevertebral bzw. ventral (Pharynx) lokalisiert sein, sich aber auch nach allen Seiten hin ausdehen. Einbrüche dieser Abszesse in den Wirbelkanal bzw. in die Schädelhöhle waren früher immer tödlich. Erstaunlich ist, daß auch bei ausgedehnterer Knochendestruktion Lähmungen ausbleiben können.

Wo der Verlauf der Spondylitis im allgemeinen, bedingt durch epidemiologische und medikamentöse Einflüsse, gutartiger wird, steigt auch die Heilungsquote des Malum suboccipitale im Rahmen der Spondylitis cervicalis an.

Pathologisch-anatomisch ist die *Spondylitis superficialis* charakterisiert durch den Beginn der Entzündung bzw. Abszedierung unter dem Periost. Die oberflächliche Corti-

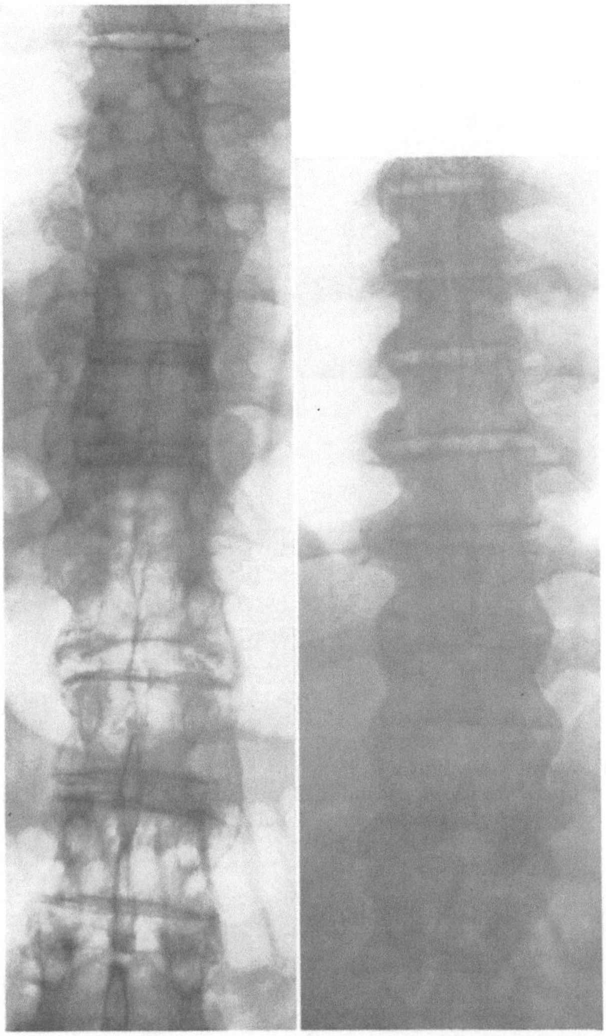

a b

Abb. 84. L., F., 54 J. u. J., P., 60 J. (a) 54jähriger Mann; (b) 60jähriger Mann. Beispiele zur primär chronischen Spondylitis superficialis anterior (Anamnese bis zu 21 Jahren). Die Knochendestruktionen sind geringfügig. Auffallend ist die ausgedehnte Knochenspangenbildung, Verkalkung und Verknöcherung der Zwischenwirbelscheibe und der Intervertebralgelenke. Die Veränderungen setzen sich nach kopfwärts bis zum 3. Halswirbel fort

calis der Wirbelkörper wird durch entzündliche Arrosion eingedellt und das Periost abgehoben. Gleichzeitig mit dem Periost sind die mit diesem verbundenen Bänder und Fascien (Ligamentum longitudinale anterior und posterior) vorgewölbt.

Die operative Herdtherapie hat es erstmals in breiterem Maße möglich gemacht, Beginn und *Variationen dieser Sonderform* exakt und in vivo zu untersuchen und zu be-

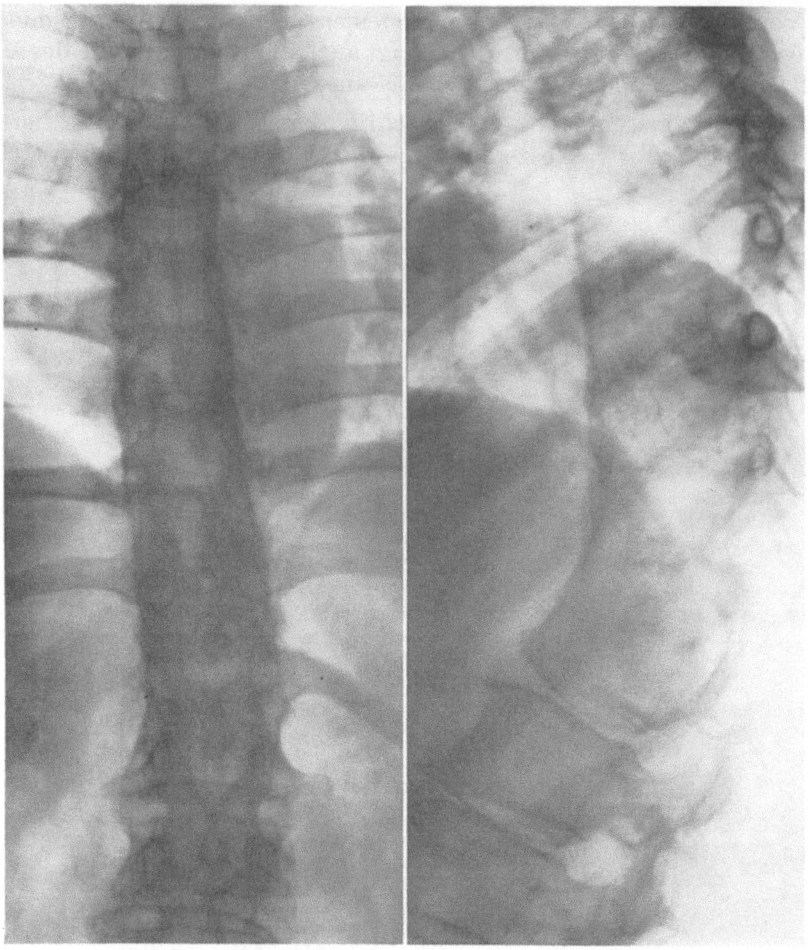

Abb. 85. B., M., 60 J. Vernarbte Spondylitis superficialis anterior nach medikamentöser Therapie. Operativ entfernt wurde lediglich ein paravertebraler Restabszeß am dorso-lumbalen Übergang. Es besteht ein Wirbelblock von 8 Wirbelsegmenten

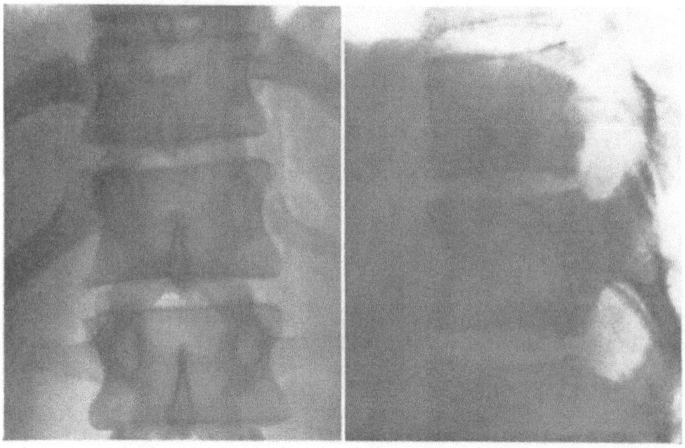

Abb. 86. W., I., 21 J. Untersuchungen an mehreren 100 Fällen mit Spondylitis superficialis anterior haben gezeigt, daß sich diese Sonderform auch auf ein Segment beschränken kann. Die oberflächliche Abszedierung ist hier auf die rechte Seitenfläche und auf die Vorderfläche von D 12 begrenzt. Am Knochen waren keine Veränderungen erkennbar. Unter antibiotischer Therapie zog sich der Prozeß über 8 Jahre hin und wurde schließlich durch operative Abszeßentleerung geheilt. Der seltene Befund konnte bakteriologisch und histologisch als Tuberkulose bestätigt werden

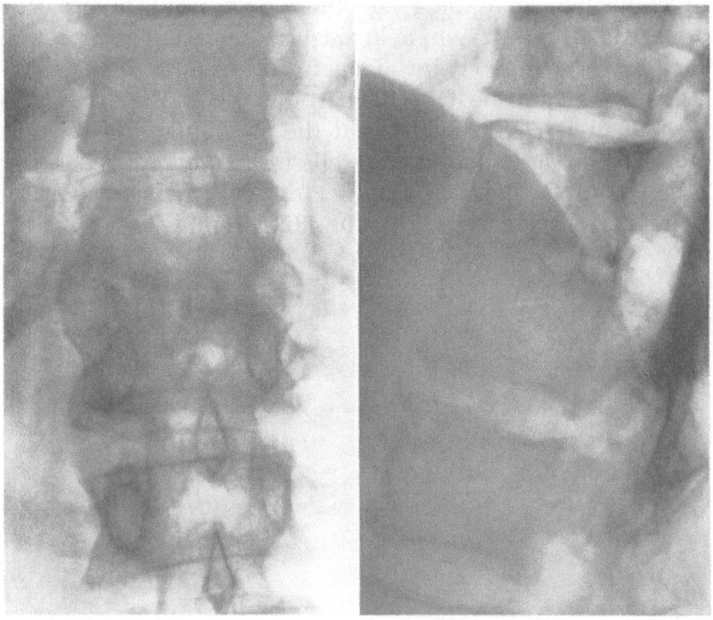

Abb. 87. C., H., 44 J. Beispiel einer vernarbten Spondylitis superficialis anterior über 2 Wirbelsegmente. Keine Knochendestruktion. Eindellungen an den vorderen und seitlichen Wirbelflächen gering

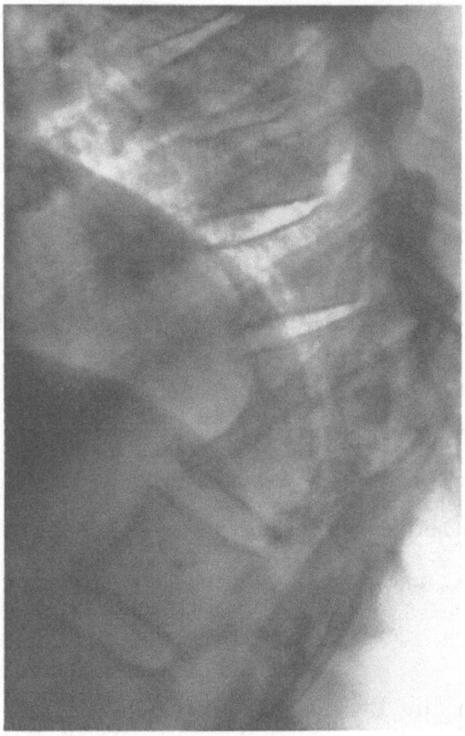

Abb. 88. V., E., 50 J. Vernarbte sekundäre Spondylitis superficialis anterior. Typische Veränderungen an den vorderen Wirbelkörperflächen infolge der Abszedierung wie bei der primären Spondylitis superficialis anterior

schreiben. Denn bekanntlich geht die Bezeichnung Spondylitis superficialis anterior zurück auf die Befundwiedergabe nach Sektionsbefunden an zwei Fällen (SCHULTHESS). Nach ausführlichen Untersuchungen im eigenen Material an über 200 Fällen kann z. B. in nur einem Segment die ventrale Oberfläche oder die laterale bzw. die dorsale isoliert oder kombiniert betroffen sein. Ferner besteht die Möglichkeit, daß initial die genannten Oberflächen mehrerer Segmente entweder jeweils isoliert oder auch primär oder sekundär konfluierend befallen sind, schließlich die gesamte Wirbelsäule. Auf dem *Röntgenbild* gibt es hierfür charakteristische Befunde (Abb. 82—91).

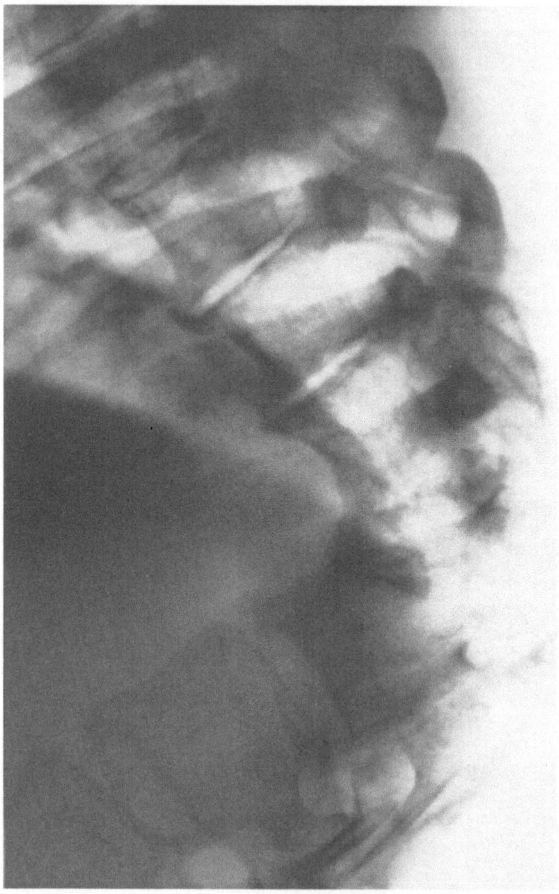

Abb. 89

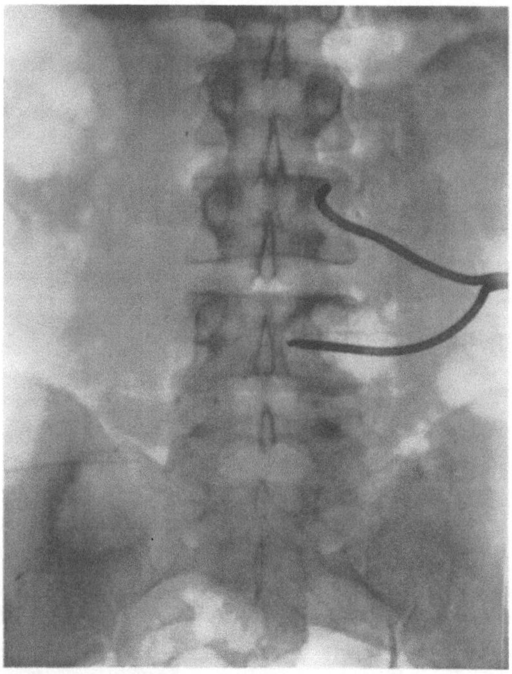

Abb. 90

Abb. 89. W., M. 37 J. Sekundäre Spondylitis superficialis anterior im Ausheilungsstadium. Die unregelmäßigen Eindellungen der vorderen Wirbelkörperflächen sind charakteristisch. Ebenso typisch ist die ventrale Spangenbildung, die wir auch bei der primären Form sehen

Abb. 90. B., A., 27 J. Spondylitis superficialis lateralis. In jedem Segment isolierte Abszesse mit erheblicher Eindellung bzw. Usurierung der linksseitigen Wirbelflächen

Die Abszeßabgrenzung im Bereich der einzelnen Wirbelsegmente erfolgt am oberen und unteren Rand des Wirbelkörpers (Boden- oder Deckplatte) bzw. am Übergang der Längsbänder auf die Zwischenwirbelscheibe. Ein Zusammenfluß über zwei oder mehrere Segmente ist erst möglich, wenn diese Abgrenzungen durchbrochen werden.

Die nicht-eitrigen und nicht-verkästen eitrigen Abszesse können spontan abheilen. Nach Abheilung zeigt das *Röntgenbild* die Wirbelkörperoberflächen unregelmäßig einge-

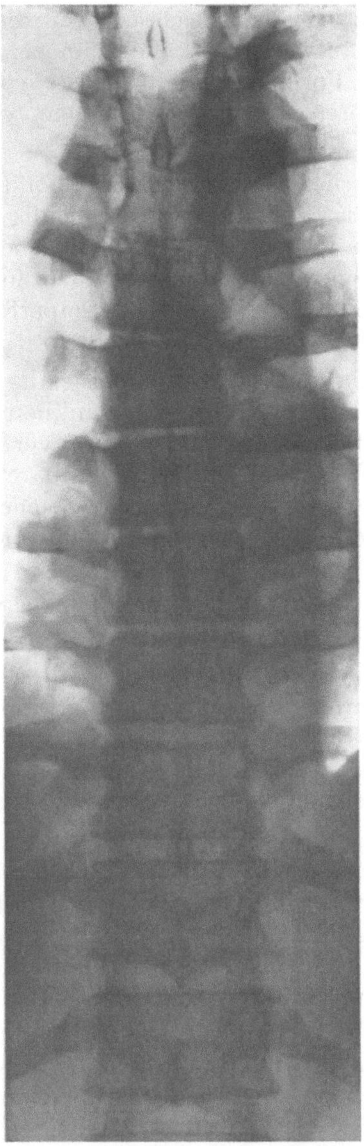

Abb. 91

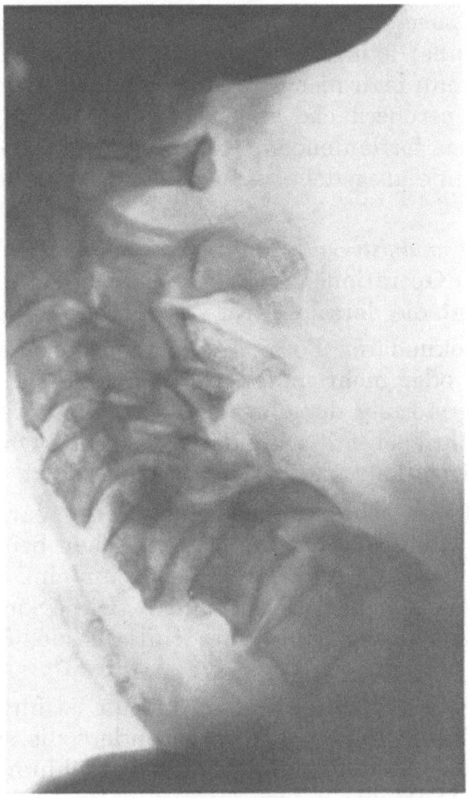

Abb. 92

Abb. 91. F., E., 35 J. Ausgedehnte sinistro-laterale Spondylitis superficialies im Brustbereich

Abb. 92. H., M., 58 J. Beispiel einer vernarbten Spondylitis posterior im Halswirbelbereich (C 4/C 5). Hier bestand eine komplette Querschnittslähmung. Das Bild zeigt einen Zustand nach Laminektomie und Herdausräumung im Bereich der erkrankten Bogenanteile, insbesondere von C 5. Danach Rückgang der Lähmung trotz der Spondylolisthesis

dellt. Charakteristisch für den Röntgenbefund dieser Sonderform sind Wülste am oberen und unteren Wirbelkörperrand. Die Eindellungen selbst sind im frühen Stadium verwischt, unscharf abgegrenzt; nach der Vernarbung scharf abgegrenzt, aber keineswegs gleichmäßig bogenförmig (wie beim Morbus Scheuermann), sondern unregelmäßig gewellt.

Neben den primären, initial ausschließlich abszedierenden Formen gibt es auch sekundäre. Diese unterscheiden sich von der primären dadurch, daß hier die Abszedierung von einer primären Knochendestruktion ausgeht und sich erst nach längerem bzw. chronischem Verlauf über die benachbarten Wirbelsegmente hinweg entwickelt. Wir haben diese Krankheitsform als sekundäre Spondylitis superficialis bezeichnet, weil die Wirbelkörperoberflächen im Röntgenbild Veränderungen aufweisen wie die primäre. Pathologisch-anatomisch handelt es sich bei diesen beiden Formen um subperiostale Abszesse, die in gleicher Weise die Corticalis der vorderen Wirbelkörperflächen verändern (Abb. 91—92).

Die Spondylitis superficialis anterior ist demnach zu unterteilen in: Spondylitis superficialis ventralis, Spondylitis superficialis dorsalis, Spondylitis superficialis lateralis, Da es eine Spondylitis superficialis posterior, also im Bereich der Zwischenwirbelgelenke. Bögen und Dornfortsätze nicht gibt, ist die Bezeichnung anterior zusätzlich zu ventral, dorsal, lateral, überflüssig. Wir halten diese Unterteilung der Spondylitis superficialis für pathologisch-anatomisch exakter als die herkömmliche Sammelbezeichnung.

Die *Spondylitis superficialis anterior* (= Kombinationsform von superficialis ventralis und lateralis) kann bei geringem Röntgenbefund klinisch schwere Krankheitsverläufe zeigen. Wenn man hier von dorso-lateral operierend paravertebral oder antevertebral die Wirbelkörperoberfläche angeht, zeigen derartige Fälle ohne große erkennbare Abszeßhöhle einen fortlaufenden, wie unversiegbaren Eiterabfluß. Dies ist ein Zeichen dafür, daß hier eine ausgedehnte „superficialis" vorliegt, die sich weit nach caudal und cranial erstreckt.

Die *Spondylitis superficialis dorsalis* ist isoliert äußerst selten. Wir beobachteten bei über 3800 Operationen einen einzigen Fall. Im Gegensatz zu der ventralen und lateralen Form neigt die dorsale Form zur Kompression des Rückenmarks.

Die sekundären Formen entstehen bei abszedierender Spondylitis, die zwei Wirbelsegmente oder mehr umfaßt. Die dorsale subperiostale Abszedierung wird durch frühzeitige Zerstörung der dorsalen Wirbelkörperkompakta gefördert. Uehlinger hat zwei Fälle beschrieben mit sekundären, dorsalen Oberflächenabszessen im Bereich der unteren Lendenwirbelsäule und des Kreuzbeines.

Die heute sehr seltene disseminierte Variation der kleinherdigen Spondylitis wird vorwiegend bei Kindern und Jugendlichen beobachtet (Kastert). Derartige Fälle neigen zum chronischen Verlauf, weil es sich um eine Vielzahl kleiner, verkäster und deshalb nur langsam vernarbender Herde handelt. Diese Sonderform demonstriert praktisch die haematogene Entstehung zahlreicher Initialherde, die aus unbekannten Gründen nicht konfluieren.

Die Spondylitis des Promonturioms ist im eigenen Material mit etwa 5 % relativ häufig. Im Röntgenbild zeigen insbesondere die seitlichen Aufnahmen (Summationsaufnahmen und Tomogramme) die wahre Ausdehnung der Knochendestruktion. Durch Beckenneigung, Destruktion bzw. Verschmälerung des lumbo-sacralen Zwischenwirbelraumes täuscht die sagittale Aufnahme nicht selten kleinere Destruktionsherde vor. Therapeutisch nimmt sie auf dem operativen Sektor insofern eine Sonderstellung ein, als eine operative Eröffnung von dorsal nicht möglich ist. Neben dem extraperitonealen Zugang von vorne her (Katayama, u.a.) hat sich im eigenen Material die transperitoneale Herderöffnung (Kastert) besser bewährt und ist zu einem Routineverfahren geworden.

Die *Spondyotis tuberculosa posterior* ist selten. Unter 1183 Fällen mit Skelettuberkulose sah Orell einmal eine Caries des Wirbelbogens und 3mal eine Herdbildung an den Dornfortsätzen; wir unter 3877 Spondylitis-Fällen 3 Dornfortsatz- oder Bogentuberkulosen. Bei der Dornfortsatztuberkulose waren Teile der Bögen meist miterkrankt. Sobald letzteres der Fall ist, kann es ebenso wie bei der isolierten Bogentuberkulose sehr früh zum Querschnittssyndrom kommen.

Auf dem Röntgenbild kommen die Defekte im Bereich des Dornfortsatzes oder der Wirbelbögen zur Darstellung. Allerdings ist eine Unterscheidung gegenüber ähnlichen Defektbildungen bei Metastasen maligner Tumoren nicht möglich. Auch die Osteomyelitis zeigt klinisch und röntgenologisch in diesen Bereichen sehr ähnliche Befunde. Durch

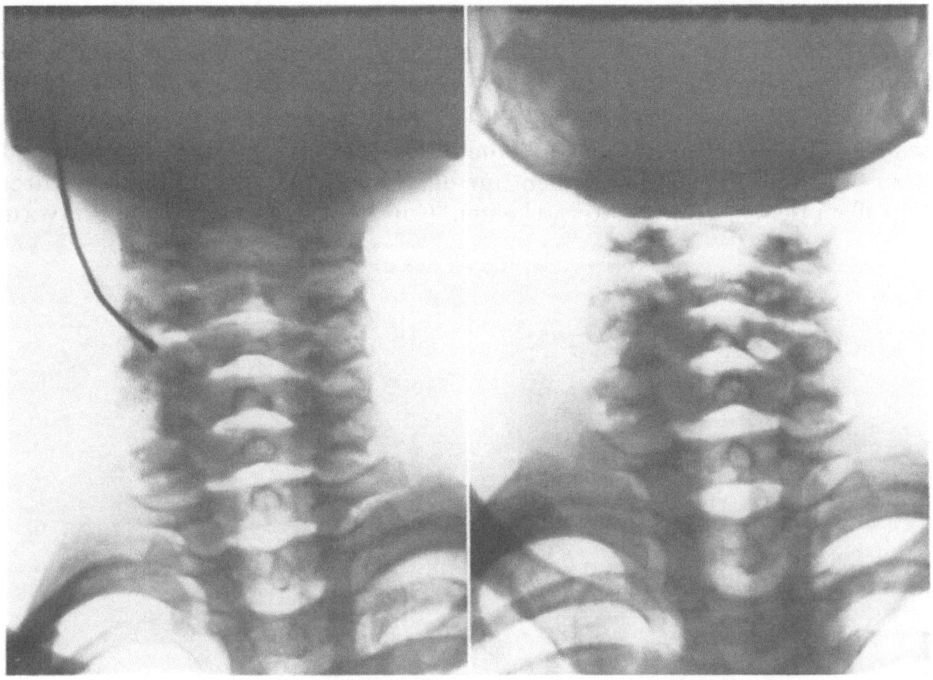

a b

Abb. 93. Ch., T., 7 J. Sehr seltenes Bild einer fistelnden Querfortsatztuberkulose (LANNELONGUE) im Halswirbelsäulenbereich C 5. (a) zeigt eine im Fistelkanal liegende Knopfkanüle, (b) Zustand nach Abheilung mit deutlichem Defekt. Es handelt sich um die einzige Beobachtung unter mehr als 3000 herdoperierten Fällen

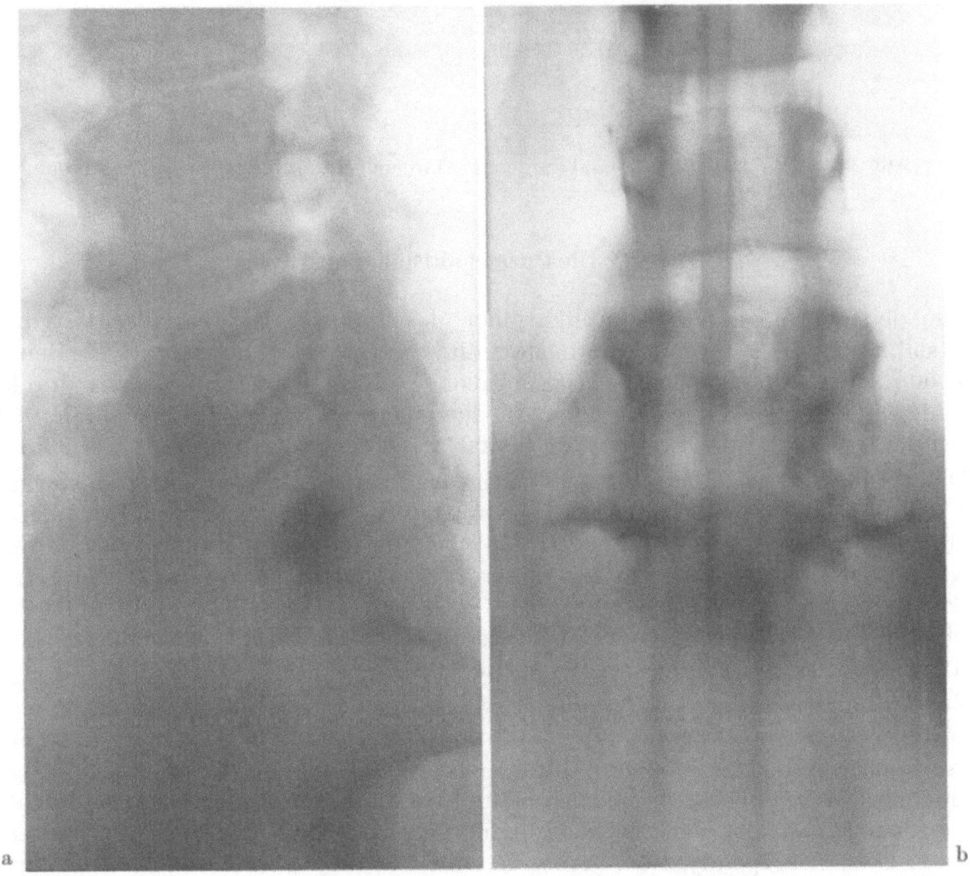

a b

Abb. 94. F., E., 38 J. Tuberkulose des Promontoriums. (a) Summationsaufnahme seitlich, (b) ap.-Tomogramm zeigt ausgedehnte Destruktionsherde mit Sequestern die Entzündungsvorgänge beim Übergreifen auf den Periduralraum charakterisieren hohe Temperaturen das klinische Bild. Durch die operative Entfernung der erkrankten Bogenanteile kommt es zu schneller Erholung und Abheilung des Querschnittsyndroms.

Abschließend ist noch die isolierte Tuberkulose der Querfortsätze (MORBUS LANNELONGUE) zu erwähnen. Wir selbst sahen nur einen derartigen Fall. Andere Autoren mit ebenfalls großem Beobachtungsmaterial keinen (COLOMBANI, LERCH, MAY, SCHWABE u.a.).

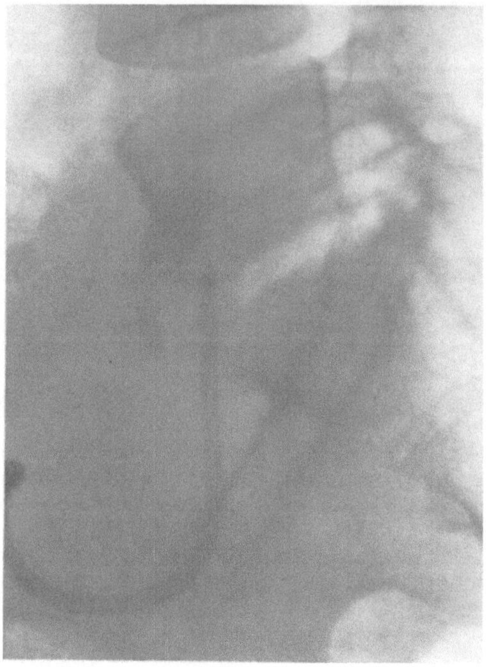

Abb. 95. S., W.. 22 J. Chronisch-abszedierende Promonturiumtuberkulose. OP-Bild seitl.

h) Die Querschnittslähmung

Von den neurologischen Komplikationen der Spondylitis tuberculosa ist die Querschnittslähmung die schwerste. Ihre Mortalität beträgt bei konservativer Behandlung bis zu 50 % (PIA). Im eigenen Material war nach bloßer dorsaler Entlastung durch Laminektomie die Sterblichkeit gleich hoch. In der amerikanischen Literatur finden sich Angaben über die Mortalität zwischen 21 bis 60 % (GROGONO).

Die Häufigkeit der Querschnittslähmung ist in der Literatur der Industrienationen mit 4 bis 10 % (FELLÄNDER, GALLAND, GIRDLESTONE, JURIO, APRILE u. PULCI, KASTERT, v. SCHOSSERER, SORELL) angegeben. In Entwicklungsländern (Indien u.a.) betragen dagegen die Lähmungen ein mehrfaches dieser Zahlen. JURIO, APRILE u. PULCI verzeichnen eine Zunahme der Querlaesion von 1947—1957 von 2,8 auf 5,2 % und außerdem eine Verschiebung der Häufigkeit vom 2. ins dritte Lebensjahrzehnt. Im eigenen Material war von 1949—1964 ein Abnehmen zu verzeichnen.

Zur Untersuchung der auslösenden Ursachen der Querschnittslähmung stand in der vorantibiotischen Aera vorwiegend Obduktionsmaterial zur Verfügung. Erst in letzter Zeit ist eine zusätzliche Auswertung durch Befunde im Rahmen der operativen Herdtherapie möglich. SORREL, der zwischen Früh- und Spätlähmung unterscheidet, macht Zirkulationsstörungen für die Nervenschädigungen verantwortlich, BUTLER neurodegenerative Prozesse, GALLAND spondylitische Abszesse und für die Spätlähmung parameningitische

Entzündungsvorgänge. BROCHER hält Markkompressionen durch verlagerte Sequester und überhaupt knöcherne Verlagerungen des Wirbelkanals für relativ selten. Als Ursache der Spätlähmung nimmt PIA bei extremer Gibbusbildung Durchblutungsstörungen mit anschließender Neurodegeneration durch Kompression des ventral fixierten Duralsackes an. Entzündliche Ödeme, Abszeßbildungen, zirkuläre extradurale Granulationen und Gewebstrümmer zählen GIRDLESTONE u. SOMERVILLE als von ventral her wirkende Einflüsse auf. Im eigenen Material waren in der Mehrzahl der Fälle spondylitische Begleitabszesse Ursache der Frühlähmung, in geringerem Umfang Pachymeningitis und Leptomeningitis (Abb. 96).

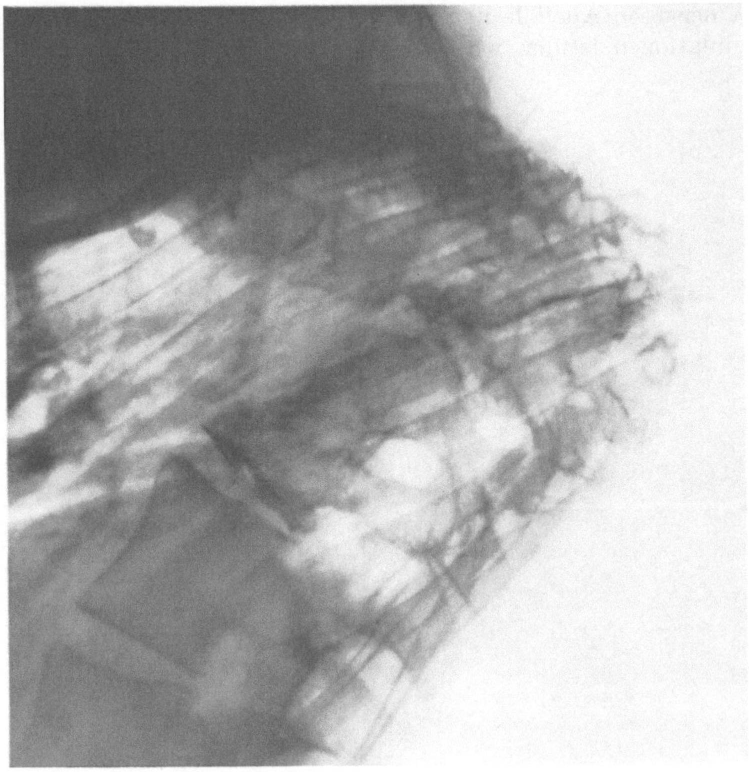

Abb. 96. H., D., 47 J. Beispiel einer mechanisch bedingten Querschnittslähmung. Bei der Laminektomie fand sich außer der extremen Abknickung auch eine Drehung des Rückenmarks. Nach dorsaler Duraspaltung deutliche Besserung der Meningeadurchblutung. Klinisch blieb eine Erholung des Nervengewebes bzw. eine Besserung der Querschnittslähmung aus

Als Grund für die Regenerationsmöglichkeit der Lähmungserscheinungen auch nach monatelang bestehender Querschnittslähmung sieht KASTERT die inkonstanten Druckverhältnisse in den vertebralen und paravertebralen Abszessen. Bei raumverdrängenden Vorgängen, insbesondere bei Tumoren, bleibt demgegenüber die Markkompression konstant und führt relativ schnell zu irreparablen Gewebsnekrosen. Bei Spätlähmung aufgrund zunehmender Gibbusbildung konnten wir die Beobachtung PIA's betätigen und durch Längsspaltung der Dura einen gewissen Prozentsatz bessern bzw. heilen.

Wie bereits erwähnt, droht bei jeder initialen Herdlokalisation im dorsalen Abschnitt der Wirbelkörper eine Zerstörung der dorsalen Kompakta und Vordringen des entzündlichen Herdgeschehens in den Wirbelkanal. Der Zeitfaktor bei diesen Prozessen wird mitbestimmt von der jeweiligen Beschaffenheit des Ligamentum longitudinale posterior. Wir beobachteten wiederholt trotz dorsaler Vorwölbung dieses Bandes Kompressionssymptome erst dann, wenn das hintere Längsband durch die Entzündung zerstört war. Danach kommt es zur Entwicklung extra- und intraduraler spezifischer und unspezifischer Entzündungsvorgänge. Wiederholt jedoch sahen wir Abszeßperforationen durch das hintere Längsband hindurch, bei denen die Dura von der spezifischen Entzündung nicht mitergriffen war und wo der Abszeß lediglich eine mechanische Kompression verursachte. Andererseits kann auch ohne Abszeßdurchbruch die Dura von tuberkulösen Granulationen zirkulär umgeben sein. Derartige Vorgänge sieht man in der eindruckvollsten Form bei der Spondylitis posterior. Die Widerstandsfähigkeit der Dura ist bei operativer Dura-Freilegung und Entfernung der entzündlichen Granulationen durch Curettage anschaulich zu demonstrieren. Erstaunlich war im eigenen Material die schnelle Rückbildung der nervösen Ausfälle nach derartigen Eingriffen. Neben raumverengenden periduralen Granulationen fanden wir seltener verlagerte Knochen- und Bandscheibensequester.

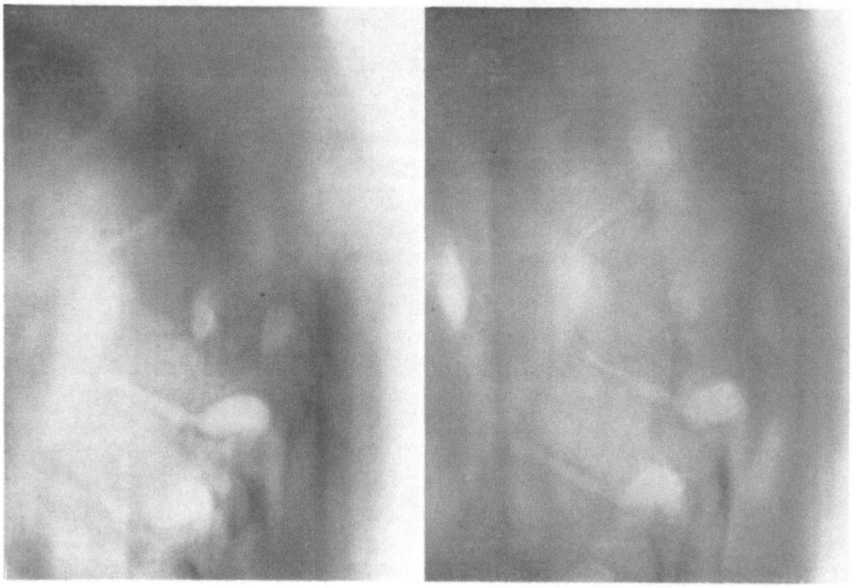

a b

Abb. 97. D., W., 28 J. Beispiel einer Spätlähmung als Vernarbungsfolge. Hier knöcherne Verlegung des Wirbelkanals oberhalb der Gibbushöhe. (a) Tomogramm vor der Operation; (b) nach operativer Befreiung der Dura. Postoperativ Rückbildung der Querschnittslähmung

Auch in der vorantibiotischen Aera war festzustellen, daß nach Überwindung der Durasperre die spezifische Entzündung zu einer lokalisierten Leptomeningitis führen konnte und nicht immer zu einer generalisierten cerebro-spinalen Form. Diese Fähigkeit der Abgrenzung wird durch die modernen medikamentösen Therapeutika gefördert.

DE VET, GROOTE, PAMPUS u.a. beschrieben isolierte Tuberkulome im Periduralraum, Subduralraum, intra- und extramedullär. Diese isolierten Tuberkulome entstehen hämatogen und stehen nicht in Verbindung mit spezifisch-entzündlichen Vorgängen im zugehörigen Wirbelsegment.

Zu dem Problem der Querschnittslähmung seien Arbeiten von ALEXANDER, BOSWORTH, BUTLER, CALVÉ, DOBSON, DOTT, GARCEAU, GIRDLESTONE, GUIOT u. ROUGERIE, KOCHS, LOVE, MÉNARD, MIRABELLA, SEDDON, KAZIMIERZ u. KOZLOWSKI erwähnt.

Die Gefahr der mechanischen Raumverengung im Wirbelkanal ist ständig gegeben beim plötzlichen Zusammenbruch eines tuberkulös zerstörten Wirbelkörpers. Hierbei tritt die Querschnittslähmung *plötzlich* auf, meist verbunden mit hohem Fieber. Aber auch bei allen anderen aufgezählten Ursachen (mechanisch, zirkulationsbedingt, entzündlich, degenerativ) kann der Beginn akut sein. In der Mehrzahl der Fälle beginnt jedoch die Lähmung im Bereich der oberen und unteren Extremitäten (Spondylitis cervicalis, thoracalis, lumbalis) sowie in Blase und Mastdarm, schleichend und langsam zunehmend. Die auslösenden Ursachen der Querschnittslähmung sind röntgenologisch nicht immer zu erfassen. Deutlich wird die Lokalisation erst durch die Anwendung der Myelographie Abb. 98).

Die mechanische Kompression durch verlagerte Sequester kann auf dem Tomogramm zur Darstellung kommen. Ebenso ist der bereits erwähnte Defekt in der dorsalen Kompakta des erkrankten Wirbels richtungweisend.

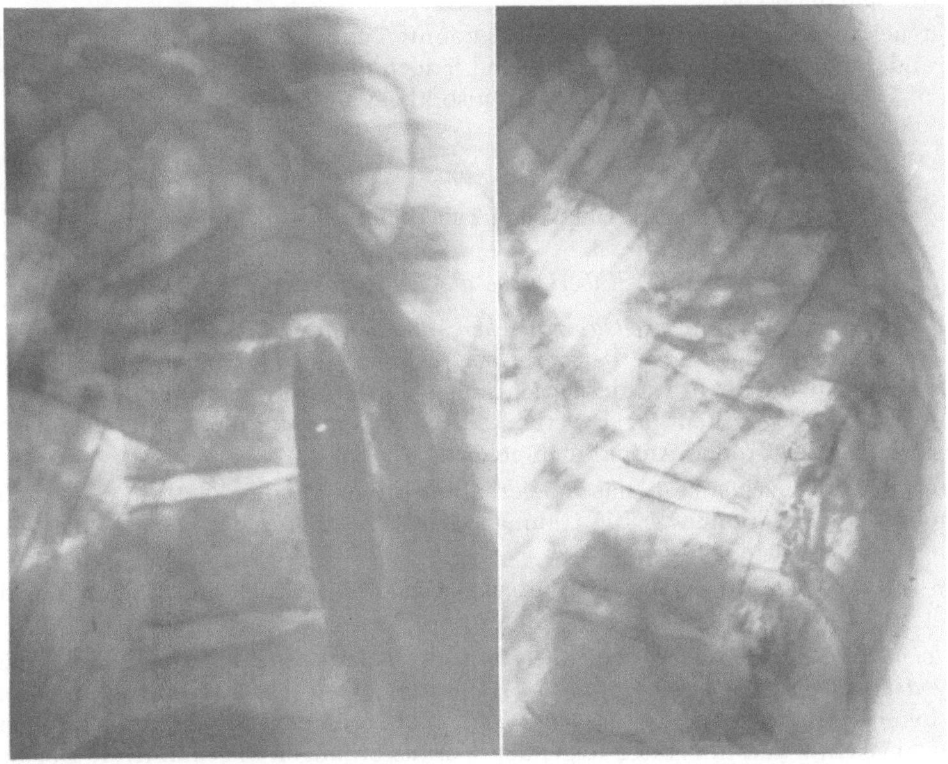

a b

Abb. 98. M., E., 50 J. Beispiel einer Frühlähmung. Die Myelographie (a) zeigt einen deutlichen Stop in Höhe der zerstörten Wirbelkörper. Nach operativer Herd- und Abszeßausräumung Vernarbung und völliger Rückgang der Querschnittslähmung (b)

Der Art der operativen Entlastung ist teilweise durch das jeweilige Fachgebiet beeinflußt. So sind insbesondere Neurochirurgen häufiger veranlaßt, bei der Laminektomie von dorsal aus Herde im Wirbelkörper auszuräumen. Hierbei können Schwierigkeiten hinsichtlich radikaler Ausräumung entstehen. Im eigenen Material führte eine derartige unvollkommene Ausräumung zur Mischinfektion und Fistelbildung. Trotz dieser Komplikation ging aufgrund der Entlastung die Querschnittslähmung zurück. Entsprechend dieser Erfahrungen empfehlen wir bei der Querschnittslähmung das dorsolaterale Vorgehen zunächst zur besseren Herdübersicht und radikalen Herdausräumung. Es ist technisch nicht schwierig, dann erforderlichenfalls durch eine Hemilaminektomie die Verhältnisse im Wirbelkanal zu kontrollieren.

In forensicher Hinsicht erscheint folgende Beobachtung auch hier der Mitteilung wert: Bei ausgedehnten abszedierenden Spondylitis-Fällen kann es nach operativer Entleerung der Abszesse zur Entwicklung eines Querschnittsyndroms kommen. Bekanntlich sind die Meinungen, die letzten Ursachen aller Formen der Querschnittslähmungen in Durchblutungsstörungen zu suchen, nunmehr einheitlich.

Durch die plötzliche Druckentlastung nach der Operation kann das vorgeschädigte versorgende Gefäßnetz aus noch nicht bekannten Gründen versagen und zu Querschnittssyndromen weitgehend irreparabler Variationen führen.

Aus diesen Gründen, und das ist wiederum für den Röntgenologen interessant, operieren eine Anzahl von Neurochirurgen (z. B. Universität Paris) ähnliche Fälle erst dann, wenn eine gezielte segmentale Arteriographie ein normal funktionierendes Gefäßnetz für die Medulla spinalis ergibt.

Untersuchungen im Nervengewebe selbst konnten ein „Entlastungsödem" oder Elektrolytveränderungen nachweisen. Letztere sind jedoch nicht die auslösende Causa, sondern lediglich als Folge der Gefäßstörungen, d. h. also als symptomatisch anzusehen.

i) Unfall und Tuberkulose

Wirbeltuberkulose als Unfallfolge

Nach Uehlinger ist mit *posttraumatischer hämatogener extrapulmonaler Tuberkulose* grundsätzlich nur bei denjenigen Patienten zu rechnen, die zu *hämatogener Tuberkulose disponiert* sind. Für diese Auffassung spricht auch der Hinweis v. Meyenburgs, daß nach großen operativen Eingriffen im Brustkorb bei Lungentuberkulose eine haematogene Generalisation zu den großen Ausnahmen gehört.

Uehlinger unterscheidet 1. das infizierende Trauma, 2. das lokalisierende Trauma, 3. das mobilisierende Trauma, 4. die traumatische Schwächung der spezifischen und unspezifischen Infektresistenz.

Beim *infizierenden Trauma* erfolgt die unmittelbare Infektion eines Skeletteiles durch die Verletzung (Schnittverletzung bei Laboranten, Metzgern, Veterinären usw.).

Als *lokalisierendes* Trauma bezeichnet man die *hämatogene Infektion* der durch das *Trauma entstandenen Gewebsveränderungen* (Hämatome, Gewebsnekrosen usw.). Allgemein wird ein lokalisierendes Trauma als *seltenes Ereignis* bezeichnet, von der Mehrzahl der Begutachter abgelehnt und nur unter folgenden Voraussetzungen anerkannt. 1. Der betreffende Skeletteil muß vor dem Unfall *tuberkulosefrei* gewesen sein; 2. zwischen *Unfall und klinischer Manifestation* der Tuberkulose muß eine gewisse Zeitspanne ablaufen, die nach Möglichkeit *Brückensymptome* aufweisen soll; 3. das *Trauma muß adäquat* sein.

Die Schwierigkeit des *Nachweises der Tuberkulosefreiheit* liegt auf der Hand. Man kann hierzu wohl nie kurz vor dem Unfall hergestellte ärztliche Unterlagen ausfindig machen und ist im wesentlichen auf die Aussagen des Patienten angewiesen.

Die Zeitspanne zwischen *Unfall* und *klinischer Manifestation* der Tuberkulose soll sich im Rahmen der *Latenzzeit* bewegen. Ist die Zeitspanne zwischen Unfall und klinischer Manifestation *kürzer* als die Latenzzeit, so hat die Tuberkulose bereits bestanden und ist durch das Trauma nur *aktiviert* worden (*traumatische Verschlimmerung*).

Die *Schwere des Traumas*, der 3. Faktor, ist nicht einfach zu umgrenzen. Hierbei ist zu unterscheiden zwischen *einmaligem Trauma*, *wiederholtem Trauma* und *wiederholten Mikrotraumen*. Ein *leichtes* Trauma dürfte im Bereich der Wirbelsäule kaum in der Lage sein, lokalisierend zu wirken. Gerade bei der Wirbeltuberkulose werden nicht selten leichte Traumen für einen erfolgten Wirbelkörperzusammenbruch verantwortlich gemacht. Hier kann jedoch das *Röntgenbild* nachweisen, daß die Tuberkulose zum *Unfallzeitpunkt* bereits bestanden hat und daß der Zusammenbruch jederzeit zu erwarten war. Auch kann man nicht allgemein einen derartigen Vorgang als *Verschlimmerung eines bestehenden Leidens* auffassen. UEHLINGER weist darauf hin, daß in einer Vielzahl von Fällen Frakturen im Skelettbereich bei gleichzeitig manifester Lungentuberkulose nicht zur Tuberkulose geführt haben. Er nimmt daher noch weitere auslösende Faktoren, die erforderlich sind, um die traumatische Gewebsläsion zu einem *Locus minoris resistenciae* werden zu lassen, als Voraussetzung für die Ansiedlung von Tuberkulosebakterien an.

Unfallbedingte Dauerschäden stellen ein Sonderproblem dar; als *permanenter Locus minoris resistenciae* kann dieser unter entsprechenden Voraussetzungen zur Entstehung einer *hämatogenen tuberkulösen Metastase* in der Wirbelsäule führen. So sahen wir im eigenen Material folgenden Fall: Ein Kriegsbeschädigter hatte mehrere Stecksplitter im Be-

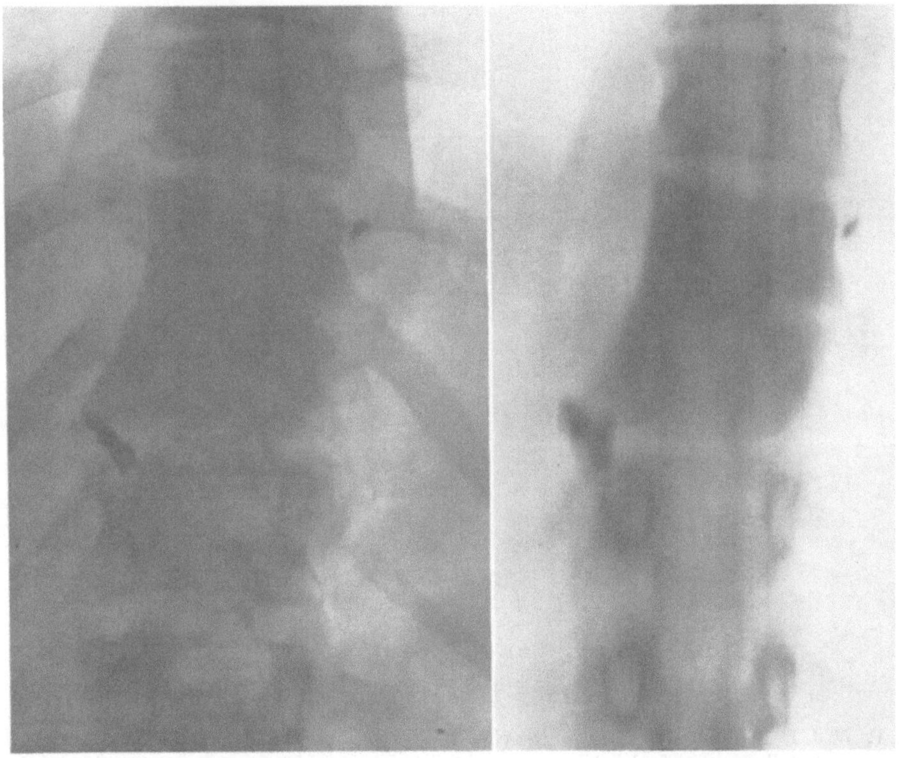

a b

Abb. 99. Str., K., 42 J. (a) Summationsaufnahme, (b) Tomogramm. Zustand nach Granatsplitterverletzung während des Krieges. Nach 16 Jahren Auftreten einer ausgedehnten, abszedierenden, hochfieberhaften Spondylitis tuberculosa. Die Zusammenhangsfrage wurde bejaht

reich des dorso-lumbalen Übergangs der Wirbelsäule. Acht Jahre nach der Verwundung erkrankte er mit hohem Fieber und starken Rückenschmerzen. Er bot klinisch das Bild einer Sepsis. Auf dem Röntgenbild (Abb. 99) sah man deutlich einen paravertebralen Abszeßschatten. Bei der Operation lag ein Splitter lose im Knochenabszeß des Wirbelkörpers (bakteriol. u. histolog. Tb.-Nachweis).

Nach UEHLINGER ist eine einwandfreie Beantwortung der drei gestellten Bedingungen kaum möglich. Somit wird das Urteil über die Anerkennung einer traumatischen Tuberkulose immer nur mit an *Sicherheit grenzender Wahrscheinlichkeit*, aber nie mit absoluter Sicherheit ausgesprochen werden können.

Als *mobiliserendes Trauma* wird die *traumatische Aktivierung eines ruhenden abgekapselten Tuberkuloseherdes* durch *lokale aktive Entzündungsvorgänge* bezeichnet. Diese

Aktivierung kann entweder *lokal begrenzt bleiben* oder aber *Ausgang einer hämatogenen Streuung* (*Miliartuberkulose*, *Meningitis*, *neue Organmetastase*) werden. UEHLINGER bezeichnet ein derartiges Vorkommnis jedoch als sehr selten. Die Anerkennung einer *traumatischen Aktivierung* setzt voraus, daß zwischen Aktivitätszeichen und Trauma bzw. zwischen Aktivitätszeichen und hämatogener Aussaat eine gewisse *Zeitspanne* liegt, deren obere Begrenzung UEHLINGER mit 12 Monaten angibt. Schließlich muß das *mobilisierende Trauma* ebenfalls entsprechend schwer sein. So ist ohne weiteres nach *schweren Verletzungen*, *Blutverlusten* oder *unspezifischen Sekundärinfektionen* eine *Resistenzschwächung* mit konsekutiver Förderung tuberkulöser Prozesse anzunehmen. Auch können *langfristige physische* und *psychische Belastungen* (z. B. Krieg) zur *Reaktivierung eines Wirbelherdes* beitragen. Ein *einmaliges* psychisches Trauma dagegen wird man kaum als Ursache der Reaktivierung einer Wirbeltuberkulose annehmen dürfen.

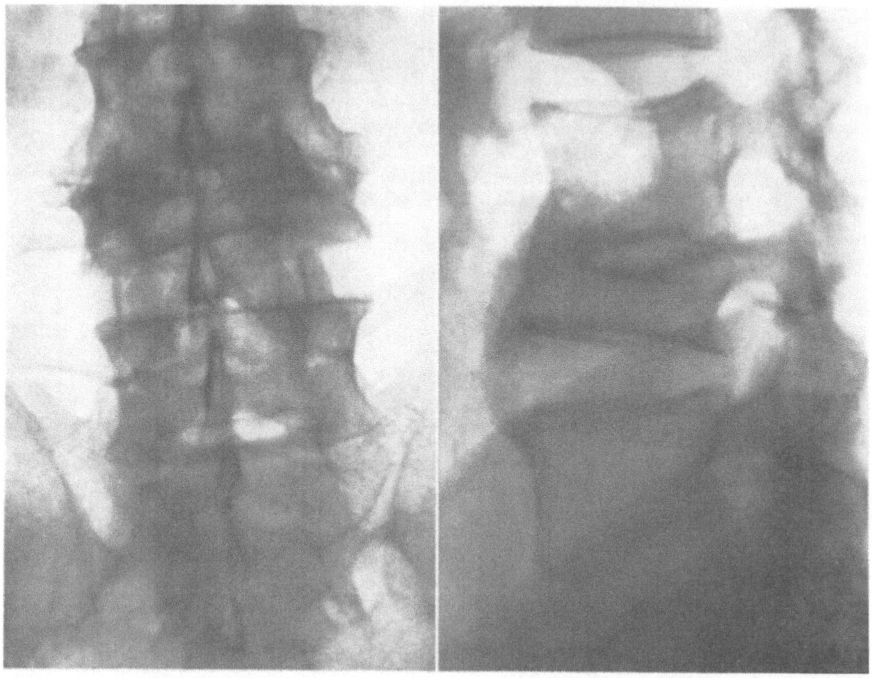

Abb. 100. K., R., 56 J. Darstellung und Beurteilung von Spangenbildung. Bedeutung der Aufnahme in 2 Ebenen bei Begutachtung. Auf der ap.-Aufnahme besteht zunächst der Verdacht auf Restherdbildung (Defekt im Knochenblock). Bei der stl. Aufnahme wird jedoch klar, daß der Defekt durch nicht verknöcherte Bandscheibenreste hervorgerufen ist. Ferner zeigt die Seitenaufnahme eine massive ventrale Knochenspange von L 4 nach L 5

Über Tuberkulose als Berufskrankheit, Arbeits- und Dienstunfall, herausgegeben von der Berufsgenossenschaft für Gesundheitsdienst und Wohlfahrtspflege, Hamburg, berichtet ausführlich und zusammenfassend E. JENSEN.

j) Spondylitistuberculosa und Schwangerschaft

Auch für den Röntgenologen sind neuere Ansichten über das Problem Wirbeltuberkulose und Schwangerschaft von Wichtigkeit. Denn er diagnostiziert nicht selten als erster Arzt die Wirbeltuberkulose und muß bei gleichzeitig bestehender Schwangerschaft seinen Patientinnen Auskunft geben können. Bekanntlich wurde in der vorantibiotischen Epoche das Bestehen einer Wirbeltuberkulose generell als Indikation zur Schwangerschaftsunterbrechung angesehen (WIESE u. a.). Erst die moderne medikamentöse Therapie und auch die operative Herdausräumung im Wirbelbereich haben einen grundsätzlichen Wandel geschaffen. Generell ist somit das gleichzeitige Bestehen von Schwangerschaft und Wirbeltuberkulose keine Indikation zur Schwangerschaftsunterbrechung. Auch nach vernarbter Spondylitis, gleichgültig, ob nach medikamentöser oder operativer Herdtherapie, ist eine Gravidität auch bei bestehender Gibbusbildung keine Indikation zur Schwangerschaftsunterbrechung. Allerdings sollten erhebliche Rumpfverkürzung und Wirbelsäulenverbiegungen Veranlassung sein, die Entbindung durch eine Sectio zu empfehlen. Nach mehrfacher Geburt in derartigen Fällen ist außerdem die Empfehlung einer prophylaktischen Tubenunterbindung zu erwägen. In Ausnahmefällen jedoch muß aber auch heute

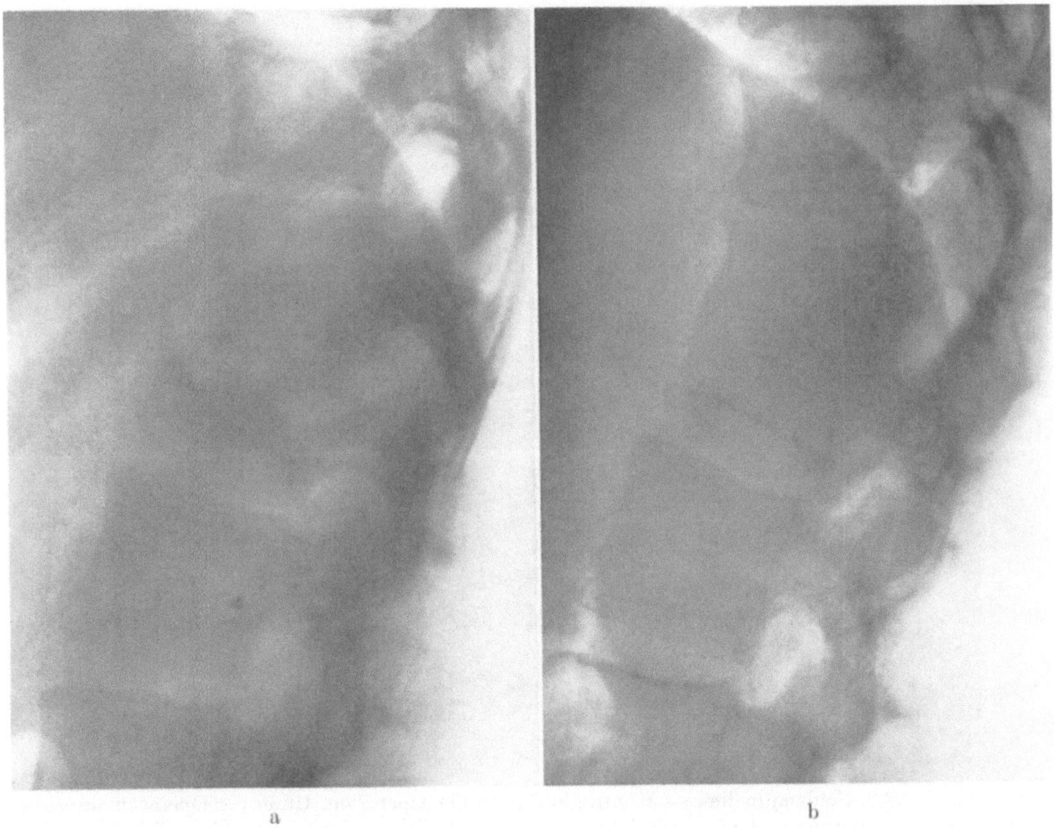

a b

Abb. 101. R., Ly., 30 J. Ausgedehnte, destruierende und beiderseits paravertebral abszediernde Spondylitis tbc. D 12/L 1 (a). 1961 postoperativ normale Gravidität, normale Geburt, gesundes Kind. 1964 andauernde stabile Vernarbung (b). Auch die z.Z. der Operation noch bestehende Lungentuberkulose ist ausgeheilt

noch die Durchführung der Schwangerschaftsunterbrechung bejaht werden. Eine Unterbrechung ist anzuraten bei Kombinationsformen hämatogener Metastasen, insbesondere Spondylitis und doppelseitiger Nierentuberkulose, Spondylitis und Tuberkulose der Restniere. Die Kombination Lungentuberkulose und Spondylitis tuberculosa verlangt nur in ganz schweren Fällen hin und wieder die Schwangerschaftsunterbrechung.

Im eigenen Material wurden bei über 150 Frauen, die wegen Wirbeltuberkulose operiert wurden, 1—3 Jahre postoperativ komplikationslose Schwangerschaften beobachtet (Abb. 101). Darunter sind Patientinnen mit 2, 3 und 4 Geburten. Drei Frauen mit Spondylitis tuberculosa wurden während des 2.—4. Schwangerschaftsmonates erfolgreich operiert.

Der Vernarbungsverlauf war hier wie bei Nichtgraviden; Schwangerschaftsverlauf und Geburt normal (Abb. 102).

Somit wird auch durch die Kombination operativ-tuberkulostatische Herdtherapie der Spondylitis tuberculosa die Indikation zur Schwangerschaftsunterbrechung erfolgreich eingeschränkt und die Voraussetzung geschaffen, den Kinderwunsch vieler junger weiblicher Spondylitiskranker zu erfüllen.

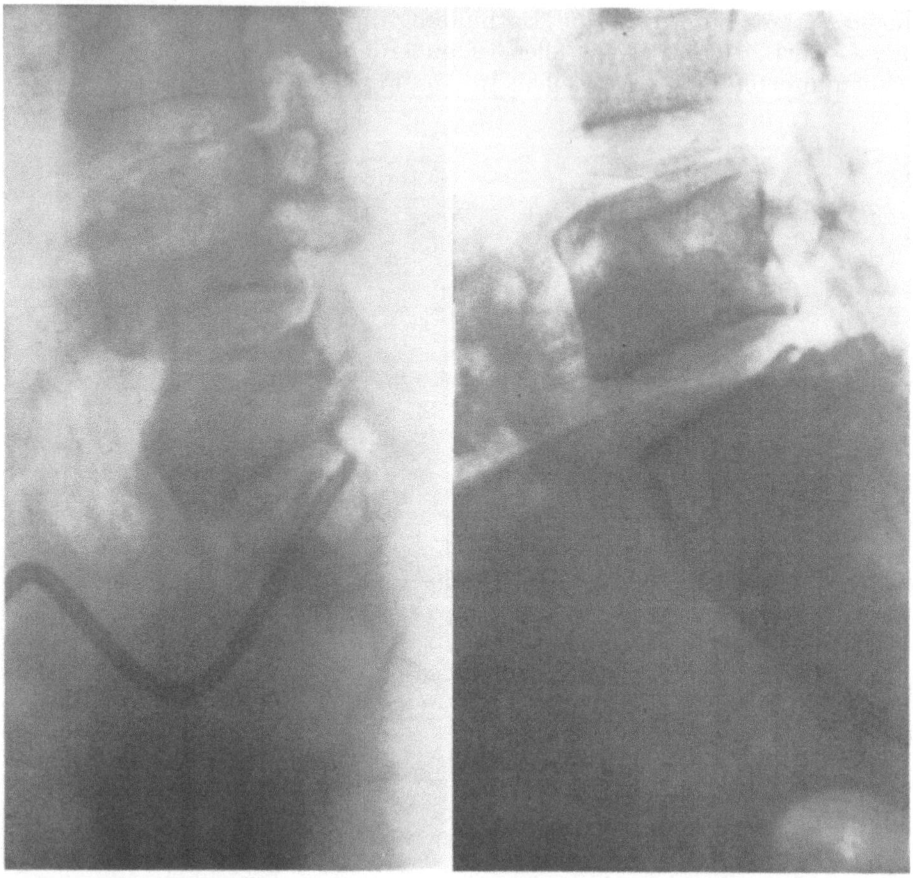

a b

Abb. 102. F., E., 38 J. Seitenaufnahme — Kontrollbild nach der Operation. Unter der Operation ausgedehnte antevertebrale Abszedierung und Sequesterbildung. (a) 1954. (b) Massive knöcherne Blockwirbelbildung 1963. Patientin hatte 1958 eine normale Gravidität und Geburt

k) Schlußbemerkungen

Die Differentialdiagnose zur Spondylitis tuberculosa wurde in vorliegendem Beitrag nicht besonders abgehandelt. Es wird vielmehr auf die entsprechenden Kapitel dieses Bandes im Handbuch der Radiologie verwiesen.

Aus dem gleichen Grund entfällt die Behandlung des Morbus Boeck bzw. der Sarkoidose. Außerdem ist darauf hinzuweisen, daß dem Morbus Boeck eine spezifische Genese nicht mehr zugestanden wird. Einzelheiten hierüber ergibt die „Fünfte Internationale Konferenz über Sarkoidose“ von LADISLAV LEVINSKY u. FRANTISEK MACHOLDA (Karls-Universität, Prag, 1971).

Nach BLEIKER u. STYBLO liegt die Infektionsrate, d.h. der Anteil der Bevölkerung, der jährlich mit Tuberkulose infiziert wird, in den entwickelten westlichen Ländern unter

1 ‰. Der IR-Rückgang beträgt zwischen 10 und 13 % p.a., mit anderen Worten halbiert sich die Zahl der Erstinfizierten innerhalb von 5—7 Jahren.

Demgegenüber sind die Infektionsraten in den unterentwickelten Ländern zwar nicht genau bekannt, sie liegen jedoch sehr hoch und hier ist der IR-Rückgang pro Jahr minimal bzw. gleich Null.

Außer der Quantität ist gleichzeitig die Infektionsqualität in diesen Ländern erheblich höher. So beträgt z.B. der Anteil der Querschnittslähmungen bei der Spondylitis tuberculosa in Indien heute bis zu 30 % und die Gibbusbildung im Sinne erheblicher Wirbelsäulenverkrümmungen etwa 70—80 %.

Wenn nun in den westlichen Ländern Infektionsrate, Infektionsintensität etc. in gleicher Weise rückläufig sind, und die Spondylitis-Fälle in wachsendem Maße auch der

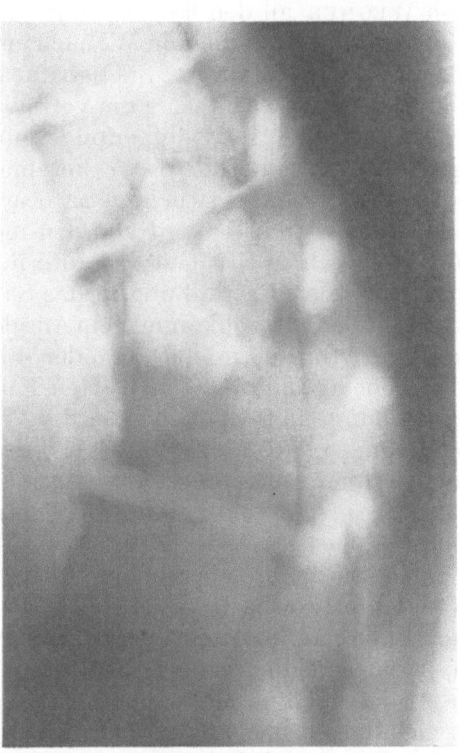

Abb. 103. G., I., 32 J. Beispiel zur sozial-medizinischen Bedeutung der operativen Herdtherapie. Ende 1944 Beginn der Spondylitis. Lange stationäre konservative und medikamentöse Behandlung. Erst 1964 Diagnose einer chronischen Knochenkaverne. Diese Kaverne erstreckt sich im Knochenblock über 3 Wirbelreste und greift nach kopfwärts auf einen 4. Brustwirbelkörper über. Für die zuständige Sozialversicherung entstehen Aufwendungen von mehreren hunderttausend Mark, die sich aus Behandlungskosten und ausgefallenen Beiträgen berechnen. Mit initialer operativer Herdtherapie hätte der gleiche Fall nur einen Bruchteil dieser Kosten verursacht

bloßen konservativen Therapie zugänglich werden, ist nicht zu vergessen, daß in weiten Gebieten der Welt zur Infektionsintensität auch Häufigkeit und Ausdehnung von Destruktion und Verkäsung parallel verlaufen und bei konservativer Therapie praktisch unverantwortlich lange Behandlungszeiten erfordern. Deshalb kann niemand verantworten, die operative Therapie der Spondylitis tuberculosa bzw. die Herdausräumung, die sich nach fast 25jähriger Erfahrung in der ganzen Welt bewährte, als nicht mehr erforderlich abzulehnen (Abb. 103).

Im gleichen Maße sind die Bemühungen fortzusetzen, im Rahmen der Röntgenuntersuchung die Frühdiagnose und die Möglichkeiten einer Aktivitätsdiagnose weiter zu entwickeln.

2. Die Knochen-Syphilis

(von L. DIETHELM)

a) Die angeborene Knochensyphilis

Unsere Kenntnisse über die angeborene Knochensyphilis beginnen mit der Entdekkung der Osteochondritis durch WEGNER (1870) und ihre Weiterentwicklung durch PARROT (1872). Um vergleichend pathologisch-anatomische und radiologische Untersuchungen hat sich besonders E. FRAENKEL verdient gemacht. Größere Zusammenstellungen finden sich bei SCHNEIDER (1921), WIMBERGER (1925) und PICK (1929).

Die Untersuchungen von WEGNER an den langen Röhrenknochen und Rippen wurden von PARROT dahingehend erweitert, daß die von W. nachgewiesene „Osteochondritis" nicht nur systematisiert, sondern generalisiert ist. Sie betrifft also alle Stellen endochondraler Verknöcherung und damit an der Wirbelsäule die Verknöcherungskerne der Wirbel, ihrer Bögen und Fortsätze. Dies ist auch im Röntgenbilde gut erkennbar.

Derartige Veränderungen sind nie vor Ende des 5. Fetalmonats zu beobachten, eine Tatsache, die bei der Untersuchung von Abortfrüchten zu beachten ist (THOMSEN). Eine extrauterine Entstehung einer Osteochondritis wird von den meisten Autoren abgelehnt, in solchen Fällen, in denen die Osteochondritis erst extrauterin festgestellt wird, handelt es sich um ein „Hineinragen der fetalen Erkrankung in das Säuglingsalter" (PICK).

Die Ausheilung erfolgt symptomlos, mit vollkommenem Ausgleich der anatomischen Veränderungen. Selten tritt eine Wachstumsverminderung oder -Steigerung ein. Gleichzeitig damit setzen an den Röhren-Knochen und einigen platten Knochen auch periostitische Reaktionen ein, die ihre Entstehung einer Spirochätose der Cambiumschicht des Periostes verdanken und in der Heilungsphase auftreten (SCHNEIDER). Zweitens können die Knochen auch im Sinne einer Osteomyelitis erkranken mit umschriebenem Knochenherd (SCHNEIDER, WIMBERGER, PICK), so daß es durchaus möglich erscheint, daß in dem von STÖHR publizierten Fall eines Gibbus des 7.—9. Brustwirbels bei einem siebenwöchigen syphilitischen Säugling mit syphilitischen Erscheinungen an anderen Knochen tatsächlich eine syphylitische Spondylitis vorgelegen hat.

Schließlich sei hervorgehoben, daß die angeborene Spätsyphilis mit ihren beiden Erscheinungsformen: der hyperplasierenden — als ossifizierende Periostitis, Ostitis und Osteomyelitis — und der destruierenden — als gummöse Periostitis, Ostitis und Osteomyelitis — sich mit den Erscheinungsformen der erworbenen Lues deckt. Diese Veränderungen betreffen daher auch häufiger die Wirbelsäule (v. RECKLINGSHAUSEN, HOCHSINGER, HAVRANEK).

Nach der Zusammenstellung von ZIESCHÉ ist in 42% (von 60 Fällen) nur ein einziger Wirbel befallen, in 28% 2 benachbarte Wirbel, nur in 18% 3 Wirbel, in 5% 4 Wirbel. Eine diffuse Erkrankung findet sich in etwa 7%. Die Röntgensymptomatologie deckt sich mit der erworbenen Lues und soll daher auch dort abgehandelt werden.

b) Die erworbene Syphilis der Knochen

Die Beteiligung der Knochen bei der erworbenen Syphilis kann schon vor dem Erscheinen der Roseola beginnen und zwar als nichtgummöse syphilitische Periostitis und Ostitis am Schädel, Schienbein, Brustbein, Schlüsselbein, Rippen, Unterarmknochen, Phalangen. Die destruktiven Prozesse treten noch weitgehend zurück. In diesem Stadium pflegen noch keine röntgenologischen Veränderungen an der Wirbelsäule sichtbar zu werden.

Im tertiären Stadium der Erkrankung ist die Wirbelsäule — wenn auch selten — mitbeteiligt. Die 945 tertiäre Knochenveränderungen umfassende Statistik von FOURNIER registriert diese Beteiligung 9mal, das ist eine Häufigkeit von 1%. Es ist vorzugsweise die

Hals- und Brustwirbelsäule erkrankt: so fand ZIESCHÉ (1910) unter 86 Spondylitiden folgende Lokalisation:

		davon geheilt
Halswirbel	61	39
Brustwirbel	12	8
Lendenwirbel	5	2
Kreuzbein	2	1
Hals- und Brustwirbel	1	—
Brust- und Lendenwirbel	3	2
diffuse Erkrankung	4	1

Weitere von BEITZKE zitierte Fälle:

ABERNETHY	1.—3. Halswirbel
	3. Halswirbel
JESSNER	5.—7. Halswirbel
	4. u. 5. Halswirbel
	2.—4. Halswirbel
KIMMERLE	1. Lendenwirbel
PETRÉN	2. Halswirbel
PLATE	2. Lendenwirbel
STEINBRÜCK	Halswirbel
WOLOSCHINSKY	3. u. 4. Lendenwirbel
WULFSOHN	4. u. 5. Halswirbel.

Der von HORN 1932 publizierte Fall einer Spondylitis mit positiven Reaktionen hatte Senkungsabszesse, die bei der Spondylitis luica zu fehlen pflegen, besserte sich aber durch Behandlung mit Jodkali. SPRUNG berichtete 1938 über eine Spondylitis mit Bandscheibenbeteiligung und Blockwirbelbildung an L 1 und L 2, sowie mit 3fach positivem Wassermann und einen zweiten Fall mit tabischer Osteopathie, sowie Spondylolisthesis. HERLYN beobachtete einen Zerfall von L 2 mit fast völliger Zusammensinterung, sowie mit schollenförmigen Kalkeinlagerungen in der Umgebung. Veränderungen, die er als luetisch anspricht, und einen weiteren Fall mit nachgewiesener Lues und starken destruktiven und sklerosierenden Veränderungen am Brust-Lendenübergang.

Bei den Beobachtungen von SGALITZER handelte es sich 5mal um die Halswirbelsäule und 2mal um die Lendenwirbelsäule. LEHMANN sah eine gummöse Destruktion im 3. HWK.

Pathologisch-anatomisch können die gummösen Knochenveränderungen vom Periost, vom Endost oder vom Knochenmark ausgehen. Schon frühzeitig beginnt in der Umgebung eine produktive Ostitis und Periostitis, die zur Verdichtung und Verdickung des Knochengewebes führt, wobei sich die einzelnen Vorgänge zeitlich und räumlich überlagern. Nach ZIESCHÉ sind

1 Wirbel	25 mal	41,87 %
2 Wirbel	17 mal	28,33 %
3 Wirbel	11 mal	18,33 %
4 Wirbel	3 mal	5 %
diffuse Erkrankung	4 mal	6,67 %

unter seinen insgesamt 60 Fällen erkrankt gewesen.

Die Erkrankung spielt sich im wesentlichen an den Wirbelkörpern ab; nur selten werden die Bögen und die Fortsätze ergriffen (HASE, GLÜCK, PETRÉN). Die Wirbelkörper können durch die gummöse Veränderung abgebaut und ausgehöhlt oder auch durch Kompression frakturiert sein. Dadurch kommt es auch bei der Lues zu einem Abknicken der Wirbelsäule und zu einer Gibbusbildung. Senkungsabszesse sind bei rein luetischen

Spondylitiden nicht sichergestellt, dagegen finden sich derbe schwielig vernarbende gummöse Infiltrate des prä- und paravertebralen Gewebes (beim Sitz im Wirbelkanal in Form einer Pachymeningitis gummosa), die im Röntgenbild paravertebrale Abszesse vortäuschen können. Die Zwischenwirbelscheiben können vom syphilitischen Granulationsgewebe abgebaut und in den pathologischen Prozeß einbezogen werden.

Bei Durchbruch eines gummösen Prozesses der HWS nach dem Rachen zu können einzelne Teile des Wirbelkörpers, manchmal auch ein ganzer Wirbelkörper sequestriert und ausgehustet werden. — Nach ZIESCHÉ starben 8 von 60 Fällen mit Spondylitis der Halswirbelsäule plötzlich, 6 von ihnen nach Atemlähmung durch Quetschung des verlängerten Markes. In diesem Zusammenhang sei auf die Beobachtungen von SGALITZER hingewiesen, der bei zwei seiner Halswirbelspondylitiden eine weitgehende Zerstörung des Altas sah mit Subluxation des Kopfes nach vorn.

Die *Klinik* bietet meistens langjährige rheumatische Nackenschmerzen, die in die Schultern ausstrahlen und an Heftigkeit zunehmen. Es besteht eine Bewegungseinschränkung, sowie gewöhnlich auch eine Druck- und Klopfempfindlichkeit der Wirbelsäule. Bei Lokalisation an der HWS kann ein Schiefhals auftreten oder aber ein Abknicken des Schädels nach vorn (Fall ARNSTEIN-SGALITZER).

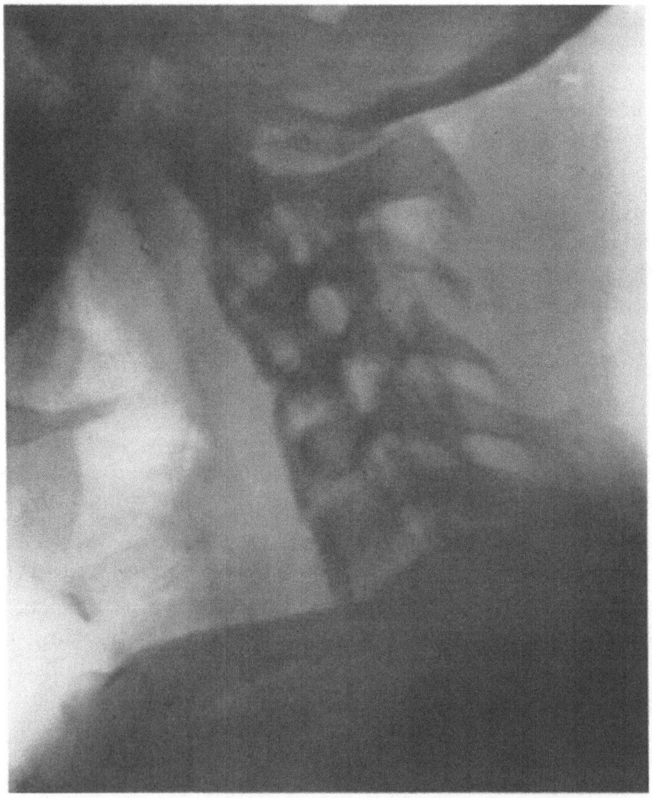

Abb. 1. T. J. 47 j. ♂, „mit Spondylitis syphilitica destructiva. Heftige Beschwerden seit 22 Jahren. Charakterisiert ist das Krankheitsbild durch Osteosklerose der zerstörten Halswirbel, die ihren Zusammenbruch verhindert. Erst nach Aufdeckung der Ätiologie der Krankheit durch die Röntgenuntersuchung wurde die antiluetische Therapie eingeleitet, die erfolgreich war" (Beobachtung Dr. SGALITZER, Washington)

Röntgensymptomatologie

Die gummösen Veränderungen im Wirbelkörper können zentral in demselben gelegen sein, ohne Veränderungen der Deckplatten und ohne Beteiligung der benachbarten Bandscheiben (Fall 73 von HAHN u. DEYCKE-PASCHA) mit sekundärer Kompressionsfraktur des Wirbelkörpers, aber ohne begleitenden Weichteilschatten. Oder aber es findet sich — wie im Falle LEHMANN — zunächst nur ein kleiner ventraler Kantendefekt an einem Wirbelkörper, der sich im Verlaufe einer längeren Beobachtungszeit zu einer gummösen Destruktion eines Wirbelkörpers entwickelt bei Erhaltensein der benachbarten Bandscheiben und Wirbel und ohne daß zunächst eine Sklerosierung auftritt. Der Prozeß kann aber auch bei der Erstuntersuchung gleich mehrere Wirbelkörper betreffen mit gleichzeitiger Zerstörung und Ostitis-Periostitis und prävertebralem Weichteilschatten (Abb. 1). Im Falle 74 von HAHN u. DEYCKE-PASCHA bildete sich dieser Weichteilschatten durch gummöse Infiltrate durch erfolgreiche Behandlung wieder vollständig zurück. Im Falle ARNSTEIN-SGALITZER war neben Schädelgummen eine gummöse Destruktion des 2.—5. Halbwirbelkörpers mit unterschiedlich starker Zerstörung aufgetreten, es bestanden erhebliche Zerstörungen der Bandscheiben, sowie eine Beteiligung des atlanto-axialen Gelenkes, ohne daß neben diesen sehr schweren destruierenden Knochenveränderungen ein prävertebraler Weichteilschatten sichtbar war.

Auch in der dritten Beobachtung von SGALITZER dominiert die Zerstörung der vorderen Partien von C 1 bis C 5. Vom Körper des Axis ist nur eine schmale dorsale Spange stehen geblieben, die allerdings sklerotisch verändert ist. Auch die übrig gebliebenen Teile der anderen Halswirbel sind stark sklerotisch umgewandelt, zeigen keine Höhenminderung und sind ventralwärts zackig abgegrenzt. Die Intervertebralräume sind geringfügig verschmälert. Auch hier fehlte eine paravertebrale Weichteilschattenbildung.

Die Befunde an der Lendenwirbelsäule ähneln denjenigen an der HWS weitgehend. Auch bei ihnen steht die Destruktion des Knochens mit zackigen Defekten und Sklerosezonen in der Umgebung im Vordergrund. Die Bandscheiben sind entweder mitzerstört, können aber auch erhalten sein. Bei längerem Bestehen bilden sich Knochenbrücken aus.

Die Diagnose muß selbstverständlich serologisch gesichert werden. Die dann einsetzende antiluetische Behandlung kann auch in fortgeschrittenen Fällen außerordentlich günstige Erfolge erzielen und die Kranken wieder schmerzfrei und arbeitsfähig machen. Dieser innerhalb weniger Wochen eintretende Erfolg ist dann ein weiterer Beweis für die luetische Genese der zugrunde liegenden Knochenerkrankung.

c) Tabische Wirbelveränderungen

Diese Veränderungen gehören eigentlich nicht mehr in das Kapitel „entzündliche“ Wirbelveränderungen, weil wir es hier mit ganz anderen Vorgängen — analog den tabischen Arthropathien — zu tun haben. Sie sollen jedoch hier soweit besprochen werden, als ihre röntgenologische Symptomatologie Anlaß zu differential-diagnostischen Überlegungen gegenüber entzündlichen Veränderungen geben kann und zur Abrundung unseres Wissens um die mit der Lues zusammenhängenden Wirbelveränderungen gehört.

Pathologish-anatomisch handelt es sich bei der *Tabes dorsalis* bekanntlich um eine spezifische Erkrankung der Hinterstränge des Rückenmarks, der zum Schwund dieses Areals, sowie der daraus austretenden Nerven führt. Die Veränderungen sind hauptsächlich im Lumbalbezirk zu beobachten, kommen aber auch im Brust- und Halsmark vor. Höhendiagnostisch werden 4 Formen unterschieden: die lumbale, die thorakale, die cervikale und als seltenste die sacrale Form.

Klinisch entsprechen diesen Ausfällen und Erkrankungen neben Schmerzen und Parästhesien, auch objektive nachweisbare Sensibilitätsstörungen, vor allem der Berührungs- und Schmerzempfindung und der Tiefensensibilität. Daneben finden sich trophische Störungen an der Haut, an Nägeln und Haaren, an den Schleimhäuten und am Skeletsystem und hier besonders an den Gelenken der unteren, aber auch der oberen Extremitäten. Die Skeletveränderungen können schon vor dem ataktischen Stadium auftreten und sind wie bei der Syringomyelie zum Teil wohl auch trophoneurotisch zu deuten.

Mit den tabischen Veränderungen hat sich ausführlich PAPE (1929) beschäftigt. Er unterscheidet die dabei auftretenden anatomischen Veränderungen nach Art und Grad:

a) Resorptive Veränderungen
- α) diffus: diffuse Atrophie vom erkrankten Rückenmarkssegment abwärts;
- β) zirkumskript: herdförmige Destruktion, eventuell gefolgt von Spontanfrakturen und Luxationen;

b) appositive Veränderungen:
- α) geringgradig: lokalisierte arthritische Zackenbildung bei Freisein der übrigen Gelenke;
- β) hochgradig: Exostosen, Kapsel- und Bänderverknöcherungen, luxurierender Kallus und Bildung von parartikulären (paravertebralen) Verkalkungen.

Er fand bei Durchsicht des Schrifttums als bevorzugten Sitz an der Wirbelsäule den unteren Brust- und Lendenbereich. Nur zweimal war auch die obere Brustwirbelsäule betroffen. Meist bestanden Kyphoskoliosen mit charakteristisch vorgebeugter Haltung. Reine Kyphosen fehlten. ,,Die Ursache der Kyphoskoliosen sind Destruktion in Wirbelbögen, -fortsätzen oder -körpern mit Luxationen oder Frakturen. Der vollkommene Zusammenbruch eines Wirbels ist jedoch häufig durch solide Exostosen verhindert".

Die *Röntgensymptomatologie* wird von PAPE aus den pathologisch-anatomischen Befunden abgeleitet und der Versuch gemacht, die publizierten und eigenen Beobachtungen in 4 Gruppen zu ordnen:

1. Atrophische Formen ohne lokalisierte Destruktionsherde. Diese Form ist einmal von LEYDEN beschrieben als hochgradige Osteoporose der unteren Brust- und Lendenwirbelsäule besonders der Wirbelbögen und Dornfortsätze und völlig uncharakteristisch.

2. Atrophische Formen mit lokalisierten Destruktionsherden, Spontanfrakturen und Luxationen.

Hier werden von PAPE drei Publikationen angeführt (LEYDEN u. KRÖNIG, HOFBAUER, BENEDIKT), von denen der Fall von BENEDIKT zunächst strittig war.

3. Hypertrophische Formen mit Exostosen und Sklerose neben Destruktionsherden.

Als Beispiel zitiert PAPE Fälle aus den Monographien von BÜDINGER (1896), ADLER (1903) und FÜRNROHR (1906), sowie die Fälle KIENBÖCK-FRANK (1904) und KÖHLER (1924). In seinem ersten eigenen Fall liegt eine hochgradige Verschmälerung der Bandscheibe zwischen L 2 und L 3 vor mit reaktiven Veränderungen an den Wirbelkörperkanten, im zweiten Falle ist neben der hochgradigen Zerstörung der Bandscheibe L 3/L 4 und einer fast die halben angrenzenden Wirbelkörper umfassenden Sklerose eine ,,Konsumption" an der rechten unteren Kante von L 3 erkennbar. Die gleichen Veränderungen betreffen L 5/S 1.

4. Hypertrophische Formen mit paravertebralen Verkalkungen. Hierher gehört der Fall von LOTSY (1926) mit eindrucksvollem Röntgenbild und klinischem Befund, sowie ein eigener Fall von PAPE.

Die radiologische Diagnostik tabischer Veränderungen ist wegen der möglichen Vielgestaltigkeit der Bilder daher nicht einfach, zumal ,,weder das Vorhandensein noch das Fehlen schwerer neurologischer Symptome für die Diagnose einer Wirbelsäulenveränderung unbedingt maßgebend sind".

Der von BÜCKER (1956) pulizierte Fall von Wirbelbruch (L 2) bei Tabes dorsalis verdient eine besondere Würdigung, weil er in so eindrucksvoller Weise sich in die Gruppe 2 von PAPE einordnen läßt. Schon BÜCKER weist in seiner Beschreibung auf eine leichte Osteoporose des Wirbelkörpers hin. Bei genauem Vergleich des frakturierten Wirbelkörpers mit den benachbarten Wirbelkörpern im Seitenbild zeigt sich jedoch darüber hinaus in den dorsalen Abschnitten des Wirbels eine deutliche Destruktion, die ein Erkennen der dorsalen Kontur des Wirbels im Gegensatz zu seinen Nachbarn unmöglich macht. Die hier lokalisierte Destruktion ist auch auf der Aufnahme 2 nach 3 Wochen noch deutlich erkennbar, sie tritt erst mit zunehmendem Zusammenbruch des Wirbels infolge der ungewöhnlich starken Kullusbildung zurück. Auf Schichtaufnahmen wäre sie zweifellos noch eindrucksvoller herausgekommen.

Obwohl ein endgültiges Ausheilungsbild von diesem Fall nicht vorliegt, kann man vermuten, daß er zu einem Block von 3 Wirbeln führen wird, also zu einem Endzustand, wie ihn Koch (1962) bei einem Tabiker feststellen konnte.

Differentialdiagnostisch sind in erster Linie die Tuberkulose, die chronische Osteomyelitis, die Spondylitis luica in Erwägung zu ziehen, wobei das Fehlen atrophischer Vorgänge nicht gegen die Diagnose einer tabischen Spondylopathie verwertet werden darf, in Frühfällen aber auch Destruktionen und pathologische Frakturen auf Grund maligner Knochenveränderungen.

Spontanfrakturen sind an sich für die Tabes typisch und werden an den Extremitätenknochen relativ häufig gesehen, so in dem Krankengut von Baum, 23 Oberschenkelfrakturen unter 61 Fällen. Von 132 Tabikern Kredel's, die tabische Gelenkveränderungen aufwiesen, boten 16 Spontanfrakturen. Weit seltener sind dagegen die Spontanfrakturen bei tabischen Wirbelsäulenveränderungen: in dem schon erwähnten Krankengut von Baum fanden sich gegenüber den 23 Oberschenkelfrakturen nur 3 tabische Wirbelsäulenfrakturen. Blencke u. Blencke erwähnen in ihrer Monographie nur 3 eigene Fälle derartiger Frakturen, auch in der Beobachtung von Koch kam es zunächst zu einer Spontanfraktur der Wirbelsäule, später zur Spontanfraktur des Oberschenkels.

Natürlich sind auch die tabischen Wirbelsäulenveränderungen viel seltener, als die tabischen Veränderungen etwa an Knie- und Hüftgelenk und am Fußgelenk. So sah Vallebona bei seinen 400 Fällen von tabischen Arthropathien die Wirbelsäule nur in 9 Fällen in typischer Weise verändert, auch in dem sonst so ausgedehnt befallenen Skelet der Patientin von Garbsch waren an der Wirbelsäule keine Veränderungen zu beobachten.

Entsprechend der Lokalisation der spezifischen Veränderungen der Hinterstränge des Rückenmarks werden auch die Wirbelsäulenveränderungen in bevorzugten Abschnitten angetroffen, nach Passerini u. Vaghi:

Lendenabschnitt	64 %
dorso-lumbaler Übergang	32 %
Brustwirbelsäule	3 %
lumbo-sacraler Übergang	1 %

In einem Falle von Sicard u. Lavarde war neben der Lendenwirbelsäule auch die Halswirbelsäule betroffen. Eine weitere Lokalisation an der Halswirbelsäule wurde von Cutting mitgeteilt.

Als Folge der tabischen Wirbelsäulenveränderungen werden rotatorische Verschiebungen beobachtet, die von Reinhardt zu den Luxationen und Subluxationsstellungen an den Gliedmaßen in Analogie gestellt werden. Dieses „Drehgleiten“ wird nicht nur bei Skoliose gefunden, sondern ist auch bei gerader Wirbelsäule anzutreffen und kann dann zur Skoliose führen. Von Riddel wurden Ventralverschiebungen beobachtet.

Das Vollbild der tabischen Arthropathie führt an der Wirbelsäule zur hochgradigen Zerstörung auch der Bandscheiben, zu erheblichen, ins Groteske gesteigerten Knochenneubildungen und zur erheblichen Verdichtung der betroffenen Knochen. Die Lendenlordose ist dann völlig aufgehoben, kann sogar in eine Kyphose verwandelt sein (Abb. 2).

Im französischen Schriftum haben sich in den letzten Jahren die Fälle vermehrt, in welchen bei der Tabes neben den Ausfällen der Tiefensensibilität auch motorische Ausfallserscheinungen beobachtet wurden. Den ersten Fall berichtete schon Roger 1933, sah aber noch nicht den richtigen Zusammenhang mit den Wirbelsäulenveränderungen. Erst 1959 beschreibt Sicard den ersten Fall von Rückenmarkskompression durch eine Halswirbelsäulenarthropathie, der durch Laminektomie geheilt werden konnte; 1962 berichtet Rataj über den ersten Fall einer mechanischen Wurzelkompression in Höhe der Basis von L 3.

Rouquès stimmt 1962 dieser Auffassung zu, daß die motorischen Störungen durch eine Wurzelkompression im Foramen intervertebrale ausgelöst werden und erläutert seine Zustimmung anhand einer eigenen persönlichen Beobachtung. Schließlich bestätigen diese Auffassung 1966 Thurel und 1967 Sicard durch Berichte von klinischen Besserungen

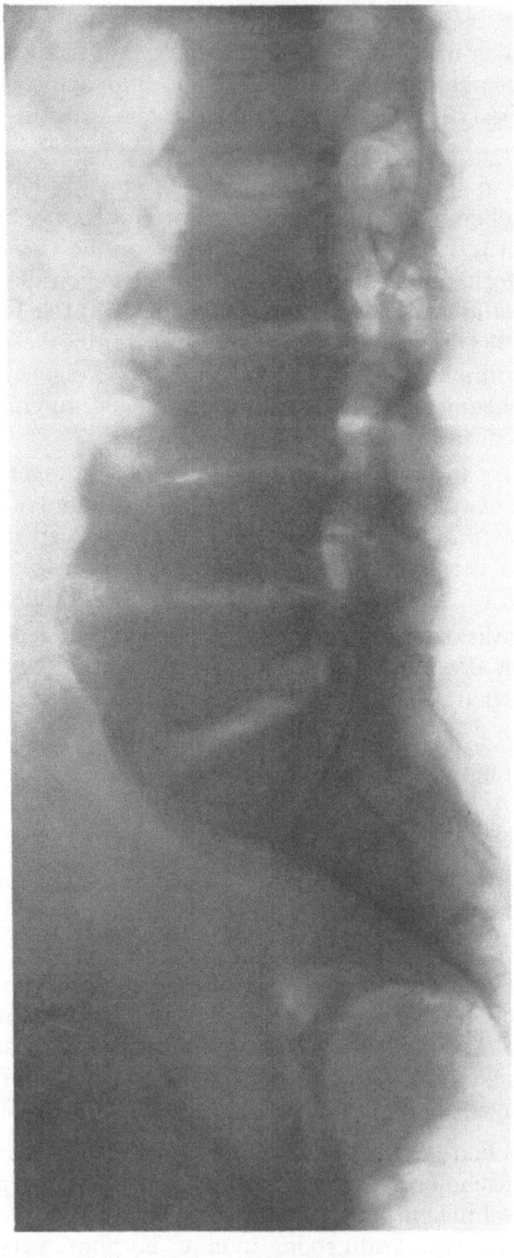

Abb. 2. St. G., 25. 3. 1954. Ausgedehnte schwere Tabes dorsalis der Lendenwirbelsäule. (Beobachtung Prof. Laur, Leverkusen)

nach dekompressiver Laminektomie in einem bzw. 3 Fällen. In einem Falle von Sicard (1959) ud in dem Falle von Thurel (1966) konnten myelographisch Kompressionen des Rückenmarks dargestellt werden; im ersten Falle im Bereich der Halswirbelsäule, im zweiten Falle in Höhe von D 8—D 9 und D 10—D 11.

Die Wurzelkompressionen im Foramen intervertebrale sind die länger bekannten; sie manifestieren sich rein in einer Schmerzform unterschiedlicher Lokalisation, besonders aber L 4 und L 5. Polyradiculäre Kompressionen sind nicht selten.

1970 haben SERRE u. Mitarb. eine Übersicht über die Häufigkeit der neurologischen Komplikationen aus dem Schrifttum gegeben und sie unter 57 Fällen von vertebraler Arthropathie 38mal gefunden; die 3 Fälle von SICARD mit Ischiassymptomen bei tabischer Wirbelsäulenarthropathie konnten aus 4000 operierten Ischiasfällen herausgefunden werden. Immerhin konnten sie selbst über drei Fälle von tabischer „Arthropathie vertébrale" berichten, bei welchen sie selbst mit Hilfe der Myelographie eine Kompression nachweisen und damit die Indiktion zur Operation stellen konnten, durch welche in allen drei Fällen eine beträchtliche motorische Wiedererholung erreicht werden konnte.

Obwohl es sich hier nicht im eigentlichen Sinne um entzündliche Wirbelsäulenveränderungen und ihre Folgen handelt, verdienen es diese Beobachtungen, auch in diesem Zusammenhang erwähnt zu werden, weil das röntgenologische Erscheinungsbild einer schweren vertebralen Tabes durch die oft sehr erheblichen Sklerosen und Exostosen neben Destruktionsherden entzündliche Veränderungen zu imitieren in der Lage ist, so daß differentialdiagnostisch auch an tabische Veränderungen dann gedacht werden sollte, wenn neurologisch motorische Komplikationen bestehen, zumal in solchen Fällen nach Sicherstellung der Diagnose durch Myelographie auch eine erfolgversprechende Therapie angeboten werden kann.

3. Frambösie

Synonyma: B(o)uba (Antillen, Brasilien, nördl. Südamerika); gousserolle (vermutlich verstümmelt aus „grosse vérole" frz. Syphilis) Haiti; Pian (im Französischen gebraucht, ursprünglich karabisches Wort für Erdbeere); Yaws (im Englischen verwendet, ursprünglich westafrikanischer Ausdruck für Maul- oder Himbeere); Dube: Goldküste; Parangi: zeylonesischer Ausdruck „portugiesische Krankheit" d.h. mit dem Sklavenhandel durch die P. eingeschleppt; Tona: Neukaledonien; Coko: Fidji-Inseln. Das ist nur eine kleine Auswahl (MAYER u. NAUCK, 1932; PEREIRA, 1962; MORTOM, 1964; RUGE, 1972).

Die Erkrankung wird durch das Treponema pertenue (von CASTELLANI 1905 in Ceylon entdeckt) hervorgerufen, das sich im Lichtmikroskop morphologisch weder von T. pallidum noch von T. carateum unterscheiden läßt. Auch lassen sich die frambotischen Hautveränderungen im Verlaufe ihrer Entwicklung nicht ohne weiteres von luischen Prozessen abgrenzen; auch histologisch ist eine Unterscheidung nicht sicher möglich. Im Gegensatz zur Lues werden krankhafte Vorgänge an den inneren Organen und am ZNS völlig vermißt, an den Gelenken und Knochen treten mehr rarefizierende Vorgänge in den Vordergrund. „Die einzelenen in der früheren Literatur veröffentlichten Fälle von Paralyse oder Tabes oder Aortenaneurysma nach Frambösie halten der Kritik nicht stand" (RUGE, 1972).

Knochenveränderungen treten bei etwa 20 % der Frambösiekranken auf (SCHÜFFNER), *die Wirbelsäule und das Becken bleiben jedoch in der Regel von der Erkrankung verschont.* Betroffen werden im 2. Stadium (Frühformen) vor allem die Knochen der oberen und unteren Extremität, im 3. Stadium (Spätformen) vor allem Schädel, Rippen und Clavicula (BÜRGEL u. BIERLING), ausnahmsweise auch die Wirbelsäule (BENE).

Die bei Syphilis üblichen Serumreaktionen, d.h. Cardiolipin KBR, Reiterantigenreaktionen, VDRL = CMT, Meinicke Reaktion = MKR II sowie Fluorescenz- und TPI-Test sind positiv (RUGE).

Die Behandlung mit Depotpenizillin ist sehr erfolgreich und hat es ermöglicht, ohne große Kosten ganze Landstriche Frambösie-frei zu machen, vorausgesetzt, daß man etwa

90 % der Bevölkerung erfaßt. Besonders erfolgreiche Massenbehandlungen haben in Indonesien die Rate der klinischen Frambösiefälle erheblich herabgedrückt, so in Ostjava von 11,92 % auf 0,96 %, in Mitteljava von 7,7% auf 0,32 %. In West-Samoa sank die Zahl der klinischen Frambösiefälle von 11,3 % im Jahre 1955 auf 0,001 % im Jahre 1958, in Haiti von 50 % klinische und latente Frambösiefälle im Jahre 1950 auf 0,0006 % infectiöse Fälle 1962 (WHO Chron., 1964).

4. Lepra

Obwohl bei der lepromatösen Form das Granulationsgewebe auch in viszeralem Gewebe, in Lymphknoten, Nebennieren und Testes, ja selbst im Knochenmark aufgefunden werden konnte (BÜNGELER) und obwohl sichere Beobachtungen von Knochenbeteiligungen an Händen und Füßen vorliegen (BASU, CHAMBERLAIN, WAYSON u. GARLAND, DEICKE-PASCHA, ERICKSON u. MAYORAL, SAWTSCHENKO, RIECKE) und lepröse Veränderungen an der Maxilla sowohl beim Menschen (MØLLER; CHRISTENSEN u. FABER) als auch im Tierexperiment bei der Ratte MURDOCK und HUTTER) nachgewiesen werden konnten, konnten wir im Schrifttum keinen sicheren Fall von Lepra der Wirbelsäule finden. In dem Fall von RIECKE, der eine Lepra der Haut, der Nase und des Kehlkopfes, der Lymphknoten, des Knochenmarks vom Femur, sowie von Milz und Leber aufwies und bei dem außerdem ein Gibbus der BWS und eine Auftreibung der 5. Rippe bestand, wurde von RIECKE selbst an eine alte Tbc der Wirbelsäule und der Rippe gedacht. Eine Lepra der Wirbelsäule wurde auch in diesem Falle nicht nachgewiesen. Schließlich konnten auch MØLLE-CCHRISTENSEN und FABER an den 200 Lepraskeleten in Dänemark aus früheren Jahrhunderten keine Wirbelsäulenherde feststellen, während sie im übrigen eine Übereinstimmung der damaligen mit den heutigen Knochenveränderungen beobachteten. Damit dürfte es weitgehend gesichert sein, daß die Wirbelsäule von der Lepra nicht in Mitleidenschaft gezogen wird.

5. Rückfallfieber

Synonyma: Febris recurrens, Rekurrenzfieber, Zeckenfieber, Relapsing fever,

Erreger: Als Erreger der europäischen Form des Rückfallfiebers wurde das

1. Treponema recurrentis s. Obermeieri 1873 beschrieben. Das
2. Treponema Duttonii ist der Erreger des westafrikanischen, das
3. Treponema Kochii der Erreger des ostafrikanischen und das
4. Treponema Novyi der Erreger des amerikanischen Rückfallfiebers. Im Dunkelfeld sieht man spiralige Fäden in lebhafter Bewegung von etwa 10—30 μ Länge.

Die Übertragung erfolgt meistens durch Zwischenträger (Läuse, Wanzen, Flöhe, Zecken), ist aber auch direkt möglich, zum Beispiel bei Blutuntersuchungen, Obduktionen und ähnlichen Kontakten. Das Auftreten der Erkrankung ist daher häufig epidemisch, besonders in Notzeiten, doch waren die Erkrankungen bis in das zwanzigste Jahrhundert in zahlreichen Ländern endemisch. Als Komplikationen waren in diesen Gebieten daher schon immer Nephritiden, Pneumonie, Enteritis, Fleckfieber und Malaria bekannt.

Erst nach einer Inkubationszeit von 5—7 Tagen setzt die Erkrankung mit einem schweren Schüttelfrost und Erbrechen ein. Nur in dieser Fieberzeit sind die Spirochäten im Blut zu finden. Die Dauer der Fiebertage bei den einzelnen Anfällen pflegt — geordnet nach der Reihenfolge der Anfälle — 6, 4, 3, 2, 1 Tage zu betragen, das fieberfreie Intervall, währenddessen die Temperatur sogar bis zu 35° absinken kann, 7, 8, 9, 12 Tage. Klinisch besteht während der Fieberperioden meistens starker Kopfschmerz und Gliederreißen, auch eine Überempfindlichkeit der Wadenmuskulatur. Außerdem läßt sich eine Milz- und Leberschwellung nachweisen.

In der Krise liegt die Gefahr der Erkrankung, die schon im ersten Anfall zum Tode führen kann. Nach der Krise ändert sich schlagartig das Allgemeinbefinden und die Milzschwellung geht wieder zurück.

Das Überstehen der Erkrankung verleiht eine gewisse, aber nicht dauernde Immunität, die sich aber nur auf den eigenen Infektionsstamm, nicht aber auf andere Recurrensarten bezieht.

Die Behandlung mit Neosalvarsan ist sehr wirksam, auch im Rezidivfalle. Komplikationen von Seiten des Skelets werden im klassischen Falle nicht oft beobachtet. So sah HESSE nur zwei Fälle von Osteomyelitis, welche er bei negativer Agglutinationsprobe auf Paratyphus N auf eine reine Spirochäteninfektion zurückführte, wobei eine spontane Ausheilung möglich ist.

6. Spondylitis bei Mischinfektion des febris recurrens mit Paratyphus N. (Erzindjan)

NEUKIRCH fand 1915 im anatolischen Städchen Erzindjan bei Kranken mit ruhrähnlichen Durchfällen und septischen Erscheinungen im Blut (38 mal), im Urin (31 mal) in den Fäces (5 mal) und in Leichenorganen (18mal) ein Stäbchen aus der Kolityphusgruppe, welches nach den Untersuchungen im „Robert-Koch-Institut" in Berlin der Gläser-Voldagsen-Gruppe zuzuzählen ist. Er wurde nach dem Fundort Bacillus paratyphi Erzindjan genannt. Aus Kleinasien und Persien wurde dieser Erreger nach Europa eingeschleppt und trat bald im Gefolge des Rückfallfiebers in Rußland als Mischinfektion auf. Es waren zunächst russische Forscher, denen 1919 eine Reihe eigenartiger Organveränderungen auffielen, welche dem gewöhnlichen Rekurrenz-Fieber nicht eigen waren. KULESCHA erkannte 1919 die Mischinfektion mit einem Stäbchen der Paratyphusgruppe. IWASCHENZOFF ergänzte die Befunde vom klinischen Standpunkt. Zusammen mit RAPPOPORT unterscheidet er zwei Formen der paratyphösen Mischinfektion, die septisch-typhöse Form und eine gutartigere Form, welche unter dem Bilde einer infektiösen Enterokolitis oder einer infektiösen Erkrankung von unbestimmtem Symptomenkomplex einhergeht. IWASCHENZOFF konnte zwei voneinander durchaus verschiedene Erregertypen serologisch unterscheiden (*Paratyphus N 1* und *N 2*): Das Wachstum der Kulturen des N 1 ist zarter, während N 2 sich durch gröbere und dichter gelagerte Kolonien auszeichnet. Ganz besonders tritt dieser Unterschied auf Gelatine zutage. N 1 ist blaßgelb zart und erinnert seiner Form nach an Weinlaub. N 2 ist größer, rund, braun und weist deutliche Körnung auf.

Paratyphus N 1 und N 2 agglutinieren nicht untereinander und auch nicht mit Paratyphus A und B. Paratyphus N 1 ist mit dem NEUKIRSCH'schen Bac. Paratyphus Erzindjan identisch. Der letztere agglutiniert aber nicht mit dem Paratyphus N 2.

Von besonderer Bedeutung sind nur die chirurgischen Komplikationen des Paratyphus N 1 Erzindjan im Gefolge des Rückfallfiebers: Abszesse des Unterhautzellgewebes, Otitis media purulenta, eitrige Tonsillitis, Bronchopneumonien, in Eiterung übergegangene Infarkte der Lunge, eitrige Pleuritiden selten auch primär eitrige Bauchfellentzündungen, eitrige Gallenblasenentzündungen, vereiterte Milzinfarkte, eitrige Niereninfarkte, Pyelitiden und Cystitiden, Orchitis und Periorchitis.

Besonders auffällig sind die Gelenkerkrankungen der großen Gelenke und besonders typisch der Synchondrosen (sacro-iliaca, Symphysis, articulatio sterno-clavicularis und claviculo-acromialis). Die eitrigen Affektionen der Synchrondrosis sacro-iliaca und der atriculatio sterno-clavicularis scheinen für diese Erkrankung nach HESSE geradezu typisch zu sein.

Schließlich beobachtete HESSE 9 Fälle von Spondylitis nach Recurrens (gegenüber nur 2 Spondylitiden bei Fleckfieber), sowie Chondritiden und Perichondritiden der Rippenknorpel. Nach den Untersuchungen russischer Autoren und den eigenen Untersuchungen der Gruppe um Hesse ließ sich im Eiter der überwiegenden Mehrzahl der Fälle der perichondralen Abszesse das Stäbchen des Paratyphus N nachweisen, welcher fast ausschließlich mit dem Rückfallfieber vergesellschaftet ist. Man wird annehmen dürfen, daß auch die Spondylitiden mit positiver Agglutinationsprobe auf Paratyphus N — welche nicht selten mit einer Nekrose der Rippenknorpel einhergingen — auf einer Infektion mit Paratyphus N beruhen. Totzky sah unter 16 Spondylitisfällen 13 Fälle nach Rückfallfieber.:

I.	Lendenwirbel	4 mal
II.	,,	9 mal
III.	,,	10 mal
IV.	,,	7 mal
V.	,,	5 mal

Hesse beobachtete eine Lokalisation am 11. und 12. Brustwirbel, sein Schüler Sokoloff an den obersten Halswirbeln. Von 4 Fällen, bei denen er die Agglutinationsprobe durchführen konnte, gelang ihm in 3 Fällen der Nachweis einer positiven Agglutination auf Paratyphus N und damit die Diagnose Spondylitis paratyphosa N. posttrecurrentia.

Der Beginn der Erkrankung äußert sich in Rückenschmerzen, die sich meist langsam einschleichen. Manchmal erreichen sie höhere Grade und tragen einen irradiierenden Charakter.

In keinem einzigen Falle wurden Senkungsabszesse beobachtet. Röntgenologisch fanden sich:

a) Im Frühstadium kleine punktförmige Herde in den Wirbelkörpern, und zwar in den, den Intervertebralscheiben benachbarten Partien.

b) Ein typischer Schwund der Intervertebralscheibe, meistens einseitig.

c) In späteren Stadien eine Verknöcherung der Bänder, welche die Seitenflächen der Wirbelkörper miteinander verbinden. Im Spätstadium kommt es zu typischen Knochenbrücken zwischen den Wirbelkörpern mit völliger Ankylose.

Der Verlauf ist ungemein chronisch und kann Monate bis Jahre dauern. Im allgemeinen bleibt nur eine geringe Beschränkung der Beweglichkeit zurück.

III. Parasitäre Erkrankungen der Wirbelsäule

(von L. Diethelm)

1. Echinococcus der Wirbelsäule

Die erste klinische Beobachtung einer Wirbelsäulenechinococcose wurde von Chaussier im Jahre 1807 bei einer 22-jährigen Stickerin gemacht, bei welcher im neunten Monat ihrer zweiten Schwangerschaft Sensibilitätsstörungen und eine Paralyse der unteren Extremitäten aufgetreten waren. Bei der Sektion fand sich in Höhe des 3. und 4. Brustwirbelkörpers auf der rechten Seite eine große Cyste ,,contenant un grand nombre de vers vésiculaires diaphanes, ovoides de differentes grosseurs". 15 Jahre später — 1822 — beobachtete Chaussier eine zweite Wirbelsäulenechinococcose bei einer 30-jährigen Frau, bei welcher sieben Monate nach der ersten völlig negativen Untersuchung eine Paraplegie mit Anästhesie auftrat, an welcher die Kranke ebenfalls verstarb. Dieses Mal saß der E. in Höhe des 1.—2. Lendenwirbels.

Die weitere wissenschaftliche Erforschung der Knochenechinococcose im neunzehnten Jahrhundert ist mit dem Namen Virchow und Gangolphe verbunden. Virchow stellte 1880 fest, daß sich auch im Knochen der Echinococcus multilokulär entwickelt und drückte 1883 anläßlich einer Mitteilung von Hahn (einen Fall von Tibia-Echinococcus betreffend) aus, daß dies wohl die Entwicklung des Parasiten in engen Räumen bedinge: in den Lymphgefäßen im Falle der Leber, in den spongiösen Zwischenräumen im Falle des Knochens.

Er sah die Unterschiede der Entwicklung in den äußeren Bedingungen vorgegeben, unter denen sich der Parasit entwickeln mußte, welche schließlich auch seine Form determinieren — und nicht in einer Differenz seiner Spezies. GANGOLPHE legte 1886 in seiner „thèse d'agrégation" das Ergebnis seiner Studien an 52 Fällen von Knochenechinococcose vor.

Einen neuen Markstein der wissenschaftlichen Forschung setzte DÉVÉ im Jahre 1913 mit der ersten experimentell herbeigeführten Knochenechinococcose durch Inokulation in das obere Ende der linken Carotis bei einem Kaninchen. Es entwickelte sich „un kyste échinococcique multiloculaire dans l'epaisseur du maxillaire inférieur". Dieser ersten Publikation folgten weitere in den Jahren 1916 und 1917 sowie in den Jahren 1925—1927. Diese Untersuchungen erlaubten ihm eine lückenlose Verfolgung der Parasiten-Entwicklung in der Spongiosa, das Studium des Knochenabbaus, sowie die Feststellung, daß das Periost jegliche Reaktion auf den Parasiten in seiner Nachbarschaft vermissen läßt. Besonders eindrucksvoll entwickelten sich die Inokulationen in den Wirbelkanal: die knöchernen Erosionen entwickelten sich ausschließlich unter dem Druck der intraspinalen Cyste.

a) Unitarische und dualistische Auffassungsweise

VIRCHOW, der eigentliche Entdecker der parasitären Natur des von BUHL sogenannten Alveolarkolloids, trat zunächst für die Auffassung ein, daß ein und dieselbe Taenie für beide Arten, in denen der Echinococcus im menschlichen Körper auftritt, verantwortlich zu machen sei. Seiner Ansicht traten KLEBS, HESCHEL, BUHL, WILMS u. JENCKEL bei. Demgegenüber vertrat MORIN als erster die Anschauung, daß für die differente Form, in welcher der Echinococcus vorkommt, auch jeweils differente Taenien vorhanden sein müssen. Die von ihm durchgeführten und gescheiterten Tierversuche wurden von VOGLER, BOLLINGER, MANGOLD u. POSSELT wieder aufgegriffen. POSSELT glaubte bereits eine von der Cysticustaenie verschiedene Art gefunden zu haben. Nach POSSELT sind die Haken der Taenia und des E. alveolaris sehr schlank und wenig gebogen und haben einen auffallend langen Wurzelfortsatz, während der E. cysticus plumpe, stark gebogene Haken mit kurzem Wurzelfortsatz zeigt. Ebenso beobachtete POSSELT Unterschiede in der Uterusform beider Taenien: die T. alveolaris trägt im vorderen Teil des Endgliedes einen rundlichen Eiballen, der manchmal auch queroval ist, während der Uterus der Taenie des cystischen E. das ganze Endglied in Form eines verzweigten Schlauches einnimmt. Der dualistischen Auffassung von POSSELT schlossen sich ÖRTEL, RIBBERT, ASKANAZY, LEHMANN, HOSEMANN, DARDEL, YAMATO, BOEMKE u.a. an.

Die dualistische Lehre wurde von POSSELT auch mit der Begründung gestützt, daß die geographische Ausbreitung beider Formen getrennt sei: Danach erkranken in Gebieten mit vorwiegender Schafzucht, z. B. in Mecklenburg, sowohl die Tiere wie die Menschen an cystischen Echinococcen, während in den alpenländischen Gebieten mit vorwiegender Rinderzucht bei Tier und Mensch nur der Alveolarechinococcus aufträte. Diese letztere Stütze der dualistischen Auffassung hat durch kasuistische Mitteilungen, aber auch durch die Zusammenstellungen von SCHWARZ, DARDEL und KLAGES eine starke Einschränkung erfahren. So konnte KLAGES darlegen, daß in dem echinococcenreichsten Kanton der Schweiz — Genf — in 20 Jahren 29 Fälle von Erkrankungen mit cystischem Echinococcus und 4 Erkrankungen mit E. alveolaris beobachtet worden sind. Das verhältnismäßig starke Befallensein der Genfer Gegend durch den E. alveolaris gewinnt aber noch erhöhte Bedeutung durch die Tatsache, daß von den bis 1930 bekannt gewordenen sechs authentischen Fällen in Frankreich fünf in die nähere Umgebung Genfs fallen oder hier sogar beobachtet wurden, während die beiden anderen Fälle im Departement „Pas de Calais" beobachtet wurden.

Diese Verbreitung im Kanton Genf und dem anliegenden Französischen Jura hängt nach DARDEL damit zusammen, daß sich hier das Hauptzentrum des E. cycticus befindet, zu welchem sich der E. alveolaris aus dem süddeutschen Raum und einem Streifen vom Bodensee bis nach Zürich über den Schweizer und Französischen Jura hin ausbreitet.

Bei fast allen Knochenechinokokken handelt es sich um Erkrankungen durch den E. cysticus. BOEMKE stellte 1939 fest, daß der Alveolarechinococcus im Knochen bisher erst 8 mal zur Beobachtung gekommen sei (Fälle von BRENTANO-BENDA — re. Darmbeinschaufel —, ELENEVSKI — Nebenniere, Zwerchfell, Lunge Wirbelsäule und Rippen, KRSTITCH — KLAGES — Wirbelsäule (primär), Rippen und kleiner Herd in der Leber, HIMMELMANN-PENTMANN — Oberarmknochen, POSSELT — Leber mit Absiedlungen in den Rippen, BARTSCH-POSSELT-DIALER — Milz, Leber, Zwerchfell, Lunge, re. Nebenniere und Niere, 5. Rippe, Schädeldach u.a. MIROLUBOFF — re. Hüftbein, OBERNDORFER — Leber, Lunge, Wirbelsäule, Rippen, Interkostal-Rücken und Lumbalmuskulatur). Der von ELENEVSKY besonders hervorgehobene Unterschied liegt in dem extraossalen Verhalten des E. alveolaris, der auch in den umgebenden Weichteilen wie in anderen Organen seine typische alvoeläre Wuchsform beibehalte.

In etwas weiterer Entfernung des Parasiten reagiert das Periost mit einer stark ausgesprochenen Knochenneubildung. Dieser Vorgang der ossifizierenden Ostitis ist als Reaktion des noch nicht besonders geschädigten, weiter abliegenden Knochens aufzufassen. In der Spongiosa bewirkt der Parasit eine Zone völliger Nekrose, die von einem Wall ausgesprochener leuko -und lymphozytärer Infiltration mit Riesenzellen umgeben wird (KLAGES). Für die Stärke der zerstörenden Wirkung wird ein besonderer Giftgehalt des alveolären Echinococcus verantwortlich gemacht.

Zu dieser Frage der unitarischen oder dualistischen Auffassungsweise ist durch VOGEL aus der Helminthologischen Abteilung des BERNHARD-NOCHT-Instituts für Schiffs- und Tropenkrankheiten, Hamburg neues Material beigebracht worden. Ausgehend von den Mitteilungen von RAUSCH und SCHILLER über Bau und Entwicklung einer von ihnen als Echinococcus sibiricensis n. sp. bezeichneten Art, die im Beringmeer auf einigen Inseln auftritt und deren Endwirte Polarfüchse und Schlittenhunde sind und deren alveolär gebautes Finnenstadium natürlicherweise in der Leber von Wühlmäusen auftritt, untersuchte er das Vorkommen von Echinococcus bei wilden Tieren in der schwäbischen Alp in der Umgebung von Dörfern, in denen in jüngster Zeit Erkrankungen von Alveolar-Echinococcus aufgetreten sind. Bei 4 von 10 Füchsen der Alp wurden Echinococcus-Bandwürmer gefunden. Bandwurmendglieder mit reifen Eiern wurden an zahlreiche Versuchstiere verfüttert, insgesamt 19 Säugetierarten. Bei 2 Nordischen Wühlmäusen, bei 3 Feldmäusen und bei 3 von 4 weißen Laboratoriumsmäusen fanden sich E. alveolaris-Herde, deren scolices der Keimschicht der Bläschen z. T. einzeln aufsaßen. Die Parasiten stimmten in ihrer Struktur und ihrer zerstörenden Wirkung auf das Wirtsgewebe mit den Befunden an menschlichen Alveolar-Echinococcen überein. Bei 4 untersuchten Feldmäusen aus einem Bezirk mit befallenen Füchsen wurden alveoläre Leberechinococcen gefunden: in einem Gebiet waren 3 von 44 Feldmäusen infiziert, in einem anderen 1 von 216. Nach Verfütterung der Leber dieser Feldmaus an einen Hund in Hamburg entwickelten sich bei diesem ungefähr tausend Bandwürmer im Dünndarm. Die morphologische Untersuchung dieser Würmer und der aus Albfüchsen gesammelten Würmer ergab, daß eine vom Echinococcus granulosus verschiedene Wurmspezies vorliegt:

α) Lage des Genitalporus vor der Mitte der Proglottiden, beim E. granulosus in der Mitte oder etwas dahinter
β) Zahl der Testes 21—29, beim E. gr. 45—65
γ) Anordnung der Testes zwischen dem Hinterende der Glieder und Gegend des Zirrusbeutels.
δ) Umriß des Uterus ohne seitliche Ausbuchtungen, die beim E. gr. oft vorhanden sind
ε) Länge reifer erschlaffter Würmer 1,4—3,4 mm, durchschnittlich unter der des E. gr. liegend.

Nach den Untersuchungen von VOGEL scheinen pflanzenfressende Haustiere im Lebenszyklus des Echinococcus alveolaris keine Rolle zu spielen. „Die Entwicklung dieser Art läuft primär in der freien Wildbahn ab, indem die von Füchsen abgegebenen Bandwurmeier von Feldmäusen aufgenommen werden und später das in der Leber herangewachsene Finnenstadium mit erbeuteten Mäusen in Füchse zurückgelangt. Wahrscheinlich können außer Feldmäusen auch noch andere Nagetierarten Zwischenwirte sein. Sporadische Infektionen des Menschen mit dem Finnenstadium können durch Aufnahme der mit der Fuchslosung ausgetreuten Echinococcuseier erfolgen oder beim Abbalgen erlegter Füchse. In den von Wäldern umgebenen Albdörfern suchen Füchse zum Mäusefang nicht nur Felder und Wiesen, sondern häufig auch Obstgärten und Gemüseplantagen auf, so daß Echinococcuseier durch beschmutzte Hände während der Arbeiten in Feld und Wald oder mit Fallobst und Gemüse gelegentlich in den Mund gelangen können. Daneben kommen Walderdbeeren, Heidel- und Preißelbeeren als mögliche Infektionsquellen in Betracht. Außer von Füchsen können menschliche Infektionen aber auch von Hunden und, wie sich erst kürzlich gezeigt hat, von Hauskatzen ausgehen, die Gelegenheit hatten, Feldmäuse zu fressen“ (VOGEL).

Durch diese Untersuchungen von VOGEL konnte der Lebenscyclus des europäischen Alveolar-Echinococcus aufgeklärt werden und gleichzeitig der Beweis geführt werden, daß die *dualistische Auffassungsweise berechtigt war*. Nach VOGEL ist anzunehmen, daß der Echinococcus sibiriensis mit der deutschen Art des E. alveolaris identisch ist. Für die von ihm gefundene Bandwurmart wird von ihm die alte Bezeichnung: Echinococcus multilocularis LEUCKART 1863 vorgeschlagen. — Weitere Subspezies ließen sich mit typologischen Methoden nicht nachweisen mit der möglichen Ausnahme zweier Formen („strains“) von E. granulosus aufgrund biologischer Eigentümlichkeiten der Wirtsbezeichungen in verschiedenen geographischen Breiten (WHO, 1968).

Zu den anatomischen Unterschieden gravider Exemplare (Tabelle 1, s. S. 402) gesellen sich Unterschiede im Strobilastadium und im Blasenstadium, sowie *biologische Unterschiede*, welche das Verhalten zur verschiedenen Wirtsarten betreffen. „Für E. alveolaris sive multilocularis-Bandwürmer sind Füchse, Hunde und Hauskatzen „gute“ Wirte, die eine Entwicklung bis zur Erzeugung infektiöser Eier erlauben“ (VOGEL). Das Bandwurmstadium des E. granulosus reift dagegen, soweit bekannt, nur in Arten der Gattung *Canis* voll aus, in Haushunden, Wölfen, Schakalen, Dingos und Coyoten.

Die durch Kontakt mit Tieren oder durch den Genuß von verunreinigten Nahrungsmitteln aufgenommenen Bandwurmeier gelangen in den Darmtrakt. Unter dem Einfluß des Magensaftes werden die Onkosphaeren aus ihren Hüllen frei. Die Embryonen bohren sich innerhalb weniger Stunden durch die Darmmucosa und gelangen über die Pfortader in die Leber, welche als erstes Filter wirkt, in welchem die Mehrzahl aller lebensfähigen Embryonen aufgehalten werden. Die Leber wird damit beim E. cysticus zum Haupterkrankungsorgan, beim E. alveolaris zum fast ausschließlichen Erkrankungsorgan. Nur ein Teil der lebenden Embryonen gelangt über das Herz in den Lungenkreislauf, in dessen Kapillarnetz wiederum die Mehrzahl abgefiltert wird, so daß nur 10 % in den großen Kreislauf und zur Absiedlung in den übrigen Organen einschließlich der Skelets gelangen können.

Die Häufigkeit des Knochenbefalles schwankt regional etwa zwischen 1—3 % aller Echinococcosen (BÜRGEL und BIERLING). In ihrem Handbuchbeitrag (Bd. V, 2) findet sich auf Seite 217 eine prozentuale Aufschlüsselung der Statistiken von REICH (1908), BAUER (1913), IVANISSEVICH (1934) und KIENBÖCK (1940), aus deren Mittelwerten sich die häufigste Lokalisation für das Becken mit 31,0 %, die zweithäufigste für die Wirbelsäule mit 24,9 % errechnet. Das Stammskelet (Becken und Wirbelsäule) nimmt also mehr als die Hälfte des Knochenbefalls auf. Diese Feststellung steht in guter Übereinstimmung mit den Angaben von DÉVÉ, nach welchem die Wirbelsäule plus Kreuzbein 44,2 %, die Darmbeine 16,4 % der Skeletechinococcose aufweisen, zusammen also 60,6 %.

Tabelle 1. *Unterschiede gravider Exemplare von E. multilocularis und E. granulosus. (Nach Vogel)*

	E. multilocularis	E. granulosus
Körperlänge (nach Wasser-Alkohol-Behandlung)	1,11—2,71 mm, Mittel: 2,13 mm	2,10—5,02 mm, Mittel: 3,36 mm.
Länge des Endgliedes	kleiner als halbe Körperlänge 0,44—1,11 mm Mittel: 0,85 mm	meist größer als halbe Körperlänge 1,02—3,2 mm Mittel: 1,94 mm
Gliederzahl	3—5 (in Hunden meist 4)	3
Welches Glied ist das geschlechtsreife	das drittletzte	das vorletzte
Länge der Solexhaken		
Große Haken:	27,6—34,3 μ Mittel: 30,9 μ	33,2—39,8 μ Mittel: 36,8 μ
Kleine Haken:	22,7—31,0 μ Mittel: 26,9 μ	22,1—34,0 μ Mittel: 28,5 μ
Form der großen Scolexhaken	hinterer Wurzelfortsatz schlank, hohe Einbuchtung zwischen den knopfförmig endenden Wurzelästen	Wurzelfortsätze und mittlere Partie der Hakenbasis plump verdickt
Lage des Genitalporus in graviden Endgliedern:	vor der Gliedmitte	hinter der Gliedmitte (selten in der Mitte)
in geschlechtsreifen Gliedern:	vor der Gliedmitte	um Gliedmitte herum
Zahl der Hoden	14—31, Mittel: 22	38—52, Mittel: 44,2
Zahl der Hoden vor dem Cirrusbeutel	0—5, Mittel: 2,3	9—23, Mittel 15,8
Form und Bau des Ovariums	zwischen acinös gebauten Seitenlappen ein schmaler Isthmus	nierenförmig, nicht acinös
Uterus gravider Endglieder	ohne seitliche Ausstülpungen	seitliche Ausstülpungen meistens deutlich

Lebenscyclus von den 3 Formen der Hydatiden-Krankheit: E. multilocularis, E. granulosus (sylvatic) und E. granulosus (pastoral). Die häufigsten Wirte sind dargestellt. (Nach THOMPSON, CHRISHOLM und TANK 1972)

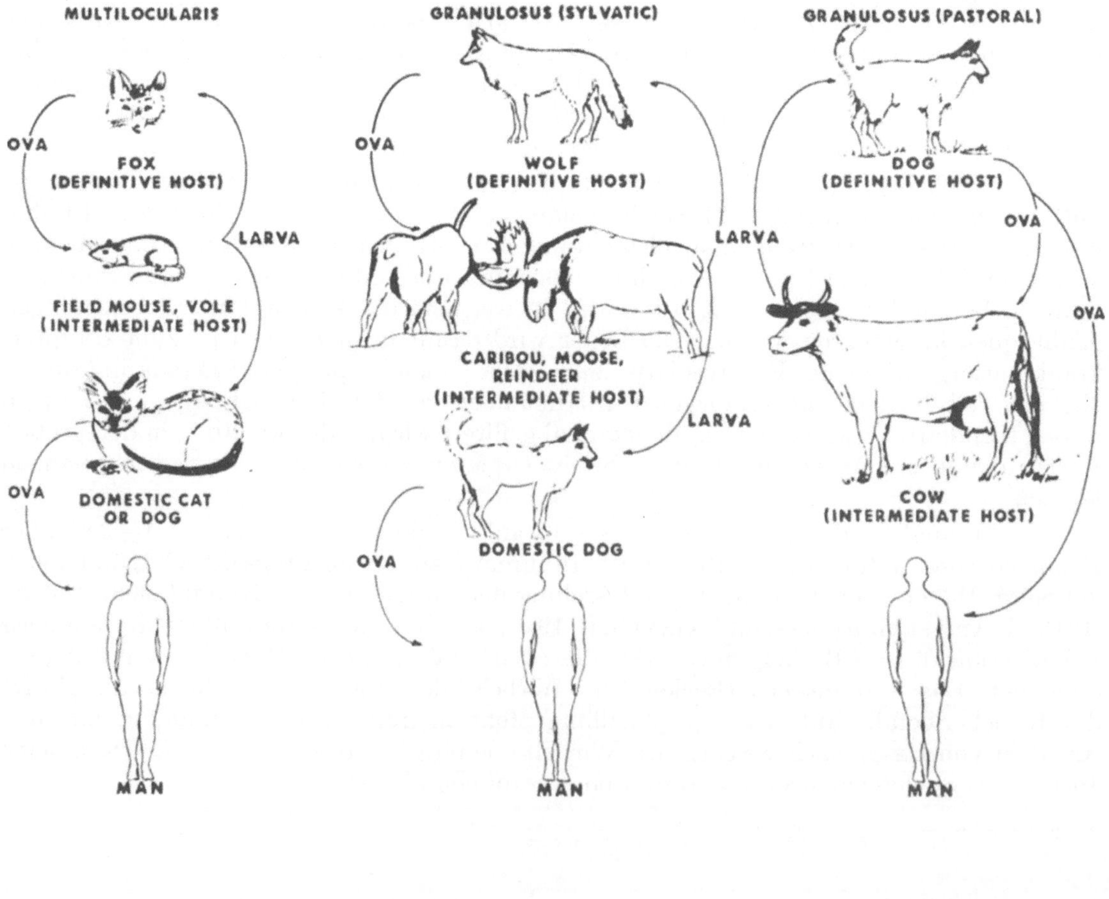

1928 legte DÉVÉ seine erste und 1929 seine zusammen mit GRISEL zweite Arbeit über die Wirbelsäulenechinococcose vor: Nur in 10 % der Fälle konnte die Koexistenz von Hydatiden-Cysten in visceralen Organen festgestellt werden, von denen in 7 Fällen die Leber, in 5 Fällen die Lunge, in 2 Fällen Leber und Lunge gleichzeitig, in je 1 Fall die Niere und das kleine Becken betroffen waren, insgesamt also 16 Fälle. Im Gegensatz zur Wirbeltuberkulose bleibt die Wirbelsäulen-Echinococcose lange Zeit schmerzlos und biegsam; die ersten Schmerzen erscheinen erst spät durch Nerven-Irritation und Kompression. Die Zwischenwirbelscheiben bleiben intakt. Einen Gibbus konnte er nur in 15 Fällen finden, d.i. in 9 % der Fälle. Alle Regionen der Wirbelsäule und alle Partien der Wirbelkörper können befallen sein, doch findet sich eine gewisse Bevorzugung der Brustwirbelsäule. Von 153 Fällen konnte DÉVÉ genügend präzise Angaben machen:

Halswirbelsäule	12 Fälle = 7,8 %
Brustwirbelsäule	81 Fälle = 52,9 %
Lendenwirbelsäule	29 Fälle = 18,9 %
Kreuzbein	31 Fälle = 20,2 %

Bei der Tuberkulose ist die Lokalisation im Wirbelbogen so selten, daß man darüber keine statistischen Angaben findet. Bei der Echinococcose ist unter 100 Fällen der Wirbelkörper allein 45 mal befallen, der Bogen allein 19 mal, Bogen und Wirbelkörper zusammen 36 mal.

Sehr häufig kann man ein Eindringen in benachbarte Knochen feststellen, so zum Beispiel in die Rippen, in das Darmbein.

Klinische Diagnostik

Die Klinik der Wirbelsäulenechinococcose ist gekennzeichnet durch eine extrem langsame Entwicklung, durch eine Schmerzlosigkeit der Knochenveränderungen und das Fehlen einer Temperatursteigerung und das Erhaltenbleiben eines guten Allgemeinzustandes. Erst bei Druck auf die Nerven oder das Rückenmark werden zunächst Reizerscheinungen hervorgerufen, die außerordentlich vielgestaltig und anfangs als Neuralgie oder Ischias maskiert sein können. Vorübergehende Besserungen, auch der Lähmungserscheinungen, und langjährige Verlaufsformen sind durchaus möglich, auf der anderen Seite ist auch ein plötzliches Auftreten von Lähmungserscheinungen ohne Prodromalsymptome beschrieben. Damit gleicht die klinische Symptomatologie anderen Rückenmarks- und Wirbeltumoren, wobei auch die nächtliche Schmerzbetonung Erwähnung verdient. Die klinische Diagnose kann daher ohne weitere Untersuchungen nur ausnahmsweise richtig gestellt werden, wenn — wie im Falle BORCHHARDT-ROTHMANN vorher ein Echinococcus entfernt worden war. Auf die Wichtigkeit des Röntgenverfahrens zur Klärung der Diagnose wurde schon frühzeitig hingewisen, so von BORCHARDT und ROTHMANN (1909), die in ihrer Beobachtung ein Fehlen der Processus spinosi, ein Zusammensinken der Wirbelkörper und einen Weichteilschatten röntgenologisch gefunden hatten.

Der erste klinsch richtig diagnostizierte und operativ *geheilte* Fall dürfte der von TYTLER-WILLIAMSON sein (1903), weitere operativ geheilte Fälle finden sich bei BORCHARDT u. ROTHMANN, in der großen Zusammenstellung von GRISEL u. DÉVÉ (1929), bei LESURE, ROGERS und TUDHOPE und anderen. Bei zu kurzfristig publizierten Beobachtungen ist die Heilung ungewiß. Eine einjährige Besserung hatte schon 1818 REYDELET durch operative Maßnahmen erzielt. Die Neigung zu postoperativen Rezidiven geht besonders eindrucksvoll aus dem Bericht von van WOEDNEN hervor:

„Der 21-jährige Kranke bekam nach operativer Behandlung eine gering wiederkehrende Sensibilität an beiden Unterschenkeln, schon nach etwas mehr als einem Jahr trat jedoch ein Rezidiv auf, das 2 Jahre nach der ersten Laminektomie erneut angegangen wurde, jedoch erneut rezidivierte, so daß der Patient noch ein drittes Mal operiert werden mußte.

Eine klinische Besonderheit stellt auch der Fall von COULIADES dar, bei welchem sich der Echinococcus im Querfortsatz des 7. HWK angesiedelt und zu zystischen Aufhellungen und einer leichten Auftreibung desselben geführt hatte, durch die bemerkenswerte Tatsache, daß der aus dem Querfortsatz heraus entwickelte Echinococcus zu einer Kompression der Armnerven (KLUMPKE'sche Lähmung) und zu einem HORNER'schen Symptomenkomplex geführt hatte. Weitere klinisch diagnostizierte Fälle sind die von ADSON, BRUGI, GILL u. BULLOCK, ROCHER.

Eine *radiologische Frühdiagnose* ist sehr problematisch, weil sich die Patienten wegen der Indolenz der beginnenden Veränderungen erst spät in ärztliche Behandlung begeben und weil andererseits die beginnenden Knochenveränderungen nur schwer erkennbar sind. Die Chance wird sofort größer, wenn die Parasiten bereits einen größeren Knochenbezirk zerstört haben oder die Corticalisgrenze durchbrochen haben. Sobald die ersten Neuralgien auftreten, sollte die Röntgenuntersuchung zielstrebig bis zur Abklärung der Diagnose eingesetzt werden. Die Lokalisation in der Brustwirbelsäule erleichtert die Diagnose wesentlich, hier helfen bei der Klärung auch die Zerstörungen an der Wirbelrippengrenze und das Vorkommen von subpleuralen Abszessen.

Röntgensymptomatologie

Von größter Bedeutung für die *Frühdiagnose* ist eine frühzeitig durchgeführte Tomographie, da die Summationsaufnahmen entweder gar nichts oder nur wenig Charakteristisches zeigen: Die kleinen Cysten werden unter Umständen von der umgebenden Sklerose vollständig verdeckt, und erst auf den Schichtaufnahmen tritt die typische cystische Struktur deutlich in Erscheinung und hilft die Diagnose sichern (LELEK u. CSERMELY). Ein sehr wichtiger radiologischer Befund ist in der Regel das Erhaltensein der Zwischenwirbelscheibe und das Fehlen einer Verschmälerung derselben. Der Faserknorpel der Zwischenwirbelscheibe bedeutet jedoch kein absolutes Hindernis für die weitere Ausdehnung der Krankheit. Der Prozeß kann ihn schließlich doch durchbrechen und auf den benachbarten Wirbel übergreifen (MILLIS, LELEK u. CSERMELY). Eine vollständige Zerstörung der Bandscheibe kommt jedoch auch bei ausgedehnter Knochenzerstörung nicht zustande.

Vom Wirbelbogen können alle Teile befallen sein: die Bögen, die Gelenkfortsätze, sowie die Dorn- und Querfortsätze. In mehr als der Hälfte der Fälle bietet sich ein dorsal gelegener Abszeß aus, entweder allein oder — häufiger — kombiniert mit einem Abszeß im Wirbelkanal oder an der Vorderfläche (Abb. 3), so daß hierin ein Unterschied zur Wirbeltuberkulose besteht, bei welcher der dorsale Abszeß zur Ausnahme gehört und die Beteiligung des Wirbelkanals in einem wesentlich geringeren Prozentsatz beobachtet wird. Schließlich ist das gleichzeitige Vorkommen von Abszessen an der Vorder- und Hinterfläche und im Wirbelkanal bei der Tuberkulose extrem selten.

Die Echinococcuscyste gibt gewöhnlich einen gleichmäßig dichten halbkugeligen Schatten, der der lateralen Wirbelkörperfläche angelagert ist und über die entsprechenden Costo-Vertebral-Gelenke hinwegzieht. Er kann auch lateraler liegen und von den Wirbelschatten durch einen helleren Raum getrennt sein. Oft findet sich eine Verkalkung in der Kontur des Sackes. Einseitigkeit spricht eher für Echinococcuscysten, doch kommen auch doppelseitige Echinococcuscysten vor. In manchen Fällen kann die Cyste der erste und scheinbar zunächst der einzige röntgenologische Befund sein. In solchen Fällen, welche im Thoraxraum wie ein Mediastinaltumor imponieren, ist sorgfältig nach Knochenveränderungen zu fahnden und zwar am Wirbelkörper, an den Querfortsätzen, sowie an Rippenköpfchen und Rippenhals.

BELLINI hat 1946 vorgeschlagen, im Ablauf der Erkrankung drei Stadien zu unterscheiden:

1. die mikrovesiculäre Infiltration, welche röntgenologisch durch runde cystenähnliche Destruktionen gekennzeichnet ist,

2. die inflammatorische Osteitis mit Verkalkung, röntgenologisch gekennzeichnet durch eine Hyperostosis und Sklerose, sowie

3. den Durchbruch nach außen, röntgenologisch gekennzeichnet durch den ein- oder doppelseitigen Weichteilabszeß.

Wird der Knochen des Wirbelkörpers weitgehend zum Schwinden gebracht und erleidet eine Spontanfraktur, so tritt an der Wirbelsäule ein Gibbus auf, eine etwa in 9 % der Fälle vorkommende Begleiterscheinung der Wirbelechinococcose (GRISEL u. DÉVÉ).

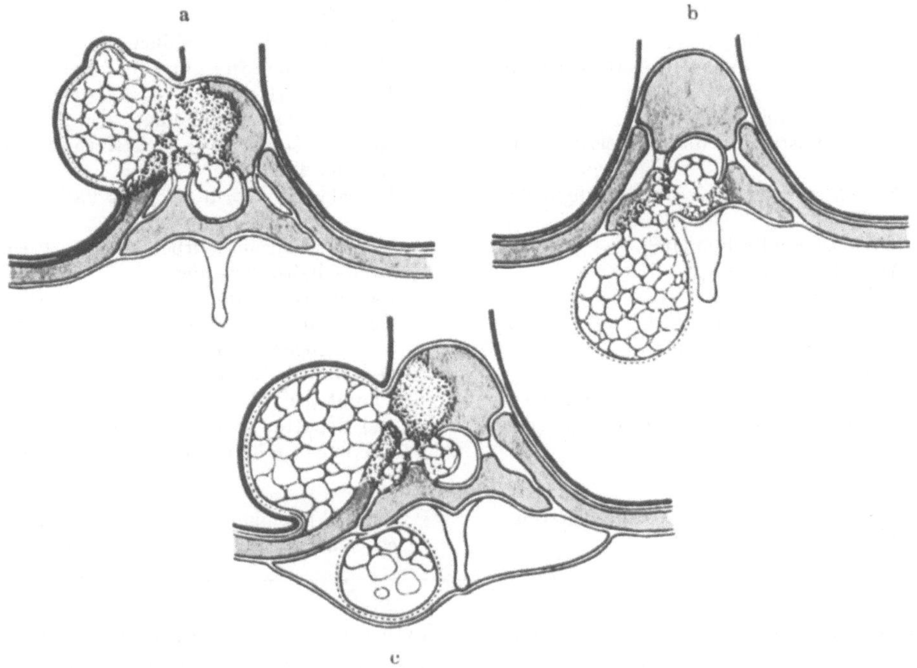

Abb. 3. Echinococcus der Wirbelsäule (halbschematisch nach GRISEL-DÉVÉ). (a—c) Ausdehnungsrichtung der sekundären extravertebralen Echinococcenansammlungen sowie Entstehung der Rückenmarkslähmung beim Wirbelechinococcus

Die Differentialdiagnose hat im wesentlichen die Unterscheidung gegenüber der Spondylitis tbc. zu berücksichtigen. Hierfür werden von GRISEL u. DÉVÉ folgende Hinweise gegeben (s. Tabelle, S. 406).

Über eine Verdachtsdiagnose kann die alleinige Röntgenuntersuchung der Wirbelsäule selten hinausgelangen. Die Diagnose kann jedoch noch gesichert werden durch klinische und serologische Untersuchungen: Bluteosinophilie (selten!), positiver Ausfall des Intracutantestes nach CASONI-BOTTERI, eine positive Komplementbindungsreaktion nach GHEDINI-WEINBERG, die Präzipitinreaktion nach FLEIG u. LISTONNE. Die Komplementbindungsreaktion muß gleichzeitig mit einer Wassermann-Reaktion vorgenommen werden, da die Komplementbindungsreaktion auf Echinococcen auch bei vorhandener Lues positiv ausfallen kann.

Gelegentlich kann die Diagnose durch hinweisende Röntgenbefunde an der Leber (Verkalkungen) gefördert werden, sei es durch den Nachweis einer ringförmigen Verkalkung einer Echinococcuscyste eines E. granulosus, sei es durch den Nachweis von typi-

Wirbeltuberkulose	Wirbelechinococcose
	Alter
Häufigkeitsmaximum 2—10 Jahre	Häufigste Frequenz zwischen 20 und 30 Jahren.
	Veränderungen
Entzündliche Veränderung: käsige rarefizierende Ostitis.	Keine Ostitis. Mikrovesiculäre Infiltration.
Ergriffensein von zahlreichen Wirbeln.	Gewöhnliche Lokalisation an einem oder zwei Wirbeln.
Zerstörung der Zwischenwirbelscheibe	Zwischenwirbelscheibe respektiert.
Lokalisation am dorsalen Wirbelbogen ausnahmsweise.	Wirbelbogen in mehr als der Hälfte der Fälle beteiligt.
Rippen fast immer intakt.	Rippen häufig mitbefallen.
Gewöhnlicher Sitz dorso-lumbal: von D 11 bis L 2.	Gewöhnlicher Sitz mittlere Brustwirbelsäule: Von D 4 bis D 10.
Sitz im Kreuzbein sehr selten.	Sitz im Kreuzbein häufig.
Abszeß vorn mittelständig, die Wirbelsäule einscheidend.	Abszeß vorn-seitlich, kugelförmig und vorspringend.
Dorsaler Abszeß ausnahmsweise und wenig voluminös.	Dorsaler Abszeß in 56% der Fälle, oft enorm.
Abszeß im Wirbelkanal selten (10%).	Ansammlung im Wirbelkanal die Regel (80%).
Dreifach-Abszeß ausnahmsweise.	Dreifachabszeß häufig.
Zwischenwirbelraum verschmälert.	Zwischenwirbelraum klar respektiert.
Destruktion und Zusammenbruch der Wirbelkörper. Keilförmiger Wirbelkörper.	Gewöhnlich Bewahrung der Wirbelkörperform, keilförmiger Wirbel absolut die Ausnahme.
Rippenhals unversehrt.	Gewöhnlich Erosion der Rippe.
Thorakaler Abszeß gibt einen medianen Schatten, in Spindelform, mit gewöhnlich unentschiedenen Konturen.	Thorakaler Abszeß mit einem lateralen kugeligen Schatten mit Konturen, die oft durch Verkalkungen sehr präzise sind.
	Punktion
Tuberkulöser Eiter mit seinen spezifischen Charakteren (Inokulation, etc.).	Klare Flüssigkeit mit charakteristischen Echinococcenelementen (scolices, Häkchen).

schen Verkalkungen eines E. alveolaris. Das Verkalkungsmuster beim E. alveolaris zeichnet sich durch ein dichtes amorphes Verkalkungszentrum und darum herum gelagerte strahlendurchlässige Cystchen von 2—4 mm Durchmesser mit peripherer Verkalkung aus.

Sie müssen von Verkalkungen anderer Genese abgegrenzt werden, in erster Linie von einer Tumorverkalkung bei primären oder sekundären Lebertumoren, verkalkten Leberabszessen, verkalkten Granulomen bei Tuberkulose, Histoplasmose oder Brucellose, sowie von verkalkten Gummen (THOMPSON u. TANK).

Herrn Prof. Dr. SHELJAZKOW, Lehrstuhl für Radiologie der Medizinischen Fakultät Sofia, verdanke ich ein besonders charakteristisches Röntgenbild einer Wirbelechinococcose (Abb. 4 a + b). Der befallene Brustwirbel ist blasig umgeformt. Seine dorsale Kontur wölbt sich zum Wirbelkanal hin vor, auch erscheint er im ganzen verbreitert, bei deutlich reduzierter Höhe. Die benachbarten Zwischenwirbelräume sind nur wenig verändert, offenbar nur durch den Einbruch der hochgradig verdünnten Deckplatten. Auf der linken Seite ist der die Wirbelsäule begleitende Weichteilschatten deutlich verbreitert und in Höhe des befallenen Wirbels nach lateral — lungenwärts vorgewölbt.

Auf die Schwierigkeiten der Differentialdiagnose hat BALTSCHEV, Sofia, aufgrund von 16 eigenen Beobachtungen hingewiesen. Die von ihm empfohlenen Kriterien verdienen eine kritische Würdigung:

1. „Das schwere destruktive Bild der lokalen Veränderungen entspräche nicht dem guten Allgemeinbefinden der Kranken" — Diese Dissoziation gilt für den E. cysticus, nicht aber für den E. alveolaric mit Übergreifen auf die Wirbelsäule.

2. „Das Leiden würde nur bei Erwachsenen beobachtet". Demgegenüber fanden Grisel u. Dévé, welche 130 Kranke mit *Wirbelsäulen*echinococcose zusammengestellt haben, ein Vorkommen der Erkrankung

im Alter zwischen 6—10 Jahren in 7 Fällen = 5 %
im Alter zwischen 10—20 Jahren in 21 Fällen = 16 %

„Das Verhältnis zwischen Männern und Frauen betrage 2 :1"

Demgegenüber fanden Grisel u. Dévé bei wesentlich größerer Beobachtungszahl: 57,2 % männliche : 42, 8 % weibliche Kranke.

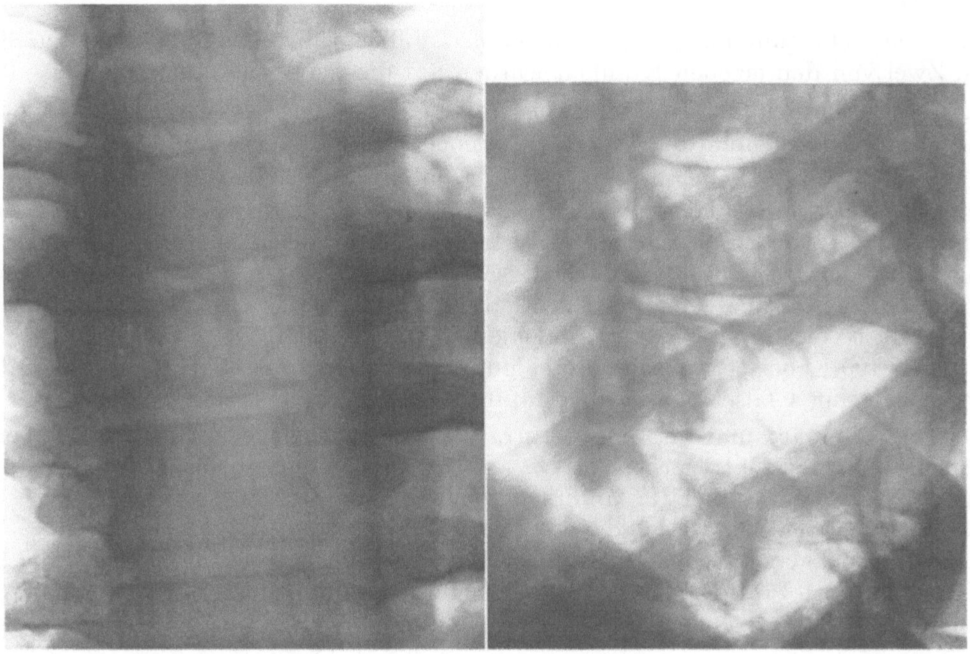

a b

Abb. 4. 2.81/25. 4. 1956. (a + b) Blasige Umformung des befallenen Brustwirbelkörpers mit Vorwölbung der dorsalen Kontur in den Wirbelkanal hinein und der seitlichen Konturen nach beiden Seiten. Keine nennenswerte Höhenminderung, beginnende extraossäre Entwicklung. (Aufnahmen Prof. Sheljazkow, Sofia)

3. „Die sorgfältige Anamnese decke die lange Krankheitsgeschichte auf, in der sich das Leiden jahrelang durch intermittierende schwache Nachtschmerzen und bei Übermüdung durch stärkere Schmerzen bemerkbar mache".

4. „Bei der Lokalisation der Echinococcose an der Wirbelsäule und im Sacrum seien die Ischialgien und der monoplegische Typus der Paresen und Paralysen charakteristisch. Selten können eine Parese spastischen Typs und eine Inkontinenz oder Impotenz beobachtet werden".

Diese neurologischen Symptome tendieren aber nach Grisel und Dévé unbehandelt zur Paraplegie, welche unter 119 daraufhin untersuchten Fällen schon in 26 Fällen als Erstsymptom beschrieben wurde.

5. „Palpatorisch könne der Tumor entweder direkt oder per rectum festgestellt werden durch die Merkmale des gespannten, elastischen, glatten fluktuierenden, nicht schmerzhaften Tumors, manchmal auch die Feststellung durch das pergamentartige Tastgefühl ergänzt werden".

6. „Im Blut habe er in keinem Falle Eosinophilie beobachtet. Eine Linksverschiebung wurde bei 4, eine Beschleunigung der Erythrocytensenkungsgeschwindigkeit bei 3 Kranken festgestellt."

7. „Die WEINBERG- und die CASONI-Serumreaktion fielen bei 4 von insgesamt 8 untersuchten Kranken (= 50 %) positiv aus."

8. „Anaphylaktische Erscheinungen habe er bei 16 Kranken in keinem Fall weder vor noch nach der Operation beobachtet".

9. „Die Aspirationsbiopsie liefere gute Möglichkeiten und müsse häufiger angewandt werden".

10. „Das Verfahren der Füllung mit Kontrastflüssigkeiten, mit welchem in 3 Fällen die Feststellung der Diagnose ermöglicht wurde, sei zur Klärung des Röntgenbildes empfehlenswert".

11. „Die Sekretuntersuchung bei fistelnden Fällen führe ebenfalls zu guten Ergebnissen. Zwei von den eigenen Kranken wurden auf diesem Wege gesichert".

12. „Das Röntgenbild sei selten typisch. Nur in 3 Fällen sei er in der Lage gewesen, nur durch das Röntgenbild die Diagnose „Knochenechinococcose zu stellen".

Eine Bewertung der diagnostischen Tests (indirekter Hämagglutinintest = HA und Intradermal-Reaktion = IR analysierten an 208 sichergestellten Echinococcosen APT u. KNIERIM (1970). Der Hämagglutinintest wurde nach der Methode von JACOBS u. LUNDE durchgeführt, der Intracutantest nach der Methode von DENNIS. Nur 135 von den insgesamt 208 Fällen hatten einen positiven indirekten HA-Test = 64,9, seine Empfindlichkeit schwankte von 45,7 % bei 92 pulmonalen Hydatiden über 75 % bei hepatischen Formen, bis zu 100 % bei peritonealer Beteiligung. Bei einer Kontrollgruppe von 298 Fällen gab er jedoch nur 4 falsch positive Resultate = 1,3 %.

Der unmittelbare und verzögerte Intracutantest war dagegen nur bei 78 von 132 untersuchten Hydatidenträgern positiv = 59,1 % und haben in der Kontrollgruppe 20 falsch positive Resultate bei 188 untersuchten Personen = 10,6 %.

Nur in 43 % der Fälle bestand eine Eosinophilie.

Eine eindrucksvolle Beobachtung einer Wirbelechinococcose durch E. alveolaris, die ich Herrn Chefarzt Prof. Dr. Schmidt, Pforzheim, verdanke, illustriert die diagnostischen und therapeutischen Probleme:

Eine 56-jährige, als Bürohilfe tätige Ehefrau wird wegen laufend stark erhöhter Blutsenkungsgeschwindigkeit und zum Teil unerträglichen Rückenschmerzen stationär eingewiesen. In der Vorgeschichte gibt sie 1956 einen Kreislaufkollaps während einer Urlaubsreise und im gleichen Jahr eine Lungenerkrankung an mit Schüttelfrost und Fieber. 1958 erneute Grippe mit Husten und Schmerzen beim Atmen. Damals sei die Leber schon vergrößert gewesen. Lunge röntgenologisch ohne path. Befund. 1959 akuter Hustenanfall mit großen Mengen stinkenden Auswurfs. Seit dieser Zeit ist die Kranke in ständiger ärztlicher Behandlung und fühlt sich nicht wohl. Sie klagt bei der Aufnahme über sehr starke Schmerzen, von der Lendenwirbelsäule ausstrahlend, aber auch entlang des rechten unteren Rippenbogens. Sie sei mit den Nerven schon ganz herunter.

Klinisch besteht eine Klopfempfindlichkeit der unteren BWS und LWS. Die Röntgenuntersuchung zeigt zu dieser Zeit nur sehr diskrete Veränderungen an L 1 und L 2. Sie deckt aber neben multiplen Gallensteinen eine fast faustgroße krümelige Verkalkung in der Leber auf, die sofort den Verdacht auf eine Echinococcuserkrankung erweckt (Abb. 5). Im weiteren Verlauf werden die Wirbelveränderungen deutlicher. Auf Schichtaufnahmen (Abb. 6) findet sich an L 1 und L 2 eine grobwabig-blasige Struktur und eine leichte Sklerose, die sich auch auf die Bogenwurzel von L 1 fortsetzt. Daneben bestehen Randregelmäßigkeiten vor allem an L 1 und nunmehr schon eine reaktive Randwulstbildung zwischen L 1 und L 2 bei erhaltener Höhe dieses Zwischenwirbelraumes. Klinisch fanden sich Zeichen eines Leberschadens, eine ständig erhöhte Blutkörperchensenkungsgeschwindigkeit und eine Eosinophilie. Die Intrakutanprobe nach CASONI mit Hydatoidenflüssigkeit war deutlich positiv: Die sehr spezifische Sofortreaktion zeigte sich durch eine Quaddel von 10 mm Durchmesser bei einer Rötung von 30 mm Durchmesser (Prof. MATTHES, Heidelberg). Zu dieser Zeit waren die Eosinophilen übrigens wieder normal.

Die daraufhin durchgeführte Hemihepatektomie (Prof. STUCKE, Würzburg) war technisch schwierig, weil flächenhafte, zum Teil calcifizierte Verwachsungen mit dem Zwerchfell vorlagen. Es gelang, den vom Echinococcus befallenen Anteil weitgehend zu entfernen. Nach der Operation zunächst relatives Wohlbefinden, dann jedoch zunehmende Schmerzen in den Beinen, im rechten Hüftbereich und im Kreuz. Gefühllosigkeit im Oberschenkel innen und außen bds., am Unterschenkel vorwiegend außen. Große Schwäche in den Beinen. Gelegentlich Bluthusten, wie Himbeergeleefäden. BABINSKI rechts positiv. PSR rechts negativ. ASR re = li positiv. Leichte Atrophie der re. Femurmuskulatur.

Im weiteren Verlauf wurde das rechte Bein paretisch, später auch das linke. Der Analreflex ging verloren, es traten Defäkationsstörungen auf. Unter ständiger Verschlechterung des Zustandes kam die Kranke am 5. 8. 1963, zweieinhalb Jahre nach Klärung der Diagnose ad exitum.

Die Sektion deckte einen faustgroßen Echinococcus alveolaris der Leber auf, mit Ummauerung der unteren Hohlvene, mit Einbruch in die Pleurahöhle und Infiltration unterer Abschnitte des rechten Lungen-Unterlappens, sowie mit Metastasierung in den 1. und 2. Lendenwirbelkörper mit völliger Ausfüllung des Wirbelkanals in diesem Bereich.

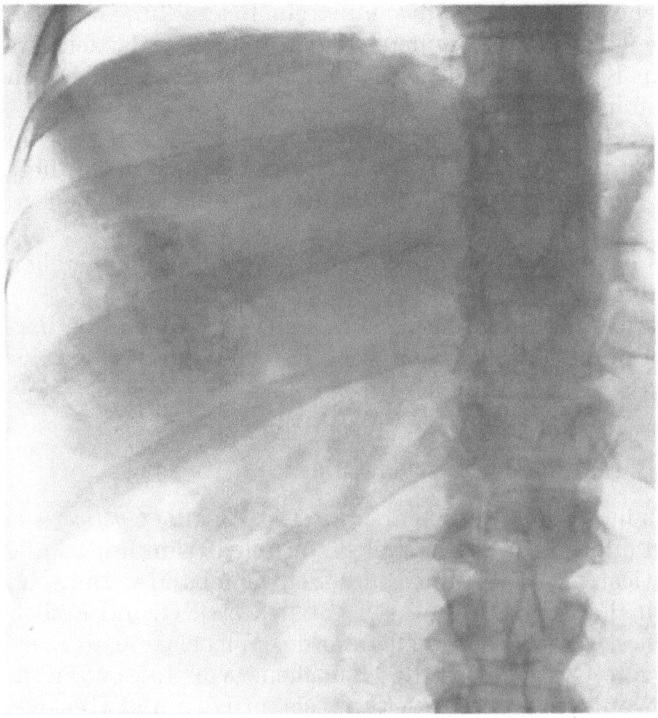

Abb. 5

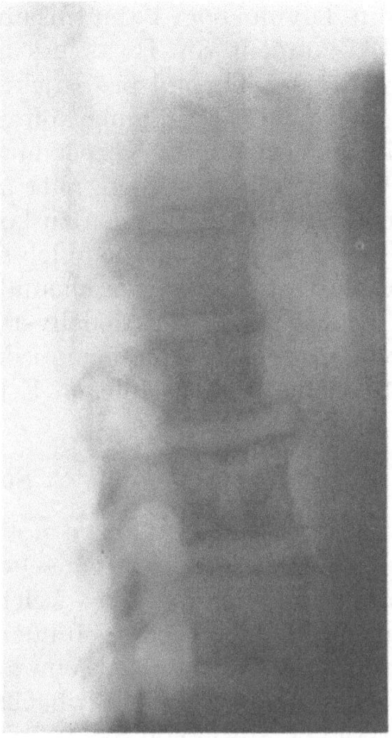

Abb. 6

Abb. 5. W. J. 57 j. ♀, 22. 3. 1961. Echinococcus alveoclaris der Leber mit charakteristischen Verkalkungen. Beginnende Destruktion von L 1 und L 2 auf der re. Seite. (Aufnahme Prof. SCHMIDT, Pforzheim)

Abb. 6. W. J. 57 j. ♀ 22. 10. 1962. Destruktion der re. Bogenwurzel von L 1, sowie des Wirbelkörpers L 1 und L 2. Bandscheibe weitgehend noch erhalten. Deutliche Sklerose in der Umgebug der Destruktionen. Brückenförmige Randwulstbildung (Aufnahme Prof. SCHMIDT, Pforzheim)

Medikamentöse Behandlungen und ihre bisherigen Ergebnisse

CUERVO GARGIA berichtete 1951 nach tierexperimentellen Untersuchungen erstmals über die erfolgreiche Behandlung von 12 an Echinococcus cysticus leidenden Patienten mit öligen Thymol-Lösungen. Ein weiterer günstiger Behandlungserfolg wurde 1955 von TOCCO mitgeteilt. Ebenfalls 1955 berichteten JEAN und JAQUES THIODET über die Heilung von 6 Kranken mit Echinococcus cysticus mit öligen Thymollösungen. GERMER berichtete im Rahmen einer Literaturübersicht 1961 über 3 eigene konservativ mit Thymol behandelte Fälle, denen der Erfolg versagt blieb, nachdem auch schon WEGMANN u. FÜRST über 2 Versager der Thymolbehandlung berichtet hatten, und auch MOHR keinen Erfolg in zwei Fällen gehabt hatte.

HANSTEIN konnte bei einem nicht mehr operablen Echinococcus alveolaris sive multilocularis Leuckart mit *Palmitinsäure-Thymolester* in mehreren Serien zu je 5 Injektionen von 1 ccm (entsprechend 0,37 g Thymol), jeden zweiten Tag, drei Monate nach Therapiebeginn eine langsame Besserung des Allgemeinbefindens, eine Wiederherstellung des Appetites, einen Rückgang der Leberschwellung und schließlich eine völlige Wiederherstellung erzielen. KUDLICH u. DICK haben 14 von 97 Fällen von Echinococcus alveolaris mit Palmitinsäure-Thymol-Ester behandelt, von denen 8 überlebten.

Entsprechend den bisher nur spärlichen Erfahrungen beim E. granulosus kann also offenbar auch der E. multilocularis das Thymol durch seine Membran hindurch aufnehmen und bei genügend hoher Dosierung abgetötet werden. Im Falle der Undurchführbarkeit einer Operation und bei nicht dringlicher Operation sollte daher ein Behandlungsversuch mit Thymol oder Palmitinsäure-Thymolester unternommen werden, wobei für das letztere Medikament von HANSTEIN bei gutem Kräftezustand des Patienten unbedenklich Dosen von 1,0 g Thymol pro Injektion empfohlen werden.

Für die Forschung könnte es wertvoll sein, markierte Substanzen zu benutzen, um ihren Verbleib im Körper und ihren Eintritt in den Parasiten zu verfolgen, um auf diese Weise im Tierversuch, aber auch bei der Behandlung von Parasiten beim Menschen zu eindeutigeren Aussagen zu kommen.

Im Tierversuch hat sich auch das Endoxan als wirksam erwiesen (HINZ), doch stehen diese Untersuchungen ebenfalls noch im Entwicklungsstadium.

Als adäquater Modellversuch könnte die durch E. alveolaris sive multilocularis hervorgerufene Alveolarechinococcose der Maus herangezogen werden, da sie durch einen der Erreger der menschlichen Echinococcose hervorgerufen wird.

2. Sonstige Parasiten der Wirbelsäule

BÜRGEL u. BIERLING stellten 1973 in ihrem Handbuchbeitrag fest, daß die *Cysticercose* des Knochens ein extrem seltenes Vorkommnis darstellt, weil sie im Schrifttum nur 2 Fälle auffinden konnten, bei welchen Cysticercen, die Finnen des Schweinebandwurmes im menschlichen Skelet gefunden wurden (Fälle von FRORIEP u. BOSTROEM). Grundsätzlich war daher mit der — wenn auch noch seltereren — Beteiligung der Wirbelsäule zu rechnen, zumal weitere Beobachtungen von Cysticercosis des Knochens von LENCZNER u. WOLLIN, sowie von SEGAL mitgeteilt worden sind und Cysticercosis im Hirn und Rückenmark von HUHN (1956) und von STEIMLÉ, VALDÉS u. VALLINA (1964) beobachtet worden war. Schließlich spricht auch die Beobachtung von DINNIK u. SACHS (1969) von Cysticercosis der Kreuzbeinwirbel bei Antilopen dafür, daß auch beim Menschen ein Befall der Wirbelsäule vorkommen kann, auch wenn eine solche Beobachtung bisher noch nicht publiziert worden ist.

In einer Zusammenstellung über spinale *Paragonimiasis* berichtet OH 1968 über 25 Fälle des Schrifttums, wobei 16 Fälle aus China ausgeschlossen waren, weil die Krankengeschichten dieser Fälle unvollständig waren. Er fügte 2 weitere eigene Fälle aus Korea hinzu, welche er unter 64 Fällen von Paragonimiasis des ZNS beobachtet hatte; SHIH hatte 8 Fälle von spinaler Paragonimiasis unter 76 Fällen des ZNS, CHANG u. Mitarb. 8 Fälle von spinaler Paragonimiasis unter 60 Fällen von ZNS-Paragonimiasis beobachtet: nur ein einziger von allen diesen Fällen zeigte Zeichen der Destruktion an zwei thorakalen Processus spinosi und an einem Gelenk. Außerdem beobachteten SHIH u. Mitarb. (1958) in 3 Fällen eine Vergrößerung der Interpedunkular-Distanz und eine Osteoporose an einem Wirbelbogen in 1 von 8 Fällen. Eine Calcification wurde nicht beobachtet.

Literatur

I. Die unspezifischen Entzündungen der Wirbelsäule

1. und 2. akute und chronische Osteomyelitis

ABLIN, G., ERICKSON, T. C.: Osteomyelitis of cervical vertebrae secondary to urinary tract infection. Case Report and Review of Literature. J. Neurosurg. **15**, 455—459 (1958).

ADLERMAN, E. J. and BUFF, J.: Osteomyelitis of cervical vertebrae as a complication of urinary tract disease. J A M A **148**, 283–285 (1952).

AHLBÄCK, S., COLLERT, S.: Destruction of the theodontoid process due to atlanto-axial pyogenic spondylitis. Acta radiol. Stockh. **10**, 394–400 (1970).

— — LINDBERG, L.: Non-specific spondylitis. Acta orthop. scand. **40**, 678 (1969).

AMANN, E., MOSTBECK, A., SALEM, G.: Die Bedeutung der Knochenszintigraphie für die Frühdiagnose und Verlaufskontrolle entzündlicher Knochenerkrankungen. Wien. klin. Wschr. **83**, 941–945 (1971).

AMBROSE, G. B., ALPERT, M., NEER, CH. S.: Vertebral osteomyelitis. A diagnostic problem. J. Amer. med. Ass. **197**, 619–622 (1966).

ANDERSEN, M. J., GENSTER, H. G.: Osteomyelitis purulenta columnae vertebralis. Komplikation til Urinvejsinfektioner. Ugester. Laeger **133**, 191–195 (1971).

ATSATT, R. F.: Acute osteomyelitis of a vertebral body following compression fracture. J. Bone Jt. Surg. **21**, 346–352 (1939).

AUQUIER, L., PAOLAGGI, J. B., BODDAERT, P., ROUQUÉS, C.: Spondylo-discite cervicale et compression médullaire opérée au cours d'une polyarthrite chronique séro-négative. Role favorisant possible d'une étroitesse du canal rachidien. Rev. Rhum. **35**, 542–544 (1968).

BADE, H.: Die Spondylitis infectiosa und ihre Abgrenzung gegenüber der Osteomyelitis, der Tuberkulose der Wirbelsäule und degenerativen Erkrankungen der Bandscheiben. Röntgenpraxis **11**, 461–474 (1939).

BAEKGAARD, P.: Et tilfaelde af spondylitis. Nord. Med. **86**, 1496 1(971).

BALTASAR, A.: Eitrige Spondylitis und Trauma. Mschr. Unfallchir. **57**, 113–118 (1954).

BARTAL, A. D., SCHIFFER, J., HEILBRONN, Y. D., YNNEI, M.: Anterior interbody fusion for cervical osteomyelitis. Reversal of quadriplegia after evacuation of epidural spinal abscess. J. Neurol. Neurosurg. Psychiatry **35**, 133–136 (1972).

BATSON, O. V.: The vertebral vein system as a mechanism for the spread of metastases. Amer. J. Roentgenol. **48**, 715–718 (1952).

BEDOGNI, C., BERGAMI, P. L.: La spondilite lombo sacrale. Arch. orthop. **76**, 103–114 (1963).

BERGAMASCHI, G.: Sulla mielitide stenica e sul tetano identità, metodo di cura, e malattie secondarie. che se derivano oservazioni. G. Torri, Pavia, 1820.

BILLER, H. F., OGURA, J. H., RONTAI, M., EHRLICH, C.: Cervical osteomyelitis complicating pharyngeal resection. Arch. Otolaryngol. **94**, 165–168 (1971).

BILLINGTON, R. W.: Spondylitis following cerebrospinal meningitis. J. Amer. med. Ass. **83**, 683-686 (1924).

BINNS, J. H.: A rare case of psoas abscess. Brit. J. clin. Pract. **20**, 325 (1966).

BISCHOF, W., NITTNER, K.: Zur Pathogenese, Klinik und Behandlung des spinalen Epiduralprozesses. Zbl. Neurochir. **26**, 193–210 (1965).

BLACKBURN, G., JEPSON, R. P.: Staphylococcal spinal osteomyelitis with acute extradural abscess. Brit. Med. J. **2**, 297 (1946).

BLANKE, K.: Zur Penizillinbehandlung der akuten hämatogenen Halswirbelosteomyelitis. Arch. klin. Chir. **268**, 25–44 (1951).

BLOCK, H.: Beiträge zur primären akuten und subakuten Osteomyelitis der Wirbelsäule. Arch. klin. Chir. **168**, 284–293 (1932).

BOFFANO, M., BELOTTI, R., DE RENARDI, M.: Contributo allo studio delle spondiliti infective non specifiche. Caso di ostemielite lombare da B. coli secundaria a pielo-nefrite. Minerva radiol. (Torino) **14**, 69–98 (1969).

BÖHME, P. E., GREGL, A.: Nichttuberkulöse Spondylitis und Unfall. Mschr. Unfallk. u. Vers'med. **71**, 387–397 (1968).

BÖHMIG, R.: Die Blutgefäßversorgung der Wirbelbandscheiben das Verhalten des intervertebralen Chordasegmentes und die Bedeutung beider für die Bandscheibendegeneration. Arch. klin. Chir. **158**, 374–424 (1930).

— PRÉVÔT, R.: Vergleichende Untersuchungen zur Pathologie und Röntgenologie der Wirbelsäule. Fortschr. Geb. Roentgenstr. **43**, 541–575 (1930).

BONTOUX, D., MASSIAS, P., FORETTE, B., COSTE, F.: Spondylodiscite lombaire au cours d'une endocardite à entérocoque. Rev. Rhum. **34**, 589–591 (1967).

BORCHERS, G.: Über die primäre akute und subakute Osteomyelitis der Wirbel. Arch. klin. Chir. **158**, 168–190 (1930).

BRIGGS, J., LASCELLES, A.: Spinal cord compression following vertebral osteomyelitis due to Alkalescens-Dispar. J. clin. Path. **16**, 155–157 (1963).

BROCHER, J. E. H.: Die Wirbelsäulenleiden und ihre Differentialdiagnose. 2. Aufl. G. Thieme 1959.

BROCHER, J. E.: Die Wirbelsäulenleiden und ihre Differentialdiagnose. Arch. Atlas Norm. path. anat. Röntgenbild **68**, 1–881 (1970).

BROWDER, J., MEYERS, R.: Infections of spinal epidural space; aspect of vertebral osteomyelitis. Am. J. Surg. **37**, 4–26 (1937).

BRUNO, M. S., SILVERBERG, T. N., GOLDSTEIN, D. H.: Embolic osteomyelitis of the spine as a complication of infection of the urinary tract. Am. J. Med. **29**, 865–878 (1960).

BUONSANTI, P.: Unitarismo dell' osteomielite vertebrale. Arch. Path. Chir. Org. Mov. **3**, 107–120 (1953).

CAMPBELL, M. M.: Pyogenic infections within vertebral canal. Bull. Neurol. Inst. New York **6**, 574–591 (1937).

CAMPBELL, J. A., SILVER, R. A.: Roentgen Manifestations of epidural granulomas of the spine. Amer. J. Roentgenol. **72**, 229–246 (1954).

CANIGIANI, T.: Wirbelentzündung im Anschluß an phlegmonöse Hautverletzung. Rö'praxis **12**, 143–145 (1940).

CAPITANIO, M. A., KIRKPATRICK, J. A.: Early roentgen observations in acute osteomyelitis. Amer. J. Roentgenol. **108**, 488–496 (1970).

CARNAGHAN, R. B. A.: Spinal cord compression in fowls due to spondylitis caused by staphylococcus pyogenes. J. comp. pathol. (Croydon) **76**, 9–14 (1966).

CARSON, H.: Acute osteomyelitis of the spine. Brit. J. Surg. **18**, 400–408 (1931).

CASSADY, J. R., BERDON, W. E., BAKER, D. H.: The "typical" spine changes of sickle-cell anemia in a patient with Thalassemia major (Cooley's anemia). Radiology **89**, 1065–1068 (1967).

CELOLARIUS, A. N.: Akute infectiöse Osteomyelitis der Wirbelsäule. Nov. chir. Arch. **44**, 306–310 (1939).

CHASIN, A.: Die Dimensionen der destruktiven Veränderungen in den Wirbelkörpern, die röntgenologisch bestimmt werden können. Fortschr. Rö'strahlen **37**, 529–535 (1948).

CHAPUIS, R.: Staphylococcal spondylitis. Rheumatism **21**, 39–44 (1965).

CHAUMONT, A. J., DIRHEIMER, Y.: Spondylodiscite carvicale post-abortum. Med. Leg. domm. corpor. (Paris) **5**, 155–156 (1972).

CHIPAULT, A.: L'osteomyélite vertebrale. Gaz. des Hôp. Paris **69**, 1393–1399 (1896).

CLOWARD, R. B.: Complications of anterior cervical disk operation and their treatment. Surgery **69**, 175–182 (1971).

COBB, J.: Conditions involving the spine and thorax, exclusive of those in the lower part of the back. Arch. Surg. **55**, 76–87 (1947).

COHEN, I.: Epidural spinal infections. Ann. Surg. **108**, 992–1000 (1938).

COMPERE, E. L., HARRISON, M.: Correlation of pathologic and roentgenologic findings in tuberculosis and pyogenic infections of the vertebrae. Ann. Surg. **104**, 1038–1067 (1936).

Conti, R.: Le osteomieliti vertebrali. Arch. Ortop. **75**, 1143–1164 (1962).

CORRIGAN, A. B.: Radiological changes in rheumatoid cervical spines. Aust. Radiol. **13**, 370–375 (1969).

COSTE, F., MASSIAS, P., BONTOUX, D., BORTEN, J.: Les spondylodiscites à germes banaux. Sem. Hôp. Paris **41**, 1736–1744 (1965).

CUKIER, J., ALNOT, J. Y., BENHAMOU, G.: Péri – urétérite bilatérale secondaioe à une spondylodiscite infectieuse. J. urol. nephrol. (Paris) **78**, 403–408 (1972).

DAMMERMANN, H.: Metastatische Eiterung in spinalen Dural-Raum. Zbl. Chir. **77**, 367–368 (1952).

DANIGELIS, J. A., LONG, R. E.: Anonymous mycobacterial osteomyelitis. A case report of a six-year-old child. Radiology **93**, 353–354 (1969).

DANDY, W. E.: Abscesses and inflammatory tumors in spinal epidural space (so-called pachymeningitis externa). Arch. Surg. **13**, 477–494 (1926).

DEFEO, E.: Osteomyelitis of the spine following prostatic surgery. Radiology **62**, 396–401 (1954).

DEMING, C. L., ZAPF, F.: Metastatic vertebral osteomyelitis complicating urostatic surgery. Tr. Am. A. Genito-Urin. Surgeons **35**, 287–305 (1943).

DEMOULIN, M.: Necrose discovertébiale après aortographie. J. belge Radiol. **43**, 186–191 (1960).

DENGLER, S.: Über einen folgenschweren Spätzustand nach einer Spondylitis infectiosa. Z. Orthop. Chir. **62**, 241–247 (1934).

DENNIS, I. M., BONDREAU, R. G.: Pleuropulmonary tularemia: its roentgen manifestations. Radiology **68**, 25–30 (1957).

DIERSSEN, A., DONNASTER, G., VERNANDEZ, J. R.: Abscesos epidurales espinales. Arch. Neurobiol. (Madrid) **31**, 447–455 (1968).

DIHLMANN, W.: Ausgedehnte Wirbelkörpersklerosierung bei banaler Osteochondrose oder blande, nicht eitrige sklerosierende Spondylitis? Fortschr. Rö'str. **108**, 767–770 (1968).

DOERR, H. W., AMELUNG, E., SCHMITZ, H., HAAS, R.: Q-Fieber-Endemie in Südbaden. Dtsch. Med. Wschr. **99**, 556–558 (1974).

DONAHUE, CH. D.: Osteitis of the spine. J. Urol. **61**, 405–409 (1949).

DONATI, M.: Über die akute und subakute Osteomyelitis der Wirbelsäule. Arch. klin. Chir. **79**, 1116–1163 (1906).

DORON, E.: Ostéomyélite aigue de la colonne vertébrale. Chirurgija **12**, 101–108 (1939).

DURITY, F., THOMPSON, A. B.: Localised cervical extradural abscess. Case report. J. Neurosurg. **28**, 387–390 (1968).

ECHOLS, D. H.: Emergency laminectomy for acute epidural abscess of spinal canal. Surgery **10**, 287–295 (1941).

EPSTEIN, B. S.: The spine. A radiological text and atlas. (Lea & Febiger, Philadelphia 1969).

ESAU, P.: Frühzeitige Röntgendiagnose bei der akuten Wirbelosteomyelitis. Dtsch. Z. Chir. **239**, 615–623 (1933).

FELLAENDER, M., LINDBERG, L.: Clinical use of radiostrontium in evaluation of spondylitis. J. Bone Joint Surg. **48**, 1585–1606 (1966).

FELSENREICH, G.: Unspezifische Spondylitis bei Morbus Scheuermann. Neue öst. Z.-Kinderhk. **4**, 52–58 (1959).

FINCH, P. G.: Staphylococcal osteomyelitis of spine in baby aged 3 weeks. Lancet **2**, 134–135 (1947).

FISHBACH, R. S., ROSENBLATT, J. E., DAHLREN, J. G.: Pyogenic vertebral osteomyelitis in heroin addicts. Calif. med. **119**, 1–4 (1973).

FORRESTER, D. M.: Gram-negative infections of spine. New Engl. J. Med. **287**, 413–414 (1972).

FRAENKEL, E.: Über Allgemeininfektionen durch den Bacillus pyocyaneus. Virchows Arch. **183**, 405–440 (1906).

— Über Erkrankungen des roten Knochenmarks, besonders der Wirbel und Rippen, bei akuten Infektionskrankheiten. Mitt. Grenzgeb. Med. Chir. **12**, 419–454 (1903).

— Über Erkrankungen des roten Knochenmarks, besonders der Wirbel, bei Abdominaltyphus. Mitt. Grenzgeb. Med. Chir. **11**, 1–19 (1903).

— Ein Beitrag zur Osteomyelitis purulenta der Wirbelsäule. Arch. klin. Chir. **122**, 280 (1923).

— Über Spondylitis acuta infectiosa und Rückenmarkserkrankungen. Fortschr. Rö'str. **30**, 103–111 (1922/23).

FRANGENHEIM, P.: Die Krankheiten des Knochensystems im Kindesalter. Neue dtsch. Chir. **10**, (1913).

FREEHAFER, A. A., FUREY, J. G. PIERCE, D. S.: Pyogenic osteomyelitis of the spine resulting in spinal paralysis. Bone Joint Surg. **44A**, 710–716 (1962).

FRIEDMANN, G., BÜTZLER, H. O.: Der Wert der Tomographie zum Nachweis pathologischer Wirbelsäulenbefunde. Rö'blätter **23**, 141–149 (1970).

GAJEWSKI, H., WAGNER, H.: Experimentelle Studien zur Darstellbarkeit von Substanzdefekten in Wirbelkörpern. Fortschr. Rö'str. **112**, 61–68 (1970).

GARCIA, A. JR., GRANTHAM, S. A.: Hematogenous pyogenic vertebral osteomyelitis. J. Bone Jt. Surgery **42A**, 429–436 (1960).

GASUL, B. M., JAFFE, R. H.: Acute epidural spinal abscess – a clinical entity. Arch. Pediat. **52**, 361–390 (1935).

DE GENNES, L., BRICAIRE, H., DURUPT, L., SIMON, G.: Ostéite condensante, pseudo-néoplasique au cours d'une septicémie à staphylococces. Bull. et mém. Soc. méd. Hôp. Paris **62**, 466 (1946).

GENSCHER, W.: Die primäre Osteomyelitis purulenta acuta der Wirbelsäule. Chirurg **21**, 240–247 (1950).

GENSTER, H. G., ANDERSEN, M. J.: Spinal osteomyelitis complicating urinary tract infection. J. Urol. **107**, 109–111 (1972).

GERUNOINI, G.: Sopra un caso de osteomielite acuta vertebrale meningococcica. Gazz. d. osp. **60**, 1057–1060 (1939).

GIEDION, A.: Weichteilveränderungen und radiologische Frühdiagnose der akuten Osteomyelitis im Kindesalter. Fortschr. Rö'str. **93**, 455–466 (1960).

— HOLTHUSEN, W., MASEL, L. F., VISCHER, D.: Subacute und chronische „symmetrische" Osteomyelitis. Ann. Radiol. (Paris) **15**, 329–342 (1972).

GLOGNER, E.: Spondylitis deformans und Spondylitis infectiosa. Diss. Hamburg 1932.

GLOGOWSKI, G.: Röntgenologischer Nachweis der Entstehung erscheinungsbildlich vom Morbus Bechterew nicht zu unterscheidender Krankheitsbilder durch generalisierte Osteomyelitis. Zschr. Orthop. **91**, 50–65 (1959).

GOEBELL, R.: Zur Diagnose und Therapie der akuten Wirbelosteomyelitis und der Meningitis spinalis purulenta. Dtsch. Z. Chir. **108**, 338–352 (1911).

GOERGÉNYI, A.: Zur Röntgendiagnostik der Spondylitis non specifica. Tuberkulosearzt **17**, 447–453 (1963).

GOLD, E.: Die Chirurgie der Wirbelsäule. Neue dtsch. Chir. **54**, 98–195 (1933).

GOLDMAN, ST. M., SIEVERS, M. L., CARLIE, W, K., COHEN, S. L.: Roentgen manifestations of diseases in Southwestern Indians. Radiology **103**, 303–306 (1972).

GOLDSCHMIDT, L. B.: Osteomyelitis from a urological standpoint. South Africa M. Rec. **23**, 167–168 (1925).

GOLDSTEIN, M. J., NASR, K., SINGER, H. C. ET AL.,: Osteomyelitis complicating regional enteritis. Gut **10**, 264–266 (1969).

GRAHAM, A. R., DEWEY, P.: Osteomylitis of the spinous process. Med. J. Austr. **1**, 816–817 (1972).

GRIECO, M. A.: Pseudomonas arthritis and osteomyelitis. J. Bone Joint Surg. **54**, 1693–1704 (1972).

GRIFFITHS, H. E., JONES, D. M.: Pyogenic infection of the spine. A review of 28 cases. J. Bone Joint Surg. (Br) **53**, 383–391 (1971).

GROS, C. M., KEMPF, F., SIMLER, M., HAMANN, B.: Ostéo-arthrite staphylococcique à localisation vertébrale. J. Radiol. Electrol. **46**, 58–61 (1965).

GROSS, D.: Infectiöse Spondylitiden. Documenta Geigy fol. rheumatol. **4**, 1965.

GUIRAUDON, C., BRAUN, S., COSTE, F.: Hernie discale pseudo-spondylitique. Rev. Rhum. **31**, 505–506 (1964).

GURI, J. P.: Pyogenic osteomyelitis of the spine. Differentialdiagnosis through clinical and roentgenographic observations. J. Bone Surg **28**, 29–39 (1946).

HAAG, W.: Spondylitis infectiosa nach Lungensteckschußverletzungen. Mschr. Unfallhk. **59**, 133–140 (1956).

HAHN, O.: Über die akute infektiöse Osteomyelitis der Wirbelsäule. Bruns Beitr. klin. Chir. **25**, 176–210 (1899).

HARBIN, M., EPTON, J. W.: Osteomyelitis of the spine. Amer. J. Surg. **22**, 244–254 (1933).

HARRIS, N. H., KIRKALDY-WILLIS, W. H.: Primary subacute pyogenic osteomyelitis. J. Bone Joint Surg. **47B**, 526–532 (1965).

HAZLETT, I. W.: Pyogenic osteomyelitis of the spine. Canad. J. Surg. **1**, 243–247 (1958).

HEKELE, K., SEYSS, R.: Über atypische Knochenveränderungen bei Morbus Besnier-Boeck-Schaumann. Hautarzt **3**, 67–70 (1952).

HELLNER, H.: Die hämatogene Osteomyelitis und ihre Behandlung. Vorträge a. d. prakt. Chir. **37**, (1954).

— Die nicht tuberkulöse Spondylitis. Arch. klin. Chir. **261**, 96–124 (1948).

— Die Diagnose und Therapie der nicht tuberkulösen Spondylitis. Bruns Beitr. klin. Chir. **188**, 257–274 (1954).

— POPPE, H.: Röntgenologische Differentialdiagnose der Knochenerkrankungen. G. Thieme, Stuttgart 1956.

HENRIQUES, C. Q.: Osteomyelitis as a complication in urology with special reference to the paravertebral venous Plexus Brit. J. Surg. **46**, 19–28 (1958).

HENSON, S. W. JR., COVENTRY, M. B.: Osteomyelitis of the vertebrae as the result of infection of the urinary tract. Surg. gyn. obst. **102**, 207–214 (1956).

HERFORT, A.: Osteomyelitis of lumbar vertebrae due to Escherichia coli; complication of acute suppurative pneumonia. JAMA **150**, 1073–1076 (1952).

HERMANN, E., LORENZ, R., VOGELSANG, H.: Zur Diagnostik der spinalen epiduralen Hämatome und Abszesse. Radiologe **5**, 504–508 (1965).

HEUSNER, A. P.: Nontuberculous spinal epidural infections. New Engl. J. Med. **239**, 845–854 (1948).

HIRSCHFELD, B. A., YASKIN, J. C.: Spinal epidural lesions with report of 3 cases. M. Times, New York, **67**, 107–112 (1939).

HIRSON, C.: Spinal subdural abscess. Lancet **2**, 1215–1217 (1965).

HOLMBERG, L.: Septic spondylitis. Report of 7 cases. Acta chir. scand. **84**, 479–504 (1941).

HOLZMANN, R. S., BISHKO, F.: Osteomyelitis in Heroin addicts. Ann. Intern. Med. **75**, 693–696 (1971).

HÖRMANN, J.: Ein Fall von akuter Osteomyelitis des Atlas. Zbl. Chir. **58**, 1379–1382 (1931).

HORVÀTH, F., KÀKOSSY, T.: Morphologie der Kümmel'schen Krankheit auf der Schichtaufnahme. Ztschr. Orthop. **110**, 261–265 (1972).

HUBRICH, R.: Akute primäre eitrige Osteomyelitis der Wirbelsäule. Zbl. Chir. **56**, 2054–2059 (1929).

HUNT, J. R.: Acute infectious osteomyelitis of spine and acute suppurative perimeningitis. Med. Rec. **65**, 641–650 (Discussion 672) (1904).

HURWITZ, A., ALBERTSON, H. A.: Cervical osteomyelitis and urinary-tract infection caused by Escherichia coli. New Engl. J. Med. **243**, 562–563 (1950).

HUTTON, S. W.: Acute osteomyelitis of cervical spine with epidural abscess. Brit. M. J. **1**, 153–154 (1956).

IMHÄUSER, K.: Über eine Spätform der pulmonalen Tularämie. Dtsch. med. Wschr. **1953**, 1021–1022 u. 1027.

IVIE, J. MC K.: Roentgenological observations on pleuropulmonary tularemia. Amer. J. Roentgenol. **74**, 466–471 (1955).

JACQUIN-COTTON, L., DUMAS, M., GIRARD, P. L., KONATÉ, S.: Les epidurites (à propos de 14 cas). Bull. Soc. med. Afric. Noire Lang. Fr. **15**, 384–390 (1970).

JÄGER, M., REFIOR, H. J., ZENKER, H.: Vergleichende Untersuchungen zur Frage der Fortentwicklungsstörung der Wirbelsäule bei Kindern mit Dysmelie-Syndrom und Kindern mit Peromelien. Z. orthop. **103**, 283–293 (1967).

JAMMES, D.: De l'ostéomyélite vertébrale chez le jeune. Thèse de Toulose 1956.

JAMISON, R. C., HEIMLICH, E. M., MIETHUE, J. C., O'LOUGHLIN, B. J.: Nonspecific spondylitis of infants and children. Radiology **77**, 355–367 (1961)

JOEL: Beitrag zur Lehre von der primären infectiösen Osteomyelitis der Wirbelsäule. Inaug. Diss. Kiel 1892.

JORDAN, M. C., KIRBY, W. Y.: Pyogenic vertebral osteomyelitis. Treatment with antimicrobial agents and bed rest. Arch. Intern. Med. **128**, 405–410 (1971).

JORUP, S., KJELLBERG, S. R.: Early diagnosis of acute septic osteomyelitis, periostitis and arthritis and its importance in treatment. Acta radiol. **30**, 316–325 (1948).

KÄSTNER, H.: Seltenere Lokalisationen der Osteomyelitis (Wirbelsäule, Schulterblatt). Arch. klin. Chir. **153**, 750–763 (1928).

KAN, D. V., PERELMAN, V. M.: Spinal osteomyelitis in urinary tract infection. Klin. med. (Moskau) **43**, 73–78 (1965).

KELLER, P.: Zur tomographischen Röntgendiagnostik der Spondylitis. Chirurg **22**, 18–23 (1951).

KELLNER, K., LEY, H.: Wandlungen im Krankheitsbild des epiduralen Abszesses verschiedener Genese durch Antibiotika. Münch. med. Wschr. **97**, 1205–1207 (1955).

KEMP, H. B. S., JACKSON, J. W., JEREMAH, J. D., HALL, A. J.: Pyogenic infections occurring primarly in intervertebral disks. J. Bone Jt. Surg. (Brit) **55 B**, 698-714 (1973).

KEMP, H. B., JOHNS, D. L., MCALISTER, J., GODLEE, J. N.: The Role of fluorine-18 and strontium 87 m Scintigraphy in the management of infective spondylitis. J. Bone. Jt. Surg. (Br.) **55**, 301–311 (1973).

KEMPF, F., POJER, N., BERTHIER, G. BUCHER: Spondylo-discite à salmonella (à propos d'une observation personelle). J. Radiol. electrol. med. nucl. **52**, 271–274 (1971).

KENDRICK, J. J., HARTMAN, J. T.: Infections metastatic to the vertebral column. JAMA **186**, 1093–1095 (1963).

KIDO, D., BRYAN, D., HALPERN, M.: Hematogenous osteomyelitis in drug addicts. Am. J. Roentgenol. **118**, 356–363 (1973).

KING, D. M., MAYO, K. M.: Subacute haematogenous osteomyelitis. J. Bone Joint Surg. **51 B**, 458–463 (1969).

KIRKALDY-WILLIS, W. H., THOMAS, T. G.: The surgical approaches to the vertebral bodies. J. Roy. Coll. Surg. Edinb. **10**, 109–124 (1965).

KLAR, M.: Blockwirbelbildung als Folgeerscheinung der Chondritis intervertebralis infectiosa. Rö'-praxis **5**, 206 (1933).

KLEIN, H. M.: Acute osteomyelitis of vertebrae. Arch. of Surg. **26**, 169–195 (1933).

KLEY, K. H.: Beitrag zur „akuten Spondylose" nach Bandscheibenoperation. Zbl. Chir. **82**, 1540–1543 (1957).

KLOSS, K., SCHARFETTER, F.: Spinale epidurale Abszesse. Wien. klin. Wschr. **79**, 761–764 (1967).

KNUTSSON, F.: The instability assoziated with disk degeneration in the lumbar spine. Acta radiol. **25**, 593–609 (1944).

— Fusion of vertebrae following non-infectious disturbance in the zone of growth. Acta radiol. **32**, 404–406 (1949).

KREMER, W., WIESE, O.: Die Tuberkulose der Knochen und Gelenke. Berlin 1930.

KREPLER, P.: Pyogene Osteomyelitis der Wirbelsäule bei einem Säugling mit Pyocyaneusinfektion. Mschr. Kinderhk. **102**, 161–162 (1954).

KRETSCHMER, H. L., OCKULY, E. A.: Osteomyelitis secondary to infections of the genio-urinary tract. Report of 3 cases. J. Urol. **34**, 142–147 (1935).

KULOWSKI, J.: Pyogenic osteomyelitis of spine: analysis and discussion of 102 cases. J. Bone Joint Surg. **18**, 343–364 (1936).

KUSUNOKI, T.: Über einen Fall von Pyocyaneus-Osteomyelitis der Wirbelsäule im Anschluß an Pyelonephritis. Zschr. Urol. **32**, 699–701 (1938).

KUWAHATA, H.: Neue experimentelle Untersuchungen über die Entstehung der akuten eitrigen Osteomyelitis. Dtsch. Z. Chir. **222**, 374–391 (1930).

LAME, E. L.: Pyogenic vertebral osteomyelitis following pelvic operation, with special reference to preoperative infection. Amer. J. Roentgenol. **75**, 933–952 (1956).

LANCE.: Un cas de maladie d'un disque intervertébral d'origine coli-bacillaire. Bull. Soc. Pédiatr. (Paris) **38**, 23–25 (1941).

LANG, W.: Die unspezifischen Spondylitiden, insbesondere die chronische Osteomyelitis purulenta und ihre Differentialdiagnose gegenüber der Wirbeltuberkulose. Arch. klin. Chir. **281**, 37–65 (1955).

— Wirbelosteomyelitis im Gefolge eines tuberkulösen Pleuraempyems. Z. Tuberk. **129**, 49–52 (1968).

LANGE, K.: Osteomyelitis der Wirbelsäule und Aneurysma der Aorta abdominalis. Chirurg **19**, 180–184 (1948).

LANGHEIM, W.: Epidural abscess of the spine. G. P. **33**, 87–90 (1966).

LAUCHE, A.: Die inspezifischen Entzündungen der Knochen. In: HENKE-LUBARSCH: Handb. d. spez. path. Anat. u. Histol. IX/4, 1–80, 1939.

LAW, W. B.: Acute spinal epidural abscess. Austr. New. Zeal. J. Surg. **38**, 354–357 (1969).

LEACH, R. E., GOLDSTEIN, H. H., YOUNGER, D.: Osteomyelitis of the odontoid process. A case report. J. Bone Joint Surg. **49**, 369–371 (1967).

LEFORT, H.: Vertebra plana avec biopsie vertébrale, un cas suivi pendant 10 ans. J. Radiol. electrol. **52**, 173–175 (1971).

LEIGH, T. F., KELLY, R. P., WEENS, H. ST.: Spinal osteomyelitis associated with urinary tract infections. Radiology **65**, 334–342 (1955).

LEJEUNE, E., BERTOYE, A., BOUVIER, M., QUENAU, P., BERTRAND, J. L., PERRIER, J.: Apport du dosage des antistaphylolysines au diagnostic des ostéo-athrites infectieuses. Rev. Rhum. mal. osteoartic. **40**, 19–26 (1973).

LENNER, S.: Über die Osteomyelitis der Wirbelsäule. Bruns Beitr. **155**, 228–250 (1932).

LERUT, R.: Tumeur maligne du bassinet rénal et discospondylite infectieuse. Acta urol. Belg. **31**, 387–392 (1963).

LEVENTEN, E. O.: Closed irrigation-section of spine infections. A review of four successfully treated cases of pyogenic vertebral osteomyelitis. JAMA **196**, 761–764 (1966).

LEWIS, R., GORBACH, S., ALTNER, P.: Spinal pseudomonas chondro-osteomyelitis in heroin users. New Engl. J. med. **286**, 1303 (1972).

LEWY, W., AEGERTER, E. E.: Osteosclerotic changes in sarcoidosis. Amer. J. Roentgenol. **113**, 646–649 (1971).

LIMING, W. R., YOUNGS, F. J.: Metastatic vertebral osteomyelitis following prostatic surgery. Radiology **67**, 92–94 (1956).

LINDBERG, L., SCHWARTZ, M. S.: Diagnosis of spondylitis by external 85 Sr counting. J. nucl. Med. **10**, 213–218 (1969).

LINDEMANN, K., KUHLENHAM, H.: Die Erkrankungen der Wirbelsäule. Stuttgart: I. Enke 1953.

LOB, A.: Über einen Fall von spondylitischem Schiefhals und isolierter Osteomyelitis des Epistropheus. Z. Orthop. **52**, 107 (1929).

— Degenerative und chronisch-entzündliche Erkrankungen in ihren Beziehungen zum Symptomenbild des Rückenschmerzes. Münch. med. Wschr. **97**, 553–556 (1955).

LORIMIER, A. A. DE, HASKIN, D., MASSIE, F. S.: Mediastinal mass caused by vertebral osteomeyelitis. J. Dis. Child. **111**, 639–643 (1969).

LOWYOT, D., GAUCHER, A., MANIVIT, D., COMBERIAS, J. F., NICOLIE, J.: Les spondylodiscites non tuberculeuses. J. Radiol. Electrol. **50**, 178–180 (1969).

LÜDEKE, H., SCHWEIBERGER, L.: Entzündliche Erkrankungen der Knochen und Gelenke. Chirurg **41**, 204–209 (1970).

LYON, E.: Über Spondylitis infectiosa. Schweiz. med. Wschr. **71**, 200–202 (1941).

MACHIDA, T., KOBAYASHI, M. KUTSUMA, T.: Case of cervical pyogenic spondylitis. Orthop. Surg (Tokio) **22**, 143–146 (1971).

MÄDER, H., GROSS, D., BRAENDLI, B.: Beitrag zum Probelm der unspezifischen Spondylitis. Schweiz. med. Wschr. **101**, 282–283 (1971).

MC LAURIN, R. L.: Spinal suppuration. Clin. Neurosurg. **14**, 314–336 (1966).

MCNUTT, J. R.: Roentgendiagnosis of osteomyelitis of the vertebrae. Amer. J. Roentgenol. **39**,52–58(1938).

MAILLOUX, M.: A propos de l'épidémiologie des Leptospiroses. Revue de hygiène et médicine sociales (Paris) **12**, 477–486 (1969).

MALGRAS, P., MAIGUE: Syndrome de hernie discale lié à une osteomyelite lombo-sacré méconnue. Sem. Acad. Chir. **75**, 30–31 (1949).

MALLET-GUY, P.: Akute Staphylococcenosteomyelitis der Körper der ersten beiden Lendenwirbel. Gutartige Bandscheibennaht-Form beimErwachsenen. Lyon. chir. **29**, 99–106 (1932).

MALLUCHE, H.: Die Wirbeltuberkulose. Ihre Entstehung und Entwicklung im Röntgenbild. Leipzig: G. Thieme 1947.

MARTIN, P.: Pyogenic osteomyelitis of spine. Brit. M. J. **2**, 688–691 (1946).

MASON, R. M.: Spondylitis. Proc. of the Roy. Soc. of Med. London **57**, 533–539 (1964).

MATHIEU, CH.: Ostéomyélite aigue vertébrale (à propos des 5 cas). Rev. Chir. **62**, 96-119 (1924).

MAY, D.: Pyogenic osteomyelitis of the spine. Postgrad. Med. **50**, 58–60 (1971).

MAY, G., MAY, R.: Skelet-Tuberkulose und Besnier-Boeck-Schaumannsche Erkrankung. Med. Mschr. **6**, 14–20 (1952).

MAYER, L.: An unusual case of infection of the spine. J. Bone Surg. **7**, 957–968 (1925).

MELLA, B.: Inflammatory spondylitis. Journ. of Neurosurgery **22**, 393–396 (1965).

MEYERS, B. R., BERSON, B. L., GILBERT, M. ET AL: Clinical patterns of osteomyelitis due to gram-negative bacteria. Arch. Int. Med. **131**, 228–233 (1973).

MIDDELDORPF, R.: Spondylitis infectiosa mit Blockwirbelbildung. Klin. Wschr. **13/I.** 475–477 (1934).

MILLARD, D. G.: Displacement of the linear thoracic paraspinal shadow of Brailsford. An early sign in osteomeyelitis of the thoracic spine. Amer. J. Roentgenol. **90**, 1231–1235 (1963).

MITCHELL, G. E., LOURIE, H., BERNE, A. S.: The various causes of scalloped vertebrae, with notes on their pathogenesis. Radiology **89**, 67–74 (1967).

MIXTER, W., J., SMITHWICK, R.H .: Acute intraspinal epidural abscess. New England J. Med. **207**, 127–131 (1932).

MOFFAT, N. A.: Spondylitis following urinary tract intsrumentation. J. urol. **110**, 339 (1973).

MOHR, W.: Spondylitis bei Tropenkrankheiten. Verh. dtsch. Ges. Rheumatol. **1**, 70–80 (1969).

MOLL, P. J.: Spondylitis, vervorzaakt door Stafylokokken Nerderl. T. Geneesbed. **108**, 561–564 (1964).

MOORE, SHERWOOD: Relative incidence of bone lesions over a 37 years period. Amer. J. Roentgenol. **62**, 375–379 (1949).

MORASCA, L.: Osteofita marginale sintoma initiale di spondiliti. Arch. med. Chir. **2**, 93–96 (1933).

MOYSON, F.: L'ostéomyélite aigue du nourrison. Acta orthop. Belg. **31**, 492–503 (1965)

MUSSEY, R. D.: Osteomyelitis of spine from urinary infections. Ill. M. J. **105**, 253–256 (1954). Illinois.

NAKAGAWA, T., MATSURA, M.: A case of acute purulent cervical osteomyelitis. Nippon Ika Daig. Z. **31**, 42–44 (1964).

NISHI, H., KIMURA, T., YOGUSAWA, T.: A case of osteomyelitis of the cervical spine associated with extradural abscess. IRYO **19**, 246–248 (1965).

NISSL, R.: Tomographische Demonstration von Defekten. Fortschr. Rö'str. **74**, 434–440 (1951).

NYÚL-TÓTH, P., RISKÓ, T., TOMORY, I.: Vorkommen von iatrogenen Noxen in der Ätiologie der Spondylitis. Z. Orthop. **109**, 827–836 (1971).

OBERDALHOFF, H., VIETEN, H., KARCHER, H.: Klinische Röntgendiagnostik chirurgischer Erkrankungen des Skeletes. I und II. Springer 1959.

OBERITER, V., REINER-BANOCAC, Z.: Tularemia. Pulmonal and oculoglandular form. Arch. Zastitu Majke Djebeta **5**, 23–26 (1961).

OEHLECKER, F.: Über die chronische Form der Osteomyelitis, insbesondere der Wirbelsäule. Bruns Beitr. **134**, 1–52 (1925).

— Die chronische Osteomyelitis der Wirbelsäule in neurologischer Beziehung. Dtsch. Z. Nervenhk. **117/119**, 343–349 (1931).

— Über Klinik und Unfallbegutachtung der chronischen Osteomyelitis der Wirbelsäule. Chirurg **4**, 473–482 (1932).

OPPENHEIMER, A.: Diseases of vertebral column: Roentgenologic analysis. Amer. J. Roentgenol. **53**, 348–269 (1945).

OPPIKOFER, E.: Osteomyelitis des 2. und 3. Halswirbels nach Adenotomie. Z. Hals- Nasen- Ohrenheilk. **35**, 325–330 (1934).

OTTEN, M.: Beitrag zur Pathogenese des Streptococcus mucosus. Dtsch. Archiv f. klin. Med. **86**, 434–441 (1906).

OTTEN, M.: Über bakteriologische Blutuntersuchungen an der Leiche. Virch. Arch. **184**, 284–304 (1906).

OTTO, K. REMÉ, H.: Uroseptische Skeletmetastasen. Z. Chir. **96**, 336–347 (1971).

OTTOLENGHI, C. E., SCHAJOWICZ, F., DE SCHANT, F. A.: Aspiration biopsy of the cervical spine. Technique and results in 34 cases. J. Bone Joint Surg. **46**, 715–733 (1964).

OVERHOLT, E. L. TIGERTT, W. D.: Roentgenographic manifestations of pulmonary tularemia. Radiology **74**, 758–765 (1960).

PAGLIERE, H., SOLDANO, E., SCORTICATI, C.: Dos casos de osteomielitis vertebral por infección urinaria. Rev. Argent. Urol. **33**, 263–267 (1964).

PAMPUS, F.: Generalisierte Osteomeylitis der Wirbelsäule. Der Chirurg **27**, 205–210 (1956).

PAUS, B.: Pyogen og tuberkuloes spondylitt. T. Horsbe. Laegeforen. **89**, 334–339 (1959).

PFLÜGER, W.: Zur Spondylitisbehandlung. Wien. med. Wschr. **117**, 85–87 (1967).

PISO, H. J.: Botafwijkingen by infecties van de urinewegen. Nederl. T. Geneeskd. **107**, 1469–1473 (1963).

PLENZ, P. G.: Über Osteomyelitis acuta und subacuta der Wirbel. Dtsch. med. Wschr. **57**, 416 (1921).

POLLACK, N., SPINNER, M., RICHMAN, R.: Hematogenous pyogenic spondylitis. New York J. med. **64**, 2870–2875 (1964).

PONT, M. E.: Trombophlebitis and vertebral osteomyelitis in an infant. U. S. Armed Forces M. J. **9**, 1336–1345 (1958).

PORSTMANN, W.: Spondylitis infectiosa im Anschluß an Verletzungen des vorderen Längsbandes (Beitrag zur Spondylitis nach Paravertebralanästhesie) Fortschr. Röntgenstr. **85**, 66–75 (1956).

PRITCHARD, A. E., ROBINSON, M. P.: Staphylococcal infection of the spine. Lancet 1961 II, 1165–1166 (1961).

PUHL, H.: Über Spondylitis infectiosa. Dtsch. Z. Chir. **228**, 172–209 (1930).

QUINCKE, H.: Über Spondylitis infectiosa. Mitt. Grenzgeb. Med. Chir. **11**, 714–720 (1903).

RADT, P.: Über chronische Osteomyelitis der Wirbelsäule und des Kreuzbeins. Mitt. Grenzgeb. Med. Chir. **41**, 389–401 (1929/30).

RASZEJA, F.: Beiträge zur chronischen Wirbelosteomyelitis. Z. Orthop. (Beilageheft) **66**, 260-267 (1937).

RAVAULT, P., LEJEUNE, E., RIFFAT, G., LAMBERT, R.: Un probléme d' actualité: les spondylites infectieuses. Sem. Hôp., Paris **35**, 927–934 (1959).

— — — — Les spondylites infectieuses (à propos de 10 observations). J. méd. Lyon **39**, 995–1028 (1958).

— — — Les ostéoarthrites vertébrales et coxo-fémorales des infections urinaires; à propos de 3 cas après prostatectomie. Rev. Rhum. **25**, 171–190 (1958).

RECORDIER, A. M., SERRATRICE, A., ACQUAVIVA, P., ROUX, H.: Spondylites staphylococciques à point de départ urinaire. Marseille Med. **102**, 146–148 (1965).

REDDY, D. R., MURTHY, D. K., WAGHRAY, V. N., KRISHNA, R. V.: A case of chronic spinal epidural abscess. J. Ass. Physicians India **20**, 803–804 (1972).

REHM, H.: Wirbelosteomyelitis nach Renovasographie. Fortschr. Rö'str. **111**, 286–289 (1969).

REINHARDT, K.: Punktion und Kontrastmitteldarstellung einer Osteomyelitis der Lendenwirbelsäule und des paravertebralen Abscesses. Röntgenblätter **27**, 45–50 (1974).

REINHARD, W.: Über einen Fall von Spontanheilung einer cervicalen Spondylitis. Zbl. Chir. **1941**, 390–393.

REISNER, A.: Unterscheidungsmerkmale normaler, entzündlicher und posttraumatischer Zustände an der Wirbelsäule. Fortschr. Rö'str. **44**, 726–751 (1931).

RICHARDS, A. J.: Non-tuberculous pyogenic osteomyelitis of the spine. J. Canad. Hos. Radiol. **11**, 45–49 (1960).

RICHTNER, N. G.: On osteomyelitis in cervical vertebrae following adenotomy. Acta oto-laryng. **36**, 266–272 (1948).

RIFFAT, G., DOMENACH, M., IRYARD J. ET AL.: Les spondylo-discites infectieuses. A propos d'une série de 12 observations. J. med. Lyon **51**, 1779–1780 (1970).

RIMALOWSKI, A. B., ARONSON, S. M.: Abscess of medulla oblongata associated with osteomyelitis of odontoid process. Case report. J. Neurosurg. **29**, 97–101 (1968).

RISUÓ, T., GÁCSI, J., NOVOSZEL, T.: Über die chronische Wirbelsäulenosteomyelitis der Erwachsenen Z. Orthop. **96**, 448–457 (1962).

ROBERTSON, J. M., BOUCHER, W. B.: Vertebral body abscess in a heifer. J. Amer. Vet. med. Ass. **143**, 1211–1213 (1963).

RODMAN, TH., FUNDERBURK, E. E., MYERSON, R. M.: Sarcoidosis with vertebral involvement. Ann. Int. Med. **50**, 213–218 (1959).

ROSENBURG, G.: Beiträge zur Osteomyelitis der Dornfortsätze. Fortschr. Rö'str. **28**, 218–222 (1921/22).

ROSENKRANZ, A.: Psoasabszeß bei pyogener Osteomyelitis der Wirbelsäule. U. österr. Z. Kinderhk. **1**, 420–424 (1956).

ROSENTGAL, L., LAGERGREN, C., OLHAGEN, B.: A clinical and roentgenological follow-up study of patients with uro-arthritis or pelvospondylitis. Acta rheumatol. scand. **17**, 3–14 (1971).

ROSSELET, P.: A propos d'un cas de méningite spinale a pneumocoques à point de départ ostéomyélitique et discal. Rev. rhum. **14**, 265–270 (1947).

SADOW, A. J.: Osteomyelitis of the spine. Proc. roy. soc. med. **60**, 9–10 (1967).

SANBORN, E.B., PURCELL, E.M.: Pleuropulmonary complications of tularemia; two reports of tularemic lung abscesses. J. thorac. surg. **34**, 85–94 (1957).

SCHARFETTER, F., MUELLER, A.: Über die postoperative Discitis intervertebralis lumbalis. Schweiz. Arch. Neurol. Neurochir. Psychiatr. **108**, 99–111 (1971).

SCHEIN, A. J.: Bacillus pyocyaneus osteomyelitis of spine, report of case of successful treatment with sulfanilamide. Arch. Surg. **41**, 740–746 (1940).

SCHEPEL, J. A.: Complicaties van abcessen van spondylitis thoracalis. Nederl. T. Geneesk. **112**, 536–537 (1968).

SCHERBEL, L. A., GARDNER, W. J.: Infections involving the intervertebral disks. JAMA **174**, 370–374 (1060).

SCHMALZ, A.: Über akute Pachymeningitis spinalis externa. Virchow's Arch. Path. Anat. **257**, 521–560 (1925).

SCHMITT, G. A., Entzündlicher Prozeß in der Spitze des Dornfortsatzes des 7. Halswirbels. Rö'praxis **13**, 320–323 (1941).

— Periostreaktion als einziges anfängliches Zeichen einer akuten Wirbelosteomyelitis. Fortschr. Rö'-str. **71**, 105–108 (1949).

SCHMORL, G., JUNGHANNS, H.: Die gesunde und die kranke Wirbelsäule in Röntgenbild und Klinik (4. Aufl.). Stuttgart: G. Thieme 1957.

SCHOEN, R., TISCHENDORF, W.: Krankheiten der Knochen, Gelenke und Muskeln. Handb. Innere Med. VI/I, 647–1042 (1954).

SCHÖNBURG, E.: Spondylitis infectiosa infolge Phlegmone am Bein nach Granatsplitterverwundung. Mschr. Unfallhk. **41**, 575–578 (1934).

SCHRAMM, G.: Die entzündliche Lordose. Z. Orthop. **71**, 172–182 (1940).

SCHULTEN, H.: Tularämie. Handb. Inn. med. Bd. 1/2, 223–242 (1952).

SCHULZ, F.: Eigenartiger Verlauf einer isolierten chronischen Osteomyelitis eines Brustwirbelkörpers. Münch. med. Wschr. 14,1, 507–508 (1940).

SCOTT, W. W.: Blood stream infections in urology; report of 82 cases. J. Urol. **21**, 527–566 (1929).

SEAMAN, W. B., WELLIS, J.: Destructive lesions of certebral bodies in rheumatoid disease. Amer. J. Roentgenol. **86**, 241–250 (1961).

SELBY, R. C., PILLAY, K. V.: Osteomyelitis and disk infection secondary to pseudomonas aerogenosa in heroin addiction. Case report. J. Neurosurg. **37**, 463–466 (1972).

SELIG, S.: Bacillus proteus osteomyelitis of the spine. J. Bone joint surgery **16**, 189 (1934).

SERRATRICE, G.: A propos des spondylites staphylococciques et de leurs complications neurologiques. Rhumatologie **22**, 303–304 (1970).

SERRE, H., SOMIN, L., JANICOT, Y., LEVY, F.: Les affections rhumatismales de la charnière cervico-occipitale. Rev. Rhum. **30**, 518–545 (1963).

— BLOTMAN, F., SANY, J. ET AL.: Spondylodiscites infectieuses. Aspects symptomatiques et évolutifs. Rev. Rhum. Mal. osteo. **40**, 243–253 (1973).

SETÄLÄ, K., TARKIAINEN, E., NYGSSÖNEN, O., STERNJVALL, L.: Angiographic recognition of diseases involving the spine. Brit. J. Radiol. **40**, 309–310 (1967).

SHEADI, W. H.: Primary pyogenic osteomyelitis of the articular processes of the vetebrae. Report of an unusual case. J. Bone Surg. **21**, 969–976 (1939).

SHENKIN, H. A., HORN, R. C., GRANT, F. C.: Lesions of spinal epidural space producting cord compression. Arch. Surg. **51**, 125–146 (1945).

SHERMANN, M. S., SCHNEIDER, G. T.: Vertebral osteomyelitis complicating postabortal and postpartum infection. South. M. J. **48**, 333–338 (1955).

Shore, L. R.: Some examples of disease of the vertebral column found in skeletons of ancient Egypt. Brit. J. Surg. **24**, 256–271 (1936).

Simon, L.: Problèmes de diagnostic avec les séquelles de dystrophie vertébrale de croissance. Rhumatologie **22**, 293–297 (1970).

Simons, B.: Röntgendiagnostik der Wirbelsäule (2. Aufl.) Fischer, G. Jena, 1951.

Sinding-Larsen, C. M. F.: A contribution to the diagnosis in diseases of the vertebral column. Acta Radiol. **5**, 207–216 (1926).

Skalkea, G., Georgoulis, B., Rowntree, T.: Vertebral osteomyelitis complicating operations abdominal viscera. N. Y. J. Med. **67**, 1323–1326 of (1967).

Slaughter, R. E., Fremont-smith, F., Munro, D.: Metastatic spinal epidural abscess; report of case with recovery following operation. J. A. M. A. **102**, 1468–1470 (1934).

Slullitel, I., Klass, R.: Osteomielitis aguda de la columna lumbar. Red. méd. de Rosario **35**, 172–176 (1945).

Spillane, J. D.: Cervical spondylosis. Lancet **2**, 137 (1972).

Stammers, F. A. R.: Spinal epidural suppuration, with special reference to osteomyelitis of vertebrae. Brit. J. Surg. **26**, 366–374 (1938/1939).

Steinbach, H. L.: Infections of bones. Seminars Roentgenol. I, 337–369 (1966).

Stender, A., Lange-Cosack, H.: Halswirbelosteomyelitis mit Beteiligung des Nervensystems nach Nackenkarbunkel. Nervenarzt **19**, 175–183 (1948).

Stern, W. E., Balch, R. E.: Surgical aspects of nonspecific inflammatory suppurative disease of the vertebral column. Amer. J. Surg. **112**, 314–325 (1966).

Sternberg, H.: Über Wirbelsäulenosteomyelitis und Spondylitis infectiosa. Wien. klin. Wschr. 492–494 (1934/I).

— Sternberg, H.: Über Röntgenbefunde bei Osteomyelitis der Wirbelsäule und Spondylitis infectiosa. Fortschr. Rö'str. **49**, 32–56 (1934).

Stone, D. B., Bonfiglio, M.: Pyogenic vertebral osteomyelitis. A diagnostic pitfall for the internist. Arch. int. Med. **112**, 491–500 (1963).

Sullivan, C. R., McCaslin, F. E. J. R.: Further studies on experimental spondylitis and intercorporal fusion of the spine. J. Bone Joint Surg. **42A**, 1339–1348 (1960).

Sullivan, C. R., Symmonds, R. E.: Disk infections and abdominal pain. JAMA **188**, 655–658 (1964).

Synkonis, J. P.: Epidural abscess of the lumbar spine; report of case. J. amer. osteopath. ass. **67**, 1163–1167 (1968).

Tabenski, Z., Gnusich, St.: A comparative evaluation of methods of treating osteomyelitis. Pol. Przgl. chir. **28**, 1155–1161 (1956).

Teitge, J. E.: Spondylitis infectiosa. Med. Klinik **43**, 196–198 (1948).

— Verlauf und Abgrenzung der Spondylitis infectiosa. D.M.W. **74**, 867–868 (1949).

Teng, P.: Postoperative lumbar discitis. Bull. Los Angeles Neurol. Soc. **37**, 114–123 (1972).

Terracol, J.: Spondylite cervical suppurée avec troubles nerveux après intervention chirurgicale. Oto-rhino-laryngo. internat. **35**, 145–150 (1947).

Thierry-Mieg, J., Surmand, S. H.: Intérêt de l'épidurographie dans les sciatiques radiculaires rebelles. Rev. rhum. **31**, 116–122 (1964).

Ti, D. C.: 5 cases of pyogenic spondylitis. Z. Hong. Waike Z. **11**, 432–433 (1963).

Ting, Y. M.: Osteomyelitis of the spine. Radiology **76**, 27–31 (1961).

Trueta, J.: The three types of acute haematogenous osteomyelitis: a clinical and vascular study. J. Bone Joint Surg. **41B**, 671–680 (1959).

Turner, Ph.: Acute infective osteomyelitis of the spine. Brit. J. Surg. **26**, 71–85 (1938).

Übermuth, H.: Über die Altersveränderungen der menschlichen Zwischenwirbelscheibe und ihre Beziehung zu den chronischen Gelenkleiden der Wirbelsäule. Ber. u. Verh. d. Sächs. Akad. d. Wiss., Leipzig Mathem. physik. Klasse **81**, 111 (1929).

Urbantschitsch, E.: Pharyngogene Osteomyelitis der Halswirbel. Mschr. Ohrenhk. **73**, 443–448 (1939).

Vignon, G., Naudib, E., Boijeau, A., Calvel, V.: Deux cas de disco-spondylities infectieuses. J. Radiol. **37**, 459–460 (1956).

Villiaumey, J.: Problèmes de diagnostic avec les atteintes rheumatismales chroniques de la colonne. Rhumatologie **22**, 305–310 (1970).

Virenque, J., Pasquié, M.: L'ostéomyelite aigue de la colonne vertébrale. Presse méd. **64**, 1202-1204 (1956).

Voichita, N., Osian, N., Popovici, C., Wassermann, L.: Generalisierte Knochensarkoidosis. Oncol. si Radiol. **10**, 319–236 (1971).

Volkmann, J.: Über die primäre akute und subakute Osteomyelitis purulenta der Wirbelsäule. Dtsch. Zsch. Chir. **132**, 445–510 (1915).

Wagoner, A. W., Hunt, R. D., Pendergrass, E. P.: A study of the relative importance of the cortex and spongiosa in the production of the roentgenogram of the normal vertebral body. Amer. J. Roentgenol. **53**, 40–48 (1945).

Waisbren, B. A.: Pyogenic Osteomyelitis and arthritis of the spine treated with combinations of antibiotic and gamma globulin. A preliminary report. J. Bone joint surgery **42A**, 414–429 (1960).

— Bacteriemia due to gramnegative bacilli other than the salmonella. Clinical and therapeutic study. Arch. Int. Med. **88**, 467–488 (1951).

Waldvogel, F. A., Medoff, G., Swartz, M. N.: Osteomyelitis. A review of clinical features. Therapeutic considerations and unusual aspects (3. osteomyelitis associated with vascular unsufficiency). New Engl. J. Med. **282**, 198–206, 260–266, 316–322 (1970).

Watanakunakorn, C. Trott, A.: Vertebral osteomyelitis due to mycobacterium kansasii. Amer. Rev. Respir. Dis. **107**, 846–850 (1973).

Wear, J. E., Baylin, G. J., Martin, Th. L.: Pyogenic osteomyelitis. Amer. J. Roentgenol. **67**, 90–94 (1952).

Weber, R.: Considérations sur l'ostéomyélite vertébrale. Rev. Chir. orthop. **51**, 273–283 (1965).

Weber, W.: Klinisches Bild und operative Behandlung des akuten eitrigen Wirbelbandscheibeninfektes. Langenbecks Arch. klin. Chir. **278**, 585–602 (1954).

Wel, H. J. van, Zwifsen, H. J.: A patient with klebsiella osteomyelitis of the cervical spine. Arch. Chir. Neerl. **24**, 37–42 (1972).

Wettstein, P., Curati, W.: Spondylities und spondylodiscites aiguës à germes banals. Radiol. clin. biol. **42**, 353–365 (1973).

Wheeler, P. S., Perovic, M., Block, B.: The luccut cleft, a new radiographic sign of cervical disk injury of disease. Clin. Radiol. (Edinb.) **23**, 188–192 (1972).

Wholey, M. H., Pugh, D. G., Bickel, W. H.: Lokalized destructive lesions in rheumatoid spondylitis. Radiology **74**, 54–56 (1960).

Willensky, A. O.: Osteomyelitis of the vertebrae. Annals of Surgery **89**, 561–570, 731–747 (1929).

Wiley, A. M., Trueta, J.: The vascular anatomy of the spine and its relationship to pyogenic vertebral osteomyelitis. J. Bone joint surgery **41B**, 796–809 (1959).

Williams, J. L., Moller, G. A., O'Rourkr, T. L.: Pseudo infections of the intervertebral disk and adjacent vertebrae. Amer. J. Roentgenol. **103**, 611–615 (1968).

Wiltberger, B. R.: Resection of vertebral bodies and bone-grafting for chronic osteomyelitis of the spine. J. Bone Surg. Amer. Ed. **34**, 215–218 (1952).

Winters, J. L., Cahen, J.: Acute hematogenous osteomyelitis. A review of 66 cases. J. Bone Joint. Surg. **42A**, 691–704 (1960).

Wise, D. R.: Staphylococcal osteomyelitis of the avian vertebral column. Res. Vet. Sci. **12**, 169–171 (1971).

Wolfson, B., Ingram, Ch. G.: An unusual complication of epidural analgesia. Brit. J. Anaesthes. **29**, 514–516 (1957).

Wood, E. H., Bream, Ch. A.: Spinal Sarcoidosis. Radiology **73**, 226–233 (1959).

Wright, P. R.: Acute osteomyelitis of the spine. J. Bone Surg. Brit. Ed. **35**, 687 (1953).

Würsten, D.: Unspezifische Spondylitis. Praxis **60**, 1430–1442 (1971).

Young, D. A., Laman, M. L.: Radiodeuse skeletal lesions in Boeck's sarcoid. Amer. J. Roentgenol. **114**, 553–558 (1972).

Zanoli, R.: L'ostéomielite vertebrale. Chir. org. mov. **14**, 673–690 (1929).

Ziesche, H. W.: Osteomyelitis der Wirbelsäule bei Harnwegsinfection. Zbl. Chir. **90**, 1751–1758 (1965).

Zipperling, W.: Über akute infektiöse Wirbelentzündung (Spondylitis infectiosa). Diss. Kiel 1906.

3. Sonderformen der Osteomyelitis der Wirbelsäule

a) Osteomyelitis im Kindesalter

Aicardi, J., Lepintre, J.: Spinal epidural abscess in a one-month-old child. Amer. J. Dis. Child. **114**, 665–667 (1967).

Alexander, C. J.: The aetiology of juvenil spondylarthritis (discitis). Clin. Radiol. **21**, 178–187 (1970).

Brass, A., Bowdler, J. D.: Non-specific spondylitis of childhood. Ann. Radiol. Paris **12**, 343–354 (1969).

Bremner, H. E., Neligan, G. H.: Benigne form of acute osteitis of the spine in young children. Brit. med. J. **1**, 856–860 (1953).

Böhmig, R.: Die Blutgefäßversorgung der Wirbelbandscheiben, das Verhalten des intervertebralen Chordasegments und die Bedeutung beider für die Bandscheibendegeneration. Zugleich ein Beitrag zur enchondralen Ossifikation der Wirbelkörper. Arch. klin. Chir. **158**, 374–424 (1930).

Burrows, H. J.: Slipped upper femoral epiphysis. J. Bone Joint Surg. **39B**, 641–658 (1957).

Chappuis, J. P., M. Daudet, J. L. Lerat et al.: Prépondérance des spondylodiscites à pyogenes dans la pathologie vertébrale de l'enfant. A propos 15 observations. Ann. Chir. infant. **10**, 475–494 (1969).

Childe, A. E., Tucker, F. R.: Spondylarthritis in infants and children. J. Canad. Ass. Radiol. **12**, 47–51 (1961).

Chinaglia, A.: L'osteomielite acuta della colonna vertebrale. Arch. ital. chir. **44**, 517–576 (1936).

Coventry, M. B., Ghormley, R. K., Kernohan, J. W.: The intervertebral disk: its microscopic anatomy and pathology; anatomy, development and physiology. J. Bone Joint Surg. **27**, 105–112 (1945).

Djian, A., van de Berg, A.: Comportement radiologique des lesions discovertebrales des spondylodiscites non tuberculeuses de l'adulte. J. Belge Radiol. **47**, 665–678 (1964).

Doyle, I. R.: Narrowing of the intervertebral disk space in children. Presumably an infectious lesion of the disk. J. Bone Joint Surg. **42A**, 1191–1200 (1960).

Dupont, A., Andersen, H.: Non-specific spondylitis in childhood. Acta pädiatr. (Uppsala) **45**, 361–366 (1956).

Ehrenhaft, J. L.: Development of the vertebral column as related to certain congenital and pathological changes. Surg. Gynecol. Obstetr. **76**, 282–292 (1943).

Eggert, D.: Unspezifische Spondylitis im Kindesalter. Fortschr. Rö'str. **113**, 697–703 (1970).

Feinblom, R. F., Halby, F. A.: Acute pyogenic spondylitis in infancy. Clinical pediatrics (Philadelphia) **5**, 683–684 (1966).

Ferguson, W. R., Some observations on the circulation in foetal and infant spines. J. Bone Joint Surg. **32A**, 640–648 (1950).

Flemming, C.: Chronic staphylococcal osteomyelitis of the spine. Proc. roy. Soc. Med. **28**, 897–902 (1934/35).

Freemann, H.: Acute osteomyelitis of lumbar spine in adult. Brit. M. J. **2**, 610–611 (1946).

Garcia, A., jr., Grantham, S. A.: Hematogenous pyogenic vertebral osteomyelitis. J. Bone Joint Surg. **42A**, 429–436 (1960).

Ghormley, R. K., Bicker, W. H., Dickson, D. D.: A study of acute infectious lesions of the intervertebral disks. Southern Med. J. **33**, 347–352 (1940).

GIEDION, A.: Weichteilveränderungen und radiologische Frühdiagnose der akuten Osteomyelitis im Kindesalter. Fortschr. Rö'str. **93**, 455–466 (1960).

GOLDIE, I., RYBA, W.: Non-specific spondylitis in children. Clin. Orthop. **79**, 89–95 (1971).

GRIFFIN, P. P.: Bone and joint infections in chil. dren Pediatr. Clin. North. America **14**, 533–548 (1967).

GURI, J. P.: Pyogenic osteomyelitis of the spine. J. Bone Joint Surg. **28**, 29–39 (1946).

GWINN, J. L.: Radiologic case of the month. Nonspecific spondylitis. Amer. J. Dis. Child. **115**, 605–606 (1968).

HAAS, S. L.: Localization of growing joint in epiphyseal cartilage plate of bones. Amer. J. ortop. Surg. **15**, 563-586 (1917).

HARBINIM, M., EPTON, J. W.: Osteomyelitis of the spine. Amer. J. Surg. **22**, 244–254 (1933).

ISMAILOVA, V. N.: Hematogenous vertebral osteomyelitis in children. Vestn. Khir. Grekov. **92**, 84–85 (1964).

JAMISON, R. C., HEIMLICH, E. M., MIETHKE, I. C. et al.: Nonspecific spondylitis in infants and children Radiology **77**, 355–367 (1961).

Katz, J. F.: Back disorders in children. Clin. Orthop. **21**, 62–77 (1961).

KEISER, R. P., GRIMES, H. A.: Intervertebral disk space infections in children. Clin. Orthop. **30**, 163–166 (1963).

KOTSCHER, E.: Über die passageren Bandscheibenverkalkungen im Kindesalter. Radiol. clin. (Basel) **24**, 197–201 (1955).

KULOWSKI, J.: Pyogenic osteomyelitis of the spine. J. Bone Joint Surg. **18**, 343–346 (1936).

KVASHINA, V. J.: Infectious nonspecific spondylitis in children. Vestn. Rentgenol. Radiol. **45**, 16–20 (1970).

LASCARI, A. D., GRAHAM, M. H., MAC QUEEN, I. C.: Intervertebral disk infection in children. J. Pediat (Uppsala) **70**, 751–757 (1967).

LIPKINA, E. A., JAKUBOVA, K. K.: Differential diagnosis of hematogenic osteomyelitis of the spine in children. Probl. Tuberk. **50**, 69–71 (1972).

DE LORIMIER, A. A., HASKIN, D. MASSIE, F. S.: Mediastinal mass caused by vertebral osteomyelitis. Amer. J. Child. **111**, 639–643 (1966).

LYON, E.: Über Kalkknötchen in der Zwischenwirbelscheibe. Fortschr. Rö'str. **39**, 76–80 (1929).

MATHEWS, S. S., WILTSE, L. L., KARBELNIG, J. M.: A destructive lesion involving the intervertebral disk in children. Clin. Orthop. **9**, 162–168 (1957).

MAYER, L.: Unusual case of infection of spine. J. Bone Joint Surg. **7**, 957–968 (1925).

MENELAUS, M. B.: Discitis: an inflammation infecting the intervertebral disks in children. J. Bone Joint Surg. **46B**, 16–23 (1964).

MILONE, F. P., BIANCO, A. J., IVINS, J. C.: Infections of the intervertebral disk in children. J. Amer. med. Ass. **181**, 1029–1033 (1962).

MOUES, C. A. F.: Spondylarthritis in childhood. Amer. J. Roentgenol. **91**, 578–587 (1964).

PAVETTO, G. C.: Rilievi clinici e radiografici sulla osteomielite vertebrale infantile. Minerva Ortop. **14**, 589–592 (1963).

PEACHER, W. G., STORRS, R. P.: Intervertebral disk calcification in childhood. Radiology **67**, 396–398 (1956).

PONT, M. E.: Thrombophlebitis and vertebral osteomyelitis in an infant. U. S. Armed Forces M. J. **9**, 1336–1345 (1958).

PRITCHARD, A. E., ROBINSON, M. P.: Staphylococcal infection of the spine. Lancet **2**, 1165–1166 (1961).

PRITCHARD, A. E., THOMPSON, W. A. L.: Acute pyogenic infections of the spine in children. J. Bone Joint Surg. **42B**, 86–89 (1960).

RECHTMANN, A. M., HERMEL, M. B.: Intervertebral disk calcification: disappearing dormant an silent. Clin. orthop. **7**, 218–231 (1956).

RICHARDS, A. J., Non-tuberculous pyogenic osteomylitis of the spine. J. Canad. Ass. Rad. **11**, 45–48 (1960).

RIGAULT, P., BLANCHARD, J. R.: Spondylodiscites à germes bonaux chez l'enfant. Rev. Chir. Orthop. **56**, 367–382 (1970).

ROBINSON, B. H. B., LESSOF, M. H.: Osteomyelitis of the spine. Guy's Hospital Reports **110**, 303–318 (1961).

ROCCO, H. D., EYRING, E. J.: Intervertebral disk infections in children. Amer. J. Dis. Child. **123**, 448–451 (1972).

SAENGER, A. E.: Spondylarthritis in children. Amer. J. Roentgenol. **64**, 20–31 (1950).

SCHERBEL, A. L., GARDNER, W. J.: Infections involving the intervertebral disks. Diagnosis and management. J. Amer. med. Ass. **174**, 370–374 (1960).

SCHMORL, G.: Verkalkung der Bandscheiben der Wirbelsäule nebst Bemerkungen über das Verhalten der Bandscheiben bei infektiöser Spondylitis. Fortschr. Rö'str. **40**, 18–26 (1929).

SCHUDEL, W. J., WARNS, E. H.: Banale spondylitis bij kinderen. Ned. Tijdschr. Geneeskd. **116**, 835–840 (1972).

SMITH, M. G.: Lumbar spondylarthritis in young children. J. Pediatr. Surg. **7**, 684–690 (1970).

SMITH, N. R.: The intervertebral disks. Brit. J. Surg. **18**, 358–375 (1930/31).

SMITH, A. D. F.: A benign form of osteomyelitis of the spine. J. Amer. med. Ass. **101**, 335–337 (1933).

SOMERHAUSEN, M.: Ostéo-arthrites vertébrales non tuberculeuses de l'adulte. Acta chir. Belge **68**, 77–106 (1969).

SONNENSCHEIN, A.: Zur Verkalkung des Nucleus pulposus. Fortschr. Rö'str. **81**, 531–534 (1954).

SPIEGEL, P. G., KENGLA, K. W., ISAACSON, A. S., and WILSON, J. C.: Intervertebral disc-space inflammation in children. J. Bone Joint Surg. (Amer.) **54**, 284–296 (1972).

SPURLING, R. G.: Lesions of the lumbar intervertebral disk with special reference to rupture of the annulus fibrosus with herniation of the nucleus pulposus. Springfield, Illinois. Thomas 1953.

STOLECKE, H.: Die gutartige unspezifisch-infectiöse Spondylitis im Kindesalter. Ann. pädiatr. (Basel) **204**, 323–335 (1965).

STONE, D. B., BONFIGLIO, M.: Pyogenic vertebral osteomyelitis. Arch. Intern. Med. **112**, 491–500 (1963).

SULLIVAN, C. R., MCCASLIN, F. E.: Further studies on experimental spondylitis and intercorporal fusion of the spine. J. Bone Joint Surg. **42A**, 1339–1348 (1960).

SULLIVAN, C. R.: Diagnosis and treatment of pyogenic infections of the intervertebral disk. The Surg. Clin. North Amer. **41-4**, 1077–1086 (1962).

SULLIVAN, C. R., SYMMONDS, R. E.: Disk infections and abdominal pain. J. amer. med. Ass. **188**, 655–658 (1964).

SWISCHUK. L. E.: Spine and spinal cord trauma in the battered child syndrome. Radiology **92**, 733–738 (1969).

TANZ, S. S.: Motion of the lumbar spine. Amer. J. Roentgenol. **69**, 399–412 (1953).

THIBODEAU, A. A.: Closed space infections following removal of intervertebral disk. Vortrag Pan-Pacific Surg. Ass. 1966.

WEENS, H. S.: Calcification of the intervertebral disks in childhood. J. Pediat. **26**, 178–188 (1945).

WILENSKY, A. O.: Osteomyelitis of the vertebrae. Ann. Surg. **89**, 561–570, 731–747 (1929).

WILEY, A. M., TRUETA, J.: The vascular anatomy of the spine and its relationship to pyogenic vertebral osteomyelitis. J. Bone Joint Surg. **41B**, 796–809 (1959).

WISSLER, H.: Ein Fall von Spondylitis postscarlatinosa. Helvet. pediatr. Acta. **2**, 371–374 (1947).

b) Typhus und Paratyphus

AMMITZBOLL, F.: At bilfaelde af spondylitis ved salmonellosis Newport. Ugeskr. Laeg. **130**, 91–93 (1968).

ANCHERSEN, P.: Spondylitt framkall av salmonella paratyphi B. Nord. Led. 36, 2019–2020 (1947) (Norwegen).

ARENDT, I.: Spondylitis typhosa im Röntgenbild. Rö'praxis **2**, 1080–1082 (1930).

BAECKER, F.: Über Osteomyelitis typhosa. Ärztl. Wschr. 1948, 149–150.

BONAG, R., TASSINI, T.: La spondylite tifica. Friuli Med. **18**, 393–415 (1963).

BRUDER, K. H.: Über die Spondylitis typhosa. Diss. Münster, 1934.

BONHOURE, J.: La spondylitide typhique (1912).

CALDERA, F., CAGGIOLI, P.: Sul quadro radiologico della spondilite tifica. Nuntius radiol. (Florenz) **22**, 355–370 (1956).

CARAYON, A., COURSON, B., BOURREL, P., WARLIN, J. F.: Spondylites et épidurites infectieuses sous les tropiques (20 cas à pyogénes, salmonelles et brucelles). Bull. Soc. med. afr. noire lang. Franç. **12**, 754–762 (1967).

CHRICHTON, E. P.: Typhoid osteomyelitis of spine treated with chloramphenicol. Canad. M. Ass. J. **69**, 529–530 (1953).

COBB, J. R.: Conditions involving the spine and thorax, exclusive of those in the lower part of the back. Arch. Surg. **55**, 76–87 (1947).

DAWYDOFF,: zit. nach von Holst.

DESHAYES, P., J. HUMBERT, SIMONIN, J. L. et al.: A propos d'une observation de spondylodiscite typhique. Rev. Rhum. **37**, 396–400 (1970).

DETLEFSEN, M.: Die chirurgischen Komplikationen des Abdominaltyphus. Th. Steinkopff, Dresden und Leipzig 1948.

FRIED: Paratyphus mit Spondylitis paratyphosa und Rückenmarkskompression. Münch. med. Wschr. **58**, 1989 (1911).

FOURNIER, H. P.: Images de la spondylite typhique. Marseille Méd. **100**, 756–759 (1963).

GALLUS, H.: Über Spondylitis typhosa. Fortschr. Rö'str. **28**, 13–19 (1921/22).

GUERRA, A. R., PELUFFO, E. J., ALEPPO, P. L.: Localizaciónes extraintestinales en el nino de las basteriás productoyas de interitis infantiles. Montevidea, J. Garcia, Morales 1940.

GREENSPAN, R. H., FEINBERG, S. B.: Salmonella bacteremia: a case with miliary lung lesions and spondylitis. Radiology **68**, 860–862 (1957).

HASELHORST, G.: Über Spondylitis typhosa. Bruns Beitr. **138**, 417–427 (1926).

HAVLIK, J., KUBECOVA, D.: Salmonellenspondylitis mit einem Senkungsabszeß. Das deutsche Gesundheitswesen **20**, 1350–1352 (1965).

HESSE, E.: Die chirurgische Bedeutung des Paratyphus N. Münch. med. Wschr. **71**, 359–362 (1924).

HOOK, E. W., CAMPBELL, C. G., WEENS, H. S., COOPER, G. R. Salmonella osteomyelitis in patients with Siekle-cell anemia. N. Engl. J. Med. **257**, 403–407 (1957).

HUNT, D. D.: Cervical spondylitis caused by Salmonella Oranienburg: A case report. J. Bone and Joint Surg. Boston/Mass. **47**, 1243–1246 (1965).

JOHNSON, E. K., JAMES, A.: Suppurative typhoid spine perforating into the bronchus; case report. Amer. J. Surg. **68**, 103–106 (1945).

JUST, E.: Osteomyelitis und Ostitis paratyphosa. Dtsch. Z. Chir. **249**, 105–108 (1938).

KEITH, D. Y., KEITH, I. P.: Typhoid osteitis and periostitis. J. Amer. med. Ass. **87**, 2145–2147 (1926)

KEMPF, F., N. POJER, BERTHIER, G., BUCHER: Spondylo-discite à salmonella. J. Radiol. Electrol. Med. Nucl. **52**, 271–273 (1971).

KING, R. E., BLALOCK, J. C., LOVELL, W. W.: An unusual spine lesion, possibly typhoid. Report of a case. J. Bone Joint Surg. **36A**, 863–866 (1954).

KLOSE, H.: Die chirurgischen Komplikationen der Kriegsseuchen. Erg. Chir. Orthop. 13, 1–96 (1921).

KUHN, A.: Ein Fall von Spondylitis typhosa. Rö'praxis **4**, 712–715 (1932).

KRAUSE, P.: Über posttyphöse Knochenerkrankungen und ihre Röntgendiagnose. Acta radiol. **7**, 81–90 (1926).

KRAUSS, R.: Osteomyelitis caused by salmonella Typhimurium. J. Bone Joint Surg. **29**, 227–232 (1947).

LIARAS, H.: Un cas de spondylite typhique. Lyon chir. **60**, 439–440 (1964).

LOREY, A.: Über Spondylitis typhosa. Fortschr. Rö'str. **28**, 19–21 (1921/22).

LYON: Wirbelerkrankung nach Paratyphus. Münch. med. Wschr. **64**, 572 (1917).

LYON, E.: Das Verhalten der Bandscheiben bei typhöser Spondylitis. Fortschr. Rö'str. **40**, 635–638 (1929).

MAC CRAE, T.: Typhoid and paratyphoid spondylitis, with bony changes in the vertebrae. Amer. J. med. Sci. Phil. & N. Y. **132**, 878–889 (1906).

MADELUNG, O. W.: Die Chirurgie des Abdominaltyphus. Neue dtsch. Chir. **30a**, 1. Teil (1923).

MASSECK, H.: Beitrag zur Osteomyelitis typhosa. Chirurg **22**, 83, (1951).

MILLER, A.: Salmonella dublin osteomyelitis of the spine. Brit. M. J. 4855, 194–195 (1954).

MILLS, K. L.: Osteomyelitis of the spine due to Salmonella muenchen. J. Bone Joint Surg. (Brit.) **46**, 697–699 (1964).

MITI, L., MASSEI, V.: Considerazioni su un caso die spondilite tifosa. Minerva med. **55**, 409–410 (1964).

O'DONNEL, W. S.: Typhoid spine – acute spondylitis following typhoid fever. Med. clin. North. Amer. **7**, 1333–1337 (1923).

QUINCKE, H.: Über Spondylitis typhosa. Mitt. Grenzgeb. Med. Chir. **4**, 244–250 (1899).

ROZANSKY, R., EHRENFELT, E. N., MATOTH, Y.: Paratyphoid osteomyelitis. Brit. med. J. **2**, 297–298 (1948).

RYBAK, A. M.: Über Spondylitiden und Ostitiden beim Abdominaltyphus. Sovjet. Vrac. Gaz. **1**, 43–48 (1935).

RYBAK, A. M. Typhöse Erkrankungen der Knochen. Rö'praxis **7**, 362 (1935).

SCHÄFER, H.: Spondylitis typhosa mit Senkungsabszeß. Ärztl. Wschr. **11**, 355–356 (1956).

SCHWOOB, R. A. RAVZY, A.: A propos d'un cas d'ostéoarthrite vertébral à Salmonella Bovis Morbificans. Soc. med. Hôp. Paris **119**, 475–484 (1968).

SIMON, S. D., SILVER, C. M.: Salmonella osteomyelitis. Reports of 3 cases. J. internat. Coll. Surg. **28**, 197 (1957).

SSOKOLOFF, S.: Zur Klinik des chirurgischen Paratyphus Erzindjan (Paratyphus N). Bruns Beitr. klin. Chir. **133**, 321-353 (1925).

— Zur Frage des chirurgischen N-Paratyphus. Pirogoff'sche Chir. Ges. St. Petersburg 1924 zit. nach von Holst.

STEINGRÄBER, M.: Über Spondylitis typhosa. Zbl. Chir. **72**, 762–777 (1947).

STENSRTÖM, R.: Spondylitis caused by salmonella typhimurium. Acta radiol. **49**, 355–360 (1958).

TURNER, H.: An unusual case of typhoid spine with symptoms of spinal cord affection. Brit. med. J. **1**, 142–143 (1923).

VIALLET, C. MARCHIONI: Sur un cas de spondylite typhique. Bull. et mém. Soc. Electrol. Radiol. méd. France **27**, 300–305 (1939).

WAALER, E.: Infekson med bacillus paratyphus A komplisert med spondylitt Norwegian. Norske Magasin for Laeg. **96**, 1051–1056 (1935).

WAGENFELD, E.: Beobachtungen bei einem seltenen Fall von Spätabszeß bei Spondylitis typhosa und seine Darstellung im Röntgenbild. Rö'praxis **7** 672–677 (1935).

WALKER, G. F. Typhoid spine in a nigerian with sickle haemoglobin. J. Bone Joint Surg. (Brit.) **45**, 683–686 (1963)

WALKER, G. F.: Typhoid spine in a nigerian with sickle haemoglobin. J. Bone Joint Surg. (Brit.) **45**, 683–686 (1963).

WEISS, H., KATZ, S.: Salmonella paravertebral abscess and cervical osteomyelitis in sickle-Thalassemia disease. Southern Med. J. **63**, 339–341 (1970).

WEISSENBACH, R., COSTE, F.: Deux observations de spondylite typhique. Revue du rhumatisme **37**, 497–499 (1970).

ZAMBONI, G.: Osteomielite degli archi vertebrali della II. – III. – IV. lombare da paratipho A. Ann. ital. Chir. Napoli **5**, 499–510 (1926).

c) Fleckfieber

BRYCESON, H. D. M.: Louse-birn relapsing force. A chimical and laboratory study of 62 cases in Ethiopia and a reconsideration of the literature. Quartly J. Med. New. Ser. Oxford. **39**, 129–170 (1970).

DEHN, O. VON: Einige röntgenologische Beobachtungen aus den letzten Jahren in St. Petersburg (Digestionstractus der Hungernden, Grippepneumonie und Fleckfieberspondylitis). Fortsch. Rö'-str. **29**, 707–710 (1922).

HERZENBERG, R.: Zur Klinik des Fleckfiebers. Chirurgische Fleckfieberkomplikationen. Arch. klin. Chir, Berlin **119**, 347–389 (1922).

HESSE, E.: Zur Kenntnis der chirurgischen Komplikationen und Nachkrankheiten des Fleckfiebers, Rückfallfiebers und des Paratyphus N Erzindjan. Arch. f. klin. Chir. **128**, 734–814 (1924).

HOLST, L. von: Die Spondylitis nach Fleck- und Rückfallfieber im Röntgenbild. Z. Orthop. Chir. **46**, 321–372 (1925).

KLOSE, H. Gaz. Chir. Orthop. **13**, 1–96 (1941).

LIEBERMANN, H.: Ein Fall einer eigenartigen allgemeinen Knochenerkrankung. Fortschr. Röntgenstr. **40**, 856 (1929).

LIPPELT, H.: Das Rückfallfieber. Handb. Inn. Med. I/2, 402–412 (1952). Springer, Berlin-Göttingen-Heidelberg.

MOHR, W.: Das Wolhynische Fieber; Betrachtungen zur Klinik und zur Frage der Spätfolgen. Med. Mschr. **10**, 220–224 (1965).

PAYNE, E. H., KNAUD, J. H., PALACIOS, S.: Treatment of epidemic typhus with Chloromycetin. J. trop. Med. **51**, 68–71 (1948).

POPOW, W. J.: Über Altersveränderungen der Rippenknorpel im Zusammenhang mit Rippenknorpelentzündung nach Fleck- und Rückfallfieber. Arch. klin. Chir. **125**, 392–406 (1923).

REICHENOW, E.: Protozoenkrankheiten. Handb. Inn. Med. I/2, 421–718 (1952) Springer.

RUBASCHEFF: Wratschebnoje Delo **5**, 3–6 (1922) zit. nach Holst.

SMADEL, J. E., JACKSON, E. R.: Chloromycetin, an antibiotica with chemotherapeutic activity in experimental rikettsial and viral infections. Science **106**, 418–419 (1947).

TOTZKY, W. M.: Spondylitis als Komplikation des Abdominaltyphus, des Recurrens und des Fleckfiebers, Inaug. Diss. Univ. Sinferopol 1921. Med. Arch. der Krimschen Universität **1**, 1–94 (1923).

TURNER: Vortrag Pirogoffsche Chir. Ges. St. Petersburg zit. nach von Holst (1920).

d) Spondylitis brucellosa

AIELLO, L.: Studi sulle brucellosi. Arch. ital. Anat. Isto. pat. **10**, 223–308 (1939).

ANQUIN, C. E. DE: Espondilitis brucellosica. Rev. ortop. y traumatol. **22**, 24–28 (1952).

Antelava, N. V., MIRELOV, T. B.: Zum Problem der röntgenologischen Veränderungen bei chirurgischer Brucellose. Chirurgija **1**, 103–107 (1950).

AQUILAR, I. A., ELVIDGE, A. R.: Intervertebral disk disease caused by the Brucella organism. J. Neurosurg. **18**, 27–33 (1961).

BARCELO, P., VILASECA-SABATER, I. M.: Undulant fever spondylitis; clinical and roentgen study. Med. clin. Barcelona **3**, 184–198 (1944).

BARTSCH, J.: Spondylitis als Komplikation bei Morbus Bang. Fortschr. Rö'str. **54**, 410–412 (1936).

BENASSI, E.: Sull'aspetto radiologico e sulla la febbre ondulante. Radiol. med. **23**, 686–694 (1936).

Benassi, E.: Spondiliti e sacroileiti brucellari. Chir. org. movimento **37**, 165–191 (1952).

BIANCHETTI, C. F.: Infezione meliteuse e splenectomia. Boll. Soc. piemont. Chir. **9**, 141–149 (1939).

BÉTOULIÈRES, P., MALEKI, A.: Aspects radiologiques des localisations ostéo-articulaires de la fièvre de malte. J. de Radiol. **29**, 1–8 (1948).

BIRRER, W.: Über chirurgische Erscheinungsformen der Bangschen Krankheit. Schweiz. med. Wschr. **78**, 1080 (1948).

BISHOP, W. A. JR.: Vertebral lesions in undulant fever. J. Bone Joint Surg. **12**, 665–673 (1939).

BORELLO, G.: Su di un caso di spondilite brucellare cervicale con ascesso ossifluente. Minerva Med. **59**, 3337–3339 (1968).

BROCHER, J., PARHAMI, Y.: Spondylitis bei Morbus Bang. Rö'praxis **14**, 135–138 (1942).

BRÜCKNER, L., EISLER, L., ROSMANITH, I.: Knochenveränderungen bei Morbus Bang. Radiol. diagn. (Berlin) **3**, 583–590 (1962).

CARPENTER, C. M., BOAK, R. A.: The isolation of Brucella from tonsills. J. amer. med. Ass. **99**, 296 (1932).

CATELLI, F.: Spondilite da Brucellosi. Rassegua Internaz. Clin. Terap. **15**, 649 (1934).

CHAPUI, P., BEL, A., GAUTHIER, J., GIRARD, M.: Spondylo-discite brucellienne tardive. A propos d'une observation. Lyon méd. **216**, 275–283 (1966).

CIMINO, S.: Sulla spondilite melitense. Riv. San. Siciliane **22**, 1077 (1934).

CISSAR, R. F., PEDRO-BOTET, J., LORNUDELLA, M. R.: Estudio histopatologico de un caso de espondilitis melitocócica. Rev. esp. reum. **4**, 180–182 (1951).

COLLINS, J. D., KELLY, W. R., TWOMEY, T. et al.: Brucella-assosiated vertebral osteomyelitis in a thoroughbred mare. Vet. Rec. **88**, 321–326 (1971).

DALRYMPLE-CHAMPNEYS, W.: Undulant fever; a neglected problem (Milroy lecture). The Lancet **1**, 429–435 (1950).

— An epidemiolgogist's reflections on same laboratory tests in Brucellosis. Am. J. Pub. health. **41**, 152–157 (1951).

DALRYMPLE-CHAMPNEYS, W.: Brucella infection and undulant fever in man. Oxford Univ. Press. London 1960.

EVANS, A. C.: Further studies on bacterium abortus and related bacteria. I. The pathogenicity of bacterium lipolyticus for guineapigs. J. infect. Dis., Chikago **22**, 576–579 (1918).

EYRE, J. W. H.: Brucellose spondylitis. Lancet 1, 1747 (1908).

FARID, Z., OMAR, M. S.: A case of Brucella spondylitis. J. Egypt. Med. Ass. **48**, 28–32 (1965).

FELDMANN, W. H., OLSON, C. J. R.: Spondylitis of swine associated with Bacteria of the Brucella group. Arch. Pathol. **16**, 195 (1933).

FRANZEN, J.: Die Bang-Spondylitis und ihre Folgeerscheinungen. Der Chirurg **27**, 199–205 (1956).

FROLOV, V. A.: Mikrosymptome bei der röntgenologischen Untersuchung des stützmotorischen Apparates bei Patienten mit chronischen Formen der Brucellose. Vestn. Rentgenol. H. 6, 31–36 (1954).

— Zur Röntgendiagnose der Schäden der sacroiliacalen Gelenke und der Vertebra bei Patienten mit chronischen Formen der Brucellose. Klin. Med. (Moskau) **34**, 82–87 (1956).

GAUTIER, M.: Spondylitis mélitococcique. Lyon méd. **155**, 257 (1935).

GAVALA, S.: Roentgen diagnosis in infectious spondylitis; case of Brucellosis. Amer. radiol. diagn. **29**, 119–127 (1956).

GILLI, R.: Spondilo-artrite brucellare infortunio. Med. leg. (Genua) **4**, 94–116 (1956).

Goldstein, E.: Studies in 80 arthritic cases with associated undulant fever findings. Southern Med. J. **31**, 325 (1938).

Goobar, J. P.: Clinica de las manifestaciones osteoarticulares en las brucelosis. Rev. méd. Córdoba **42**, 177–184 (1954).

GOUGEON, J., MOREAU-HOTTIN, J., BAJOLET, A.: Spondylodiscite mélitococcique à deux foyers, cervical et lombaire, responsable d'une sciatique paralysante bilatérale. Rev. Rhum. **33**, 743–747 (1966).

GRANION, P., MOUREN, P.: Les spondylites mélitococciques. Rev. chir. orthop. **44**, 190–213 (1958).

GUIBERT, J.: Traitement de la brucellose. Le concours médical (Paris) **92**, 5891–5896 (1970).

HORSTMANN, F. H.: Metastasierung bei einer Banginfektion. Münch. med. Wschr. 84/I 984–985 (1937).

HUGHES, M. L.: Mediterranean Malta or undulant fever. London 1897.

JENSEN, J.: Spondylitis durch den Bang'schen Abortbazillus. Ref. Chir. 1930, 2765.

JUARISTI, V.: Chirurgische Erkrankungen und Brucellose. Clin. y. Labor. **35**, 32–35 (1943)spanisch.

KEMPER, R.: Die Bang-Infektion als Unfallfolge. Inaug. Diss. Kiel. 1936, 32 S.

KEENAN, J. D., METZ, C. W. JR.: Brucella spondylitis. A brief review and case report. Clin. Orthop. **82**, 87–91 (1972).

Koliakova, T. A.: Röntgenologische Veränderungen an den Weichteilen und Knochen bei der Brucellosis. Klin. Med. (Moskau) **35**, 144–148 (1957).

Krieger Lassen: Spondylitis bei Bangschem Abortfieber. Zentralorgan f. d. ges. Chir. **51**, 229 (1930).

Lapeyre, L., Commandre, F., Guillemin, R. et al.: Les spondylo-discites brucelliennes. Revue générale à propos de quatre observations. Marseille Med. **101**, 915–924 (1964).

Lemanski, W.: La fièvre méditerranéenne (fièvre de Malte). Paris 1911.

Lequesne, M., Bensasson, M., Fribourg-Blanc A.: Le Laboratoire dans les Brucelloses ostéo-articulaires Méthodes classiques, méthodes récentes. Revue du Rhumatisme **37**, 577–579 (1970).

Lesbouyries, G.: La maladie de Bang chez l'homme. Lec. Clin. Tarnier **10**, 92–105 (1934).

Löffler, W., Moeschlin, S., Willa, A.: Klinik und Pathologie der Febris undulans Bang, unter besonderer Berücksichtigung der spezifischen Komplikationen (an Hand von 150 eigenen Fällen). Erg. inn. Med. Kinderhk. **63**, 714 (1943).

— Moroni, D. L., Frei, W.: Die Brucellose als Anthropozoonose. Springer, Berlin-Göttingen-Heidelberg 1955.

— Moroni, D. L.: Die Brucellose. Handb. Inn. Med. I/2, 100–202 (1952).

— — Die brucellären Ostitiden als Differentialdiagnose der sog. aseptischen Knochennekrosen unter Berücksichtigung der Antibiotischen Kombinationstherapie. Schweiz. med. Wschr. **81**, 128 (1951).

Lowbeer, L.: Brucellotic osteomyelitis of man and animal. Proc. Staff Meet. Hillerest Memorial Hosp. **6**, 1 (1949).

Mantle, I. A.: Brucellar spondylitis. J. Bone Joint Surg. **37 B**, 456–461 (1955).

Martin, M.: Les spondylites mélitococciques. Paris 1926 p. 80.

Melli, B., Bertoni, G.: Osservazioni sulla spondilite melitococcia. Atti Acad. Sci. med. ecc. Ferrara **14**, 1–13 (1940).

Mergold, D. P.: Brucellar infection of the spine and sacroiliac joint in conditions of sensitization with specific antigen. ZH Mikrobiol. **41**, 142–143 (1964) russ.

— Clinical aspects and diagnosis of spinal involvement in brucellosis during the final phase of disease. Sovet. Med. **27**, 48–55 (1964).

Meyruey, H., Villaros, G., Championnat, C. et al.: Spondylo-discite brucellienne: traitement chirurgical par abord direct. Bull. Soc. med. milit. Franc. **59**, 425–430 (1965).

Michel-Béchet, R., Puig, R., Charvet, P.: Localisations viscérales et aspects chirurgicaux des brucelloses. Paris: Masson & Cie 1939.

Monier, D., Eyssette M., Woehble, R.: Epidurite au contact d'un foyer d'ostéite mélitococcique. A propos d'une observation. Lyon méd. **224**, 541–545 (1970).

Montagne, J.: A propos de la spondylite mélitococcique. Bull. Soc. méd. biol. de Montpellier **7**, 416–423 (1925/26).

Mosnyi, L., Rencz, A.: Klinische und röntgenologische Symptome des chronischen Maltafiebers. Wien. med. Wschr. **106**, 147–152 (1956).

Otschkur, P. P.: Pathologische Anatomie und Histologie der Brucellose. In: Die Brucellose des Menschen. Berlin: VEB-Verlag Volk und Gesundheit 1966.

Palagi, P.: Le localizzazioni vertebrali nella febbre ondulante. Chir. Org. Movim. **20**, 31–56 (1934).

Papathanassiou, B. T., Papachristou, A. et al.: Brucellar spondylitis. Report of 6 cases. Acta orthop. scand. **43**, 384–391 (1972).

Parnas, J.: Die moderne Diagnostik der menschlichen Brucellose. Triangel **11**, 137–144 (1973).

Parnas, J., Krüger, W., Töppich, E.: Die Brucellose des Menschen. Berlin: VEB Verlag Volk und Gesundheit, 1966.

Pathania, N. S., Sachdeva, J. R., Chopra, J. S.: Brucella meningitis and spondylitis. J. indian. med. ass. **47**, 290–292 (1966).

Pédinielli, L., Paecht, Saoli: Les spondylites mélitococciques avec abcès; à propos d'un cas d'abcés à bascule. Lyon chir. **60**, 428–432 (1964).

Pedro-Botet, J.: Aspectos anatome radiologicos de la espondilitis melitococica. Rev. esp. Reum. **4**, 166–179 (1951).

Pewta, P.: Sopra un caso di spondilite da brucellosi. Rev. neur. **9**, 345–367 (1936).

Ploussard, Ch. N.: Brucella infection of bone and joints. Amer. J. Roentgenol. **66**, 910–914 (1951).

Pratesi, F.: Lesioni vertebrali in brucellosi. Giorn. Clin. med. **17**, 789–801 (1936).

Puig, R.: Diagnostic de l'ostéo-arthrite vertébrale mélitococcique. J. méd. chir. prat. **107**, 617 (1936).

Redell, G.: Spondylitis als Komplikation von Febris undulans Bang. Acta chir. scand. **69**, 87–98 (1931).

di Rienzo, S.: La espondilitis brucelósica. Radiologia **6**, 171–198 (1943).

— Die brucellöse Spondylitis. Fortschr. Rö'str. **73**, 333–348 (1950).

Rimbaud, L., Lamarque, P.: Le mal de Pott mélitococcique. J. méd. franç. **25**, 87–90 (1936).

Roger, H.: La spondylite mélitococcique. Zbl. Chir. 887 (1927).

— Fièvre de Malte. Gaz. Hôp. **83**, 113 (1910).

— Paillas, J., Farnarier, G.: Spondylite mélitococcique avec radiculoneurite sciatique. Marseille méd. I, 668 (1937).

— — Boudoiresques, I.: Formes chirurgicales des méningo-neurobrucellosis: spondylites pseudo-pottiques arachnoidites spinales, méningo-ventriculite hypertensives. Rev. neurol. **78**, 197–206 (1946).

— Poursimes, I.: Importance di facteur méningé dans la détermination et l'évolution des neurobrucelloses. Marseille méd. **2**, 63–74 (1938).

Rossberg, A.: Spondylitis als Komplikation bei Morbus Bang. Fortschr. Röntgenstr. **74**, 729–730 (1951).

Rukawina, V.: Knochensystemerkrankungen beim Maltafieber. Bratislava p. 312 (1957) zit. nach Töppich.

Russo, A., de Lieto Vallora, P.: Su di un caso di spondilite brucellare. Riforma med. **79**, 317–319 (1965).

SANDSTRÖM, O.: Multiple Spondylitis bei Febris undulans Bang. Acta radiol. **18**, 253–258 (1937).

SCHOTTMÜLLER, H.: Zur Infektion (Bang-Infektion) und Splenomegalie. Dtsch. med. Wschr. **55**, 813 (1930/II).

SCHRÖDER, G., TÖPPICH, E.: Zur Spondylopathia und Arthropathia Bang. Bruns Beitr. klin. Chir. **196**, 342–353 (1958).

SCHWERDTFEGER, K.: Die Wirbelsäulenaffektionen nach Morbus Bang und ihre Bedeutung für die ärztliche Begutachtung. Zur Differentialdiagnose der Spondylitis und spondylarthritis infectiosa. Ärztl. Wschr. **3**, 705–707 (1948).

SERIO, F.: Sulla spondiliti melitococciche. Arch. Pat. Clin. med. **VI**, 247 (1927).

SERRE, H., SIMON, L., CLAUSTRE, J.: Aspects actuels et évolution de la mélitococcie rachidienne. Actual. rhum. Paris 1968, 74–86 Expansion scientifique.

— — — Les aspects actuels de la brucellose rachidienne. Bull. acad. med. Paris **I 152**, 181–189 (1968).

— — SANY, J.: Allergie mélitococcique et rhumatismes inflammatoires chroniques. Rev. Rhum. **36**, 463–467 (1969).

— — CLAUSTRE, J.: Les sacroiléites mélitococciques. Sem. Hôp. Paris **46**, 3311–3317 (1970).

SOLÉ-LLENAS, ROTÉS-QUEROL, J., DALMAU-CIRIA, M.: Radiologic aspects of spinal brucellosis. Acta radiol. (Stockh.) Diagnosis **5**, 1132–1139 (1966).

SPINK, W. W.: The nature of Brucellosis. Minneapolis 1956.

SUMNER, J. W.: Epidural abscess secondary to brucellosis (Brucella suis). U.S. Armed Forces M. J. **1**, 218–221 (1950).

SNYDER, C. H.: Spondylitis in undulant fever. A report of 2 cases. J. Michigan State med. Soc. **34**, 224 (1935).

TARUELLA, J., DALMAU CIRIA, M.: Espondylitis y neuropatias brucelares. (A propósito de dos casos.) Revista clinica espanola, Madrid **98**, 338–345 (1965).

TEENSTRA, C. P. H., KROPSVELD, A.: Spondylitis bei Febris undulans Bang. Nederl. Tijdschr. Geneesk. **83**, 4839–4845 (1939).

TON, I. G.: Een geval van spondylitis brucellosa. Nederl. Tijd. Geneesk. 101, 712–716 (1957).

DE VILLAFANE LASTRA, T.: Las alteraciones del disco y de las articulaciones intervertebrales en la brucelosis. Rev. med. Córdoba **35**, 319–344 (1947).

DE VILLAFANE LASTRA, T.: Espondilitis melitocóccica. Anales clin. med. „C" Montivideo 1942.

— GARCIA FAURE, J.: Espondilitis brucelocica. Med. Buenos Aires **7**, 308–326 (1947).

— GRIGGS, I. F.: Brucellosis as a cause of herniated disk and spondylitis. Industr. med. Surg. **26**, 122–129 (1957).

WEBER, H. H,: Brucellose und Echinococcus in Argentinien. Schweiz. med. Wschr. **88**, 567–570 (1958).

WEED, L. A., DAHLIN, D. C., PUG, D. G., TVINS, J. I.: Brucella in tissues removed at surgery. Amer. J. clin. Path. **22**, 10–21 (1952).

WEIL, S.: Skeleterkrankung bei Febris undulans Bang. Zbl. Chir. **21**, 1269–1270 (1930).

ZAMMIT, F.: Indulant fever spondylitis. Brit. J. Radiol. **31**, 683–690 (1958).

e) Variola und andere Viruserkrankungen

BERTCHER, R. W.: Osteomyelitis variolosa. Amer. J. Roentgenol. **76**, 1149–1153 (1956).

DE BEYRE, A.: Ostéomyélites postvarioliques. Echo méd. Nord. **7**, 182 (1903).

CONIGLIO, A.: Spondilite da influenza. Chir. org. movim. **26**, 192–198 (1940).

BOSE, K.: Osteo-articular-lesions in smallpox. J. Indian med. Ass. **31**, 151–154 (1958).

BRINKMANN, E.: Frühzeitige Epiphysenverknöcherung und Osteomyelitis variolosa. Z. Orthop. Chir. **57**, 208–211 (1932).

BROWN, W. L., BROWN, C. P.: Osteomyelitis variolosa. 24. Jahrestagung amer. med. Ges. Juni 1923.

CAMPANA, C. L., SALLES-GOMES, L. F.: Aspectos clinico-epidemiológicos de uma epidemiológicos de uma epidemia de variola. Rev. Paul. med. **63**, 230–243 (1963).

CANGE, A.: Un syndrome ostéomyélitique post-variolique. Prov. méd. **23**, 573–577 (1912).

COCKSHOTT, P., MACGREGOR, M.: The natural history of osteomyelitis variolosa. J. Fac. Radiol. (Lond.) **10**, 57–63 (1959).

EGIDIO, M. DE: Identificazione radiologica di una complicanza del vaiolo nell'infanzia: l'osteoartrite bilaterale del gomito. Nunt. radiol. (Florenz) **25**, 947–978 (1959).

EICKENBARY, C., LE COCQ, J.: Osteomyelitis variolosa. Report of three cases. J. Amer. med. Ass. **96**, 584–587 (1931).

HAAR, H., MEINERTZ, O.: Akute Osteomyelitis nach Pocken- und Typhusschutzimpfung. Münch. med. Wschr. **96**, 87–89 (1954).

INGELRANS, TARONNET: Ostéoperiostitis postvarioliques. Echo méd. Nord **7**, 176 (1903).

MILNER, R.: Beitrag zur chirurgischen Bedeutung der Influenza: akute, chronische rezidivierende Spondylitis mit Schwielenbildung, Kompressionslähmung und Purpura nach Influenza. Mitt. Grenzgeb. Med. Chir. **11**, 453–478 (1903).

MUSGROVE, SISON: The bone lesions of smallpox. Philippine J. Sc. Dezember (1910) und April (1913).

NICOTRA, A.: La calcificazione del nucleo polposo dei dischi intervertebrali. Radiologia med. **16**, 977–993 (1929).

REDWITZ, E. VON: Die Chirurgie der Grippe. Erg. Chir. Orthop. **14**, 57–221 (1921).

SHELDON, F. B.: The bone lesions of smallpox with report to cases. Amer. Roentg. Ray Soc. (Vortrag) 1922.

SIMON, H.: Zur Frage der unspezifischen Knochenherdbildung nach Infektionskrankheiten. Dtsch. med. Wschr. 55, II 1714–1716 (1929).

WIRSEMS, J. S.: Polyarthritis (osteomyelitis) variolosa Arch. chir. neerl. **5**, 683 (1951).

f) Aktinomykose

ABÉE, C.: Drei Fälle von tödlich verlaufender Actinomykose. Ziegler Beitr. path. Anat. allg. Path. **22**, 132–171 (1897).

ALLENBACH, E., ZIMMER, M., SARTORY, A., MEYER, J.: Mycoses vertebrales. Rev. orthop. **23**, 586–599 (1936).

ARCHER, V. W., BARKER, M. A.: The terapy of actinomycosis with case showing lumbar spine involvment. Amer. J. Roentgenol. **30**, 508–514 (1933).

ARZT, G. H.: Aktinomykose. In GSELL-MOHR: Infektionskrankheiten Bd. III, 149–220 Springer-Verlag 1969.

BALISSAT, E.: L'actinomycose des os. Rev. méd. Suisse rom. **54**, 508–530 (1934).

BAYLIN, G. J., WEAR, J. M.: Blastomycosis and actinomycosis of the spine. Amer. J. Roentgenol. **69**, 395–398 (1953).

BAUMECKER, H.: Die Chirurgie der Strahlenpilzerkrankung beim Menschen. Erg. Chir. **29**, 38–101 (1936).

BEITZKE, H.: Aktinomykose der Knochen. In: HENKE-LUBARSCH: Handb. spez. path. Anat. Histol. IX/2, 539–567 (1934).

BOLLINGER, O.: Über primäre Aktinomykose der Fußwurzelknochen. Münch. med. Wschr. **1**, 2–4 (1903).

BOSTROEM: Untersuchungen über die Aktinomykose des Menschen. Beitr. path. Anat. **9**, 1–240 (1891).

BRETT, M.: Advanced actinomycosis of the spine treated with penicillin and streptomycin. J. Bone Joint Surg. **33 B**, 215–220 (1951).

BRÜCKNER, H.: Eine seltene Lokalisation der Aktinomykose. Med. Klin. 53/I 500–501 (1958).

CANEPA, G., PELIZZA, A.: Aktinomicosi vertebrale. Nunt. radiol. (Florenz) **29**, 575–582 (1963).

COPE, Z.: Actinomycosis of bone with special references to infection of the vertebral column. J. Bone Surg. Brit. Ed. **33 B**, 205–214 (1951).

COSTIGAN, P. G.: Case of actinomycosis treated with streptomycin. Canad. med. Ass. J. **56**, 431 (1947).

DE GRAVE, R.: Ecu ceval van spondylitis actinomycotica der lumbare wervelzuil. J. Belg. med. Phys. Rhum. **19**, 245–256 (1964).

DEIBERT, K.: Atypische Blockwirbelbildung der Halswirbelsäule nach zervikofazialer Aktinomykose. Med. Klin. **61**, 263–264 (1966).

DIXON, C. I.: Generalised actinomycosis with predominant spinal symptoms, including collapse of vertebra. Brit. M. J. **2**, 686–687 (1939).

DONALIES: Die Aktinomykose des Menschen. Inaug. Diss. Halle 1894.

ERNST, J., RATJEN, E.: Actinomycosis of the spine. Report of two cases. Acta orthop. scand. **42**, 35–44 (1971).

FLYNN, R., GILLIES, A. D.: Actinomycosis of the vertebral column. Austral. N. Zeald. J. Surg. **8**, 193–198 (1938).

GRÄF, H.: Heilung cervikofacialer Aktinomykose ohne und mit Streptomycin. Ärztl. Wschr. **7**, 23 (1952).

GRÄSSNER: Die Aktinomykose der Knochen. Diss. Hamburg 1929.

HALLAUER: Klinische Beiträge zur Lehre von der Aktinomykose. Diss. Zürich 1892.

HARVEY, I. C., CANTRELL, J. R., FISHER, A. M.: Actinomycosis: its recognition and treatment. Ann. intern. Med. **46**, 868–884 (1957).

HARZ, K. U.: Actinomyces bovis, ein neuer Schimmel im Gewebe des Rindes. Jahresbericht d. kgl. Centr. Tierarznei-Schule in München 1879, 125 (1877–1878).

HASELHORST: Aktinomykose der weiblichen Genitalorgane als Abbrechungsfolge. Arch. Gyn. **134**, 561 (1928).

HEUCK, H.: Ein Fall von Aktinomykose der Wirbelsäule und Brustwandungen mit Propagation auf auf die Lunge. Münch. med. Wschr. 39, 419 u. 437 (1892).

HÖSSLER, I.: Beitrag zur Aktinomykose der Lendenwirbelsäule. Zbl. Chir. **79**, 1015–1019 (1954).

HUCHZERMEYER, K.: Aktinomykose der Wirbelsäule. Bruns Beitr. **170**, 121–127 (1939).

ISRAËL, J.: Neue Beobachtungen auf dem Gebiet der Mykosen des Menschen. Arch. path. Anat. **74**, 15–53 (1878).

JEPSON, E. M., ROSE, F. C., TONKIN, R. J.: Thoracic actinomycosis. Brit. med. J. **5078**, 1025–1027 (1958).

KASAIWAMURA, S.: Vier Fälle von primärer Lungenaktinomykose. Virch. Arch. **171**, 257–278 (1903).

KOCH, W.: Typischer Infektionsweg bei der Lungenaktinomykose. Z. exper. Med. **61**, 335–346 (1928).

KOLASZEK, H.: Über aktinomykotische metastasierende Allgemeininfektion. Bruns Beitr. klin. Chir. **93**, 136–145 (1914).

KRUMDIECK, N., STEVENSON, L.: Spinal epidural abscess associated with actinomycosis. Arch. Path. **30**, 1223–1226 (1940).

LENTZE, F. A.: Die Aktinomykose und die Fadenpilsinfektion. In: GUNDEL „Die Infektionskrankheiten" Stuttgart: Thieme 1950.

LUBERT, M.: Actinomycosis of vertebrae. Amer. J. Roentgenol. **51**, 669–676 (1944).

LUGER, A.: 2 Fälle von Aktinomykose. Ref. in Z. Haut- und Geschl. Kr. **80**, 112 (1952).

MAKRYCOSTAS, K.: Über das Wirbelangiom, -lipom und -osteom. Virchows Arch. path. Anat. **265**, 259 (1927).

— Die praktisch-klinische Bedeutung des Wirbelangioms. Arch. klin. Chir. **155**, 663–668 (1929).

MERTENS, K. M.: Die Behandlung der Aktinomykose. Unter besonderer Berücksichtigung der Erfahrungen der Kieler Chirurgischen Klinik von 1946–1958. Inaug. Diss. Kiel 1959 146 S.

MEURERS, M.: Streptomycinerfolg bei Lungenaktinomykose. Mschr. Kinderheilk. **11**, 368–390 (1951).

MEYER-BORSTEL, H.: Über Knochenaktinomykose, insbesondere Kiefer- und Darmaktinomykose. Dtsch. Z. Chir. **216**, 233–242 (1929).

MEYER, M., GALL, M. B.: Mycosis of vertebral column; review of literature. J. Bone Surg. **17**, 857–866 (1935).

MÜNCH, A. W.: Actinomycosis hominis II. Korresp'-blatt Schweiz. Ärzte **18**, 234 (1888).

NAMIKOWA, S., INAGAKI, T., TSUVADA, K.: Ein Fall von Aktinomykose der Wirbelsäule. Mitt. med. Akad. Kyoto **19**, 201–208 (1937).

NATHAN, M. H., RADMAN W. P., BARTON, H. L.: Osseous actinomycosis of the head and neck. Amer. J. Roentgenol. **87**, 1048–1053 (1962).

PERMAN, E.: On haemangiomata in the spinal column. Acta chir. scand. **61**, 91 (1926).

PEABODY, J. JR. SEABURY, J. H.: Actinomycosis and nocardiosis. J. chron. Dis. (St. Louis) **5**, 374–403 (1957).

PONFICK, E.: Die Aktinomykose des Menschen. Festschr. f. Virchow, Berlin 1882.

REISNER, A.: Ein röntgenologisch festgestelltes Hämangiom der Wirbelsäule. Rö'praxis **3**, 900–903 (1931).

SHIOTA, H.: Beitrag zur Kenntnis der menschlichen Aktinomykose. Dtsch. Z. Chir. **101**, 289–401 (1909).

STÖBER, H.: Über den gegenwärtigen Stand der Therapie fadenbakterieller Infektionen. Zahnärztl. Welt **8**, 261–263 (1953).

SUTEWA, T. G., FIRIUKOWA, M. W.: Mikrobiologische Diagnostik der Aktinomykose. Laboratoriumswesen **9**, 35–39 (1963) russ.

— DEREWJEWA, T. A.: Aerobe Strahlenpilze als Erreger der Aktinomykose bei Menschen. Mykosen **15**, 471–477 (1972).

TABB, J., TUCKER, S.: Actinomycosis of the spine. Amer. J. Roentgenol. **29**, 628–634 (1933).

TOKHREVA, S. V.: Roentgenological characteristics of actinomycosis of the spine. Vestn. Rentgenol. (Moskau) **44**, 10–16 (1969).

TORRENS, J. A., WOOD, M. W. N.: Streptomycin in der Behandlung der Aktinomykose. Wien. klin. Wschr. **62**/1, 258 (1950).

— — Streptomycin in the treatment of actinomycosis. Lancet **256**/2, 1091–1094 (1949).

WERTHEMANN, A.: Über die Generalisation der Aktinomykose. Virchows Arch. **255**, 719–736 (1935).

WINSTON, M. E.: Actinomycosis of the spine. Lancet **1**, 945 (1950).

YOUNG, W. B.: Actinomycosis with involvment of the vertebral column: case report and review of the literature. Clin. Radiol. (Edinb.) **11**, 175–182 (1960).

g) Nocardiosis

BREA, M. M., ANSALDO, G. P., BREA, C. M.: Nocardiosis pulmonar. Présentación de un caso. Rev. Asve. méd. argent. **73**, 441–444 (1959).

BRUECK, J. W., BUDDINGH, G. J.: Propagation of Pathogenic Fungi in Yolk Sac of Embryonated Eggs. Proc. Soc. Exper. Biol. & Med. **76**, 258–261 (1951).

CRUZ, P. T., CLANCY, C. I.: Nocardosis: nocardial osteomyelitis and septicemia. Amer. J. Path. **28**, 607–627 (1952).

EPPINGER, H.: Über eine neue pathogene Cladothrix und eine durch sie hervorgerufene Pseudotuberculosis (Cladothricica). Beitr. path. Anat. u. allg. Path. **9**, 287–328 (1890).

EPSTEIN, S.: Unusual cause of spinal cord compression: Nocardiosis. N.Y. St. J. Med. **63**, 3422–3426 (1963).

GLOVER, R. P., HERRELL, W. E., HEILMAN, F. R., PFUETZE, K. H.: Nocardiosis: Nocardia asteroides infection simulating pulmonary tuberculosis. J. A. M. A. **136**, 172–175 (1948).

GRAM, H., ÖHMICHEN, W.: Nocardiosis. Zbl. allg. Path. **95**, 17–22 (1956).

GUNDERSEN, G. A., NICE, C. M. JR.: Nocardiosis. A case report and brief review of the literature. Radiology **68**, 31–35 (1957).

KLUGE, W., SCHNEIDER, A.: Generalisierte Nocardiose bei primärem Lungenbefall. Schweiz. med. Wschr. **99**, 1861–1867 (1969).

NOCARD, E.: Note sur la maladie des boeufs de la Guadeloupe connue sous le nom de farcin. Ann. Inst. Pasteur **2**, 293–302 (1888).

SUTEWA, T. G., DEREWJEWA, T. A.: Aerobe Strahlenpilze als Erreger der Aktinomykose bei Menschen. Mykosen **15**, 471–477 (1972).

WELSH, J. D., RHOADES, E. R., JAQUES, W.: Disseminated nocardiosis involving spinal cord. Case report. Arch. intern. Med. **108**, 73–79 (1961).

h) Spondylitis bei Mykosen

α) Aspergillose

BRUNNER, A.: Über den derzeitigen Stand der Behandlung der Lungentumoren. Arch. klin. Chir. **262**, 507–532 (1949).

BUSCHMANN, O.: Pilzerkrankungen der Lunge. Fortschr. Rö'str. **99**, 284–293 (1963).

CARAVEN: Ostéites et ostéoarthrites mycosiques. Thèse Paris 1910.

CARDIS, R., RAMEL, C.: Considérations étiopathogéniques sur l'aspergillome broncho-pulmonaire. J. Radiol. Electrol. **42**, 458–461 (1961).

EGER, W., KÜRTH, D.: Über akute Pilzencephalien (Aspergillose) beim Menschen und im Tierexperiment. Dtsch. Zsch. Nervenheilk. **171**, 370–387 (1954).

ENSALBERT, L., SECRETAIN, G., ESCHPASSE, H. et al: Deux cas d'aspergillose pulmonaire; étude anatomo-pathologique. Sem. Hôp. (Paris) **33**, 830–842 (1957).

EVEN, R., LECHEVALLIER, H., SORS, C.: L'aspergillome bronchiektasiant. Bull. Soc. méd. hôp. (Paris) **68**, 251–252 (1952).

GERSTL, B., WEIDMANN, W. H., NEWMANN A. V.: Pulmonary aspergillosis; report of 2 cases. Ann. Int. Med. **28**, 662–671 (1948).

GOLDBERG, B.: Radiological appearance in pulmonary aspergillosis. Clin. Radiol. (Lond.) **13**, 106–114 (1962).

GREKIN, R. H., CAWLEY, E. P., ZHEUTLIN, B.: Generalized aspergillosis; case. Arch. Path. **49**, 387–392 (1950).

HENRICI, A. T.: An endotoxin from aspergillus fumigatus. J. Immunol. **36**, 319–338 (1939).

HINSON, K. F. W., MOON, A. J., PLUMMER, N. S.: Broncho-pulmonary aspergillosis; review and report of 8 new cases. Thorax **7**, 317–333 (1952).

HOEFFKEN, W.: Das Aspergillom der Lunge. Fortschr. Rö'str. **84**, 397–407 (1956).

Hoffmeister, W.: Die Pilzerkrankungen der Lunge. Dtsch. med. J. **5**, 309–312 (1954).

Just, E.: Aspergillusabszeß des Großhirns. Mitt. Grenzgeb. Med. u. Chir. **42**, 540–549 (1931).

— Osteomyelitis aspergillina des Stirnbeins. Mitt. Grenzgeb. Med. u. Chir. **43**, 108–110 (1932).

Iver, S., Dodge, P. R., Adams, R. D.: Two cases of aspergillus infection of the central nervous system. J. Neurol. Neurosurg. Psychiatr. (London) **15**, 152–163 (1952).

Kirschstein, R. L., Sidranski, H.: Mycotic endocarditis of tricuspid valve due to aspergillus ilavus A. M. A. Arch. Path. **62**, 103–106 (1956).

Krohn, J., Halvorsen, J. H.: Aspergilloma of the lung in ankylosing spondylitis. Scand. J. Resp. Dis. Suppl. **63**, 131–132 (1968).

Levin, E. J.: Pulmonary intracavitary fungus Ball. Radiology **66**, 9–15 (1956).

Link, K.: Tödliche Meningitis aspergillina beim Menschen. Virch. Arch. **304**, 408 (1939).

McKee, E. E.: Mycotic infection of brain with arteriitis and subarachnoid hemorrhage. Report of a case. Amer. J. clin. Path. **20**, 381–384 (1950).

Mohr, W.: Die Mykosen. Handb. Inn. Med. I/1, 827–942 Springer 1952.

Monastyrskaya, A.: Aspergillose der Orbita und des Gehirns bzw. der Meningen. Arch. Path. (russ.) **12**, 55 (1950).

Opp: Zur Kenntnis der Schimmelmykosen beim Menschen. Zbl. Path. **8**, 301–306 (1897).

Peet, M. M.: Aspergillus fungatus infection of the cerebellum. Transact. Amer. Neurol. Ass. **71**, 165 (1946).

Ross, C. F.: Case of pulmonary aspergillosis. J. Path. Bact. **63**, 409–416 (1951).

Schnyder, H. K.: Aspergillose der Schädelbasis. Pract. oto-rhinolaryngol. Basel **10**, 402–421 (1948).

Shaw, F., Warthen, H.: Aspergillosis of bone. Sth. med. J. (Bgham, Ala) **29**, 1070 (1936).

Strube, W., Hahn, W., Seeliger, H.: Zur Klinik und Therapie der Soormykosen der Lunge. Dtsch. med. Wschr. **80**, 753–755 (1955).

Wätjen, J.: Gewebsreaktionen bei Schimmelmykosen. Virchow Arch. **268**, 665–685 (1928).

— Durch Schimmel- und Sproßpilze bedingte Erkrankungen der Lunge. Handb. der spez. Path. Anat. und Histol. Bd. 3/3 481–508 (1931).

Wegmann, T.: Aspergillose. In Gsell-Mohr: Infektionskrankheiten Bd. III, 16–35, Springer-Verlag, Berlin-Heidelberg-New York 1969.

β) Mucormykose

Baker, R. D.: Mucormycosis, a new disease? J. amer. Med. Ass. **163**, 805–808 (1957).

Battock, D. J., Grausz, H., Brobowsky, M., Litman, M. L.: Alterane-Day Amphotericin – B Therapy in the treatment of Rhinocerebral Phycomycosis (Mucormycosis). Ann. Int. Med. **68**, 122–137 (1968).

Le Compte, P. M., Meissner, W. A.: Mucormycosis of the central nervous system associated with hemochromatosis. Amer. J. Path. **23**, 673–677 (1947).

MacBride, R. A., Corson, F. M., Dammin, G. I.: Mucormycosis. Two cases of disseminated disease with cultural identification of Rhizopus; review of literature.
Amer. J. Med. **28**, 832–846 (1960).

Neame, P., Rayner, D.: Mucormycosis. A report on 20 cases. Arch. Path. **70**, 261–268 (1960).

Siebenmann, R., Wegmann, T.: Generalisierte Mucormykose. Schweiz. med. Wschr. **98**, 537-543 (1968).

γ) Cryptococcose

Borderon, J. C., Schweisguth, O., Lemerie, Z. et al.: Association cryptococcose-salmonellose chez un enfant atteint de maladie de Hodgkin. Presse méd. **77**, 1601–1603 (1969).

Brewer, G. E., Wood, F. C.: Blastomycosis of the spine. Ann. Surg. **48**, 889–896 (1908).

Bubb, H.: Cryptococcus neoformano infection in bone. South African M. J. **29**, 1259–1261 (1955).

Cohen, I. R., Kaufmann, W.: Systemic cryptococcosis; report of case with review of literature. Amer. J. Clin. Path. **22**, 1069–1076 (1952).

Collins, V. P.: Bone involvement in cryptococcosis (torulosis). Amer. J. Roentgenol. **63**, 102–112 (1950).

— Gellhorn, A., Trimble, J. R.: Coincidence of cryptococcosis and diseases of reticulo-endothelial and lymphatic systems. Cancer **4**, 883–889 (1951).

Cowen, N. J.: Cryptococcosis of bone. Case report and review of the literature. Chir. Orthop. **66**, 174–184 (1969).

Dormer, B. A., Findlay, M.: Generalised cryptococcosis with osseous involvement. S. Afr. med. J. **34**, 611–613 (1960).

Drouhet, E., Martin, L., Brumpt, L., Debray, J.: Cryptococcose cutanée et osseuse chez une diabétique âgée. Traitment par l'amphotericin B. Bull. Soc. Franç. Derm. Syph. **69**, 25–29 (1962).

Duarte, E.: Criptococcose generalizada; apresenta çao de un caso com autopsia completa. Hospital Rio de Janeiro **43**, 345–361 (1953).

Durie, E. B., MacDonald, W. L.: Cryptococcosis of bone. Report of a case. J. Bone Joint Surg. **43**, 68–70 (1961).

Eisen, D., Shapiro, J., Fischer, J. B.: A case of cryptococcosis with involvement of lungs and spine Canad. M. A. J. **72**, 33–35 (1955).

Freemann, W.: Torula infection of the central nervous system. J. Psych. Neurol. **43**, 236 (1931).

Gosling, H. R., Gilmer, W. S.: Sceletal cryptococcosis (torulosis); case and review of literature. J. Bone Joint Surg. **38A**, 660–668 (1956).

Greening, R. R., Menville, L. J.: Roentgenfindings in torulosis. Radiology **48**, 381–388 (1947).

Goodmann, H. L.: Cryptococcosis associated with Hodkin disease. New York J. med. **56**, 1493–1497 (1956).

Hawkins, A.: Cavitary pulmonary cryptococcosis. Amer. Rev. Resp. Dis. **84**, 579–581 (1961).

HOIGNÉ, R., BECK, K., COTTIER, H.: Über Torulose. Schweiz. med. Wschr. **87**, 97–101 (1957).

JACOBS, L. G.: Pulmonary torulosis. Radiology **71**, 398–403 (1958).

JESSE, C. H.: Cryptococcus neoformans infection (torulosis) of bone; case. J. Bone Joint Surg. **29**, 810–811 (1947).

KOSHI, G., SUDERSANAM, D. et al.: Cryptococcosis „masquerading" as tuberculosis of the spine. Indian J. Path. Bact. **7**, 264–271 (1964).

LEY, A., JACAS, R., OLIVERAS, C.: Torula granuloma of cervical spinal cord. J. Neurosurg. **8**, 327–335 (1951).

MARSHALL, M., TEED, R. W.: Torula histolytica meningo-encephalitis: further report. Ann. Int. Med. **34**, 1277–1279 (1951).

MEYER, M., GALL, M. B.: Mycosis of vertebral column; review of literature. J. Bone Joint Surg. **17**, 857–866 (1935).

MICHOLS, D. R., MARTIN, W. J.: Cryptococcosis: clinical features and differential diagnosis. Ann. Intern. Med. **43**, 767 (1955).

MORRIS, E., WOLINSKY, E.: Localised osseous cryptococcosis. A case report. J. Bone Joint Surg. (amer) **47**, 1027–1029) (1965).

ONG, T. H., PRATHAP, K.: Localized osseous involvement in cryptococcosis: case report an review of the literature. Austr. NZ J. Surg. **40**, 186–190 (1970).

RAMEL, E.: Beitrag zur Kenntnis der Hautblastomykose mit besonderer Berücksichtigung der Allergieerscheinungen. Arch. Derm. Berlin **148**, 218–242 (1924).

RAO, S. B., RAO, K. S., DINAKAR, J.: Spinal extradural cryptococcal granuloma. A case report. Neurol. India **18**, 192–193 (1970).

RHANGOS, W. C., CHICK, W. E.: Mycotic infections of bone. Southern Med. J. **57**, 664–674 (1964).

SEILER, S.: Beitrag zur Klinik der Blastomykose. Bruns Beitr. **156**, 609–624 (1932).

SIEWERS, C. M. F., CLAMLETT, H. G.: Cryptococcosis (torulosis) in children. A report of 4 cases. Pediatrics **34**, 393–400 (1964).

SMITH, F.: Cryptococcosis and associated Hodgkin's disease. Report of two cases. N. Z. med. J. **59**, 285–288 (1960).

WARVI, W. N., RAWSON, R. W.: Torula meningitis. Arch. Int. Med. **69**, 90–98 (1942).

WILSON, J. W.: Cryptococcosis; torulosis, european blastomycosis. Busse-Buschke's disease. J. chron. Dis. (St. Louis) **5**, 455–459 (1957).

WOLFE, J. N., JACOBSON, G.: Roentgen manifestations of torulosis (cryptococcosis). Amer. J. Roentgenol. **79**, 216–227 (1958).

ZIMMERMANN, L. E., RAPPORT, H.: Occurrence of cryptococcosis in patients with malignant disease of reticuloendothelial system. Amer. J. clin. Path. **24**, 1050–1072 (1954).

δ) Sporotrichose

ALTSCHUL, W.: The similarity of roentgen findings in multiple myeloma and sporotrichosis. Amer. J. Roentgenol. **15**, 224–226 (1926).

ARNDT, C.: Beitrag zur Kenntnis der Sporotrichose der Haut, mit besonderer Berücksichtigung der Lymphangitis sporotrichotica; experimentelle Sporotrichose. Dermatol. Zschr. **17**, 24 (1910).

AUFDERMAUR, M., PILLER, M., FISCHER, E.: Sporotrichose des Hirns. Schweiz. med. Wschr. **84**, 167–169 (1954).

DE BEURMANN, GOUGEROT, VAUCHER: Note sur les sporotrichoses généralisées et expérimentales. Bull. Soc. méd. Hôp. Paris 11. Okt., p. 1000 (1907).

— — Les sporotrichoses. Paris 1912.

BÜRGEL, E., MEESEN, H.: Zur Diagnose und Therapie der Knochensporotrichose. Fortschr. Rö'str. **71**, 832–836 (1949).

HAUCK: Sporotrichose. Arch. Dermat. Syph. (Berlin) **200**, 605–607 (1955).

HYSLOP, G. H., NEAL, J. B., KRAUS, W. M. et al.: A case of sporotrichosis meningitis. Amer. J. med. Sci. **172**, 726–740 (1926).

JUNG, H. D.: Disseminierte Gilchristsche Blastomykose und Sporotrichom der Mamma Arch. Dermat. Syph. (Berlin) **191**, 482–484 (1950).

KREFT, E., AMIHOOD, S.: Sporotrichosis of the Knee joint. S. Afr. med. J. **46**, 1329–1332 (1972).

MEYER, M.. GALL, M. B.: Mycosis of vertebral column; review of literature. J. Bone Surg. **17**, 857–866 (1935).

ORR, E. R. RILEY, H. D. jr.: Sporotrichosis in childhoud: report of ten cases. J. Pediatrics (St. Louis) **78**, 951–957 (1971).

RUSSO, E., PEREIRA-GOMES, R.: Novas observacoes de esporotricose. Hosp. Rio de Janeiro **33**, 215–222 (1948).

SAMPAIO, S. A. P., LACAZ, C. et al.: Aspectos clinicos da esporotricose em São Paulo; onalize de 235 casos. Rev. Hosp. clin. **9**, 391–402 (1954).

SANCHEZ, MARROQUIN, A.: Estado actual de los conocimentos acera de la sporotricosis. Ciencia **8**, 25–34 (1947).

THEISSING, G., SCHMIDT, W.: Über das seltene Krankheitsbild der Sporotrichose im Nebenhöhlen- und Mundbereich mit Hautbeteiligung. Zschr. Laryng. (Stuttg.) **36**, 141–149 (1957).

WALLK, S. BERNSTEIN, G.: Systemic sporotrichosis with bone involvement. Arch. dermat. Syph. (Chik.) **90**, 355–357 (1964).

WEICHARDT, H.: Sporotrichose der Genitalien. Arch. Dermat. Syph. (Berlin) **192**, 290–309 (1951).

WINTER, T. Q., PEARSON, K. D.: Systemic sporothrixosis. Radiology **104**, 579–583 (1972).

ZEITLIN, A.: Zur Kasuistik seltener Knochenerkrankungen. Fortschr. Rö'str. **37**, 329–335 (1928).

ε) Nordamerikanische Blastomykose

ABERNATHY, R. S.: Clinical manifestations of pulmonary blastomycosis. Ann. intern. Med. **51**, 707–727 (1959).

ALFRED, K. S., HARBIN, M.: Blastomycosis of bone; report of case. J. Bone Joint Surg. **32A**, 887–892 (1950).

BAKER, R. D.: The diagnosis of fungus diseases by biopsy. J. chron. dis. (St. Louis) **5**. 552–570 (1957).

BALOWS, A., DEUSCHLE, K. W., NEDDE, N. R., MERSAK, I. P.: WATSON, K. A.: Skin Tests for Blastomycosis. Arch. Environ. Health **13**, 86–80 (1966).

BASSOE, P.: Disseminated blastomycosis: Report of a case involving the lungs, lumbar vertebrae, and subcutaneous tissues, with multiple abscesses and fistulae, and extensive amyloid degeneration. J. infect Dis. (Chicago) **3**, 91–101 (1906).

BAYLIN, G. J., WEAR, I. M.: Blastomycosis and actinomycosis of the spine. Amer. J. Roentgenol. **69**, 395–398 (1953).

BOSWELL, W. L.: Roentgen aspects of blastomycosis. Amer. J. Roentgenol. **81**, 224–230 (1959).

BREWER, G. E., WOOD, F. C.: Blastomycosis of the spine. Double lesion: two operations: recovery. Ann. Surg. **48**, 889–896 (1908).

BRODY, M.: Blastomycosis, North American type. A proved case from the European continent. Arch. Derm. Syph. (Chic.) **56**, 529–531 (1947).

BUSEY, J. F., BAKER, R., BIRCH, J. et al.: Blastomycosis. I. Review of 198 collected cases in Veterans administration Hospital. Amer. Rev. Resp. Dis **89**, 659–672 (1964).

CHICK, E. W., PETERS, H. J., DENTON J. F. et al.: Die nordamerikanische Blastomykose. Ergeb. allg. Path. path. Anat. **40**, 34–98 (1960).

COLONNA, P. C., GUCKER, TH.: Blastomycosis of the Skeletal-System. A summary of sixty-seven recorded cases and a case report. J. Bone Jt. Surg. **26**, 322–328 (1956).

O'CONNOR, B. T., STEEL, W. M., SANDERS, R.: Disseminated bone tuberculosis. J. Bone Joint Surg. **52A**, 537–542 (1970).

LE COUNT, E. R., MYERS, Z.: Systemic blastomicosis. J. inf. dis. **4**, 187–200 (1907).

CURTIS, A. C., BACOBO, F. C.: North American blastomycosis. J. chron. dis. (St. Louis) **5**, 404–429 (1957).

DEMME, H., MUMME, C.: Blastomykose des Zentralnervensystems. Dtsch. Z. Nervenheilkd. **127**, 1–26 (1932).

EMMONS, C. W., MURRAY, J. G., LURIE, H. J. et al.: North American blastomycosis: two authochthonous cases from Africa. Sabouraudia **3**, 306–311 (1964).

CASPAR, J., FENSTERMACHER R., LINDEMANN, L.R.: Systematic blastomycosis, with report of a fatal case. Radiology **18**, 305–315 (1932).

FURCULOW, M. L., BALOWS, A., MENGES, K. W., PICKAR, D., MC CLELLAN, J. T., SALIBA, A.: Blastomycosis. An important medical Problem in the Central United States. J. Am. Med. Ass. **198**. 529–532 (1966).

GÁSPÁR, I., FENSTERMACHER, R., LINGEMAN, L. R.: Systemic Blastomycosis, with Report of a fatal case. Radiology **18**, 305–315 (1932).

GEHWEILER, J. A., CAPP, M. P., CHICK, E. W.: Observations on the roentgen patterns in blastomycosis of bone. Amer. J. Roentgenol. **108**, 497–510 (1970).

GILL, J. A., GERLD, B.: Blastomycosis in childhood. Radiology **91**, 958 (1968).

GREENWOOD, R. C. VORIS, H. C.: Systemic blastomycosis with spinal cord involvement. Case report. J. Neurosurg. **7**, 450–454 (1950).

GSELL, O., MOHR, W.: Infektionskrankheiten in vier Bänden. Berlin: Springer 1972.

HURT, O. J.: Blastomycosis involving bone. J. Kentucky Med. Ass. **63**, 696–698 (1965).

IRONS, E. E., GRAHAM, E. A.: Generalized blastomycosis: report of a case. J. inf. Dis. **3**,666–682 (1906).

JONES, R. R. JR., MARTIN, D. S.: Blastomycosis of bone; review of 63 collected cases, of which 6 recovered. Surgery **10**, 931–937 (1941).

KROST, A., MOES, M. J., STOBER, A. M.: A case of systemic blastomycosis. J. Amer. med. Ass. **50**, 184–188 (1908).

LELLA, V. DI: La blastomicosi nord amerikana generalizzata; rilievi radiologici ed anatomici. Hunt. radiol. **35**, 285–295 (1969).

LIVINGTON, S. K.: Skeletal blastomycosis. Case report. J. Bone Joint Surg. **17**, 499–505 (1935).

MCDONOGH, E. S.: Epidemiology of 46 Wisconsin Cases of North American Blastomycosis. 1960–1964. Mycopath. et mycol. Appl. **31**, 163–173 (1967).

MAFFEI, W. E., HUNGRIA, J. S.: Blastomykotischer Tumor des Femurs. Argn. Hops. da Santa Casa Sao Paulo **20**, 41–54 (1956).

MARTIN, D. S., SMITH, D. T.: Blastomycosis (American blastomycosis, Gilchrist disease). Review of literature. Amer. Rev. Tuberc. **39**, 275–304 (1939).

— Blastomycosis. II. Report of 13 new cases. Amer. Rev. Tuberc. **39**, 488–515 (1939).

MARTIN, D. S.: Evaluation of skin tests and serologic methods in fungus infections. J. chron. Dis. (St. Louis) **5**, 580–591 (1957).

MONTGOMERY, F. H., ORMSBY, O. S.: Systemic blastomycosis; its etiologic, pathologic and clinical features as established by a coitical Surgery and Summary of twenty-two cases, seven previously unpublished; the relation of blastomycosis to coccidioidal granuloma. Arch. intern. Med. (Chicago) **2**, 1–41 (1908).

MOORE, M.: Die Blastomykosen und Chromomykosen von Nord- und Südamerika. Semana méd. 1936/II 43–52

MUMME, HEINRICHS, DEMME: Blastomykose der Thoraxhöhle mit Beteiligung des Zentralrervensystems. Klin. Wschr. **11**, 84–85 (1932).

NEWBERRY, W. M., TOSH. F., DOTO, I. L.: Complement-Fixation antibody Tests in the Diagnosis of chronic Pulmonary Histoplasmosis and Blastomycosis. J. Chron. Dis. **20**, 303–309 (1967).

OSMOND, J. D.: SCHWEITZER, G., DUNBAR, J. M. et al.: Blastomycosis of the spine with paraplegia. S. Afr. med. J. **45**, 431–434 (1971).

PARKER, C. A.: Actinomycosis and blastomycosis of the spine. J. Bone Joint Surg. N. S. **5**, 759–777 (1923).

REEVES, R. J., PEDERSEN, R.: Fungus infection in bone. Radiology **62**, 55–60 (1954).

REICH, H., BONSE, G.: Über Skeletbeteiligung bei Mycosis fungoides. Zugleich ein Beitrag zum röntgenologischen und bioptischen Nachweis des Befalls hautnaher Lymphknoten. Arch. Dermat. **196**, 176–182 (1953).

RIDDELL, C. TOPP, R.: Mycotic spondylitis involving the first thoracic vertebra in chickens. Avian Dis. **16**, 1118–1122 (1972).

RHANGOS, W. C., CHICK, E. W.: Mycotic Infections of Bone. Southern Med. J. 57, 664–674 (1964).

DA ROCHA LIMA, F.: Histopathologie der exotischen Blastomykosen. Verh. dtsch. path. Ges. 20, 342 (1925) oder 1955.

SANDERS, L. L.: Blastomycosis Arthritis. Arthr. Rheum. 10, 91–98 (1967).

SEILER, S.: Beitrag zur Klinik der Blastomykose. Beitr. klin. Chir. 156, 609–624 (1932).

SIGALOS, P.: Die chirurgischen Mykosen in Griechenland. Dtsch. Z. Chir. 257, 303–316 (1943).

SMITH, C. E., SAITO, M. T.: Serologic reactions in coccidioidomycosis. J. chron. Dis. (St. Louis) 5, 571–579 (1957).

SUTEJEW, G., UTENKO, M., ZEITLIN, A.: Beitrag zur Ätiologie, Röntgendiagnostik und Röntgentherapie der Blastomykose. Fortschr. Rö'str. 40, 475–483 (1929).

THOMPSON, W. F.: Blastomycosis of bone; report of case. J. Bone Joint Surg. 35A, 777–781 (1953).

VANDEPITTE, J., GATTI, F.: La blastomycose Nord-Americaine en Afrique. Son existence en Republique du Zaire. Ann. Soc. Belg. Med. Trop. 52, 467–479 (1972).

WINN, W. A.: Coccidioidiomycosis. J. chron. Dis. (St. Louis) 5, 430–444 (1957).

WITORSCH, P., UTZ, J. P.: North American Blastomycosis. A study of 40 Patients. Medicine 47, 169–200 (1968).

ζ) Südamerikanische Blastomykose

BORELLI, D.: Concepto de reservárea. La reducida reservåres de la paracoccidioidomycosis. Dermatol. Venezol. 4, 71–77 (1963–1964).

BÜNGELER, W.: Über die brasilianische Blastomykose und den histologischen Nachweis der Paracoccidioides brasiliensis. Virch. Arch. path. Anat. 309, 76–86 (1942).

CONTI, I. A.: Aspectos epidemiológicos y geográficos regionales de la blastomicosis suraamericana. El Tórax 17, 35–39 (1968).

HOLDRIDGE, L. R.: Determination of world plant formations from simple e climatic data. Science 105, 367–368 (1947).

KROLL, J. J., WALZER, R. A.: Paracoccidiodidomycosis in the United States. Arch. Dermat. 106, 543–546 (1972).

MACKINNON, J. E.: Pathogenesis of South American blastomycosis. Trans. Roy. Soc. Trop. Med. & Hyg. 53, 487–494 (1959).

NEGRONI, P.: Estudios sobre la ecologia del P. brasiliensis en la Argentina. El Tórax 17, 60–62 (1968).

PENA, C. E.: Deep mycotic infections in Colombia. A clinicopathologic study of 162 cases. Am. J. Clin. Pathol. 47, 505–520 (1967).

RESTREPO, A., ROBLEDO, M., GUTIÉRREZ, F., SANCLEMENTE, M., CASTANEDA, E., CALLE, G.: Paracoccidioidomycosis (South American blastomycosis). A study of 39 cases observed in Medellín, Colombia. Am. J. Trop. Med. & Hyg. 19, 68–76 (1970).

RESTREPO, M. A., ROBLEDO, V. M., OSPINA, C. S., RESTREPO, I. M., CORREA, L. A.: Distribution of paracoccidioodin sensitivity in Colombia. Am. J. Trop. Med. & Hyg. 17, 25–37 (1968).

RESTREPO, A., ESPINAL, L. S.: Algunas consideraciones ecológicas sobre la paracoccidioidomicosis en Colombia. Antioquia Médica 18, 433–446 (1968).

RESTREPO, A.: La prueba de immunodifusión en el diagnóstico de la paracoccidioidomycosis. Sabouraudia 4, 223–230 (1966).

DA ROCHA-LIMA, H.: Exotische Blastomykosen. In: Handb. Haut- u. Geschlechtskrankh. XII/1 366–398 (1932).

SALFELDER, K., DOEHNERT, G., DOEHNERT, H. R.: Paracoccidiomycosis. Anatomic study with complete autopsies. Virch. Arch. 348, 51–76 (1969).

WEGMANN, T.: Südamerikanische Blastomykose. In: Gsell-Mohr: Infektionskrankheiten, Bd. III, 70–78 (1969).

η) Histoplasmose

ALLEGRI, L.: Ricerche sistematiche sulla micosi. Risultati considerazioni su die una vasta e sistematica ricognizione epidemiologica della istoplasmosi nella regione lomnarda ed in quella veneta. Arch. Sci. Med. (Torino) 129, 104–109 (1972).

ALLEN, J. H. JR.: Bone involvement with disseminated histoplasmosis. Amer. J. Roentgenol. 82, 250–254 (1959).

BAMATTER, F., BABAJANTZ, L.: La sémiologie radiologique de la toxoplasmose et de l'histoplasmose. Radiol. clin. 18, 273–275 (1949).

— Les aspects radiologique de la toxoplasmose et de l'histoplasmose. J. radiol. electrol. 31, 423–424 (1950).

BARBOTIN, M., DERRIN, J. P., BOBIN, P. et al.: A propos de deux nouveaux cas d'histoplasmose á H. duboisii. Med. Trop. (Mars.) 31, 323-326 (1971).

CAMAIN, R., BERTE, M. et al.: Sept nouveaux cas d'histoplasmose observes en A. O. F. Bull. Soc. Path. exot. 51, 83–107 (1958).

CARAYON, A., FOUCHER, G., PIQUARD, B.: Présentation de Malade: Histoplasmose médiastino-vertébrale. Bull. soc. med. afr. noire Lang. Fr. 12, 691–694 (1967).

CLASS, R. N., CASCIO, F. S.: Histoplasmosis presenting as acute polyarthritis. N. Engl. J. Med. 287, 1133–1134 (1972).

COCKSHOTT, W. P., LUCAS, A. O.: Histoplasmosis duboisii. Quart. J. Med. 33, 223–238 (1964).

COCKSHOTT, W. P.: Dactylitis and growth disorders. Brit. J. Radiol. 36, 19–26 (1963).

COCKSHOTT, W. P., LUCAS, A. O.: Radiological findings in histoplasma duboisii infections. Brit. J. Radiol. 37, 653–660 (1964).

COLOMB, H., COLOMAR, R., COURSON, B. et al.: Trois nouveaux cas d'histoplasmose africaine. Bull. Soc. med. Afr. Noire Lang Franç. 11, 349–359 (1966).

CURRY, F. J., WIER, I. A.: Histoplasmosis, a review of 100 consecutively hospitalized patients. Amer. Rev. Tuberc. **77**, 749–763 (1958).

DEIBERT, K. R.: Disseminated histopoasmosis; case report. J. Tennessee M. A. **45**, 19–22 (1952).

DROUHET, E.: Les aspects cliniques de l'histoplasmose Africaine. Ann. Soc. Belg. Méd. Trop. **52**, 391–405 (1972).

EDWARDS, P. Q., KLAER, I. H.: World-wide geographic distribution of histoplasmosis and histoplasmin sensitivity. Amer. J. Trop. Med. **5**, 235–257 (1956).

FRANZEN, J., TILLING, W.: Zum Röntgenbild der pulmonalen Histoplasmose. Fortschr. Rö'str. **79**, 633–638 (1953).

FRIES, J., DELVOYE: Concerning surgical aspect of rare mycosis; histoplasmosis. Trop. Dis. Bull. **45**, 466 (1948).

HILTENBRAND, C., ANTOINE, H. M., DUROSOIR, J. L. et al.: Histoplasmose africaine à forme cutanée osseuse, ganglionnaire et pulmonaire (à propos d'un cas) Bull. Soc. Fr. Dermat. Syphil. **78**, 600–602 (1971).

ISRAEL, H. L. et al.: Chronic disseminated histoplasmosis; investigation of its relationship to sarcoidosis. Amer. J. med. **12**, 252–260 (1952).

JAKOB, A., KRISCH, E.: Über die Histoplasmose mit besonderer Berücksichtigung der Lungenhistoplasmose. Fortschr. Rö'str. **78**, 287–290 (1953).

KERVRAN, P., ARETAS, R.: Deux cas d'histoplasmose observés au Soudan français. Bull. Soc. Path. exot. **40**, 270–276 (1947).

KEY, J. A., LARGE, A. M.: Histoplasmosis of the knee J. Bone Joint Surg. **24**, 281–290 (1942).

KLEFSTAD, F.: L'histoplasmose à forme osteo-articulaire. Rev. Chir. orthop. **44**, 445–458 (1958).

KLINGBERG, W. G.: Generalized histoplasmosis in infants ans children; review of 10 cases, one with apparent recovery. J. Pediat. **36**, 728–741 (1950).

LEHAN, P. H., FURCOLOW, M. L.: Epidemic Histoplasmosis. J. Chron. Dis. **5**, 499–503 (1957).

LENSCH, R.: Beitrag zum Krankheitsbild der Histoplasmose. Fortschr. Rö'str. **83**, 125–125 (1955).

LOOSLI, C. G.: Histoplasmosis. J. Chron. Dis. **5**, 473–488 (1957).

MOHR, W.: Die Mykosen. Handb. Inn. Med., 4. Aufl. Bd. I/1. Springer, Berlin.... 1952.

MUTESASIRA, L., TEMPLETON, A. C.: Disseminated histoplasmosis duboisii in Uganda. E. Afric. Med. J. **45**, 687–693 (1968).

PINKERTON, H., IVERSON, L.: Disseminated sarcoid-like lesions, 3 fatal cases. A. M. A. Arch. Int. Med. **90**, 456–467 (1952).

SALFELDER, K., BRASS, K., DOEHNERT, G. et al.: Fatal disseminated histoplasmosis. Virch. Arch. **350**, 303–335 (1970).

SCHULZ, D. M.: Histoplasmosis of cerebral nervous system. J. amer. med. Ass. **151**, 549–551 (1953).

SCHWARZ, H.: Regional roentgen manifestations of histoplasmosis. Amer. J. Roentgenol. **87**, 865–874 (1962).

SHAPIRO, J. L., LUX, J. J., SPROFKIN, B. E.: Histoplasmosis of cerebral nervous system. Amer. J. Path. **31**, 319–335 (1955).

SILVERMANN, F. N.: Pulmonary calcification – tuberculosis?, histoplasmosis? Amer. J. Roentgenol. **64**, 747–764 (1950).

VROEY, C. DE: Epidemiologie d'histoplasmosis Africaine. Ann. Soc. Belg. Méd. Trop. **52**, 407–419 (1972).

WILLIAMS, A. O., LAWSON, E. A., LUCAS, A. O.: African histoplasmosis due to histoplasma duboisii. Arch. Path. **92**, 306–318 (1971).

ϑ) Coccidioidiomykose

ARREDONDO, J. H., LA GARZE DE, S.: Coccidioidiomicosis osea. Rev. mex. Radiol. **16**, 171–178 (1962).

BENNINGHOVEN, C., MILLER, E.: Coccidioidal infection in bone. Radiology **38**, 663–666 (1942).

BIRSNER, J. W., SMART, S.: Osseus coccidioidomycosis. A chronic form of dissemination. Amer. J. Roentgenol. **76**, 1052–1060 (1956).

CARTER, R. A.: Coccidioidal granuloma: roentgen diagnosis. Amer. J. Roentgenol. **25**, 715–736 (1931).

CARTER, R. A.: Infectious granulomas of bones and joints, with special reference to coccidioidal granuloma. Radiology, **23**, 1–16 (1934).

COGSWELL, H. D., CZERNEY, E. W., FRITZ, I. M.: Surgical lesions of coccidioidomycosis. Arch. Surg. (Chikago) **70**, 633–642 (1955).

DALINKA, M. K., DINNENBERG, S., GREEDYKE, W. H., HOPKINS, R.: The spinal manifestations of coccidioidomycosis. J. Can. Assoc. Radiol. **22**, 93–99 (1971).

ELLER, M. J. L., SIEBERT, C. P. E.: Sclerotic vertebral bodies: an unusual manifestation of disseminated coccidioidomycosis. Radiology **93**, 1099–1100 (1969).

FIESE, I.: Coccidioidomykosis. Ch. E. Thomas, Springfield/Ill. (1958).

HUPPERT, M., PETRESON, E. T., SUN, S. H. et al.: Evaluation of a latex particle agglutination past for coccidioidomycosis. Amer. J. clin. Path. **49**, 96–102 (1968).

INGHAM, S. D.: Coccidioidal granuloma of the spine with compression of the spinal cord. Bull. Los Angeles Neurol. Soc. **1**, 41 (1936).

JACKSON, P. E., KENT, D., CLARE, F.: Quadriplegia caused by involvement of cervical spine with coccidioides immitier. Symptomatic cure after operation and amphotericin-B treatment. J. Neurosurg. **21**, 512–515 (1964).

KLÜTSCH, K., SEELIGER, H. P. R.: Die Coccidioidomykose. In GSELL-MOHR: Die Infektionskrankheiten, Bd. III 128–148, Berlin-Heidelberg-New York, Springer-Verlag 1969.

KLÜTSCH, K., HÜMMEL, M., BRAUN, H. et al.: Zur Klinik der Coccidioidomykose. Dtsch. med. Wschr. **90**, 1488–1501 (1965).

MAZET, R. JR.: Skeletal lesions in coccidioidomycosis. Arch. Surg. **70**, 497–507 (1955).

MÜLLER, E., SCHALTENBRAND, G.: Coccidiose der Meningen. Nervenarzt (Berlin) **19**, 337 (1948).

Newton, T. H., Cohen, N. H.: Coccidioidal meningitis – roentgen and pathologic analyses. Acta radiol. (Diagn.) Stockh. **1**, 886–900 (1963).

Nykamp, P. W.: Vertebra plana: two cases due to disseminated coccidioidomycosis. Ariz. Med. **28**, 165–167 (1971).

O'Leary, D. J., Curry, F. J.: Coccidioidomycosis. A review and presentation of 100 consecutively hospitalized patients. Amer. Rev. Tbc **73**, 501–518 (1951).

Santos, G. H., Cook, W. A.: Vertebral coccidioidomycosis. Unusual polymorphic disease. N. Y. State J. Med. **72**, 2784–2785 (1972).

Schaller, K. F., Fischer, H., Krauss, F. et al.: Coccidioidomykose in Deutschland. Mykosen **13**, 215–217 (1970).

Seeliger, H. P. R., W. Stecher, W., Tümbay, E.: Zum Nachweis einiger Fälle von Coccidioidamykose in Deutschland. Mykosen **15**, 327–330 (1972).

Smith, C. E., Saito, M. T.: Serologic Reactions in Coccidioidomycosis. J. Chron. Dis. **5**, 571–579 (1957).

Stein, H. F.: Disseminated coccidiomycosis. Dis. chest. **36**, 136–145 (1959).

Taylor, R. G.: Coccidioidal granuloma. Amer. J. Roentgenol. Rad. Ther. **10**, 551–558 (1923).

Winn, W. A.: Coccidioidomycosis. J. Chron. Dis. **5**, 430–444 (1957).

ι) Mykosen allgemein

Adler, S., Randall, J., Plotkin, S. A.: Candidal osteomyelitis and arthritis in a neonate. Amer. J. Dis. Child. **123**, 595–596 (1972).

Bianchi, L., Magrassi, B.: Osservazioni su une rara forma di ficomicosa picurica con localizazzioni cheletriche multiple. Chir. organi mov. **53**, 160–170 (1964).

Davis, S. D., Kirby, W. M., Sherris, J. C.: Disseminated osteomyelitis due to "Battey" mycobacteria. Amer. Rev. Resp. dis. **93**, 269–274 (1966).

Freemann, J. B., Lemire, A., MacLean L. D.: Intravenous alimentation and septicemia. Surg. gyn. obst. **135**, 708–712 (1972).

Klein, J. D., Yamauchi, T., Horlick, S. P.: Neonatal candidiosis. meningitis and arthritis: observations and a review of the literature. J. Pediatr. **81**, 31–34 (1972).

Poliakova, G. P., Dolgopolskaya, A. M.: A case of congenital generalised moniliasis in a premature infant. Vopr. okhr. mal. det. **16**, 80–81 (1971) russ.

Watanakunakorn, C., Trott, A.: Vertebral osteomylitis due to mycobacterium Kansasii. Amer. Rev. resp. dis. **107**, 846–850 (1973).

i) Rotz

Beitzke, H.: Rotz der Knochen und Gelenke. Hdb. spez. path. Anat. Hist. IX/2, 583–593 (1934).

Leipold, W.: In: Akute bazilläre Erkrankungen und Zoonosen. Hdb. Derm. u. Veneral. Bd. II/2, 1260–1298 (1958).

Mohr, W.: Seltene Infektionskrankheiten: Rotz. Hdb. Inn. Med. I/1, 769–774 (1952).

Schmorl, G.: Verkalkung der Bandscheiben der Wirbelsäule nebst Bemerkungen über das Verhalten der Bandscheiben bei infektiöser Spondylitis. Fortschr. Rö'str. **40**, 18–26 (1929).

Versé: Der Rotz der Lungen und des Brustfells. Hdb. Henke-Lubarsch 3/3 (1931).

4. Die Bandscheibenentzündungen

Armstrong, J. R.: Lumbar chirurgical lesions. Livingston, N. Y. 1952.

Baker, A. H.: Lesion of the intervertebral disc caused by lumbar puncture. Brit. J. Surg. **34**, 385–388 (1947).

Balthasar, A.: Eitrige Spondylitis und Trauma. Wschr. Unfallhk. **57**, 113–118 (1954).

Barr, I. S.: Low-back and sciatic pain, results of treatment. J. Bone Joint Surg. **33A**, 633–649 (1951).

Bösch, J.: Die unspezifische Spondylitis nach Nukleographien und Bandscheibenoperationen. Z. Orthop. **100**, 191–185 (1965).

Bradford, F., Spurling, R.: The intervertebral disk. Enke 1950.

Brown, R., Hoffmann, B. P.: Osteomyelitis of spine secundary to paravertebral block. Bull. U. S. Army M. Dept. **8**, 391–396 (1948).

Bromley, L. L., Craig, J. D., Kessel, A. W. L.: Infected intervertebral disk after lumbar punkture. Brit. M. J. **1**, 132–133 (1949).

Brugger, J.: Patienten-Demonstration. Sitzung der Chir. Wiens vom 10. 5. 28. Zbl. Chir. 2003 (1928).

Brussatis, F.: Osteomyelitis nach Operation lumbaler Diskushernien. Acta neurochir. **3**, 209–229 (1953).

Buetti, C., Lüdi, H.: Spondylitis nach Paravertebralanästhesie. Helv. chir. acta **25**, 261–265 (1957).

Day, P. L., Hinchey, J.: Postspinalanesthesie osteomyelitis of the lumbar spine. Clinical Orthopedics **11**, 185–189 (1958).

Del Duca, T., Ricci, M.: Su di un caso di spondilodiscite atipica postoperatoria. Considerazioni diagnostiche e radioterapiche. Nunt. Radiol. **33**, 1369–1381 (1967).

Dengler, S.: Über einen folgenschweren Spätzustand nach einer Spondylitis infectiosa. Zschr. orthop. Chir. **62**, 241–247 (1934).

Downing, F. H.: Collapse of intervertebral disk following spinal puncture: report of two cases. U. S. Nav. M. Bull. **43**, 666–673 (1944).

Ederli, A., Sassaroli, S. Spaccarelli, G.: Vertebral angiography as a cause of necrosis of the cervical spinal cord. Brit. J. Radiol. **35**, 261–264 (1962).

Eliason, O., Dunlap: Osteomyelitis of the spine following needle biopsy of the prostate. J. Urol. **94**, 271–275 (1965).

Erb, K. H.: Infektspondylitis als Folge von Lokalanästhesie. Dtsch. med. Wschr. **74**, 10–12 (1949).

Erb, K. H., Montag, C.: Ein Beitrag zur Differentialdiagnose entzündlicher Wirbelsäulenerkrankungen. Fortschr. Rö'str. **71**, 462–466 (1949).

ERBSLÖH, F., PUZIK, A.: Nil nocere! Rückenmarks- und Kaudaläsionen als Therapieschäden nach paravertebralen Injektionen. Münch. med. Wschr. **101**, 517–521 und 559–563 (1959).

EPPS, P. G.: Case of degeneration of intervertebral disk following lumbar puncture. Proc. Roy. Soc. med. **35**, 220–221 (1942).

EVERETT, A. D.: Lumbar puncture injuries. Proc. roy. Soc. med. **35**, 208–210 (1942).

FIESLER, J.: Über eine generalisierte infektiöse Erkrankung der Bandscheiben mit sekundärer Calcinosis interbertebralis generalisata. Fortschr. Rö'str. **76**, 181–190 (1953).

GELLMANN, M.: Injury to intervertebral disks during spinal puncture. J. Bone Surg. (amer.) **22**, 980–985 (1940).

GHORMELEY, R. K., BICKEL, W. H., DICKSON, D.: Study of acute infectious lesions of intervertebral disks. South. M. J. **33**, 347–353 (1940).

GLOGOWSKI, G.: Röntgenologischer Nachweis der Entstehung erscheinungsbildlich vom Morbus Bechterew nicht zu unterscheidender Krankheitsbilder durch generalisierte Osteomyelitis. Z. Orthop. **91**, 50–65 (1959).

GOLLMANN, G.: Zwei Fälle von generalisierter Bandscheibenerkrankung bei jüngeren Frauen. Fortschr. Rö'str. **87**, 616–622 (1957).

GRAFF, U.: Erfahrungen und Komplikationen der Penicillinbehandlung der akuten hämatogenen Osteomyelitis. Dtsch. med. Wschr. **76**, 1651–1656 (1951).

GÜNSEL, E.: Akute Osteochondrose der Wirbelsäule beim Erwachsenen. Fortschr. Rö'str. **71**, 109–113 (1949).

— Über die Spondylosis chondromalacica. Fortschr. Rö'str. **74**, 522–525 (1951).

— Zur Spondylosis chondromalacica. Fortschr. Rö'str. **76**, 761–764 (1952).

HEEP, W.: Spondylitis nach lumbaler Anästhesie. Zbl. Chir. **77**, 2185–2192 (1952).

HOLLAND, C., MOHRI, N.: Zur Pathogenese der akuten hämatogenen Osteomyelitis. Z. Orthop. **110**, 829–836 (1972).

HOPF, H.: Die Wirbelsäulenosteomyelitis nach lumbalen Injektionen. Arch. Orthop. Unfallchir. **53**, 72–91 (1961).

HUSSEY, H. H., KATZ, S.: Infections resulting from narcotic addiction: report of 102 cases. Amer. J. med. **9**, 186–193 (1950).

JUNGE, H.: Osteochondrosis vertebrae, hinterer Bandscheibenvorfall und Lumbago-Ischias-Syndrom. Erg. Chir. **36**, 223–360 (1950).

— Spondylitis infectiosa arteficialis. Arch. orthop. Unfallchir. **15**, 187–201 (1973).

KLEINBERG, S.: Vertebral osteomyelitis secondary to diagnostic lumbar puncture. Bull. Hosp. Joint Dis. **17**, 39–34 (1956).

LAME, E. L.: Vertebral osteomyelitis following operation on the urinary tract or sigmoid. The third lesion of an uncommon syndrome. Amer. J. Roentgenol. **75**, 938–952 (1956).

LANG, E. F.: Postoperative infection of the intervertebral space. Surg. clin. N. Americ. **48**, 649, 649–660 (1968).

LAUR, A., KELLER, C.: Wirbelosteomyelitis nach Grenzstrangblockade. Fortschr. Rö'str. **77**, 81–89 (1952).

LENSHOEK, C. H.: Infection of intervertebral disk following operation for protrusion of nucleus pulposus. Arch. Chir. Neerlandium **8**/1, 57–66 (1956).

LOB, A.: Tierexperimentelle vergleichende Untersuchungen über die Einwirkung unspezifisch entzündlicher Herde und allergischer Einflüsse auf die Wirbelsäule. Arch. Klin. Chir. **273**, 530–534 (1953).

LOWMAN, R. M., ROBINSON, F.: Progressive vertebral interspace changes following lumbar disk surgery. Amer. J. Roentgenol. **97**, 664–671 (1966).

MAZET, R. JR., COZEN, L.: Diagnostic value of vertebral body needle biopsy. Ann. Surg. **135**, 245–252 (1952).

MAU, C.: Wirbelsäulenosteomyelitis nach lumbaler Grenzstrangblockade. Mschr. Unfallhk. **58**,289–295 (1955).

MILWARD, F. J., GROUT, I. L. A.: Changes in the intervertebral disks following lumbar puncture. Lancet II, 183–185 (1936).

OPPENHEIMER, A.: Diseases of vertebral column: roentgenologic analyis. Amer. J. Roentgenol. **53**, 348–369 (1945).

PAMPUS, F.: Generalisierte Osteomyelitis der Wirbelsäule. Der Chirurg **27**, 205–210 (1956).

PEASE, CH. N.: Injuries to the vertebral and intervertebral disks following lumbar puncture. Amer. J. Dis. Childr. **49**, 849 (1935).

PERLMUTTER, J., DOOLEY, D. M., AULO, A. W.: Gram-negative infection following herniated lumbar intervertebral disk excision. J. Florida Med. Ass. **57**, 25–27 (1970).

PILGAARD, S.: Discitis-Closed space infection following removal of lumbar intervertebral disk. Acta orthop. scand. **40**, 681 (1969).

PORSTMANN, W.: Spondylitis infectiosa im Anschluß an Verletzungen des vorderen Längsbandes. Fortschr. Rö'str. **85**, 66–75 (1956).

REDO, S. F.: Spinal complications following lumbar puncture. A review of the literature and report of 4 cases. Surgery **33**, 690–701 (1953).

REHM, A.: Wirbelsteomyelitis nach Renovasographie. Fortschr. Rö'str. **111**, 286–289 (1969).

SCHLÜTER, K.: Infektspondylitis nach paravertebraler Infiltration. Fortschr. Rö'str. **82**, 357–363 (1955).

SCHULTZ, E. C.: Postoperative bone changes following lumbar disc. removal. J. Neurosurg. **15**, 537–547 (1958).

SEWCZ, H. G., PREUSS, E. G.: Spondylitis infectiosa nach lumbalen Grenzstrangblockaden. Radiol. diagn. (Berlin) **11**, 23–29 (1970).

SEYDEWITZ, O. H.: Umwandlung einer akuten Osteomyelitis der Wirbelsäule in eine sog. „blande" infolge unterschwelliger Penizillintherapie. Fortschr. Rö'str. **73**, 574–581 (1950).

SIMONIS, G.: Ambulante Osteomyelitis-Behandlung. Med. Welt. **23**, 1585–1586 (1972).

STERN, W. E., CRANDALL, P. H.: Inflammatory intervertebral disk diseases as complication of operative treatment of lumbar herniation. J. Neursurg. **16**, 261–276 (1959).

STERN, W. Z., SPEAR, P. W., JACOBSON, H. G.: The roentgen findings in acute heroin intoxication. Amer. J. Roentgenol. **103**, 522–532 (1968).

SULLIVAN, R. R., BICKEL, W. H., SVIEN, H. J.: Infections of vertebral interspace after operation in intervertebral disks. J. amer. med. Ass. **166**, 1973–1977 (1958).

SULLIVAN, C. R., Symmonds, R. E.: Disk infections and abdominal pain. J. amer. med. Ass. **188**, 656–658 (1964).

THIBODEAU, A. A.: Closed space infection following removal of lumbar intervertebral disk. Clin. Neurosurg. **14**, 337–360 (1966) and J. Bone, Joint Surg. (amer) **50**, 400–410 (1968).

TING, Y. M.: Osteomyelitis of the spine. Radiology **76**, 27–31 (1961).

TURNBULL, F.: Postoperative inflammatory disease of lumbar disks. J. Neurosurg. **10**, 469–473 (1953).

WEBER, W.: Klinisches Bild und operative Behandlung des akuten eitrigen Bandscheibeninfekts. Langenbecks Arch. **278**, 585–602 (1954).

WILLIAMS, J. L., MOLLER, G. A., O'ROURKR, T. L.: Pseudoinfections of the intervertebral disk and adjacent vertebrae. Amer. J. Roentgenol. **103**, 611–615 (1968).

ZIEGLER, G.: Mitteilung zur Wirbelosteomyelitis nach Grenzstrangblockade. Fortschr. Rö'str. **77**, 720–721 (1952).

— „Spondylosis chondromalacica“ oder „blande Osteomyelitis der Wirbelsäule“ Fortschr. Rö'str. **76**, 85–90 (1952).

— Infectspondylitis nach Periduralanästhesie. Fortschr. Rö'str. **85**, 685–687 (1956).

II. Die spezifischen Entzündungen der Wirbelsäule

1. Spondylitis tuberculosa

ABDULKER, J., COUCHOIX, J., EVRARD, J., FERRAND, L., WEGER, R.: Forum on paraplegia due to Pott's dis ease. Rev. Chir. Orthop. **54**, 677–687 (1968).

AHN, B. H.: Trettment for Pott's paraplegia. Acea Orthop. Scand. **39**, 145–160 (1968).

AKOL'ZINA, L. I.: The status of acid-base equilibrium im patients with tuberculosis of the spine. Ortop. Travm. Protez, **30**, 60–62 (1969).

ALLAIN, Y., DELAHAYE, R. P., DELMAS, FOURNIER, H., WEBER, A.: Les aspects radiologiques actuels des abrès pottiques de l'adulte. Ann. Radiol. **6**, 461 (1963).

ALICANDRI, F. P.: Bacterial arthritis: A review. Med. Times **92**, 767–774 (1964).

ALVIC, I.: Tuberculosis of the spine. Arch. Chir. Scand. Suppl. 141 (1949).

AMIEL, M., JAIRI, M., CHASSAGNON, C.: Lumbosacral tuberculous Spondylitis with posterior developtment. J. Radiol. Electrol. Med. Nucl. **50**, 749–9 (1969).

ANDERSON, R. L.: Isolated tuberculosis of the spinous process of a vertebra. Report of a case. J. Bone Surg. **22**, 741–744 (1944).

ANKERHOLD, J.: Beobachtungen zum Verlauf. Arch. Orthop. Unfallch. **64**, 161–10 (1968).

ANONYM: Tuberculosis of the nervous system. Quart. Med. Rev. **20**, 1–36 (1969).

— Calcified figure of cold abscess. Rinshd Hoshasen **16**, 869–70 (1971).

— Spinal cord compression. Lakartidningen **70**, 1763–72 (1973).

ARCT, W.: Operative treatment of tuberculosis of the spine in old people. J. Bone Joint Surg. **50**, 255–67 (1968).

ARONSKI, I.: Some topographical features of organs in tuberculosis of thoracolumbar spine and their importance in surgical treatment of spondylitis. Ortop. Traumatol. Protez **33**, 36–41 (1972).

ASSHOFF, H.: Weg und Lokalisation de Tuberkelbazillus bei der Infektion der Wirbelsäule. Zschr. Orthop. **82**, 375–384 (1952).

BAGGIO, G. F., MORGANDO, E.: Use of myeloscintigrams in the diagnosis of medullary blocks. Riv. Pat. Nerv. Ment. **84**, 285–306 (1963).

BAILEY, H. L., GABRIEL, M., HODGSON, A. R., SHIN, J. S.: Tuberculosis of the spine in children. Operative findings and results in onehundred consecutive patients treatet by Removal of the lesion and anterior grafting. J. Bone Joint Surg. **54**, 1633–57 (1972).

BAKALIM, G.: Tuberculous spondylitis. A clinical study with special reference to the significance of spinal fusion an chemotherapy. Act. Orthop. Scand. Suppl. **47**, (1960).

BAKER, W., DE, C., THOMAS, T. G., KIRKALDY-WILLIS, H. W.: Changes in the cartilage of the posterior intervertebral joints after anterior fusion. J. Bone Joint Surg. **51**, 736–46 (1969).

BATSON, O. V.: The function of the vertebral veins and their role in the spread of metastases. Ann. of Surg. **112**, 138–0, (1940).

BAUER, R.: Ist die konservative Behandlung der Spondylitis tuberculosa heute noch angezeigt? Arch. f. Orthop. u. Unfallchir. (München) **63**, 251–266 (1968).

BEDOGNI, C., FORTE, M.: Remote results of focal surgery in tuberculous spondylitis. Chir. Organi. Mov. **52**, 332–42 (1963).

BEKASOVA, V. S.: Surgical treatment of tuberculosis of the thoracolumbar region of the spine. Probl. Tuberk. **50**, 53–6 (1972).

BELL, D., COCKSHOTT, W. P.: Tuberculosis of the vertebral pedicles Radiology **99**, 43–8 (1971).

BENGERT, O.: Contribution to suboccipital Pott's disease. Z. Orthop. 98, 540–3 (1964).
BISCHOF, W., NITTNER, K.: On the pathogenesis, clinical features and treatment of spinal epidural abscess. Zbl. Neurochir. 26, 193–201 (1965).
BISCHOFSBERGER, C.: Im „Handbuch der Orthopädie" Bd. I. Herausg. Hohmann, Hackenbroch, Lindemann. Stgt.: Thieme 1957.
BLANKOFF, B.: Pseudo-tubercular erosive and geodic forms of lumbar arthrosis. Pott's disease resembling arthrosis in children. Scalpel. 116, 729–43 (1963).
BLEIKER, M. A.: Internat. tuberculosis surveillance Center, Den Haag.
BORSAY, J., CSERGOE, I., Jo'os, M.: Transpleural and transperitoneal removal elimination of vertebral foci. Tuberkulozis 16, 276–8 (1963).
BOUVIER, M.: Radiologic aspect of Pott's disease. Rhumatologie 22, 277–83 (1970).
BOYD, W.: Surgical Pathology. Saunders Phil. 1947.
BRINKBOK, G. C. F.: Considerations on atypical radiological aspects of Besnier-Boeck's disease. Nederl. Tijdschr. Geneesk. 2270–2275 (1953).
BROCHER, J. E. W.: Wirbelsäulenleiden und ihre Differentialdiagnose. 5. Aufl. Thieme-Verlag 1960.
BRÜGGER, H. R., MÜLLER, W., BIRKENFELD, M.: Die Tuberkulose des Kindes. Stgt.: Thieme 1959.
BRUNNER, W.: Die transpleurale Vertebrotomie mit Spaneinflanzung zur Behandlung der Spondylitis der Brustwirbelsäule. Schweiz. Z. Tuberk. 61, 447 (1959).
— On surgical treatment of foci of skeletal tuberculosis. Helv. Chir. Acta 31, 132–4 (1964).
— Current surgery for tuberculosis. Internist. Berlin 118–121 (1973).
BULL, J. EL., GAMMAL, T., POPHAM, M.: A possible genetic factor in cervical spondylosis. Brit. J. Radiol. 42, 9–16 (1969).
BUZHENITSA, E. I., PIKOV, P. E., PUTILINA, V. V., KALIUZHNAI, S. L.: Treatment of residual pains in tuberculous spondylitis. Ortop. Travm. Protez 30, 76–8 (1969).
CALABRESE, A. S., FREIBERGER, R. H.: Acquired spondylolysis after spinal fusion. Radiology 81, 492–7 (1963).
CALVÉ, J.: Die Knochen- und Gelenktuberkulose. Verlauf, Frühdiagnose und Behandlung. Stgt.: Ferd. Enke 1946.
CANETTI, G., ROGER, G.: Progr. explor. Tuberc. 3, 30 (1950).
— La signification clinique des mesures de résistance bactérienne. Union Internat. Contre la Tuberculose Paris 1957.
CAPENER, N.: Neurological complications of tuberculosis. Lancet 1, 1225 (1970).
CARAYON, A., LAFFONT, J., PIQAUARD, B.: Dangers of the so-called ambulatory treatment of Pott's disease in the African. Bull. Soc. Med. Afr. Noire Lang Franc. 12, 81–4 (1967).
CARSTENSEN, E.: Grundsätzlicher Wandel in der Behandlung der Spondylitis tuberculosa. Der Chirurg. 40, 547–550 (1969).
CATEL, W.: Lehrbuch der Tuberkulose des Kindes und des Jugendlichen. Stgt. 1954.
CHADDUCK, W. M.: Intraspinaler tuberkulöser Abszeß mit Symptomatik von Bandscheibenhernie. Virg. Med. Meth. 99, 968–971 (1972).
CHATELAIN, C., TRUELLE, A., KUSS, R.: Ureteral complications of Pottic abscess. J. Urol. Nephrol. Paris 75, Suppl. 12, 488 (1969).
CHOCHLOW, D. K.: Pathogenic justification of radical surgical treatment of osteoarticular tuberculosis. Probl. Tuberk. 41, 15–20 (1963).
CHU, C. B.: Treatment of spinal tuberculosis in Korea. Using focal d'ebridement and interbody fusion. Clin. Orthop. 50, 235–53 (1967).
CLAIRMONT, P., WINTERSTEIN, O., DIMTZER, A.: Die Chirurgie der Knochentuberkulose. Berlin: Karger 1931.
CLEVELAND, MATHER, BOSWORTH, D. M., FIELDING, J. W., SMYRNIS, PÁNAYIOTIS: Fusion of the spine for tuberculosis in children. A long-range follow-up study. J. Bone and Joint Surg. 40-A, 91–106 (1958).
COLLOMB, H., CARAYON, A., COLOMAR, R., GIORDANO, C.: Pott's paraplegia of vascular mechanism. Bull. Soc. Med. Afr. Noire Lang Framc 11, 209–14 (1966).
COLOMBANI, S.: Nono rendiconti clinico 1950–1954. Cortina d'Ampezzo 1957.
COOK, W. A., SHAW, R. R., WEBB, W. R., CLARK, W. K., SHAH, H. H.: Transthoracic evacuation and anterior spinal fusion in Pott's paraplegie. Ann. Thorac. Surg. 4, 291–300 (1967).
COTTA, H., LUTHER, R.: On the usefulness of latex fixation tets in inflammatory, degenerative and metabolic spine and joint diseases. Z. Orthop. 99, 368–85 (1964).
CWIKOWSKI, W.: Case of tuberculosis of lumbar spine. Diagnosed erroneously as metastatic neoplasm. Wiad Lek. 25, 1373–4 (1972).
DEBEYRE, J.: Evolution des maux de Pott de l'adulte traités par "abord direct". S. Chir. 82, 311-324 (1961).
— DERRION, N.: Traitement du mal de Pott. Lille Chirurg. Tome XVII. Nr. 2. 1962.
— GALLAND, M.: Symposium sur le mal de pott. Gazette des Hôpitaux civils et militaires, Paris. 135, 1475–1476 (1963).
— DE SÈZE, S., GUÉRIN, CL., DERRION, M.: Le traitement médical isolé du mal de pott. Rev. du Rheumatisme 37 (12), 779–793, 1970.
DEFIORE, J. C., LINDBERG, L., RANAWAT, N. S.: ^{85}Strontium scintimetry of the spine. J. Bone Joint Surg. Amer. 52, 21–38 (1970).
DEIST, H., KRAUSS, H.: Die Tuberkulose, ihre Erkennung und Behandlung. Stgt.: Enke 1959.
DEJOUR, H.: Surgical treatment of Pott's disease. Rhumatolog. 22, 311–3 (1970).
DELAHAYE, R. P., ALLAIN, Y.: The radiological aspects of Pott's disease in adults. Concours Med. 86, 679–99 (1964).
DIETHELM, L., HAUBERG, G.: Der Wert der Tomographie bei entzündlichen Wirbelprozessen. Zschr. Orthop. 82, 536–545 (1952).
DOBSON, J.: Tuberculosis of the spine. An analysis of the results of conservative treatment and of the factors influencinc the prognosis. J. Bone and Joint Surg. 33-B, 517–531 (1951).

DOUB, H., BROGLEY, C. E.: The roentgen signs of tuberculosis of the vertebral body. Amer. J. Roentgenol. **27**, 827–837 (1932).

DÜGGELI, O., TRENDELENBURG, F.: Die Wirbelsäulentuberkulose. Documento rheumatico. Geigy **11**, 1957.

DZIEWONSKI, D.: Spontaner Durchbruch eines Senkungsabszesses in die Lunge. Przegl. Lekarski **25**, DMW. 1036 (1904).

ERLACHER, PH. I.: Europ. Symposion über die Behandlung der Skelettuberkulose. I + II. Stgt.: Enke 1956 u. 1958.

FALK, A.: Results of long-term chemotherapie in spinal tuberculosis. XVII. A. follow-up study of 235 patients. Amer. Rev. Resp. Dis. **95**, 1—5 (1967).

FANCONI, G., LÖFFLER, W.: Streptomycin und Tuberkulose. Basel: Schwabe 1948.

FANG, H. C., KUO, C. L., YUAN, S. H.: Late results of derbridement treatment for tuberculosis of the spine. Chin. Med. J. **83**, 713–22 (1964).

FANG, H. S., ONG, G. B.: Radical treatment of cervicodorsal spinal tuberculosis. J. Roy Coll. Surg. Edinb. **14**, 21 (1969).

FAVEZ, G.: Die Behandlung der Tuberkulose, der Lunge, der Pleura und der Wirbelsäule. Schw. Med. Wschr. **103**, 1057–1066 (1973).

FELLÄNDER, M.: Focal surgery in spinal tuberculosis. Bull. M. int. Tuberc. **37**, 306 (1966).

FERRAND, J.: Focal surgery of lumbosacral Pott's disease. Its radiculographic and angiographic preliminaries. Ann. Chir. **18**, 684–705 (1964).

— Hyndman's anterior transposition of the spinal cord. (Apropos of the indications for laminectomy in Pott's paraplegia. J. Chir. Paris, **101**, 529–42

— (1971).

SPORN, Z., BOUZID, A.: Direct approach to Pott's disease. Corporeal replacement and cure of kyphotic deformations. Bull. Soc. Int. Chir. **28**, 15–22 (1969).

FERRANO, I.: Abord direct du mal de pott, remplacement corporéal et cure des déformations cyphotiques. Journ. de Chir. Paris **93**, 43–58 (1967).

FINCK, J. F. VON: Die Wirbeltuberkulose und ihre Heilung. Stgt.: Enke 1940.

FLESCH-THEBESIUS, M.: Chirurgische Tuberkulose. Leipzig: Steinkopf 1933.

FREERKSEN, E.: Konzentration, Verteilung und Verweildauer von Streptomycin und Penicillin im menschlichen Organismus. Jahresber. Tuberkuloseforsch. 1950/51. Springer 1953.

GALLAND, M.: Die Knochen- und Gelenktuberkulose. Stgt.: Enke 1946.

GEISSENDÖRFER, R.: Chirurgische Tuberkulose und Trauma. Handb. ges. Unfallhlkd. 2. Aufl., Bd. I 155, 429 (1966).

GINSBURG, ST.: The neurological complications of tuberculous spondylitis. Pott's paraplegia. Arch. of Neurol. Chic. **16**, 265–270 (1967).

GIRDLESTONE, G. R., SOMERVILLE, E. W.: Tuberculosis of bone and joint. Oxford Univ. Press 1952.

GJESSING, M. H.: Osteoplastie anterior fusion of the lower lumbar spine in spondylolitsthesis, localized spondylosis and tuberculous spondylitis. Act. orthop. Scand. **20**, 200–213 (1951).

GLOGOWSKI, G.: Die heutige Behandlung der Skelett-tuberkulose des Kindes und des Jugendlichen. Stgt.: Thieme 1957.

— Aktuelle Probleme der Knochen- und Gelenktuberkulose des Kindes und der Jugendlichen in der Sicht der Tuberkulostatika. Münch. Med. Wschr. **114**, 208–210, 231–232 (1962).

GODLEWSKI, S.: Gradual spinal cord compression. Signs and diagnosis. Progr. Med. **91**, 689–700 (1963).

GOEB, A.: Treatment of bone and joint tuberculosis in adults. Arch. Orthop. Unfallchir. **69**, 114–47 (1970).

GOERTTLER, V., WEBER, E.: Bovinus-Tuberkulose als Ursache humaner Tuberkulose. Stgt.: Enke 1954.

GRACANIN, S., ALBERT, E.: Cervical mediastinotomy in surgical treatment of tuberculosis of the cervical vertebrae. Z. Orthop. **106**, 559–65 (1969).

GREISS, F. C. J. R., BOWDEN, R. H. J. R.: Tuberculous spondylitis in pregnancy. Review of the literature and report of a case involving paraplegia. Obstet Gynec. **23**, 192–5 (1964).

GRIFFITH, D. L., SEDDON, H. J., ROAF: Pott's paraplegia. London: Oxford Univ. Press, 1956.

GRUCA, A., SERAFIN, R.: 717 direct approaches in foci of Pott's disease. Acta. Med. Pol. **4**, 269–79 (1963).

GUIDET, M.: Current aspects of recovery from Pott's disease in adult. Radiological and Operative data. Therapeutic perspectives. France Med. **26**, 314–6 (1963).

GUR'IAN, E. V.: Surgical treatment of tuberculosis of the cervical portion of the spine complicated by tetraplegia. Orthop. Traumatol. Protez. **33**, 19–20 (1972).

GUSE, INOV, G. K.: Clinical peculiarities and surgical treatment of tuberculous spondylitis with multiple localizations. Probl. Tuberk. **59**, 64–7 (1971).

HAEGI, V.: Peculiarities in the development and cours of tuberculous spondylitis. Bibl. Tuberc. **23**, 60–70 (1967).

HAGELSTAM, L.: Retroposition of vertebrae as an early sign of tuberculous spondylitis of the lumbar spine. Acta Orthop. Scand. **17**, 31–49 (1947).

HALFORD, KENNETH, JONES: Spine fusion in young children. A long term end-result study with particular reference to growth effects. J. Bone Joint Surg. **39 A**. 481–491 (1957).

HANAOKA, H.: Our radical surgery for vertebral caries and its follow-up study. Shujutsu, **20**, 381–95 (1966).

HARDY, J. H., GOSSLING, H. R.: Combined hao and sacral bar fixation. A method for immobilization and early ambulation following extensive spine fusion. Clin. Orthop. **75**, 205–8 (1971).

HEKELE, K., SEYSS, R.: Über atypische Knochenveränderungen bei Morbus Besnier-Boeck-Schaumann. Hautarzt **3**, 67–70 (1952).

HODGSON, A. R., STOCK, F. E.: Anterior spine fusion for the treatment of tuberculosis of the spine. The operative findings and results of treatment in the first onehundred cases. J. Bone Joint Surg. **42-A**, 295–310 (1960).

HODGSON, A. R.: Report on the findings and results in 300 cases of Pott's disease treated by anterior fusion of the spine. J. Western Pacific Orthop. Assn. **1**, 3–7 (1964).

— YAN, A., KWOU, J. S., KIUR, D.: A clinical study of 100 consecutive cases of Pott's paraplegia. Clin. Orthop. **36**, 128 (1964).

HOWORTH, M. B.: Management of problems of the lumbosacral spine. J. Bone Joint Surg. **45**, 1487–508 (1963).

HUEBSCHMANN, P.: Die pathogenetischen und pathologisch-anatomischen Grundlagen der menschlichen Tuberkulose. Stgt. 1956.

Informationsbericht: Die Tuberkulose 1970/1971. DZK Hamburg, 1973.

IUSHINA, G. I., KAPLAN, E. M.: Comparative evaluation of the effectiveness of orthopedic sanatorial and surgical treatment of tuberculous spondylitis in children and adolescents. Probl. Tuberk. **41**, 75–6 (1963).

JACKSON, J. W.: Surgical appraoches to the anterior aspect of the spinal column. Ann. Roy Coll. Surg. **48**, 83–98 (1971).

JACOBS, P.: Osteo-articular tuberculosis in coloured immigrants. A radiological study. Clin. Radiol. **15**, 59–69 (1964).

JACQUIN-COTTON, L., DUMAS, M., GIRARD, P. L.: Paraplegia in Senegal. Vull. Soc. Med. Afr. Noire Lang. Franc. **15**, 206–20 (1970).

JACQUOT, F.: Some uncommon radiologic aspects in Pott's disease. Rhumatologie **22**, 285–8 (1970).

JAEGER, F.: Chirurgie der Wirbelsäule und des Rükkenmarks. Stgt.: Thieme 1959.

JENNY, A. B., LEHMANN, R. A.: SCHWARTZ, H. G.: Tuberculous infection of the cervical spine. base Report. J. Neurosurg. **38**, 362–5 (1973).

JENSEN, E.: Die Tuberkulose als Berufskrankheit. Arbeits- und Dienstunfall. BG- u. Gesundheitsdienst u. Wohlfahrtspflege, Hamburg, 1975.

JOHANSSON, S.: Über die Knochen- und Gelenktuberkulose im Kindesalter. Jena: Fischer 1926.

JONES, B. S.: Posterior fusion in the treatment of spinal tuberculosis. S. Afr. Med. J. **42**, 855–8 (1968).

— The management of late-onset Pott's paraplegia caused by a bony ridge. S. Afr. Med. J. **46**, 1664–70 (1972).

JUDET, R., JUDET, J., LORD, G., ROY-CAMILLE, R., LETOURNEL, E.: Generalities on osteoarticular tuberculosis. Gaz. Med. France, **71**, 1041–5 (1964).

JUNGHANNS: Die gesunde und die kranke Wirbelsäule in Röntgenbild und Klinik, Stgt.: Thieme-Verlag, 1968.

KALLIO, E.: Surgical of treatmen Pott's paraplegia. Ann. Chir.et Gynaec. Fenniae **52**, 4, 620–626 (1963).

KANEDA, H., IMAMURA, T.: Untersuchung des primären Herdes der Wirbelcaries mittels Thorotrastinjektion in den Senkungsabszeß. Mitt. med. Akad. Kioto, **31**, 1125–1128, (1941).

KAPLAN, C. J.: Pott's disease in South African Bantu children. An analysis of results and comparison with lancashire figures. British J. Tuberc. **46**, 209–213 (1952).

KAPLAN, E. S.: Post-discetomy tuberculous abscess. Case report. J. Neurosurg. **38**, 358–61 (1973).

KASAI, M., TOKUTSU, Y., NAKATANI, T., KASHIWAGI, K.: Removal of carious lesions of the thoracic vertebrae by thoractomy (summary of 50 cases). J. Jap. Orthop. **38**, 561–3 (1964).

KASTERT, I.: Neue chirurg. Methode zur Behandlung der Wirbelsäulentuberkulose. Chirurg 691–693, 1950).

— Die tuberkulostatische Herdbehandlung der Wirbeltuberkulose. Fortschr. Rö. **74**, 535–543 (1951).

— Erste Erfolge bei kombinierter operativ-tuberkulostatischer Spondylitistherapie. Fortschr. Rö. **76**, 353–358 (1952).

— I. Europ. Symposion über die Therapie der Skeletttuberkulose gemeinsam mit Erlacher Wien, Orell, Stockholm. Bd. 87, Beil. heft Zschr. f. Orthop. Stgt.: Enke 1955.

— Die Spondylitis tuberculosa und ihre operative Behandlung. Stgt.: Hippokrates Verlag 1957. Übersetzung ins Italienische 1962.

— Die operative Behandlung der Wirbelsäulentuberkulose. Symposium sur l'orientation actuelle du traitement de la Tuberculose ostéoarticulaire. Limprimerie des Sciences Bruxelles, 1958.

— II. Europ. Symposiun über die Behandlung der Skelettuberkulose. Stgt.: Enke-Verlag 1959.

— In Chirurgie der Wirbelsäule und des Rückenmarks. Stgt.: Thieme-Verlag 1959.

— Ergebnisse der operativen Spondylitis-Therapie. Kongr. f. Orthopädie z. Traumatologie, Florenz, Okt. 1960.

— Die operative Behandlung der Spondylitis tuberculosa. Symposion extrapulm. Tuberk. Budapest u. Szeged, 1962.

— Taggs.-Ber. (mit Debeyre): Kongr. d. Soc. Franc. d' Orthop. et d. Traumat. 8. 11. 1961 Paris, Tbk. arzt 605–607, 1962.

— Diagnostische Vertebrotomie. Dtsch. med. Woschr. 1–8, 1962.

— In „Handbuch der Tuberkulose", Bd. IV. Herausg. HEIN, KLEINSCHMIDT, UEHLINGER. Thieme-Verlag 1964.

— Die chirurgische Behandlung der Spondylitis tuberculosa. Der Internist **7**, 540–542 (1966).

— Kongreßbeitr. in: Bull. of the Internat. Union against tuberculosis **37**, 1966.

— In XVIII. Internationale Tuberkulosekonferenz 1965. Current development in the treatment of bone and joint tuberculosis. Kongr. Ser. 119, Amsterdam 1967.

— Die Bedeutung der gelähmten Blase bei Spondylitis tuberculosa aus heutiger Sicht. (In neurogene Blasenstörungen.: ALLERT, M. S., BRESSEL, M., SÖKELAND, J.) Stgt.: Thieme 1969.

— Knochen- und Gelenktuberkulose (Skelettuberkulose). Chirurg **12**, 533 (1969).

— Der paravertebrale Begleitschatten bei bakteriellentzündlichen Spondylitiden. Orthop. Prax. 249–251 (1972).

— Therapie der Wirbeltuberkulose. Dtsch. med. Wschr. **97**, 1356–7 (1972).

KASTERT, I.: Chirurgische Operationslehre: BIER-BRAUN-KÜMMEL: Die Operationen bei Wirbelsäulentuberkulose und Tuberkulose der Kreuzbein-Darmbeinfugen. Bd. 2/I. Leipzig: Ambros. Barth 1973.

KAUFMANN, F.: Die heametogene extrapulmonae Tuberkulose in der Schweiz. Schweiz. Med. Wschr. **68**, 732 (1938).

KELLER, P.: Zur tomographischen Röntgendiagnostik der Spondylitis. Der Chirurg **22**, 18–00 (1951).

KEMP, H. B. S., JACKSON, I. W., JEREMIAH, I. D., COOK, J.: Anterior fusion of the spine for infective lesions in adults. The Journ. of Bone and Joint Surg. **55B**, 715–734 (1973).

KETTUNEN, K., REKONEN, A.: External coint in of ^{85}Strontium in bone an joint tuberculosis. Ann. Chir. Gynaec. Fenn. **57**, 250–6 (1968).

KHERSONSKI, I. G., KULAZHENKO, M. I., BRITAN, A. B.: On the differential diagnosis of post-puncture cholesteatoma and tuberculous spondylits. Probl. Tuberk. **42**, 81–2 (1964).

KLARE u. HAUFF: Die chirurgische Tuberkulose im Kindesalter in typischen Röntgenbildern. Würzburg. Abh. 4, H. 7, 1927.

KOCH, A., VAN SLOOTEN, E. A., HAMPE, J. F.: Needle biopsy in the differential diagnosis of destructive processes in the vertebral column. Chir. Neerlandic. **X**, **1**, 41–50 (1958).

KOCHS, I.: Handbuch der Tuberkulose, Bd. II. Herausg. HOHMANN, HACKENBROCH, LINDEMANN, Stgt.: Thieme-Verlag 1958.

KÖHLER, A., ZIMMER, E. A.: Grenzen des Normalen und Anfang des Pathologischen im Röntgenbild des Skeletts. Thieme 1967.

KÖNIG, F.: Die Tuberkulose der Knochen und Gelenke. Petersburg 1885.

KONDO, S., HAMANO, K., KAMINJO, M., SAKAI, A.: Transperitoneal approach to the lower lumbar and the lumbosacral vertebra for the treatment of tuberculous spondylitis. Bull. Osaka Med. Sch. **10**, 79–88 (1964).

KONSCHEGG: Die Tuberkulose der Wirbelsäule. In Erg. d. ges. Tuberkuloseforschung, Bd. 8, Gg. Thieme-Verlag 1937.

KONSTAM, P. G., BLESOVSKY, A.: The ambulant treatment of spine tuberculosis. Brit. J. Surg. **50**, 26–38 (1962).

KONZULIN. E. A., KAPLAN, M. M.: Myelography in children with tuberculous spondylitis. Complicates by late paraplegia. Probl. Tuberk. **48**, 23–6 (1970).

KORNEV, P. G.: Knochen- und Gelenktuberkulose. Berlin 1957.

KORNEV, K. V.: Anterio-lateral, transpleural approach to the posterior protions of the bodies of the thoracic vertrebrae and the spinal canal in tuberculous spondylitis. Vestn. Khir. Grekov. **99**, 74–8 (1967).

KOROTKINA, R. N.: Regeneration of vertebral bodies and its regularities in tuberculous spondylitis of childhood. Radiol. Diagn. Berlin, **6**, 565–76 (1965).

KOVALENKO, D. G.: Résection ménageante des corps vertebraux dans la spondylitie tuberculeuse. Probl. Tuberk. Moskau, 45, 32–36, Tbl. 44, 228.

KOVALENCO, D. G.: Transabdominal approach in surgical treatment of tuberculosis of the lumbosacral region of the spine complicated by presacral abscess. Ortop. Traum. Protez **25**, 36–9 (1964).

— KNIAZHETSKAIA, E. I.: Pulmonary complications following thoracic surgery in spinal tuberculosis. Probl. Tuberk. **41**, 21–5 (1963).

— VERESCHAGIN, A. P.: Homoplasty in reconstrution surgery for tuberculosis of the joints. Vestn. Chir. 97, 1966.

— SAVCHENKO, A. V.: The role of focal surgery in the treatment of tubercular lesions of the thoracic portion of the spine. Ortop. Traum. Protez **28**, 18–23 (1967).

— KORNOV, K. V., MILOVANOVA, E. M., SAVCHENKO, A. V., GARBUZ, A. E.: Osteoplastic spinal stabilization for the sequelae of tuberculous spondylitis. Vestn. Khir. **106**, 61–6 (1971).

— Radical-restorative trends in surgery in tuberculsar spondylitis. Vestn. Khir. **108**, 57–62 (1972).

KOVALENKO, D. G., GARBUZ, A. E., ARONSKI, I. A S. Pathogenesis of spinal cord disorders in tuberculoar spondylitis. Vestn. Khir. **110**, 45–50 (1973).

KOVALEV, V. S., BRITAN, A. B.: Paralysis and paresis in tuberculous spondylitis. Probl. Tuberk. **42**, 72–3 (1964).

KONZULIN, E. A.: Therapeutic effect of endolumbar administration of oxygen in children with tuberculous spondylitis. Probl. Tuberk. **50**, 68–9 (1972).

KRAMER, R., SIMON, K.: Eigene Erfahrungen mit Rifampicin. Prax. d. Pneumol. Stgt.: Thieme 10, 1971.

KRAUSE, F.: Die Tuberkulose der Knochen und Gelenke. Stgt.: Enke 1899.

KREMER u. WIESE: Die Tuberkulose der Knochen und Gelenke. Berlin: Springer-Verlag 1930.

KREUSER, F., KREUTZER, A.: Über die Mortalität und Morbidität an Tuberkulose nach Sektionsbefunden. Dtsch. med. Wschr. **88**, 1522 (1963).

KUO, C. L., CHAO, C. T.: Clinical and roentgenographic features of tuberculosis of the vertebral arch and its appendages. Chin. Med. J. **83**, 449–53 (1964).

LANGE, M.: Knochen- und Gelenktuberkulose. Orthopädisch-chirurgische Operationslehre. München: Bergmann 1951 und 1962.

LANNELONGUE, O.: Ostéite épiphysaire. Tuberculose vertébrale. Paris 1888.

LEJEUNE, E.: Current incidende, conditions of appearance and clinical aspects of Pott's disease. Rhumatologie **22**, 273–5 (1970).

LEUTNER: Stat. Bundesamt Wiesbaden: Tuberkulose 1971. 30. 1. 1974.

LEVINSKI, L., MACHOLDA, F.: Fünfte internationale Konferenz über Sarkoidose 16.–21. 6. 1969. Karlowa-Univ. Praha, 1971.

LIÈVRE, J. A., CAMUS, P., DACY, M., PRADAT, P.: Total spondylectomy (extra-ligamental exersis of a vertebral (2 cases). Ann. Med. Interne, **123**, 887–94 (1972).

LINDBERG, L., SCHWARTZ, M. S.: Diagnosis of spondylitis by external 85 SR countin: A comparison of analytic procedures. J. Nucl. Med. **10**, 231–8 (1969).

LINDEMANN, K., KUHLENDAHL, H.: Die Erkrankungen der Wirbelsäule. Stgt.: Enke 1953.

LOEFFLER, F.: Die Bahnen der tuberkulösen Senkungsabszesse aufgrund anatomischer, klinischer, röntgenologischer und pathologisch anatomischer Untersuchungen. Z. Orthop. Chir. **40**, 26–66 u. 97–128 (1921).

LOUIS, R.: Spinal osteotomy by the anterior approach. Rev. Chir. Orthop. 57, Supp. 1, 163 (1971).

— CONTY, C. R., POUYE, I.: Surgery of Pott's disease with correction of the gibbosity. J. Chir. Paris **99**, 401–16 (1970).

MAAR, D.: Posterior tuberculous spondylitis. Bratis. Lek. Listy **58**, 719–22 (1972).

MAATZ, R.: Leistung und Grenzen des Kielerspans. Sympos. Kassel. Verl. Bernecker, Melsungen, 2494–2503, 1963.

MALAWSKI, S., KUBICA, P., KURPIEWSKA, D., LAKOMSKI, M.: Results of surgical treatment of tuberculous spondylitis in adults by excision of the lesion. Pol. Med. J. **10**, 1142–8 (1971).

— Results of surgical treatment of tuberculous spondylitis complicates by Pott's paraplegia. Pol. Med. J. **10**, 1149–56 (1971).

MALLUCHE, H.: Die Wirbeltuberkulose, ihre Entstehung und Entwicklung im Röntgenbild. Leipzig: Thieme 1947.

MANGEL, K.: Beitrag zur tuberkulösen Spondylitis posterior (Mal vertebral postérier). Chir. **19**, 422–424 (1948).

MARTIN, N. S.: Tuberculosis of the spine. A study the results of treatment during the last twenty-five years. J. Bone Joint Surg. **52**, 613–28 (1970).

— Pott's paraplegia. A report on 120 cases. J. Bone Joint Surg. Br. **53**, 596–608 (1971).

MAY, G., MAY, R.: Skelett-Tuberkulose und Besnier-Boeck-Schaumann'sche Erkrankung. Med. Mschr. **6**, 14–20 (1952).

MAY, H.: Die Behandlung der Knochen- und Gelenktuberkulose. Stgt.: Enke 1953.

MEEL, P. J. VAN: Spondylitis tuberculosa. Amsterdam: Schelema u. Holkema, 1958.

MEISSNER, G.: Prax. Penum. **18**, 322 (1964).

MÉNARD, V.: Étude pratique sur le mal du Pott. Paris: Masson 1960.

MENELLA, G., SANTOLINI, B. M.: Long-term follow-up of vertebral osteosynthesis with autoplastic grafts in children with Pott's disease. Minerva Ortop. **15**, 7–19 (1964).

MESSNER: Über den Durchbruch kalter tuberkulöser Abszesse der Thoraxwandung in die Lunge resp. Bronchien. Arch. klin. Chir. **46**, 292–297 (1893).

MIRABELLA, N.: Short review of the operativ treatment of Pott's paraplegia. Beitr. Klin. Erforsch. Tuberk. **138**, 227–8 (1968).

MIROINSKI, E., CZAYKOWSKI, L. E., DANILCZUK, I., GORZKOWSKA, A.: Results of surgical treatment of tuberculous spondylitis in children by excision of the lesion. Pol. Med. J. **10**, 1157–63 (1971).

MOSER, H.: Gedeckte Perforation des praevertebralen Abszesses als Indikation zur tranthoracalen Spondylotomie. Tbk. arzt **15**, 709–711 (1961).

MOSER, H.: Diagnose und Therapie der tuberkulösen Wirbelsäulenerkrankung. Wiener med. Wschr. **112**, 965–968 (1962).

MÜLLER, R. W.: Der Tuberkuloseablauf im Körper. Stgt.: Thieme 1952.

NAGEL, D. A., ALBRIGHT, J. A., KEGGI, K. J., SOTHWICK, W. O.: Closer look at spinal lesions: Open biopsy of vertebral lesions. Jama. **191**, 975–8 (1965).

NAND, S.: Excisional surgery in Pott's spine. Acta Orthop. Belg. **38**, 209–16 (1972).

NATHANSON, L., COHEN, W.: Statistical and roentgenological analysis of two hundred cases of bone and joint tuberculosis. Radiol. **36**, 550 (1941).

NEUMANN, G.: Tuberkulose – Aspekte der modernen Epidemiologie. Pneumologie **148**, 233–244, (1973).

NIKOLENKO, N. K., CHENSKIKH, E. P., BEKENOV, T. B.: Electromyographic indices in patients with tuberculous spondylitis complicated by early and late paralysis. Probl. Tuberk. **50**, 49–54 (1972).

NISSL, R.: Über die tomographische Darstellung von Wirbeldefekten. Z. Orthop. **80**, 227 (1951).

O'BRIEN, J. P., YAU, A. C. M. C., SMITH, T. K., HODGSON, A. R.: Halo pelvic traction. Y preliminary report on a method of external skeletal fixation for correcting deformities and maintaining fixation of the spine. J. Bone and Joint Surg. **53-B**, 217–229 (1971).

OEHLECKER: Tuberkulose der Knochen und Gelenke. Wien-Berlin: Urban & Schwarzenberg, 1924.

OL'AH, J.: Vacuum phonomenon of an intervertebral joint due to tuberculous spondylitis. Z. Tuberk. **129**, 353–5 (1968).

ORELL, S.: The radical treatment of Bone and Joint tuberculosis. Acta Orthop. Scand. **21**, 187–189 (1951).

— I. Europ. Symposion über die Behandlung der Skelettuberkulose. Stgt.: Enke 1955.

OTANI, K.: Correction of hyphosis in spinal caries. Orthop. Surg. Tokyo **22**, 602–10 (1971).

OTTOLENGHI, G.: Tubercular spondylitis on ankylopoetic spondylarthritis. Case contribution. Quad. Radiol. **33**, 451–58, (1968).

OTTOLENGHI, G. E.: Aspiration biopsy of the spine. Technique for the thoracic spine and results of twenty-eight biopsies in thies region and over-all results of 1050 biopsies of other spinal segments. J. Bone Joint Surg. Amer. **51**, 1531–44 (1969).

OURADOU, J.: Secondray anterior intersomatic graft after direct lesional approach to a focus of Pott's disease. Maroc. Med. **42**, 684–9 (1963).

OVERDAHLHOFF, H., VIETEN, H., KARCHER, H.: Klinische Röntgendiagnostik chirurgischer Erkrankungen. Springer 1959.

PADBERG, G.: De chirurgische behandeling von late gevolgen van spondylitis tuberculosa. Nederlands tujdschrift voor Genesskunde, Harlem 108, 59, 1964.

PARISEL, F.: Mal de Pott. Bruxelles médical Rev. mensuelle belge de scienees médiciales. Brux. **50**, 891–893 (1970).

PAUS, B.: Treatment for tuberculosis of the spine. Acta Orthop. Scand. Suppl. 72 (1964).

PAUS, B.: Tumoren, Tuberkulose, Osteomyelitis der Wirbelsäule. Differentialdiagnostische Aspekte. Zschr. Acta Orthop. Scand. **44**, 372–382 (1973).

PFEIFFER, R.: Die chirurgische Behandlung der Spondylitis tuberculosa unter Berücksichtigung moderner Allentheseverfahren. Zschr. f. Tuberk. u. Erkr. d. Thoraxorg. Leipzig, **129**, 141–143 (1968).

PFLUEGER, W.: On the management of spondylitis. Wien. Med. Wschr. **117**, 85–7 (1967).

PLANITZ, H. W.: Zur Differentialdiagnose des posttraumatischen sekundären Wirbelkörperzusammenbruches und der Spondylitis tuberculosa. Zbl. Chir. **78**, 1250–1254 (1953).

POTT, P.: Remarks on that kind of palsy of the lover limbs which is frequently found to accompany a curvature of the spine. London 1779.

PRIDATKEVICH, A. V.: Comparative results of the conservative and surgical treatment of tuberculous spondylitis. Probl. Tuberk. **48**, 82–3 (1970).

PROKOP'EV, D. I.: Tuberculous spondylitis in pregnancy. VOP. Okhr. Materin. Dets. **9**, 72–3 (1964).

PUSCH, G.: Forderungen zur Frühdiagnose der Wirbeltuberkulose. Mü. Med. Wschr. **89**, 826–827 (1942).

RA ILLO, I. V.: Roentgenologiec changes in tuberculous spondylitis in adults and their differential diagnostik significance. Probl. Tuberk. **49**, 32–5, 1971.

— Radiographic study of pathological changes in the spinal canal in tuberculous spondylitis. Probl. Tuberk. **50**, 46–9 (1972).

RANDERATH, E.: Pathologisch-anatomische Untersuchungen über die Tuberkulose des Knochensystems. Beitr. Klin. Tbk. **7**, 201, (1932).

RAO, S. B., DINAKAR, I., RAO, K. S.: Extraosseous extradural tuberculous granuloma simultating a herniated lumbar disc. Cas. report. J. Neurosurg. **35**, 488–90 (1971).

REINHARD, W.: Die Tuberkulose der Knochen und Gelenke. Springer, 1966.

RISKO, T., NOVOSZEL, T.: Experiences with radical operations in tuberculosis of the spine. J. Bone Surg. **45**, 53–68 (1963).

ROASENDA, F.: Pott's disease: Surgical or conservative treatment? Panminerva Med. **5**, 252–4 (1963).

ROBERT D'ESHOUGUES, J.: Several aspects of lumbosacral Pott's disease. Rhumatologie **22**, 289–92 (1970).

ROLLIER, A.: Die Heliotherapie. Urb.-Schwarzenberg, München 1951.

ROY, S.: Cold abscess in caries spine. A preliminary report. J. Indian Med. Ass. **53**, 240–4 (1969).

— Pott's paraplegia. J. Indian Med. Ass. **35**, 287–9 (1970).

ROY-CAMILLE, R.: Làbord direct du mal de Pott reste-t-il meilleur traitment? Presse médicale Paris **72**, 3087–88 (1964).

— DUPUIS, J. F.: Study of 60 cases of Pott's disease treated by direct route. Chir. **97**, 305–13 (1971).

RUBINS, S., LAMBIE, R., HERMANN, F.: Radiologic problem case. MO. Med. **69**, 868–70 (1972).

SAGALOVICH, V. I. A.: Fistular forms of tuberculous spondylitis and their surgical treatment. Probl. Tuberk. **47**, 26–30 (1969).

— Fistulous complications following surgical operation in tuberculous spondylitis. Orthop. Traumatol. Protez **31**, 43–7 (1970).

SAGER, F., SCHLIMTZER, M., MILER-CHRISTENSEN, V.: A case of spondylitis tuberculosis in the danish nedlithic age. Dan. med. Bull. **19**, 176–80 (1972).

SAVCHENKO-MATSENKO, A. V., KORNEV, K. V., RAKITIANSKAIA, A. F.: Role of bone-plastic operations on the spine in the prophylaxis and correction of sequelae of tuberculous spondylitis. Ortop. Traumatol. Protez **33**, 13–8 (1972).

SEDDON, H. J.: Treatment of tuberculous disease of the spine. Proc. Roy. Soc. Med. **31**, 951–958 (1938).

SÈZE, S. DE, DEBEYRE, J., RAMPON, S., GUÉRIN, CL., MOREAU, CL.: Nouvelle orientation du traitement du mal de Pott d'adulate. Dignostic précoce traitement médicochirurgical. Paris: Masson 1956.

SÈZE, D. E., DEBEYRE, J., GU'ERIN, C., DERRION, M. Medical treatment alone in Pott's diseases. Rev. Rhum. Mal. Osteoartic. **37**, 779–93 (1970c).

SGALITZER, S.: Zur Diagnostik prävertebraler Abszeßbildung durch die Röntgenuntersuchung. Mitt. Grenzgeb. Med. u. Chir. **31**, 508 (1919).

SILVA, J. F.: Pott's paraplegia in Ceylon. J. Int. Coll. Surg. **42**, 169–74 (1964)

SIMON, K.: Zur Diagnose der frühkindlichen Extremitätentuberkulose im Röntgenbild. Fortschr. Röntgenstr. **40**, 448 (1929).

SIMONS, B.: Röntgendiagnostik der Wirbelsäule, Fischer-Jena, 1951.

SORELL-DÉJERINE, E., SORELL-DÉJERINE, Y.: De paraplégies pottiques. Paris: Masson, 1926.

SOWI'NSKI, J., GORZKOWSKA, A.: Remote results in the treatment of spinal tuberculosis by posterior spinal fusion in children. Chir. Narzad. Ruchu. Ortop. Pol. **28**, 197–207 (1963).

SUCHAN, M., MAAR, D., DORBROTA, S.: Differentia diagnostic aspects in radiodiagnosis of specific spondylitis an of bone neoplasm of te spinal column. Fortschr. d. Röntgenstr. Nuklearmed. 62, 1972.

SCHAAR, H.: Das Symptom der verschmälerten Zwischenwirbelscheibe. Schweiz. Med. Wschr. II, 849–852 (1940).

SCHEPEL, J. A. C.: Vertebrotomy in the treatment of Pott's disease. Arch. chir. Nerrlandicum Arnheim **14**, 714 (1962).

SCHINZ, BAENSCH, FROMHOLD, GLAUNER, UEHLINGER, WELLAUER: Lehrbuch der Röntgendiagnostik, 6. Aufl. Bd. III. Thieme-Verl. 1966.

SCHOSSERER, W., VON: Die Behandlung der Knochen- und Gelenktuberkulose. In 7. Österr. Ärztetagung Salzburg. Wien: Springer 1954.

SCHULZE, W.: Über die Corticosteroid-Behandlung bei extrapulmonaler Tuberkulose. Sonderdr. Kongreßber. Norddtsch. Tbc.-Ges. Oldenburg, 25.–26. 10. 1962.

— Die anterolaterale Dekompression des Rückenmarks bei Spätlähmungen infolge Spondylitis tuberculosa. Chirurg **36**, 418–420 (1965).

SCHWABE, H. K.: Zur Frühdiagnose der Wirbelsäulenkrankheiten. Med. Sachverständ. **54,** 123–126 (1958).
— Zur Kenntnis besonderer Verlaufsformen der Spondylitis tuberculosa. Beitr. z. Klin. d. Tuberk. **125,** 339–354, (1963).
— VIETHOFF, A.: Extrapulmonale Tuberkulose bei alten Patienten. Prac. Pneum. Sonderh. Stgt.: Thieme, 1974.
STANISLAVLEVA, E. N., SAGLOVICH, V. I. A.: Current methods of treatment of patients with fistular forms of tuberculous spondylitis. Ortop. Travm. Protez **29,** 53–8 (1968).
STEVENSON, F. H., MANNING, C. W.: Tuberculosis of the spine treated conservatively with chemotherapy. Tub. London **43,** 406 (1962).
STOCK, F. E.: Anterior spinal fusion. A review of five year's work. Anstr. N. Z. I. Surg. **31,** 161–170 (1962).
— Anterior spinal fusion. 2. a radical approach to the treatment of tuberculous disease of the spine. Nurs Times **65,** 564, 6 (1969).
St REDA, A.: Pictures in ankylotic spondyloarthritis simulating tuberculous spondylitis. Acta Chir. Orthop. Traum. Cech. **32,** 109–32 (1964).
STYBLO, K.: Tuberculosis Surveillance and Res. Unit. Den Haag.
TENTI, L.: Radiological pictures of disk pathology. Minerva Med. **63,** 1922–50 (1972).
THOTI, M.: Results in a trial of accelerated medicosurgical treatment of Pott's disease — apropos of 300 Cases. Maroc. Med. **43,** 655–97 (1964).
TORPPI, P.: Modern treatment of tuberculosis of the spine and the therapeutic results. Ann. Chir. Gynaec. Fenn. 53, Suppl. **129,** 1–69 (1965).
TULL, S. M., KUMAR, S.: Early results of treatment of spinal tuberculosis by triple drug therapie. Clin. Orthop. **81,** 56–70 (1971).
UEHLINGER, E.: in Handbuch der Tuberkulose, Bd. IV. Thieme, 1964.
ULLMANN, K.: Röntgenatlas der Knochen- und Gelenktuberkulose. Hamburg: H. H. Nölke 1949.
VIEHOFF, A.: Die Wirbelsäulentuberkulose in den Jahren 1955–1970. Inauguraldiss. bei R. Schwarzbold, 5305 Wittenschlick, 1972.
VOLCHENOK, K. I.: Anterior spondylodesis in tuberculous spondylitis. Orthop. Traumatol. Protez **34,** 77–9 (1973).
WALLGREEN, A., LINDBLOM, A.: Über den Zeitpunkt des Auftretens der Skelettuberkulose. Zschr. Tbk. Leipzig **15,** 164 (1935).
WALLMANN, K.: Diagnosis of spinal tuberculosis. Beitr. Orthop. Trauma **16,** 609–16 (1969).
WEBER, M.: Contribution to the study of the problems of spinal cord decompression, of straightening and retention of the spine in late Pott's paraplegia due to a large hump back. Neuchirurgie **11,** 533–56 (1965).
WEDDELL, J. M.: Out-patient and hospital treatment of tuberculous patients in South Jordan. Tubercle **45,** 26–35 (1964).
WEHRHEIM, W.: Tuberkulose des Skelettsystems. Zschr. f. Tbk. 129, 1968.
— Spätergebnisse der Vertebrotomie bei Spondylitis tuberculosa. Beitr. z. Orthop. u. Traumatolog. Ostberlin **18,** 312–323 (1971).
WIBIN, E., RENOIRTE, P., HENNEBERT, P., STERNBERG, P., ODIO, T., AUTROQUE, J. C.: 162 cases of surgical treated tubercular spondylitis in Central Africa. Comparative study of surgical technics. Acta. Orthop. Belg. **34,** 596–624 (1968).
WIESMAYR, W.: Über die Spondylitis tuberculosa anterior. Wien. med. Wschr. **102,** 468 (1952).
WILKINSON, M. C.: Curettage of tuberculous vertebral disease in the treatment of spinal caries. Proc. Roy. Soc. Med. **43,** 114–115 (1950).
— The treatment of tuberculosis of the spine by avacuation of the paravertebral abscess and curettage of the vertebral bodies. J. Bone. Joint Surg. **37-B,** 382–391 (1955).
— The treatment af bone and joint tuberculosis. Ann. Roy. Coll. Surg. **37,** 19–39 (1965).
— Tuberculosis of the spins treated by chemotherapy and operative d'ebridement. A long-term follow-up study. J. Bone. Joint Surg. Amer. **51,** 1331–42 (1969).
WITTEK, A.: Moderne Behandlung der Knochen- und Gelenktuberkulose. In 7. Österr. Ärztetagung Salzburg, Wien: Springer, 1954.
WURM. K. H.: Rückblick und Probleme der Sarkoidose-Forschung. Schattauer-Verl. Stgt. Beitr. z. Klin. Med. 171–185, 1964.
YAMAMOTO, R., SATO, T., SERIZAWA, Y.: Late results of spondylodesis for spinal caries treated at the nation. Tochigi Sanatorium. Kekkaku, **41,** 121–5 (1966).

2. Die Knochen-Syphilis

ABERNETHY, U. R.: Two cases of syphilitic spondylitis. Brit. med. J. 112 (1931).
AUBRY, H. Tillier, Portier et al.: Les aspects radiologiques de la syphilis vertébrale (à propos de 3 observations). J. radiol. électrol. **30,** 195–198 (1949).
BALEDENT, M. LAUDE, M., DELMAIRE, M., et al.: La syphilis érode – t – elle encore le rachis? Semaine des hôpitaux de Paris, Paris, **46,** 37–38, 2354–2357 (1970).
BARTHELEMY, R.: Traumatic syphilis of the bones and joints. Urolog. Rev. **34,** 14–18 (1930).
BEITZKE, H.: Erworbene Syphilis der Knochen. In Henke-Lubarsch: Hdb. spez. path. Anat. II Histologie IX/2, 468 (1934).
BEUTEL, W.: Röntgenologische Serienbeobachtung des Frühstadiums der Lues acquisita. Radiol. clin. (Basel) **22,** 228–236 (1953).
BRIETSOHL, H.: Spondylitis luetica. Diss. Königsberg 1935.
CAFFEY, J.: Syphilis of the skeleton in early infancy. The nonspecificity of many of the roentgenographic changes. Amer. J. Roentgenol. **42,**/2, 637–655 (1939).
CIOBANU, V., GEROGESCU, C., VULPESCU, S.: Considerations on vertebral syphilis (with reference of two clinical cases). Ruman. med. sev. **19,** 62–65 (1965).
DRESCHER, E.: Ein Beitrag zu destruierenden Knochenprozessen in Frühkindesalter. Fortschr. Rö'str. **116,** 569–571 (1972).

ENGESET, H., S. ECK, S., GILJE, O.: On the significance of growth in the roentgenolocical skeletal changes in early congenital syphilis. Amer. J. Roentgenol. **69**, 542-556 (1953).

EPSTEIN, B., KLEIN, M.: Luesähnliche Röntgenbefunde bei unspezifischen Skeleterkrankungen im Säuglingsalter. Fortschr. Rö'Str. **53**, 186–187 (1936).

EVANS, W. A.: Syphilis of the bones in infancy. Same possible errors in the roentgen diagnosis. J. Amer. med. Ass. **115**, 197–200 (1940).

FLÖTE, F., KRAUS, R., THEOBOLD, W.: Die röntgenologische Differentialdiagnose bei metaepiphysären Knochenstörungen im Kindesalter. Radiologe **8**, 251–259 (1968).

FREEDMANN, E., Meschan J.: Syphilitic spondylitis. Amer. J. Roentgenol. **49**, 756–765 (1943).

Fournier, A.: Traité de la syphilis. Bd. 2, Paris 1906.

FOURNIER, A.: Un cas de mal de Pott syph. Ann. Dermat. **2**, 19 (1881).

FRAENKEL, E.: Über die angeborene Syphilis platter Knochen u. ihre röntgenologische Erkennung. Fortschr. Röntgenstr. **19**, 422–430 (1913).

— Röntgenologisches über Epiphydenlösungen u. über Heilung der Osteochondritis syphilitica congenita. Fortschr. Röntgenstr. 23, 300–312 (1915).

— Die kongenitale Knochensyphilis. Fortschr. Röntgenstr., Ergänzungsbd. 26 (1911).

FRANGENHEIM, P.: Die Syphilis der Knochen. Hdb. Haut- u. Geschlechtskrkh. **17**/3, Berlin, Springer 1928.

FREUND, E.: Über Knochensyphilis. Virch. Arch. **288**, 146–211 (1933).

FREEDMANN, E., MESCHAN, J.: Syphilitic spondylitis. Amer. J. Roentgenol. **49**, 756 (1943).

GARBSCH, H.: Über einen Fall von ausgedehnten Skeletveränderungen bei Lues III. Radiol. Austriaca **10**, 269–275 (1960).

GOODMAN, H.: Syphilis of the bone: a review. Amer. J. Surg. **38**, 168–172 (1924).

GRÄVINGHOFF, W.: Schwachzeichen der Lues am Skelet sonst erscheinungsfreier Säuglinge. 41. Verh. dtsch. Ges. Kinderheilk. Mschr. Kinderheilk. **48**, 30–33 (1930).

— Über die Schwachzeichen der angeborenen Lues an Knochen. Jb. Kinderheilk. **133**, 189–221 (1931).

GREIFELT, A., BONSE, G.: Knochenmanifestationen bei Frühlues. Z. Hautkrankh. **16**, 208–210 (1954).

HAHN, R., DEYKE-PASCHA: Knochensyphilis im Röntgengebilde. Fortschr. Rö'str. Suppl. 14.

HANNUKSELA, M., KARAHARJU, E. O.: Syphilis of the spine. Br. J. Vener. Dis. **48**, 397–399 (1972).

HAVRANEK, M.: Luische Spondylitis cervicalis. Casopis lék. cesk. **63**, 1820–1824 (1924).

HEBERER, G.: Die gegenwärtige Bedeutung der Knochensyphilis. Bruns Beitr. klin. Chir. **179**. 433–444 (1950).

HERLYN, K. F.: Über Fehldiagnosen bei Spondylitis, unter Berücksichtigung atypischen Sitzes der Blockwirbel und der Spondylitis luica. Fortschr. Rö'str. **51**, 421–527 (1935).

HEUBNER, O.: Die Syphilis im Kindesalter. In Gerhardts Handbuch der Kinderkrankheiten. Nachtrag 1–297. Tübingen: H. Laupp'sche Buchhandlung 1896.

HOCHSINGRR, C.: Studien über die hereditäre Syphilis. Leipzig–Wien, F. Deuticke 1904.

HOCHSINGER, C.: Die Besonderheiten der kongenitalsyphilitischen Erkrankungen der inneren Organe (ausschließlich des ZNS) und des Bewegungsapparates. In: Hdb. Haut- u. Geschl.'krkh. XIX Springer, Berlin 1927.

HORN, Beitrag zur Diagnose der Spondylitis luica. Rö'praxis **4**, 31–36 (1932).

JESSNER, M.: Spondylitis luica. Klin. Wschr. **2**/I, 638–640 (1923).

— Spondylarthritis cervicalis syphilitica. Klin. Wschr. **6**, 408 (1927).

JOHNS, D.: Syphilitic disorders of the spine. J. Bone Jt. Surg. Boston/Mass. **528**, 224–231 (1970).

JOSEPH, S., LEESER, F.: Kongenital-luetische Knochenerkrankungen im Röntgenbilde. Fortschr. Röntgenstr. **42**, 182–190 (1930).

KIMMERLE, A.: Über einen Fall von Spondylitis syphilitica. Fortschr. Rö'str. **37**, 67–69 (1928).

KING, A., CATTERALL, R.: Syphilis of bones. Brit. J. vener. Dis. **35**, 116–126 (1959).

KLAFTEN, E., PRIESEL, R.: Zur Kenntnis der syphilitischen Knochenerkrankungen bei Lues congenita. Fortschr. Röntgenstr. **42**, 311–323 (1930).

KLAFTEN, E., PRIESEL, R.: Weitere Untersuchungen über Knochenveränderungen bei Lues congenita. Fortschr. Röntgenstr. **47**, 59–69 (1933).

KÖHLER, A.: Typische Röntgenogramme von Knochengummen. Fortschr. Röntgenstr. **10**, 73–77 (1906/1907).

KÖHLER, A.: In Schittenhelm, A.: Lehrb. d. Rö'diagnostik II p . 1222, Springer 1924.

KREMSER, K.: Beboachtung von tertiär luischen Veränderungen bei gleichzeitiger Tabes dorsalis. Rö'praxis **2**, 1054–1056 (1930).

KRÜGER, W.: Ein Beitrag zum Krankheitsbild der Osteochondreitis syphilitica bei Lues tarda. Dtsch. Z. f. Chir. **249**, 79–88 (1938).

LEFORT, H.: Les aspects radiographiques de la syphilis osseuse congénitali. J. Radiol. Electrol. **31**, 261–267 (1950).

LEHMANN, R.: Röntgenologische Beobachtungen zu tertiären und metaluischen Knochenveränderungen. Radiol. diagn. (Berlin) **2**, 489–496 (1961).

McGladdery, H.: Osteolytic bone syphilis. J. Bone Joint Surg. **B32**, 226–229 (1950).

MANCINI, G., PALTINIERE, M.: Diagnosi differenziale fra tuberculosi e sifilide ossea. Chir. org. mov. **20**, 145–155 (1934).

MARILL, F. G.: Spondylite syphilitique ou spondylitis tuberculeuse chez un homme atteint d'ostéite syphilitique. Bull. Soc. franc. Dermat. **61**, 317–318 (1954).

MARILL, F. G., BENOIS, M.: Recherche de la spondylite syphilique. Bull. Soc. Franc. Derm. Syph. **75**, 311–314 (1968).

MICHAJLOFF, M., PLOTKINA, M., BOBOWITSCH, A.: Affektion des Knochensystems bei Lues congenita kleiner Kinder nach Röntgenbefunden. Röntgenpraxis **1**, 872–876 (1929).

Péhu, M., Policard, A.: Über das Verhalten des Knochensystems bei der congenitalen Syphilis des Säuglings. Z. Kinderhk. **50**, 71 (1930).

Pendergraas, E., Pp., Gilman, R. L., Castleton, K. R.: Bone lesions in tardive heredosyphilis. Amer. J. Roentgenol. **24**, 234–257 (1930).

Pendergras, E., Bromer, R.: Congenital bone syphilis. Preliminary report; roentgenologic study with notes on the histology and pathology of the condition. Amer. J. Roentgenol. **22**, 1–21 (1929).

Petrén, K.: Beitrag zur Kenntnis der Syphilis der Wirbelsäule und der Basis cranii. Mitt. Grenzgeb. Med. Chir. **21**, 777–806 (1910).

Pick, L.: Über Osteochondritis im Kindesalter (Osteochondritis syphilitica tarda). Verh. dtsch path. Ges. **23**, Tagung 1928, S. 248.

— Über die Röntgenuntersuchung als Hilfsmittel für die Diagnose der kongenitalen Frühsyphilis des Skeletsystems. Dtsch. Z. gerichtl. Med. **12**, 159–175 (1928).

— Angeborene Knochensyphilis. In: Hdb. spez. path. Anat. Histol IX/1, 240–298. Berlin. Springer 1929.

Preiser, G.: Über Knochenveränderungen bei Lues congenita tarda. Fortschr. Rö'str. **12**, 81–88 (1908).

Priesel, R.: Über Osteomyelitis gummosa im Säuglingsalter. Z. Kinderheilk. **45**, 586–593 (1928).

Pucar, J., Bakran, J., Smetisko, A. Un cas de spondylite syphilique. Rev. rhum. mal. osteoartic. **40**, 359–361 (1973).

Recklinghausen, F. von: Sargbildung bei luetischen Knochenerkrankungen. Med. Verein Straßburg. Wien. klin. Wschr. 674 (1896).

Rumphorst, K.: Über die Knochenentwicklung syphilitischer Feten und Neugeborener im Röntgenbild. Fortschr. Rö'str. **85**, 76–79 (1956).

Schäfer, H., Werner, E.: Das Röntgenbild als Hilfsmittel zur Diagnosestellung der Lues connata bei jungen Säuglingen. Kinderäztl. Praxis **21**, 529–538 (1953).

Schmidt, H.: Zur Statistik der Knochenerkrankungen bei Säuglingssyphilis. Z. Kinderheilk. **46**, 661–675 (1928).

Schneider, P.: Die angeborene Frühsyphilis im Knochensystem, die Osteochondritis und Periostitis congenita in ihren Beziehungen zur Spirochätenverbreitung. Virchows Arch. **234**, 378—455 (1921).

— Anatomie, Röntgenologie und Bakteriologie der angeborenen Frühsyphillis des Knochensystems. Erg. Path. **20**, II_1, 185–212 (1923).

— Über die Organveränderungen bei der angeborenen Frühsyphilis. Verh. dtsch. Ges. Pathol. 177–237 (1928).

Schönfeld, H.: Zur Frage der Genese diaphysärer Herde am Skelet kongenitalluetischer Säuglinge. Jb. Kinderheilk. **129**, 335–342 (1930).

Schwarzkopf, K., Westerburg, F.: Über Knochen- und Periostveränderungen im Frühstadium der Lues acquisita. Hautarzt **1**, 515–517 (1950).

Sgalitzer, M.: Roentgenographic diagnosis of vertebral syphilis. Radiology **37**, 75–78 (1941).

— Zur Röntgendiagnostik der destruktiven Wirbelsyphilis. Wien. klin. Wschr. **72**, 714–719 (1960).

Sprung, H. B.: Spondylitis, Spondylopathie, Spondylolisthesis bei luischer Erkrankung. Dtsch. Z. Chir. **249**, 632–650 (1938).

Stolper, P.: Über die Beziehungen zwischen Syphilis und Trauma im besonderen in gerichtlicher und versicherungsrechtlich-medizinischer Hinsicht. Dtsch. Z. Chir. **65**, 117–198 (1902).

Stucke, Fr.: Spondylitis syphilitica, Lues spinalis und Wirbeltrauma. Dtsch. med. Wschr. **74**, 143–144 (1949).

Snajoer, W.: Bone lesions in the congenital syphilis. Zbl. Rad. **40**, 143 (1953).

Tardos, R., Tomari, V. A.: Aspect actuel de la syphilis osseuse en Algérie. J. Radiol. Electrol. **43**, 288–297 (1962).

Thoenes, F.: Zur Kenntnis des Skelettsystems bei Säuglingssyphilis. Arch. Kinderheilk. **70**, 252–258 (1921–22).

Thomsen, O.: Pathologisch-anatomische Veränderungen bei der kongenitalen Syphilis bei dem Fetus und dem neugeborenen Kind. Kopenhagen Lewin & Münsgaard 1928.

Virchow, R.: Über die Natur der konstitutionell syphilitischen Affektionen. Virch. Arch. **15**, 217 (1858).

Watrin, Antoine, Beuret, Tréheut: Les manifestations osseuses de la syphilis. J. Radiol. Elecctrol. **33**, 598–600 (1952).

Wegner, G.: Über hereditäre Knochensyphilis bei jungen Kindern. Virchows Arch. 50, 305–322 (1870).

Weiss: Zur Kenntnis der Knochensyphilis. Med. Klinik 716 (1923).

Werner, W., Knorre, D.: Lues und Krebs, Statistische Untersuchungen an Hand von 25147 Sektionsfällen. Z. Kerbsforschg. **60**, 408–418 (1955).

Wimberger, H.: Klinisch radiologische Diagnostik von Rachitis, Skorbut und Lues congenita im Kindesalter. Erg. inn. Med. **28**, 264–270 (1925).

Wischmann, H.: Über die Spondylitis dorsalis tuberculosa und ihre Differentialdiagnose. Z. Orthop. **95**, 465–471 (1962).

Woloschinski, A.: Ein Fall von Gibbus syphiliticus. Dtsch. Med. Wschr. **46**, 267 (1920).

Wulfsohn, H.: Ostitis und Periostitis gummosa der Halswirbelsäule. Dtsch. med. Wschr. **55**/I, 186 (1929).

Ziesché, H.: Über die syphilitische Wirbelentzündung. Mitt. Grenzgeb. Med. Chir. **22**, 357–389 (1910).

Tabes

Ala Jouaine, Th., Thurel, R.: Les ostéo-arthropathies vertébrales tabétiques (étude radiographique). Presse méd. **42**, 1862–1865 (1934).

Alergant, C. D.: Tabetic spinal arthropathy. Two cases with motor symptomes due to root compression. Brit. J. Vener. Dis. **36**, 261–265 (1960).

Aron, E., Groussin, D., Thureau J.: Ostéo-arthropatie vertébrale tabétique. A propos d'une observation. La Clinique, Paris **59**, 391–394 (1964).

Barbizet, J.: Proximal tabetic arthropathies in a patient in whom disorders of deep sensitivity predominante at the root of the extremities. Bull. Soc. méd. Hôp. Paris 113, 450–452 (1962).

BAUM, E. W.: Knochenbrüche bei Tabes und deren ätiologische Stellung. Dtsch. Zschr. Chir. **89**, 1–70 (1907).

BLENCKE, A., BLENCKE, B.: Die neuropathischen Knochen- und Gelenkaffektionen. Ferdinand Enke, Stuttgart 1931.

BOCCHI, L.: Osteoartropatia vertebrale sintoma rivelatore di tabe. Chir. org. mov. **20**, 431–439 (1934).

BRIGGS, J. R., FREEHAFER, A. A.: Fusion of the Charcot spine. Report of 3 cases. Clin. Orthop. **53**, 83-93 (1967).

BUCHAN, A. C., FULFORD, G. E., HARRIS, P. et al.: A preliminary survey of the incidence and aetiology of spinal paralysis. Paraplegia **10**, 23–28 (1972).

BOUDIN, G., PÉPIN, B., LABET, R.: Sur quelques aspects particuliers du rachis chez le tabétique. Bull. scc. méd. Hôp. Paris **113**, 439–443 (1962)

BEITLÄNDER: Beitrag zur Kenntnis der tabischen Osteoarthropathie der Wirbelsäule mit Spondylolisthesis. Arch. klin. Chir. **139**, 616–626 (1926).

BÜCKER, J.: Wirbelbruch bei Tabes dorsalis. Fortschr. Rö'str. **55**, 83–87 (1956).

CAMPBECL, D. J., DOYLE, J. O.: Tabetic Charcot's spine; 8 cases. Brit. med. J. **1**, 1018–1020 (1954).

CANET, L.: Un cas de polyarthropathie de type tabétique cryptogénétique. Rev. Rhum. **36**, 613–615 (1969).

CHIPAULT, A.: Remarques sur la topographie des troubles sensitifs tabétiques. Méd. mod. Paris **7**, 345-347 (1896).

CLERC, A., MACREZ, C., SOULLARD, J.: Ostéo-arthropathies digitales et vertébrales à type de rhumatisme déformant chez un tabétique. Bull. Soc. méd. Hôp (Paris) **90**, 1036–1040 (1939).

CLEVELAND, M., WILSON, H. J.: Charcot disease of the spine; a report of two cases treated by spine fusion. J. Bone Joint Surg. **41A**, 336–340 (1959).

CUTTING, P. E. J.: Case of Charcot's disease of cervical spine. Brit. med. **1**, 311 (1949).

DAVID-CHAUSSÉ, J., LAPORTE, G.: Arthropathie tabétique lombaire isolée. Bull. soc. Franc. Derm. Symph. **77**, 105–107 (1970).

DEL VECCHIO, E.: Le artropatie tabetiche. Osped. ital. chir. **18**, 481–493 (1968).

DOMENICONI, S., GOIDANICU, J. F.: Su un caso de spondilite luetica a localizzazioni multiple anche extra vertebrali. Chir. Organi mov. **42**, 313–319 (1955).

FUSE, K., HATA, M., GENDA, N. et al.: Two cases of spinal disease due to tabes dorsalis. Orthop. Surg. (Tokio) **19**, 518–523 (1968).

GARVEY, J. L., Glass, R. L.: Tabetic spinal osteoarthropathy. Radiology 8/I 133–139 (1927)

GIESELER, Über Wirbelsäulenschädigung nach Lumbalpunktion bei zwei Tabikern. Fortschr. Roentgenstr. **28**, 45–48 (1921/22).

HOLLAND, H. W.: Charcot's arthropathy of the spine with a note on a case. Brit. J. Radiol. **25**, 267–269 (1952).

— Tabetic spinal arthropathy. Proc. Roy. Soc. Med. **46**, 747–752 (1953).

JURE, T. DE, LUGLI, T.: Il rachide tabetico. Chir. organi mov. **54**, 212–228 (1965).

KIENBÖCK, R.: Über die Arthropathien bei Tabes. Fortschr. Rö'str. **47**, 379–398, 530–550 (1933).

KOCH, R. D.: Zur tabischen Arthropathie. Fortschr. Rö'str. **96**, 109–114 (1962).

KNUTSSON, F.: The pathogenesis of tabetic skeletal disease. Acta radiol. **18**, 219–226 (1937).

KURAI, J.: Tabes dorsalis begleitende, ausgedehnte beiderseitige Myositis ossificans localisata. Radiol. Clin. (Basel) **33**, 198–203 (1964).

KUSMIN, W.: Über den Einfluß der Nervendurchschneidung auf die Callusbildung bei Fracturen. Allg. Wien. med. Z. **27**, 355, 364, 377 (1882).

LOTSY, G. O.: Langsam entstehende temporäre Paraplegie bei einem mit frischer Wirbel- und Schenkelhalsfraktur herumgehenden Tabetiker. Fortschr. Rö'str. **34**, 655–656 (1926).

LOEWENBERG, R. D., WEHMER, M.: Über Wirbelarthropathie und Amyotrophe beiTabes dorsalis. Fortschr. Röntgenstr. **40**, 492–496 (1929).

LOMBARDI, G., PASSERINI, A.: Tabische Wirbelsäulenarthropathie. Arch. orthop. Unf. Chir. **49**, 95–100 (1957).

MCNEEL, D. P., EHNI, G.: Charcot joint of the lumbar spine. J. Neurosurg. **30**, 55–61 (1969).

MASNATTA, G., VALLA, O.: Osteoarthropatia tabética delraquis. Pren. méd. argent. **52**,2535–2536 (1965).

MAURER, H. J.: Zur Röntgendiagnose der atrophischen Form der Arthropathia tabica. Ärztl. Wschr. **7**, 321–323 (1952).

— PASCHKE, K. G., HOLTHAUSEN, E.: Arteriographischer Befund bei einer atrophischen tabischen Arthropathie. Z. Orthop. **107**, 139–144 (1969).

NOVÉ-JOSSERAND, G., DUFFAU, E., DESFOSSEZ, J.: Polyarthropathies tabétiques avec localisation vertébrale. Straßburg. Med. **14**, 891–896 (1963).

PAPE, R.: Über die Differentialdignose tabischer Wirbelveränderungen. Fortsch. Rö'str. **39**, 1066–1078 (1929).

PASSERINI, A., VAGHI, M. A.: La colonna tabetica. Radiol. med. (Turin) **52**, 23–29 (1966).

PICCHIO, A. A.: Artriti vertebrali tabetiche. Minerva med. **44**, 1229–1235 (1953).

RATAJ, R.: Complications in tabetic spondylopathy. Bull. Pol. med. Sci. Hist. **7**, 164–166 (1964).

RAVAULT, P. P., LEJEUNE, E., GAUTHIER, J., BERTRAND, J. N.: VAUZELLE, J. C.: Les arthropathies tabétiques vertébrales à forme pseudo-pottique. Lyon Méd. **210**, 1107–1115 (1963).

RECORDIER, A. M., MOUREN, P., SERRATRICE, A.: Les ostéo-arthropathies vertébrales tabétiques. Marseille méd. **100**, 975–983 (1963).

RIDDELL, D. M.: Spondylolisthesis in a Charcot spine. Proc. roy. Soc. Med. **54**, 823–824 (1961).

ROEDERER, C.: Un cas d'arthropathie vertébrale tabétique particulier par certains côtés. Rev. rhum. **18**, 542–543 (1951).

ROUQUÉS, L., ISRAEL, J., PASSELECO, A.: A propos tabetiques vértébrales ostéo-arthropathies. Presse méd. **70**, 693–696 (1962).

SERRE, H.: Compressions radiculaires par arthropathies tabétiques du rachis. Rev. rhum. **37**, 525–533 (1970) (Paris).

SERRE, H., GROS, C., SIMON, L., BAUMELOU, H., LAMBOLEY, C.: Les compressions nerveuses de l'arthropathie tabétique du rachis. Bull. Acad. Nat. Méd. T. **154**, 212–216 (1970).

SÉZARY, A., GERVAIS: Arthropathie vertébrale tabétique. Rev. Neurol. **27**, 728–760 (1920).

SÉZE, S. DE, HUBAULT, A., CHANUT, J. C.: L'arthropathie tabétique en rhumatologie. Bull. et Mém. Soc. Méd. Hôp. Paris **113**, 444–450 (1962).

— — HAMONET, C. at al.: Arthropathies tabétiques avec compressions radiculaires de la queue de cheval. Nouv. Press. med. **1**, 2747–2752 (1972).

SICARD, A., LAVARDE, G.: Les lésions radiculaires au cours des arthropathies tabétiques du rachis lombaraire. Presse méd. **75**, 2209–2212 (1967).

THOMAS, D. F.: Vertebral osteoarthropathy of Charcot's disease of the spine. J. Bone Joint Surg. **34 B**, 248–255 (1952).

STEINDLER, A., WILLIAMS, L. A., GURI, J.: Tabetic arthropathies. Urol. cutan, Rev. **46**, 633–649 (1942).

THUREL, R., NEHLIL, J., LAZAR, L.: Complications radiculaires et médullaires des ostéoarthropathies vertébrales tabétiques. Rev. Neurol. **114**, 62–65 (1966).

VIGNON, G., GAUTHIER, J., CHAPUIS, P., CALVEL, V.: A propos d'une observation d'arthropathie tabétique à forme pseudo-pottique. Lyon méd. **210**, 317–320 (1963).

WALLMANN, K.: Kasuistischer Beitrag zur Arthropathia tabica der Wirbelsäule und beider Ellbogengelenke. Beitr. Orthop. traum. **14**, 441–448 (1967).

WIGFIELD, A. S.: Tabes doesalis of sudden onset associated with possible transverse myelitis. Brit. J. vener. Dis. **46**, 262–263 (1970).

3. Frambösie

BENE, S. V.: Terciárni forma framboesia s lokaliszací V páte ri. (tertiary form of frambesia with lokalization in the spine). Acta Chir. orthop. traum. Cech. **33**, 440–442 (1966).

CORNET, L., VILASCO: Pian osseux et Goundou. J. Chir. (Paris) **102**, 101–104 (1971).

DELAHAYE, R. D.: BOURSIQUOT, P., CREN, M.: Les aspects radiologiques des lésions osseuses du pian. J. Radiol. Electrol. **49**, 41–48 (1968).

HASSELMANN, C.: Treponematosen als vordringliches Problem der öffentlichen Gesundheitspflege. Z. Haut- und Geschl.-Kr. **12**, 256–261 (1952).

JONES, B. S.: Dwight en lorgnuette and concentric bone atrophy associated with healed yaws osteitis. Report of two cases. J. Bone Joint. Surg. (brit.) **54**, 341–345 (1972).

KANTOR, J., WILENTZ, J. M., BERGER, B. B.: Yaws. Arch. of dermatol. (Chikago) **103**, 546–548 (1971).

MAYER, M., NAUCK, E. G.: Framboesia tropica. Handb. Haut- und Geschlechtskrht. XXI/**1**, 1–83 Berlin: Springer 1932.

MORTON, R. S.: The Button Scurvey of Ireland. Brit. J. vener. Dis. **40**, 271–272 (1964).

PEREIRA, E. D. C.: YAWS control in Ceylon. Brit. J. vener. Diss. **38**, 90–93 (1962).

RUGE, H.: Frambösie. In GSELL, O. und MOHR, W.: Infektionskrankheiten Bd. IV, 133–154 (1972). Ausführliches Literaturverzeichnis.

SCHÜFNER, W.: Die Spirochaeta pertenuis und das klinische Bild der Frambösia tropica. Münch. med. Wschr. **28**, 1364–1368 (1907).

4. Lepra

BASU, S. R.: Radiological observations in leprosy. Indian Practit. **15**, 53–59 (1962).

BARNETSON, J.: Osseous changes in neural leprosy. Acta radiol. **34**, 47–56and 57–64. (1950)

BÜNGELER, W.: FERNÁNDEZ, J. M.: Untersuchungen über den klinischen Verlauf und die histologischen Veränderungen allergischer Reaktioncn bei' der Lepra. Virch. Arch. **305**, 236–260, 473–493, 593–608 (1940).

— Die pathologische Anatomie der Lepra. Virch. Arch. **310**, 493–565, 566–581, 582–630 (1943).

CHAMBERLAIN, W. E., WAYSON, N. E., GARLAND, L. H.: The bone and joint changes of leprosy: A roentgenologic study. Radiology **17**, 930–939 (1931).

CHENEBAULT, J., ROLLIER, R.: La pathologie pulmonaire des lepreux; étude radioclinique. Sem. Hôp. Paris **35**, 2700–2708 (1959).

DEYCKE-PASCHA, A.: Knochenveränderungen bei Lepra nervosum im Röntgenbild. Fortschr. Rö'str. **9**, 9–28 (1905).

— Knochenveränderungen bei Lepra tuberosa im Röntgenbild. Fortschr. Rö'str. **9**, 279–287 (1906).

ENNA, C. D., JACOBSON, R. R., RAUSCH, R. O.: Bone changes in leprosy: A correlation of clinical and radiographic features. Radiology **100**, 295–306 (1971).

ERICKSON, D. T., MAYORAL, A.: An unusual lesion of the talus occurring in leprosy. Radiology **54**, 357–364 (1950).

FAGET, G. H., MAYORAL, A.: Bone changes in leprosy; a clinical and roentgenological study of 505 cases. Radiology **42**, 1–13 (1944).

GROSS, G. W.: Chirurgie und Tropenkrankheiten mit besonderer Berücksichtigung der Lepra. Dtsch. med. Wschr. **81**/I, 170–173 (1956).

HÄUPTL, C.: Beitrag zur Kenntnis des Knochenschwundes bei Lepra. Acta Path. Microbiol. Scand. Suppl. **5**, 35 (1930).

HIRSCHBERG, M., BIEHLER, R.: Lepra der Knochen. Derm. Zschr. **16**, 415–438 u. 490 (1909).

HOPKINS, R.: Bone changes in leprosy. Radiology **19**, 470–473 (1928).

JAGLARZ, W.: Leprosy, the radiological picture in the bones of hand and feet. Pol. Przegl. radiol. (poln.) **26**, 253–270 (1962).

KARASEFF, J.: Aspect radiographique des manifestations ostéoarticulaires dans la lèpre. J. Radiol. Electrol. **20**, 373–382 (1936).

KLINGMÜLLER, V.: Lepra. Hdb. Haut- u. Geschl'krkh. **10/2**, Berlin: Springer 1930.

LOONEY, J. B., CROSBY, E. H.: Absorptive bone changes in leprosy. Radiology **42**, 14–19 (1944).

MØLLER-CHRISTENSEN, V., FABER, B.: Leprous changes in a material of mediaval skeletons from St. Georges Court. Acta radiol. **37**, 308–317 (1952).

MURDOUF, J. R., HUTTER, H. J.: Leprosy – a roentgenological survey. Amer. J. Roentgenol. **28**, 598–621 (1932).

Négre, A., Fontan, R.: Aspects radiologiques des lésions osseuses de la lèpre. J. Radiol. **36**, 141–154 (1955).

Oberdoerffer, M. I., Collier, H. R.: Roentgenological observations in leprosy. Amer. J. Roentgenol. **44**, 386–395 (1940).

Oliva, L., Farris, G.: Endostosi e periostosi leprose. Radiol. med. **43**, 1174–1195 (1957).

Paterson, D. E.: Bone changes in leprosy. Indian J. Radiol. **10**, 90–97 (1957).

Riecke, H. G.: Über einen Fall von Lepra tuberosa mit besonderer Beteiligung des Kehlkopfs und über die Beziehungen zwischen Leprazelle und Reticuloendothel. Beitr. Path. Anat. **80**, 201–217 (1928).

Sawtschenko, A. J.: Zur Frage über die Veränderungen des Knochens beim Aussatze (Osteitis und Osteomyelitis Leprosa). Beitr. Path. Anat. **9**, 241–264 (1891).

Tarchini, P.: Contributo allo studio delle lesioni osse nella lepra anestetica. J. ital. Derm. Sifil. **66**, 451 (1925).

III. Parasitäre Erkrankungen der Wirbelsäule

1. Echinococcus

Echinococcosis – Echinococcose (Hydatidosis) (Hydatidose) Bull. WHO (Genf) **39**, 1–136 (1968).

Akovbiantz, A.: Therapie des Echinococcus cysticus. Dtsch. med. Wschr. (Stuttgart) **95**, 1452–1454 (1970).

Akselrad, L.: Über den Echinococcus im Knochen. Rö'praxis **3**, 436–442 (1931).

Albertenco, J. B., Vañez, A.: Hidatidosis vertebral. An Cir (Rosario) **29**, 183–187 (1964).

Amantea, L., Casolo, P.: Echinococcosi costale. Arch. Pisiol. Sez. sci. **12**, 1052–1067 (1957).

Ambrus, E., Szász, I.: Echinococcus of the ribs – Bordaechinococcus. Magy. radiol. **12**, 31–33 (1960).

Arcan, P., Jonescu, E., Dragan, G. et al.: Localizari rare ale bolii hidatice. Christuri intrarahidiene. Neurol. Psihiatr. Neurochir. **16**, 37–44 (1971). [Rum]

Arnaud, M.: A propos d'un kyste hydatique du rachis. Bull. Soc. nat. Eletr. Paris **60**, 746–752 (1934).

Atanasov, A.: A case of multiple echinococcal cysts of the lung, liver and lumbosacral spinal region. Khirurgija (Sov.) **18**, 595–596 (1965).

Aulong, C., Franquet, F., Benchekroun, A. et al.: A propos de trois cas d'echinococcose osseuse. Mém. Acad. Chir. (Paris) **94**, 237–244 (1968).

Balasubramanian, V., Ramanuiam, P. B., Ramamurthi, B.: Hydatia disease of the nervous system. Neurol. India **18**, Suppl. 1, 92–95 (1970).

Baltschev, G.: Schwierigkeiten der Differentialdiagnose der Knochenechinococcose, der Knochentumoren und unser Beitrag zur Klärung des Röntgenbildes bei 16 Kranken. Arch. orthop. Unfall. Chir. **69**, 330–340 (1971).

Bauer, K. H.: Über Wirbelsynostosen. Zbl. Chir. **60**/3, 2569–2570 (1933).

Bauer, B.: Ein Fall von Echinokokkus der Tibia. Fortschr. Rö'str. **19**, 288–291 (1913).

Beckett, H. M.: Echinococcus of bone. J. Bone Joint Surg. **23**, 401–412 (1945).

Bellini, M. A.: Osteohydatidosis. Its Radiological features. Radiology, **47**, 569–574 (1946).

Benhamow, E., Coinard, P.: L'echinococcose intrarachidienne. Rev. Neurol. **27**, 657 (1929).

Berceanu, D., Gamber, G. H.: Ein interessanter Fall von Knochenechinococcus. Chirurgia (Bukarest) **7**, 638–642 (1958).

Berkay, I.: Spinal echinococcosis. J. internat. Coll. Surg. **22**, 35–43 (1954).

Bertelli, L., Venturini, A.: Listi da echinococco paravertebrale. Gazz. internaz. med. Chir. **58**, 377–384 (1953).

Boehmke, F.: Parasiten des Knochensystems. In: Handb. spez. path. Anat. Histol. Henke-Lubarsch, IX/4, 190–215, Berlin: Springer 1939.

Borne, G., Hamidou, B.: Compression médullaire par échinococcose vertébrale d'origine extra rachidienne. Reflexions à propos de deux cas. Bull. Soc. Path. exot. **60**, 282–291 (1967).

Booz, M. K.: The management of hydatid disease of bone and joint. J. Bone. Joint Surg. (brit) **54**, 698–709 (1972).

Borchardt, M. W., Rothmann, M.: Zur Kenntnis des Echinococcus der Wirbelsäule und der Rükkenmarks. Arch. klin. Chir. **88**, 328–378 (1909).

Boulvin, R.: Deux cas d'échinococcose du rachis dorsal. Acta orthop. Belge **25**, 339–350 (1959).

Brütt: Echinococcus der Wirbelsäule mit Kompression der Cauda equina. Dtsch. med. Wschr. **57**, 476 (1931).

Businco, O.: Echinococcosi ossea. Radiol. Med. **29**, 452–461 (1942).

Calantriello, B.: Paraplegia due to vertebral echinococcose. Boll. e. mem. Soc. bosco-umbra chir. **17**, 375–387 (1956).

Caetano, M., Soares, A. D.: Algumas considera des sobre a hidatidose vertebrocostal. A propósito de un caso clinico. J. med. (Porto) **53**, 77–84 (1964).

Carcassonne, M., Aubrespy, P., Dor, V., Choux, M.: Hydatid cysts in childhood. Prog. pediatr. Surg. **5**, 1–35 (1973).

Castro, G. J.: Hidatidosis ósea. Rev. méd. Chile **72**, 1074–1077 (1944).

Cesare, R. de: Contributo alla connoscenza della echinococcosi. Ann. ital. Chir. **30**, 621–631 (1953).

Chaussier: Procès-verbal de la distribution des prix faite aux élèves, sages-femmes de la Maternité, le 29 juin 1807. J. méd. chir. pharm. etc. **14**, 231–237 (1807).

Chovenko, M., Elenewski, V., Zur Klinik und pathologischen Anatomie des Echinococcus hydatidosus der Knochen. Ortop. i Traumat. **7**, 3–11 (Nr. 2) (1933), 1–7 (Nr. 3) (1933).

Christophe, L.: Echinococcose vertébrale. Acta neurol. psychiatr. Belge **55**, 467–471 (1955).

CLAESEN, G.: Roentgenologic characteristics of echinococcus disease in bones. Acta radiol. (Stockh.) **15**, 178–192 (1934).
— The Roentgen diagnosis of Echinococcus Tumors. Acta Radiol. Suppl. 6 Stockholm 1928.
— The Roentgen Diagnosis of echinococcal Tumors. Acta Radiol. **3**, 228–229 (1924).
CONOS, M.: Echinococcose rachidienne. Rev. Neurol. **28**, 283 (1930).
CONSTANTINI et AZOULAY: Kyste hydatique de la colonne vertébrale. Bull. Soc. Chir. Paris **60**, 82 (1934).
CONTIADES, X. J.: L'echinococcose cervicale d'origine vertébrale. Proc. verb. etc. 46, Congr. franç. Chir. 550–559 (1937).
COSACESCO, A., VEREANO, D.: Le kyste hydatique épidural primitif. Presse méd. **54**, 871–872 (1946).
DARDEL: Das Blasenwurmleiden in der Schweiz. I. Verz. d. Schweiz. Hochschulschriften Bern 1927.
DELAHAYE, R. P., LAURENT, H., MASSOUBRE, A.: Les aspects radiologiques de l'hydatidose osseuse. J. Radiol. Electrol. **48**, 269–276 (1967).
DEMARTIN, F.: L'echinococcosi sacro-coccigea. Chir. organ. mov. **57**, 517–527 (1969).
DENK, W.: Der Echinococcus der Wirbelsäule unter dem Bilde eines Rückenmarkstumors. Wien. med. Wschr. 79 513 (1929).
DÉVÉ, F.: Echinococcose osseuse expérimentale (premier mémoire). Arch. Méd. expér. anat. pathol. **27**, Nr. 3 (1916), Nr. 4 (1917).
— Echinococcose osseuse expérimentale. C. R. Soc. Biol. (Paris) **76**, 378–379 (1914).
— L'echinococcose vértébral, son processus pathologique et ses lésions. Ann. anat. Path. **5**, 841-859 (1928).
— L'echinococcose osseuse. Paris: Masson & Cie, 1948.
DEW, H. R.: Hydatid disease. Its pathology, diagnosis and treatment. Austral. med. publishing Co. Sidney 1928.
DIEZ, J.: La equinococcosis primitiva del conducto raquidro. I. Intern. Coll. Surg. **8**, 297–300 (1945).
DOR, J., PAILLAS, J., ZAKARIAN, S.: Echinococcose en sablier rachidienne et mediastinals avec paraplégie et volumineuse opacité médiastinale. Double intervention, guerison anatomique et régression de la paraplegie. Presse méd. **70**, 2795–2798 (1962).
DUROW, M. F.: A case of echinococcosis of the cervicothoracic region of the spine with compression of the spinal cord. Ortop. traumat. probez. **29**, 57–59 (1968).
EBITSCH, E.: L'echinocoque de la colonne vertébrale et de la moelle épinière. Sovet. Psichonerv. **17**, 51–59 (1941) russ.
ETTORE, E.: Echinococcosi ossea. Arch. ital. Chir. **45**, 149–174 (1937).
FELKI, K., BAERWOLF, G.: Zur klinischen Problematik der Knochenechinokokkose. Chirurg **29**, 207–211 (1958).
FERRAND, J., CHITOUR, S., CASTILLON, A.: Le kyste hydatique épidural „solitaire". J. Chir. (Paris) **91**, 191–197 (1966).
FERRANDU, S.: Per l'interpretazione patogenetica delle cisti da echinococco vertebrali e pararenali. Riv. Chir. Med. **5**, 40–64 (1939).
FILATOVA, A. V., ZHANOVA, A. V.: Diagnostic error in the diagnosing of echinococcosis of the spine. Ortop. traumatol. Protez. **33**, 71–72 (1972).
FITZPATRICK, S. C.: Hydatid disease of the lumbar vertebrae. Report of a case. J. Bone Joint Surg. (brit.) **47**, 286–291 (1965).
FRUGONI, P., POZZI, A.: Echinococcosi vertebrale. Policlinico **53**, 1–26 (1946).
GARCIA LAPURO, F.: Exposición de hidatidosis ósea. Y disertaciones. Montevideo 1938.
GARCIN, R., BERTRAND, I., ESCALIER, A., GUILLAUME, J., KIPFER, M.: Kyste hydatique épidural lombosacré. Rev. neurol. **85**, 147–150 (1951).
GARDELLA, G.: Su di un caso di echinococcosi vertebrale. Radiol. **8**, 785–798 (1952).
GENCIĆ, M., STEFANOVIĆ, B.: Retka lokalizacija echinokokue ciste. Med. Pregl. **19**, 227–230 (1966).
GERMER, W. D.: Infektionskrankheiten: Echinokokkose-Trichinose-Täniasis. Münch. med. Wschr. **103**, 2555–2561 (1961).
GHISLANZONI, R., PORRO, C.: Vertebropatie segmentarie rare. Ediz. Minerva Medica 1965.
GIAMUSSO, V.: Problemi etiopatogenetici e terapeutici dell'echinococcosi vertebrale. Considerazioni su 6 casi. Chir. ital. **11**, 677–718 (1959).
GIRARD, M., COUDERT, J., GARIN, J. P. A.: A propos du traitment médical du cyste hydatique du foie. Lyon. méd. **88**, 99–107 (1957).
GODFREY, M. F.: Hydatid disease. Clinical, laboratory and roentgenographic observations. Arch. int. Med. **60**, 783–804 (1937).
GOEKAY, H.: Vertebra kist hidatikleri. Türk. Tip. CEM. MEC **34**, 165–178 (1968).
GRIGORIAN, L. M.: Ein Fall von Echinococcenschädigung der Beckenknochen. Chirurgija **2**, 79–80 (1949).
GRISEL, P., DÉVÉ, F.: L'abcès ossifluent hydatique d'origine vertébrale. Le mal de Pott hydatique. Rev. Chir. **67**, 375–453 (1929).
GUEDI, P., MARILL, R. M.: Intérêt de l'intervention chirurgicale itérative dans le traitment de l'échinococcose vertébrale. A propos de deux paraplégies hydatiques. J. Chir. (Paris) **86**, 607–626 (1963).
GUIDOTTI, C.: Su di un caso di cisti d'echinococco della colonna vertebrale di difficile interpretazione radiologica. Arch. Radiol. (ital.) **14**, 304–308 (1938).
GULEKE, N.: Zwei seltene Wirbelerkrankungen (Echinococcus und Aktinomykose). Dtsch. Z. Chir. **162**, 59–70 (1921).
HAMMER, W.: Zur Kasuistik der Echinococcen der Wirbelsäule. Inaugural-Diss. Rostik 1913.
HANSTEIN, H.: Medikamentöse Behandlung des Echinococcus multilocularis. Dtsch. med. Wschr. **82**, 316–317 (1957).
HARGREAVES, W. H.: Hydatid disease. Practitioner **191**, 615–621 (1963).
HAUSLADEN, W.: Ein Fall von Echinococcus alveolaris der Leber. Ärztl. Verein München 16. 2. 38, Münch. med. Wschr. **85**/I, 463 (1938).
HERNÁNDEZ, E., LLANOS, A.: Hidatidosis vertebral. Consideraciones sobre 7 casos. Bol. Chile Parasit. **23**, 129–130 (1968).

HINZ, E.: Chemotherapie von Echinococcosis und Cysticerosis Ther. Gegenwart **106**, 1111–1114 (1967).

HORVATH, L., SANDOR, G.: Die vertebro-medulläre Echinococcose. Neur. Psichiatr. Neurochir. (Bukarest) **1**, 57–69 (1956).

HOSEMANN, F., SCHWARZ, E., LEHMANN, J. C. et al.: Die Echinococcenkrankheit. Neue dtsch. Chir. 40 (1928), Stuttgart: F. Enke.

HOWORTH, M. B.: Echinococcosis of bone. J. Bone Joint Surg. **27**, 401–411 (1945).

IVANISSERICH, O.: Hidatidosis osea. Imprenta Amorrorta, Buenos Aires 1934.

JIANU, J., NETTA, T.: Echinococcus der Wirbelsäule. Spital **53**, 297–301 (1933). Zusammenfassung 324.

KELLSEY, C. D., SPROAT, F. H.: Echinococcus disease of bone; report of case. J. Bone Joint Surg. **36A**, 1241–1248 (1954).

KIENBÖCK, R.: Knochenechinokokkose. Berlin: Urban & Schwarzenberg 1933.

— Über Beckenknochenechinokokkose. Fortschr. Rö'str. **52**, 203–204 (1935).

KLAGES, F.: Der alveoläre Echinococcus in Genf, insbesondere sein Auftreten im Knochen. Virch. Arch. path. Anat. **275**, 125–148 (1930).

KRISTITCH, D.: Sur une forme extraordinaire de l'échinocoque multiloculaire des os. Inaug. Diss. Genf 1908.

KUDLICH, H., DICK, W.: Der Echinokokkus alveolaris in Württemberg. Med. Welt. **40**, 2093–2100 (1960).

LAW, W. B.: Extradural spinal hydatid cyst.: a case report. Austr. New Zeal. J. Surg. **34**, 215–217 (1965).

LEBON, E., MARTILLET et POROT: Un cas d'échinococcose vertébrocostale. Bull. Mém. Soc. Electro-Radiol. med. France. **27**, 496–498 (1939).

LEBORGNE, F. E.: Les kystes hydatiques des os. Bull. mém. Soc. radiol. méd. France **15**, 33–34 (1927).

LEHMANN, J. C.: Allgemeine Pathologie und Klinik der Echinococcenkrankheit. Neue Dtsch. Chir. **40**, 115–285 (1928).

LEIBY, P. D., KRITZKY, D. C.: Echinococcus multilocularis: a possible domestic life cycle in central North America and its public health implications. J. Parasitol. **58**, 1213–1215 (1972).

LÉLEK, J., CZERMELY, G.: Wirbelchinococcus. Fortschr. Rö'str. **97**, 384–388 (1962).

LESURE, I.: Echinococcose vertébrale. Rev. chir. orthop. **48**, 70–72 (1962).

LEUCKART, R.: Die Parasiten des Menschen und die von ihnen herrührenden Krankheiten 2. Aufl. Bd. 1, Abt. 1. Leipzig und Heidelberg 1886.

LIÈVRE, J. A., CAMUS, J. P., DARCY, M. et al.: Spondylectomie totale (exerèse extraligamentaire d'une vertèbre). Deux observations. Ann. Med. Intern. (Paris) **123**, 887–894 (1972).

LISCIA, G.: Traitment médical du kyste hydatique par injections de thymol jodé: méthode de Cuervo. Maroc. méd. **35**, 691–692 (1956).

LOEW, D., HILL, K.: Diagnose, Differentialdiagnose und Therapie des Echinococcus cysticus et alveolaris. Zbl. Chir. **93**, 1766–1776 (1968).

MCNEUR, J. C., DUDLEY, H. A.: Hydatid disease of the spine. J. R. Coll. Surg. Edinb. **18**, 76–78 (1973).

MALLOCH, J. D.: Hydatid disease of the spine. Brit. med. J. **5433**, 633 (1965).

MANGOLD, C.: Über den multiloculären Echinococcus und seine Taenie. Inaug. Diss. Tübingen 1892 1–32 (Auch in Berl. klin. Wschr. 1892, H. 2 und 3).

MARKOFF, N. G.: Behandlung des Echinococcus multilocularis. Dtsch. med. Wschr. **84**, 1395 (1959).

METZ: Spontanfraktur bei Echinococcus der Wirbelsäule. In: Die Wirbelsäule in Diagnostik und Therapie, Verh. II. Arb. Tagung, Hippokrates 1962.

MILLER, L. H., BRAUN, H. W.: The serologic diagnosis of Parasitic Infections in Medical Practice. Ann. intern. Med. **71**, 983–992 (1969).

MILLS, T. J.: Paraplegia due to hydatid disease. J. Bone Joint Surg. **38B**, 884–891 (1956).

MOHR, W.: Konservative Therapie bei Befall mit Echinococcus. Med. Klinik **51**, 2031–2032 (1956).

MOST, A.: Über Knochenechinokokken. Arch. klin. Chir. **186**, 537–546 (1936).

MOTTURA, G.: In VANZETTI, F.: Trattato di anatomia patologica. Turin: Utet 1949.

MURRAY, R. O., HADDAD, F.: Hydatid disease of the spine. J. Bone Joint Surg. **41B**, 499–506 (1959).

NAVARRO ARTILES, G.: Paraplé jia recidivante y progresiva debida a hidatidósis extradural múltiple D1–D9, operada seis veces. Rev. clin. esp. **125**, 461–464 (1972).

NEUBAUER, W., WIANDT, J.: Beitrag zur Diagnostik und operativen Behandlung der Echinokokkose. Chirurg **38**, 229–232 (1967).

NIKOLAEFF, A.: Über die Röntgenologie der Knochenechinokokkose. Jb. Chir. Sofia med. Fak. **14**, 559–596 (1935).

OLLMANN, S., PETERHANSE, H., SIEDSCHLAG, W. D. et al.: Zur Frage des extraduralen spinalen Echinococcus. Zbl. Chir. **91**, 741–747 (1966).

ORIOLI, F. L., GIRADO, M.: Sindrome compressivo de la cauda equina por quistes hidatidicos. Rev. argent. neurol. psiquiat. **1**, 230–235 (1964).

PADOVANI, P., ROUGERIE, J.: Un cas d'échinococcose vertébrale. Rev. chir. orthop. **48**, 67–69 (1962).

PAILLAS, J. E., BONNAL, J., LEGRÉ, J., LAVIEILLE, J.: Echinococcose rachidienne et ses complications neurologiques. Marseille Chir. **16**, 91–93 (1964).

PAIS, C.: Esiti di laminectomia subtotale (21 lamine) e di laminectomia multiple per echinococcosi. Bull. Sc. med. **124**, 179–181 (1952).

— Compressione midollare da echinococco vertebrale. Chir. Org. mov. **35**, 467 (1951) (Bologna).

PERONA, P.: Sull'echinococcosi vertebrale. 3. Congr. Radio-Neuro-Chirurgia Vol. 6, Pisa 1938.

PERRITA, P., ANASTASIO, I. V.: Hidatidosis espinal. Cirurgia (Madrid) **2**, 56–73 (1956).

PIETRO, P.: Sulla echinococcosi vertebrale. Riv. ital. endocrino e neurochir. **5**, 172–181 (1939).

PINCH, L. W., WILSON, J. F.: Non surgical management of cystic hydatid disease in Alaska: a review of 30 cases of echinococcus granulosus infection treated without operation. Ann. Surg. **178**, 45–48 (1973).

POPOW, N. A., UMEROW, B. T.: Echinococcus der Wirbelsäule und des Rückenmarks. Dtsch. Z. Nervenhk. **137**, 187–196 (1935).

Porro, G.: Cisti da echinococco a bisaccia del rachide. Contribut. radiol. stratigrafico. Nuntius radiolog. **19**, 715–723 (1953).

Porro, N.: L'esplorazione radiologica dello spazio sottoaracnoideo (mielografia). La Rad. med. **22**, 457–486 (1935).

Posselt, A.: Zur Stellung des Alveolarechinokokkus. Münch. med. Wschr. **53**, 537–541 und 600–609 (1906).

— Zur pathologischen Anatomie des Alveolarechinococcus. Zschr. Heilkd. Abt. Interne Med. **21** (Neue Folge 1) 121–187 und 189–250 (1900).

— Der Alveolarechinococcus und seine Chirurgie. In: Neue Deutsche Chirurgie **40**, 305–418 (1928) (Ausführliches Schrifttumsverzeichnis!).

Pozzan, A.: Contributo alla conoscenza dell'echinococcosi vertebrale. Chir. org. mov. **19**, 507–528 (1934).

Prat, D., Barcia, P.: Hidatidosis osea. Ann. Dep. Cic. Salud Publ. Montevideo **1**, 2 (1934).

Psenner, L.: Zur Differentialdiagnose der Knochenechinococcose. Wien. klin. Wschr. 24/25, 155 (1946).

Rausch, R.: Hydalid disease in boreal regions. „Arctic“, J. Arctic Inst. North America **5**, 154–174 (1952).

Rausch, R., Schiller, E. L.: Studies on the helminth fauna of Alaska XXIV. Echinococcus sibiricensis n. sp. from St. Lawrence Island. J. Parasit. **40**, 659–662 (1954).

Rausch, R. L.: Taxonomic Characters in the Genus Echinococcus (Cestoda: Taeniidae). Bull. Wld. Hlth. Org. **39**, 1–4 (1968).

Rausch, R., Schiller, E. L.: Studies on the helminth fauna of Alaska XXV. The ecology and public health significance of Echinococcus sibiricensis Rausch und Schiller 1954 on St Lawrence Island. Parasitology **46**, 395–419 (1956).

Rayport, M., Wisoff, H. S., Zaiman, H.: Vertebral echinococcosis: report of case of surgical and biological therapy with review of the literature. J. Neurosurg. **21**, 647–659 (1964).

Riddell, R. J.: Hydatid disease of the spine with subdural spread: case report. Pathology **1**, 129–131 (1969).

Rizzi, A., Terranova, V.: L'echinococcosi vertebrale. Atti acad. Fisocr. Siena **12**, 932-950 (1963).

Robinson, R. C.: Hydatid disease of the spine and its neurological complications. Brit. J. Surg. **47**, 301–306 (1959).

Rocher, H. L.: Kyste hydatique du rachis. Rev. orthop. **16**, 138–155 (1929).

Rogers, J. S. J., Tudhope, G. R.: Hydatid cyst of the spinal canal successfully treated by operation. Arch. dis. child. **13**, 269–274 (1938).

Romerio, C., Sanna, E.: Sulla echinococcosi primitiva mielo vertebrale. Riva. pal. nerv. **75**, 153–170 (1954).

Samiy, E.: Kompression des Rückenmarks und der Cauda equina durch Echinococciszysten. Acta neurochir. (Wien) **11**, 369–384 (1963).

Sapkas, A., Kourias, B.: Kurze klinisch-chirurgische Betrachtungen über Lungenechinococcus. Auf Grund 616 eigener Fälle. Langenbeck's Arch. klin. Chir. **304**, 398–413 (1963).

Saribas, S.: Cases of hydatid cysts in spine. Acta med. turc. **1**, 51–58 (1948).

Schantz, P. M., Clérou, R. P., Liu, J. K. M. et al.: Hydatid disease in the central valley of California. Amer. J. Tropical dis. **19**, 823–830 (1970).

Schroeder, A. H., Medove, J.: Hydatid disease of spinal column. J. Nerv. Ment. Dis. **116**, 1025–1045 (1952).

Schubert, R., Fischer, H.: Erkankungen durch Echinococcus cysticus und alveolaris. Klinik d. Gegenwart **6**, 99–107 (1957).

Semenov, V. S.: Case of echinococcosis spondylitis. Klin. med. **29**, 86–88 (1951).

Yamato, Sh.: Über den Echinokokkus der Wirbelsäule und der Pleura mediastinalis. Virch. Arch. **253**, 364–385 (1924).

Slim, M. S., Khayat, G., Nasr, A. T. et al.: Hydatid disease in childhood. J. pediat. Surg. **6**, 440–448 (1971).

Stewart, G. R., Loewenthal, J.: Vertebral hydatidosis. Austr. New Zeal. J. Surg. **36**, 175–183 (1967).

Száva, J., Geambazu, E., Vánky, I. et al.: Vertebral echinococcosis. Rom. Med. Rev. **14**, 47–54 (1970).

Tillier, R., Le Genissel, M., Goinard, P.: Etude radiologique de l'hidatidose. J. Radiol. Electrol. méd. **20**, 273–302 (1936).

Thompson, W. M., Chisholm, D. P., Tank, R.: Plain film roentgenographic findings in alveolar hydatid disease – echinococcus multilocularis. Amer. J. Roentgenol. **116**, 345–358 (1972).

Töppich, E., Krüger, W.: Leitfaden der Zooanthroponosen. Berlin: VEB Vlg. Volk und Gesundheit 1971.

Tytler, P., Williamson, R. T.: Spinal hydatid cysts causing severe compression myelitis. Brit. med. J. **1**, 301 (1903).

Unger, H. S., Schneider, L. H., Sher, J.: Paraplegia secondary to hydatid disease. Report of a case. J. Bone Joint Surg. (amer.) **45**, 1479-1484 (1963).

Valls, J., Ottolenghi, C. E.: Echinococcus der Wirbelsäule. Rev. ortop. **1**, 253–266 (1931).

Vengsarkar, W. S., Abraham, J.: Hydatid disease of the spine. A case report. J. postgrad. med. **11**, 133–136 (1965).

Viterbo, F.: Contributo radiologico alle conoscenza delle cisti da echinococco vertebrali. Radiol. Med. **34**, 75 (1948).

Vogel, H.: Über den Entwicklungszyklus und die Artzugehörigkeit des europäischen Alveolarechinococcus. Dtsch. med. Wschr. **80**, 931–932 (1955).

— Über den Echinococcus multilocularis Süddeutschlands. I. Das Bandwurmstadium von Stämmen menschlicher und tierischer Herkunft. Z. Tropenmed. Parasitol. **8**, 404–454 (1957). (Ausführliches Schrifttumsverzeichnis!).

Wegmann, T., Fürst, C.: Neuere Aspekte der Echinokokkenkrankheit. Schweiz. med. Wschr. **89**, 32–37 (1959).

Woerden, J. van: Echinococcus der Wirbelsäule. Dtsch. Z. Chir. **206**, 394–405 (1927).

Woodland, R. J.: Hydatid disease of vertebrae. M. J. Australia **2**, 904–910 (1949).

Yamato, Sh.: Über den Echinokokkus der Wirbelsäule und der Pleura mediastinalis Virch. Arch. **253**, 364–385 (1924).

ZMERLI, S., ABADA, M., COURT, B.: Echinococcose du sacrum à masque urologique. J. Chir. (Paris) **93**, 573–578 (1967).

ZOLTÁN, L.: Csigolya-echinococcus esete. Magy. radiol. **3**, 173–175 (1951).

2. Sonstige Parasitosen

BENNET, G.E., HOPKINS, J. V.: Report of case of sclerosing osteomyelitis associated with Trichinosis. J. Bone Joint Surg. **10**, 834–839 (1928).

BUDZILOVICH, G. N., MOST, H., FEIGIN, J.: Pathogenetic and lautency of spinal cord schistosomiasis. Arch. Path. (Chikago) **77**, 383–388 (1964).

CHANG, H. C., WANG, C., YU, C. et al.: Paragonimiasis, clinical study of 200 adult cases. Clin. med. J. **77**, 3–9 (1958).

DINNIK, J. A., SACHS, R.: Zystizerkose der Kreuzbeinwirbel bei Antilopen und Taenia olngojinei sp. nov. der Tüpfelhyäne. Z. Parasitenx. **31**, 326–339 (1969).

HUHN, A.: Cysticercosis in Hirn und Rückenmark. Fortschr. Neurol. Psych. **24**, 7–27 (1956).

LENEZNER, M., WOLLIN, D. G.: Cysticercosis: multiple infarcts and necrosis in bone. Canad. M. B. J. **78**, 344–345 (1958).

MANNSOUR, S. E., BAUMANN, P. M., REESE, H. J., OTTO, G. F.: Myopathy in mice experimentally infected with schistosoma mansoni. Trans. Roy. Soc. Trop. Med. Hyg. **59**, 87–89 (1965).

OH, S. J., Spinal paragonimiasis. J. Neurol. sci. **6**, 125–140 (1968).

SEGAL, A.: A case of cysticercosis of bone. South. afr. med. J. **12**, 762 (1938).

SHIH, Y., CHEN, Y., CHANG, Y.: Paragonimiasis of the central nervous system, observations on 76 cases. Chin. med. J. **77**, 10–19 (1958).

STEIMLÉ, R., VALDÉS, L. A., VALLINA, F.: La cysticercose spinale. Neurochirurgie **10**, 158–163 (1964).

SUH, Y., SIM, B.: Spinal paragonimiasis, report of cases. Abstr. 1st Meeting Moskau Ass. Parasit. 1958.

VAUGHAN, B. F.: Melioidosis. A case report. Aust. Radiol. **10**, 139 (1966).

F. Spondylitis Ankylopoetica

Die sogenannte Bechterewsche Krankheit und ihre Differentialdiagnose (einschließlich Spondylosis hyperostotica, Spondylitis psoriatica und chronisches Reiter-Syndrom)

Von

F. Schilling

1. Teil

I. Definition der Spondylitis ankylopoetica, Bedeutung ihrer röntgenologischen Erfassung

1. Einleitung

Die folgende Darstellung der Spondylitis ankylopoetica (Sp. a.) gründet auf der Literatur und wurde anhand der eigenen Erfahrung herausgearbeitet.

Literarisch berücksichtigt wurden die wichtigsten deutschsprachigen, französischen, angloamerikanischen und skandinavischen Arbeiten bis zum Jahr 1972. Eigene Angaben beruhen vorwiegend auf dem *Krankengut* der Rheuma-Klinik Bad Kreuznach (Chefarzt Prof. Dr. A. GAMP; Leiter der Röntgenabteilung Dr. M. SCHACHERL). Diese hatte in den letzten Jahren einen Durchgang von jährlich etwa 200 Sp. a.-Patienten, bei einem Jahresgesamtdurchgang von rund 2500 Patienten mit rheumatischen Leiden aller Art, von denen als Vergleichszahl etwa 500 chronische (rheumatoide) Polyarthritiden pro Jahr angemerkt seien. Eigene statistische Angaben beziehen sich auf 600 Sp. a.-Fälle der Jahre 1962 bis 1965, die damit den klinisch und röntgenmorphologisch besonders ausgewerteten Kern der eigenen Erfahrung an über 2000 Fällen (1955 bis 1972) darstellen.

Alle Patienten sind klinisch-internistisch durchuntersucht und röntgenologisch mindestens durch die Standardaufnahmen der Lendenwirbelsäule mit Iliosacralgelenken und unterer Brustwirbelsäule erfaßt, von Fall zu Fall, je nach klinischem Bedürfnis oder radiologischem Interesse, ergänzt durch weitere Aufnahmen des Stammskeletts oder peripherer Extremitätenabschnitte.

Meine diagnostischen und nosologischen Auffassungen gehen von dem derzeitigen Stand der internationalen *Rheumatologie* aus, sind also mehr einer erweiterten inneren Medizin als der engeren orthopädischen Konzeption verpflichtet. An eine selbständige Tradition der eigentlichen Röntgenologie kann kaum angeschlossen werden, da die entscheidende Entwicklung des röntgenologischen Bildes der Sp. a. ihre Schritte einerseits in Anlehnung an klinische und pathologisch-anatomische Disziplinen getan hat und andererseits an größere Rheuma-Spezialkliniken gebunden war. Demgegenüber haben wir versucht, eine klinisch-radiologische Synthese in einer „rheumatologischen Röntgenologie" auszubauen, die in England und in Frankreich bereits eine selbständige Tradition hat und von der die Sp. a. natürlich nur einen Teil darstellt.

2. Nomenklatur und Definition der Spondylitis ankylopoetica

Folgende *Synonyma* für die sog. Bechterewsche Krankheit haben teils historische, teils aktuelle Bedeutung (Auswahl):

Spondylose rhizomélique (P. Marie, 1898)
Entzündliche Wirbelsäulenversteifung
Strümpell-Bechterew-Mariesche Krankheit (Bechterew, 1927)
Bechterewsche Krankheit (nur im deutschen Sprachgebiet)
ankylosierende Spondylitis (Simmonds, 1903)
Spondylitis ankylopoetica (Ott und Wurm, 1957)
Spondylarthritis ankylopoetica (Fraenkel, 1903; Schlayer, 1906)
Spondylitis ossificans ligamentosa (Knaggs 1926, Oppenheimer 1942)
Spondylitis ankylosans (Tichy, 1961)
Spondylarthrite ankylosante (Forestier, 1938 und 1967)
rheumatoid spondylitis (A. R. A. 1941; fußend auf Klinge, 1933: „rheumatische Spondylitis“ [Burckhardt, 1932])
Pelvospondylitis ossificans (Romanus, 1953)
ankylosing spondylitis (Buckley, 1935; A. R. A. 1963; Bywaters, 1967)
Pelvispondylite rhumatismale (franz.)

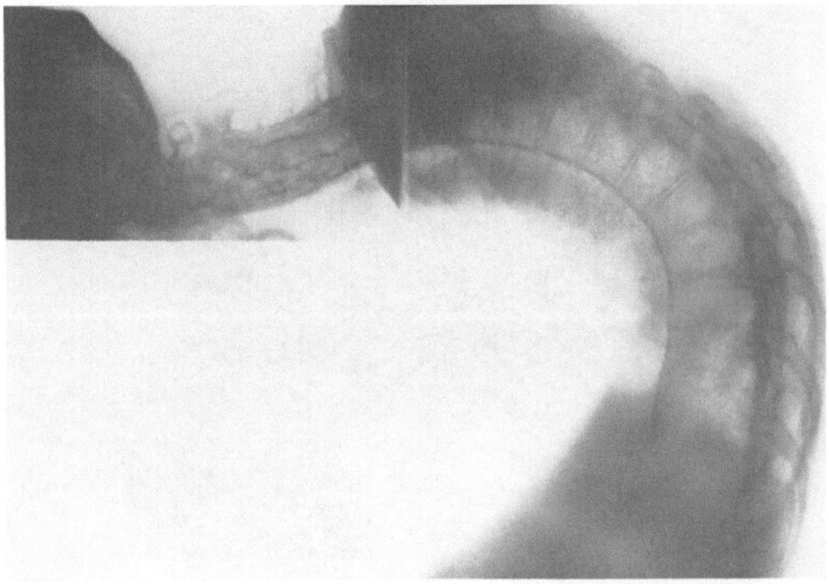

a

Abb. 1. Schwere *Flexionsdeformität* im Sp. a.-Endstadium mit waagrechter HWS (a) und extremer Beckenhebung (b). (Rochlin)

Wir bevorzugen die Krankheitsbezeichnung *Spondylitis ankylopoetica* (Sp. a.), höchstens mit dem Zusatz sog. „Bechterewsche Krankheit“, nicht nur wegen der Anfechtbarkeit der Autorenbezeichnung sondern einerseits um der internationalen Übereinstimmung (ankylosing spondylitis) und Verständigung willen und andererseits aus sozusagen didaktischen Gründen: Wir streben an, von den alten, vorwiegend orthopädischen Assoziationen, die mit dem Ausdruck „Bechterew“ verknüpft sind, nämlich dem in kyphotischer Deformität total versteiften Rücken (Abb. 1) und dem genug bekannten Röntgenbild der Bambusstabwirbelsäule abzulenken und frühere Stadien des Leidens mit ihrer klinischen und radiologischen Polymorphie der diagnostischen Aufmerksamkeit näherzubringen; wird doch die Frühdiagnose des Leidens immer noch in einem Drittel der Fälle verfehlt.

Der Terminus Spondylarthritis ist außerdem zu eng gefaßt, da er nur die Intervertebralarthritis, also die kleinen Wirbelgelenke anspricht. Die teils produktiven, teils destruierenden Veränderungen der Sp. a. spielen sich an der Wirbelsäule aber in allen bindegewebigen Anteilen des Bewegungssegmentes ab, weshalb ihnen der umfassendere Ausdruck Spondylitis gerechter wird.

Wir *definieren* die Spondylitis ankylopoetica

a) als chronisches, entzündliches, rheumatisches Leiden des Bewegungsapparats mit Prozeßcharakter, meist unbekannter Ursache;

chronisch, weil der einmal in Gang gekommene Prozeß sich auf unbestimmte Zeit selbst unterhält;
rheumatisch im weiteren Sinne, weil die Symptomatik von Schmerz und Funktionsbehinderung am Bewegungsapparat beherrscht wird;
und auf den Kreis der *entzündlich*-rheumatischen Krankheiten im engeren Sinne eingeengt, weil lokale und systemische Entzündungszeichen vorherrschen;

b) als Systemerkrankung bindegewebiger Skelett- und Organanteile mit Schwerpunkt Achsenskelett bei teils destruktiver, teils metaplastisch-produktiver ankylosierender Tendenz;

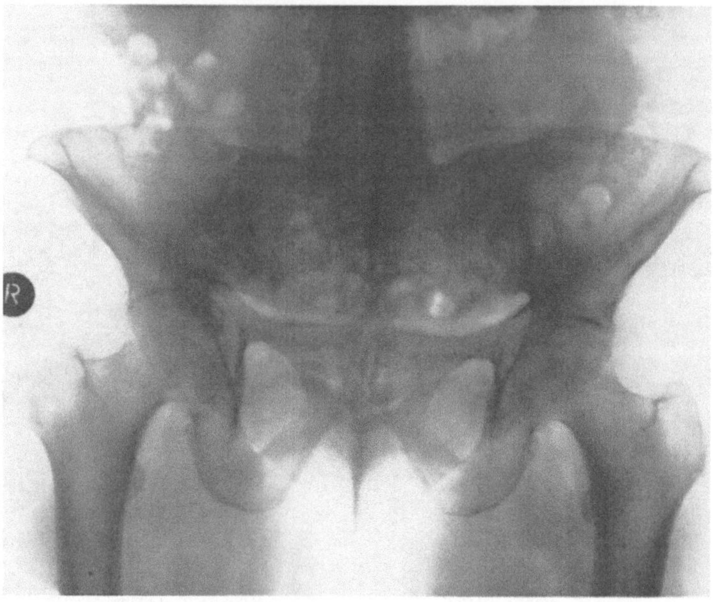

Abb. 1b

c) häufig mit arthritischer Beteiligung von Extremitätengelenken, seltener mit visceralen Manifestationen;

d) abzugrenzen von der chronischen (rheumatoiden) Polyarthritis einerseits und der Spondylosis hyperostotica andererseits.

3. Bedeutung ihrer röntgenologischen Erfassung

Die *Bedeutung* der *Röntgenuntersuchung* für die Erkennung und Erforschung der Sp. a. ist evident: Trotz klinischer Charakteristik sind Historie und aktuelle Diagnostik der Krankheit ohne Skelett-Röntgenologie undenkbar.

Klinische und röntgenologische Diagnostik ergänzen sich. Der gezielte und damit sparsame Röntgenauftrag setzt eine rheumakundige Exploration und Körperuntersuchung voraus. Das röntgenologische Urteil hat teils Hinweisfunktion, teils Beweiskraft. Im Zweifelsfall bleibt das klinische Bild entscheidend.

Die radiologische Sprache muß von der klinischen unterschiedlich bleiben. So sind z. B. radiologische Aussagen wie „destruierende Arthritis der Zehengrundgelenke" oder „bandförmige Ossifikation ventral der Brustwirbelsäule" optisch klar, nicht aber die diagnostische Zuordnung zur chronischen Polyarthritis oder zur Sp. a. bzw. zur Spondylosis hyperostotica zwingend, die der rheumatologischen Synopsis aller Befunde vorbehalten bleibt.

Grundsätzlich ist die Bedeutung des Röntgenbildes, repräsentiert durch optische Symbole, phänomenologisch zu verstehen und seine Aussagekraft insoweit begrenzt. Dies wird am Beispiel der Entzündung deutlich: Wir sprechen zwar auch röntgenologisch von einer Arthritis, also einer Gelenkentzündung, z. B. der Kreuz-Darmbein-Gelenke (Iliosacralarthritis), aber nicht einer unmittelbaren Evidenz wegen, die es röntgenologisch für die Entzündung nicht gibt, sondern weil dies die Analyse der radiologischen Symptome auf dem Wege über Vergleich und Analogie so nahelegt. Die einzig stichhaltige Überprüfung der Richtigkeit dieser Aussage, das histopathologische Substrat, schien bei der Sp. a. den Beweis lange Zeit schuldig zu bleiben. Trotzdem beharren wir bei dem Ausdruck Arthritis, uns des inneren Vorbehalts bewußt, damit zunächst einen entlehnten Terminus eingesetzt zu haben, der ein „Bild wie" bezeichnet. Entsprechendes gilt für den Begriff der knöchernen Destruktion („Spondylitis"), für den wir die erst teilweise erwiesene entzündliche Genese als „Vorurteil" des röntgenologischen Eindrucks in Kauf nehmen.

Wann ist nun die Röntgenuntersuchung im vorliegenden Zusammenhang *indiziert*? Im allgemeinen gilt, daß

a) jede unklare Wirbelsäulensymptomatik und jeder atypische Gelenkrheumatismus zur gezielten Suche nach Sp. a. bzw. zu deren Ausschluß veranlassen sollten;

b) der klinische Verdacht auf Sp. a. zur röntgenologischen Untersuchung des Achsenskeletts führen muß;

c) die klinische Diagnose „Sp. a." letzten Endes immer des röntgenologischen Beweises bedarf.

Die *Aufgabe* der Röntgenologie ist es, die faßbaren Läsionen auf ihre *Elemente* zu analysieren und sie einem *Typus* zuzuordnen. Das bedeutet, am Knochen- und Gelenksystem Zerstörung (Destruktion) und Aufbau (Produktion, Reparation) abzugrenzen, das Verhältnis von Abbau und Anbau abzuschätzen und die überwiegende Art des Prozesses (Umbau) und sein Ausmaß (Stadium) zu bestimmen. Verlaufsbeobachtungen erlauben Aussagen über die Progredienz und die durchschnittliche Evolutionsaktivität. Die aktuelle Prozeßaktivität ist der röntgenologischen Einsicht nicht direkt zugänglich.

Bei der Sp. a. hat die Röntgenuntersuchung des Achsenskeletts also

— die Diagnose zu sichern, insbesondere
— die Frühdiagnose zu fördern, gegebenenfalls zu erzwingen,
— den Typus des Prozesses und
— das Stadium seiner Entwicklung zu erfassen,
— möglicherweise zur ätiologischen Klassifizierung beizutragen, und
— jedenfalls zur differentialdiagnostischen Abgrenzung gegen andere Wirbelsäulenleiden zu verhelfen.

II. Geschichte der Spondylitis ankylopoetica

Durch die historische Entwicklung des Leidens und seiner Erforschung zieht sich als roter Faden ein zweifacher Dualismus:

— Die Verwandtschaft bzw. Verwechslung mit der Spondylosis hyperostotica und die erst spät geglückte Abtrennung von ihr, und
— die Doppelnatur des Leidens als teils entzündlich spondylarthritischer, teils metaplastisch ossifizierender Prozeß.

Diese beiden Phänomene waren Quellen von Verwirrungen, Mißverständnissen, scheinbaren Widersprüchen und manchen Umwegen im Lauf der Historie der Krankheit, die unzulässig erweitert oder auf einen ihrer Typen eingeengt wurde, bis ihre Grenzen abgesteckt waren. Dies ist bis heute noch nicht ganz scharf geglückt.

1. Paläopathologie

Da es Knochen und Verknöcherungen sind, die einerseits durch Strahlenabsorption ihre Darstellung erleichtern, andererseits Krankheitsspuren über Jahrtausende hinwegretten, sind hier medizinhistorische Ansatzpunkte gegeben. BUESS und KOELBING haben diese monographisch dargestellt. Es geht besonders aus Lithographien des Anatomen F. J. K. MAYER (1854) hervor, daß es sich bei den „spondylotischen Mänteln" der ventralen Seite der Wirbel von Höhlenbären der letzten Eiszeit, die er als Verknöcherung der Längen-Fascia beschrieb, um dasselbe handelte, was wir heute Spondylosis hyperostotica nennen und sowohl von der banalen Spondylose als auch von der Sp. a. abtrennen. Die oft mächtigen ligamentären Ossifikationen („Höhlengicht" nach VIRCHOW) ankylosierter Wirbel fossiler Wirbeltiere muten wie ein archaisches Biophänomen an: überschießende oder dystrophische Bindegewebsverknöcherung als Endergebnis eines offenbar phylogenetisch uralten pathologischen Prozesses, der die Grenzen der physiologischen Ossifikation überschreitet, von Abnutzung und Fehlbelastung (deformierender Osteophytose) unterscheidbar ist und vielleicht schon in prähistorischer Zeit einen stoffwechselkrankhaften Hintergrund hatte.

Alles, was in der prähistorischen bis heutigen Wirbeltierpathologie an die vertebralen Verknöcherungen der Sp. a. erinnert, muß wahrscheinlich nicht dieser, sondern der ankylosierenden Spondylosis hyperostotica zugeordnet werden. Die vergleichende Pathologie liefert Beispiele am Eisbär, Löwen, Pferd, Hund (FANKHAUSER, 1955) u. a. Eindrückliche Bilder reproduzieren BUESS und KOELBING aus der Londoner Sammlung des Chirugen John HUNTER (Mitte 18. Jahrhundert), worunter besonders auf die eindeutigen Längsbandverknöcherungen (z. B. beim Pferd in Abb. 35 und beim Menschen in Abb. 30 der Monographie = Spondylosis hyperostotica!) bei Tier und Mensch vergleichend hingewiesen sei. STECHER und GOSS (1961) haben die Wirbelankylosen bei Pferden studiert und nur bei domestizierten Tieren teils brückenbildende Seitenbandverknöcherungen, teils Intervertebralgelenksynostosen ohne Iliosacralgelenkbeteiligung gefunden. Der menschlichen Sp. a. vergleichbare Veränderungen erwähnen sie nur beim Gorilla. STECHER (1963) sah Verknöcherungen des seitlichen Längsbandes auch bei Bären, mit Fusion oder Pseudoartikulation. Weitere Befunde veröffentlichte er 1968.

Über prähistorische menschliche Skelettbefunde liegen mehrere referierende Berichte vor (BUESS und KOELBING, 1964; KARSH und MCCARTHY, 1960). Vielleicht ist in dem einen oder anderen Fall nicht sicher zwischen Spondylitis ankylopoetica und Spondylosis hyperostotica unterschieden worden. Dies gilt auch, wenn Iliosacralgelenke teilweise ankylosiert erscheinen. Die Fälle von RUFFER und RIETTI (1911 — ein menschliches Skelett aus der 3. ägyptischen Dynastie im 3. Jahrtausend vor Christus) und von JONES (1910 — Gräberfund aus Nubien) können als gesicherte paläopathologische Sp. a.-Befunde beim Menschen gelten. In beiden Fällen sind die ausgedehnten Ossifikationen als Syndesmophyten erkennbar, womit die hyperostotische Spondylose ausscheidet.

2. Historie der Nosographie

Die *Erstbeschreiber* der Krankheit sind nicht die, die in unserer Nomenklatur des Leidens erscheinen. Die erste pathologisch-anatomische Publikation eines Falles von ankylosierender Spondylitis stammt von dem Iren B. CONNOR (BLUMBERG und BLUMBERG, 1958), der in den Jahren 1693 bis 1695 in drei Sprachen „ein ungewöhnliches Skelett" beschrieb, „dessen Wirbel mit den Rippen ... bis hinab zum Kreuzbein zu einem einzigen Knochen vereinigt waren, ohne Gelenkung oder Knorpel". Der Autor glaubte, ein Kuriosum vor sich zu haben, dessen Ankylose der Rippengelenke ihm ein Hinweis schien auf eine intrauterine Entstehung, da er die thoracale Gelenkverknöcherung nach Einsetzen der Atmung nicht anders verstehen konnte. Diese und weitere ähnliche Skelettbefunde (COLOMBO, 1559; ALBRECHT, 1748; HUNTERS Museum, SANDIFORTS Museum, 1793; WENZEL, 1824) sind in der Monographie von BUESS und KOELBING abgebildet. Der Verknöcherung der Iliosacralgelenke wurde damals bereits Aufmerksamkeit geschenkt.

Mehrere (mindestens 8) englische Mitteilungen des vorigen Jahrhunderts sind als erste *klinische* Beschreibungen der Sp. a. zu bezeichnen (O'CONNELL, 1956). Unter ihnen befindet sich BRODIE (1850), der über einen jungen Mann mit den typischen Schmerzen und Zeichen der Sp. a. mit Kniearthritis und Iritis berichtete.

Als klassisch bezeichnet wird der Bericht von C. H. FAGGE (London 1877) über Klinik und pathologische Anatomie des Leidens eines 34jährigen Mannes, bei dem die Wirbelsäule kyphotisch versteift, der Brustkorb erstarrt und ein Hüftgelenk ankylosiert waren. FAGGE erkannte die Besonderheit seines Falles, ohne sie zu bezeichnen. Die retrospektive Diagnose Sp. a. trifft zu, durch eine kardiopulmonale Insuffizienz bei Bronchiektasen kompliziert. FAGGES unbestreitbare Priorität geriet in Vergessenheit (BUESS, 1964). Gegenüber diesen teilweise ausführlichen Berichten ist die deutsche Ersterwähnung des Leidens im Lehrbuch der speziellen Pathologie und Therapie der inneren Krankheiten (2. Band 1884) von A. STRÜMPELL (Internist in Leipzig) knapp. Seine schließlich drei Fälle von „chronischer ankylosierender Entzündung der Wirbelsäule und der Hüftgelenke" (1897) begründeten einen Typus, der durch die Jugend der befallenen Männer, durch Arthritiden der unteren Extremitäten, versteifende Coxitis und durch aszendierende Versteifung der Wirbelsäule in gerader Stellung charakterisiert ist und der, abgesehen von der angeblichen Schmerzlosigkeit der Strümpellschen Fälle, bis heute Gültigkeit behalten hat. Er kann als Vorbild unseres spondylarthritischen, jugendlichen Typs der Sp. a. gelten.

Der Petersburger Neurologe Wladimir von BECHTEREW hat 1899 diesem „rheumatischen" Typus zwei Fälle hinzugefügt und ihn schließlich (1927) Strümpell-Bechterew-Mariesche Krankheit genannt. Bechterews erste Arbeit vom Jahre 1893, auf die sich die ganze Tradition der sog. Bechterewschen Krankheit gründet, umfaßte in seinen 5 Patienten mindestens zwei verschiedene Krankheiten. Die eine könnte als eine kyphotisch versteifende Form der Sp. a. ohne stammnahe Arthritis gelten, bei Bechterew aber von der Brustwirbelsäule abwärtssteigend („deszendierender Typ") und kompliziert durch eine ganz ungewöhnliche neurologische Symptomatik mit sensiblen und motorischen Reiz- und Ausfallserscheinungen. Einer seiner männlichen Patienten hat wohl wirklich eine echte Sp. a. gehabt. Bei mindestens einem Fall aber handelte es sich um eine Spondylosis hyperostotica (OTT) und bei den übrigen um Scheuermann- oder Alterskyphosen, wobei eine luetische Affektion mit Rückenmarkssymptomen im Spiele sein konnte. Pathologisch-anatomisch hat BECHTEREW jedenfalls später (1899) eine Leptomeningitis und Nervenwurzeldegenerationen gefunden und schließlich (1907 und 1927) diese „seine" Krankheit als vertebragenes Nervenleiden profiliert und Bechterewsche Krankheit genannt. Dieses von BECHTEREW selbst mit seinem Namen belegte Leiden ist also mit Sicherheit nicht die Sp. a., die wir in Deutschland noch so nennen, denn die Sp. a. ist — bis auf wenig nerval komplizierte Fälle (vgl. Tab. 7) — kein Nervenleiden. Auch BECHTEREWS „deszendierender Typus" hält einer Kritik nicht stand (vgl. S. 469).

In Frankreich ging seit dem Jahre 1897 der Kliniker P. MARIE auf beide Typen von Wirbelsäulenversteifung ein; zunächst mit ASTIÉ (1897) auf die Bechterewsche Originalform, die durch Vererbung, Trauma und Kyphose gekennzeichnet schien und die sich autoptisch (LÉRI, 1899) als ankylosierende Spondylose erwies. Dann schilderte er 1898 das Vollbild der ankylosierenden Wirbelsäulenentzündung, das den Strümpellschen Typ durch die obere Dorsalkyphose und durch die lumbale Schmerzhaftigkeit ergänzte und mit ihm die versteifende Beteiligung stammnaher Gelenke (der Wurzelgelenke) gemeinsam hat: Spondylose rhizomélique. Zusammen mit dem Pathologen Léri (1899, 1906) wurden Wesen und Ursache, der Verlauf, die verschiedenen Versteifungstypen sowie die pathologische Anatomie erarbeitet, das Leiden als primär toxisch-infektiöse Osteopathie mit Porose und sekundärer kompensatorischer Bandverknöcherung definiert, vom Gelenkrheumatismus abgegrenzt und als Morbus sui generis mit männlicher Geschlechtsbevorzugung publiziert. Bemerkenswert ist bereits die Beschreibung der „Knochenbrücken ohne Exostosen", der Verlötung der Iliosacralgelenke und der Verknöcherung der Ligg. flava und der Intervertebralgelenke.

Nach der Entdeckung der *Röntgenstrahlen* (1895) wurde schon zwei Jahre später die Röntgenuntersuchung der Wirbelsäule durch Beneke (1897) begründet und blieb zunächst noch mit postmortalen Schnittpräparaten in der Hand der Pathologen. Hoffa (1899) und Léri (1899) haben als erste versucht, Röntgenbilder von Sp. a.-Wirbeln zu machen. Begründer der radiologischen Wirbelsäulen-Diagnostik sind die beiden Hamburger Pathologen Simmonds und Fraenkel (1903/4).

Inzwischen hatte sich die grundsätzliche Frage herauskristallisiert, ob es sich bei dieser chronischen Wirbelsäulenversteifung pathogenetisch um eine pathologische Ossifikation (Reuter 1902) oder um eine rheumatische Intervertebralarthritis (Siven 1903) handelt. Die Verschiedenartigkeit der Antworten der Pathologen entsprach damals wie heute dem Dualismus der Pathogenese dieser ossifizierenden Wirbelsäulenentzündung überhaupt. Die Synthese der meist pointiert zwischen Entzündung und Verknöcherung interpretierten Beobachtungen ist bis heute ein medizinhistorischer Hindernislauf geblieben.

Zwei typische alte Sp. a.-Fälle dienten dem Prosektor M. Simmonds (St. Georg, Hamburg) als Grundlage seiner Abhandlung (1903/4), in der er die deformierende von der ankylosierenden Spondylitis abzugrenzen versuchte. „Spondylitis" stand bei ihm noch durchweg für unsere heutige Spondylose; so verstand er auch seine „ankylosierende Spondylitis" ganz vorwiegend als Bandverknöcherung und die Wirbelgelenkankylose als Folge der Kapselverknöcherung und stellte dieser generalisierten syndesmogenen Synostose (Syndesmitis ossificans) die osteogene Synostose bei der Spondylitis deformans mit primärer Bandscheibendegeneration gegenüber. Er charakterisierte sie durch Bilder und typische Deskriptionen, die unserer hyperostotischen Spondylose entsprechen. Die Abtrennung von der banalen osteophytären Spondylose einerseits lehnte er (trotz Darstellung von Überbrückungen mit Pseudozysten — seine Fig. 9) ab; und die Abgrenzung zur ankylosierenden Spondylitis andererseits konnte ihm noch nicht ganz gelingen (seine Fig. 12).

Ganz anders sah zur gleichen Zeit anhand seiner schließlich sieben Fälle Eugen Fraenkel (Hamburg-Eppendorf; 1903/4, 1907) das Problem der chronisch ankylosierenden Wirbelsäulenversteifung. Es handelte sich für ihn um eine primär arthrogene Erkrankung, um eine Arthritis chronica ankylopoetica (Ziegler, 1890) der Wirbelsäule, mit destruierender Entzündung der Intervertebralgelenke und mit nur inkonstanter sekundärer knöcherner Spangenbildung. Mit Betonung lehnte er „jeden Gedanken an eine primäre und systematische Bandverknöcherung" ab. Konsequenterweise war er gezwungen, seinen an Jahren ältesten Fall mit ausgedehnter Syndesmophytose als hochgradige Spondylitis (Spondylosis) deformans zu deklarieren. Die Aufteilung des Leidens in einen Bechterewschen und einen Marie-Strümpellschen Typ wollte Fraenkel endgültig überwunden wissen, da in jedem Fall klinische und pathologische Überschneidungen vorlägen. Bei dem Vergleich mit der angeblich weniger beachteten Spondylitis deformans schwebte auch ihm vorwiegend die hyperostotische Form vor, die ja tatsächlich nicht häufiger ist als die Sp. a. Viele Einzelheiten hat Fraenkel röntgenologisch und pathologisch-anatomisch schon beobachtet und beschrieben, die zum Teil erst viel später wiederentdeckt wurden: Synostose der Iliosacralgelenke („Verwachsung der Gelenkflächen"), Sternoclaviculararthritis, Atlantooccipitalankylose, usurierende Atlantoaxialarthritis, Iritis und schließlich die verschwielende Degeneration der Rückenmuskulatur.

Damit waren für 60 Jahre die beiden Geleise festgelegt, auf denen die Forschung über die Sp. a. mit nur wenig verbindenden Weichen weitergefahren ist: die syndesmogene und die arthritische Spondylitis, die als Bestandteile desselben Leidens zu begreifen bis heute so schwer fiel. Daneben läuft das dritte Gleis, das zur Spondylosis hyperostotica führt und mehrfach fehlgestellte Weichen zur Sp. a. aufweist.

Nach und neben den Pathologen waren es Internisten, die die Sp. a. röntgenologisch bearbeiteten. SCHLAYER (Med. Klinik Tübingen 1906) bemühte sich um eine Darstellung der Intervertebralgelenke und gebrauchte erstmals den Ausdruck ankylosierende Spondylarthritis, die er vorwiegend dem Marie-Strümpellschen Typ mit peripherer Arthritis zuordnete, während der Bechterewsche Typ als mit der Spondylose verquickt erkannt wurde. SCHLAYER machte erstmals Angaben über die Latenz bis zum Auftreten röntgenologisch erfaßbarer Veränderungen (1½ Jahre), erklärte die Thoraxstarre mit der Versteifung der mittleren Brustwirbelsäule und rehabilitierte röntgenologisch mehrere Fälle von „hysterischer Wirbelsteifigkeit".

Die Röntgenliteratur der Sp. a. blieb dann bis 1930 spärlich bzw. verworren: PLATE (1911); STOCKMAN (1926 — Spondylitis ossificans); SCHWANKE (1925) mit interessanten Skizzen und Berechnungen zur Statik der Bechterew-Kyphose. Die nomenklatorische Unterscheidung von Spondylitis und Spondylose, entsprechend dem Vorschlag von F. v. MÜLLER (1913), die -itis von der -ose zu trennen, fand erst in den Zwanzigerjahren Eingang in die röntgenologische und noch später in die pathologische Fachsprache (vgl. Röntgenfortschritte *30*, 596). BENEKE bildete noch 1925 in seiner Abhandlung über chronische Gelenkleiden eine ausgeprägte hyperostotische ventrale Bandverknöcherung der Brustwirbelsäule als Spondylitis deformans ab.

Zur Ätiologie der Sp. a. wurden von Anfang an und immer wieder Traumen, „rheumatische" und bakterielle Infekte angegeben. Der Ausdruck „bambusstabähnlich" soll auf ASSMANN (1925) zurückgehen.

In diese Zeit fallen die aufnahmetechnischen Bemühungen um eine bessere Darstellung der Intervertebralgelenke und der Iliosacralgelenke (SAMUEL, 1929; DITTMAR, 1929; BARSONY u. SCHULHOF, 1931; KOVACS, 1935) als Voraussetzung des folgenden röntgendiagnostischen Fortschritts, sowie die ersten Versuche einer therapeutischen Röntgenbestrahlung der Sp. a. (ALTSCHUL, 1930; HAENISCH, 1934).

Gute und typische Röntgenbilder der Sp. a. sieht man seit 1925 (SCHWANKE) und 1930 (BACHMANN). BACHMANN machte die ersten statistischen Angaben zur Morbidität (2% unter 3201 Leichen), zur Geschlechterverteilung (90% männlich), zur Altersverteilung (68% 30- bis 50jährig), zum Befall der Iliosacralgelenke (80% Ankylosen) u.a. Das Morbiditätsresultat muß durch Auslese oder Interpretationsfehler um eine Zehnerpotenz zu hoch geraten sein, und die beiden letzten Angaben zeigen, daß es sich vorwiegend um Fälle im fortgeschrittenen Stadium des Leidens gehandelt hat. Die Frühdiagnose war noch nicht herausgearbeitet, diese blieb den folgenden zwei Jahrzehnten vorbehalten.

R. KIENBÖCK, der so ungemein schöpferische Röntgenologe und Osteologe, der in die rheumatologische Röntgenologie durch die Bearbeitung der infantilen chronischen Polyarthritis bzw. der Pseudo-Achondroplasie (1916 bis 1929) eingegangen ist, hat zur Sp. a. wenig Beiträge geleistet. In seiner Monographie über die rheumatoide Gelenktuberkulose (1938) hat er sich sehr einseitig auf die tuberkulöse Ätiologie der Sp. a. festgelegt. Seine hypertrophische Ossidesmose (1931) ist wahrscheinlich wesensgleich mit der Spondylosis hyperostotica mit „Stachelbecken" und Sehnenverknöcherungen.

In Fluß kam die Diagnostik der Sp. a. erst wieder in den Dreißigerjahren, mit Beobachtungsserien vorwiegend aus Rheumaheilstätten in Deutschland und Frankreich und aus dem Versorgungswesen: so die Publikationen aus dem Landesbad Aachen (FISCHER, KREBS, VONTZ) und die erste große monographische Übersicht über mehrere hundert Fälle von EHRLICH (1930). Dieser hatte allerdings wiederum Sp. a. und Spondylosis hyperostotica als vermeintliche Krankheitseinheit zusammengeworfen, so daß aus seinen 753 Fällen nur 260 als wirkliche Sp. a. herausgezogen werden können (OTT).

Dem spondyl *arthritischen* Aspekt („Entzündungstyp") bzw. der arthritischen Deutung, gekennzeichnet durch die Namen STRÜMPELL, SIVEN, FRAENKEL und EHRLICH, verliehen einseitiges Gewicht die pathologisch-anatomischen Arbeiten von KLINGE (1933/34) und GÜNTZ (1933). Der von GÜNTZ sezierte Fall befand sich noch in einem aktiven und nicht weit fortgeschrittenen Stadium und muß nach der Beschreibung wohl der ankylosierenden Panarthritis (panarthritische Form der Sp. a.; — vgl. S. 487) zugeordnet werden. Die Intervertebralgelenke wiesen die typischen Entzündungszeichen der Arthritis auf mit Synovitis und Ausgang in knöcherne Ankylose. Verknöcherungen im Sinn von Syndesmophyten wurden von GÜNTZ nicht beschrieben (und sind hier auch nicht zu erwarten), während er bei neun alten Fällen knöcherne Überbrückungen im Bereich des Längsbandes ohne Entzündungszeichen fand. Die Schlußfolgerung lag nahe, hierin den Beweis zu sehen, „daß die Bechterewsche Krankheit auf eine Entzündung der kleinen Zwischenwirbelgelenke zurückzuführen ist, also eine Arthritis ankylopoetica darstellt“, wohingegen „die schließlich für die Spondylarthritis ankylopoetica charakteristische Bandverknöcherung sekundärer Natur bei abgeschlossener Intervertebralgelenkankylose“ sei.

Schließlich hat auch KLINGE die „fibrinoide granulierende Synovitis“ der Wirbelgelenke wesensgleich mit der rheumatischen Entzündung der Gliedmaßengelenke als Gelenkrheumatismus der Wirbelsäule beschrieben und von BURCKHARDT den Ausdruck „rheumatische Spondylitis“ übernommen. Seine Fälle überzeugen zwar keineswegs alle als Sp. a. — die ausführlichste Beschreibung gilt tatsächlich einer schweren Polyarthritis chronica rheumatica. Seine Lehre vom Rheumatismus nodosus, einschließlich eines „typischen Rheumatismus nodosus der Wirbelsäule“, wurde aber so epochal und seine Autorität war so weltweit, daß wohl er letzten Endes die Auffassung, die Sp. a. sei die chronische Polyarthritis der Wirbelsäule, begründet hat. Diese Lehre wurde für zwei bis drei Jahrzehnte vorherrschend und hat sich im englischen Sprachraum noch stellenweise bis heute in dem Ausdruck „rheumatoid spondylitis“ gehalten.

Der entscheidende röntgendiagnostische Fortschritt zur Erkenntnis des Wesens und zur Erfassung des Leidens war die röntgenologische Beschreibung der *Iliosacralarthritis* als Schlüsselsymptom der Sp. a. durch KREBS (1930, 1934), WEIL (1931) und SCOTT (1936), SCOTT und WEIL (1935) sowie FORESTIER (1935 und 1939), nachdem die Synostosierung dieser Gelenke („Fugen“) schon lange bekannt gewesen war (CONNOR, 1695; LÉRI, 1899, FRAENKEL, 1903/04). KREBS (1930), FISCHER u. VONTZ (1932) haben über ein größeres Krankengut detaillierte klinische und röntgenologische Angaben gemacht und belegten z. B. den entzündlichen Charakter des Leidens mit einer Blutsenkungsbeschleunigung in 94% der Frühfälle.

FISCHERS Röntgenanalyse (1932) von 100 Bechterew-Patienten ergab als Frühveränderungen 1. Atrophie der Wirbelkörper, also Osteoporose, 2. fleckige Verschattung der Iliosacralgelenke, also die floride Iliosacralarthritis. Die Ossifikationen, die immer noch und weiterhin als Verknöcherung der Bänder gedeutet wurden, seien ein späteres, erst nach dem 10. Krankheitsjahr konstantes Symptom, und die Intervertebralankylose komme — Halbseitenaufnahmen beweisen es — überhaupt nur in einem Drittel der Fälle zustande. KREBS (1934) gilt schließlich weltweit als Erstbeschreiber der Iliosacralveränderungen (Sklerose, Brückenbildung mit Aussparungen, homogene Synostose einer schließlich atrophischen Knochenmasse) als Frühsymptom der Sp. a. („signe de Krebs“). Außerdem erkannte er die entzündliche Reizung der Beckenknochenhaut an den „blasigen Veränderungen“ am Sitzbein, die Symphysenbeteiligung in Analogie zu den Kreuzdarmbeingelenken, sprach von Periostitis, Fibrositis und Panostitis und bezweifelte die Bedeutung der Zwischenwirbelgelenkentzündung. Mit dem Pathologen WURM verfaßte er 1938 die bis dahin bedeutendste Monographie über die Sp. a., die er gerne Fibrositis ankylopoetica dorsi genannt hätte.

Die deutsche Vorkriegsliteratur über die Sp. a. wird abgeschlossen durch die Monographie von E. VOLHARD über die „Entzündliche Wirbelsäulenversteifung“ (1943), die sich besonders mit der Infektätiologie der Sp. a. beschäftigt, die Röntgenmorphologie aber kaum und die Abgrenzung gegen die Spondylosis deformans („versteifende Spondylitis deformans“) nicht berücksichtigt. Die *gonorrhoische* Anamnese steht mit 67,7% seiner Sp. a.-Fälle an der Spitze jener Infekte, die ausgehend von der Prostata bzw. dem Uterusfundus (1 Fall) durch lymphogene Keimwanderung die Bänder der Kreuzdarmbeingelenke und dann die der Wirbelsäule erreichen und entzünden sollen, die ihrerseits wieder die Infektionsbrücke für die diffundierten und aszendierenden Toxine bilden. Ähnliche pathogenetische Vorstellungen hatte KIENBÖCK (1938) für seine Idee von der urogenitaltuberkulösen Entstehung der Sp. a. entwickelt; und FORESTIER hat bereits 1935 und 1938 Gonorrhoe (44%) und Lymphsystem des kleinen Beckens mit dessen geschlechts-differenter Lymphbahn-Anatomie für die Ätiopathogenese der andro-tropen

Sp. a. in Anspruch genommen. Später hat ROMANUS (1953) die Lehre von der gonorrhoischen und unspezifischen Prostata-Vesiculitis als den zentralen pathogenetischen Faktor der Sp. a. an Hand von 117 Fällen sehr eingehend ausgebaut. Das neueste Werk über die „Beckenherde" von STORCK (1964) darf vielleicht als Ausklang von Gedanken gelten, die diesem Focus zuviel zugetraut haben, nach Reduzierung auf das klinisch gesicherte Maß aber Bestand behalten können, insbesondere für die Fälle von Sp. a., die aus einer Reiterschen Krankheit hervorgegangen sind oder dem Reiter-Syndrom nahestehen (vgl. S. 466).

Das außerdeutsche Schrifttum wurde frühestens in den Dreißigerjahren wieder interessant. Die französische Rheumatologie wurde und blieb führend. Die *amerikanische Röntgenologie* (American Journal of Roentgenology; Radiology) hat verhältnismäßig wenig beigetragen. Zunächst bezog man sich (HALL, 1933; DOUB, 1934) auf KNAGGS, der in seinem Lehrbuch (1926) den Marie-Strümpellschen Typ der Wirbelsäulenversteifung als Spondylitis ossificans ligamentosa bezeichnet hatte. Der Bechterewsche Typ war im englischsprachigen Schrifttum nie im Sinne unserer Sp. a., sondern als „Spondylitis muscularis" oder als eine senile Kyphose verstanden worden; der Autorenname taucht praktisch nicht mehr auf.

Den breitesten Raum nehmen die eigenwilligen, teilweise verwirrend reichhaltigen Arbeiten Albert OPPENHEIMERS ein. Dieser hatte zunächst, bevor er in die USA umsiedelte, in Beirut (1934 bis 1941) ein reichliches Krankengut vorgefunden, mit einem Sp. a.-Anteil von 3,2% aller Wirbelsäulenpatienten und mit einer für Nahost offenbar charakteristischen Häufung weiblicher Fälle (24%).

OPPENHEIMER ging von der Analyse der Intervertebralgelenke aus (1938), ihrer „atrophischen Arthritis", die im chronischen Stadium die Form einer ankylopoetischen Spondylarthritis annehmen kann bei primärer proliferativer Synovialentzündung und mit Knochenneubildung als Sekundärphänomen. Als vertebrale Bänderverknöcherung (1942) beschrieb er einerseits die Spondylitis ossificans ligamentosa im Sinne einer symptomatischen entzündlichen Mitreaktion bei primärer Spondylarthritis; andererseits gab er eine ausführliche Darstellung der „von vertebralen Läsionen unabhängigen Verknöcherung vertebraler Ligamente" (Spondylosis ossificans ligamentosa), in der wir die detaillierte Erstbeschreibung unserer *Spondylosis hyperostotica* erkennen. Sie wurde von OPPENHEIMER als „Längsbandverknöcherung älterer Leute" gedeutet und sowohl von der Spondylitis ossificans als auch von der osteophytären Spondylose wesentlich unterschieden.

Die einseitige Auffassung der Sp. a. als *rheumatoide Arthritis* der Intervertebralgelenke ist selten so ausschließlich und eingehend niedergelegt worden wie hier (OPPENHEIMER, 1943). Der primären, schließlich versteifenden Läsion der Zwischenwirbelgelenke werden die anderen Zeichen der Sp. a. wie Wirbelporose (52%), Ossifikationen (50%), Iliosacralgelenkaffektion (86%), periphere Arthitis usw. nachgeordnet.

Eine systematische Röntgenanalyse der Wirbelsäulenkrankheiten (1945) beschloß das reichhaltige Werk OPPENHEIMERS, der bei uns zu Unrecht vergessen wurde. Seine Darstellung ist repräsentativ und noch lange maßgebend geblieben für die Auffassung der amerikanischen Mediziner über die „rheumatoide Spondylitis" als „spinale Variante der chronischen Polyarthritis", wobei man sich immer wieder auf die Arbeiten von KLINGE und GÜNTZ bezogen hat. Widerspruch mit Hinweis auf die prinzipiellen Unterschiede zwischen Sp. a. und chronischer Polyarthritis war damals noch selten (HAVE, 1940).

Größere *Übersichten* mit zahlreichen statistischen Angaben stammen mit 1035 Fällen aus der Mayo-Clinic (POLLEY und SLOCUMB, 1947) und aus einem Rheumazentrum der US-Armee (BOLAND und PRESENT, 1945; BOLAND und SHEBESTA, 1946), wo unter 6000 Einweisungen in 22 Monaten 1084 Fälle beobachtet wurden. BOLAND und SHEBESTA haben erstmals das „Squaring"-Phänomen (Kastenwirbel), also bis dahin unerkannt gebliebene Destruktionszeichen am Wirbelkörper beschrieben und damit, noch lange unausgesprochen, ein entscheidend neues Element in die Betrachtungsweise der Sp. a. eingeführt.

Die Röntgenbefunde an den Kreuzdarmbeingelenken deutete BORAK (1946) als „kontinuierlichen entzündungsfreien Umbau" in zwei Stadien: 1. parasacroiliacale Osteosklerose als pathologischer Knochenprozeß; 2. Ankylosierung als mechanische Folge der Immobilisierung der Lendenwirbelsäule, ähnlich der spontanen Altersobliteration.

Dieses Konzept entsprach noch dem Einfluß OPPENHEIMERS, war damals aber bereits überholt durch den Franzosen FORESTIER (Radiology 1939). Auch GUEST und JACOBSON (1951) erklärten die Sp. a. anhand von 90 Fällen als eine entzündliche Osteopathie, verwandt mit der rheumatoiden Arthritis. Sie beschrieben die „pelvische Osteopathie" in 74% ihrer Fälle, analysierten die arthritische Beteiligung der Extremitätengelenke (56,6 % periphere Arthritis, 21 % Coxitis) und wiesen 7 mal auch Destruktionen an unteren Brustwirbelkörpern mit Diskusverschmälerung nach. Diese entsprechen der später so genannten Spondylodiscitis der Sp. a., die hier also erstmals beschrieben wurde.

Die skandinavischen Autoren ROMANUS und YDEN haben 1955 eines der wichtigsten Werke über die Sp. a. veröffentlicht: „Pelvo-Spondylitis ossificans"; vorwiegend ein Röntgenatlas, in dem die ausführliche Beschreibung der destruktiven Dimension dieses Leidens im Mittelpunkt steht. Die ventrale Wirbelkörperverformung (Begradigung zum „Kastenwirbel") durch Kantendestruktion wird als *Spondylitis anterior* beschrieben. Histologisch wird deren entzündliche Natur belegt (ENGFELDT, ROMANUS und YDEN, 1954) und zur Evolution des Leidens wesentlich in Beziehung gebracht. Die Knochenneubildung kennzeichnet das reparative Stadium. Erstmals gezeigte ausgedehnte Bandscheibenzerstörungen mit benachbarten spondylitischen Defekten und mit nachfolgender partieller Wirbelverblockung wurden von französischen Autoren seit 1956 bestätigt und als *Spondylodiscitis* bezeichnet (JACQUELINE, LOUYOT, u. a.).

Größten Anteil an der Erforschung und Beschreibung des Leidens hat seither die *französische* Rheumatologie. Die bis heute bedeutendste Monographie über die Sp. a. verdanken wir FORESTIER, JACQUELINE u. ROTES-QUEROL: „La spondylarthrite ankylosante" (1951). Dieses Werk beschreibt bereits nahezu alle Phänomene, teilweise pathologisch-anatomisch belegt, die das Leiden und einige verwandte Zustände am Achsenskelett und in der Peripherie bieten. So ist die röntgenmorphologische Abtrennung der spondylarthrite psoriasique und der hyperostose ankylosante vertébrale sénile (= Spondylosis hyperostotica, OTT, 1953) vollkommen geglückt und gültig geblieben. Die der Sp. a. zugehörigen Arthritiden, besonders Omarthritis, Coxitis und Gonarthritis sowie die Affektion der Halswirbelsäule sind hier vorgestellt. Dieses Buch darf eine gewisse ‚Endgültigkeit' beanspruchen.

Mit J. FORESTIER (Aix-les-Bains) wurde die französische Rheumatologie führend und erhielt die Sp. a. ihr Gesicht. Im Jahre 1934 hatte er mit ROBERT die für die Sp. a. typischen, den Intervertebralraum überbrückenden Ossifikationen gegen die Osteophyten als „Syndesmophyten" morphologisch abgegrenzt, und 1939 folgte seine Deskription der Iliosacralveränderungen als Frühdiagnostikum (FORESTIER und METZGER, 1939). Diese stellte er den Befunden an der Wirbelsäule voran, erkannte sie in Verbindung mit dem Schmerz in der zweiten Nachthälfte für die Sp. a. als pathognomonisch und beschrieb die Entwicklung ihres radiologischen Bildes in drei Stadien. Damit war dem Leiden sein Anfangsstadium abgerungen: Typischer Schmerz und typischer Röntgenbefund der Kreuzdarmbeingelenke, das bedeutet diagnostisch bereits „spondylarthrite ankylosante" (FORESTIER, 1939).

Weitere französische Autoren (Revue du Rhumatisme) haben seit 15 Jahren das Bild durch treffende Beobachtungen erweitert (COSTE, LEQUESNE, LOUYOT, RAVAULT, SERRE, DE SEZE, u. a.). Die französische Rheumatologie hat längst eine eigene Röntgenologie in ihr Konzept eingebaut (DJIAN, FEIDHERBE, u. a.).

In *England* geht die Literatur auf BUCKLEY (ankylosing spondylitis — 1935), GOLDING (Spondylitis ossificans ligamentosa — 1935/36) und SCOTT (spondylitis adolescens — 1936) zurück. Zwei Monographien erschienen (SCOTT, 1942; HERNAMAN-JOHNSON u. LAW, 1949). LAW korrigierte bereits die Flexionsdeformität durch Wirbelosteotomie (SMITH-

PETERSEN, 1944) und rekonstruierte die Hüftankylose durch Vitallium-Arthroplastik (SMITH-PETERSEN, 1939). ROLLESTON (1947) beschrieb Frühveränderungen an den Iliosacralgelenken, Wirbelkörpern und Kostotransversalgelenken.

CRUICKSHANK (1951, 1956, 1960) wurde für die neuere pathologisch-anatomische Auffassung der Sp. a. in der anglo-amerikanischen Literatur maßgebend. Klinische und röntgenologische Beiträge von 1949 bis heute von CARTER, HART, SHARP, WILKINSON und BYWATERS u. a. haben zur röntenmorphologischen Differentialdiagnose der Sp. a., zur Abgrenzung von der juvenilen chronischen Polyarthritis und von der psoriatischen Spondylitis bzw. zur Definition der ,,atypischen Spondylitis ankylopoetica" beigetragen (Beiträge vorwiegend in den ,,Annals of rheumatic diseases").

Daneben waren in den letzten Jahren amerikanische Autoren (vorwiegend in ,,Arthritis and Rheumatism") besonders darum bemüht, die Sp. a. (ankylosing spondylitis) und die chronische Polyarthritis (rheumatoid arthritis) auch radiologisch als wesensverschieden voneinander zu trennen (MARTEL und DUFF, 1961; DILSEN et al., 1962).

In der Schweiz haben sich die Schule um BÖNI zusammen mit dem Pathologen AUFDERMAUR mit der Sp. a. auseinandergesetzt (Monographien von AUFDERMAUR 1953 und von BÖNI und KAGANAS 1954).

Weitere Nosographien liegen aus Finnland von JULKUNEN (1962), aus Italien von ROBECCHI und DANEO (1959), aus Kanada von ROSEN und GRAHAM (1960) und aus Israel von ADLER und CARMON (1961) vor. Den tschechoslowakischen Rheumazentren verdanken wir besonders wertvolle Röntgenstudien zur Syndesmophytenbildung und zur Spondylodiscitis (STREDA 1964 bzw. 1961), eine monographische Studie über Beobachtungen an 845 Sp. a. -Fällen (SVEČ u. ŠITAJ, 1968) sowie die interessante Monographie über die Enthesopathie (NIEPEL et al., 1966), welche die ossifizierenden Insertionstendinosen, u. a. auch bei der Sp. a. beschreibt.

Die *deutsche* rheumatologische Nachkriegsliteratur hat den alten Vorsprung nicht gehalten. An manchen Beispielen, wie der Erkennung der destruktiven Läsionen bei der Sp. a., läßt sich zeigen, daß wir etwa 15 Jahre aufzuholen hatten. Wir haben es mit dem Studium röntgenmorphologischer Einzelheiten der Sp. a. seit 1962 versucht (DIHLMANN, SCHACHERL, SCHILLING). Im orthopädischen Bereich stellt die Handbuchdarstellung von KOCH (1958) einen noch unbefriedigenden Abschluß dar. Die interessante und notwendige Einteilung in 1. eine ,,knöcherne" Verlaufsform, die mit einem Achtel der Fälle bei schmerzloser knöcherner Einsteifung und Bambusstabbildung dem klassischen (STRÜMPELLschen) Typ entsprechen soll, 2. eine ,,entzündliche" Verlaufsform mit Schmerzen und hoher Blutsenkungsbeschleunigung (reiner Entzündungstyp, 1/16 der Fälle) und 3. einen beide Formen überschneidenden Mischtyp konnte gerade mangels genügender röntgenologischer Kriterien nicht konsequent genug durchgeführt werden, zumal sie sich zu wenig von der historischen Präformierung gelöst hatte.

Aus deutschen Rheumazentren liegen mehrere Studien über Beobachtungen an größeren Sp. a.-Kollektiven vor, z. B. GAMP et al. (1963 — Bad Kreuznach — 150 Fälle), SCHILLING (1966 — Bad Kreuznach — 600 Fälle), TREIBER (1956 — Bad Bramstedt — 1080 Fälle), SCHULZ (1964 — Bad Nenndorf — 598 Fälle).

Größte Bedeutung hat die zweite Auflage der KREBS-WURMschen Monographie, die ,,Spondylitis ankylopoetica" von OTT und WURM (1957). Ott stellte die Krankheit und ihre Geschichte zusammenfassend und umfassend dar, WURM vollendete sein pathologisch-anatomisches Konzept der Pathogenese und Morphogenese der Sp. a. Auf dieses wird unten noch eingegangen (S. 493).

Kürzlich hat DIHLMANN mit zwei Monographien über die Röntgendiagnostik der Iliosacralgelenke (1967) und über die Spondylitis ankylopoetica (1968) seine Reihe röntgendiagnostischer Studien (1962—1966) abgeschlossen und die Erfahrungen über dies Leiden abgerundet. Unter seinen Ergebnissen sind der polyzentrische Beginn der Sp. a. an der Wirbelsäule, seine Auffassung über die Pathogenese der Syndesmophyten und die Herausarbeitung röntgenologischer Entzündungszeichen besonders bemerkenswert.

Die funktionsdynamische Vorstellung von der syndesmophytären Stabilisierung zur Ruhigstellung eines spondylarthritisch erkrankten Wirbelsäulensegmentes hatten schon MARIE, LERI und FRAENKEL um die Jahrhundertwende geäußert. Das Nebeneinander destruierender und produktiver Elemente im spondylitischen Prozeß der Sp. a. ist ein zentrales Anliegen sowohl der DIHLMANNschen als auch unserer Sp. a.-Analyse. Diese will die scheinbaren Gegensätze zweier historisch fixierter Typen endlich vereinen und durch ihre gleichzeitige Gegenwart, aber bei variabler Prädominanz, erklären. Dabei bringen wir den Faktor des auch vom Alter abhängigen biologischen Terrains ins Spiel und begründen damit eine Nosomorphose der Sp. a. (SCHILIING, 1966). —

Der historische Abriß muß unvollkommen bleiben, besonders bezüglich der kaum übersehbar gewordenen neuesten Literatur. Sie wird, wo nötig, in den folgenden speziellen Kapiteln herangezogen.

III. Klinik

1. Das klinische Bild der Spondylitis ankylopoetica

Die Sp. a. gehört zu den chronischen, entzündlichen, rheumatischen Systemleiden des Bewegungsapparates mit potentiellen viszeralen Manifestationen. Der chronische, verselbständigte Prozeß bleibt bei wechselhafter bis schubweiser Aktivität einige Jahre

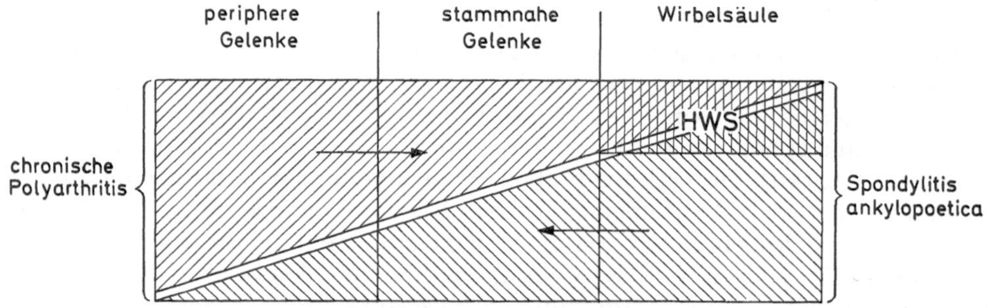

Abb. 2. Zentripetale bzw. zentrifugale *Ausbreitungstendenz* der chronischen Polyarthritis und der Sp. a. mit dem Stellenwert der HWS

bis zu 2 bis 3 Jahrzehnten progredient und ist prinzipiell unheilbar, bis zur Selbstinaktivierung, die in jedem Stadium mit entsprechendem, narbig restierendem Dauerschaden möglich ist. Die rheumatische Symptomatik wird von Schmerz und Funktionsbehinderung am Bewegungsapparat beherrscht und durch lokale und systemische Entzündungszeichen repräsentiert. Diese sind der Schmerz vom Entzündungstyp, d. h. der in Ruhe (Flachlage, Schlaf) stärker werdende Lokalschmerz, der bei der Sp. a. vorwiegend von der Iliosacralarthritis ausgeht; weiterhin die Entzündung peripherer Gelenke (flüchtige Synovitis, dauerhafte Arthritis), also eine recht breite symptomatologische Überschneidung mit der chronischen (rheumatoiden) Polyarthritis, genauer gesagt mit der atypischen, rheumaserologisch negativen c.P.; und schließlich humorale Zeichen der allgemeinen Entzündung.

Gegenüber der chronischen Polyarthritis (primär oder progredient chronische Polyarthritis, rheumatoid arthritis) (c. P.) stellt die Sp. a. eine eigenständige Entität dar, weniger wegen der verschiedenen Manifestationsschwerpunkte: Peripher und zentripetal bei der c. P., vertebral und stammnah zentrifugal bei der Sp. a. (Abb. 2). Die Unterschei-

Tabelle 1. *Nosologische Elemente der Sp. a.*

1. Kryptogenie,
   Polyätiologie (?),
   Erbfaktoren, HL-A 27;
2. Chronizität, Prozeßcharakter;
3. „Rheumatische" Entzündung
   a) Lokal: α) Schmerz vom Entzündungstyp (Ruheschmerz), Schwerpunkt Stammskelett;
   β) Periphere Gelenkentzündung;
   b) Systemisch: Humorale Entzündungszeichen, ohne immunpathologische Phänomene (Rheumafaktor und antinukleäre Faktoren fehlen) – Ausnahme: „Gamma-Typ";
4. Männliche Geschlechtsbevorzugung (88%);
5. Manifestationsalter 15–40 (7–60) Jahre, Gipfel im 3. Lebensjahrzehnt;
6. Viszerale Beteiligung: Iritis, Aortitis, Karditis, zystische Oberlappen- und Pleura-Fibrose;
7. Viszerale Komplikation: Amyloidnephrose.

dung wird vielmehr durch Wesensunterschiede begründet (Tabelle 1): Pathologisch-anatomisch, genetisch, serologisch, das Geschlechterverhältnis, das Manifestationsalter und die viszerale Organbeteiligung betreffend (OTT 1959; SCHILLING, 1968).

a) Morbidität, Erblichkeit, Ätiologie

Morbidität: In Sektionsstatistiken (SCHMORL und JUNGHANNS, GEILER, 1969) liegt der Anteil der Sp. a. unter 1‰; sie erfassen aber nur grob-morphologisch erkennbare mittlere und späte Fälle. Epidemiologische Studien haben ergeben, daß man in der Durchschnittsbevölkerung mit einem Vorkommen zwischen 1 und 2‰ zu rechnen hat (SITAJ und SEBO 1969), das bedeutet unter etwa 400 Männern eine Sp. a. Die Morbidität der chronischen Polyarthritis liegt um eine Zehnerpotenz höher.

Geschlechtsdisposition: Das Überwiegen des männlichen Geschlechts ist bei der Sp. a. mit knapp 90% sehr deutlich. Unter 10 Sp. a.-Patienten befindet sich also eine Frau. Die Angaben für die weibliche Sp. a. schwanken zwischen 10 und 20%; unser Prozentsatz ist 12. — Im Gegensatz dazu dominiert bei der chronischen Polyarthritis das weibliche Geschlecht mit etwa 70%.

Erblichkeit: Die Sp. a. gilt nach der umfassenden statistischen Auswertung von COSTE et al. (1966) als die einzige der entzündlich rheumatischen Erkrankungen, bei der ohne Zweifel der genetische Faktor eine wesentliche Rolle spielt: In Sp. a.-Familien liegt die Erkrankungshäufigkeit mit durchschnittlich 4% zwanzig- bis vierzigfach über der allgemeinen Morbidität. EMERY und LAWRENCE (1967) fanden eine beidseitige Iliosacralarthritis röntgenologisch sogar bei 16% der Verwandten 1. Grades von Sp. a.-Kranken. Nach STECHER (1957) handelt es sich um eine heterozygote Erbanlage mit einem autosomal dominanten Gen. Dessen Penetranz ist für Frauen abgeschwächt. Auch wir kennen eine genügende Anzahl familiär gehäufter Fälle, darunter bei zwei Zwillingspaaren (Brüder) (Abb. 80).

JÖRGENSEN (1968) hat jetzt allerdings einen einfachen monogenen Erbgang in Frage gestellt: Die Krankheitsbereitschaft ist polygen determiniert und bedarf zu ihrer Realisierung bestimmter Umweltfaktoren. Neuestens (1973) wurde bei der *HL-A*-Typisierung im Blut das Histokompatibilitätsantigen *W*27 in 88 bis 96% der untersuchten Sp. a.-Fälle gefunden (SCHÜRER und SCHATTENKIRCHNER, BREWERTON et al., SCHLOSSTEIN et al.), während es in den Kontrollgruppen mit 7% vertreten ist. In der Verwandtschaft 1. Grades von Sp. a.-Patienten sind Träger dieses Antigens mit einem Erkrankungsrisiko von 33% belastet.

Ätiologie: Es ist nicht bekannt, ob bei der Sp. a. wie bei den sogenannten Kollagenosen eine Autoimmunpathogenese eine Rolle spielt. Jedenfalls ist die Sp. a. unfähig, faßbare Antigammaglobulin-Antikörperkomplexe zu bilden; der Rheumafaktor im Blutserum fehlt praktisch immer (Latex- und Waaler-Rose-Test negativ). Es sind aber verdachtsweise Bedingungen bekannt, die zur Krankheitsmanifestation führen können, so daß mindestens ein Teil dieser Krankheit als ein polyätiologisches Syndrom erscheinen kann.

Es sind vorwiegend *Infekte*, die über den Urogenitaltrakt und über den Darm das vertebrale Lymphsystem erreichen können. Diese Anschauungen (von KIENBÖCK bis STORCK) sind allerdings unbewiesen, insbesondere haben lymphangiographische Verifizierungsversuche noch kein sicheres Ergebnis gebracht (S. 519). Früher stand die Hypothese einer *gonorrhoischen* Infektion im Vordergrund (MARIE, FORESTIER, VOLHARD, ROMANUS).

MASON et al. (1958) fanden eine (unspezifische) *Prostatitis* nach venerologischen Kriterien bei der Sp. a. in 83%, bei der chronischen (rheumatoiden) Polyarthritis in 33% und bei der Reiterschen Krankheit in 99% der Fälle, aber auch bei 33% in der Kontrollgruppe. Damit wurde den an sich deutlichen Zahlenunterschieden die Signifikanz genommen und (nur hinlänglich) versucht, sie mit dem durchschnittlichen Altersunterschied der Gruppen zu erklären (MASON, 1964). Es gäbe keinen Beweis dafür, daß die genitale Entzündung (Prostatitis, Adnexitis) eine Sacroiliitis verursachen könne, obwohl eingeräumt bleibt, daß es sich um eine „verführerische Hypothese" handle — ist das Urteil der diesbezüglich besonders erfahrenen englischen Venerologen.

Heute wird der unspezifischen Begleitinfektion bzw. der nicht-gonorrhoischen Urethritis (NGU) mit Mikroorganismen vom Typ der Mykoplasmen oder PPL-Organismen größere Bedeutung beigemessen. Eine solche Infektion kann den Weg über ein Reiter-Syndrom nehmen, das chronisch werden und das Bild einer atypischen Sp. a. annehmen kann (S. 490). Auf eine chronische Prostatitis sollte deshalb in diesem Zusammenhang doch immer noch geachtet werden. Bei Frauen ist entsprechend eine gynäkologische Untersuchung angebracht.

Unsere eigenen diesbezüglichen systematischen Untersuchungen an 200 Fällen sowohl auf Mykoplasmen (in den bakteriologischen Laboratorien der Farbwerke Hoechst – SCHÜTZ und SCHILLING 1966) als auch auf Prostatainfekte und chronische Prostataentzündungen verliefen negativ bzw. unbefriedigend.

Auch Veränderungen an den Iliosacralgelenken von *Paraplegikern* (S. 629) schienen die Hypothese eines urogenitalen Infektionsweges bei der Entstehung der Iliosacralarthritis der Sp. a. und der Reiterschen Krankheit stützen zu können. WRIGHT et al. (1965) fanden an den Iliosacralgelenken von 38 Beingelähmten 12 mal vorwiegend eine Gelenkspaltverschmälerung, offenbar im Zusammenhang mit Inaktivitätsosteoporose und abnormer mechanischer Belastung, aber ohne gesicherten Zusammenhang mit urogenitalen Infektsymptomen.

In zwei unserer Fälle war eine abortive Sp. a. mit diskreten Iliosacralveränderungen nach Blasenlähmung durch Schußverletzung des Sacralmarks entstanden, ohne daß dieser Kausalzusammenhang klar zu sichern gewesen wäre. Eine Anerkennung als Schädigungsfolge im Sinne des BVG war nicht erfolgt, könnte aber bei enger zeitlicher Beziehung diskutiert werden.

Auch ist der zeitliche Zusammenhang einer Reihe von Sp. a.-Fällen (in unserer Statistik 5 %) mit einer im Krieg durchgemachten Ruhr auffallend (SCHILLING et al. 1965). Seltener aber deutlich ist der Zusammenhang Sp. a.-ähnlicher Veränderungen mit der Colitis ulcerosa und der CROHNschen Ileitis regionalis (S. 491). Der nicht seltene Beginn der Sp. a. unter dem Bild einer akuten Polyarthritis und etwas häufiger erhöht gefundene Antistreptolysintiter haben zum Vergleich und zur Verwechslung mit der „sekundär chronischen Polyarthritis" geführt. Die Bedeutung von Streptokokkeninfekten für die Entstehung der Sp. a. ist aber unbewiesen und sehr zweifelhaft. Dasselbe gilt für die Tuberkulose, die KIENBÖCK (1938) angeschuldigt hatte. Schließlich sind die Fälle von GLOGOWSKI (1959), die einer „generalisierten Osteomyelitis" eine Sp. a.-ähnliche Entwicklung anlasten, mindestens problematisch.

Eine *traumatische* Ätiologie wurde immer wieder erörtert und zuletzt von französischen Autoren für möglich gehalten (GRABER-DUVERNAY u. ARNAUDET, 1958; LOUYOT et al., 1961). Sie kommt psychologisch dem Kausalitätsbedürfnis des Patienten entgegen und spielt insofern eine in seinem Bewußtsein „auslösende" Rolle. Streng kausal sehen wir aber keine sichere Brücke.

Versorgungsärztlich ist die Sp. a. als eine Krankheit, über deren „Ursache in der medizinischen Wissenschaft Ungewißheit besteht", der sog. Kann-Versorgung nach § 1 Abs. 3 Satz 2 des Bundesversorgungsgesetzes zugänglich. Als Bedingung hierfür verlangen die „Anhaltspunkte für die ärztliche Gutachtertätigkeit im Versorgungswesen", daß 1. infektiöse Prozesse mit nachhaltiger Auswirkung auf den Gesamtorganismus, 2. körperliche Belastungen mit erheblicher Resistenzminderung und 3. zusätzliche mechanische Belastungen der Wirbelsäule in einem höchstens sechs-monatigen zeitlichen Zusammenhang mit dem Leidensbeginn vorhanden waren. Wir halten darüber hinaus den Kausalzusammenhang für wahrscheinlich, wenn der Prozeß nach einer Reiterschen Krankheit, einem inkompletten Reiter-Syndrom oder einem Ruhr-Rheumatoid begonnen hat (SCHILLING et al., 1965). Leider hat die neueste Auflage der „Anhaltspunkte" (1973) die Angabe dieser Möglichkeit zur medizinisch gerechtfertigten Anerkennung durch das fragwürdige Beispiel des rheumatischen Fiebers ersetzt.

b) Manifestationsalter, Verlauf, Frühzeichen, Stadien

Manifestationsalter: Die Sp. a. beginnt in über 80 % aller Fälle zwischen dem 16. und dem 40. Lebensjahr, mit einer deutlichen Häufung im 3. Lebensjahrzehnt (Abb. 3). Über ein Fünftel der Krankheitsprozesse laufen bereits vor dem 20. Lebensjahr an. Man hat also die Sp. a. besonders unter jungen Männern zu suchen.

Nur etwa 10 % der Krankheitsfälle beginnen nach dem 40. Lebensjahr, vorwiegend im 5. Lebensjahrzehnt und stellen mehr torpide und röntgenologisch durch den Altersfaktor modifizierte Fälle, die manchmal an die Spondylosis hyperostotica erscheinungsmäßig angrenzen (S. 544). Es kommen allerdings auch noch recht spät, vereinzelt sogar im 6. Lebensjahrzehnt auftretende aktive spondylarthritische Prozesse vor, bei denen aber besondere differentialdiagnostische Wachsamkeit geboten ist (Osteomalazie, ausgedehnte Karzinose, Osteomyelosklerose).

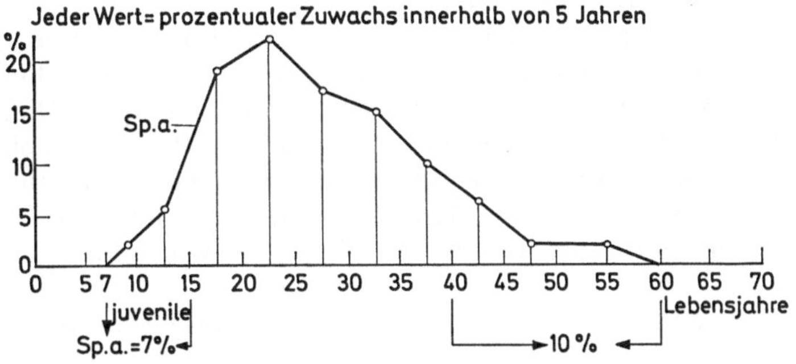

Abb. 3. *Altersverteilung des Krankheitsbeginns der Sp. a.* (600 Fälle, ♀ 12%)

Fast 8 % unserer Sp. a.-Patienten ließen einen Krankheitsbeginn zwischen dem 8. und dem 17. Lebensjahr erkennen (S. 483): *Juvenile Spondylitis ankylopoetica* (SCHILLING, 1966). Vor dem 10. Lebensjahr beginnt die Sp. a. nur selten. Mit der Pubertät wird ein erster kleiner Gipfel von 2 bis 3 % um das 15. Lebensjahr erreicht.

Verlauf und Stadieneinteilung: Mit den Vorbehalten, die jeder Verlaufsgliederung einer Krankheit gebühren und die fließende Übergänge und sprunghafte Verkürzungen betreffen, kann man bei der Sp. a. grob folgende *Stadien* (in teilweiser Anlehnung an OTT, 1957) unterscheiden und dabei bereits radiologische Korrelationen berücksichtigen:

1. Klinisches, röntgen-negatives Verdachtsstadium (Vor- und Initial-Stadium);
2. Präspondylitisches = Iliosacral-Stadium; } Stadium der floriden
3. Versteifendes = Wirbelsäulen-Stadium; } Leidensentwicklung
4. Spät- und Endstadium.

Als *Prodromi* (Vorstadium) werden in der Literatur flüchtige Gelenk-, Muskel- und Sehnenansatzschmerzen angegeben und überliefert. Ich kann eine Signifikanz dieses ganz uncharakteristischen Syndroms nicht bestätigen, jedenfalls nicht in einer Form, die es von den ubiquitären banalen weichteilrheumatischen Beschwerden vieler jüngerer Menschen abheben würde. Besonders ist zu warnen vor der Überbewertung von Arthralgien und vor ihrer Verwechslung mit einer Arthritis.

ad 1. Im Initialstadium weisen klinische *Frühzeichen* auf die beginnende Krankheit hin (Tab. 2). Dazu gehören Ischialgien, die LENOCH et al. (1969) unter 1000 Fällen in 66,4 % als initiales lumboischialgisches Syndrom fand. In 20 bis 30 % der Fälle beginnt das Leiden aber mit Arthritiden (22 % — GEILINGER 1918, 26 % — RAVAULT et al., 1959), am häufigsten am Kniegelenk (über 10 %) und hier meist noch flüchtig.

Tabelle 2. *Klinische Frühzeichen der Sp. a.*

1. Allgemeine Krankheitszeichen und uncharakteristische Prodromi		
2. Akute, flüchtige oder rezidivierende Mono- bis Polyarthritis, episodische Knie-Synovitis: peripherer Beginn um 30%		
3. Ischialgische Beschwerden Nächtlicher Kreuzschmerz		= Beginn an der Wirbelsäule 60–70%
4. Hochnormale bis beschleunigte BSG		
5. Seltenere Erstsymptome:	Nackenschmerz Thoraxschmerz Fersenschmerz Iritis 3%	bis 10%

Treten bereits Nachtschmerzen im Kreuz oder gar eine Iritis hinzu, dann ist der klinische Verdacht schon fast bestätigt. Solange aber der röntgenologische Beweis fehlt, sprechen wir noch vom klinischen Verdachts- oder röntgen-negativen Frühstadium. Dessen Dauer liegt um ein halbes Jahr und kann über drei Jahre erreichen. Sie ist wegen der Unschärfe sowohl des meist (70 %) schleichenden Krankheitsbeginns als auch der radiologischen Evidenzschwelle schwer einzugrenzen.

In einigen Fällen zeichnet sich der Krankheitsbeginn akut ab in Form einer Oligo- oder Polyarthritis, vorwiegend an den unteren Extremitäten, manchmal fieberhaft, zuweilen nach einer Urethritis. Niemals ist unter diesen Umständen die Sp. a.-Diagnose schon stellbar, die Entwicklung ist noch polyvalent. Eine längere Remissionsphase (Frühlatenz) kann folgen und die Chronizität noch verbergen. Auch wird das chronische Stadium manchmal erst über Rezidive erreicht: Rezidivierendes peripher-arthritisches Frühstadium, das bei der juvenilen Sp. a. häufig vorkommt und die Dauer von 2 Jahren anscheinend weit überschreiten kann.

Jede flüchtige Synovitis am Kniegelenk eines jungen Mannes muß an die Sp. a. denken lassen.

Eine nosologische Verwirrung bedarf der Klärung: „Die akute Polyarthritis", mit der bei uns 11%, in der Literatur (je nach Begriffsfassung) bis zu 15% der Sp. a.-Verläufe beginnen, geht nicht häufig mit Fieber einher und stellt in der überwiegenden Mehrzahl der Fälle kein rheumatisches Fieber (eine Zweitkrankheit nach Streptokokkeninfekt) dar. Vielmehr handelt es sich um den akuten Beginn eines oligo- oder polyarthritischen Primärstadiums, ohne Tonsillitis, ohne regelhafte Beziehung zum Antistreptolysintiter und ohne Herzbeteiligung. Eine rheumatische Endocarditis gehört nicht zum Bild der Sp. a., deren typischer Klappenfehler, die Aorteninsuffizienz, auf einer Mesaortitis beruht und nicht „mitgebracht" wird, sondern relativ spät und schleichend entsteht. Keinesfalls ist die Sp. a. eine Art „sekundär chronische Polyarthritis", mit der sie immer wieder vermengt wird.

ad 2. Das präspondylitische Stadium (SCOTT) ist gekennzeichnet durch den röntgenologischen Nachweis der Iliosacralarthritis (S. 497): *Iliosacralstadium.* Bei genügender klinischer Symptomatik reicht zur Diagnose des floriden Sp. a.-Stadiums schon der radiologische Verdacht der Primärläsion aus (Abb. 11), der damit also zuweilen von der Klinik her seine Bedeutung und Bestätigung erhält.

Klinisches Korrelat ist der Ruheschmerz, der sich entsprechend der nervalen Kapselversorgung in die Dermatome L 2 bis S 2 (Oberschenkel, Leiste) projiziert. Klopfempfindlichkeit und mechanische Schmerzauslösung durch manuelle Gelenkflächenverschiebung (MENNELLscher Handgriff; Dreifuß-Zeichen nach ILLOUZ und COSTE, 1959) sind unzuverlässige Symptome.

Dieses Stadium gilt im allgemeinen als präspondylitisch, d. h. es finden sich noch keine auf den Befall der Wirbelsäule hinweisenden Symptome, weder klinisch noch röntgenologisch. Fälle mit diesem eindeutig monozentrischen Beginn gibt es sicher; besonders dann, wenn die Entwicklung des Leidens mit diesem Stadium überhaupt abbricht. In vielen anderen Fällen aber ist bei genauer Beobachtung das Intervall zum dritten Stadium mehr oder weniger stark eingeengt, sei es daß funktionsanalytisch bereits Bewegungseinschränkungen in einzelnen Segmenten der Lendenwirbelsäule oder sogar der Halswirbelsäule (Dihlmann) feststellbar sind, sei es daß radiologisch bereits der Übergriff (Aszension) auf die Wirbelsäule sichtbar wird. Dies geschieht in der Mehrzahl der Fälle innerhalb von 5 Jahren.

Das Bild der isoliert bleibenden doppelseitigen „rheumatischen" Iliosacralarthritis fassen wir als Abortivform der Sp. a. auf. Diese kommt bei Frauen häufiger vor.

Im allgemeinen hat die Abgrenzung des Iliosacralstadiums praktische Berechtigung zur Kennzeichnung eines Zustandes mit Beckenschmerz ohne deutliche Behinderung der Lendenwirbelsäule, als wahrscheinlichem Ausgangspunkt einer schon in Gang gekommenen floriden und bald aszendierenden oder bereits polyzentrischen Prozeßentwicklung.

ad 3. Das *versteifende* Stadium läßt eine Beschreibung der Prozeßausbreitung am Stammskelett von kaudal nach kranial im allgemeinen zu. Die gewöhnliche Lokalisationsfolge der Schmerzen vom Becken über den Thorax zum Nacken und der Funktionseinbuße von der Lendenwirbelsäule über die thorakale Atemexkursion zur Halswirbelsäule ist dafür maßgebend. Die Prozeßabfolge ist aber oft unregelmäßig; sie überspringt häufig einen Abschnitt und kann den Verlauf der Versteifung auch einmal, wenigstens scheinbar, umkehren (2 bis 3 %). Wir sprechen aber nicht mehr von einer „deszendierenden Verlaufsform", weil wir für diese, mit wenigen Ausnahmen, eine Täuschung durch Latenz des präspondylitischen Frühstadiums verantwortlich machen können.

In vielen Fällen kann man im Ablauf des 3. Stadiums folgende Phasen, mit erheblichen Überlappungen, abgrenzen:

a) Nicht fixierte Behinderung (reversible Teilversteifung der Lendenwirbelsäule);
b) fixierte Fehlstellung;
c) Deformierung (vorwiegend Brustwirbelsäule);
d) Behinderung der Halswirbelsäule.

Die Lendenwirbelsäule ist zunächst morgens beim Bücken in der Entfaltung gestört, mit schmerzhaftem Steifigkeitsgefühl, das sich im Lauf des Vormittags verliert. Bei der Funktionsprüfung ist die Bewegungsbehinderung beim Seitneigen weniger charakteristisch.

Jedes neu befallene Segment kann sich zunächst durch radikulär in den Rumpf einstrahlende Schmerzen verraten oder aber sich tarnen, indem es Organaffektionen vortäuscht wie Blinddarm-, Gallen-, Magen- oder Herzbeschwerden („pseudo-viscerale Form der Sp. a."). Besonders häufig sind natürlich „Nierenschmerzen", die zu einem Urogramm Veranlassung geben. Oft genug wird dann auf diesen Bildern der Blick auf die „Umgebung" vergessen und z. B. der kleine, beginnende Syndesmophyt bei L 1 oder die diskrete Iliosacralarthritis übersehen.

Der Befall der Brustwirbelsäule und der Rippengelenke geht mit Brustkorbschmerz (spontan oder auf Kompression — 17 %) und mit zunehmender Einschränkung der Atembreite unter 5 cm einher, die also bereits ein relativ spätes Symptom des Leidens ist. 40 % der Fälle erreichen eine Thoraxstarre mit Atembreite unter 2 cm.

Zu einem deutlichen Befall der Halswirbelsäule (S. 566) oder der Kopfgelenke kommt es höchstens in zwei Dritteln der überhaupt fortschreitenden Fälle. Das „entzündliche Zervikalsyndrom" finden wir in 55 % unserer Sp. a.-Patienten. Glücklicherweise machen viele Prozesse vor den Kopfgelenken halt. Selten allerdings gehören diese, in jugendlichem Alter, zu den Erstlokalisationen („bipolarer Initialtyp" — S. 485).

Röntgenologisch ist das versteifende Stadium an den Zeichen der Intervertebralarthritis (S. 522), häufiger an der Syndesmophytenbildung (S. 530) zu erkennen, seltener an Umbauvorgängen an Wirbelkörpern (Spondylitis anterior und Spondylodiscitis) (S. 547). Eine Osteoporose kann als Frühsymptom vorkommen oder, gewöhnlicher, als Spätfolge hinzutreten S. 529 und 586).

In ungefähr der Hälfte aller Fälle ist das 3. Stadium von Gliedmaßenarthritiden begleitet (S. 472).

Die Dauer des versteifenden Stadiums liegt zwischen 2 und 20 Jahren. Es kann sich in jedem Ausprägungsgrad, also in jeder Phase des Prozesses beruhigen oder selbst inaktivieren.

ad 4. Das *Endstadium* ist also durch die Inaktivierung gekennzeichnet, das *Spätstadium* durch die beendete vollkommene Ausbreitung des Prozesses. Dem 4. Stadium eignet noch eine narbige Progredienz, die besonders bei Vernachlässigung der krankengymnastischen Therapie zu weiterer Deformierung führen kann. Mindestens die Lendenwirbelsäule ist total versteift, meist in Streckstellung. Die Rückenmuskulatur atrophiert. Je nach Ausdehnung kommen Brustkyphose, Thoraxstarre, Neigung und Versteifung der Halswirbelsäule, Versteifung der Hüftgelenke und Teilversteifung weiterer Gelenke hinzu. Die Vitalkapazität der Lunge bleibt durch kompensatorisch vermehrte Zwerchfellexkursion, bei der Durchleuchtung zu beobachten, im unteren Normbereich. Trotz Beruhigung der Prozeßaktivität können noch Iritiden auftreten und eine leichte Blutsenkungsbeschleunigung restieren. Endgültige Inaktivität wird angenommen, wenn Entzündungsschmerz und Senkungsbeschleunigung zwei Jahre lang ausbleiben (FORESTIER u. DESLOUS-PAOLI, 1957). Das findet man häufig schon im fünften Lebensjahrzehnt bei den dann deutlich vorgealterten Männern.

In seltenen Fällen kann anscheinend das zweite Stadium, das der radiologisch sonst obligat faßbaren Iliosacralarthritis, übersprungen werden, so daß die pathologische Röntgenmorphologie nur an der Wirbelsäule faßbar wird (S. 501). Extrem selten soll die morphologische Retardierung der Entwicklung so ausgeprägt und lange anhalten können, daß bei voller klinischer Sp. a.-Symptomatik eine röntgenologische Latenz auf unbestimmte Zeit resultiert: „Sp. a. ohne radiologische Zeichen" (ROSENFELD et al., 1966).

Diese Angaben zur Stadieneinteilung sollen abgeschlossen werden durch Angaben über deren Verteilung und Dauer aus der Statistik unserer 600 Fälle (Tab. 3): Mindestens

Tabelle 3. *Verlaufs-Stadien der Spondylitis ankylopoetica*

1. Klinisches, röntgen-negatives Verdachtsstadium	über 6%
Dauer 4 Mon. – 3 Jahre (2,6 J.)	
Gliedmaßenarthritiden 20–30% (juvenil 90%)	
2. Präspondylitisches = Iliosacral-Stadium	24%
Dauer O – > 5 J. (2,3 J.)	
3. Versteifendes = Wirbelsäulen-Stadium	32%
a) Behinderung, b) Fixierung, c) Deformierung	
Gliedmaßenarthritiden > 50%	
2. + 3. = Stadium der floriden Leidensentwicklung	
Dauer 2 – 20 J. (6,5 J.)	
4. Spät- und Endstadium	30%
Selbstinaktivierung mit Restentzündung, narbige Progredienz, Abbau	
Gesamt-Dauer der Sp. a. 6 – 50 (22,6) Jahre (bis Erreichen des Endstadiums)	

6 % unserer Fälle stehen im klinischen Verdachtsstadium und haben bis zum Auftreten erster röntgenologischer Verdachtssymptome durchschnittlich 2,6 Jahre seit dem Auftreten erster Beschwerden hinter sich. Dieses und das präspondylitische Stadium zusammengenommen liegen bei 31 % aller Fälle vor, mit einer durchschnittlichen Krankheitsdauer von 5,2 Jahren. Im floriden Iliosacralstadium selbst befinden sich 24 % der Kranken nach 4,3 Jahren (Mittelwert). 32 % stehen im progredient versteifenden (3.) Stadium nach einer mittleren Gesamtkrankheitsdauer von 9 Jahren, während der Rest von 33 % dem Spätstadium zugehört (mit und ohne Stillstand bzw. Inaktivität des Prozesses) nach durchschnittlich 22,6 Jahren; die Grenzwerte der Krankheitsdauer in diesem Stadium liegen zwischen 6 und 50 Jahren.

c) Klinische Symptomatik, diagnostische Kriterien

Die führenden *Symptome* des evolutiven Stadiums, aus denen sich die diagnostischen Kriterien (Tab. 4a) ableiten, sind: Das typische Schmerzsyndrom; die Entfaltungsbehinderung der Lendenwirbelsäule bei der Funktionsprüfung (SCHOBERsches Zeichen), wobei für den Geübten der visuelle Eindruck beim Bücken des Patienten vor dem Zentimeter-

Tabelle 4a. *Spondylitis ankylopoetica – A. Unsere diagnostischen Hauptkriterien* (n = 600)

1. Rückenschmerzen nach längerer Ruhelage (50%)
   Tiefer Kreuzschmerz nach längerer Ruhelage, mehrfach geklagt, weckender Nachtschmerz (35%) bei einem jüngeren Mann*
2. Behinderte Entfaltung der LWS, typische Fixierung } relative Spätsymptome (40%)
3. Eingeschränkte Atembreite (< 2,5 cm) } relative Spätsymptome (40%)
   von der Atmung abhängiger Thoraxschmerz
   oberer Sternal-„Gelenk"-Schmerz (6%)
4. Extremitätenarthritis
   stammnah (30%)
   untere Extremitäten (45%)
   rezidivierender Kniegelenkerguß (16%)
5. Humorale Entzündungszeichen
   BSG-Beschleunigung (80%)
6. Iritis (Iridozyklitis) (20%)
   anamnestisch oder aktuell gesichert bei einem Mann*
7. Fersenschmerz (22%)
   Spontanschmerz
   Achillodynie (12%)
8. Rö.: Iliosacralarthritis*
   Weitere Röntgen-Symptome

* sehr typisch

Tabelle 4b. *Spondylitis ankylopoetica – B. Hinweissymptome*

1. Banale Rücken-Kreuz-Schmerzen (Belastungstyp)
   wechselnde beidseitige Ischialgien
   Erschütterungsschmerz
2. Funktionsbehinderung der LWS oder/und BWS
   Schobersches Zeichen weniger als 3 cm
3. Thoraxschmerz (Kompression, Erschütterung), radikulär (BWS)
4. Extremitätenarthritis (60%)
   periphere Arthritis und Polyarthritis (12%), nur MTP (7%)
   Kieferarthritis (6%)
5. Weitere humorale Entzündungszeichen
   alpha-2-(beta-) Globulin-Erhöhung (40%)
   gamma-Globulin-Erhöhung mit sehr hoher BSG („Gamma-Typ" < 5%)
   Serologie: Rheumafaktor negativ, Antistreptolysintiker: uncharakteristisch
6. Anamnestisch „einseitige Augenentzündung" ohne erkennbare Ursache (= Verd. Iritis)
7. Plantarer Fersenspornschmerz bei Belastung
8. Provozierter Iliosacralschmerz
   (Klopf-, Erschütterungs-, Abscherungsschmerz = Mennell)
9. Spontan oder auf Druck bemerkte Enthesopathie (Ferse – Sitzbein)
10. Urogenitalinfekte: Urethritis, Go.
    Prostatitis
11. Herz: A-v-Block 1. Grades (6%)
    Aorteninsuffizienz (Aortitis) (3%)
    Lunge: Zystische Oberlappenfibrose
12. Lebensalter 2. und 3. Jahrzehnt
13. Männliches Geschlecht (88%)
14. Familiäre Belastung mit Sp. a. (K = 40) } stark hinweisend (meist juvenil)
15. HL-A 27 } stark hinweisend (meist juvenil)

maß den Vorrang hat; später die Einschränkung der Atembreite; die Beteiligung extravertebraler Gelenke; und die allgemeinen Entzündungszeichen im Blut. Von diesen sind Blutsenkungsgeschwindigkeit und Elektrophorese in gewissen Grenzen gute Hinweise auf die systemische Prozeßaktivität. Hochaktive Verlaufsformen mit hoher Blutsenkungsgeschwindigkeit, Hypergammaglobulinämie, Anämie und Bluteisenerniedrigung machen weniger als 5 % aller Fälle aus („Gamma-Typ"-SCHILLING). Eine normale BSG findet man in durchschnittlich 20 % aller Fälle, häufiger im 1. und 4. Stadium, und in vielen Fällen nur zeitweise.

Typisch sind, besonders im Anfang, rezidivierende ein- oder beidseitige Ischialgien ohne Zeichen einer Nervenwurzelkompression, mit Ausstrahlung vom Kreuz zum Oberschenkel. *Das* Aktivitätszeichen ist der nächtliche, frühmorgendliche Kreuzschmerz, Gesäß- oder tiefsitzende Rückenschmerz, der den Patienten manchmal zu konstanter Stunde, beispielsweise um 3 Uhr weckt und aus dem Bett treibt (35 %). Bewegung lindert diesen Schmerz vom Entzündungstyp.

Zur anamnestischen Exploration gehören die Fragen nach familiärer Belastung mit „Wirbelsäulenrheumatismus", nach Urethritis, nach Iritis und nach Fersenschmerz. Der letztere wird im Lauf des Leidens zu einem führenden Symptom (25 %) der nicht seltenen Tendoostitis oder Bursitis am Calcaneus. Die Iritis ist ein Leitsymptom.

Die ganz „schmerzlose Einsteifung" der Wirbelsäule ist seltener als man nach Literaturangaben meinen sollte. Es gibt schmerzarme und subklinische (7 %), selten auch klinisch völlig latent verlaufende Fälle (Tab. 10).

Die international jetzt gültige Definition *diagnostischer Kriterien* wurde in Rom 1961 von einer Kommission unter KELLGREN (1962) erarbeitet. Sie entsprechen den Positionen 1., 2., 3., 6. und 8. meiner Tabelle 4a, die teilweise relative Spätsymptome darstellen und somit keine Frühdiagnose erlauben. 1966 wurden die Kriterien in New-York revidiert (BENNET u. BURCH, 1967) und durch vier-gradige Röntgenkriterien der Sacroiliitis erweitert. Maßgebend blieben die Kriterien der Funktionsbehinderung, geeignet für epidemiologische Studien. In einem diagnostischen Symptom-Katalog aber müssen Schmerz und Steifigkeit getrennt und familiäre Belastung, Alter und Geschlecht sowie vor allem die allgemeinen Entzündungszeichen und die Arthritiden den Kriterien hinzugefügt werden (Tab. 4a und b).

Die Komplettierung der Diagnose ist röntgenologische Aufgabe: Die *Iliosacralarthritis*, morphologisch typisch, zunächst oft einseitig, ist Quelle des typischen Schmerzes und Schlüssel zur Diagnose.

Die Einteilung der Sp. a. in Typen und die Differenzierung von Verlaufsformen muß verschiedene Gesichtspunkte berücksichtigen (Tab. 9). Bezüglich der Ausbreitung des Prozesses ist die Kenntnis jener krankheitseigenen Erscheinungen wichtig, die sich außerhalb des Achsenskeletts abspielen.

d) Extravertebrale Manifestationen

der Sp. a. betreffen diarthrodiale Gelenke der Extremitäten und des Thorax, die physiologischen Synchondrosen (die Fugen Symphysis pubis und Symphysis sterni), Sehneninsertionen (Enthesopathie) und viszerale Organe (Auge und Herz-Aorta).

Subkutane Rheumaknoten kommen bei der Sp. a. nicht, eine Tenosynovitis kommt kaum vor — ein wesentlicher Unterschied zur chronischen (rheumatoiden) Polyarthritis mit ihren extraartikulären Manifestationen (Polysynovitis). Nur die Bursitis achillea ist bei der Sp. a. häufiger.

Flüchtige oder bleibende *extravertebrale Arthritiden* (Tab. 5) sind bei 50 bis 70% aller Sp. a.-Fälle in irgendeinem Stadium der Krankheit vorhanden (18% — BOLAND u. PRESENT; 50 % — OTT; 52 % — GEILINGER; 60 % — SHARP; 75 % — ROMANUS u. YDEN). Gliedmaßenarthritiden fehlen in unserem Krankengut in 38 % der Fälle zur Zeit der Untersuchung, aber nur in 29 %, wenn sichere anamnestische Angaben berücksichtigt werden. Im Rahmen des extravertebralen Krankheitsbeginns (30 %) können sie das Leiden als zunächst episodische oder rezidivierende Kniegelenksynovitis, als Coxitis oder als Polyarthritis einleiten (S. 468).

Die klinische Diagnose *Arthritis* ist an Kriterien gebunden und darf nicht vorschnell, z.B. lediglich bei Gelenkschmerz gestellt werden. Von den klassischen Qualitäten Schmerz (oft nur Bewegungsschmerz oder Druckempfindlichkeit), Überwärmung, Verdickung (fluktuierende Kapselschwellung, Erguß), Rötung (Paraarthritis — bei der Sp. a. kaum vorkommend) und Funktionsbehinderung müssen mindestens zwei Bedingungen erfüllt sein. Die Chronizität ist an den Dauerschaden gebunden, der letzten Endes röntgenologisch diagnostiziert wird.

Wir unterteilen die Lokalisation der Gelenkbeteiligung: Große Gelenke (stammnahe = proximale = Wurzelgelenke: Schulter und Hüfte), mittlere Gelenke (Knie, Ellenbogen, Hand- und Fußgelenke) und kleine Gelenke (Finger und Zehen) bzw. periphere Gelenke (an Händen und Füßen). Topographische Zusammenhänge berücksichtigen die Zonen Beckengürtel und Schultergürtel.

Die Arthritiden der Sp. a. sind häufiger zunächst flüchtig, als episodische oder rezidivierende Synovitis, sie werden z. T. erst relativ spät chronisch; und nur 2 von 3 Arthritiden werden röntgenologisch faßbar, das sind 40 % aller Fälle. Sie hinterlassen manchmal überhaupt keinen Dauerschaden und sind auch im Verlauf der späteren Entwicklung durch geringere Destruktionstendenz gekennzeichnet als die chronische (rheumatoide) Polyarthritis. Röntgenologisches Interesse haben besonders die destruierende Arthritis der Zehengrundgelenke, die Coxitis und die Omarthritis.

Die Hälfte dieser Fälle stellen Monarthritiden und asymmetrische Oligoarthritiden dar; bei Švec u. Sitaj (1968) sind dies 52 % der Fälle ihrer „peripheren Form".

Die Primärläsion ist eine unspezifische Synovialitis, die zu gleichartiger chronischer Proliferation neigt wie die Synovitis der chronischen (rheumatoiden) Polyarthritis. Der diese charakterisierende destruierende Pannus ist bei der Sp. a. spärlicher und weniger aggressiv; ein Unterschied, der die quantitativ unterschiedlich destruktive Morphologie beider Leiden und die längere Röntgenlatenz (größere Zahl röntgen-negativer Arthritiden) bei der Sp. a. erklärt.

Im Gelenkpunktat (praktisch nur Knie) fehlt, wie im Blut, der Rheumafaktor. Im Synovia-Nativtropfen sieht man bei mikroskopischer Betrachtung nur wenig Ragozyten (rheumatoid-arthritis-Zellen = RA-Zellen) und im Ausstrich mehr monozytoide Zellen als bei der c. P. Im übrigen sind die Aktivitätskriterien in der Synovia (Zellzahl, Muzingehalt, Eiweiß, Enzyme) dieselben wie bei jener.

Der Befall der Gelenke ist bei der Sp. a. also an Häufigkeit und Ausdehnung spärlicher und das Verteilungsmuster (Abb. 4) verschieden von dem der chronischen (rheumatoiden) Polyarthritis. Bei dieser werden obere und untere Extremitäten etwa gleichviel, bei der Sp. a. die unteren etwa dreimal so häufig ergriffen wie die oberen Gliedmaßen.

Folgende vier *Typen* (Tab. 6) der Miterkrankung von Extremitätengelenken können unterschieden und nach Gelenkgruppen entsprechend unserer Statistik aufgegliedert werden (Tab. 5):

1. Die ausschließlich proximale (stammnahe) Lokalisation an den Schulter- oder an den Hüftgelenken (= „rhizomelische" Form: 30 % in unserer Statistik; 39 % oberer Wert der Literatur), bzw. an Hüft- und Schultergelenken gleichzeitig (8 %);
2. die ausschließliche oder vorwiegende Lokalisation an Gelenken der unteren Extremitäten incl. Hüftgelenk (45 % in unserer Statistik);
3. die ausschließlich periphere Lokalisation an mittleren und kleinen Gelenken (12 % in unserer Statistik; 24 % oberer Wert der Literatur).

Diese drei Befallsmuster (Abb. 4) kombinieren sich teilweise. Durch gleichzeitig proximalen und peripheren Gelenkbefall in etwa 20 % der Fälle erhöhen sich Omarthritis und Coxarthritis (bei Männern) auf insgesamt 46 %, Arthritiden mittlerer und kleinerer Gelenke auf insgesamt 30 %.

Es besteht im Rahmen der Nosomorphose eine deutliche Altersabhängigkeit: Bei Krankheitsbeginn vor dem 20. Lebensjahr beobachtet man 50 % stammnahen und 40 % peripheren, nach dem 20. Lebensjahr 36 % stammnahen und 22 % peripheren Gelenkbefall (Wilkinson u. Bywaters, 1958). Dem entspricht unsere Erfahrung; auch bezüg-

Tabelle 5. *Extraspinale Gelenkbeteiligung: Fälle mit Gliedmaßen- und thorakalen Arthritiden* unter 600 Fällen von Spondylitis ankylopoetica (12% ♀)

Lokalisation		% klinisch	% röntgenol.	Arthritis
1. Stammnahe Gelenke	gesamt	46	32	rhizomelische A.
	ohne* periphere Gelenke	30	25	(„Wurzelgelenke")
Schulter	gesamt	23	9	Omarthritis
	ohne* Hüfte	9		
Hüfte	gesamt	36	26	Coxarthritis
	ohne* Schulter	22		
beide zugleich	ohne* periph. Gel.	8		
	mit* periph. Gel.	14		
2. periphere Gelenke	gesamt	30	16	mittlere und kleine Gelenke
	ohne* stammnahe Gelenke	12		
obere Extremität		5	3	einzelne Fingergel. Oligoarthritis
untere Extremität		20	15	Oligo-, Polyarthritis
Knie		18	10	Gonarthritis
Vorfuß		7	9	Zehengrundgel.-A.
3. Polyarthritis		7	5	akute Episoden, chronische Polyarthritis
Summe aller Fälle mit Gliedmaßenarthritis		60 ♀ 50 ♂ 63	40	
4. Kiefergelenke		6	+	
5. Gelenke am Thorax				(meist tomograph.:)
manubrio-sternal		4	4+	„obere Sternalarthritis"
sterno-clavicular		2	2+	Sternoclaviculararthritis
6. Schultergürtel				
acromio-clavicular		6	2+	Akromioklavikular-Arthritis

Röntgenaufnahmen lagen mindestens von allen Objekten vor, die klinisch befallen waren.
Alle Zahlen sind Prozentangaben und auf das Gesamtkollektiv (600 Fälle) bzw. 72 weibliche Fälle zu beziehen; mit Ausnahme der mit + gekennzeichneten Zahlen:
+ Hier lag kein umfangreiches Bildmaterial vor; diese Zahlen beziehen sich auf ein kleineres Kollektiv.
* d.h. *ohne* bzw * *mit* gleichzeitigem Befall der ...

Tabelle 6. *Spondylitis ankylopoetica mit Arthritiden*

Miterkrankung extravertebraler Gelenke – klinisch 60%, rö. 40% d. F.

Typeneinteilung nach Verteilungsmuster:

1. Stammnahe Lokalisation („rhizomelischer" Typ) [Abb. 4a] ♂ > ♀
   8%–30%–46% 50% vor 20. Lj. nach 36%
2. Kaudale Lokalisation (vorwiegend untere Extremitäten) [Abb. 4b] – 45%
   Vorfüße (MTP) 9%
3. Periphere Lokalisation [Abb. 4c]
   12%–30% 40% vor 20. Lj. nach 22%
   Polyarthritis und pseudo-rheumatoide Sp. a. – 7%
4. Panarthritis – < 1% a) ankylosierende Panarthritis
   b) Panarthritis der unteren Körperhälfte
   c) destruierende Panarthritis

Anmerkung: % = bezogen auf Gesamtkollektiv (n = 600); vgl. Erläuterung im Text

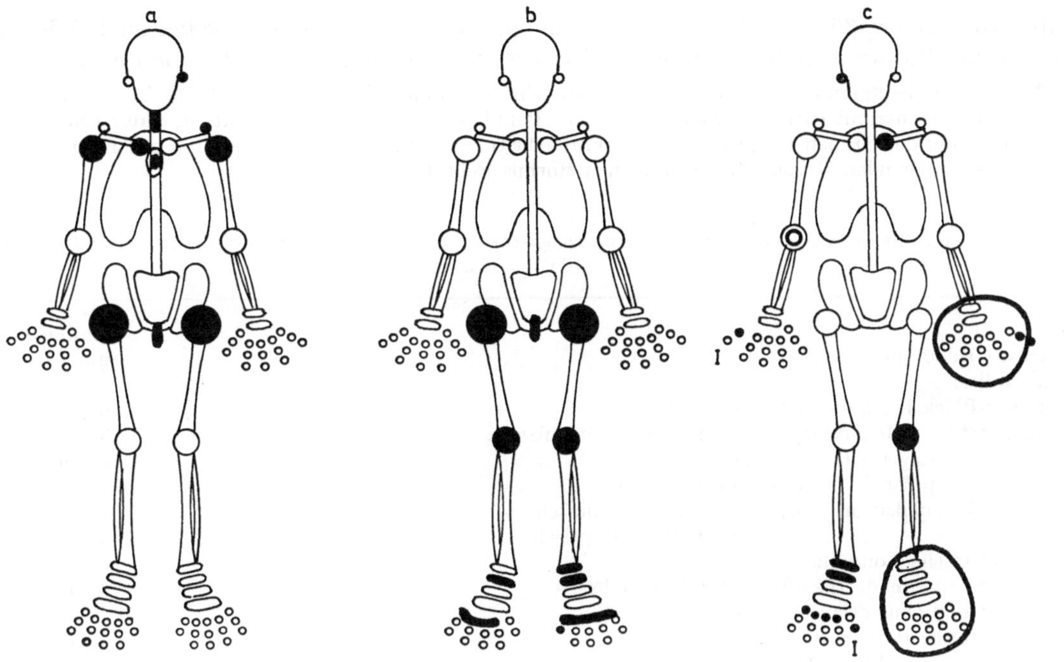

Abb. 4. *Sp. a. mit Arthritiden.* Typeneinteilung nach Verteilungsmuster: (a) Stammnahe Lokalisation, (b) Kaudale Lokalisation, (c) Periphere Lokalisation

lich einer Geschlechtsabhängigkeit: Frauen haben etwas seltener Gliedmaßenarthritiden als männliche Sp. a.-Patienten. Besonders an den proximalen großen Gelenken ist dieser Unterschied deutlich.

Der 4. Typ nimmt eine Sonderstellung ein: Die praktisch alle Gelenke der Wirbelsäule und der Gliedmaßen ergreifende Panarthritis, die ihrerseits eine destruierende und eine ossifizierend einsteifende Form (ankylosierende Panarthritis) aufweist. —

Alle diese also häufigen Sp. a.-Fälle mit Gliedmaßenarthritiden fassen wir nicht mehr als Mischformen aus Spondylitis ankylopoetica und chronischer Polyarthritis auf, sondern als nosologische Einheit. Deshalb soll der rheumatologische Standpunkt zur *nosologischen Bedeutung der arthritischen Beteiligung* von Gliedmaßengelenken bei der Sp. a. hier präzisiert werden: Es handelt sich um eine Krankheitseinheit, nicht um ein Zusammentreffen zweier Leiden; um eine Miterkrankung, nicht um eine Kombination; um eine Manifestation, nicht um eine Komplikation des Grundleidens, und um eine Form der Arthritis, die wesensverschieden ist von dem Morbus chronische (rheumatoide) Polyarthritis. Dies gilt gleichermaßen für eine das Leiden einleitende flüchtige Frühharthritis wie für die es begleitende chronische Arthritis.

Auch halten wir die Begriffe „*skandinavische Form*" der Sp. a. (Böni und Kaganas, 1954) und „*bechterewoide Polyarthritis*" (Böni, 1960) für überholt. Der skandinavische Autor Edström hat in seiner Arbeit (1940) die Sp. a. als „ein rheumatisches Syndrom in häufiger Verbindung mit anderen rheumatischen Syndromen", z.B. der „rheumatischen infektiösen Arthritis" beschrieben. Seine Beobachtungen sind weder geopathologisch beschränkt, noch ist seine Deutung nosologisch verbindlich geworden. — Die „bechterewoide Polyarthritis" ist eine rheumaserologisch positive chronische Polyarthritis mit Beteiligung der Halswirbelsäule und der Iliosakralgelenke; während die „*pseudorheumatoide Sp. a.*" (Coste et al., 1964) eine Iliosacralarthritis mit einer peripheren symmetrischen und seronegativen Polyarthritis vom porotischen, kaum destruierenden, aber deformierenden Typ und mit einer rezidivierenden Iritis vereint. Hier werden Annäherungsformen der beiden chronischen rheumatischen Leiden angenommen (Böni, 1961). Die nosologische Grenzlinie bleibt aber prinzipiell erhalten (Ott, 1959) (vgl. Tab. 11).

Sehr typische, aber seltenere Lokalisationen sind außerdem Arthritiden am Thorax, von denen die „obere Sternalarthritis" und die Sternoclavikulararthritis charakteristisch und klinisch erkennbar sind (2—4 %). Die Arthritis der Kiefergelenke ist seltener (4 bis 6 %) als bei der chronischen Polyarthritis und nicht nur an Schübe gebunden wie bei dieser.

Von den *viszeralen Manifestationen* (Tab. 7) ist die meist einseitige bzw. wechselseitig rezidivierende *Iritis* oder Iridozyklitis die häufigste (20 % bei uns wie bei Blatz; übrige

Literatur 5,7 bis 35 %). Iritiden in der augenärztlichen Ambulanz bedeuten bei Frauen in 4 %, bei Männern in 40 % der Fälle eine zugrundeliegende Sp. a. (LENOCH et al., 1959).

Mit LEMMINGSON fanden wir in einer ähnlichen Untersuchungsreihe eine Sp. a. bei 6% der Frauen und bei 50% der Männer mit Iritis in der augenärztlichen Poliklinik (Universitäts-Augenklinik Mainz 1963); außerdem aber unter den Frauen 12% isolierte Iliosakralarthritiden, klinisch symptomarm, und unter den Männern je einen rezidivierenden Morbus Reiter und einen Morbus Behçet.

Tabelle 7. *Viszerale Organmanifestationen, immunologische und neurologische Komplikationen der Spondylitis ankylopoetica*

	Häufigkeit
1. Iritis (Iridocyclitis)	um 20%
2. „Karditis"	
a) a-v-Block 1. Grades (Reizleitungsfibrose)	6%
b) „Aortitis" (Mediafibrosierung) mit Aorteninsuffizienz	3%
3. Zystische Lungen-Oberlappenfibrose	singulär
4. Gamma-Typ der Sp. a. und „lupoide" Fälle	< 5%
5. Nieren-Komplikation: Amyloid-Nephrose – klinisch	1%
– bioptisch und autoptisch	> 5 (?)%
6. Neurologische Komplikationen	
a) Intermittierende Insuffizinz der A. vertebralis (mit und ohne atlanto-axiale Dislokation)	< 1%
b) spastische Paresen durch 1. atlanto-axiale Dislokation 2. Fraktur der unteren HWS	< 1%
c) Cauda-equina-Syndrom	selten

Jede Regenbogenhautentzündung eines Mannes ist auf Sp. a. verdächtig. Sie kommt bei jedem 4. bis 5. Fall von Sp. a. vor und ist unabhängig von der Aktivität des Grundprozesses. Als Erst- oder Frühsymptom der Sp. a. fanden wir eine Iritis in 3 % unserer Fälle. Dabei kann die Röntgensymptomatik besonders an den Iliosacralgelenken noch sehr diskret oder ausnahmsweise noch gar nicht (LAITINEN et al., 1959) entwickelt sein. In vereinzelten Fällen bleibt auch weiterhin der Prozeß klinisch latent oder wird nur röntgenologisch verifiziert und damit der Iritis nosologisch zugeordnet.

Eine relativ harmlose Form der vorhofnahen *Myokarditis* kommt in 6 % der Fälle vor und äußert sich in einer Verzögerung der Erregungsüberleitung im EKG (a-v-Block ersten Grades) (GAMP u. OGORREK, 1958; SUTER u. STEIGER, 1962 u. a.). Seltener ist eine herznahe *Aortitis* (VALAITIS et al., 1957, CLARK et al., 1957, u. a.), ähnlich der luischen Form, ohne Beeinträchtigung der Koronararterien, aber mit einer Dilatation des Klappenringes und mit deren hämodynamischer Folge, dem Blutrückfluß (SCHILDER et al., 1956; TOONE et al., 1959, u. a.).Bei der *Aorteninsuffizienz* des Mannes muß also auch an die Sp. a. gedacht werden. Sie entwickelt sich schleichend bei 6 % (GAMP u. OGORREK), bzw. bei 3 % unserer fortgeschrittenen Fälle, die mehr Gliedmaßenarthritiden und Iritiden haben als der Durchschnitt.

Die *Lunge* ist weniger gefährdet als erwartet wird. Ältere Fälle neigen zu obstruktivem Lungenemphysen (20 bis 30 %) und zu chronischer Bronchitis; kardio-pulmonale Insuffizienz ist eine sehr späte Komplikation. Systematische Lungenfunktionsprüfungen (spiroergometrisch, gasanalytisch; röntgen-kymographisch) liegen vor (LOUYOT et al., 1951; GIRARD et al., 1956; TRAVIS et al., 1960; van WEERDEN et al., 1960; BASS u. WENLEY, 1961; ZORAB, 1962 SCHMIDT, 1963) und zeigen, daß bei nur gering herabgesetzter Vitalkapazität und mäßiger alveolärer Hypoventilation die in 60 % der Fälle von normal 6 cm auf über 8 cm kompensatorisch erweiterte diaphragmale Atmungsamplitude ausreicht, um wesentliche Insuffizienzerscheinungen zu verhindern.

Die früher in diesem Zusammenhang mehr gefürchtete Lungentuberkulose kommt heute bei der Sp. a. nicht mehr sicher gehäuft vor. Unter 1 981 Fällen hatten allerdings noch im Jahre 1957 LEA u. ABBATT 47 tuberkulös Lungenkranke bei einer Erwartungsziffer von 22,6 gefunden. — Kombinationen der Sp. a. mit Silikose (VACHTENHEIM et al., 1960) oder Sarkoidose (JÖRGENSEN, 1965; DESHAYES et al., 1965; ein eigener Fall) kommen in Einzelfällen vor.

Eine Lungen*fibrose*, wie wir sie bei der chronischen Polyarthritis in ungefähr 1 % der Fälle finden, haben wir bei der Sp. a. in diffuser Form nie gesehen. Nicht ungewöhnlich sind umschriebene sekundär fibrosierende Prozesse nach Infekten. In einer allerdings kleinen Statistik lehnen VERHAEGHE et al. (1967) ein eigenes Bild einer „Sp. a.-Lunge“ ab. CAMPBELL u. MAC DONALD (Australien, 1965) und JESSAMINE (Ottawa, 1968) haben aber in neuster Zeit bei zusammen 13 älteren Sp. a.-Fällen eine Oberlappen-Fibrose beschrieben, die fleckig und ohne infektiösen Zusammenhang beginnt, progressiv fibrozystisch verläuft, histologisch fibroplastische Infiltration, Zysten und Pleurafibrose zeigt und als Sp. a.-typische Manifestation, ähnlich den Veränderungen ihrer Aortitis, aufgefaßt wird: *Zystische Oberlappenfibrose* der Sp. a. (Abb. 185).

Kasuistik: Im deutschsprachigen Schrifttum sind solche Fälle noch nicht bekannt geworden. Kürzlich konnte ich aber in einer gemeinsamen Beobachtung mit Frau Dr. RIEMANN-DÜRLICH (1971) bei einem 40-jährigen Mann, dessen Sp. a. in der Jugend begann, im Röntgenbild des Thorax und im histologischen Bild nach Probe-Thorakotomie genau das Bild der umschriebenen Oberlappen-Lungen- und Pleurafibrose wiedererkennen (Abb. 185). Wir glauben, damit den ersten derartigen Fall in Europa beschrieben zu haben. Klinisch ist dieser Patient durch eine sehr hohe Entzündungsaktivität ausgezeichnet und gehört mit einer Hypergammaglobulinämie von über 40 rel% und einer IgG-Vermehrung auf über 3000 mg% unserem „Gamma-Typ“ der Sp. a. an.

Bei Überprüfung der erreichbaren Literatur, welche die Herz- und Aortenbeteiligung bei der Sp. a. mit histologischen Bildern belegt, stellten wir die Entzündungsarmut des Prozesses in der Gegend des Reizleitungssystems und in der Media aortae fest. Vielmehr handelt es sich überall im Wesentlichen um eine Fibrosierung, die eine prinzipielle Verwandtschaft nicht nur zu der eben beschriebenen Lungen- und Pleurafibrose, sondern zum fibroplastischen Grundprozeß der Sp. a. überhaupt verrät (FASSBENDER) und damit die pathogenetische Zugehörigkeit der viszeralen Manifestationen zur Sp. a. als einer allgemeinen „Bindegewebskrankheit“ dokumentiert.

Untersuchungen der *Haut* und der *Muskulatur* des unteren Rückens ergaben mikroskopisch und elektromyographisch teils entzündliche, teils sklerosierende, schließlich atrophisierende Veränderungen in gewisser Korrelation zur Versteifung und zum röntgenologischen Entwicklungsgrad des Prozesses (FLORENTIN et al., ROUZAUD et al., TRAUT u. PASSARELLI, DZIERSZYNSKI u. MAJEWSKI, HAUGE).

e) Typeneinteilung

Wir unterscheiden, an den schon seit FRAENKEL u. SIMMONDS historisch gewordenen Streit und an die Einteilung von KOCH anschließend, *zwei Typen der Sp. a.* (Tab. 8): Die vorwiegend spondylarthritische und die vorwiegend ossifizierende (syndesmophytäre)

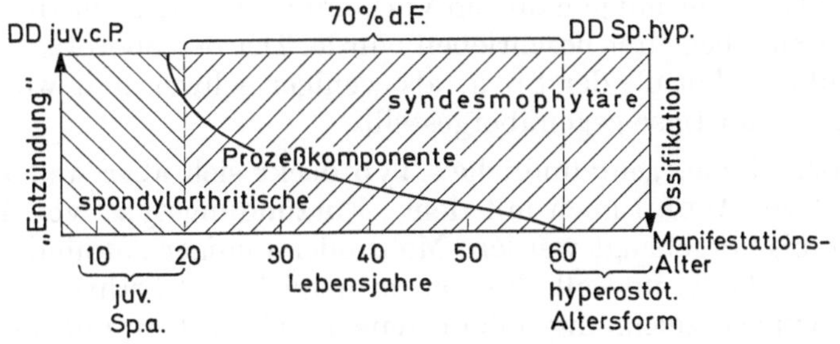

Abb. 5. *Nosomorphose der Sp. a.* Verhältnis der Typen in Abhängigkeit vom Manifestationsalter

Form. Wir verstehen diese radiologisch abgeleiteten Typen (S. 525 u. 526) aber nur als nebeneinander herlaufende Prozeßmodalitäten der Pathogenese, die sich in Abhängigkeit vom Alter in wechselnd verschobenem Gleichgewicht befinden und sich nur seltener in ihrer reinen Form als gegensätzliche Arten der Sp. a. gegenüberstehen, sich aber im Gros der Fälle zum gewöhnlichen Typ vereinen (Abb. 5).

Tabelle 8. *Die Prozeßmodalitäten der Spondylitis ankylopoetica und ihre klinischen Korrelationen*

A. Der (vorwiegend) *spondylarthritische Typ*
„Entzündungstyp" – „osteoporotische Form"
Jugendliches Terrain – Frühporose
Vorwiegend aufrechter Versteifungstyp
Positive Korrelationen zu peripheren Arthritiden, visceralen Manifestationen und disko-vertebralen Destruktionen
1. *Juvenile Sp. a,* – mit längerem arthritischem Primärstadium
Sonderformen:
a) Bipolarer Manifestationstyp der adoleszenten Sp. a. (Iliosacral- + Kopfgelenk-Arthritis)
b) primär mit Coxitis ankylosierende Verlaufsform (in der Pubertät bösartig schnell versteifend)
c) ankylosierende Panarthritis
2. Milder Typ der weiblichen Sp. a. – oft abortiv
Differentialdiagnose: Juvenile chron. Polyarthritis

B. Der (vorwiegend) *syndesmopytäre (ossifizierende) Typ*
„Verknöcherungstyp"
Alterndes Terrain
Sonderformen:
a) Spondylotisch modifizierter Typ („Mixtatyp")
b) Hyperostotische Altersform der Sp. a.
Differentialdiagnose: Spondylosis hyperostotica
paraspinaler Ossifikationstyp
Verkalkungen des Anulus fibrosus
Chondrokalzinose
Hyperparathyreoidismus

Der reine *spondylarthritische* Typ ist in der juvenilen Sp. a. verwirklicht (S. 484); mit Frühporose, mit Unfähigkeit zur Syndesmophytenbildung, mit Intervertebralarthritis (pannös, destruierend?), mit Versteifung in aufrechter Stellung und mit früher und häufiger Gliedmaßenarthritis, besonders Gon- und Coxarthritis. Diese Form der Sp. a., die uns klinisch, seit FRAENKEL (1903) auch röntgenologisch und seit SIVEN (1903) pathoanatomisch ihre entzündliche Genese aufdrängt, stand bisher der diagnostischen Integration in den Rahmen der Sp. a. so sehr im Wege, daß sich noch heute viele Orthopäden und Röntgenologen weigern, solche Fälle als Sp. a. anzuerkennen, da sie diese nur mit ihrem ossifizierenden Typ identifizieren. Dies ist insofern paradox, als historisch gesehen das Leiden nur dem intervertebral-arthritischen Aspekt seinen älteren Namen Spondylarthritis verdankt und histologisch die rheumatische Deutung des Leidens (KLINGE) lange vorherrschte.

Dieser Typ hat eine ungefähre Entsprechung in der „osteoporotischen Form" der Sp. a. nach JACQUELINE (1952), die mit gehäuftem Vorkommen von destruktiven Wirbelveränderungen und von Coxitis begleitet beschrieben wurde. Der osteoporotischen hatte JACQUELINE die „konstruktive Form" der Sp. a. als weniger schwer und weniger schmerzhaft und als prognostisch günstiger gegenübergestellt.

Der spondylarthritische, „entzündliche" Typ deckt sich aber weder mit dem „polyarthritischen Typ" von WURM noch mit dem „Entzündungstyp" von KOCH. Auch muß einem Mißverständnis vorgebeugt werden: Mehr oder weniger entzündlich sind in Genese und Klinik alle Sp. a.-Fälle, und alle können prinzipiell mit Arthritiden einhergehen. Es ist deshalb jede Typusbezeichnung mindestens in Gedanken mit der Einschränkung „vorwiegend" zu versehen.

In der *Aktivität* eines chronischen rheumatischen Prozesses unterscheidet man zweckmäßigerweise zwischen Prozeß- und Entzündungsaktivität, und unterteilt die letztere in Primäraktivität bei Prozeßbeginn, Durchschnittsaktivität im Verlauf und aktuelle Aktivität im Beobachtungsquerschnitt. Kriterien sind Allgemeinzustand, Ruheschmerz, morgendliche Anlaufzeit, humorale Zeichen der systemischen Aktivität (Blutbefunde: BSG, Elektrophorese, Hämoglobin, Eisenspiegel), Körpertemperatur und Hauterscheinungen. Röntgenbefunde können eine Aussage nur über die Prozeß- und die durchschnittliche Entzündungsaktivität machen, nicht aber über die aktuelle Aktivität.

Über das Verhältnis der Aktivität beider Sp. a.-Typen liegt noch kein ausreichender Vergleich vor. Der vorwiegend spondylarthritische Prozeß scheint jedenfalls dem vorwiegend ossifizierenden an Aktivität durchschnittlich überlegen zu sein, aber sicher nicht in allen Fällen. Viele jugendliche Prozesse verlaufen schneller als ältere torpide Fälle, mit deutlicheren Aktivitätskriterien. Man wird aber auch von Fällen überrascht, die noch im 5. oder vereinzelt im 6. Lebensjahrzehnt unter einem aktiven Bild beginnen und vorwiegend spondylarthritisch verlaufen (vgl. Abb. 31a).

Der vorwiegend *ossifizierende* oder syndesmophytäre Typ gehört mehr den im fortgeschrittenen Lebensalter manifestierten Fällen an und ist häufiger als der nicht ossifizierende Typ. Er entspricht dem bekannten „klassischen" Bild mit knöcherner Brückenbildung bis zum „Bambusstab" (12 % aller Fälle), vermehrter Dorsalkyphose, Hüftbeteiligung von mehr arthrotischem Charakter und mit durchschnittlich etwas gutartigerem Verlaufsprofil. Frauen neigen weniger als Männer zu diesem Typ.

„Reine" bzw. „vorwiegende" Formen verhalten sich zahlenmäßig, altersabhängig fluktuierend und mindestens in den Grenzwerten, wie 6% bzw. 20 % vom entzündlichen bzw. vorwiegend entzündlichen Typ zu 18 % bzw. 33% vom syndesmophytären bzw. vorwiegend verknöchernden Typ. Die meisten Fälle (70 %) vereinen die Kriterien, mindestens im Laufe der Entwicklung und erweisen die Typisierung dann als künstlich. Der Wandel des Typs und seiner Ausprägungsform ist eine Funktion der Nosomorphose des in sich pathogenetisch wahrscheinlich einheitlichen Leidens Spondylitis ankylopoetica (Abb. 5).

Statistisch bestehen lockere positive Korrelationen des vorwiegend spondylarthritischen Typs zur peripheren Gelenkbeteiligung und zu viszeralen Manifestationen, während der vorwiegend syndesmophytäre Typ zur rein spinalen und zur rhizomelischen Erkrankungsform korreliert: Die Fälle ohne periphere Arthritis neigen bevorzugt zu Verknöcherungen am Stammskelett (Gamp et al., 1963).

Schubweise aktive Verläufe findet man häufiger bei Fällen mit peripheren und zervikalvertebralen Arthritiden. Die Halswirbelsäule neigt dazu, in früheren Stadien an den peripher betonten Schüben intermittierend teilzunehmen (flüchtige Zervikalarthritis mit entzündlichem Zervikalsyndrom), um später den stabilen Verlauf der Versteifung anzunehmen.

Die für die späte Sp. a. typische Flexionsdeformität der oberen Wirbelsäulenhälfte ist vorwiegend an den ossifizierenden Typ der Wirbelsäulenversteifung gebunden, quantitativ und wahrscheinlich auch entstehungsmäßig mit dem Ausmaß der Verknöcherungen (Syndesmophytose) korreliert und naturgemäß altersabhängig. Der vorwiegend spondylarthritische Typ neigt nicht zur Versteifung der Wirbelsäule in kyphotischer Fehlstellung, sondern zur Versteifung in brettartig gerader Streckstellung.

f) Nosomorphose

Mit der Einführung der *Nosomorphose* in die Analyse der Sp. a. (Schilling, 1966) wollen wir zum Verständnis der Vielgestaltigkeit des Leidens beitragen. Wir verstehen die Nosomorphose als den Gestaltwandel der Krankheit in Abhängigkeit vom Manifestationsalter, also vom biologischen Terrain, das vom Lebensalter des Patienten zur Zeit des Krankheitsbeginns geprägt wird. Man erkennt unter diesem Gesichtspunkt altersabhängige Verschiebungen in der durchschnittlichen Prozeßaktivität, bei jugendlichen Fällen mit Neigung zum maligneren (S. 486/7), bei älteren Fällen zum torpideren Verlauf (S. 467); Verschiebungen in der Entwicklung und Morphologie der Iliosacralarthritis (S. 510/1), im Ausmaß der einleitenden bzw. mitlaufenden arthritischen Gelenkbeteiligung (S. 473 und 484), in der Varianz des vertebralen Versteifungstyps und der Syndesmophytenmorphologie (S. 533); in erster Linie aber Verschiebungen im Verhältnis der spondylarthritischen zur kapsulär und syndesmophytär ossifizierenden Prozeßkomponente und damit in der Determinierung des jeweils vorwiegend verwirklichten Sp. a.-Typus (S. 495).

Tabelle 9. *Typeneinteilung der Spondylitis ankylopoetica nach klinischen und radiologischen Gesichtspunkten*

	Häufigkeit (% aller Fälle)
I. *Ausbreitung* (Lokalisation)	
1. Beschränkung auf die Wirbelsäule (spinaler Erkrankungstyp)	> 30
2. mit extravertebraler Gelenkbeteiligung (Tab. 5 u. 6)	60–70
3. mit Organbeteiligung oder Komplikationen (Tab. 7)	~ 10
incl. Auge	> 20
4. Abortiv-Formen und verkürzte Entwicklungen (Tab. 11)	10–30
II. *Röntgenologisch*	
1. Spondylarthritischer Typ (Tab. 8)	11 (6–20)
2. Syndesmophytärer Typ (Tab. 8)	25 (18–33)
3. integrierender „Mischtyp" (3. und 4. Lebensjahrzehnt)	70
4. Paraspinaler Ossifikationstyp (Tab. 12)	
III. *Alter*	
1. Juvenile Spond. ankylop. (bis 17. L'jahr.) mit Sonderformen (Tab. 8)	8
2. adoleszente Sp. a.-Gruppe (14–18-jähr.)	13
3. Senile Spond. ankylopoetica	10
a) präsenile Mixta-Form (5. u. 6. L'jahrzehnt)	
b) hyperostotische Altersform (7. L'jahrzehnt)	
IV. *Geschlecht*	
Weibliche Sp. a.	12
a) milde spondylarthritische Verlaufsform	7
b) Iliosacralform	2–?
c) „männliche" Verlaufsform	3
V. *Atypische Spond. ankylopoetica* (Tab. 12)	5
1. Grenzlinienfälle zur chron. Polyarthritis und zur Spondylosis hyperostotica	
2. Bei Grundleiden	
a) Spondylitis psoriatica	
b) chronisches Reiter-Syndrom	
c) chronische Darmleiden	

Der Ausprägungstyp hat auch prognostische Bedeutung; er bleibt sich im Rahmen des Willkür-Spielraums der Krankheitsentwicklung im Verlauf des Einzelfalls lange treu. Der alternde spondylarthritische Typ gleicht sich im Laufe der Jahre dann aber langsam dem ossifizierenden mehr oder weniger an, schließlich mit einer gewissen Gleichförmigkeit aller gealterten und ins Endstadium eingetretenen Fälle.

g) Prognose, Komplikationen, Lebenserwartung

Die *Prognose der Sp. a.* ist im allgemeinen gut. Im Vergleich zur chronischen Polyarthritis ist der Verlauf ruhiger, oft wellenförmig oder nivelliert; im Durchschnitt gutartiger und häufiger früher begrenzt. Die alltägliche und die berufliche Funktionstüchtigkeit bleiben länger erhalten. Die Endremission ist in der Mehrzahl der Fälle schon im 5. Lebensjahrzehnt ganz oder teilweise erreicht.

Die verbliebene *Funktionskapazität* des Patienten ist am meisten bedroht durch die Versteifung der Halswirbelsäule mit Ventralneigung, durch Thoraxstarre und durch eine behindernde Hüftgelenkbeteiligung. Trotzdem bleiben heute 80 % voll und lange arbeitsfähig (HART, 1958), und der Prozentsatz schwer Behinderter und teilweise bettlägriger Pflegefälle überschreitet kaum 5 %. Zu den Gründen hierfür gehören auch die bekannte psychische Stabilität und Arbeitsenergie des Sp. a.-Patienten. Dieser bleibt trotz biologischer Voralterung zäh, psychisch ausgeglichen und kontaktfreudig; natürlich mit Ausnahmen.

Für die funktionelle Prognose sind vorwiegend die krankheitseigenen Manifestationen, für die Lebenserwartung die (sekundären) Komplikationen maßgebend. Die prognostischen Kriterien und Faktoren sind: Manifestationsalter, Geschlecht, Konstitution, Verlaufs- und röntgenologischer Typ, Gelenkbeteiligung einschließlich Halswirbelsäule, viszerale Miterkrankung und die Therapie (SCHILLING, 1970, 1971). Eine beharrliche Krankengymnastik, tägliche selbständige Standardübungen (u. a. Atemgymnastik) sind entscheidend.

Es gibt, insgesamt nicht häufig, neurologische und innere *Komplikationen* (Tab. 7). Medulläre Zwischenfälle betreffen das Halsmark: Zervikalmarkkompressionen mit Querschnittsbildern durch spontane Wirbelverschiebung (atlanto-axiale Dislokation) (S. 573) oder durch Halswirbelfrakturen (S. 577). Eine seltene Späterscheinung ist das Cauda-equina-Syndrom durch sacrale Nervenfaserdegeneration (SCHILLING, 1969).

Die gefürchtetste Komplikation ist die sekundäre Amyloidose (Amyloidnephrose), die klinisch in kaum jedem 100. Fall manifest wird (6 eigene Fälle), histologisch (Rektum-Biopsie — MISSMAHL; Autopsie) aber häufiger ist (wahrscheinlich 5 %) und vorwiegend jüngere Männer mit die Sp. a. begleitender Arthritis und Iritis in die Urämie treibt (A. SCHILLING, 1969).

Am Dickdarm kann sich, fraglich als Komplikation, häufiger ursächlich, eine chronische Colitis ulcerosa abspielen (S. 491). Wir sahen zwei solcher Fälle mit diskreten Darmveränderungen.

Die oben beschriebenen kardialen und pulmonalen Manifestationen bzw. Komplikationen sind nur in selteneren schweren Fällen gravierend. Die Thoraxstarre wird nicht zur Ursache eines Cor pulmonale. Die atrio-ventrikuläre Überleitungsstörung ist ein relativ harmloser, nicht reversibler EKG-Befund, aus dem nur selten ein lebensgefährlicher totaler Herzblock wird (2 eigene Fälle). Die Aorteninsuffizienz trübt die Prognose.

Magengeschwüre sind mit 6 % nicht selten, gehören aber nicht zur Sp. a. selbst, sondern zu dem von ihr bevorzugten leptosomen Konstitutionstyp. Auch Nierensteine scheinen übererwartungsgemäß oft vorzukommen.

Die in den USA und England erhöhte Leukämie- und Tumorrate als Bestrahlungsfolge (C. BROWN, 1957; C. BROWN u. ABBATT, 1955; C. BROWN u. DOLL, 1965; CRUICKSHANK, 1960; SILBERBERG et al., 1960) wird dort als dosisabhängig beschrieben, wird bei uns aber in ihrer Bedeutung noch angezweifelt (BÖNI; SCHULER u. DIHLMANN, 1968).

Die *Lebenserwartung* der Sp. a.-Kranken liegt unterhalb der allgemeinen Lebenserwartung. Zuverlässige Angaben fehlen, mit Ausnahme der großen Statistik von BROWN u. DOLL (1965), die für 1582 Sp. a.-Todesfälle einen Faktor von 1,8 nachwiesen, um den diese Zahl über der zu erwartenden Todesrate von 866 lag. Das Durchschnittsalter beim Tod von 17 Patienten von WILKINSON u. BYWATERS (1958) betrug 52 Jahre nach durchschnittlich 22jähriger Krankheitsdauer. Das war aber autoptisches Auslesematerial. GEILER (1969) hat bei 43 Sp. a.-Sektionen keine wesentliche Lebensverkürzung gefunden.

In den Todesursachenstatistiken (M.-R.-C.- CRUICKSHANK, 1960, WILKINSON u. BYWATERS, 1958) nehmen Lungentuberkulose 10 %, Emphysembronchitis 8 %, Amyloidose 6 %, Aortitis mit Herzinsuffizienz 3 %, maligne Komplikationen (LEUKÄMIE 10 %, Tumoren 18 %; wahrscheinlich Bestrahlungsfolgen) und Operationsfolgen die wichtigsten Stellen ein. Nach GEILERS Erfahrung in Leipzig 1951—1967 ist die Sp. a. in 28 % als mittelbar tödliches Grundleiden zu bewerten, vorwiegend durch Atemwegsinfekte. Die Todesursachen sind durch Ulcus-Verblutung (Therapie-Komplikation), Querschnittslähmung (S. 573) und chronische Pyelonephritis zu ergänzen.

Ruhr in der Anamnese, psoriatische Prägung und Colitis ulcerosa sind prognostisch ungünstige Determinanten im Rahmen der atypischen Sp. a.

Knapp 5 % aller Sp.-a.-Fälle nehmen einen primär ungünstigen Verlauf mit schlechter Prognose. Atypien, „maligne" oder „lupoide" Züge, anhaltend hohe Senkungsbeschleunigung, hohe Hypergammaglobulinämie, Anämie (vom Typ der „Infektanämie" mit Eisenschwund), Fieberschübe, psoriasiforme Reiterdermatose, Balanitis circinata oder übel deformierende Arthritiden zeichnen diese schweren Fälle aus, die z. Tl. unserem „Gamma-Typ" zugehören.

Dazu gehören schließlich ganz bettlägrige Patienten, die prognostisch fast aussichtslos und keiner Rehabilitation mehr zugänglich sind. Mit der seltenen ankylosierenden Panarthritis gehören sie zu den traurigsten Fällen der Rheumatologie, mit dauernder Pflegebedürftigkeit und im Siechtum endend. Osteoporose — Urolithiasis — Pyelonephritis ist eine dabei gewöhnliche fatale Kausalkette.

2. Unterformen, abortive und atypische Formen der Spondylitis ankylopoetica (Tab. 9—12)

a) Spondylitis ankylopoetica bei Frauen

Die Sp. a. bei der Frau ist keine besondere Form der Sp. a., sondern nur durch quantitative Symptomverschiebungen von der Sp. a. des Mannes verschieden. Die Breite der verschiedenen Literaturangaben über den Anteil der Frauen an der Sp. a., der lange Zeit überhaupt geleugnet wurde, schwankt zwischen 3 % und 30 %. Er liegt wahrscheinlich zwischen 10 und 18 %. Unsere Quote liegt bei 12 %, bei juvenilen Fällen etwas höher (16 %). LENOCH et al. (1969) zählten unter 1000 Sp. a.-Patienten 117 Frauen.

Tabelle 10. *Aufrechte und kyphotische Stellung der Brust- und Lenden-Wirbelsäule bei 600 Sp.-a.-Patienten, davon 528 Männer und 72 Frauen*

In aufrechter Stellung befinden sich oder sind versteift	
vom Gesamtkollektiv	59,3%
von den männlichen Pat.	57,0%
von den weiblichen Pat.	83,3%
Mit kyphotischer Deformierung sind versteift	
vom Gesamtkollektiv	39,3%
von den männlichen Pat.	42,2%
von den weiblichen Pat.	16,6%

50% der weiblichen Fälle beginnen im dritten Lebensjahrzehnt (POHL u. TREIBER, 1962). Der Verlauf ist meistens milde, durchschnittlich gutartiger als bei Männern (COSTE et al., 1951; HART u. ROBINSON, 1959). Die Ursachen sind 1. der häufig prolongierte, manchmal latente Verlauf des präspondylitischen Stadiums, 2. der frühe Krankheitsstillstand, oft vor dem versteifenden Stadium und 3. die geringe Tendenz zur Ossifizierung und zum Befall der Wurzelgelenke, entsprechend dem Vorherrschen einer milderen Form des spondylarthritischen Typs (Abb. 32a) mit Versteifung der Lendenwirbelsäule in normaler Lordose, seltener deformiert mit vermehrter Brustkyphose (Tab. 10), und nur in höchstens der Hälfte der Fälle mit Arthritiden der Extremitäten (Tab. 5).

CHARMANT (1961) fand unter 76 Sp. a.-Fällen nur 3 Frauen des gewöhnlichen („männlichen") Krankheitstyps, daneben aber 28 Frauen mit inkompletter Symptomatologie: Schubweise Kreuzschmerzen, symptomarme Wirbelsäule, röntgenologisch Iliosacralarthritis bei allen, aber nur zweimal Syndesmophyten.

Die isoliert bleibende Iliosacralarthritis ist bei Männern viel seltener. Bei der Frau mit versteifender Sp. a. bleibt die Beckenkyphose (Beckenhebung) häufiger aus als beim Mann, so daß der hohlrunde Versteifungstyp in aufrechter Stellung für sie typisch ist. Die Symphysitis pubis aber ist nicht häufiger als bei Männern (insgesamt 16%), bei uns sogar seltener (10%).

Schwangerschaften bringen weder eine Komplikation noch eine Änderung im Krankheitsverlauf. Gynäkologische pelvine Infekte sind ätiologisch umstritten. Die Iritis ist nicht häufiger als beim Mann.

Tabelle 11. *Abortiv-Formen und verkürzte Entwicklungsformen der Spondylitis ank.*

1. Lokalisiert bleibende Fälle	Häufigkeit
a) Isolierte Iliosacralarthritis (Krankheitsstillstand im Iliosacralstadium)	6% (vorwiegd. ♀)
b) Beckentyp (Iliosacral- + Coxarthritis)	
2. Klinisch latente (schmerzlose) Verlaufsform	< 5%
3. Retardierte Verlaufsform	
4. Abgekürzte Verlaufsformen – Entwicklungsstillstand	
a) Ausheilung im Iliosacralstadium (= 1. a)	
b) vor ihrem vollendeten Umbau reparierte Iliosacralarthritis bei fortschreitender Spondylitis	< 5%
c) Verschonung der HWS	> 30%
5. Röntgenologische Latenzen	
a) Ausbleibender Iliosacralumbau (Extremvariante des syndesmophytären Typs)	1%
b) Sp. a. ohne radiologische Zeichen (?)	

Kasuistik: Wir kennen nur eine Frau mit Aorteninsuffizienz. Deren Prozeß hatte in der Pubertät an den Zehengrundgelenken begonnen und aszendierte etagenweise in folgender Reihenfolge innerhalb von 20 Jahren: Vorfußarthritis, Fersenbein-Tendoostitis, Gonarthritis, Coxitis mit Iliosacralarthritis und Symphysitis, in Normalstellung versteifende Spondylitis mit wenig Syndesmophyten, Aortitis, Sternoclaviculararthritis, Spondylitis cervikalis und schließlich Iritis. Die Sp. a. der jetzt 45-jährigen Frau ist jetzt wenig aktiv und wenig behindernd, die Frau ist im Büro berufstätig, aber kardial gefährdet bei hämodynamisch ungünstiger Aortenklappeninsuffizienz. Man sieht ihr das Leiden nicht an und glaubt ihr die Beschwerden nicht. Die Ehe ist zerrüttet, die Patientin kämpft zäh um ihre Existenz.

Die seltenen weiblichen Fälle mit Hüftbeteiligung gehören vorwiegend der Gruppe mit adoleszenter Coxitis an.

b) Die isolierte Iliosacralarthritis („rheumatische" Sacroiliitis)

Das Bild der isoliert bleibenden doppelseitigen Iliosacralarthritis fassen wir als Abortivform der Sp. a. auf, die im präspondylitischen Stadium stehengeblieben ist. Diesen Standpunkt vertraten schon Scott, Forestier, Knutsson u. a. Hierzu gehört mit einer Dunkelziffer wahrscheinlich die Mehrzahl der Sp. a.-Fälle, die bis zur zufällig entdeckten Synostosierung klinisch stumm verlaufen sind oder subjektiv kaum bemerkt worden waren. Besonders die weibliche Sp. a.-Quote scheint derart etwa um zusätzlich die Hälfte belastet zu sein und damit etwa 18 % zu erreichen. Wir fanden solche Fälle auch bei der systematischen Durchuntersuchung von Iritis-Patienten in der Augenambulanz (S. 476).

Diese Mindestvariante einer benignen Sp. a. muß differentialdiagnostisch gegen die Osteosis (Ostitis) condensans ilii abgegrenzt werden, die keinen entzündlichen Zustand darstellt. Die Unterscheidung ist nur streng röntgenmorphologisch möglich, da klinische Kriterien im Stich lassen (S. 639).

Wir können aber seltene Grenzfälle nicht verschweigen, die unter dem Bild einer Osteosis condensans ein chronisch-entzündlich rheumatisches Krankheitsbild mit Oligoarthritis bieten, vorwiegend der Kniegelenke. Man kann sich in diesen Fällen meistens entschließen, den Zustand der Kreuzdarmbeingelenke als kondensoide Form einer Iliosacralarthritis zu deuten (S. 512).

Knutsson (1950) hat sowohl auf solche iliosacrale Abortivformen der Sp. a. als auch auf Differentialdiagnose und Grenzfälle zur „Osteitis condensans ilii" hingewiesen.

c) Die juvenile Spondylitis ankylopoetica (vgl. Tab. 8, Abb. 3 u. 5)

3,7—8,0 bzw. 10 % aller Fälle von Sp. a. beginnen sicher bzw. wahrscheinlich vor oder in der Pubertät, kaum aber vor dem achten Lebensjahr (David-Chaussé 1966; Delbarre, 1967; Schilling et al., 1969; Schaller et al., 1969). Unter unseren 600 Sp. a.-

Patienten sind es 48 (knapp 8 %) sichere und hinreichend wahrscheinliche Fälle mit Beginn in und vor dem 17. Lebensjahr; darunter 8 weiblich; frühester Fall siebenjährig. Eine adoleszente Gruppe Vierzehn- bis Achtzehnjähriger überschneidet jene mit 13 %.

DELBARRE nennt die vor vierzehnjährig begonnene Gruppe infantil (bei ihm wie bei uns 3,3%) und die zwischen 14- und 17-jährig begonnene Gruppe juvenil (4%). Eine frühkindliche Form ist unbekannt. Zwei früheste Fälle der Literatur begannen im sechsten Lebensjahr (EDSTRÖM et al., 1960; BLOCH-MICHEL et al., 1965).

Hauptkennzeichen der juvenilen Sp. a. ist der Beginn des Leidens an den Extremitäten als Monarthritis, Oligoarthritis oder Polyarthritis; akut, rezidivierend oder primärchronisch. Nur 10 % der jugendlichen Fälle beginnen subjektiv am Stammskelett. Mit fortschreitendem Manifestationsalter wird der periphere Beginn seltener. Die sichere Abgrenzung gegen die juvenile chronische Polyarthritis (ROSENBERG, 1969) ist deshalb meistens erst retrospektiv möglich. Familiäre Belastung (Vater Sp. a.!) und Nachweis des HL-A 27 bei einem Knaben mit „juveniler c. P.“ erhärten aber schon den frühen Verdacht auf juvenile Sp. a.

Das peripher-arthritische Primärstadium betrifft ganz überwiegend die Gelenke der unteren Extremität, und zwar in der Reihenfolge der Häufigkeit die Kniegelenke (unter 40 Fällen 13 mal), die Hüftgelenke (10 mal), die Fuß- und Zehengrundgelenke; nicht so selten auch die Halswirbelsäule (2 mal Atlantoaxialarthritis). Subakute Polyarthritis und episodische Synovitis herrschen vor.

Dieses Stadium geht unmerklich, schon mit manchmal schmerzloser Iliosacralarthritis, in das präspondylitische Iliosacralstadium über und beläuft sich mit diesem auf eine Dauer bis zu 10 Jahren, durchschnittlich 5 Jahre. Röntgenologisch ist der Iliosacralbefall am jugendlichen Becken mit seinen noch nicht ausdifferenzierten Kreuzdarmbeingelenken (Abb. 19) (COSTE u. VALLEE, 1957; DIHLMANN, 1967) oft schwer zu erkennen und vor dem 16. Lebensjahr ein röntgenmorphologisches Problem. Die schließlich aber sehr charakteristische, zunächst einseitige Iliosacralarthritis (JACOBS, 1963) bleibt dann lange Zeit floride, bis mehr oder weniger schnell und vollständig Ankylose eintritt.

Die Iritis ist mit 33 % häufiger als im Erwachsenenalter. Rezidivierend oder neu werden weitere Extremitätengelenke einbezogen: Hüft- und Schultergelenke bis zu 50 % (bei DELBARRE Coxitis fast 90 %), periphere Arthritis bei 70 %, besonders Zehengrund- und Kniegelenke. Diese Polyarthritis ist aber wesensverschieden von der chronischen Polyarthritis (rheumatoide Arthritis) (S. 475) und ist ebenso von deren juveniler Form nosologisch zu trennen: Aus der juvenilen c. P. kann keine Sp. a. hervorgehen (s. unten).

Der Übergriff auf die Wirbelsäule geschieht schnell; es versteifen Lenden- und Brustwirbelsäule fast immer in aufrechter Streckstellung, röntgenologisch nach Art des spondylarthritischen Typs (S. 478) mit Frühporose („früh- ossipenische Form der Sp. a.“), mit Intervertebralarthritis und lange Zeit ohne Syndesmophytenentwicklung. Die Ossifizierungstendenz des vertebralen Bindegewebes wird erst im dritten Lebensjahrzehnt wirksam und bleibt bei den juvenilen Fällen auch später spärlich. Das vom Alter geprägte biologische Terrain, möglicherweise im Zusammenhang mit der altersabhängigen Schnelligkeit der Bindegewebsdifferenzierung (BENEKE, 1969), erlaubt die metaplastische Ossifikation an der Wirbelsäule erst im Erwachsenenalter. Vor dem 20. Lebensjahr sahen wir noch keine syndesmophytäre Verknöcherung (Abb. 5).

Die Halswirbelsäule wird bei der juvenilen Sp. a. im ersten Lebensjahrzehnt noch nicht, im zweiten meistens nur flüchtig und bezüglich der subaxialen Segmente röntgenologisch symptomlos ergriffen. In 4 % der adoleszenten Fälle aber beobachten wir eine Atlantoaxialarthritis, die meistens das Stadium der „Zahngelenklockerung“ überschreitet und dann stets zu einer Dislokation erheblichen Ausmaßes führt (S. 573). Wir haben diesen „*bipolaren Manifestationstyp*“ im Primärstadium der juvenilen Sp. a. schon 1963 beschrieben (siehe folgende Kasuistik) und soeben an vier weiteren Fällen dargestellt (SCHIL-

LING, 1973) (Abb. 6). Hier tritt zur floriden Iliosacralarthritis, das ganze Achsenskelett überspringend, eine untere Kopfgelenkarthritis hinzu, die dort den Bandapparat so katastrophal zerstört, daß eine Atlasluxation resultieren muß, die durch medulläre Kompression zur spastischen Tetraparese führen kann (zwei eigene Fälle).

Kasuistik: Ein 15-jähriger Junge erkrankt an Fußgelenkschwellung und Knieschmerzen. Im nächsten Jahr „rheumatischer Schiefhals" mit schmerzhafter Teilversteifung der Halswirbelsäule; röntgenologisch geringe Erweiterung des vorderen Zahngelenkspaltes („Zahngelenklockerung") (Abb. 77a). Außerdem röntgenologisch mit 15 Jahren initiale, mit 17 Jahren floride beidseitig resorptive Iliosacralarthritis (Abb. 11f und 20). Nach Lösung der cervicalen Zwangshaltung traten neurologische Störungen im Sinne einer spastischen Paraparese auf. Mit 17 Jahren zeigte das Röntgenbild der HWS eine hochgradige fixierte Ventralluxation des Atlas mit einer vorderen atlanto-dentalen Distanz von 18 mm, mit einer 70prozentigen Einengung des Spinalkanals durch den nach dorsal und nach kranial verschobenen Dens axis, der in die hintere Schädelgrube hin-

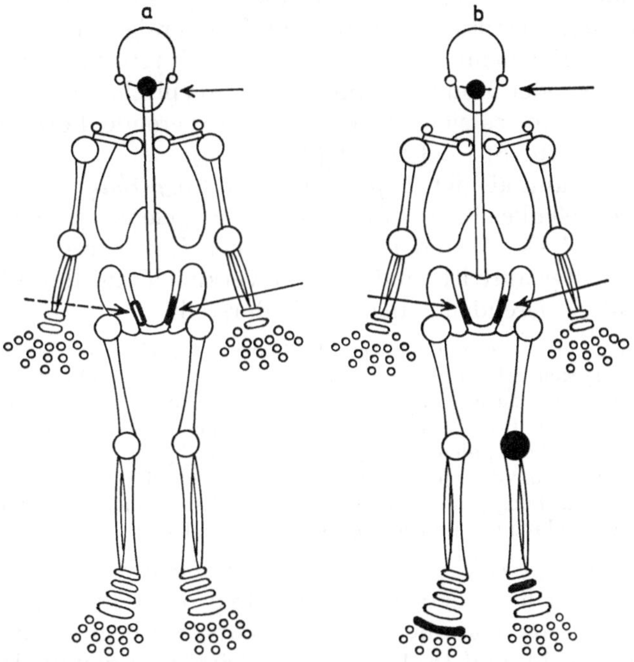

Abb. 6. Der *bipolare Manifestationstyp im Primärstadium der adoleszenten Sp. a.* (a) auf das Achsenskelett beschränkt, (b) an Gelenken der unteren Extremitäten begonnen

einragt (pseudobasilare Invagination) (Abb. 77b und c). — Nach konservativer Behandlung durch Traktion und Ruhigstellung stabilisierte sich die Dislokation bei 14 mm vorderer Zahngelenkdistanz und heilte die neurologische Komplikation aus. In den folgenden 10 Jahren Prozeßprogredienz im Sinne des spondylarthritischen Typs der Sp. a., Totalversteifung der Wirbelsäule in aufrechter Stellung, Arbeitsfähigkeit im Büro.

Dieser seit 1960 von uns beobachtete Fall mit damals spastischer Parese der Beine und mit Dysästhesien und Dyspraxie der Arme heilte neurologisch durch konservative Maßnahmen aus. Nach unseren heutigen Erfahrungen (SCHÜRMANN et al., 1973) sind solche schweren Komplikationen rechtzeitig operationspflichtig (Dekompression C 1 und cervico-occipitale Spanfusion). — Bei jugendlichen Menschen mit kurzer Rheumaanamnese, Schiefhals und ziemlich plötzlichen Lähmungserscheinungen besteht dringender Verdacht auf eine Sp. a. mit atlanto-axialer Dislokation.

Die *juvenile chronische Polyarthritis* verhält sich anders als die juvenile Sp. a. Ihr Manifestationsalter verteilt sich auf alle Lebensjahre ab Geburt in leicht ansteigender Linie. Auch sie kann Iliosacralgelenke und Wirbelsäule befallen; die Iliosacralgelenke (BYWATERS und ANSELL, 1965, CARTER, 1962) aber nur mit blandem Umbau und klinisch symptomlos, die Wirbelsäule nur im Halsteil (SCHILLING et al., 1963). Die rasche Iliosacralverödung geschieht schmerzlos und wird nur zufällig röntgenologisch entdeckt (Abb. 140). Von hier greift der Prozeß nicht auf die Lendenwirbelsäule über. Unabhängig davon aber wird manchmal schon in den ersten Lebensjahren die Halswirbelsäule in Form der Intervertebralarthritis in die Polyarthritis einbezogen, die zu typischen Entwicklungsstörungen der Wirbelkörper und Bandscheiben mit frühkindlich-rheumatisch erworbener Blockwirbelbildung (SCHILLING und SCHACHERL, 1964) führt und im Bilde der ankylosierten Zervikalarthritis endet (Abb. 75). Diese ist pathognomonisch für die juvenile c.P., wird aber häufig und irrtümlich mit der Sp. a. verwechselt. Die Sp. a. aber befällt in Kindheit oder Jugend niemals in dieser Form die Halswirbelsäule und hinterläßt niemals Wirbelhypoplasien.

Jugendliche Sp. a.-Fälle sind häufig durch den frühen Befall der Hüftgelenke übel ausgezeichnet: *Adoleszente Coxitis*. Verschiedene Erkrankungsformen lassen sich abgrenzen. Nicht selten haben diese gewisse Entsprechungen auf Seiten der adoleszenten chronischen (rheumatoiden) Polyarthritis, die differentialdiagnostische Klassifizierungsschwierigkeiten bereiten können, zumal wenn es sich um Mädchen handelt.

Diese Hüften versteifen meistens. Sie werden in zunehmendem Maß der Rehabilitation durch die totale Endoprothese zugänglich (BUCHHOLZ, 1969) (Abb. 114).

Der seltene *Beckentyp* betrifft nur Hüft- und Iliosacralgelenke. Die Iliosacralarthritis kann so unauffällig in Erscheinung treten, daß die Unterscheidung von einer rheumatischen Coxitis als Erst- oder Mono-Symptom einer atypischen c. P. mit Iliosacralbeteiligung nur möglich ist, wenn es sich um eine synostosierende Form der Coxitis handelt, die deren Zugehörigkeit zur Sp. a. beweist (Abb. 115).

Eine weitere Form kann als der *Typ der unteren Körperhälfte* gekennzeichnet werden. Er betrifft die Beckengelenke, Knie-, Fuß- und Zehengelenke, aszendiert nicht oder nur sehr zögernd in die Wirbelsäule und kommt in einer destruierenden Form vor, die auch noch im Erwachsenenalter auftritt, und in einer verknöchernd durchbauenden Form, die eine Variante der ankylosierenden Panarthritis darstellt.

Kasuistik: Ein Jüngling mit dieser unglücklichen Halbkörper-Ankylose war fast steh- und gehunfähig geworden bei Totalversteifung sämtlicher Gelenke der unteren Körperhälfte in Streck- (Hüft- und Kniegelenke) bzw. Fehlstellung (Füße), konnte auch nicht mehr sitzen, sondern lag bereits mehrere Jahre vorwiegend im Bett, ohne bei nur noch geringer Prozeßaktivität seine allgemeine Vitalität und Hoffnung zu verlieren. Die total durchgebauten Hüftgelenke wurden, wahrscheinlich erstmalig in der operativen Rehabilitation der beidseits ossifizierten Totalankylose der Sp. a.-Hüfte, alloarthroplastisch operiert (BUCHHOLZ, Hamburg 1965) und der Patient dadurch berufsfähig gemacht (Abb. 114). Sein Leiden hatte mit 10 Jahren mit Gonarthritis begonnen, der nach wenigen Jahren die doppelseitige Coxitis gefolgt war.

Damit ist bereits die *primär mit Coxitis ankylosierende Verlaufsform* der juvenilen Sp. a. skizziert, die einen besonders bösartigen Typ darstellt. Ihr gehören von unserer juvenilen Serie 14 % an, nur männlichen Geschlechts. Sie beginnt zwischen dem 12. und dem 19., mit Häufung im 14. und 15. Lebensjahr. Primär werden die Hüftgelenke befallen, meist zunächst einseitig und gewöhnlich als Tuberkulose verkannt und als solche operiert. Gleichzeitig beginnt die Iliosacralarthritis. Coxitis und Iliosacralarthritis verlaufen rasch und heftig, und innerhalb von wenigen Jahren kommt es nach einem vorwiegend knorpeldestruktiven Stadium zu Ossifikationen der Hüftgelenkkapseln mit schließlich weitgehender bis totaler Versteifung der Hüftgelenke. Auch die Iliosacralarthritis hat schon bis zum Ende des 2. Lebensjahrzehnts nahezu ihr Endstadium erreicht. Gleichzeitig hat sich der Prozeß schnell versteifend auf die Wirbelsäule ausgebreitet, so daß ausgedehnte, frühe, unglückliche Ankylosen resultieren. Weitere Arthritiden der unteren Extremitäten treten hinzu.

Kasuistik: Ein Knabe erkrankte im 15. Lebensjahr mit linksseitiger Iliosacralarthritis (Abb. 10a) und zwei Jahre später an rechtsseitiger Coxitis (Abb. 105a). Wegen Verdachts auf Tuberkulose wurde er am rechten Hüftgelenk operiert (Abb. 105b). Jetzt (21jährig) sind auch das linke Hüftgelenk sowie die Wirbelsäule in aufrecht gerader Stellung total versteift (Abb. 35). Ruheschmerz und eine noch aktive Entzündung kennzeichnen diesen schweren, schnell fortschreitenden Prozeß.

Der Prozeß beruhigt sich im dritten Lebensjahrzehnt, wenn nicht eine Karditis oder Aortitis hinzutritt oder ausnahmsweise eine Rechtsherzbelastung, wie wir es aber bei totaler Thoraxstarre nur einmal erlebt haben. Erstaunliche funktionelle Kompensationen werden von diesen, vom Nacken bis zu den Oberschenkeln gestreckt versteiften Patienten geleistet, die zum Teil sogar berufstätig sind.

An der Wirbelsäule handelt es sich dabei immer um den spondylarthritischen Typ, und selten entwickelt sich eine stärkere Kyphose. Auch später sieht man kaum oder nur wenig Entwicklung von Syndesmophyten.

Die *ankylosierende Panarthritis* fassen wir als Extremform der Sp. a. vom juvenilen Typ auf. Sie ist sehr selten. Die uns bekannten Fälle begannen im zweiten Lebensjahrzehnt. FORESTIER (1951) ordnete sie als panarthritische Form der Sp. a. zu, nachdem er sie 1939 unter dem Namen „panarthrite engainante" (Thèse von VULLERMET, 1940) zunächst als eigene Entität verstanden hatte. In der Tat ist sie aber die schwerste Form der Sp. a. mit einem so ausgedehnt versteifenden Befall der Gliedmaßengelenke, daß darüber die Totalversteifung der Wirbelsäule in Streckstellung weniger bemerkt wird. Allgemeinsymptome, Fieber, Muskelatrophie und Kachexie bedrohen diesen „homme de bois", zumal dessen Kieferglenke auch ankylosieren. Die Synostose fast aller Gelenke des Körpers betrifft vorwiegend den Durchbau der Gelenkknorpel, teilweise auch der Gelenkkapsel. Destruktionen treten zurück, der radiologische Aspekt der Ankylosen ähnelt schließlich mit gläserner Atrophie und spongiösem Durchbau dem Bild der juvenilen chronischen Polyarthritis. Die Hüftgelenkankylose bietet das für die Sp. a. typische Bild, die Wirbelsäule den spondylarthritischen Aspekt mit hochgradiger Atrophie und ohne Syndesmophyten.

Die Haut kann als Aktivitätszeichen Erscheinungen nach Art einer Psoriasis pustulosa oder einer Reiter-Dermatose bieten, eine Karditis kann hinzutreten und zusammen mit chronischer Pyelonephritis bei Nephrolithiasis das Leben dieser Unglücklichen beenden.

Kasuistik: Ein Junge war im Alter von 12 Jahren an schmerzhaftem Schiefhals, mit 16 Jahren an Coxitis erkrankt und entwickelte dann eine zunehmende Versteifung der Wirbelsäule und der Extremitätengelenke. Seit dem 24. Lebensjahr hat er nur kleine Restfunktionen in einigen Gelenken des rechten Arms und der Kiefergelenke. Es besteht eine fast universelle Totalankylose. Ferner haben sich seit 6 Jahren eine Psoriasis capitis, eine Balanitis circinata und eine psoriasiforme Dermatose an den unteren Extremitäten sowie schleichend eine Aorteninsuffizienz entwickelt. Der Patient ist ganz hilflos, seit Jahren fast völlig unbeweglich und bettlägerig; dabei aber zufrieden und ausgeglichen (Abbildungen 84c, 113a, 121b, 127).

d) Die senile Spondylitis ankylopoetica

Präsenil, im 5. und 6. Lebensjahrzehnt, beginnen nur noch etwa 10 % aller Sp. a.-Fälle (Abb. 3). Sie gehören zum größten Teil dem überwiegend oder rein syndesmophytären Typ an (Abb. 5) und sind in der Morphologie ihrer Verknöcherungen durch das osteophytäre Element des gealterten Terrains modifiziert, verunstaltet oder gar kaschiert (S. 543). Die sehr seltenen, eigentlich senilen Fälle, die noch im 7. Lebensjahrzehnt ihren Verlauf anzutreten scheinen, falls nicht ein bis dahin latenter Verlauf dies nur vorgetäuscht hat, schaffen Grenzfall-Probleme zur Spondylosis hyperostotica (S. 657) oder gehören der von uns so benannten hyperostotischen Altersform der Sp. a. an (S. 545).

e) Atypische Spondylitis ankylopoetica (Tab. 12)

Wenn die „typische Sp. a." definiert und von Atypien abgegrenzt werden soll und dabei mit dem überkommenen, aber überholten Bild der „klassischen Sp. a." identifiziert würde, dann müßten alle oben beschriebenen Sonderformen, einschließlich des spondylarthritischen Typs und sogar die periphere Gelenkbeteiligung zur atypischen Sp. a. gerechnet werden. Nun ist aber bei aller Polymorphie die nosologische Einheitlichkeit mindestens der Fälle mit unbekannter Ursache (wenigstens vorläufig) herausgearbeitet worden, vorbehaltlich einer später vielleicht gelingenden ätiologischen Aufschlüsselung.

Welche Symptomatik bei der Sp. a. atypisch ist, ist nicht streng definiert. Das Kriterium der relativen Seltenheit versagt, weil damit auch sehr charakteristische Symptome und weniger bekannte Verlaufsformen mit den Erscheinungen der Nosomorphose zur Atypie gestempelt würden.

Tabelle 12. *Die atypische Spondylitis ankylopoetica*

1. Paraspinaler Ossifikationstyp (Parasyndesmophytose)
   a) Spondylitis psoriatica
   b) Chronisches Reiter-Syndrom
2. Atypische Sp. a. (vorwiegend Iliosacralarthritis) bei chronischen Darmleiden
   a) Colitis ulcerosa
   b) Enteritis (Ileitis) regionalis (terminalis)
   c) nach Ruhr (abortives Reiter-S.)
3. bei familiärem Mittelmeerfieber
4. Grenzlinienfälle Sp. a. – c. P.
   a) pseudo-rheumatoide Sp. a. (ehem. „skandinav. Form" der Sp. a.).
   b) c. P. mit Iliosacralumbau und Spondylitis cervicalis (ehem. „bechterewoide c. P.")
   c) Panarthritis – ankylosierende Form der Sp. a. destruierende Form der c. P.
5. Grenzlinienfälle zur Spondylosis hyperostotica
   Senile Sp. a.

So haben RAVAULT und LEJEUNE (1957) folgende *atypischen Formen* der Sp. a. unterscheiden wollen und der klassischen Form gegenübergestellt: Deszendierender spinaler Typ, Beginn am peripheren Gelenksystem (mono-, polyartikulär, isolierter Hüft-, Knie-, Fußbefall), Atypien der Syndesmophytenmorphologie, langsame, abortive und besonders extensive Verlaufsformen, weibliche Sp. a. und jugendliche Sp. a. OTTO (1958) versteht unter atypischem Verlauf der Sp. a. jene protrahierten Fälle, die nach dem 40. Lebensjahr bei erhaltenem Bewegungsrest zusätzliche osteophytäre Reaktionen entwickeln („Spondylitis mixta" – KREBS).

Die Anhaltspunkte der Literatur sind also mangelhaft. Es wurde versucht, die Fälle mit genital-infektiöser Ätiologie (MASON, 1959), die mit Morbus Reiter und die mit rheumatischem Fieber in der Anamnese aus der typischen Sp. a. auszuklammern (SHARP, 1957). Die ätiologische Signifikanz der Prostatitis blieb aber zweifelhaft (S. 466). Die Einbeziehung des rezidivierenden rheumatischen Fiebers als „akut rekurrierende febrile Form der Sp. a." mit polyarthritischen Episoden, Herzklappenfehler, atypischer Spondylitis und peripherer Arthritis vom JACCOUD- (= post-rheumatic-fever-) -Typ (THOMAS, 1955, SHARP, 1957) muß heute als Vermengung vorwiegend mit Fällen juveniler chronischer Polyarthritis oder Still-Syndrom betrachtet werden. Das beweist das Studium der Kasuistik und der Abbildungen dieser Arbeiten.

SHARP ging von der für die Sp. a. unzureichenden diagnostischen Signifikanz doppelseitiger Iliosacralveränderungen und von den radiotherapeutischen Mißerfolgen bei gewissen Fällen aus und definierte diese als atypische Spondylitis in einem Fünftel seines Sp. a.-Krankengutes: 1. Fälle von chronischer (rheumatoider) Polyarthritis und juveniler c.P. mit Befall der Halswirbelsäule und der Iliosacralgelenke; 2. juvenil begonnene Fälle mit spinaler Beteiligung nach rekurrierendem rheumatischem Fieber; 3. aus der Reiterschen Krankheit hervorgegangene und 4. mit Psoriasis vergesellschaftete Fälle; schließlich die senile ankylosierende Hyperostose (Spondylosis hyperostotica). Der relativ hohe Anteil von 20% atypischer Fälle ist mit der nosologischen Konfusion erklärt. Die Abtrennung atypischer Formen ist etwas anderes als die differential-diagnostische Unterscheidung von anderen Krankheiten.

Wir sondern chronische (rheumatoide) Polyarthritis, juvenile c. P. und Spondylosis hyperostotica mit Selbstverständlichkeit aus der Sp. a. als nosologisch wesensverschieden ganz aus und besprechen sie bei der Differentialdiagnose (S. 485, 566, 657). Es verbleiben als „atypisch" die Formen, die von Grundleiden oder Begleitleiden ausgehend bzw. geprägt das Bild der Sp. a. nachahmen: Psoriasis, Reitersche Krankheit und die Stammskelettveränderungen bei bestimmten chronischen Enteropathien. Fälle der Grenzbereichproblematik können den atypischen Formen angegefügt werden (Tab. 12).

Spondylitis psoriatica: Die *Psoriasis* vulgaris ist bei der (typischen) Sp. a. mit 1—2 % nicht häufiger als es der Erwartung entspricht. Sie hat aber eine überdurchschnittlich häufige Gemeinschaft mit einer von ihr bezüglich Verlauf und Morphologie geprägten, rheumaserologisch negativen chronischen Polyarthritis, die ein eigenes klinisches und röntgenologisches Profil besitzt: Chronische Polyarthritis psoriatica (SCHACHERL u. SCHILLING, 1967 — dort Literatur), mit Onychopathie, Fingerendgelenkarthritis, „Strahlbefall" (Abb. 130c), Neigung zu Asymmetrie und schubweisem bis intermitterendem Verlauf; mit einem typischen Röntgenbild: Nebeneinander von Destruktion und ossifizierender Proliferation, Osteolyse und Synostose, und Neigung zur Enthesopathie.

Die psoriatische Polyarthritis (Arthritis psoriatica, Psoriasis arthropathica) geht bis zu einem Drittel der Fälle mit Wirbelsäulenveränderungen im Sinne einer mehr oder weniger atypischen Sp. a. einher: *Spondylitis psoriatica* (SCHILLING u. SCHACHERL, 1967 — dort Literatur). Die Kombination von Sp. a. und Psoriasis ist lange bekannt: Psoriasis spondylitica (FLETCHER u. ROSE, 1955), Spondylarthritis psoriatica (GRABER-DUVERNAY, 1957).

Die Literaturangaben über die Stammskelettbeteiligung bei psoriatischer Polyarthritis variieren zwischen 9 % und 33 % (AVILA et al., 1960; HORNSTEIN, 1962, u. a.). COSTE findet diese „forme mixte" in einem Viertel seines Kollektives psoriatischer Polyarthritis (COSTE, 1958; COSTE u. SOLNICA, 1966). Unsere Quote lag unter 106 Fällen bei 33 %, das sind 42 % der Männer und 17 % der Frauen. Von diesen Fällen psoriatischer Spondylitis betreffen ein Drittel nur die Iliosacralgelenke, die Hälfte das Stammskelett (Wirbelsäule und Iliosacralgelenke) und der Rest nur die Wirbelsäule (ohne Iliosacralgelenke).

Jede Sp. a. mit Arthritiden an den Fingern muß den Verdacht auf eine Prägung des Prozesses durch Psoriasis oder Reiter-Dermatose lenken.

Die Spondylitis psoriatica hat eine geringere klinische Wertigkeit als die Sp. a. selbst. Sie bleibt nicht selten stumm und wird dann nur bei gezielter Röntgenuntersuchung gefunden. Die Iliosacralaffektion bereitet keine oder kaum Schmerzen, die vertebralen Ossifikationen führen selten zur Wirbelsäulendeformierung und nur bei ausgedehntem Befall zu einer starken Funktionsbehinderung mit Beschwerden.

Die psoriatischen Hauterscheinungen zeigen in schwereren Fällen in Form der Psoriasis pustulosa, der plantaren oder palmaren Keratodermie und der Balanitis circinata Übergänge zur Dermatose der Reiterschen Krankheit, kommen als Keratodermie (selten) oder häufiger als Balanitis auch bei der typischen Sp. a. vor und werden von uns dann als besonderes Aktivitätszeichen des rheumatischen Prozesses gewertet.

Psoriasis pustulosa und Keratodermia blennorrhagica können nicht immer sicher unterschieden werden. Arthritis psoriatica und Reiter-Syndrom haben sie gemeinsam. Andererseits haben diese miteinander große morphologische Ähnlichkeiten in ihrer Manifestation am Stammskelett, ihren Arthritiden und ihrer Neigung zur Enthesopathie.

Das von der Psoriasis geprägte klinische und röntgenologische Bild bietet ein Spektrum mit der psoriatischen Polyarthritis an dem einen und mit dem Reiter-Syndrom am anderen Ende (WRIGHT u. REED. 1964) (S. 647).

Chronisches Reiter-Syndrom: Die Reitersche Krankheit (REITER, 1916) ist meist eine postinfektiöse Zweitkrankheit und weist als Kern die bekannte Trias Urethritis, Konjunktivitis und Arthritis auf: Urethro-konjunktivo-synoviales Syndrom (REITER-FIESSINGER-LEROY). Zur Übertragung kommt ein urogenitaler Infekt (die nicht-gonorrhoische Urethritis — CSONKA, OATES) oder die Ruhr (DYSENTERIE-Epidemien der Weltkriege — PARONEN, 1948) in Frage. Ein Virus-Infekt wurde wahrscheinlich gemacht (AMOR et al., 1965).

Erst nach dem 2. Weltkrieg ist man in breiterem Umfang auf die potentielle Chronizität der Krankheit aufmerksam geworden (GOUNELLE u. MARCHE, 1941; MARCHE, 1946, 1950 u. 1954), mit Iliosacralarthritis und mit der Sp. a. ähnlichen und gleichen Veränderungen an der Wirbelsäule (FORD, 1953; MASON et al., 1959; OATES u. CSONKA, 1959; MURRAY et al., 1958; WELDON u. SCALETTAR, 1961; GOOD, 1962 und 1965; PETERSON u. SILBIGER, 1967; OTT, 1969; DELBARRE et al., 1960). Es kann das Vollbild der Sp. a. mit peripherer Arthritis und mit Enthesopathie („Periostitis') erreicht werden. Die Literatur gibt einen Prozentsatz rezidivierender bzw. chronischer Verlaufsformen der Reiterschen Krankheit an, der zwischen 15 und über 60 liegt. Unter seinen von 1944 bis 1958 beobachteten 144 Fällen hat CSONKA (1960) 61,8 % rezidivieren gesehen. Besonders die Berichte aus Algerien (PERNOD u. MÉMIN, 1961) und aus Tunesien (MASBERNARD, 1959) zeigen, wie schnell, nämlich innerhalb weniger Monate, die Iliosacralgelenke lädierbar sind und wie bald eine volle Sp.-a.-Symptomatik erkennbar werden kann (OUGIER et al., 1964). — Es erkranken fast nur Männer. Der weibliche Erkrankungsanteil liegt zwischen 1 und 4%; unter 332 Fällen von CSONKA (1969) mit 14 Frauen bei 4,2%.

In unserer Erfahrung (SCHILLING, GAMP u. SCHACHERL, 1965) rezidiviert die Hälfte der Fälle akuter Reiterscher Krankheit oder wird mit einem Syndrom chronisch, das in einem sich über Jahrzehnte erstreckenden Verlauf Arthritiden, Entzündungen des Urogenitaltraktes und des Auges sowie psoriasiforme Hauterscheinungen, also Reiter-Symptome „verzettelt" bieten kann und gleichzeitig die röntgenologisch faßbaren Veränderungen am Stammskelett entwickelt (Beispiel Abb. 7). Diese sehr chronischen Verläufe gehen in

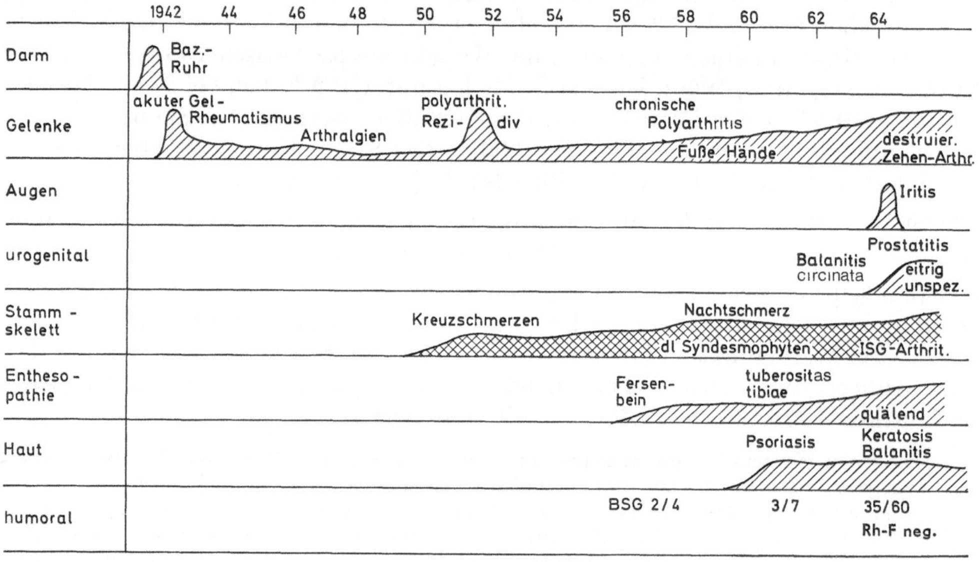

Abb. 7. *Verlaufspanorama* eines *chronischen Reiter-Syndroms*, hervorgegangen aus einem Ruhrrheumatismus (vgl. Abb. 168 u. 170c)

eine atypische chronische Polyarthritis mit Wirbelsäulenbeteiligung oder in eine atypische Spondylitis ankylopoetica mit peripherer Gelenkbeteiligung über.

Wir nennen alle diese Fälle das *chronische Reitersyndrom* im Rahmen der atypischen Sp. a. Es betrifft mit Dauerschäden meistens die Füße, weitere Gelenke vorwiegend der unteren Extremitäten, in den meisten Fällen die Wirbelsäule, in der Hälfte der Fälle die Iliosacralgelenke und fakultativ viszerale Organe (Iritis, Karditis, Vitium cordis, Aortitis wie bei der Sp. a.) sowie die Haut (Reiter-Dermatose: Keratodermia blennorrhagica, trockene Balanitis circinata). — Wir kennen nur einen weiblichen, subakut verlaufenen Fall.

Außer solchen gibt es eine Reihe weiterer Fälle, die (tatsächlich oder scheinbar) postgonorrhoisch oder postdysenterisch mit einem inkompletten Reiter-Syndrom begonnen haben (Abb. 7). Dazu gehört wahrscheinlich als Grenzfall jene früher so häufig beobachtete Sp. a., die nach einer Gonorrhoe entstanden zu sein schien.

Ob die Gelenkentzündungen, die bei bestimmten anderen, aber *chronischen Darmerkrankungen* übererwartungsgemäß häufig vorkommen, einer ähnlichen, zunächst toxischen oder hyperergischen Pathogenese oder einer nosologischen Zugehörigkeit zu verdanken sind, ist noch unbekannt. Es handelt sich um die Arthritiden (milde Synovitis bis Oligoarthritis) vorwiegend mittlerer Gelenke bei der Colitis ulcerosa mit einer Häufigkeit von 10 bis 14% (BYWATERS u. ANSELL, 1958; HARTL, 1963; WRIGHT u. WATKINSON, 1965;

Soren, 1966), bei der Enteritis (Ileitis) regionalis Crohn mit 2 bis 7,5 % (Soren, 1966) und bei der seltenen Whippleschen intestinalen Lipodystrophie mit der hohen Arthritis-Belastung von über 65 % (Kelly u. Weisiger, 1963). Die „rheumatischen" Erscheinungen am Stammskelett bei diesen chronischen Enteropathien haben enge Beziehungen zur Sp. a.

Colitis ulcerosa und Enteritis regionalis: Die Krankheitskoinzidenz der Sp. a. mit einer chronischen ulzerösen *Colitis* liegt weit über der statistischen Erwartung. Jede der beiden kann zuerst auftreten, um von der jeweils anderen gefolgt zu werden, so daß diese als Komplikation und jene als Ursache erscheinen könnte. Die Zusammenhangsfrage ist noch völlig unklar.

Es kommen in Frage genetische Determinierung, immunpathologischer Zusammenhang, spinal-nervale Beziehung, Übertragung toxischen Materials über die Beckenvenen in die venösen Wirbelsäulenplexus (Steinberg und Storey 1957). Grainger (1959) extrapolierte seine Beobachtungen bei Colitis ulcerosa, Reiter-Syndrom, Paraplegikern und Beckeninfektionen, gestützt durch Vasographien, auf die Sp. a. als solche und nahm eine „chronische pelvische Sepsis" als „provokatorischen Faktor" in der Entwicklung der Sp. a. an.

Unter Sp. a.-Patienten kommt die Colitis ulcerosa (ulcerohämorrhagische Rectocolitis) in 1,5 bis 3,9 % der Fälle vor (Romanus, 1953; Wright u. Watkinson, 1965; Serre et al., 1961; Wilkinson u. Bywaters, 1958; McBride et al., 1963, u. a.). Die Zahl scheint sich wesentlich (auf 18 %) erhöhen zu können, wenn systematisch mit Sigmoidoskopie und Röntgenkontrast danach gesucht wird (Jayson u. Bouchier, 1968). Umgekehrt fand man eine klinisch klare Sp. a.-Symptomatik in Kollektiven von Colitis ulcerosa in 1,1 bis 6,4 % der Fälle (Wright u. Watkinson, 1965; Grainger, 1959; Fernandez-Herlihy, 1959; Zvaifler u. Martel, 1960; Acheson, 1960; McBride, 1963, u. a.). Wird aber auf Serien von Darmaufnahmen der Colitis ulcerosa systematisch nach Iliosakralveränderungen gefahndet, dann findet man eine Sacroiliitis weit häufiger: 17,9 %, davon schwere Form 5 % (Wright u. Watkinson, 1965). Unter ihnen hat nur etwa jeder 3. eine klinisch volle Sp. a. Frauen überwiegen. Eine familiäre Belastung kommt vor (McBride et al. 1963).

Quantitativ strenge Beziehungen zwischen Ausdehnung und Dauer beider Leiden bestehen nicht. Uveitis ist sehr häufig (Wright et al., 1965), Amyloidose kann hinzutreten (Benedek u. Sawadzki, 1966).

Die gefundenen Veränderungen stimmen mit der (typischen) Sp. a. überein. Die Beziehung zur colitischen (peripheren) Arthritis scheint sich in diesem Sinne zu klären, daß diese eine Manifestation der zur Colitis ulcerosa gehörenden Spondylitis ist (Wright).

In Deutschland ist offenbar diese wichtige Leidenskoinzidenz entweder seltener oder weniger beachtet. Unter unseren 600 Sp. a.-Patienten jedenfalls hatten nur 2 eine diskrete chronische, nur zeitweise hämorrhagische und gutartige Colitis-Anamnese.

Ein junges Mädchen unserer Beobachtung hatte eine schwere Colitis ulcerosa, war kolektomiert und zeigte eine schwere Iliosacralarthritis (Abb. 143) und periphere exsudative Arthritiden mittlerer Gelenke.

Versorgungsärztlich war ich befaßt mit 2 weiteren Fällen, in denen im Gefolge einer anerkannten chronischen Colitis eine Sp. a. entstand, die mit Wahrscheinlichkeit als weitere Schädigungsfolge im Sinne des Versorgungsgesetzes anerkannt werden durfte (Abb. 144a).

Bei der *Enteritis* (Ileitis) *regionalis* (Crohn) liegt die Sp.-a.-Quote bei 2 bis 6 % (Acheson, 1960, McBride et al., 1963; Stewart u. Ansell, 1963; Ansell u. Wigley, 1964, u. a.). Dazu kommen noch mehr als doppelt so viele (über 10 %) Iliosacralarthritiden (isolierte Sacroiliitis) (Ansell u. Wigley, 1964). Wagner (1969) fand Iliosacralveränderungen bei 2 seiner 5 Fälle und hat uns ein Bild überlassen (Abb. 144b).

Die Whipplesche Krankheit (Lipodystrophia intestinalis) hat mit knapp 20 % eine besonders hohe Sp.-a.-Koinzidenz (Kelly u. Weisiger, 1963).

Über die Iliosacralarthritis bei diesen chronischen Darmleiden siehe Seite 634.

3. Differentialdiagnose der Spondylitis ankylopoetica

Siehe Tabelle 13 und Teil VIII (S. 627).

Tabelle 13. *Differentialdiagnose der Sp. a.*

1. Chronische (rheumatoide) Polyarthritis, besonders die juvenile Form
2. Spondylosis hyperostotica, nach dem 40. Lebensjahr
3. Tuberkulose (Koxitis, Spondylitis, Iliosakralarthritis)
4. Chronisches Reitersyndrom; Spondylitis psoriatica
5. Andere Wirbelsäulen-Syndrome: Chronische Lumbago,
   Osteoporose des Stammskeletts,
   Osteomalazie, Hyperparathyreoidismus
6. (Selten) Ochronose, Osteomyelosklerose
7. Iliosacralgelenke:
   Tuberkulose, Osteosis condensans, Umbau bei Osteomalazie und bei Endokrinopathien

IV. Allgemeine pathologische Anatomie[1] der Spondylitis ankylopoetica

Aus der bisherigen Darstellung geht bereits das entscheidende Kriterium hervor, das alle Untersuchungsergebnisse in zwei Gruppen trennt: Die Frage, ob *Entzündung* morphologisch in wesentlichem Ausmaß vorhanden sei und pathogenetisch eine entscheidende Rolle spiele oder nicht.

Während SIVEN (1903), FRAENKEL (1903/4), GÜNTZ (1933), KLINGE (1933), ENGFELDT et al. (1954), CRUICKSHANK (1951, 1956, 1960) und andere die Entzündung in den Wirbelgelenken und im perivertebralen Bindegewebe gefunden, die kritische Frage also bejaht hatten, war H. van SWAAY (1950/51) der Hauptvertreter des gegenteiligen Standpunktes: Seine pathogenetische Studie (1950) nannte er Spondylosis ankylopoetica, da er bei seinen 3 Sp. a.-Patienten, die nach Röntgentiefentherapie an Leukämie gestorben waren, charakteristische Entzündungsmerkmale nicht gefunden hat. Arthritische Abweichungen an der Wirbelsäule, die andere Autoren beschrieben hatten, hielt er für Komplikationen. Er sah an den Intervertebral- und Iliosacralgelenken diffuse gefäßlose Knorpelproliferationen bis zur knorpligen Ankylose (Synchondrose), die über ein ossifizierendes Stadium mit Markeinsprossung durch knöcherne Ankylose (Synostose) ersetzt wird. Der Prozeß an der Zwischenwirbelscheibe wird von van SWAAY analog beschrieben. Der fibröse periphere Teil (Anulus fibrosus) geht in Knorpel über, der verkalkt und durch myelogene enchondrale Knochenbildung von der Wirbelrandleiste aus die typische, zwei Wirbelkörper verbindende Knochenschale und entlang den Abschlußplatten Knochen bildet. Es wird damit erstmals die lang eingefahrene Vorstellung richtiggestellt, es handele sich bei den Syndesmophyten um Verknöcherungen des Längsbandes (SCHMORL u. JUNGHANNS, 1957). Dieser Irrtum beruht, vielfach noch heute, einerseits auf einer Fehlinterpretation des Röntgenbildes, andererseits auf Verwechslungen mit der Spondylosis hyperostotica.

Van SWAAY kam zusammenfassend zu dem Ergebnis, daß die Sp. a. Beweise für einen Entzündungsprozeß vermissen lasse, und daß die wesentlichen Abweichungen im Knorpel gelegen seien.

Eine primäre Knorpelschädigung und -wucherung gehört offenbar auch bei AUFDERMAUR zum Konzept von der Sp. a. Weiterhin stimmen die meisten Pathologen der letzten

[1] Die spezielle Histopathologie wird bei den einzelnen Manifestationen gesondert abgehandelt.

20 Jahre in der Feststellung einer *chondroiden Metaplasie* des Anulus fibrosus als einer Primärläsion und der *enchondralen Ossifikation* als dem pathogenetischen Weg der charakteristischen Knochenneubildung der Sp. a. überein. So auch WETTSTEIN und RIOTTON (1950), mit dem ausdrücklichen Vermerk der Intaktheit des Längsbandes und des Fehlens von Entzündungszeichen.

Fast alle den Pathologen zur Verfügung stehenden Leichen sind Spätfälle. Deshalb blieb die Stellung der Entzündung in der Pathogenese der Wirbelsäulenversteifung so lange umstritten.

AUFDERMAUR (1953) hat trotzdem entzündliche Veränderungen als Reiz für die Gewebsreaktion in sein Gesamtbild aufgenommen und charakterisierte die Sp. a. als chronische rheumatische ossifizierende Entzündung. Die Verknöcherung (Syndesmophytenbildung) beginnt an den seitlichen Teilen des Anulus fibrosus über der knöchernen Randleiste, betrifft im allgemeinen nicht das Längsband, kann aber auf das paravertebrale Gewebe übergreifen. Die knöcherne Ankylose der Intervertebralgelenke erfolgt von der Gelenkkapsel aus, von wo die Ossifikation auf die Gelenkflächen übergreift: „für die Sp. a. absolut charakteristisch". Der Synostose geht in Übereinstimmung mit van SWAAY eine knorplige Verbindung der Gelenkflächen voraus: Die typische pathologische *Synchrondrose,* am Knorpel regressiv beginnend, proliferativ fortschreitend.

Als man begann, in früheren Stadien des Leidens bioptisches Material zu gewinnen und auszuwerten, wandelte sich das Bild weiter zugunsten entzündlicher Befunde. ENGFELDT, ROMANUS u. YDEN (1954) fanden Rundzellenherde bzw. Endarteriitis im lockeren Bindegewebe zwischen den Dornfortsätzen und in den tiefen Rückenmuskeln, im prädiskalen Raum zwischen Längsband und Bandscheibe, in der sternalen Synchondrose und im Akromioklavikulargelenk; teilweise mit Knorpel- und Knochenzerstörung, teilweise mit Knochenneubildung. Die Deutung des Prozesses als aktive knöcherne Rekonstruktion im Sinne der reparativen Phase eines destruierenden Entzündungsprozesses (z. B. Spondylitis anterior) lag nahe. Befunde und Deutung konnten sich auf CRUICKSHANK (1951) stützen, wurden von WURM (1957) kritisiert bzw. abweichend interpretiert, und finden in neuerer Zeit wieder Verständnis und Bestätigung (vgl. Abb. 86).

WURM konnte in der 2. Auflage seiner Monographie „Spondylitis ankylopoetica" (OTT-WURM, 1957) die Auswertung von 10 Autopsie-Fällen seiner Darstellung der „Pathologie und Pathogenese der entzündlichen Wirbelsäulenversteifung" zugrunde legen. Seine Deutung ist in der deutschsprachigen Literatur maßgebend geworden, während sie im Ausland leider wenig beachtet wurde. Das „Primat der Gelenkkapselverknöcherung" hat WURM mit AUFDERMAUR gemeinsam. Die periarthrale Ossifikation als Grundlage der Ankylose kennzeichnet jedenfalls die klassische Bechterew-Marie-Strümpellsche Form der Sp. a., im Gegensatz zu der als „polyarthritischer Typ" bezeichneten Form mit pannöser Knorpelzerstörung und fibro-ossärer Ankylose (ZIEGLER, KLINGE).

Hier dürfte ein entscheidendes Mißverständnis hinderlich sein: Die zahlreichen Fälle von Sp. a., die mit peripheren Arthritiden einhergehen, bilden nicht den Typ, den wir spondylarthritisch nennen (S. 525). WURM meinte wahrscheinlich den letzteren, hat ihn aber pathologisch-anatomisch nicht zu Gesicht bekommen und geglaubt, er sei mit dem „polyarthritischen" identisch. Der spondylarthritische Typ vielmehr ist qualitativ unabhängig von der Mitbeteiligung von Extremitätengelenken, er bevorzugt sie nur quantitativ.

Unter Berücksichtigung eigener spärlicher Entzündungsbefunde bei einem Frühfall und einbeziehend die von ENGFELDT u. ROMANUS gesehene chronische unspezifische Synovitis und prävertebrale Rundzelleninfiltrate, definierte WURM die Rolle des (infektbedingten?) chronischen Entzündungszustandes im reaktionsfähigen Mesenchym des Achsenskeletts bei der Sp. a. als pathologischen Wachstumsreiz („Starter"), der in kausal nicht faßbarer Verbindung zur fortschreitenden Ossifikation aller straffbindegewebigen und knorpligen Teile des Bewegungssegmentes führt. Diese systematische knöcherne Umdifferenzierung — eine singuläre Erscheinung in der Pathologie — ist zunächst metaplastischer Natur: Chondroide Metaplasie von Bindegewebszellen, der ein Ersatz von

Knorpel und Bindegewebe durch lamellären Knochen nach dem Schema der enchondralen Ossifikation folgt. Für die Ankylosierung der Iliosacral- und Intervertebralgelenke sind die pathologische Synchondrose und die Verknöcherung des periarthralen Bandapparates verantwortlich. Echte Destruktionen, wie sie röntgenologisch als ulzerierende oder rarifizierende und sklerosierende Ostitis gedeutet worden waren, fand WURM nicht und hält solche Erscheinungen, z. B. an den Iliosacralgelenken, für vorgetäuscht durch unregelmäßige Wucherung und Ossifikation des Knorpels bzw. der Synchondrose.

Diesem Bild der Sp. a. steht jenes konventionellere gegenüber, das CRUIKSHANK 1960 für die englischsprechende Ärzteschaft formuliert hat und das, in Unkenntnis der WURMschen Ergebnisse (!), offenbar für die außerdeutsche Rheumatologie verbindlich blieb. Wahrscheinlich zu sehr vereinfachend waren die Veränderungen an den Wirbelsäulengelenken denen an den peripheren Gelenken der Sp. a. einerseits und denen der rheumatoiden Arthritis andererseits als „sehr ähnlich“ gleichgestellt worden (CRUICKSHANK, 1951): Chronische Synovitis mit villöser Hyperplasie, pannöser Proliferation und Knorpeldestruktion — also eine Arthritis, die sich von der bei der rheumatoiden Arthritis vorwiegend durch die schließlich knöcherne Ankylose unterscheidet. Auch an den „kartilaginären Gelenken“ (Bandscheiben, Symphyse, Manubriosternalchondrose) beginnt der Verknöcherungsprozeß entzündlich als juxtaartikuläre Osteitis mit fibrosierendem Granulationsgewebe (CRUICKSHANK, 1956). Das vordere Längsband ist zwar nicht ergriffen, radiographisch aber wird außer der Ossifikation des Anulus fibrosus die Verknöcherung tiefer Schichten des Längsbandes gefolgert, womit unser „subligamentärer Syndesmophytentyp“ angesprochen ist (Abb. 39).

Destruktive Knochenprozesse und osteolytische Läsionen, teilweise durch „rheumatoides Granulationsgewebe“, wurden im amerikanischen Schrifttum seit BAGGENSTOSS et al. (1952) mehrfach histologisch gezeigt und dem spondylitischen Röntgenbild korreliert (LORBER et al., 1961, u. a.), wobei allerdings zuweilen die diagnostische Zuordnung der Fälle verwirrt und fehlleitet (S. 548).

Mit der Knochenstruktur (Osteopathie) der Sp. a. haben sich POHL u. VITALLI (1969), mit der Iliosacralarthritis GLOGOWSKI (1960, 1962, 1963) sowie MAIER (1967) eingehend befaßt.

Das heutige *pathologisch-morphogenetische Bild* der Spondylitis ankylopoetica, wie es sich auf dem 13. Kongreß der Deutschen Gesellschaft für Rheumatologie (1968) darbot, hat seinen Standort sozusagen in der Diagonalen durch die Summe aller bisherigen Erfahrungen (BENEKE), einschließlich eigener Anschauung (DIHLMANN; SCHILLING mit FASBENDER). Die drei Versuche, durch Synthese die beiden unterschiedlichen morpholo-

Tabelle 14. *Pathologisch-morphogenetische Elemente der Sp. a.*

1. Entzündlich destruierende
2. metaplastisch produktive
   } Prozesse: Ab- + Anbau → Umbau

Am Achsenskelett (Bewegungssegment):

a) Wirbelumbau (Porose bis Osteolyse)
   Bandscheibenabbau („Discitis“)
   → Spondylodiscitis
   Umbau (Arthritis) der Ikiosacral- und Intervertebralgelenke
   → *Spondylitis*

b) Enchondrale Ossifikation: Gelenkkapsel, Anulus fibrosus, Perivertebrales Bindegewebe
   → *Desmophytose*

3. Umbau von Synchondrosen
4. Synovitis, Arthritis von Extremitätengelenken
5. Ossifizierende Enthesopathie (Tendoostitis)

gischen und pathogenetischen Konzepte als pathologisch-anatomische Grundelemente, der Sp. a. (Tab. 14) zu vereinbaren, seien kurz und teilweise durch Zitat referiert.

BENEKE trennt konventionell und nach WURM den polyarthritischen vom klassischen Typ der Sp. a., denen er beiden den gleichen entzündlichen Startermechanismus (eine immunpathologische Reaktion vom verzögerten Typ?) zuspricht. „Dieser Startermechanismus muß in der Lage sein, Proliferationskinetik und Differenzierung der örtlichen Bindegewebszellen zu verändern; einmal zu entzündlich-proliferierendem Bindegewebe, das ortsständig zunächst Gelenkstrukturen zerstört, dann aber auch Knorpel und Knochenbildung hervorruft (polyarthritischer Typ); zum anderen Mal kann flüchtiger und geringer Entzündung sofort Knorpel- und Knochenneubildung folgen (sogenannter klassischer Typ)."

DIHLMANN will die Einteilung in einen klassischen und einen polyarthritischen Typ durch die röntgenbildanalytisch erkannte „biologische Variabilität und dadurch unterschiedliche Expressivität der beiden feingeweblichen Grundvorgänge — Neben- oder Nacheinander von Entzündung und Knochenneubildung — ersetzen. Bei 79 % der Patienten wurde der klassische Typ gefunden, bei 21 % jedoch immer sowohl periarthrale Verknöcherungen ohne arthritische Knorpelzerstörung als auch Hinweise auf intra- oder extraartikuläres Granulationsgewebe. Der reine polyarthritische Typ der Sp. a. wird in Frage gestellt. Diese Erkenntnis führt zu einer Grundkonzeption der Sp. a.-Pathogenese, die allen bisher bekannten, scheinbar widersprüchlichen feingeweblichen Untersuchungsbefunden gerecht wird".

SCHILLING will die beiden Typen als „vorwiegend syndesmophytär" und als „vorwiegend spondylarthritisch" (nicht „polyarthritisch") zutreffender charakterisieren, sie im übrigen aber wie DIHLMANN im Nebeneinander zweier Prozeßmodalitäten verstanden wissen; „Der Doppelgesichtigkeit der Sp. a. aus Destruktion und Produktion entsprechen in Grenzfällen die beiden röntgenologisch unterscheidbaren Typen. Diese überschneiden sich in Abhängigkeit vom Erkrankungsalter entsprechend einer gewissen Gesetzmäßigkeit der Nosomorphose mit Verschiebung des Gleichgewichts der Prozesse in der Jugend zugunsten der entzündlichen, im Alter zugunsten der vorwiegend produktiven Tendenz".

Wir müssen aber wohl alle zugeben, daß wir das spekulative Stadium unserer Bemühungen, insbesondere um röntgen-morphologische Korrelationen zum pathogenetischen Substrat, noch nicht überwunden haben.

Ergänzt wird das Bild durch die Ergebnisse des Sp. a.-Symposions in Reinhardsbrunn 1968: GEILER (1969) fand im Sektionsgut des pathologischen Instituts der Universität Leipzig 1951 bis 1968 unter 49176 Obduktionen 45 Sp. a.-Fälle, also die repräsentative Verhältniszahl von 0,9‰, darunter 6 Frauen (13%). In fünf ausgewerteten Fällen und 30 Knochenpunktaten erwies sich die Sp. a. als ein primär entzündliches Leiden, was durch den Nachweis einer chronischen Synovialitis der Iliosacral- und Intervertebralgelenke als Initialläsion, ohne Entwicklung eines knorpeldestruierenden Granulationsgewebes, demonstriert werden konnte. Dieser folgt die chondroide Metaplasie der Gelenkkapsel, die ihrerseits zu deren Ossifikation und, auf dystrophischer Grundlage, zur Synchondrose führt. Eine entzündliche Primärläsion in Nachbarschaft der Anulus-fibrosus-Verknöcherungen wurde nicht gesehen.

Der wichtigste Befund dieser neuesten Studie ist die primäre Synovitis. Die Morphogenese der Synchondrose weicht von der AUFDERMAURschen Auffassung ab.

Das pathohistologische Substrat schließlich, das der entzündlich ossifizierenden Insertionstendinitis zugrundeliegt, ist von NIEPEL et al. (1966) beschrieben worden: Entzündliche *Enthesophatie* (Enthesitis). Diese betrifft periphere und stammnahe Manifestationen, die für die Sp. a. sehr charakteristisch sind und die sich dort abspielen, wo straffes Bindegewebe (Sehnen, Bänder) unter Vermittlung einer Knorpelschicht in Knochen einstrahlt. DIHLMANN (1967) hat sie als Fibroostitis zusammengefaßt. Das klinisch-pathologische Konzept der Enthesopathie wird in besonders glücklicher Weise der Sp. a. gerecht und bietet ein Modell an, das zum Verständnis dieses eigentümlichen Systemleidens des Bewegungsapparates und seiner Verwandtschaft zur psoriatischen Arthritis und zum Reitersyndrom beitragen wird (S. 624).

V. Zur radiologischen Aufnahmetechnik der Spondylitis ankylopoetica

Eine Standardisierung der Aufnahmen (Filmformat, Einstellmethode, FFD) im Routinebetrieb ist erforderlich. Sollen Röntgenaufnahmen zur Sicherung oder zum Ausschluß einer Sp. a. gemacht werden, ist folgendermaßen vorzugehen: Zunächst Beschränkung auf

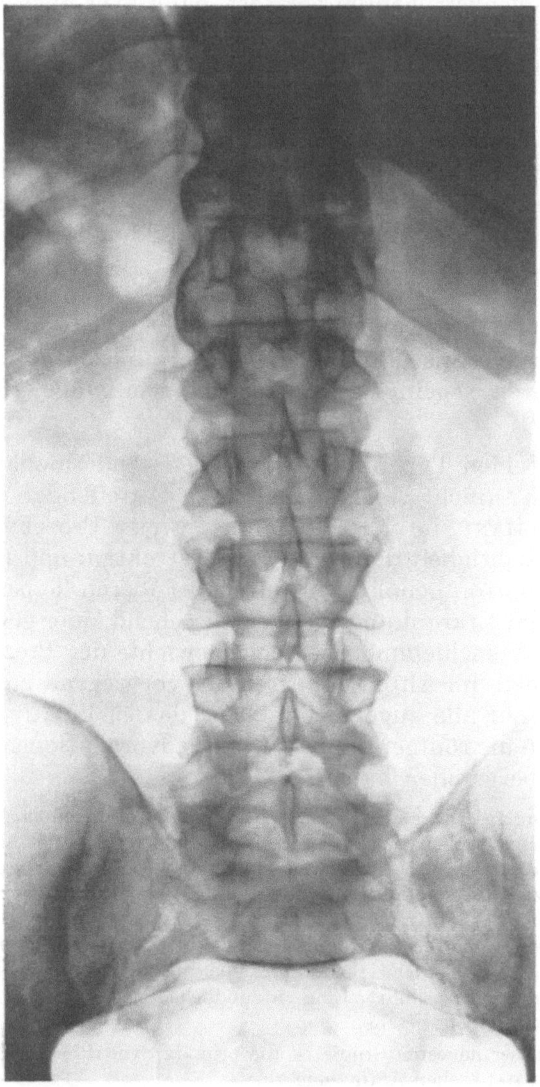

Abb. 8. *Aufnahmetechnik:* Lendenwirbelsäule a-p im Format 20/40 cm, den dorsolumbalen Übergangsbereich (hier mit seitlichen Syndesmophyten) und die Iliosacralgelenke (hier mit entzündlichen Frühveränderungen) einschließend. 59 j. Mann. Spät begonnene Sp. a. mit etwas verzögert entwickelter Iliosacralarthritis.

die Lendenwirbelsäule in 2 Ebenen, wobei die Sagittalaufnahme (20 : 40 cm) kaudal die Iliosacralgelenke in voller Ausdehnung und kranial das untere Viertel der Brustwirbelsäule mit darstellen soll (Abb. 8): Aufnahme „LWS und untere BWS“. Damit sind die beiden Orte der Erstmanifestation des Leidens am Stammskelett, nämlich der iliosacrale Beckenabschnitt und der dorsolumlale Übergang, sichtbar gemacht und in vielen Fällen damit schon die diagnostische Aussage ausreichend möglich. Strukturanalytische Gesichtspunkte haben den Vorrang vor der Erfassung der Statik, so daß Aufnahmen im Liegen solchen im Stehen vorzuziehen sind.

Djian hat zu diesem Zweck ein Großformat (36×43 cm) angegeben, um der dorso-lumbo-pelvinen Übersicht noch die kranialen Konturen der Hüftgelenke zugänglich zu machen. Der Vorteil dieser Aufnahme ist aber gering. In vielen Fällen, besonders bei klinischem Verdacht auf Coxitis, wird man sowieso eine Beckenübersichtsaufnahme zwecks weiterer Information (Hüftgelenke, Symphyse, Sitzbeine) anschließen.

Zum Expositionsmodus der Lendenwirbelsäule und der Iliosacralgelenke hat Djian (1960) auf die Vorteile des *postero-anterioren* (p. a.-) Strahlengangs aufmerksam gemacht, die Ott et al. (1965) übernommen haben: Die infolge der Lordose fächerförmig angeordneten Intervertebralräume werden von dem nach ventral divergierenden Strahlenbündel orthograd getroffen, während die a. p.-Aufnahme besonders im dorsolumbalen Abschnitt unübersichtliche Konturverhältnisse schafft. Bei einer Focus-Film-Distanz von 1,50 m finden wir allerdings den Qualitätsunterschied nicht beträchtlich. Entsprechendes gilt für die nach dorsal konvergierenden Kreuzdarmbeingelenke.

Weitere Aufnahmen betreffen je nach Bedürfnis die Iliosacralgelenke, die Halswirbelsäule, seltener die Brustwirbelsäule, die stammnahen und die peripheren Gelenke, Fersenbein, Kiefer, Brustbein und Spezialaufnahmen (Tomographie: Wirbel, Iliosacralgelenke, Sternoclaviculargelenke, cervico-occipitaler Übergang). Die Lendenwirbelsäule erfordert stets Aufnahmen in 2 Ebenen, auf Schrägaufnahmen kann man meistens verzichten. Bei der Halswirbelsäule kommt man in der Routine mit der seitlichen Projektion aus.

Die Thoraxübersicht ist obligat, nicht nur wegen der Frage nach Herzumbau und Lungenstruktur, sondern auch im Hinblick auf mitdargestellte Anteile des knöchernen Thorax, die manchmal sogar die Diagnose der Sp. a. erlauben (Abb. 121).

Hände und Vorfüße sollen stets je paarweise aufgenommen werden, unter Verwendung folienloser Filme.

Bei der röntgendiagnostischen Planung bedenke man, daß es sich um chronisch Leidende und meist jugendliche, noch in zeugungsfähigem Alter befindliche Menschen handelt. Eine entsprechende Ökonomie ist zu fordern, besonders im Beckenbereich. Gerade bei diesem Patientenkreis werden im allgemeinen zu viele Röntgenaufnahmen gemacht, teils wegen Mängeln in nichtroutinierten Röntgenbetrieben und bei unerfahrenen Untersuchern, teils weil es an Koordinierung der zahlreichen Ärzte mangelt, mit denen es Rheumakranke im Laufe der Jahre zu tun haben.

Als *Regel* sollte deshalb gelten:

Bis zur Etablierung der Diagnose ist eine Röntgenuntersuchung höchstens alle 4 Monate erlaubt (aber auch zu fordern); jeweils 2 bis höchstens 5 Bilder vom Stammskelett sollten dabei genügen. Bei gesicherter Diagnose im floriden Stadium soll nur noch jährlich einmal kontrolliert werden mit durchschnittlich 3 Bildern vom Stammskelett. Später ist die Indikation gelockert und nimmt an Dringlichkeit im allgemeinen ab. Gonadenschutz junger Männer ist zu fordern. Besondere Zurückhaltung ist bei Mädchen und jungen Frauen geboten, da ein Ovarialschutz bei Iliosacralgelenkdarstellung unmöglich ist.

2. Teil:

Röntgen-Symptomatologie der Spondylitis ankylopoetica (Tab. 15)

VI. Achsenskelett

1. Iliosacralarthritis

Der pathologische Umbau der Kreuzdarmbeingelenke: „Iliosacralarthritis“ (Arthritis sacroiliaca, Sacroiliitis)

Die *ersten röntgenologischen Veränderungen* der Sp. a. sind an den Iliosacralgelenken zu erwarten. Sie sind deshalb der Schlüssel zur Frühdiagnose der Sp. a. (Krebs, 1934; Scott, 1936; Forestier u. Metzger, 1939).

Man erinnere sich:

1. Das Iliosacralgelenk ist keine Fuge, sondern ein echtes Gelenk (Diarthrose) mit straffem Bandapparat und minimaler Beweglichkeit (Amphiarthrose).

2. Der Gelenkspalt liegt nicht in einer Ebene, sondern ist in sich verdreht. Die gelenkbildenden Facies auriculares haben — bei Aufsichtbetrachtung — einen vertikalgestellten ventrokranialen Teil und einen etwas kleineren Anteil, der in dorso-kaudaler Richtung umbiegt („Fuß", „Ohrläppchen").

3. Das Gelenkpaar konvergiert, der Kreuzbeinverjüngung folgend, bogig nach kaudal und deutlich nach dorsal.

4. Im dorsalem Retroartikularraum und im kranialen Viertel klafft das Spatium interosseum, das von Bändern, nicht aber von Gelenkstrukturen erfüllt ist.

a) Aufnahmetechnik

Es gibt deshalb *aufnahmetechnisch* keine sichere Möglichkeit, den ganzen Gelenkspalt darzustellen. Dieser projiziert sich bei sagittalem Strahlengang meistens doppelt: Die vorderen, bogig ansteigenden Konturen liegen lateral, die hinteren, oft unvollständig sichtbaren Konturen medial mit dem typischen, mehr senkrecht ansteigenden und oft orthograd getroffenen dorsokaudalen Abschnitt.

Das Prinzip der verschiedenen *Einstellmethoden* in Rückenlage (Samuel, 1929; Barsony u. Schulhof, 1931, u. a.) zur symmetrischen, unverkürzten und scharfen Darstellung beider Gelenke auf einer Aufnahme (Steinschnittlage, Einblickaufnahme) ist die Erzielung eines zur Kreuzbeinachse senkrechten Strahleneinfalles durch Ausgleich der Lendenlordose (Anbeugen der Beine) und/oder durch entpsrechende Einstellung des Einfallswinkels des Zentralstrahls (Kippung der Röntgenröhre). Diese Bedingungen sind auf den üblichen Sagittalaufnahmen der Lendenwirbelsäule und des Beckens im Liegen oder Stehen wegen der Lordose bzw. Beckenneigung nicht erfüllt: Die Kreuzdarmbeingelenke projizieren sich mehr oder weniger verkürzt. Die Beckenübersicht täuscht zudem meistens eine mäßige paraartikuläre breite Darmbeinverdichtung vor.

Für die Lendenwirbelsäulenaufnahme und die Ausschnittsaufnahme der Iliosacralgelenke ist die Technik im postero-anterioren Strahlengang mit dem nach ventral divergierenden Strahlenbündel der anatomischen Situation des nach dorsal konvergierenden Gelenkpaares eher angepaßt als die übliche ap-Aufnahme (Romanus u. Yden, 1955; Djian, 1965; Ott et al., 1967). Es resultiert oft eine bessere Gelenkspaltdarstellung, ohne daß dies aber zuverlässig eintritt oder unbedingt einen Vorteil darstellt (Abb. 12). Die Aufnahmen in beiden Strahlenrichtungen können sich aber ergänzen und durch Vergleich zur Sicherung minimaler Läsionen beitragen, eher als Schrägaufnahmen.

Eine erweiterte Exploration kann durch *Schichtaufnahmen* beider Iliosacralgelenke in Rückenlage angestrebt werden (Forestier et al., 1950), wofür Dihlmann (1967) nach Auswertung von 200 Patienten die Einzelfilm-Schichttiefen entsprechend ihrem statistisch ermittelten, abnehmenden Aussagewert empfiehlt: 3, 6, 4, 7, 2,5 und 8 cm Abstand vom Rücken des Patienten. Für Forestier war der 6 cm-Schnitt der interessanteste. (Abb. 11a und b, 13, 14).

Die *Schrägaufnahmen* des Iliosacralgelenks in halb-seitlicher Rückenlage (Spaltenaufnahme nach v. Kovacs, 1935), in schräger Bauchlage (Logroscino, 1936) oder gezielt unter Durchleuchtungskontrolle (Jaeger, 1949; Resing, 1952; Kamieth, 1957) haben folgende Nachteile: Die Strahlenbelastung des jugendlichen Beckens wird erhöht; der Drehungswinkel des Beckens, unter dem der Gelenkspalt möglichst orthograd dargestellt werden soll, ist zwischen 10 und 30 Grad sehr variabel und nicht vorauszusehen; die unvermeidliche Asymmetrie bzw. die nicht exakte Reproduzierbarkeit erschweren Seitenvergleich und Verlaufskontrollen; und schließlich liefert die Schrägaufnahme nur seltener eine zusätzliche röntgenographische Information. Im Gegenteil: In einem Drittel der Frühfälle erlebt man bei der Kontrolle eines Sagittalbildes durch die Schrägprojektion eine teilweise oder völlige Kaschierung des pathologischen Befundes, so daß eine „Besserung“ vorgetäuscht bzw. der Eindruck hervorgerufen wird, die iliosacrale Ausschnittsaufnahme im ap- oder pa-Strahlengang zeigte irrigerweise Strukturabweichungen, die sich in der „besseren“, nämlich der Spaltenprojektion als Täuschung erwiesen (Abb. 9). Dies ist in einzelnen Fällen auch so. Häufiger liegt aber die Irrtumsrichtung umgekehrt.

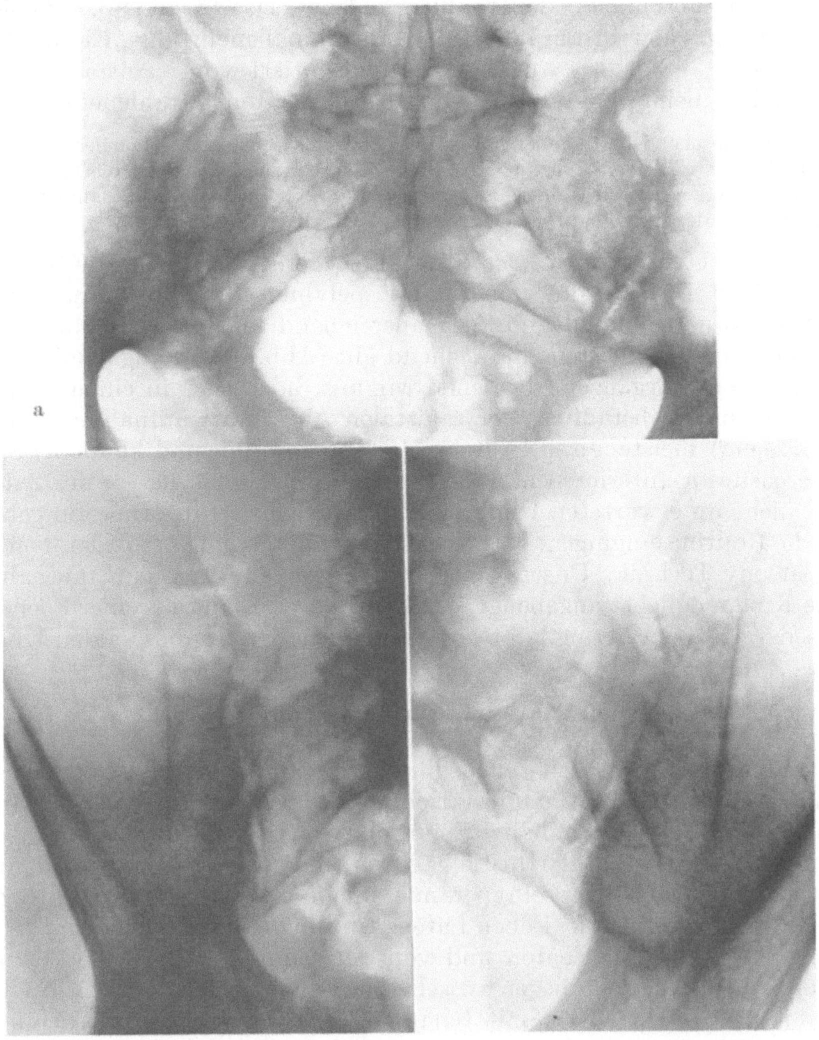

a b c

Abb. 9. *Aufnahmetechnik:* Überlegenheit der a-p Ausschnittsaufnahme (a) über Schrägaufnahmen (b und c) der Iliosacralgelenke. In die Aufsicht projizieren sich, rechts mehr als links, Kontur- und Strukturstörungen, die bei schräger Projektion rechts verschwinden (falsch-negativer Röntgenbefund) und links nur kaudale Konturunschärfe belassen. 44j. Mann mit torpider Sp. a. seit 6 Jahren, mit erscheinungsarmer, aber schon fortgeschrittener Iliosacralarthritis

Darauf hat erstmals Forestier 1939 hingewiesen, und andere erfahrene Autoren haben darauf bestanden (Wilkinson u. Bywaters, 1958; Djian, 1960; Dihlmann, 1967). Dihlmann erklärt die Täuschung durch die Verwechslung mit dem intakten Retroartikularspalt, den die gezielte Schrägaufnahme orthograd trifft.

Eine weitere Erklärung dürfte naheliegen: Schrägaufnahmen bestrahlen den Gelenkspalt tangential und projizieren den paraartikulären Darmbeinknochen zusammen mit lateralen Beckenanteilen auf einen schmalen Bezirk, der die Strukturdetails in einem mehr oder weniger kondensoiden Erscheinungsbild (Abb. 14c) ausgleicht und verschluckt und sogar Unregelmäßigkeiten der Konturen annulieren kann. Das sagittal einfallende Strahlenbündel hingegen durchdringt den frei projizierten iliosacralen Abschnitt des Beckenrings im Durchgang geringster knöcherner Tiefe und projiziert aus ihm den paraartikulär pathologisch veränderten Bezirk auf eine größere Fläche, besonders bei anterior-posteriorer, das Gelenk schräg schneidender Strahlenrichtung. Das für die Sp. a. typische Erscheinungsbild der Iliosacralarthritis, im Beginn manchmal mehr ein ,,Eindruck wie ..." als exakt beschreibbar, wird also vorwiegend repräsentiert vom sagittalen ap-Ausschnittsbild der Kreuzdarmbeingelenke bei möglichst senkrechtem Strahleneinfall.

Alle aufnahmetechnischen Überlegungen haben ihren Sinn nur in frühen und mittleren Stadien des Leidens, solange eine ausgleichbare Lendenlordose überhaupt noch vorhanden ist, solange die typische Beckenhebung eine Kippung der Röntgenröhre nicht überflüssig macht und solang nicht jede Aufnahmetechnik ein gleichermaßen eindeutiges Bild der fortgeschrittenen Iliosacralarthritis liefert.

Entsprechend ist unser *Arbeitsmodus* im klinischen Alltag. Über die Hälfte der Sp. a.-verdächtigen Fälle ist mit der dorso-lumbo-pelvinen Standardaufnahme (LWS a.-p. 20×40, seitlich 15×40 cm) diagnostisch ausreichend klärbar. Die Iliosacraldarstellung auf dieser Aufnahme ist meistens hinreichend gut (Abb. 8), im allgemeinen besser als auf der Beckenübersicht. Ergänzend bedienen wir uns, höchstens in einem Drittel der Fälle und vorwiegend im Frühstadium, der sagittalen Ausschnittsaufnahme beider Iliosacralgelenke (18×24 cm), meistens a.-p.; seltener der Tomographie und kaum der Spaltenschrägtechnik. Die posterior-anterioren und die Schicht-Aufnahmen haben uns, wie die Schrägaufnahmen, nicht im erwarteten Umfang einen Zuwachs an Information gebracht, so daß sie nicht in die Routine eingingen. Ebenso sind wir unabhängig geworden von Steinschnittlage oder Barsony-Technik. Unsere Patienten liegen zur Ausschnittaufnahme auf dem Rücken, die Knie möglichst angebeugt, der Zentralstrahl fällt mit einer Focus-Filmdistanz von 1,5 m senkrecht oder gering kopfwärts geneigt in den lumbosacralen Übergang ein.

b) Zeitliche Zuordnung

Befall der Iliosacralgelenke. Wann beginnt im Krankheitsablauf der Iliosacralgelenkumbau? In den Fällen mit Erstmanifestation des Leidens am Stammskelett (mehr als 70 % der adulten Fälle) ist der Krankheitsbeginn, ohne das vage Prodromium, durch den tatsächlichen Start der Iliosacaralarthritis gegeben und meistens bald, nicht immer sofort, durch typische Schmerzen (Kapselhyperämie?) gekennzeichnet, selten aber exakt festzulegen. Die Dauer der röntgenologischen Latenz ist abhängig von der Floridität des Umbauprozesses, vom Alter des Patienten und von der Empfindlichkeit der Beurteilung. Die Angaben von Ott et al. (1965) liegen zwischen 6 Wochen und 3 Jahren. Nach unserer Erfahrung und in Analogie zur Extremitätenarthritis ist mit durchschnittlich 6 bis 12 Monaten zu rechnen. Die Streuung ist aber beträchtlich, auch nach ,,vorne" sozusagen in den Minusbereich hinein für Fälle, die zunächst oder längere Zeit klinisch latent verlaufen. — Für peripher-arthritisch begonnene, also besonders jugendliche Fälle ist die Latenz bis zum Iliosacral-Start wahrscheinlich verlängert, bislang aber noch unbestimmt.

Röntgenologisch ist die zeitliche Zuordnung des iliosacralen Gelenkbefalls an der Syndesmophytenbildung ausrichtbar, die jenem im allgemeinen zeitlich nachfolgt. Wir sprechen dann von einer *Verzögerung* des iliosacralen Gelenkumbaus, wenn sein Beginn oder sein Entwicklungstempo den vertebralen Symptomen deutlich nachhinkt (Abb. 8). Dieses Phänomen kommt vor dem 30. Lebensjahr seltener vor als später.

Bei längerem Ausbleiben von Zeichen einer Iliosacralarthritis muß erstens nach Psoriasis (Abb. 162) oder familiärer psoriatischer Belastung gefahndet werden (atypische Sp. a.) und zweitens die Diagnose in Richtung einer eventuell mißdeuteten Spondylosis hyperostotica überprüft werden (Abb. 180).

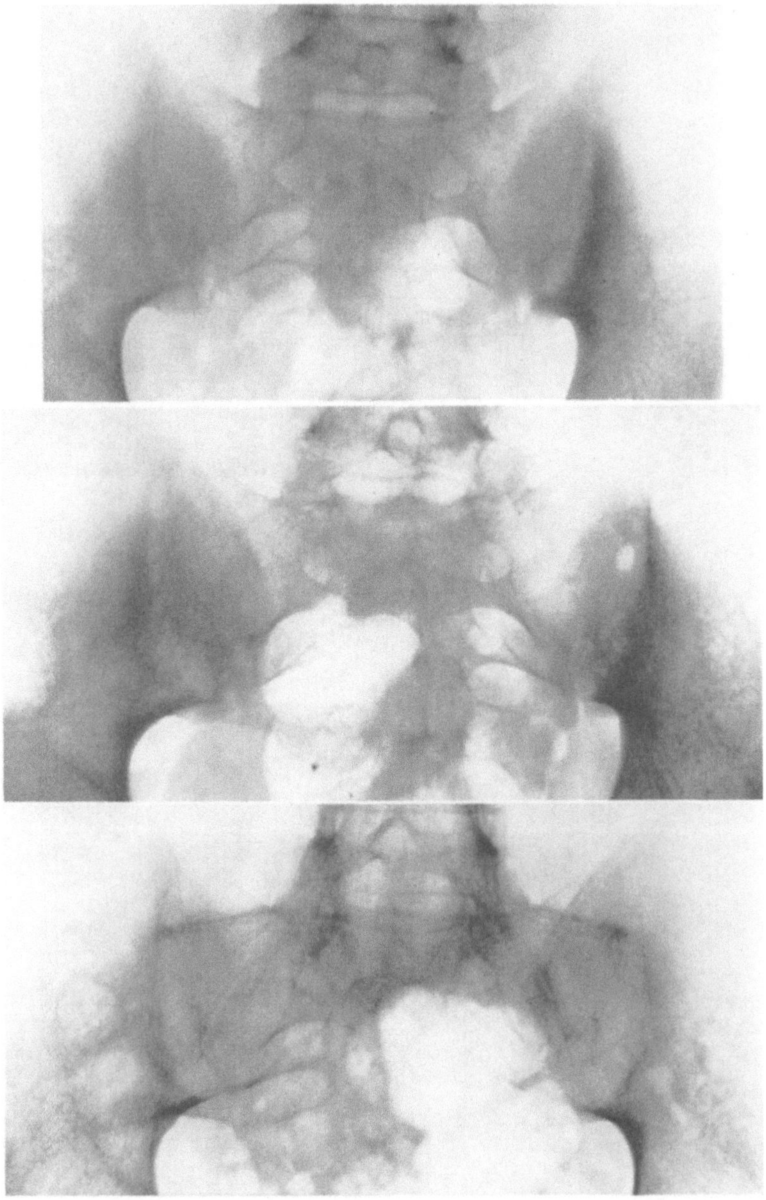

a b c

Abb. 10. *Verlauf einer Iliosacralarthritis* bei einer adoleszent begonnenen (juvenilen) Sp. a.: (a) 15 j. links beginnend, schon florides Stadium I mit iliacal marginaler Resorption und angrenzender Sklerose; (b) 17 j. hochaktiver Umbau mit rechtsseitig breiter Scheinerweiterung (Stadium II) und linksseitig teilweisem Durchbau (Stadium III); (c) 21 j. seitengleiche Synostose (Stadium IV) mit breiter Durchbauzone („Schattengelenk"), in die fächerförmige Verdichtungslinien der Iliolumbal- und Sacroiliacalbänder einstrahlen („Fledermausflügel" mit oberer „Sternfigur")

Unter diesen Bedingungen bleiben nur Einzelfälle übrig (unter 1 %), die bei sonst gesicherter Sp. a. nach mehr als zweijährigem Wirbelsäulenbefall, noch seltener für immer, ohne sacroiliakale Veränderungen geblieben sind (Forestier, 1962). De Sèze und Lequesne (1961) haben für solche, immer noch problematischen Fälle detaillierte und strenge diagnostische Kriterien aufgestellt. Es handelt sich dabei vorwiegend um ältere Männer (Abb. 28b u. 56).

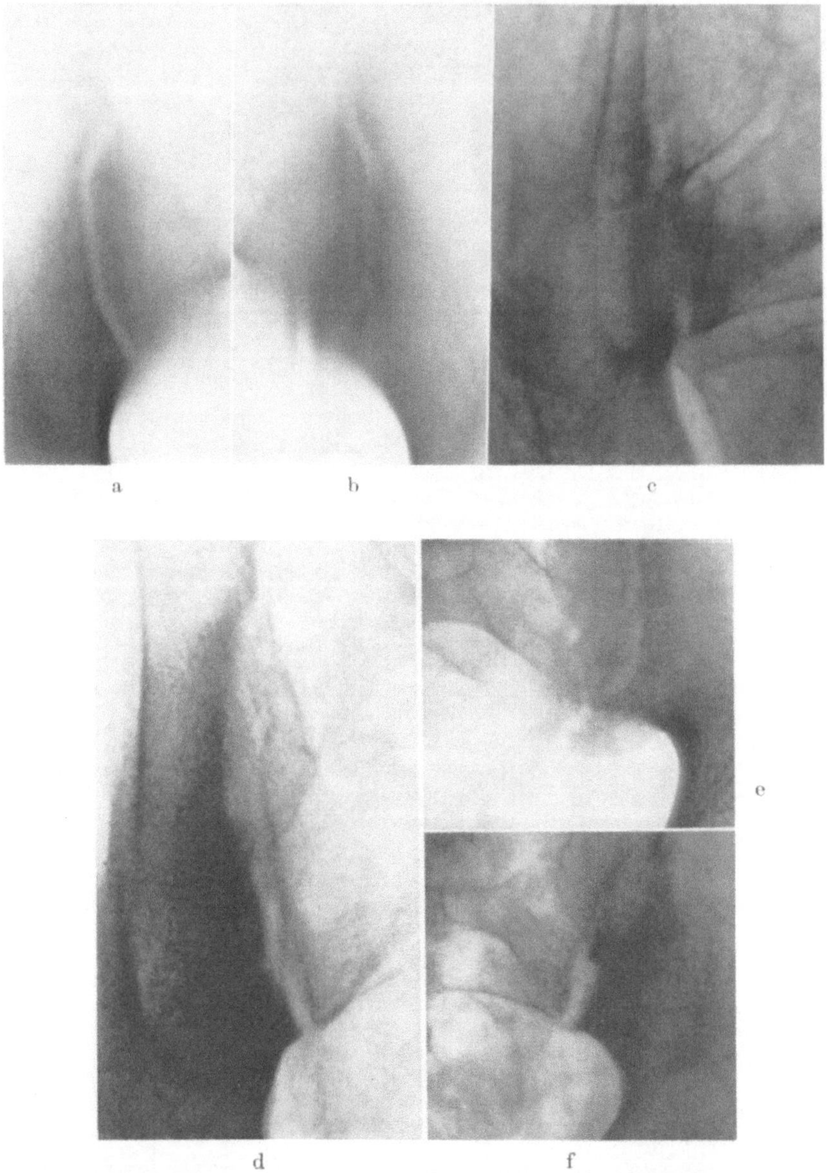

Abb. 11. *Früheste Läsionen* im kaudalen Drittel von Iliosocralgelenken bei Sp. a.-Fällen, die später diagnostisch gesichert wurden; hier noch im späten klinischen Verdachtsstadium (b-d) bzw. im frühen Iliosacralstadium (e und f): (b) Die Konturen des linken vorderen Gelenkspalts sind verwischt, iliacal mit einem kleinen Resorptionsherd, während sie im selben Bild rechts (a) glatt und klar dargestellt sind (Schicht 7 cm von dorsal). (c) Wasserfleckartig verwaschene rundliche Unschärfe. (d) Umschriebener iliacaler Konturdefekt (Pseudoulcus), eine resorptive Primärläsion an typischer Stelle, wie in b und e; iliacaler Sklerosestreifen kann bei Schrägprojektion täuschen. (e) Einige Resorptionsherdchen und gezähnelte Iliumkontur im Gelenkfuß. (f) Beginnende Scheinerweiterung

Umgekehrt kommt es häufiger vor, daß die Krankheit sich im *präspondylitischen Stadium* limitiert, also auf die Iliosacralgelenke beschränkt bleibt, hier retardiert oder schließlich ausheilt (Tab. 11). Der Übergriff vom pelvinen auf das dorsolumbale Prozeßzentrum wird nach fünfjähriger Krankheitsdauer noch bei etwa jedem 10. Fall vermißt. Die bei Frauen häufigere „isolierte rheumatische Sacroiliitis“ muß ihr ankylosierendes Endstadium nicht immer erreichen.

Noch strenger als der periphere Gelenkbefall der chronischen (rheumatoiden) Polyarthritis ist die Iliosacralarthritis der Sp. a. *symmetrisch* bilateral. Trotzdem sind asymmetrischer Beginn (Abb. 11a—b) und quantitative Seitenverschiedenheiten (Abb. 13) im frühen Verlauf die Regel. Der zunächst *einseitige* Befall ist in jüngeren Jahren häufiger (Abb. 10), kommt außerdem bei psoriatischer und Reiter-Spondylitis vor, hält bei der typischen Sp. a. aber nicht lange an. Die Iliosacralarthritis wird schnell bilateral und meistens nach ein bis spätestens 2 Jahren spiegelbildlich ähnlich.

Etwa 10 % der Fälle bewahren eine deutlichere Asymmetrie (Abb. 9) und 4 % eine Einseitigkeit der Iliosacralarthritis länger als 2 Jahre, mit einem Schwund auf 1 % nach 5-jährigem Krankheitsverlauf. Einseitige Befunde sind besonderer differentialdiagnostischer Vorsicht zu empfehlen (S. 645).

Da die Kreuzdarmbeingelenke Diarthrosen sind, ist bei ihrem Umbau im Rahmen der Sp. a., die klinisch einen entzündlich-rheumatischen Charakter hat, als Substrat eine *Arthritis* zu erwarten oder zu diskutieren, die pathoanatomisch und röntgenmorphologisch mit der peripheren Gelenkentzündung der chronischen (rheumatoiden) Polyarthritis verglichen oder gegen diese abgegrenzt werden muß. Der Ausdruck Iliosacral-„Arthritis" ist zunächst nur eine röntgenographische Interpretation, sozusagen eine Metapher für das Erscheinungsbild der zugrundeliegenden pathologischen Umbauvorgänge an den Kreuzdarmbeingelenken.

c) Histopathologie

Der *histopathologische Befund* und die Pathogenese der Iliosacralarthritis der Sp. a. sind noch umstritten, das Substrat des floriden Stadiums ist noch nicht genügend bekannt. Autopsien zeigen vorwiegend Spätstadien mit Synchondrose, Knorpel- und Knochenwucherungen bis zur Synostose. *Biopsien* haben aus technischen Gründen einen noch nicht ausreichenden Erfolg gezeitigt: Der dorsale Zugang zum Gelenkspalt ist der anatomischen Gegebenheiten wegen schwierig; man erreicht mit der Punktionsnadel nur den Retroartikularraum (Solonen, 1957), den Gelenkraum nur durch operative Trepanation. Die Befunde Glogowski's (1960, 1963) sind wegen klinisch-diagnostischer Unstimmigkeiten nicht sicher einzuordnen, und Dihlmann (1967) ist mit seiner neuen Methode der Knochen- und Gelenkpunktion über den transiliakalen Weg von lateral (Peter u. Dihlmann, 1964) offenbar noch nicht zu ausreichend beweisendem Material aus dem Gelenkraum selbst gelangt, fand aber entzündliche Veränderungen im subchondralen Gebiet des Darmbeins.

Die mit dem Schmorl-Preis (1967) ausgezeichnete Schrift von Maier (1966) vergleicht Röntgenbefund und pathologisch-anatomisches Substrat von 227 Sektionsfällen und von 14 Probestanzungen der Iliosacralgelenke unter differentialdiagnostischen und pathogenetischen Gesichtspunkten.

Wir sahen gleichartige Bilder entzündlich-aggressiven Granulationsgewebes in nächster Nähe des Iliosacralgelenks (Schilling, 1968, mit Fassbender) (Abb. 18.). Dihlmann (1968) hält die röntgenbildanalytische Evidenz bestimmter Symptome für ausreichend, um „in manchen Fällen den röntgenologischen Nachweis einer pannösen Arthritis der Kreuzdarmbeingelenke" erbringen zu können. Dies erscheint uns problematisch.

Die historischen und derzeitigen, teilweise noch widersprüchlichen Anschauungen (Güntz, 1933; van Swaay, 1950; Scott, 1936; Aufdermaur, 1953; Wurm, 1957; Cruickshank, 1960; Ott et al., 1965; Dihlmann, 1967 u. 1968; Beneke, 1969; Schilling, 1969) sind bei vorsichtiger Synthese folgendermaßen zu kennzeichnen: Der Umbau der Iliosacralgelenke bei der Sp. a. wird als Sacroiliitis und damit praktisch als Arthritis (Iliosacralarthritis) charakterisiert, die aber innerhalb der chronisch-rheumatischen Gelenkentzündungen einen selbstständigen Platz hat, wie die Sp. a. selbst. Es handelt sich nicht oder nur selten um eine pannöse Arthritis, jedenfalls ist feingeweblich eine primäre Synovitis noch nicht sicher erwiesen. Paraartikulär aber im gelenknahen Knochen und im Retroarticularspatium spielen sich, möglicherweise primär, entzündliche Vorgänge ab (Abb. 18), die auch andernorts für die Sp. a. als Ausdruck einer Ostitis, serösen Osteomyelitis (Schilling, 1964) oder Tendoostitis als typisch oder wenigstens als „Startermechanismus" (Wurm, 1957; Beneke, 1969) anerkannt worden sind.

Ihr Substrat ist: 1. Zellproliferation mit Leukozyteninfiltration, Plasmazellvermehrung und Histiozytenwucherung, mit Gefäßsprossung und Hyperämie, im Knochenmark bei seröser Durchtränkung mit Neigung zu Fibrose und teils atrophischer und resorptiver, teils sklerotischer Knochenreaktion der subchondralen Spongiosa; 2. sekundäre reaktive Gelenkknorpelproliferation mit Einsprossung in den subchondralen Markraum und — begünstigt durch Immobilisierung und Druck — Verschmelzung der beiden Knorpelschichten zur Synchondrose, die 3. unregelmäßig zur Synostose verknöchert, zugleich mit oder nach der Kapsel- und Bandossifikation. Umstritten sind noch Ausmaß und Bedeutung der Entzündung sowie die Spezifität der pathologischen Synchondrose und Synostose.

Die seit Krebs u. Vontz (1934) als ulzerös und destruktiv gedeutete und mit einer destruierenden Arthritis identifizierte Röntgenmorphologie findet also offenbar pathohistologisch nur eine teilweise Bestätigung. Die synovitische Knorpeldestruktion mit folgender Knochenusurierung vom Gelenkraum her bleibt noch ein fragwürdiges Postulat, zumal das übergroße Miß-Verhältnis von synovialer Kapsel- zur knorpligen Gelenkfläche eine ausgedehnte pannöse Einwucherung unwahrscheinlich macht.

Wir halten jedoch daran fest, daß der pathologische Umbau der Iliosacralgelenke bei der Sp. a. mehr oder weniger mit einer mindestens paraartikulären Entzündung einhergeht und daß für die *radiologische Deskription* seines polymorphen Erscheinungsbildes die für die periphere Arthritis gewohnte Terminologie mit Vorbehalt anwendbar ist.

Die bestehenden Auffassungsunterschiede und Unsicherheiten können dadurch umgangen werden, daß man die möglicherweise anfechtbare Bezeichnung Iliosacralarthritis vermeidet und durch den auf jeden Fall zutreffenden Ausdruck *Iliosacralumbau* ersetzt. Jedoch dürfen auch die einer entzündlichen Interpretation entstammenden bzw. der Arthritis per analogiam entlehnten Termini als legale Metaphern im röntgenologischen Vokabular gelten.

d) Röntgen-Symptomelemente

Wir finden nämlich bei dieser Iliosacralarthritis prinzipiell gleichartige *Röntgensymptome* wie in der Röntgenanalyse der chronischen (rheumatoiden) Polyarthritis der Extremitätengelenke, die dort Knorpel- und Knochen*abbau* und Knochen*anbau* umfassen:

1. Demineralisation bzw. Ossipenie (paraphlogistische Atrophie),
2. Destruktion (entzündliche Zerstörung, Granulation) und
3. Produktion (Reaktion, Reparation; Metaplasie?).

Die entsprechenden *Symptomelemente* der *Arthritis* sind:

1. Entschattung (Osteoporose):	diffus oder paraartikulär, unscharfe Spongiosastruktur (Aktivitätszeichen);
2. a) Knorpeldestruktion:	Gelenkspaltverschmälerung;
b) Knochendestruktion:	Konturunschärfe, Konturschwund, Kortikalisdefekt, Usur, Einbruch, Dissektion; zystoide Aufhellung (Pseudozyste, Granulationshöhle, Geode); Osteolyse, Resorption, Gelenkspalterweiterung;
c) Kapsel- und Bänderdestruktion:	Subluxation, Dislokation, Deformierung;

3. a) Sklerosierung: Spongiosaverdichtung;
   b) Osteophytäre Apposition: (sekundäre) Arthrose;
   knöcherner Durchbau: Synostose;
   c) Kapsel- und Bandossifikation.

Bei der chronischen (rheumatoiden) Polyarthritis ist die Abfolge dieser Erscheinungen, z.B. an der Hand, durch die Stadieneinteilung (modifiziert nach STEINBROCKER et al., 1949) schematisierbar:

1. Osteoporose, marginale Usurierung;
2. Knorpel- und subchondrale Destruktion;
3. Fortschreitende Destruktion, Subluxation und Deformierung;
4. Ankylose (selten) bzw.
(5.) sklerosierende arthrotische Reparation.

Oft ist das 3. auch das röntgenologische Endstadium. Ankylose ist ein klinisches Symptom und meist fibrös bedingt, selten synostotisch (vorwiegend bei psoriatischer Arthritis).

Der *Vergleich* dieser Elemente und ihrer Entwicklungsfolge bei der peripheren Arthritis mit denen bei der Iliosacralarthritis ergibt folgende Unterschiede der Wertigkeit und der Reihenfolge (SCHILLING, 1968):

1. Bei der Iliosacralarthritis überwiegt als Frühsymptom die Knochenverdichtung, die in dieser Form der peripheren Arthritis unbekannt ist.

2. Die gelenknahe Osteoporose tritt, im Gegensatz zur typischen und frühen generalisiert bandförmig-paraartikulären Entschattung der Phalangen, am Kreuzdarmbeingelenk nur als subchondrales umschriebenes Frühzeichen und inkonstant in Erscheinung; sie ist im übrigen bei der Sp. a. ein diffuses Spätsymptom, das der Synostosierung folgt.

3. Bei der Iliosacralarthritis tritt die Gelenkspaltverschmälerung mangels Knorpeldestruktion an Bedeutung zurück, sie wird ein unregelmäßiges Spätsymptom im Rahmen der abschnittsweisen Synostosierung.

4. Das frühe und mittlere Entwicklungsstadium wird auch von Destruktionszeichen beherrscht, sie haben aber mehr den Charakter des subchondral resorptiven Abbaues als der ulcerierenden Arrosion.

5. Als Amphiarthrose ist das Iliosacralgelenk einer deformierenden Verschiebung der Gelenkflächen kaum zugänglich. Sein straffer Kapsel-Bandapparat unterliegt nicht einer entzündlichen Störung, sondern der für die Sp. a. typischen, der chronischen Polyarthritis aber unbekannten Verknöcherung durch chondroide Metaplasie.

6. Die endliche Synostose ist bei der Sp. a. die Regel, bei der chronischen Polyarthritis die Ausnahme.

Man sieht also, daß sich die beiden Formen von Arthritis in der Wert- und Zeitfolge ihrer radiologischen Gegensatzpaare Porose — Sklerose, Destruktion — Ossifikation und Dislokation — Synostose umgekehrt verhalten: Bei der Sp. a. ist auch beim Iliosacralumbau das Gleichgewicht von Knochenauf- und -abbau zugunsten der produktiven Seite verschoben. Die Gewebsproliferation erscheint damit als selbständiges Movens, nicht mehr ausschließlich als reparative Reaktion wie bei der rheumatoiden Arthritis.

Die STEINBROCKERsche Stadieneinteilung ist deshalb für die Iliosakralarthritis nur formell und inhaltlich nur invers brauchbar:

1. Sklerose; teilweise (scheinbare) Gelenkspalterweiterung;
2. Knorpelproliferation und Knochenresorption;
3. Durchbauende Ossifikation, fehlende Deformierung;
4. Synostose — (5). atrophische Spongiosierung.

Die radiologischen Zeichen der Prozeßumkehr können somit auch im Sinne einer „von außen", paraartikulär ansetzenden Entzündungsaggressivität gedeutet werden, die — jedenfalls meistens — nicht von einer Synovitis auszugehen scheint (vgl. Abb. 18).

Für die Beschreibung der *Symptomelemente* der so verstandenen Iliosacralarthritis verbleiben folgende Ausdrücke, unter Berücksichtigung 1. der Gelenkkontur (Grenzlamelle), 2. der Knochenstruktur (Spongiosa) und 3. der Gelenkspaltverhältnisse (Knorpel), bzw. der optischen Qualitäten Form, Schärfe und Dichte:

1. *Kontur*-unschärfe, -schwund:	marginale Resorption (Pseudo-Usur) kleinbogig, großbogig, gezähnelt;
2. *Struktur*-	
paraphlogistische -unschärfe:	verwischte Spongiosastruktur;
subchondrale Aufhellung:	Demineralisation Spongiosaresorption Osteolyse flächig, bandförmig, herdförmig (zystoide Resorptionsherde);
Strukturverdichtung:	Sklerose, Kondensation diffus, umschrieben, homogen, fleckig, wolkig, knotig, bandförmig, dreieckig;
3. *Gelenkspalt*-Brücken, Verschmälerung,	Synostose

e) Stadieneinteilung

Die Polymorphie des progressiven Iliosacralumbaus bei der Sp. a. erschwert eine *Stadieneinteilung*. Die erste derartige Klassifizierung stammt von FORESTIER (1939), dessen Beschreibung in 3 Stadien (1951) bis heute maßgeblich geblieben ist. Eine zweiphasige Verlaufsbeschreibung — Sklerose-Ankylose (KREBS, BORAK) — wird der Vielfalt der Erscheinungen nicht gerecht. KNUTSSON (1950) definierte ein Initialstadium mit Konturtrübung und iliacaler Sklerose, ein destruktives Stadium mit Knorpeldestruktion, Arrosionen und Sklerose sowie das Ankylose-Stadium.

Eine Einteilung in vier unscharf abgrenzbare Stadien ist nützlich (HART u. ROBINSON, 1959). Wir (GAMP et al., 1963) benützen, ähnlich wie OTT et al. (1965), folgende Anhaltspunkte, die den „inversen STEINBROCKER-Stadien" entsprechen und teils zeitlich, teils typologisch orientieren:

1. Konturunschärfe, subchondrale Aufhellung, beginnende Sklerose;
2. Destruktion (Resorptionsherde), Sklerose;
3. Partielle knöcherne Überbrückung;
4. Totale knöcherne Fusion.

Die Umbauvorgänge beginnen offenbar kaudal und meistens dorsal, und schreiten nach oben fort. Jedenfalls sieht man die e r s t e n V e r ä n d e r u n g e n in der Mehrzahl der Fälle im unteren Gelenkdrittel (Abb. 11), nur seltener weiter kranial (Abb. 8). Wegen geringerer Schichtdicke und offenbar stärkerer Reaktionsfähigkeit des iliacalen Gelenkknorpels erscheinen die Veränderungen im Bereich des Darmbeins früher und bleiben stärker ausgeprägt als am Kreuzbein (Abb. 15 bis 17). Das kraniale, ligamentär ausgefüllte extraartikuläre Spaltenviertel kann zwar an der Fibroostitis (Abb. 9a, 18c) und später an der Ossifikation (Abb. 25) teilnehmen, nicht aber am synostosierenden Umbau.

Die Stadien überschneiden sich in ihrer wechselhaften Symptomatik so sehr, daß die Abgrenzung fragwürdig wird und jedenfalls nur sehr schematisch zu verstehen ist. Außerdem besteht eine Altersabhängigkeit (Nosomorphose), die besonders den Ausprägungsgrad resorptiver Veränderungen (Stad. II) betrifft.

Den ersten sicheren Röntgensymptomen (Stadium I) gehen oft unsichere Veränderungen voraus, die wir teilweise noch dem klinischen Verdachtsstadium zuordnen, im besten

Fall tomographisch präzisieren können (Abb. 11), meist aber der klinischen Beurteilung und röntgenologischen Verlaufsbeobachtung anheimgeben müssen. Zu diesen unsicheren Zeichen, von denen jedes für sich allein unbedeutend oder mehrdeutig sein kann, gehören die isolierte iliacal-kaudale *Konturunschärfe* (Abb. 9c, 11b, 12a) und paraartikuläre, noch geringfügige Strukturveränderungen des Ileums: diskrete Sklerosierung, umschriebene

Tabelle 15. *Spondylitis ankylopoetica – Röntgenologische Kriterien*

1. Iliosacralumbau (-arthritis)
   a) einseitig – bis zweijährige Krankh.-Dauer (6%), vor dem 16. Lebensjahr häufiger
   b) annähernd symmetrische iliakal-kaudale Primärläsionen:
      Scheinerweiterung
      bogige marginale Resorptionen
      klein-zystoide Resorptionsherde
      knöcherne Verdichtungen (Sklereose)
   c) Verschmälerung, Brücken, Synostose
   d) „Sternfigur", „zugeschütteter Graben", Reststreifen („Geistergelenk")

2. Intervertebralgelenkveränderungen (vom Typus abhängg.)
   generalisierte Spondylarthritis } spondylarthr. Typ
   Syndesmophytenarmut }

3. Wirbelsäule
   a) Osteoporose (Früh-, Spätporose)
   b) Syndesmophyten (dorso-lumbol → generalisiert lateral → ventral)
      knöchern integrierter Anulus-Typ
      sublig. und lig. Typ – multipel
      modifizierte Syndesm. (spondylot., paraspin. Ossifik.)
   c) Wirbelkörperumbau (frontale und disko-vertebr. Destruktion: Spondyl. ant., Spondylodiscitis) (18%)
      Spondylitis marginalis
   d) Diskopathie

4. Spondylitis cervicalis (33%)
   Atlasluxation (a. -a. Disl.) (6%)
   Osteoresorptionen (dens axis, spondylitis anterior, proc. spinosus C7)
   ossifizierende Enthesopathie d. Dornfortsätze
   (Hypoplasien = Ausschlußsymptom!)

5. Bandverknöcherungen

6. Symphysitis (über 16%)

7. Extravertebrale Arthritiden
   Coxitis (26%)
      in Adoleszenz
      a) destruierende Form
      b) konstruktive Form – Glockendeformität
      c) synostosierende Form
   Omarthritis (über 9%)
      laterale Kopfusur
   Vorfußarthritis (MTP) (9%)

8. Ossifizierende u. destruierende entzl. Enthesopathie
   a) Pelvine Osteopathie (74%)
      Sitzbein-Tendoostitis
   b) Kalkaneopathie (über 12%)
      banaler plantarer Fersensporn (24%)
      entzündlicher plant. Fersensp. (4%)
      Tendoostitis achillea (12%)
      Bursitis subachillea – Druckusur

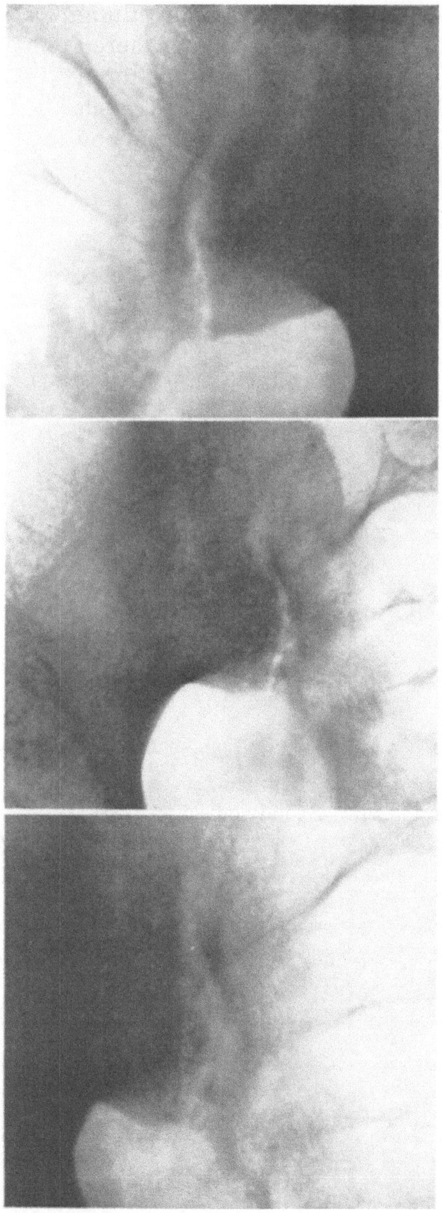

Abb. 12

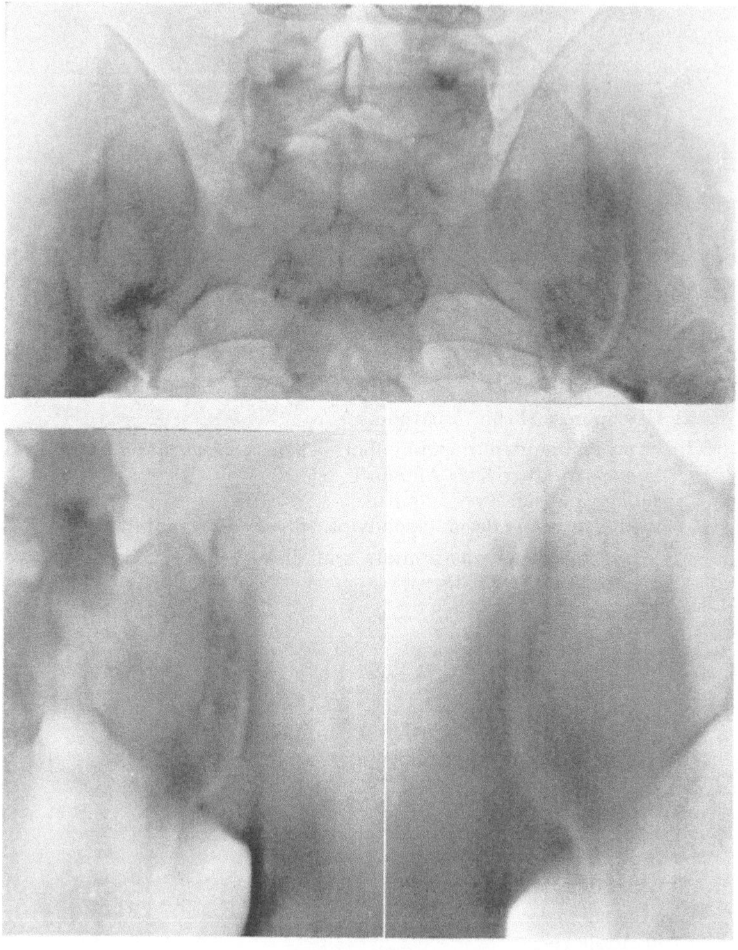

Abb. 13

Abb. 12. Typische Veränderungen des dorsalen unteren Gelenkanteils durch *subchondrale Atrophie* paraartikulärer Knochenanteile im Stadium I der Iliosacralarthritis bei Sp. a.: Scheinbare Erweiterung des Gelenkspalts, links diffus beginnend (a), rechts perlschnurartig projiziert (b). Restierender Konturstreifen mit Pseudosequester (Kortikalisrest) im p-a-Strahlengang (c); vgl. a-p Projektion desselben Objekts (b). 27 j. Mann im ersten Jahr der Sp. a.-Entwicklung

Abb. 13. *Frühes Stadium I* einer beidseitigen Iliosacralarthritis, in der Übersicht (a) rechts an einem Unschärfeherd erkennbar. Dieser wird im Schichtbild (in 7 cm Tiefe von dorsal) als Teil einer verwaschen gezeichneten Knochenatrophie mit Scheinerweiterung des ventralen Gelenkspalts erkennbar (b). Links verdeutlicht die Schicht in 5 cm Tiefe eine Kette von Resorptionsherden im dorsalen Gelenkanteil (c). 34 j. Mann im frühen Iliosacralstadium der Sp. a.

Spongiosaunschärfe („Wasserfleck", Abb. 11c, 13a), undeutliche Aufhellungen und ein nicht seltener schmaler Defekt der iliacalen Kontur als resorptive Primärläsion an typischer (präformierter?) Stelle (Abb. 9a, 11b, d und e). Wir können zystoide, resorptive und sklerosierende *Primärläsionen* unterscheiden (Abb. 15—17).

Stadium I: Wird eine Gelenkkonturunschärfe von einer angrenzenden Zone subchondraler Strukturunschärfe oder einer Knochenverdichtung begleitet, befinden wir uns bereits im manifesten Anfangsstadium der Iliosacralarthritis. Neben der Konturunschärfe, die auch fehlen kann, ist die *Sklerose* die häufigste Initialläsion, die von der verwaschenen Spongiosazeichnung (entzündliches Kollateralphänomen — DIHLMANN) nur fließend unterscheidbar ist (Abb. 13b). Die vorwiegend iliacal paraartikulär deutliche Sklerose ist

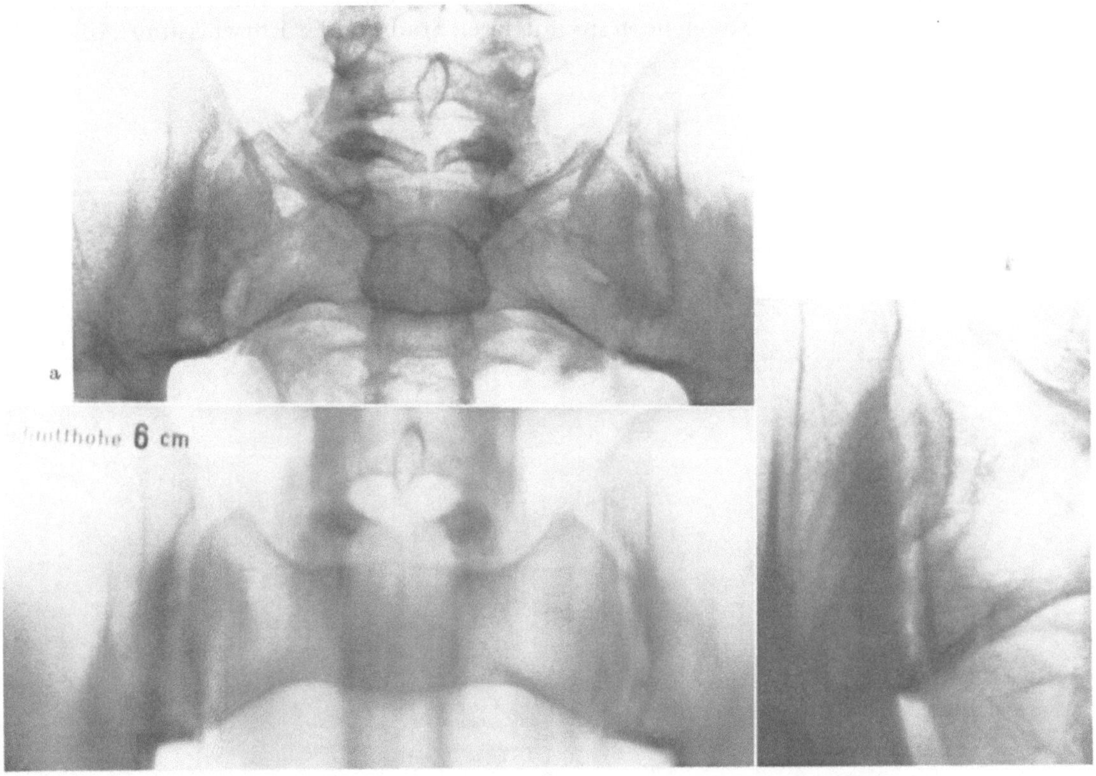

a b c

Abb. 14. *Frühveränderungen* bei beidseitiger Iliosacralarthritis mit verbreitert wirkenden und flau begrenzten Gelenkspalten (a), tomographisch rechts mit iliacaler Zähnelung und mit Sklerosesaum, links mit einem kaudalen Pseudosequester (b), rechts ergänzt durch den Vergleich mit der Schrägprojektion (c), die lediglich den Eindruck der Kondensation betont. Die Tomographie war nicht unbedingt nötig, die Schrägaufnahme war eher täuschend. 32 j. Mann im 3. Jahr der Sp. a.-Entwicklung

lateral unscharf begrenzt, sie ist mehr oder weniger homogen, fleckig, wolkig oder knotig (Abb. 16), häufiger schmal bandförmig (Abb. 14b), sichelförmig (Abb. 10a) oder kondensoid (Abb. 17) gestaltet.

Besonders chrakteristisch und nach FORESTIERS Erstbeschreibung (1939) das Kennsymptom des 1. Stadiums der Iliosacralarthritis ist die *Pseudoerweiterung* des kaudalen Gelenkspalts durch marginale Demineralisation des subchondralen Knochens. Mehr auf der iliacalen als auf der sakralen Seite entsteht eine streifenförmige oder kleinbogig begrenzte Aufhellungszone, die fälschlicherweise als erweiterter Gelenkspalt imponiert: Scheinverbreiterung (Abb. 11f). Allein schon die Unschärfe der Gelenkkonturen imponiert als streifige Aufhellung, die den Gelenkspalt auf mehrere Millimeter destruktiv verbreitert erscheinen lassen kann (Abb. 12, 13c, 14, 16, 21, 31b). Mehrere kleinere Erweiterungen entlang dem kaudalen Gelenkverlauf bieten einen girlandenförmigen Aspekt, das Bild des „Rosenkranzes" (Scott) oder der „Perlenschnur" (Abb. 11e, 12).

Der iliosacralen Scheinverbreitung des Gelenkspaltes durch Demineralisation hat Dihlmann (1964) die durch subchondrale Spongiosaresorption hinzugefügt, die durch einen bandförmigen Aufhellungsstreifen iliacal-subchondral erkennbar wird und zuweilen vom echten Gelenkspalt noch durch eine zarte Corticalislamelle getrennt ist (Abb. 12, 14).

Ich sehe in beiden Formen der Pseudoerweiterung keinen sicheren Wesensunterschied, sondern zwei unterschiedliche Projektionen einer initialen subchondralen Knochenrarifizierung, am ventralen Gelenkanteil verwischt dargestellt, dorsal aber orthograd getroffen und damit schärfer gezeichnet (Abb. 12). Die restierende Corticalislamelle ist nicht nur ein frühes Zeichen, wir finden sie auch noch im mittleren Stadium der Entwicklung (Abb. 21b).

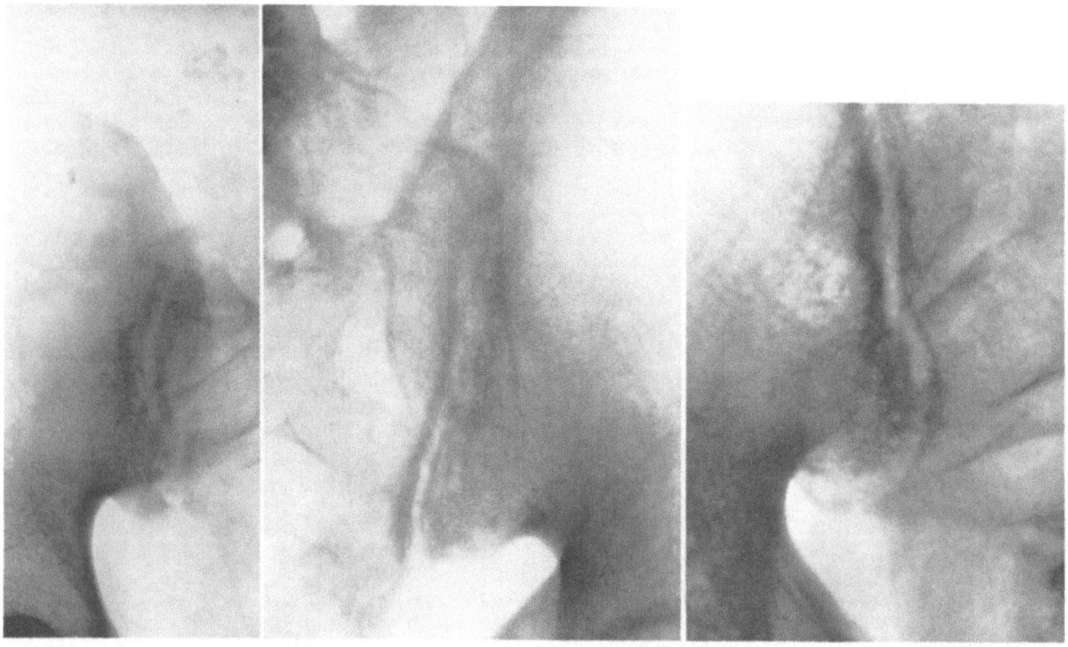

a b c

Abb. 15. *Subchondrale*, vorwiegend iliacal-kaudal lokalisierte *Resorptionsherde* als zystoide Primärläsion der Iliosacralarthritis im Sp. a.-Frühstadium, teilweise bei noch intakten Gelenkkonturen und ohne Sklerose (b), teilweise in den Gelenkspalt geöffnet (a); bei c Mikroherde paraartikulär aneinander gereiht

— Insgesamt ist die initiale kaudale Pseudoerweiterung des iliosacralen Gelenkspaltes nicht sehr häufig, wahrscheinlich weil sie manchmal durch Verdichtungen verdeckt ist.

Etwas häufiger sind bereits im Frühstadium subchondrale klein-*zystoide* Aufhellungen, Mikroresorptionsherde (Abb. 15), die nicht selten als Primärläsion angesprochen werden können. Sie projizieren sich als größere oder aneinandergereihte kleinere Pseudozystchen neben (Abb. 11e) oder seltener in den Gelenkspalt (Abb. 12b) und scheinen den randständigen Resorptionsherden voranzugehen (Abb. 15b, 16d).

Stadium II: In unserer Einteilung ist dies das floride Stadium der fortgeschrittenen *Resorption*, vielmehr des Überwiegens destruktiver Zeichen im Nebeneinander von Ab- und Anbau. Zugleich ist es das fluktuierende Stadium, das in seinem Ausprägungsgrad dem biologischen Terrain des Lebensalters unterworfen ist: Je jünger der Organismus bei Leidensbeginn ist, umso betonter tritt diese Phase in Erscheinung. Mit zunehmendem

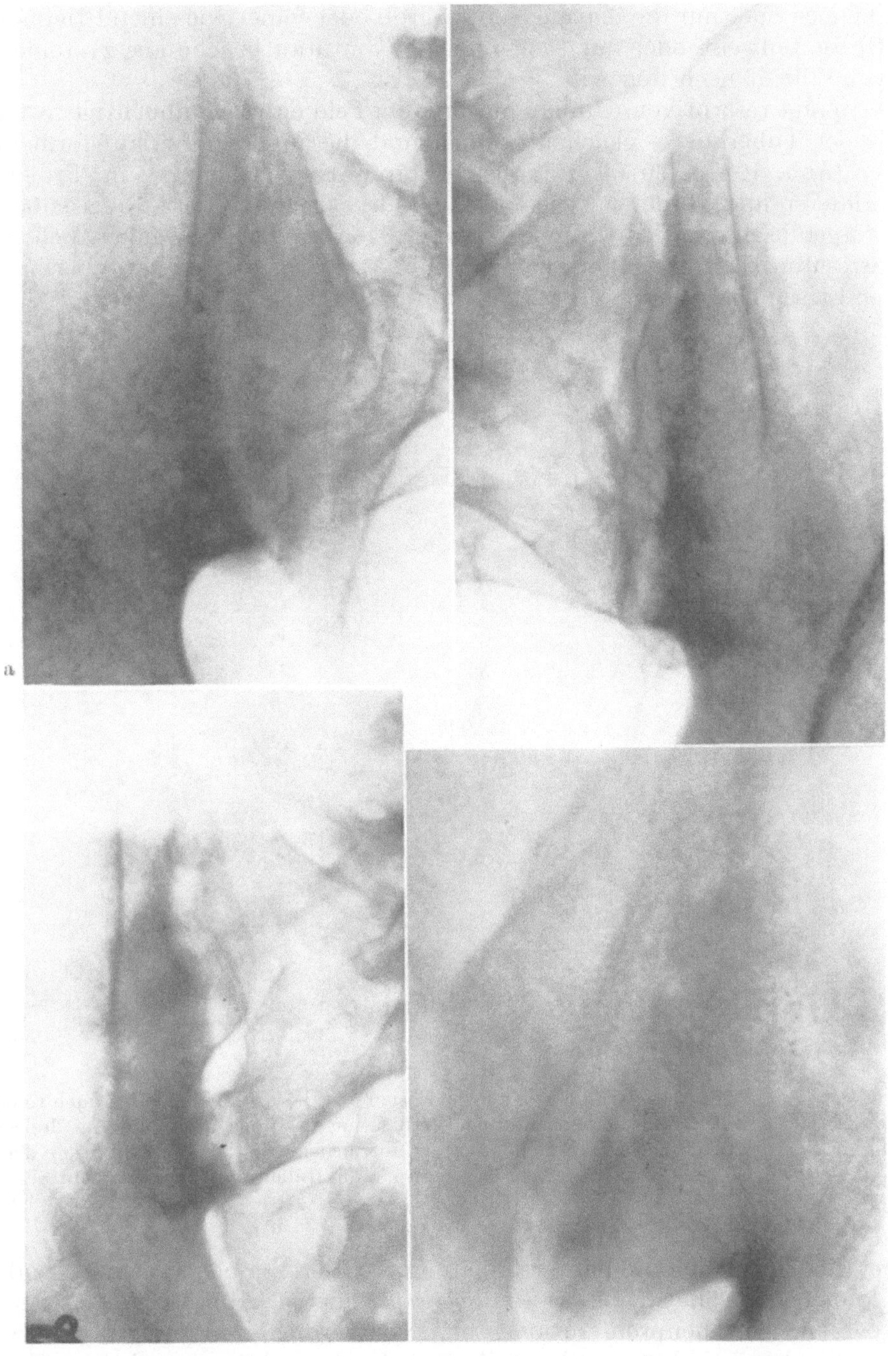

Abb. 16. *Marginale Resorptionsherde* als Kardinalsymptom im floriden Stadium der Iliosacralarthritis: (a) beginnend, (b) ausgeprägte Zähnelung der Darmbeinkontur („Briefmarkenrand"), (c) kleinbogige „Girlande", (d) Durchbruch (?) randständiger Resorptionsherde

Manifestationsalter der Sp. a. und überwiegender produktiver Phase kann dieses Stadium schließlich auch einmal scheinbar übersprungen werden.

Die als Kontur- und Strukturdefekte erscheinenden Resorptionen bilden groß- und kleinbogige Pseudo-Usuren (Abb. 16 u. 19), die sich zur „Girlande" oder „Perlenschnur" anordnen können oder nur die iliacale Kontur grob oder feiner wie einen Briefmarkenrand zähneln. Ob sie teilweise oder nur scheinbar als Konturaufbrüche aus zystoiden Herden hervorgehen, scheint noch ungewiß.

Bei ausgeprägt resorptivem Umbau auf breitem Feld entstehen buchtige, osteolytische Bilder, die der Tuberkulose gleichen können und die juvenile Verlaufsform der Sp. a. auszeichnen (Abb. 10b u. 20). Ein Sequester kann als Knocheninsel im Projektionsfeld zwischen hinterer und vorderer Gelenkkontur oder als Corticalisrest bei subchondraler Atrophie vorgetäuscht werden (Pseudosequester — Abb. 12 u. 14) oder auch einmal als Dissektionsresultat (DIHLMANN) erscheinen (Abb. 21a), was den pseudotuberkulösen Eindruck einer Einschmelzung verstärkt (MÜNNICH, 1958).

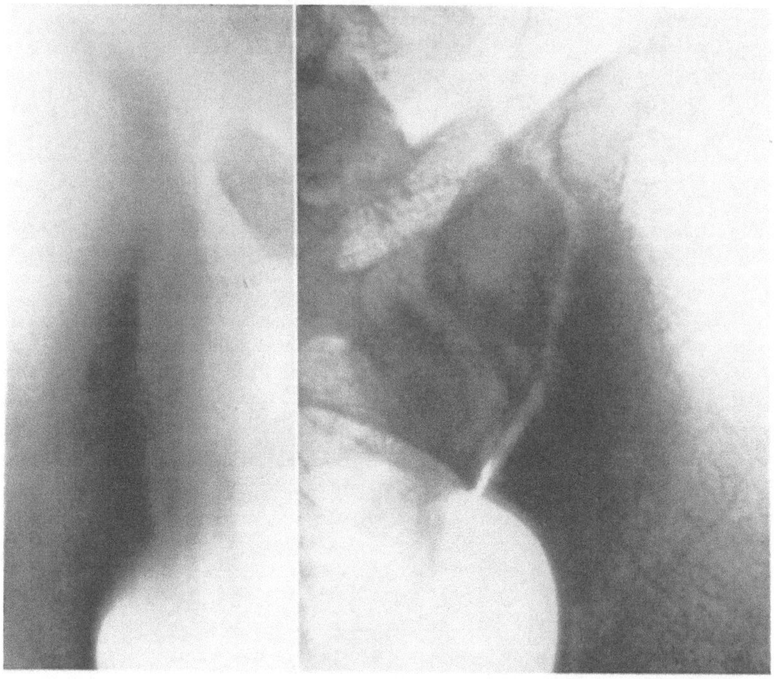

a b

Abb. 17. *Subchondrale Sklerose* des Darmbeins als Primärläsion der Iliosacralarthritis bei auch tomographisch noch intakten Gelenkkonturen, teils als sichelförmige Verdichtung (a), teils als homogene dreieckige Kondensation (b), die von der Osteosis condensans ilii nicht zu unterscheiden ist: *kondensoider Typ* der Iliosacralarthritis bei zwei Männern mit gesicherter Sp. a. im frühen 4. Lebensjahrzehnt

Andererseits kann auch die paraartikuläre Osteosklerose noch zunehmen und das Bild wolkiger, knotiger oder flächenhafter *Verdichtungen* bieten (Abb. 16 u. 17). Der Wechsel von Knorpel- und Knochenproliferationen bzw. von verdichteten und aufgehellten Stellen schafft den charakteristischen unruhigen Aspekt des destruktiv-produktiven Umbaus der Iliosacrakgelenke auf breiter Front im floriden Stadium der Sp. a.

Eine flächenhafte Kondensation der Spongiosastruktur nimmt zuweilen die dreieckige Form einer Osteosis condensans an (Abb. 21b, 22a). Ist die paraartikuläre Verschattung des Darmbeins dann so dicht und homogen wie bei diesem viel harmloseren Krankheitsbild (vgl. S. 639), und sind die Gelenkkonturen noch intakt geblieben, dann sprechen wir von der *kondensoiden Form* der Iliosacralarthritis (SCHILLING, 1964) (Abb. 17). Diese ist allerdings nicht häufig, wiederum häufiger bei jüngeren Patienten und differentialdiagnostisch wichtig. Durch Schichtuntersuchung auf Inhomogenitäten kann sie von der Osteosis condensans unterschieden werden.

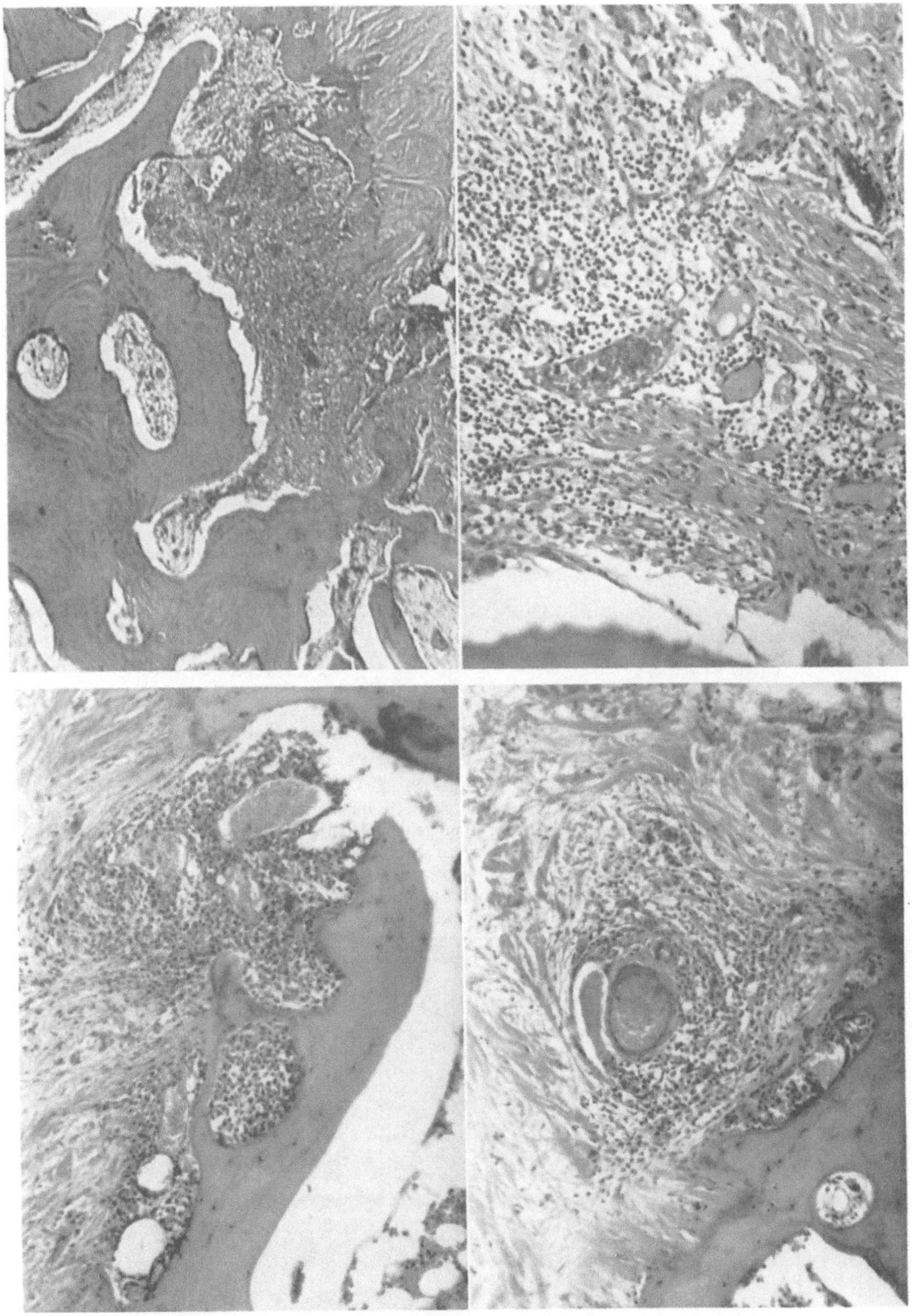

a b c d

Abb. 18. *Histopathologische Präparate aus Iliosacralgelenken* im frühen (a und b) und fortgeschrittenen (c und d) floriden Stadium der Iliosacralarthritis bei Sp. a.: 20 j. Mädchen (Biopsie); (a) Einbruch entzündlichen Granulationsgewebes in den Markraum des Os ilium, lymphozytär-plasmazellulär infiltrierter Bezirk (b Detail aus a). 50 j. Mann (Autopsie); (c) entzündliche Aggression eines Knochenbälkchens von der ligamentären Seite her (Fibroostitis) mit Arrosionsherden, Zellinfiltration und perivaskulärem Infiltrat (d) und mit Fibrose. (FASSBENDER)

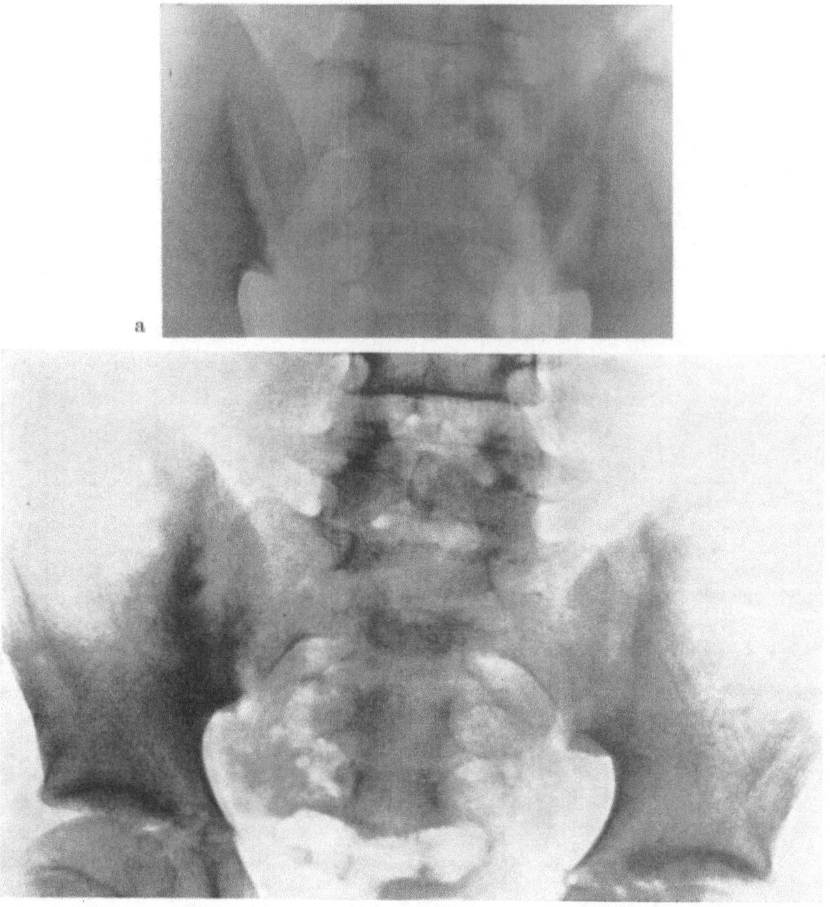

a

b

Abb. 19. *Frühstadium der Iliosacralarthritis bei juveniler Sp. a.* Die frühesten bisher erfaßten jugendlichen Iliosacralarthritiden, noch einseitig mit gezahnter und sklerosierter iliacaler Kontur rechts, bei noch unreifen weiten und unscharf berandeten kindlichen Kreuzdarmbeingelenken, bei a links mit angedeuteter iliacaler Resorption. (a) 10 j. Junge mit rechtsseitigem Beinschmerz seit 1 Jahr, begonnen mit Coxitis rechts („Perthes"; Fall der Rheuma-Kinderklinik G-Partenkirchen Prof. Stoeber). (b) Knapp 12 j. Junge mit juveniler „c.P.", die vor einem Jahr mit Knieschmerzen begonnen hatte und jetzt auch eine beginnende Coxitis links aufwies. In beiden Fällen kein Kreuzschmerz

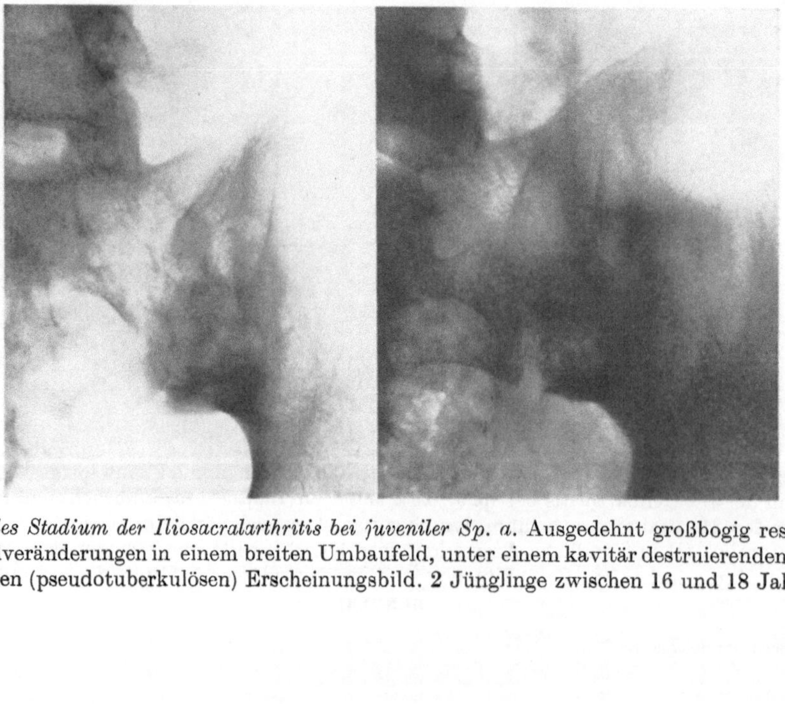

a b

Abb. 20. *Florides Stadium der Iliosacralarthritis bei juveniler Sp. a.* Ausgedehnt großbogig resorptive doppelseitige Iliosacralveränderungen in einem breiten Umbaufeld, unter einem kavitär destruierenden und sequestrierenden (pseudotuberkulösen) Erscheinungsbild. 2 Jünglinge zwischen 16 und 18 Jahren

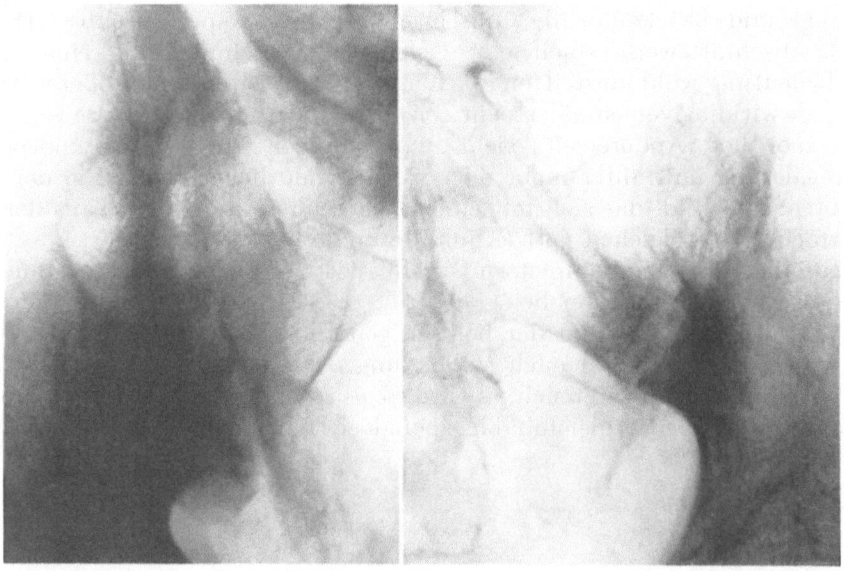

a b

Abb. 21. *Sequesterartige Inselbildungen bei iliosacralem Gelenkumbau* mit teilweisem Konturschwund: (a) im Stadium II, (b) im Stadium III mit noch persistierender Scheinerweiterung des Gelenkspalts, bereits bei sacraler Porose mit gerichteter iliolumbaler Bandverknöcherung (35j. Mann)

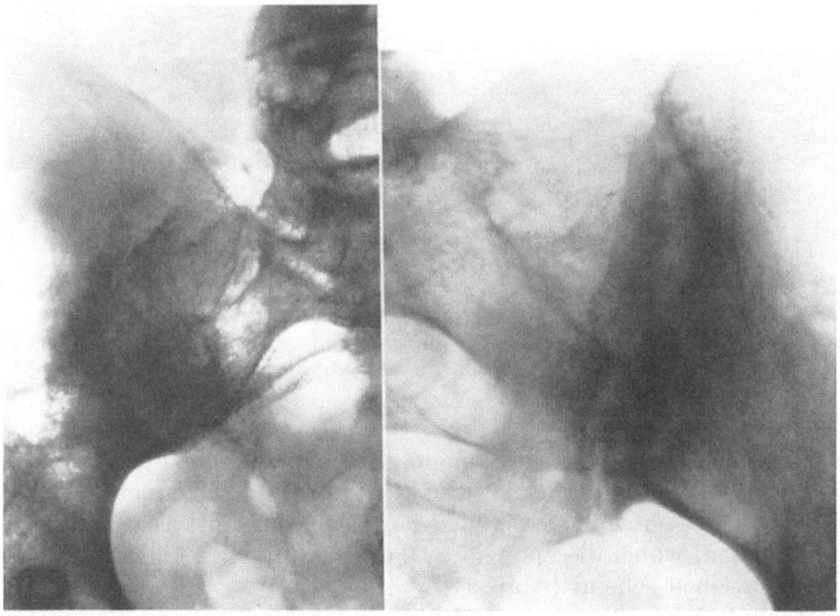

a b

Abb. 22. *Stadium III des Iliosacralumbaus* mit Gelenkspaltverschmälerung (a) und teilweiser Gelenkspaltüberbrückung, mit zystoider „Perlschnur" (a), mit fibroostitischer Beteiligung der kranialen Konturanteile (b). 2 Frauen mit fortgeschrittener Sp. a. im 5. Lebensjahrzehnt

3. und 4. Stadium stellen die Verknöcherungsphase des Gelenkumbaus dar.

Stadium III: Die paraartikuläre Sklerose verliert an Dichte (Abb. 23), ihre Unregelmäßigkeiten gleichen sich aus und eine gewisse Beruhigung des floriden Bildes kann eintreten. Die deutlichen Zeichen des ossifizierenden Kapsel- und Gelenkspaltumbaus werden sichtbar: Periarthrale Verknöcherungsbrücken am unteren Gelenkpol (kaudale Kapselverknöcherung) und brückenförmig umschriebener Gelenkspaltdurchbau (Knorpelverknöcherung). Abschnittsweise spielt eine Gelenkspaltverschmälerung eine Rolle (Abb. 22a), deren Bedeutung wohl umstritten ist. Wir sehen nur seltener in größerer Ausdehnung den Gelenkspalt wirklich verschmälert, ein Zeichen, das DIHLMANN den Beweisen pannöser Destruktion zuordnet. Andererseits sieht man häufiger einen Gelenkknorpeldurchbau ohne Verschmälerung und unter mehr oder weniger deutlicher Belassung der kortikalen Gelenkkonturen: Ein Bild, das sich mit einem zugeschütteten Graben, aus der Vogelperspektive betrachtet, vergleichen läßt (Abb. 10c und 24a).

Das 3. Stadium des noch inkompletten Durchbaus kann sehr torpide auslaufen und muß nicht immer das 4. Stadium erreichen.

Stadium IV: Das Endstadium der beidseitigen Iliosacralarthritis ist das der totalen Synostose (knöcherne Ankylose) nach Vollendung des Gelenkspaltdurchbaus (Abb. 24). Das iliosacrale Umbaufeld glättet sich, es wird sozusagen eingeebnet. Die Sklerose schwindet und macht einer wieder gleichmäßig spongiosierten, schließlich sogar atrophischen

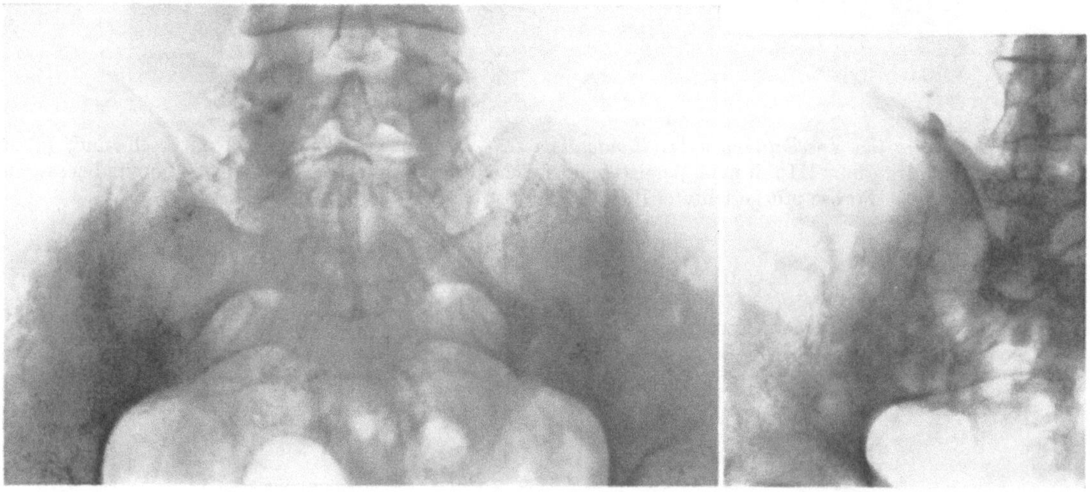

a b

Abb. 23. *Frühes Verknöcherungsstadium (III) der Iliosacralarthritis* bei fortgeschrittener Sp. a., mit noch nicht vollständigem, bei (a) noch asymmetrischem Gelenkdurchbau, mit schwindender Sklerose und sacroiliakalen Verdichtungszügen; bei (b) breites Umbaufeld mit Ossifikationslücken. Männer im 4. Lebensjahrzehnt

Knochenstruktur Platz, wobei sich die Spongiosalinien nach dem statischen Belastungsfeld ausrichten, welches die Wirbelsäule mit den Hüftgelenken verbindet (Abb. 113).

Der Gelenkspalt verschwindet entweder ganz oder nur teilweise. Seine Doppelkontur kann erhalten bleiben, wobei die spongiöse Überbrückung zart durch ihn hindurch oder über ihn hinwegzuziehen scheint (Abb. 24).

Sein schattenhafter Umriß, der „zugeschüttete Graben", ist ein Phänomen, das auch bei der Hüftgelenkankylose (Abb. 112) und andeutungsweise bei der Bandscheibenverknöcherung (Abb. 91) beobachtet wird und für die Sp. a. typisch ist. Manchmal (Abb. 24b) restiert nur eine einzige Linie in der Ausdehnung des obliterierten Gelenkspaltes, vielleicht als tatsächliches Resultat eines ausgedehnten Knorpelschwunds („Geistergelenk", HART u. ROBINSON, 1959). Dieser restliche Sklerosestreifen (Abb. 24c) oder das doppelkonturierte „Schattengelenk" können später in der Porose weiter „verdämmern" (Abb. 24d).

Nach kranial wird der Gelenkrest, manchmal schon im Stadium III, von einer queren streifigen oder sternförmigen Verdichtungsfigur begrenzt, einem Kreuzungspunkt von Gelenkspalt, Verknöcherung oberer Kapselanteile und iliolumbaler Ossifikationszüge („Sternzeichen", HART u. ROBINSON, 1959) (Abb. 25).

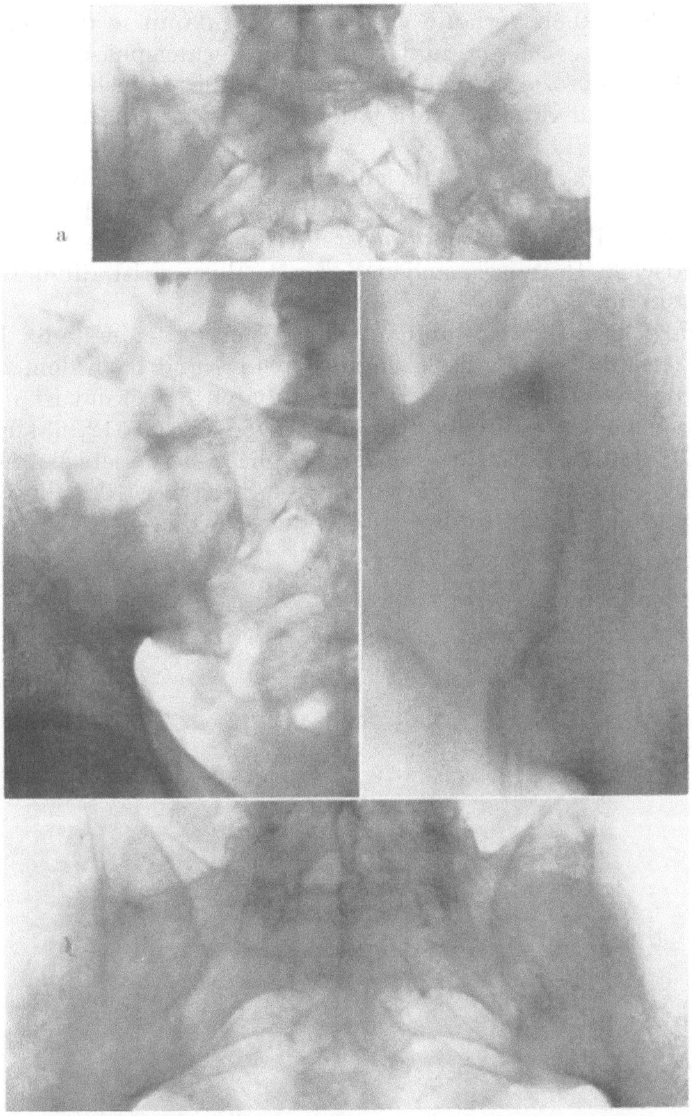

a b c d

Abb. 24. *Endstadium (IV) des ankylosierenden Iliosacralgelenkumbaus:* Die Sklerose ist geschwunden, der Gelenkspalt ist synostosiert unter Hinterlassung einer zunächst noch ungeordneten Umbauzone („zugeschütteter Graben") (a), dann eines verblassenden Sklerosestreifens (b): „Geistergelenk" mit „Sternfigur" am oberen Pol. Im Schichtbild noch erkennbare, teilweise verworfene Gelenkkonturen (c). Schließlich völlige „Einebnung" (d) durch Spongiosadurchbau, bei allgemeiner Osteoporose des Spätstadiums der Sp. a. Durch Verdichtung der Ligamenta iliolumbalia (horizontal) und sacroiliaca ventralia (fächerförmig) entsteht ein „Fledermausflügel" (d). Männer im 4. und 5. Lebensjahrzehnt mit noch nicht inaktiv gewordener Sp. a.

Die *Dauer* der iliosacralen Umbaustadien und ihre zeitliche Zuordnung zur Krankheitsentwicklung sind sehr variabel und bewegen sich mit großer Streubreite in folgenden ungefähren Grenzen (Forestier u. Deslous-Paoli, 1957; Hart u. Robinson, 1959; Gamp et al., 1963; Ott et al., 1965): Die durchschnittliche Dauer bis zur Vollendung der Ankylose (Beginn des 4. Stadiums) beträgt 15 bis 20 Jahre mit einer Streuung von 5 bis mehr als 30 Jahre. Besonders rapide Verläufe mit Gelenkfusion noch im 2. Lebensjahrzehnt (Abb. 10) finden sich unter den jugendlichen Fällen mit Coxitis (S. 486). Das 1. und 2. Stadium der floriden Iliosacralarthritis dauert in der Mehrzahl der Fälle je 2 bis 7 Jahre. Das Initialstadium findet sich vorwiegend in den ersten 5 Krankheitsjahren und ist hier der präspondylitischen Leidensentwicklung zugeordnet, während das zweite Iliosacralstadium auf zehnbis zwanzigjährige Krankheitsverläufe verteilt ist und damit in das versteifende Wirbelsäulenstadium hineinragt. Die produktive Verknöcherungsphase (3. Iliosacralstadium) verlangsamt den Umbauprozeß manchmal auf eine Dauer zwischen 5 Jahren und 2 bis 3 Jahrzehnten und weist ein variable Korrelation zu späteren Phasen der Wirbelsäulenversteifung auf.

Das Stadium der Ankylose (IV) bedeutet noch nicht Inaktivität oder permanente Remission des Krankheitsprozesses. Über die Hälfte dieser Fälle ist noch progredient. Das heißt also, daß der Iliosacralumbau meistens früher abgeschlossen ist als die Gesamtheit des spondylitischen Prozesses, und daß das 4. Iliosacralstadium früher beginnt als das 4. Krankheitsstadium.

Zusammengefaßt: Den Iliosacralumbau beherrschen in den ersten 5 Jahren Stadium I und II, bis zum 20. Krankheitsjahr Stadium II bis IV und nach dem 20. Jahr das Endstadium. Eine Prozeßretardierung bis zum scheinbaren Stillstand ist in jedem Stadium möglich. — Über jugendliche Iliosacralveränderungen vgl. S. 512, 631 und 636.

In juvenilen Fällen ist die resorptive Umbauphase besonders betont (Abb. 19), der Prozeß beschleunigt. Je jünger der Patient, um so breiter ist das iliosacrale Umbaufeld (Abb. 10). Das alternde Terrain fördert die produktive Phase.

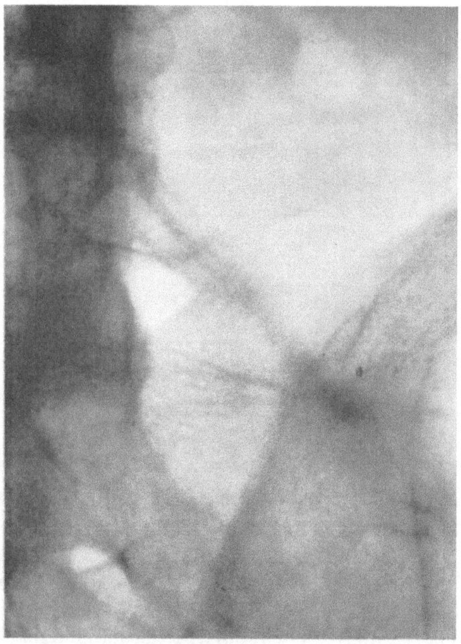

Abb. 25

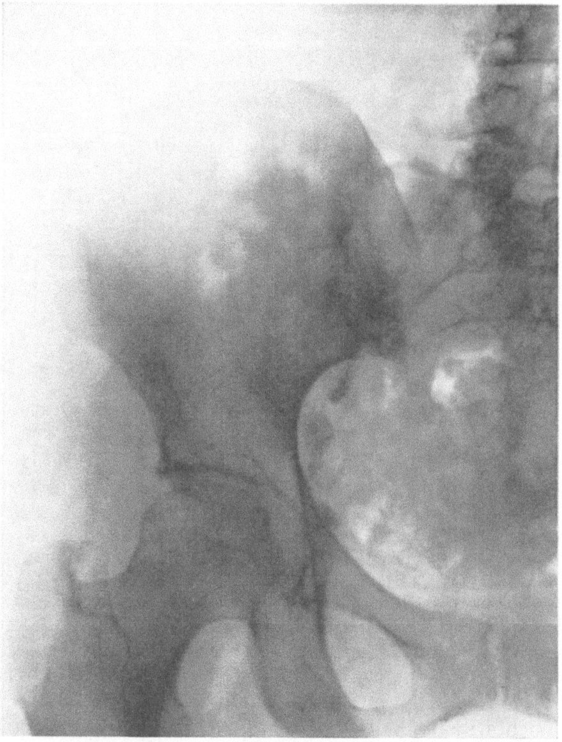

Abb. 26

Abb. 25. *Verknöcherungen der Ligamenta iliolumbalia*, deren Züge vom 4. und 5. Lendenquerfortsatz Brücken zum Darmbein bilden und sich, bei allgemeiner Porose im Sp. a.-Spätstadium, zum oberen Pol des synostosierten Iliosacralgelenks ausrichten und mit diesem eine „*Sternfigur*" bilden

Abb. 26. *Lymphographie bei Iliosacralarthritis*. Die Befundung hatte kein pathologisches Ergebnis im Bereich der dargestellten Lymphbahnen und Lymphknoten. Junge Frau mit früher Iliosacralarthritis bei initialer Sp a., die nicht erkannt war. Die Lymphographie sollte zum Ausschluß einer Systemerkrankung bei den pseudovisceralen Beschwerden dienen, wäre aber bei Kenntnis der frühen Sp. a.-Morphologie entbehrlich gewesen

f) Pelvine Lymphangiographie bei der Spondylitis ankylopoetica (Abb. 26)

Seit KIENBÖCK, FORESTIER, VOLHARD, ROMANUS u. a. besteht der Verdacht, die Sp. a. könne mindestens in einem Teil der Fälle von einer Genitalinfektion ihren Ausgang nehmen (vgl. S. 460 und 466) und lymphogen aszendieren. FORESTIER (1938) sowie VOLHARD

(1943) erklärten die männliche Erkrankungsdominanz mit der Verschiedenartigkeit der Lymphbahnanatomie bei Mann und Frau. Nach KUBIK (1966) ist der Lymphabfluß von der Prostata auf 2 Wegen möglich: 1. entlang der arteria vesicalis inferior zu den noduli lymphatici iliaci externi und interni, 2. entlang der inneren Seite des Sacrums zu den noduli lymphatici sacrales laterales und noduli iliaci communes mediales. Von den Ovarien münden die Lymphgefäße entlang den Blutgefäßen der Ovarien in die aortalen Lymphknoten ein. Damit sind die Beziehungen der Lymphabflußwege der Prostata zum Iliosacralgelenk topographisch enger als die Lymphabflußwege der Ovarien.

Ausgehend von diesen Tatsachen und Theorien, und nachdem die urologischen Befunde bei der Sp. a. so widersprüchlich bzw. enttäuschend blieben, konnte vielleicht von lymphangiographischen Untersuchungen des Beckenraumes ein besserer Aufschluß zu dieser Frage erwartet werden (FOURNIER, 1964; BÖNI et al., 1964 u. 1968). FOURNIER bejahte anhand seiner Untersuchungen bei 18 Fällen die Möglichkeit, die Infekttheorie durch lymphographische Untersuchungen zu stützen. Das Züricher Untersuchungsteam (BÖNI, WELLAUER u. RÜTTIMANN) stellte diese Möglichkeit aber in Frage. Sie untersuchten 16 Patienten mit Sp. a. lymphographisch mittels der üblichen Methode vom Fußrücken aus, womit die Mehrzahl der Lymphbahnen und Lymphdrüsen erfaßt wird, die die Abflußwege der Prostata darstellen. Auf den Speicheraufnahmen der abdominalen Lymphographien waren nur bei 4 von den 16 Patienten fragliche infektiös-toxische Lymphknotenbilder festzustellen. Es war zu diskutieren, ob nicht bei älteren und bei röntgenbestrahlten Fällen die entzündlich reaktiven Lymphknotenveränderungen sich bei pelviner Fibrosis in degenerative verwandeln konnten. Durch Kontrollfälle wurde diese Unsicherheit aber ausgeschaltet. Auch bei dem jüngsten Patienten (12-jährig) war keinerlei Reaktion im Lymphsystem aufgetreten. Man zog deshalb den Schluß, daß lymphangiographisch „keine sicheren Anzeichen vorhanden sind, daß chronische Infektionen des Urogenitaltraktes bei der Entstehung der Sp. a. eine wesentliche Rolle spielen könnten“.

g) Szintigraphische Darstellung der Iliosacralarthritis

Seit einigen Jahren werden zur Früherkennung von Knochen- und Gelenkprozessen nuklearmedizinische Verfahren eingesetzt. Die *Skelettszintigraphie* ermöglicht den Nachweis von Knochenbezirken mit erhöhtem osteogenem Umbau. Da die röntgenologisch faßbaren Veränderungen der Knochenstruktur das Endergebnis von Knochenumbauprozessen darstellen, können ossäre Erkrankungen durch osteotrope (knochenaffine) Radionuklide oft schon viele Monate vor dem Nachweis entsprechender röntgenologischer Veränderungen im Szintigramm entdeckt werden (PFANNENSTIEL 1973).

Solche Radiopharmaka stehen als fertige Reagenziensätze zur Markierung von radioaktiven Technetium-Verbindungen (^{99m}Tc-Polyphosphat oder ^{99m}Tc-Pyrophosphat) zur Verfügung, durch die 3 bis 4 Stunden nach intravenöser Gabe von 5 bis 15 mCi Skelettszintigramme sowohl mit der Gamma-Kamera als auch mit der Flächenszintigraphie angefertigt werden können. Es lag nahe, diese Methode auch zur Früherkennung krankhafter Prozesse am Stammskelett einzusetzen, zumal hier und an stammnahen Gelenken der Einsatz von ^{99m}Tc-Pertechnetat versagt. Man bediente sich zunächst des Radio-Strontium (^{85}Sr und ^{87m}Sr) (KOLAR et al. 1968, BESSLER 1969) und versuchte damit, auch die knöchernen Umbauprozesse der Iliosakralgelenke bei der Sp. a. frühzeitig zu erfassen (LÖVGREN und DOWEN 1969, DIHLMANN et al. 1971, VAN LAERE et al. 1972, SONNEMAKER et al. 1972). Wegen der hohen Gamma-Energie bzw. ungünstiger physikalischer Halbwertzeiten der Radio-Strontium-Präparate werden heute die 99m-Technetium-Verbindungen bevorzugt (HENNE et al. 1973).

Die Arbeitsgruppe der Deutschen Klinik für Diagnostik hat soeben ihre Ergebnisse vorgelegt (PFANNENSTIEL et al.). Die Knochenszintigraphie mit 99m-Technetium-Verbindungen ist nicht belastend und erlaubt die Erfassung pathologischer Vorgänge früher als mit der Röntgendiagnostik. Insbesondere glauben die Autoren, bei der Sp. a. Umbauprozesse an den Iliosakralgelenken und an Wirbelkörpern frühzeitig erfassen zu können. Die Darstellung der Radioaktivitätsverteilung im Knochen-Scan des Rumpfes „ist an den Intervertebralgelenken und besonders an den Iliosacralgelenken den Röntgenbefunden bei früher Sp. a. und Sacroiliitis überlegen und erlaubt die Aktivität dieser Krankheit

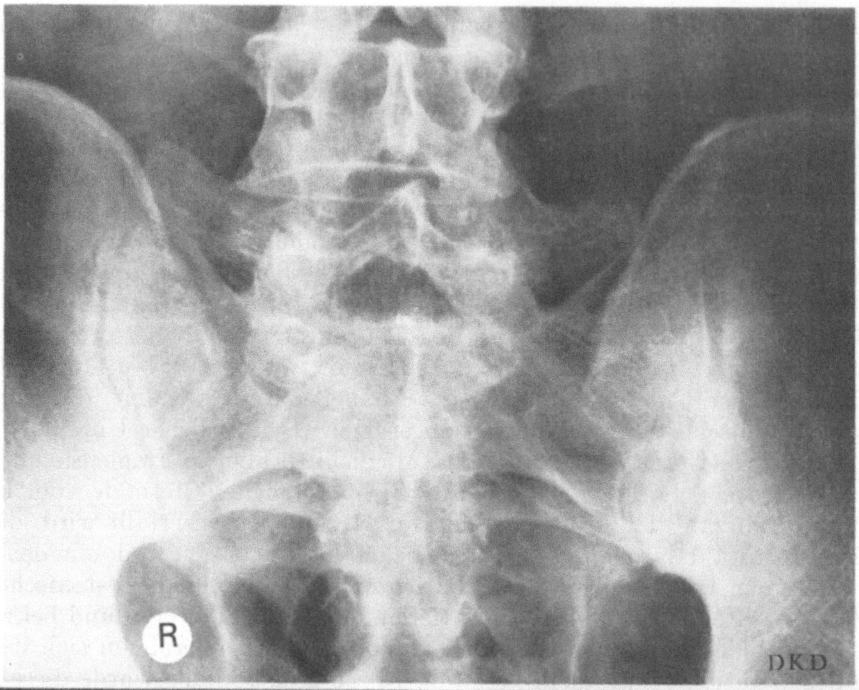

a

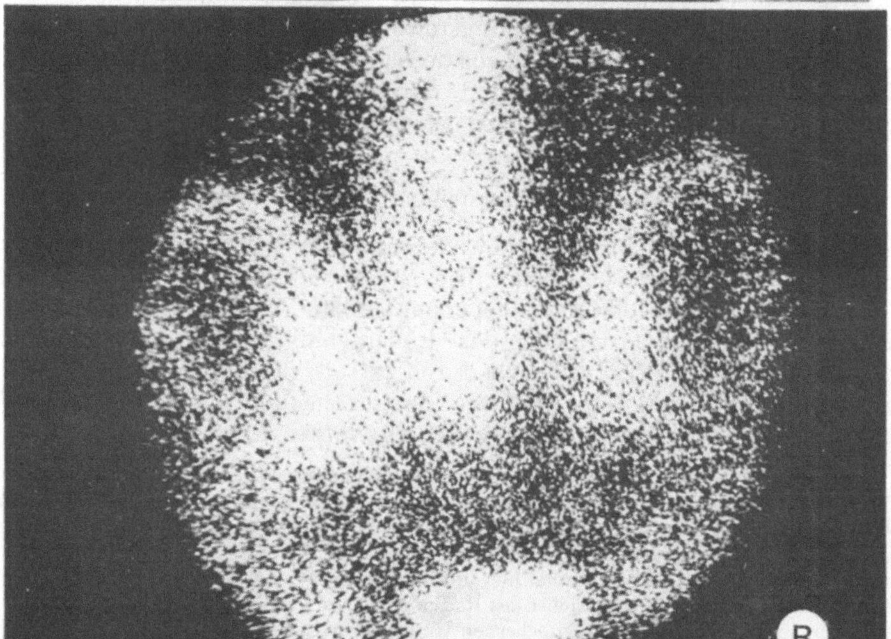

b

Abb. 27. *Szintigraphische Darstellung* von Umbauvorgängen an den Iliosakralgelenken bzw. an der unteren Lendenwirbelsäule im *Vergleich* zur *Röntgenmorphologie*. — (a und b): 50jähriger Mann mit Beckenschmerz, klinisch ohne wesentlichen objektiv pathologischen Befund. Röntgenologisch geringe Arthrose des rechten Iliosakralgelenks (a); szintigraphisch 4 Std. nach Inj. von 10 mCi ^{99m}Tc-Polyphosphat diskrete Aktivitätsanreicherung über dem linken Iliosakralgelenk (b), gedeutet als entzündliche Reaktion bei Ligamentose. — c) und d): 33jähriger Mann mit Rücken- und Fersenschmerz seit über 4 Jahren, Behinderung der Lendenwirbelsäule, BSG 27 i. d. 1. Std. Röntgenologisch am rechten Iliosakralgelenk kaudal Erweiterung und iliakale Unschärfe, bei L 3/4 links fraglicher Syndesmophyt, Tendoostitis ischiadica bds. (c); szintigraphisch 4 Std. nach Inj. von 10 mCi ^{99m}Tc-Polyphosphat deutliche Aktivitätsanreicherung im rechten Iliosakralgelenk und an der unteren Lendenwirbelsäule (d), an der Tuberositas tibiae und am Calcaneus: Psoriasis? (hautärztlich verdachtsweise bestätigt). Diagnose: Frühe Sp. a. vom psoriatischen Typ mit einseitiger Iliosacralarthritis.

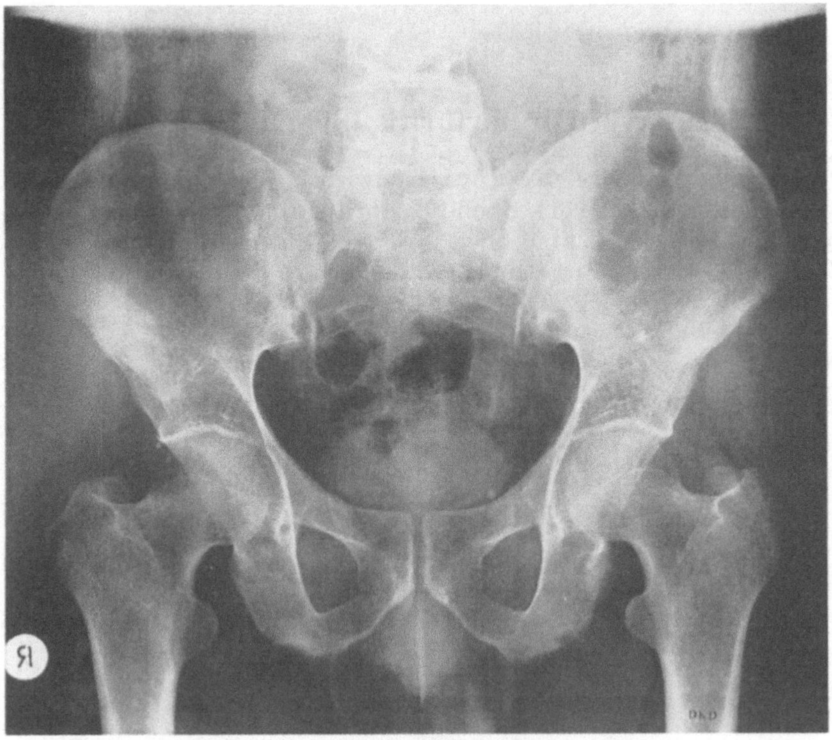

Abb. 27 c

Abb. 27 d

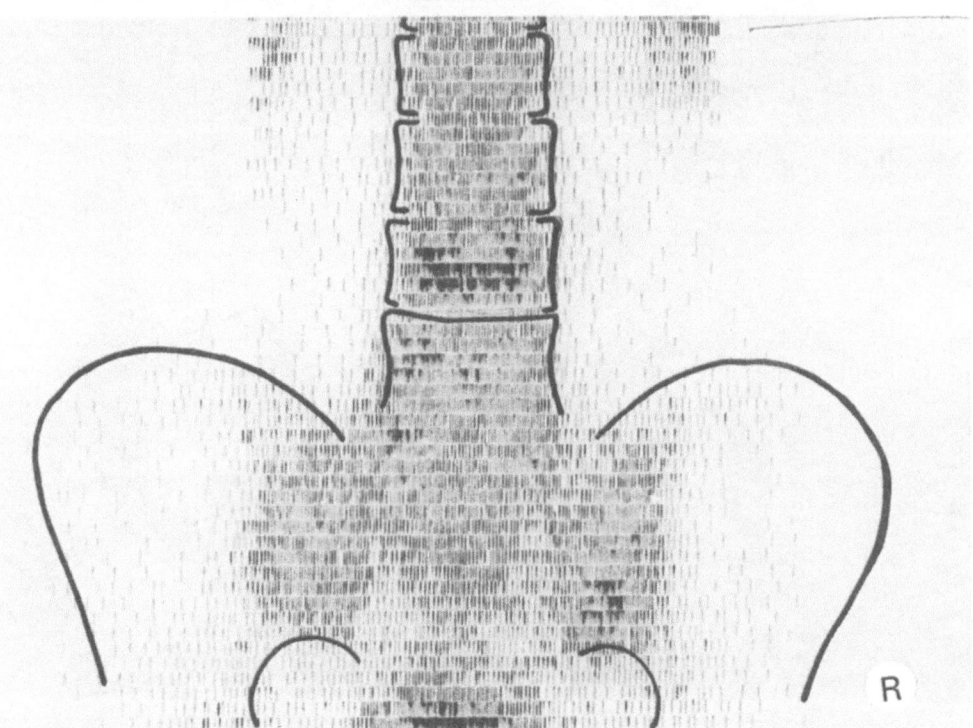

zu verfolgen" (Bandilla und Pfannenstiel 1973). Ich verdanke den Autoren die Fallbeispiele (Abb. 27).

Schwierigkeiten bei der Quantifizierung der osteotropen Isotopen-Anreicherung im Iliosacralbereich (Büll und Schattenkirchner) und die nicht immer überzeugende Unterlegenheit der Röntgenmorphologie können aber nicht verschwiegen werden.

2. Intervertebralarthritis (Spondylarthritis)

Obwohl die kleinen Wirbelgelenke (Zwischenwirbelgelenke, Apophysealgelenke) nosologisch im Mittelpunkt des Morbus Spondylarthritis ankylopoetica zu stehen schienen, ist ihre röntgenologische Darstellung doch nicht von diagnostisch entscheidender Bedeutung. Ihr Zustand weist aber auf den vorwiegend vorliegenden Krankheitstypus hin.

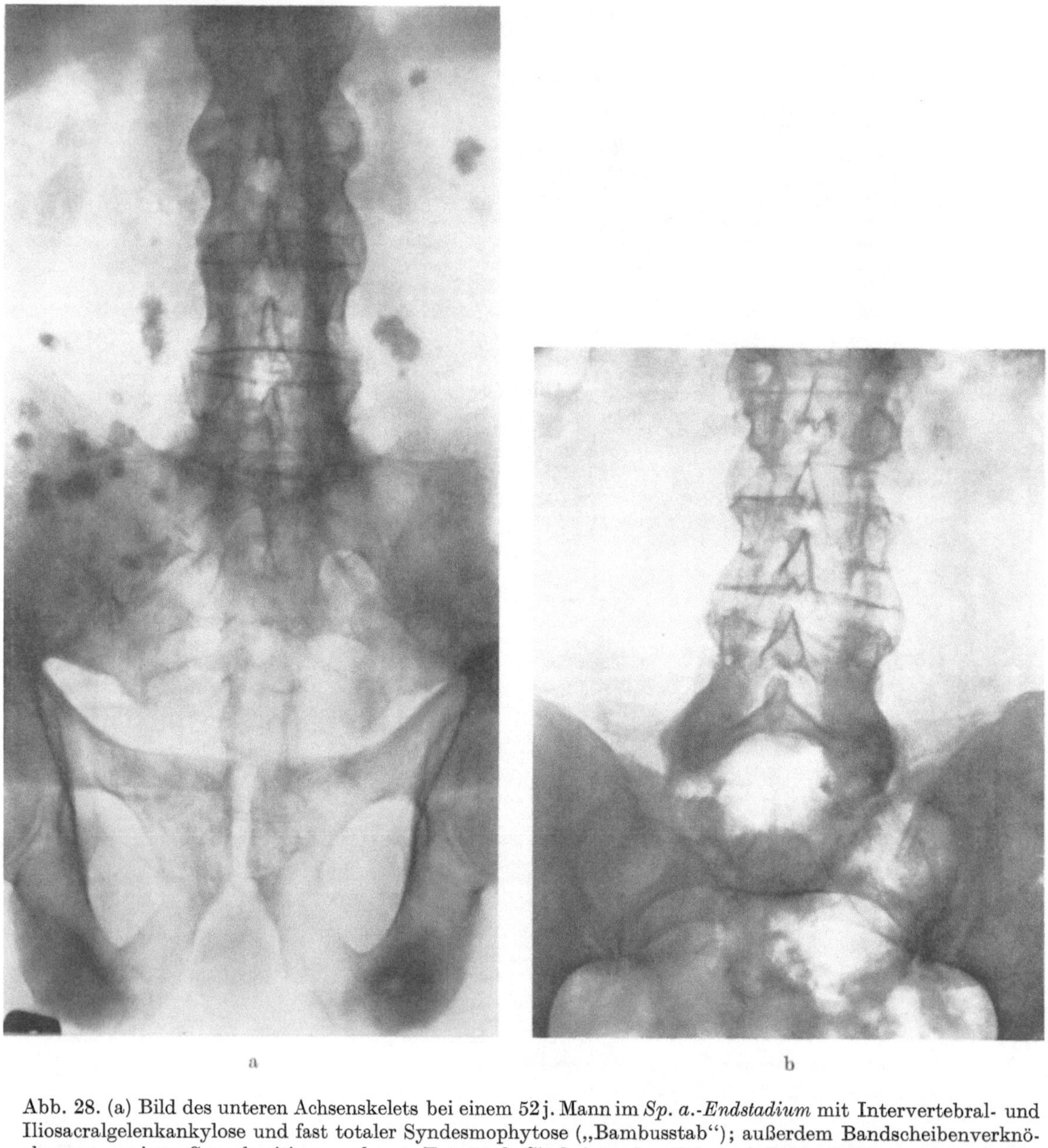

a b

Abb. 28. (a) Bild des unteren Achsenskelets bei einem 52 j. Mann im *Sp. a.-Endstadium* mit Intervertebral- und Iliosacralgelenkankylose und fast totaler Syndesmophytose („Bambusstab"); außerdem Bandscheibenverknöcherung, geringe Symphysitis am oberen Fugenpol, Sitzbeintendoostitis und Beckenhebung; abdomineller Lymphknotenkalk. (b) Ausnahmsweise vom Umbauprozeß *verschont gebliebene Iliosacralgelenke* in einem Sp. a.-Spätstadium bei inkompletter lateraler Syndesmophytose der LWS. Intervertebralgelenke teilweise gut einzusehen. 50 j. Mann, dessen sonst uncharakteristische Anamnese eine hochentzündliche Phase mit Rückenschmerzen vor 3 Jahren enthält, ohne periphere Gelenkbeteiligung und ohne Iritis, auch ohne Psoriasis und ohne Diabetes; jetzt praktisch inaktiv geworden und in hohlrunder Stellung total versteift

Jedes Bewegungssegment kann vom Prozeß befallen werden, als Spondylarthritis des „kleinen“ und/oder als Spondylitis des „großen“ Wirbelgelenkes. Der Befall geht sprunghaft, unregelmäßig aszendierend oder gleichzeitig multizentrisch vor sich, so daß im Beobachtungsquerschnitt gleichzeitig in verschiedenen Segmenten neben noch unberührten Gelenken verschiedene Prozeßphasen angetroffen werden können (Abb. 29a). Nachdem bisher die periarthrale Verknöcherung (Kapselossifikation) und die Synchondrose pathomorphologisch den Primat zu haben schienen, sollten jetzt doch auch entzündliche Veränderungen (primäre Synovitis — GEILER, 1969) als gesichert gelten, die

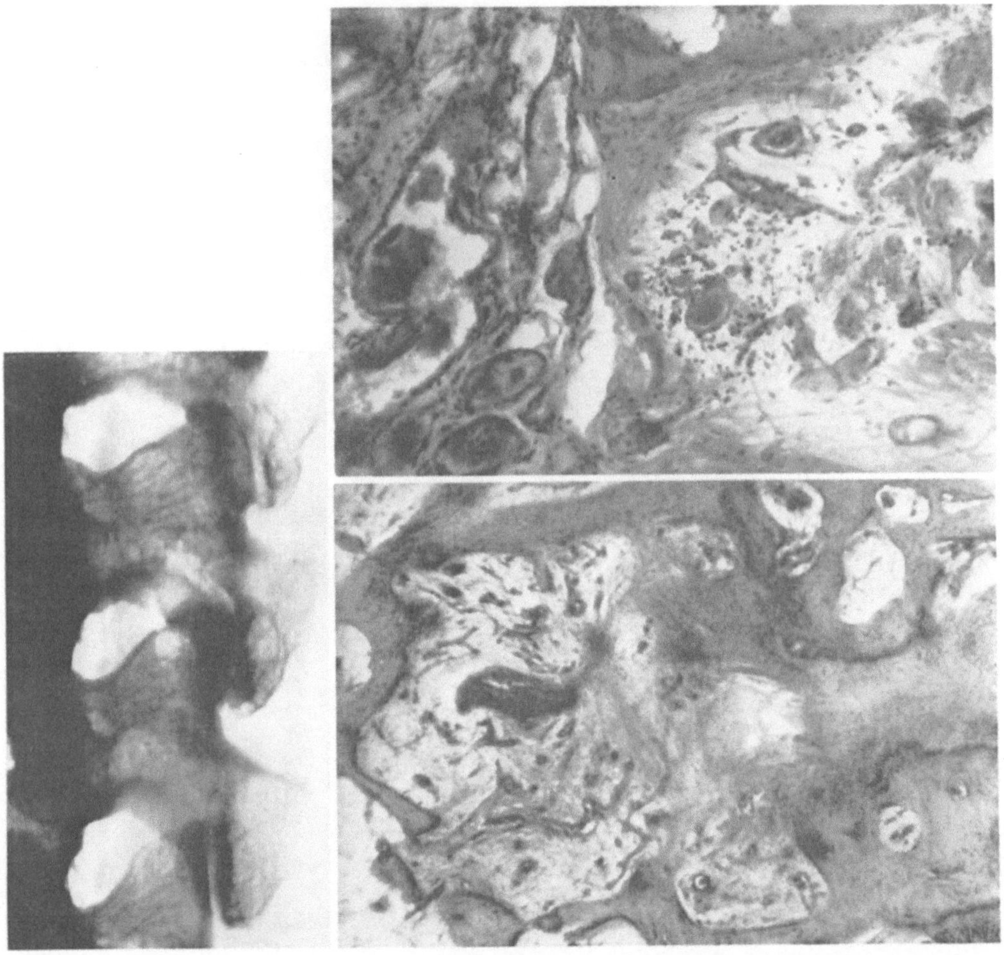
a b c

Abb. 29. *Präparation einer Spondylarthritis* (Inter- und Costovertebralarthritis an der BWS) eines 50j. verstorbenen Sp. a.-Patienten: Von 3 Intervertebralgelenken ist makroskopisch und radiologisch (a) nur das obere nicht befallen, das untere zeigt sklerosierte Kapselverknöcherung und das mittlere partiellen Durchbau. Histopathologische Präparate: (b) Markfibrose, lympho-plasmozelluläre Infiltration und reichlich neugebildete Blutgefäße in der Nachbarschaft der *Intervertebralarthritis*. (c) Präparat eines Costovertebralgelenks als Beispiel für die fibröse Ankylose eines kleinen Wirbelsäulengelenks durch Synchrondrose mit ausgedehnter Vaskularisierung, aber nicht mehr mit Entzündungszellen. [FASSBENDER]

aber offenbar seltener destruierend granulierenden Charakter annehmen. Der Endzustand ist die Ankylose, die also entweder vorwiegend ossifizierend oder vorwiegend entzündlich erreicht wird.

Einige Autoren (KOCH, 1936; OPPENHEIMER, 1943; BORAK, 1946) hielten die destruierende und den Gelenkfortsatz porosierende Entzündung der Intervertebralgelenke sogar für ein Frühzeichen der Sp. a., das bei Schrägprojektion röntgenologisch erkennbar werde.

Die optimale *Darstellung* der Intervertebralgelenke ist schwierig, am meisten an der Brustwirbelsäule, wo sie aber auch nur geringes praktisches Interesse beanspruchen kann. Die Lage dieser kleinen Gelenke ist von Segment zu Segment verschieden, so daß keine Einstelltechnik alle Gelenkspalten des gewünschten Wirbelsäulenabschnittes orthograd darstellen kann. Wir haben uns zu ihrer Beurteilung immer mit hinreichendem Erfolg an der Halswirbelsäule auf die seitliche Aufnahme und an der Lendenwirbelsäule auf die a. p.-Aufnahme verlassen und sehen uns durch DIHLMANNS statistische Auswertung von Röntgenserien mit je 100 Bildern bestätigt: Das jeweils bestdarstellbare Gelenk wurde auf

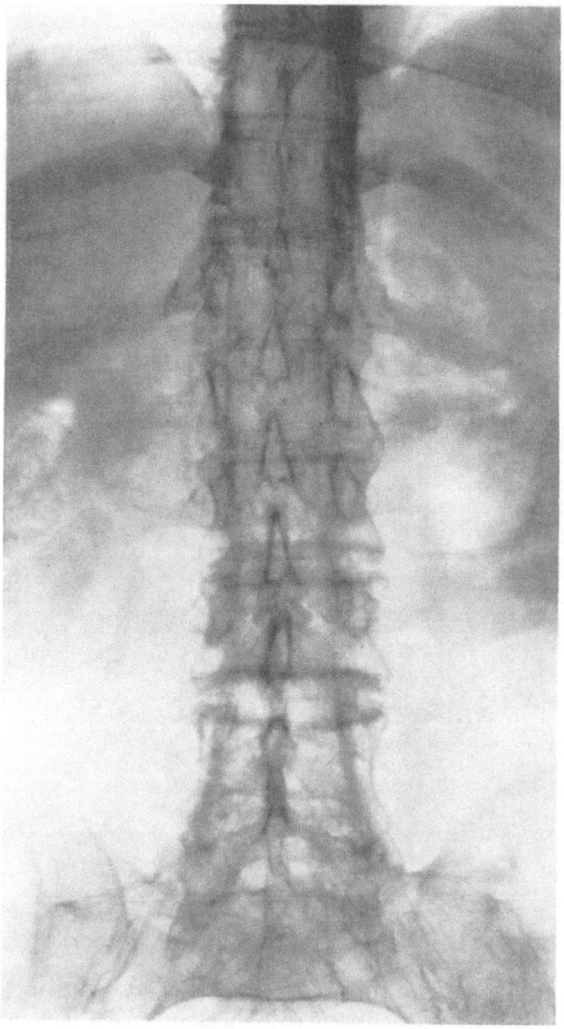

Abb. 30. *Vorwiegend spondylarthritischer Typ* („Entzündungstyp") der Sp. a.: Ankylose der teilweise im Umriß erhaltenen Intervertebralgelenke und Iliosacralgelenke (Stadium IV der Iliosacralarthritis), mit zarter zweispuriger Streifung, die nach oben (BWS) und unten (LWK V) ein wenig divergiert; Osteoporose, fehlende Syndesmophytenbildung und beginnende Spondylodiscitis (L 3/4) bei fortgeschrittener Sp. a. eines 32j. Mannes mit totalversteifter WS nach 12j. Krankheitsverlauf

seitlichen Aufnahmen der Halswirbelsäule (C 5/6) 54 mal, auf a. p.-Aufnahmen der Lendenwirbelsäule (L3/4) 26 mal und auf Schrägaufnahmen der Lendenwirbelsäule (L 4 bis S 1) nur 16 mal sicher beurteilbar gefunden (DIHLMANN, 1968).

Um einen Eindruck vom Zustand der Lendenzwischenwirbelgelenke zu bekommen, genügt meist die Sagittalsicht auf die Lendenwirbelsäule (Abb. 28, 30, 31). Die Schrägprojektion bringt, entgegen der allgemeinen Auffassung und Gepflogenheit seit DITTMAR, in diesem Zusammenhang tatsächlich keine überlegene Information; im Gegenteil: wir glauben, daß ähnliche Gründe wie an den Iliosacralgelenken für die Bevorzugung der sagittalen Aufnahmetechnik sprechen.

Die Unterscheidung der beiden *Sp. a.-Entwicklungstypen* hängt mit der Beurteilung der Intervertebralgelenkveränderungen zusammen: vorwiegend spondylarthritischer oder vorwiegend ossifizierender Typ.

a) Spondylarthritischer Typ

Wir begnügen uns zunächst mit der Gewinnung eines „Eindrucks“, für den es einer Detailierung zuerst nicht bedarf. Der Eindruck „*spondylarthritischer Typ*“ wird hervorgerufen von der Wirbelkörperporose, dem Fehlen von Syndesmophyten und von zwei mehr

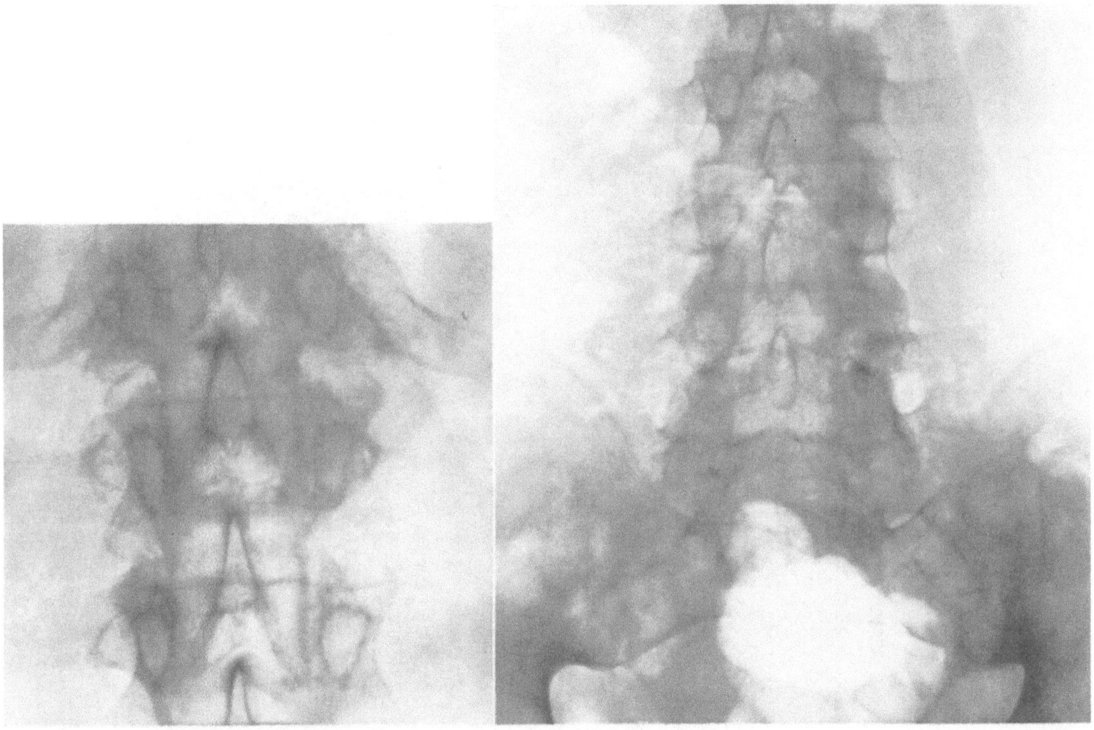

a b

Abb. 31. *Frühe Spondylarthritis:* Vorwiegend linksseitig klaffend einsehbare, unscharf begrenzte und verwaschen berandete Intervertebralgelenke; keine Syndesmophyten. (b) Frischer jugendlicher Prozeß eines 23jährigen Mannes mit Intervertebralarthritis bereits im ersten Iliosakralstadium; (a) spät begonnene Sp. a. vom spondylarthritischen Typ bei einem 43jährigen Mann

oder weniger deutlich streifig verschatteten Reihen, die sich aus den unscharf, zuweilen noch mit Unterbrechungen abgebildeten Intervertebralgelenken zusammensetzen (Abb. 30 u. 35). In unserer Auszählung besteht der „Eindruck Spondylarthritis“ in 11 % der Fälle.

Dieses röntgenmorphologische Problem hatte im Jahre 1931 zu einem Streit zwischen EHRLICH und KREBS in der „Röntgenpraxis“ geführt. EHRLICH hatte „die dunklen Streifen im Röntgenbild des Bechterew“, die später mit Geleisen oder Trambahnschienen verglichen wurden, erstmals beschrieben und als Ausdruck der Intervertebralarthritis gedeutet. Wenn dem einerseits KREBS widersprach und für diese vertikalen Schattenstreifen die Bänder- und Kapselverknöcherung bei intakt gebliebenen Gelenkspalten verantwortlich machte, EHRLICH aber andererseits selbst solche Fälle fand und ebenso deutete, dann wird uns klar, daß es sich wieder nur um den Ausdruck der beiden Manifestationsmöglichkeiten der Sp. a. handelte, die sich also nicht ausschließen, sondern ergänzen.

Dem einzelnen Gelenk ist bei günstiger Projektion der Eindruck *Intervertebralarthritis* abzulesen, wenn bei normalem, klaffend oder verschmälert erscheinendem Gelenkspalt Unschärfe und Auflockerung der Konturen und der Struktur deutlich sind (Abb. 31, 32a, 33a, 73b). Der Schluß auf eine synovitische oder gar knorpeldestruktive, pannöse (?) Arthritis liegt dann nahe, ohne zwingend zu sein.

Die Spondylarthritis scheint schneller versteifen zu können als die periarthrale Ossifikation mit Synchondrose, offenbar im Zusammenhang mit dem meist jüngeren Terrain. Während DIHLMANN glaubt, daß deshalb Syndesmophyten zur Stabilisierung erst gar nicht entstehen, sehe ich den Zusammenhang im Rahmen der Nosomorphose, die den Typus bestimmt.

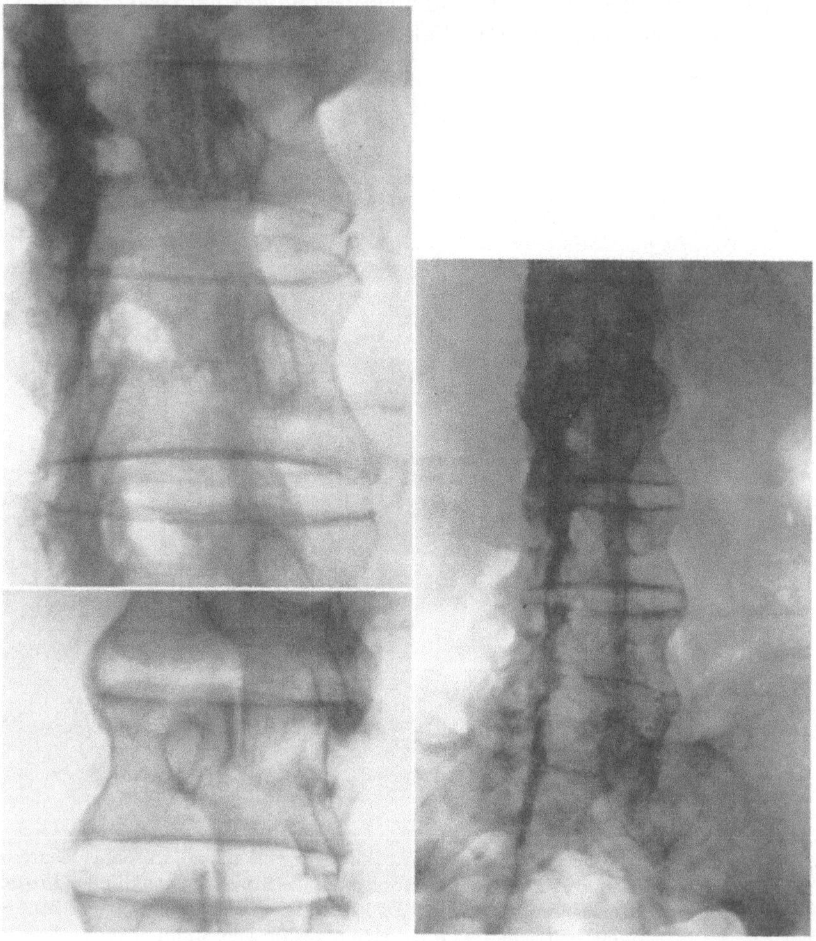

a b c

Abb. 32. *Intervertebralgelenke der schräg projizierten Lendenwirbelsäule* bei Sp. a.: (a) Ankylosierte *Spondylarthritis* mit unscharf angedeuteten Gelenkspalten bei einer syndesmophytenarm gebliebenen alten „weiblichen Sp. a.“ (totalversteifte LWS einer 47jährigen Frau). (b und c) *Ossifizierender Typ* mit fortgeschrittener Syndesmophytenbildung bei 2 älteren Männern: bei b intakt erscheinende Intervertebralgelenke, die bälkchenartig sklerosiert berandet sind (Kapselansatzossifikation); bei c im Sp. a.-Endstadium ausgedehnte Intervertebralankylose und Verknöcherung der Ligamenta flava, deren plattennah anliegende linke Reihe sich bandförmig nach vorne, und deren rechte Reihe sich zopfartig nach hinten projiziert und bis ins Kreuzbein fortsetzt. (Dort hatte eine Dura- und Sacralfaserfibrose zu einem Cauda-equina-Syndrom geführt)

b) Ossifizierender Typ

Häufiger aber ist der andere Typ erkennbar: Ein teilweise gut einsehbarer, normal breiter und scharf begrenzter (radiologischer) Gelenkspalt mit paraartikulär deutlicher homogener Sklerose, und in der Umgebung Syndesmophyten (Abb. 28b, 32b, 33b, 53b), also der *ossifizierende Typ*, der den Schluß auf *periarthrale Verknöcherung* (Kapselverknöcherung) und *Synchondrose* erlaubt. Die Kapselossifikation ist nur selten als solche direkt erkennbar, die Knorpelverschmelzung ist bei erhaltener Lichtung des versteiften Gelenks nur vermutbar.

Später verödet der Gelenkspalt konzentrisch durch die Synostosierung. Dann bietet die Sagittalaufnahme der Lendenwirbelsäule schließlich keinen Einblick mehr in ein Intervertebralgelenk (Abb. 53a), an deren Stelle wiederum die zweispurigen Verdichtungsstreifen treten können (Abb. 28a). Diese sind aber im Gegensatz zu denen des spondylarthritischen Bildes dichter und homogener. Sie werden gebildet aus subchondraler Gelenkfortsatzsklerose, Verknöcherung der Gelenkkapseln und der mit diesen eng verflochtenen und sie verbindenden Ligamenta interarcualia (flava) (Abb. 32c).

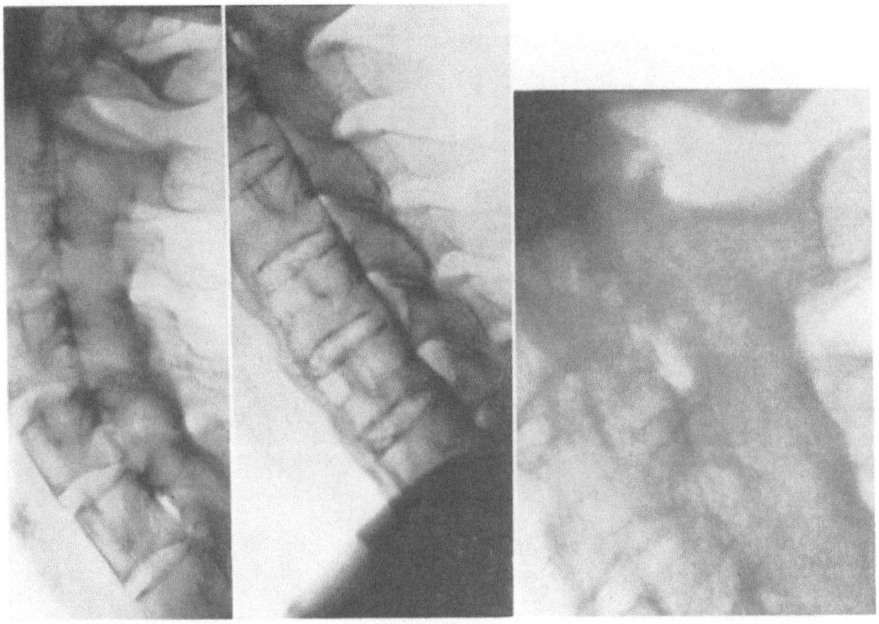

a b c

Abb. 33. *Spondylarthritis cervicalis* der Sp. a. – Formen der ankylosierenden Intervertebralarthritis an der Halswirbelsäule: (a) Spondylarthritischer Typ; (b und c) ossifizierender Typ bei ventraler Syndesmophytose: beginnende Gelenkkapselossifikation bei sklerosierten, sonst intakten Gelenkflächen (b), Totalsynostosen mit Gelbbandverknöcherung (c)

Dihlmann lehnt die Unschärfe der Gelenkkonturen und die Gelenkspaltverschmälerung als Kriterien einer Intervertebralarthritis ab, da sie projektionsbedingt vorgetäuscht werden können. Die konzentrische Synostosierung des Gelenkknorpels („Knorpellinse") zeigt er tomographisch an der Halswirbelsäule. Wirklich destruierende oder gar dissezierende Veränderungen sind schwer zu fassen.

An der *Halswirbelsäule* bleiben die kleinen Wirbelgelenke auffallend häufig (tatsächlich oder scheinbar) verschont (Abb. 56a, 57, 80). Die ossifizierende Intervertebralgelenkankylose ist auf seitlichen Aufnahmen gut zu sehen (Abb. 33b und c) und von einer entzündlichen Verödung abzugrenzen (Abb. 33a, 74b). Selten kommt es, beim rein spondylarthritischen Typ, der ohne syndesmophytäre Abstützung bleibt, zu so erheblicher Lockerung in einzelnen oder mehreren Bewegungssegmenten, daß Subluxationen und kleine Wirbeldislokationen entstehen. Diese gleichen den häufigeren analogen Zuständen bei der chronischen Polyarthritis (Spondylitis cervicalis rheumatica) und bieten bei generalisierter Intervertebrallockerung das „Stufenleiterphänomen" (Abb. 73b), besonders wenn sie von Bandscheibendestruktionen („Discitis") begleitet sind. Bevorzugt ist das adiskale Segment C 1/2, wo die destruierende Atlantoaxialarthritis zur Zahngelenklockerung oder zur atlantoaxialen Dislokation führen kann (Abb. 73, 74a, 77, 78) (S. 572). Die Kopfgelenke versteifen spät, das obere beginnt lange vor dem unteren mit Funktionsverlust.

3. Die Wirbelosteoporose

Die *Wirbelosteoporose* (Ossipenie) ist in eine frühe und eine späte Form (S. 586) mit sicher verschiedener Ursache zu unterteilen. Die Häufigkeit der röntgenologisch erkennbar vermehrten Strahlendurchlässigkeit der Wirbel liegt bei uns bei 28 % aller Fälle. POHL bezeichnet sie aufgrund systematischer Knochenbiopsien (Beckenkamm) mit SCHMIDT-RHODE u. VITALLI (1968, 1969) als eine „bisher noch nicht bekannte primäre Osteopathie"

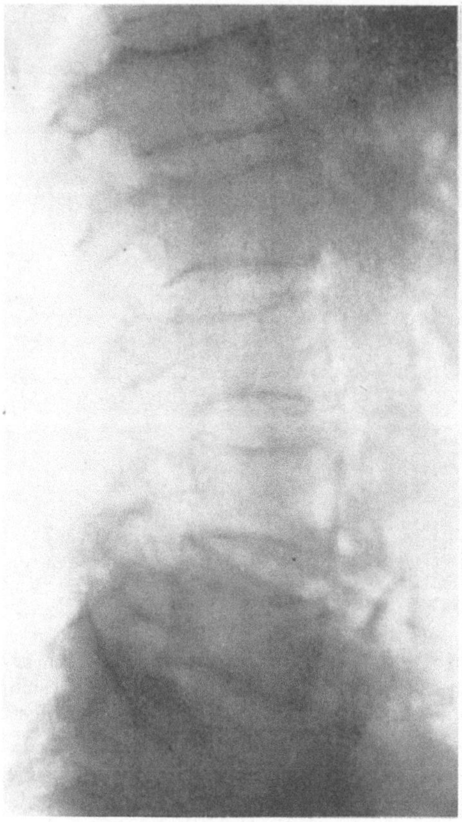

Abb. 34

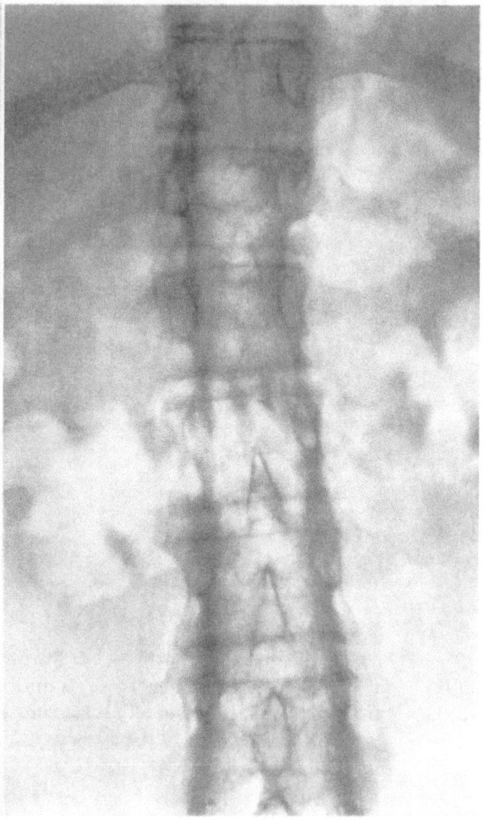

Abb. 35

Abb. 34. Die *früh-porotische Form der Spondylitis ankylopoetica*: 18 jähriger Mann mit kurzer Verlaufsdauer der Krankheit, jetzt im frühen Wirbelsäulenstadium noch ohne Versteifung, aber mit deutlicher allgemeiner und diffuser Osteoporose der Lendenwirbelkörper

Abb. 35. Hochgradige *Osteoporose* eines 21 jährigen Mannes nach sechsjähriger stürmischer Entwicklung seiner juvenilen Sp. a. (vgl. Abb. 10), ohne Syndesmophytenbildung, mit Intervertebral-, Iliosacral- und Hüftankylose und mit Totalversteifung der Wirbelsäule: spondylarthritischer Typ

mit geringgradiger histologischer Osteomalazie und mit ausgeprägtem pathologisch gesteigertem Osteozytenuntergang. Es handelt sich um eine Osteoblastenporose.

Störungen im Mineralhaushalt oder Zeichen einer Osteomalazie finden wir blutchemisch bzw. röntgenologisch kaum (Abb. 94), bis auf selten gering erhöhte Werte der alkalischen Phosphatase.

Die *Frühporose* hat ursächlich mit Inaktivität noch nichts zu tun. Sie ist ein Bestandteil des vorwiegend spondylarthritischen Typs und bei der juvenilen Sp. a. ein häufiges und frühes Symptom, noch vor Eintritt einer deutlichen Versteifung (Abb. 34). Vermutlich würden wir bei ihr regelmäßig eine Ossipenie des Achsenskeletts diagnostizieren können, wenn wir routinemäßig brauchbare densitometrische Methoden hätten.

Man könnte theoretisieren, daß es sich um ein paraphlogistisches Symptom handelt, wenn nicht die ganz gleichmäßige Ausbreitung in allen Wirbeln dagegen spräche. Wir hatten Veranlassung (SCHILLING, 1964, mit FASSBENDER), von Präparaten aus der Nachbarschaft einer Spondylodiszitis auf den Zustand des primär porotischen Stammskeletts bei aktiver Allgemeinentzündung zu schließen: ,,*frühossipenische Form der Sp. a.*" Wir

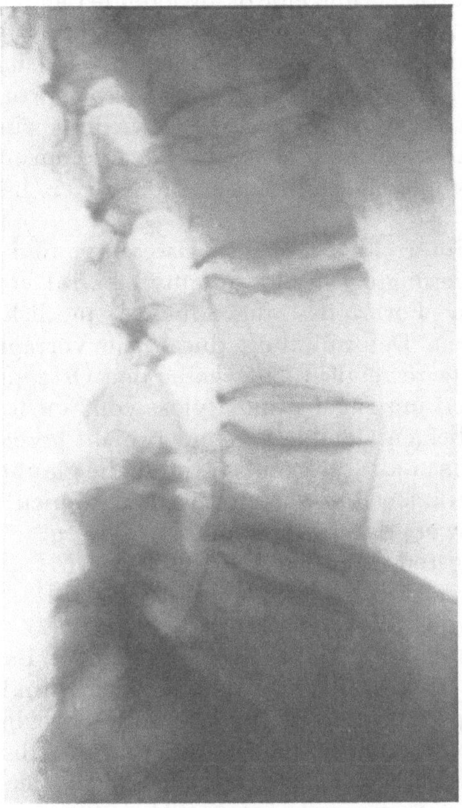

Abb. 36

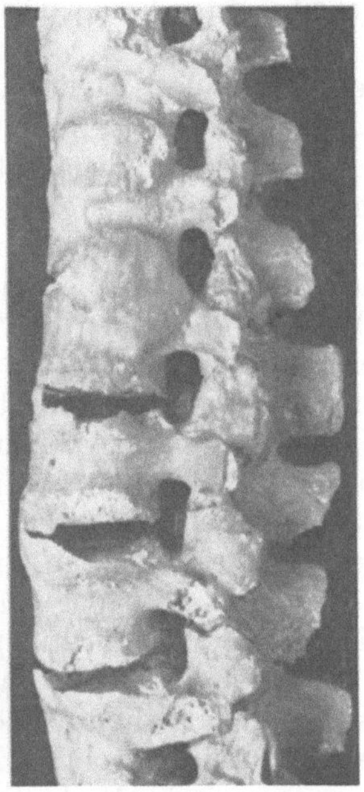

Abb. 37

Abb. 36. *Nebeneinander produktiver und destruktiver Zeichen* an der Lendenwirbelsäule einer floriden Sp. a. (30jähriger Mann): Bei L 3/4 zarter Syndesmophyt (Anulustyp), bei L 2/3 beginnende Spondylodiszitis bei Randleistenunschärfe mit punktueller Anulus-fibrosus-Ossifikation

Abb. 37. *Präparierte Lendenwirbelsäule* einer älteren Sp. a.: Ventrale Verknöcherungen des Anulus fibrosus L 2 bis L 4, laterale Verknöcherungen bei L 1 und aufwärts. (Präparat von Prof. ROCHLIN)

stellten eine seröse Durchtränkung des Knochenmarks im Sinne einer sehr blanden, ausgedehnten sterilen Wirbelosteomyelitis zur Diskussion: ,,Entzündliche Knochenatrophie"?

Abb. 36 zeigt im Zustand der Frühporose die Ambivalenz des Sp. a.-Prozesses mit Aufspaltung in eine destruierende und eine produktive Phase, die gleichzeitig ablaufen, aber mit verschiedenem Gewicht. Wir besprechen zuerst die produktive Modalität des *Wirbelkörperumbaus*, die Syndesmophytenbildung.

4. Die Syndesmophyten

Das führende Röntgensymptom des versteifenden Sp. a.-Stadiums ist die Randleisten-anulus-Verknöcherung der Bandscheiben (Abb. 37).

Die *Namen*gebung Syndesmophyt (zusammenwachsendes oder verbindendes Bandgewächs) stammt von FORESTIER (1931). Mit ROBERT hat er 1934 das kommaartig gezeichnete, den Intervertebralraum überbrückende Gebilde als ligamentäre Ossifikation, also als Bandverknöcherung dem nicht-ankylosierenden knöchernen Produkt der degenerativen Wirbelverformung (Osteophyt, Knochengewächs) gegenübergestellt. Die damit an sich nomenklatorisch noch unterstrichene aber unrichtige „klassische Auffassung", daß die „Syndesmophytose" der Sp. a. sich im Längsband als Ossifikation der fibroligamentären langfaserigen Perirachis abspiele und eine ossifizierende Ligamentitis darstelle, wurde dann aber von de SÈZE et al. (1951/52) widerlegt: Der Ort der Verknöcherung, sowohl beim Osteophyt als beim Syndesmophyt, sei der zwischen Längsband und Diskus gelegene Bindegewebsraum, das subligamentäre *Spatium praediscale* (POLICARD), dessen jugendliches „milieu ossifiable" leicht seine osteogene Potenz wiedergewinnen könne, die zur knöchernen Metaplasie führt. Durch mechanischen Reiz der vorspringenden degenerierten Bandscheibe entstehe der Osteophyt, durch entzündlichen Reiz bei der Sp. a. der Syndesmophyt.

Nach dieser Vorstellung ist der Unterschied zwischen Osteophyt und Syndesmophyt nur ein morphologischer: Die Modellierung des Syndesmophyten wird vorgegeben durch die intakte schmale und vertikale Form des jugendlichen prädiskalen Spatiums (Abb. 39b und e), wohingegen dessen Deformierung durch die vorragende, die Perirachis abhebende und an ihrem Ansatz zerrende Bandscheibe den Osteophyten formiert. Die bemerkenswerten Erkenntnisse sind uns für die Spondylose von SCHMORL her geläufig, wurden dem Wesensunterschied der beiden Gebilde aber noch nicht gerecht. Sie wurden für den Syndesmophyten von ROMANUS et al. (1952) aufgegriffen, die glaubten, die Primärentzündung im subligamentären prädiskalen Raum nachweisen zu können, und die folgende Verknöcherung als reparative Antwort darauf auffassen zu müssen.

In der Folge mußten aber, wenigstens für den Regelfall, der *Ort der Ossifizierung* noch einmal um eine Schicht tiefer, nämlich in den Anulus fibrosus (Randleistenanulus) der Bandscheibe verlegt werden (van SWAAY, 1951; WURM, 1957). Damit bekam die Ankylose des Bewegungssegmentes im „großen Wirbelgelenk" (Bandscheibenverbindung als Halbgelenk — LUSCHKA) ein Korrelat zur Verknöcherung im kleinen Wirbelgelenk. Die Ossifikation des Gelenkkapselkorrelats Randleistenanulus beginnt in unmittelbarer Randleistennähe als chondroide Metaplasie, die sich nach kranial bzw. kaudal ausdehnt und den äußeren knorpligen Faserring der Bandscheibe nach dem enchondralen Typ über eine provisorische Verkalkungszone verknöchert (Abb. 40).

Bei diesem, jetzt als die „klassische" Syndesmophytenbildung zu bezeichnenden Anulustyp handelt es sich prinzipiell um denselben Vorgang, wie er physiologischerweise beim Kind die Sacralwirbel zur Verschmelzung bringt (SCHWABE, 1933). Das hat sehr elegant FRANCOIS (1956) mikroradiographisch belegt. Entweder eine fibrokartilaginäre Stoffwechselstörung oder ein lokaler entzündlicher Reiz veranlassen bei der Sp. a. den an sich physiologischen Prozeß, „seine Grenzen zu überschreiten, die in der Morphogenese des Achsenskeletts der knöchernen Mesenchymdifferenzierung gesetzt sind, ohne dabei aber vom Grundriß des für das axiale Mesenchym gegebenen Bauplans abzuweichen" (WURM).

Diesen biologisch hochinteressanten Vorgang erklärt DIHLMANN (1968) teleologisch: „Syndesmophyten sind unspezifische Bauelemente der Wirbelsäule, die zur Ruhigstellung eines erkrankten Segmentes dienen". So werde verständlich, warum früher und häufiger Syndesmophyten in den dorsolumbalen Segmenten entstehen, da diese stärker mechanisch und funktionell belastet seien und um so mehr der Immobilisation beim Befall durch die Sp. a. bedürften.

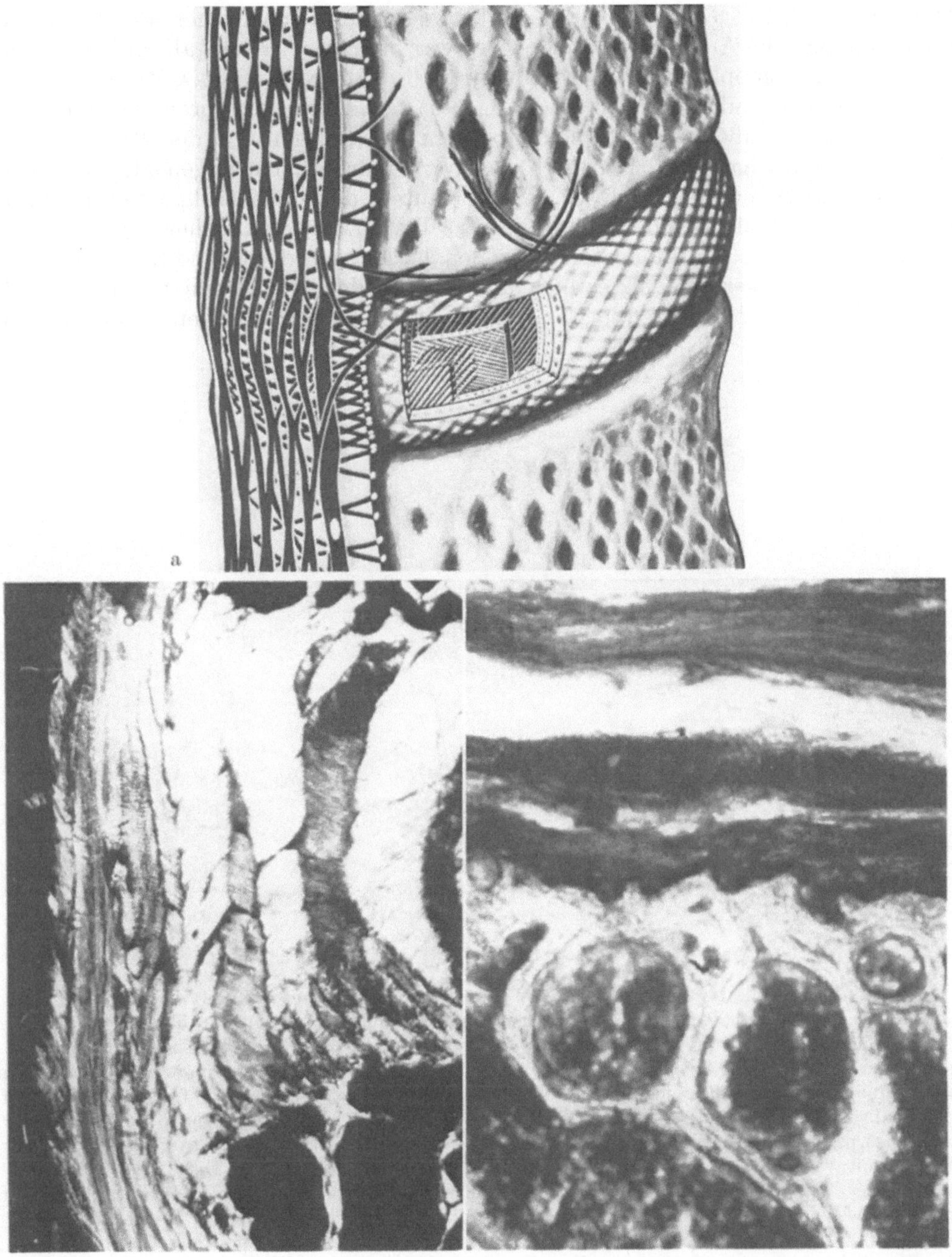

Abb. 38. *Schematische und polarisationsoptische Darstellung des dreischichtigen perivertebralen Bindegewebes* (STOFFT): (a) Schematische Darstellung des Insertionsmodus des Ligamentum longitudinale anterius im Bereich des Wirbelkörpers und der Bandscheibe. Die Pfeile bezeichnen die Verlaufsrichtung der Bandfasern des Longitudinal- und des Transversalsystems. Der Discus intervertebralis ist angeschnitten und die Lamellen des Anulus fibrosus – in Schichten freigelegt – sind dargestellt. (b) Äußerer Teil eines Sagittalschnitts durch einen Discus intervertebralis beim Erwachsenen (Regio thoracalis, Schnittdicke: 200 μ; Aufnahme im polarisierten Licht). Die einzelnen Lamellenschichten des Anulus fibrosus erscheinen im polarisierten Licht als helle und dunkle Zonen. Diese konzentrische „Streifenzeichnung“ ist durch die sich überkreuzenden und jeweils gleichgerichteten kollagenen Fasern bedingt. Das Ligamentum longitudinale anterius (praediscaler Abschnitt) zieht über den Anulus fibrosus, wobei aus seiner innersten Schicht Insertionsfasern in die äußeren Anuluslamellen übergehen. (c) Horizontalschnitt (200μ) durch das Ligamentum longitudinale anterius im Bereich der Wirbelkörpermitte beim Erwachsenen. Die innerste Bandschicht, die dem Wirbelkörper direkt aufliegt, entsendet ihre kollagenen Fasern in die Spongiosastruktur. Die äußeren Knochenlamellen des Wirbelkörpers erscheinen aufgerauht. Sie ragen mit zapfenartigen Vorsprüngen in das Band hinein

Die vielgestaltige *Morphologie* der vertebralen Verknöcherungen der Sp. a. fordert anzunehmen, daß die Anulusossifikation der zwar charakteristische aber nicht der einzige Modus der Syndesmophytogenese sein könnte (SCHILLING u. SCHACHERL, 1967). Dem *steg*-artig überbrückenden Anulustyp (Abb. 39a) stehen perivertebrale Verknöcherungen gegenüber, die der äußeren Bandscheibenbegrenzung anliegen und den Wirbelkörperrand *brücken*-artig übersteigen (Abb. 39b u. 47b), der Wirbelkörperfläche folgen oder gar von ihr abgegrenzt sein können (Abb. 39c u. d). Wir vermuten, daß doch subligamentäre und möglicherweise sogar Strukturen des Längsbandes selbst in die Verknöcherung miteinbezogen sein könnten, das letztere mindestens in jenen Fällen, die der Spondylosis hyperostotica nahestehen. Wir folgerten, daß es sich um verschiedene Schichten des perivertebralen Bindegewebes handeln müsse, daß also das Problem der polymorphen Syndesmophytoge-

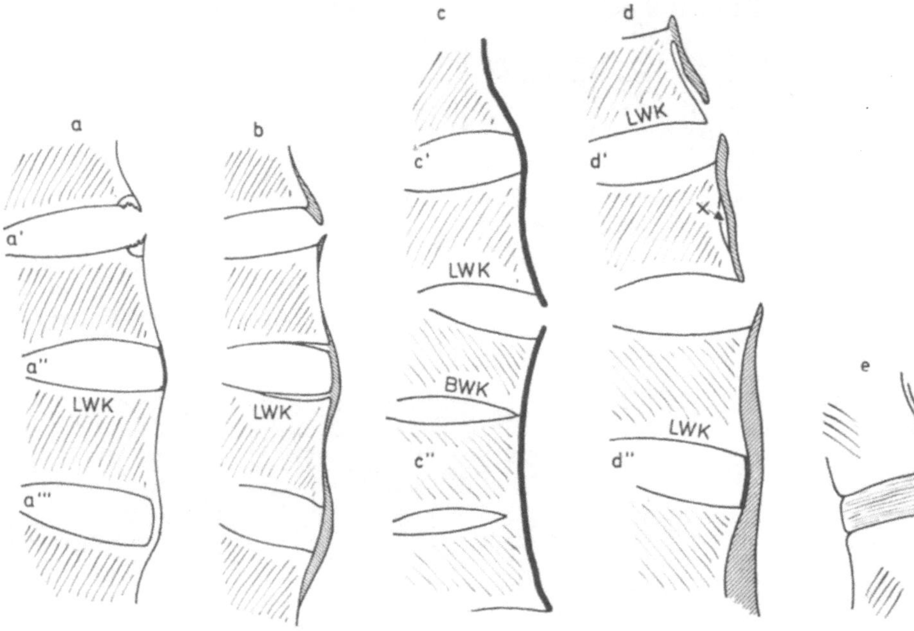

Abb. 39. Halbschematische Darstellung der *Typen ventraler Syndesmophyten*: (a) *Anulustyp*: „Sprossung“ aus der Gegend der Randleisten (a'); schmale Verknöcherung äußerer Fasern des Anulus fibrosus der Bandscheibe: Entstehung einer Stegbrücke (a''); Integration (spongiöser Durchbau und Kortikalisierung) in das Wirbelkörperknochengerüst (a'''). – (b) *Subligamentärer Typ*: Verknöcherung von Bindegewebsschichten, die im prädiskalen Spatium zwischen Randleistenanulus und Längsband den Zwischenwirbelraum überbrücken: Entstehung einer Bogenbrücke. – (c) Subligamentärer Typ: Durchgehende schmale bandförmige Verknöcherung tiefer Schichten des perivertebralen Bindegewebes; bei c'' im Spätstadium mit Abbau des vorderen Wirbelkörperreliefs und mit ventraler Wirbelsynostose (konzentrische Verknöcherung des Diskus). – (d) *Ligamentärer (hyperostotischer) Typ*: Verknöcherung des vorderen Längsbandes, primär (d') oder im Spätstadium entstanden bei schon vorbestehender Anulusverknöcherung (d''), teilweise mit Abstand von der Wirbelkörperfront (x = „Pseudozyste“). Vgl. die Spondylosis hyperostotica, die hier formell Anschluß gewinnt (Abb. 172). – (e) Bandscheibe, Randleisten, Anulus fibrosus, vorderes Längsband u. *„prädiskaler Raum“* mit den „kurzen Fasern der Perirachis“ (RAINER). Dieser erweist sich polarisationspotisch (STOFFT) aber weder als Raum noch von „kurzen“ Fasern durchzogen, sondern von der schräg einstrahlenden inneren Faserschicht des perivertebralen Bindegewebes durchzogen (vgl. Abb. 38)

nese ein *Schichtenproblem* sei. Wir befragten die deutschsprachige anatomische Literatur, die uns aber enttäuschte und nicht einmal Antwort gab auf die Frage, ob es denn ein eigentliches Periost des Wirbelkörpers gäbe oder nicht.

Die französische Literatur sowie BROCHER (1966) und DIHLMANN (1968) orientieren sich an RAINER (1945), der die „Perirachis“ mit äußeren langen und inneren kurzen Fasern beschrieben hat. Neuere deutsche Untersuchungen (STOFFT, 1967 — Anatomisches Universitätsinstitut MAINZ), die auf der polarisations-optischen Analyse feinster entkalkter Serienschnitte beruhen, können jene Fasern als Teil eines Spiralsystems mit nur scheinbar verschiedener Faserlänge verständlich machen.

Danach besteht das *perivertebrale Bindegewebe* tatsächlich aus drei Schichten (Abb. 38), und zwar drei gegenläufigen Spiralsystemen, die untereiander scherengitterartig und ihrerseits mit dem Fasersystem der Bandscheibe und der Wirbelkörperspongiosa eng verflochten sind: Die äußere Schicht, ein längs verlaufendes Scherengitter, entspricht dem Ligamentum longitudinale, aus dem Fasern in die mittlere schräg verlaufende Schicht abscheren. Diese mittlere Schicht bildet die Verbindung von jenem äußeren Längs- zu einem inneren Quersystem, welches mit seinen circulären Fasern in die Lamellen des Anulus fibrosus tangential einstrahlt und mit diesem eine untrennbare Einheit bildet, und welches sich außerdem an die Wirbelkörpermitte besonders intensiv anheftet. Lateral verliert sich die äußere Schicht, nur die mittleren und inneren Fasern strahlen weit zur Seite hin aus. —

In unserem Krankengut haben 70 % aller Fälle *Syndesmophyten*. 30 % sind frei davon, teils weil sie als psondylarthritischer Typ bzw. wegen jugendlichen Alters keine bekommen, teils weil sie als Abortivfälle überhaupt keine oder nur spärlich Syndesmophyten entwickeln.

Die *Syndesmophytenentwicklung* gehört dem dritten, dem spondylitischen Stadium der Sp. a. an. Manchmal kann sie mit ihrem Beginn weit in das zweite, das klinisch scheinbar noch präspondylitische Stadium vorfallen, um in Grenzfällen mit dem Beginn der Iliosacralarthritis zu koinzidieren (multizentrischer Krankheitsbeginn). Seltener kommt ein Syndesmophytenstart im Spätstadium der Iliosacralarthritis vor. Die Mehrzahl der Fälle hat nach 5-jähriger Krankheitdsauer wenigstens beginnende Verknöcherungen aufzuweisen.

Die Ossifizierungsgeschwindigkeit ist sehr verschieden; im allgemeinen ist der Syndesmophyt innerhalb weniger Monate im Wachstum gut zu beobachten. Ein komplett überbrückender Syndesmophyt kann in 1 bis 2 Jahren entstehen (Abb. 52, 57b, c). Es gibt aber auch torpide Entwicklungen und scheinbare Stillstände auf inkompletter Entwicklungsstufe (Abb. 51).

Röntgenmorphologisch ist der Syndesmophyt vom Osteophyt charakteristisch unterschieden. Er wirkt mehr organisch. Er ist graziler, zunächst auch strahlendurchlässiger, wächst entsprechend seiner Formung durch den Randleistenanulus bzw. den prädiskalen Raum vertikal nach oben oder unten und bleibt schmal; schließlich überdrückt er den Bandscheibenraum, wozu er zielstrebig angelegt scheint. Der plumpe Osteophyt (Spondylophyt) entspringt neben der Randleiste, wuchert horizontal bis schräg und überbrückt nicht. Die spondylotische Wirbelkörperverformung schließlich deformiert die Randleiste. Der Syndesmophyt wird der normalen Knochenstruktur angeglichen und in deren Bau integriert, der Osteophyt nicht.

Die Typenwahl ist vom *Terrain* abhängig, bestimmt von *Lokalisation* und *Alter* (Nosomorphose). Je jünger der Patient ist, um so typischer ist die Ossifikation, d. h. um so mehr herrscht der Anulustyp vor. Das alternde Terrain disponiert offenbar einerseits zur Beteiligung subligamentärer Faserschichten; andererseits modifiziert der bei spät beginnender Sp. a. bereits spondylotisch deformierte Boden die Morphogenese des aufgepfropften Syndesmophyten („Mixtatyp" — KREBS).

Die laterale Lokalisation an Brust- und Lendenwirbelsäule, wo die oberflächlichen Longitudinalfasern des Längsbandes fehlen, bevorzugt den „subligamentären" Typ. Die Lokalisation an der Halswirbelsäule ventral neigt zur ligamentären Verknöcherung (hyperostotischer Typ).

Die *ersten* (frühesten) Syndesmophyten entstehen gewöhnlich im dorso-lumbalen Übergangsabschnitt, weitaus am häufigsten (75 %) im Bereich von D 10 bis L 2 (Abb. 8), und zwar zunächst lateral (Abb. 52a—b) oder ventrolateral (Abb. 47a). Sie sind also zuerst im a. p.-Standardbild der Lenden- und unteren Brustwirbelsäule zu sehen, oft längere Zeit vor dem Erscheinen ventraler Syndesmophyten im Seitenbild.

Der erste Ossifikationsansatz (Abb. 51a, b) kommt dabei entweder von oben oder von unten, oder später aus beiden Richtungen, um sich im typischen Fall, meist nicht symmetrisch in der Mitte, zur Brücke zu schließen (Abb. 47).

Die *Lokalisation D 10 bis L 2* bleibt auch der häufigste Sitz von Syndesmophyten (Abb. 41). Hier ausschließlich findet man sie in über einem Drittel aller Sp. a.-Fälle, in

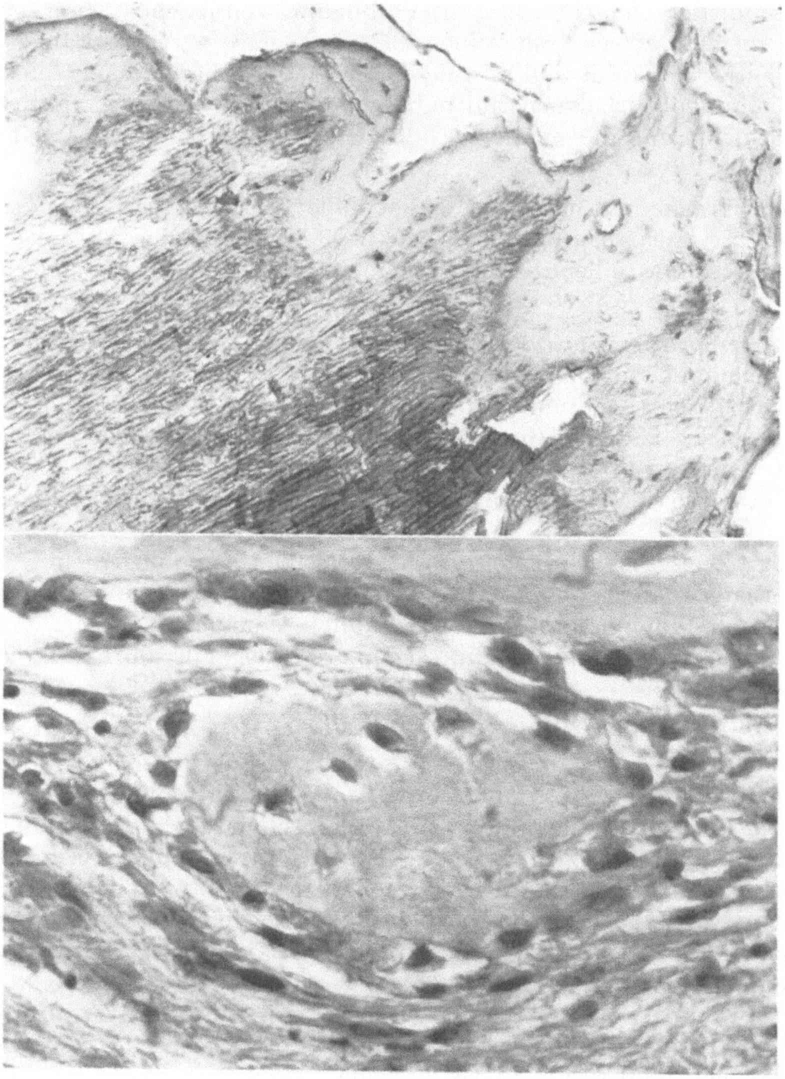

a

b

Abb. 40, *Histopathologische Präparate vom Ossifikationsprozeß* im perivertebralen straffen Bindgewebe einer Sp. a. (Syndesmophytogenese): Verknöcherung von kernarmem ligamentärem Bindegewebe (a); Neubildung von bindegewebigem Knochen im Längsband, neugebildeter Knochen von Osteoblastenkette umgeben (b). [Fassbender]

unserer Auszählung sind es 39 %. Von hier aus breiten sie sich nach unten zur übrigen Lendenwirbelsäule wahrscheinlich mehr aus als nach oben in die Brustwirbelsäule. Manche Fälle belassen es aber auch bei der dorsolumbalen Lokalisation, die dem Stadium der Teilversteifung der Brust- und Lendenwirbelsäule (Stadium IIa bis b) entspricht. Einen ausgedehnten syndesmophytären Befall der Lendenwirbelsäule und der unteren

Brustwirbelsäule zählen wir in 27 %, eine komplette Syndesmophytose („Bambusstab") in 12 % unserer Fälle. Daher kommt es auch, daß bei der Sp. a. nur höchstens jede vierte Becken- oder Iliosacralausschnittsaufnahme Syndesmophyten an den mitdargestellten 4. und 5. Lendenwirbelkörpern erkennen läßt.

An der *Lendenwirbelsäule* nimmt die Syndesmophytenhäufigkeit also von oben nach unten ab, umgekehrt wie die degenerativen Veränderungen, die die untere LWS bevorzugen. Wieder anders verhält sich die Spondylosis hyperostotica, die charakteristischerweise die Brustwirbelsäule, die LWS in einer typischen Form aber nur seltener befällt.

Zwar ist der Beginn der Syndesmophytenbildung im einzelnen Segment häufiger asymmetrisch, manchmal von Seite zu Seite alternierend, dies aber meistens nicht lange und nicht regelhaft, so daß an der Lendenwirbelsäule im Durchschnitt schließlich keine Seitenbevorzugung besteht.

Bei einer prämorbid bestehenden Skoliose allerdings wird die konvexe Seite vom Syndesmophyt deutlich bevorzugt, im Gegensatz zum Osteophyt (Spondylophyt), der sich

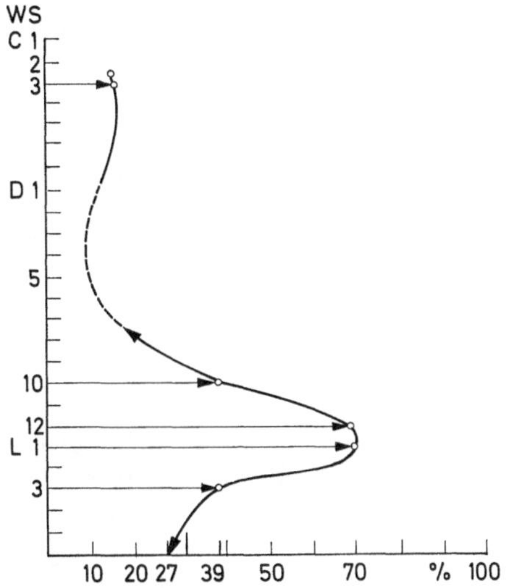

Abb. 41. *Relative Häufigkeit von Syndesmophyten bei der Sp. a.* unseres Krankengutes in den Wirbelsäulenabschnitten – an der HWS ventral, an BWS und LWS lateral; an der oberen BWS-Hälfte nicht ausgezählt. Maximum im dorso-lumbalen Abschnitt D 10 bis L 3

bevorzugt in der konkaven Seite der Skoliose findet, was morphogenetisch aufschlußreich sein müßte.

Systematische Auswertungen von Aufnahmen der *Brustwirbelsäule* in ganzer Ausdehnung sind selten, da diese in der Routine weniger röntgenologisches Interesse beansprucht. Ihre obere Hälfte ist jedenfalls ein seltener Sitz deutlich abgrenzbarer Verknöcherungen, wobei Gründe der Projektion der schmalen Bandscheibenräume bei der Beurteilung eine erschwerende Rolle spielen. Ab D 5 nehmen Syndesmophyten nach kaudal deutlich und gleichmäßig zu; in einer Auszählung (n = 100) von Weiszer et al. (1963) für die rechte Seite von 5 kompletten und 2 beginnenden Syndesmophyten bei D 5/6 über 33 bzw. 11 bei D 8/9 auf 63 bzw. 2 bei D 12/L 1 und für die linke Seite von 0 bei D 5/6 über 7 bzw. 6 bei D 8/9 auf 52 bzw. 5 bei D 12/L 1. Das quantitative (und auch qualitative) Überwiegen der rechten Seite von D 5 bis D 10 um das Drei- bis Vierfache ist bemerkenswert, kann von uns aber bis jetzt nur für die Spondylosis hyperostotica sicher bestätigt werden.

Im Gegensatz dazu sind die spondylotischen Osteophyten an der Brustwirbelsäule in der Längsrichtung gleichmäßiger verteilt mit einem Maximum bei D 8 und D 9, und zwar jeweils besonders an den kaudalen

Wirbelkörperkanten, und wieder rechts mehr als links, beim hyperostotischen Typ (Abb. 173b) fast ausschließlich rechts. Die Armut der linken Brustwirbelseite an Auswuchs- und Verknöcherungspotenz wird einer Hemmwirkung durch die Pulsationen der von D 5 bis D 11 der Brustwirbelsäule anliegenden Aorta descendens zugeschrieben (CULVER und PIRSON, 1956).

An der Vorderfront der *Halswirbelsäule* finden wir in 21 % unserer röntgenologisch untersuchten Fälle in irgendeinem Segment eine Syndesmophytenbildung. Auch hier besteht gegenüber der banalen Osteophytose und der Spondylosis hyperostotica ein Lokalisationsunterschied: Die Spondylose bevorzugt ganz vorwiegend die untere Halswirbelsäule, während die Syndesmophyten gleichmäßiger verteilt sind (Abb. 46), mit einer bemerkenswerten Betonung des Segmentes C 2/3 (Abb. 43b). Hier können sie selten sogar die Erstmanifestation der Syndesmophytenbildung überhaupt sein.

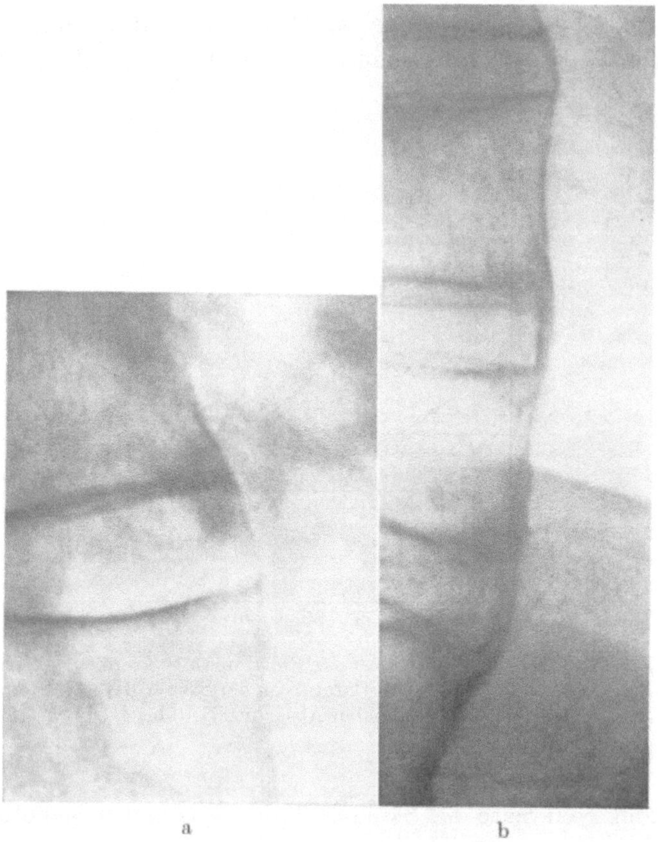

a b

Abb. 42. *Ventrale Syndesmophyten vom Anulustyp* an der Lendenwirbelsäule: Zartester Prototyp (a), Dickenzunahme bis zur Cortikalisierung (b)

a) Der *Syndesmophyt vom Anulustyp* beginnt an der *ventralen* Wirbelkörperkante „eckenständig" und spannt sich sanft gebogen von Randleiste zu Randleiste (Abb. 39a, 42, 43, 44a). Er kann in Longitudinalrichtung wachsend (Abb. 62a) und ausnahmsweise auch als „Schalt-Ossikel" ausgebildet (Abb. 36) beobachtet werden. Manchmal scheint er aber schon fast durchgehend vollendet, als ganz zartes, zunächst nur strichförmiges Gebilde aufzutauchen (in Abb. 33a feinste Lamellen bei C 4 bis C 6; Abb. 42a und 46b). Wir beobachten dann ein Wachstum durch Dickenzunahme (Abb. 42b). Der verknöcherte Anulus fibrosus wird dabei offensichtlich durchspongiosiert, innen und außen kortikalisiert und somit als verbindender Wirbelkörperanteil in den Verband der Nachbarknochen integriert: Integrierter Syndesmophyt.

Seltener sieht man in der Nachbarschaft von frischen Anulus-Syndesmophyten eine Randleistenauflösung (Spondylitis marginalis) an einem Wirbel oder zwei benachbarten Wirbelkörpern, die im Zusammenhang mit einer Spondylitis anterior als „Bett" einer Syndesmophytenentstehung in Frage kommt (Abb. 39a und 43). Dieser bestechende Aspekt hat Romanus u. Yden zur Theorie der entzündlichen Syndesmophytogenese veranlaßt, wobei die Ossifikation als reparative Reaktion aus dem spondylitischen Defekt hervorgehen soll (ähnlich der entzündlichen Enthesopathie — S. 626). Dieser Eindruck ist in der Tat manchmal so evident (Abb. 36, 43, 62a), daß er einer Möglichkeit solcher Entstehungsart wohl entsprechen kann, die formalgenetisch noch präzisiert werden müßte. Daß es sich aber nicht um den gewöhnlichen Modus handelt, geht aus der Mehrzahl der Beobachtungen hervor und hat Dihlmann aus seiner statistischen Erfahrung abgeleitet, daß die

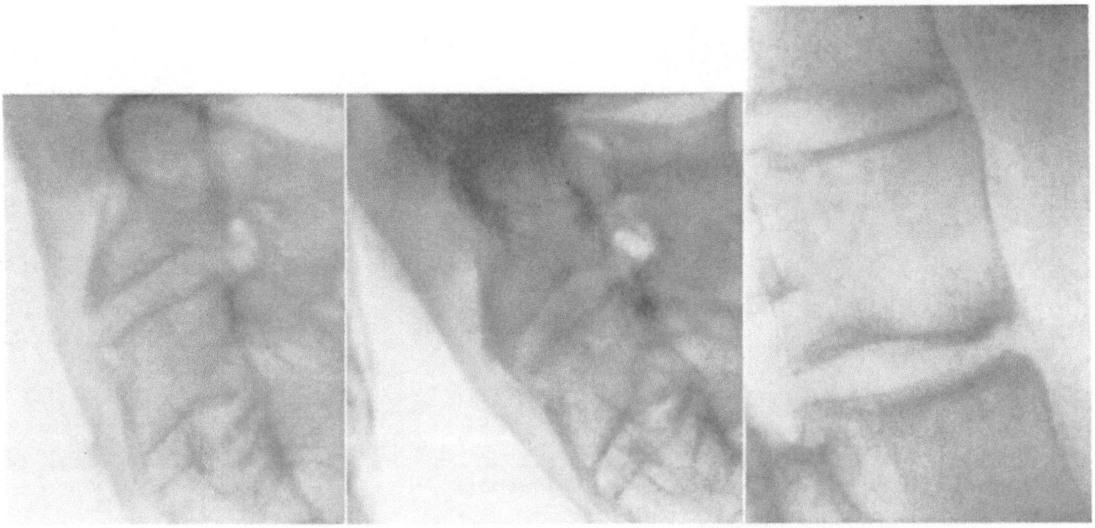

a b c

Abb. 43. *Syndesmophytenentstehung aus Randleistenarrosionen:* Verlaufsbeobachtung bei C 2/3 im Abstand von 1½ Jahren (a → b), bei einem oberen Vorderfrontdefekt von C 3. (c) An Lendenwirbelkörpern Randleistendestruktionen (Spondylitis marginalis), bei L 2/3 syndesmophytär verbunden, bei L 3/4 mit unscharf ausgefranstem Syndesmophytensproß

Häufungssegmente der Spondylitis anterior nicht mit denen der Syndesmophyten übereinstimmen (vgl. Abb. 41 mit Abb. 59). In anderen Fällen jedenfalls scheint die produktive Phase den entzündlichen Starter völlig zu überdecken.

b) Die *subligamentäre* Ossifikation (der *Syndesmophyt vom subligamentären Typ* — Abb. 39b) überbrückt im prädiskalen Raum den Anulus fibrosus (Abb. 47). Ist dieser schon verknöchert, dann kann sie sich als zweite Ossifikationsschicht noch außen anlegen (Abb. 47c). Ebenso kann sie schon vorbestehende Osteophyten überlagern (Abb. 47d, 55). So entstehen mehrschichtige Syndesmophyten und Doppelkonturen.

Die subligamentäre tiefe Faserschicht hat enge Beziehungen zur Wirbelkörper-Kortikalis („Periost") (Abb. 38c). Kortikalissklerose und tiefe Faserossifikation können sich zu einem Streifen verdichten und die Wirbelkörperfront begleiten (Abb. 39c). An der Halswirbelsäule (Abb. 46c) und an der Brustwirbelsäule (Abb. 44b, d und 45a) entstehen ventral strich- bis bandförmig durchziehende Ossifikationen, die bei zunehmender Dicke und unter Einbeziehung weiterer Fasern Anschluß gewinnen an den ligamentären Typ.

Häufig sind ventral an der Brustwirbelsäule Syndesmophyten überhaupt nicht ausgeprägt. Man erkennt zuweilen den zarten Anulustyp (Abb. 44a). Bei stärkerer

Kyphose kommt es leicht zur vorderen Wirbelverlötung durch synostosierende Einengung des schmalen Brustwirbel-Bandscheibenraumes von ventral her (Abb. 44b), besonders wenn hier eine spondylodiscitische Zerstörung im Spiel war (Abb. 64).

Der *laterale Syndesmophyt* ist zunächst häufiger als der ventrale, weil er meistens früher, also vor diesem entsteht. Er beginnt, im Gegensatz zum ventralen Syndesmophyt, vorwiegend subligamentär, d. h. er entspringt nicht eckenständig, sondern erscheint röntgentopographisch wenige Millimeter oberhalb bzw. unterhalb der Wirbelkörperkante,

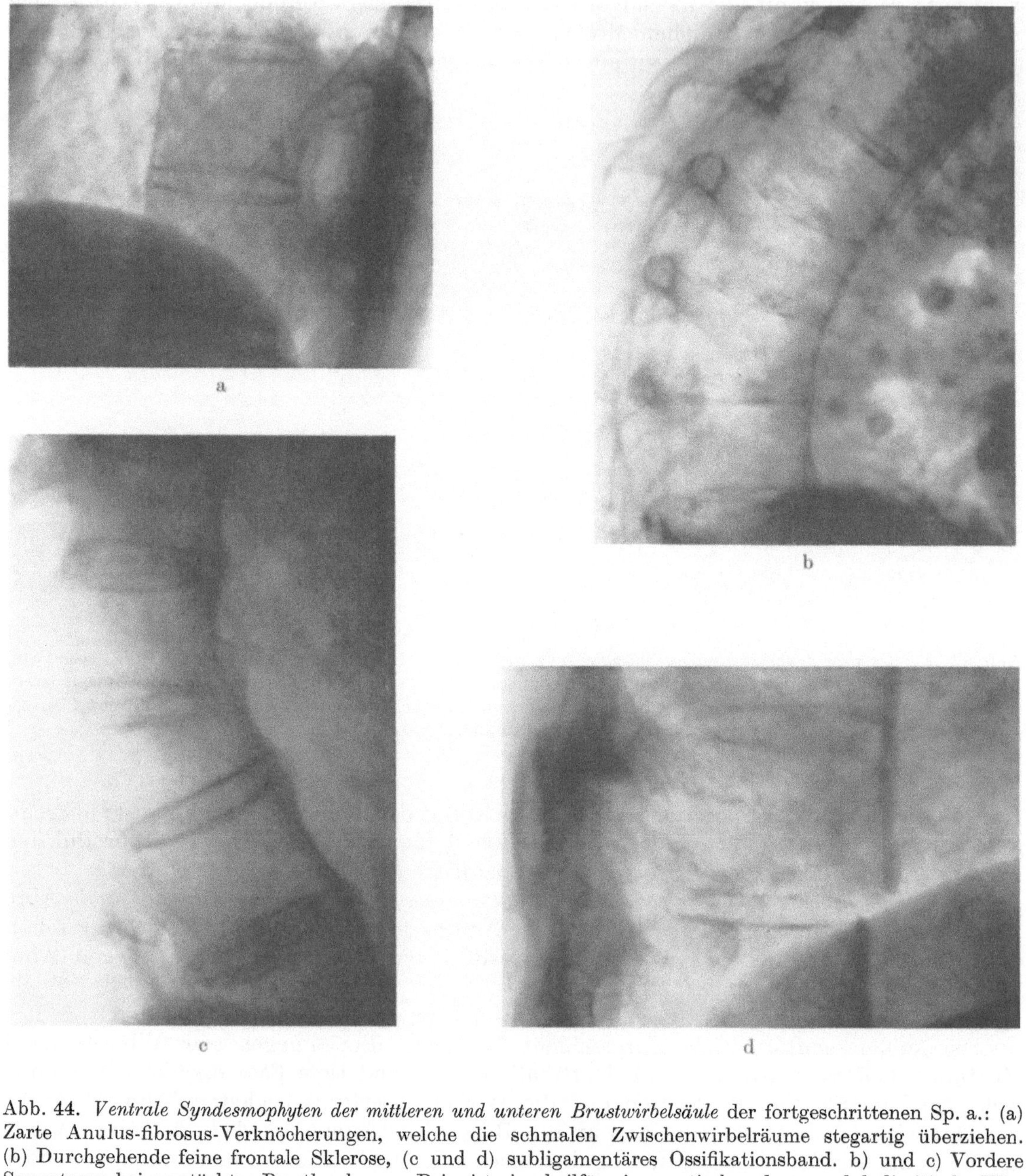

Abb. 44. *Ventrale Syndesmophyten der mittleren und unteren Brustwirbelsäule* der fortgeschrittenen Sp. a.: (a) Zarte Anulus-fibrosus-Verknöcherungen, welche die schmalen Zwischenwirbelräume stegartig überziehen. (b) Durchgehende feine frontale Sklerose, (c und d) subligamentäres Ossifikationsband. b) und c) Vordere Synostosen bei verstärkter Brustkyphose. – Bei c ist eine keilförmig porotische oder spondylodiszitische Wirbeldeformierung mit angulärer Kyphose an der partiellen Wirbelverblockung schuld. Bei d intervertebrale Luxationsfraktur mit Syndesmophytenruptur nach einem Unfall. – b und c und d gehören Endstadien der Sp. a. bei einer 62jährigen Frau, einem 55- und einem 48-jährigen Mann an. Der letztere, total versteift, war gestürzt

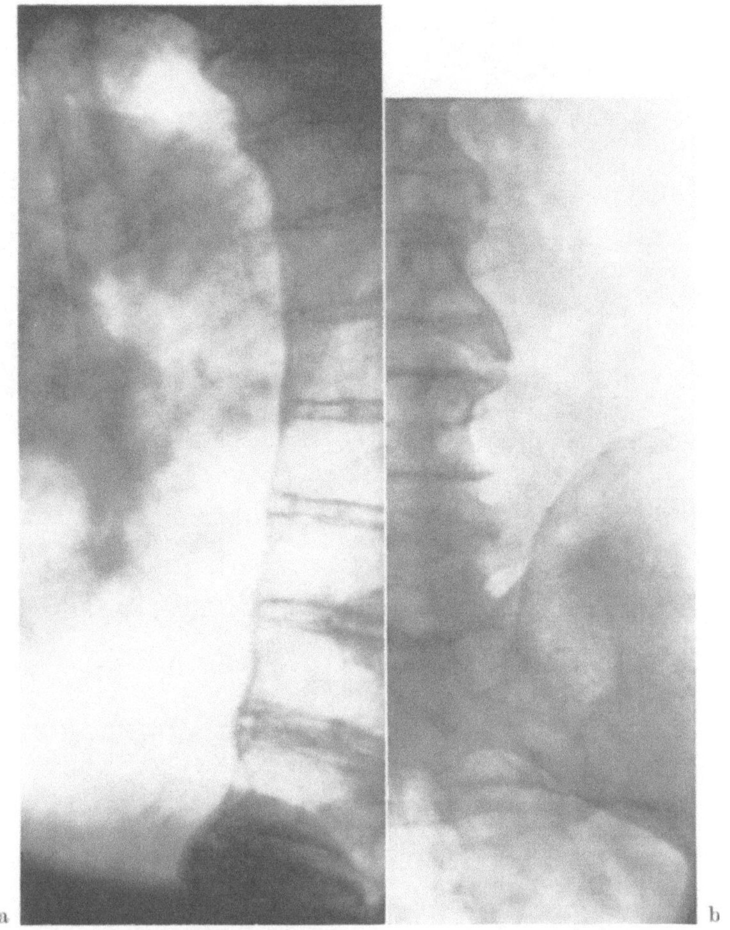

Abb. 45. *Grenzfall zur Spondylosis hyperostotica:* Durchgehende *subligamentäre Syndesmophytose* ventro-lateral um die Brustwirbelsäule (a) und *spondylotisch modifizierte imkomplette Syndesmophyten* der Lendenwirbelsäule (b), bei einem 70jährigen Mann mit Iliosacralverknöcherung und subtotal versteifter Brust- und Lendenwirbelsäule als „Zufallsbefunde" bei ganz leerer Anamnese, Beschwerdefreiheit und fehlender Entzündungssymptomatik (eine hyperostotische Altersform der Sp. a.)

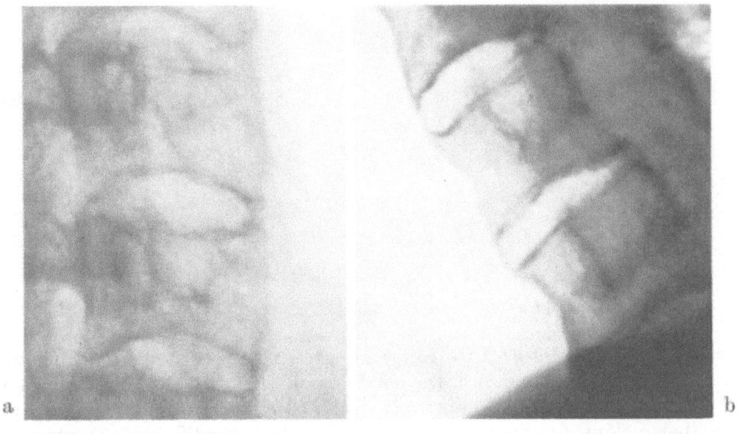

Abb. 46. *Vordere Syndesmophyten der Halswirbelsäule:* Anulustyp (a, b), subligamentärer Typ (c, d), ligamentärer Typ (e); bei c durchgehendes Ossifikationsband tiefer Schichten (Periost-Cortex), bei d schalenförmiger ventro-lateraler Syndesmophyt, bei e erscheint das ganze vordere Längsband verknöchert; bei a mit Spondylitis anterior und Osteoporose. (c—e: S. 540)

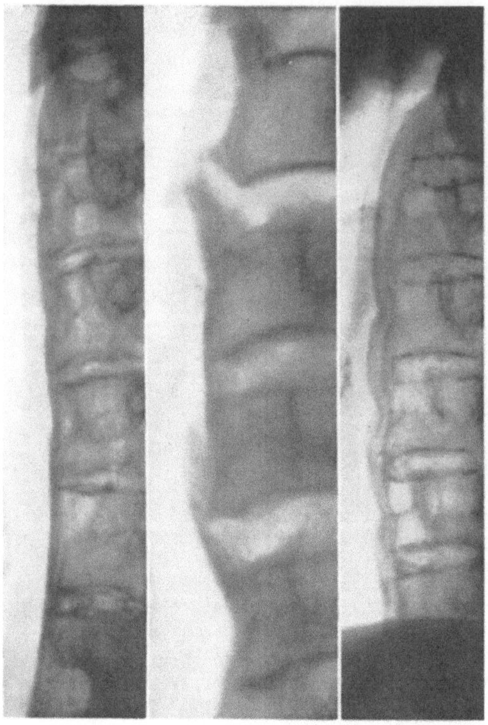

c d e

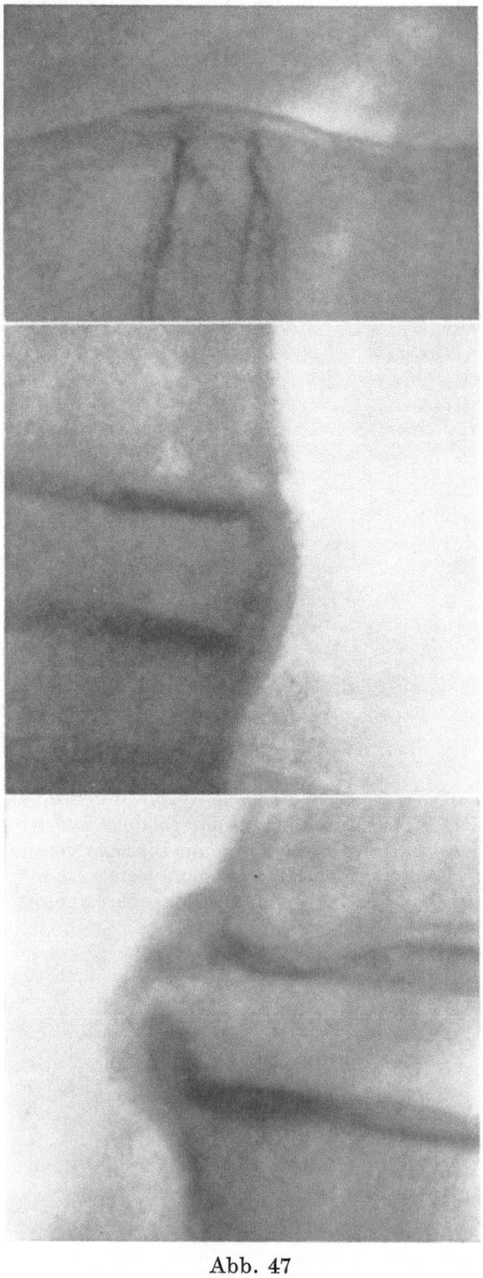

b

c

d

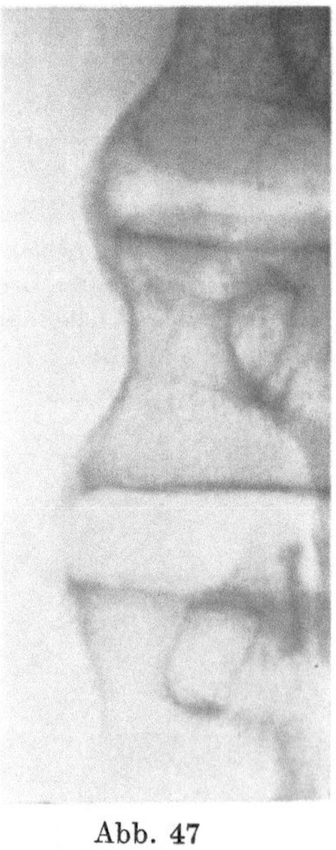

a

Abb. 47

Abb. 47

Abb. 47. *Subligamentäre Syndesmophyten:* Ihre Entstehung im schrägen Aspekt (a), spitzbartartig von oben und angedeutet von unten zusammenwachsend. Die entstehende „Brücke“ (b) überspannt langbogig die „Ufer“ (Wirbelkörperränder). Bei c und d Ossifikation prävertebraler subligamentärer Fasern, die prädiskal einen älteren Syndesmophyten (bei c vom Anulustyp, bei d spondylotisch modifiziert) überbrücken: Zweischichtige Syndesmophytenbildung also am Ort der Anheftung der schräg einstrahlenden tiefen, „kurzen“ Längsbandfasern (Abb. 50c', 51).

Obwohl die Perivertebralfasern an den lateralen Wirbelkörperflächen nicht mehr „unter dem Band“ liegen, da die Longitudinalfaserschicht hier fehlt, nenne ich sie in Analogie doch „subligamentär“, da sie der ventral subligamentär liegenden Schicht entstammen und entsprechen („kurze“ Fasern der Perirachis).

In diesem Stadium des jungen lateralen Syndesmophytensprosses (wie in Abb. 51a) ist dessen Morphologie noch nicht pathognomonisch für die Sp. a., da gleichartige Gebilde auch auf spondylotischer Grundlage vorkommen können (Abb. 171).

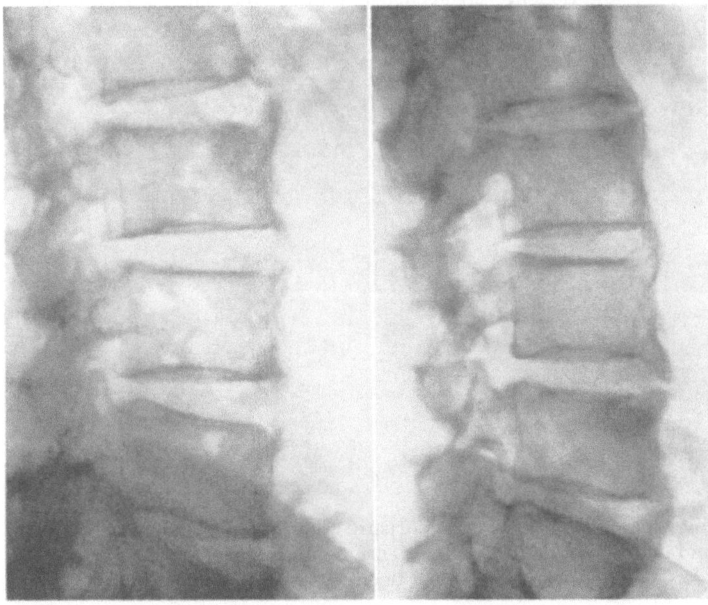

a Abb. 48 b

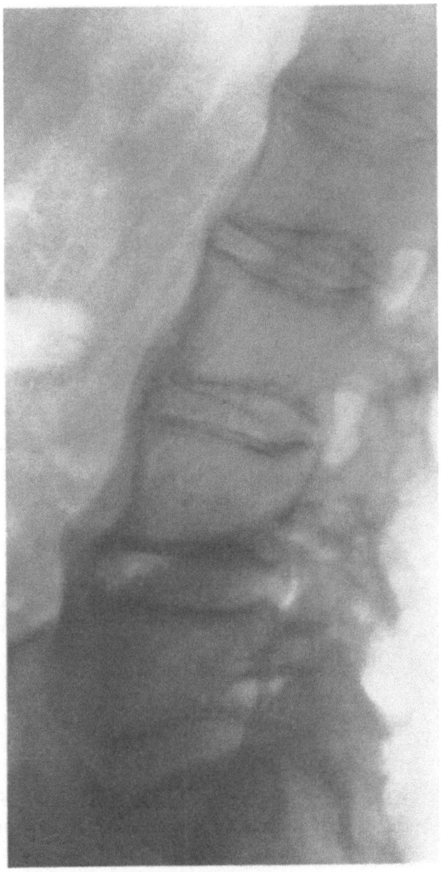

Abb. 49

Abb. 48. *Ligamentäre ventrale Verknöcherungen* im Bereich der Lendenwirbelsäule: Bei (a) praevertebral proliferierende Desmophytose, prinzipiell der Spondylosis hyperostotica (der BWS) gleichend; syndesmophytäre Entwicklung im Laufe von $4^1/^2$ Jahren (b). – 55jähriger Mann mit klinisch typischer, aber etwas spät begonnener Sp. a. seit 10 Jahren, mit oberer Sternalarthritis (Abb. 124), jetzt kaum noch aktiv; ohne Diabetes. – Vgl. proliferative Spondylitis anterior (Abb. 58)

Abb. 49. *Ligamentäre prävertebrale Ossifikation:* Vordere lumbale Längsbandverknöcherung über Syndesmophyten tiefer Schichten beim hyperostotischen Alterstyp der Sp. a. eines 66jährigen Mannes

Die Entwicklung des lateralen Syndesmophyten geht nach Überbrückung des Bandscheibenraumes (Abb. 52b) schließlich in das Bild des Anulustyps über: Dickenzunahme, Spongiosierung und Kortikalisierung (Abb. 50a und b, 53b, 95). Nur dieser zum Wirbelkörperbestandteil *integrierte Syndesmophyt* ist pathognomonisch für die Sp. a.

Selten liegt der Ausgangspunkt des lateralen Syndesmophyten noch weiter zur Mitte des Wirbelkörpers hin (Abb. 50d'), wo die zirkulären Perivertebralfasern besonders intensiv im Knochen verhaftet sind (Abb. 38c). Hier entspringen zuweilen paraspinale Desmophyten (Abb. 50d“).

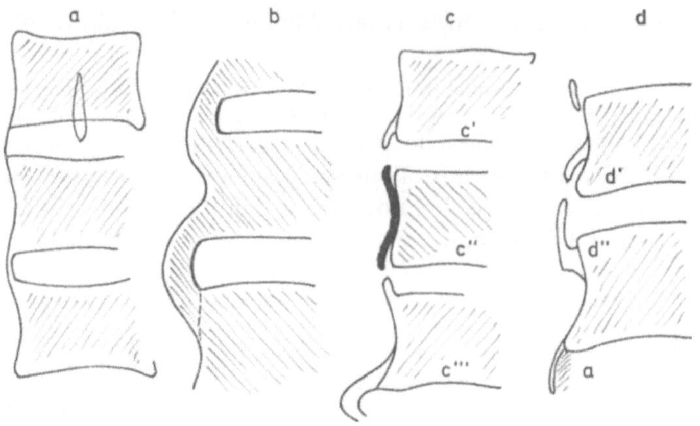

Abb. 50. *Typen lateraler Syndesmophyten:* (a) Anulustyp. (b) „Bambustyp" mit breiter Spongiosierung, Durchbau ins Wirbelkörperknochengerüst und innerer und äußerer Kortikalisierung. (c) Subligamentärer Typ mit Entstehung knapp oberhalb der Wirbelkörperkante (c′), dem Wirbelkörper entlang durchziehend (c″) oder spondylotisch modifiziert (c‴). (d) Paraspinale Ossifikationen, verschiedenen Bindegewebsschichten entsprechend: Subligamentäre Desmophyten

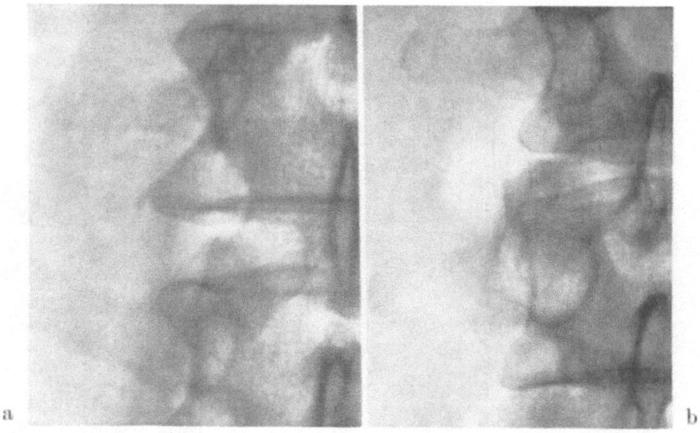

Abb. 51. *Frühe laterale Syndesmophytenbildung* an oberen Lendenwirbelkörpern: Eben zart beginnend oberhalb der Wirbelkante (a), horizontal aufsteigend und inkomplett den Bandscheibenraum überziehend (b). Der Befund bei (b) erlaubt die Diagnose Sp. a., der Befund bei (a) ist aber noch nicht pathogonomonisch

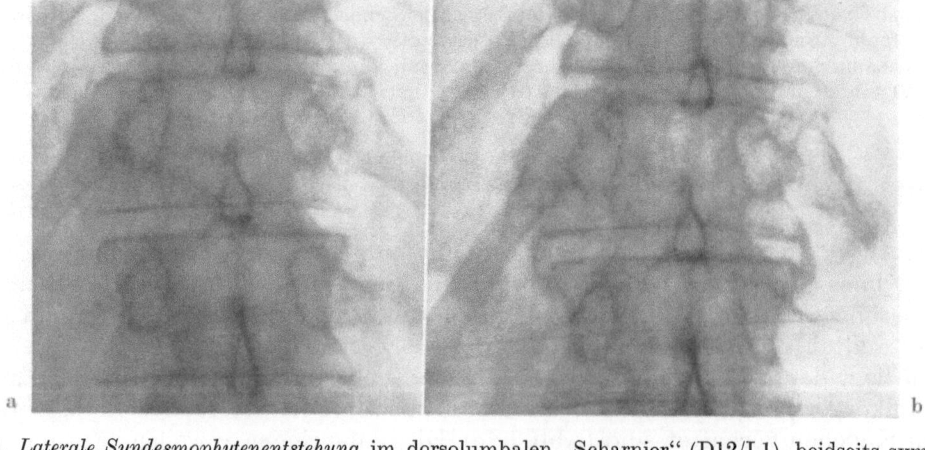

Abb. 52. *Laterale Syndesmophytenentstehung* im dorsolumbalen „Scharnier" (D12/L1), beidseits symmetrisch, innerhalb von knapp 2 Jahren beobachtet (a ⟶ b)

Modifizierte Syndesmophyten bleiben unter bestimmten Bedingungen, unter denen die Psoriasis definiert ist („psoriatische Prägung"), subligamentär, liegen der Corticalis seitlich an (Abb. 50c″) oder wachsen in paraspinalen Bindegewebsschichten weiter (Abb. 50d″, 160d, 165c). Diese paraspinalen Ossifikationen (Parasyndesmophyten) kommen nur lateral vor.

Der *spondylotisch* modifizierte Syndesmophyt (Mixta-Osteophyt) entsteht bei spät manifestierten Sp. a.-Fällen (Abb. 45b, 47d). Wenn der osteoplastische Proliferationsreiz bereits stärkere degenerative Veränderungen vorfindet, wird der Syndesmophyt spondylotisch deformiert (Abb. 56b) und kann bizarre hyperreaktive Formen annehmen

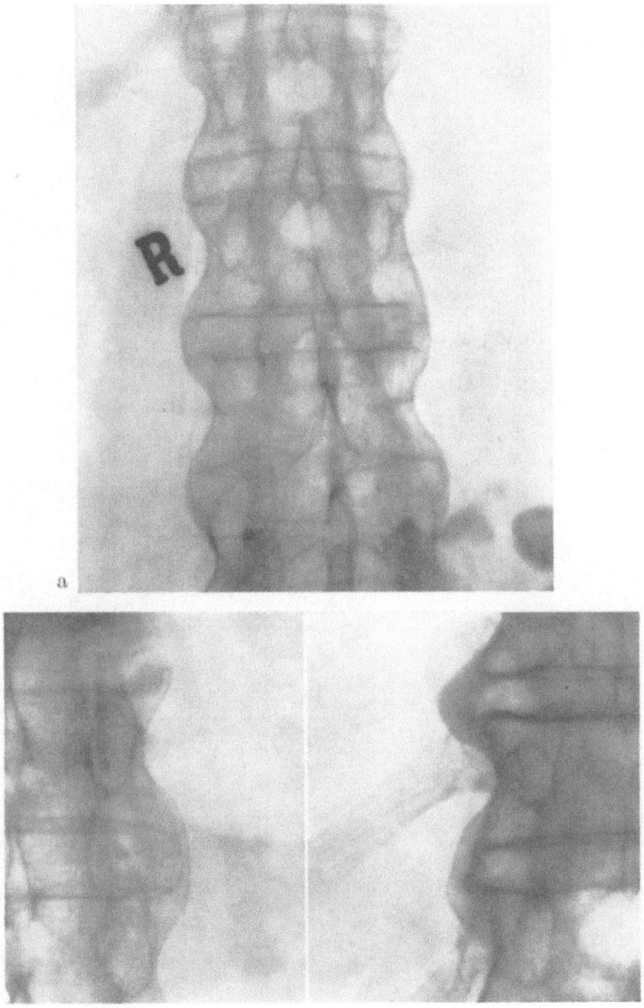

a b c

Abb. 53. *Komplette und symmetrische laterale Syndesmophytose* der LWS: (a) Bambusstabartig, zart und dem Anulus-Typ entsprechend; (b) integrierter und kortikalisierter Syndesmophyt; (c) ligamentär modifizierte und in die knöcherne Wirbelstruktur nicht integrierte Syndesmophyten: Hyperostotischer Typ

(Abb. 56c). Auch der Bewegungsreiz in einem befallenen, aber noch beweglichen Segment modifiziert nicht selten den Syndesmophyt in Richtung einer osteophytären Morphologie (Abb. 56a). Auch OTTO (1959) hat in „protrahierten Fällen" nach dem 40. Lebensjahr auf diese „Atypie" hingewiesen.

Die Ausdrücke „Parasyndesmophyt" und „Mixtaosteophyt" füge ich aus der Nomenklatur DIHLMANNS (1968) an, ohne sie unbedingt übernehmen zu wollen. Die paraspinale Ossifikation hat keinen wechselseitigen knöchernen Zusammenschluß, ist also kein eigentlicher Syndesmophyt. Die auf KREBS zurückgehende „Mixta"-Bezeichnung läßt offen, was gemischt ist, wohingegen der „spondylotisch modifizierte Syndesmophyt" beiden Formelementen gerecht wird und auch den „Mixtaosteophyten“ einen Syndesmophyten bleiben läßt. Schließlich sehen wir hierin keine Atypien, sondern Ausdruck der Nosomorphose.

c) Die *ligamentäre* Ossifikation, der *hyperostotische Typ der Syndesmophystose* (Abb. 39d, 49, 53c) schließlich ist bei der typischen Sp. a. selten und entsteht auf gealtertem Terrain. Diese Verknöcherung bleibt vom Wirbelkörper getrennt und wird in diesen nicht integriert.

Spät entstandene und zu besonderer Proliferation neigende Prozesse können *Grenzfälle* zur Spondylosis hyperostotica darstellen (Abb. 180): Desmophyten vom subligamen-

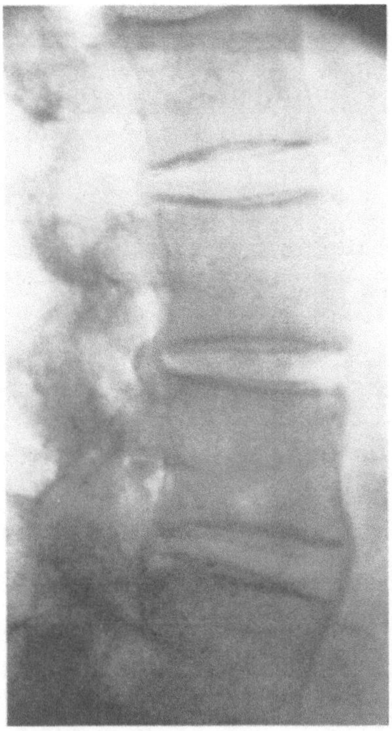

Abb. 54

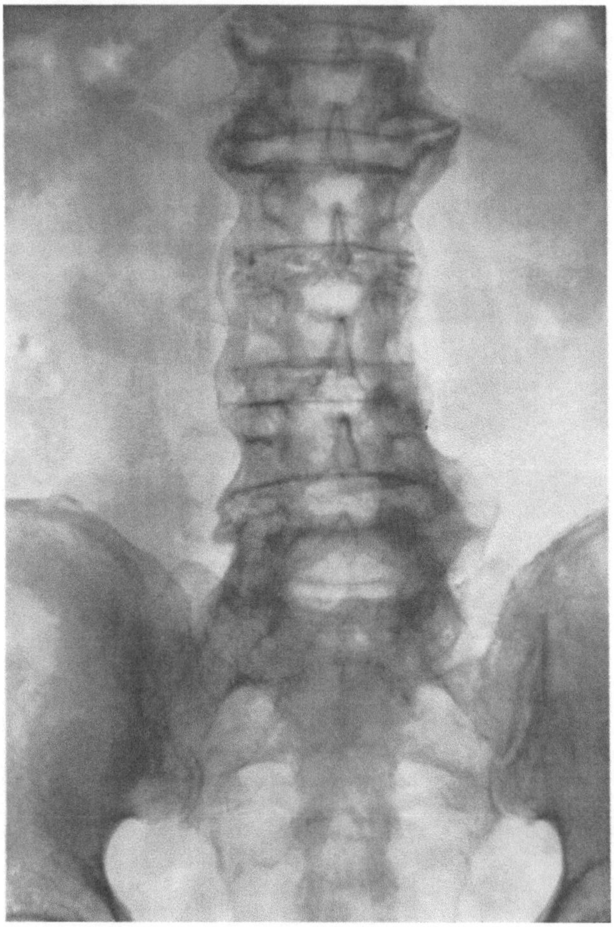

Abb. 55

Abb. 54. *Dorsale Syndesmophytenbildung* an der Lendenwirbelsäule vom ligamentären Typ: Hintere Längsbandverknöcherung, die in Höhe eines Zwischenwirbelraums faltenförmig und zusammen mit Zwischenbogenverknöcherungen (Ligamenta flava) das Foramen intervertebrale einengen.

Abb. 55. *Hyperostotische Altersform der Sp. a.* (extremer Ossifikationstyp): Neben typischen integrierten Syndesmophyten (L 2–4 rechts) finden sich ungewöhnliche Verknöcherungen: Hyperreaktiver Syndesmophyt (L 4/5 links), hyperreaktive Spondylose (L 1/2 links), paraspinale Ossifikation (D 12/L 1 links), zweischichtige Ossifikation (L 1/2 rechts); Bandscheibenverknöcherungen; Iliosakralgelenke aber frei, rechts Verdacht auf Kapselverknöcherung. – 73jähriger Mann mit totalversteifter Brust- und Lendenwirbelsäule bei klinischer Sp. a., die erst im 6. Lebensjahrzehnt begonnen hatte tären Typ (Abb. 45) oder vom ligamentären Typ (Abb. 48). Solche Ossifikationen entstehen zuweilen primär prävertebral und bedecken die Wirbelkörpervorderfront. Zarte Proliferationen können hier durch Ausfüllung der Konkavität einen Kastenwirbel formieren: Ossifizierende „Spondylitis anterior" (Abb. 58).

Etwas häufiger ist die ligamentäre Syndesmophytenbildung an der Halswirbelsäule. In deren unterem Teil (C 7—5, seltener bis C 3) nimmt sie manchmal den hyperostotischen Typ der Längsbandverknöcherung an (Abb. 57) und ist dort nur dann von der Spondylosis hyperostotica zu unterscheiden, wenn typische Syndesmophyten in oberen Halswirbelsegmenten die Sp. a. beweisen (S. 663).

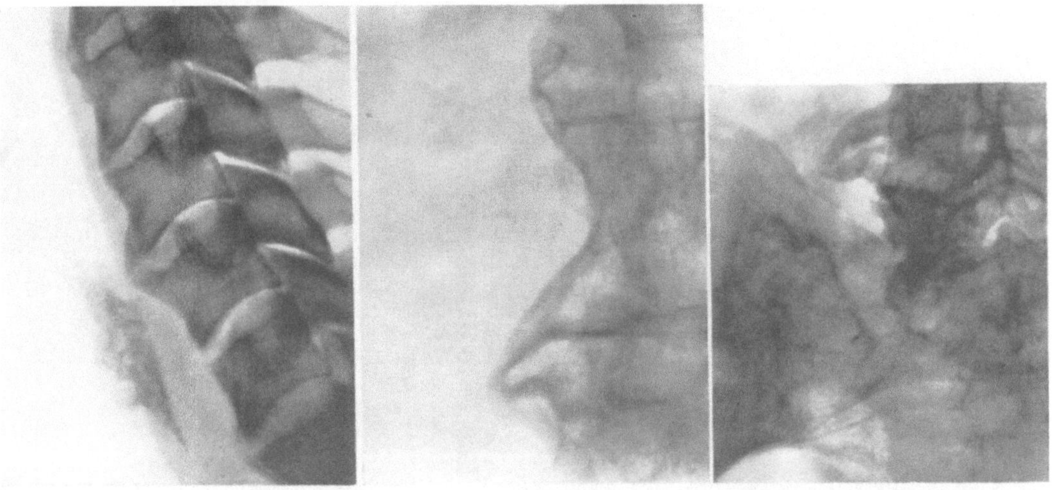

a b c

Abb. 56. *Spondylotische Modifizierung und hyperreaktive Deformierung von Syndesmophyten* („Mixta-Typ"): Spondylotisch modifizierte Syndesmophyten im Segment C 4/5, entstanden unter dem Bewegungsreiz in diesem Segment (a); bei L 3/4 entstanden bei vorbestehender Bandscheibenschädigung und Spondylose (b); krebszangenartig hyperreaktive Bildung (c). – b und c gehören zwei älteren Frauen mit Sp. a. an

In sehr alten Sp. a.-Fällen kann die Metaplasie auch an Brust- und Lendenwirbelsäule auf mittlere und äußere Fasern des Längsbandes übergreifen, diese proliferativ verdicken und breit verknöchern (Abb. 49). Auch dabei kann durch mehrzeitig sich überdeckende Ossifikation eine mehrschichtige Syndesmophytose entstehen. Solche Fälle gehören der hyperostotischen Altersform der Sp. a. an (Schilling 1973):

Die *hyperostotische Altersform* der Sp. a. ist die seltene Extremvariante des Verknöcherungstyps der Sp. a., die auf dem Terrain des 6.und 7. Lebensjahrzehnts entsteht und dem Mixtatyp angehört. Sie ist durch ungewöhnliche Ossifikationen, überschießende Spondylose und hyperreaktiv verbreiterte Syndesmophyten, bei völlig zurücktretender Entzündungsphase gekennzeichnet (Abb. 55). Der Sp. a.-Umbauprozeß ist hier ganz einseitig zugunsten der Anbauphase verschoben, so daß es nicht nur an den Wirbeln und den Intervertebralgelenken, sondern auch an den Iliosacralgelenken mangels entzündlicher Potenz bei einer Kapselverknöcherung bleibt, ohne Gelenksynostosierung — falls der Krankheitsbeginn nach dem 50. Lebensjahr liegt. In diesen Einzelfällen — wir kennen nur sechs — liegt die differentialdiagnostische Beweiskraft bei den integrierten Syndesmophyten, die es bei der Spondylosis hyperostotica nicht gibt.

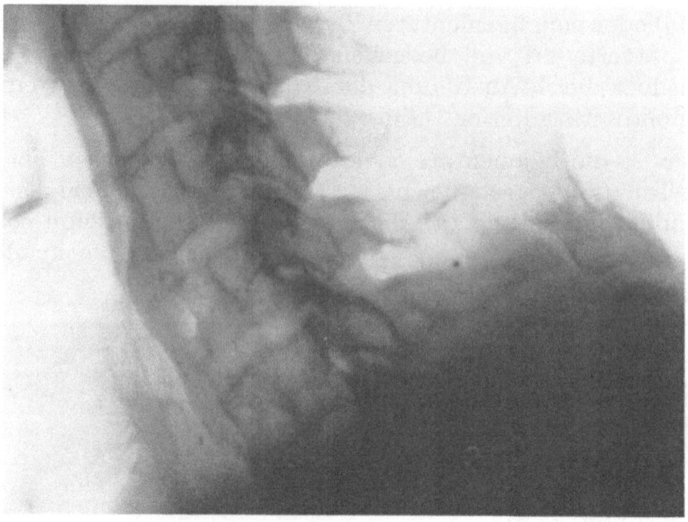

Abb. 57a

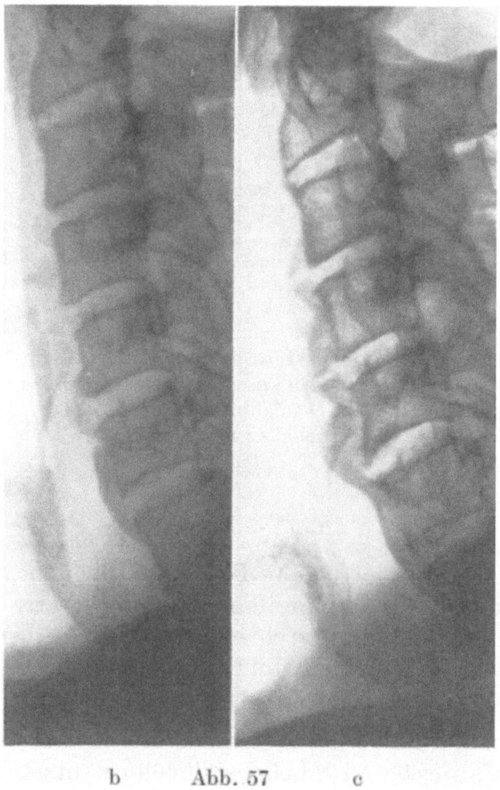

b Abb. 57 c

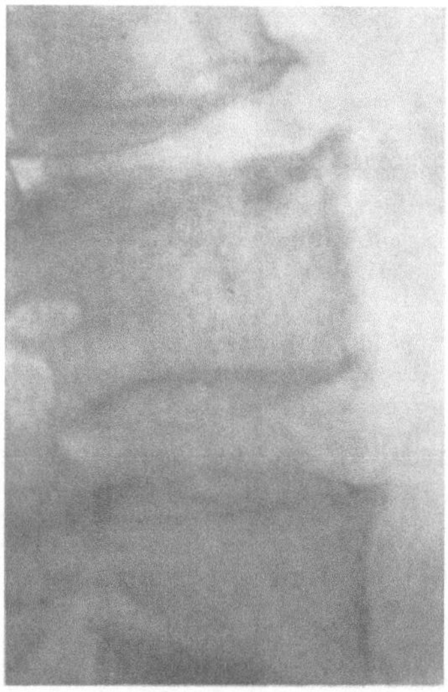

Abb. 58

Abb. 57. *Syndesmophytenbildung vom hyperostotischen Typ* ventral an der *unteren und mittleren Halswirbelsäule der Sp. a.:* (a) Syndesmophytose von C 2 bis C 5 vom subligamentären Typ, von C 5 bis C 7 vom ligamentären (= Längsband-)Typ, mit einer „Pseudozyste" zwischen 6. HWK und verknöchertem Band; bizarre Verknöcherung im Ligamentum nuchae. (b) Vordere Längsbandverknöcherungen unter dem Bild der Spondylosis hyperostotica vor der unteren HWS, zarte Anulusossifikation C 2/3; Verlaufsbeachtung (c): Nach 3 Jahren Ausdehnung der Ossifikation bis C 3. Intervertebralgelenke verschont. Funktion der HWS bei b kaum, bei c teilweise versteift

Abb. 58. *Subligamentär ossifizierende proliferative „Spondylitis anterior"*, die Vorderfront eines Lendenwirbelkörpers durch „filling in" begradigend

Schließlich gibt es auch *dorsale* Syndesmophyten, aber eigentümlicherweise viel seltener als ventrale. Ein hinten synostosierender Steg entspricht wahrscheinlich dem Anulustyp (Abb. 63b, 67). Den ligamentären Typ in Form einer Verknöcherung des hinteren Längsbandes (Abb. 54, 89a) sieht man auch bei der hyperostotischen Altersform. Bei Hyperkyphose der Brustwirbelsäule kann einer vorderen Synostosierung auch eine dorsale Synostose entsprechen, die zusammen den Bandscheibenraum linsenartig einengen (Abb. 44b, 64).

Ein Syndesmophyt kann auch — selten — wieder *abgebaut* werden, sei es durch eine spondylodiscitische Destruktion (Abb. 67), sei es im Zuge der Begradigung der Bambusstabkontur, die alten total erstarrten Sp. a.-Wirbelsäulen widerfahren kann (Abb. 90, 91). —

Das syndesmophytär abgestützte und ankylosierte Bewegungssegment unterliegt neuen, funktionell verarmten statischen Bedingungen und damit anderen formativen Gesetzen. Der Wirbelkörperumbau hat nicht nur eine anbauende, sondern auch eine abbauende Komponente, die in jedem Stadium der Spondylitis in Erscheinung treten kann.

5. Destruktive (frontale und diskovertebrale) Spondylitis: Der Wirbelkörperumbau der Spondylitis ankylopoetica

Der Knochenabbau ist das von röntgenologischer Seite zuletzt erkannte Formelement der Sp. a. An der Wirbelsäule erscheint er unter den verschiedenen Formen der „destruktiven Spondylitis" (Abb. 71); Spondylitis marginalis und Spondylitis anterior, Discitis und Spondylodiscitis. Morphologische Ähnlichkeiten und nomenklatorische Analogien weisen auf die diagnostischen und historischen Schwierigkeiten bei der Abtrennung von der Wirbeltuberkulose hin.

Die destruierende Spondylitis der Sp. a. ist keine Sonderform dieses Leidens, sondern gilt heute als die osteoplastisch nicht abgedeckte, destruktiv erscheinende Umbauphase der Spondylitis, die im Nebeneinander von Aufbau und Abbau durch das zugunsten des Abbaus verschobene Gleichgewicht gekennzeichnet ist. Dies entspricht der Vorstellung von der simultan biphasischen Pathogenese der Sp. a. (Dihlmann, Schilling).

Erste eingehende Beschreibung und Deutung verdanken wir Romanus und Yden (1952). Ihnen voraus gingen mehrere Hinweise. Andersson (1937 – in schwedischer Sprache) soll als erster 2 Fälle beobachtet haben. Edström (1940) beschrieb mit seinem Röntgenologen Helmer erstmals die rechteckige Wirbelkörperverformung, die 1946 von Boland und Shebesta als „squaring" (Quadratischwerden) gekennzeichnet wurde, nachdem Overgaard (1945) die initiale Randleistenunschärfe erstmals erwähnt hatte. Rolleston (1947) erkannte dieses Phänomen als häufiges röntgenologisches Frühsymptom und erklärte es durch Zuspitzung und Abbau der oberen und unteren Konvexitität der vorderen Wirbelkörperkontur und in deren Mitte durch Ausfüllung der Konkavität („filling in") im „Präkalzifikationsstadium des vorderen Längsbandes". In der Monographie von Forestier et al. (1951) findet sich eine typische Abbildung (Fig. 37). Osteolytische Defekte beschrieben Guest und Jacobson (1951) unter 90 Fällen 7 mal an unteren Brustwirbelkörpern mit Bandscheibenerniedrigung und Knochenverdichtung, „ähnlich der tuberkulösen Spondylitis".

Die röntgenmorphologische Beschreibung der disko-vertebralen Destruktionen ist dann das Verdienst vorwiegend der französischen Rheumatologie geworden. Dabei haben Jacqueline eine erste Kasuistik (1956) und die Typeneinteilung (1963), Louyot (1961, 1962, 1963) das Wesen der Veränderung mit Nomenklatur, und beide seine Pathogenese erörtert. Weitere ausführliche Beschreibungen stammen von Lanham (Dissertation 1960) und Coste et al. (1963).

Besonders eingehend hat Streda (Prag 1964) das destruktive Phänomen der Spa. a. untersucht. In Deutschland folgte ihm Dihlmann (1966), nachdem Majer schon 1958 und 1962 der „Kastenform" der Wirbelkörper nachgegangen war. Wir hatten im Jahre 1962 erstmals den Ausdruck Spondylodiscitis von den französischen Rheumatologen übernommen und am Beispiel der Halswirbelsäule in das deutschsprachige Schrifttum eingeführt (Schilling et al., 1963). Kastert (1962) hat die erste diagnostische Vertebrotomie eines osteolytisch veränderten Lendenwirbels bei Sp. a. gemacht und diesen abgebildet (Abb. 4 seiner Arbeit). Die jüngste Bearbeitung des Themas durch SCHULITZ (1968) hat eine Auseinandersetzung mit DIHLMANN (1969) ausgelöst, der die Häufigkeit der Destruktionen, eine entzündlich-granulomatöse Grundlage und ihren Charakter als „spondylodiscitische Phase" der Sp. a.-Grundvorgänge betont. Amerikanische Autoren (WHOLEY et al., 1960; SEAMAN u. WELLS, 1961; LORBER et al., 1961; KANFIELD et al., 1969; RIVELIS u. FREIBERGER, 1969) haben zur Kasuistik beigetragen.

Die Berichte von PFLÜGER (1959), SCHULZE u. IDELBERGER (1964) bleiben den Beweis der Kombination einer Spondylarthritis ankylopoetica mit einer tuberkulösen Spondylitis — zusammen 3 Fälle — schuldig. PFLÜGER allerdings konnte sich auf einen paravertebralen Abszeßschatten berufen. Die „osteolytischen Prozesse" bei HACKENBROCH (1967) sind wie bei MACH (1966) recht unterschiedlicher Art und Lokalisation: Arthritische Destruktion, iliosacrale Resorption, tendoostitische Usurierung und destruktive Spondylodiscitis.

Fast alle Autoren sind sich über die vom röntgenologischen Eindruck her *entzündliche* Natur der Läsion einig. Eben das aber ist problematisch.

BAGGENSTOSS et al. berichteten 1952 über spezifisch rheumatoide granulomatös-nodöse Läsionen erstmals in Wirbelkörpern eines Falles mit nodöser rheumatoider Arthritis. (Einen zweiten derartigen Fall stellt Patient 1 von LORBER et al. dar). Ihrem Bericht fügten die Autoren 3 nur röntgenologisch erfaßte Fälle von Sp. a. mit Wirbelkörperdestruktionen hinzu. Der radiologische Unterschied zwischen der sehr seltenen granulomatösen Spondylitis bei rheumatoider Arthritis, die einer porotischen Wirbelkörperverformung gleicht, einerseits und der Spondylodiscitis der Sp. a. andererseits wird in diesem Bericht deutlich. Die Autoren BAGGENSTOSS et al. nahmen aber — unerlaubt analogisierend — an, daß auch der destruierende Wirbelkörperaffektion der „rheumatoiden Spondylitis" eine „ähnliche granulomatöse Entzündung" zugrunde läge. Diese Deduktion war irrig und beruhte auf der damals noch üblichen nosologischen Konfusionierung von rheumatoider Arthritis und Sp. a.

Andererseits aber sind sie bis heute die mißverstandenen Kronzeugen geblieben für die „granulomatöse Entzündung" der Sp. a., der kritisch zu begegnen ist.

Pathoanatomisch wird als Ausgangspunkt der destruktiven Spondylitis der Sp. a. von ENGFELDT et al. (1954) eine unspezifische Entzündung im subligamentären areolären Bindegewebe des prädiskalen Raums (vgl. Abb. 39e) mit Rundzelleninfiltration angenommen. Von hier könne es zur Corticalisarrosion des Wirbelkörpers nahe seines oberen und unteren Randes kommen, zunächst die Randleiste als spornartigen Vorsprung stehenlassend (Abb. 62a). Es folge eine destruktive Begradigung und schließlich osteolytische Abrundung der Wirbelkörperkontur durch Zerstörung der knöchernen Randleiste (Spondylitis marginalis). Das mittlere Drittel der Wirbelkörperfront bliebe deshalb lange verschont, weil hier das Längsband engen Knochenkontakt hat und für das lockere Zwischengewebe kein Platz bleibt. ROMANUS und seine Mitarbeiter haben die prädiskale Bindegewebsentzündung in einem Fall (Bandscheibenoperation bei Sp. a.) histologisch belegt, schließen im übrigen aber von ihren Studien an Dornfortsätzen auf diese paraossäre Entzündung und deuten sie als destruktive Primärphase der Sp. a. Dieser folge die Ossifikation als Reaktion.

Widerspruch hat diese pathogenetische Auffassung durch WURM (1957) erfahren, der die destruktive Entzündungsphase mit Randleistenosteolyse bei seinen Fällen nicht gesehen oder nicht erfaßt hat. Die Spondylitis anterior stellt sich bei ihm, in einem Fall und an einem Wirbel, als glatter subperiostaler kortikaler vorderer Knochenschwund bei Wirbelkörperosteoporose dar, nicht als „Destruktion im Sinne esteoklastischer Resorption nach Art einer rarefizierenden Ostitis". Er vermißte anschließendes zellreiches Fasermark, wie es bei einer entzündlichen Knochendestruktion zu erwarten wäre.

Solche Bilder sind inzwischen allerdings beschrieben worden. Histologische Einzelbefunde (vorwiegend Biopsien) sprechen aber nur teilweise für entzündliche Läsionen, die mindestens als Begleitreaktion der Destruktionen gelten können: WHOLEY et al. (1960) mit einer kurzen Bemerkung über die Histologie in einem seiner 3 Fälle; LORBER et al. (1961) mit einer schwer destruierenden Spondylodiscitis und Abbildungen von einem den

Diskus und das Knochenmark durchsetzenden und den Knochen zerstörenden fibrösen Gewebe mit wenig Entzündung und mit verdickten Gefäßwänden; und COSTE et al. (1963), die bei einer destruierenden Spondylodiscitis ein teils fibröses, teils vaskularisiertes und diffus plasmazellulär-lymphozytär infiltriertes Knochenmark in perivaskulärer Anordnung, „ähnlich einem Granulom", sowie hohe Fibroblastenaktivität bei breiten Osteoidsäumen beschrieben haben. Jüngst haben RIVELIS u. FREIBERGER (1969) einen weiteren röntgenologisch typischen Fall histologisch beschrieben. Sie fanden osteoklastische Resorption, Mikrosequester, Vaskularisierung und fibrös-bindegewebige Durchsetzung des Knochenmarks. — Die kritische Würdigung eines Teiles dieser Berichte ergab aber nicht die Deutung im vorwiegend entzündlichen Sinne, sondern im Sinne eines „destruktiven Pannus bei zirkulatorischer Insuffizienz durch vaskuläre Desorganisation" (JAQUELINE, 1963) bzw. als „proliferierendes Bindegewebe, das Knorpel und Knochen abbaut" (BENEKE, 1968).

Wir selbst (FASSBENDER u. SCHILLING) haben inzwischen diesen 4 Fällen der Literatur 3 eigene histologisch untersuchte Fälle hinzuzufügen: Eine Spondylitis anterior (Abb. 60) und 2 Spondylodiscitiden (Abb. 70). Unsere Bilder bestätigen Variationsbreite und Mehrdeutigkeit der Erscheinungen zwischen glatt atrophisierender Resorption mit Vaskularisierung einerseits und entzündlicher Destruktion bei überwiegender Fibrose mit Zellinfiltration andererseits.

Die *Häufigkeit*, mit der solche Abbauvorgänge als destruktive Phase des Wirbelkörperumbaus röntgenologisch evident werden, ist noch recht umstritten (Tab. 16). DIHLMANN

Tabelle 16. *Die Häufigkeit disko-vertebraler Destruktionen bei der Spondylitis ankylop.*

Autoren	Fallzahl	Spondylitis anterior %	Spondylodiscitis %	Gesamtangabe destruierender Wirbelkörperveränderungen %
Guest u. Jacobson 1951	90			7,8
Romanus 1952/54	117			„Mehrzahl d. Fälle"
Maier 1958	53	92		
Wilkinson u. Bywaters 1958	222			23
Jacqueline 1956	200		1,5	4,0
Seaman u. Wells 1961	110			10,0
Jacqueline 1965	165	50	6,6	64
Lanham 1960	411		1,4 (2,7)	
Julkunen 1962	149			23
Dilsen et al. 1962	97	43		67
Louyot et al. 1963	140		5,7	
Guérin 1963	500		3,0	
Coste 1963	590		2,2	
Coste et al. 1963	171		4,7	8,9
Simon u. Claustre 1964	150		10,0	
Streda 1964	244		15,3	21,2
Dihlmann 1966	850/549	7,6	2,7	
Dihlmann 1968	50	tomographisch	18,0	20,0
Schulitz 1968	371		3,0	6,4
Schilling (1962/65)	600	9,4	3,2	12,5
männl.	528			11,5 ♂
weibl.	72			22,0 ♀
Schilling u. Gatzweiler (1971)	50	tomographisch	22,0	
Mittel bei 5370 Fällen:		10,1%	3,9% (ohne Tomo.) mit Tomogr. 20%	18,5% (ohne Tomo.)

(1968) schätzt sie auf 20% aller Fälle. Wir wissen noch nicht, ob wir uns dieser Zahl anschließen können, besonders deshalb, weil zu wenig tomographische Überprüfungen vorliegen. Je nach den angelegten Kriterien und der Beobachtungsschärfe schwanken die Literaturangaben zwischen 6,5 % (SCHULITZ, 1968) und 64 % (JAQUELINE, 1956). Unsere eigene Erfahrung an 600 Fällen liegt bei insgesamt 12,5 %, allerdings ohne systematische Tomographie-Serie.

a) Spondylitis anterior

Wir glauben, daß wir die Spondylitis anterior als relative Frühveränderung prinzipiell von der Spondylodiscitis späterer Stadien, also die frontale von der diskovertebralen Wirbelverformung, trotz morphologischer und zeitlicher Beziehung, stärker trennen müssen, als dies noch geschieht. Häufigkeit, Zeit und Ort der vorwiegenden Manifestation und der mutmaßliche pathogenetische Mechanismus unterscheiden sie voneinander.

Begriff und Terminus „anterior Spondylitis" stammen von ROMANUS u. YDEN (1952). MAIER hat den „*Kastenwirbel*" in Deutschland erstmals beschrieben (1958) und ihn besonders für die Diagnose der weiblichen Sp. a. beansprucht (1962).

In der Tat kann ein relatives Überwiegen des weiblichen Geschlechts festgestellt werden. Wir finden die vordere Wirbelkörperbegradigung in 9,4 % unserer Sp. a.-Fälle; bezogen auf den männlichen Anteil unseres Kollektivs sind es 8,5 %, bezogen auf die Frauen 17 %. Eine ähnliche Bevorzugung weiblicher Fälle wird auch bei JAQUELINE deutlich. Dies beruht auf der Syntropie mit dem spondylarthritischen Typ.

DIHLMANNS Auszählung (1966) ergab ein *Vorkommen* der Spondylitis anterior in 7,6 % all seiner Fälle; wir fanden 9,4 %. Unter Einschluß der Halswirbelsäule und des Promontoriums (S 1) dürften also 10% nicht überschritten werden. Angaben oder Schätzungen von 50 und mehr Prozent lassen auf selektionierte Kollektive schließen. Bei der Auszählung dürfen auch reaktionslose Begradigungen an der unteren Halswirbelsäule (vorwiegend C 6) und an der unteren Brustwirbelsäule (vorwiegend D 8 bis 10) nicht überbewertet werden, da an diesen Wirbelkörpern manchmal normalerweise die konkave Taillierung nicht oder kaum ausgeprägt ist (physiologische Kastenwirbel).

Wir beurteilen die Spondylitis anterior im allgemeinen im Seitenbild (frontaler Strahlengang) und vermuten, daß sich der zugrundeliegende Substanzabbau tatsächlich vorwiegend frontal und vielleicht noch ventro-lateral abspielt. Ein seitlicher Taillenverlust kommt auch vor, aber vorwiegend in einem anderen Zusammenhang (Abb. 90). Dorsal ist ein analoger Prozeß noch ungewiß: Spondylitis dorsalis ? (Abb. 67).

Die *Verteilung* der Spondylitis anterior auf die Wirbelsäulenabschnitte HWS — BWS — LWS (incl. S 1) verhält sich etwa wie 1 : 3 : 6 (Abb. 59). Die Maxima der Verteilungskurve liegen bei C 6 und L 3 (L 4), also in den Scheitelpunkten der physiologischen Lordosen. Befallen ist seltener nur ein Wirbelkörper, meistens sind es zwei bis fünf. Durchschnittlich ist eine Front von 3 Wirbeln begradigt.

Das *klinische* Milieu ist gekennzeichnet durch eine mäßige bis stärkere Prozeßaktivität im evolutiven Krankheitsstadium. Das Phänomen selbst ist aber kein Aktivitätszeichen, sondern ein frühes Symptom der Prozeßprogredienz und seiner Umbautendenz. Es kommt zwar mit einer relativen Bevorzugung jüngerer Altersgruppen vor, im klinischen Verdachtsstadium ist das Vorkommen aber auf wenige fragliche Einzelfälle beschränkt. Auch das frühe Iliosacralstadium ist nicht bevorzugt; die meisten Fälle sind dem zweiten und dritten Stadium der Iliosacralarthritis zugeordnet. JAQUELINE beobachtete die ersten Zeichen der Spondylitis anterior nach zweijähriger Krankheitsdauer, bei Fällen mit Betonung des Nachtschmerzes und mit frühen vereinzelten syndesmophytären Erscheinungen.

Die Spondylitis anterior ist also ein relatives Früh-, aber kein Erstsymptom. Sie steht im allgemeinen zwischen der iliosacralen und der syndesmophytären Symptomentwicklung, kann aber in jedem Stadium vorkommen.

Bevorzugt ist der spondylarthritische Typ: Zwei Drittel unserer Fälle mit Spondylitis anterior haben im zweiten und dritten Lebensjahrzehnt begonnen, sie gehen mit Osteoporose einher, haben eine weniger ausgeprägte Tendenz zur generalisierten Syndesmophytose und sind über doppelt so häufig (25 %) als gewöhnlich (11 %) mit einer röntgenologisch faßbaren Intervertebralarthritis verbunden. Die begleitenden Extremitäten-Arthritiden sind nicht häufiger (50 %). Unter diesen überwiegt aber deutlich die Coxitis, was auch JAQUELINE betont hat.

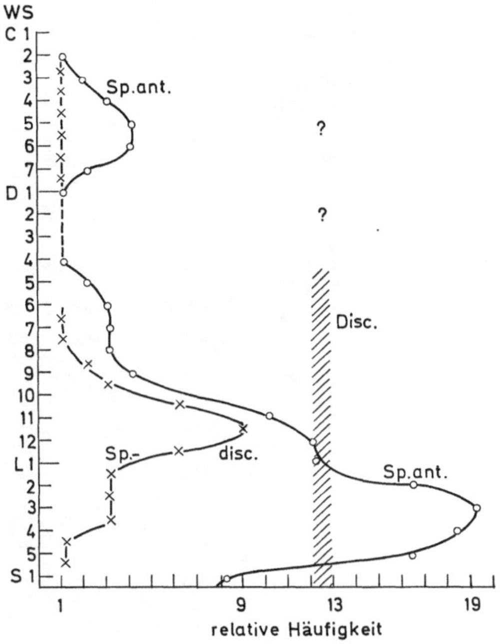

Abb. 59. *Vergleichskurven der relativen Häufigkeit und der segmentalen Verteilung der Spondylodiscitis* (–x–x–x--), *der Spondylitis anterior* (–o–o–o–) *und der „Discitis“* (tomographische Spondylodiscitis) (≡). Mittelwerte bzw. Abschätzung aus mehreren Auszählungen (DIHLMANN, LOUYOT, SCHILLING, STREDA). Verhältnis x–x : o–o : ≡ = 1 : 3 : 7

Die *Röntgen-Morphologie* der Spondylitis anterior weist folgende *Symptome* auf, die sich auch ungefähr in folgender Reihenfolge entwickeln und verschieden kombinieren können:

a) Diffuse Wirbelkörperporose;

b) Freiheit von oder Armut an Syndesmophyten in den benachbarten Segmenten;

c) „einfache“, d .h. reaktionslose Begradigung (Streckung) der Wirbelvorderflächenkontur durch Abbau der vorderen Kantenvorsprünge: quadratischer Kastenwirbel (Abb. 61a);

d) „Zuschärfung“ dieser Kontur durch Verdünnung der Corticalis; Zuspitzung des oberen und unteren Wirbelkörperrandes (Abb. 61c u. 76a).

e) perifokale reaktive (paraphlogistische?) Knochenverdichtung im Bereich der Spondylitis marginalis: Unscharf begrenzte Sklerose in verschiedener Ausdehnung, entlang der Vorderfront (seltener) (Abb. 61b) oder sektorförmig um die Wirbelkörper-„Ecke“ herum: Phänomen der vorderen „Leuchtecke“ (Kantensklerose — Abb. 62a);

f) Defektbildung im Bereich der Randleistenfugen (paramarginale Destruktion), an ihrer Grenze zur Abschlußplatte (Abb. 62a) oder zur vorderen Corticalis;

g) feine Syndesmophyten-Sprossung aus dem „Bett“ der Spondylitis marginalis (Abb. 43, 62a);

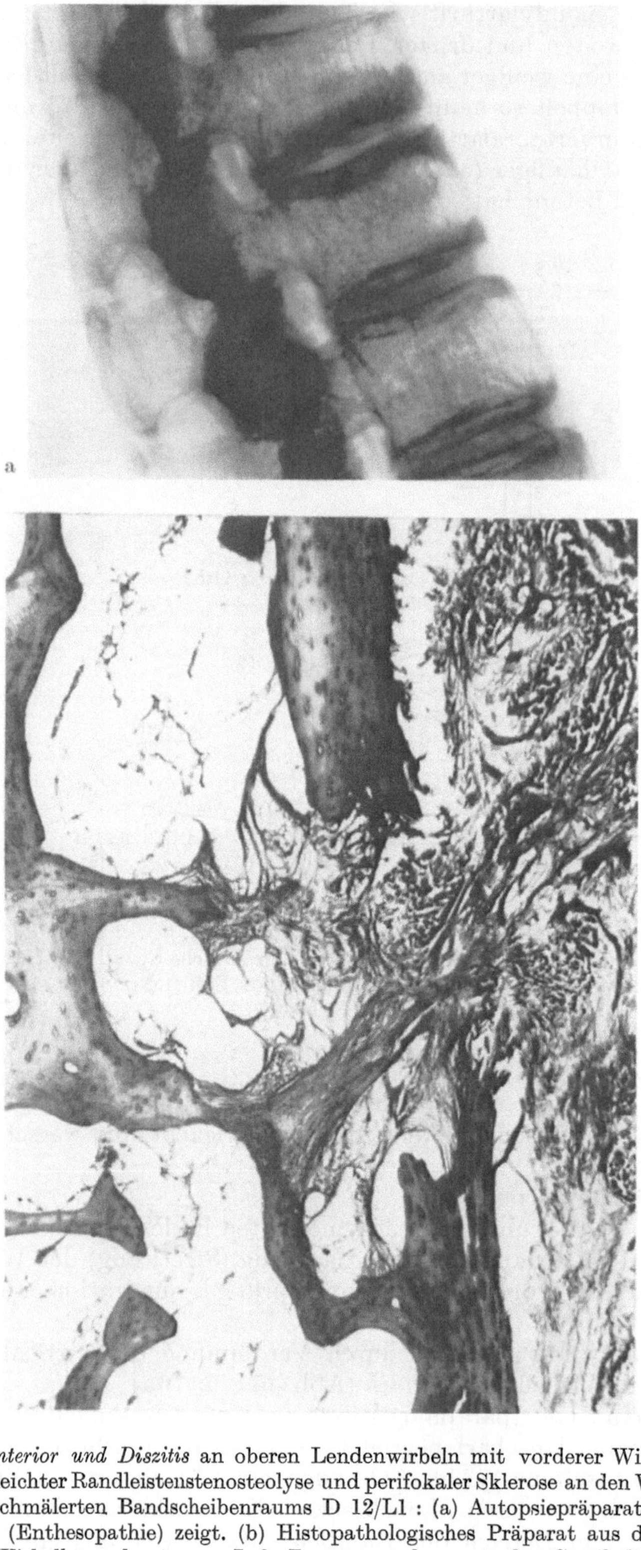

Abb. 60. *Spondylitis anterior und Diszitis* an oberen Lendenwirbeln mit vorderer Wirbelkörperbegradigung (Vorderfrontatrophie), leichter Randleistenstenosteolyse und perifokaler Sklerose an den Wirbelrändern und den Schlußplatten des verschmälerten Bandscheibenraums D 12/L1 : (a) Autopsiepräparat, das außerdem Interspinosus-Ossifikationen (Enthesopathie) zeigt. (b) Histopathologisches Präparat aus der Vorderfront knapp unterhalb der oberen Wirbelkörperkante von L 2: Zerstörung der ventralen Cortikalis durch Einbruch von jetzt vernarbtem Bindegewebe vom vorderen Längsband her. In der Umgebung weitere Aufsplitterung der Compacta mit auffälliger Zystenbildung in Längband und Knochen und mit größeren Gefäßneubildungen. [FASSBENDER]

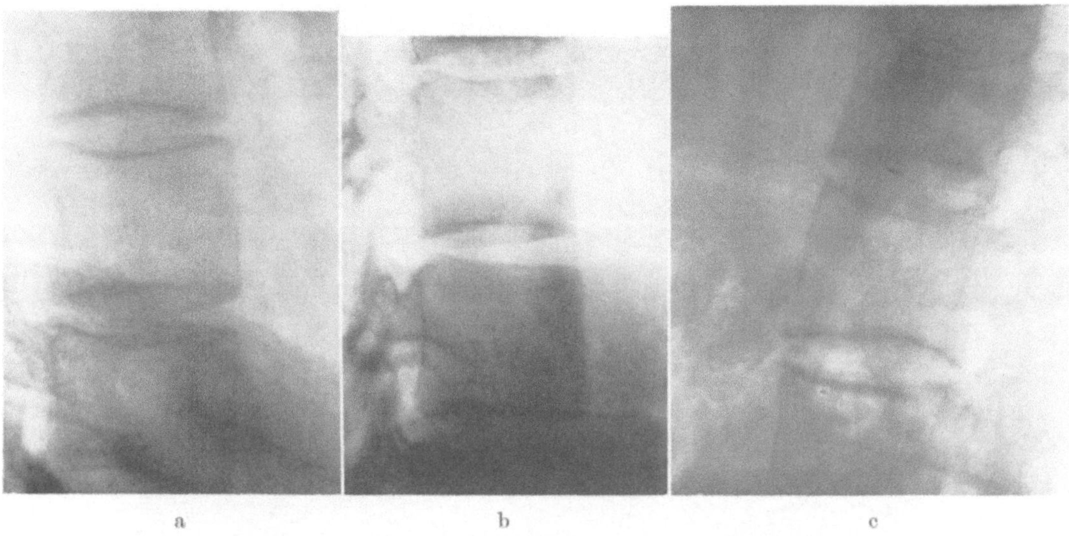

Abb. 61. *Spondylitis anterior* und Osteoporose der syndesmophytenfreien Lendenwirbelsäule: Begradigung der Wirbelkörpervorderfront bei Streckstellung (b); beginnende Konvexität bei leichter Lordose (a und c); Wirbelkantenzuspitzung ventral und auch dorsal bei Osteoporose und angedeuteter Discitis (c); subkortikale reaktive Spongiosaverdichtung (b) und angedeutete Kantensklerose (c). – Mittleres (a und b) und fortgeschrittenes (c) Stadium der Sp. a. vom spondylarthritischen Typ, darunter eine Frau (b)

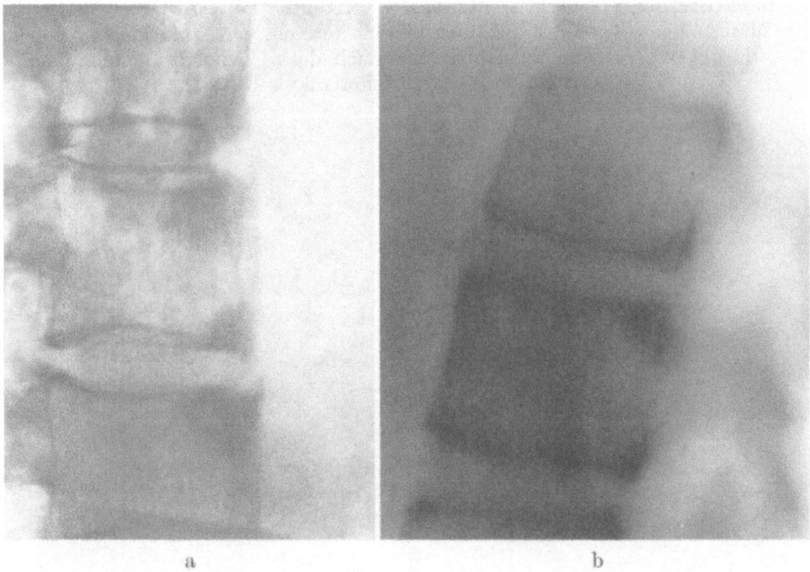

Abb. 62. *Spondylitis marginalis und anterior* der Lendenwirbelsäule: (a) Paramarginale Destruktionen mit Zuspitzung des Wirbelkörperrandes, zarter Anulusossifikation (Syndesmophytensprossung) und perifokaler Sklerose; (b) ausnahmsweise auch dorsale „Leuchtecken" in einem Tomogramm

h) fortschreitender Kantenschwund (marginale Destruktion, Randleistenosteolyse) mit Abrundung der Wirbelkörper: Die ehemals konkave, dann gestreckte Front kann dadurch konvex werden (Abb. 61c, 63, 73b). Ein sich weiter in den Bandscheibenraum ausdehnender Abbau führt zum „Tonnenwirbel" (Abb. 64).

Die allgemeine Wirbelkörper-Ossipenie, vorwiegend eine Frühporose, ist offenbar eine Voraussetzung, mindestens aber ein häufiger Begleitbefund der Spondylitis anterior. In diesem Zusammenhang muß die an sich hohe Spezifität der Spondylitis anterior für ihre einfache (reaktionslos) begradigende Form eingeschränkt werden. Ein Umbau des Wirbel-

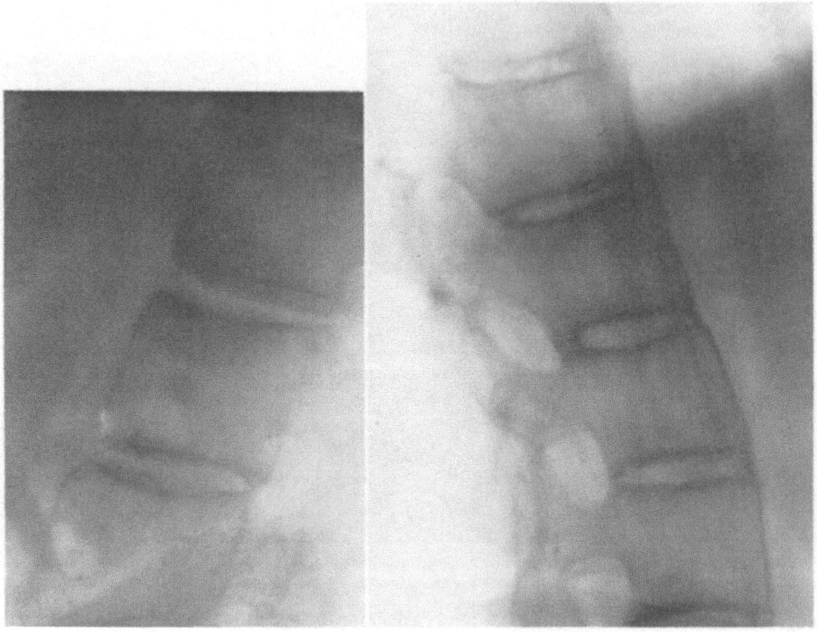

a b

Abb. 63. *Diskovertebrale Destruktionen bei Sp. a.: Spondylitis anterior und „Discitis“*. (a) Generalisierter Bandscheibenschwund im Spätstatium eines alten spondylarthritischen, syndesmophytenfreien Prozesses eines 55jährigen Mannes (vgl. Abb. 67 und 74), mit Abrundung ventraler Wirbelkörperränder (Randleistenosteolyse, teilweise auch dorsal) im thorako-lumbalen Übergang; darüber vermehrte Dorsalkyphose. – (b) Folgezustand einer ausgedehnt rarefizierenden Spondylitis anterior der versteiften Lendenwirbelsäule im Spätstadium einer Sp. a. (60jähriger Mann): Ventraler Substanzabbau an den unteren, verschmächtigten Lendenwirbelkörpern; generalisierte Discitis mit ventral und ausnahmsweise auch dorsal synostosierender Anulus-fibrosus-Ossifikation; Intervertebralankylose

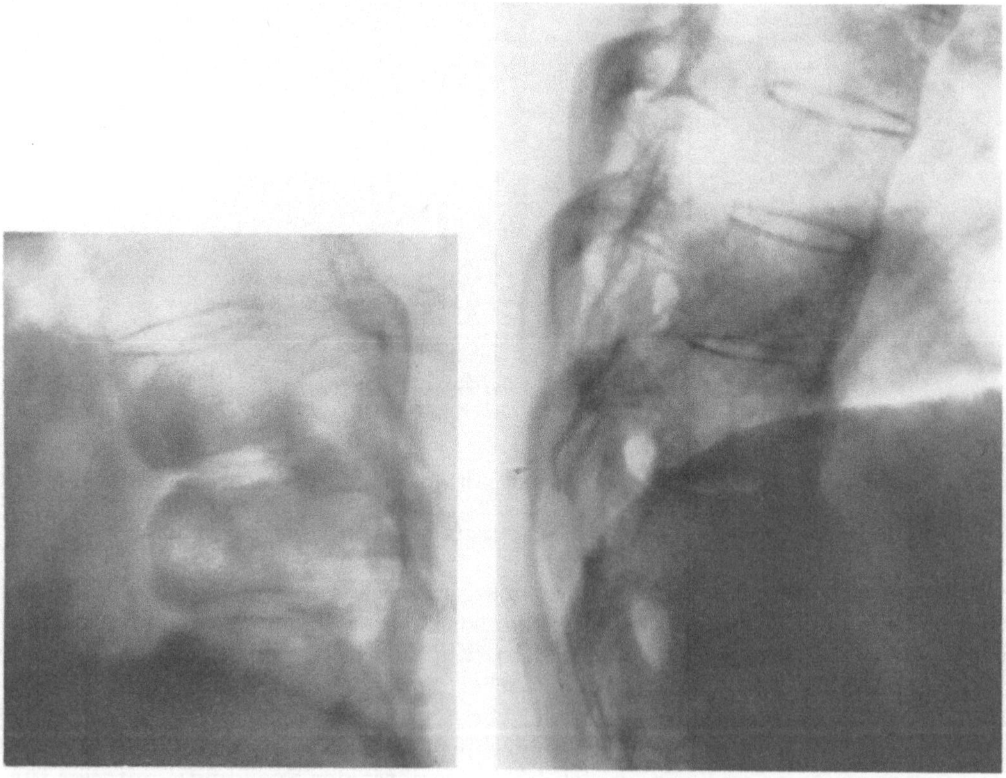

a b

Abb. 64. *Destruierende Spondylitis anterior* mit „Tonnenform“ unterer Brustwirbelkörper bei einem damals 42jährigen Mann mit florider Sp. a. (a) mit Ausgang in ventrale Syndesmophytose und vordere Wirbelkörpersynostose nach 13 Jahren (b) körpers im Sinne der ventralen Konturbegradigung kann selten, wenigstens angedeutet, auch bei Stammskelettporosen anderer Genese vorkommen.

Auch die „Suaring“-Qualität bedarf insofern der Einschränkung, als die Hinterfront der Wirbelkörper an der Modellierung nicht oder wenig teilhat. Vielmehr habe ich den Eindruck, daß sich die ventrale Wirbelkontur der dorsalen angleicht und bestrebt ist, sich leicht konvex gewölbt der lordotischen Hinterfront zu parallelisieren (Abb. 61a u. c, 65b). Das wird in den Häufungsabschnitten der Spondylitis anterior, der Hals- und Lendenwirbelsäule mit physiologischer Lordose, wo fast stets mehrere Wirbelkörper umgeformt werden, vielfach deutlich (Abb. 63b, 76a). Bei Streckstellung und flacher Dorsalkontur des Wirbelsäulenabschnittes bzw. des Wirbelkörpers bleibt es bei der Geradestreckung der Ventralkontur (Abb. 61b, 62a).

Es ist dies ein Argument für die Auffassung, die destruktive Phase dieser Spondylitis sei wenigstens teilweise die Erscheinungsform eines von Statik und Funktion abhängigen strukturellen Wirbelkörperumbaus.

Die Spondylitis anterior kann auch am Kreuzbein beobachtet werden, wo sie am ersten Sakralwirbel durch Abrundung den Vorsprung des Promonturiums abstumpfen kann (Abb. 65b). Dieses unauffällige Symptom, das bisher nicht beachtet wurde, ist nicht selten und kommt relativ früh vor.

Auch kann die Spondylitis anterior, allerdings selten, ein rarefizierendes Ausmaß annehmen und zu einer resorptiven Wirbelkörperverschmälerung mit Verminderung des sagittalen Durchmessers führen (Abb. 63b u. 76b); offenbar besonders im Krümmungsmaximum fixierter Lordosen, wo ein ventraler Abbau strukturdynamisch verständlich wird.

Die Umformung des Wirbelkörperrandes mit Zuspitzung seiner Kontur (spitze „Ecke“) resultiert entweder als Schnittpunkt der gestreckten Vorderfront mit der porotisch eingesunkenen Schlußplatte (Abb. 61c) oder aus der Verformung durch die paramarginale Destruktion (Abb. 62a). Die Randleiste kann dabei zunächst erhalten bleiben und als kleiner Sporn imponieren. — Eine breitere und sklerosierte paramarginale Deckplatteneinsenkung kann auch bei degenerativen Randleistendeformierung mit Spondylose vorkommen, einen Defekt nachahmen und damit differentialdiagnostische Schwierigkeiten bereiten.

Die periläsionelle Sklerose (Kantensklerose) grenzt die in Umbau befindliche Wirbelkörperecke ab und gibt ihr im Negativ ein helles Aussehen, das Romanus als „shining corner“ gekennzeichnet hat (Abb. 62a). Wir haben im Tomogramm die „Leuchtecken“ auch dorsal gesehen (Abb. 62b).

Dihlmann deutet die Spongiosasklerose paraphlogistisch, im Gegensatz zur reparativen Verdichtung nach infektiöser Destruktion. Kleine Kantensklerosen findet man selten auch als Scheuermann-Residuen.

Die hier zu beobachtenden Umbauelemente Resorption und Kondensation in Verbindung mit Ossifikation und Durchbau (Syndesmophytose) zeigen die Analogie des Prozesses am Halbgelenk des Bewegungssegmentes einerseits zum Umbauprozeß am Iliosacralgelenk als dem Modell des Sp. a.-Grundvorgangs andererseits.

Der osteolytische Randleistenschwund mit zunehmender Abrundung der Wirbelkanten und dadurch entstehender *Tonnenform* des Wirbels ist seltener, ergreift weniger Wirbel gleichzeitig und hat seine Prädilektion im thorakolumbalen Übergangsbereich (Abb. 63a) und an der unteren Brustwirbelsäule (Abb. 64a), also bereits im Bereich der Dorsalkyphose. Der Tonnenwirbel kann auch als Übergang zur Spondylodiszitis vorkommen.

Tonnenwirbel und Spondylodiszitis finden sich nicht in lordotischen Abschnitten; hier haben die Kastenwirbel ihr Maximum. Diese und jene haben also einen belastungsdynamisch verschiedenen Standort (Abb. 71).

Auch ist ihr späteres Schicksal verschieden. Quadratisch umgeformte Wirbel verharren in Form und Stellung oder werden syndesmophytär verbunden. Die gerundeten Wirbel aber unterliegen wie die Spondylodiscitis im Bereich der unteren Brustwirbelsäule dem zunehmenden kyphotischen Druck auf ihre ventralen Partien, wo es nicht selten im Lauf von 5 bis 20 Jahren zu vorderen Synostosierungen (partiellen Blockwirbelbildungen) kommt (Abb. 64).

b) Diskopathie und „Discitis“

Es ist noch nicht entschieden, ob die disko-vertebrale Destruktion eine fortentwickelte Form der Spondylitis unterior mit Ausgang von der Randleiste (Spondylitis marginalis) und Ausbreitung auf Wirbelköperschlußplatten und Bandscheibe („Discitis“) ist, ob sie einen eigenen, intervertebralen Ursprung hat, oder ob beides vorkommt. Eine beiden Möglichkeiten entsprechende Typen- bzw. Stadieneinteilung der destruktiven Spondylitis liegt röntgenmorphologisch nahe, ist aber pathogenetisch nicht gesichert.

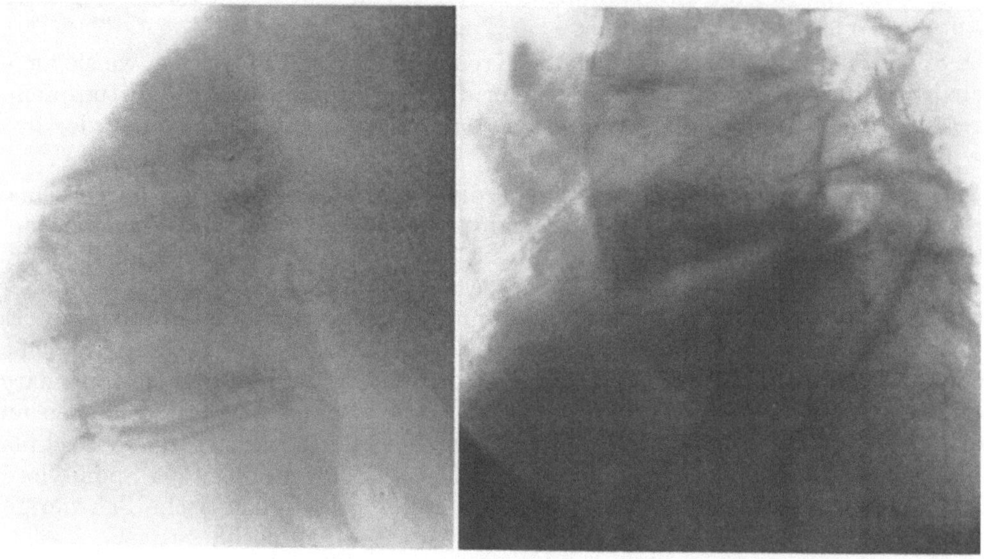

a b

Abb. 65. *Entzündlich Diskopathie bei Sp. a.* im Bereich der Lendenwirbelsäule, mit Bandscheibendestruktion (osteophytenfreie Erdniedrigung des Zwischenwirbelraums) und Unschärfe der Schlußplattenkonturen; bei a mit vorderer Synostosierung L 1/2; bei b Deckplattenzerstörung L 5, die degenerativ anmutet, und präsakral das entzündliche Bild einer Discitis mit Spondylitis anterior des 1. Sakralwirbels

Die Unterscheidung einer primär *diskopathisch* von einer primär *spondylitisch* erscheinenden Form ist zunächst zweckmäßig. Die erstere beginnt mit einer Verschmälerung des Bandscheibenraumes, die letztere kann zu einer Erweiterung führen. Gemeinsam ist beiden die Wirbelkörperporose und das Fehlen von Syndesmophyten im betroffenen Segment.

Die *Diskopathie* (Erniedrigung eines Bandscheibenraumes) an der Wirbelsäule der Sp. a. ist also zweideutig: a) Degenerative Chondrose, b) destruktive „Discitis“. Eine Bemerkung im Lehrbuch von SCHINZ et al. (1951) hatte unter den Röntgenologen die Auffassung verbreitet, die Bechterewsche Krankheit schütze vor Bandscheibenerniedrigungen und unterscheide sich diesbezüglich von der normal alternden Wirbelsäule. Obwohl es in der Tat bei der Sp. a. im 5. und 6. Lebensjahrzehnt und besonders an der Halswirbelsäule eine sozusagen disko-protektive syndesmophytäre Abstützung der Bandscheibenräume gibt, führt diese insgesamt doch nicht zu einem Defizit an Diskopathien gegenüber anderen Wirbelsäulen. Im Gegenteil, die der Sp. a. selbst zugehörige Diskopathie („Discitis“) verursacht einen Überschuß an Bandscheibenerniedrigungen, der einem Verhältnis von $^1/_3$ bei Sp. a. zu $^1/_4$ bei Gesunden entspricht.

Romanus u. Yden (1952) hatten degenerative Diskopathien bei der Sp. a. in bis zu 30 % der Fälle gefunden. Ihr weiterer, diskographisch erhobener Befund von 7 % Bandscheibenhernien ist erstaunlich hoch und in seiner Bedeutung fraglich, da er des Vergleiches mit einer Kontrollgruppe entbehrt.

Auffällig ist die Seltenheit von Ischiaskompressionssyndromen bei Sp.a.-Patienten. Ich habe erst 2 operationspflichtige Bandscheibenprolapse gesehen. Über solche Fälle wird in der Literatur einzeln berichtet (Stanger und Wardill, 1964). Das Ischiasdehnungssymptom ist bei der Sp.a. zwar zuweilen positiv, aber scheinbar und stets beidseits: „Pseudo-Lasègue" durch Verspanung der ischio-cruralen Muskulatur. Auch neurologische Ausfälle der unteren Extremitäten haben durchweg andere Ursachen (S. 481): Atlantoaxiale Dislokation oder Degeneration von Cauda-equina-Fasern.

a) Streda (1964) ist der Frage der Bandscheibenveränderungen bei 430 Sp.a.-Patienten eingehend nachgegangen: Zu *degenerativen* Bandscheibenläsionen kommt es bei der Sp.a. an der Brust- und an der Lendenwirbelsäure ebenso häufig (1,1 bzw. 8,5%) wie in einer gesunden Kontrollgruppe (1,4 bzw. 8,2%). Im Bereich der Halswirbelsäure liegen die Zahlen höher, sind aber bei der Sp.a. mit 11,7% fast um die Hälfte niedriger als bei den Kontrollfällen (20,0%); und an der Gesamtwirbelsäule beträgt dieses Verhältnis 16,1% zu 25,7%. Trotzdem liegt das Gesamtvorkommen von Bandscheibenerniedrigungen bei der Sp.a. bei 32,8% und ist bei Sp.a.-Kranken unter 40 Jahren viel häufiger als in der Kontrollgruppe. Nach dem 35. Lebensjahr kommen Bandscheibenveränderungen nämlich „fast ausschließlich unter dem Einfluß der Sp.a." zustande. Insgesamt sind dann 16,1% der Bandscheiben durch Degeneration und 21,2% „durch die Sp.a. selbst" lädiert, mit einer Ausbreitung der Prädilektionsstellen auf die ganze Halswirbelsäule und die obere Brustwirbelsäule und mit einer Tendenz zu serienmäßigem Befall.

Diese, in vergleichbarem Ausmaß noch nicht überprüften Feststellungen von Streda gelten nur für Fälle, die spätestens im 4. Lebensjahrzehnt begonnen haben. Beginnt der Prozeß aber – viel seltener – im 5. Lebensjahrzehnt oder später, findet er degenerative Veränderungen, also Chondrosen und Spondylosen bereits vor, auf die sich die Sp.a. erst aufpfropft. Das dabei manchmal entstehende Mischbild wurde oben beschrieben. Sonst aber bleibt es in der Mehrzahl der Fälle trotz Alterns der Wirbelsäule aus, weil nach früherem Sp.a.-Beginn der folgende Degenerationsprozeß sozusagen unter dem Mantel der Sp.a. verborgen bleibt oder gar nicht zum Zuge kommt.

b) Die von Streda gemeinte „Diskopathie unter dem Einfluß der Sp.a." entspricht dem röntgenologischen Erscheinungsbild, das wir (1962) erstmals an der Halswirbelsäule als Spondylodiscitis im Rahmen der Spondylitis cervicalis beschrieben hatten, das als Discitis bezeichnet wurde (Dihlmann 1966) und hier jetzt als *destruktive* Diskopathie der degenerativen gegenübergestellt wird.

Die radiologischen *Kriterien* dieser entzündlichen Bandscheibenzermürbung — „*Discitis*" — sind (Abb. 63, 64, 65, 73 u. 74):
— Gleichmäßige Erniedrigung des Zwischenwirbelraums,
— Osteoporose der Wirbelkörper,
— ohne osteophytäre Reaktion,
— mit Unschärfen oder Arrosionen der Schlußplatten.

Bei der chronischen Polyarthritis fanden wir diese Bedingungen an der Halswirbelsäule in 12% der Fälle erfüllt (Schilling et al., 1963), an der Lendenwirbelsäule aber nur in wenigen Einzelfällen (Schilling, 1969). Streda fand auch bei der Sp.a. die Halswirbelsäule gegenüber der Lendenwirbelsäule bevorzugt, im Verhältnis 32:14. Die übrige Sp.a.-Literatur läßt aber im Stich, und unsere eigene Auszählung versagt, da bis jetzt das Problem noch nicht einheitlich definiert , geschweige denn statistisch auswertbar belegt ist. Die Abgrenzung zu Banalbefunden einerseits und zur Spondylodiscitis andererseits ist nämlich durch die tomographischen Befunde an der Lendenwirbelsäule (Dihlmann, 1968) unklar bzw. fragwürdig geworden. Wir nehmen das Vorkommen einer Discitis bei rund 20% der Sp.a.-Fälle an.

Wir waren geneigt, diese „Discitis" als Bandscheibenaffektion ohne oder noch ohne spondylitische Destruktion zu betrachten und sie als Typ zu diagnostizieren. Im Übersichtsbild schien dies jedenfalls gerechtfertigt. An der Halswirbelsäule und an der Brustwirbelsäule (Abb. 64) überwiegt dabei die multiple Ausbreitung dieser Diskopathie, an der Halswirbelsäule nicht selten ganz systematisiert (Abb. 73b u. 74); wohingegen an der Lendenwirbelsäule der serienmäßige Befall (Abb. 63) etwa seltener erscheint. An der Brustwirbelsäule, besonders im oberen Teil, soll der kyphotischen Deformierung bei der Sp. a. ursächlich eine Serie nach vorne keilförmig erniedrigter Bandscheiben entsprechen (Streda et al., 1961), im Gegensatz zur Alterskyphose mit porotischer Wirbeldeformierung.

Wir kennen einige Fälle vom spondylarthritischen Typ, ohne Syndesmophytenbildung, die eine ausgeprägte generalisierte „Discitis" der gesamten Wirbelsäule entwickelt haben

(Abb. 63a, 67 u. 74) mit einer Tendenz zur spontanen Wirbelverschiebung an der oberen Halswirbelsäule.

Die Morphologie der „Discitis" bekommt aber mindestens an der Brust- und Lendenwirbelsäule ein anderes Gesicht, wenn man *Schichtaufnahmen* anfertigt: In überraschendem Ausmaß erscheinen Schlußplattenveränderungen, die in der Übersicht nicht zu ahnen waren: Defekte, Destruktionen und Impressionen, die uns aber noch nicht durchweg eindeutig einzuordnen gelingt. DIHLMANN (1968, 1970) deutete in einer Serie von 50 seitlichen Tomographien der Lendenwirbelsäule diese Veränderungen in 9 Fällen (18 %) als *Spondylodiscitis*, die schon früh, vereinzelt sogar als Erstsymptom der Sp. a., vor Iliosacralarthritis und Syndesmophytenbildung auftreten könne.

Ich habe Gelegenheit erhalten, aus dem Krankengut der Rheumaheilstätte Bad Bramstedt (Leiter der Röntgenabteilung Dr. GATZWEILER) 50 seitliche Tomogramme (Schichttiefe 5 bis 18 cm) der Lenden- und untersten Brustwirbelsäule nicht ausgelesener Sp.a.-Fälle auszuwerten, und verglich sie mit einer Kontrollgruppe. In beiden Kollektiven fanden sich je 11 eindeutig pathologische Intervertebralbefunde (22%). Die Spezifität der Symptome für die Sp.a. wird damit sehr fraglich.

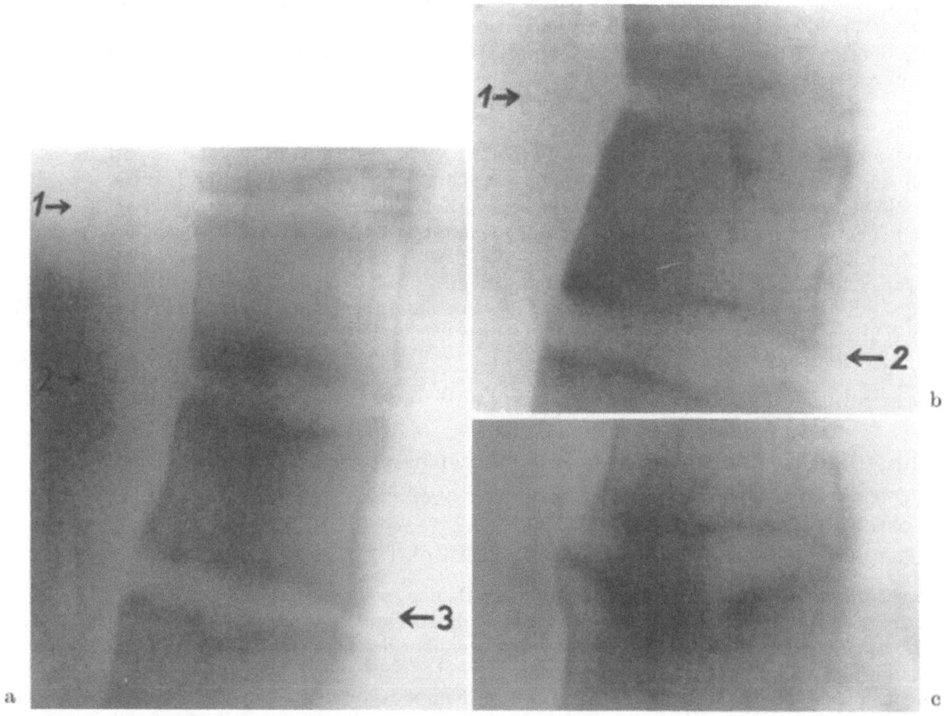

Abb. 66. *Diskopathien* der oberen Lendenwirbelsäule *im Schichtbild* bei drei Sp. a.-Patienten, bei denen die Koexistenz von Sp. a. und M. SCHEUERMANN bzw. die formgebende Wirkung einer Ossipenie diskutiert werden müssen, bevor eine Spondylodiscitis diagnostiziert werden darf. (a) Drei Typen jeweils zweideutiger diskovertebraler Konturveränderungen: bei 1 Defekte, bei 2 konkave Verformung mit kleinen Einbrüchen, bei 3 herniöser Deckplatteneinbruch. (b) Verdacht auf Diszitis bei Spondylitis anterior: intraspongiöse Hernie (1), bikonvexe Verformung der dorsalen Hälfte des Bandscheibenraums (2). (c) Porotischer Deckplatteneinbruch mit konturfreier kleiner Hernie und Randleistenprotrusion nach ventral. [GATZWEILER]

In teilweiser Übereinstimmung mit DIHLMANN können wir bei der Sp. a., auch schon in einem frühen Stadium, tomographisch folgende Zeichen an den Schlußplatten von Lendenwirbelkörpern differenzieren (Abb. 66) und zu andersartigen, banalen Veränderungen in differentialdiagnostische Konkurrenz setzen:

— Defekte und Unregelmäßigkeiten (Abb. 66a 1), die degenerativ aussehen (vgl. Abb. 65b);

— konkave Einsenkungen benachbarter Wirbelkörper mit Konturunschärfen und zentraler Erweiterung des Intervertebralraums (Abb. 30, 66a2, 66c), wobei häufig die Bevorzugung des dorsalen Drittels als „weiche Stelle“ der Schlußplatten auffällt (Abb. 66b2) und der Eindruck einer porotischen Spontanverformung entsteht;

— rundliche Lücken und Einbrüche in den Schlußplatten (Abb. 66a3), die intraspongiösen Bandscheibenhernien (Schmorlsche Knorpelknötchen) gleichen (Abb. 66b 1) oder bei sklerosefreier und unscharfer Konturierung nur ähneln (Abb. 66c).

Die hier angeführten so häufigen drei Sp. a.-fremden Alternativdiagnosen — Schlußplattendegeneration, Osteoporose, M. Scheuermann — können nur unter eindeutigen Bedingungen ausgeschlossen werden, so daß man sich noch nicht vorschnell zur Diagnose einer Sp. a.-Spondylodiscitis aufgrund eines verdächtigen Tomogramms entschließen sollte. Selbst dann, wenn eine sichere Spondylitis anterior als Umgebungssymptom (Abb. 66b) die Entscheidung zu erleichtern scheint, muß das bei Männern relativ häufig zu er-

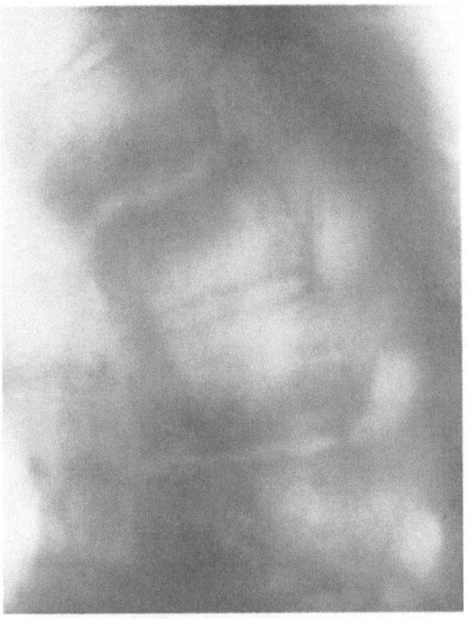

Abb. 67. *Multiple Discitis und Spondylodiscitis* im Bereich der erheblich kyphosierten Brustwirbelsäule: Destruktion mehrerer Bandscheiben und der Abschlußplatten mit begleitenden breiten Sklerosezonen, Spondylitis marginalis, anterior und dorsalis. – Derselbe Patient wie Abb. 63a und 74, die den generalisierten Typ entzündlicher Bandscheibenzermürbung zeigen

wartende Zusammentreffen einer Sp. a. einerseits mit einer vorbestehenden adoleszenten Wachstumsstörung mit Schmorlschen Knötchen andererseits in Rechnung gestellt werden. Ein porotischer Deckplatteneinbruch wird durch eine vordringende Deformierung der Randleistenpartie (Abb. 66c) wahrscheinlich und vor der spondylitischen Destruktion diagnostisch vorrangig. Eine begleitende breitere Sklerosezone aber spricht für die letztere und erleichtert die Diagnose Spondylodiscitis (Abb. 67).

Differentialdiagnostisch kommen weiterhin destruierende Formen der Osteochondrose, infektiöse Discitiden, z.B. nach Diskographie und Bandscheibenoperationen (Bösch 1965) bzw. durch banale Erreger (Coste et al., 1965) und schließlich die tuberkulöse Spondylitis, die ebenfalls eine Spondylodiscitis ist, in Betracht.

Während die soeben beschriebene, tomographisch definierte und noch problematische „Discitis“ bei der Sp. a. als häufig gelten muß (rund 20 % aller Fälle?), ist der als Spondylodiscitis bezeichnete Befundeiner primär spondylitisch erscheinenden diskovertebralen Destruktion bei der Sp. a. gesichert, aber seltener.

c) Spondylodiscitis

Diese Spondylodiscitis ist diagnostisch, ohne Tomographie, eindeutig. Sie ist im seitlichen Übersichtsbild stets, im a. p-Bild meistens klar erkennbar (Abb. 68 u. 69). Ihre Häufigkeit (Tab. 16) liegt um 3% aller Fälle (1,5 bis 6,6%); bei DIHLMANN (unter 549 Fällen) sind es 2,7 %, bei SCHULITZ (unter 371 Fällen) 3 % und bei uns 3,2 % (19 unter 600 Fällen, davon 3 Frauen).

Für die Abtrennung dieser Spondylodiscitis von der Spondylitis anterior und der „Discitis" sprechen deutliche *Unterschiede* des Vorkommens, des zeitlichen und lokalisatorischen Auftretens und der Morphologie:

a) Die Spondylitis anterior ist dreimal so häufig wie die (nicht tomographisch erfaßte) Spondylodiscitis (Abb. 59). Bezüglich der prozentualen Größenordnung verhalten sich Spondylodiscitis zu Spondylitis anterior und zu „Discitis" (tomographisch definiert) wie 3 : 9 : 20.

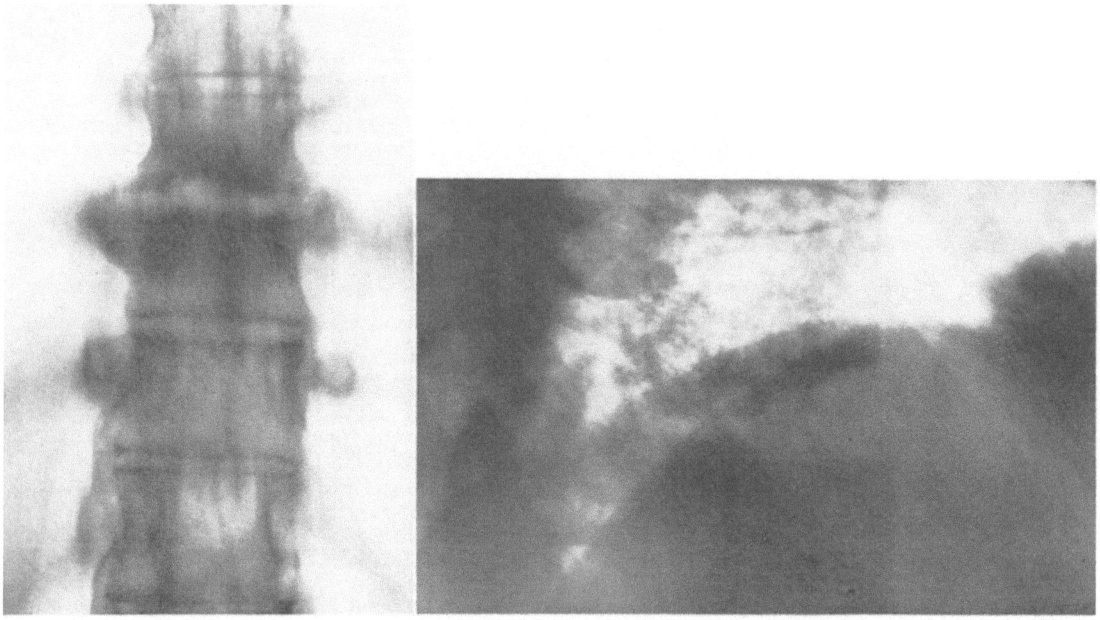

a b

Abb. 68. *Spondylodiscitis* der unteren Brustwirbelsäule: Destruktion von Bandscheibe, Randleisten und Schlußplatten im Segment D 10/11; der Intervertebralraum klafft maulartig nach ventral (b); in der Frontalschicht (a) weisen Syndesmophyten des dorsolumbalen Übergangs differentialdiagnostisch auf die Sp. a. hin. – 32jährige Frau mit fortgeschrittener, wenig aktiver Sp. a.; Totalversteifung mit mäßiger BWS-Kyphose ohne Lokalschmerz; BSG 18/30

Die Beteiligung des weiblichen Geschlechts entspricht der Erwartung; sie gehört nicht zu den Ausnahmen, wie LOUYOT meinte, und sie ist nicht erhöht wie bei der Spondylitis anterior.

b) Während die Spondylitis anterior eine relative Frühveränderung ist und in einem Drittel der Fälle schon vor dem 30. Lebensjahr vorkommt, ist die Spondylodiscitis ein späteres Ereignis des 4. bis 6. Lebensjahrzehnts nach 10 bis 30 (2 bis 40) Krankheitsjahren; in unserem Krankengut im durchschnittlich 20. Jahr der Krankheitsentwicklung bzw. im Spät- bis Endstadium der Iliosacralarthritis.

c) Während Spondylitis anterior und „Discitis" vorwiegend multipel, in Serien bzw. generalisiert auftreten, kommt die Spondylodiscitis fast nur solitär, nur in einem Bewegungssegment vor (Abb. 68 u. 69).

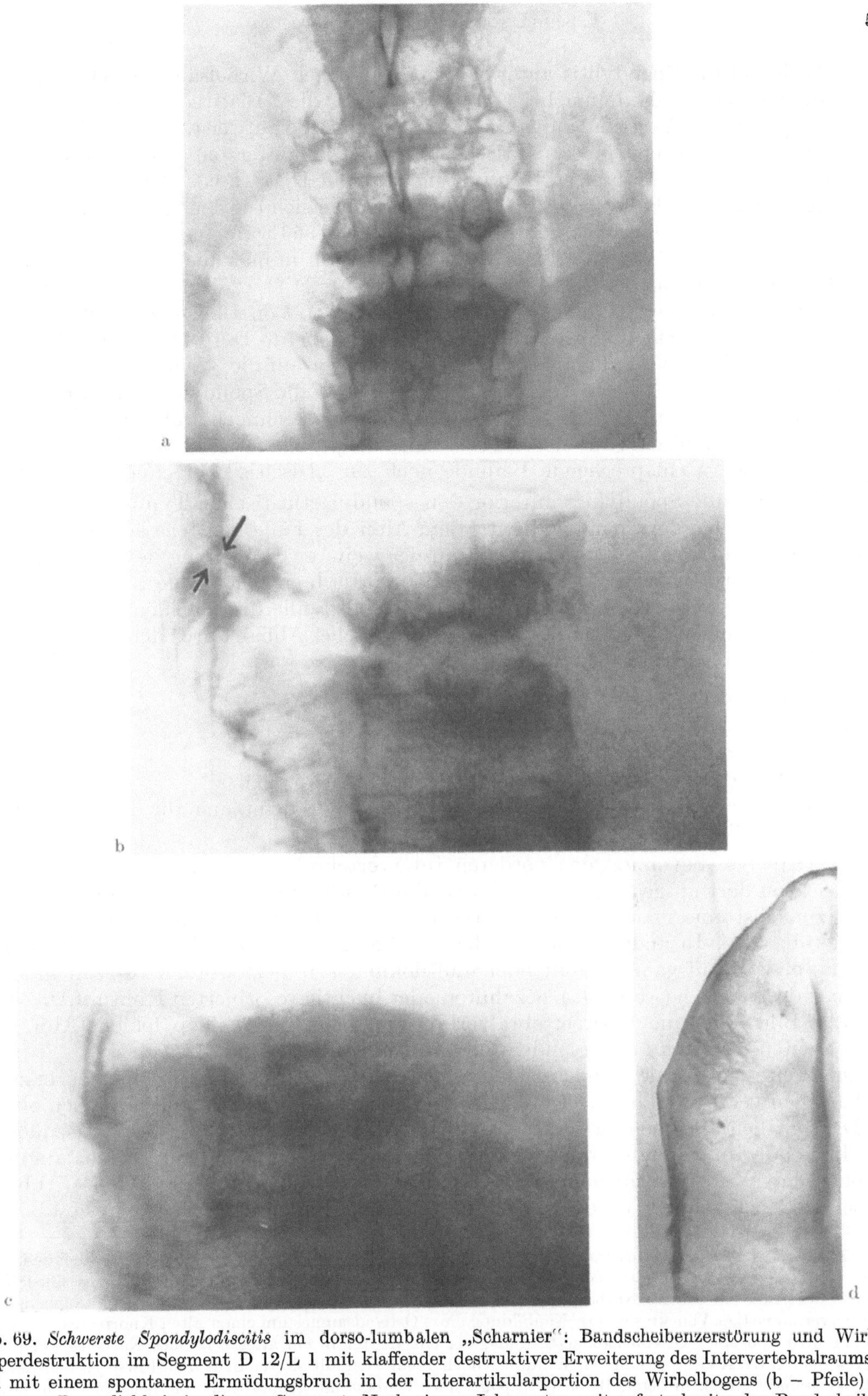

Abb. 69. *Schwerste Spondylodiscitis* im dorso-lumbalen „Scharnier": Bandscheibenzerstörung und Wirbelkörperdestruktion im Segment D 12/L 1 mit klaffender destruktiver Erweiterung des Intervertebralraums (a) und mit einem spontanen Ermüdungsbruch in der Interartikularportion des Wirbelbogens (b – Pfeile) bei abnormer Beweglichkeit in diesem Segment. Nach einem Jahr unter weiter fortschreitender Bandscheibenzermürbung und Knochenzerstörung Zusammenbruch dieses Segmentes (c) mit Gibbusbildung (d) („pseudo-Pott'sche" anguläre Kyphose). – Krankengeschichte dieses 38jährigen Mannes siehe S. 564; Histopathologie siehe Abb. 70a und b

d) Während die Spondylitis anterior die lordotischen Wirbelsäulenabschnitte bevorzugt mit deutlichem Maximum bei C 6 und L 3 und die ,,Discitis" wahrscheinlich eine nahezu gleichmäßige Verteilung über die ganze Wirbelsäule aufweist, kommt die Spondylodiscitis ganz überwiegend im kyphotischen Bereich der untersten Brustwirbelsäule und dorsolumbal mit einer auffälligen Häufung im Segment D 11/12 vor (Abb. 59). Überblickt man alle publizierten Fälle (nahezu 100), dann ergeben sich für den Abschnitt D 8 bis L 2 mindestens 66 %; im Überblick von LOUYOT et al. bis 1963 waren es mit 32 von 40 Fällen sogar 80 %. Die drei Segmente D 10 bis L 1 beinhalten immer noch um die Hälfte aller Spondylodiscitiden, und der Befall des Spitzensegments D 11/12 liegt in den verschiedenen Berichten zwischen 35 % (LOUYOT) und 50 % (SCHULITZ). Von 19 eigenen Fällen betreffen 6 (31 %) dieses Segment und 4 bzw. 3 die Nachbarsegmente D 10/11 und D 12/L 1.

Während sich die Verteilung der Spondylitis anterior auf die 3 Wirbelsäulenabschnitte HWS — BWS — LWS wie 1 : 3 : 6 verhält, verteilt sich die Spondylodiscitis wie 1 : 5,5 : 2 (wenn man das Segment D 12/L 1 zur Brustwirbelsäule rechnet). Dabei ist das Vorkommen der Spondylodiscitis an der Halswirbelsäule problematisch. Wir haben es nicht registriert, sondern entsprechende Befunde noch zur ,,Discitis" gerechnet (Abb. 73b).

e) Während die Spondylitis anterior den spondylarthritischen Typ der Sp. a. bevorzugt, entspricht bei der Spondylodiscitis dem Alter der Fälle meistens ein erwartungsgemäßes Vorkommen von Syndesmophyten in der weiteren Umgebung des befallenen Segments (Abb. 68a). Dies kann der differentialdiagnostisch entscheidende Befund gegenüber der Tuberkulose sein. Im betroffenen Segment selbst allerdings fehlen immer Syndesmophyten; in einigen Fällen wurde hier ihr osteolytischer Abbau durch den spondylitischen Prozeß beobachtet (STREDA, SCHULITZ).

f) *Morphologisch* wird das Bild der Spondylodiscitis von

— Knochenabbau,
— Knochenverdichtung und
— Erweiterung des Bandscheibenraums beherrscht (Abb. 71).

Ein gewisser Grad von Osteoporose scheint eine Voraussetzung für die Manifestation der ,,spondylodiscitischen Phase" der Sp. a. zu sein.

Die Osteolyse bevorzugt den vorderen Intervertebralabschnitt, überschreitet also — sollte sie von dort ausgegangen sein — weit die Randleistenzone nach dorsal und schafft damit zunächst eine maulartig nach vorne klaffende destruktive Zwischenwirbelerweiterung (Abb. 68b). In anderen Fällen scheinen die einander benachbarten Wirbelkörperabschlußplatten auf ganzer Front oder multilokulär arrodiert worden zu sein, mit einer unscharf destruierten (Abb. 69a), gezahnten oder buchtig resorbierten Kontur (Abb. 69b). Im a. p.-Bild kann die Intervertebralverbreitung beim ersten Typ fehlen (Abb. 68a), beim zweiten Typ kann sie besonders betont sein (Abb. 69a).

Die breite parafokale Spongiosasklerose, die sich unscharf und inhomogen erst weit im Knochen verliert (Abb. 67, 68, 69), ist besonders charakteristisch und praktisch obligat.

Das befallene Segment wird in besonderer Weise instabil, mit zwei Konsequenzen: Der klaffende Intervertebralraum sintert zusammen unter Entstehung einer angulären Kyphose mit Wirbelverschiebung (Abb. 69c). Dieser ,,Pseudo-Pottsche Gibbus" (Abb. 69d) ist selten. Noch seltener ist eine *Ermüdungsfraktur* in einem Wirbelbogen dieses Bewe-

Abb. 70. *Histopathologische Präparate*, operativ entnommen aus osteolytischen Herden von Lendenwirbelkörpern bei *schwerer Spondylodiscitis* zweier Sp. a.-Fälle: (a und b) aus dem Segment D 12/L 1 des 38jährigen Mannes der Abb. 69: Junges Narbengewebe zwischen Resten von spongiösem Knochen; im Narbengewebe viele kavernomartige Venektasien (a). Neubildung eines Osteoidsaumes um einen alten Knorpelrest; das helle Osteoid wird von einer Osteoblastenkette umlagert; eingebettet in ein altes zellarmes Narbengewebe (b). – (c) Aus dem 4. LWK eines 40jährigen Mannes: Knochenbälkchen mit älterer Usur mit Howshipschen Lakunen (Osteoklastenaktivität), in deren Bereich ein pagetoider Umbau mit Apposition von neugebildetem Osteoid durch dichte Osteoblastenketten zu beobachten ist. Lockeres ödematöses Gewebe, von Plasmazellen infiltriert, die sich um kleine Blutgefäße gruppieren. – (Operateure Prof. JUNGHANNS bzw. Dr. KASTERT; Histologie Prof. FASSBENDER)

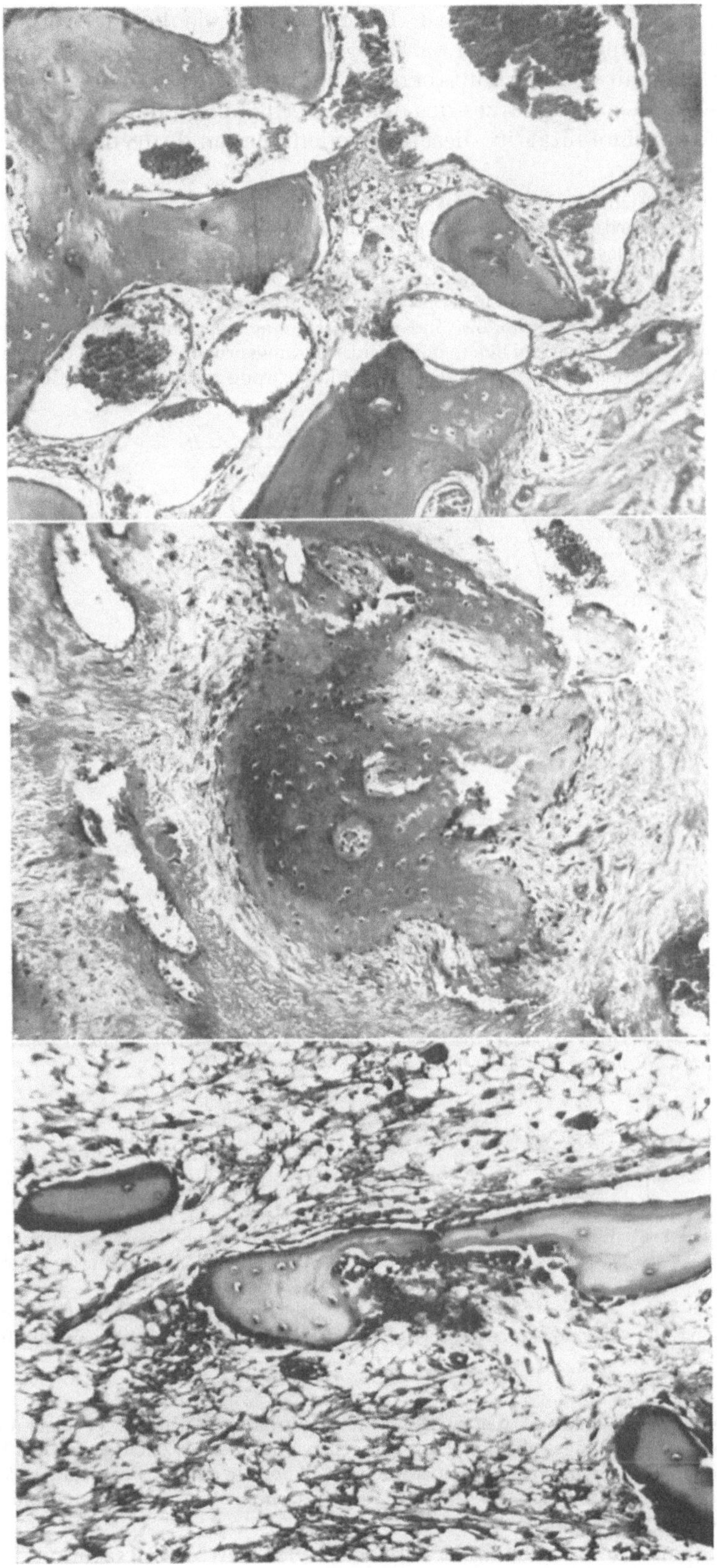

Abb. 70a—c.

gungssegmentes, das bei ankylosierten Intervertebralgelenken, porotischer Fragilität und kyphotischer Beanspruchung den pathologischerweise gebotenen abnormen sagittalen Bewegungsspielraum mit dieser spontanen Pseudorthrose beantwortet (Abb. 69b). Diese Fraktur des unteren Gelenkfortsatzes des oberen der beteiligten Wirbel und eine gelegentlich abnorme Flexionsmobilität in diesem Segment haben LOUYOT et al. (1963) in drei ihrer 8 Fälle beschrieben.

Kasuistik: Ein jetzt 38jähriger Mann leidet seit 16 Jahren an einer Sp.a. vom rein spondylarthritischen Typ mit Coxitis und Omarthritis, mit jetzt in Kyphose total versteifter Wirbelsäule und mit diffusen Rückenschmerzen vorwiegend bei Belastung, mit Stammskelettporose, mäßiger Anämie und allgemeiner Entzündungsaktivität (BSG um 50/80, in der Elektrophorese geringe Erhöhung der Alpha-2- und Gamma-Globuline). Bei Bürotätigkeit ist er mit Behinderung berufstätig. Wir beobachteten die Entwicklung einer Spondylodiscitis D 12/L 1 innerhalb mehrerer Jahre (Abb. 69) und die Entstehung einer angulären Kyphose bei Zusammensinterung der befallenen Bandscheibe und einem dorsalen Ermüdungsbruch. Auf harter Unterlage fiel in Rückenlage ein spontaner Ausgleich der Kyphose auf. Die Entwicklung zwang zum operativen Rehabilitationsversuch:

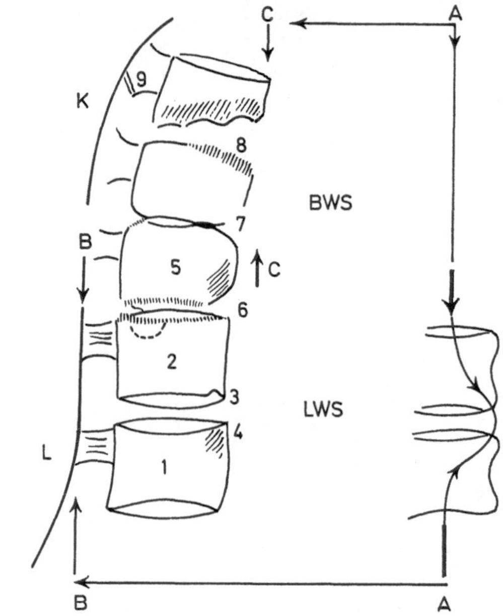

Abb. 71. *Die Formen des spondylitischen Wirbelkörperumbaus der Sp. a. in Abhängigkeit vom Wandel der Funktionsdynamik der Wirbelsäulenabschnitte beim Versteifungsprozeß*

1 Osteoporose
2 Kastenwirbel
3 Spondylitis marginalis
4 Kantensklerose
5 Tonnenwirbel
(1–5: Spondylitis anterior)
6 Discitis mit Impression
7 Alte Discitis mit vorderer Wirbelsynostose
8 Spondylodiscitis
9 Spontanfraktur

K = Kyphose
L = Lordose
A = Physiologische Belastung (Beugebeanspruchung)
B = Statische Belastungslinie bei Intervetebral-ankylose
C = Dorsalkyphotische Belastungszone

B ← A { Verschiebung der funktionsdynamischen Belastungsvektoren durch den Versteifungsprozeß nach dorsal

Aufrichtungsosteotomie, Auffüllung mit Knochenspänen und dorsale metallische Verblockung des befallenen Segments (Prof. JUNGHANNS). Feingeweblich fiel der Mangel an Entzündungszeichen und das Vorherrschen von Zirkulationsstörungen in einem zellarmen Narbengewebe auf (Abb. 70a und b). Postoperativ kam es wieder zur Lockerung und zum Aufrichtungsverlust, so daß eine Reoperation mit ventraler Spanverblockung vorgesehen ist. Diese Entwicklung ist ungewöhnlich.

Auf die pathogenetisch vielleicht wichtige Rolle von Mikrotraumen im Bereich des durch die zunehmende Kyphose, durch Erschütterung und durch gymnastische Mobilisierungsbemühungen belasteten Wirbelsäulensegmentes hat JAQUELINE hingewiesen. Die vorwiegende Lokalisation der Spondylodiscitis im kyphotischen Anteil des „dorsolumbalen Scharniers" kommt diesem Gedanken entgegen; besonders dann, wenn eine syndesmophytäre Abstützung hier fehlt. Die begünstigende Rolle einer Cortisontherapie ist denkbar, wird kasuistisch aber nicht deutlich.

Das mobile Bewegungssegment ist tatsächlich besonders schmerzhaft. Die meisten betroffenen Segmente scheinen sich aber immer wieder schnell zu stabilisieren, da die Mehrzahl der Fälle keinen entsprechend lokalisierten Schmerz aufweist. Auch sonst hat die Spondylodiscitis weder ein obligat besonderes klinisches Terrain noch konstant auffällige klinische Symptome. Nur 3 unserer Fälle waren hochaktiv, und 2 waren vom rein spondylarthritischen Typ. Diese allerdings waren besonders schwere Fälle, darunter der oben beschriebene Mann.

Man kann die Spondylodiscitis bei älteren, schmerzfreien und beruhigt erscheinenden Fällen als „Zufallsbefund" finden. Die diskovertebrale Destruktion selbst ist jedenfalls weder eine direkte Quelle örtlicher Schmerzen noch an eine besondere allgemeine oder örtliche Entzündungsaktivität gebunden.

Auffällig ist wiederum die stammnahe Arthritis, besonders die Neigung dieser Fälle zur Coxitis, nicht aber zur peripheren Polyarthritis.

Die Entwicklung der Spondylodiscitis geht sehr langsam voran und ist über Jahre bis Jahrzehnte zu verfolgen. Die Ausheilung — selten beobachtet — erfolgt durch syndesmophytäre Reparation oder durch partielle Wirbelverblockung (Abb. 64).

d) Zusammenfassung und Deutung

Der Wirbelkörperumbau der Sp. a. hat eine produktive und eine resorptive Komponente. Die letztere, die destruktive Phase der Spondylitis, tritt in 3 bis 20 % aller Fälle in Erscheinung und spielt sich an den Randleisten (Spondylitis marginalis), der Wirbelkörperfront (Spondylitis anterior), an den Wirbelkörperschlußplatten („Discitis", tomographisch definierte Spondylodiscitis?) und als disko-vertebrale Destruktion (Spondylodiscitis) ab. Die Spondylitis anterior tritt früher, multipel und in den lordotischen Abschnitten auf, die Spondylodiscitis ist ein späteres und unisegmentales Ereignis im kyphotischen dorso-lumbalen Abschnitt. Osteoporose und paraläsionelle Sklerose sind beiden gemeinsame Symptome. Die tomographischen Befunde bedürfen noch der Einordnung.

Die Spondylitis anterior ist arm an Syndesmophyten, aus ihrer marginalen Läsion kann ein Syndesmophyt entwachsen; die produktive Phase (Syndesmophytose) überdeckt die destruktive und schützt vor der Spondylodiscitis, diese zerstört die Abstützung. Das vom Sp. a.-Prozeß im allgemeinen gehaltene Gleichgewicht von umformendem Abbau und stabilisierendem Aufbau kann örtlich dekompensieren.

Das histopathologische Substrat der disko-vertebralen Zerstörung ist sicher kein „rheumatisch-granulomatöser" Prozeß; selbst die röntgenmorphologisch evident erscheinende Entzündung ist nicht überall und ausreichend belegbar. Vielmehr könnten entzündliche Veränderungen, wie für die Sp. a. immer wieder angenommen wird, den Prozeß einleiten, dann aber mögen örtliche Zirkulationsstörungen einem destruktiv proliferierenden Bindegewebe (Abb. 60b und 70), besonders in Überlastungszonen, das zerstörbare Terrain bereiten (JAQUELINE, 1965).

So kommen *belastungsmechanische* Gedankengänge ins Spiel, die einem *strukturdynamischen* Verständnis des spondylitischen Wirbelkörperumbaus näher bringen und bisher offenbar vernachlässigt wurden: Der ventralen Belastungszone in der kyphotischen Konkavität, die im Bereich der unteren Brustwirbelsäule dem dauernden Druck der Flektionsfunktion ausgesetzt ist, entspricht in der lordotischen Konvexität, zum Beispiel der LWS, eine ventrale Entlastungszone, die dann zur Dauerentlastung wird, wenn dieser Abschnitt versteift und wenn damit der Belastungsvektor (A) nach dorsal in die vertikale statische Belastungslinie der versteiften Intervertebralgelenke (B) rückt (Abb. 71).

Die kyphotische Belastungszone (C) einerseits begünstigt die grobe Zerstörung des vorne nicht abgestützten instabilen und mürben dorso-lumbalen Segmentes: Spondylodiscitis und Tonnenwirbel (8 und 5). Die ventrale Entlastung der Lendenwirbelkörper andererseits begünstigt den Umbau der ventralen Frontkontur, die sich der lordotischen (1) oder gestreckten (2) Form der dorsalen Fixierungslinie angleicht. Die bei der Flexion beanspruchten ventralen Wirbelkanten werden nicht mehr gebraucht und verfallen damit dem atrophisierenden Abbau, der die konkave Front streckt oder konvex ummodelliert.

Wenn die statische Stabilisierung gegenüber der Biegebeanspruchung durch die Schwerkraft eine muskuläre Zuggurtung erfordert, damit die Resultierende aus beiden Kräften in jedem Wirbelsäulenabschnitt den Belastungsdruck jeweils senkrecht auf die Schlußplatten lenkt (OTTE), kommt ein weiterer Gedankengang ins Spiel. Eine Änderung der Belastungsrichtung hätte dann nämlich zur Voraussetzung, daß die automatisch geregelte Koordination zwischen Schwerkraft und muskulärer Zuggurtung nicht mehr funktioniert. Dies könnte bei der Sp. a. durch Fortfall der regulierenden Rezeptoren erklärt werden, die durch die Verknöcherung des Systems funktionslos geworden sind, so daß der muskuläre Einsatz unzulänglich wird und nunmehr die Biegekräfte überwiegen.

Der Wandel der Funktionsdynamik beim Versteifungsprozeß der Sp. a., in einzelnen Wirbelsäulenabschnitten verschieden, schafft also die belastungsdynamischen Voraussetzungen für die morphologische Verschiedenartigkeit der Spondylitis der Sp. a. Die destruktive Phase dieser Spondylitis wäre demnach wenigstens teilweise die Erscheinungsform eines von Statik und Funktion abhängigen strukturellen Wirbelkörperumbaus.

6. Besonderheiten an der Halswirbelsäule der Spondylitis ankylopoetica

(Spondylitis cervicalis und ihre engere Differentialdiagnose)

In der Routine genügt als Suchaufnahme zunächst die Darstellung der Halswirbelsäule im seitlichen Strahlengang, und zwar unter voller Ausnützung des Hochformats 20/24 cm, so daß noch Anteile des Unterkiefers und des harten Gaumens erkennbar sind. Zur weiteren Information über die Verhältnisse im Bereich der Kopfgelenke bedarf es der Tomographie.

Die Halswirbelsäule, der beweglichste Teil des Achsenskeletts, nimmt unter den Wirbelsäulenabschnitten bei chronisch entzündlich-rheumatischen Leiden eine besondere Stellung ein (Abb. 2). Sie verhält sich so, als wäre sie ein peripherer Gliedmaßenabschnitt und ist deshalb auch bei der *chronischen* (rheumatoiden) *Polyarthritis* (c.P.) mit typischen Röntgensymptomen häufig mitbefallen: Spondylitis cervicalis rheumatica (SCHILLING et al., 1963). Zu deren Symptomen gehören nicht nur die Intervertebralarthritis, die bei der chronischen Polyarthritis des Erwachsenen nur selten synostosiert, sondern auch die Porose, die reaktionsarme entzündliche Diskopathie („Discitis"), Wirbelverschiebungen (atlanto-axiale, einfache oder multiple Dislokationen, „Stufenleiter") und die Processus-spinosus-Zuspitzung C 7.

Ein abweichendes, besonderes Gepräge erhält die Cervicalarthritis, wenn der chronische rheumatische Prozeß in der Kindheit begonnen hat (juvenile chronische Polyarthritis): *Juvenile* rheumatische *Spondylitis cervicalis.* Deren Aspekt ist pathognomonisch und durch folgende Trias gekennzeichnet, falls die juvenile Polyarthritis vor dem 8., spätestens aber im 11. Lebensjahr auf die Halswirbelsäule übergegriffen und hier Bewegungssegmente funktionell und dadurch auch in der Entwicklung behindert hat (Abb. 72).

1. Synostotische Ankylose der Intervertebralgelenke und breitbandförmige Fusion der Wirbelbögen;
2. Wachstumsrückstand der Wirbelkörper in Höhe frühzeitig funktionell ausgefallener Intervertebralgelenke, verbunden mit
3. Hypoplasie der dazugehörigen, einer oder mehrerer Bandscheiben.

Der verkümmerte Bandscheibenrest kann sich als kleine Kalkscheibe darstellen (Abb. 72b). Selten und differentialdiagnostisch zusätzlich verwirrend kann ventral eine kleine Bandverknöcherung einen Syndesmophyten imitieren (Abb. 72c). Die Randleistenverkümmerung imponiert als Defekt oder imitiert eine Spondylitis anterior (Abb. 72a).

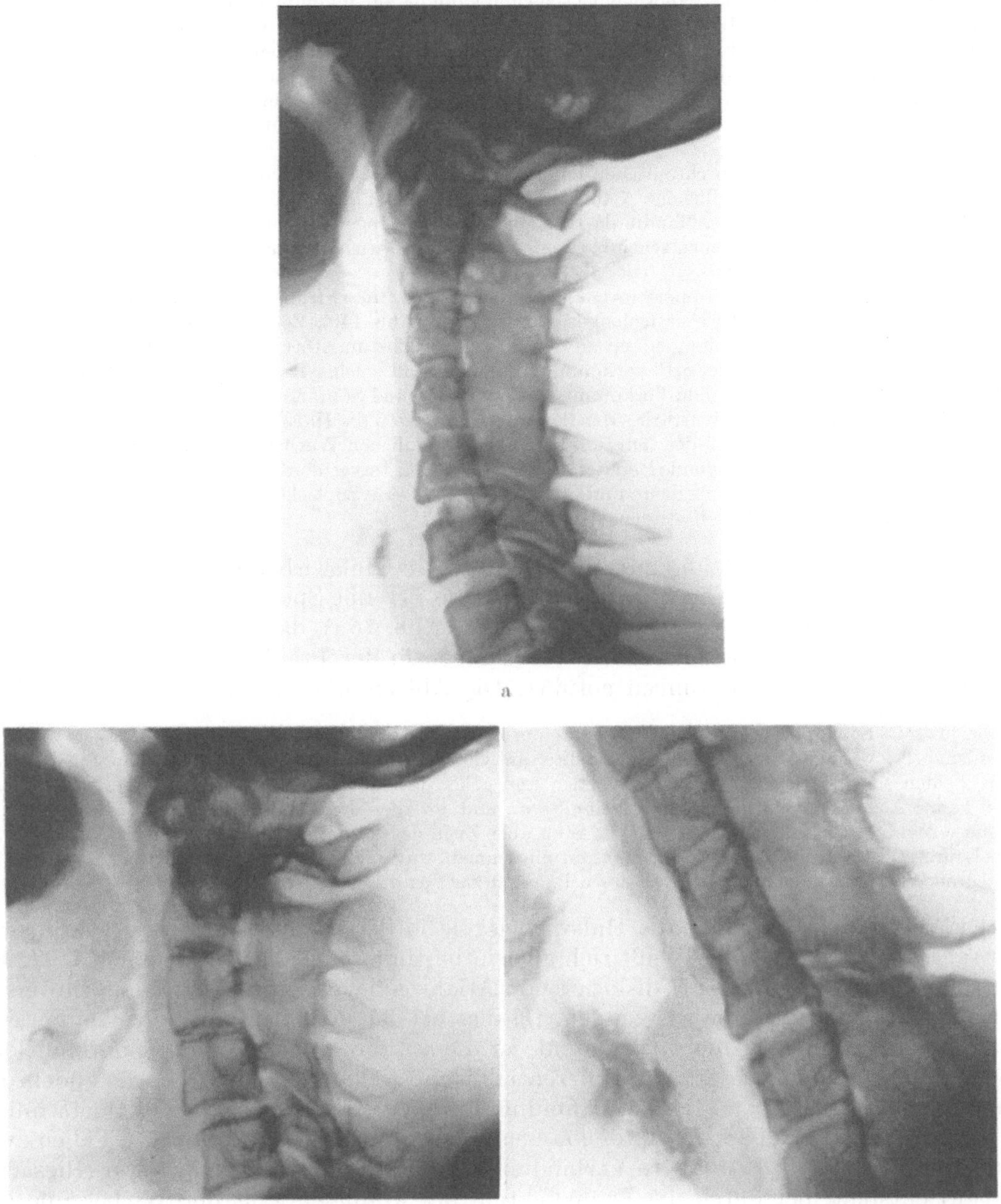

a

b c

Abb. 72. *Früh-juvenile Spondylitis cervicalis rheumatica* bei Frauen im 3. bis 5. Lebensjahrzehnt, deren chronische (rheumatoide) Polyarthritis (*juvenile c. P.*) in der frühen Kindheit begonnen und vor dem 8. Lebensjahr die Halswirbelsäule ergriffen hatte: Obere bis mittlere Zervikalsegmente sind betroffen, mit Wirbelbogensynostosen (lückenlose Dornfortsatzbasis), mit Bandscheiben- und Wirbelkörperhypoplasien, trapezförmigem Wirbel im Übergangsbereich (a und c), verkalktem Bandscheibenrudiment (b), zerviko-okzipitaler Ankylose mit Verknöcherung der Membranae atlantooccipitales ventrales (b), einem unisegmentalen pseudarthrotischen Bewegungsrest im Segment C 5/6 (c), mit Randleistenaplasie (Epiphysenwachstumsstörung bei C 4 in [a]) und folgender konvexer Frontkontur (bei C 3 in b – Pseudo-Spondylitis anterior) und mit Verknöcherung von dorsalen und ventrolateralen Längsbandanteilen (Pseudo-Syndesmophyten) (c)

Der rheumatisch-entzündliche Bandscheibenschwund kann bis zur inkompletten Wirbelverblockung führen (SCHILLING und SCHACHERL, 1964). Der dysontogenetische Blockwirbel ist vom frühkindlich rheumatisch erworbenen, der immer unvollständig bleibt, zuweilen nicht zu unterscheiden. Obere Wirbelsegmente sind dabei bevorzugt, wo die C 2/3-Ankylose die häufigste ist. In den knöchernen Durchbau können die Kopfgelenke mit einbezogen werden. Die Wachstumshemmung betrifft meistens den 3. bis 5. Wirbelkörper (Abb. 72a), selten die Dornfortsätze. Im Übergang zum normal entwickelten Abschnitt entsteht ein Trapez-Wirbel (Abb. 72a, c).

Charakteristika der juvenilen chronischen Polyarthritis in der Nachbarschaft der Halswirbelsäule sind die Folgen einer beidseitigen kindlichen Arthritis temporomandibularis: Kiefergelenkdeformierung, Unterentwicklung des Gelenkfortsatzes, Mandibula-Hypoplasie und Retrogenie (schiefes Rückgesicht, „Verlust des Kinns"). Diese Zeichen können einen scheinbar kongenitalen Blockwirbel als unisegmentale juvenile Zervikalarthritis ausweisen.

Die Intervertebralgelenkfusion einerseits entspricht der Tendenz dieser frühen Arthritisform zum knöchernen Gelenkdurchbau, der auch die Iliosacralgelenke betreffen kann (Abb. 140). Zervikale Vertebralhypoplasie und Unterkieferverkürzung andererseits gehören zu den Knochenwachstumsstörungen, die als Folge des gestörten Epiphysenwachstums bei juveniler c.P. vorkommen. An der Hand solcher Patienten sind Strahlverkürzungen und Karpalsynostosen entsprechende Vorkommisse (SCHACHERL und SCHILLING, 1965).

Befällt bei einer juvenilen Polyarthritis der rheumatische Prozeß die Halswirbelsäule nach dem 12. Lebensjahr, also mit oder nach Abschluß der funktionsabhängigen kindlichen Wachstumsperiode, dann entsteht das ebenfalls charakteristische spätjuvenile Bild der ankylosierenden Intervertebralarthritis. Dieses Bild weist keine Wirbelbogenfusion, keine Bandscheiben- und keine Wirbelkörperhypoplasie auf. Es könnte in der Tat für eine fortgeschrittene Sp.a. gehalten werden.

Die vorstehende Einleitung zum Kapitel über die Halswirbelsäule der Sp. a. war aus differentialdiagnostischen Gründen nötig, denn die juvenile Spondylitis cervicalis erinnert stark an die cervicale Spondylitis ankylopoetica (Abb. 75a), da sie deren morphologische Elemente imitiert. Entsprechende Verwechslungen in der Praxis sind häufig und haben in der Literatur zu Verwirrungen geführt. Die Abtrennung ist also didaktisch wichtig:

Die juvenile Spondylitis cervicalis gehört zu einer chronischen (rheumatoiden) Polyarthritis, nämlich zur juvenilen c.P., während die cervicale Spondylitis ankylopoetica zu dem Wirbelsäulenleiden Sp.a. gehört. Beide Leiden sind nosologisch wesensverschieden und gehen prinzipiell nicht ineinander über, so daß man sagen kann: Aus der juvenilen c.P. wird keine Sp.a., und wo dies doch so scheint, muß retrospektiv die Diagnose revidiert werden. Die juvenile c.P. kann aber Züge der Sp.a. nachahmen, eben z.B. an der Halswirbelsäure und sie in ihr Erwachsenen-Stadium mitnehmen. Juvenil entstandene Synostosen, mit und ohne knöcherne Wachstumshemmung, gehören zur c.P., nicht zur Spa.a.

Die *juvenile Sp. a.* befällt die Halswirbelsäule in der frühen Adoleszenz als flüchtige Intervertebralarthritis. Diese beißt sich aber in bestimmten Fällen im Segment C 1/2 fest und manifestiert sich hier als dislozierende Atlantoaxialarthritis, die zu den schwersten Atlas-Luxationen führt, die wir kennen. Da dies bei der juvenilen und adoleszenten c. P. in solcher Form offenbar nicht vorkommt, ist die schwere atlanto-axiale Spontandislokation im Jugendalter geradezu ein Differentialdiagnosticum für die Sp. a., die zudem mit dem hohen Risiko einer spastischen Lähmung (Para-, Tetraparese, cervicales Querschnitts-Syndrom) durch medulläre Kompression belastet ist. Wir haben dies unter 5 Fällen zweimal erlebt (Kasuistik S. 485). In Verbindung mit der pelvinen Primärläsion (Iliosacralumbau) entsteht hier durch die Frühaffektion des kranialen Pols der Wirbelsäule eine „bipolare Manifestation" des jugendlichen Sp. a.-Frühstadiums, die wir als Sondertyp herausgestellt haben (Abb. 6).

55 % *aller* unserer Sp. a.-Patienten zeigen klinisch eine Beteiligung der Halswirbelsäule, 10 % in Form einer hochgradigen bis totalen Behinderung bzw. Versteifung. Röntgenologisch faßbare Symptome zeigen rund 60 % dieser klinisch auffälligen Halswirbelsäulen, das sind ein Drittel aller Sp. a.-Fälle. Mindestens 4 % haben andererseits Veränderungen, ohne diese durch Schmerz oder Funktionseinschränkung vermuten zu lassen.

Die im einzelnen schon analysierten Röntgensymptome der Sp. a. sollen an der Halswirbelsäule noch in ihrem *Zusammenhang* betrachtet werden. Die ungefähr gleichmäßige Ausprägung aller Veränderungen in den Segmenten C 2/3 bis C 7/D 1, also die meistens fehlende Betonung z. B. unterer Segmente wie bei degenerativen Bildern ist für die Sp. a. typisch.

Ein Drittel der veränderten Halswirbelsäulen zeigen Intervertebralankylosen (Abb. 33), über zwei Drittel zeigen Syndesmophyten (Abb. 46); ein Zehntel weist Spondylitis anterior und zwei Zehntel Bandscheibenerniedrigungen auf, beides vorwiegend in multipler Anordnung (Abb. 73b, 74, 75b, 76). Die Verknöcherung der kleinen *Wirbelgelenke* ist meistens mit einer ventralen Syndesmophytose verbunden (Abb. 75a). Anscheinend freie Intervertebralgelenke sind vorwiegend mit dem ligamentären oder hyperostotischen Syndesmophytentyp assoziiert (Abb. 33b, 57, 80). Beide Formen gehören dem ossifizierenden Typ der Sp. a. an. Seltener ist die feiner synostosierende Intervertebralarthritis bei fehlender oder sehr geringer ventraler Verknöcherung, dabei aber mit konvexem Frontumbau (Abb. 74b, 76): Spondylarthritischer Typ. Kommen Spondylarthritis und destruktive Diskopathie (Discitis) zusammen, dann führt die entzündliche Lockerung des Segmentgefüges zur Verschiebung des oberen über dem unteren Wirbel nach ventral, zuweilen auch zur multiplen Dislokation (Abb. 73b und 74a).

Syndesmophyten kommen an der Halswirbelsäule nur ventral und ventro-lateral vor. Ihre Typisierung wird hier besonders plastisch (Abb. 46 u. 57). Die Anulus-Ossifikation ist ganz anders geformt, weil nach innen verschoben, wenn eine Spondylitis anterior dem nach außen gespannten Syndesmophyten (Abb. 46b) durch Randleistendestruktion den Boden entzogen hat (Abb. 46a). Der subligamentäre Typ kann sich einer Spondylitis anterior anschmiegen (Abb. 46c) oder sich schalenförmig abheben und ventrolateral eine weitere Etage umschlingen (Abb. 46d). Der ligamentäre Desmophyt kann sich sauber an eine Längsbandschicht halten (Abb. 46e), kann aber auch hyperostotisch verwildern (Abb. 57).

Osteoresorptive Umbauvorgänge sind an der Halswirbelsäule als Spondylitis anterior mit Maximum bei C 5 bis 6 (Abb. 73b, 76a), an den Dornfortsätzen C 7 und D 1 und als osteolytischer Abbau am Dens axis zu beobachten. Die lordotisch versteifte untere HWS kann einen deutlich verschmächtigenden Frontabbau erleiden (Martel et al., 1962) (Abb. 76b), wenn der Funktionsverlust hier einen Substanzverlust fördert. Auch die ossifizierende Form der Spondylitis anterior kommt an der HWS vor.

Die Zuspitzung des processus spinosus der Vertebra prominens (Abb. 76b), die wir für die Spondylitis cervicalis rheumatica als pathognomonisch und bei der c. P. osteolytisch betont beschrieben haben (1963), kommt auch bei der Sp. a. häufig vor, aber öfter durch eine tendoostitische Ansatzossifikation des Interspinalligamentes modifiziert und in dieser Form auch bei C 6 oder D 1 zu beobachten (Abb. 88).

Die mutilierende Zahnfortsatzentzündung mit sklerosierender „Ostitis“ und konzentrischer Verschmächtigung des dens axis (spondylitische Densatrophie) gehört der Atlantoaxialarthritis an. Der mit der phlogistischen Spongiosa-Verdichtung „aufscheinende Zahnfortsatz“ („shining odontoid“ — Martel, 1961) (Abb. 73a) entspricht den „Leuchtecken“ der Spondylitis anterior. Wir haben eine zwergenkappenförmige Verstümmelung des Dens axis bei schwerer Atlantoaxialarthritis beschrieben (Abb. 78).

Spondylitis anterior und Diskopathien kommen auch bei und trotz ventraler Syndesmophyten vor (Abb. 46a und c). Die syndesmophytenfreie Spondylarthritis aber disponiert zur (generalisierten) entzündlichen Bandscheibenzermürbung (multiple Discitis — Abb. 73b und 74). Dieser Bandscheibenschwund kann bis zum entzündlich erworbenen Blockwirbel führen, der so ausgeprägt selten und nur an der unteren Halswirbelsäule vorkommt (Abb. 74b).

Andererseits vermag die entzündliche Diskopathie bei einer spondylarthritischen Segmentlockerung zum *Wirbelgleiten* zu führen: Die dislozierende Discitis bzw. subluxierende Spondylarthritis, mit subaxialer (Abb. 74a) oder generalisierter Dislokation, mit dem treppenartigen Aspekt der Wirbelkörperhinterfront (Abb. 73b), ist bei der Sp. a. mit ihrer ankylopoetischen Tendenz viel seltener als bei der chronischen (rheumatoiden) Polyarthritis.

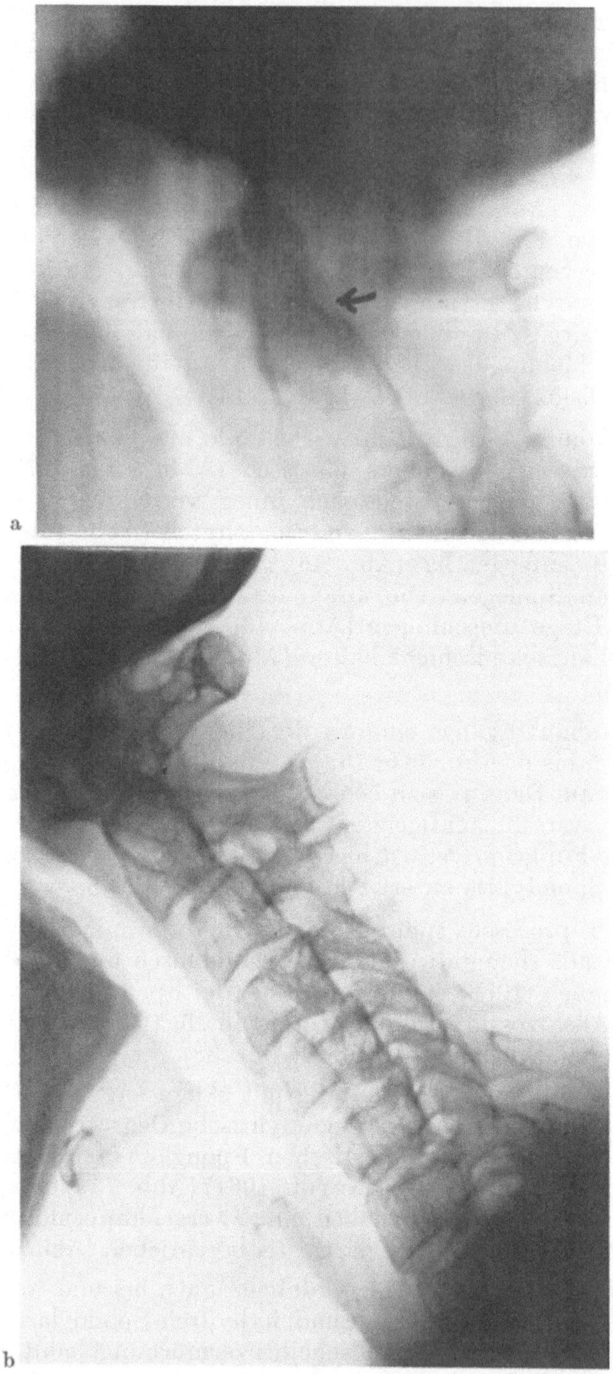

a

b

Abb. 73. *Spondylitis cervicalis* beim spondylarthritischen Typ der Sp. a. mit destruierender *Atlantodentalarthritis:* Bei (a) periodontoidal destruierende Arthritis, die den Zahnfortsatz sklerosiert und in Gelenkhöhe von vorne und von hinten (dorsale Densusur – Pfeil) einschnürt und das vordere Zahngelenk nach unten erosiv erweitert; Ossifikation des lig. apicis dentis und antlantoaxialer Gelenkkapseln. Bei (b) Zahngelenklockerung mit nach oben klaffender atlanto-dentaler Diastase von 4 mm (gemessen auf der mittleren horizontalen Atlasachse), bei generalisiert subluxierender und dislozierender *Intervertebralarthritis* (stufenleiterartige Verschiebung der hinteren Wirbelkörperfront), mit Porose, Spondylitis anterior und generalisierter Discitis; HWS in Flexionsstellung, mäßiges Kippgleiten des Atlas mit Hochstand seines hinteren Bogens. – Beide Sp. a.-Patienten standen im 4. Lebensjahrzehnt, ihr Prozeß war hochaktiv, begleitet von peripheren Arthritiden, mit Wirbelsäulenversteifung in Streckstellung ohne Syndesmophytenbildung und mit Iliosacralankylose, rheumaserologisch negativ; (b) hatte rezidivierende Iritiden und Balanitis circinata, (a) starb an Amyloidose

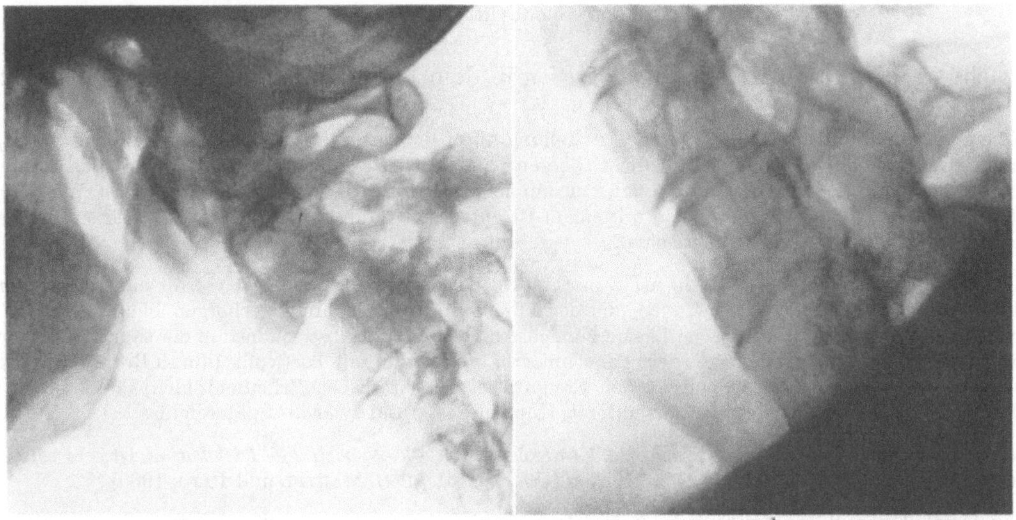

a b

Abb. 74. *Spondylitis cervicalis* beim reinen spondylarthritischen Typ mit generalisiertem und reaktionslos entzündlichem Bandscheibenschwund ohne Syndesmophytenbildung und mit doppeltem *Wirbelgleiten:* Subaxiale Dislokation um 10 mm und arthritische Lockerung des unteren Kopfgelenks (5 mm atlanto-axiale Dislokation) (a) und mit entzündlich *erworbener Blockwirbelbildung* (b). – Derselbe Patient wie Abb. 67, gestorben an chronischer Sp. a.-Carditis

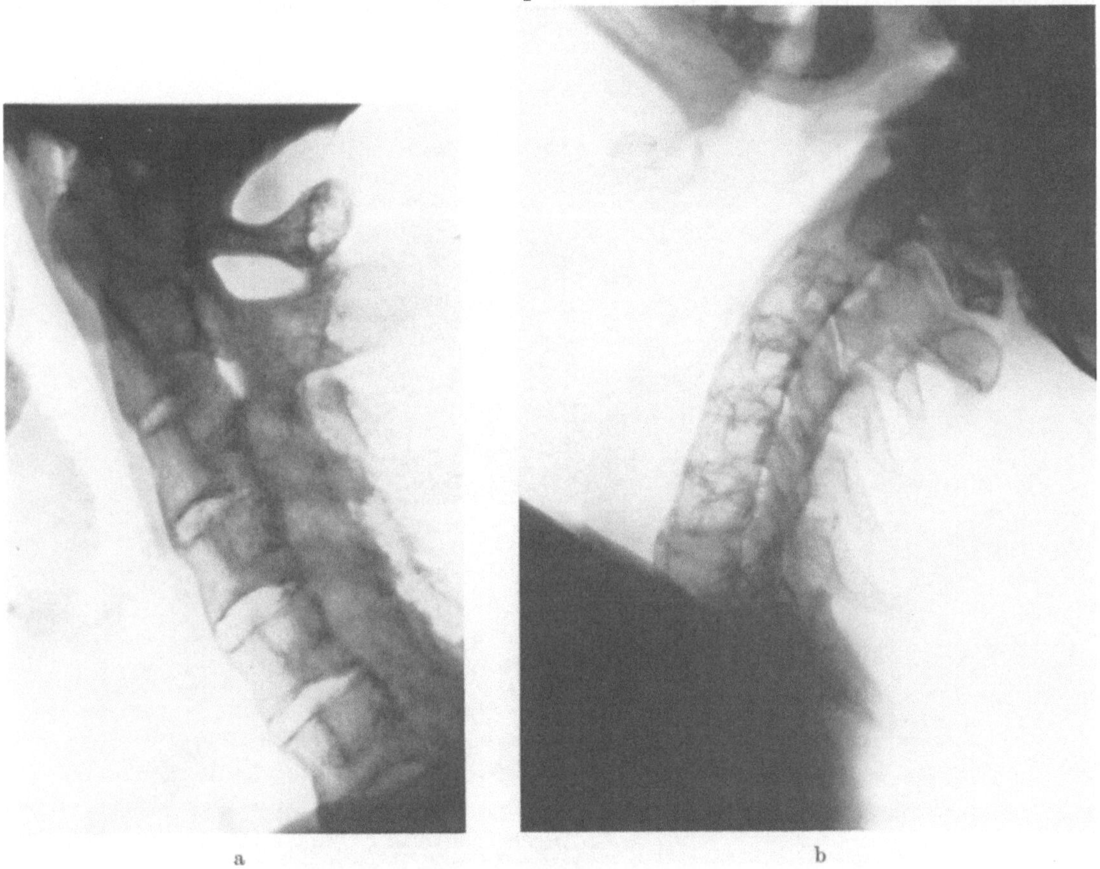

a b

Abb. 75. *Spondylitis ankylopoetica der Halswirbelsäule:* (a) Endstadium einer im 4. Lebensjahrzehnt begonnenen Sp. a. vom Ossifikationstyp, jetzt mit einer nur wenig kyphotisch versteiften Wirbelsäule, deren HWS einschließlich Kopfgelenke in Normalstellung mit Gelbbandverknöcherung total ankylosiert ist, und die sich von der spät-juvenilen Spondylitis cervicalis rheumatica bei juveniler c. P. vorwiegend durch die Syndesmophytose (Anulustyp) unterscheidet. Verknöcherung ventraler und dorsaler Anteile der Membranae atlantoaxiales. – (b) Fast waagrecht aus der oberen Thoraxapertur hervorgehende Halswirbelsäule bei alter, in erheblicher kyphotischer Deformierung versteifter Sp. a., die durch die geringe Halswirbellordose und einen sagittalen Bewegungsrest im unteren Kopfgelenk nur unvollkommen ausgeglichen wird: Reklination des Atlas, dessen Tuberculum dorsale den Dornfortsatz C 2 fast berührt

Nicht so selten aber ist die *Atlasluxation* in dem bandscheibenfreien Segment C 1/2.

Eine anatomisch und funktionell besondere Stellung unter den Intervertebralgelenken nehmen die *Kopfgelenke* ein, das sind die beiden bandscheibenlosen oberen Segmente des Achsenskeletts, von denen das untere, das Kopfdrehgelenk, aus 4 articuli atlanto-axiales zusammengesetzt und besonders störanfällig ist. Von den oft kommunizierenden kleinen Gelenkhöhlen mit einem Reichtum an synovialen Häuten interessieren hier besonders das vordere und das hintere Zahngelenk.

Das obere Kopfgelenk (Articulatio atlanto-occipitalis) ist bei der Sp.a. relativ früh einer versteifenden Funktionseinbuße zugänglich (HOHMANN), die der klinischen Untersuchung verborgen bleibt, während das untere Kopfgelenk auf die arthritische Läsion zunächst nicht mit Ankylose sondern in der sagittalen Richtung mit abnormem Bewegungszuwachs reagiert, der schmerzhaft oder/und mit Torticollis (durch Rotationsblockade) bemerkt wird. Im Gegensatz zu dem gleichen Ereignis bei der chronischen (rheumatoiden) Polyarthritis folgt bei der Sp.a. schließlich die Ankylose des unteren Kopfgelenkes, und zwar als Spätereignis.

Ein subluxierender Gleitvorgang im oberen Kopfgelenk, die *atlanto-occipitale Dislokation*, ist sehr selten. Sie ist bei der Sp.a. erst zweimal beschrieben worden (COSTE et al. 1960, MARTEL und PAGE 1960).

Die dorsale Gelenkfläche des hinteren Zahngelenks wird von dem Atlasquerband getragen, einem Teil des Ligamentum cruciforme. Dieses Bandsystem, zu dem auch das starke Ligamentum alare gehört, kann erschlaffen und insuffizient werden (WERNE, 1957, DJIAN und ZINN 1959); zunächst vielleicht durch kompensatorisch funktionelle Mehrbelastung bei Teilversteifung des darüberliegenden oder darunter liegender Segmente (HOHMANN und WALCHER), oder aber durch entzündliche Zermürbung (HADLEY), die schließlich zur Ruptur oder zum Ausriß der Ligamenta transversum atlantis und alare (GREUEL) führt und dem Atlas das Abgleiten nach ventral bzw. dem Dens axis den Druck in Richtung Zervikalmark und Medulla nach dorsal und zum Foramen magnum nach kranial freigibt.

a

b

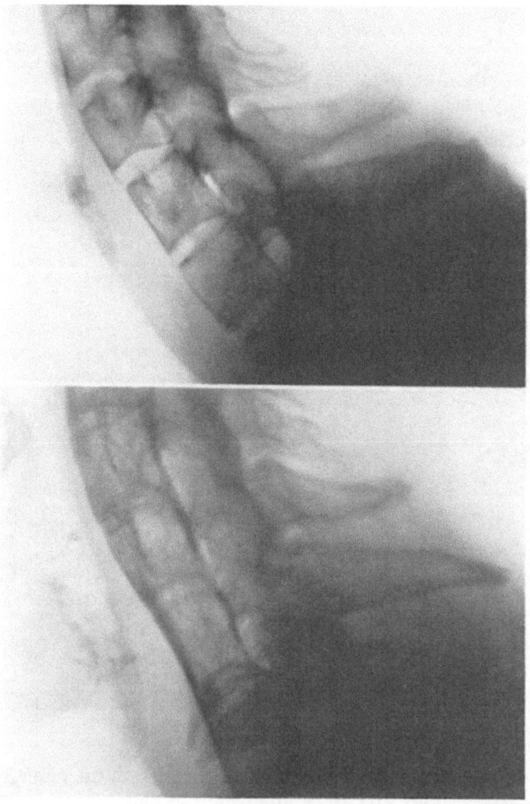

Abb. 76. *Spondylitis anterior der HWS:* (a) An der unteren HWS konvexer Abbau der Vorderflächenkontur. (b) Folgezustand im Spätstadium: Rarefizierung der Wirbelvorderfront mit Verminderung des sagittalen Durchmessers der Wirbelkörper C 6 bis D 1; Zuspitzung des Dornfortsatzes C 7

Der Normalwert für die Weite des vorderen Zahngelenkspalts, abzumessen im Seitenbild der HWS zwischen vorderem Atlasbogen und processus odontoideus, beträgt entsprechend der atlantodentalen Gelenkknorpelschicht 1 bis 2 mm, mit einer gewissen Altersabhängigkeit, die für das zweite Lebensjahrzehnt bis zu 3 mm zuläßt.

Eine pathologische Erweiterung der vorderen Zahngelenkdistanz bis zu 5 mm (3 bis 6 mm) nennen wir *Zahngelenklockerung* (Subluxation des Atlas durch Bänderinsuffizienz — Abb. 73b, 74a, 77a). Bei einer Diastase von 7 und mehr Millimetern müssen wir eine Atlas-Luxation nach endgültiger Bänderruptur annehmen (Abb. 77b, 78). Dabei genügt zum Nachweis einer mobilen Dislokation nicht die Standardaufnahme in Normalstellung, sondern sind Funktionsaufnahmen in Reklination (Überstreckung) und Inklination (Anteflexion der HWS und Nicken in der Kopfgelenkung — Abb. 73b) erforderlich.

Der vorderen Distanzerweiterung entspricht eine Einengung des *Spinalkanals* mit der Gefahr einer medullären bzw. oberen Zervikalmarkschädigung durch Kompressionsmyelopathie. Deren Ausmaß ist dem Grad der Atlasverschiebung nicht streng korreliert, da die Anpassungsfähigkeit des Rückenmarks im cervico-occipitalen Übergang einerseits von seiner Ausweichmöglichkeit wohl vorwiegend in den lateralen Epiduralraum, andererseits von der Kompensation der gestörten spinal-arteriellen Blutversorgung abhängt. Neurologische Ausfallserscheinungen blieben bisher erstaunlich selten (MARGULIES et al., 1955; PRATT, 1959; u. a.; unser Fall: s. S. 485): Reflexsteigerung sn den Beinen, spastische Paraparese, Gefühlsstörungen der oberen Extremitäten, Tetraparese, Bulbärparalyse. HOHMANN (1966) hat über ein intermittierendes Arteria-spinalis-anterior-Syndrom berichtet. Wir sahen einigemale auch ein Insuffizienz-Syndrom der A. vertebralis; und neustens zusammen mit SCHÜRMANN (1973) zunehmend häufig schwere Querschnittsbilder bis zur Tetraspastik.

Die häufigste Ursache dieser chronischen, nicht-traumatischen spontanen *atlanto-axialen Ventraldislokation* (HADLEY, McRAE), also der sagittalen Ventralverschiebung des Atlas von 3 bis 20 mm ohne erkennbare Veranlassung traumatischer oder kongenital-anomaler Natur, ist offenbar die rheumatische Arthritis atlanto-axialis bei der chronischen (rheumatoiden) Polyarthritis und bei der Sp. a. (SCHILLING et al. 1963): Periodontoide Spondylarthritis mit Destruktion des queren Haltebandsystems. Bei der chronischen Polyarthritis liegt die Frequenz der Komplikation im ausländischen Schrifttum zwischen 6 und 19 %, in unserem Krankengut bei 3 bis 8 % (je nach Bezug auf die Schweregrad-Gruppe).

Bei der Sp. a. waren bis 1963 über 60 Fälle atlanto-axialer Dislokation bekannt geworden, davon 26 Einzelkasuistiken, der Rest in größeren Serien von MARTEL et al. (1961) (USA), GRAHAM (1960) (Kanada) u. SHARP u. Purser (1961) (England). Die letzteren gaben die Frequenz mit 2 % an. Die Grundkrankheit war weit fortgeschritten und die Halswirbelsäule seit Jahren in den Prozeß einbezogen; mit Ausnahme eines 18jährigen Jünglings, bei dem die Spontanluxation des Atlas um 19 mm als Erstsymptom der Sp. a. aufgetreten war. Dieser Fall gleicht auffallend der oben (S. 485) als Kasuistik beschriebenen bipolaren Frühmanifestation, die als Besonderheit der adoleszenten Sp. a. gelten muß.

Eine ausführliche Beschreibung der Klinik und der Röntgensymptomatik der atlanto-axialen Dislokation, mit gesamter Literatur und 10 eigenen Fällen, haben wir 1963 gegeben und in den Rahmen der Spondylitis cervicalis gestellt. Von 200 Sp. a.-Fällen hatten wir wegen klinischer Symptome 60 Halswirbelsäulen geröntgt und dabei 4 atlanto-axiale Dislokationen gefunden = 2 bzw. 6,5 %; darunter eine Zahngelenklokkerung (5 mm) und mehrere extreme Luxationen mit dem maximalen Ausmaß von 18 bis 24 mm (Abb. 77 und 78).

Inzwischen muß bei der Sp. a. der Prozentsatz atlanto-axialer Dislokationen über 5 mm (Luxationen) mit mindestens 2 %, der Zahngelenklockerungen (Subluxationen von 2 bis 5 mm) mit höchstens 10 % angegeben werden (SCHILLING, HOHMANN u. WALCHER). Meist handelt es sich um ein Spätsymptom schwerer, aktiver oder fortgeschrittener Fälle mit bereits totaler Versteifung der Lenden- und Brustwirbelsäule und subtotaler Versteifung der Halswirbelsäule, in mehreren Fällen mit Kiefer- und mit Stammgelenkbeteiligung. Die Kenntnis der jugendlichen Fälle im präspondylitischen Stadium aber ist trotz ihrer Seltenheit deshalb so wichtig, weil die Erscheinungen an der oberen HWS als „rheumatischer Schiefhals“ von der diagnostisch entscheidenden Überprüfung der Iliosacralgelenke ablenken (vgl. Abb. 6) und zu kontraindizierten Manipulationen verleiten können. Diese juvenilen, „bipolar“ manifestierten Fälle (SCHILLING, 1973) neigen zu maximalem Abgleiten des Atlas mit neurologischen Komplikationen.

Nicht nur leichtgradige bzw. mobile Dislokationen können erfahrungsgemäß sogar im Röntgenbild übersehen werden, zumal sie einerseits häufig klinisch und neurologisch stumm

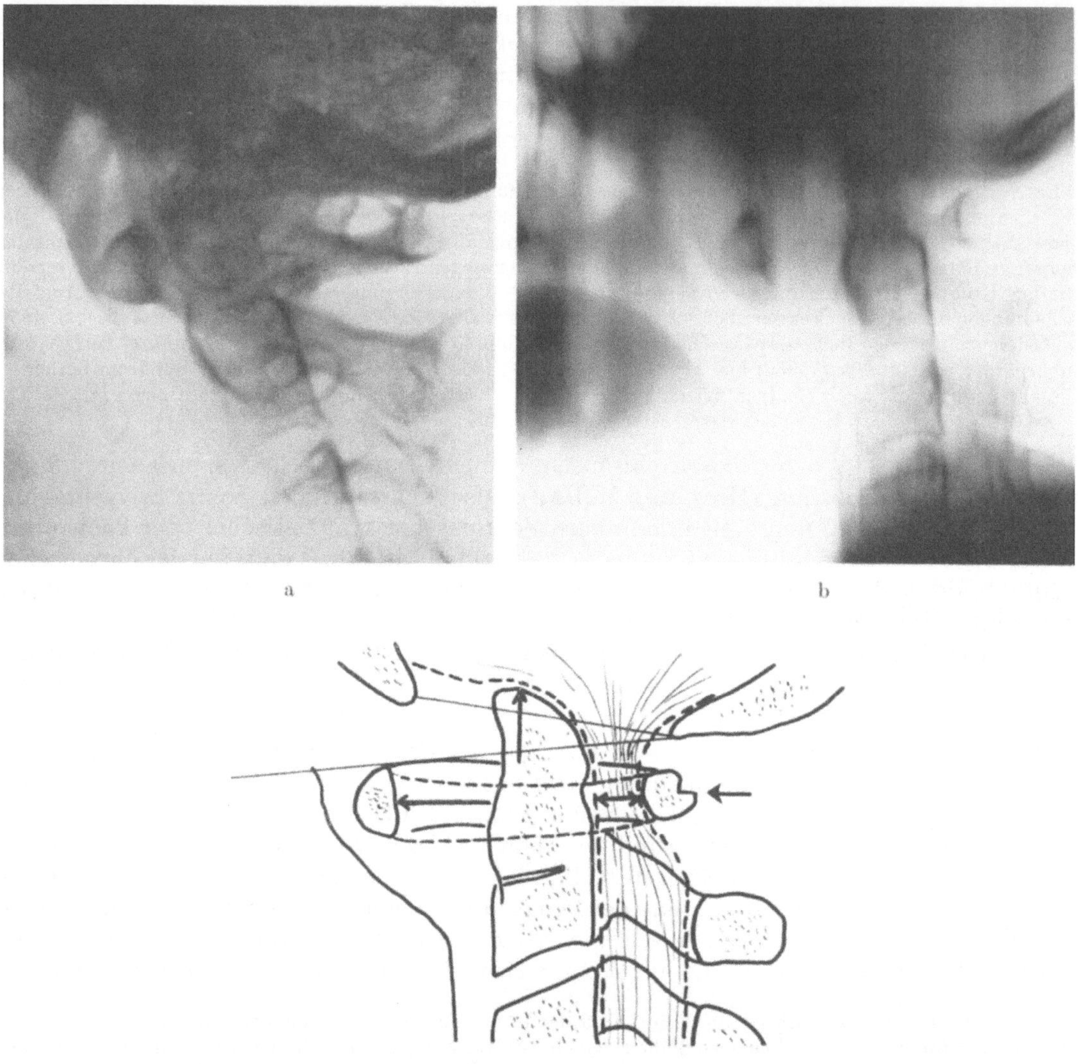

a b

c

Abb. 77. *Entwicklung einer hochgradigen atlantoaxialen Dislokation* bei einer adoleszenten Sp. a. im präspondylitischen Stadium (Kasuistik S. 485): (a) Subluxation des Atlas im 16. Lebensjahr bei Zahngelenklockerung mit vorderer atlantodentaler Distanz von 4 bis 5 mm; klinisch Schiefhals durch Rotationsblockade. (b) Ventralluxation des Atlas im 18. Lebensjahr um fast 2 cm (seitliche Schichtaufnahme der Subokzipitalregion in der Medianebene mit Darstellung des harten Gaumens und der dorsalen Begrenzung des Hinterhauptslochs): Der vordere Atlasbogen wölbt die Rachenhinterwand gaumenwärts vor und ist wenig nach unten verkippt, der dislozierte Atlas ist um mindestens 5 mm auf den 2. Halswirbel herabgesunken; Zahnfortsatz zugespitzt, dorsale Kontur rundlich abgeschliffen, in Höhe der hinteren Zahngelenkfläche usuriert; Densspitze ragt ins Foramen magnum, Schädelbasis knöchern normal: Erworbene, pseudobasiläre Invagination (c). Im Schema (c) vordere atlantodentale Distanz 18 mm, hintere atlantodentale Distanz (Durchmesser des Spinalkanals) 7 mm = 30% des Sollwertes der sagittalen Spinalkanaltiefe in Atlashöhe (24 mm); Zahnfortsatzspitze überragt die Palato-Okzipitallinie um 9 mm, die Foramen-magnum-Linie um 2 mm; Neigungswinkel zwischen Atlas und Axis —4°. – Klinisch: Reversibles zervikales Querschnittssyndrom, trotz Stabilität der Dislokation heute zurückgebildet bleiben und andererseits die Röntgenaufnahme in Inklinationsstellung versäumt wird. Nur in ausgeprägten Fällen erlaubt auch die Palpation der Rachenhinterwand die Diagnose.

Die *Röntgensymptomatik* der atlantoaxialen Dislokation im Seitenbild der Subokzipitalregion setzt sich zusammen aus (Abb. 77b):

1. Vergrößerung der vorderen atlanto-dentalen Distanz;

2. Vergrößerung des Abstands vom aufsteigenden Unterkieferast zur Halswirbelfront (relative Rückversetzung der HWS) und Vorwölbung der pharyngealen Weichteilkontur durch den vorderen Atlasbogen;

3. Verkürzung des sagittalen Spinalkanaldurchmessers (dorsaler atlanto-dentaler Abstand);

4. *Kippgleiten:* Fakultative Atlasinklination (Ventro-kaudal-Verkippung des vorderen Atlasbogens) mit kyphotisch (nach dorsal) vergrößertem Winkel zwischen Atlas und Axis (Hochstand des hinteren Atlasbogens) und mit nach kranial klaffendem (offenem) Winkel der vorderen Zahngelenkdiastase (Abb. 73b und 78b);

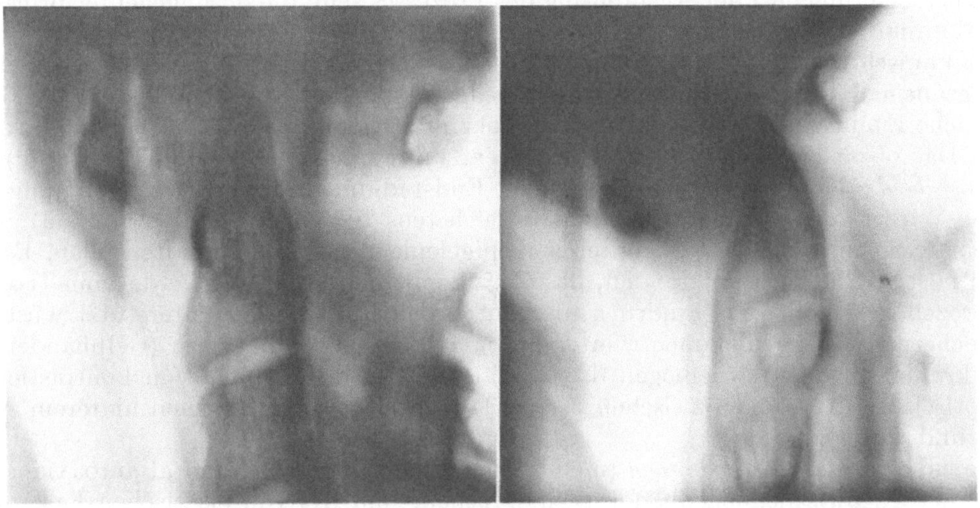

a b

Abb. 78. Schwere und stabile *Ventralluxationen des Atlas mit spondylitischer Zahnfortsatzdestruktion* bei noch beweglicher (a) bzw. total ankylosierter (b) atlantoaxialer Spondylarthritis fortgeschrittener Sp. a.-Fälle ohne neurologische Ausfälle: (a) Dislokation um 15 mm und konzentrische Zuspitzung und Verschmächtigung des Dens axis. (b) Schwerste atlantoaxiale Dislokation mit Kippgleiten der Axis und resorptiver Densatrophie: Seitliche Schichtaufnahme in der Medianebene zeigt Dislokation mit Inklination des um etwa 2 cm abgerutschten Atlas, dessen hinterer Bogen am Okziput anstößt. Vordere atlantodentale Distanz auf der Atlasachse 24 mm, oberes Maximum 26 mm, unteres Minimum 14 mm; hintere atlantodentale Distanz (Spinalkanaldurchmesser) 9 mm = 35% des Sollwertes. Osteolytische Rarefikation des Processus odontoideus, der mit Verkürzung um mindestens $^1/_2$ cm und mit nach vorn gebogener Zuspitzung zu einer zwergenkappenartigen Form verstümmelt ist, mit der Spitze weit unterhalb der Palatookzipitallinie steht und eine phlogistisch sklerosierte Strukturstörung aufweist. Inklinationswinkel zwischen Axis und Atlas —30° kyphotisch

5. Kontur- und Strukturveränderungen des Zahnfortsatzes durch die arrosive bis mutilierende Arthritis atlanto-dentalis, die meist erst tomographisch deutlich werden:

a) Arrosion der Zahngelenkflächen: Vordere und (häufiger) hintere *Densusur* (Abb. 73a);

b) spondylitische *Densdestruktion:* Zuspitzung, Abschliff, konzentrische Verschmächtigung und mutilierende Verkürzung (Densatrophie, „Zwergenkappe") Verstümmelung durch akro-osteolytische Resorption (Abb. 78);

c) Durchschliff des Dens in Zahngelenkhöhe oder Dens-Pseudoarthrose durch Ermüdungsbruch (HOHMANN);

d) entzündliche Strukturverdichtung (Spongiosa-Sklerose, „shining odontoid" — Abb. 73a und 78b);

6. fakultative Kranialdislokation des Zahnfortsatzes: *Pseudobasilare Impression* (Invagination) (MARTEL; SCHILLING; HOHMANN) durch sekundäre Protrusion des Dens ins Hinterhauptsloch, wobei die Spitze die Palato-Okzipitallinie beträchtlich und die Foramen-magnum-Linie kanpp bis deutlich überschreitet (Abb. 77c).

Mit dieser Dislokation verschieben sich also Atlas und mit ihm der Schädel über der Wirbelsäule nicht nur nach ventral, sondern sie sinken auch auf diese, nämlich auf den zweiten Halswirbel herab.

Wir wissen, daß die Halswirbelsäule bei der Sp. a. röntgenfunktionsanalytisch schon recht frühzeitig einen Funktionsverlust aufweisen kann (HOHMANN, WALCHER, DIHLMANN), der durch verschonte Bewegungssegmente, auch die Kopfgelenke, lange kompensiert erscheint. Dies demonstriert den möglicherweise polytopen Befall des Achsenskeletts, zumal wenn das obere Kopfgelenk bei noch freier Halswirbelsäule isoliert zu versteifen beginnt (2%); und unser „bipolarer Manifestationstyp" mag der Grenzfall eines extremen Segmentübersprungs bei der Ausbreitung des Prozesses sein, die desungeachtet prinzipiell kaudo-kranial genannt werden darf.

Die klinisch manifeste Einbeziehung der Halswirbelsäule mit ihrem bedeutenden Bewegungsausmaß in den Versteifungsprozeß bedeutet für den Kranken eine entscheidende zusätzliche Funktionseinbuße, zumal die Subokzipitalregion letzten Endes nicht verschont bleibt. Das obere Kopfgelenk versteift *vor* dem unteren (HOHMANN und WALCHER). Die Ankylose *beider* Kopfgelenke kommt erst im Endstadium nach völliger Versteifung aller übrigen Wirbelsäulensegmente zustande (in höchstens 10% aller Fälle) (Abb. 75a), nachdem ein Nick- und Drehrest im unteren Kopfgelenk meist lange erhalten blieb. Es war so der falsche Eindruck entstanden, das Zervikookzipitalscharnier werde vom Ossifikationsprozeß verschont; ein Eindruck, der durch das Röntgenbild unterstützt wird. Die verknöcherungsfähigen Ligamenta interarculia mit elastischen Fasern (Gelbbänder) endigen kranial an den Wirbelbögen des 2. Halswirbels. Ihre Ossifikation kontrastiert zu den optisch freien Räumen zwischen 2. und 1. Halswirbel und zwischen hinterem Atlasbogen und Okziput.

Die subokzipitalen *Membranen* (membranae atlantooccipitalis und atlantoaxialis dorsales), die den Zwischenbögenbändern entsprechen, sind frei von elastischen Fasern und nur seltener einer Ossifikation zugänglich (SCHILLING, 1963;); sei es als vorhangartiger Ausspann zwischen Squama occipitalis und Arcus dorsalis atlantis (Abb. 72 bis 75a) und eventuell nicht zu trennen von einer verknöcherten atlantookzipitalen Gelenkkapsel, sei es als dorsales Ossifikationsbändchen zwischen Tuberculum dorsale atlantis und Processus spinosus axis, entsprechend einer knöchernen Interspinosus-Brücke (Abb. 75a), die hier die perfekte Ankylose des zuletzt versteifenden Bewegungssegmentes der ganzen Wirbelsäule manifestiert.

Die entsprechende Membrana atlantoaxialis ventralis läßt in diesen Fällen eine Ossifikation zuweilen als Verknöcherungszug zwischen vorderem Atlasbogen und Vorderfront des Axiskörpers erkennen (Abb. 75a). Die atlantodentale Synostose selbst, ebenso wie die atlantookzipitale, ist im Röntgenbild exakt nur tomographisch zu erfassen. Manchmal fällt die Verdichtung der Kapselansätze oder weiterer Bänder wie die des Ligamentum apicis dentis (Abb. 73a) auf, soweit es noch nicht zerstört ist.

Andererseits ist bei der unglücklichen kyphotischen Totalversteifung der Brust- und Lendenwirbelsäule die Anhebung des Kopfes nur noch durch einen Bewegungsrest im Kopfgelenk möglich, insbesondere wenn die kompensatorische Lordose der waagrecht oder stark geneigt die Brustwirbelsäule fortsetzenden Halswirbelsäule nicht ausreicht („Schildkrötenhals" — Abb. 1 und 75b). Eine dauernde mobile Annäherung des hinteren Atlasbogens an den Dornfortsatzrücken von C2 könnte eine morphologische Anpassung der hinteren Atlaskontur (Abb. 75b) im Sinne einer Druckatrophie erklären (Hohmann und Walcher).

Im ligamentum nuchae findet man Ossifikationen zuweilen auch bei der Sp. a., besonders bei der Verknöcherungsbereitschaft des hyperostotischen Typs (Abb. 57a). Zartere Bandansatzossifikationen kommen am Hinterhauptsbein vor, wo das Ligamentum nuchae an der Protuberantia und crista occipitalis externa inseriert (Abb. 75a). Dilsen et al. (1962) sahen diese Insertionstendinose bei der Sp. a. doppelt so häufig wie bei Kontrollen (33 : 16 %).

Osteoplastische und osteodestruktive Tendenzen der Sp. a., die der Enthesopathie zugehören, verbinden sich an den *Dornfortsätzen* zu Verformungen, die an der Halswirbelsäule in Spätfällen eindrucksvoll darstellbar sind (Abb. 88). Insertionsossifikationen der

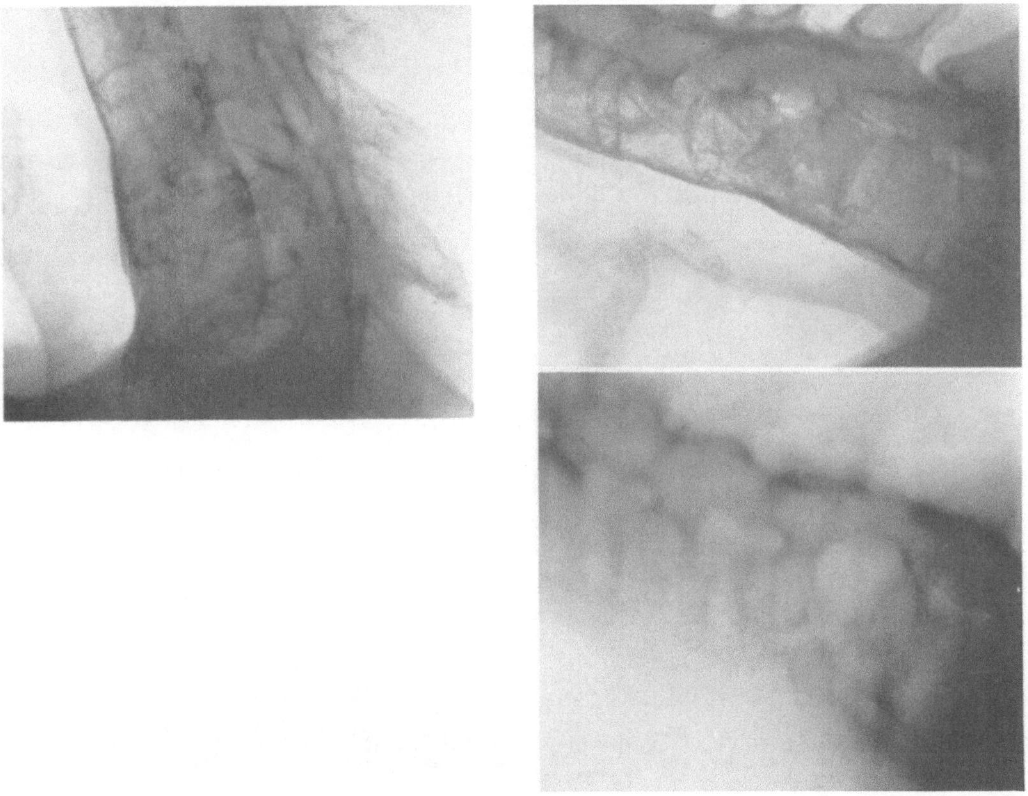

a b c

Abb. 79. *Frakturen der versteiften Halswirbelsäule* in ihrem unteren Teil bei fortgeschrittener Sp. a.: (a) Keilförmige Kompressionsfraktur mit traumatischer Blockwirbelbildung bei C 6/7 mit kyphotischer Knickbildung und Impression des 6. in den 7. HWK; entstanden durch Stauchung und Flexion bei einem Sturz aufs Gesäß. (b) und c) Flexionsfraktur mit Splitterbruch des 5. und 6. Halswirbels, die auf der Übersicht (b) ineinander verkeilt erscheinen mit kyphotischem Knick und Dornfortsatzspreizung; tomographisch (c) werden die keilförmige Kompression des 6. HWK und ein Fragment dargestellt, welches vom 5. HWK vorne abgesprengt ist; schwerste Inklinationsfehlstellung der HWS mit Schluckstörung

Ligamenta interspinosa führen zu vielgestaltig schnabelförmigen Ansätzen und Ausziehungen in kaudaler Richtung, entsprechend einem vorwiegend desmophytären Typ der von uns (1963) beschriebenen Dornfortsatzdeformierung. Diese ist in ihrer osteolytisch zugespitzten Form an der Vertebra prominens (proc. spinosus C 7) für die chronische (rheumatoide) Polyarthritis pathognomonisch und kommt auch bei der Sp. a. vor (Abb. 76b, 88d).

Je fortgeschrittener der ankylosierende und porosierende Prozeß an der Halswirbelsäule ist, einer um so geringeren Gewalteinwirkung bedarf es, um die zu einem unelastisch spröden Stab porotischen Knochens und verknöcherter Bänder gewordene Halswirbelsäule durchzubrechen: *Halswirbelfrakturen* bei der Sp. a. (STÖRIG und SCHILLING, 1963). Diese Halswirbelsäule frakturiert wie ein Röhrenknochen. Dabei können folgende Formen, mit und ohne Dislokation, unterschieden werden: Fraktur in einem Intervertebralspatium (Hyperextensionsmechanismus), Kompressionsfraktur, Splitterbruch (Flexionstrauma) (Abb. 79) und transvertebrale Fraktur mit Bogenbruch (Flexionstrauma). Zu der Zeit (1963), als wir über 6 eigene Fälle berichteten, waren uns 29 in der Literatur bekannt, davon 3 in der deutschen (LOB, SCHÄFER, STIASNY). Die meisten Fälle betreffen die Segmente C 5/6 und C 6/7. Schwere neurologische Komplikationen sahen wir einmal, eine Dislokation der Frakturfragmente zweimal. Relativ häufig sind die keilförmigen Kompressionsfrakturen des 5. oder 6. Halswirbelkörpers, die wahrscheinlich gar nicht selten unbemerkt durch relativ geringfügige Gewalteinwirkungen entstehen, wie z.B.

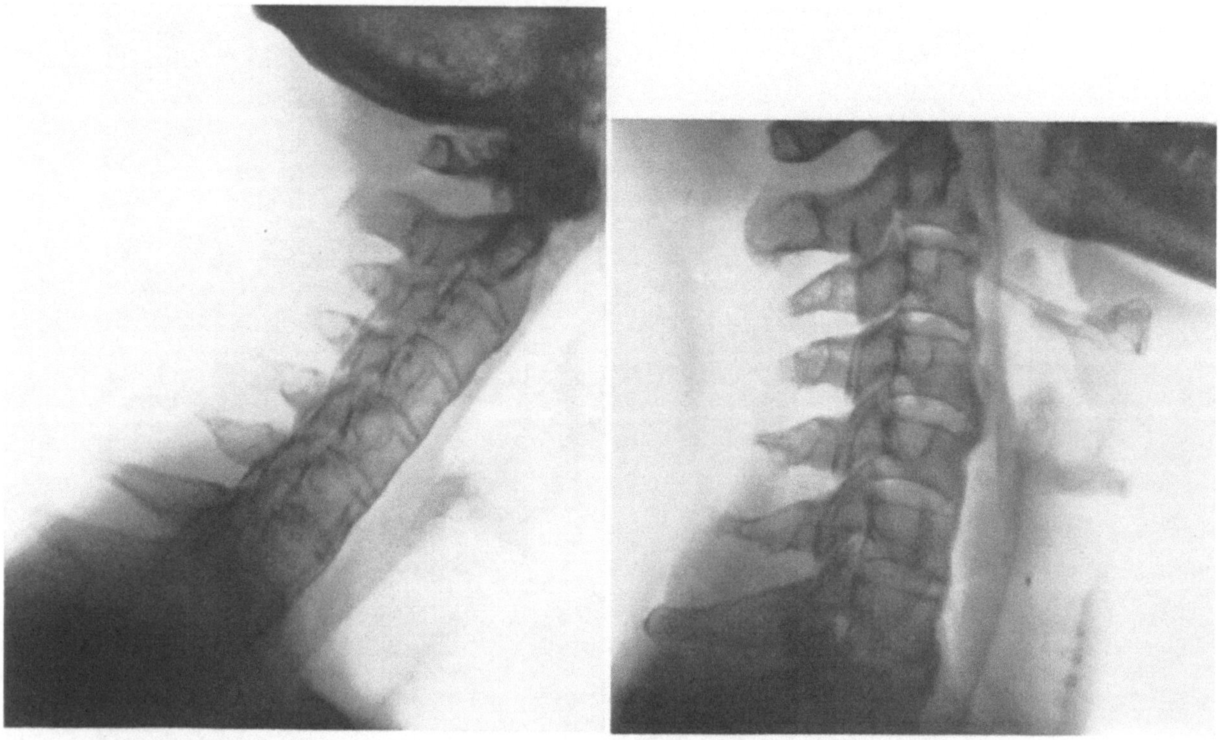

a b

Abb. 80. *Halbwirbelsäule von eineiigen Zwillingen mit Sp. a.* (jetzt 42jährige Männer): Morphologische Gleichheit der Dornfortsatzbildung einerseits, Ähnlichkeit des Verknöcherungstyps der ventralen Syndesmophytose andererseits; weitgehend verschonte Intervertebralgelenke

bei einem Sturz auf das Gesäß. Diese zum Teil als Spontanfrakturen zu bezeichnenden Wirbelzusammenbrüche mit also traumatisch erworbener Blockwirbelbildung (Abb. 79a) werden manchmal als Zufallsbefund entdeckt oder sogar übersehen.

Die knöcherne Ausheilung dieser Halswirbelfrakturen verläuft bei der Sp. a. offenbar besonders schnell und ohne Bildung reparativer spondylotischer Spangen. Manchmal hinterlassen sie durch kyphotische Knickbildung eine gefährliche Zunahme der zervikodorsalen Flexionsdeformität (Abb. 79b).

Die aktuelle neurologische Symtomatik erstreckt sich von leichten Sensibilitätsstörungen bis zur kompletten Querschnittslähmung; diese unter 29 Literaturfällen (bis 1963) 15mal, davon 9mal tödlich. Die Mortalitätsrate der Halswirbelsäulenverletzungen soll bei der Sp. a. 45 bis 55% betragen, gegenüber 18 bis 35% bei nicht versteiften Halswirbelsäulen (Woodruff, Dewing, Hollin et al., Janda et al.). Wie unsere Kasuistik zeigt, unterliegen die publizierten Fälle aber einer negativen Auslese, die bei der Beurteilung der Statistik zu berücksichtigen ist. Die höhere Anfälligkeit der ankylosierten Halswirbelsäule für Frakturen und Frakturdislokationen wird allerdings in der großen Statistik von Guttmann (1966) nicht deutlich, wo sich unter 2500 traumatischen Paraplegikern und Tetraplegikern nur 7 Sp. a.-Patienten fanden (2,8%). Dies ist erklärlich angesichts der sicher viel größeren Fallzahl mit nur leichten oder fehlenden neurologischen Ausfällen.

Einzelheiten zur Symptomatik und Therapie beschrieben Bergmann (1949), Rand und Stern (1957), Lemmen und Laing (1956), Hinck (1959), Woodruff und Dewine (4 Fälle — 1963), Störig und Schilling (5 Fälle — 1963), Hollin et al. (1965), Grisolia et al. (6 Fälle — 1967), Janda et al. (1968), u.a. Janda und Mitarbeiter wiesen ebenfalls auf die versteckten, im Übersichtsbild hinter der Schulter verdeckten Frakturen der unteren HWS und der oberen BWS hin, die eventuell durch Schichtaufnahmen sichtbar gemacht werden müssen.

Auch wurden inzwischen entsprechende Unfallereignisse an der ankylosierten *Brustwirbelsäule* alter Sp.a.-Patienten berichtet: Drei traumatische Dislokationsfrakturen in den Segmenten D 5/6 und zweimal D 11/12 (Hansen et al., 1967); und zwei nicht dislozierende Hyperextensionen, bei denen in den Segmenten D 11/12 bzw. D 10/11 der Intervertebralraum nach vorne aufklappte, nachdem die ventrale syndesmophytäre Ossifikation rupturiert war (Evans 1964). In einem Fall von Good (1967) war eine Ventraldislokation bei D 9/10 spontan entstanden. — Nicht gemeint sind hier die spontanen Kompressionsfrakturen porotischer Wirbelkörper später Sp.a.-Fälle, die weiter unten erwähnt werden (Abb. 92).

An der Brustwirbelsäule haben wir jüngst eine leicht dislozierende Fraktur im Segment D 8/9 (ohne neurologischen Ausfall) bei einem älteren, total versteiften Sp.a.-Patienten nach einem Unfall gesehen (Abb. 44d).

7. Die Veränderungen an den Rippen-Wirbelgelenken: Costovertebralarthritis

Wenn an den Rippenwirbelgelenken Veränderungen röntgenologisch faßbar werden, gehören sie bereits dem spondylitischen Stadium der Sp. a. an, gekennzeichnet durch Thoraxschmerz, Beeinträchtigung der Atembreite und der Funktion der Brustwirbelsäule.

Die Articulatio costovertebralis besteht aus zwei Anteilen, dem Articulus costotransversarius und dem Articulus capituli costae, mit jeweils eigener Gelenkkapsel und einem mehrteiligen Bandsystem (Ligamenta tuberculi costae, capituli costae radiatum, costotransversaria).

Auf den routinemäßig angefertigten Röntgenaufnahmen der Brustwirbelsäule im sagittalen anterior-posterioren Strahlengang sind Köpfchen- und Querfortsatzgelenke in den unteren Dorsalsegmenten mehr oder weniger gut erkennbar (Abb. 82a). Dihlmann hat in seinem Buch die Aufnahmetechnik von Williams (1949) zitiert, mit der durch Neigung der Röntgenröhre die Costotransversalgelenke frei projiziert und bereits im Iliosakralstadium Veränderungen dargestellt werden können. Die Costovertebralkapselossifikation kann vor der ersten Syndesmophytenbildung erscheinen (Abb. 52).

Die Costotransversalgelenke der kranialen Brustwirbelsäule bei D 1 bis D 3 sind gut auf der ap.-Aufnahme der Halswirbelsäule und oft auf der Thoraxübersichtsaufnahme erkennbar. Hier fällt die *Costotransversalarthritis* I frühzeitig und häufig (49%) auf (Dilsen et al.; Rolleston 1947) (Abb. 81) und erlaubt bei aufmerksamer Betrachtung und günstiger Darstellung dem Röntgenologen die Diagnose bereits anläßlich der Beurteilung der Thoraxorgane (Abb. 121b). Dieses Bild hat oft destruktiven Charakter (Abb. 81a) und kann dann mit einer degenerativen Kapsel- oder Bandverknöcherung nicht verwechselt werden. Degenerative Veränderungen kann die Sp. a. nämlich an den Rippengelenken nachahmen, sei es als kleine Randossikel, sei es unter dem Bild einer Querfortsatz- oder Rippenköpfchen-Arthrose (Abb. 82b, 83a).

Die Costotransversalarthritis nimmt dann den für die Sp.a. typischen Verlauf mit Kapselossifikation (Abb. 82a), Synchrondrose (Abb. 29c) und schließlicher Ankylose (Abb. 81b). Ihr proliverativer Reparationszustand kann vielgestaltige Bilder deformierender Costotransversalarthrosen hervorbringen (Abb. 82b und c, 83). Dabei ist wahrscheinlich der chronische Reiz durch die Bewegungsreste bei der Atmung beteiligt.

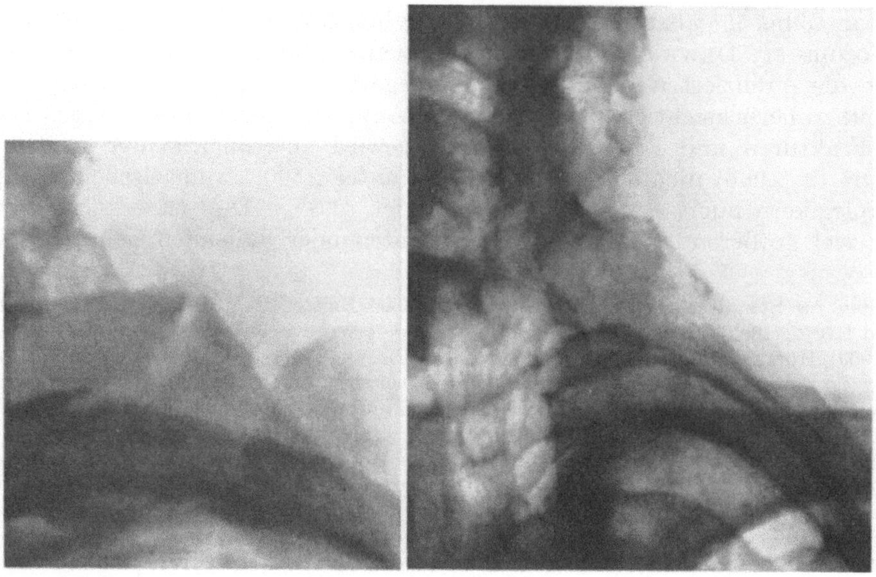

a b

Abb. 81. *Costotransversalarthritis I* bei Sp. a.: (a) Destruktives Bild im Gelenk zwischen Querfortsatz D 1 und Tuberculum costae I links; (b) totale Costotransversalankylose

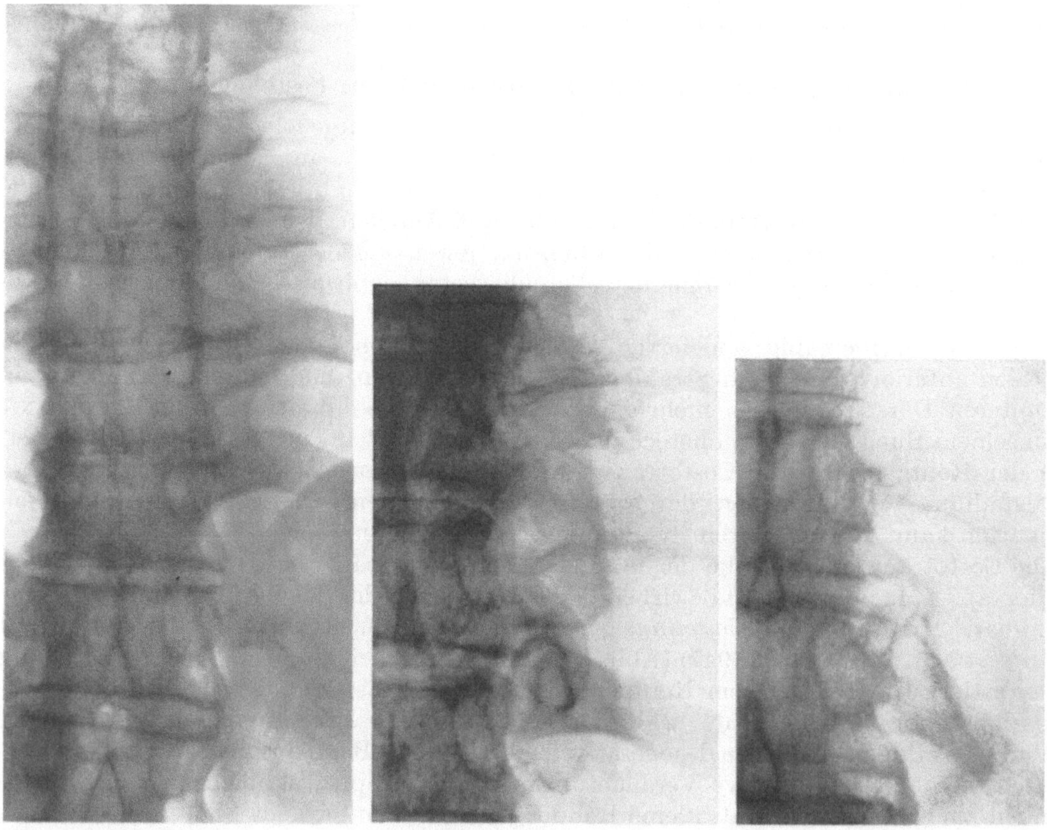

a b c

Abb. 82. *Costovertebral- und -transversalankylosen mit Bänderverknöcherung:* Frühe Kapselossifikation (c), die das Capitulum der 12. linken Rippe mit dem 11. BWK verbindet. Ossifizierte und reaktiv arthrotische Spätveränderungen (a, b): Verknöcherungen der Ligamenta capituli costae radiata (bei a zwischen 11. Rippe und 10. BWK links) und des Ligamentum costotransversarium internum (bei a zwischen Querfortsatz D 9 und 10. Rippe, ein Foramen costotransversarium bildend). (b) Ausgedehnte Verknöcherung der Rippenköpfchengelenkkapsel D 10/11, des Strahlenbandes D 10 und Querfortsatzarthrose D 9 mit krebsscherenartiger Osteophytose

Es verknöchern Bänder und Kapseln. Man kann Züge abtrennen, die den Ligamenten des Tuberculum costae, dem Capitulum costae (Ligamentum radiatum) und den schrägen Ligamenta costotransversaria angehören (Abb. 82a). Man wird auch daran erinnert, daß die costovertebrale Gelenkkapsel das Rippenköpfchen mit zwei Wirbelkörpern verbindet und eine Verknöcherungsfalte auch zum nächsthöheren Wirbel ziehen kann (Abb. 82c). Die periarthralen Kapselverknöcherungen nehmen zuweilen Ausmaße an, die an Kapselosteome erinnern (Abb. 83b). — Ähnliche Beobachtungen hat auch DIHLMANN gemacht.

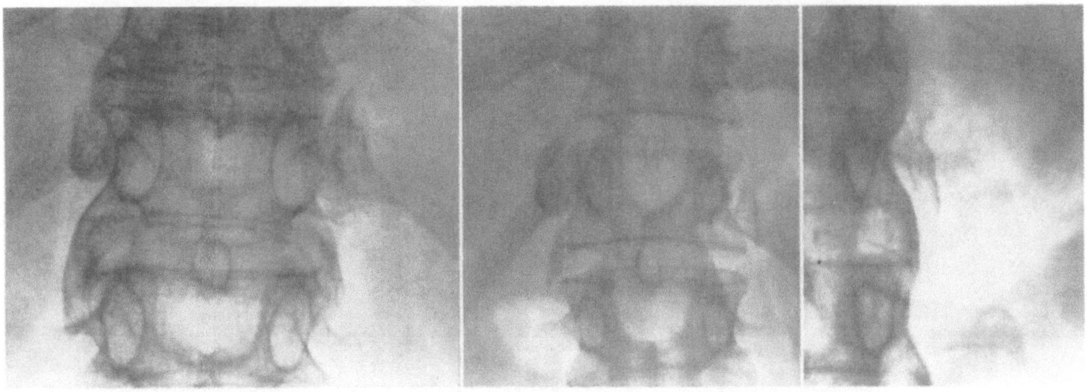

a b c

Abb. 83. *Überschießend arthrotische Reparation der Costovertebralarthritis* bei Sp. a.: (a) Deformiertes Rippenköpfchengelenk D 12 links mit zystoider Strukturstörung des Capitulum costae und mit Kapselossifikation (rechts total); bei b in Form eines halbmondförmigen Kapselosteoms. (c) Paraspinal wuchernde Ossifikationsfiguren, die offenbar vom Rippengelenk XI ausgehen und vielleicht einem Transversalband angehören. Deformierung des Querfortsatzendes L 2. – (a) Psoriatische Spondylitis; (c) keine Psoriasis

8. Die Verknöcherung der Wirbelsäulenbänder

Die peri- und paravertebralen Ligamente und Gelenkkapseln sind ontogenetisch einheitlichen Ursprungs, gehören zur diskovertebralen Funktionseinheit (vgl. Abb. 38) und sind morphologisch eng miteinander verflochten. Ihre Verknöcherung ist ein wesentliches, aber in wechselnder Auswahl und altersabhängig potentielles Element der Sp. a. und charakterisiert deren Ossifikationstyp (Abb. 40 und 86).

Das Ligamentum *longitudinale* commune ventrale ossifiziert teil- und schichtweise als subligamentärer und ligamentärer Syndesmophyt (Abb. 39), in weiterer Ausdehnung als hyperostotische „Spondylose“ (Abb. 172). Das hintere Längsband wird selten verknöchert erfaßt (Abb. 89a). — Siehe die Darstellung Seite 537 bis 547.

Die seitlichen Ausstrahlungen des vorderen Längsbandes sind verflochten mit dem Bandapparat der Rippenwirbelgelenke bzw. seinen Verknöcherungen (Abb. 82).

Die elastisch-fasrigen Ligamenta *interarcualia* (flava), ausgespannt zwischen den Wirbelbögen vom Kreuzbein bis zum 2. Halswirbel, sollen ebenso häufig verknöchern, was aber röntgenologisch direkt schwer faßbar ist. Sie sind anatomisch und in der röntgenoptischen Projektion eng mit den Intervertebralgelenkkapseln verflochten und von deren, durch Intervertebralarthritis oder periarthrale Verknöcherung gegebenen Verdichtung nicht abzutrennen (Abb. 32).

Die Frage, welche Strukturen im ap-Bild der Lendenwirbelsäule die Vertikalstreifen hervorrufen, war bereits Gegenstand einer historischen Auseinandersetzung (S. 525). Diese parallelen streifigen Verschattungen sind als „zweigleisige Schienen“ bekannt (Abb. 84b), die zwar den spondylarthritischen Typ bevorzugen (Abb. 30, 32a), aber auch beim vorwiegend syndesmophytären Typ vorkommen (Abb. 28a u. 32c) und hier die Beteiligung der

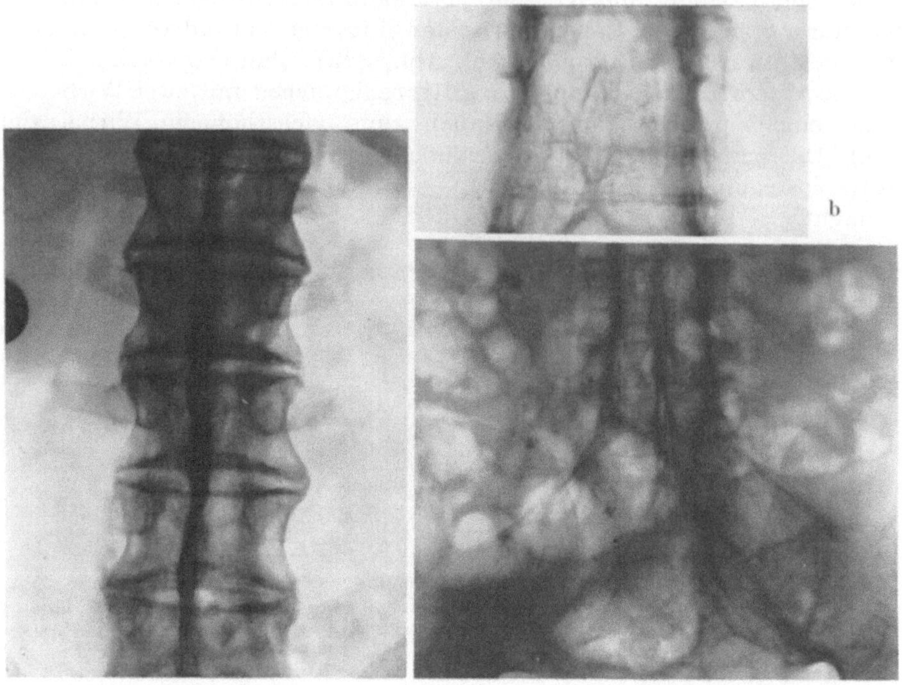

Abb. 84. *Ein- und mehrspurige Verknöcherung vertikaler Wirbelsäulenbänder* bei Sp. a.: (a) „Eingleisig" = Ligamenta spinalia; (b) „zweigleisig" = Ligamenta interarcualia, hier bei Intervertebralarthritis mit Osteoporose; (c) „dreigleisig" = Ligamenta spinalia und interarcualia, die hier nach kaudal in das iliosacrale Verknöcherungsfeld beiderseits einbiegend ausstrahlen: Ligamenta iliolumbalia und sacroilica

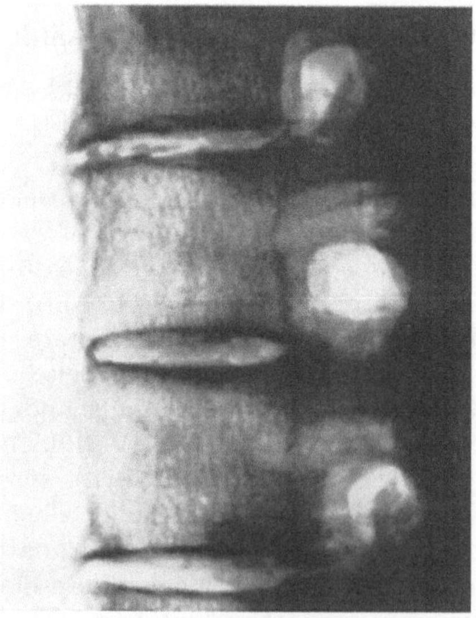

Abb. 85. *Foramina intervertebralia* einer späten Sp. a., eingeengt durch Ligamenta interarcualia und zipfelförmige Gelenkkapselanteile (periarthrale Intervertebralgelenkankylose). Ventrale Syndesmophyten und fleckige Bandscheibenossifikation. – Autopsiepräparat [Fassbender]

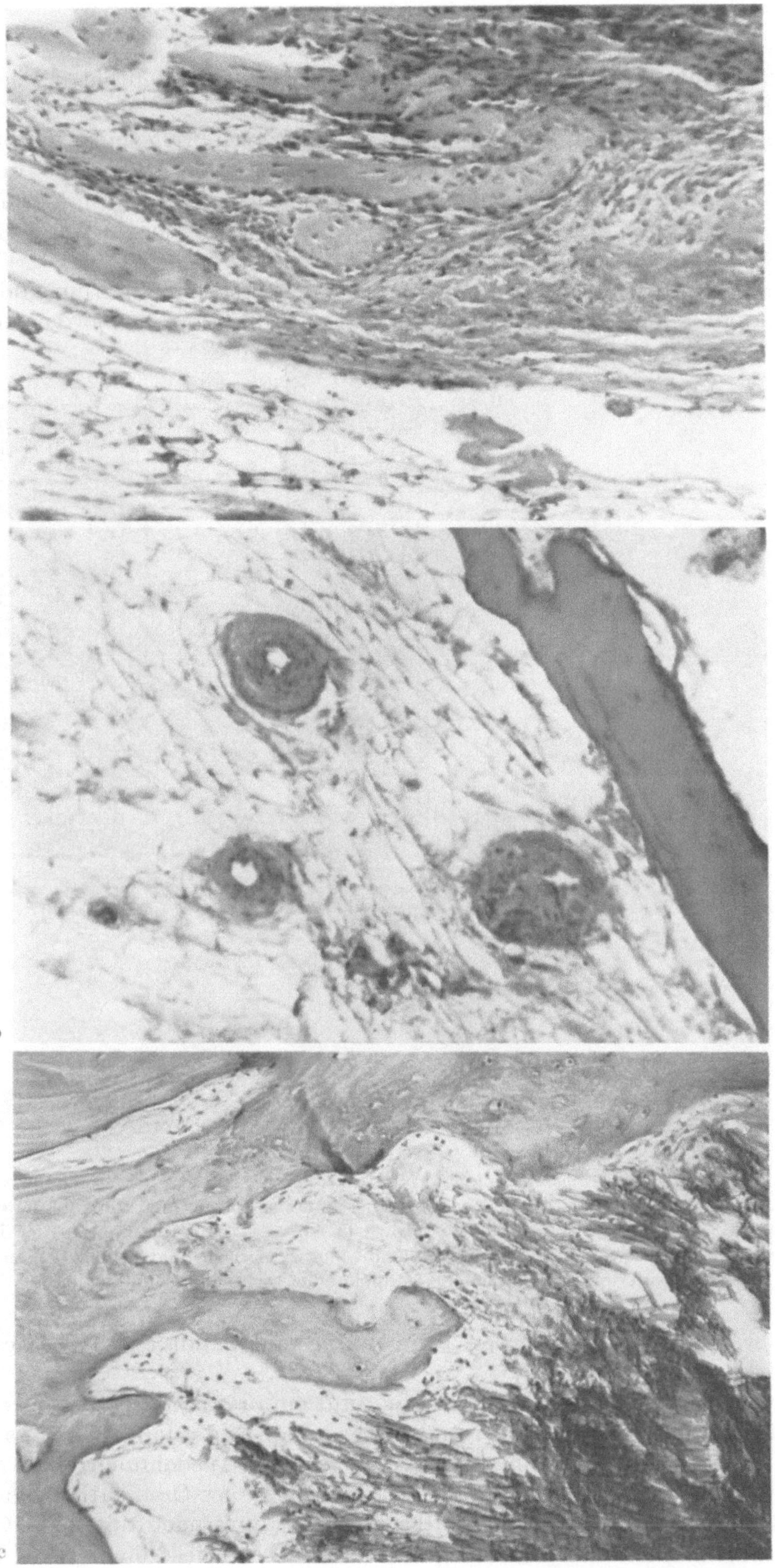

a b c

Abb. 86. *Verknöcherung paravertebralen Bindegewebes* (histopathologische Präparate) im Sp. a.-Spätstadium: Älteres Narbengewebe, teils fibrosiert, teils mit zellreichen Abschnitten (a) und mit obliterierender Intimasklerose mittlerer Arterien („Arteriitis") (b) neben lamellärem altem Knochen; Neubildung von Osteoid (a); Verknöcherung von ligamentärem straffem Bindegewebe (c). – Operationspräparat des Falles Abb. 32c und 87c [FASSBENDER]

Gelbbänder vermuten lassen. Ein qualitativer Unterschied ist deutlich: Weichere Verdichtung im ersten, härtere Zeichnung im zweiten Fall.

Gleichzeitig mit den Ligamenta flava sind die Intervertebralgelenkkapseln verknöchert, mit denen zusammen sie die dorsolaterale Begrenzung der Foramina intervertebralia bilden (Abb. 29a). Dabei sind Einengungen der Lichtung durch Ossifikationsstränge und Spiculae zu beobachten (Abb. 54, 85, 95a), die im allgemeinen wenig nervale Reizerscheinungen verursachen.

Nach innen zum periduralen Spinalkanal, nach kaudal zum Sakrum und nach kranial bis zum Okziput kann sich im Spätstadium die Ossifikation im paravertebralen Binde-

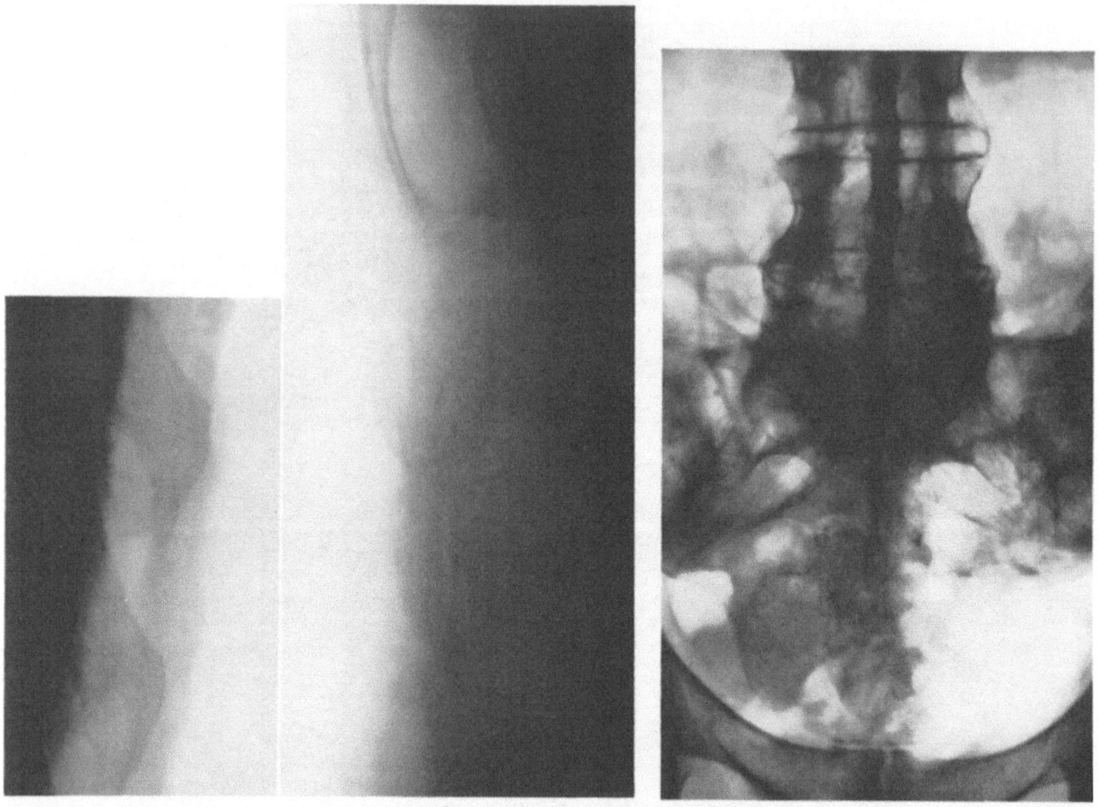

a b c

Abb. 87. *Dornfortsätze der BWS und interspinöse Verknöcherung an der LWS* bei älterer Sp. a.: (a) Durch ligamentäre Ansatzverknöcherung nach kaudal ausgezogene Spitzendeformierung von thorakalen Processus spinosi; (b) knöcherne Verbindung von lumbalen Processus spinosi durch Ossifikation der Ligamenta interspinalia in der Seitenansicht, bei (c) in der ap-Ansicht bis zum Steißbein hinabziehend (Ligamentum sacrococcygicum dorsale superficiale): Ossifizierende Ligamentosis interspinalis

gewebe ausbreiten. Zuweilen werden Dura mater und Cauda equina in den Verödungsprozeß einbezogen.

Die Verknöcherung der Ligamenta inter- und supra- *spinalia* wird im seitlichen Bild nicht so gut (Abb. 60a, 87b), häufiger und besser im ap-Bild erfaßt (Abb. 84a, 90). Die entstandenen Knochenbrücken können bei systematischer Ausdehnung, die eine totale Versteifung der Bewegungssegmente voraussetzt, ein medianes Ossifikationsband bilden, das vorwiegend die Lendenwirbeldornfortsätze verbindet und nach unten ins Os sacrum bis zum Steißbein wie ein Dorn auslaufen kann (Abb. 87c). Dies „eingleisige" Bild wird bei zusätzlicher Verknöcherung der Zwischenbogenbänder zu einem „Dreigleis" (Abb. 84).

Die Interspinalbänder können entweder ganz verknöchernd die Dornfortsätze verbinden (Abb. 87b und c), oder aber an der oberen Brust- und an der Halswirbelsäule sich auf eine kaudalwärts gerichtete Sehnenansatzossifikation beschränken, die nicht selten als schnabelförmige Spitzendeformierung imponiert (Abb. 87a). Besonders an der Halswirbelsäule werden dabei stärkere bis bizarre Verformungen beobachtet (Abb. 88). Zwischen Atlas und Dornfortsatz C 2 beschrieben wir schon die Interspinosusbrücke (Abb. 88a), die wohl einem Interarcualbandäquivalent zugehört; und bei C 7 die osteolytische Spitzendeformierung des Dornfortsatzes, vielleicht im Sinne einer Tendoostitis (Abb. 88d), die hier für eine rheumatische Affektion pathognomonisch ist. Die Richtung dieser Veränderungen drückt wohl den nach kaudal gerichteten, deformierenden und die osteoplastische

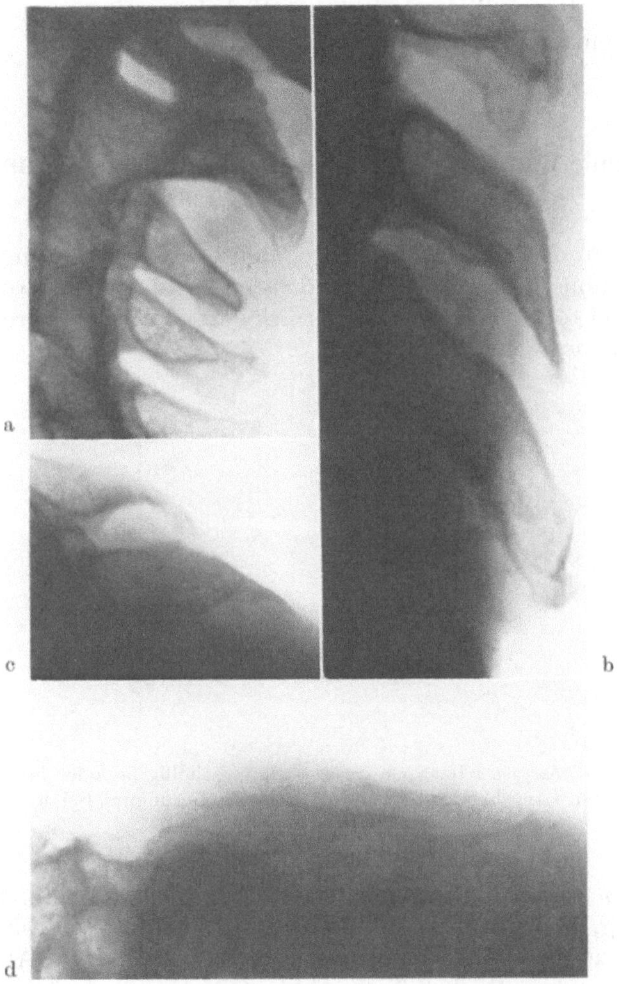

Abb. 88. *Dornfortsätze der HWS* bei älterer Sp. a.: Obere HWS (a) mit knöcherner Brückenbildung zwischen Tuberculum dorsale atlantis und dem mächtigen Processus spinosus axis. Dornfortsatzdeformierungen: Spitzenausziehungen nach kaudal (b), teils plattenförmige, teils dorn- bis bandförmige Ossifikationen an den hinteren Dornfortsatzbegrenzungen (c); Zuspitzung des Processus spinosus C 7 (d): Desmophytärer Typ (c) und osteolytischer Typ (d) der Donfortsatzdeformierung bei Sp. a. (deformierende Enthesopathie)

Reaktion anregenden Zug dieser entzündlichen Ligamentosis (Fibroostitis) interspinalis aus.

Suboccipital sind es Membranen des Atlas und die Bänder der Kopfgelenke (S. 576), kaudal die para- und präsakralen Ligamente, die als Fortsetzung der Längs- und Gelbbänder verknöchern und dadurch radiologisch faßbar werden. Im lumbosakralen Übergang bilden in Spätstadien der Sp. a. verknöcherte Iliolumbalzüge (Ligamenta iliolumbalia mit ehemaligem Ligamentum lumbocostale), die untersten lumbalen Querfortsätze (Processus costarii) und Darmbein überbrückend (Abb. 25), die kraniale Begrenzung des iliosacralen Umbaufeldes. In dieses strahlen kaudalwärts fächerförmig Stränge der straffen sacroiliacalen Bindegewebsplatte ein (Abb. 10c, 21b, 30, 84c), die in die gleichlaufend ausgerichtete Spongiosabälkchenstruktur des totalversteiften knochenatrophischen *lumbopelvinen Blocks* integriert erscheinen (Abb. 90, 92a, 96).

Wirbellöcher und Wirbelkanal sind mit den Vertikalbändern (Ligamenta longitudinale commune dorsale und interarcualia) knöchern austapeziert und teilweise bis ganz ummauert (Abb. 85, 91). Das völlig ankylosierte Wirbelsäulensegment hat ,,seinen Sinn und sein Gesicht" verloren.

9. Veränderungen an der Wirbelsäule im Endstadium der Spondylitis ankylopoetica

Nach Totalversteifung der Wirbelsäulensegmente, sei es syndesmophytenfrei (Abb. 92) oder häufiger als Bambusstab (Abb. 53a), ist das entzündungsfrei gewordene, spröde Wrack des vorgealterten und total vernarbten Achsenskeletts weiteren regressiven und abbauenden Veränderungen ausgesetzt.

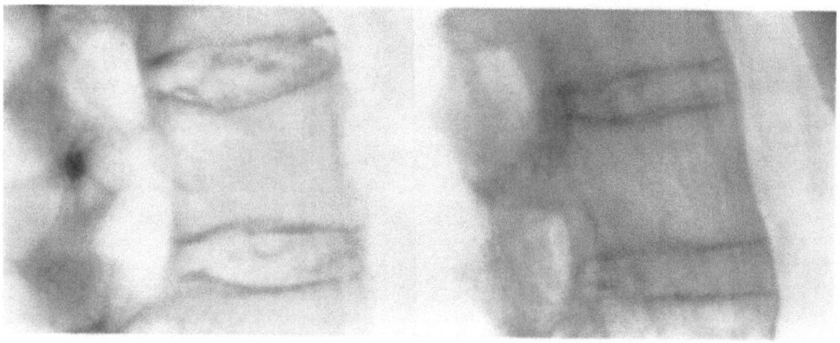

a b

Abb. 89. *Bandscheibenverknöcherungen* im Sp. a.-Spätstadium, schollig (a) oder homogen (b). – Bei a auch Verknöcherung des hinteren Längsbandes und intervertebrale Sternfigur. Bei b streifiger Längsbandmantel

Die *Bandscheiben verknöchern*, zunächst schollig regellos (Abb. 85) und unabhängig von ihrem Faserring, also nicht als Ausbreitung des Anulussyndesmophyten (Abb. 89a). Dann kann der ganze Diskus als homogene Scheibe ossifizieren (Abb. 89b) und dichter werden als die porotischen Wirbelkörper (Abb. 90). Das verknöcherte Längsband zieht manchmal wie ein vertikal gestreifter Vorhang oder Mantel über die Bandscheiben hinweg und läßt die sie begrenzenden Schlußplatten noch lange mit intakter Kontur und bei häufig erhaltener Intervertebralhöhe erkennen (Abb. 91). Nur selten und sehr spät verdämmern oder verschwinden die Wirbelkörpergrenzen in der Porose oder im vollkommenen Segmentdurchbau.

Die Wirbelkörperstruktur wird entsprechend der atrophisierenden Ossipenie osteoporotisch (Abb. 95b): *Spätporose*, die vorwiegend eine Inaktivitätsatrophie ist und den vertikal-strähnigen Charakter der hypertrophischen Spongiosaatrophie annehmen kann (Abb. 92). Sie ist im Gegensatz zur Frühporose Spontanverformungen zugänglich, besonders beim Fehlen von Syndesmophyten keilförmigen Deformierungen (Abb. 93) oder Deckplatteneinbrüchen (Abb. 92). Eine osteomalazische Komponente ist selten (Abb. 94),

Spontanfrakturen oder Umbauzonen an Rippen- oder Schenkelhals gehören zu den Ausnahmen.

Lange Verläufe mit zusätzlicher seniler Atrophie entwickeln einerseits schwerste Porosen, teilweise bis zum optischen Struktur- und Konturschwund mit Auslöschung der diskalen Segmentierung (Abb. 91, 94a). Andererseits kommt eine Weiterverknöcherung vor, die den Bandscheibenraum zunächst durch kleine Brücken aufteilt, dann den Diskus nach siebartiger Zerstörung der Abschlußplatten spongiös durchbaut und aus mehreren ehemaligen Segmenten einen porotischen Stab bildet (Abb. 95a).

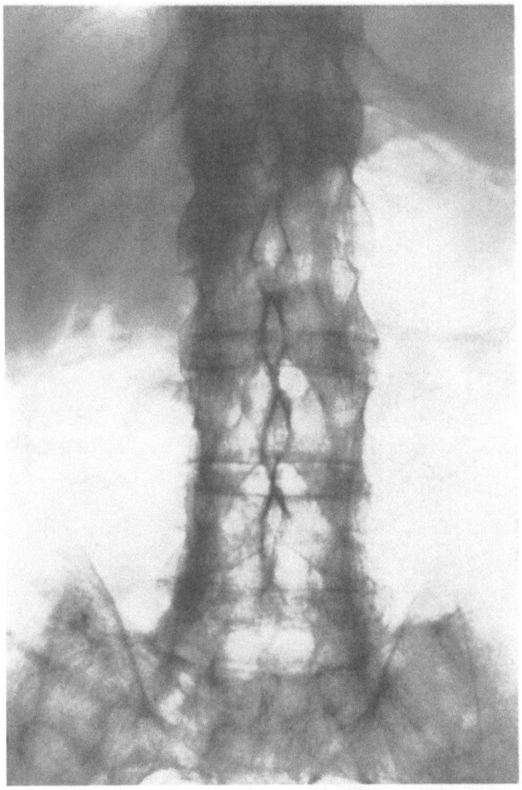

Abb. 90

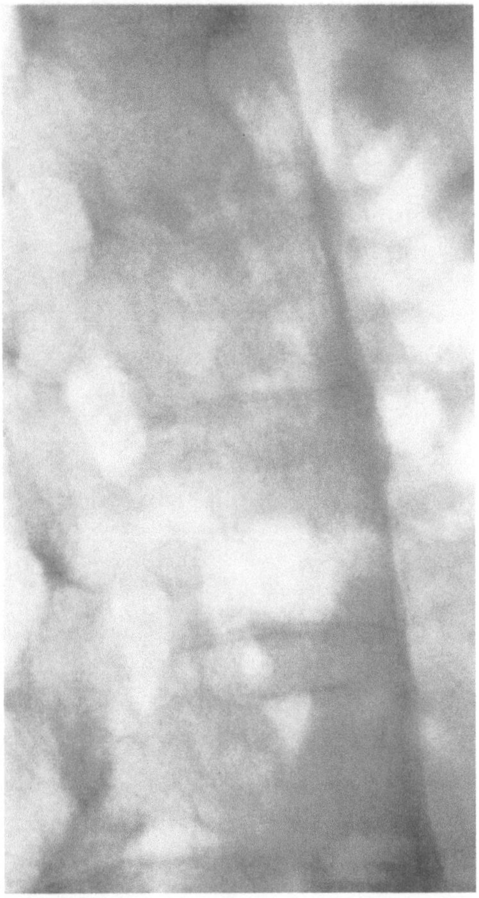

Abb. 91

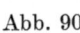

Abb. 90. *Porotischer Abbau der seitlichen syndesmophytären Konturen* im Sp. a.-Endstadium; dichte Bandscheiben-, lichte Flava- und zarte Interspinalverknöcherungen. Alter Iliosacraldurchbau mit fächerförmiger lumbosakro-iliakaler Ausbreitung der Bälkchenstruktur

Abb. 91. *Endstadium des knöchernen Wirbelsäulendurchbaus* mit *porotischer Glättung* der Wirbelsäulenvorderfläche (späte Kastenwirbelbildung); mit totaler Bandscheibenverknöcherung, Osteoporose und mantelartig umschalender, in die strähnig durchziehende Knochenstruktur integrierter Längsbandossifikation. Unten deutliche, oben verdämmernde Konturen der Wirbelkörperabschlußplatten. Ummauerung der Intervertebrallöcher. – 62jähriger Mann nach 30jährigem Krankheitsverlauf

Der Funktionsverlust führt schließlich zum Formverlust durch *Konturabbau*, dem unter Begradigung der Seitenflächen (Abb. 90) und der Vorderfront (Abb. 91) selbst ausgeprägte Syndesmophyten zum Opfer fallen können: Der Bambusstab erleidet eine weitere Modellage zur glatten Säule.

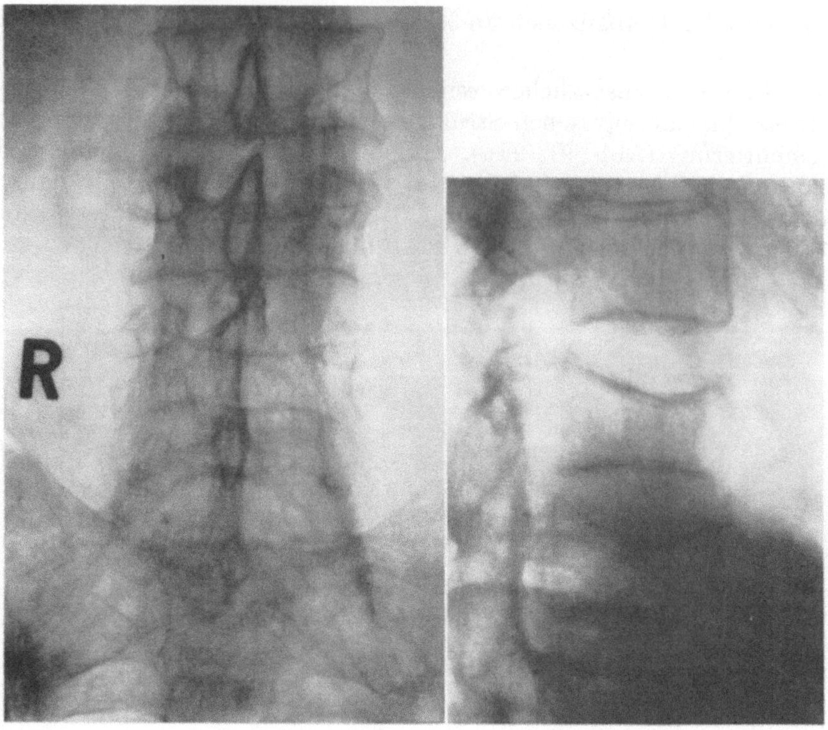

a b

Abb. 92

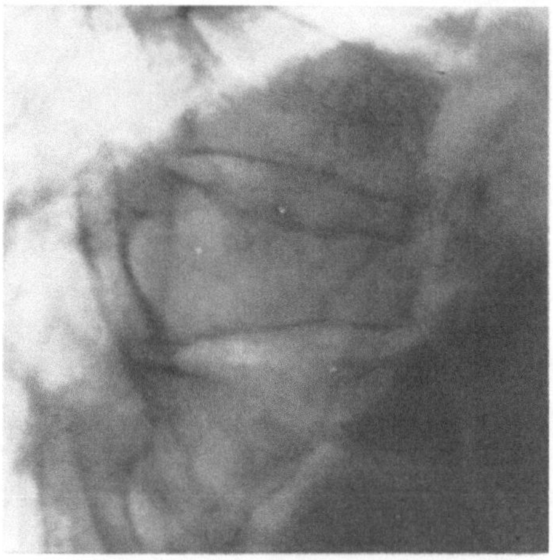

Abb. 93

Abb. 92. *Spätporose im Sp. a.-Endstadium* mit strähniger Spongiosastruktur, hier bei syndesmophytenfreier alter Sondylarthritis mit Totalversteifung der Wirbelsäule, mit multiplen spontanen *Wirbeleinbrüchen* an der LWS und an der BSW eines 50jährigen Mannes, der jetzt das Bild des entzündungsfreien („ausgebrannten") und beschwerdearmen „spondylarthritischen Wracks" bietet. (Er hatte keine Corticosteroid-Therapie erhalten).

Abb. 93. *Spätporose eines alten Sp. a.-Patienten* mit keilförmigen spontanen *Kompressionsfrakturen* unterer Brustwirbelkörper, die gibbusartig umschrieben die Flexionsdeformität verstärken; mit vorderer Synostosierung. Der Patient übte noch beschwerdefrei seinen Friseurberuf aus

---

Abb. 94. *Schwerste Atrophie des Achsenskelets mit Verdacht auf osteomalazische Komponente* im Sp. a.-Endstadium, mit teilweisem Struktur- und Konturschwund des Knochens (a und b) und mit pathologischer (partieller) Schenkelhalsfraktur (c). Bandscheibe C 5/6 geschwunden (a). Der Meteorismus (b) ist in solchen Fällen häufig und die Beurteilung zusätzlich störend. – 70jährige Frau mit latent entwickelter Sp. a., die erst anläßlich der linksseitigen Hüftschmerzen entdeckt wurde, ohne schwerere Störung im Mineralhaushalt und ohne sicheren Beweis einer Osteomalazie; BSG 10/18 mm n. W., Kalzium i. S. 8,9 mg%, alkalische Phosphatase i. S. 68 mU (leicht erhöht), Sulkowitsch-Probe im Urin positiv

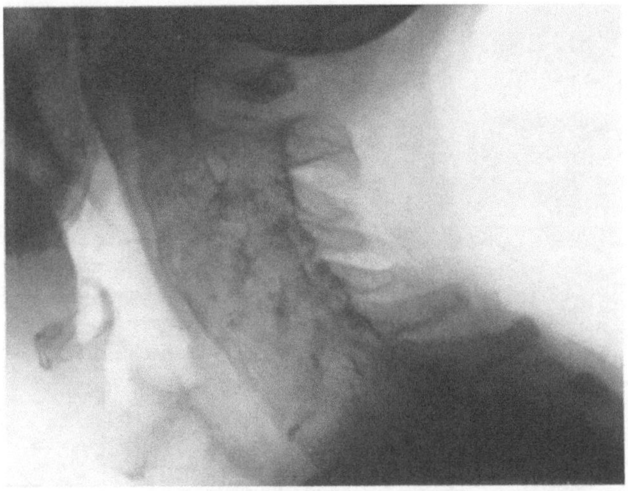

Abb. 94a

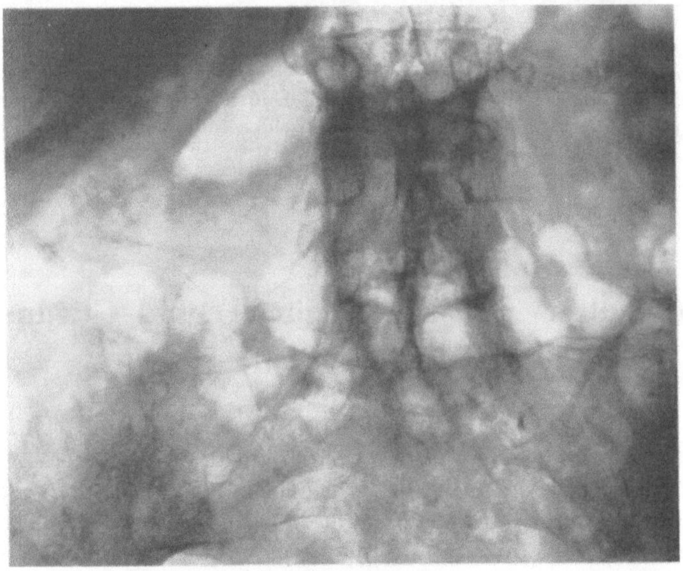

Abb. 94b

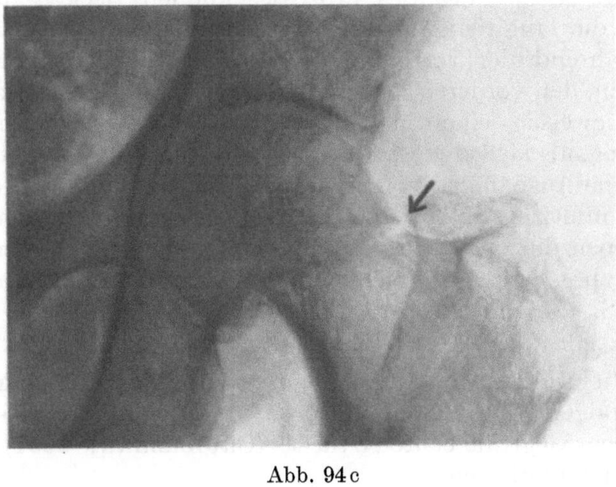

Abb. 94c

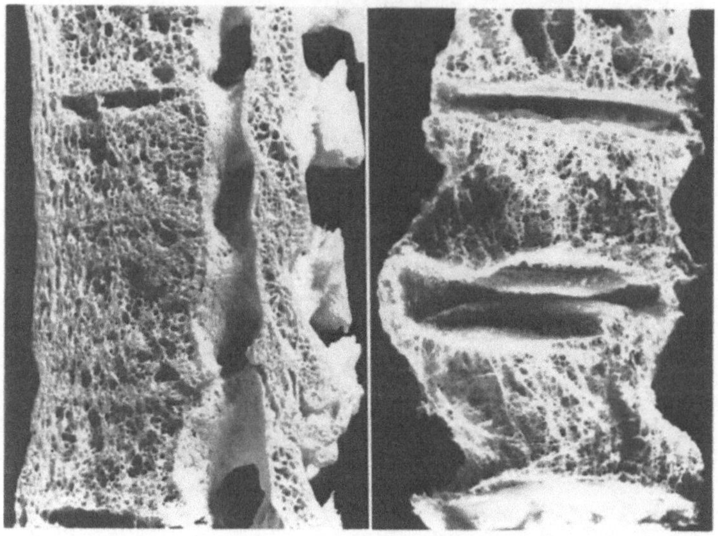

a b

Abb. 95. *Autopsiepräparate* alter Sp. a.-Patienten mit die Spongiosa rarefizierender Knochenatrophie einerseits (b) und totalem spongiösem Durchbau mehrerer Bandscheiben andererseits (a). Kompakte Syndesmophytenschalen bei b, spongiosierte und durchgehend atrophisch begradigte Front bei a. [FASSBENDER]

VII. Zonen (Schulter- und Beckengürtel) und Gliedmaßengelenke (Diarthrosen)

Die Sp. a. ist nur vorwiegend ein Wirbelsäulenleiden. *Extravertebrale Manifestationen* bzw. Röntgensymptome finden sich an den Sehnenansätzen des Beckengürtels, des Schultergürtels und des Fersenbeins (Tendoostitis, Enthesopathie), an den „kartilaginären Gelenken" der Synchrondrosen (Symphysen, Fugen: pubis und sterni) und an den diarthrodialen (echten) Gelenken der Zonen (stammnahe große Gelenke, kleine Gelenke des Thorax) und der Extremitäten (periphere Gelenke) (Abb. 4).

Als „Brücke" der *Ausbreitung* des Prozesses können Becken- und Schultergelenke insofern gelten, als die langfristig überblickte Verlaufstendenz in über der Hälfte der Fälle nach oder während der vertebralen Aszension einen vertebrofugalen Übergang auf das übrige Becken, den vorderen Rumpf und die Extremitäten erkennen läßt (Abb. 2). Viele Fälle aber beweisen einerseits die Fragwürdigkeit der auch pathogenetisch belasteten Vorstellung, als läge eine wirkliche kontinuierliche Ausbreitung vor, und zeigen andererseits zahlreiche Ausnahmen von einer regelhaft gerichteten Prozeßdynamik. Diese hat vielmehr einen multizentrisch polytopen oder springenden Charakter. Eine andere Verlaufsrichtung haben die nicht seltenen jüngeren Fälle, die primär das ganze Becken ergreifen (pelviner Typ — S. 486) oder die von der unteren Extremität aus nach kranial aufzusteigen scheinen (S. 484 und Kasuistik S. 483).

Eine morphologische „Brücke" ist gegeben in den Modellen der synchondralen und der synovitischen Affektionen: Am Rumpf überwiegt der Typ des kartilaginären Gelenkumbaus (an Iliosacralgelenken, Synchrondrosen und diskovertebralem Halbgelenk), an den Extremitäten überwiegt die echte Arthritis (CRUICKSHANK 1951). Die Enthesopathie betrifft Rumpf und Extremitäten.

1. Veränderungen am Becken (pelviner Umbau)

Das Becken hat 5 Verbindungen: 4 Diarthrosen und eine Fuge, die alle der umbauenden Affektionen durch die Sp. a. ausgesetzt sind; die Kreuzdarmbeingelenke als praktisch obligater Ausgangspnukt des Leidens (Kap. VI 1.), die Hüftgelenke und die Symphyse fakultativ im Laufe des Leidens. Schließlich kann das ganze Becken eine Umformung durch die ossifizierende „Versteinerung" erleiden (Abb. 96).

Zur radiologischen Darstellung der folgenden Veränderungen am Becken genügt im allgemeinen die Ganzaufnahme im a. p.-Strahlengang.

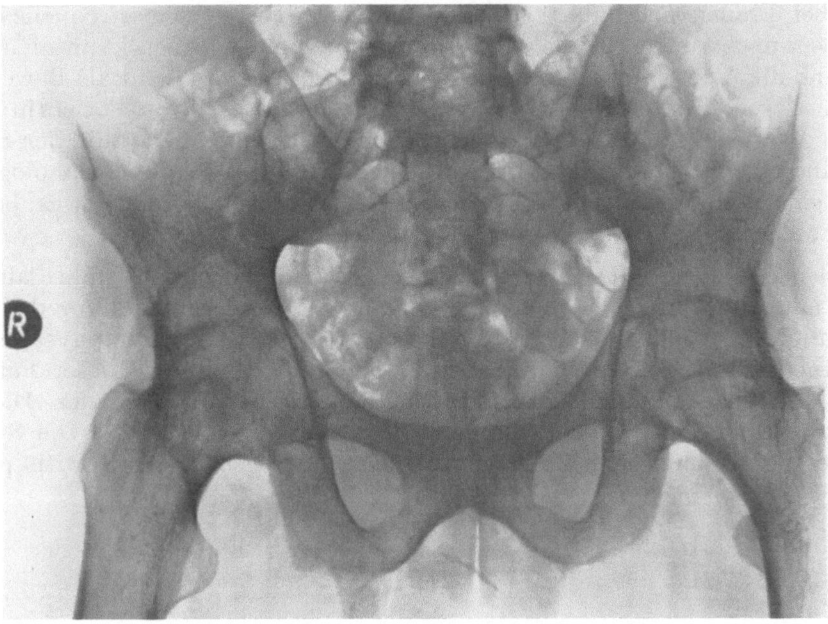

Abb. 96. *Altes Sp. a.-Becken* mit völligem und symmetrischem knöchernen Durchbau der Symphyse und der 4 Beckengelenke: *Lumbopelviner Block und pelvine Totalankylose.* Die Konturen der synostosierten Verbindungen sind noch durchgehend sichtbar

a) Die Veränderungen der Schambeinfuge: Symphysitis

Die Umbauvorgänge der Sp. a. an der Symphysis pubis (Synchondrosis ischio-pubica) entsprechen denen an der Synchondrosis sterni und ähneln denen der Iliosacralgelenke. Cruickshank (1956) hat hier wie dort eine juxtaartikuläre Ostitis gefunden, die durch Granulationsgewebe zunächst zerstört, dann fibrosiert und schließlich ossifiziert. Wir haben ein ähnliches Substrat parasymphysär gefunden, aber wiederum im Spätstadium ohne sichere Entzündungszeichen.

Das pathogenetische Sp. a.-Modell ist hier beispielhaft gewahrt: gleichzeitig Resorption (Destruktion), die zunächst meist überwiegt, und Produktion (Ossifikation), die schließlich die Faserknorpelmasse der Fuge (Lamina fibrocartilaginea interpubica) synostosiert.

Frühe Beschreiber waren Krebs (1934), Iller (1939), der die Veränderungen als Osteochondritis bezeichnete, Francon et al. (1948 und Rheumatologenkongreß Barcelona 1951), die von einer proliferativen Osteitis sprachen, Guest und Jacobson (1951), Forestier, u. a.

Die *Häufigkeit* der Symphysitis bei der Sp. a. wird zwischen 15% (Forestier) und 62% (Dilsen et al.) angegeben. Der zu empfindlich angelegte Beurteilungsmaßstab von Dilsen wird durch seine Angabe von 17 % bei der c. P. und von 6 % bei gesunden Kontrollen deutlich. Auch Schulze und Haike (1967) liegen mit ihren Zahlen von etwa 40 % Destruktionen und 11 % teilweisen bis totalen Ankylosen wahrscheinlich zu hoch.

Dies beruht auf der unvollständigen Erfassung früher Krankheitsfälle mit einer folglichen relativen Überalterung der Sp.a.-Fälle in den Statistiken des orthopädischen Krankengutes, was leider kritisch vermerkt werden muß und z.B. in der gleichen Arbeit von Schulze und Haike durch den geringen Prozentsatz früher Stadien der Iliosacralarthritits bewiesen wird.

Die wirkliche Frequenz der destruierenden und synostosierenden Symphysitis liegt zwischen 16 % (unsere Auszählung) und 28 % (Martel und Duff). Das Überwiegen des weiblichen Geschlechts wurde behauptet (Brocher); bei Schulze und Haike mit 39 % Ankylosen bei Frauen gegenüber 7 % bei Männern. Diese hohe Frequenz allein von Symphysenverknöcherungen bei der kleinen Gruppe von 18 Frauen kann nicht repräsentativ sein; und die Arbeit von Hart und Robinson (1959) kann nicht als Beweis herangezogen werden, weil diese bei der Angabe von 23 % bei 30 Sp. a.-Patientinnen keinen statistischen Vergleich mit Männern brachten. Ein Zusammenhang mit der Schwangerschaftsanamnese bei Frauen wird nicht deutlich, könnte aber bei der Morphologie der Veränderungen eine Rolle spielen (Abb. 98b). Bei uns überwiegen Männer etwas, bei Wilkinson und Bywaters deutlich (22 gegen 12 %).

In unserem Krankengut sind nur 16 % dieser Patienten unter 30 Jahre alt. Spätfälle überwiegen mit 72 %, und 88 % befinden sich in einem späten Stadium des Iliosacralumbaus. Dihlmann (1968) bildet einen Fall ab mit einer frühen symphysären Usur bei eben einseitig beginnender Iliosacralarthritis. Wir finden nur 8 % dieser Fälle im präspondylitischen Sp. a.-Stadium bei mindestens 4jähriger Krankheitsdauer. Die Symphysitis ist also eine meistens mittlere bis späte Sp. a.-Manifestation. — Die Symphysitis schmerzt nie, nicht einmal oder kaum auf Druck; im Gegensatz zur Ostitis pubis.

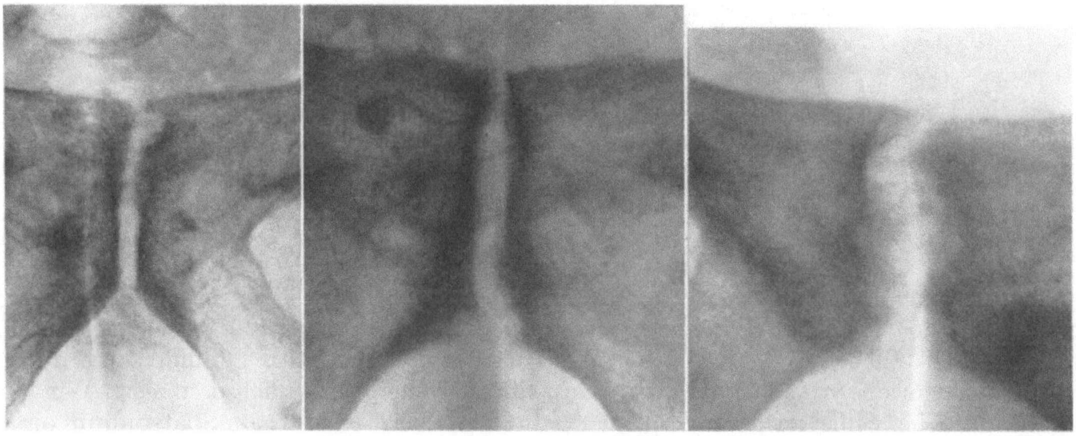

Abb. 97. *Destruierende Symphysitis* bei Sp. a.: Beginnend mit kranialer subchondraler Resorption (angedeutet bei b), mit kranialer Usur (a), mit Usuren am unteren Pol der Fuge (b); Erweiterung des radiologischen Fugenspaltes durch ausgedehnt kleinbogige Resorptionen in einem fortgeschrittenen Stadium (c). Zarte Ossifikationsbrücken (a und b), parasymphysäre Sklerosestreifen (b). – Drei Männern zugehörig

Interessant ist in unserer Erfahrung die hohe Koinzidenz der Symphysitis mit einer klinisch faßbaren Hüftgelenkbeteiligung (76 %) bzw. einer röntgenologisch erfaßten Coxitis (48 %) (Abb. 112).

Meistens decken sich destruierender, sklerosierender und synostosierender Typus mit entsprechenden Entwicklungsphasen des Symphysenumbaus und erinnern an die Stadien der Iliosacralarthritis. *Röntgenologisch* bemerkt man osteoresorptive Veränderungen (Usuren) zuerst am oberen Fugenpol (Abb. 97a) oder an der unteren Symphysenbegrenzung (Abb. 97b), hier entsprechend den Ansatzstellen des Ligamentum arcuatum pubis, oder an ein Gracilis-Syndrom erinnernd. Eine initiale spindelförmige Erweiterung durch marginale Demineralisation betrifft zunächst gerne die kraniale Fugenhäfte (Abb. 112a und 97b), die übrigens auch ein schmales Cavum articulare besitzt, und erinnert an die Scheinerweiterung der initialen kaudalen Iliosacralarthritis (Abb. 98c'). In einer florid destruktiv erscheinenden Phase kommen Bilder einer klaffenden Symphyseolyse vor (Abb. 97c, 112b), die von einer tuberkulös oder unspezifisch zerstörenden Osteomyelitis nicht zu unterscheiden sind (JASTER, 1966).

In einem Fall beobachteten wir eine schwer dislozierende Symphysitis: Hier war bei asymmetrischer Iliosacralarthritis und linksseitiger Coxitis eine *entzündliche Beckenringlockerung* entstanden, die offenbar durch die Hebelwirkung der teilversteiften Hüfte zur Verdrehung der linken Beckenhälfte im linken Iliosacralgelenk und zur Symphysensprengung geführt hat.

Verknöcherungssprosse können jedes Stadium begleiten und den Spalt zunächst fein überbrücken (Abb. 97a), zahnförmig einengen und schließlich subtotal bis total synostosieren (Abb. 98, 109b, 114).

Differentialdiagnose: Die Bilder gleichen einer *Ostitis pubis*, die als infektiös-entzündliche, z.B. postoperative Schambeinperiostitis und symphysäre Perichondritis vorkommt (RAVELLI 1956), und ebenso ausgefranste Konturunregelmäßigkeiten und Sklerosen zeitigt. Bei der entzündlichen Affektion sind begleitende Verdichtungen als reaktiv und reparativ sklerosierende Ostitis aufzufassen, während bei der Sp. a. die subchondrale Sklerose einerseits ein Element des Umbaus ist, andererseits aber die ossifizierenden Verdichtungen des Bandapparates hinzukommen. Die synostosierende Ankylose der Symphyse ist bei der Ostitis pubis (BOSE 1970) viel seltener als bei der Sp. a.

Über die Symphyse verspannen sich die *Faserzüge* der Lamina interpubica und deren Ligamentum pubicum bis zu den Tubercula pubica, erreichen den Rand des Foramen obturatum (vgl. Abb. 98a), sind kranial verflochten mit den Insertionsfasern des Musculus rectus abdominis und dem Fuß der Linea alba, und nach kaudal mit der Sehnenplatte der Adduktoren-Muskeln. Wir verstehen eine ausgedehnte parasymphysäre Sklerose (Abb. 98a und b, 100a) als ossifizierende Tendinose und Tendoostitis (Enthesopathie).

b) Die Enthesopathie am Becken der Spondylitis ankylopoetica

GUEST u. JACOBSON (1951) haben die Gesamtheit solcher Veränderungen am Becken als *pelvische Osteopathie* beschrieben und ihre Häufigkeit bei der Sp. a. mit 74 % angegeben. Am Schambein (pars acetabularis und pars symphysica) bis hinab zum Sitzbein erkennt man häufig, unabhängig von einer Symphysitis und vor allem bei zunehmender Osteoporose, rundliche bis streifige Verdichtungen (Abb. 99). Diese sind medial randständig, nach lateral teils scharf, teils unscharf begrenzt, homogen oder unregelmäßig gezeichnet und am Tuberculum pubicum oder im symphysären Teil des Os pubis manchmal kreisrund aufgehellt mit fein sklerotischer Berandung (Abb. 99c, 100a).

Diese Verdichtungsstreifen kann man wohl nur den verknöcherten Sehnenansätzen der Adduktoren zuordnen: Ossifizierende *Insertionstendinose.* Die Sehnenansatzplatte der Musculi adductor magnus, adductor brevis und gracilis zieht schmal vom Sitzbein nach

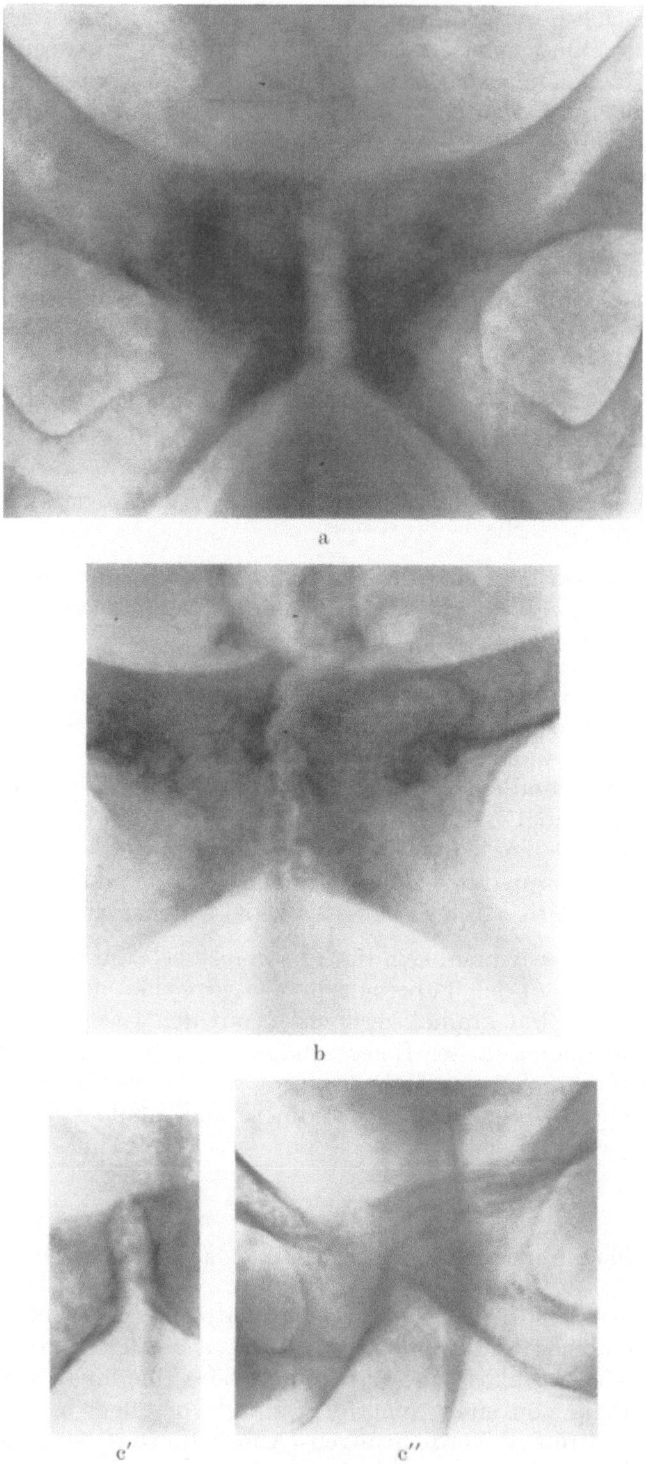

Abb. 98. *Symphysitis im ankylosierenden Stadium:* (a) Mit der Ossifikation des Ligamentum pubicum beginnender knöcherner Durchbau; (b) Schwund des Schambeinfugenspaltes mit Verzahnung und osteophytärer Ausziehung eines oberen Fugenrandes (Ligamentum pubicum unter dem Zug der Linea-alba-Fasern?) bei einer 35jährigen Frau, die einmal geboren hatte; (c) Entwicklung einer synostosierenden Symphysitis bei spätjuveniler Sp. a., mit Sprossungen bei erweitertem Spalt beginnend (c′), nach 3 Jahren subtotale Ankylose (c″). – Angrenzende *Schambeinsklerose:* (a) ausgedehnt und dicht (Tendinose); (b) unscharf begrenzt und mit rundlichen, wahrscheinlich tendoostitischen Aufhellungen (Adduktorenansätze); (c′) schmale Randsklerose

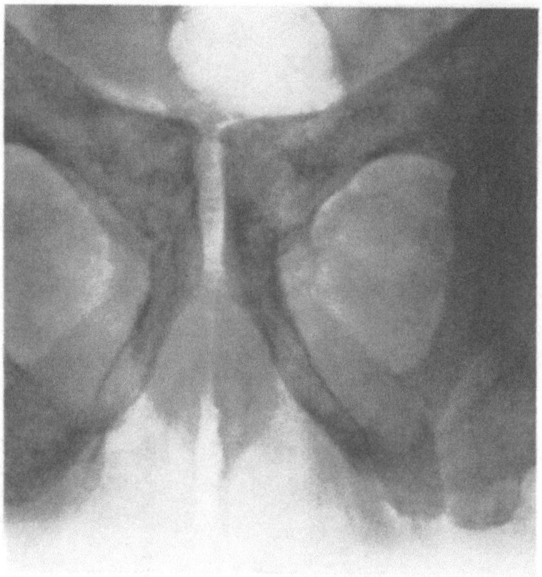

a

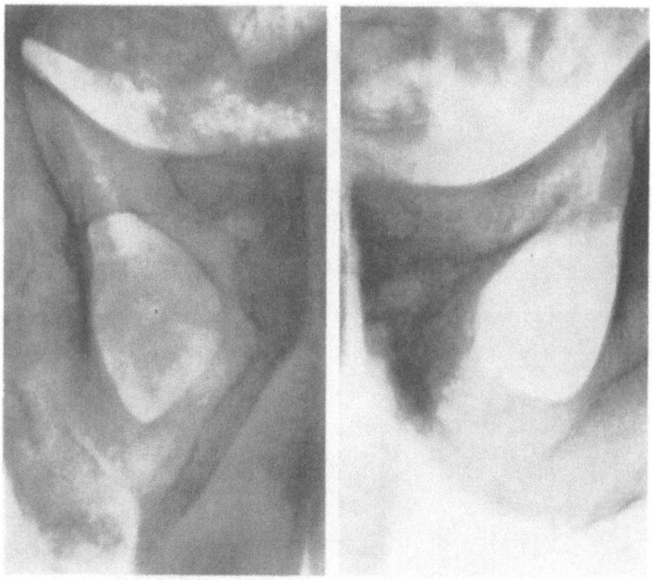

b c

Abb. 99. *Ossifizierende Enthesopathie der Scham- und Sitzbeine* bei alter Sp. a. mit porosierender „pelvischer Osteopathie" (ältere Männer): Bandförmig verdichteter Insertionsstreifen der Muskelsehnen der unteren Adduktorengruppe (a und b), nach oben verbreitert für Sehnenansätze unter und neben dem Tuberculum pubicum (M. adductor longus und M. pectineus) (b). Diese Ausbuchtungen der Sehnenplatte sind entweder solide und gut berandet (b): Tendinose; oder unscharf begrenzt und an den gleichen Stellen rundlich aufgehellt (c): Verdacht auf *Tendoostitis* der kranialen Adduktorenansätze. Bei a vielleicht auch verdichtet dargestellte Sehnenbasis und Strang des Musculus obturator externus in Projektion auf das linke Hüftbeinloch, oder Züge der Membrana obturans?

kranial, und adductor longus und pectineus schließen sich verbreitert mit rundlicher Begrenzung neben der Symphyse, am Tuberculum pubis und neben diesem an (Abb. 99). Diese sehnigen Insertionsbasen werden bei der älteren Sp. a. somit sichtbar.

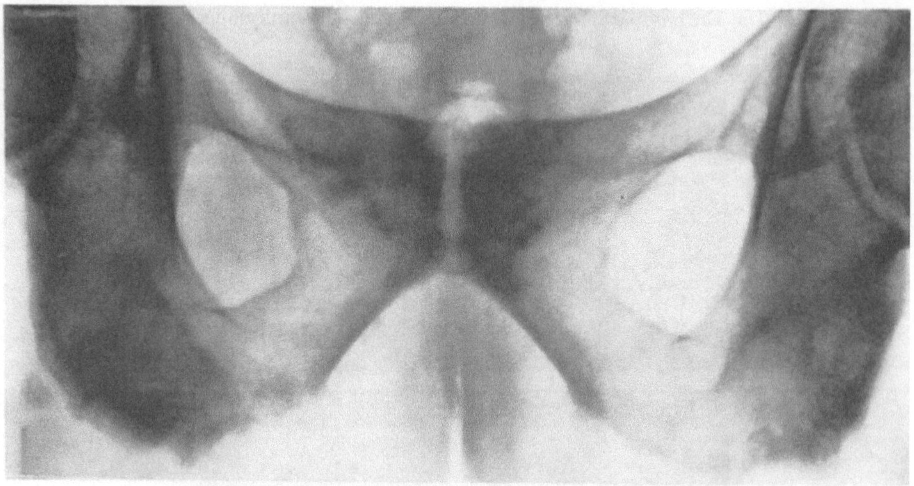

a

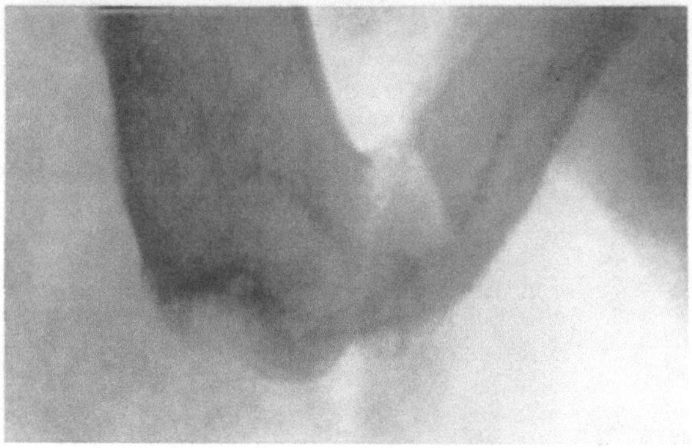

b

Abb. 100. *Verdichtende Tendoostitis der Sitzbeine* bei älterer Sp. a. Die Sehnenansatzplatte der Tuber-Muskulatur zeichnet sich ab und fasert die Sitzbeinkontur teils wollig teils gezackt auf (a); Ulzerationen am Tuber ossis ischii neben einem Anbau durch Sehnenansatzverknöcherung (b). – Bei (a) auch verdichtende Schambeintendinose ohne Symphysitis

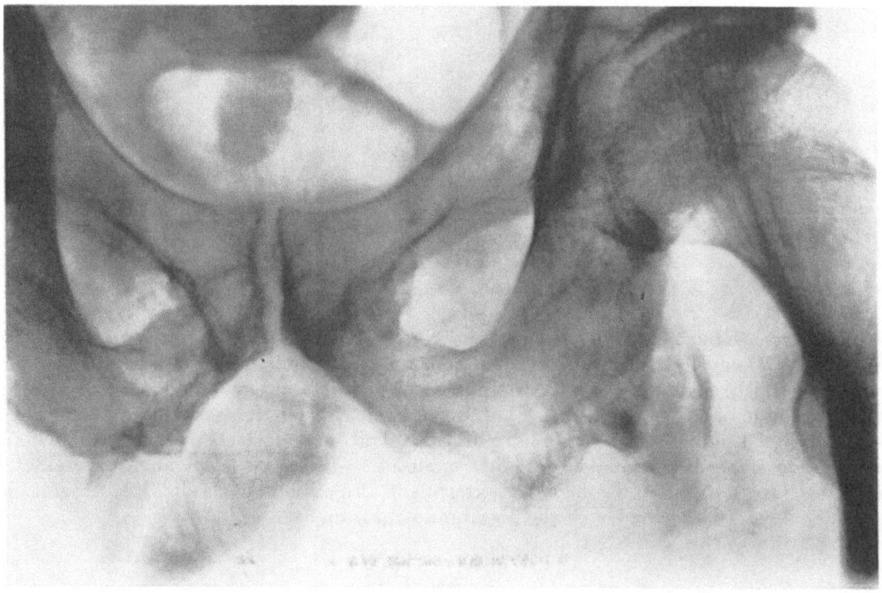

Abb. 101. *Produktive Insertionstendinose* am Sitzbein einer sehr alten Sp. a. (65jähriger Mann): Zapfenförmige Verknöcherung der Sehnenansätze der vom Tuber ossis ischii (links) ausgehenden ischiocruralen Muskulatur; daneben fraktionierte Muskelverknöcherung wie eine Myositis ossificans (M. biceps femoris?) und ein ossifizierter Faszienstreifen (?). Außerdem Ossifikationen am Foramen obturatum und, durch das kleine Becken ziehend, das verknöcherte Ligamentum sacrospinale

Die Sehnenansatzverdichtungen sind im Kontrast zum umgebenden *porotischen* Knochen zu verstehen. Die zunehmende Knochenatrophie gehört zur pelvischen Osteopathie der Sp. a. Ein auffallendes Kontrastsymptom ist die scharfe innere Konturzeichnung am kleinen Becken (linea terminalis), die auf allen Bildern deutlich wird, in ihrer Entwicklung besonders in Abbildung 105 (a⟶b).

Wo eine destruktive ,,ostitische" Reaktion am Sehnenansatz hinzukommt, entstehen die feinberandeten Aufhellungen in der Aufsicht am Schambein (Abb. 98b, 99c) und die ausgefransten Konturen am Sitzbein: *Tendoostitis*. DIHLMANN (1962) hat tomographisch

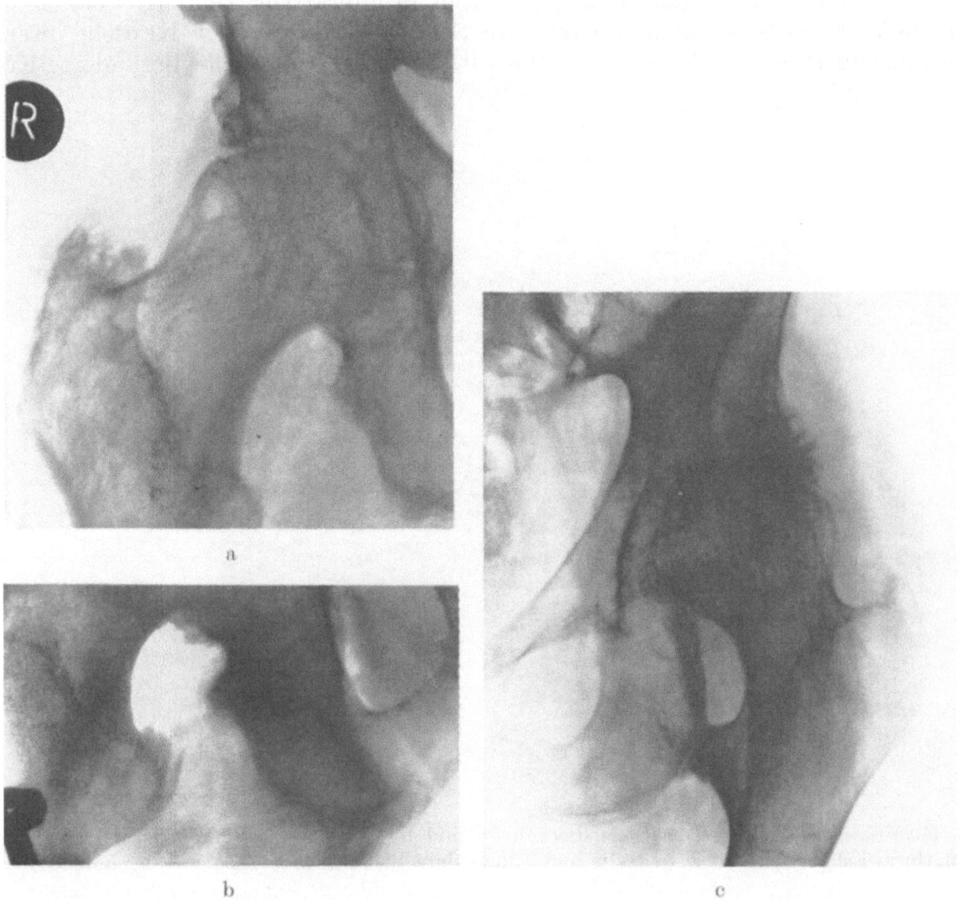

a b c

Abb. 102. ,,Periarthritische" Proliferationen der Hüftgelenkgegend bei 3 Männern mit fortgeschrittener Sp. a.: *Ossifizierende Tendoostitis* (Enthesopathie) am Trochanter major (M. glutaeus medius) (a) und am Trochanter minor (M. iliopsoas) (b und c); (c) ,,periostitische" Protuberanzen über dem Pfannendach am Kapselansatz (Fibroostitis des Ligamentum iliofemorale) bei ankylosierter Coxitis links mit synostosierter Nearthrose zwischen kleinem Rollhügel und Sitzbein und Psoasossifikation (vgl. Abb. 113a)

jene parasymphysären rundlichen Figuren als destruierende Insertionstendinose der Adduktoren mit Knochendefekten nachgewiesen.

Die Unregelmäßigkeiten am *Tuber ossis ischii* fielen KREBS (1934) als blasige Sitzbein-,,Periostitis" auf. Es kommen hier an den Ansätzen der Musculi semimembranaceus, semitendineus und biceps femoris gezackte destruktiv-produktive Konturveränderungen (Abb. 100a), zystoide oder blasige Defekte (Abb. 100b und 111), vorwiegend produktive Anbauten (Abb. 99a) und ausgedehnte Sehnen- und selten Muskelverknöcherungen (Abb. 101, 113a) vor. Sie können beim Sitzen Schmerzen bereiten.

Seltener Sitz einer proliferativen Tendoostitis sind die Rollhügel des Oberschenkelknochens (Abb. 102a und b): Eine Periarthritis Coxae.

WILKINSON und BYWATERS (1958) fanden Läsionen an der Tuberositas ischiadica in 25 % ihrer Sp. a.-Fälle, die Hälfte bilateral, der Rest vorwiegend linksseitig. Am Darmbeinkamm gaben sie solche Veränderungen mit 7 % an, am Trochanter major mit 1,5 % und am Trochanter minor mit 2,5 %. Die Zahlen von DILSEN et al. (1962) lauten: Am Bekken „Periostitis" 37 %, „Osteitis" 18 % und „Weichteilverkalkungen" 14 % (bei Kontrollgruppen 0 bis 5 %).

Bei älteren Fällen mit starker osteoplastisch proliferativer Tendenz können prinzipiell an allen Stellen des Beckengürtels, wo Sehnen, Faszien oder Kapseln inserieren, Ossifikationen auftreten (Abb. 101, 102, 103, 107). Herrschen spikulös veränderte Konturabschnitte und eventuell eine Zuspitzung der Spinae ilicae vor, nimmt die pelvische Osteopathie das Bild des *Stachelbeckens* an. — Die Verknöcherung von langen Beckenbändern wie die des Ligamentum sacrospinale (Abb. 101) ist eine Seltenheit, wie die Verknöcherung von Beckenmuskeln (Abb. 99a, 101, 102c).

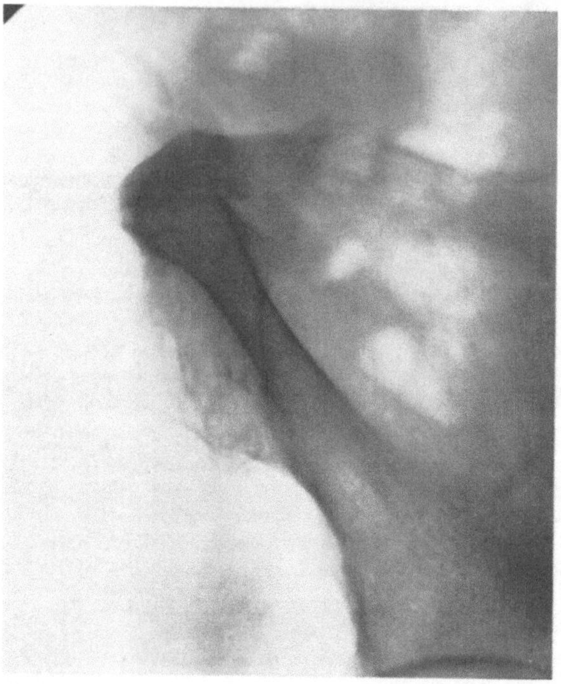

Abb. 103. *Ossifizierende Tendinose* am Sp. a.-Becken: (a und b) Flügelartige Verknöcherung einer Sehnenplatte zwischen Spina ilica ventralis und Tuberculum ilicum (der Fascia lata angehörend?)

In Verbindung mit der iliolumbalen und iliosacralen Bänderverknöcherung (S. 586) kann schließlich die (seltene) totale Synostose aller Verbindungen aus dem Becken einen lumbo-iliofemoralen Block machen, der in eine starre statische Einheit von Achsenskelett und unteren Extremitäten eingemauert ist (Abb. 96). Der entsprechende *Umbau* des Os coxae zeigt die porotisch transparent gewordene trajektorielle Struktur, die einem Tor oder einem großwinkligen gotischen Fenster gleicht (vgl. S. 605).

Eine andere Wendung des pelvinen Knochenumbaus ist umstritten: Mikroskopisch bringt die Umschichtung beim Knochenab- und -aufbau der Sp. a. nicht selten „pagetoide" Strukturen mit sich (Abb. 70c). Die makroskopische Umwandlung aber in einen

Paget-Knochen sahen wir bei der Sp. a. noch nie. LAYANI und Mme. MAY (Paris 1961) haben aber einige alte Sp. a.-Fälle beobachtet, die gleichzeitig eine Ostitis deformans von Wirbeln oder eines halbseitigen Beckenanteils aufwiesen. Sie haben den pathogenetischen Zusammenhang im Sinne einer „Pagétisation" zur Diskussion gestellt und uns freundlicherweise eine Abbildung überlassen (Abb. 104).

c) Die Veränderungen des Hüftgelenks: *Coxitis* (s. unten).

Das hier zuletzt zu besprechende Element des Beckenumbaus ist die Coxitis. Sie gehört zur Beteiligung extravertebraler Gelenke am Sp. a.-Prozeß, zu den

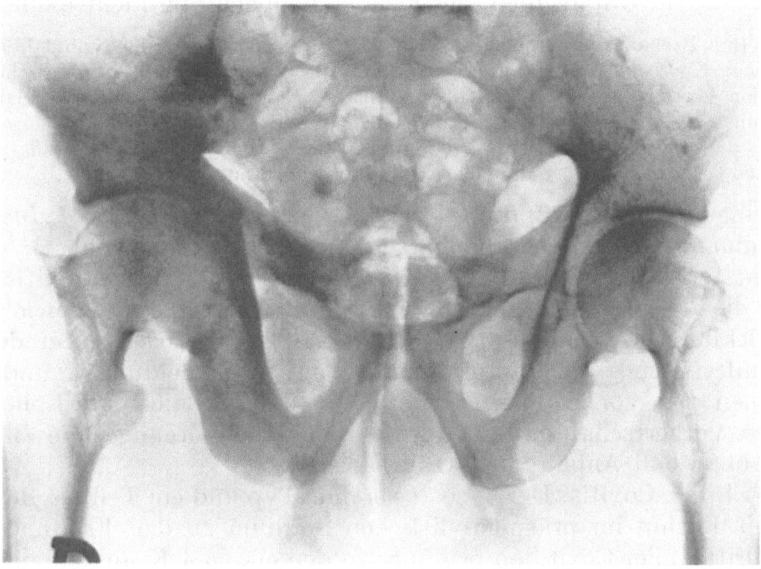

Abb. 104. *Sp. a. und M. Paget:* „Pagétisation" der rechten Hälfte eines Beckens, das einem Manne mit älterer Sp. a. angehört. – Röntgenbild von Dr. LAYANI, Hôpital Pitié, Paris

Gliedmaßenarthritiden

Hier wird zunächst auf Klinik, Verteilungshäufigkeit (Tab. 5 u. 6) und allgemeine Röntgenologie der extravertebralen Arthritiden bei Sp.a. hingewiesen (S. 472) und im folgenden die Röntgensymptomatologie der einzelnen Arthritiden abgehandelt.

Die Arthritiden der *unteren* Extremitäten überwiegen bei der Sp. a., im Gegensatz zur c. P., über die der oberen Extremitäten bei weitem. Unter Einschluß der stammnahen großen Gelenke sind sie mindestens doppelt so häufig, ohne diese sind sie vier- bis fünfmal so häufig. Die Füße sind rund zehnmal häufiger befallen als die Hände.

Männer haben häufiger extravertebrale Arthritiden als Frauen.

2. Die stammnahen (großen) Gelenke

a) Die Coxarthritis (Coxitis) der Spondylitis ankylopoetica

Das Hüftgelenk ist das von der Sp. a. am häufigsten befallene Gliedmaßengelenk (46 % aller Fälle). Die Coxitis wird röntgenologisch in einem Viertel bis höchstens einem Drittel aller männlichen Sp. a.-Patienten gefunden (RUTISHAUSER u. JACQUELINE, RAVAULT, WILKINSON u. BYWATERS, unsere Statistik), seltener bei Frauen.

Die *pathologische Anatomie* der Coxitis haben nach CRUICKSHANK (1951) besonders RUTISHAUSER und JACQUELINE (1959) eingehend bearbeitet. Sie bewiesen, daß auch hier die Pathogenese „entzündlicher, chronisch-rheumatischer Art" ist. Sie fanden im Gelenkraum entzündlichen Pannus und im Mark kollaterale Veränderungen, die als Angioretikulose und Plasmastase beschrieben und mit der Sudeckschen Knochendystrophie verglichen wurden. Röntgenologisch entspreche dem dystrophischen Umbau der Trabekel eine wolkig verwaschene Spongiosastruktur („grauer Schleier"), die später im Reparationsstadium der hypertrophischen Atrophie weicht, bei Umbau der Hüftkonturen zu einem rechteckigen Aussehen. Dieses Kollateralsymptom der Entzündung soll die Coxitis der c. P. nicht aufweisen, ein Unterschied, der unserer Beobachtung nicht evident erscheint.

In eigenen Fällen (mit FASSBENDER) fanden sich neben den typischen Zeichen der Synovialitis am resezierten Hüftkopf oberflächliche Knorpelnekrosen mit Fibrinauflagerungen und im Markraum Abschnitte, in denen zellreiches Granulationsgewebe mit Faserneubildung vorherrscht, während in anderen Partien die weiten Spongiosamaschen mit seröser Flüssigkeit angefüllt sind, in der Lymphozyten und Plasmazellen verstreut liegen. Überall sind die Spongiosabälkchen hochgradig rarefiziert und zahlreiche Kapillaren neugebildet. Neben der gesteigerten Osteoklasie sieht man auch Neubildung von Bindegewebsknochen.

Die Hüftbeteiligung am Entzündungsprozeß äußert sich nach drei *Prinzipien*, deren jeweilige Prädominanz eine Altersabhängigkeit aufweist (Nosomorphose): Auf jugendlichem Terrain entsteht vorwiegend die Sp. a.-typische *synostosierende* Coxitis, im 2. bis 4. Lebensjahrzehnt die *destruierenden* Formen und auf alterndem Terrain sowie bei torpider, langsamer Entwicklung herrscht das *konstruktive* Prinzip vor, sich unter dem Bild der Coxarthrose manifestierend. Viele symptomatische Überschneidungen und Übergänge im Verlauf kommen aber vor, denn wiederum handelt es sich nicht um isolierte, sondern mit verschiedener Vorherrschaft miteinander verflochtene Vorgänge, die auf die beiden Grundprozesse Abbau und Anbau zurückführbar sind.

Zur *Klinik* der Sp. a.-Coxitis: Der synostosierende Typ und ein Teil des destruierenden Typs gehören mit Beginn im präspondylitischen Stadium zu den Frühmanifestationen der Sp. a. Zwei Drittel aller Coxitiden beginnen in den ersten 4 Krankheitsjahren. Es besteht eine positive Korrelation zwischen dem Schweregrad der Hüftgelenkentzündung und der allgemeinen Prozeßaktivität. Mindestens ein Drittel verläuft gutartig, schleichend, konstruktiv limitiert und funktionell kompensiert. Bei den schweren Verläufen ist der Schmerz brüsk, vom Entzündungstyp, addiert sich nachts zu dem der Iliosacralarthritis als quälender Beckenschmerz und führt früh zur Funktionsbehinderung, besonders der Innenrotation und Abduktion; schließlich zur prognostisch ungünstigen Flexions-Schonstellung, in der bald eine Beugekontraktur entstehen kann.

Häufig sind Schultern oder — statisch besonders ungünstig — die Knie ($^1/_4$ der Coxitisfälle) mitbefallen. Benachbarte Muskelatrophie folgt. Etwa ein Fünftel dieser Fälle, vorwiegend die adoleszente Coxitis (S. 486), versteift mit Ankylose.

Der Beginn der Coxitis ist oft einseitig, die symmetrische Bilateralisation folgt meist schnell, aber nicht immer (75 %). Die Initialläsion, die Synovitis, führt innerhalb weniger Wochen zum radiologisch erfaßbaren Primärsymptom, der Kollateralporose im Hüftkopf.

Fußend vorwiegend auf den französischen Autoren FORESTIER, JACQUELINE, DE SEZE, LEQUESNE u. RAVAULT, die seit 1950 das *radiologische Bild* der Sp. a.-Coxitis erarbeitet haben, unterscheiden auch wir *zwei Typen* in je zwei Formen: Unter der destruierenden Coxitis die banale und die schwere Form, unter der konstruktiven Coxitis die sklerosierende und die synostosierende Form.

α) Destruktive Coxitis: Als *destruiernder Typ* beginnen 45 % aller Coxitiden. a) Vorwiegend die banalen und gutartigen Verläufe: Symptome sind Osteoporose und Gelenkspaltverschmälerung (Chondrolyse); diese entweder kranial (selten), kranio-medial in der Belastungszone (Abb. 106b) oder konzentrisch (Abb. 105a, 106a); weiterhin Pfannendachunschärfe und subchondrale Usuren, manchmal bereits mit gleichlaufenden reparativen Veränderungen (Pfannendachsklerose und Pseudoosteophyten) (Abb. 106a). Diese

Entwicklung läuft gleichzeitig mit dem Iliosacralumbau ab. Sie mündet selten in die erheblich destruierende Form (Abb. 108) ein, sondern stabilisiert sich häufig arthrotisch (Abb. 107) oder erweist sich als Anfangsstadium einer synostosierenden Coxitis (Abb. 105, 112a). Dabei kann sich ein schon verengter Gelenkspalt durch Knorpelneubildung wieder erweitern (Rutishauser u. Jacqueline) (Abb. 105).

Das Anfangsstadium dieser Form ist von der rheumatischen Coxarthritis der c. P. nicht zu unterscheiden (Abb. 106).

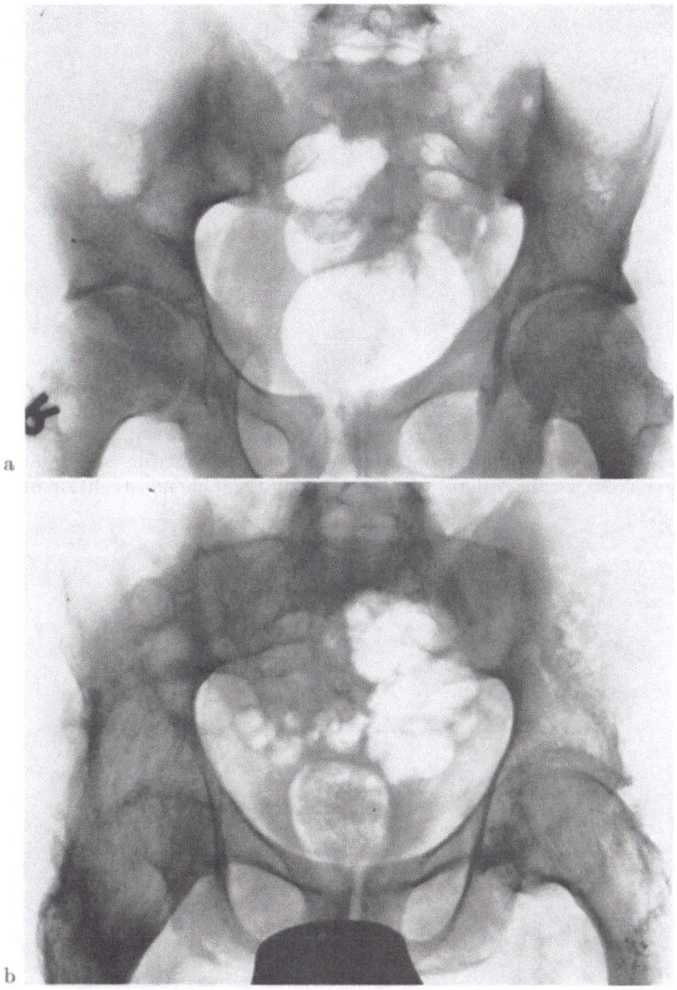

Abb. 105. *Entwicklung einer synostosierenden Coxitis bei adoleszenter Sp. a.:* (a) Rechtsseitige Coxitis im destruierenden Anfangsstadium bei einem 17jährigen Jungen mit florider Iliosacralarthritis; (b) nach 4 Jahren postoperative Ankylose rechts und synostosierende Coxitis links mit erweitertem Gelenkspalt, bei bereits total versteifter Wirbelsäule und verödeten Iliosacralgelenken. Dieser Fall ist exemplarisch für die primär mit Coxitis ankylosierende Verlaufsform der juvenilen Sp. a. (Kasuistik S. 486)

b) Die fortgeschrittene Form der destruierenden Coxitis, die nur noch teilweise der Coxitis bei der c. P. entspricht, ist selten (5%). Symptome sind die konzentrische Gelenkspaltverschmälerung, inhomogene Sklerose und zystoide Durchsetzung, kaum schwerere Osteolysen, Pfannendachwanderung oder Protrusio acetabuli (Abb. 108, 109). Sklerose und krebsscherenartig einscheidende Kapselverknöcherung gehören der osteophytär reparativen Phase an. — Die schwere Osteolyse in Abb. 109b ist ein singuläres Ereignis.

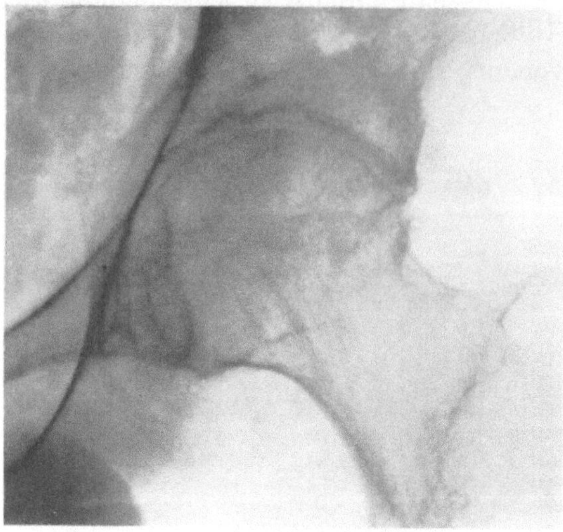

a

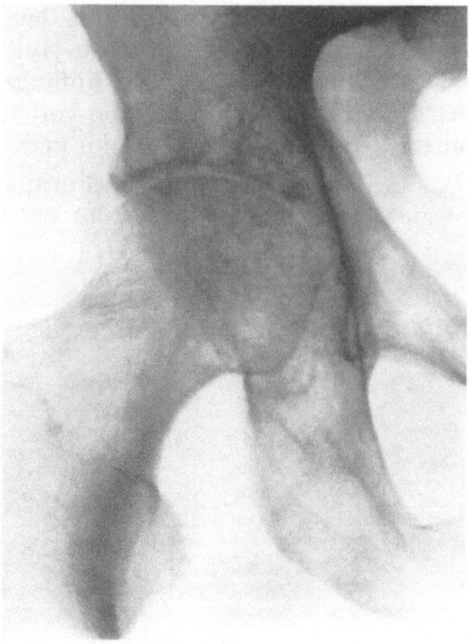

b

Abb. 106. *Frühe destruierende Coxitis* (banale „rheumatoide" Form der Coxarthritis) in einem jugendlichen Sp. a.-Frühstadium (a) und in einem floriden fortgeschrittenen Stadium (b), in beiden Fällen noch einseitig. (a) Konzentrische Chondrolyse, azetabuläre Konturunregelmäßigkeiten, frühe sekundär konstruktive Komponente (feine Kontursklerose, zarter Anbau); (b) Knorpel- und Knochendestruktion in der Druckzone

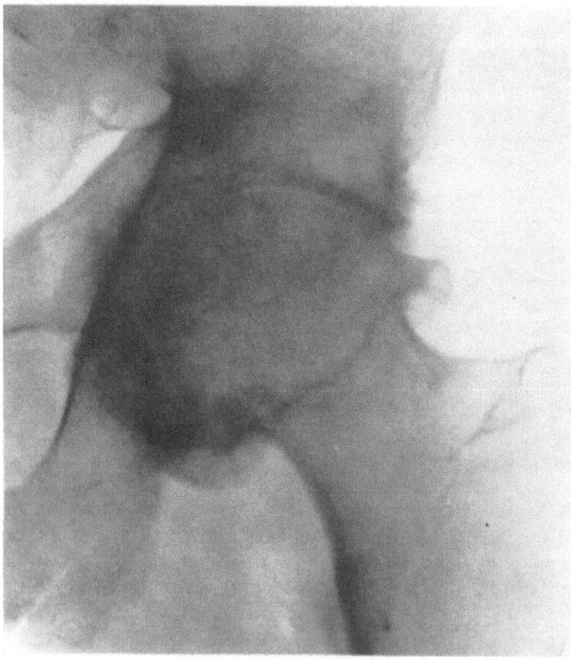

Abb. 107

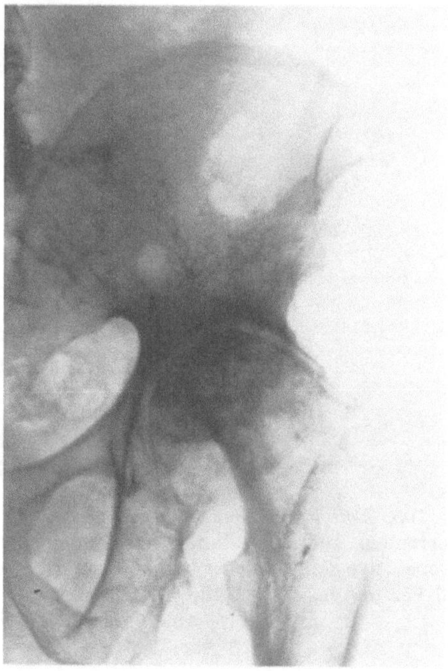

Abb. 108

Abb. 107. *Konstruktive Coxitis* (*entzündliche Sekundärarthrose*) nach konzentrisch den Knorpel destruierender älterer Coxitis, mit teilweise zart proliferierender Osteophytose, mit Fibroostitis des Kapselansatzes über dem Pfannendach und mit ausgedehnten Verdichtungen. 43jähriger Mann in einem fortgeschrittenen Sp. a.-Stadium

Abb. 108. *Progredient erheblich destruierende Coxarthritis*, asymmetrisch beidseitig, bei fortgeschrittener Sp. a.: Innerhalb von 7 Jahren linksseitig Deformierung des Femurkopfes, Gelenkpfannenzerstörung mit Pfannendachwanderung und sekundäre Arthrose: Sklerosierende Coxitis mit krebsscherenartiger Kapselverknöcherung β) *Konstruktive Coxitis:* Der vorwiegend *konstruktive Typ* der Coxitis entspricht einem torpiden Verlauf, ähnelt der Arthrose und kann bei der Sp. a. schon eine Antwort auf einen relativ geringen synovitischen Proliferationsreiz darstellen (entzündliche Sekundärarthrose). Die Destruktionstendenz tritt weitgehend zurück. Sowohl histologisch als auch röntgenmorphologisch unterscheiden sich diese Ossifikationen („Pseudoosteophyten") durch feinere Proliferation oder Profilierung (Abb. 107, 111) und durch ungewöhnliche exophytäre Figurierung auch im Gelenkspalt an den inneren Knorpelrändern (Abb. 110) von der banalen arthrotischen Osteophytose. Klinisches Hauptkriterium ist das jugendliche Alter bei dieser Pseudoarthrose.

Die vorwiegend konstruktiven Formen der Sp. a.-Coxitis liegen in ihrer Häufigkeit über 50 %.

a) Wenn in der Pubertät bei noch nicht vollständig verknöcherter Epiphysenfuge des Hüftkopfs diese von einem entzündlichen Reiz geschädigt wird, hier also von einer Synovitis, die dann aber keinen destruierenden Verlauf genommen hat sondern abklang, kommt es zu einer Knochenwucherung, die die Knorpelgrenze kragenförmig aufwirft (Abb. 110) und die DIHLMANN u. PETER (1965) *Glockendeformität* des Femurkopfes genannt haben. Der Zeitpunkt der Entstehung (Mitte des 2. Lebensjahrzehntes) bleibt an dieser typischen Deformierung der Kopf-Halsgrenze ablesbar, deren senkrechte Wachstumsrichtung sie von den später entstehenden mehr längsgestellten Knochenappositionen (Abb. 107) unterscheidet.

Diese adoleszente Pseudoarthrose imponiert also als eine primär konstruktive Coxitis, ist bei der Sp. a. seltener als bei der c. P. und stellt ihrerseits prognostisch eine Präarthrose dar, nachdem sie gutartig ausgeheilt ist.

Der folgende Typ wird unscharf in zwei „Verdichtungsformen" (b und c) der Coxitis unterteilt (DE SEZE et al. 1959, RAVAULT et al. 1964). Die proliverativ konstruktive Phase herrscht ganz vor. Zusammen sollen sie 40 % der Sp. a.-Coxitiden ausmachen.

b) die *sklerosierende* Coxitis haben schon FORESTIER et al. 1951 beschrieben. Mit 25 % aller Fälle gilt sie als sozusagen der Vernarbungszustand der benignen destruktiven Coxitis, die mit Pfannendachsklerose und zarter Osteophytose eine initiale Zerstörung begrenzt, repariert und mit plastischer Anpassung dem Hüftkopf die von RUTISHAUSER und JACQELINE beschriebene eckige Form gibt (Abb. 107, 151). Schließlich ausgedehntere Sklerosierung und eine einscheidende Kapselverknöcherung werden später typisch (Abb. 108). Es kommt kaum zur Ankylose.

c) Während sich die sekundär sklerosierende Form mehr während des dritten Stadiums des Iliosacralumbaus abspielt, und einem späteren Lebensalter zugehört, entwickelt sich in 15 % der Fälle die „reine", *primäre* Form der konstruktiven Coxitis bereits im dritten, seltener im vierten Lebensjahrzehnt, vorwiegend während dem zweiten Iliosacralstadium und ist für die Sp. a. typisch. DE SEZE et al. (1959) haben sie als Synovio-Kapsulitis der Sp. a.-Hüfte beschrieben und sogar für ein Viertel ihrer Fälle in Anspruch genommen.

Typischerweise bleibt der Gelenkspalt in seiner Weite erhalten, zerstörende Zeichen fehlen (Abb. 111). Die Gelenkkonturen sklerosieren (partielle Gelenkknorpelverknöcherungen?), werden durch marginale feine Knochenappositionen als Pseudoosteophyten erweitert und bauen damit die Hüftkopfform um (Abb. 102a, 111). Der sklerotisch begrenzte Gelenkspalt kann sich erweitern und synostosieren (Abb. 105).

Diese Form der Coxitis kann sich also entweder relativ gutartig begrenzen, oder aber sie schreitet zur synostosierenden Form fort.

γ) Die *synostosierende Coxitis* ist pathognomonisch für die Sp. a. und kommt nur im 2. und 3. Lebensjahrzehnt vor. Sie hat eine rapide Entwicklung und kann bei der juvenilen Sp. a. innerhalb eines halben bis zu wenigen Jahren zu totaler Ankylose der Hüftgelenke führen. Im klinischen Teil wurde ein Beispiel geschildert (S. 486), dessen Röntgenbilder hier wiedergegeben sind (Abb. 105). Hier war der Verlauf asymmetrisch und führte irrtümlicherweise zur versteifenden Operation. Diese wäre auch ohne Operation mit Sicherheit eingetreten, wie es am anderen Hüftgelenk später geschah.

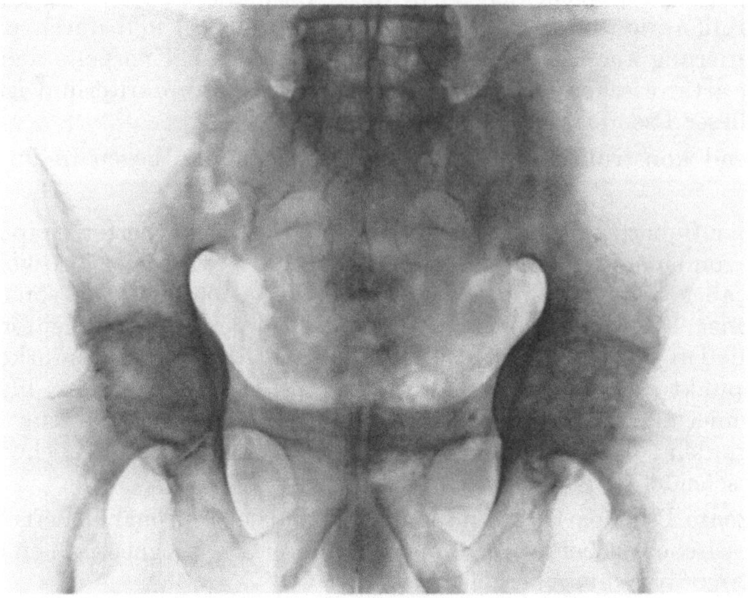

a

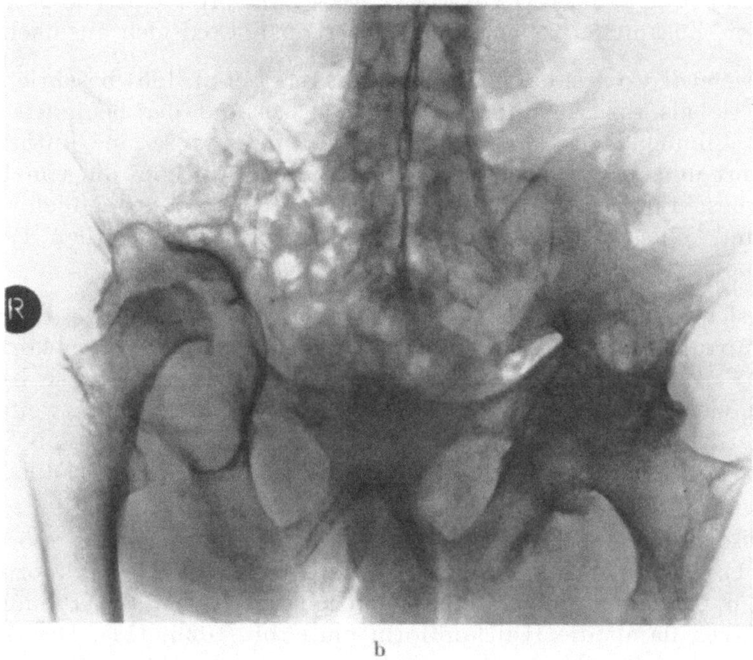

b

Abb. 109. *Schwer destruierende, ungewöhnlich osteolytische Coxitiden* bei alter Sp. a.: (a) Symmetrisch beidseitige Veränderungen mit konzentrischem Knorpelschwund, Protrusio acetabuli (bei Sp. a. sehr selten) und sklerosierender Komponente; noch nicht durchspongiosierte Iliosacralsynostose; 47jähriger Mann. (b) Einzigartig einschmelzende einseitige schwerste Hüftkopf- und Pfannendach-Osteolyse bei einem 67jährigen Mann mit uralter Sp. a.; pelvische Osteopathie mit Ankylose der Iliosacralgelenke, der Symphyse und der linken Hüfte bei grober Sekundärarthrose mit fast aufgehobenem Gelenkspalt. Zopfartig ossifizierende Ligamentosis spinalis an LWS und Sacrum

Die Mehrzahl dieser Fälle stellt also die *adoleszente Coxitis*, besonders die „primär mit Coxitis ankylosierende Verlaufsform der juvenilen Sp. a.“ (S. 486).

Hier handelt es sich um einen *Gelenkumbau*, der entweder wie bei der Synovio-Kapsulitis (Abb. 111) oder destruierend (Abb. 105, 112a) beginnt. Bei dieser Strukturumwandlung bleiben Gelenkspalt und subchondrale Kortikalis von Kopf und Pfanne lange konserviert (Abb. 112b). Der knöcherne Durchbau von Knorpel und Kapsel spongiosiert zu einem Schwarm trabekulärer Züge, die den alten Gelenkspalt über- und durchziehen unter be-

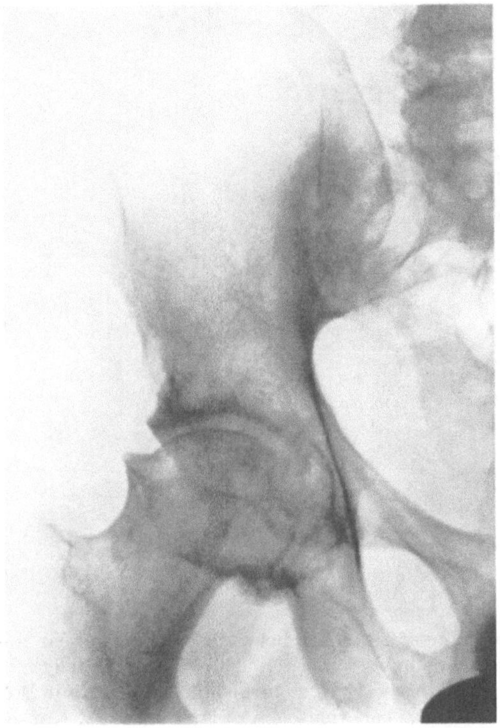

Abb. 110

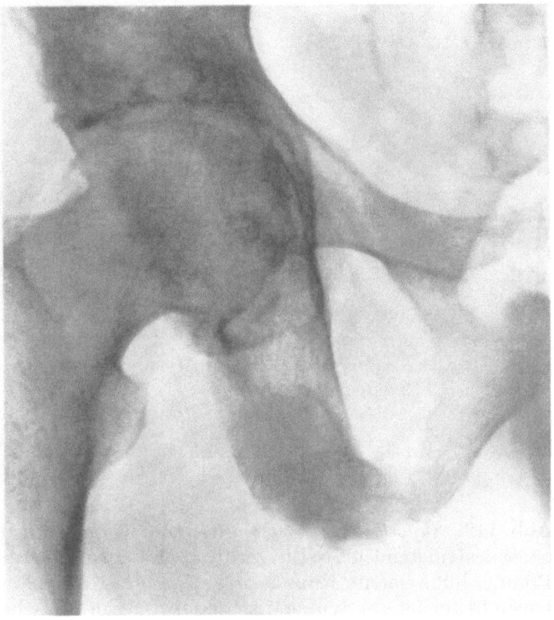

Abb. 111

Abb. 110. *Entzündliche Pseudo-Arthrose der Hüftgelenke* (symmetrisch) mit *„Glockendeformität“ des Femurkopfes* bei einem 24jährigen Mann, dessen Sp. a. vor 8 Jahren mit rechtsseitiger Coxitis (adoleszente Sp. a.) begann. Jetzt ist diese Coxitis ohne entzündliche Aktivitätszeichen, bei florider Iliosacralarthritis und noch aktivem Krankheitsprozeß. Am Hüftkopf wallartig und glatt aufgeworfene Knorpel-Knochengrenze, im Gelenkspalt osteophytäre Binnenreaktionen an fovea capitis und fossa acetabuli

Abb. 111. *Konstruktive Coxitis (primär sklerosierende Form)* in einem fortgeschrittenen, noch floriden Sp. a.-Stadium im 4. Lebensjahrzehnt, symmetrisch bilateral. Fein sklerosierte Gelenkkonturen mit unvermindertem Gelenkspalt und zarter appositioneller Verlängerung der Hüftkopf-Corticalis

sonderer Betonung der seitlichen Kapselanteile (Ligamentum iliofemorale — Abb. 112, 114a). Wie zu einer Verbreiterung der Kraftlinien werden die kapsulären Verknöcherungszüge zuweilen nach lateral verdrängt, hier sklerosiert, und imponieren als Fortsetzung und Verbindung der Corticalis vom Darmbein zum Hüftbein (Abb. 96, 113).

Trajektorielle Verstrebungen verbinden Femurkopf mit Sakrum, überkreuzen sich mit solchen zum Schambein ziehenden Trabekeln, formieren ein brückenförmiges Gewölbe von Hüfte zu Hüfte über das Kreuzbein und nehmen die Form einer hypertrophischen Atrophie an (Abb. 112b, 113). In statisch entlasteten Zonen entstehen strukturarme oder „leere“ Flächen, haubenförmig über dem Pfannendach oder lochförmig im lateralen Hüftkopfeck (Abb. 96, 102a, 112b).

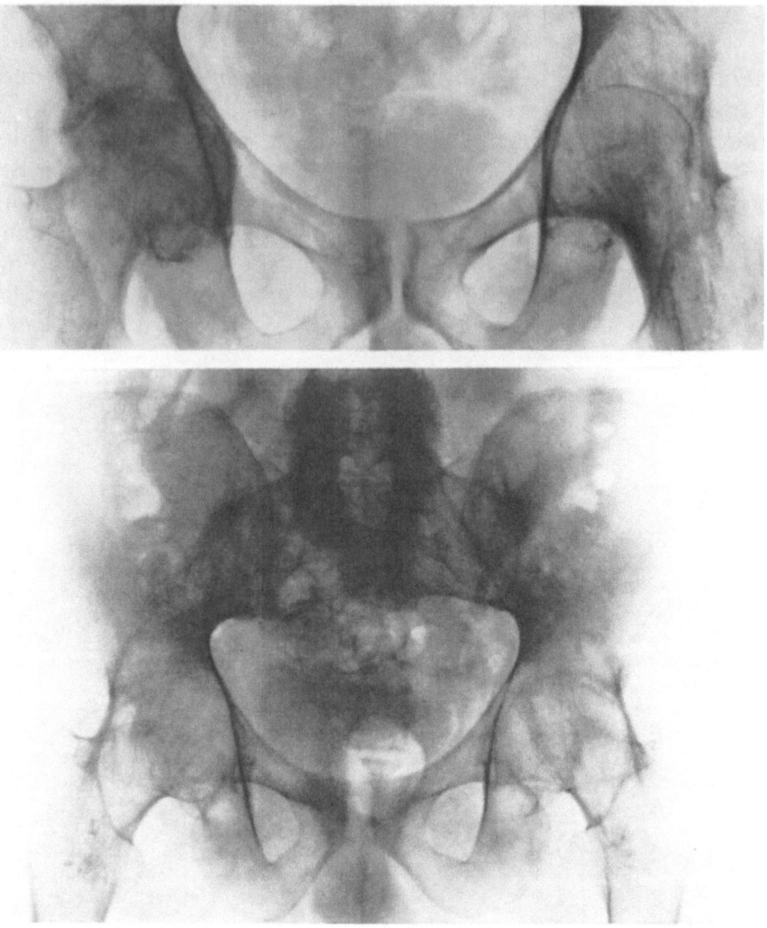

a

b

Abb. 112. *Synostosierende symmetrische Sp. a.-Coxitis* junger Männer: (a) Hier hervorgegangen offenbar aus einer destruierenden Coxitis, rechts noch knorpeldestruierender Typ mit sklerosierender Komponente bei tiefer Pfanne, links bereits Kapselossifikation und Knorpeldurchbau bei breit erhaltenem Gelenkspalt und mit Protrusio incipiens. (b) Symmetrisch doppelseitige typische Hüftankylose bei erhaltenen Gelenkkonturen, Kapselossifikation und Osteoporose. Bei a links und bei b beiderseitig strangförmige Verknöcherung des Ligamentum iliofemorale. Bei a beginnende, bei b klaffende Symphysitis. b ist ein Fall von primär mit Coxitis ankylosierender juveniler Sp. a.

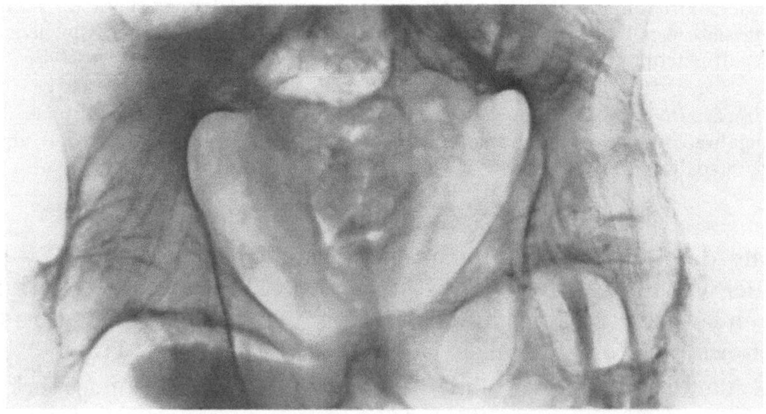

a

Abb. 113. *Endstadium der synostosierenden beidseitigen Coxitis* mit völliger knöcherner Ankylose und Schwund des Genkenkspalts, der nur durch eine Linie noch angedeutet ist, und mit trajektoriellem Durchbau des pelvofemoralen Blocks bei hypertrophischer Spongiosaatrophie. – (a) Bei ankylosierender Panarthritis eines 24jährigen Mannes. Knöcherne Brücke zwischen Sitzbein und kleinem Rollhügel; verknöcherter Psoas-Strang? – (b) Älterer Mann im Spätstadium der Sp. a. (S. 607)

Während der scheinbare Gelenkspalt oft seine Doppelkontur behält, verdämmern oder verschmelzen die Gelenklinien in anderen Fällen zu einem schattenhaften Umriß oder einer einzigen bogigen Linie, die schließlich auch völlig verschwinden kann (Abb. 96, 113, 114). Diese Morphologie entspricht der des Iliosacralumbaus im 4. Stadium (Abb. 24).

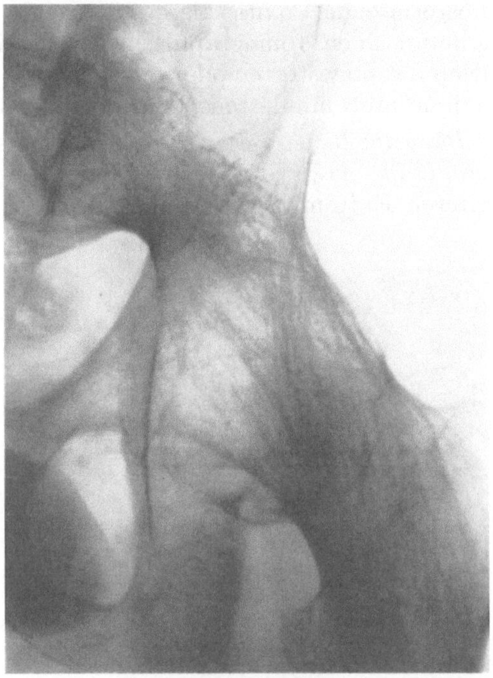

Abb. 113 b

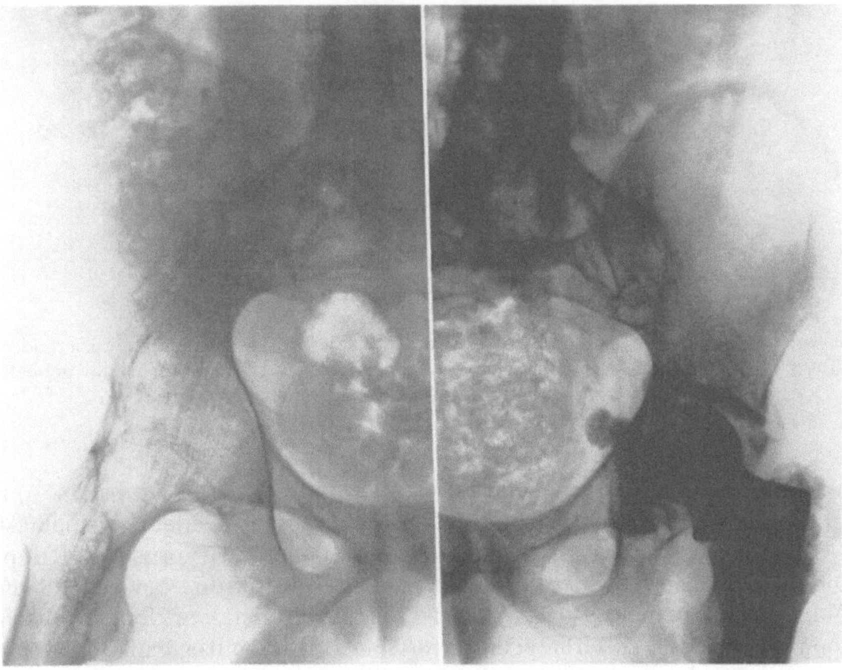

a b

Abb. 114. Beidseitige spontane *totale Hüftgelenksynostose bei ankylosierender Panarthritis der unteren Körperhälfte* eines 25jährigen Mannes mit juveniler Sp. a.; links (b) ein Jahr später durch totale Endoprothese rehabilitiert. Progrediente Synostose der Symphyse. (Kasuistik S. 486)

Der ossifizierende Gelenkdurchbau läuft gleichzeitig mit dem der Iliosacralgelenke ab; beide erreichen die Synostose nicht selten noch vor dem 20. Lebensjahr und imponieren durch eine formale Verwandtschaft, die für die Sp. a. einzigartig ist (Abb. 105, 112b, 113).

DE SEZE faßte die synostosierende Coxitis als ossifizierende Synovio-Kapsulitis auf. Die Kapselverknöcherung kann auch tomographisch nachgewiesen werden (DÜRRIGL et al., 1965). Einer Ossifikation des ungestörten oder regressiv-metaplastisch neugebildeten Knorpels mit Volumenzunahme muß mindestens ebenso große Bedeutung zukommen.

Bei der *ankylosierenden Panarthritis* ist dieser Typ der Gelenksynostosierung nicht nur am Hüftgelenk verwirklicht (Abb. 113a, 114), sondern auch an anderen Gliedmaßengelenken, jedenfalls der unteren Extremitäten (Abb. 128).

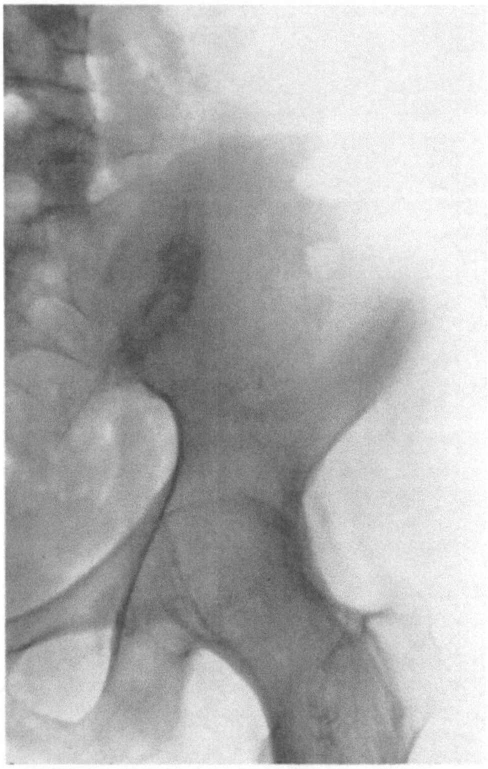

Abb. 115. *Synostosierende Coxitis* (*Sp. a.-Typ*) beidseits mit retardierter, vorwiegend sklerosierender Iliosacralarthritis, bei einer 28jährigen Frau mit adoleszent begonnener, auf das Becken beschränkt gebliebener atypischer Sp. a.: *Beckentyp*, Grenzfall zum Beckentyp der atypischen c. P.

Atypische Fälle sehen wir vorwiegend bei Frauen mit dem *Beckentyp* (S. 486) als *Sp. a.-Rudiment* mit früh ankylosierender Coxitis. Diese kann entweder knorpeldestruierend (vorwiegend einseitig) oder aber Sp. a.-typisch synostosierend (vorwiegend doppelseitig) verlaufen. Die dazugehörige Iliosacralarthritis tritt dabei an klinischer Bedeutung zeitlich und morphologisch weitgehend zurück (Abb. 115). In Grenzfällen der chronischen Polyarthritis imponiert sie als „Nachbarschaftsreaktion" der Coxitis, auf der gleichen Seite oder kontralateral, und manchmal unter dem Bilde einer wenig ausgeprägten Osteosis condensans (Abb. 151) (S. 642/3).

Der *späte*, versteifte Sp. a.-Patient mit Kyphose und Beckenhebung imponiert immer auch als Hüftleidender, selbst bei röntgenologisch wenig auffälligen Hüftgelenken. Die

Funktion ist wie bei leichter Arthrose rotationsbehindert, und die Flexion ist mit einer Außenrotationskomponente verbunden, so daß beim Gehen eine breitbeinige Außenrotationsführung der Oberschenkel auffällt. Diese Fehlbelastung der Hüftgelenke disponiert zu weiterer Arthrose. Die *Coxarthrose* gehört dann auch häufig zum Spätschicksal der Sp. a.-Patienten.

In zunehmendem Ausmaß wird die versteifende Coxitis der Sp. a. operativ durch totale *Endoprothese* (Alloarthroplastik) rehabilitiert, seit unserem gemeinsamen Fall (Buchholz 1969) auch die Totalankylose (Abb. 114). Das an sich hervorragende Ergebnis wird gefährdet durch eine postoperative Ossifikationsneigung der Sekundärkapsel (Wilde et al., 1972).

b) Die Omarthritis der Spondylitis ankylopoetica

Auch am *Schultergelenk* kennen wir eine Sp. a.-typische Arthritis, aber keine für sie pathognomonische Form, die der synostosierenden entsprechen würde. Der klinische Befall (schmerzhafte Behinderung — 30 bis 55 % der Fälle (Forestier et al., Horvath et al.)) ist wesentlich häufiger als die röntgenologische Manifestation (bei uns 23 : 9), entsprechend einer offenbar besonders langen Spanne zwischen Beginn der Synovitis und faßbarer

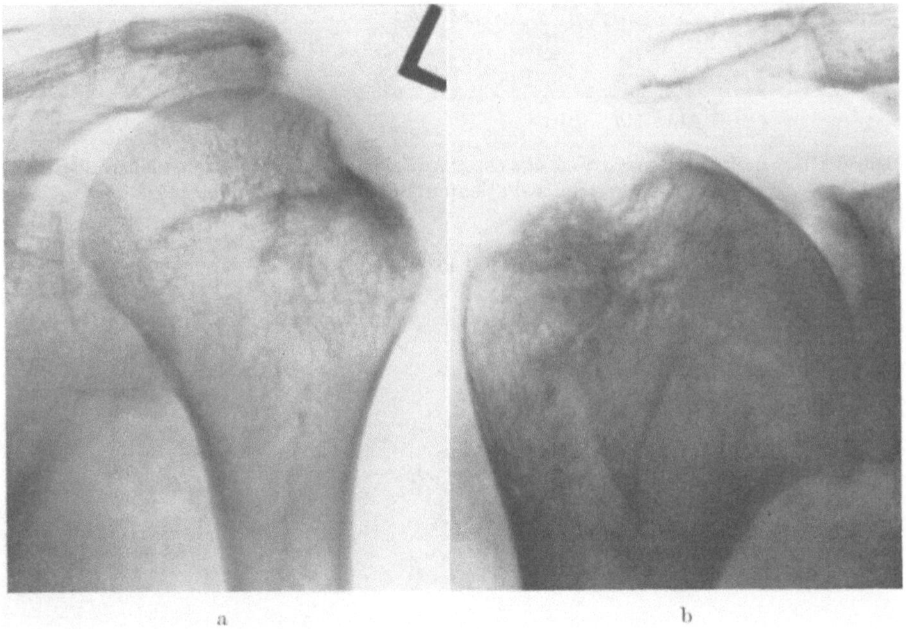

a b

Abb. 116. *Destruierende Omarthritis* bei Sp. a. mit typisch muldenförmiger großer Usur oberhalb des Tuberculum majus; bei a mit Porose, Tendinose am Akromion und mit subluxierendem Hochstand des Humeruskopfes; bei b mit tendoostitischer Proliferation, arthrotischer Reparation und mit akromioklavikularer Ankylose

Destruktion. Die Häufigkeit arthritischer Röntgenbefunde am Schultergelenk liegt in der Literatur bei 15 %.

Es besteht eine positive Korrelation zur entzündlichen Mitbeteiligung der Halswirbelsäule (Schilling, Horvath); und die rechte Seite soll überwiegen (Horvath et al.).

Die röntgenologisch faßbare Omarthritis ist meist ein relativ später Befund.

Zur Erkennung genügt die a.p.-Aufnahme des Schultergelenks. Röntgenologisch *typisch* ist eine flache Usur oberhalb des Tuberculum majus, beginnend im Bereich der Knorpel-Knochengrenze (Abb. 116a). Von hier aus kann sich die Destruktion vorwiegend akromialwärts ausbreiten und den kranio-lateralen Teil der Kalotte muldenförmig aushöhlen oder

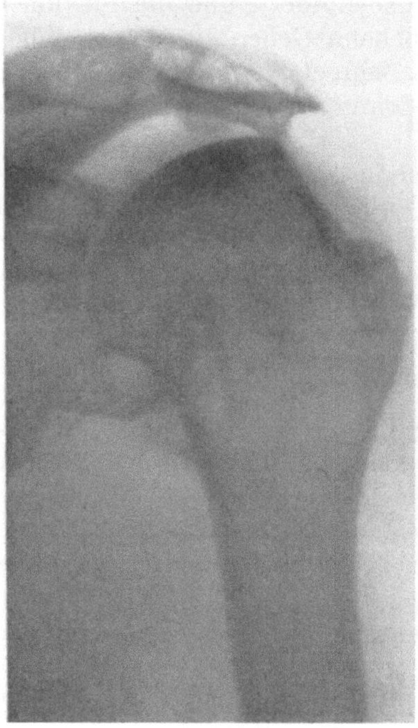

Abb. 117

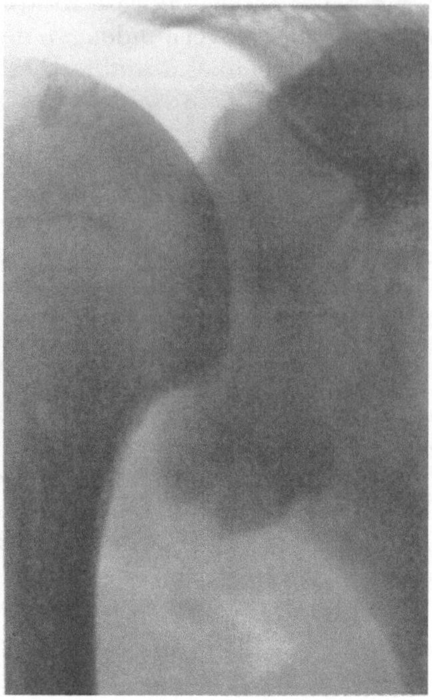

Abb. 118

Abb. 117. Durch Glättung teilweise *reparierte alte Omarthritis*, das Bild einer Impressionsfraktur vortäuschend, bei einem älteren Sp. a.-Patienten. Subakromiale Tendoostose

Abb. 118. *Fibroostitis am Schultergelenk:* Pelzbesatzartige Proliferation an der Schultergelenkpfanne bei Sp. a. mit Psoriasis

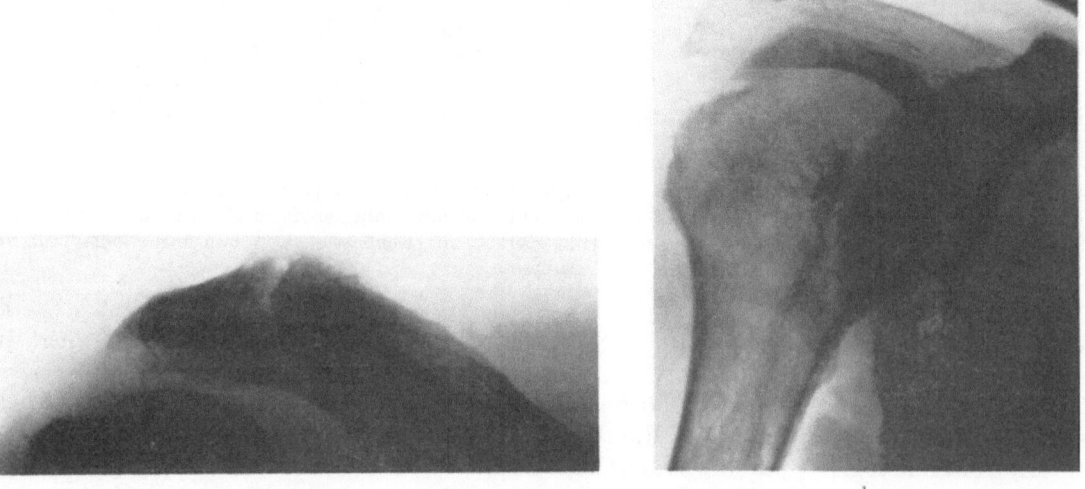

a

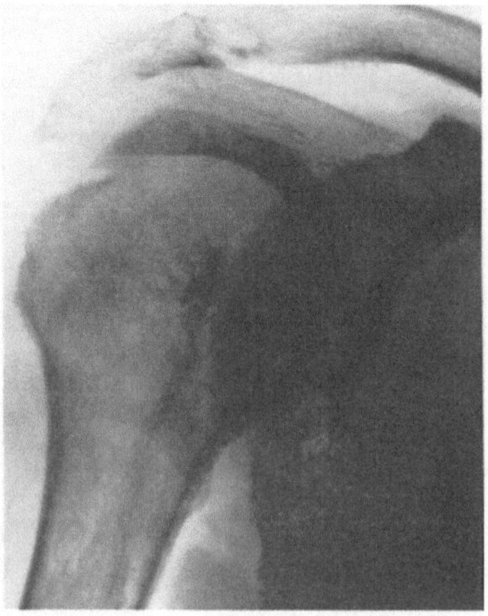

b

Abb. 119. *Akromioklavikulararthritis bei Sp. a.:* Zystoid destruierend (b), durch brückenbildende Verknöcherung des Ligamentum akromioklaviculare repariert (a). Bei a akromiale Tendoostose (ossifizierende Enthesopathie). Bei b subluxierende und fibrös ankylosierte Omarthritis ein ganzes Segment hinwegschmelzen (Abb. 117). Die Arrosionsfläche ist unscharf, teilweise wollig ossifizierend oder re-ossifizierend, so daß man vermuten kann, es handele sich primär um eine kapsuläre Fibroostitis, also (wie am Hüftgelenk) um eine Synovio-Capsulitis (Abb. 116b). Der Defekt kann sich im Rahmen späterer Reparation glätten (Abb. 117) und dann wie eine Hermudson'sche Impressionsfraktur wirken.

Der eigentliche knorplige Gelenkspalt, d. h. die mediale, relativ kleine humeroskapulare Gelenkfläche, bleibt im allgemeinen verschont, mindestens von Destruktion; dies im Gegensatz zur Omarthritis der c. P., die ihrerseits nur selten die subakromiale äußere Schicht des Humeruskopfes primär destruiert, wie dies die Sp. a. bevorzugt.

Selten kommt es zur fibrösen Ankylose. Diese beruht nicht auf einer Verlötung der eigentlichen Gelenkfläche, und nicht einmal bei der ankylosierenden Panarthritis kommt es zur Kapselverknöcherung. Vielmehr entspricht die Versteifung mehr der „eingefrorenen Schulter" bei Zerstörung (Ruptur) der Muskel-Sehnenmanschette mit Kapselschrumpfung und mit Hochstand des nach oben eingeklemmten Kopfes (Abb. 119b).

Der in Abbildung 118 gezeigte ossifizierende Gelenkkapselansatz („Pelzbesatz") hat Beziehungen zur Prägung des Prozesses durch eine gleichzeitig vorliegende Psoriasis.

3. Die Veränderungen am Schultergürtel und vorderen Thorax bei Spondylitis ankylopoetica

Die Veränderungen des Schultergelenks: *Omarthritis* (s. oben).

In der Umgebung des Schultergelenks interessieren das auf der a. p-Aufnahme mit dargestellte akromioclaviculare Schultereckgelenk und die umgebenden Sehnenansätze und Bänder.

a) Akromioclaviculararthritis

Das *Akromioclaviculargelenk* ist nicht selten arthritisch mitbefallen, kenntlich am örtlich empfindlichen Druckschmerz. Wir finden ein röntgenologisches Korrelat in mindestens 2 % der wegen Schulterschmerz radiologisch untersuchten Fälle. Man sieht zystoide Destruktion, Kapselverknöcherung oder Ankylose (Abb. 116b 119,), häufiger noch ein arthrotisches Erscheinungsbild.

b) Coracoiditis

Eine *Enthesopathie* (ossifizierende Tendoostitis) kommt am Rabenschnabelfortsatz vor: *Coracoiditis* (Abb. 120). Hier setzt das in mehreren Richtungen zum Schlüsselbein divergierende Ligamentum coracoclaviculare an.

Es gaben uns die Beobachtungen am Schultergürtel Veranlassung zur Vermutung, die Sp. a.-Arthritis könne wenigstens in diesem Bereich und mindestens teilweise auch mit einer ossifizierenden Enthesopathie der Gelenkbänder und -kapseln (Fibroostitis, Kapsulitis) auftreten oder als solche aufgefaßt werden.

Röntgenbilder der *oberen Thoraxapertur* (Abb. 121) bieten z. B. auf der Thoraxübersicht außer der (teilweisen) Darstellung der Schultergegend Einblick in die Kostotransversalgelenke I und zeigen manchmal Teile der oberen Sternalverbindungen.

Der Schultergürtel bildet eine störanfällige funktionell-zonale Einheit.

Die *Thoraxübersichtsaufnahme* sollte also oben nicht zu knapp abschneiden. Der Röntgenologe möge bei der Beurteilung auch daran denken, daß bei der Sp. a. eine

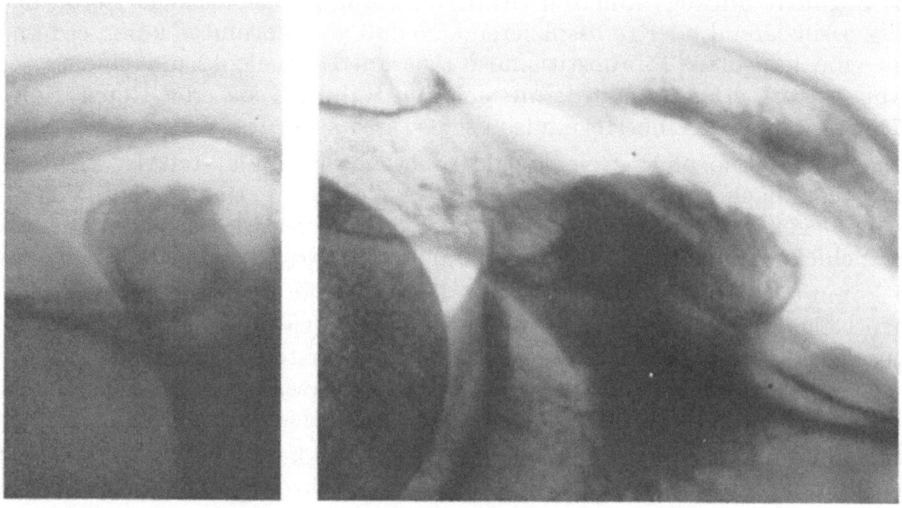

Abb. 120. *Enthesopathie des Schultergürtels:* Ossifizierende Tendoostitis des Ligamentum coracoclaviculare an der Tuberositas coracoidea des Schlüsselbeins und am Rabenschnabelfortsatz sowie dem Ligamentum coracohumerale: *Coracoiditis* („Coracoclaviculararthritis")

Aorteninsuffizienz durch Aortitis vorkommt (S. 476), und daß diese viele Jahre lang bei einem mäßigen aortalen Umbau der Herzfigur ohne stärkere Linksdilatation bleiben kann (Abb. 121b).

Die Arthritis oder Ankylose der obersten Rippenwirbelgelenke (S. 579) ist ein nahezu zwingender Hinweis auf Sp. a. (Abb. 81, 121b).

Von den Gelenken und Verbindungen des *Brustbeins* interessieren das Sternoclaviculargelenk und die Sternalfuge. Beide sind röntgenologisch in der ap-Übersicht nicht so offensichtlich faßbar (Abb. 121a), besser in der seitlichen Projektion und am besten im Tomogramm. Sie bleiben deshalb häufig unbeachtet. Die klinisch oft eindrucksvolle entzündliche Symptomatik sollte allerdings auf sie aufmerksam machen. Die schmerzhafte Affektion beeinträchtigt die Funktion des hier schließenden Schultergürtels und kommt mit und ohne Omarthritis vor: Schultergürtelarthritis, obere rhizomelische Arthritis (FORESTIER et al., 1964).

c) Sternoclaviculararthritis

Das *Sternoclaviculargelenk* ist kein ganz seltener Sitz eines rheumatisch destruierenden Prozesses (Abb. 121a), der klinisch durch Schwellung und durch Schmerz bei Schulterbewegung kenntlich wird. Die *Arthritis sternoclavicularis* kommt bei der Sp. a. nach FORESTIER in 11 %, bei DILSEN röntgenologisch in 28 % der Fälle vor und bei der chronischen (rheumatoiden) Polyarthritis in 7 %. Wir haben aber wie FICAT u. ARLET (1960) den Eindruck, daß das Verhältnis umgekehrt ist, daß also die Sternoclaviculararthritis bei der Sp. a. seltener ist als bei der c. P. Ein Viertel der Fälle ist doppelseitig.

Erst im Schichtbild erkennt man das zuweilen ungeahnte Ausmaß der Veränderungen (Abb. 122). Man sieht außer Destruktionen vorwiegend am Manubrium sterni auch Verknöcherungen der Kapsel und Bänder sowie eventuell Veränderungen an der Synchondrosis sternocostalis I. Auch kommen Ankylosen vor.

d) Symphysitis sternalis

Das Manubrium sterni ist mit dem Brustbeinkörper knorpelig verbunden: *Symphysis* (obere Synchondrosis) *sterni* (manubriosternalis).

Da wie bei der Symphysis pubis, aber seltener, ein Cavum articulare vorkommen soll, kann man auch von einer Amphiarthrose oder einem Halbgelenk sprechen (LUSCHKA; SOLOVAY und GARDNER, 1951; CRUICKSHANK, 1956) und so die beiden Symphysen zusammen mit dem diskovertebralen „großen Wirbelgelenk" und mit der iliosacralen Amphiarthrose unter den Gesichtspunkt der fibrokartilaginär straffen Verbindung bringen, die den Schauplatz vergleichbarer Veränderungen bei der Sp.a. abgibt.

Der Befall des Manubriosternalgelenks in Form der *oberen „Sternalarthritis"* entspricht dem Umbau der pubischen Symphyse (Symphysitis) und ist für die Sp. a. so

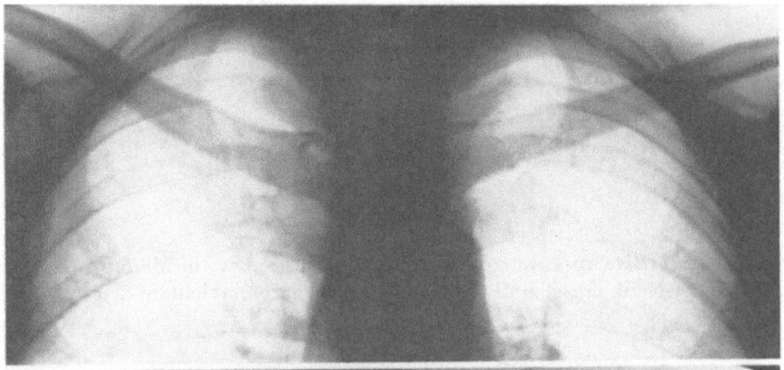

a

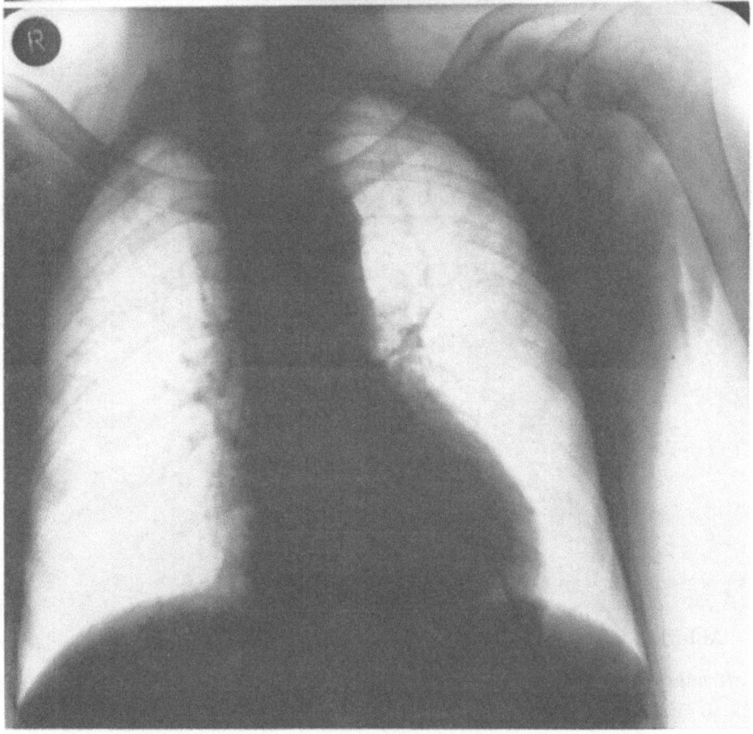

b

Abb. 121. *Schultergürtel und Thorax* bei *Sp. a.:* (a) Sternoklavikulararthritis, die auf einer Thoraxaufnahme mit einem rundlichen Defekt am sternalen Ende des rechten Schlüsselbeins sichtbar wurde. (b) Costotransversalarthritis I (rechts, ankylosiert), Omarthritis, Aorteninsuffizienz bei Aortitis (Thoraxübersicht des Falles S. 487, liegend)

charakteristisch wie jene. Bei der c. P. ist diese Entzündung viel seltener. Klinisch wird sie seltener offenbar als bei gezielter Röntgenuntersuchung, in schwereren Fällen aber mit schmerzhaft geschwollenem Angulus sterni. In leichteren Fällen muß man sie Druckschmerz auslösend suchen.

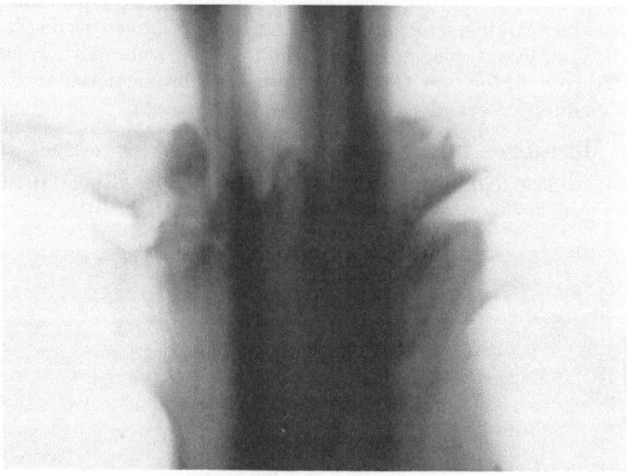

Abb. 122. *Sternoclavicularartbritis:* ap-Tomographie, die Destruktionen am Manubrium sterni, Ossifikationen der Gelenkkapsel und des Ligamentum interclaviculare zeigt

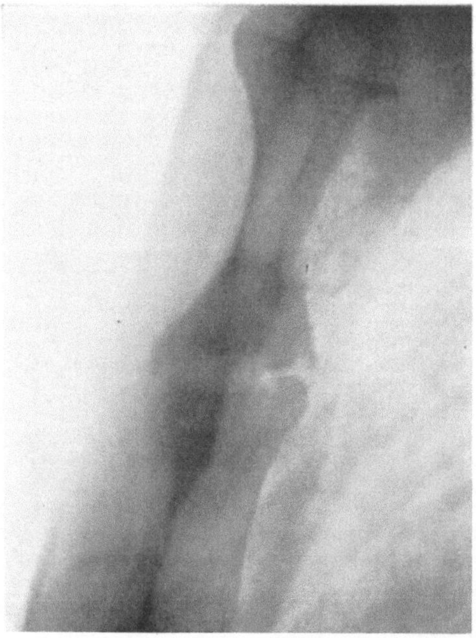

Abb. 123

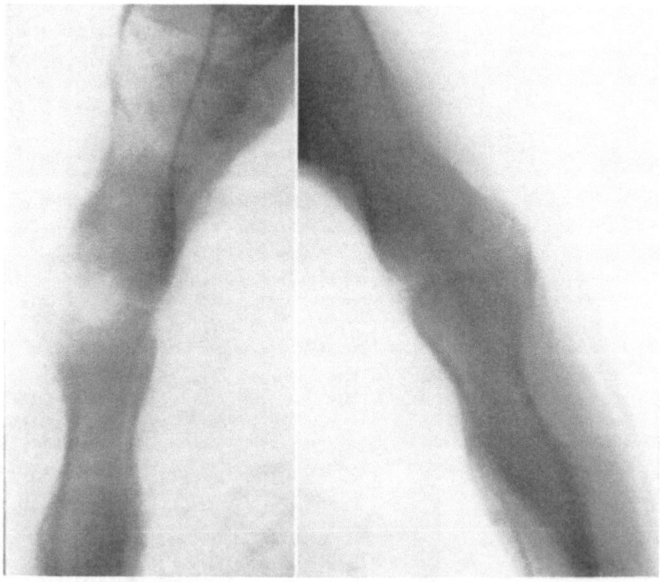

Abb. 124a Abb. 124b

Abb. 123. „*Obere Sternalarthritis*" (Symphysitis sternalis): Seitliche Aufnahme bei einer jungen Frau, destruierend und mit zarten Verknöcherungen

Abb. 124. *Verlauf eines entzündlichen synostosierenden Umbaus der Synchrondrosis sternalis* im Verlaufe von 5 Jahren: (a) Mit Konturarrosionen klaffend, (b) subtotal und mit vorderer Auftreibung synostosiert. – Patient der Abb. 48

Gleichzeitig haben SAVILL (1951) und SOLOVAY u. GARDNER (1951) die Manubriosternalarthritis erstmals beschrieben, nachdem sie HART im Jahre 1950 schon erwähnt hatte. Pathologische Veränderungen wurden in 72 % der Fälle von SAVILL gefunden, bei über 45jährigen nur totale Fusionen. Histologisch zeigte er fibröse Markverödung, Vaskularisierung, Knochenarrosion, aber keine Entzündung. SOLOVAY u. GARDNER fanden 23 %

komplette Fusionen, die nicht zu unterscheiden sind von der nicht-rheumatischen (physiologischen) Synostose, einer Entwicklungsanomalie bei 6 % aller Menschen (ZIMMER) oder einer Alternserscheinung des Knorpels. 15,8 % zeigten eine „aktive rheumatische Arthritis“ mit Arrosionen, Sklerose und beginnender Obliteration.

Weitere histologische Befunde liegen von ENGFELDT et al. (1954) und von CRUICKSHANK (1956) vor: Herde subakuter Osteitis (subperiostal, Infiltrate), florides Granulationsgewebe, und Ossifikation mit Synostose sind die Stadien des Umbaus, vom Autor also initial entzündlich gedeutet.

Die Manubriosternalarthritis fällt nur in ausgeprägten Fällen auf der seitlichen Thorax- oder BWS-Aufnahme auf. Oft genügt die gezielte Frontalaufnahme (Abb. 123 u. 124). Tomographisch aber in Bauchlage (DIHLMANN) erhöht sich die Ausbeute pathologischer, resorptiver oder proliferativer Befunde auf 5 bis 9 % aller Fälle.

Die Morphologie und der Prozeßablauf mit Arrosion, zuweilen destruktiver Erweiterung des Fugenspalts, knöcherner Proliferation, Sklerose und Synostose entsprechen denen der Symphysitis pubis.

4. Mittlere und kleine (periphere) Gelenke

a) Kniegelenk

Die *Gonarthritis* ist nach der Hüftgelenkentzündung die nächsthäufige Extremitätenarthritis der Sp. a. Klinisch wird sie oft schon frühzeitig, monarthritisch oder im Rahmen einer Oligoarthritis vorwiegend der Beingelenke (ohne Hüfte in 20 % der Fälle) manifest, meistens exsudativ und rezidivierend, schließlich fast immer auch auf der anderen Seite. Episoden dicker Gelenkergüsse sind charakteristisch (episodische Synovitis).

Chronizität mit röntgenologischer Symptomatik tritt nur in der Hälfte der Fälle auf (10 bis 17 %). Dabei betreffen Destruktionen den Knorpel (Gelenkspaltverschmälerung), während schon früh der Knochen der Kondylen die stellenweise, schmal bandförmige oder klein-zystoide bis girlandenartige subchondrale Kollateralatrophie zeigt (Abb. 125). Zu usurierenden Destruktionen kommt es nur selten, eher zu einer ausgedehnteren Porose. Später folgt die reparative Arthrose.

Die knöchern synostosierende Ankylose des Kniegelenks oder die des proximalen Tibiofibulargelenks (Abb. 126) ist sehr selten und kommt nur bei juveniler Sp. a. vor. Diese zeigt 2 Typen, die in Abbildung 128 dem der synostosierenden Coxitis und dem Schattengelenk der Iliosacralsynostose entspricht, in Abbildung 127 aber (noch) keinen solchen Durchbau erkennen läßt, bei völliger Verlötung der Gelenkflächen.

b) Ellenbogengelenk

Das *Ellenbogengelenk* ist bei der Sp. a. kaum einer röntgenologisch sichtbar werdenden Arthritis zugänglich. Am Olecranon kann sich die ossifizierende Enthesopathie manifestieren (Abb. 129a).

Eine ausnahmsweise vorkommende Ankylosierung bleibt wiederum nur der Panarthritis vorbehalten (Abb. 129b).

c) Hand- und Fingergelenke

Hände: Hier kommt es bei der Sp. a. selten zu Arthritiden. Eine röntgenologisch faßbare Handgelenkarthritis haben wir kaum gefunden; aber eine einseitige Carpalsynostose, die chrakteristisch ist für die juvenil entstandene chronische Polyarthritis, mit angebore-

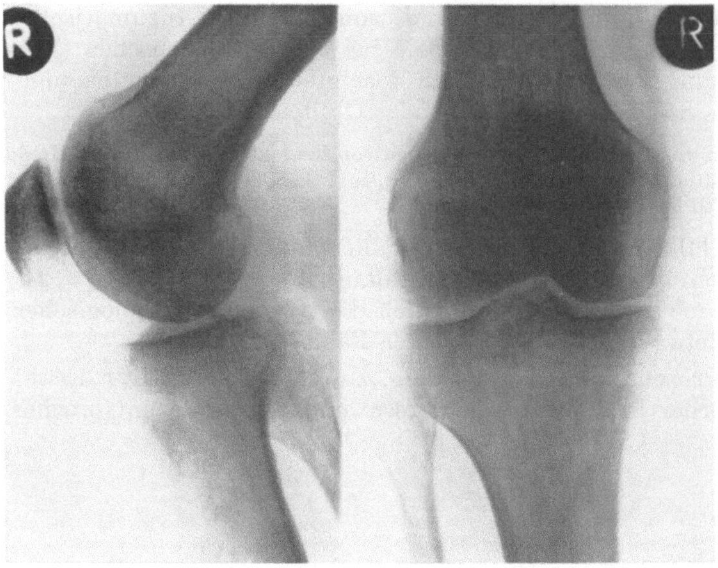

Abb. 125

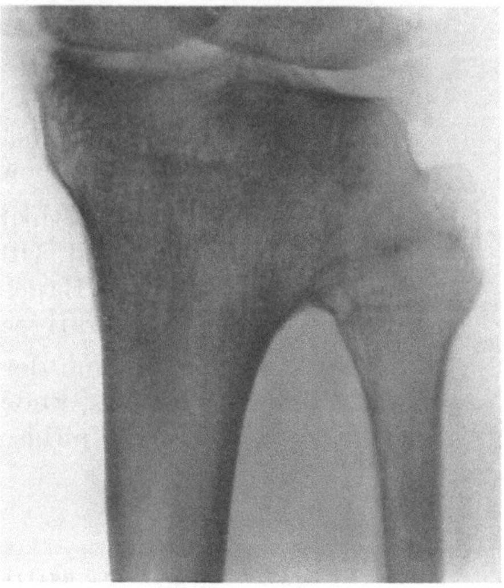

Abb. 126

Abb. 125. *Gonarthritis bei Sp. a.:* Kniegelenk mit subchondralen Aufhellungen bei rezidiviernder exsudativer Synovitis beider Kniegelenke einer hochaktiven Sp. a. mit peripher arthritischen Schüben bei einem 25jährigen Mann

Abb. 126. *Proximale Tibiofibularankylose* bei einem alten, spät-juvenil begonnenen rheumatischen Prozeß, der das Erscheinungsbild einer jetzt inaktiven Sp. a. angenommen hat; am Knie ohne deutliche Behinderung

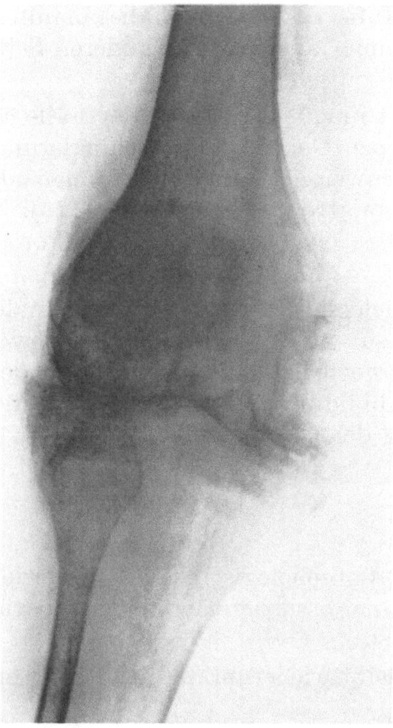

Abb. 127

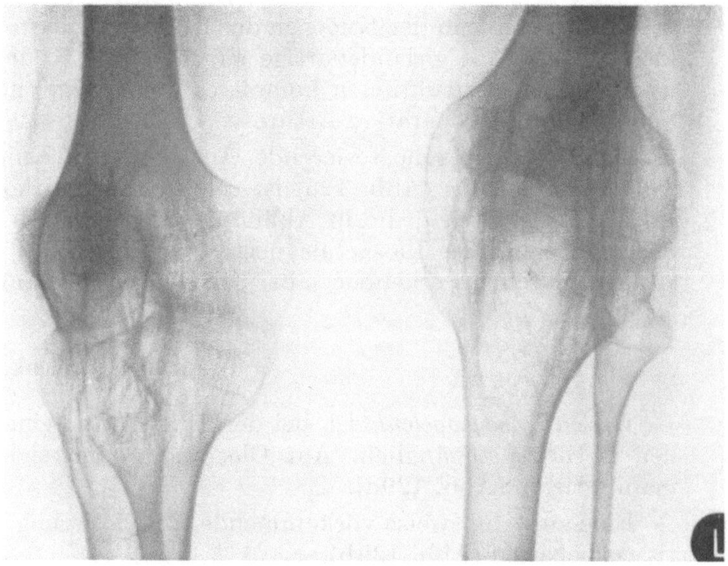

Abb. 128

Abb. 127. *Kniegelenkankylose* ohne erkennbaren knöchernen Durchbau *bei ankylosierender Panarthritis* (juvenile Sp. a.): Völlige Versteifung und Streckstellung durch Gelenkflächenverlötung und Kapselfibrose; Knochenatrophie, ossifizierende Periostitis am Epicondylus tibialis femoris

Abb. 128. *Symmetrisch beidseitige Kniegelenksynostose bei ankylosierender Panarthritis der unteren Körperhälfte* (juvenile Sp. a.): Spongiosierter totaler Durchbau bei hypertrophischer Knochenatrophie und mit rechts teilweise erhaltenen Gelenkkonturen („type engainante"); entsprechend Abb. 114 (derselbe Patient)

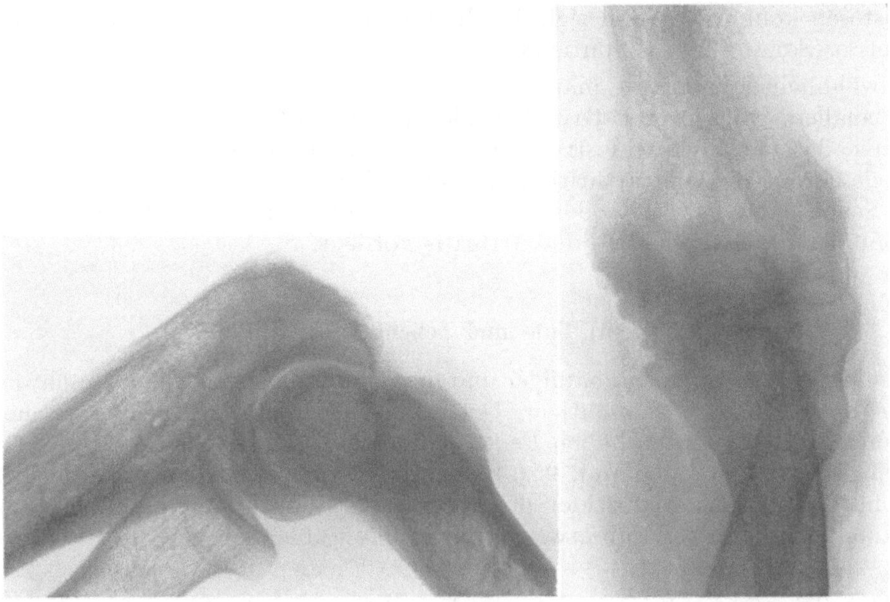

a b

Abb. 129. *Ellenbogen bei Sp. a.:* (a) Ossifizierende Proliferationen am Olecranon. (b) Knorpeldestruierende und fibrös ankylosierende Arthritis mit Versteifung in Beuge- und Pronationsstellung bei ankylosierender Panarthritis. Vgl. Abb. 127 (derselbe Patient)

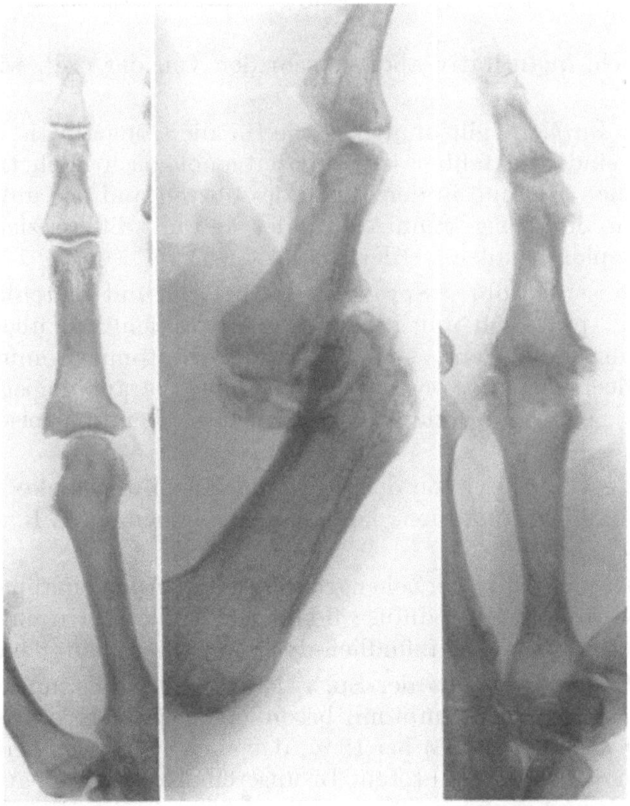

a b c

Abb. 130. *Destruierende Arthritis einzelner Fingergelenke* bei Sp. a. mit peripherer Gelenkbeteiligung: Diskret und vorwiegend Fingergrundgelenke betreffend (a), bei b mit Luxation im Daumengrundgelenk und mit Ossifikation der zerstörten Gelenkkapsel; bei c mit Ankylose des Grund- und des Mittelgelenkes (reparierte Arthritis im Strahlbefall) eines einzelnen Fingers, bei einer aus einem chronischen Reiter-Syndrom (mit Dermatose) hervorgegangenen (atypischen) Sp. a. Auch der Fall b entwickelte eine umschriebene Keratodermie vom Reiter-Typ und fibröse Fingerversteifungen in regelloser Fehlstellung (psoriatischer Typ): Atypische Sp. a., anhaltend aktiv, schwer behindert, jahrelang bettlägrig, nach rezidivierenden Magenulcera verblutet nen Synostosen konkurriert und sich durch typische, z. B. metakarpale Wachstumsstörungen verrät (Schacherl u. Schilling, 1965).

Bei gewöhnlichen Fällen ist manchmal ein einzelnes *Fingergelenk* diskret oder destruktiv befallen, vorwiegend Grundgelenke (Abb. 130a, b), meistens das Daumengrundgelenk, das nach Kapseldestruktion zur Subluxation, selten Luxation neigt (Abb. 130b). Jede chronische Oligoarthritis oder Polyarthritis der Hände bei einer Sp. a. aber muß zur Suche nach Psoriasis oder nach der Anamnese eines M. Reiter veranlassen, zumal wenn der psoriatische Typ der Arthritis vorliegt.

d) Fuß- und Zehengelenke

Der Fuß ist bei der Sp. a. ein häufiger und manchmal früher Sitz von Beschwerden und Röntgenbefunden und ein wichtiger Ort differentialdiagnostischer Entscheidungen. 25 % unserer Sp. a.-Patienten haben Fersenschmerzen, mindestens der Hälfte entspricht ein pathologischer Röntgenbefund. 9 % haben eine Vorfußarthritis, und die Fußgelenke erreichen im Rahmen der Arthritiden der unteren Extremitäten eine ähnliche Bedeutung wie die Knie. Damit ist der Fuß etwa 10mal so häufig befallen wie die Hand des Sp. a.-Patienten.

Dies steht im Gegensatz zur chronischen (rheumatoiden) Polyarthritis, die sich gleichermaßen an der Hand wie am Fuß abspielt; die Hand ist die „Visitenkarte des Gelenkrheumatikers". Am Fuß manifestiert sich die c.P. schon früh als Metatarsophalangealarthritis in über der Hälfte der Fälle, besonders am 5. Mittelfußköpfchen, dann systematisiert, selten am Großzehengrundgelenk, eher am Großzehenendgelenk; erst später am Mittelfuß. Am Fersenbein sind Arrosionen (Tendoostitis, Bursitis subachillea) und der banale Fersensporn (Exostose) häufiger, der entzündliche Typ der Calcaneusexostose mit 3% bei der c.P. aber selten (Serre et al., 1962).

Qualitativ ähnlich, quantitativ aber verschieden von der c. P. wird der Fuß bei der Sp. a. lädiert.

Für die *Fußgelenkarthritis* gilt ähnliches wie für die Gonarthritis, obwohl sie seltener, aber auch weniger eindeutig faßbar ist und röntgenologisch noch träger manifest wird (5 % aller Sp. a.-Fälle). Sie muß in den Befall des oberen und des unteren Sprunggelenks aufgegliedert werden, die teils getrennt entzündet sind mit differenzierbarer Funktionsbehinderung, teils komplex befallen werden.

Im Röntgenbild ist das obere Sprunggelenk im ap- und Seitenbild (Abb. 131), das untere Sprunggelenk praktisch nur im seitlichen Strahlengang überblickbar. Destruktionen sind wiederum selten. Wenn es überhaupt zu Symptomen kommt, dann vorwiegend zu streifiger oder fleckiger subchondraler Aufhellung (paraphologistische Knochenatrophie — Abb. 131a), erst später zu Knorpelschwund, aber in typischen Fällen nie zur Synostose.

Finden wir knöcherne Ankylosen der Fuß- und Mittelfußgelenke, müssen wir sie wiederum einer juvenilen Form zuordnen, die streng genommen der c. P. angehört, nicht aber der typischen Sp. a.

Die *Vorfußarthritis* betrifft die Zehengrundgelenke. Auch unabhängig von deren erkennbarer Affektion kommt eine diffuse homogene Knochenatrophie des Vorfußes vor (Abb. 132a), die Louyot et al. entzündlich-dystrophisch gedeutet haben.

Die *Metatarsophalangealarthritis* der Sp. a. ist zu wenig bekannt. Sie ist nicht selten ein frühes, zuweilen ein Primärsymptom, besonders in jungen Jahren. Ihr Vorkommen liegt bei Louyot et al. (1966, 1968) bei 12 %, das sind 36 % aller peripheren Arthritiden des Sp. a.-Patientengutes dieser Autoren. In unserem Kollektiv liegt die Quote bei 9 %. Man muß aber gezielt und routinemäßig nach ihr suchen und bedient sich dazu bei jedem Sp. a.-Patienten der ap-Aufnahme beider Vorfüße auf einem Film 18 : 24 cm. Manchmal ist diese Zehenarthritis nämlich subjektiv unbemerkt geblieben, klinisch übersehen oder als banale Vorfußdeformation verkannt worden. Meistens bereitet sie schon früh Belastungsschmerz beim Abrollen des Vorfußes, keinen Spontanschmerz und ist klinisch diagnostizierbar (7 %). Ihr tatsächliches (röntgenologisches) Vorkommen liegt also höher als die Krankenblattaufzeichnungen vermuten ließen, im Gegensatz zum Verhalten der übrigen Extremitätengelenke.

Das Großzehengrundgelenk wird nur selten ergriffen. Die Läsion beginnt mit einem flauen Strukturverlust der Metatarsalköpfchen (Abb. 132a), es folgen die Corticalisarrosion und der Konturschwund, dessen Anfänge mit der Lupe gesucht werden müssen. Bevorzugt sind die Mittelfußköpfchen II bis IV, zunächst asymmetrisch, dann auch bei V, bald also systematisiert und beidseitig. Stärkere Destruktionen im weiteren, im allgemeinen torpiden Verlauf sind häufig (Abb. 132b). Zystoide Gebilde (Geoden) fehlen. Die Kapsellockerung und schließlich Zerstörung geben bald der Zehendeformierung und ihrer Luxation nach dorso-proximal Raum, entweder mit fibularer Deviation oder mit Hyperextension. Dabei macht der Großzeh meistens als Hallux valgus mit. Der Patient läuft dann auf den Metatarsalköpfchen: Beides eine Operationsindikation.

Die morphologischen Verhältnisse gleichen also denen bei der c. P., obwohl Louyot abweichende Einzelheiten beschrieben hat. Es kommen auch luxierende Kapseldestruktionen ohne Knochenläsion vor. Die Osteodestruktion aber kann den Typ der psoriatischen Arthritis nachahmen (Abb. 132b) oder sogar mutilierendes Ausmaß annehmen: Lytischer Typ (Chaouta et al., 1962; Rubens-Duval, 1966). Bei diesem Aspekt sollte nach Psoriasis gefahndet werden, die tatsächlich „dahinterstecken" kann (Abb. 169a). Auch das chronische Reiter-Syndrom macht eine ausgeprägt und ausgedehnt destruierende Zehengrundgelenkarthritis.

Die Interphalangealgelenke der Zehen werden verschont. Sind sie befallen, ist dies wiederum ein Hinweis auf psoriatische Prägung.

e) Fersenbeinveränderungen

Die Veränderungen am Fersenbein bei Sp. a. (Calcaneitis, Calcaneopathia rheumatica). Das Fersenbein ist der „klassische" Ort einer destruierend-ossifizierenden Enthesopathie („Osteitis", Periostitis, Tendoostitis, Fibroostitis).

Bis zu einem Viertel aller Sp. a.-Patienten hat zu Beginn des Leidens oder in dessen Verlauf Fersenschmerzen (Talalgie, Achillodynie), die bei Belastung, auf Druck an Sehnen- und Bandansätzen, auch seitlich (Periost), oder als quälender Spontanschmerz (Nachtschmerz!) auftreten können. Die Calcaneitis kann zuweilen subjektiv krankheitsdominant werden. Sie tritt zunächst einseitig auf, wird dann aber meistens bilateral gefunden, wenn man nach ihr sucht. Sie ist für die Sp. a. und für die atypische Sp. a. charakteristisch.

Röntgenologische Veränderungen am Calcaneus, die für die Sp. a. charakteristisch und für die rheumatische Entzündung z. T. pathognomonisch sind, findet man in mindestens 2,5 % der Fälle (Wilkinson u. Bywaters), aber wesentlich häufiger, wenn man systematisch sucht; in unserem Kollektiv mit 12 %, bei Louyot mit 15 % und bei Dilsen bis 30 %. Die Veränderungen spielen sich, abgesehen von der seltener faßbaren Periostitis, typischerweise an zwei Stellen ab, die der dorso-kranialen und der plantaren Begrenzung der Apophyse des Tuber calcanei entsprechen.

Die Beschreibung dieser Befunde hat eine interessante Geschichte, die in die Anfangszeit der Röntgenologie zurückgeht und lange mit der Gonorrhoe in Verbindung gebracht wurde: *Talalgia blennorrhagica* (Jaquet).

Calcaneusexostosen wurden (im deutschen Schrifttum) erstmals von Kienböck 1903 beschrieben und mit Rheumatismus und Gonorrhoe in Verbindung gebracht. Selca (1909) beschrieb die *Tendinitis ossificans* an zwei Stellen: Am „unteren Ende der Epiphyse" des Fersenbeins, der Insertionsstelle der Plantarfaszie und

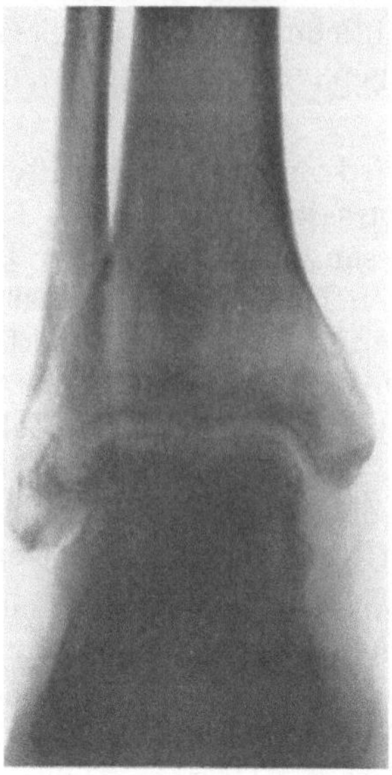

Abb. 131. *Fußgelenk bei Sp. a.: Arthritis des oberen Sprunggelenks* mit feiner subchondraler und breiterer epiphysärer Aufhellung an Talus bzw. Tibia; derselbe Typ wie Abb. 125 (derselbe Patient)

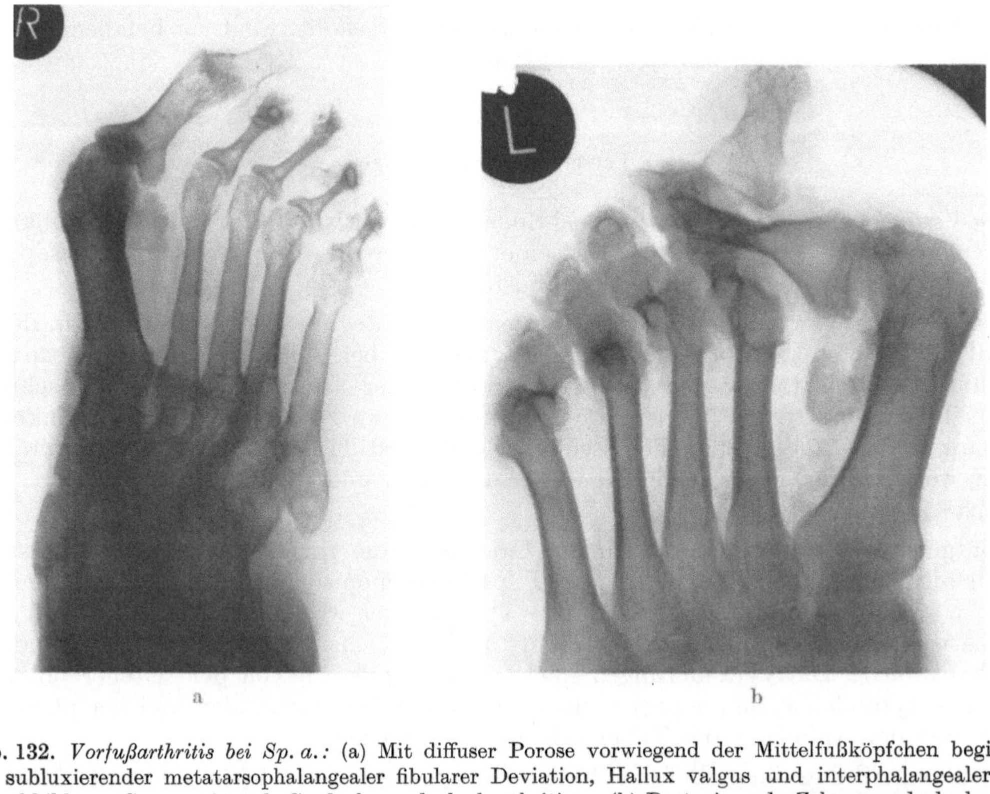

a b

Abb. 132. *Vorfußarthritis bei Sp. a.:* (a) Mit diffuser Porose vorwiegend der Mittelfußköpfchen beginnend, mit subluxierender metatarsophalangealer fibularer Deviation, Hallux valgus und interphalangealer Hammerzehbildung. Synostosierende Großzehenendgelenkarthritis. – (b) Destruierende Zehengrundgelenkarthritis mit Kapselzerstörung und Luxationen einschließlich des Großzehenendgelenks bei Mutilation der Grundphalanx I. Die Arrosionen der Metatarsalköpfchen sind bei II fein-spikulös: Psoriatischer Typ (sine Psoriasis) mehrerer Fußmuskeln einerseits und am oberen Ende, dem Achillessehnenansatz mit Bursa subachillea profunda in der Nische andererseits; entsprechend einem unteren und oberen Fersensporn, entstanden durch „intratendinöse Ossifikation" (KIENBÖCK). Die Achilles-Bursitis hatte ALBER 1893 als „Achillodynie" beschrieben. Da eine Kombination mit einer ossifizierenden Periostitis vorliege (hypertrophische Periostitis mit Hyperostosen bei Bursitis – RÖSSLER 1896), sprach man auch von einer Tendoperiostitis ossificans.

Man hat in der Folge, bis heute auch in der englischsprachigen Literatur, diese Ossifikationen als „Periostitis" angesprochen. Dieser Ausdruck ist deshalb kritisierbar, weil an Sehnenansätzen die Knochenhaut fehlt, worauf u.a. VOLHARD (1948) und jetzt besonders DIHLMANN (1967) aufmerksam gemacht haben. Historisch gesehen war ein ursprünglich richtig beurteilter Sachverhalt in Vergessenheit geraten: Die Tendinitis ossificans entspricht der Tendoostitis, die schließlich in der neuen Deutung der Enthesopathie aufgeht.

BAER (1906) und SELCA (1909) haben die gonorrhoische Ätiologie der (auch doppelseitigen) *Bursitis subachillea* blenorrhagica für erwiesen gehalten und dies an zwei Fällen mit Gonorrhoe in der Anamnese gezeigt und mit Bildern belegt, die der bei Sp.a. oder Reiterscher Krankheit nach unserer heutigen Erfahrung entsprechen. Die enge Beziehung des entzündlichen angeschwollenen Schleimbeutels zum Fersenbeinknochen erkläre dessen Usurierung durch Druck, Rarefizierung, Umbau und reparatorische Wucherung.

Es ist interessant, daß die unbewiesen gebliebene Beziehung zur Gonorrhoe eine enge Parallele fand zur „gonorrhoischen" Ätiologie der Sp.a. und der Reiterschen Krankheit, die ebenso unbewiesen blieb und mit Wahrscheinlichkeit ihre Erklärung findet in der möglichen gonorrhoischen Begleitinfektion bei dem schuldigen Urogenitalinfekt.

VOLHARD (1948) zitierte KATZENSTEIN mit „vielfacher Calcaneusspornbildung bei einem Fall von sogenannter Ossidesmosis hypertrophica", der eine Gonorrhoe hatte und eine Sp.a bekam; er erwähnte die „gonorrhoische Spätarthritis" (WIRZ) am Fuß und bezifferte den Fersenschmerz als Frühsymptom der Sp.a. mit 10 von 35 Fällen.

BYWATERS (1954) hat die Fersenbeinläsion bei rheumatoider Arthritis eingehend histologisch und röntgenologisch analysiert, darunter die „Sub-Achilles-Bursitis" mit Arrosion des Knochens und schließlicher Obliteration der Bursa. Weitere englische Autoren glaubten, die plantaren Sporne und periostalen Knochenbildungen sowie die hinteren Arrosionen morphologisch in solche bei rheumatoider Arthritis, Reiterscher Krankheit und Sp.a. typisieren zu können (MASON et al., 1959). Der gewöhnliche degenerative plantare Sporn wurde bei der Reiterschen Krankheit in 40%, bei c.P. in 39% und bei Sp.a in 24% der Fälle gefunden, während der flaue, für „Periostitis" typische entzündliche Fersenbeinsporn vorwiegend bei der Reiterschen Krankheit mit 20%, bei der Sp.a. aber nur in 2% der Fälle gezählt wurde (MASON, 1964). Das Vorkommen der Calcaneusexostose bei Kontrollgruppen ist altersabhängig, im Mittel mit 16,1%, im 2. und 3. Lebensjahrzehnt mit 9,9% überraschend hoch angegeben, ohne Geschlechtsunterschied (BASSIOUNI, 1965).

DIHLMANN (1967) hat den Achillobursitis-Defekt, die osteoproliferative Periostitis und die Fibroostitis am Calcaneus bei c.P., psoriatischer Arthritis und Sp.a. in ihrer Gesamtheit Calcaneopathia rheumatica genannt. Französische Autoren (VERHAEGHE et al., 1961) hatten diese als rheumatische Calcaneitis mit Knochenschwund durch „Bursitis prae-achillea", mit „Apophysitis" durch proliferativ arboreszierende Periostitis und mit einer kondensierenden Osteose für die Sp.a. als typisch beschrieben.

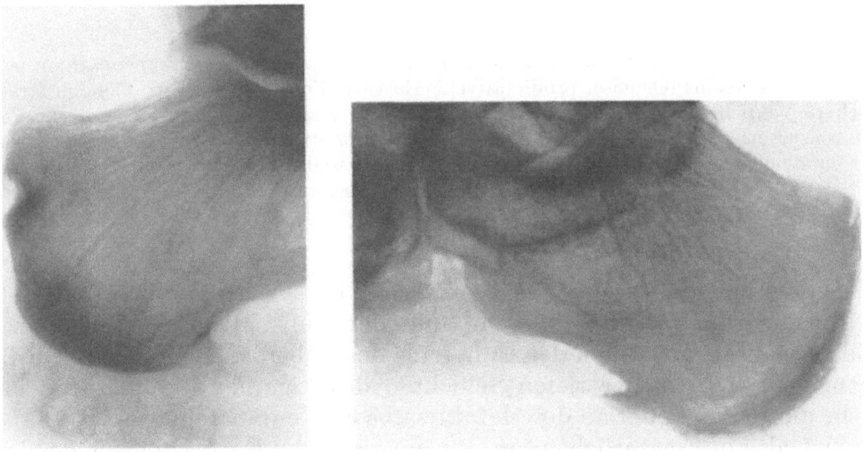

a b

Abb. 133. *Veränderungen am Fersenbein bei Sp. a.:* (a) Geglättete ältere Druckusur durch Bursitis subachillea, überbrückt vom verdickten Periost, das sich über dem Tuber fortsetzt, bei b unregelmäßig proliferiert. Plantarer Ferensporn, bei a mit unscharf profilierter Spitze (42jähriger Mann), bei b scheinbar degenerativer Natur (25jähriger Mann)

Man unterscheidet den einfachen degenerativen vorderen (sub-) und hinteren (retrokalkanischen) *Fersenbeinsporn*, der glatt begrenzt und einfach gestaltet ist (Abb. 133) (Fibroostose) einerseits und die entzündliche, unregelmäßig strukturierte und unscharf begrenzte Fibroostitis am Tuber calcanei andererseits (Abb. 134). Der schmerzhafte Fersensporn ist bei der Sp. a. häufiger als gewöhnlich (bei uns 8 %), wobei das relativ jugendliche Alter gerade bei dem „degenerativ" erscheinenden Sporn in Rechnung zu stellen ist (Abb. 133b). Der entzündliche Typ ist für den rheumatischen Prozeß pathognomonisch (4 %).

Die Unterscheidung ist aber bei der Sp. a. nicht immer eindeutig, sondern fließend. Sie beschränkt sich in der Mehrzahl der Fälle auf relativ einfache Formen (Abb. 133), deren entzündliche Natur sich durch eine flau begrenzte Wachstumsspitze (Abb. 134a, 133a) oder durch eine zarte, schlanke Form kundtut. Die vordere (plantare) Spornbildung übertrifft die hintere Lokalisation um das Zwei- bis Dreifache an Häufigkeit. Ausgeprägtere Formen einer vielgestaltigen Tendoostitis mit feinen oder spikulösen Ausläufern sowie multiple plantare Proliferationen sind nach unserer Erfahrung der atypischen Sp. a. mit Psoriasis vorbehalten (Abb. 135b) oder auf sie verdächtig (Abb. 134a) und für das chronische Reitersyndrom besonders typisch (Abb. 135a).

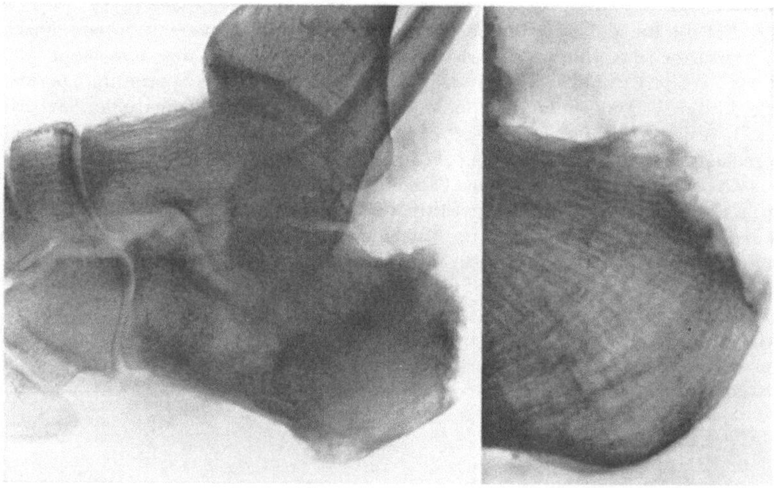

a b

Abb. 134. *Ossifizierende Enthesopathie am Fersenbein bei Sp. a.* (entzündliche Kalkaneopathie): (a) Inhomogene Verdichtung des Fersenbeins (Osteose, proliferative Periostitis, Fibroostitis einstrahlenden straffen Bindegewebes); unscharfe Verdichtung tiefer Schichten des Ligamentum plantare mit teilweise verdeckten entzündlichen plantaren Fersenspornen; dorsale gezahnte Proliferationen (Periostitis, Tendoostitis achillea): „Hahnenkamm". – (b) Hinterer entzündlicher Fersensporn (Tendoostitis achillea) und destruktiv-proliferative Veränderungen im subachillären Reaktionsbereich

Plantar entspricht die Ossifikation dem Ansatz der Fußsohlenbänder (Plantaraponeurose und Ligamentum plantare longum) und der Fußsohlenmuskeln (flexor digitorum brevis, abductor digiti quinti) an den Tubercula des Tuber calcanei. Weiter distal kommen Ossifikationen am Ansatz der tiefen Schichten des Ligamentum plantare longum vor, denen solche am Kuboid oder an der Metatarsalbasis V entsprechen (Abb. 135). Insgesamt handelt es sich also im wesentlichen um eine entzündliche Enthesopathie des Ligamentum calcaneocuboideum plantare.

Die hintere Ossifikationsfigur entspricht dem Ansatz der Sehne des M. triceps surae (Achillis). Kranial schließt sich das Reaktionsfeld der entzündeten Bursa subachillea (bursa tendinis m. tricipitis surae) an mit unregelmäßigen Destruktionen oder Proliferationen (Abb. 134) oder mit der typischen *Druckusur der Achillesbursitis* (Abb. 133a).

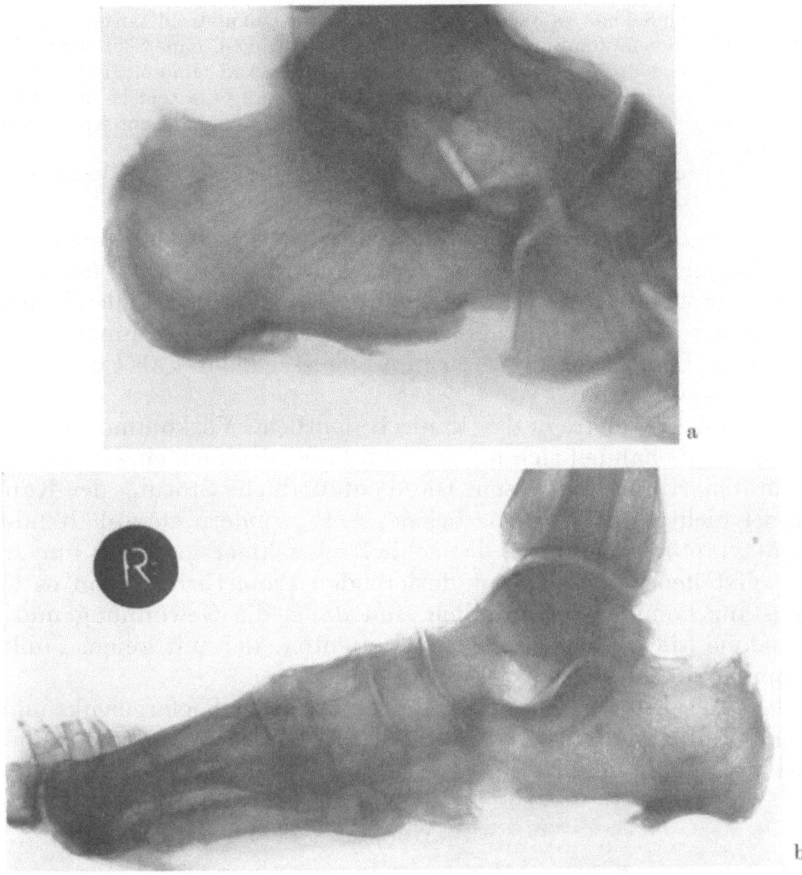

Abb. 135. *Ausgedehnte entzündliche Enthesopathie am Fersenbein bei atypischer Sp. a.* mit psoriatischer Prägung: (a) Dorsale spikulöse unscharfe Proliferationen bei Bursitis subachillea und multiple entzündliche Insertionsossifikationen an der plantaren Fersenbeinfläche bei einem Mann mit Sp. a. und Reiter-Dermatose. (b) Multiple ossifizierende Fibroostitis an Tibia, Talus, Calcaneus, Cuboid und Metatarsalbasis V; unregelmäßig ossifizierende calcaneocuboidale Tendoostitis. 60jähriger Mann mit Sp. a., peripherer Arthritis und Psoriasis capitis

In der weiteren Umgebung, in Projektion auf die seitliche Fersenbeinfläche und an deren kranialer Begrenzung kommen periostitische und tendoostitische Proliferationen vor, die als arboreszierend oder hahnenkammartig beschrieben worden sind (Abb. 134 u. 135). Dabei dürfte es durchaus nicht klar sein, ob diese entzündlichen Appositionen dem Periost oder nicht eher dem dort einstrahlenden straffen Bindegewebe der Retinacula, des Ligamentum laciniatum und jenen Sehnenfasern der Achillessehne zuzuordnen sind, die oberhalb der Bursa deren Nische überbrücken (Abb. 134).

f) Kieferarthritis

Befall der Kiefergelenke: Eigentümlicherweise ist es schwer, selbst Kieferorthopäden von der Existenz einer rheumatischen *Arthritis temporomandibularis* zu überzeugen.

Als wir über die Retrogenie bei Mandibulahypoplasie als Folge der kindlichen Kiefergelenkentzündung bei juveniler chronischer Polyarthritis berichteten (SCHILLING et al., 1963) (S. 568), schien dies für die Kieferorthopädie ein Novum zu sein (NAWRATH). Das schiefe Rückgesicht ist nach Ausschluß angeborener Anomalien hochcharakteristisch für die juvenile c.P. Wir zeigten im Schichtbild und orthopantographisch die Destruktion des Processus articularis. Unter 18 Fällen hatten 10 eine Funktionsbehinderung, davon 5 röntgenologisch arthritische Symptome und davon 2 eine Retrogenie.

Die Kieferarthritis finden wir bei der chronischen (rheumatoiden) Polyarthritis des Erwachsenen häufig (in etwa einem Drittel und in der Literatur in 20 bis 50% der Fälle), einseitig und doppelseitig erkennbar am

Schmerz beim Kauen, der zur Schläfe, zum Ohr oder in den Unterkiefer ausstrahlt, an der meßbaren Behinderung bei der Mundöffnung (Hauptsymptom) und an der Druckempfindlichkeit, ohne Schwellung. Diese Arthritis ist episodisch an Schübe gebunden, seltener wird sie dauernd behindernd. Radiologisch wurden mit den von MERIEL et al. (1960) wiedergegebenen Methoden (PARMA, ZIMMER u.a.) die Zeichen der Arthritis (am Kieferköpfchen Usuren, Geoden, Osteolyse mit Zuspitzung, Sklerose) in 20% aller Fälle von jenen Autoren objektiviert, unter 48% subjektiv und 31% objektiv an den Kiefergelenken gestörten Fällen.

Arthrotische Veränderungen der Kiefergelenke sind häufig (11 bis 20% – DIHLMANN) und müssen ebenso wie funktionelle Beschwerden (COSTEN-Syndrom) ausgeschlossen werden.

Bei der Sp. a. ist die Temporomandibulararthritis seltener als bei der c. P. FORESTIER et al. beobachteten sie in 6 % ihrer Fälle. MAES u. DIHLMANN (1968) fanden mittels mehrdimensionaler Verwischungstechnik tomographisch in 4 von 100 Fällen Usuren am Kieferköpfchen (3mal), an der Gelenkpfanne (1mal), Gelenkspaltverschmälerung unter 3 mm (2mal) und zweimal Defekte am Processus muscularis, gedeutet als Fibroostitis des Musculus temporalis (Enthesopathie).

In unserem Kollektiv beträgt das klinisch deutliche Vorkommen der Kieferarthritis bei der Sp. a. 6,2 %. Es handelt sich fast nur um Fälle, die auch eine stammnahe oder periphere Extremitätenarthritis aufweisen. Diese entzündliche Störung der Kaufunktion und Mundöffnung ist nicht so flüchtig wie bei der c. P., sondern ein anhaltendes, wenig progredientes Spätsymptom der Sp. a., das schließlich schmerzlos wird, nur zuweilen hochgradig fibrös versteifend. Bei der ankylosierenden Panarthritis kann es zu einer minimalen Zahndistanz kommen. Erstaunlich sind dabei die Gewöhnung und die erhaltene Nahrungsaufnahme wie bei einem unserer Patienten, der mit einem Funktionsrest von 2 mm auskommt und Zahnlücken geschickt benützt.

Röntgenologisch sehen oder ahnen wir die Arthritis des Kiefergelenks manchmal schon auf der seitlichen Aufnahme der Halswirbelsäule. Eine ausnahmsweise mutilierend destruktive Kieferarthritis konnten wir erfassen (Abb. 136).

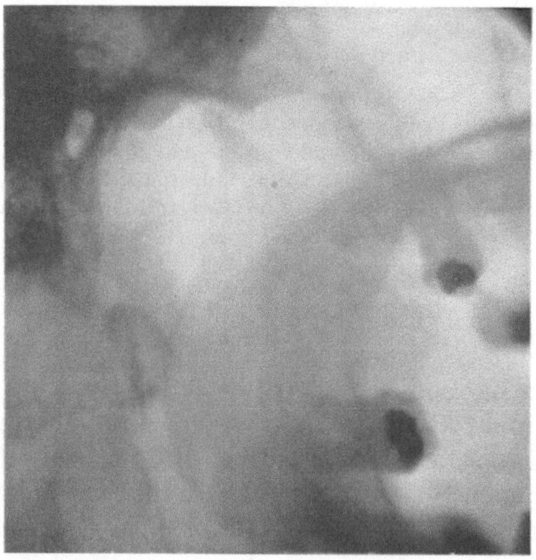

Abb. 136. *Destruierende Kiefergelenkarthritis bei Sp. a.* mit konzentrischer Zuspitzung des Processus articularis mandibulae (56jähriger Mann)

5. Die Enthesopathie der Spondylitis ankylopoetica

Beschwerden und Veränderungen an funktionell beanspruchten Anheftungs- und Einstrahlungsstellen von Sehnen und Bändern an Knochen spielen in der Rheumatologie eine große Rolle und werden in ihrer banalen, alltäglichen Form dem Weichteilrheumatismus zugeordnet: Schmerzhafte *Insertionstendinose.* Reaktiv-proliferativ oder degenerativ-

regressiv verknöchernde Prozesse werden röntgenologisch sichtbar und wurden und werden häufig als Periostitis bezeichnet.

Auf historische Aspekte, die mit den Termini Tendinitis ossificans, Tendoperiostitis, Tendoperiostose, Ostitis (Osteitis), Osteoperiostitis, Fasciitis, Ligamentosis, Tendoostitis usw. verbunden sind, wurde bei der Besprechung der Fersenbeinveränderungen hingewiesen. Da im Bereich der Sehnenansätze aber das Periost nicht vorhanden ist, sondern in das Peritenonium umschlägt, liegt hier keine Periostitis, sondern eine Auseinandersetzung des Knochens mit den einstrahlenden Bindegewebsfasern vor: Tendo-Ostose. Zwei Modalitäten sind zu unterscheiden, die degenerative und die entzündliche, für die DIHLMANN die Ausdrücke Fibroostose (Tendo- und Ligamentoostose) bzw. Fibroostitis (Tendoostitis, Ligamentoostitis) vorzieht.

Auch wir bedienen uns gerne des Ausdrucks *Tendoostitis*, den wir übernommen haben, obwohl auch hier die Komponente „Ostitis“ kritisierbar ist. Das eigentliche Reaktionsfeld ist nämlich die interponierte *Knorpel*schicht, der Knochen selbst aber ist nicht entzündet (wohl aber perifokale Teile des Knochenmarks). Der Schwierigkeit kommen Ausdrücke wie Insertionstendopathie oder, nach unserer Meinung am besten, die Enthesopathie entgegen.

Die tschechischen Autoren NIEPEL et al. haben 1966 in der Monographie „*Enthesopathie*“ aus Piestany die Histologie des anatomischen Substrates der Insertionen (Enthesis) beschrieben und daran erinnert bzw. gezeigt, daß an den meisten Sehnenansatzstellen, besonders an Knochenvorsprüngen, eine Schicht hyalinen, charakteristisch strukturierten Knorpels das ganze Leben über erhalten und zwischen Knochen und Sehnenfasern als Vermittler dazwischengeschaltet bleibt. Der Knorpel ist in seiner tiefen Schicht verkalkt, die terminale Sehne reichlich innerviert. Starke Zugbeanspruchung bei funktioneller Exposition führt zu regressiven Veränderungen, die denen der Arthrose ähnlich sind, teils degenerativ, teils reparativ-hyperplastisch: Regressiv-adaptive Enthesopathie, die sich radiologisch durch die bekannten Sehnenansatzossifikationen (knöcherne Appositionen, Exostosen, ossifizierende Insertionstendinose, Enthesophyt, ossifizierende Enthesopathie) kundtut, die also keine periostalen Osteophyten darstellen.

Die Sp. a. aber ist durch die *entzündliche* Modalität der Enthesopathie charakterisiert (Enthesitis), die uns im Laufe der Darstellung dieses Leidens an allen betroffenen Skelettanteilen begegnet ist, und deren röntgenologische Darstellung, seit KREBS, u. a. GUEST u. JACOBSON (1951) und besonders NIEPEL und seinen Mitarbeitern zu verdanken ist. Vielleicht ist sie das eigentliche *Modell aller Umbau-Vorgänge* der Sp. a., mit Modifikationen, die durch das jeweils befallene Terrain bedingt sind.

Die entzündliche Enthesopathie betrifft Veränderungen am subchondralen, periostfreien Knochen, den interponierten Knorpel, die einstrahlenden Endfasern der Sehne, das Peritenonium (übergehend ins Perichondrium und Periost) und lockeres Bindegewebe. Die „rheumatische Entzündung“ der Enthesis geht vom lockeren, reichlich vaskulisierten Bindegewebe aus, zeigt histologisch Endarteriitis und perivaskuläre Infiltration, auch im benachbarten Knochenmark, destruiert den Knorpel und geht auf die Sehne über, um bald Proliferation und Rekonstruktion, Osteoplasten, Osteoid, Kalzifikation und Ossifikation (enchondrale Ossifikation) anzuregen, an der besonders der Knorpel Anteil hat. Auch hier ist es die osteoplastische Tendenz der Sp. a., die Verknöcherung von Sehnen und Bänderansätzen bedingt. Der Vergleich mit den Befunden von ROMANUS und ENGFELDT an Dornfortsätzen (Ligamentoostitis interspinalis) und Wirbelkörpern (Spondylitis anterior) lag nahe.

Röntgenologisch entspricht der Initialphase eine umschriebene Demineralisation mit Corticalisverdünnung oder -schwund, eine arrosiver, oft blasiger marginaler Defekt, dem die angrenzende Sklerose und die Proliferation der osteoplastischen Phase folgt. Diese zeitigt die zarten, unscharfen und vielgestaltigen, feinen bis bizarren Ossifikationen, die knöchernen Anbauten und synostosierenden Umbauten. Die plastisch konstruktiven Veränderungen überwiegen charakteristischerweise über die destruktive Phase der Enthesitis und können diese bereits primär verdecken.

In dieser Charakterisierung erkennt man eine Entsprechung zu den Grundvorgängen der Sp. a. Die destruktiv-proliferative Enthesopathie spielt sich am Stammskelett verborgener ab als an Schulter- und Beckengürtel oder in der Peripherie. Sie hat an der Wirbelsäule ihre Analogie:

a) in der Spondylitis marginalis mit Syndesmophytensproß (S. 537 — Abb. 43c, 62a) und

b) in der Ligamentoostitis interspinalis (Abb. 60a), deutlich und deformierend an der Halswirbelsäule (S. 577, 585 — Abb. 87, 88).

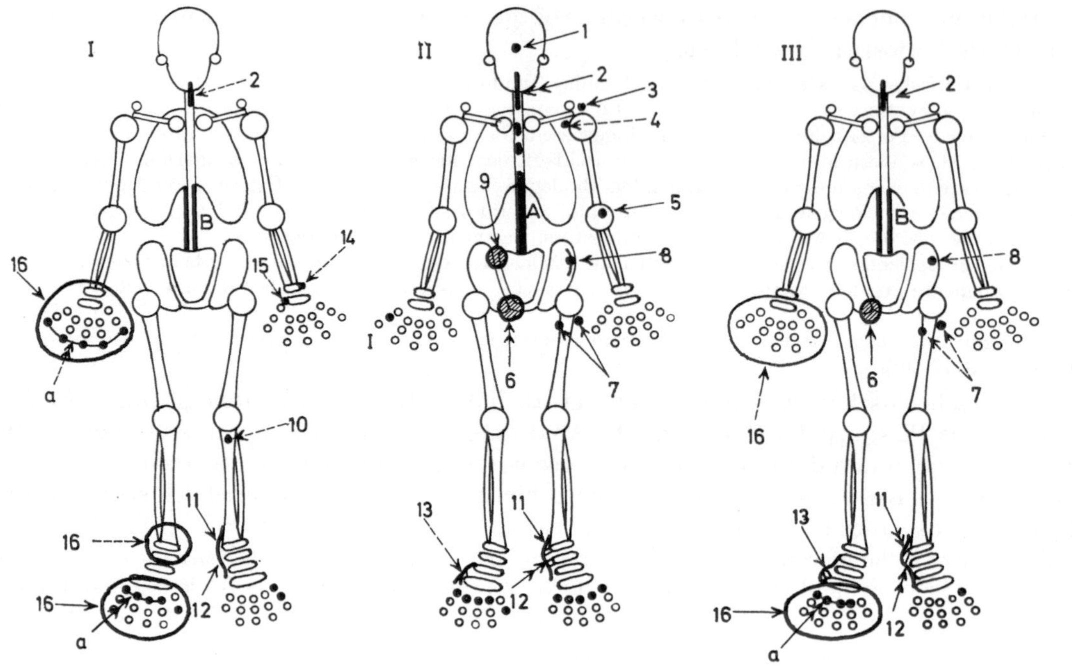

Abb. 137. *Typische Lokalisationen der entzündlichen Enthesopathie (destruierende + ossifizierende Tendoostitis) bei chronischer Polyarthritis psoriatica* (I), *Spondylitis ankylopoetica* (II) *und chronischem Reiter-Syndrom* (III)*

1 crista occipitalis
2 HWS-Dornfortsätze (ligg. interspinalia)
3 Schulter (Akromion, tuberc. majus, u.a.)
4 proc. coracoideus (lig. coraco-clavic.)
5 Olekranon (Tricepssehne)
6 Scham- und Sitzbein (Adduktoren-Mm.)
7 Rollhügel (Mm. glut., psoas)
8 crista + spina ilica ventr.
9 supraartikul. iliosacrale Tendoostitis
10 tuberositas tibiae (lig. patellae)

11 Tendoostitis achillea } Kalkaneopathie
12 Tendoostitis plantaris }
13 Metatarsalbasis V und Kuboid } Lig. calcaneo-cuboideum plant.
14 radiales Styloid
15 Metakarpalbasis V
16 Ossifizierende Periostitis (in der eingekreisten Region) und ossifizierende Kapsulitis
α) DIP- bzw. MTP-Arthritis

Enthesopathische Äquivalente an der WS:
A Spondylitis marginalis, Syndesmophytose
B paraspinale Ossifikationen

Pfeile: – – – → selten
———→ häufiger (charakteristisch)
———→→ häufig (sehr typisch)

* eingezeichnet entsprechend der Beobachtung an eigenen Kollektiven

c) Die ausgedehnten Bandverknöcherungen imponieren als Extremfall der konstruktiven Phase, die Spondylodiscitis als Extremfall der destruktiven Phase der Enthesopathie.

Die besonderen stammnahen und peripheren *Lokalisationen* der entzündlichen Enthesopathie sind bei der Sp. a. (Abb. 137):

a) am Schultergürtel (S. 611) die Coracoiditis und Tendoostitis caracoclavicularis (Abb. 120) und die akromiale Enthesopahie (Abb. 117 u. 119a), am Beckengürtel die pelvische und parapelvische Osteopathie (S. 593);

b) die destruierende Fibroostitis über den Iliosacralgelenken (S. 506 — Abb. 9a), die auch ein Bestandteil der Iliosacralarthritis ist (Abb. 18c), und iliolumbale Ossifikationen (Abb. 25);

c) die ossifizierende Tendoostitis an Spina und Crista ilica (Abb. 103) und }
d) an den Rollhügeln (Abb. 102) } „Stachelbecken";

e) die Tendoositis der Scham- und Sitzbeine (Abb. 98 bis 101);

f) an Gelenken eine ossifizierende Kapsulitis und Periarthritis (Abb. 29, 32b, 102, 116b, 129, 132b);

g) am Rück- und Mittelfuß (S. 619) die Fibroostitis sub- und retrocalcanea (Kalkaneophatie) und entsprechende Veränderungen an Tarsus und Metatarsus (Abb. 133 bis 135).

Die Verwandtschaft der Sp. a. zur *psoriatischen* Arthritis und Spondylitis sowie zum chronischen *Reiter*syndrom erklärt sich über die entzündliche Enthesopathie (Abb. 137). Diese beiden rheumatischen Leiden mit ihren entzündlichen Hauterscheinungen sind es, die mit der Sp. a. die Neigung zur ossifizierenden-destruierenden Fibroostitis gemeinsam haben und die jene in ihrer enthesopathischen Tendenz sogar stellenweise, z. B. am Fersenbein, übertreffen können (Abb. 118, 170). Die „psoriatische Prägung", auf die wir aufmerksam gemacht haben, ist mindestens zum Teil diesem Zug zur proliferativen Entzündung an den Einstrahlungsstellen straffen Bindegewebes (wollige Kapsulitis, ossifizierende Periostitis und Tendoostitis; paraspinale Ossifikation?) zu verdanken. Sie kommt den Grundvorgängen der Sp. a. entgegen.

VIII. Differentialdiagnose der Sp. a.

1. Die Differentialdiagnose der Iliosacralarthritis

Die Diagnose der Sp. a. hängt in erster Linie von der richtigen Interpretation der iliosacralen Veränderungen ab. Diese müssen, um ein unklares oder mehrdeutiges Erscheinungsbild als überhaupt pathologisch zu erkennen und gegebenenfalls differentialdiagnostisch einzuordnen, zunächst zu folgenden Gesichtspunkten in Beziehung gesetzt werden:

1. zum Alter des Patienten;
2. zur röntgenologischen Umgebung;
3. zur klinischen „Umgebung".

Damit kommen die Fragen nach degenerativen, osteoporotischen und entzündlichen Einflüssen ins Spiel.

Grundsätze:

Einseitig pathologische Iliosacralbefunde sind als infektiös bedingt oder als Kollateralsymptom bei Fehlstatik verdächtig. Doppelseitig pathologische Iliosacralbefunde sind entweder banal regressiv (arthrotisch) oder „rheumatisch" (als entzündlicher Umbau) zu deuten und im letzteren Fall prinzipiell auf Sp. a. verdächtig.

Die bilateral iliacal resorptive Primärläsion der Sp. a. hat differentialdiagnostisch nur wenig Konkurrenz. Die iliakale Sklerose ist ein vieldeutig reaktives Symptom. Die grobe Destruktion ist in jedem Fall alarmierend und bei Einseitigkeit tuberkuloseverdächtig.

Differentialdiagnostisch sind Zustände zu erörtern, die auf degenerativer, rheumatischer, statischer bzw. nachbarschaftlicher, endokriner oder infektiöser Grundlage Veränderungen, Zerstörungen oder Umbauvorgänge an den Iliosacralgelenken veranlassen und damit einen Umbau imitieren können, der zur Verwechslung mit der Iliosacralarthritis der Sp. a. führen kann.

a) Degenerative Veränderungen: Iliosacralarthrose

Das Ausmaß degenerativer Veränderungen an den Iliosacralgelenken ist mit dem Alter, der fortschreitenden Involutionsosteoporose und einer pathologischen Belastung des Beckenrings korreliert. Die Befunde sind meistens diskret und klinisch unbedeutend und werden im allgemeinen übersehen.

Die lippenartig ausgezogenen Osteophyten an der kaudalen Begrenzung des Gelenkspaltes sind banal und differentialdiagnostisch nicht hilfreich. Wir verstehen unter der Arthrose des Iliosacralgelenks vielmehr Unregelmäßigkeiten der Gelenkflächen, die deren röntgenologische Kontinuität fragmentieren oder stellenweise unterbrechen (Abb. 138a). Die charakteristischen Konturstörungen bestehen in Verwerfungen und kleinen Einbrüchen mit reaktionslosen Defekten (Abb. 138c). Man hat vom „abbröckelnden Verputz“ gesprochen. Dabei spielt die im Rahmen der Involutionsosteoporose begleitende Spongiosaatrophie eine Rolle und erweckt in ausgeprägteren Fällen den Eindruck einer Aufsplitterung, als ob die Kontur verfasert oder treppenförmig zerlegt wäre.

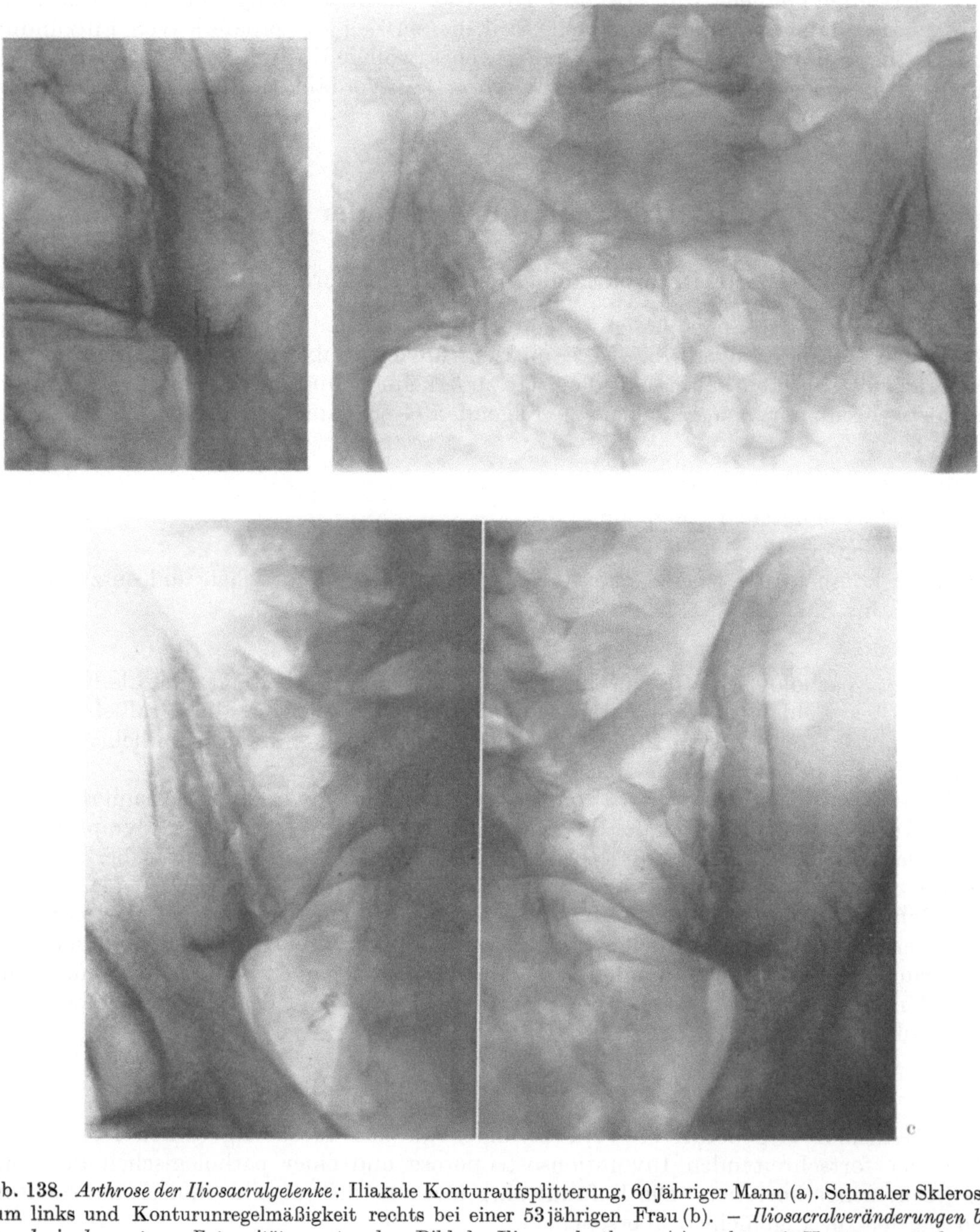

a b c

Abb. 138. *Arthrose der Iliosacralgelenke:* Iliakale Konturaufsplitterung, 60 jähriger Mann (a). Schmaler Sklerosesaum links und Konturunregelmäßigkeit rechts bei einer 53 jährigen Frau (b). – *Iliosacralveränderungen bei Paraplegie der unteren Extremitäten* unter dem Bild der Iliosacralarthrose (c), rechts mit Konturverwerfungen und -defekten, links mit paraartikulärer Sklerose, beidseits mit Kondensation im kaudalen Darmbeinwinkel (Kapsel-Bandverdichtung): Überlastungsschaden bei einem 55 jährigen Mann mit alter spastischer Parese der Beine

Hinzu kommt oft auf der Darmbeinseite, seltener und geringer auch sacral, ein schmaler subchondraler Sklerosesaum (Abb. 138b), der sich nach kaudal verbreitern oder im Darmbeinwinkel ein Kondensationsdreieck bilden kann (Abb. 139 a). Dies sind Bilder, die nahtlos Anschluß gewinnen an die Osteosis condensans ilii, und zwar an deren sekundäre Form als kontralaterales Nachbarschafts- oder Überlastungssymptom eines Hüftleidens: Symptomatisch osteosklerotische Iliosacralarthrose (Abb. 151).

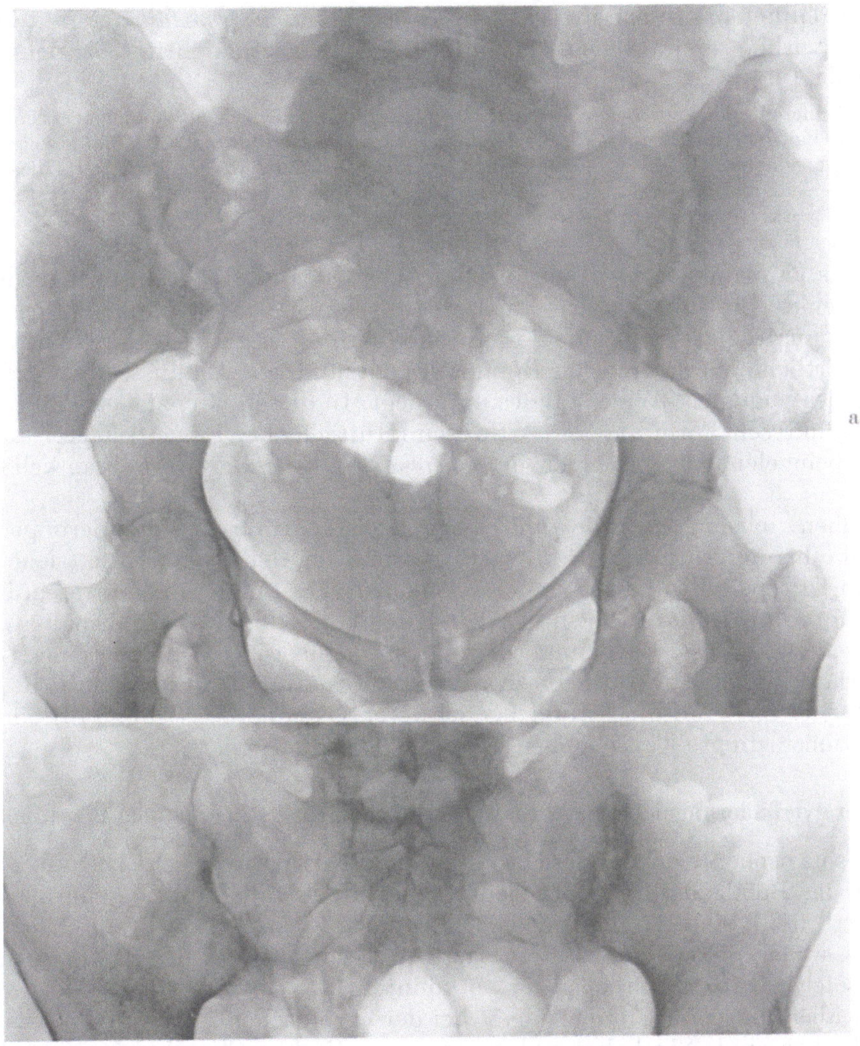

Abb. 139. *Grenzbefunde zwischen degenerativen Überlastungsschäden* (destruierende Iliosacralarthrose) *und Iliosacralarthritis bei rheumatoiden Coxarthritis:* (a) Grobe Konturdefekte und unregelmäßige Sklerose mit rundlichen Aufhellungen und kaudaler Kondensation (a′) bei fortgeschrittener chronischer Polyarthritis mit beidseitiger Coxitis (a″) (rechts beginnende Protrusio) einer 41 jährigen Frau. (b) Verschmälerung und unregelmäßige Begrenzung der Gelenkspalten mit subchondraler Sklerosierung links, bei einer doppelseitigen ankylosierenden Coxitis (Beckentyp eines chronisch rheumatischen Prozesses einer 25 jährigen Frau)

Ein Spezialfall dieser Überlastungsarthrose ist das *paraplegische* Iliosacralgelenk. Es wurde bei Patienten mit Lähmung der unteren Extremitäten (Querschnittsgelähmten) häufig beobachtet, als doppelseitige Iliosacralarthritis gedeutet (ABEL, 1950; ROMANUS, 1953; LODGE, 1956; MASON et al., 1958; GRAINGER, 1959) und könnte zuweilen mit dem chronischen Urogenitalinfekt dieser Patienten zusammenhängen (S. 466). Röntgenologisch sind die Veränderungen dieser Iliosacralgelenke aber mehr arthrotischer Natur (Abb. 138c), und wir deuten sie wie WRIGHT et al. (1965) als mechanisch bedingt durch unphysiologische Beckenringbelastung, begünstigt durch die Inaktivitätsosteoporose.

Wir finden ähnliche Veränderungen, wenn im Rahmen eines entzündlichen rheumatischen Prozesses ein *Hüftleiden* (Coxitis) mit einer Osteoporose des Stammskeletts, also auch des Beckengürtels zusammentrifft. Iliacale Konturdefekte, abschnittsweise Gelenkspalterweiterungen, Verschmälerung des ganzes Gelenkspaltes, unregelmäßige und teilweise ungewöhnlich breite paraartikuläre Sklerosen können *Grenzfälle* charakterisieren, die entzündlich wirken und erscheinungsbildlich als Iliosacralarthritis bezeichnet werden können (Abb. 139).

Um diese differentialdiagnostische, vielmehr nosologische Zwielichtigkeit zu demonstrieren, wird hier noch einmal der Fall der Abbildung 115 (S. 608) aufgegriffen und ein zwei Jahre älteres Bild gezeigt (Abb. 139b): Doppelseitige versteifende Coxitis vom synostosierenden Typ bei einer jungen Frau, mit Iliosacralveränderungen, die einerseits als Iliosacralarthritis deutbar sind (ausschließlicher Beckentyp der Sp. a.), andererseits aber durchaus als Extremform einer knorpeldestruktiven und ungewöhnlich sklerosierenden Iliosacralarthrose aufgefaßt werden können.

Jedenfalls kann mit solchen Zermürbungsschäden und Reaktionsformen der straffen Iliosacralgelenke gerechnet werden, wenn der Beckenring ungewöhnlichen mechanischen Belastungen ausgesetzt wird, zumal wenn er durch Bewegungsarmut (Gips, Schonung) oder durch örtliche oder allgemeine (humorale) entzündliche Einflüsse einer ossipenischen Minderung des Spongiosa-Widerstandes unterliegt. In diesen Grenzfällen müßte in Analogie zur destruktiven Form anderer Arthrosen (Hüftgelenke, Fingergelenke) auch an den Kreuzdarmbeingelenken von einer *destruierenden Ilisacralarthrose* gesprochen werden können.

Hier reihen sich ein auch die zahlreichen, meist harmlosen Veränderungen der Iliosacralgelenke bei der chronischen Polyarthritis und bei der Osteoporose (siehe unten).

Mit dem Knorpelschwund kann eine Gelenkspaltverschmälerung eintreten, bei völliger Knorpelzermürbung selten auch eine Verödung bis Verlötung des Gelenkspaltes (PÄSSLER): *Senile Iliosacralsynostose.* Bevor man diese aber diagnostiziert, müssen eine stumm oder abortiv verlaufende späte Sp. a., eine Kapselverknöcherung bei Spondylosis hyperostitica (Abb. 179) oder ein Konturschwund bei schwerer Osteoporose (Abb. 146) oder schließlich projektionsbedingte Täuschungen ausgeschlossen werden.

b) Iliosacralveränderungen bei der chronischen Polyarthritis: Rheumatoide Iliosacralarthritis?

Zum nosologischen Konzept der chronischen Polyarthritis (p. c.P., rheumatoide Arthritis) gehört der Befall der Iliosacralgelenke nicht. Jedenfalls gibt es keine „rheumatoide Iliosacralarthritis", die klinisch irgendeine Bedeutung hätte. Zur chronischen Polyarthritis gehören weder Schmerzen vom iliosacralen Beckentyp noch Funktionsausfälle, die auf einen solchen Prozeß schließen lassen könnten.

Es gibt aber Iliosacralveränderungen bei der chronischen Polyarthritis, die röntgenologisch erfaßbar sind. Sie haben neben-symptomatischen Charakter („Nebenbefunde"), sind unspezifisch, werden zufällig gefunden bzw. müssen gesucht werden und sind bislang ohne besondere Deutung geblieben. Röntgenmorphologisch bestehen sie aus Elementen, wie sie auch degenerativ oder porotisch veränderte Iliosacralgelenke kennzeichnen: Konturaufsplitterung, Konturdefekte, Gelenkspaltverschmälerung und Sklerosierungen. Hinzu kommen abschnittsweise Konturunschärfen; die Konturlücken haben erosiven Charakter. Es fehlen aber die für die Sp. a. typischen bogigen Resorptionsherde mit Konturschwund sowie der produktiv synostosierende Prozeß.

Iliosacralsynostosen erleben wir nur bei der in der Kindheit (vor der Pubertät) begonnenen Form, der *juvenilen* chronischen Polyarthritis. Sie führt in einem Fünftel der Fälle zu Veränderungen der Iliosacralgelenke (17 % bis 25 % — GROKOEST, SNYDER u. RAGAN, 1957; CARTER, 1962; BYWATERS u. ANSELL, 1965). Bei Hüftgelenkbeteiligung (Coxitis) sind diese häufiger. In einigen Fällen, die sich unter den schwereren befinden, kommt es zu einem unauffälligen knöchernen Durchbau der Iliosacralgelenke, so daß wir auf der Beckenübersicht erwachsen gewordener Patienten mit juveniler c. P. zuweilen völlig synostosierte Kreuzdarmbeinfelder vorfinden mit einem noch angedeuteten strichförmigen Gelenkrest (Abb. 140). Unter 18 Fällen war dies viermal der Fall (SCHILLING et al., 1963). CARTER u. LOEWI sowie BYWATERS u. ANSELL glauben, bei der Gelenkverödung habe eine längere Immobilisation des Patienten eine Rolle gespielt.

Diese Fälle sind keine Vorstadien einer juvenilen Sp. a. gewesen, sondern sind chronische Polyarthritiden mit klinisch stummer juveniler Iliosacralbeteiligung geblieben. Vor der Pubertät ist eine Unterscheidung zwischen juveniler Sp. a. und juveniler c. P. schwierig (S. 485). Nach einem arthritischen Vorspiel an Gelenken von Bein oder Fuß beginnt die Iliosacralarthritis der juvenilen Sp. a. einseitig mit großbogiger iliakaler Resorption, der eine dichte paraartikuläre Darmbeinsklerosierung folgt. Bei der c.P. fehlen diese Zeichen.

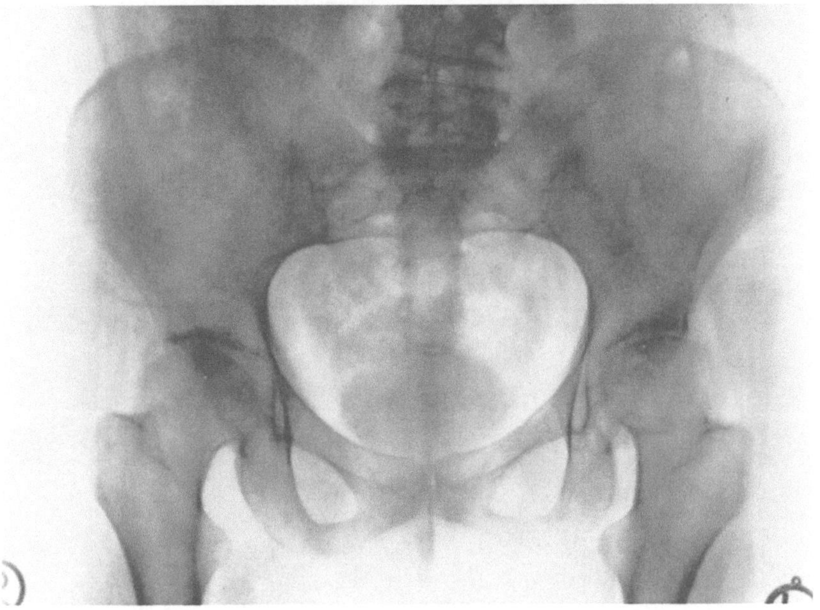

Abb. 140. *Iliosacralsynostose* mit restlicher „Nahtlinie" bei *juveniler Polyarthritis:* Jetzt 33jährige Frau, deren chronische Polyarthritis im 6. Lebensjahr begonnen hatte. Dabei die für die juvenile chronische Polyarthritis typische Coxa valga beiderseits. (Patientin der Abb. 72b)

Bei der chronischen Polyarthritis des *Erwachsenenalters* ist an den Iliosacralgelenken eine morphologische Verwechslung der c. P. mit der Sp. a. kaum mehr möglich; eine Synostosierung kommt höchstens in einem kleinen Abschnitt vor.

Iliosacralveränderungen bei der chronischen Polyarthritis werden in der Literatur unter offenbar verschiedenen Voraussetzungen und Beurteilungsgraden zwischen 10 und 74 %, im Mittel bei 25 % angegeben (MATHIEU-PIERRE-WEIL, 1952; LAPP, 1956; JULKUNEN et al., 1962; FELLMANN, 1963; SIEVERS u. LAINE, 1963). Wir (GAMP et al., 1963) fanden auf Beckenübersichtsaufnahmen von 100 unausgelesenen Patienten mit c. P. 45 mal vorwiegend geringfügige Veränderungen, definiert als unscharfe Zeichnung der Gelenkkonturen oder als eine durch „*Aufblätterung*" oder „*Verdämmerung*" der Gelenkflächen verwischte Darstellung der Gelenkspalten. Usuren und Sklerosen hatten wir nur 13 mal registriert.

Die zum Teil ersteunlich hochprozentige Angabe solcher Veränderungen einschließlich unserer eigenen werden relativiert und korrigiert, wenn man sie in Beziehung setzt zu den Prozentzahlen, die sich in den gleichzeitig registrierten Kontrollgruppen ergaben. Hier werden, in Abhängigkeit vom Alter, Iliosacralveränderungen in durchschnittlich 10% aller Fälle angegeben, also Abweichungen von einem Normalbild, das sowieso weitgehend fiktiv ist und dem subjektiven Ermessen eines variablen Norm-Spielraumes unterliegt.

Zur Deutung solcher Veränderungen wurde bisher (unausgesprochen) die Analogie zur Iliosacralarthritis der Sp. a. herangezogen, also die Vorstellung, es handele sich um eine arthritische Miterkrankung der Kreuzdarmbeingelenke im Rahmen der Polyarthritis.

Diese Vorstellung ist höchstens für Grenzfälle aufrecht zu erhalten. Für die Mehrzahl der Erscheinungsformen bietet sich vielmehr als ursächlich ausreichend die mit dem Alter zunehmende Demineralisation und Ossipenie an, die sich im iliosacralen statischen Belastungsfeld auf eigene Weise bemerkbar machen müssen. Ich sehe die Veränderungen

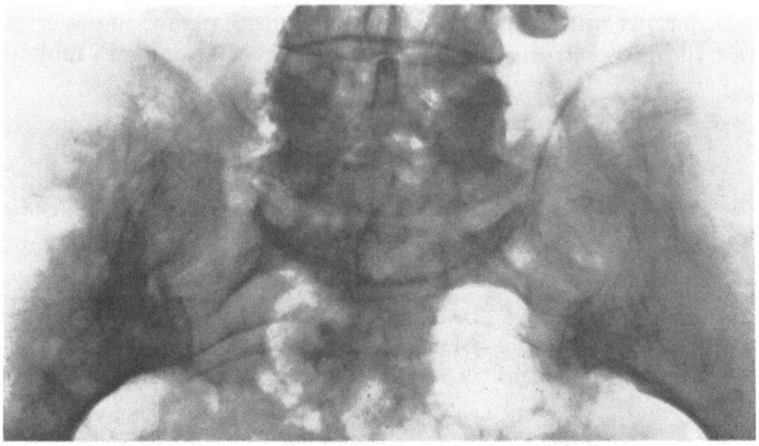

a

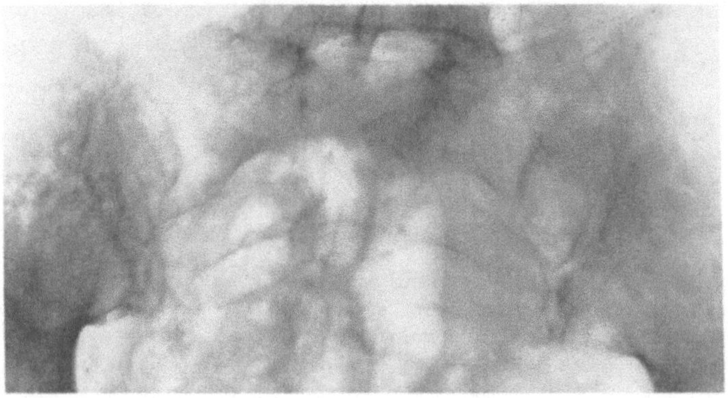

b

Abb. 141. *Veränderungen der Iliosacralgelenke bei chronischer Polyarthritis mit Stammskelettporose:* Auflösung, Verwerfungen und Aufblätterung der Gelenkkonturen, Verwischung und abschnittsweise scheinbarer Schwund des Gelenkspaltes; (a) 62jährige Frau, (b) 50jährige Frau, beide mit ausgedehntem Gelenkbefall, positivem Latex-Fixationstest und bei b mit besonders starker allgemeiner Osteoporose

der Iliosacralgelenke auch bei der chronischen Polyarthritis vorwiegend als ein *optisches und struktur-dynamisches Ergebnis* der *Beckenosteoporose*, die gerade bei den chronisch rheumatischen Prozessen in eine vorzeitige Involution des Stammskeletts einbezogen ist. Dies betrifft besonders ältere Frauen und häufiger rheumaserologisch positive Fälle.

Röntgenologisch handelt es sich um Bilder, die zum größeren Teil wenig ausdrucksvoll sind, teilweise ähnlich der Iliosacralarthrose mit aufgesplittert erscheinenden Gelenkflächen oder einer eigentlichen Aufblätterung des wie durchsichtig gewordenen Gelenkflächenpanoramas (Abb. 141), teilweise in Form eines Schwundes des Gelenkspalts, dessen Konturen sich in der porotischen Umgebung verlieren; seltener mit Übergang in einen

Umbau wie bei Endokrinopathien mit scheinbarem Gelenkschwund (Abb. 146). Nur selten sieht man Bilder, die der Iliosacralarthritis der Sp. a. gleichen, mit marginalen Resorptionsherden und subchondraler Sklerose (Abb. 139 u. 142b), ausnahmsweise mit einer kaudalen Scheinverbreiterung durch subchondrale Porose (Abb. 142a). Sehr selten ist in diesem Zusammenhang der kondensoide Typ einer fraglichen „rheumatoiden Iliosacralarthirtis" (Abb. 150).

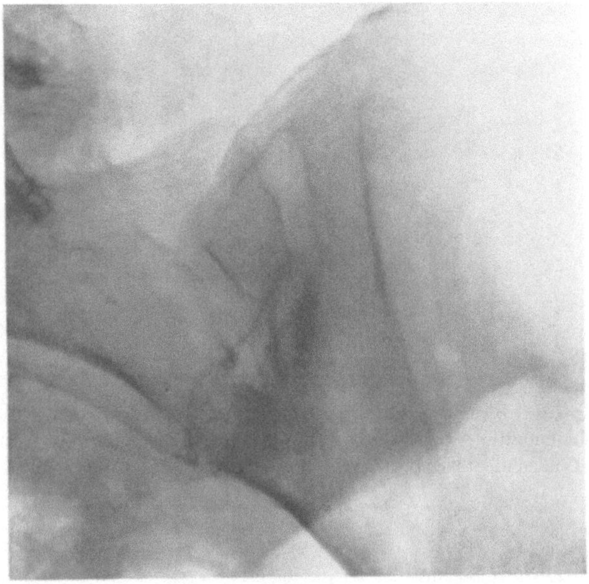

a

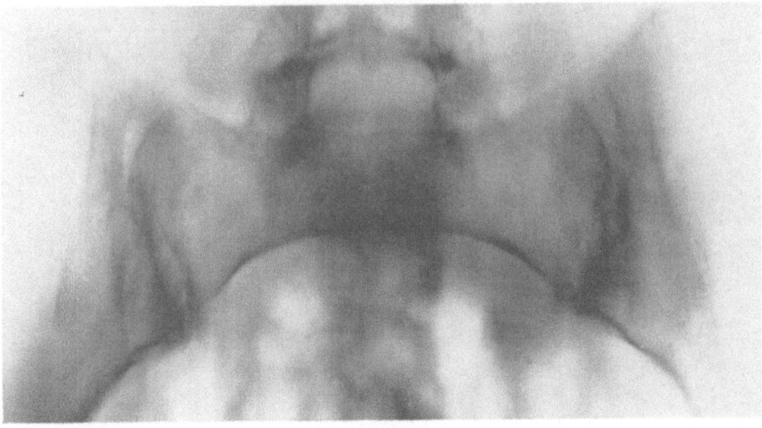

b

Abb. 142. *Rheumatoide Iliosacralarthritis* (?) *bei schwerer chronischer Polyarthritis:* (a) Scheinverbreiterung im kaudalen Gelenkanteil; (b) Gelenkspaltverwischung und subchondrale Sklerose im Tomogramm. 55jährige Frau mit alter, rheumaserologisch positiver chronischer Polyarthritis mit Rheumaknoten und allgemeiner Osteoporose

Für die allermeisten Fälle der c. P. muß die Frage nach einer eigenständigen „rheumatoiden Iliosacralarthritis" verneint und die mechanische Erklärung der entzündlichen Pathogenese der iliosacralen Veränderungen bei weitem vorgezogen werden. Dies gilt nicht für die Iliosacralmanifestationen der atypischen Polyarthritiden bei chronischen Enteropathien, bei Psoriasis und beim Reiter-Syndrom.

c) Die Iliosacralarthritis bei Colitis ulcerosa und bei Enteritis regionalis

Die Veränderungen der Iliosacralgelenke bei chronisch entzündlichen Darmleiden stellen eine iliosacrale Arthritis dar und entsprechen den peripheren Arthritiden, die bei diesen Enteropathien vorkommen, rheumaserologisch negativ sind und von der rheumatoiden Arthritis abzutrennen sind (S. 491). Nicht selten sind schon Kinder betroffen bzw.

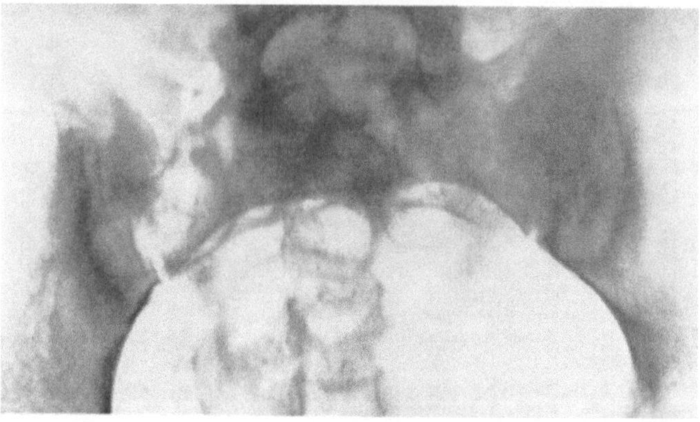

Abb. 143. *Iliosacralarthritis bei Colitis ulcerosa* mit ausgedehnten marginalen Resorptionsherden und verbreitert erscheinenden Gelenkspalten. 16jähriges Mädchen mit ausgedehnten Arthritiden bei langjähriger Colitis ulcerosa, bettlägrig und Zustand nach Colektomie

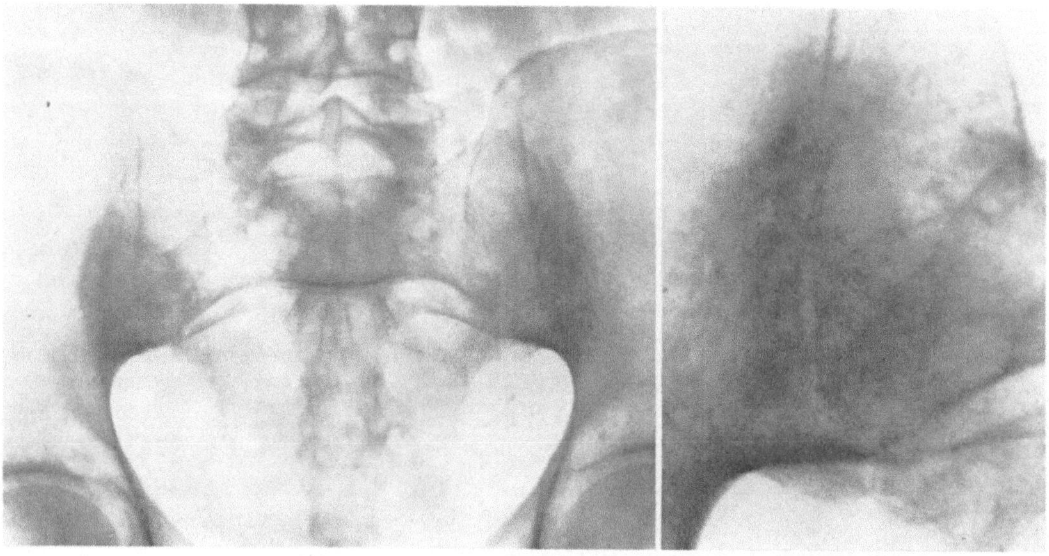

a b

Abb. 144. *Kondensoide Iliosacralarthritis bei Colitis ulcerosa* (a) bei einem Mann mit dem Bild einer abortiven Sp. a. im Gefolge eines als Kriegsleiden anerkannten chronischen Darmleidens; und bei *Enteritis regionalis* (b) bei einem männlichen Patienten der Medizinischen Universitätsklinik Heidelberg [WAGNER]

ist die juvenile c. P. durch eine Colitis ulcerosa kompliziert (in etwa 2 % der Fälle — CARTER, BYWATERS).

Eine Iliosacralarthritis findet sich bei diesen Leiden mindestens dreimal so häufig wie die volle Sp. a.-Symptomatik.

Bei röntgenologisch systematischer Suche werden bei der Colitis ulcerosa in 17,9 % der Fälle (WRIGHT u. WATKINSON, 1965) und bei der Enteritis regionalis in 19,5 % der Fälle (ANSELL u. WEGELEY, 1964) Veränderungen an den Iliosacralgelenken gefunden. Diese entsprechen prinzipiell denen bei der Sp. a., mit Resorption und Sklerosen, die in etwa jedem dritten Fall ausgeprägten Grades sind (Abb. 143). Nicht selten scheinen aber auch harmlosere Umbauvorgänge zu sein, die vorwiegend sklerosierenden Charakter haben und an die Osteosis condensans erinnern, sich von dieser aber durch deutlichere Inhomogenität und Gelenkspaltverwischung unterscheiden (Abb. 144).

d) Die Iliosacralarthritis der Spondylitis psoriatica und des chronischen Reiter-Syndroms

Siehe Seite 647.

e) Iliosacralveränderungen bei der Gicht: Iliosacralarthritis urica?

Im chronischen Stadium wird die Gicht durch gelenknahe intraossale Tophi oder durch eine Arthritis bzw. unter arthrotischem Erscheinungsbild manifest. Röntgenologisch erkennbare Veränderungen am Stammskelett sind immer problematisch und bleiben selten.

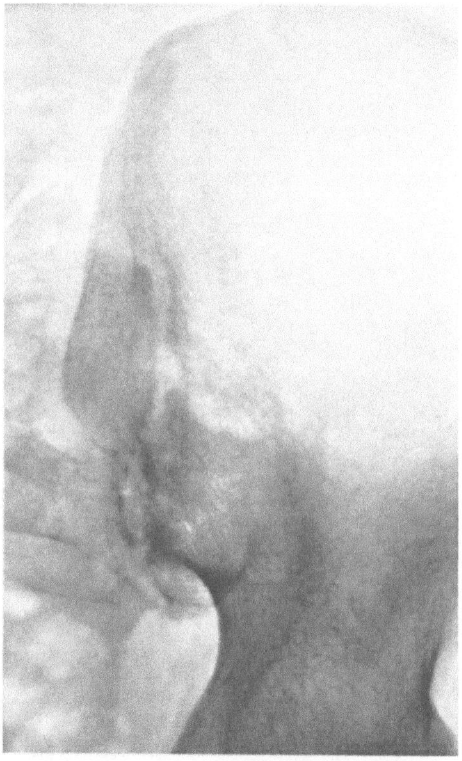

Abb. 145. *Arthritis sacrailiaca chronica urica* des linken Iliosacralgelenks, bei einem Mann mit chronischer Gichtarthritis, ohne hier lokalisierte Schmerzen

Auch im Beckenbereich einschließlich der Hüftgelenke gibt es keine für die Gicht pathognomonischen Röntgensymptome.

Gichtige Knochenveränderungen an den Iliosacralgelenken sind nur selten beschrieben worden (Malavista et al., 1965; Schacherl et al., 1966; Dihlmann 1967). Sie lassen sich als tophöser Genese nur bioptisch beweisen. Ein klinisches Korrelat ist unbekannt. Wenn eine fortgeschrittene und ausgedehnte tophöse chronische Gichtarthritis vorliegt, können paraartikuläre oder marginale umschriebene zystoide oder erosive, z. T. sklerotisch berandete Destruktionsherde an den Iliosacralgelenken als tophöse Knochenzerstörungen im Sinne einer chronischen Iliosacralarthritis urica angesprochen werden (Abb. 145). Malavista et al. (1965) fanden sie überraschenderweise siebenmal unter 95 Fällen.

f) Pseudo-arthritischer Iliosacralumbau bei ossipenischen Osteopathien

Im statisch besonderer Belastung ausgesetzten Iliosacralbereich muß der Beckenring bei knöchernen Strukturveränderungen eine besondere Reaktionsweise erwarten lassen. Eine entsprechende Aufmerksamkeit ist den Iliosacralgelenken im Rahmen von Skelettleiden, die auf involutiver, stoffwechselpathologischer oder innersekretorischer Grundlage den Knochen schädigen und seine Belastbarkeit vermindern, noch wenig geschenkt worden. Ellegast (1962) hat aber dieses Verdienst. Er stützte sich auf ein „Kölliker-sches Gesetz" (1898) lebhafteren Knochenumbaus an Stellen starker Belastung, demzu-

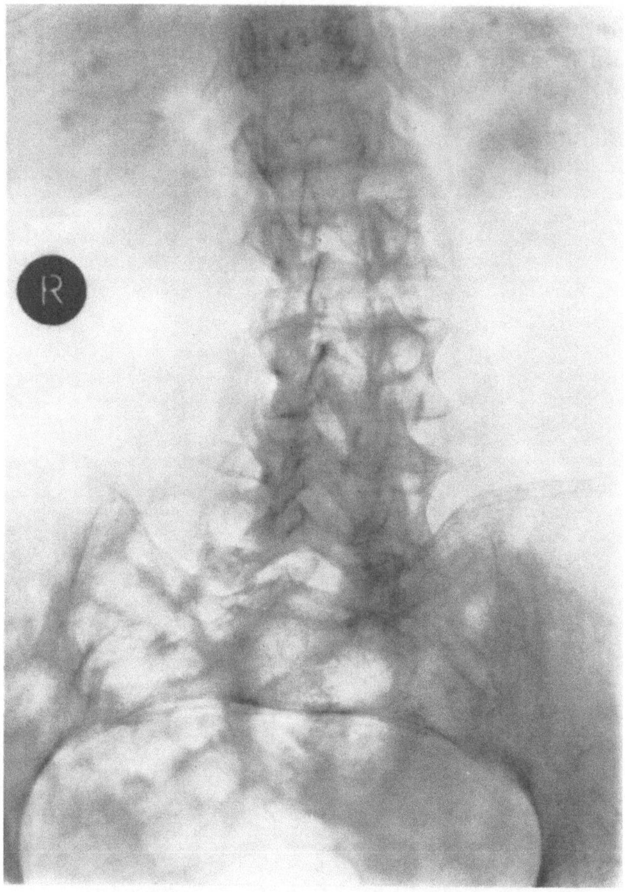

Abb. 146. *Scheinbarer Iliosacralgelenkschwund oder -durchbau* bei fortgeschrittener *Involutionsosteoporose* des Stammskeletts einer 75jährigen Frau. Die Gelenkkonturen verdämmern in der porotischen Umgebung

folge „bei allen ossipenischen Osteopathien statisch mehr beanspruchte Regionen frühzeitig und stärker verändert" werden.

Zunächst sind Reifungs- und Involutionsalter betroffen. Die kindlichen Iliosacralgelenke, besonders im *Pubertätsalter*, sind sowieso nicht leicht zu beurteilen und werden häufig als verbreitert oder unscharf begrenzt fehlinterpretiert. Wie am Hüftkopf (Epiphysiolyse) kann eine Reifungsstörung der sakralen Epiphyse in der Pubertät ein Iliosacralgelenk vorübergehend fehlformen. In diesem Sinne sind wohl einige der Fälle zu verstehen, die nach der viel zitierten, aber problematischen und kasuistisch inhomogenen Arbeit von Rogers u. Cleaves (1935) zum „adoleszenten Iliosacralsyndrom" gehören. Eine Fröhlich'sche Krankheit z. B. kann die Ursache sein.

Die allgemeine einfache *Osteoporose* des Rückbildungsalters (Involutionsosteoporose) macht die häufigsten Veränderungen dieser Art. Sie wurden oben schon mehrfach erwähnt, da sie bei vielen alternden Menschen mit Iliosacralarthrose und beim Iliosacralgelenk des Polyarthritikers eine wahrscheinlich wesentliche Rolle spielt (Abb. 138b, 139, 141, 142).

Die Konturen dieser Gelenke verlieren ihre Eindeutigkeit und werden unscharf, nicht durch „entzündliche" Verwaschenheit, sondern durch Strukturverarmung bis zu einem abschnittsweisen Konturschwund. Die Auflösung der Kontur kann einer feinen Querriffelung durch Spongiosierung gleichen (Abb. 141b); oder das Gelenkflächenpanorama wird wie durch ein durchscheinendes Medium gebrochen, wodurch ein ganzes Bündel feiner Konturlinien entsteht, als sei der Gelenkspalt aufgeblättert (Abb. 141a). In schweren Fällen scheinen die Gelenkkonturen in der Porose zu verdämmern (Abb. 146). Dieser

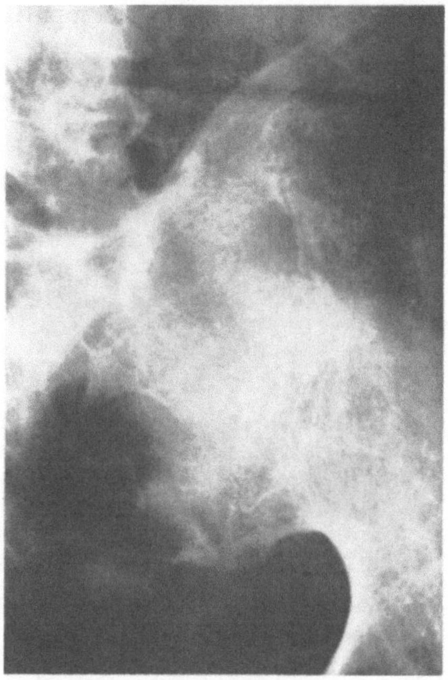

Abb. 147. *Poromalazischer Iliosacralumbau* bei enteraler Osteopathie (Osteomalazie) eines 68jährigen Mannes mit einem uralten Malabsorptionssyndrom (idiopathische Steatorrhoe, „einheimische Sprue"), mit hypokalzämischer Tetanie, Hypoproteinämie, allgemeiner Kachexie und mit Versteifung der Brust- und Lendenwirbelsäule: „Pseudo-Bechterew"

optische Konturschwund kann den Eindruck eines reaktionslosen Durchbaus des Gelenkes erwecken. In diesen Fällen ist zum Einblick in den Gelenkspalt die Schrägaufnahme des Iliosacralgelenks indiziert.

Kommen qualitativ pathologische Struktureinflüsse hinzu, wie eine malazische oder eine endokrin-osteopathische Komponente, dann resultiert ein mehr oder weniger eindrucksvoller Gelenkumbau, der dem der Iliosacralarthritis oder der Osteosis condensans gleicht und der in Grenzfällen zur Fehldiagnose der Sp. a. führt: *„Osteopathische Pseudo-Sp. a.“* (Schilling, 1970).

Die *Osteomalazie* gehört zu den differentialdiagnostischen Fallstricken der Sp. a. Diese Verkennung wird zunächst durch eine schmerzhafte Versteifung der Brust- und Lendenwirbelsäule nahegelegt und dann röntgenologisch durch den Befund eines Iliosacralumbaus oder Konturschwundes gefördert (Abb. 147).

Wir machen solche Beobachtungen bei Spät-Rachitis und bei Vitamin-D-Mangelzuständen durch enterale Resorptionsstörung (enterale oder resorptionsdystrophische Malazie, einheimische Sprue, Malabsorption). Weiterhin kennen wir gleichartige Osteopathien bei Störungen renal-tubulärer Partialfunktionen (Gluko-Amino-Phosphatdiabetes, adultes Fanconi-Syndrom — GEROK u. SCHILLING, 1968), bei denen wir pseudo-entzündliche Iliosacralsymptome gesehen haben. Diesen müssen osteoide Umbauzonen zugrunde liegen,

Ein ausgeprägter Fall einer resistenten Osteomalazie hatte ELLEGAST (1961) Veranlassung gegeben, dem Problem ausgedehnt nachzugehen. Bei einem 26jährigen Mann waren Iliosacralgelenke und Symphyse unscharf begrenzt und die paraartikuläre Knochenstruktur teils entschattet teils verdichtet und damit der floriden Iliosacralarthritis der Sp. a. zum Verwechseln ähnlich. Im Reparationsstadium dieser malazischen Pseudo-Iliosacralarthritis kommt es zu grobsträhniger Strukturierung oder zur Sklerosierung wie bei der degenerativen Arthropathie. Wir sehen dieses Bild bei der Spät-Rachitis.

ELLEGAST (1962) hat im gleichen Zusammenhang die Umbauvorgänge im Iliosacralbereich auch bei hormonell bedingt rarefizierenden Osteopathien studiert, wobei besonders

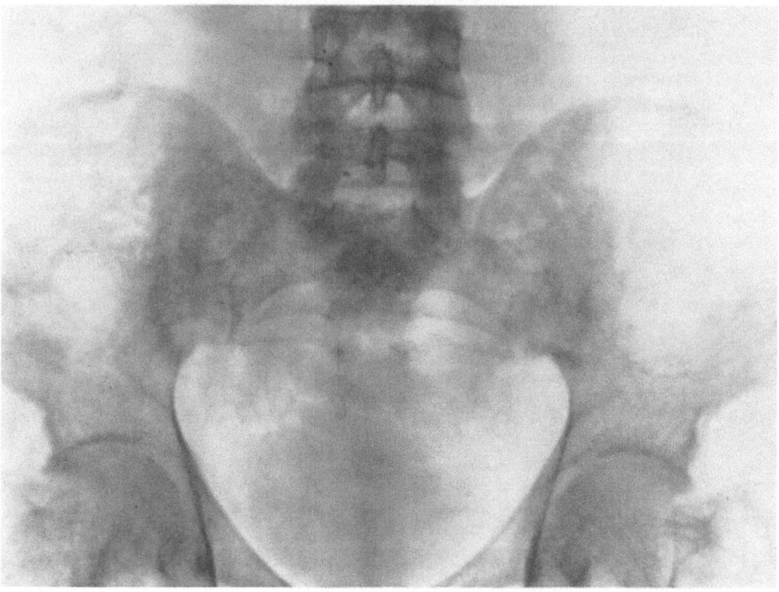

Abb. 148. *Pseudo-arthritischer Iliosacralumbau* bei primärem *Hyperparathyreoidismus* einer 33jährigen Frau. Die Gelenkspalten erscheinen teilweise durchgebaut, das breite unruhige Umbaufeld ist schmal-sklerotisch umsäumt. Die Unterscheidung von der Iliosacralarthritis einer jugendlichen Sp. a. war nur unter Berücksichtigung der klinischen und röntgenologischen „Umgebung" möglich. – Röntgenbild der I. Medizinischen Universitätsklinik Wien [ELLEGAST, 1962]

der *Hyperparathyreoidismus* eine Rolle spielt. Seither haben wir in mehreren Fällen das ernsthaft irreleitende differentialdiagnostische Problem dieses primär-parathyreoidalen oder sekundär-renalen Skelettleidens mit seinem pseudo-rheumatischen Syndrom bei schwerer Stammskelettporose, selten mit Faserringverkalkung (Abb. 181) und seinen osteoklastisch bedingten pseudo-arthritischen Gelenkerscheinungen kennengelernt.

Der Iliosacralumbau beim Hyperparathyreodismus kann dem der Sp. a. völlig gleichen und zum diagnostischen Irrtum einer Iliosacralarthritis führen (Abb. 148). Auch DIHLMANN u. MÜLLER (1969) haben in einem solchen Fall eines 20jährigen Mannes eine kaudale Scheinverbreiterung des Gelenkspalts gezeigt, die sonst für die Sp. a. in Anspruch genommen werden muß (S. 509). Erst die röntgenologische „Umgebung" (hier die Phalangen) deckte den (sekundären) Hyperparathyreoidismus auf.

Die Einschränkung der Spezifität des Röntgensymptoms „Pseudoerweiterung des iliosacralen Gelenkspalts durch marginale Demineralisation" haben wir schon durch das Beispiel bei einer rheumatoiden Iliosacralarthritis belegt (Abb. 142a). Es kann bei allen ossipenischen Umbauprozessen im Iliosacralbereich vorkommen.

Bei systematischer Untersuchung endokrin gestörter Patienten findet man häufig ähnliche Veränderungen im Iliosacralbereich, die einen entzündlich umbauenden, degenerativen oder kondensoiden Gelenkprozeß vortäuschen. Unter den sekundären ossipenischen Osteopathien nennt und belegt ELLEGAST außer dem Hyperparathyreoidismus den Morbus Cushing und den Hypogonadismus. Er erörtert Beziehungen zu den Epiphysenmalazien, zum Morbus Scheuermann und zur sogenannten Ostitis condensans ilii. In diesem Zusammenhang beschrieb er ein Syndrom bei cushingoiden Frauen im vierten Lebensjahrzehnt aus Adipositas, Hochdruck, Diabetes, Menstruationsstörungen, Kopf- und Kreuzschmerzen, Hyperostosis frontalis interna (MORGAGNI) und Iliosacralveränderungen im Sinne der Ostitis condensans ilii (Hyperostosis ossis ilii).

Als Ergebnis dieser Zusammenstellung soll festgehalten werden, daß alle Osteopathien, auf die der statisch in besonderer Weise beanspruchte Iliosacralbereich mit Umbauvorgängen reagiert, die porosierende Qualität, die Ossipenie gemeinsam haben, die damit also zum differentialdiagnostischen Konkurrent der Sp. a. wird.

g) Die Osteosis (Ostitis) condensans ilii

Die Ostitis, besser Osteosis condensans illi (O. c. i.) ist keine klinische, sondern eine röntgenologische Diagnose. In der Mehrzahl der Fälle, die röntgenmorphologisch Überschneidungen mit entzündlichen Veränderungen einerseits und mit der Arthrose andererseits aufweisen, hat sie symptomatischen Charakter. Sie gehört zu den häufigsten Fehldiagnosen der Iliosacralarthritis, obwohl klare röntgenologische Unterscheidungskriterien bekannt sind: Dreieckige homogene Sklerose iliacal-paraartikulär und das Fehlen resorptiver Veränderungen bei intaktem Gelenkspalt. Der Befund ist im allgemeinen harmlos, wird oft nur zufällig erhoben und stellt in seiner ausgeprägten, Eigenständigkeit beanspruchenden Form eine Seltenheit (nur bei Frauen), im übrigen ein banales Begleitsymptom dar.

Erst*beschreiber* sind nicht BARSONY und POLGAR (1928), sondern BRAILSFORD (1924) und SICARD et al. (1926). Wir dürfen aber bezüglich der Definition auf jene zurückgreifen und halten daran fest, daß die O.c.i. eine produktiv-sklerosierende Osteose (Osteosklerose, Hyperostose) ist, die das Hüftbein im Winkel zwischen Linea terminalis und Facies sacralis unter dem Erscheinungsbild einer (scheinbar) strukturlosen Kondensation betrifft und das Gelenk selbst unberührt läßt. Einige Fälle haben schon BARSONY und POLGAR als sekundäre O.c.i. bei Hüftleiden aufgefaßt. Später wurde die hohe Bevorzugung des weiblichen Geschlechtes und der Zusammenhang mit Gravidität und geburtstraumatischen Schäden deutlich (BERENT, 1934; THOMPSON, 1954; WELLS, 1956 u.a.), ebenso die mögliche Mitbeteiligung des Kreuzbeins. KNUTSSON (1950) hat die Iliosacralarthritits der Sp. a. mit der O.c.i. verglichen und den Anschluß an die Iliosacralarthrose beschrieben.

Die meisten *histologischen* Befunde aus Operations- und Biopsiepräparaten ergaben entzündungsfreie Sklerose (WELLS, THOMPSON, RENDLICH und SHAPIRO, GILLESPIE und LLOYD-ROBERTS, ARLET, JULKUNEN). Der besonders eindrucksvolle Fall von ARLET und FICAT (1960) erweist die O.c.i. histologisch als sacroiliakale Arthrose mit subchondral ausgedehnter Knochenverdichtung. Die meisten französischen Autoren sprechen deshalb nicht von einer Ostéite, sondern von der Ostéose (Ostéoarthrose) iliaque condensante. Diese wurde von JACQUELINE und ARLET (1959) mit der manchmal assoziierten Kondensation des Pfannendachs bei der sekundären Coxarthrose der Hüftdysplasie verglichen. Die Verdichtung ist reversibel (ISLEY, JACQUELINE). ELLEGAST (1962) schlug den Terminus Hyperostosis ossis ilii vor in Analogie zur Hyperostosis frontalis, mit der er die O.c.i. auf endokrin-pathologischer Grundlage verbunden fand. Nach der Nomenklatur UEHLINGER's handelt es sich in der Tat um eine endostale Hyperostose.

Verwirrung in die Konzeption brachten Berichte über Männer mit O.c.i. (KNUTSSON, HUTTON, SEGAL u. KELLOGG, GLOGOWSKI u.a.). Das Studium dieser Kasuistik deckt häufig eine Verwechslung mit der Sp. a. oder aber die Assoziation mit einem Hüftleiden (sekundäre O.c.i.) auf. In Deutschland sind besonders die Arbeiten von GLOGOWSKI (1960, 1962 und 1963) einer Klärung hinderlich geworden und bedürfen der Revision. In drei kurzen Kasuistiken glaubte der Autor, den röntgenologischen und histopathologischen Beweis erbracht zu haben, daß die O.c.i. entzündlicher („infektallergischer") Natur sei, „ein rheumatoides Äquivalent" darstelle und als „Sacroileitis condensans rheumatica" auch der Sp. a. zugehören könne. Leider hält dieser orthopädische Beitrag einer rheumatologischen Kritik nicht Stand: Von den 7 Fällen sind nur 2 als O. c. i. diagnostizierbar (1962), während von den 4 histologisch belegten Fällen (1960) mindestens 2 röntgenologisch klar als vorwiegend sklerosierende Iliosacralarthritis erkennbar sind und der letzte Fall (1963) eine Sp. a. mit dem kondensoiden Typ der Iliosacralarthritis darstellt.

Eine entscheidende Erkenntnis, die der unseren entspricht, hatte GRABER-DUVERNAY (1957) in einer wenig bekannt gewordenen Arbeit ausgearbeitet, in der er die O. c. i. in eine „wahre" und eine „falsche" Form einteilt: Die erstere ist eine seltene, autonome Entität jüngerer Frauen auf einem teilweise entzündlichen klinischen Hintergrund mit örtlich mechanisch auslösender Komponente, schmerzhaft, bilateral und mit dem entzündungsfreien histologischen Substrat osteosklerotisch verdichteter Knochenbälkchen. Die andere, viel häufigere Form betrifft Patienten, auch Männer und ältere Menschen, mit statischen Störungen vorwiegend bei Hüftleiden, schmerzlos, als meist einseitig kontralaterale iliakal-subchondrale reaktive Osteosklerose. Die vorwiegend gegenseitige para-

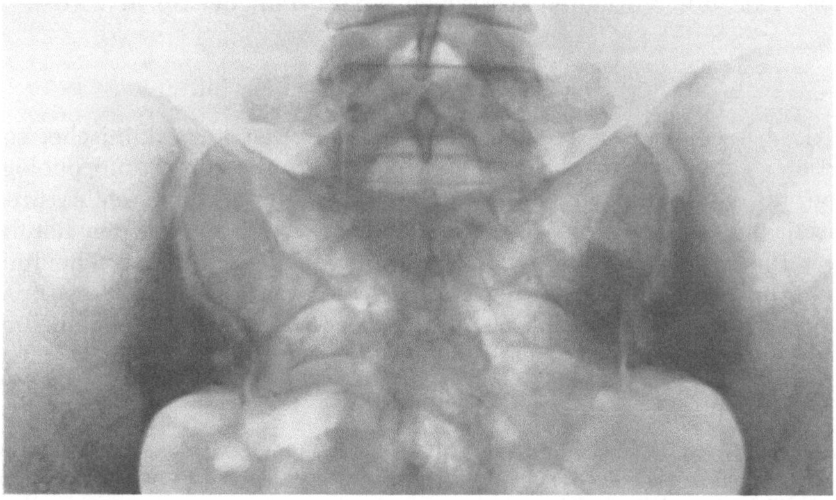

Abb. 149. *Idiopathische Form der Osteosis condensans ilii:* Symmetrisch doppelseitige Osteose, seit mindestens 5 Jahren unverändert bestehend, bei einer 37jährigen Frau, die 2 Kinder geboren hat und unter ischialgiformen Schmerzen leidet; BSG 11/25 mm n. W.; ohne Anhalt für c. P. oder Sp. a.

artikuläre Sklerose des Darmbeins bei Coxarthrose und Hüftdysplasie spielte schon seit BARSONY u. POLGAR eine Rolle und ist die häufigste Form der Oc. i. (GARUSI, SCHUBERT u.a.).

Das Krankengut von SCHUBERT (1965) aus der Orthopädischen Klinik Dresden, der unter 2866 Becken-Röntgenaufnahmen 71 Fälle von O. c. i. (= 2,5%) fand, enthält nur oder vorwiegend sekundäre Fälle als „Resultat von veränderten statischen Verhältnissen am Beckenring" bei Hüftleiden und Wirbesäulenfehlstellungen, ebenfalls überwiegend einseitig kontralateral und einschließlich minimaler Ausprägungsformen neben dem kaudalen Gelenkpol (Typ III). Die Einbeziehung dieses relativ häufigen dritten Typus seiner Einteilung des Ausprägungsgrades der O. c. i. erklärt in SCHUBERTS Statistik die hohe Morbidität der O. c. i. mit dem großen männlichen Anteil von etwa 40% (vgl. Abb. 138c, 139a).

Pathogenetisch wird u.a. eine ischämische Iliosacralsklerose (THOMPSON) durch obliterative pelvische Endarteriitis nach Schwangerschaft (RENDLICH und SHAPIRO) oder durch Abklemmung der nutritiven Arteriolen durch die abnorme Bänderspannung bei Fehlbelastung (GARUSI) diskutiert.

Nach unserer Erfahrung müssen an der Diagnose O. c. i. folgende Umstände *Zweifel* erwecken:

1. Der Befund bei einem Mann;
2. stärkere Schmerzen vom Entzündungstyp;
3. ein entzündlicher klinischer Hintergrund.

Röntgenologisch ist *für* die *Diagnose* der O.c.i. zu fordern:

1. Bei nicht zu harter Exposition die Homogenität einer flächigen Kondensation des paraartikulären Darmbeindreiecks, selten auch des Kreuzbeins;

2. in jedem Strahlengang der Nachweis intakter Gelenkkonturen und einer normalen Gelenkspaltweite.

Es sind dann zu unterscheiden:

1. Die *idiopathische* (primäre) Form der O.c.i. (Abb. 149): Sie kommt nur bei Frauen und vorwiegend im 3. und 4. Lebensjahrzehnt vor, sie ist selten und tritt symmetrisch

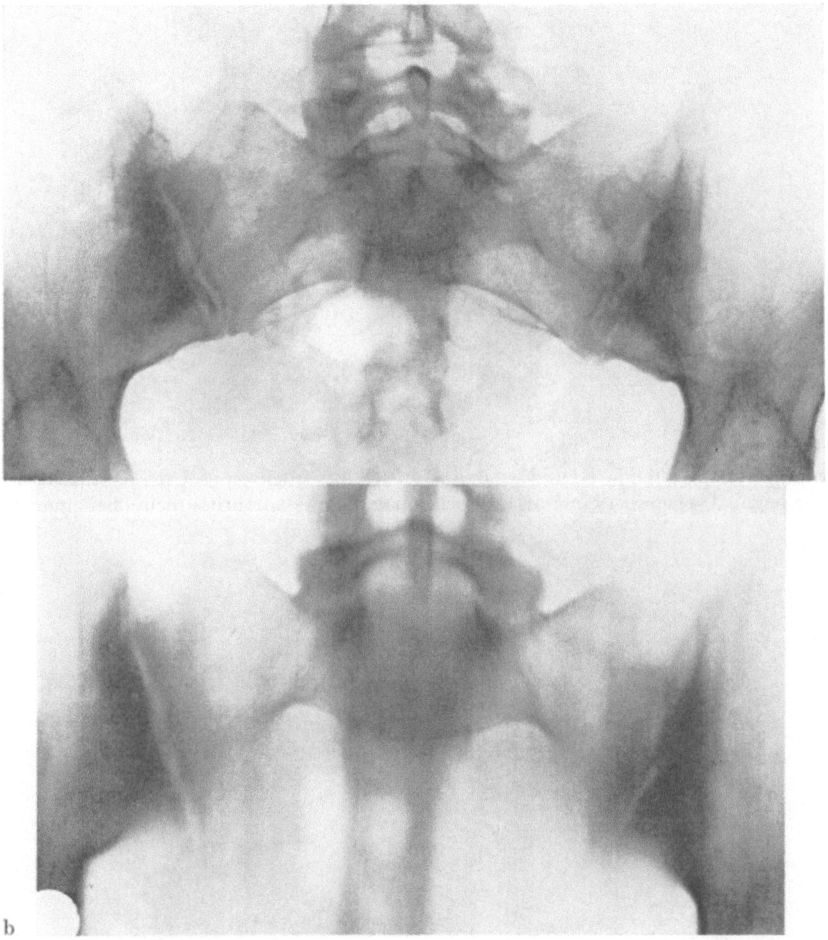

Abb. 150. *Kondensoider Typ der rheumatoiden (?) Iliosacralarthritis* unter dem Bild der doppelseitigen Osteosis condensans (a) bei einem *chronisch-rheumatischen Prozeß* mit Oligoarthritis und mit Beteiligung der Kreuzdarmbeingelenke. 32jährige Frau, die seit 13 Jahren unter einer rezidivierenden Gonarthritis leidet, bei negativen serologischen Rheumatesten, mit Verdacht auf schleichende rheumatoide Carditis mit Mitralvitium, mit wenig Kreuzschmerzen, ohne Wirbelsäulenbeteiligung und ohne Iritis; BSG 23/55 mm n. W. Das Schichtbild in 7 cm Schnitthöhe von dorsal (b) zeigt die homogene Struktur dieser Hyperostose fraglich entzündlicher Genese und die Intaktheit der Gelenkkonturen

doppelseitig, nur ausnahmsweise einseitig auf, mit einem Kondensationsdreieck, das mit seiner kranialen Spitze bis zur oberen Gelenkbegrenzung reicht. Die klinische Symptomatik dieses selbständigen und meistens harmlosen Krankheitsbildes ist

a) entweder wenig auffällig, ein banales Lumbo-Sacralsyndrom mit der O.c.i. als Zufallsbefund;

b) oder mit entzündlichem klinischen Hintergrund, z. B. bei einem chronisch rheumatischen Prozeß. Dies stellt aber einen seltenen Grenzfall dar, der als

2. der *kondensoide Typ* einer rheumatischen Iliosacralarthritis aufgefaßt werden kann (Abb. 150). Hierher gehört auch der von GROSCH (1963) publizierte Fall.

3. Die *symptomatische* (sekundäre) Form der O. c. i.

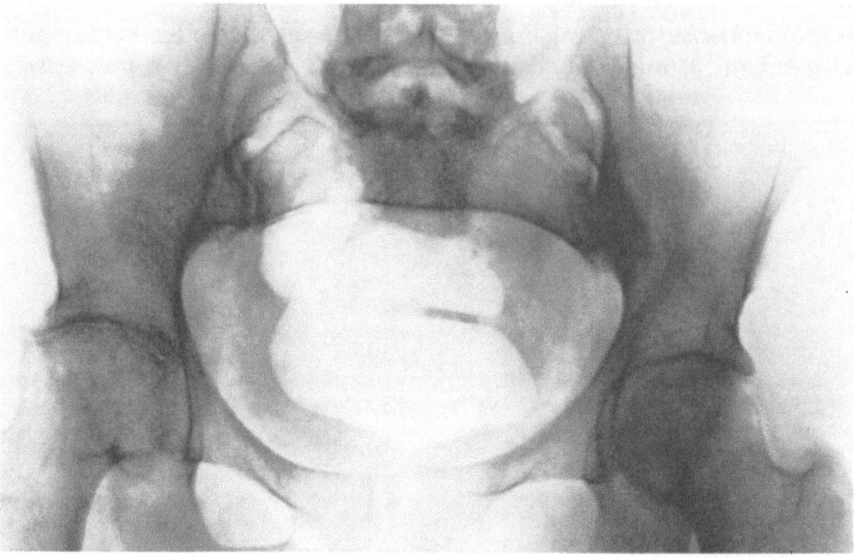

Abb. 151. Einseitig kondensierende *sekundäre Osteosis ilii:* Ausdruck einer Überlastungsarthrose des linken Iliosacralgelenks diagonal gegenüber einer arthrotisch reparierten Coxarthritis rechts bei einer 35jährigen Frau

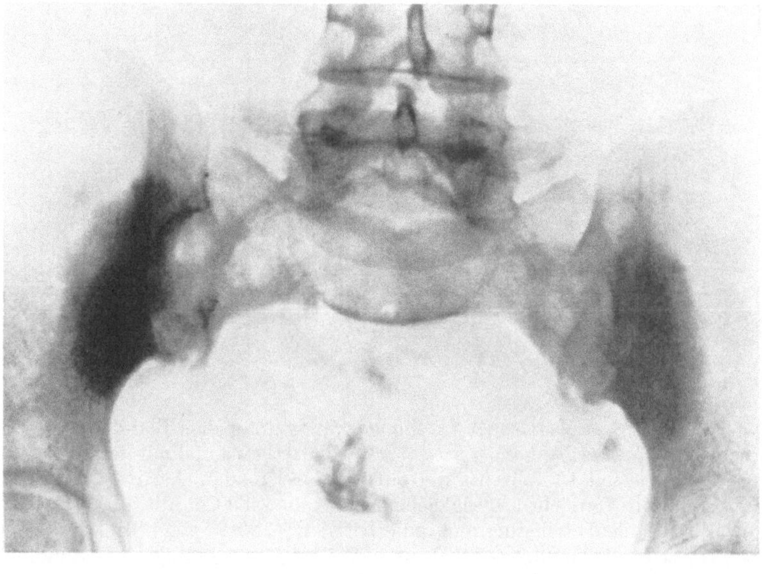

Abb. 152. *Symptomatische Osteosis condensans ilii,* hier doppelseitig und auch im Schichtbild ungewöhnlich homogen verdichtet, bei einem benignen Kreuzbeintumor einer nulliparen Frau

a) bei Fehlbelastungen: Sie ist viel häufiger als die idiopathische Form und kommt auch bei Männern und nicht an die mittleren Lebensjahrzehnte gebunden vor. Die Veränderungen finden sich vorwiegend einseitig auf der Gegenseite eines Hüftleidens (Abb. 151) als kontralaterales Begleitsymptom und betreffen oft nur die kaudale Basis des iliacalen Dreiecks bis zu Abortivformen, die der sklerosierenden Iliosacral-*Arthrose* (Abb. 138c, 139a) zugehören.

b) Selten gibt es offenbar das typische Erscheinungsbild der O.c.i. auch als Nachbarschaftssymptom von Tumoren, wenn z.B. durch einen tumorösen Prozeß des Kreuzbeins eine *Beckenringinstabilität* entstanden ist (Abb. 152).

4. Von der O.c.i. streng abzutrennen ist die erscheinungsbildlich gleichartige *kondensoide Form* der *Iliosakralarthritis* jüngerer Männer mit *Sp.a.* (S.512, Abb. 17). Diese Differentialdiagnose gelingt nur unter Berücksichtigung des klinischen Bildes. Rundliche Strukturunregelmäßigkeiten bei harter Durchstrahlung oder im Tomogramm versagen als differentialdiagnostisches Kriterium und sind schon von Barsony und Polgar als Zeichen der „Ostitis" beschrieben worden (Abb. 149).

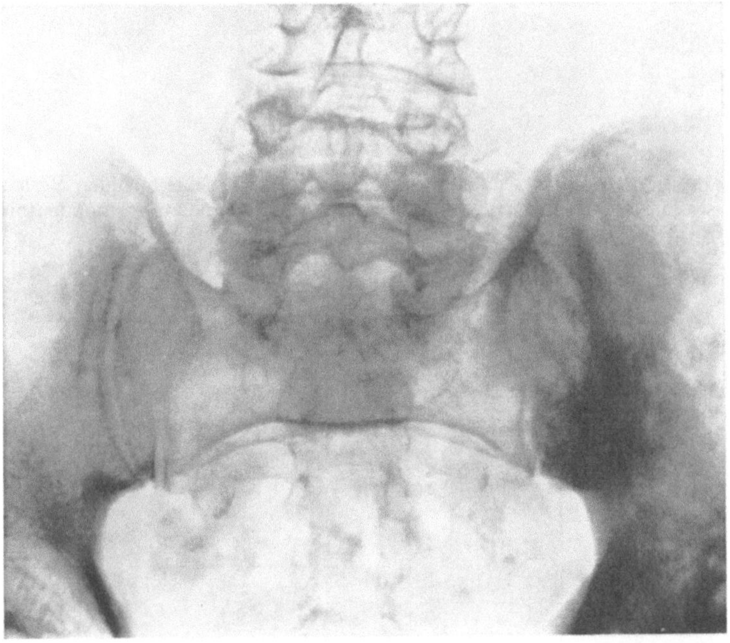

Abb. 153. *Monostotischer Morbus Paget* der linken Beckenhälfte mit wabigem und sklerosierendem Umbau des Os ilium, angrenzend an das Kreuz-Darmbeingelenk. – 79jähriger Mann

h) Iliosacralumbau bei produktiven Systemleiden des Skeletts

Einseitige oder doppelseitige inhomogen kondensierende Veränderungen der Iliosacralregion bei tumorartigen Skelettleiden können eine Iliosacralarthritis, zuweilen unter dem Bild einer atypischen Osteosis condensans ilii vortäuschen.

a) *Ostitis deformans* Paget (Abb. 153). Hier ist ein einseitig paraartikulär unregelmäßig verdichtender Knochenumbau bei dem Befall einer Beckenhälfte nicht selten.

b) *Lymphogranulomatose.* Knöcherne Manifestationen der Hodgkinschen Krankheit im Becken sind selten und können einseitig einen verdichtenden Iliosacralumbau zeitigen (Abb. 154).

c) *Osteomyelosklerose.* Die typischen körnig sklerosierenden ausgedehnten Knochenveränderungen bei diesem vom Knochenmark ausgehenden myeloproliferativen hämatologischen Leiden beziehen die Iliosacralgelenke symmetrisch in ihren verdichtenden Prozeß ein (Abb. 155). Wir sahen 2 Fälle (61jähriger Mann und 60jährige Frau), die beide

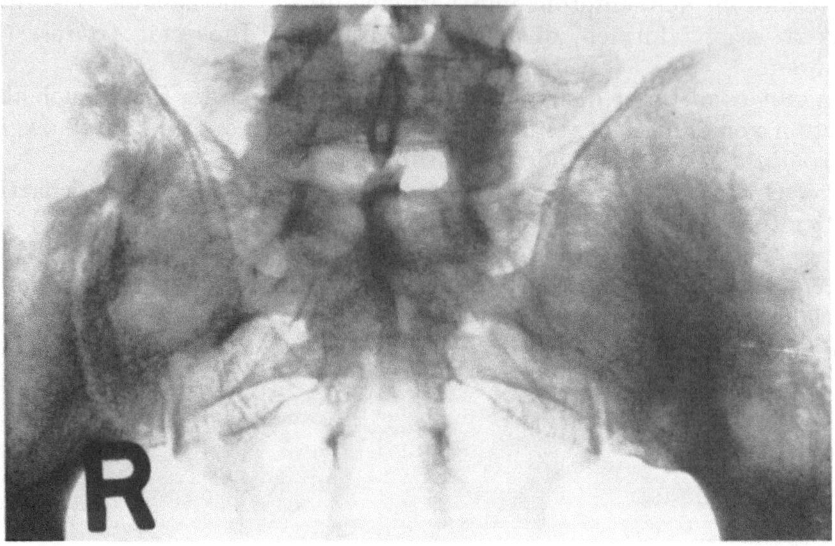

Abb. 154. *Knöcherne Manifestation eines gesicherten Morbus Hodgkin* sehr torpider Verlaufsform bei einem 30jährigen Mann: Granulomatöser Knochenherd im linken Iliosacralbereich unter kondensoidem Erscheinungsbild

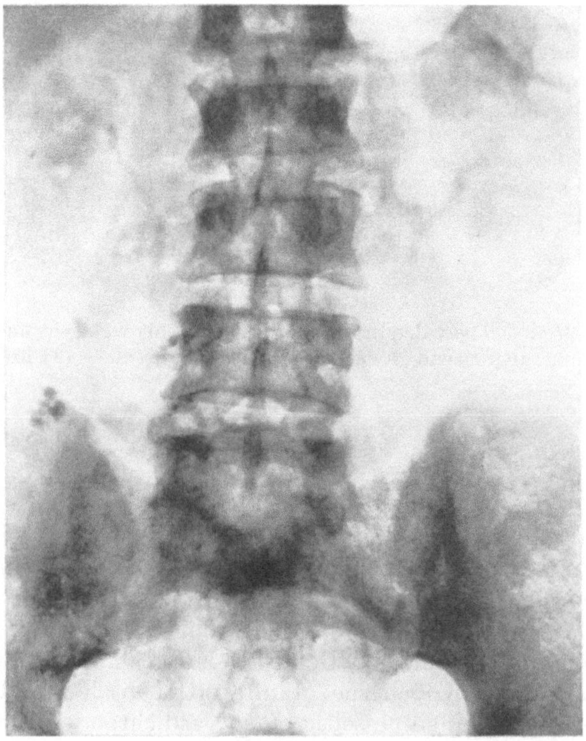

Abb. 155. *Osteomyelosklerose* bei einem 60jährigen Mann mit beidseitig verdichtenden Iliosacralveränderungen; zunächst mehrere Jahre als Sp. a. diagnostoziert, dann als generalisierte Knochenmarkkarzinose bei fraglichem Prostata-Karzinom aufgefaßt, bis schließlich die zugrunde liegende Myelofibrose erkannt wurde. Die schmerzhafte Wirbelsäulenversteifung hatte zur Fehldiagnose beigetragen. Die Kreuz-Darmbeinfelder nahmen den Aspekt einer Osteosis condensans ilii an

zunächst das klinische Bild einer Sp. a. boten, unterstützt durch den Aspekt der Iliosacralgelenke. Diese Differentialdiagnose ist eine der wenig bekannten Fallstricke der Sp. a. Ähnliches gilt für die generalisierte Knochenmarkkarzinose.

i) Destruierende Iliosacralarthritis infektiöser Genese

Destruktionen, die auf ein Iliosacralgelenk beschränkt bleiben, sind mit größerer Wahrscheinlichkeit durch einen spezifischen oder unspezifischen bakteriellen Infekt bedingt.

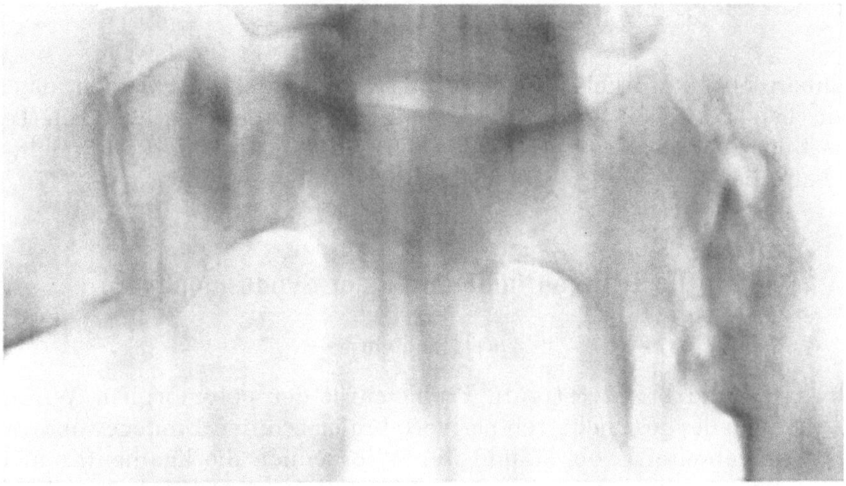

a

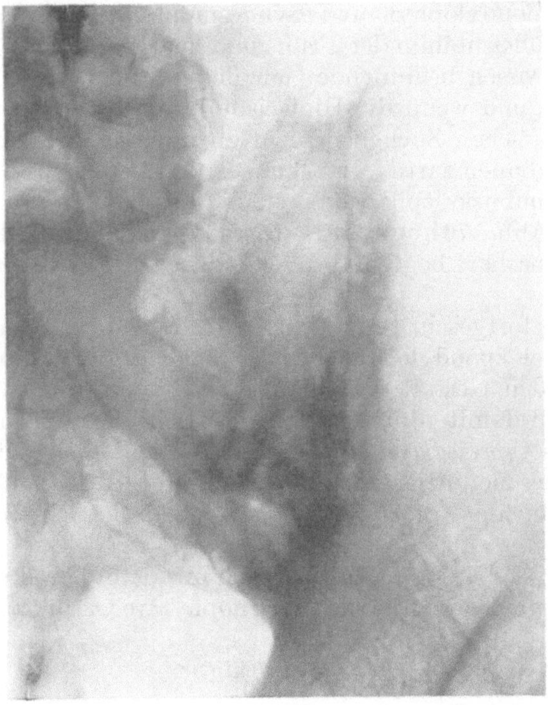

b

Abb. 156. *Einseitige Iliosacraltuberkulose:* (a) Frisch kavitär einschmelzender Prozeß am linken Iliosacralgelenk, noch ohne faßbaren Senkungsabszeß, bei linksseitiger Nierentuberkulose einer kachektischen 45jährigen Frau mit ausgedehnter aktiver und mit Kortisonoiden überbehandelter chronischer Polyarthritis. (b) Ältere in spontaner Reparation befindliche spezifische einseitige Iliosacralarthritis bei einem 43jährigen Mann, der unter Sp. a.-Verdacht eingewiesen worden war

a) Die *Iliosacraltuberkulose* spielt die größere Rolle und wird häufig zu spät erkannt. Das einseitig kavitäre und dissezierende Erscheinungsbild ist typisch (Abb. 156). Doppelseitig kann dieses Bild von der Iliosacralarthritis der juvenilen Sp. a. nachgeahmt werden (S. 512 — Abb. 20).

b) *Brucellosis* BANG. Sie gilt im Mittelmeerraum als differentialdiagnostischer Konkurrent der Sp. a. Unter 25 infektiösen Iliosacralarthritiden in Barcelona waren 9 durch die Bangsche Krankheit, 15 durch Tuberkulose und 1 durch Streptokokken hervorgerufen (ROTES-QUEROL u. ROIG-ESCOGET, 1960).

c) Unspezifische Infektarthritis, Osteomyelitis.

k) Familiäres Mittelmeerfieber

Das familiäre Mittelmeerfieber ist ein ethnisch gebundenes Erbleiden, das zur Gruppe der „periodischen Krankheit" (REIMANN) gehört (s. SCHILLING, 1969). Ein Teil der Fälle läuft in das Bild einer Sp. a. aus (HELLER et al., 1966). Amyloidose ist nicht selten. Die Krankheit kann bei uns durch Gastarbeiter Bedeutung gewinnen.

2. Die Differentialdiagnose der Syndesmophyten

a) Spondylose

Die schwierige und breit gestreute Problematik der polymorphen Wirbelsäulenossifikation im Rahmen des geschichteten perivertebralen straffen Bindegewebssystems wurde auf Seite 532 ausgebreitet (Abb. 38 und 39). Wir trennen die ligamentär metaplastische Desmophytose prinzipiell ab von der *Spondylose*, die eine Osteophytose ist. Die Unterscheidung zwischen Spondylophyt und Syndesmophyt ist im allgemeinen leicht, mit Ausnahme von Grenzfällen minimaler Früh- und später Mixta-Formen:

Eben lateral zu sprossen beginnende Gebilde sind in manchen Fällen, besonders bei isoliertem Vorkommen und wenn die Hinweisfunktion der röntgenologischen Umgebung versagt, von spondylotischen Zäckchen nicht zu unterscheiden (Abb. 51a, 171b). Ähnliche Schwierigkeiten können zarte Verkalkungen des Anulus fibrosus bereiten, die relativ häufig als banale „Limbuskalzifikation" eine Chondrose der unteren HWS begleiten (Abb. 171a) (vgl. aber Abb. 176b und 181). Dieses Gebilde unterscheidet sich vom Syndesmophyt durch eine unscharf begrenzte Lücke, durch die es von der Randleiste getrennt bleibt.

Andererseits gibt es fortgeschrittene Exophyten, auch bei späten Sp. a.-Fällen („Mixta-Typ"), die grundsätzlich spondylotischer Natur bleiben, wegen ihrer groben bis bizarren, teilweise überbrückenden Gestalt aber häufig als hyperostotisch oder syndesmophytär bezeichnet werden und damit differentialdiagnostische Verwirrung stiften. Wir charakterisieren sie gerne als *hyperreaktive* Spondylose und finden sie zuweilen in Gemeinschaft mit alten, spondylotisch modifizierten Syndesmophyten (S. 543 — Abb. 56c). Am einzelnen Objekt wird dann manchmal die differentialdiagnostische Differenzierung schwierig bis unmöglich.

Einzelgebilde sind für die Sp. a. grundsätzlich nur dann beweisend, wenn sie dem Anulus-Typ angehören oder eine integrierte syndesmophytäre Ossifikation darstellen.

b) Infekte

Postinfektiöse Abstützungsvorgänge des Intervertebralraums durch ossifizierende Reparation können die Morphologie des Syndesmophyten annehmen. Neben Bangscher Krankheit, Typhus und hämatogenem Streptokokkeninfekt kann besonders die *Tuberkulose* irreleiten. Wir kommen damit aber wegen der umschriebenen Lokalisation und bei typisch zerstörter Umgebung kaum in ernsthafte diagnostische Schwierigkeiten.

Die von GLOGOWSKI (1959) dargestellten Fälle „erscheinungsbildlich vom Morbus Bechterew nicht zu unterscheidender Krankheitsbilder" durch *generalisierte Osteomyelitis* können wir nicht generell anerkennen. Zu viel Hypothesen und Fragwürdigkeiten der morphologischen Deutung belasten diese Arbeit. —

Die Verknöcherung von Anteilen des Längsbandes wurde früher und manchmal noch heute irrtümlicherweise für die allgemeine Grundlage der Syndesmophytenentstehung gehalten. In knochenferneren Schichten des perivertebralen Bindegewebes haben die Ossifikationen der Spondylosis hyperostotica, der Spondylopathia psoriatica und des chronischen Reiter-Syndroms ihren Sitz. Die *paravertebralen Ossifikationen* der Psoriasis und des Reiter-Syndroms kommen nur lateral vor, die Längsbandverknöcherung der Spondylosis hyperostotica wird röntgenmorphologisch nur ventral deutlich. Eine Übersicht über die lateral vorkommenden Bindegewebsverknöcherungen gibt die Abbildung 160.

c) Atypische Sp. a. mit paraspinalen Ossifikationen: Spondylitis (Spondylopathia) psoriatica und Spondylitis des chronischen Reiter-Syndroms

Hier werden auch die Veränderungen an den Iliosacralgelenken abgehandelt. Im übrigen wurden die Beziehungen zur Sp. a. auf Seite 487 bis 491 beschrieben und die Literatur dort angegeben.

Psoriatische Spondylitis (bzw. Polyarthritis) und chronisches Reiter-Syndrom der Wirbelsäule haben große Ähnlichkeit miteinander und können deshalb zusammengefaßt

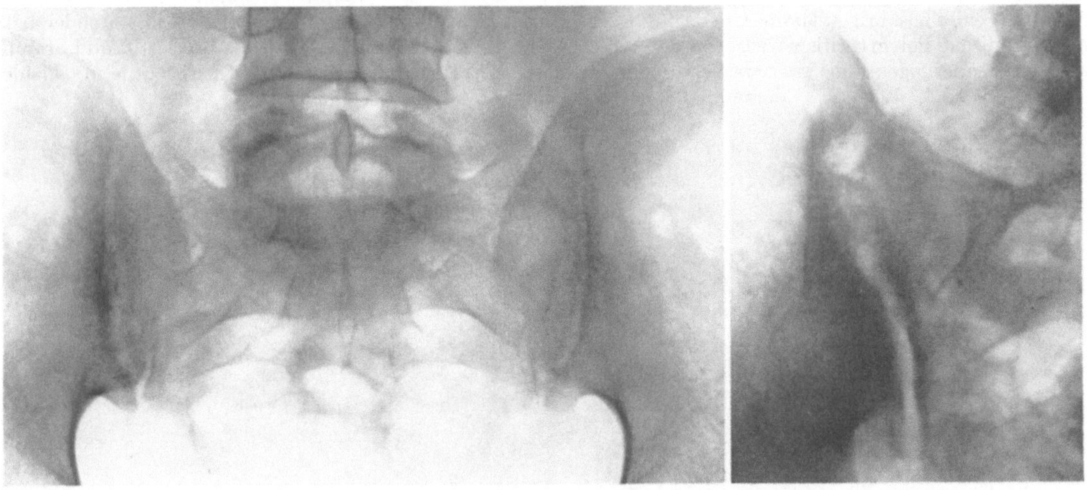

a b

Abb. 157. *Iliosacralarthritis des chronischen Reiter-Syndroms* (ohne Wirbelsäulenveränderungen): (a) Einseitig (rechts) beginnende Veränderungen ein halbes Jahr nach akuter Reiterscher Krankheit eines 50jährigen Mannes ohne pathologische Hauterscheinungen. (b) Asymmetrisch beidseitige Veränderungen vom kondensoiden Typ (nur rechts abgebildet) bei rezidivierendem Reiter-Syndrom eines 28jährigen Mannes, der nach akuter, venerisch erworbener Reiterscher Krankheit vor 5 Jahren mehrfach an Urethritis litt und jetzt eine Balanitis circinata, ausgedehnte psoriatische Hautveränderungen, eine destruierende Vorfußarthritis und beidseitig eine Tendoostitis achillea et plantaris bietet

werden. Die Stammskelettbeteiligung der Arthritis psoriatica liegt zwischen 9 und 33 % (SCHILLING u. SCHACHERL), beim chronischen Reiter-Syndrom um 75 % (SHARP).

Der Befall der *Iliosacralgelenke*, möglicherweise auf einem entzündlichen Umbau beruhend, kommt in einem Viertel unserer Fälle von Polyarthritis psoriatica vor, bei WRIGHT in 19 %, und in einem Drittel der chronisch gewordenen Reiter-Fälle. 10 % unserer psoriatischen Skelettmanifestationen spielen sich an den Iliosacralgelenken ab ohne Befall der Wirbelsäule (Abb. 157). Häufiger aber gehen Wirbelsäulenveränderungen voraus (Abb. 159, 161). Die bei der Sp. a. bemerkbare Prozeßaszension ist hier nicht deutlich.

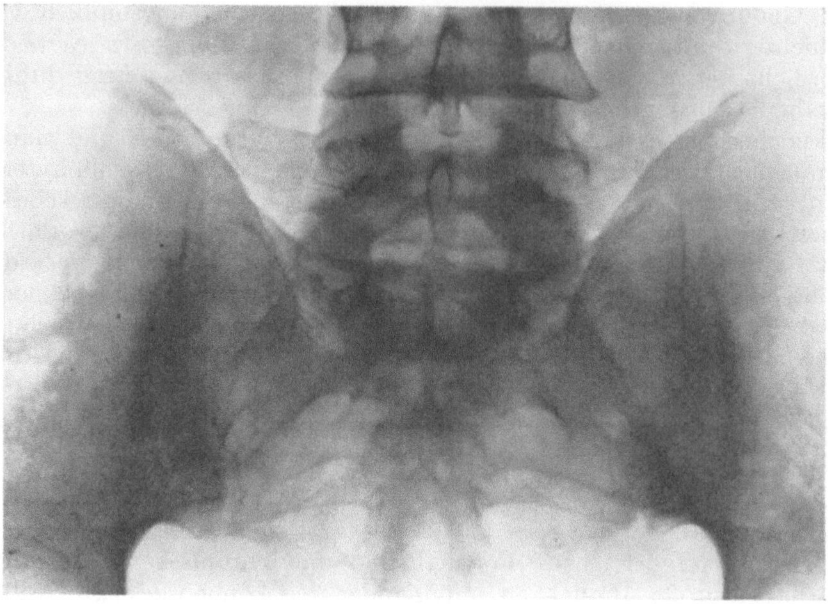

Abb. 158. *Symmetrische, torpide entwickelte späte Iliosacralarthritis einer atypischen Sp. a.* (chronisches Reiter-Syndrom) eines 60 jährigen Mannes, der seit 20 Jahren nach einer Reiterschen Trias unter rezidivierender Iritis eine chronische Polyarthritis vorwiegend der Zehen (Abb. 170a), eine Kalkaneopathie (Abb. 170b) und Stammskelettveränderungen mit dieser erscheinungsarmen und resorptionsfreien Iliosacralarthritis sowie mit kleinen dorso-lumbalen Syndesmophyten entwickelt hat

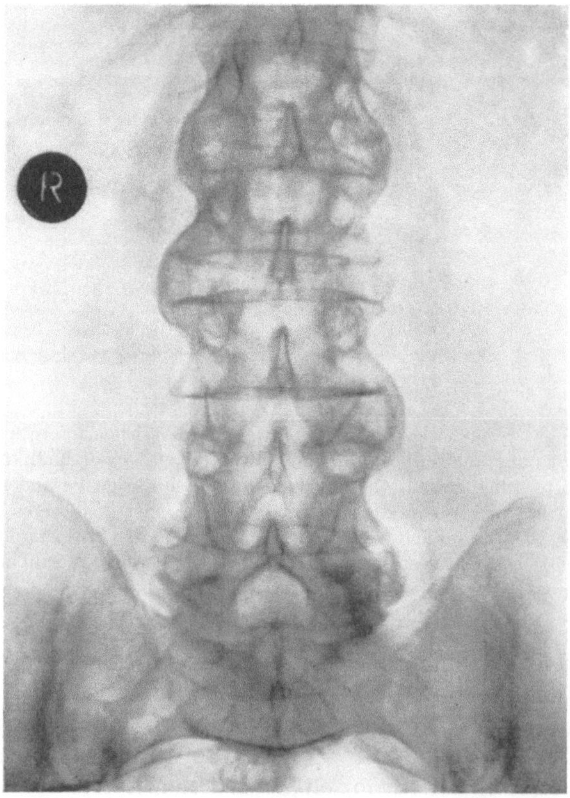

Abb. 159. *Spondylitis psoriatica vom Typ der Sp. a.* mit kompletten Syndesmophyten, aber mit stark retardierter und nur schmal sklerosierender Iliosacralarthritis. 45 jähriger Mann mit Psoriasis vulgaris, peripherer Arthritis psoriatica und Totalversteifung der Wirbelsäule

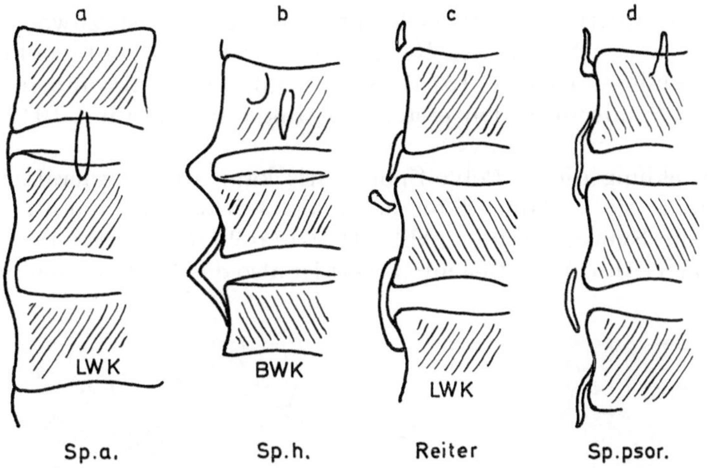

Abb. 160. *Schematische Darstellung der lateralen vertebralen Bindegewebsverknöcherungen:* (a) Syndesmophyten der Sp. a.; (b) Ossifikationen der Spondylosis hyperostotica; (c und d) paraspinale Ossifikationen der atypischen Sp. a.: Chronisches Reiter-Syndrom (c) und Spondylitis psoriatica (d). Bei a unten ist die Anulusverknöcherung der Sp. a. und bei b oben auch eine hyperostotische Spange in die knöcherne Wirbelkörperstruktur integriert

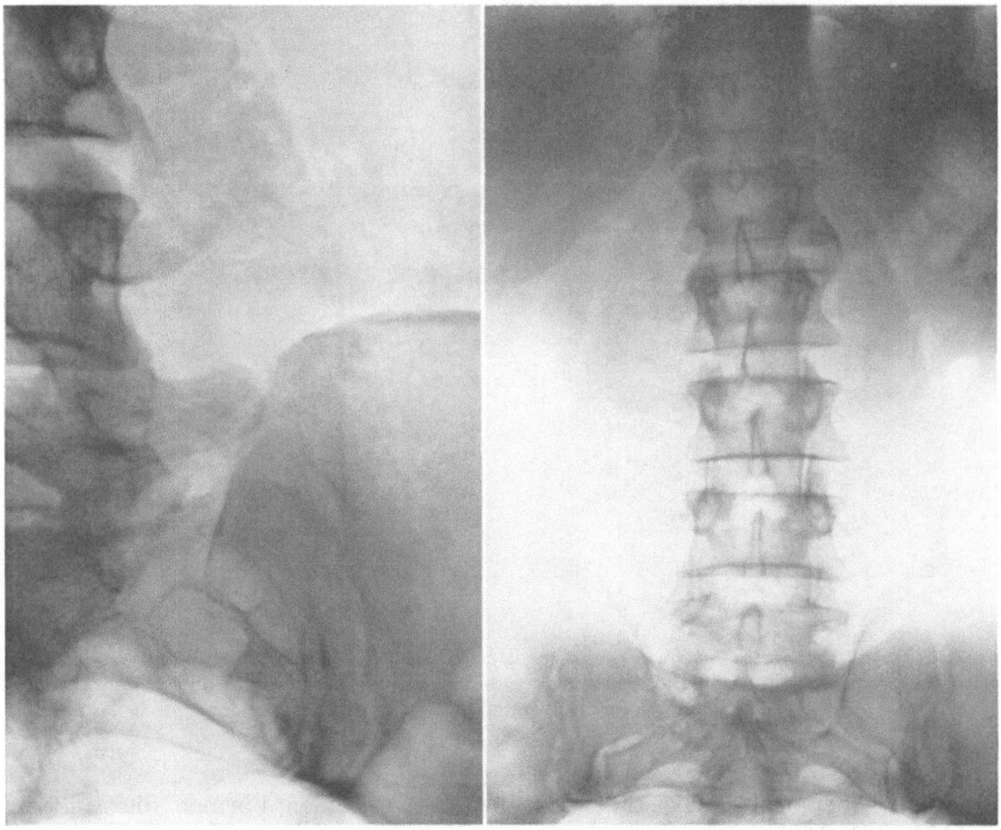

a b

Abb. 161. *Solitäre syndesmophytenartige laterale Ossifikationen* an der (klinisch erscheinungsfreien) Lendenwirbelsäule, bei (noch) unveränderten Iliosacralgelenken: (a) spornartig bei L 3 bei einer 39jährigen Frau mit Psoriasis vulgaris und eben beginnender, röntgenologisch noch symptomfreier Polyarthritis psoriatica; (b) vorhangartig den Intervertebralraum L 1/2 ventro-lateral überziehend bei einem 38jährigen Mann mit chronischem Reiter-Syndrom einschließlich Dermatose (Keratodermie, Schleimhautveränderungen, Balanitis)

Diese Iliosacralarthritis beginnt meistens einseitig. Sie ist zuweilen bereits wenige Monate nach dem ersten Schub der Reiterschen Krankheit röntgenologisch erkennbar, regelmäßig noch unilateral (Abb. 157a). MASON gibt das Vorkommen der Iliosacralarthritis beim Reiter-Syndrom in den ersten 5 Krankheitsjahren mit 10 %, später bis 60 % an.

Bei der Entwicklung dieser Pelvo-Spondylitis kann die Iliosacralarthritis aber auch sehr spät auftreten; sie verläuft dann besonders reizlos und symptomarm (Abb. 158), führt erst spät zur Synostosierung (Abb. 163) und kann der Syndesmophytenbildung deutlich nachhinken (Abb. 159). Beachtenswert ist also das Vorkommen von Wirbelsäulen-

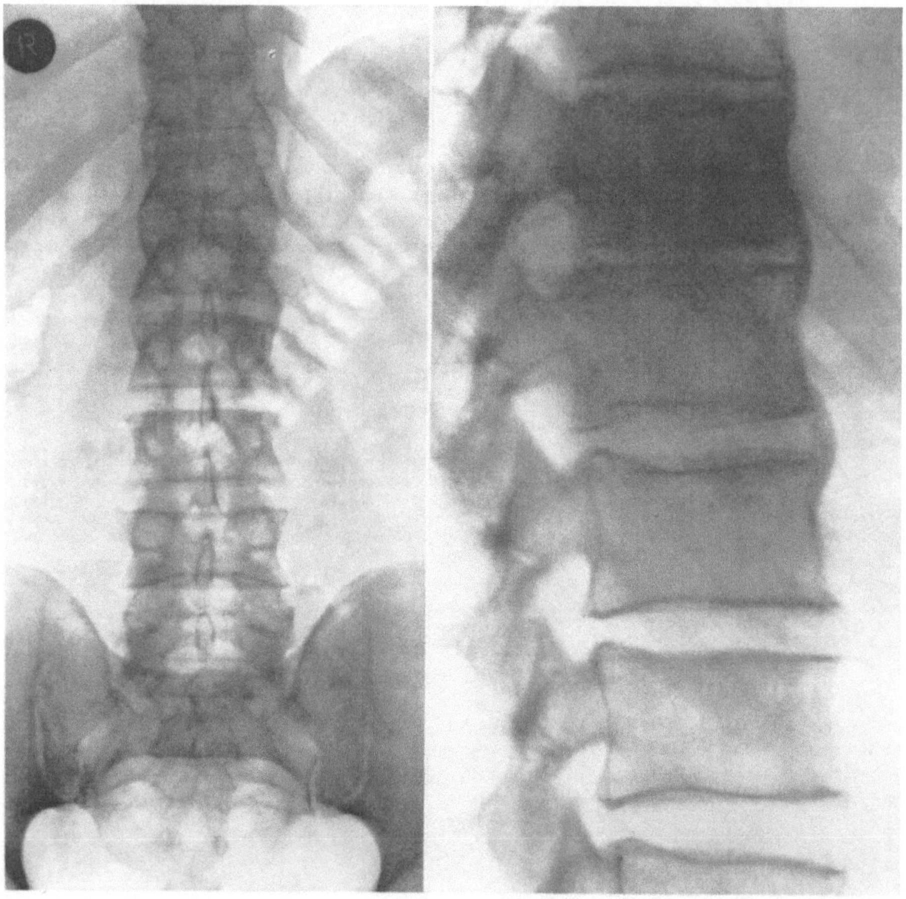

a b

Abb. 162. *Spondylitis psoriatica mit Sp. a.-typischer subligamentärer Syndesmophytose* (Bambusstab im dorsolumbalen Abschnitt) und mit intakten Iliosacralgelenken, bei einem 35jährigen Mann mit Psoriasis vulgaris und schmerzloser Teilversteifung der Wirbelsäule

veränderungen bei noch freien Iliosacralgelenken bei beiden Formen dieser atypischen Sp. a. (Abb. 161, 162).

Morphologisch überwiegt eine wenig entzündlich erscheinende Form des Iliosacralumbaus (Abb. 158), wie sie bei der Sp. a. nur seltener vorkommt. Sie gewinnt einerseits Anschluß an Veränderungen wie bei der Osteoporose und andererseits an die kondensierende Iliosacralarthritis (Abb. 157b). Das Bild wirkt oft nur wie eine Knorpeldestruktion, die seltener in eine blande Synostose übergeht (Abb. 163). Manchmal gleicht sie einer ausgeprägten Arthrose mit unregelmäßigen Gelenkkonturen und schmalem irregulärem Sklerosesaum (Abb. 159).

An der *Wirbelsäule* handelt es sich häufig um mehr oder weniger typische Syndesmophyten (Abb. 159, 160a, 161, 162, 163). Daneben kommen aber atypische laterale Verknöcherungen (Desmophyten) vor, die weitgehend pathognomonisch sind. Wir haben sie dem subligamentären Typ zugeordnet (S. 543) und *paraspinale Ossifikationen* genannt (SCHILLING u. SCHACHERL, 1967).

Die schematische Darstellung der Abbildung 160 deutet neben dem Ossifikationstyp der Sp. a. (a) und der Spondylosis hyperostotica (b) die Morphologie der paraspinalen Ver-

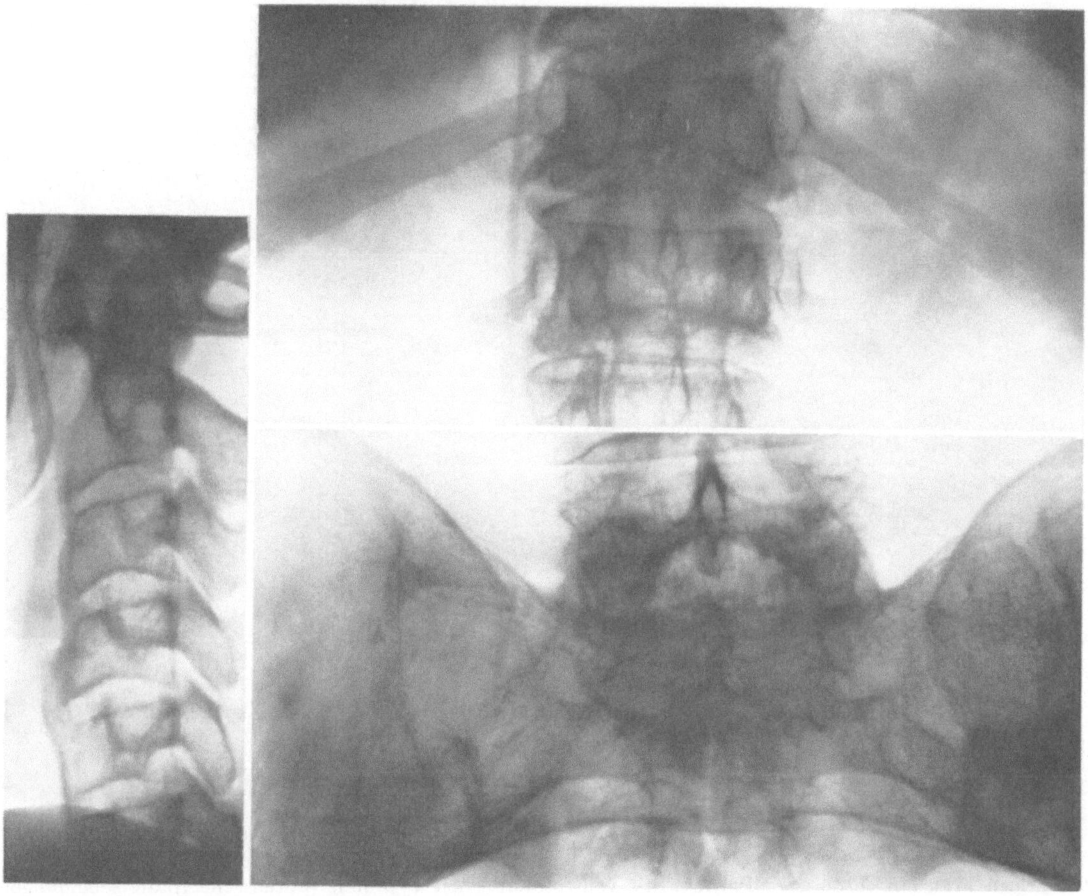

Abb. 163. *Spondylitis psoriatica:* Röntgenologisches Erscheinungsbild einer beschwerdearmen Sp. a. mit verödeten Kreuzdarmbeingelenken (c), mit Syndesmophyten im dorso-lumbalen Übergang (b) und an der Halswirbelsäule (a), hier teilweise mit hyperostotischem Charakter und mit atlantoaxialer Zahngelenklockerung. Klinisch vorherrschend sind die Erscheinungen einer ausgeprägten mutilierenden Polyarthritis psoriatica (Abb. 169 a) bei einem 63jährigen Mann mit über 20jähriger psoriatischer und rheumatischer Anamnese.

knöcherungsfiguren der Spondylitis psoriatica (d) und der Reiter-Spondylitis (c) an. BYWATERS u. DIXON (1965) in 4 Fällen (teilweise histologisch belegt) und wir haben sie beschrieben und röntgenologisch charakterisiert. Wir fanden sie unter 83 Fällen von psoriatischer Polyarthritis 8 mal (10 %), das sind 27 % der Psoriasis-Patienten mit Spondylopathie.

Weitere Beschreibungen stammen von Good (1965), Tesarek u. Streda (1968), de Sèze et al. (1966), Delbarre et al. (1969) und anderen, wobei aber im allgemeinen die pathognomonische Besonderheit bestimmter Fälle nicht genügend auffiel. Dihlmann (1968) hat diese Ossifikationen inzwischen Parasyndesmophyten genannt.

Die *paraspinalen Ossifikationwn* kommen nur lateral vor, meistens an der Lendenwirbelsäule (Abb. 160 bis 168), selten an der unteren Brustwirbelsäule (Abb. 165a). Eine Bevorzugung des dorsolumbalen Übergangs wie bei der Sp. a. besteht nicht.

Morphologie: Die Verknöcherungsfiguren sind bei der *Psoriasis* (Abb. 164, 165, 166) relativ grazil, charakteristischerweise vom Knochen ganz oder teilweise durch einen Spalt

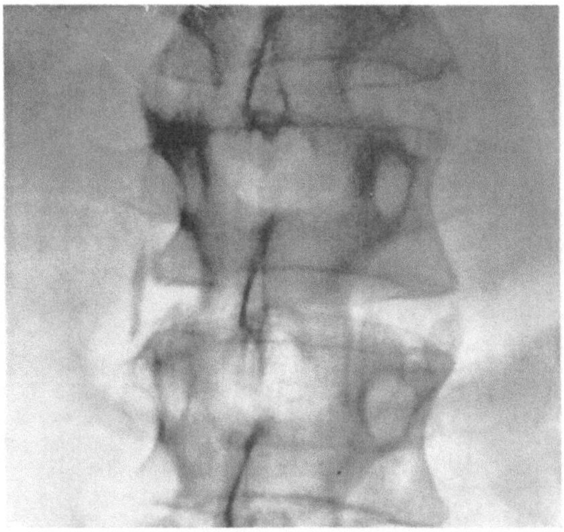

Abb. 164

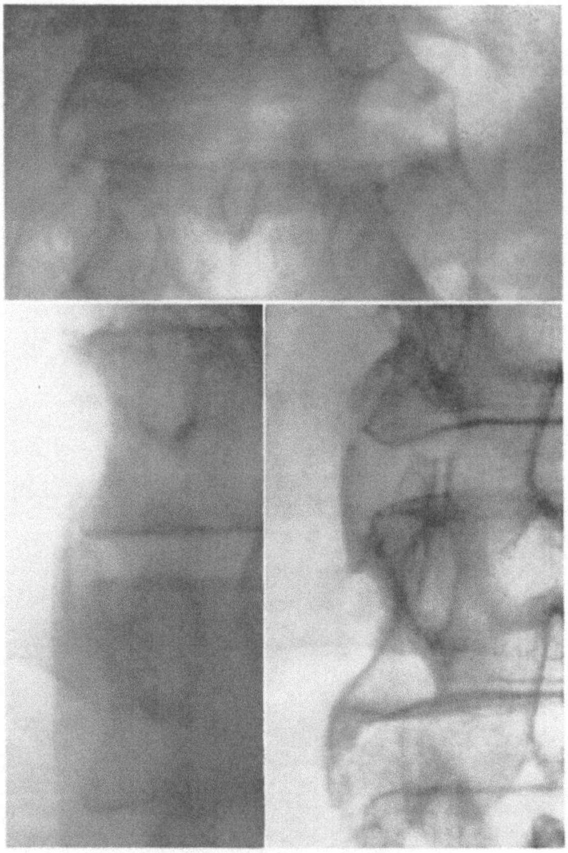

a

b Abb. 165 c

Abb. 164. *Solitäre lateral-paraspinale Ossifikation*, strichförmig neben dem Intervertebralraum L 2/3, bei einer 41 jährigen Frau mit chronischer Polyarthritis vom psoriatischen Typ ohne psoriatische Hauterscheinungen, aber mit familiärer Psoriasis in der Aszendenz

Abb. 165, *Typen paraspinaler Ossifikationen bei Psoriasis:* (b) Feinbogige Spange an der unteren Brustwirbelsäule; (a) beidseits konvex- bzw. konkavbogig neben dem Intervertebralraum D 12/L 1; c) mit hakenförmigem Schichtwechsel an der LWS einer Spondylitis psoriatica. Intervertebralgelenke intakt

getrennt. Sie überbrücken den Intervertebralraum teils gerade (Abb. 164), häufiger in feingeschwungener bogiger Linie (Abb. 165a, b). Wenn sie mit dem Wirbelkörper Kontakt haben, dann weiter zur Mitte seiner Höhe zu als der Syndesmophyt, entsprechend der Einstrahlungsstelle der subligamentären Faserschicht (Abb. 165c — vgl. Abb. 38).

Paraspinale Ossifikationen kommen häufiger solitär oder oligotop vor (Abb. 161, 164), seltener multilokulär oder im Verein mit Syndesmophyten (Abb. 164, 165, 166). Sie bilden das röntgenmorphologisch typische Substrat der Spondylitis psoriatica, aus dem bei Unkenntnis des Grundleidens in ähnlicher Weise auf die Hautkrankheit geschlossen werden darf, wie wir das auch für die Röntgensymptome der peripheren Arthritis „vom psoriatischen Typ" beschrieben haben (SCHACHERL u. SCHILLING, 1967).

Es liegt eine Prägung der Sp. a.-artigen Proliferationstendenz durch das Hautleiden vor, die auch hier an die ossifizierende Enthesopathie erinnert. In mehreren Fällen konnten wir schon allein aus dem Aspekt der ap-Aufnahme der Lendenwirbelsäule auf das beim Patienten vorliegende Hautleiden schließen bzw. dieses als kommend postulieren oder eine Familienuntersuchung anregen, die eine erbliche Belastung mit Psoriasis dann auch erwies (Abb. 166).

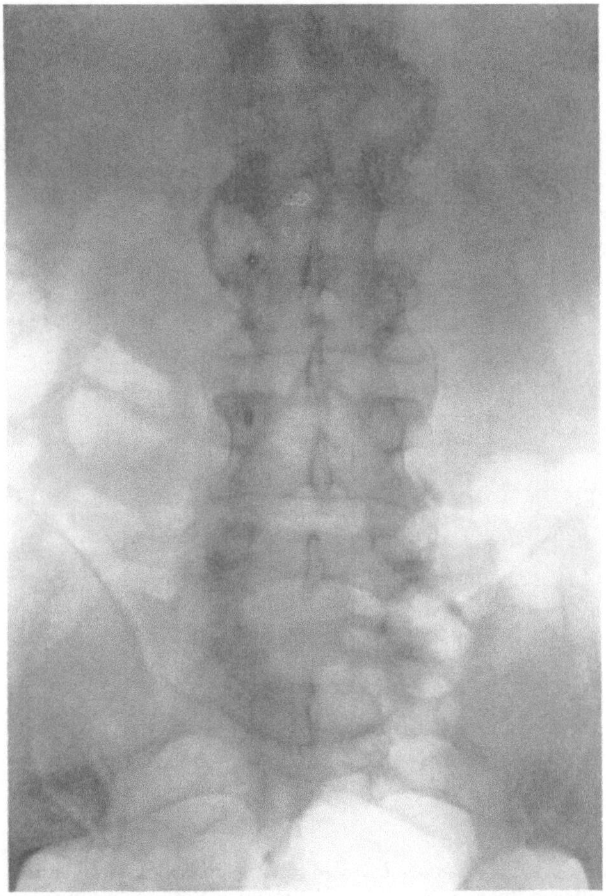

Abb. 166. *Spondylitis psoriatica* (atypische Sp. a.) mit groben paraspinalen Ossifikationen der oberen, und feinen Ossifikationen der oberen und mittleren LWS, ohne Iliosacralveränderungen. 37jähriger Mann mit psoriatischer Polyarthritis

Wir werten im Sinne der psoriatischen Spondylitis alle röntgenologisch erfaßten Wirbelsäulenveränderungen bei Psoriasis oder psoriasiformer Reiter-Dermatose, die in ihrer symptomarmen Variante durch wenigstens einen typischen Ossifikationsbefund an der Wirbelsäule ausgezeichnet sind, die aber andererseits ausgedehnte Veränderungen aufweisen können bis zu typischen Syndesmophyten wie bei der Sp. a.

An der Halswirbelsäule neigt die Spondylitis psoriatica zum Bild der Spondylosis hyperostotica (Abb. 163a).

Bei dem oft durch ähnliche Hauterscheinungen charakterisierten chronischen *Reiter*-Syndrom findet man im lateralen paravertebralen Bindegewebe ähnliche, oft solitäre desmophytäre Bildungen (Abb. 161b), die aber im allgemeinen gröber ercheinen und der Sp. a. näher stehen (Abb. 167, 168). Solch einen Syndesmophyten sahen wir schon spontan frakturieren und etwas abrutschen (Abb. 168b). Diese Ossifikationen, die wie ein Segel oder wie ein Vorhang ausgespannt, wie eine Knochenspange oder-schale gestaltet sind, scheinen etwas entfernt von der Bandscheibenbegrenzung zu liegen und berühren den Knochen nicht oder erst weit ab von dessen Kante. Manchmal erweisen sich die Gebilde erst tomographisch als vom Wirbelknochen distanziert.

Alle paraspinalen Ossifikationen haben dies *gemeinsam:* Nie handelt es sich um Verknöcherungen des Anulus fibrosus, sie halten von diesem und vom Knochen mindestens

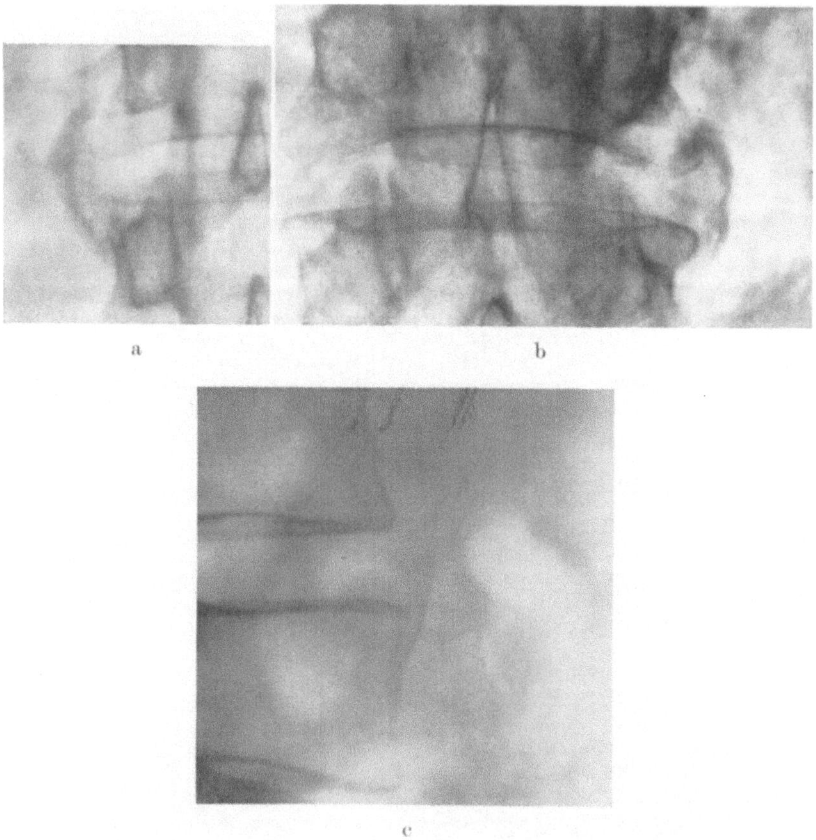

Abb. 167. *Typen paraspinaler Ossifikationen bei chronischem Reiter-Syndrom* an der Lendenwirbelsäule: (a) Grob-bogige, bandscheibenferne Spange; (b) ohrmuschelförmige Verknöcherung; (c) ventro-lateral segelförmig aufsteigender Desmophyt

teilweise Distanz und zeigen in dieser Form weniger Tendenz zur Generalisierung als der typische Syndesmophyt der Sp. a. Ihre Lokalisation, nur seitlich an der LWS, hat keine Höhenprädilektion.

Iliosacralveränderungen können fehlen. Bei typischer Syndesmophytose resultiert dann das Bild einer *Sp. a. ohne Iliosacralarthritis* (Abb. 162). In solchen Fällen muß also immer auch nach Psoriasis gefahndet werden, wobei die Kopfhaut (Psoriasis capitis), die intertriginöse Haut (Psoriasis inversa), die Fingernägel (psoriatische Onychopathie) zu untersuchen und besonders auf familiäre Belastung zu achten ist. Es kann aber auch die Verwechslung mit der Spondylosis hyperostotica unterlaufen.

Unter den extravertebralen Krankheitsmanifestationen (MOREL et al., 1962; WELDON und SCALETTAR, 1961; PETERSON und SILBIGER, 1967; OTT, 1969) ist beim Reiter-Syndrom

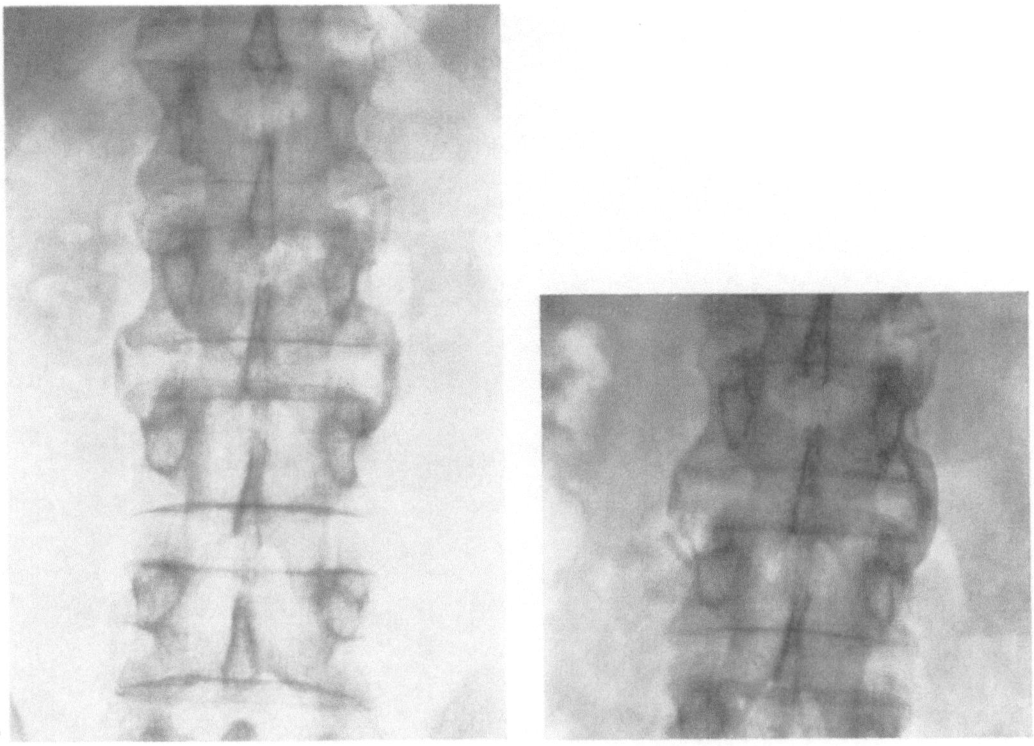

a b

Abb. 168. *Atypische Sp. a. bei einem postdysenterischen chronischen Reiter-Syndrom:* Laterale Syndesmophytenbildung der mittleren LWS mit Bandscheibendistanz bei einem 42jährigen Mann (a), der nach einem im Krieg durchgemachten Ruhr-Rheumatoid eine chronisch rezidivierende Polyarthritis vom psoriatischen Typ, dann eine Wirbelsäulenteilversteifung mit retardiertem Iliosacralumbau, erst spät eine reiter-artige Psoriasis mit Balanitis und Iritis und eine quälende Kalkaneopathie (Abb. 170c) entwickelte (Abb. 7). Zwei Jahre später war die rechtsseitige Ossifikation bei L 2/3 spontan frakturiert und das untere Fragment etwas abgekippt (b); es zeigt dabei seine Anheftung nahe der halben Wirbelkörperhöhe

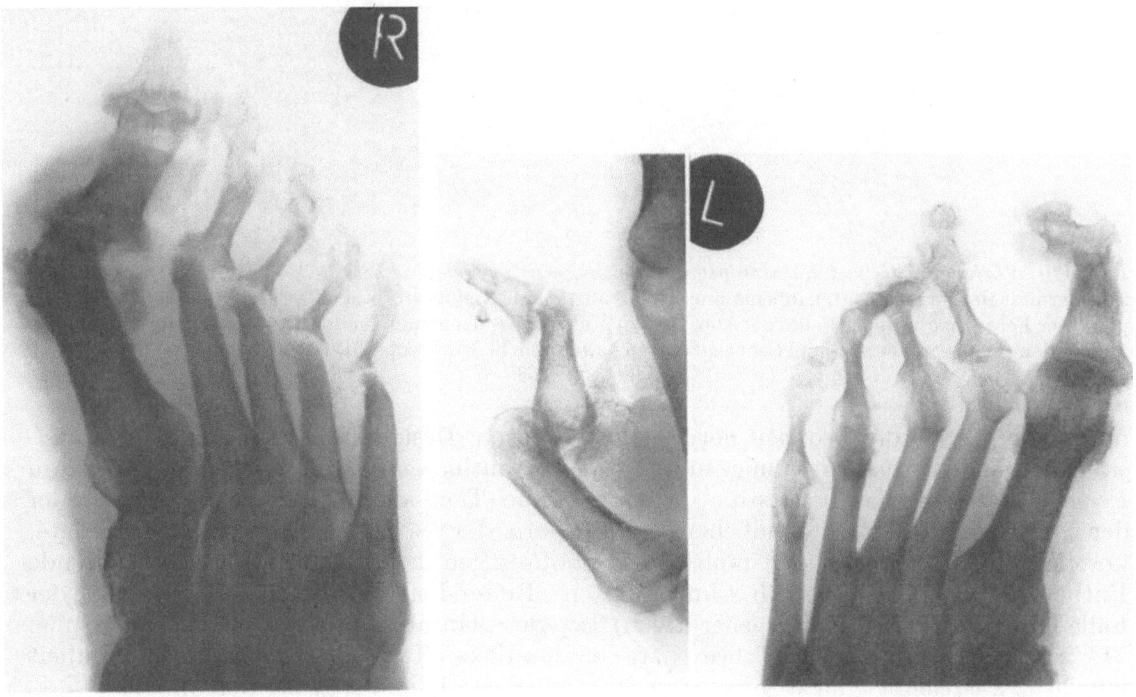

a b c

Abb. 169. *Periphere Polyarthritis psoriatica* bei Spondylitis psoriatica: (a und b) Mutilierende bzw. luxierende Vorfuß- und Fingerarthritis des Falles der Abb. 163; (c) synostosierende Zehengrundgelenkarthritis mit typisch spikulösen Proliferationen an den Metatarsalköpfchen: 60jähriger Mann mit totalversteifender Sp. a. und Psoriasis capitis

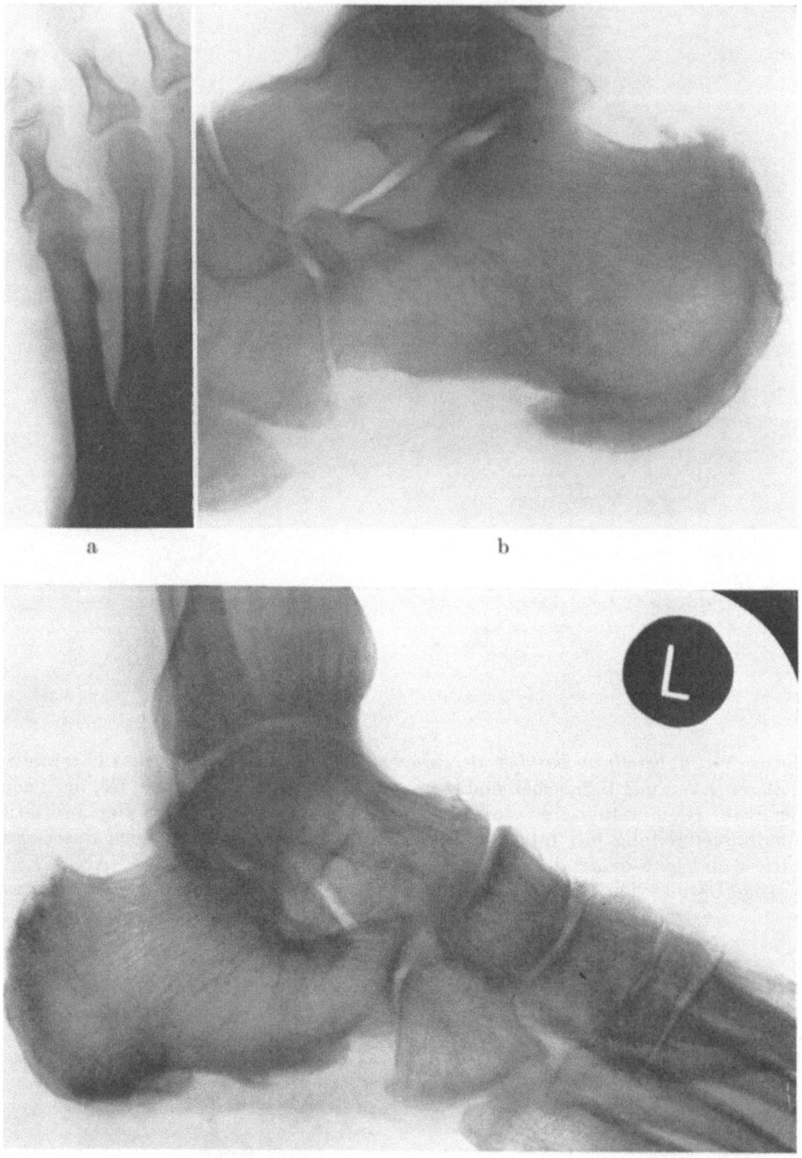

a b

c

Abb. 170. *Vorfußarthritis und Kalkaneopathie („Reiter-Ferse") bei chronischem Reiter-Syndrom:* Destruierende Zehengrundgelenkarthritis (a), hahnenkammartig ossifizierende Tendoostotis achillea und grober entzündlicher plantarer Fersensporn (b) des Falles der Abb. 158. (c) Multiple ossifizierende Tendoostitis bei Bursitis subachillea und an den plantaren Faszien- und Sehnenansätzen (entzündliche Enthesopathie des Fersenbeines) bei dem Fall der Abb. 168

mehr noch als bei der Psoriasis der *Fuß* zu beachten. Destruktionen an den *Zehengrundgelenken* sind besonders häufig und zuweilen mutilierend (Abb. 169 und 170). Am *Fersenbein* stellt die „Periostitis" meistens eine Tendoostitis der Achillessehne oder der Plantarfaszie mit entzündlichem Fersensporn dar (S. 619). Besonders ausgeprägte, unscharf proliferierende und multiple Veränderungen kennzeichnen die ossifizierende Enthesopathie der entzündlich schmerzhaften „Reiter-Ferse" (Abb. 170b u. c). 40 % der Fälle haben den einfachen (degenerativen) Typ des plantaren Fersensporns, bei der Sp. a. 24 %; während der unscharf begrenzte entzündliche Typ die Reitersche Krankheit mit 20 % auszeichnet, im Gegensatz zu 3 % bei Psoriais und 2 % bei der Sp. a.

Weitere Orte der psoriatischen Enthesopathie sind Periost (ossifizierende Periostitis) und Gelenkkapseln (Abb. 137).

Ob die psoriasis-typischen paraspinalen Ossifikationen ein vertebrales Analogon zur peripheren psoriatischen Enthesopathie darstellen und wie dies zu verstehen wäre, muß noch untersucht werden.

d) Die Spondylosis hyperostotica (Vertebrale ankylosierende Hyperostose) [FORESTIER-OTT]

Tabelle 17. *Differentialdiagnose zwischen Spondylitis ankylopoetica und Spondylosis hyperostotica*

	Sp. a.	Sp. hyp.
Alter	Gipfel 3. Lebensjahrzehnt	Gipfel 6. L.jahrzehnt
Geschlecht	9 : 1	8 : 2
Typus (vorwiegend)	leptosom	pyknisch
Schmerz	++	(+)
Wirbelsäulenversteifung	+ bis +++ (LWS > BWS)	(+) bis ++ (BWS > LWS)
systemische Entzündung	++	0
Stoffwechselstörungen	0	++
periphere Gelenkbeteiligung	–itis ++	–ose +
Rö-Wirbelsäule		
Prädilektion	dorsolumbaler Übergang	Brustwirbelsäule
Morphologie	Syndesmophyt	ventrales Verknöcherungsband
Iliosacralarthritis	++	0 (Kapselverknöcherung)

Die Spondylosis hyperostotica (Sp. hyp.) ist die häufigste und damit quantitativ wichtigste Differentialdiagnose der Sp. a. (Tab. 17). Mit ihr kehren wir zum Ausgangspunkt unserer Abhandlung zurück, da bereits die Originalkasuistik von W. v. BECHTEREW (1899) — eine „Ironie der Medizingeschichte" (OTT) — eine klare Sp. hyp. enthielt und seither die Abtrennung der beiden wesensverschiedenen Leiden voneinander nur zögernd vonstatten ging. Die Sp. hyp. ist häufiger und harmloser als die Sp. a., sie ist kein entzündliches Leiden; auch Männer bevorzugend, aber an spätere Lebensjahrzehnte und an den pyknischen Konstitutionstyp gebunden. Ihr Charakter überschreitet den einer einfachen Spondylose. Prädilektionslokalisation ist die Brustwirbelsäule.

Die Grenzziehung zwischen „Spondylitis" deformans und Sp. a. einerseits zur Sp. hyp. andererseits konnte z.B. bei SIMMONDS (1903/4) gerade deshalb noch nicht gut gelingen, weil der banalen Spondylose auch spangenartige Brückenbildungen und Längsbandverknöcherungen zugeordnet wurden und blieben. Als nämlich SCHMORL (1932) sein pathogenetisches Konzept von der Spondylogenese auf dem Boden lokaler degenerativ-mechanischer Irritationsfaktoren bekanntgab, dehnte er gleichzeitig den Begriff der Spondylose vom so entstandenen Osteophyten auch auf jene knöchernen Bildungen aus, die bei intakter Bandscheibe und morphologischen Besonderheiten nicht ohne weiteres auf diesen Mechanismus bezogen werden können.

Diese der Sp. hyp. entsprechenden Gebilde waren als „Zuckergußwirbelsäule" seit ROKITANSKY bekannt und wurden noch lange unter die Spondylitis deformans subsummiert. Dazu gehören auch jene Bilder mit „Pseudozysten an der Wirbelsäule", die HAMMERBECK (1931) aus dem Institut von SCHMORL veröffentlichte und die in das Lehrbuch von SCHMORL und JUNGHANNS übernommen wurden. Hier sieht man die Lücken, die zwischen dem verknöcherten vorderen Längsband und der taillenförmigen Einziehung der Brustwirbelkörper entstehen können (Abb. 172b).

Nach einer ersten Beschreibung durch die Franzosen MEYER und FORSTER (1938) unter der guten Deskription als „hyperostose moniliforme du flanc droit de la collonne dorsale" hat OPPENHEIMER (1942) erstmals systematisch die „Spondylosis ossificans ligamentosa" von der Spondylitis abgegrenzt. Er beschrieb sie als „Längsbandverknöcherung älterer Leute", die unabhängig von Bandscheibenschäden entsteht. Die Erwähnung OPPENHEIMERS wird in einschlägigen deutschen Arbeiten anhaltend vergessen.

Die endgültige Herausarbeitung des klinischen und röntgenologischen Bildes gelang FORESTIER und ROTES-QUEROL (1950) mit der Charakterisierung als „hyperostose ankylosante de la colonne vertébrale sénile", die sie für eine selbständige Entität halten und nicht für eine besonders fortgeschrittene Osteophytose. OTT (1952,

1953) hat das Bild durch Erweiterung des befallenen Patientenkreises auf jüngere Jahrgänge und auf Frauen ergänzt und es „Spondylosis hyperostotica“ genannt, in der Überzeugung, es handelte sich ausschließlich um eine quantitative Variante der Spondylosis deformans. Pathologisch-anatomische Untersuchungen von AUFDERMAUR (1955) und BENEKE (1967) schienen dieser Auffassung recht zu geben.

Die Häufigkeit der Sp. hyp. liegt mit einer Morbidität von 0,5 % (ANDERSCH u. STECKEN, 1960) über der der Sp. a., in unserem rheumaklinischen (ausgelesenen) Krankengut zwischen 1,5 und 6 % (SCHILLING et al., 1965). Der Anteil der Frauen betrug bei uns 17,5 %. Die Mehrzahl (mindestens zwei Drittel) der Fälle ist übergewichtig und von pyknischem Habitus und befindet sich im 6. und 7. Lebensjahrzehnt. Das Durchschnittsalter liegt bei 60 Jahren, der Beginn diagnostizierbarer Bildungen bei 40 Jahren, selten wenig früher.

Das *klinische* Bild ist meistens harmlos, häufiger subjektiv latent als deutlich schmerzhaft die Wirbelsäule behindernd. Krankheitseigene Entzündungszeichen (Schmerztyp, Blutbefunde) fehlen. Eine mäßige Kyphose kommt vor, die Lendenwirbelsäule entfaltet beim Bücken meistens mäßig gut. Die Beschwerden sind von denen des degenerativ alternden Wirbelsäulenpatienten nicht wesentlich verschieden. Hinzutreten aber gegebenenfalls die zur übergewichtigen pyknischen Konstitution gehörenden kardio-vaskulären Symptome bei Hochdruck und Arteriosklerose, Arthrosen und die assoziierten Stoffwechselstörungen (FREHNER u. HOHL, 1961; OTT et al., 1963; SCHILLING et al., 1965; SCHOEN et al., 1969): Subklinisch diabetische Stoffwechsellage und manifester Diabetes, Hyperurikämie und Gicht sowie Hyperlipidämie. Die pathogenetische Bedeutung metabolischer, endokriner und genetischer Faktoren wird diskutiert. Wir sehen das Syndrom auf dem Boden der gemeinsamen Konstitution; insbesondere halten wir die Sp. hyp. nicht für eine diabetische Osteopathie im direkt kausalen Sinne.

Unsere Deutung war die: Die Spondylosis hyperostotica ist keine selbständige Erkrankung, sondern erscheint als Teil eines konstitutionell geprägten Bildes, welches bei vorwiegend pyknischem Typus die Neigung zu Übergewicht und zu mehreren Stoffwechselstörungen beinhaltet: Rund ein Drittel der Fälle von Sp. hyp. hat einen gestörten Kohlenhydratstoffwechsel (latenter Diabetes), knapp ein weiteres Drittel hat eine Störung des Purinstoffwechsels (Hyperurikämie). Etwa ein Fünftel aller Fälle hat einen manifesten Diabetes, ein Siebtel eine manifeste Gicht. Etwa je ein Fünftel aller Fälle von Diabetes und von Gicht hat ein Sp. hyp. Diese ist kaum als Symptom einer dieser Stoffwechselstörungen zu verstehen, vielmehr ist sie konstitutionsgebunden diesen nebengeordnet.

Klinisch wichtig ist die Hinweisfunktion der Sp. hyp. auf die genannten Stoffwechselstörungen. Der Röntgenologe kann damit dem behandelnden Arzt eine wertvolle Anregung zu weiteren diagnostischen Maßnahmen geben. Er soll deshalb auch bei der Thoraxdurchleuchtung auf die Sp. hyp. der BWS achten.

Die Sp. hyp. ist eine ausschließlich *röntgenologische* Diagnose mit einer Symptomatik, die häufig nur zufällig gefunden wird oder bei unvollständiger Erfassung des Achsenskeletts verborgen bleiben kann. Morphologie und Lokalisation (Verteilungsmuster) sind typisch, erlauben eine Abgrenzung gegen die banale Spondylose und erfordern eine solche gegen die Sp. a. (FORESTIER et al., 1951; WEISS, 1954; ARNOLD, 1957; LACKNER, 1959; SCHEITHAUER, 1960; BIEDERMANN, 1960; VIGNON et al., 1961; KEMPF et al., 1964; GROSCH, 1964, u.a.).

α) Weitaus am häufigsten und charakteristisch befallen ist die *Brustwirbelsäule*, im prinzipiellen Gegensatz zur lumbalen und cervicalen bzw. dorsolumbalen Prädilektion der Spondylose bzw. Sp. a. Im ap.-Bild sieht man eine *lateral*, und zwar fast ausschließlich nur *rechts* lokalisierte knöchern überbrückende Spangenbildung (Abb. 173b). Die einzelne Spange eslbst ist zwar typisch, aber strukturell zuweilen und scheinbar so integriert (Abb. 160b),daß die Unterscheidung von einem Syndesmophyten erschwert wird (Abb. 180b); obwohl andererseits die ausschließliche Rechtsständigkeit die Diagnose sehr unterstützt.

Das Fehlen hyperostotischer Brücken auf der linken Seite der BWS erklärt FORESTIER (nach WENZEL, 1824) mit der Lage der pulsierenden Aorta, OTT (nach BENEKE, 1897) mit der Rechtshändigkeit.

Pathognomonisch aber ist das Seitenbild der Brustwirbelsäule (Abb. 172): Das *ventrale*, von der vorderen Wirbelkörperfront herabziehende Verknöcherungsband ist unverkennbar („Guß"); entweder gewellt, mit Wulstungen vor den Bandscheibenräumen (wie ein zu weit gewordenes faltiges Gewand — Abb. 172a, 173a) oder seltener glatt (Abb. 172c, 174a) und dann von der subligamentären Syndesmophytose der Sp. a. kaum unterscheidbar. Es werden einzelne Segmente oder eine ausgedehntere Fläche der mittleren und unteren Brustwirbelsäule bedeckt, häufiger kontinuierlich, oder mit Unterbrechungen.

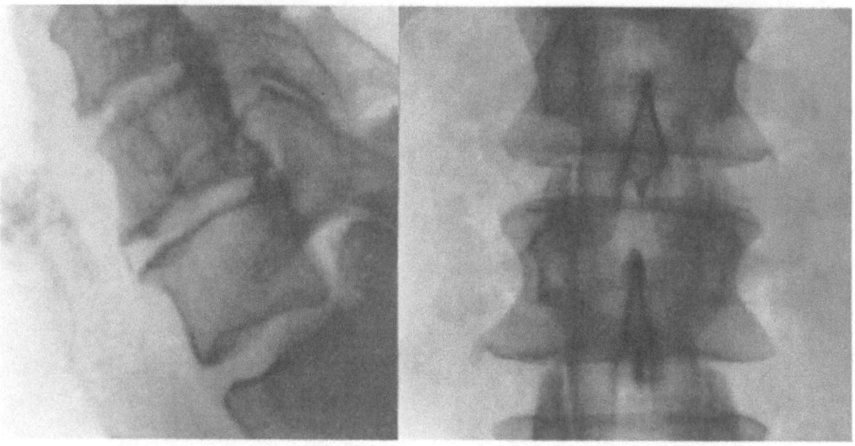

a b

Abb. 171. *Degenerative Veränderungen der alternden Wirbelsäule als Differentialdiagnose des Syndesmophyten:* (a) Anulus-fibrosus-Kalzifikation, zart, ohne Zusammenhang mit der Randleiste: banaler Befund bei Osteochondrose der unteren HWS. (b) Seitlich sprossende und nach kaudal weisende Spondylose an der LWS bei einem Mann mit Gicht (beginnende Spondylosis hyperostotica?)

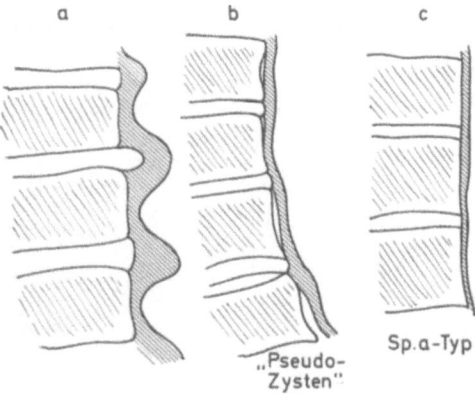

Abb. 172. *Darstellung der präspinalen ligamentären Ossifikationen* (gußartiges Verknöcherungsband) im Seitenbild der Brustwirbelsäule *bei Spondylosis hyperostotica:* (a) grob und mit prädiskalen Falten; (b) mit prävertebralen Lücken (Pseudozysten); (c) zart subligamentär dem Knochen angeschmiegt (Sp. a.-Typ). Die nach Röntgenvorlagen gezeichnete Darstellung zeigt des Fehlen osteophytischer Reaktionen der Wirbelkörper unter dem Verknöcherungsband

Unter dem Eindruck, daß die Diagnose Sp. hyp. mitunter zu leichthin und damit zu oft gestellt wird, empfehlen wir, als Testobjekt die seitliche Röntgenaufnahme der BWS und als diagnostisch entscheidendes Kriterium zu fordern, daß das ventrale Ossifikationsband mindestens eine Wirbelkörperhöhe bedeckt und einen Zwischenwirbelraum überzieht.

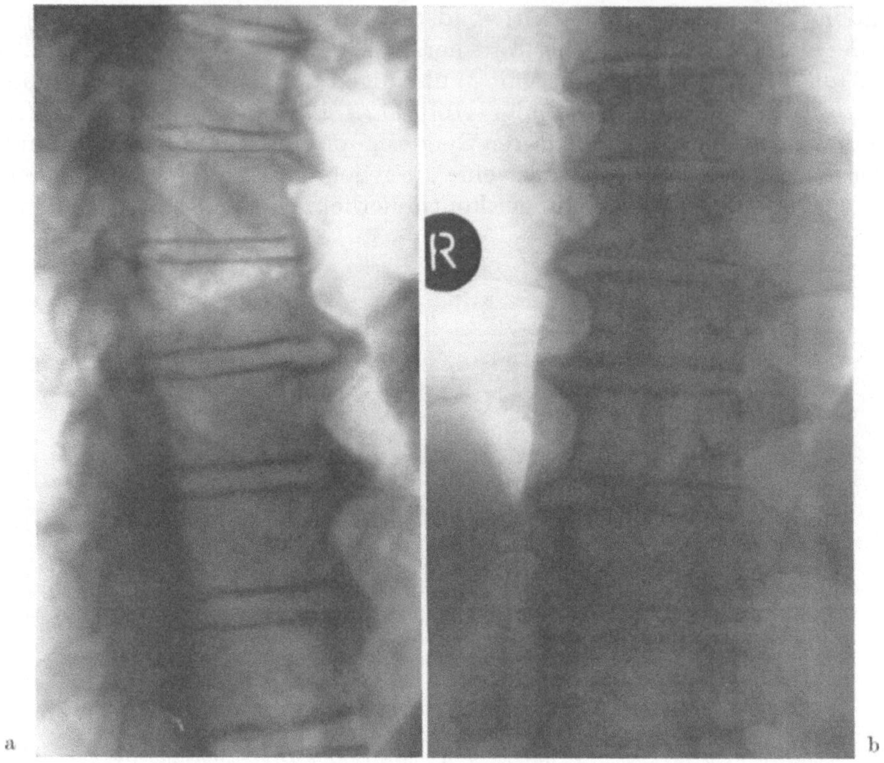

Abb. 173. *Spondylosis hyperostotica der Brustwirbelsäule:* (a) Pathognomonisches Bild des ventralen ligamentären, kontinuierlich Wirbelkörpervorderflächen bedeckenden und prädiskal gewulsteten Verknöcherungsbandes von D 6 bis D 12, unterbrochen bei D 8; (b) ausschließlich rechts laterale, nicht knöchern integrierte Brückenbildungen. 65jähriger Mann mit geringen Rückenbeschwerden, mit fast versteifter Brustwirbelsäule und nur wenig behinderter Lendenwirbelsäule, mit röntgenologisch freien Iliosacralgelenken und klinisch mit mildem Diabetes und akut rezidivierender Gicht

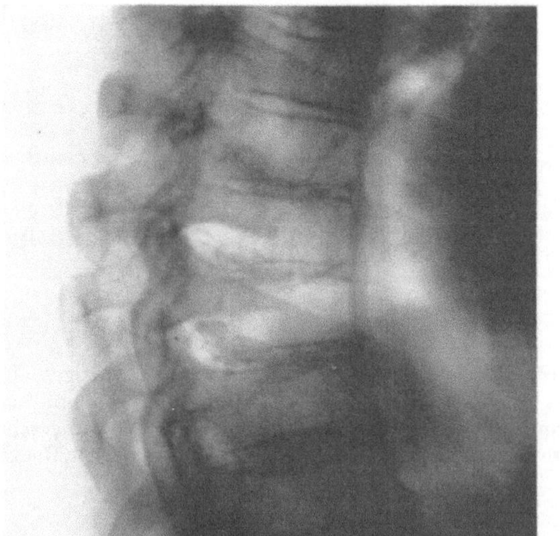

Abb. 174. *Prävertebrales Verknöcherungsband bei Spondylosis hyperostotica,* zarter geglätteter Typ, der als Sp. a. fehlgedeutet werden kann, fast ohne Spondylose und mit intakten Bandscheibenräumen: (a) Älterer Mann mit Gicht; (b und c) 65jähriger Mann, klinisch erscheinungsarm, Iliosacralgelenke intakt. Die Schichtaufnahme (c) zeigt die prävertebrale Distanz zwischen Wirbelkörper und verknöchertem Längsband (Pseudozyste) und dessen Anheftung nahe der Wirbelkanten ohne Vermittlung einer Osteophytose. (b und c: S. 661)

Nicht nur die normale Höhe der überbrückten Bandscheibenräume fällt auf, sondern vor allem die häufig intakte Wirbelkörperkontur und die Armut der bedeckten Wirbel an spondylotischen Zacken. Die Kortikalis trennt fast durchgehend den Wirbel scharf vom Verknöcherungsband ab, das über bzw. unter den Wirbelkanten kaum Beziehungen zu irgendeiner Osteophytose erkennen läßt (Abb. 174, 176d). Dies Verhalten ist nicht zu vereinbaren mit dem einer Spondylophytose, weder mit deren Morphologie noch mit der SCHMORL'schen Pathogenese. Übrigens handelt es sich hier auch streng genommen nicht um eine Hyperostose, sondern um eine Periostose im Sinne UEHLINGERS.

Daß dieser Knochenguß von einer teilweise recht ausgedehnten und dicken *Längsbandverknöcherung* dargestellt wird, ist schließlich röntgenologisch (optisch, topographisch) evident, wenn sich die Ossifikation wie eine Brücke über die vordere Wirbelkörpertaille spannt und zwischen sich und dem Wirbel eine längliche Lücke freiläßt, in der wir unschwer die HAMMERBECKsche Pseudozyste erkennen (Abb. 172b). Man kann diesen

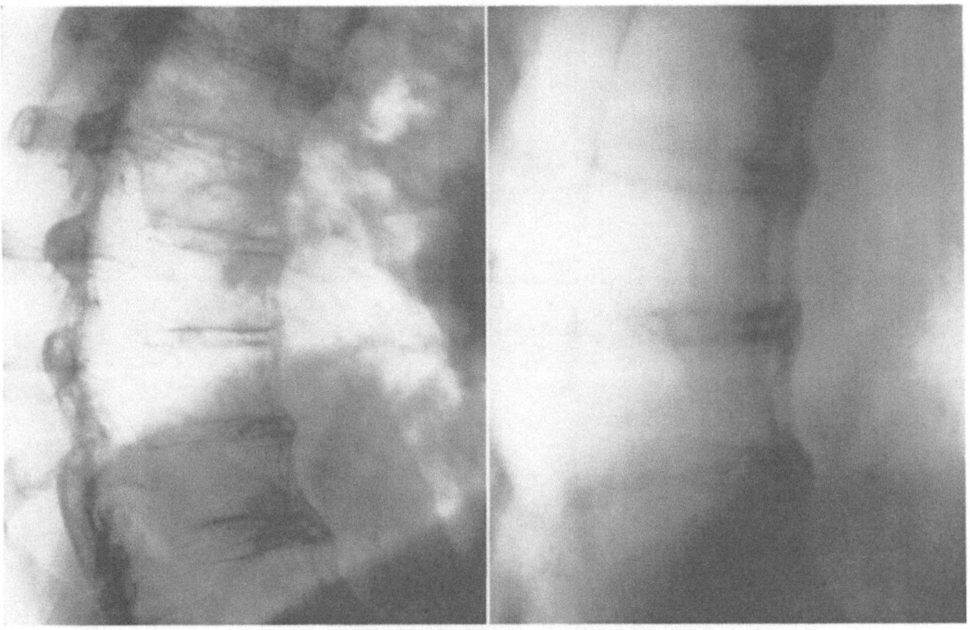

b Abb. 174 c

Sachverhalt tomographisch beweisen (Abb. 174c); er wird nicht durch das Verschwinden des Spaltes bei anderer Projektion widerlegt.

In der Tat ist die ossifizierende Einbeziehung von ventrolateralen Anteilen des Ligamentum longitudinale durch die Sp. hyp. nicht nur aus der Darstellung von AUFDERMAUR zu entnehmen, sondern auch FORESTIER bekräftigt noch heute seine alte Auffassung, die vertebrale ankylosierende Hyperostose zeige von der Spondylosis abweichende Strukturen und Entstehungsmechanismen, die er belegt und als Manifestation einer ossifizierenden Diathese mit systemischem Hintergrund anspricht. Im gleichen Sinne habe ich der Auffassung widersprochen (SCHILLING, 1968), diese Wirbelsäulenveränderungen seien eine quantitative Sonderform der banalen Spondylose (OTT).

Ventrale henkelförmige Überbrückungen der Bandscheibenräume ohne kontinuierlichen Bandverlauf (Abb. 180a) stellen ein hyperostotisches Fragment ohne diagnostische Eindeutigkeit dar. Sie kommen auch bei der Sp. a. vor. Ebenso kann das dünne subligamentäre Verknöcherungsband der Brustwirbelvorderfläche (Abb. 172c) diagnostisch Schwierigkeiten bereiten. Es ist bei der Sp. a. seltener (Abb. 1a, 44b), bei der Sp. hyp. häufiger (9 %) und etwas gröber (Abb. 174). Seltene Grenzfälle lassen zuweilen kaum eine Entscheidung zwischen Sp. a. und Sp. hyp. zu (Abb. 45).

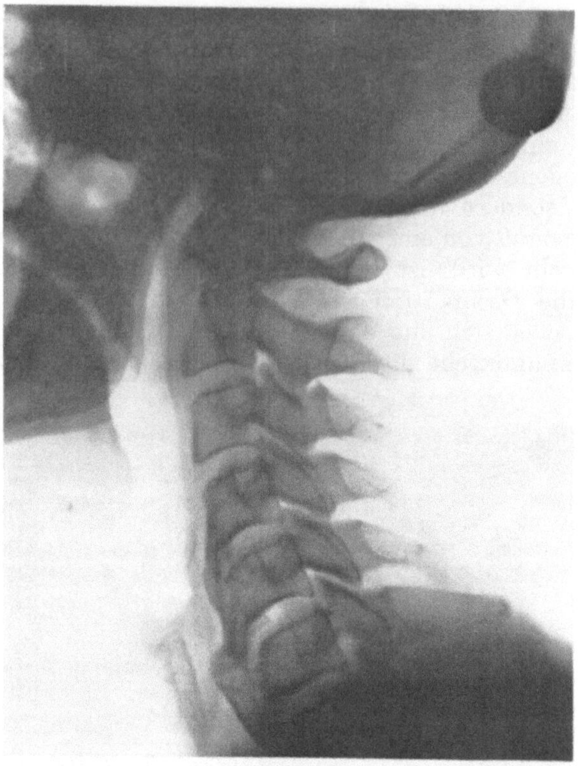

a

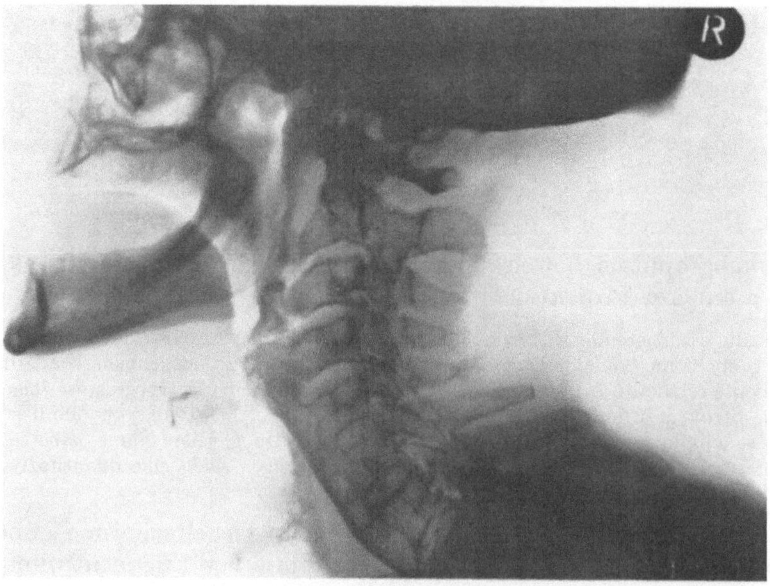

b

Abb. 175. *Spondylosis hyperostica der Halswirbelsäule:* (a) Grobe Bandverknöcherung vor der unteren Hälfte der HWS mit einer kleinen Lücke vor D 5/6 (Bewegungspalt), bei intakten Intervertebralgelenken und Bandscheibenräumen. (b) Monströse Verknöcherung mit Beeinträchtigung der prävertebralen Halsweichteile. Die vorderen Wirbelkonturen sind fast überall deutlich erhalten

Eine begleitende Osteoporose ist selten, wir haben sie aber einigemale deutlich bei Frauen mit Sp. hyp. gesehen. Die Beziehungen zur Scheuermannschen jugendlichen Wachstumsstörung der BWS (OTT, RUBENS-DUVAL) scheinen uns in Anbetracht von deren Häufigkeit pathogenetisch nicht überzeugend.

β) An der *Halswirbelsäule* (GARUSI u. MORETTI, 1963) sind typische Veränderungen etwas seltener, kommen hier als grobe ventrale Bandverknöcherungen vorwiegend im unteren Abschnitt vor (Abb. 175a) und können selten eine absonderliche Dicke und bizarre Form annehmen (Abb. 175b), die zu Schluckstörungen führen (HÜLSHOFF, 1957). Vor einzelnen Segmenten bleibt häufig eine schmale Lücke als Bewegungsspalt frei (Abb. 176d). Häufiger sind an der Halswirbelsäule aber die unvollständigen Ossifikationen, die teilweise banalen spondylotischen Charakter haben (Abb. 176a), teilweise gröber gestaltet sind und mit abtropfendem Kerzenwachs verglichen wurden (Abb. 176b) und teilweise brückenbildende Form annehmen (Abb. 176c). Die kleinen dreieckigen Ossikel, die als ,,Schaltknöchel-

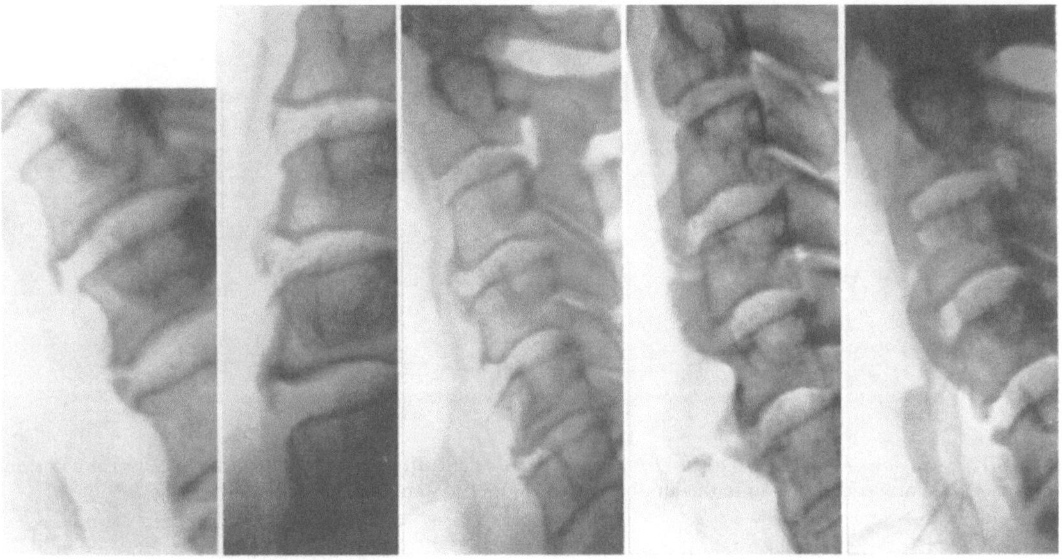

a b c d e

Abb. 176. *Übergangsformen ventraler Ossifikationen an der Halswirbelsäule* von der Spondylose bis zur Sp. a.: (a) Banale Spondylose und intervertebrales Schaltknöchelchen (abortive Sp. hyp.); (b und c) partiell Wirbelkörper bedeckende und vorwiegend von oben, partiell bis komplett bogig Intervertebralräume überbrückende Verknöcherungsfiguren der Sp. hyp.; (d) gemischtes Bild der Sp. hyp., das sich von der gesicherten Sp. a. (e) durch deren teilweise knöcherne Integration und die Einbeziehung des Segmentes C 2/3 bei der Sp. a. unterscheidet. (c) Fall der Abbildung 173, (d) Fall der Abbildung 180

chen" (TEICHERT, 1956) zuweilen in den vorderen Intervertebralraum eingefügt sind, erscheinen als mögliche Abortivform der Sp. hyp. (Abb. 176a).

An der Halswirbelsäule wird häufiger die differentialdiagnostische Entscheidung zwischen Sp. a. und Sp. hyp. gefordert, da die Sp. a. hier nicht selten unter einem hyperostotischen Bild erscheint (Abb. 57, 176e) (S. 544/5). Als Regel kann gelten, daß die Sp. hyp. nur oder vorwiegend die untere Halswirbelsäule bedeckt, während ausschließliche oder zusätzliche Ossifikationen an der oberen HWS, insbesondere bei C 2/3, weitgehend für die Sp. a. sprechen (Abb. 176e). Das Kriterium der knöchernen Integrierung versagt ventral kaum (Abb. 176d—e).

γ) An der *Lendenwirbelsäule* manifestiert sich die Sp. hyp. seltener und weniger typisch. Hier handelt es sich häufiger um Abortivgebilde, die inkompletten, lateral absteigenden Syndesmophyten gleichen können (Abb. 180d) oder einer groben Spondylose.

Charakteristisch sind geschwungene Gebilde, die wie eine Flamme prädiskal aufsteigen (Abb. 177a). Ebenso kommen verklammernde Spangen (Abb. 177b) oder gußartige ventrale Längsbandverknöcherungen (vgl. Abb. 49) an der Lendenwirbelsäule der Sp. hyp. nur selten vor. Syndesmophytäre Brücken an der LWS gehören zur hyperostotischen Altersform der Sp. a. (S. 545). Auch zartere subligamentäre Ossifikationen vorne an den

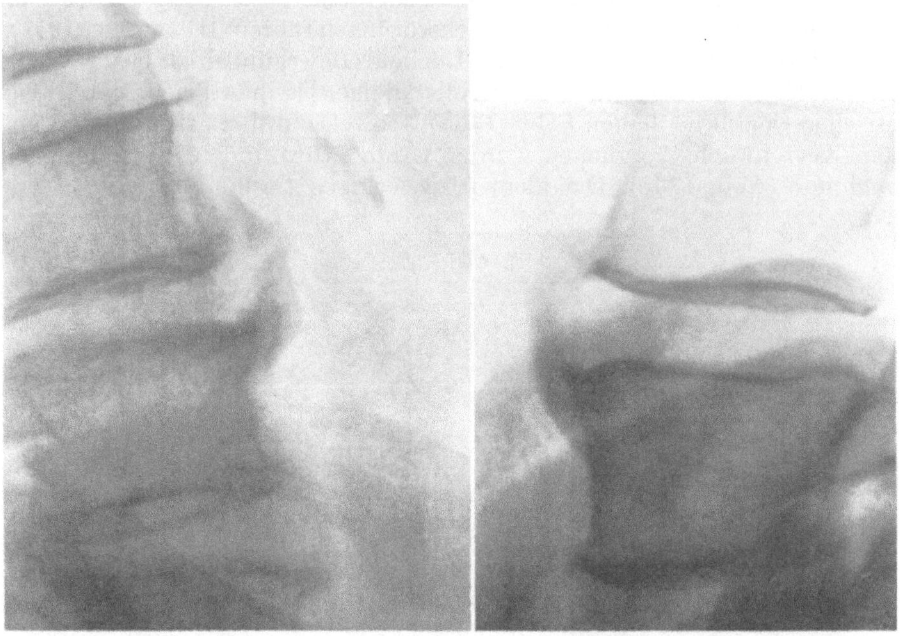

a b

Abb. 177. *Spondylosis hyperostotica an der Lendenwirbelsäule* ventral: (a) Flammenförmig, (b) als grobe Verklammerung vorwiegend von unten nach oben wachsend. Nur wenig spondylochondrotische Läsionen

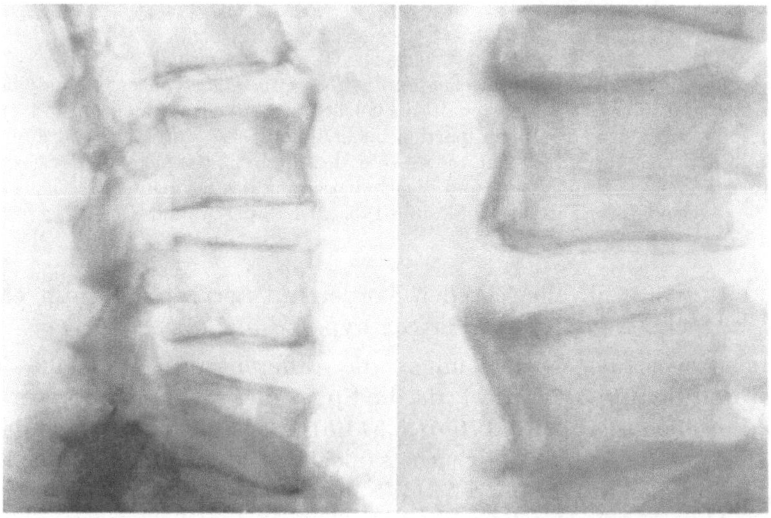

a b

Abb. 178. *Röntgenmorphologischer Anschluß der Spondylitis ankylopoetica (a) an die Spondylosis hyperostotica* (b): Ligamentäre Verknöcherungen ventral an der Lendenwirbelsäule; (a) für Sp. a. ein atypisches Erscheinungsbild (vgl. Abb. 58), (b) für Sp. hyp. eine atypische Lokalisation. Beide Fälle sind diagnostisch gesichert, Männer im 5. Lebensjahrzehnt

Lendenwirbelkörpern mit inkompletten prädiskalen Ausläufern sind in seltenen Grenzfällen der Sp. a. und der Sp. hyp. gemeinsam (Abb. 178).

Zur Sp. hyp. gehören ihrer Natur gemäß an den Gliedmaßen keine Arthritiden. An Hüft- und mittleren Gelenken ist aber die Neigung zu Arthrosen bestimmter hyperplastischer Prägung bzw. zu Periarthrosen bekannt (FORESTIER, WEISS).

Wichtig und entscheidend ist der Zustand der *Iliosacralgelenke*. Es gibt bei der Sp. hyp. keine Iliosacralarthritis; ebenso wenig wie eine Intervertebralarthritis oder systematische Intervertebralankylose. Es ist aber irreleitend, wenn immer wieder die völlige Intaktheit

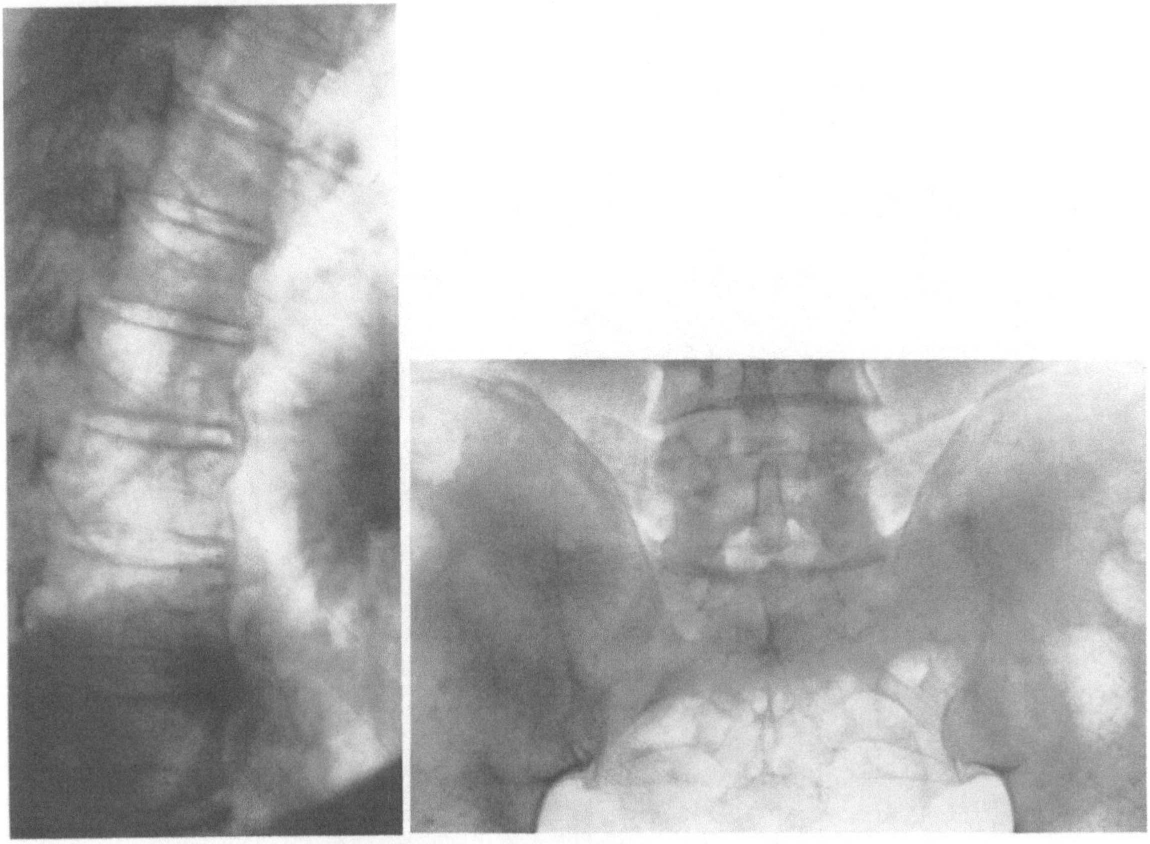

a b

Abb. 179. *Grenzfall zwischen Spondylitis ankylopoetica und Spondylosis hyperostotica:* 56 jähriger Mann mit beschwerdearmer Teilversteifung der Brust- und Lendenwirbelsäule, mit syndesmophytenartigen Ossifikationen (a), und mit reaktionslos subtotal verödeten Iliosacralgelenken (b); ohne systemische Entzündungszeichen und ohne Arthritiden. Der Befund eines latenten Diabetes gab diagnostisch den Ausschlag zugunsten der Sp. hyp.

der Iliosacralgelenke zur Diagnose der Sp. hyp. gefordert wird, denn die Ossifikationstendenz dieses präsenilen Konstitutionsleidens ergreift auch recht häufig die Kapsel, die Bänder und wahrscheinlich auch den Knorpel der Kreuzdarmbeingelenke. DIHLMANN und FREUND (1968) sahen solche Verknöcherungen bis zu ossären Ankylosen in 21 von 50 Fällen. Wir hatten bereits im Rahmen unserer Sp. hyp-Studie (1965) 85 Fälle analysiert und nur 41 Gelenkpaare normal gefunden. 11 mal waren die Iliosacralgelenke arthrotisch verändert, 18 mal zeigten sie knöcherne Brücken oder einen partiellen Durchbau, und 15 mal notierten wir eine subtotale oder anscheinend totale Ankylose. Diese Iliosacralverödung beläßt stets einen Konturrest, teilweise einspurig wie in Abbildung 179b. Nie kommt es zum totalen Durchbau mit Konturauslöschung. Auch gehen niemals entzündliche Röntgen-

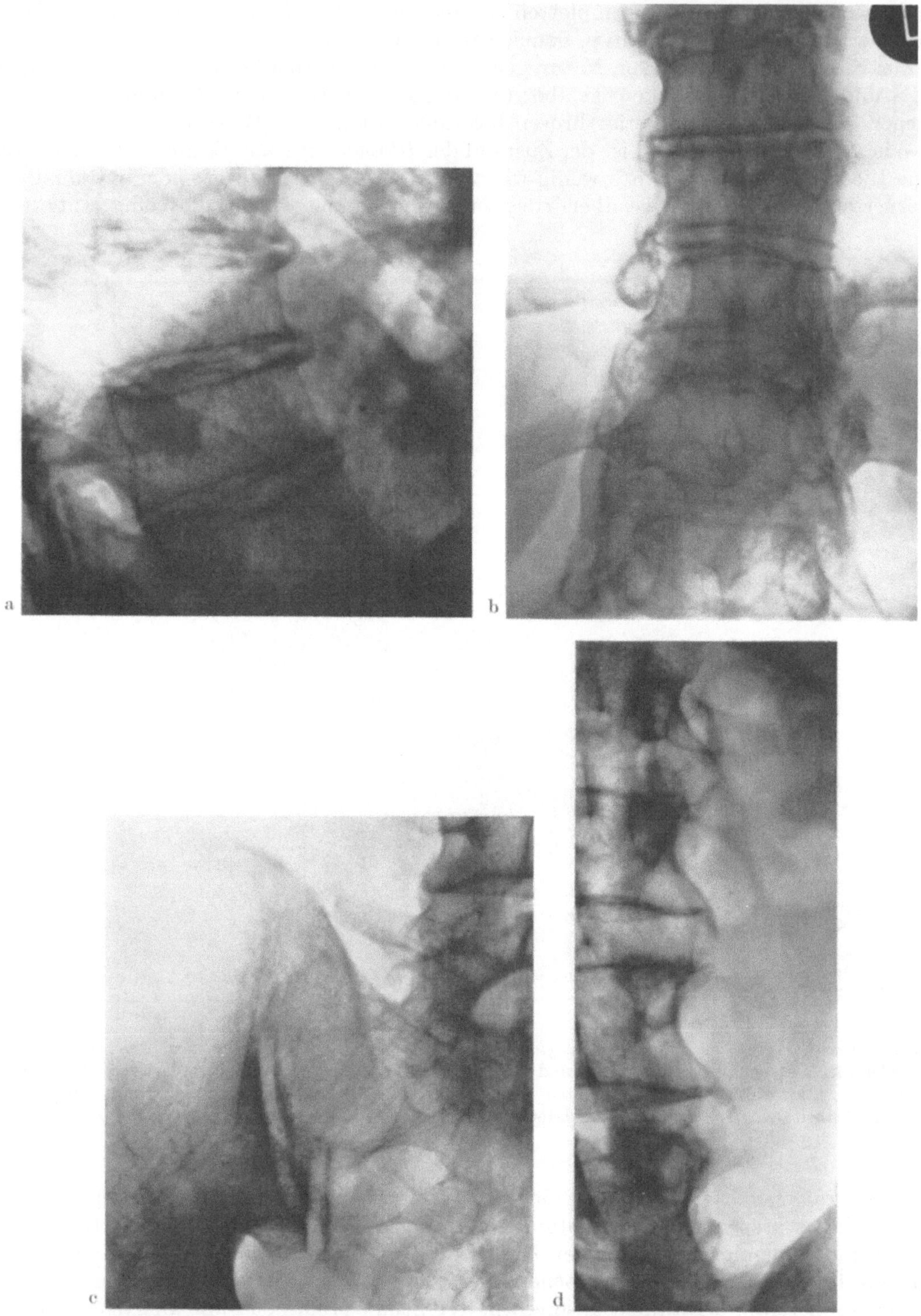

Abb. 180. *Grenzfall zwischen Spondylitis ankylopoetica und Spondylosis hyperostotica:* 49jähriger Mann mit subklinisch verlaufener Teilversteifung der Brust- und Lendenwirbelsäule bei verstärkter Kyphose der unteren BWS, ohne das hyperostotische ventrale Band (a), mit integrierten Syndesmophyten nur rechts an der BWS (b) und mit syndesmophytenartiger Spondylose beidseits an der LWS (d), bei völlig freien Iliosacralgelenken (c). Keine diabetische Stoffwechsellage. Morphologie und humorale Entzündungszeichen gaben diagnostisch den Ausschlag zugunsten einer noch nicht weit fortgeschrittenen hyperostotischen Altersform der Sp. a. (vgl. Abb. 55)

symptome des Iliosacralumbaus voraus, es fehlen also die Resorptionen und Sklerosierungen der Sp. a.

Immerhin gehörten aber 5 dieser Patienten, darunter eine Frau, zu jenen *Grenzfällen*, die uns vorwiegend bei Männern im 6. und 7. Lebensjahrzehnt zuweilen die differentialdiagnostische Entscheidung zwischen Sp. hyp. und Sp. a. schwer oder sogar unmöglich machen. Morphologisch sind die Berührungspunkte dort gegeben, wo bei der Sp. a. der ligamentäre Syndesmophyt eine Ossifikation der Sp. hyp. imitiert (Abb. 39d und 172c). So verwechselbare Bilder sind an der Halswirbelsäule in Abbildung 176d und e, an der Brustwirbelsäule in Abbildung 174 gegenüber Abbildung 45a und an der Lendenwirbelsäule in Abbildung 178a und b einander gegenübergestellt. Bezüglich der Iliosacralgelenke vergleiche man in analoger Weise Abbildung 179b mit Abbildung 45b.

Zwei dieser Grenzfälle zeigen die Vielgestaltigkeit der röntgenmorphologischen Befunde, unter denen trotz Berücksichtigung des klinischen Bildes solche Fälle, die allerdings selten sind, unentscheidbar zweideutig bleiben können (Abb. 179 und 180) (vgl. Abb. 45).

e) Chondrocalcinose

Eine weitere, noch kaum bekannte und seltene Differentialdiagnose des Syndesmophyten sei angefügt: Die *Verkalkung* des Anulus fibrosus der Bandscheibe im Rahmen der

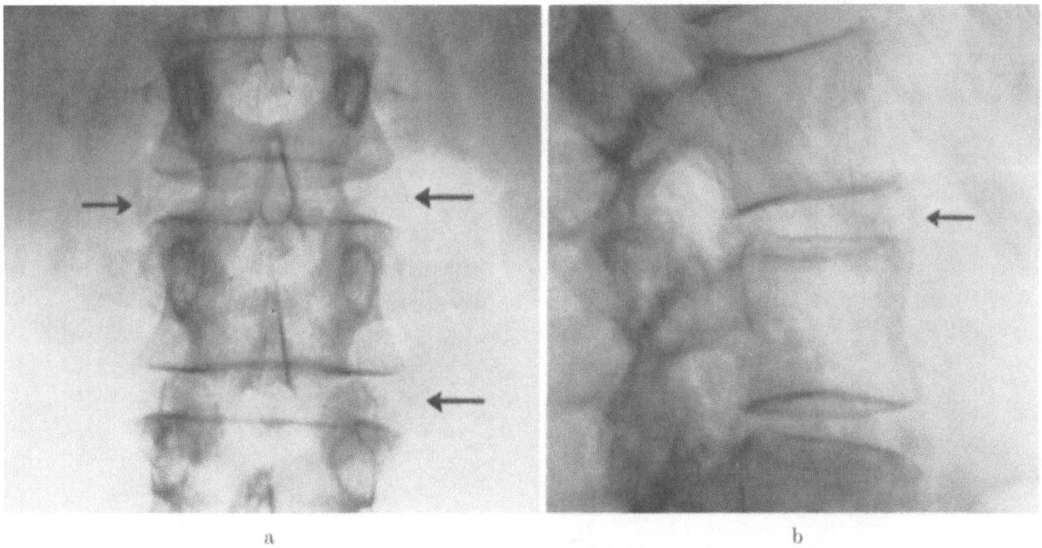

a b

Abb. 181. *Sekundäre Chondrokalzinose* mit zarten lateralen (a) und ventralen (b) Kalzifikationen des Anulus fibrosus mehrerer Lendenbandscheiben bei einer 63jährigen Frau mit primärem Hyperparathyreoidismus: Nierensteinanamnese, artikuläre Chondrokalzinose mit Pseudogichtanfällen der Kniegelenke mit Kristallnachweis, Calzium i. S. 12,3 mg%; Nebenschilddrüsenadenom damals noch nicht gesichert

Chondrocalcinosis polyarticularis. Diese bei uns seltene Knorpelstoffwechselstörung ist in der Tschechoslowakei häufiger (Zitnan und Šitay, 1960 — vgl. Röfo. 102, 592). Gelegentlich wird die Affektion in Verbindung mit einem Hyperparathyreoidismus gesehen (Bywaters et al., 1963; Vix 1964). Wir sahen bei einem solchen sporadischen Fall einer sekundären (symptomatischen) Chondrokalzinose bei primärem Hyperparathyreoidismus ventrale und laterale sehr zarte Verkalkungsstreifen an einigen Lendenwirbelbandscheiben (Schilling, 1969). Sie entsprechen der Peripherie der Bandscheiben (Abb. 181), in Analogie zu den Verkalkungsstreifen an den Gelenkknorpeln.

Die häufigsten Hinweissymptome auf dieses Leiden sind die Meniskusverkalkungen, die Pseudogichtanfälle und beweisend der Befund von intraleukozytären Mikrokristallen in der Synovia, die sich polarisationsoptisch umgekehrt verhalten wie die Uratkristalle (Schilling, 1969).

3. Zur Differentialdiagnose der Discitis

a) Chronische Polyarthritis

Etwa ein Drittel aller Fälle von *chronischer* (*rheumatoider*) *Polyarthritis* befällt auch die Wirbelsäule, und zwar ganz vorwiegend die Halswirbelsäule: Spondylitis cervicalis rheumatica (Schilling et al., 1963), mit den Symptomen der Intervertebralarthritis und der Diszitis, die zu synostosierenden und dislozierenden Prozessen Veranlassung geben. Als

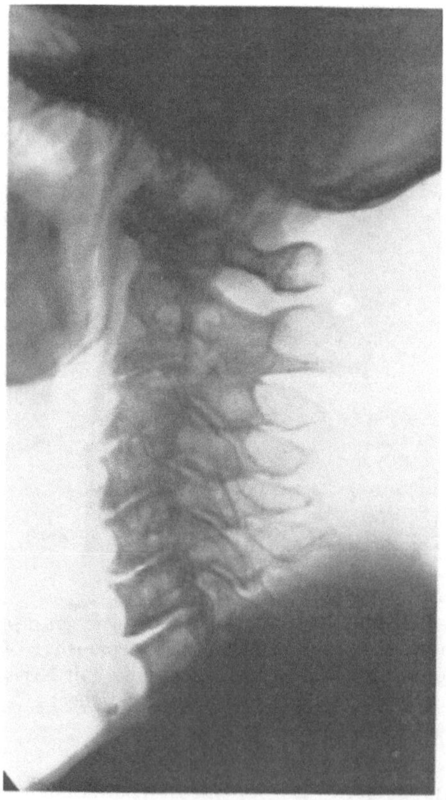

Abb. 182

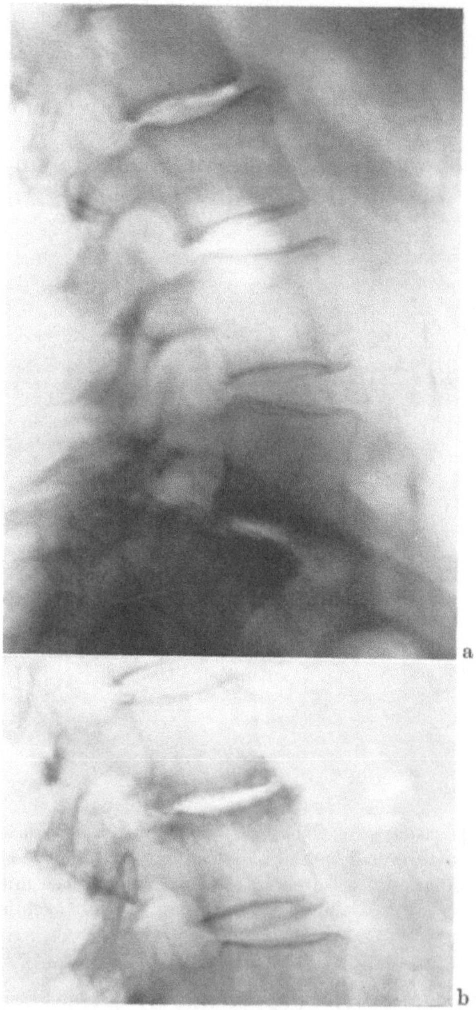

a

b

Abb. 183

Abb. 182. *Generalierte Diskopathie bei alter chronischer* (*rheumatoider*) *Polyarthritis: Discitis bei Spondylitis cervicalis rheumatica* einer 64jährigen Frau mit ausgedehnter aktiver und rheuma-serologisch positiver c. P.

Abb. 183. *Rheumatoide Discitis an der Lendenwirbelsäule:* 66jährige Frau mit alter chronischer (rheumatoider) Polyarthritis, rheuma-serologisch positiv, ausgedehnt destruierend, mit Rückenschmerzen und Stammskelettporose. Reaktionsarme Diskopathie bei L 1/2 und dislozierend (ohne Spondylolyse) bei L 4/5 (a); Progredienz bei L 1/2 nach einem Jahr (b) verdächtig auf eine *rheumatoide Discopathie* — und damit als charakteristisch für die Spondylitis cercivalis rheumatica — kann eine stärkere Bandscheibenerniedrigung dann gelten, wenn sie ohne osteophytäre Reaktion geblieben ist. Den Verdacht stützen gleichzeitige Schlußplattenarrosionen, eine hochgradige Ausprägung oder Multiplizität (Abb. 182) der Diskopathie oder das Vorliegen eines weiteren entzündlichen Merkmals wie Osteoporose, destruierende Intervertebralgelenkläsion oder eine Wirbeldislokation. (Vgl. S. 557).

Viel seltener und bisher nur vereinzelt beschrieben gibt es auch an der Lendenwirbelsäule eine rheumatoide Discitis bei chronischer Polyarthritis. Sie kann aus denselben röntgenologischen Kriterien, wie sie für die Halswirbelsäule beschrieben wurden, erschlossen

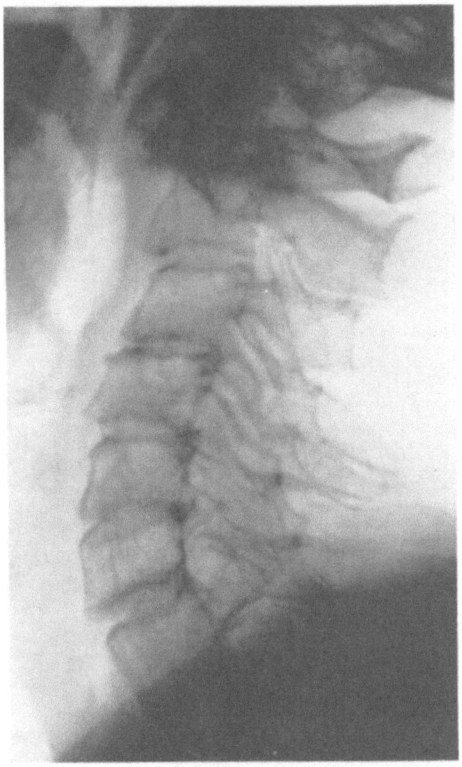

a

Abb. 184. *Fortgeschrittene Ochronose der gesamten Wirbelsäule* eines älteren Mannes mit Alkaptonurie, mit Beteiligung stammnaher Gelenke

werden. Besonders verdächtig ist die schnell progrediente und reaktionslose lumbale Bandscheibenerniedrigung, einzeln oder multipel, eventuell mit paraphlogistischer Sklerose in der Nachbarschaft der Abschlußplatten und bei Stammskelettporose eines Falles mit fortgeschrittener chronischer, ausgedehnter und aktiver rheumatoider Polyarthritis (Abb. 183).

Von der Spondylodiscitis der Sp. a. unterscheidet sich die Discitis des Polyarthritikers offenbar durch die fehlende Ausprägung einer destruierenden Spondylitis. Die Deutung dieser Erscheinung ist aber noch nicht genügend gesichert, da zu wenig Fälle untersucht sind. Außer der hier abgebildeten Lendenwirbelsäule haben wir bereits einen weiteren Fall veröffentlicht (Schilling, 1969):

Eine Verlaufsbeoabchtung bei einer 67jährigen Frau mit schon über 30 Jahre alter aktiver chronischer Polyarthritis zeigte innerhalb von zwei Jahren eine deutliche progrediente multiple Diszitis der Lendenwirbelsäule, subjektiv nur mit geringen örtlichen Beschwerden.

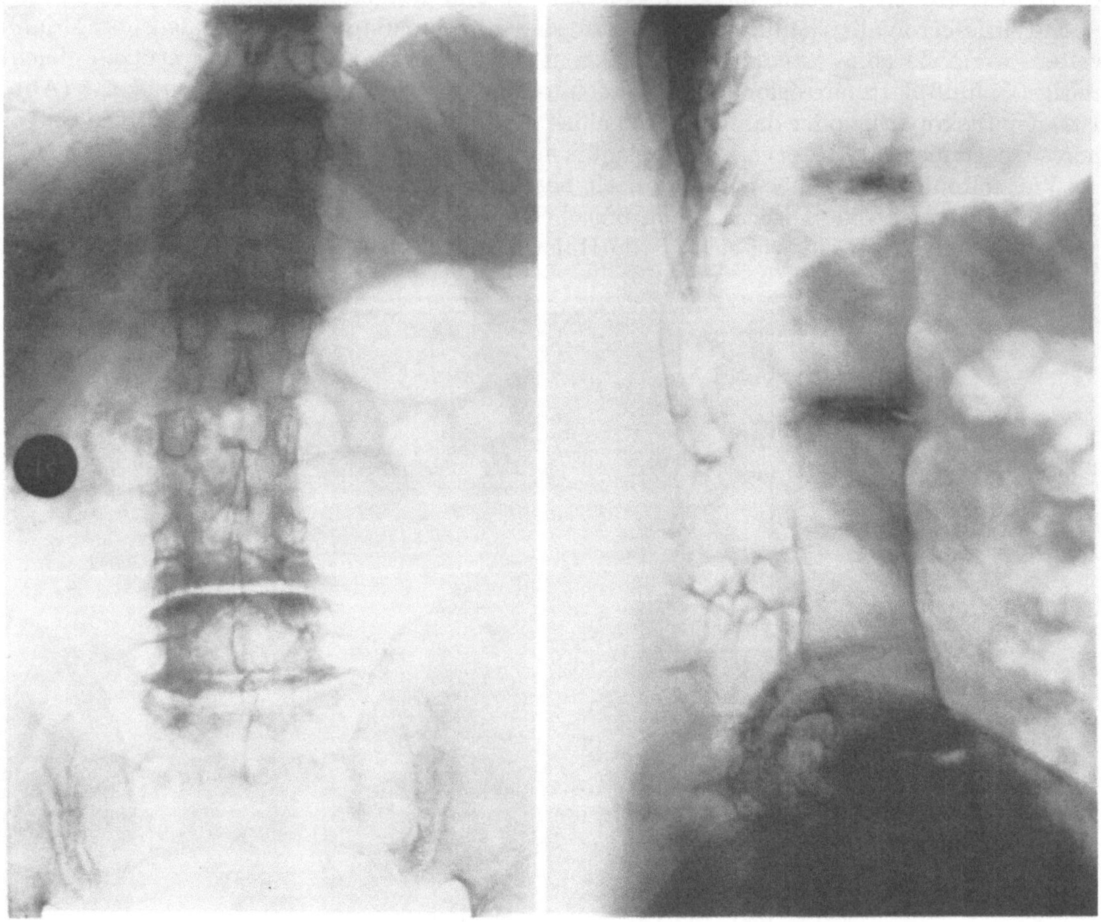

b c

Abb. 184

b) Ochronose

Die bei uns seltene *Ochronose*, biochemisch gekennzeichnet durch die Alkaptonurie, wird röntgenologisch mit der Sp. a. verwechselt, weil sie wenig bekannt ist. Ihre Röntgensymptomatik ist aber sehr charakteristisch (Abb. 184): Generalisierte schwerste Bandscheibenzermürbung, teils bis zur Verblockung der Wirbel, teils mit ausgedehnter Verknöcherung des Bandscheibenrestes. Das Bild der Halswirbelsäule kann dem einer chronischen Polyarthritis mit generalisierter Discitis ähnlich sein.

Bildnachweis und Anerkennungen: Der größte Teil des hier verwendeten Bildmaterials entstammt der Klinik für Rheumakranke Bad Kreuznach (Chefarzt: Prof. Dr. A. GAMP; Leiter der Röntgenabteilung: Dr. M. SCHACHERL). Einige Bilder entstammen dem Institut für klinische Strahlenkunde der Universität Mainz (Direktor: Prof. Dr. L. DIETHELM), dem Röntgen-Institut der Diakonie-Anstalten Bad Kreuznach (leitender Arzt: Dr. W. HAASE), der Versorgungsärztlichen Untersuchungsstelle Mainz (Leiter der Röntgenabteilung: Med. Dir. Dr. H. ECK), der Rheumaklinik Wiesbaden (Chefarzt: Dr. K. MIEHLKE). Die Herkunft weiterer einzelner Bilder ist in deren Legende vermerkt. Pathologisch-anatomische Beratung und Bilder verdanke ich Herrn Prof. Dr. H. G. FASSBENDER (Leiter des Zentrums für Rheuma-Pathologie, Mainz). Den genannten Herren danke ich für ihre Unterstützung. Besonderen Dank sage ich Herrn Fotomeister H. G. GOETSCH, dem Leiter des Fototechnischen Labors im Institut für Klinische Strahlenkunde der Universität Mainz und seinen Mitarbeiterinnen Fräulein GRAF, Frau KRANZUSCH und Frau SPETH für ihre fototechnische Leistung.

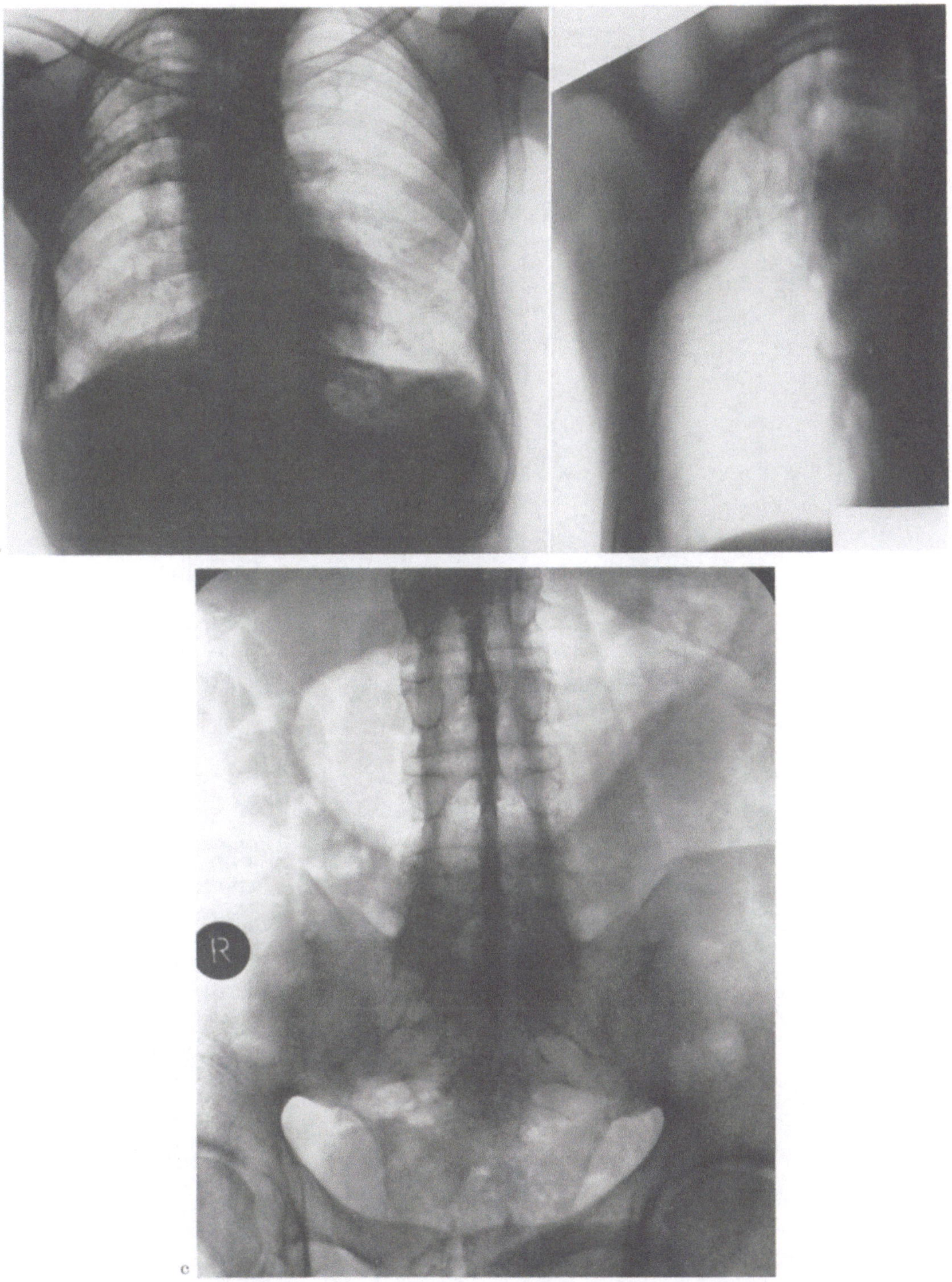

Abb. 185. *Fibrozystische Oberlappenfibrose mit Pleurafibrose* („*Sp.-a.-Lunge*") des rechten Lungenoberlappens mit Schrumpfung und Mediastinalverziehung (a), mit tomographisch deutlich gezeigten Zysten (b); bei einem 41jährigen Mann mit alter Sp. a. (c). Leere Lungenanamnese. Probe-Thorakotomie. (RIEMANN-DÜRLICH – vgl. S. 477)

Histologie (FASSBENDER): (d) Die Pleura ist hochgradig verdickt und in einen fibrösen Narbenbezirk umgewandelt. Das Narbengewebe strahlt in das Lungenparenchym aus. (e) Das Lungenparenchym wird von einem fibrösen Narbengewebe netzartig durchzogen. Dort, wo das Lungengerüst verschwielt ist, sieht man zystisch konfluierende Lungenalveolen (f). (f) Ausschnitt aus e: Gerüstfibrose des interstitiellen Lungengewebes. (d–f: S. 672)

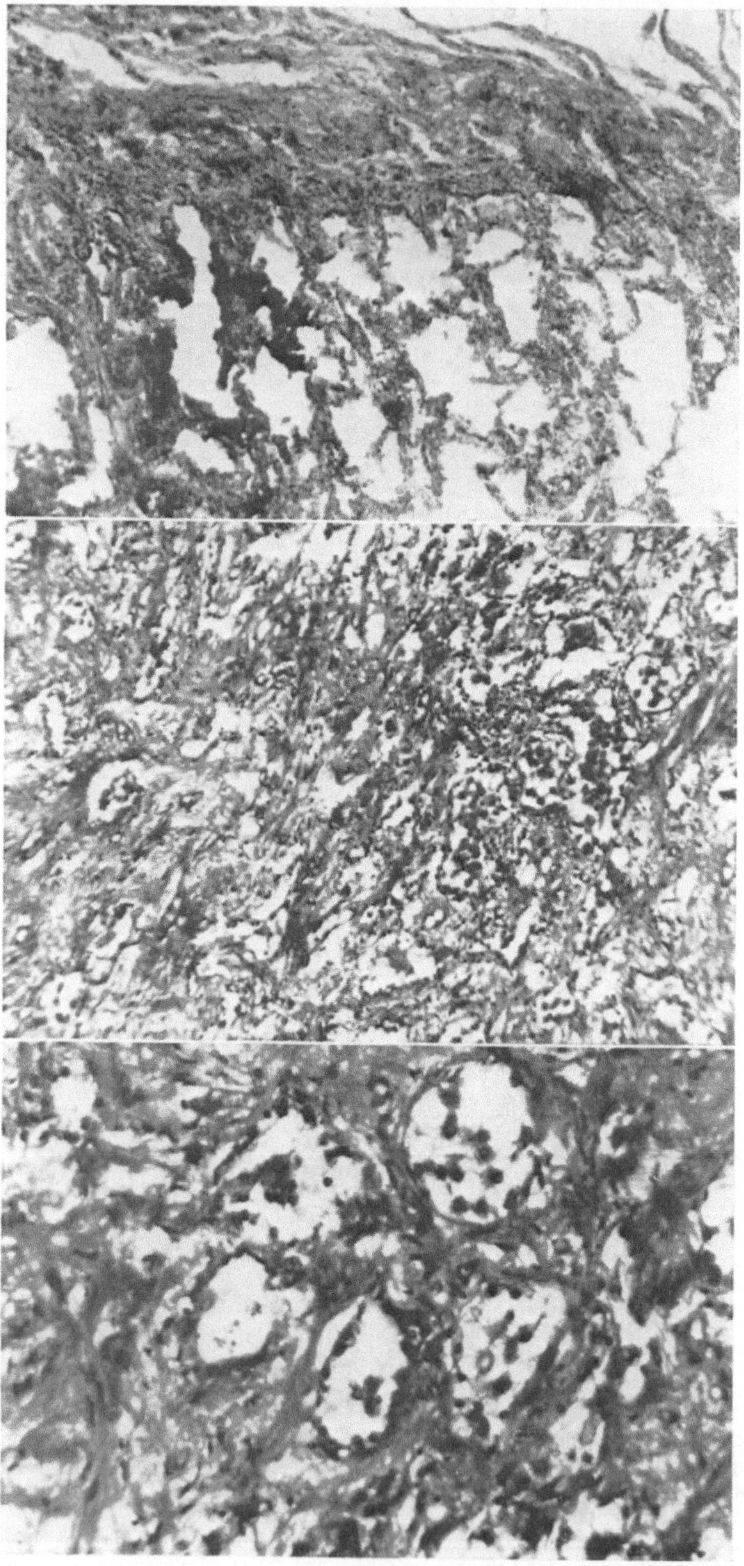

d

e

f

Abb. 185 d–f

Literatur

ACHESON, E. D.: An association between ulcerative colitis, regional enteritis and ankylosing spondylitis. Quart. J. Med. **29**, 489–499 (1960).

ADLER, E., CARMON, A.: Ankylosing spondylitis – a review of 115 cases. Acta Rheumat. Scand, **7**, 219–232 (1961).

AMOR, B., COSTE, F., DELBARRE, F.: Sur l'origine virale possible du syndrome oculo-uréthro-synovial. Presse méd. **73**, 1825–1830 (1965).

ANDERSCH, H., STECKEN, A.: Über die Häufigkeit der „senilen ankylosierenden Hyperostose" der Wirbelsäule (Forestiersche Erkrankung). Dtsch. Gesundheitsw. **15**, 1028–1030 (1960).

ANDERSON, O.: Röntgenbilden vid. spondylarthritis anklyopoetica. Nord. med. tidskr. 14, 2000–2002, 1937; zit. ROMANUS u. YDEN.

ANDROIC, S., DÜRRIGL, T., KRIZ, L.: Veränderungen an der manubrio-sternalen Synchondrose bei Spondylitis ankylopoetica. Z. Rheumaforschg. **25**, 314–323 (1966).

ANSELL, B. M., BYWATERS, E. G. L., DONIACH, J.: The aortic lesion of ankylosing spondylitis. Brit. Heart J. **20**, 507 (1958).

— WIGLEY, A. D.: Arthritic manifestations in regional enteritis. Ann. rheum. Dis. **23**, 64–72 (1964).

ARLET, J., FICAT, P.: L'ostéose iliaque condensante n'est-elle qu'une variété d'arthrose sacro-iliaque? Rev. rhumat., Paris **27**, 358–362 (1960).

ARNOLD, H.: Zur Frühgeschichte der chronischen Wirbelversteifung. Klin. Wschr. **16**, 1286 (1937).

— Zur senilen ankylosierenden Hyperostose der Wirbelsäule Zschr. Orthop., Stuttgart, **88**, 337–344 (1957).

ASSMANN, H.: Klinische Einteilung der chronischen Gelenkerkrankungen. Fortschr. Röntgenstr. **33**, 901–907 (1925).

AUFDERMAUR, M.: Befunde bei Spondylitis ankylopoetica Bechterew. Schweiz. Z. allg. Path. Bakt. **16**, 1009–1011 (1953).

— Die pathologische Anatomie der Spondylitis ankylopoetica. – Documenta Geigy: Acta rheumat. 2, Basel 1953.

— Spondylitis ankylopoetica Bechterew. Ärztl.Wschr. **8**, 1089–1094 (1953).

— Die Pathogenese der Synchondrose bei der Spondylitis ankylopoetica. Dtsch. med. Wschr. **95**, 110–112 (1970).

AVILA, R., PUGH, D. G., SLOCUMB, C. H., WINKELMANN, R. K.: Psoriatic Arthritis: A roentgenologic study. Radiology **75**, 691–702 (1960).

BACHMANN, A.: Ein Beitrag zur Spondylarthritis ankylopoetica. Fortschr. Röntgenstr. **42**, 500–509 (1930).

BAGGENSTOSS, A. H., BICKEL, W. H., WARD, L. E.: Rheumatoid granulomatous nodules as lesion of vertebrae. J. Bone J. Surg. **34 A**, 601–609 (1952).

BAKKE, S. N.: Spondylosis ossificans ligamentosa localisata. Fortschr. Röntgenstr. **53**, 411–417, 1936.

BANDILLA, K. K., PFANNENSTIEL, P.: The use of isotope bone scanning in the diagnosis of early ankylosing spondylitis (AS). Vortrag, Rheumatologenkongreß Kyoto 1973.

BARSONY, TH., SCHULHOF, Ö.: Wie liegt das Sacroiliacalgelenk im Röntgenbild? Röntgenpraxis **3**, 313–320 (1931).

BASS, B. H., WENLEY, W. G.: Spirogram in ankylosing spondylitis – the "reversed Emphysema" sign. Ann. phys. Med. **6**, 105 (1961).

BATSON, O. V.: The vertebral vein system. Amer. J. Roentgenol. **78**, 195 (1957).

BAUER, W., CLARK, W. S., KULKA, I. P.: Aortitis and aortic endocarditis, an unrecognized manifestation of rheumatoid arthritis. Ann. rheum. Dis. **10**, 470–471 (1951).

BECHTEREW, W. v.: Steifigkeit der Wirbelsäule und ihre Verkrümmung als besondere Erkrankungsform. Neurol. Zbl. **12**, 426–434 (1893).

— Von der Verwachsung oder Steifigkeit der Wirbelsäule. Dtsch. Z. Nervenhk. **11**, 327 (1897).

— Über ankylosierende Entzündung der Wirbelsäule und der großen Extremitätengelenke. Dtsch. Z. Nervenhk. **15**, 37–39 (1899).

— Neue Beobachtungen und pathologisch-anatomische Untersuchungen über Steifigkeit der Wirbelsäule. Dtsch. Z. Nervenhk., **15**, 45–57 (1999).

— Über die klinischen und pathologisch-anatomischen Besonderheiten der nervösen Form der Steifigkeit und der Ankylose der Wirbelsäule und ihre Behandlung. Mschr. Psychiat. Neurol. **21**, 527–536 (1907).

— Autobiographie. Leipzig, 1927.

BENEDEK, TH. G., ZAWADZKI, Z. A.: Ankylosing spondylitis with ulcerative colitis and amyloidosis. Amer. J. Med. **40**, 431–439 (1966).

BENEKE, R.: Pathologisch-anatomische Grundanschauungen zur Lehre von den chronischen Gelenkleiden. Fortschr. Röntgenstr. **33**, 843 (1925).

BENEKE, G.: Morphologie und Pathogenese der Ankylosierenden Spondylitis. Verh. Dtsch. Ges. Rheumat. **1**, 5–20 (1969). Darmstadt: Dr. Dietrich Steinkopff Verlag.

BENNET, P. H., BURCH, T. A.: New York symposion on population studies in the rheumatic diseases: New diagnostic criteria. Bull. rheum. Dis. **17**, 453–458 (1967).

BESSLER, W.: Skelettszintigraphie mit Radiostrontium. In: GLAUNER, R. (Edit.): Ergebnisse der medizinischen Radiologie, Bd. II. Stuttgart: Thieme 1969.

Biedermann, F.: Die senile ankylosierende Hyperostose der Wirbelsäule Rad. diagn. **1**, 735–746 (1960).

Blatz, G.: Spondylitis ankylopoetica und Auge. Zschr. Rheumaforschg., **17**, 274–281 (1958).

Blecourt, J. J.: Hereditary and familiar factors in ankylosing spondylitis and their importance from a prophylactic point of the view. II. Congreso Europeo de Rheumatologia 24.–27. 9. 1951 Barcelona.

— Polman, A., Blecourt-Meindersma, T. de: Hereditary factors in rheumatoid arthritis and ankylosing spondylitis. Ann. rheum. Dis. **20**, 215–220 1961.

Bloch-Michel, H., Brizard, J., Salomon, A., Thibault, R., Parrot, M.: Les spondylarthrites ankylosantes à début infantile. Rev. Rhumat. **32**, 27–36 (1965).

— — — Les spondylarthrites ankylosantes à début infantile. Presse méd. **73**, 1953–1957 (1965).

Blumberg, B. S., Blumberg, J. L.: Bernard Connor (1666–1698) and his contribution to the pathology of ankylosing spondylitis. J. Hist. Med., N.Y., **13**, 349–366 (1958).

Blumberg, B., Ragan, Ch.: The natural history of rheumatoid spondylitis. Medicine, **35**, 1–31, (1956).

Böni, A.: Bechterew's Arthritis. Arch. interamerican rheumatology, **3**, 385–398 (1960.

— Klinik der primär chronischen Polyarthritis und ihrer Grenzfälle unter besonderer Berücksichtigung der serologischen Probleme. Schweiz. med. Wschr., **90**, 755 (1960).

— Frühdiagnose und Therapie des beginnenden Morbus Bechterew. Wien. klin. Wschr., **73**, 309–312 (1961).

— Die Spondylitis ankylopoetica (Bechterewsche Krankheit). Internist, **2**, 412–419 (1961).

— Ätiologie, Diagnose und Therapie der Bechterewschen Krankheit. Internist. Prax. **2**, 409–422 (1962).

— Kaganas, G.: Klinik und Therapie der Spondylarthritis ankylopoetica. Documenta Geigy: Acta rheumat. **3**, Basel 1954.

— Mennet, P., Wellauer, J., Rüttimann, A., Wirth, W., Maranta, E., Camponovo, F.: La lymphographie en rhumatologie. in: Aktuelle Rheumaprobleme (Lausanne 1964), 313–319, St. Gallen: Zollikofer & Co. 1965.

— Wellauer, J. Rüttimann, A.: Lymphographische Untersuchungen bei Spondylarthritis ankylopoetica. Wiss. Zeitschrift der Karl-Marx-Universität Leipzig – Mathem.-Naturwiss. Reihe **18**, 121–127, (1969).

— Hautmann, F.: Familäres Vorkommen von Morbus Bechterew in der Schweiz. Z. Rheumaforschg. **9**, 273 (1950).

Bösch, J.: Die unspezifische Spondylitis nach Nukleographien und Bandscheibenoperationen. Zschr. Orthop., Stuttgart, **100**, 191–195, (1965).

Boland, E. W.: Rheumatoid spondylitis. In: Arthritis and allied conditions (ed. Comroe), p. 559. Philadelphia 1949.

— Present, A. I.: Rheumatoid spondylitis. A study of one hundred cases with special reference to diagnostic criteria. J. Amer. Med. Ass. **129**, 843–849 (1945).

Boland, E. W., Shebesta, E. M.: Rheumatoid spondylitis: correlation of clinical and roentgenographic features. Radiology **47**, 551–561 (1946).

Bontoux, D., Bastin, R., Coste, F.: Spondylarthrite ankylosante (syndrome oculo-uréthro-synovial?), insuffisance aortique et endocardite bactérienne. Rev. Rhumat. **34**, 592–596 (1967).

Boos, R., Girard, J., Müller, W., Tolk, J.: Stoffwechselveränderungen und STH-Sekretion bei hyperostotischer Spondylose.
Vortrag, 12. Congr. rheum. internat., Prag 1969.

— Rehr, I.: Hyperostotische Spondylose und Diabetes mellitus. Verh. Dtsch. Ges. Rheumat. **1**, 244–251, (1969). Darmstadt: Dr. Dietrich Steinkopff Verlag.

Borak, I.: Significance of the sacroiliac findings in Marie-Strümpell's spondylitis. Radiology **47**, 128–141 (1946).

Bose, E.: Gutachterliche Problematik bei dem Krankheitsbild der Ostitis pubis. Radiologe **10**, 249–252, (1970).

Bowie, E. A., Glasgow, G. L.: Cauda equina lesions associated with ankylosing spondylitis. Brit. Med. J., **II**, 24–26, (1961).

Breuer, R.: Pathologisch-anatomische Befunde am Skelette des Höhlenbären. In: Die Drachenhöhle bei Mixnitz; Wien 1931. (zit. nach Buess und Koelbing).

Buckley, C. W.: Ankylosing spondylitis, its etiology and pathology. Ann. Rheum. Dis. **5**, 49–54 (1945).

— Ankylosing spondylitis. Rep. chron. rheumat. dis., p. 77, London 1935. (zit. nach Forestier et al. 1951).

Brocher, I. E. W., Die Wirbelsäulenleiden und ihre Differentialdiagnose. Stuttgart: Thieme, 1966.

Brodie, B. C.: 1850 (zit. nach O'Connell).

Bronee, K.: Preliminary report on 180 patients with ankylosing spondylitis. X. Congresso della Lega Internazionale contro il Reumatismo, II, Rom 1961.

Brown, W. N. C., Abbatt, D.: The incidence of leukaemia in ankylosing spondylitis treated with X-rays. Lancet **1**, 1283–1285 (1955).

— Doll, R.: Mortality from cancer and other causes after radiotherapy for ankylosing spondylitis. Brit. Med. J. **2**, 1327–1332, (1965).

Brun, J., Pozetto, H., Buffat, J.-J., Soustelle, J., Vauzelle, J.-C., Patin, R.: Sarcoidose vertébrale et sacro-iliaque avec image de pseudo-abzès pottique. Presse méd. **74**, 511–516, (1966).

Buchholz, H. W.: Die Remobilisation der ankylosierten Hüftgelenke bei der Spondylitis ankylopoetica mit der totalen Endoprothese. Verh. Dtsch. Ges. Rheumat. **1**, 178–184 (1969).

Buess, H., Koelbing, H. M.: Kurze Geschichte der ankylosierenden Spondylitis und Spondylose. – Documenta Geigy: Acta rheumat. **22**, Basel 1964.

— Historisch-systematische Tabellen zur Lehre von den chronischen nicht-spezifischen Leiden der Wirbelsäule, insbesondere der Spondylitis ankylopoetica. Z. Rheumaforschg. **23**, 122–142 (1964).

Burckhardt, H.: Die unspezifischen chronischen Erkrankungen der Wirbelsäule. Stuttgart 1932. (Zit. Klinge).

BYWATERS, E. G. L., ANSELL, B. M.: Arthritis associated with ulcerative colitis. A clinical and pathological study. Ann. rheum. Dis. **17**, 169–183, (1958).
— Heel lesions of rheumatoid arthritis. Ann. Rheumat. Dis. **13**, 42–51 (1954).
— ANSELL, B. M.: Sacroiliitis in juvenile chronic polyarthritis. Z. Rheumaforschg., **24**, 122–130 (1965).
— Glossary of terminology of the spondylopathies. VI. Congresso Europeu de Reumatologia; Lisboa 1967, p. 472.
CAMPBELL, H. A., MACDONALD, C. B.: Upper lobe fibrosis associated with ankylosing spondylitis Brit. J. Dis. Chest, **59**, 90–101 (1965).
CARTER, M. E.: Sacro-iliitis in still's disease. Ann. rheumat. Dis., London, **21**, 105–120, (1962).
— LOEWI, G.: Anatomical changes in normal sacroiliac joints during childhood and comparison with the changes in still's disease. Ann. rheumat. Dis., London, **21**, 121–134 (1932).
CARTER, J. B., DIESSNER, G. R., HOWARD, F. M.: Myasthenia gravis and rheumatoid spondylitis. J. Amer. Med. Ass. **194**, 913–914 (1965).
CARTER, M. E.: Sacro-iliac joints in juvenile rheumatoid arthritis. In: Radiological aspects of rheumatoid arthritis. Excerpta Med. Found., Amsterdam 1964, p. 279–290.
CHARMANT, P.: Contribution à l'étude des spondylarthrites chroniques féminines. Atti X. Intern. Congr. reumat. Roma II, 333 (1961).
CHAOUAT, Y., BENICHOU, CH., PIOLINE, G.: Ostéoarthrite destructive des articulations métatarsophalangiennes au cours d'une spondylarthrite ankylosante. Rev. Rhumat. **31**, 354–355 (1962).
CLARK, W. S., KULKA, I. P., BAUER, W.: Rheumatoid aortitis with aortic regurgitation. Amer. J. Med. **22**, 580–592 (1957).
CHESHIRE, D. J. E., NICHOLS, P. J. R.: The early stages of ankylosing spondylitis. Rheumatism, London, **11**, 79–82 (1955).
CONNOR, B.: An extract of a letter ... Philos. Transact. **19**, 21–27 (1695) (Zit. BLUMBERG und BLUMBERG).
COSTE, F.: La polyarthrite psoriasique. Z. Rheumaforschg. **17**, 90–116, (1958).
— DELBARRE, F., CAYLA, J., LAMBERT, P.: Remarques sur la luxation des vertèbres cervicales dans le polyarthrite rhumatoide. Sem. Hôp. **36**, 221 (1960).
— MERLE D' AUBIGNY, R., GARCIN, R.: Troubles bulbaires paroxystiques par luxation antérieure atloido-occipitale dans une spondylarthrite ankylosante. Sem. Hôp. **36**, 230 (1960).
— La spondylarthrite ankylosante (sp. a.): données biologiques et problèmes physiopathologiques. Rev. praticien, **10**, 2825–2834 (1960).
— DELBARRE, F., CAYLA, J., MASSIAS, P., BEASLAY, E.: Spondylites destructives dans la spondylarthrite ankylosante. Presse méd., Paris, **71**, 1013–1016 (1963).
— LAURENT, F., ILLOUZ, G., MAZABRAUD, A., LEBEUX, Y.: A propos des lésions anatomiques des vertèbres dans la spondylarthrite ankylosante. Rev. rhumat., Paris, **30**, 593–600 (1963).
COSTE, F., MASSIAS, P., SCHOELLER, J.-P.: Forme pseudorhumatoide de spondylarthrite ankylosante? Presse méd., Paris, **72**, 2295–2298 (1964).
— SOLNICA, J.: Polyarthritis psoriatica. in: Rheumatismus und Bindegewebe (ed.: W. H. HAUSS, U. GERLACH), 90–127. Darmstadt: Dr. Dietrich Steinkopff 1966.
— DELBARRE, F., FREZAL, J., PELTIER, A.: Facteurs génétiques des rhumatismes inflammatoires et des connectivites. Rev. rhumat . Paris, **33**, 378–405 (1966).
— VALLEE, L. G.: Aspects radiographiques des articulations sacro-iliaques de l'enfant. Sem. Hôp. **33**, 1264–1270 (1957).
COURT-BROWN, W. M., DOLL, R.: Leukaemia and aplastic anaemia in patients irradiated for ankylosing spondylitis. Med. Res. Counc. Spec. Rep. Ser. **295**, London 1957.
CROW, R. S.: Aortic incompetence in ankylosing spondylitis. Brit. med. J. **2**, 271 (1960).
CRUICKSHANK, B.: Histopathology of diarthrodial joints in ankylosing sponylitis. Ann. rheumat. Dis., London, **10**, 393–404, (1951).
— Lesions of cartilaginous joints in ankylosing spondylitis. J. Path. Bac., **71**, 73–84, (1956).
— Pathology of ankylosing spondylitis. Bull. rheumat. Dis., **10**, 211–214, (1960).
CSONKA, G. W.: The Course of Reiter's syndrome. Brit. med. J. I, 1088–1090 (1958).
— Significance of sacro-illiitis in Reiter's syndrome. Brit. J. Vener. Dis. **35**, 77–80 (1959).
— Recurrent attacks in Reiter's disease. Urol. Internat. **9**, 239–246 (1959); Arthr. Rheumat. **3**, 164–169 (1969).
CSONKA, G.: Multiple cases in Reiter's syndrome. Brit. J. Vener. Dis. **45**, 157–160 (1969).
DANEO, V., DI VITTORIO, S.: La spondylodiscite de la spondylarthrite ankyloante. Rev. rhumat. **37**, 155–158 (1970).
DAVID-CHAUSSE, J., RIBEYROL, J.: Les spondylarthrites ankylosantes à début infantile. Rhumatologie **18**, 197–210 (1966).
DAVIDSON, P.: BAGGENSTOSS, A. H., SLOCUMB, CH. H., DAUGHERTY, G. W.: Cardiac and aortic lesions in rheumatoid spondylitis. Proc. Meet. Mayo Clin. **36**, 427–435 (1963).
DAVIES, D.: Ankylosing spondylitis and lung fibrosis. Quart. J. Med., **41**, 395–417 (1972).
DEAK, P., FRIED, L.: Über die einzelnen Formen der endostalen Hyperostose. Rad. diagn. **1**, 73–79 (1960).
DEBEYRE, N., DJIAN, A., MANUEL, R., DE SEZE, S.: Etude radiologique du rachis dorsal et lombaire dans la polyarthrite rhumatoide. Rev. rhumat., Paris, **32**, 161–166 (1965).
DEICHER, H., AREND, P.: Formen der Arthritis bei chronischen Darmerkrankungen; in: Rheumatismus und Bindegewebe (ed.: W. H. HAUSS, U. GERLACH), 131–146. Darmstadt: Dr. Dietrich Steinkopff 1966.
DELBARRE, F.: Les pelvi-spondylo-polyarthrites infantiles-juvéniles. Bull. Soc. Méd. Hôp., Paris, **118**, 785–793, (1967).

Delbarre, F.: Amor, B., Panahi, F.: L'attente pelvi-spondylarthrite dans le rhumatisme de Fiessinger-Leroy-Reiter. Sem. Hôp. **45**, 563–570 (1969).
— — — Pelvi-Spondylitis beim Fiessinger-Leroy-Reiter-Syndrom. Verh. Dtsch. Ges. Rheumat. **1**, 195–200, (1969). Darmstadt: Dr. Dietrich Steinkopff Verlag.
Deshayes, J., Desseauve, J., Hubert, J., Lemercier, J.-P., Geffroy, J.: Un cas de polyarthrite au cours d'une sarcoidose. Un cas de spondylarthrite ankylosante au cours d'une sarcoidose. Rev. rhumat. **32**, 671–674 (1965).
Dihlmann, W.: Röntgendiagnostische Studien an den Kreuzdarmbeingelenken. I. Degenerative Veränderungen. Fortschr. Röntgenstr. **96**, 812–822 (1962).
— Die Diagnostik des sehr frühen Morbus Bechterew. (Röntgendiagnostische Studien an den Kreuzdarmbeingelenken II). Fortschr. Röntgenstr. **97**, 716–733 (1962).
— Seltene Beckenveränderungen bei der Spondylitis ankylopoetica (Morbus Bechterew). Fortschr. Röntgenstr. **97**, 109–111 (1962).
— Typische Überlastungsschäden der vorderen iliosacralen Gelenkkapsel und ihrer Bänder. (Röntgendiagnostische Studien an den Kreuzdarmbeingelenken V.). Fortschr. Röntgenstr. **99**, 667 (1963).
— Entwicklungsstörungen der Kreuzdarmbeingelenke einschließlich der sog. Osteochondritis sacri. (Röntgendiagnostische Studien an den Kreuzdarmbeingelenken VI). Fortschr. Röntgenstr. **101**, 285–295 (1964).
— Ein röntgenologisches Frühzeichen des Morbus Bechterew an den Kreuzdarmbeingelenken. (Die Pseudoerweiterung durch Spongiosaresorption). Fortschr. Röntgenstr. **100**, 538–540 (1964).
— Weitere Untersuchungen zur Diagnose und Differentialdiagnose der Sacroiliitis circumscripta. (Röntgendiagnostische Studien an den Kreuzdarmbeingelenken IV). Dtsch. Röntgenkongr. 1963, Teil A, Stuttgart: G. Thieme 1964.
— Sacroiliitis circumscripta. Beitrag zur Differentialdiagnose entzündlicher Erkrankungen der Kreuzdarmbeingelenke. Z. Rheumaforschg. **24**, 125–129 1965).
— Das Röntgenbild des atypischen Morbus Bechterew. Dtsch. Röntgenkongr. 1964, Teil A, S. 271. Stuttgart: Georg Thieme 1965.
— Die Veränderungen an den Extremitätengelenken beim Morbus Bechterew (Diagnose, Prognose, Problematik). Fortschr., Röntgenstr. **102**, 680–689 (1965).
— Die sog. Spondylitis anterior, Discitis und Spondylodiscitis bei Morbus Bechterew (Schlüssel zum Verständnis dieser Erkrankung). Fortschr. Röntgenstr. **104**, 699–715 (1966).
— Röntgendiagnostik der Iliosakralgelenke und ihrer nahen Umgebung. Fortschr. Röntgenstr. – Ergänzungsband 97. Stuttgart: Georg Thieme, 1967.
— Calcaneopathia rheumatica (röntgenologischer Nachweis, Differentialdiagnose). Fortschr. Röntgenstr. **107**, 271–276 (1967).
Dihlmann, W.: Bemerkungen zur Arbeit: J. Mach: „Zur Früherkennung der Bechterewschen Erkrankung unter besonderer Brücksichtigung seltener osteolytischer Befunde". Zschr. Orthop Stuttgart, **102**, 623–624 (1967).
— Kritische Untersuchungen zur Histologie der Iliosacralgelenke beim Morbus Bechterew (Spondylitis ankylopoetica). Z. Rheumaforschg. **26**, 413–419 (1967).
— Die Synchondrosis sternalis (P.N.A.) bei der Spondylitis ankylopoetica. Bemerkungen zur Arbeit von St. Androic, Th. Dürrigl und L. Kriz (Z. Rheumaforschg. **25**, 314, (1966)). Z. Rheumaforschg. **26**, 410–412 (1967).
— Spondylitis ankylopoetica – die Bechterewsche Krankheit. Rortschr. Röntgenstr. Ergänzungsband **100**. Stuttgart: Thieme 1968.
— Die spondylodiscitische Phase beim Morbus Bechterew. Arch. orthop. Unfallchir. **66**, 81–86 (1969).
— Anwendungen der Röntgenbildanalyse zur Erkennung der feingeweblichen Veränderungen bei der Spondylitis ankylopoetica. Verh. Dtsch. Ges. Rheumat. **1**, 21–32 (1969). Darmstadt: Dr. Diettrich Steinkopff Verlag.
— Peter, E.: Die diagnostische Bedeutung des glockenförmigen Femurkopfes. Fortschr. Röntgenstr, **102**, 306–309 (1965).
— Müller, G.: Iliosakralveränderungen als Frühsymptom des Hyperparathyreoidismus (Beitrag zur Differentialdiagnose der Spondylitis ankylopoetica). Fortschr. Röntgenstr. **111**, 558–565 (1969).
— Schuler, B.: Die umschriebene, primär ossifizierende, nicht ankylosierende Iliosakralarthritis. (Röntgendiagnostische Studien an den Kreuzdarmbeingelenken III). Fortschr. Röntgenstr. **98**, 134–140 (1963).
— Müller, G.: Pseudo-Bechterew-Befunde bei Hyperparathyreoidismus bzw. bei der renalen Osteopathie. Z. Rheumaforschg. **31**, 401–408 (1972).
— Klemm, S., Stockberg, H., Bültmann, F. J.: Sacroiliakale ^{85}Sr-Profilographie bei der ankylosierenden Spondylitis. Fortschr. Röntgenstr. **115**, 42 (1972).
Dilsen, N., Ewen, C., Poppel, M., Gersh, W. I., Ditata, D., Carmel, P.: A comparative roentgenologic study of rheumtoid arthritis and rheumatoid (ankylosing) spondylitis. Arthr. Rheum. **5**, 341–368 (1962).
Dittmar, O.: Halbseitliche Aufnahme des Lendenwirbel-Kreuzbein-Abschnittes. Fortschr. Röntgenstr. **39**, 864–865 (1929).
Dixon, A. St. J., Lience, E.: Sacro-iliac joint in adult rheumatoid arthritis and psoriatic arthropathy. Ann. rheumat. Dis. **20**, 247 (1961).
— The sacro-iliac joint in adult rheumatoid arthritis. In: Radiological aspects of rheumatoid arthritis. Excerpta Med. Found., Amsterdam 1964, p. 267–275.
Djian, A.: Le diagnostic radiologique précose de la pelvi-spondylite rhumatismale (spondylarthrite ankylosante, ex-spondylose rhizomélique). Rev. praticien, Paris **10**, 2815–2823 (1960).

DJIAN, A:. ZINN, W.: Der Wert der funktionellen Röntgenuntersuchung der Gelenke zwischen erstem und zweitem Halswirbel. Z. Rheumaforschg. **18**, 279–291 (1959).

DOMDEY, R.: Untersuchungen über die gonorrhoische Ätiologie der Spondylarthritis ankylopoetica (Bechterew). Z. Orthop. **75**, 218 (1948).

DOUB, H. P.: Chronic arthritis of the spine. Radiology **22**, 147–152 (1934).

DÜRRIGL, TH., HAUSLER, Z., KRIZ, L.: A propos d' une coxite dans la spondylite ankylosante. Rev. rhumat. **32**, 623–624 (1965).

— Erfahrungen über den Wert klinisch-funktioneller Elemente für die Frühdiagnostik der Spondylitis ankylopoetica. Z. Rheumaforschg. **24**, 58–66 (1965).

DZIERZYNSKI, M., MAJEWSKI, O.: Histologische und histochemische Untersuchungen der Haut bei Patienten mit Spondylarthritis ankylopoetica. Z. Rheumaforschg. **21**, 269–274 (1962).

EBERL, R., SIEGMETH, W., TAUSCH, G.: Über differentialdiagnostische Schwierigkeiten und atypische Erstmanifestationen der beginnenden Ankylosierenden Spondylitis. Verh. Dtsch. Ges. Rheumat. **1**, 162–170, (1969). Darmstadt: Dr. Dietrich Steinkopff Verlag.

EDSTRÖM, G.: Is spondylarthritis ankylopoetica an independant disease or a rheumatic syndrome? Acta med. Scand. **104**, 396–413 (1940).

— THUNE, S., WITTBOM-CIGEN, G.: Juvenile ankylosing spondylitis. Acta Rheum. Scand. **6**, 161–173 (1960).

EHRLICH, K.: Die sogenannte Bechterewche Krankheit. „Arbeit und Gesundheit"; Schriftenreihe Reichsarbeitsblatt Heft 15; R. Hobbing, Berlin, 1930.

— Zur Frage des Fortschreitens der sog. Bechterewschen Krankheit in der Wirbelsäule. Röntgenpraxis **3**, 766–768 (1931).

— Die dunklen Streifen im Röntgenbilde des Bechterew. Röntgenpraxis **3**, 347–352 und 1137–1138 (1933).

ELLEGAST, H.: Zur Röntgenologie der Wirbelsäulenveränderungen bei endokrinen Störungen. Wien klin. Wschr. **74**, 254–258 (1962).

— Zur Röntgensymptomatologie der Osteomalazie. Radiol. Austriaca **11**, 85–114 (1961).

— Über Sakroiliakalveränderungen bei „ossipenischen" Osteopathien und Dyshormonien – Zugleich ein Beitrag zur Ätiologie der sogenannten Ostitis condensans ilii. Wien. Klin. Wschr. **74**, 797–801 (1962).

EMERY, A. E. H., LAWRENCE, I. S.: Genetics of ankylosing spondylitis. J. Med. Genet. 4, 239–244 (1967).

ENGFELDT, B., ROMANUS, R., YDEN, S.: Histological studies of pelvo-spondylitis ossificans (ankylosing spondylitis) correlated with clinical and radiological findings. Ann. rheum. Dis. **13**, 219–228 (1954).

EVANS, H. W.: Rupture of the calcified anterior spinal ligament in the thorax. Arthr. Rheum. **7**, 51–55 (1964).

FAGGE, CH. H.: A case of simple synostosis of the ribs to the vertebrae, and of the arches and the articular processes of the vertebrae themselves, and also of one hip-joint. Transact. Pathol. Soc. London **28**, 201 (1877); Zit. BUESS.

FALCK, I., COBET, H., HERMANN, H.: Spondylathritis ankylopoetica als Allgmeinerkrankung und in Beziehung zur rheumatischen Arthritis. Z. Rheumaforschg. **21**, 256–269 (1962).

FALEIRO, A., TEIXEIRA, A.: Le coeur dans l'arthrite rhumatoide périphérique et dans la spondylarthrite rhizomélique ankylosante. II. Congr. Europ. reumat. Barcelona 1951, 37–41.

FALLET, G. H., WETTSTEIN, P., MOSIMANN, U., RADI, I.: Etude radiologique des articulations sacro-iliaques dans la polyarthrite rhumatoide séro-négative. Schweiz. med. Wschr. **100**, 1610–1616 (1970).

— MEYER, E., OTT, H., RADI, I.: Coexistance familiale de polyarthropathies inflammatoires chroniques rhumatismales avec atteinte des articulations sacro-iliaques. Rev. rhumat. **37**, 213–224 (1970).

FANKHAUSER, R.: Veränderungen im Bereich der Wirbelsäule beim alternden Hund. Schweiz. med. Wschr. **85**, 845 (1955).

FEDERSCHMIDT, X.: Über rheumatische Versteifung der Wirbelsäule. Bruns' Beitr. klin. Chir. **162**, 350 (1935).

FERNANDEZ-HERLIHY, L.: The articular manifestations of chronic ulcerative colitis. New Engl. J. Med. **261**, 259 (1959).

FICAT, P., ARLET, J.: Les maladies de l'articulation sterno-claviculaire. Rev. Chir. Orthop. **46**, 328–341 (1960).

FIESSINGER, N., LEROY, E.: Contribution à l'étude d'une épidémie de dysenterie dans la Somme. Bull. Mém. Soc. Méd. Hôpit. **60**, 1926 (1916).

FISCHER, A. W.: Über fibröse „röntgennegative" Wirbelsäulenversteifung. Mschr. Unfallhk. **39**, 73 (1932).

FISCHER, A., VONTZ, O.: Klinik der Spondylarthritis ankylopoetica. Mitt. Grenzgeb. Med. Chir. **42**, 586 (1930–32).

FISCHER, A. W.: Röntgendiagnostik der Spondylarthritis ankylopoetica. Fortschr. Röntgenstr. **46**, 606 (1932) (Kongreßbericht).

FLETSCHER, E. T., ROSE, F. C.: Psoriasis spondylitica. Lancet 1955 I, 695.

FLORENTIN, P., LOUYOT, P., MLLE. MACINOT, PIERSON, B.: Modifications tégumentaires de la spondylarthrite ankylosante. Sem. Hôp. **32**, 2311–2315 (1956).

FORESTIER, J.: Nature de la spondylose rhizomélique. Physiopathologie et déductions thérapeutiques. Rev. rhumat. **2**, 472–487 (1935).

— CERTONCINY, A.: Le role del' infection gonococcique dans l'étiologie de la spondylarthrite ankylosante. Rev. rhumat. **5**, 669–978 (1938).

— — JACQUELINE, F., ROTES-QUEROL, J.: Spondylarthrite ankylosante. II. Congreso Europeo de Reimatologia, Barcelona, 3–58 (1951).

— — FAIDHERBE, P.: L'atteinte rhizomelique supérieure dans la spondylarthrite ankylosante. Rev. rhumat. **31**, 331–334 (1964).

FORESTIER, J., CERTONCINY, A., ROTES-QUEROL, J.: Etudes statistiques sur les symptomes de début de la spondylarthrite ankylosante. Rev. rhumat. Paris **16**, 218–225 (1949).

— DESLOUS-PAOLI, P.: Radiological study of sacro-iliac joints in ankylosing spondylitis with refrence to the evolution of the disease. Ann. rheumat. Dis. London **16**, 31–34 (1957).

— JACQUELINE F., ROTES-QUEROL J.: La Spondylarthrite Ankylosante. Paris: Masson & Cie 1951.

— LAGIER R.: Vertebral ankylosing hyperostosis – morphological basis, clinical manifestations, situations and diagnosis; in: Modern trends in rheumatology **2** (ed.: A. G. S. Hill) Glasgow: Butterworths 1971.

— A propos des spondylarthrite sans altérations radiologiques des articulations sacro-iliaques. Rev. rhumat. **29**, 186 (1962).

— The importance of sacro-iliac changes in the early diagnosis of ankylosing spondylarthritis (Marie-Stümpell-Bechterew-Disease). Radiology **33**, 389–402 (1939).

— Le diagnostic des rhumatismes vertébraux d' après les méthodes modernes d'examen. Presse thermale climat. 1931, p. 196; (Zit. nach FORESTIER et al. 1951).

— ROBERT, P.: Ostéophytes et syndesmophytes. Gaz. méd. de France (suppl. Radiol.) p. 192–202 (1934).

— METZGER, J.: La clef du diagnostic précose de la spondylarthrite ankylosante est dans la radiographie des articulations sacro-iliaques. Presse méd. **47**, 1247–1249 (1939).

— FAIDHERBE, P.: Spondylite et spondylarthrite. J. Radiol. Electrol **30**, 569–570 (1949).

— Vocabulaire des spondylopathies. VI. Congresso Europeu de Reumatologia; Lisboa 1967, p. 463.

FORD, D. K.: Natural history of arthritis following venereal urethritis. Ann. rheumat. Dis. **12**, 177 (1953).

FOURNIER, A. M.: La lymphographie en rhumatologie. Marseille Médical **101**, 128 (1964); – Zit. BÖNI et al.

FRAENKEL, E.: Über chronische ankylosierende Wirbelsäulenversteifung. Fortschr. Röntgenstr. **7**, 62–90 (1903/4).

— Über chronische ankylosierende Wirbelsäulen-ver steifung. Fortschr. Röntgenstr. **11**, 171–195 (1907).

FRANCON, F., JOLY, L., TOUSSAINT, X.: Les lésions prolifératives et anklyosantes de la symphyse pubienne dans la spondylarthrite ankylosante. II. Congr. Euruop. Rheum at.,Barcelona, p. 36–37 (1951) – Presse Méd. **60**, 436 (1952).

— Sémiologie de la spondylarthrite ankylosante confirmée (moins la période initiale et la radiographie). Evolution et pronostic, formes cliniques et diagnostic. Rev. praticien, Paris, **10**, 2805–2814, (1960).

— FAIDHERBE, P., DU LAC, G., LEBLANC, G.: Le comportement de l'articulation manubrio-sternale dans la spondylarthrite ankylosante. Presse méd. **61**, 109 (1953).

— MME. RAMEAUX-VAREILLE: Spondylarthrite ankylosante chez deux frères. Rev. Rhumat. **81**, 356–358 (1960).

FRANZEN, J.: Atypisches Frühstadium einer Spondylarthritis ankylopoetica in der Adoleszenz. Zschr. Orthop. **88**, 462–470 (1957).

FREHNER, H. U., HOHL, K.: Diabetes und Wirbelsäule. Helvet. med. acta **28**, 502–505 (1961).

FREUND, E.: A contribution to the pathogenesis of spondylitis ankylopoetica. Edinburgh Med. J., **49**, 91–109 (1942).

FUNCK, L.: Über die konstitutionelle und hormonale Genese der Spondylarthritis ankylopoetica. Z. Rheumaforschg. **10**, 320 (1951).

GALMICHE, P.: Le practicien devant la pelvispondylite rhumatismale. Presse méd. **74**, 733 (1966).

GAMP, A.: Zur Klinik und Prognose der Reiterschen Krankheit. Münch. med. Wschr. **98**, 334–335 (1956).

— Cardiac lesions in Reiter's disease (letter to the Editor). Brit. med. J. **1**, 53 (1961).

— Zur Klinik und Therapie der Spondylitis ankylopoetica. In: Klinik und Therapie des Rheumatismus, Heft 75 Arbeit und Gesundheit, Stuttgart: Thieme 1963.

— OGORREK, I.: Beteiligung des Herzens bei der Spondylarthritis ankylopoetica. Z. Rheumaforschg. **17**, 53–61 (1958).

— BOPP, A., SCHACHERL, M., SCHILLING, F.: Klinische und röntgenologische Beobachtungen bei der Spondylitis ankylopoetica. Z. Rheumaforschg. **22**, 332–338 (1963).

GARUSI, G. F.: Ostéosclerose para-articulaire de l' ilion et arthrose déformante de la hanche. J. radiol. électrol., Paris, **42**, 645–649 (1961).

— MORETTI, S.: Spondylose déformante hypertrophique du rachis cervical. J. radiol. électrol., Paris, **44**, 441–447 (1963).

GEILER, G.: Die Spondylarthritis ankylopoetica aus pathologisch-anatomischer Sicht. Dtsch. med. Wschr. **94**, 1185–1188 (1969).

— Zur Morphologie und Pathogenese der Spondylarthritis ankylopoetica. Wiss. Z. Karl-Marx-Univ. Leipzig, Math.-Naturwiss. R. **18**, 32–39 (1969).

GEILINGER, W.: Beitrag zur Lehre von der ankylosierenden Spondylitis mit besonderer Berücksichtigung ihrer Beziehungen zur Spondylitis deformans. Z. orthop. Chir. **42**, 183 (1918).

GIRARD, J., LOUYOT, P., SADOUL, P., GRAIMPREY, J.: Les conséquences ventilatoires de la rigidité thoracique secondaire à la spondylarthrite ankylosante. Sem. hôp. Paris **32**, 2300–2310 (1956).

GLAY, A., RONA, G.: Nodular rheumatoid vertebral lesions versus ankylosing spondylitis. Amer. J. Roentgenol. **94**, 631–638 (1965).

GLOGOWSKI, G.: Röntgenologischer Nachweis der Entstehung erscheinungsbildlich vom Morbus Bechterew nicht zu unterscheidender Krankheitsbilder durch generalisierte Osteomyelitis – zugleich ein Beitrag zur gutachtlichen Beurteilung des Bechterew unter Berücksichtigung neuester Erkenntnisse. Zschr. Orthop., Stuttgart **91**, 50–65 (1959).

— Histologische Befunde bei Ostitis condensans ilei Arch. orthop. Unfallchir. **51**, 440–444 (1960).

— Beitrag zur Ostitis condensans ilei. Zschr. Orthop., Stuttgart **96**, 229–231 (1962).

GLOGOWSKI, G.: Der Wirbelsäulenrheumatismus. Der Landarzt **38**, 145–148 (1962).
— Osteoporose und anabole Therapie. Zschr. Orthop. **97**, 121–123 (1963).
— Abschließender Beitrag zur Ostitis condensans ilei. Zschr. Orthop., Stuttgart **97**, 123–124 (1963).
GOLDING, F. C.: Spondylitis ankylo-poietica (Spondylitis ossificans ligamentosa). Brit. J. Surg. **23**, 484–500. (1935/6).
GOOD, A. E.: Involvement of the back in Reiter's syndrome. Ann. Intern. Med. **57**, 44–59 (1962).
— The chest pain of ankylosing spondylitis. Ann. Intern. Med. **58**, 926–937 (1963).
— Reiter's disease and ankylosing spondylitis. Acta Rheum. Scand. **11**, 305–317 (1965).
— Nontraumatic fracture of the thoracic spine in ankylosing spondylitis. Arthr. Rheum. **10**, 467–469 (1967).
GRABER-DUVERNAY, J.: Les vraies et les fausses ostéites iliaques condensantes. La revue lyonnaise de médicine **6**, 673–682 (1957).
— ARNAUDET, M.: A propos de la spondylarthrite ankylosante post-traumatique. Rev. Rhumat. **25**, 803–813 (1958).
— A propos de la spondylarthrite psoriasique. Rev. Rhumat. **24**, 288–298 (1957).
GRAHAM, D. C.: Spontaneous atlanto-axial subluxations in the rheumatoid arthritis and ankylosing spondylitis. Arthr. Rheum. **3**, 446 (1960).
— Ankylosing spondylitis. Canad. Med. Ass. J., **82**, 671–679 (1960).
— SMYTHE, H. A.: The carditis and aortititis of ankylosing spondylitis. Bull. rheum. Dis. **9**, 171–174 (1958).
— Is rheumatoid spondylitis a separate entity? Arthr. Rheumat. **3**, 88–90 (1960).
— UCHIDA, I. A.: Heredity in ankylosing spondylitis. Ann. rheum. Dis. **16**, 334–339 (1957).
GRAINGER, R. G.: Procto-Colitis and other pelvic infections in relation to ankylosing spondylitis. J. Fac. Radiol. **10**, 138–150 (1959).
GRIMBLE, A., LESSOF, M. H.: Anti-prostate antibodies in arthritis. Brit. med. J. **2**, 263–264 (1965).
GRISOLIA A., BELL, R. L., PELTIER, L. F.: Fractures and dislocations of the spine complicating ankylosing spondylitis. A report of six cases. J. Bone J. Surg. **49-A**, 339–345 (1967).
GROSCH, G.: Kombination von primär chronischer Polyarthritis mit Ostitis condensans ilei. Zschr. Orthop., Stuttgart **97**, 233–235 (1963).
— Weitere Beobachtungen der senilen ankylosierenden Hyperostose der Wirbelsäule (Forestier und Rotès). Zschr. Orthop., Stuttgart **99**, 207–210 (1964).
GROSS, D.: Spondylarthritis ankylopoetica. Folia rheumatologica 3. Documenta Geigy Basel 1965.
GUEST, C., JACOBSON, H. G.: Pelvic and extrapelvic osteopathy in rheumatoid spondylitis: Clinical and roentgenographic study of ninety cases. Amer. J. Roentgenol. **65**, 760–768 (1951).
GÜNTZ, E.: Beitrag zur pathologischen Anatomie der Spondylarthritis ankylopoetica. Fortschr. Röntgenstr. **47**, 683–693, (1933).
HACKENBROCH, M. H. (jun.): Umschriebene osteolytische Prozesse bei Spondylarthritis ankylopoetica. Zschr. Orthop., Stuttgart **103**, 23–33 (1967).
HADLEY, L. A.: Reontenographic studies of the cervical spine. Amer. J. Roentgenol. **52**, 173 (1944).
HAENISCH, F.: Röntgentherapie bei Spondylarthritis ankylopoetica. Strahlentherapie **50**, 623 (1934).
HALFORD, M. E. H., CLARK, C. J.: Amyloid disease complicating ankylosing spondylitis. Ann. rheumat. Dis., London **16**, 460–463 (1957).
HALL, E. W.: Ankylosing spondylitis and polyarthritis (Bechterew, Strümpell-Marie, and related types). Am. J. Roentgenol. **30**, 608–613 (1933).
HAMMERBECK, W.: Pseudozysten im Röntgenbild der Wirbelsäule. Fortschr. Röntgenstr. **44**, 359–362 (1931).
HANSEN, S. T. JR., TAYLOR, T. K. F., HONET, I. C.: LEWIS, F. R.: Fracture-dislocation of the ankylosed thoracic spine in rheumatoid spondylitis (ankylosing spondylitis, Marie-Strümpell disease). J. Trauma **7**, 827–837 (1967).
HART, F. D.: Ankylosing Spondylitis. Schweiz. med. Wschr. **83**, 786 (1953).
— Ankylosing spondylitis: A survey. Ann. rheum. Dis. **13**, 186–189 (1954).
— Ankylosing spondylitis. Brit. med. J. **2**, 1082–1083 (1958).
— A critical survey of the value of radiotherapy in the treatment of ankylosing spondylitis. Clin. Radiol. **12**, 130 (1961).
— Lessons learnt in a twenty-year study of ankylosing spondylitis. Proc. Royl. Soc. Med. **59**, 456–458 (1966).
— ROBINSON, K. C., ALLCHIN, F. M., MACLAGAN, H. F.: Ankylosing spondylitis. Quart. J. Med. **18**, 217–234 (1949).
— EMERSON, P. H., GREGG, I.: Thorax in ankylosing spondylitis. Ann. rheum. Dis. **22**, 11 (1963).
— BOGDANOVITCH, A., NICHOL, W. D.: The thorax in ankylosing spondylitis. Ann. rheum. Dis. **9**, 116 (1950).
— BELL, A. C., ORGANE, G. S.: Pregnancy in ankylosing spondylitis. Ann. rheum. Dis. **10**, 54–60 (1951).
— MCLAGAN, N. F.: Ankylosing spondylitis. A review of 184 cases. Ann. rheum. Dis. **14**, 77–82 (1955).
— ROBINSON, K. C.: Ankylosing spondylitis in women. Ann. rheum. Dis. **18**, 15–23 (1959).
HARTL, W.: Arthritis bei chronischer ulzeröser Colitis. Gastroenterologia **99**, 374–393 (1963).
HAUGE, T.: Chronic rheumatoid polyarthritis and spondylarthritis associated with neurological symptoms and signs occasionally simulating an intraspinal expansive process. Acta chir. Scand. **120**, 395–401 (1961).
HAUSER, W.: Reiter-Syndrom und Ankylosierende Spondylitis Verh. Dtsch. Ges. Rheumat. **1**, 60–69 (1969). Darmstadt: Dr. Dietrich Steinkopff Verlag.
HAVE, H. F.: Diagnosis of Marie-Strümpell arthritis with certain aspects of treatment. N. England J. Med. **223**, 702–705 (1940).
HAVELKA, S., STREDA, A.: Zur Beurteilung der Osteoporose bei Ankylosierender Spondylitis. Verh.

Dtsch. Ges. Rheumat. **1**, 200–206 (1969). Darmstadt: Dr. Dietrich Steinkopff Verlag.

HENCH, P. S., SLOCUMB, C. H., POLLEY, F.: Rheumatoid spondylitis; questions and answers. M. Clin. North American **31**, 879–906 (1947).

HENNE, W., PFANNENSTIEL, P., PIXBERG, H. U.: Knochen- und Gelenkszintigraphie mit ^{99m}Tc-markiertem Pyrophosphat bzw. Polyphosphat – ein vorläufiger Erfahrungsbericht. Fortschr. Röntgenstr. **119**, 187–193 (1973).

HERBERT, J.-J.: A propos de l'anatomie pathologique des spondylarthrites ankylosantes. Rev. Rhumat. **19**, 152–154 (1952).

HERNAMAN-JOHNSON, F., LAW, W. A.: Ankylosing Spondylitis. A practical guide to its diagnosis and treatment London: Butterworth & Co. 1949.

HERSH, A. H., STECHER, R. M., SOLOMON, W. M., WOLPAW, R., HAUSER, H.: Heredity in ankylosing spondylitis; study of 50 families. Amer. J. hum. Genetic **2**, 391 (1950).

HILDING, A. C.: Syndrome of joint and cartilaginous pathologic changes with destructive iridocyclitis. Arch. Int. Med. **89**, 445 (1957).

HINCK, V. C.: Cervical fracture dislocation in rheumatoid spondylitis: A case study. Amer. J. Roentgenol. **82**, 257 (1959).

HIPPE, X.: Becken bei Bechterew (Schaukasten). Röntgenpraxis **11**, 384 (1939).

HÖHNE, CH.: Spondylitis ankylopoetica Bechterew. Arch. orthop. Chir. **35**, 277 (1935).

HOFFA, A.: Die chronische ankylosierende Entzündung der Wirbelsäule (Strümpell). Volkmanns Sammlung klin. Vorträge N. F. Nr. 247, Leipzig 1899.

HOHMANN, D.: Spontane atlanto-axiale Ventralluxation bei Spondylarthritis ankylopoetica mit intermietierenden Lähmungen. Arch. orthop. Unfall-Chir. **59**, 56–62 (1966).

— WALCHER, K.: Röntgenologisch funktionelle Studien der Atlanto-Okzipital-Region bei Spondylarthritis ankylopoetica. Zschr. Orthop. **103**, 5–23 (1967).

HOLST, H., IVERSEN, P. F.: On the incidence of spondylarthritis ankylpoetica in a norwegian county. Acta med. Scand. **142**, 333–338 (1952).

HOLLIN, S. A., GROSS, S. W., LEVIN, P.: Fracture of the cervical spine in patients with rheumatoid spondylitis. Amer. Surg. **31**, 532–536 (1965).

HORNSTEIN, O.: Zur nosologischen Stellung der Psoriasis arthropathica. Arch. klin. exper. Dermat. **214**, 622–651 (1962).

HORVATH, G., FAJNOR, K.: Uveal changes in spondylitis ankylopoetica. Acta rheumat. Scand. **14**, 141–147 (1968).

— WOHLSTEIN, E.: Evaluation of the relation of inflammatory prostatic lesions to ankylosing spondylarthritis. Acta Rheumat. Scand. **12**, 140–145 (1966).

HORWITZ, T., SMITH, R. M.: An anatomical, pathological and roentgenological study of the intervertebral joints of the lumbar spine and of the sacro-iliac joints. Amer. J. Roentgenol. **43**, 173–186 (1940).

HÜLSHOFF, TH.: Über Verschlucken mit Fehlleitung von Speisen in das Bronchialsystem bei starker Spondylose der Halswirbelsäule und großem Ösophagusdivertikel; zugleich ein Beitrag zur sogenannten ankylosierenden Hyperostose der Wirbelsäule (Forestier). Fortschr. Röntgenstr. **86**, 141–143 (1957).

ILLER, M.: Veränderungen an der Symphyse und am Sitzbein bei der Bechterewschen Erkrankung (Spondylarthritis ankylopoetica). Röntgenpraxis **11**, 442–448 (1939).

ILLOUZ, G., COSTE, F.: Le signe du trépied dans l' exploration clinique des sacro-iliaques. Presse Méd. **72**, 33 (1959).

IRANYI, J., RIESZ, E.: Änderung der Dauer der Vibrationsempfindung bei Bechterewscher Krankheit. Z. Rheumaforschg. **18**, 211–220 (1959).

ISLEY, J. K., BAYLIN, G. J.: Prognosis in osteitis condensans ilei. Radiology **72**, 234–237 (1959).

JACOBS, P.: Ankylosing spondylitis in children and adolescents. Arch. Dis. Childh. **38**, 492–499 (1963).

JACOBS, J. H., CLIFFORD ROSE, F.: The family occurrance of ankylosing spondylitis. Brit. med. J. **2**, 1139–1140 (1954).

JACQUELINE, F.: La spondylarthrite ankylosante. Rev. Rhumat., Paris **19**, 265–273 (1952).

JACQUELINE, F.: Troubles de la structure osseuse et lésions destructive au cours de la spondylarthrite ankylosante. J. radiol. électrol. Paris **37**, 887–893 (1956).

— L'ostéose condensante iliaque – Confrontation avec les condensations arthrosiques cotyloidiennes des hanches malformées. Rev. rhumat., Paris **24**, 119–136 (1957).

— Destructions du rachis antérieur lombo-drosal au cours de la spondylarthrite ankylosante (classification, interprétation). Rheumatologie **17**, 223–238 (1965).

— Abnormalities in the osseous structure and desstructive ankylosing spondylitis (Sitzungsbericht). Ann. rheum. Dis. **22**, 202 (1963).

— ARLET, J.: Osteitis condensans ilii. Arthritis Rheum. **2**, 8–15, (1959).

JAEGER, E.: Zur Aufnahmetechnik der Sacroilialakgelenke. Fortschr. Röntgenstr. **71**, 630–631 (1949).

JANDA, W. E., KELLY, P. J., RHOTON, A. L., LAYTON, D. D.: Fracture-dislocation of the cervical part of the spinal column in patients with ankylosing spondylitis. Mayo Clin. Proc. **43**, 714–721 (1968).

JASTER, D.: Zur Differentialdiagnose entzündlicher Veränderungen im Symphysenbereich. Z. Orthop. **101**, 370–374 (1966).

JAYSON, M. I. V., BOUCHIER, T. A. D.: Ulcerative colitis in patients with ankylosing spondylitis. Proc. roy. soc. Med. **61**, 340–341 (1968).

JESSAMINE, A. G.: Upper lung lobe fibrosis in ankylosing spondylitis. Canad. Med. Ass. J. **98**, 1–5 (1968).

JÖRGENSEN, G.: Sarkoidose (Morbus Besnier-Boeck-Schaumann) und Spondylarthritis ankylopoetica (Morbus Bechterew) (Zugleich ein Beitrag zur Genetik der Spondylarthritis ankylopoetica). Dtsch. Arch. klin. Med. **210**, 71–86 (1965).

JÖRGENSEN, G.: Zur Genetik der Ankylosierenden Spondylitis. Verh. Dtsch. Ges. Rheumat. **1**, 104–112 (1969). Darmstadt: Dr. Dietrich Steinkopff Verlag.

JULKUNEN, H.: Rheumatoid Spondylitis, clinical and laboratory study of 149 cases compared with 182 cases of rheumatoid arthritis. Acta rheumat. Scand., Suppl. **4**, Helsinki (1962).

— Distribution of cases of rheumatoid arthritis and ankylosing spondylitis in finland in 1965. Acta rheumat. Scand. **12**, 53–58 (1966).

— PIETILA, K.: Chronic salpingo-oophoritis and rheumatoid spondylitis. Acta rheumat. Scand. **10**, 209–214 (1964).

— ROKKANEN, P.: Ankylosing spondylitis and osteitis condensans. ilii. Acta rheum. Scand. **15**, 224–231 (1969).

— LAINE, V., SONCK, S.: The occurrence in males with rheumatoid arthritis or rheumatoid spondylitis of sacro-iliitis detectable by x-ray. Acta rheumat. Scand. **7**, 74–78 (1961).

— PIETILA, K., ELO, J.: Uro-genital infection of the male in relation to ankylosing spondylitis and rheumatoid arthritis. Acta med. Scand. **179**, 301–305 (1966).

JUNGHANNS, H.: Operative Behandlung schwerer Kyphosen und Hüftarthrosen bei Ankylosierender Spondylitis. Verh. Dtsch. Ges. Rheumat. **1**, 171–178 (1969). Darmstadt: Dr. Dietrich Steinkopff Verlag.

KÄSS, E.: Diagnostic criteria in spondylarthritis ankylopoetica. Acta rheum. Scand. **14**, 197–209 (1968).

KAHN, M. Y., HALL, W. H.: Progression of Reiter's Syndrome to psoriatic Arthritis. Arch. Int. Med. **116**, 911–917 (1965).

KAMIETH, H.: Was leisten gezielte Spaltaufnahmen der Iliosakralgelenke? Radiol. clin. **26**, 139 (1957).

KANEFIELD, D. G., MULLINS, B. P., FREEHAFER, A. A., FUREY, J. G., HORENSTEIN, S., CHAMBERLIN, W. B.: Destructive lesions of the spine in rheumatoid ankylosing spondylitis. J. Bone Surg. **51-A**, 1369–1375 (1969).

KAPLAN, D., PLOTZ, CH, M., NATHANSON, L., FRANK, L.: Cervical spine in psoriasis and in psoriatic arthritis. Ann. rheum. Dis. **23**, 50–56 (1964).

KARSH. R. S., MCCARTHY, J. D.: Archeology and arthritis. Arch. Int. Med., Chicago **105**, 640–644 (1960).

KARTEN, J., DI TATA, D., MCEWEN, C., TANNER, M.: A family study of rheumatoid (ankylosing) spondylitis. Arthr. Rheum. **5**, 131–143 (1962).

KASTERT, J.: Die diagnostische Vertebrotomie. Dtsch. med. Wschr. **87**, 690–691 (1962).

KELLER, G.: Beitrag zum Problem der „rheumatischen" Rückenschmerzen. Z. Rheumaforschg. **20**, 432 (1961).

KELLGREN, I. H.: Diagnostic criteria for population studies Bull. Rheum. Dis. **13**, 291–292 (1962).

— The epidemiology of rheumatic diseases. Ann. rheum. Dis. **23**, 109–122 (1964).

KELLY, J. J., WEISIGER, B. B.: The arthritis of Whipple's disease. Arth. Rheum. **6**, 615–632 (1963).

KEMPF, F., WAHL, R., SINGER, S., CAIN, P.: Hyperostose ankylosante vertébrale sénile chez une femme agée. J. radiol. électrol., Paris **45**, 489–491 (1964).

KIENBÖCK, R.: Über infantile chronische Polyarthritis. Fortschr. Röntgenstr. **23**, 343–358 (1915/16); **24**, 65–76 (1916/17).

— Über schwere infantile Polyarthritis chronica und ihre Folgezustände. – Allgemeiner Wachstumsstillstand, Mikromelie, „Pseudo-Achondroplasie". Fortschr. Röntgenstr. **30**, 1–31 (1922/23); **30**, 258–283, (1922/23); **40**, 813–816, (1929).

— Die Bechterewsche Wirbelsäulenversteifung. Wien. Arch. inn. Med. **32**, 311 (1938).

— Rheumatoide Gelenktuberkulose. (Heft 5 der „Röngendiagnostik der Knochen- und Gelenkkrankheiten"), Berlin-Wien: Urban und Schwarzenberg, 1938.

— SELKA, A.: Über die hypertrophische Ossidesmose. Fortschr. Röntgenstr. **43**, 460–464 (1931).

KLINGE, F.: Der Rheumatismus. Die Wirbelsäule beim chronischen Gelenkrheumatismus. Erg. allg. Path. **27**, 209–213 (1933).

— Die rheumatischen Erkrankungen der Knochen und Gelenke und der Rheumatismus. In: HENKE-LUBARSCH Handb. spez. path. Anat. **9**, II, 107; Berlin 1934.

KLUNKER, W.: Zur Frage der Beziehung zwischen hyperostotischer Spondylose und Dupuytrenscher Kontraktur. Schweiz. med. Wschr. **94**, 781–787 (1964).

KNAGGS, R. L.: Spondylitis deformans. Brit. J. Surg. **12**, 524–546 (1925).

— The inflammatory and toxic disease of bone. New York, W. Wood 1926.

KNUTSSON, F.: Changes in the sacro-iliac joints in morbus Bechterew and osteitis condensans ilei. Acta radiol. **33**, 557–569 (1950).

KOCH, C. E.: Zur Frühdiagnose der Spondylarthritis ankylopoetica. Fortschr. Röntgenstr. **53**, 418, (1936).

KOCH, W.: Knächern-entzündliche Wirbelsäulenversteifung (Strümpell-Bechterew-Marie'sche Erkrankung). In: Handbuch der Orthopädie II, 632–698. Stuttgart, Thieme 1958.

— KOCH. W.: Spondylarthritis ankylopoetica (M. Bechterew). Verlaufsformen und ihre Behandlung. Zschr. physik. diät. Therap., Leipzig, **5**, 294–297, (1964).

KOLAR, J., VYHNANEK, L., JANEC, J., STREDA, A., BEK, V., KRALOVA, M., BABICKY, M., JANKO, L.: Diagnostik mit radioaktiven Isotopen in der Orthopädie. Zschr. Orthop. **104**, 414 (1968).

KORNBLUM, D., CLAYTON, M. L.. NASH, H. H.: Nontraumatic cervical dislocation in rheumatoid spondylitis. J. Amer. Med. Ass. **149**, 431–435 (1952).

KORNSTAD. A. M., KORNSTAD, L.: Ankylosing spondylitis in two families showing involvement of female members only. Acta. rheum. Scand. **6**, 59–64 (1960).

KREBS, W.: Das Röntgenbild des Beckens bei der Bechterewschen Krankheit. Fortschr. Röntgenstr. **50**, 537–542 (1934).

— VONTZ, O.: Entstehung und Verlauf der Spondylarthritis ankylopoetica (Bechterew). Dtsch. med. Wschr. **60**, 100, (1934).

KREBS, W., WURM, H.: Die Bechterewsche Krankheit (Entzündliche Wirbelsäulen-Versteifung) mit einem Beitrag: Die Pathologische Anatomie der Bechterewschen Krankheit. Der Rheumatismus Band 3. Dresden und Leipzig: Theodor Steinkopff 1938.
— Zur Frage der sog. rheumatischen Erkrankungen der Wirbelsäule. Dtsch. med. Wschr. **56**, 220 und 270 (1930).
— Zur Frage des Fortschreitens der sog. Bechterewschen Krankheit in die Wirbelsäule. (Zur Publikation von ERHLICH). Röntgenpraxis **3**, 1136, (1931).
KOVACS, A. v.: Die sakroiliakale Spaltenaufnahme. Röntgenpraxis **7**, 763–768 (1935).
KUTHAN, F., NAVRATIL, J.: Spondylarthrite ankylosante chez deux paires de jumeaux homozygotes. Rev. Rhumat. **33**, 211–214 (1966).
LAERE VAN, M., VEYS, E. M., MIELANTS, H.: Strontium 87m scanning of the sacroiliac joints in ankylosing spondylitis. Ann. rheum. Dis. **31**, 201 (1972).
LAITINEN, H., PELTOLA, P., SARAJAS-KYLLÖNEN, S.: Spondylarthritis ankylopoetica associated with iritis. Ann. med. int. Fenniae **48**, 87–103 (1959).
LANHAM, B.: Les lésions destructives disco-vertébrales au cours de la pelvi-spondylite rhumatismale. Thèse Méd., Paris, 1960.
LAPP, E. A.: Das Röntgenbild bei Erkrankungen der Kreuzdarmbeingelenke. Z. Rheumaforschg., **15**, 286–298 (1956).
LEA, A. J., ABBATT, J. D.: Association of pulmonary tuberculosis with ankylosing spondylitis. Lancet III, 917 (1957).
LEFKOVITS, A. M., THOMAS, I. R.: Rheumatoid spondylitis: Manifestations and management. Ann. Int. Med. **49**, 89–101 (1958).
LENOCH, F., KRALIK, V., BARTOS, J.: „Rheumatic" iritis and iridocyclitis. Ann. rheumat. Dis., **18**, 45–48 (1959).
— — VOJTISEK, O., VONKOVA, A.: Klinische frühdiagnostische Aspekte der Spondylarthritis ankylopoetica. Wiss. Z. Karl-Marx-Univ. Leipzig, Math.-Naturwiss. R. **18**, 97–102 (1969).
LERI, A.: La spondylose rhizomélique. Rev. méd. **19**, 597, 691, 801, (1899). (Zit. nach Ott und Wurm 1957).
LOGROSCINO, D.: Das Hüftgelenk und das Sakroilikalgelenk in günstiger röntgenographischer Projektion (Positiopostero-anterior obliqua). Röntgenpraxis **8**, 433, (1936).
LONDON, M. G., BLAND, J. H.: Ankylosing spondylitis with subcutaneous nodules. N. England J. Med. **268**, 991–994 (1963).
LORBER, A., PEARSON, C. M., RENE, R. M.: Osteolytic vertebral lesions as a manifestation of rheumatoid arthritis and related disorders. Arthr. Rheumat. **4**, 514–532 (1961).
LOUYOT, P.: Images syndesmophytiques du bord antériur du corps vertébral. Rev. rhumat., **23**, (1956).
— Les aspects radiologiques de la spondylarthrite ankylosante. Sem. hôp. Paris **32**, 2290–2300 (1956).
— Sur l'aspect radiologique de la spondylose rhizomélique. Rev. rhumat., **21**, 54 (1954)
LOUYOT, P., GAUCHER, A., MATHIEU, J., MIQUEL, G.: Les spondylosdiscites rhumatismales; images inhabituelles au cours de la spondylarthrite ankylosante. J. radiol. électrol, Paris, **43**, 909–913 (1962).
— — — — Les lésions destructives disco-vertébrales de la spondylarthrite ankylosante. Ann. médicales de Nancy **85**, 250–262 (1962).
— — COMBEBIAS, J. B., MANIVIT, O., NICOLLE, J.: Les spondylodiscites non tuberculeuses. Ann. médicales de Nancy **7**, 315–330 (1968).
— — MANIVIT, P., COMBEBIAS, J. F., NICOLLE, J.: Les spondylodiscites non tuberucleuses. J. radiol. électrol., Paris **50**, 178–180 (1969).
— GIRARD, J., SADOUL, P., GRILLIAT, J. P.: Etude sur la ventilation pulmonaire au cours de la spondylose rhizomélique. Rev. rhumat. **18**, 1–15 (1951).
— GAUCHER, A., MATHIEU, J., MIQUEL, G.: La spondylodiscite de la spondylarthrite ankylosante. Rev. rhumat. **30**, 263–274 (1963).
— — MANIVIT, P., COMBEBIAS, J. F.: Place de l'arthrite métatarso-phalangienne a tendance déstructive dans les localisations périphériques de la spondylarthrite ankylosante (S. A.). J. radiol. électrol., Paris **50**, 281–286 (1969).
— — — — POUREL, J.: Le pied dans la spondylarthrite ankylosante. Rev. C. H. U. **4**, 45–49 (1968).
— — SCHNEIDER, R., GUILLEMIN, J.: Spondylarthrite ankylosante d'origine traumatique. Rev. rhumat. **28**, 325–328 (1961).
LÖVGREN, O., DOWEN, S. A.: Strontium (^{85}SR) scintigrams of the sacro-iliacal joints. Acta Rheum. Scand. **15**, 327–333 (1969).
LUCHERINI, T., CERVINI, C.: L'atteinte des articulations périphériques dans la spondylarthrite ankylosante, sa fréquence et sa signification nosologique. Méd. et Hyg. **15**, 191–193 (1957).
MACH, J.: Zur Früherkennung der Bechterewschen Erkrankung unter besonderer Berücksichtigung seltener osteolytischer Befunde. Zschr. Orthop., Stuttgart **101**, 354–360 (1966).
MACHACEK, J.: Über den Rückenschmerz bei entzündlichen Erkrankungen der Wirbelsäule. Wien. med. Wschr. **113**, 432–434 (1963).
MACKIEWICZ, S., FENRYCH, W.: Immuno-electrophoretic analysis of proteins in serum and synovial fluid in rheumatoid arthritis and ankylosing spondylitis. Ann. rheum. Dis. **20**, 265–273 (1961).
MCRAE, D. L.: Bony abnormalities in the region if the foramen magnum: Correlation of the anatomic and neurologic findings. Acta radiol. **40**, 335-354 (1953).
MAES, H. J., DIHLMANN, W.: Befall der Temporomandibulargelenke bei der Spondylitis ankylopoetica. Fortschr. Röntgenstr. **109**, 513–516 (1968).
MAIER, K.: Über ein wenig bekanntes radiologisches Zeichen an der Wirbelsäule bei der Spondylitis ankylopoetica. Fortschr. Röntgenstr. **89**, 331 (1958).
— Die „Kastenform" der Wirbelkörper als diagnostischer Hinweis beim Morbus Bechterew der Frau. Verh. Dtsch. Orthop. Ges. **49**, 373–376 (1961); Stuttgart: Ferdinand Enke 1962.
— Röntgenanatomische Untersuchungen an Sakroiliakal-Gelenken. Fortschr. Med. **85**, 941–986 (1967).

MAIER, K.: Zur bioptischen Differentialdiagnose der Sacroiliitis Verh. Dtsch. Ges. Rheumat. **1**, 47–56 (1969). Darmstadt: Dr. Dietrich Steinkopff Verlag.

MALAWISTA, ST. E., SEEGMILLER, J. E., HATHAWAY, B. E., SOKOLOFF, L.: Sacroiliac Gout. J. Amer. Med. Ass. **194**, 954–956 (1965).

MARCHE, I.: Contribution à l'étude de la maladie rhumatismale post-dysentérique et de certains types de maladies rhumatismales: le syndrome arthro-oculo-uréthro-parotidien. Rev. Rhumat. **13**, 91 (1946).

— L'atteinte des articulations sacro-iliaques dans le syndrome dit de Reiter. Rev. Rhumat. **17**, 449 (1950).

— Syndrome de Fiessinger-Leroy-Reiter et spondylarthrite ankylosante. II. Congr. Europ. Reumat., Barcelona 1951, 14–21.

— Syndrome de Fiessinger-Leroy-Reiter et spondylarthrite ankylosante. Rev. Rhumat. **21**, 320–328 (1954).

MARGULIES, M. E., KATZ, J., ROSENBERG, M.: Spontaneous dislocations of the atlanto-axial joint in rheumatoid spondylitis. Recovery from quadriplegia following surgical decompression. Neurology **5**, -294 (1955).

MARIE, P., ASTIE, CH.: Sur un cas de cyphose hérédotraumatique. Presse méd. **5**, 205 (1897). (Zit. nach Forestier et al. 1951).

— Sur la spondylose rhizomélique. Rev. Méd. **18**, 285–315 (1898).

— LERI, A.: Anatomie pathologique et pathogénie de la spondylose rhizomélique, 1906. (Zit. nach FORESTIER et al. 1951).

MARTEL, W., PAGE, I. W.: Cervical vertebral erosions and subluxations in rheumatoid arthritis and ankylosing spondylitis. Arthr. Rheum. **3**, 546–556 (1960).

— The occipito-atlanto-axial joints in rheumatoid arthritis and ankylosing spondylitis. Amer. J. Roentgenol. **86**, 223–240 (1961).

— DUFF, I. F.: Pelvo-spondylitis in rheumatoid arthritis. Radiology, **77**, 744–756 (1961).

— HOLT, I. F., ROBINSON, W. D.: A late effect on the cervical spine in ankylosing spondylitis. Ann. rheum. Dis. **21**, 199–201 (1962).

MASBERNARD, A.: Le syndrome de Fiessinger-Leroy-Reiter – enseignements fournis par l'étude de 80 cas observés en Tunise. Rev. Rhumat. **26**, 21–43 (1959).

MASON, R. M.: Ankylosing spondylitis. Brit. J. Vener. Dis. **35**, 71–76 (1959).

— Spondylitis. Proc. Roy. Soc. Med., London **57**, 533–540 (1964).

— MURRAY, R. S., OATES, J. K., YOUNG, A. C.: Prostatitis and ankylosing spondylitis. Brit. med. J. I, 748–751 (1958).

— — — — Spondylitis ankylopoetica und Reitersche Krankheit. Z. Rheumaforschg. **18**, 233–241 (1959).

— — — — A comparative radiological study of Reiter's disease, rheumatoid arthritis and ankylosing spondylitis. J. Bone Surg. **41 B**, 137–148 (1959).

MATHIES, H., KOHLRAUSCH, A., TOLLE, U., CLOSHEN, P.: Die differentialdiagnostische Wertigkeit der Symptome der Spondylitis ankylopoetica. Verh. Dtsch. Ges. Rheumat. **1**, 156–162 (1969). Darmstadt: Dr. Dietrich Steinkopff Verlag.

MCBRIDE, J. A., KING, M. J., BAIKIE, A. G., GREAN, G. P., SIRCUS, W.: Ankylosing spondylitis and chronic inflammatory diseases of the intestines. Brit. med. J. **2**, 483–486 (1963).

MEIJERS, K. A. E., HEERMA van VOSS, S. F. C., FRANCOIS, R. I.: Radiological changes in the cervical spine in ankylosing spondylitis. Ann. rheum. Dis. **27**, 333–338 (1968).

MÉRIEL, P., RUFFIÉ, R., CADENAT, H., FOURNIÉ. A., BLANC, P.: Exploration radioclinique de l'articulation temporomaxillaires. Application a l'étude des arthrites temporomaxillaires au cours des rhumatismes inflammatoires chroniques (Polyar thrite chronique évolutive et spondylarthrite ankylosante). J. radiol. électrol., Paris **41**, 105–118 (1960).

MISSMAHL, H. P.: Amyloidose bei Ankylosierender Spondylitis . Verh. Dtsch. Ges. Rheumat. **1**, 97–100 (1969). Darmstadt: Dr. Dietrich Steinkopff Verlag.

MOHING, W.: Die versorgungsärztliche Beurteilung der Bechterewschen Krankheit. Z. Orthop. **91**, 66–78 (1959).

MOODIE, R. L.: Paleopathology. Urbana 1923. (Zit. nach BUESS u. KOEBLING).

MOREL, R., WEBER, A., DELAHAYE, R.-P.: Les aspects radiologiques des atteintes articulaires du syndrome de Fiessinger-Leroy-Reiter. J. Radiol. Electrol. **43**, 383–396 (1962).

MOWBRAY, R., LATNER, A. L., MIDDLEMISS, J. H.: Ankylosing spondylitis (Radiological, clinical, and biochemical investigations in a series of cases). Quart. J. Med. **18**, 187–201 (1949).

MÜNNICH, A.,: Verbreiterung und osteolytische Aufhellungen im Bereich der Iliosakralgelenke als Frühzeichen der Spondylarthritis ankylopoetica. Zschr. Orthop., **90**, 179–187 (1958).

MURRAY, R. S., OATES, I. K., YOUNG, A. C.: Radiological changes in Reiter's syndrome and arthritis associates with urethritis. J. Fac. Radiol. **9**, 37–43 (1958).

NIEPEL, G. A., KOSTKA, D., KOPECKY, S., MANCA, S.: Enthesopathy. Acta rheumat. balneol. Pistiniana 1, Piestany 1966.

NOTTER, H., MARGET, W., UNGER, H.-H.: Zur Antistreptilysinreaktion (ASR) bei Iritis und Iridozyklitis. Klin. Mbl. Augenhk. **141**, 721–726 (1962).

OATES, J. K.: Sacro-iliitis in Reiter's disease. Brit. J. vener. Dis. **34**, 177–180 (1958).

— YOUNG, A. C.: Sacro-iliitis in Reiter's disease. Brit. med. J. I, 1013–1015 (1959).

— Reiter's disease and ankylosing spondylitis – is there a common cause? Brit. J. vener. Dis. **35**, 81–83 (1959).

— CSONKA, G. W.: Reiter's disease in the female. Ann. rheum. Dis. **18**, 37–44 (1959).

O'CONNELL, D.: Ankylosing spondylitis – the literature up to the close of the nineteenth century. Ann. rheum. Dis. **15**, 119–123 (1956).

— Heredity in ankylosing spondylitis. Ann. Int. Med. **50**, 1115–1121 (1959).

OLAH, J.: Über das sogenannte „Vakuum-Phänomen" nach Syndesmophytenbruch. Fortschr. Röntgenstr. **108**, 71–73 (1968).

OPPEL, W. A.: Parathyroidectomy for ankylosing polyarthritis. Ann. Surg. **40**, 978 (1929).

OPPENHEIMER, A.: Diseases of apophyseal (intervertebral) articulation. J. Bone J. Surg. **20**, 285–314 (1938).

— The apophyseal intervertebral articulations, roentgenologically considered. Radiology **30**, 724–740 (1938).

— Calcification and ossification of vertebral ligaments (Spondylitis ossificans ligamentosa): Roentgen study of pathogenesis and clinical significance. Radiology **38**, 160–173 (1942).

— Development, clinical manifestations, and treatment of theumatoid arthritis of the apophyseal intervertebral joints. Amer. J., Roentgenol. **49**, 49–76 (1943).

— The diseases of the vertebral column; a roentgenologic analysis. Amer. J. Roentgenol. **53**, 348–369 (1945).

ORDONNEAU, P., AMIOT, D.: Epidurite inflammatoire pseudo-tumorale opérée, spondylarthrite ankylosante et hyperostose ankylosante Rev. rhumat., Paris **30**, 586–592 (1963).

OTT, V. R.: Zur Frage der „Senilen ankylosierenden Hyperostose der Wirbelsäule" (Foestier-Rotès)- Z. Rheumaforschg. **11**, 95–105 (1952).

— Über die Spondylosis hyperostotica. Schweiz. med. Wschr. **83**, 790 (1953).

— Zur klinischen Stellung der Spondylitis ankylopoetica (Morbus Strümpell-Marie-Bechterew). Z. Rheumaforschg. **18**, 14–27 (1959).

— Sacroiliitis, Reiter-Syndrom und Wirbelsäulenrheumatismus. Dtsch. med. J. **20**, 301–307 (1969).

— WURM, H.: Spondylitis ankylopoetica (Morbus Strümpell-Marie-Bechterew. Der Rheumatismus, Sammlung von Einzeldarstellungen aus dem Gesamtgebiet der Rheumaerkrankungen Band 3. Darmstadt: Dr. Dietrich Steinkopff, Verlag 1957.

— ISER, H., PODZICK, M.: Zur Differenzierung ankylosierender Wirbelsäulenerkrankungen. Arch. f. phys. Therapie **17**, 141–148 (1965).

— PODZICK, M., SCHMIDT, K.: Die Sacroiliitis bei der Spondylitis ankylopoetica. Z. Rheumaforschg. **24**, 241–259 (1965).

OTTO, W.: Der atypische Verlauf der Spondylarthritis ankylopoetica in Klinik und Röntgenbild. Z. Rheumaforsch. **18**, 27–31 (1959).

OUGIER, J., DURIEZ, R., PAGE, G., LAPEYRE, Y.: Fiessinger-Leroy-Reiter-Syndrome. Rev. rhumat. **31**, 109 (1964).

OVERGAARD, K.: On Bechterew's disease from the roentgenologic point of view. Acta Radiol. **26**, 185–209 (1945).

PARONEN, I.: Reiter's disease – A study of 344 cases observed in Finland. Acta Med. Scand. 212, Suppl. 1948.

PECKER, J., JAVOLET, A., LE MENN, G.: Spondylarthrite ankylosante et paraplégie par hématorachis extra-dural traumatique. Presse méd. **68**, 183 (1960).

PERNOD, J., MÉMIN, Y.: Le syndrome de Fiessinger-Leroy-Reiter en Algérie. Sem. hôpit. **37**, 2291–2304 (1961).

PETER, E., DIHLMANN, W.: Symmetrische Loosersche Umbauzonen (Milkman-Syndrom) neben den Kreuzdarmbeingelenken im Ilium. Fortschr. Röntgenstr. **100**, 540–542 (1964).

— — Zur Technik der Punktion des Kreuzdarmbeingelenkes zum Zweck bioptischer Untersuchung. Z. Orthop. **98**, 543–545 (1964).

PETERSEN, D.: Vorläufige Ergebnisse papierelektrophoretischer Untersuchungen bei Morbus Bechterew. Z. Rheumaforsch., **19**, 25–33 (1960).

— Weitere Ergebnisse papierelektrophoretischer Untersuchungen bei Morbus Bechterew. Z. Rheumaforschg., **20**, 412–415 (1961).

PETTERSON, C. C., SILBIGER, M. L.: Reiter's syndrome and psoriasic arthritis. Amer. J. Roentgenol. **101**, 860–871 (1967).

PFANNENSTIEL, P.: Szintigraphie von Knochen, Knochenmark und Gelenken. Med. Welt **24**, 343–348 (1973).

PFLÜGER, W.: Spondylarthritis ankylopoetica und Spondylitis tuberculosa, eine seltene Kombination. Tbk-arzt, Stuttgart **13**, 414–417 (1959).

PLATE, E.: Über die Anfangsstadien der Spondylitis deformans. Fortschr. Röntgenstr. **16**, 346–360 (1911).

POHL, W., TREIBER, W.: Morbus Bechterew beim weiblichen Geschlecht. Münch. med. Wschr. **104**, 674–678 (1962).

— SCHMITT-ROHDE, J. M.: Erfahrungen mit der Knochenbiopsie bei rheumatischen Erkrankungen. Z. Rheumaforschg. **22**, 362–367 (1963).

— VITTALI, P.: Zur Frage einer besonderen Osteopathie des Stammskeletts bei Spondylitis ankylopoetica. Verh. Dtsch. Ges. Rheumat. **1**, 57–59 (1969). Darmstadt: Dr. Dietrich Steinkopff Verlag.

POLGAR, F.: Die interarkuelle Wirbelverkalkung. Fortschr. Röntgenstr. **40**, 292–298 (1929).

POLLEY, H. F.: Study of 1035 cases of rheumatoid spondylitis. Thesis, Graduate School, Univ. of Minnesota 1945.

— SLOCUMB, C. H. H.: Rheumatoid spondylitis: a study of 1,035 cases. Ann. Int. Med., **26**. 240–249 (1947)

POULETTY, J.: La spondylarthrite ankylosante – De la spondylose rhizomélique a la pelvispondylite rhumatismale. Concours méd. **24**, 4971–4983 (1967).

PRATT, T. L. C.: Spontaneous dislocation of the atlanto-axial articulation occurring in ankylosing spondylitis and rheumatoid arthritis. J. Fac. Radiol. **10**, 40 (1959).

RAINER, F. S.: „L'oeuvre scientifique de Fr. S. Rainer"; II. Structure fractionelle. Bukarest 1945. (Zit. nach Forestier et al. 1951).

RAND, R. W., STERN, W. E.: Cervical fractures of the ankylosed rheumatoid spine. Neurochirurgia **4**, 137–148 (1961).

RAVELLI, A.: Zur Pathogenese der sog. Bechterewschen Krankheit. Med. Klin. **51**, 758–761 (1956).

RAVAULT, P., VIGNON, G., LEJEUNE, E., PELLET, M. V.: Les débuts articulaires périphériques de la spondylarthrite ankylosante (A propos de l'étude

d'une statistique de 150 cas). J. méd. Lyon, 1958, 3–15; – Document. Méd. 4, 21 (1959).
RAVAULT, P., LEJEUNE, E.: Le traitement de la spondylarthrite ankylosante. Rev. Pract. **10**, 2835–2847 (1960).
— — BOUVIER, M., JEANNERET, J., MEUNIER, P., QUENEAU, P., ROBILLARD, J.: Les formes atypiques de la spondylarthrite ankylosante (A propos de l'analyse de 236 observations). Rev. rhumat. **37**, 197–206 (1970).
— — Les formes atypiques de La spondylarthrite ankylosante. Concours Méd. **79**, 2295–2300 (1957).
REID, H. A.: Reiter's syndrome and cortisone. Ann. rheum. Dis. **13**, 161–162 (1954).
REINHARD, W.: Beitrag zur Diagnostik und Therapie der Iliosakraltuberkulose. Zbl. Chir. **84**, 2049–2055 (1959).
REITAN, H.: Some features of Mb. Bechterew by x-ray examination. Acta rheumat. Scand. **11**, 15–18, (1965).
REITER, H.: Über eine unerkannte Spirochäteninfektion (Spirochaetosis arthritica) Dtsch. med. Wschr. **42**, 1535–1536 (1916).
RESINK, I. L. I.: Zur Röntgenologie der sacroiliakalen Gelenke. Acta Radiol. **38**, 313 (1952).
REUTER, F.: Pathologisch-anatomische Untersuchungen über die Ankylose der Wirbelsäule. Z. Heilk. **23**, 83 (1902).
RIECKER, H. H., HEEL, I. V., TEST, A.: The inheritance of ankylosing spondylitis. Ann. Intern. Med. **33**, 1254–1273 (1950).
RINTELEN, F.: Zur Frage der rheumatischen Genese entzündlicher Erkrankungen der Uvea. Bull. Schweiz. Akad. Med. Wiss. **12**, 156–162 (1956).
RIVELIS, M., FREIBERGER, R. H.: Vertebral destruction at unfused segments in late ankylosing spondylitis. Radiology **93**, 251–256 (1969).
ROBECCHI, A., DANEO, V.: Ricerche e considerazioni sui reumatismi vertebrali anchilosanti e sulla loro nosografia. Revista „omnia medica" **37**, 213–258 (1959).
— — VITTORIO, S., DI, VIARA, M.: Le alterazione delle articolazioni sacro-iliache nei malati di psoriasi. Reumatismo **17**, 263–285 (1965).
— VITTORIO, S. DI.: La spondylarthrite psoriasica. Minerva Dermatologica **40**, 129–134 (1965).
ROGERS, M., CLAEVES, E. N.: The adolescent sacroiliac joint syndrome. J. Bone Surg. **17**, 759–768 (1935).
ROGOFF, B., FREYBERG, R. H.: The familial incidence of rheumtoid spondylitis. Ann. rheumat. Dis. **8**, 139 (1949).
ROLLESTON, G. L.: The early radiological diagnosis of ankylosing spondylitis. Brit. J. Radiol. **20**, 288–293 (1947).
ROMANUS, R., YDEN, S.: Destruction and ossifiying spondylitic changes in rheumatoid ankylosing spondylitis (pelvo-spondylitis ossificans). Acta orthop. Scand **22**, 88–99 (1952).
— — Diskography in ankylosing spondylitis. Acta Radiol.**38**, 431–439 (1952).
— — Pelvo-Spondylitis Ossificans – Rheumatoid or ankylosing spondylitis. Copenhagen: Munksgaard 1955.
ROMANUS, R.: Pelvo-Spondylitis ossificans in the male (Ankylosing Spondylitis, Morbus Bechterew-Marie Strümpell) and genito-uronary infection. Acta Med. Sand. 145, Suppl. 280. Stockholm 1953.
ROSEN, P. S., GRAHAM, D. C.: Ankylosing (Strümpell-Marie) spondylitis – A clinical review of 128 cases. Arch. Interam. Rheumat. **5**, 158 (1962).
ROSENBERG, R.: Juvenile Spondylitis ankylopoetica – Vergleichende Untersuchungen bei juveniler chronischer Polyarthritis, bei Spondylitis ankylopoetica im Kindes- und Jugendalter und bei Spondylitis ankylopoetica im Erwachsenenalter. Diss. Mainz 1969.
ROSENFELD, CL., ROSENFELD, M., BONTOUX, D., COSTE F.: Spondylarthrite ankylosante sans signes radiologiques. Rev. rhumat., Paris **33**, 353–356 (1966).
ROUZAUD, M., LE CHEVALIER, P. L., JOBARD, P., BERTRAND, J. J.: Polymyosite chronique et spondylarthrite ankylosante. Sem. hôp. **36**, 1153–1159 (1960).
RUBENS-DUVAL, A., VILLIAUMEY, J., KAPLAN, G., LOUIS, R.: Dysplasie vertébrale de croissance et hyperostose vertébrale engainante. Rev. rhumat., Paris **35**, 629–634 (1968).
— — LUBETZKI, D.: Etude critique de l'hyperostose vertébrale ankylosante. Rev. rhumat., Paris **28**, 423–427 (1961).
RUFFER, M. A., RIETTI, A.: J. Path. Bact. **16**, 439 (1911/12); Zit. BUESS und KOELBING.
— Studies in the Paleopatholgy of Egypt. Chicago 1921. Zit. BUESS und KOELBING.
RUTISHAUSER, E., JACQUELINE, F.: Die rheumatischen Koxitiden. Documenta Geigy, Acta rheumatologica **16**, Basel 1959.
RYCKEWAERT, A.: Le diagnostic de la spondylarthrite ankylosante au début de son évolution. Rev. praticien, Paris, **10**, 2799–2803 (1960).
SAMUEL, M.: Über Ausbau und Bedeutung einer röntgenologischen Darstellung der Beckengelenke. Röntgenpraxis **1**, 944 (1929).
SASHIN, D.: Critical analysis of anatomy and pathologic changes in sacri-iliac joints. J. Bone. Surg. **12**, 891–910 (1930).
SAUDAN, Y.: Les débuts de la spondylarthrite ankylosante. Schweiz. med. Wschr. **95**, 210–216 (1965).
SAVILL, D. L.: The manubrio-sternal joint in ankylosing spondylitis. J. Bone Surg. **33 B**, 56–64 (1951).
SCHACHERL, M., SCHILLING, F.: Zur Differentialdiagnose erworbener und angeborener Carpalsynostosen. Fortschr. Röntgenstr. **102**, 68–77 (1965).
SCHALLER, J., BITNUM, S., WEDGWOOD, R. J.: Ankylosing spondylitis with childhood onset. J. Pediat. **74**, 505–516 (1969).
SCHÄFER, H.: Luxationsfraktur der Halswirbelsäule bei Mb. Bechterew. Fortschr. Röntgenstr. **95**, 578–579 (1961).
SCHEITHAUER, K. H.: Zusammenfassendes über die ankylosierende senile Hyperostose der Wirbelsäule (Morbus Forestier). Rad. diagn. **1**, 747–755 (1960).

Schereschewsky, X.: Sitzungsbericht, Fortschr. Röntgenstr. **39**, 140 (1929).

Schilder, D. P., Harvey, W. B., Hufnagel, C. A.: Rheumatoid spondylitis and aortic insufficiency. N. England J. Med. **255**, 11–17 (1956).

Schilling, A.: Nephrotisches Syndrom und Amyloidose bei chronisch rheumatischen Prozessen. Med. Klin. **64**, 425–429 (1969).

Schilling, F.: Die Affektion der oberen Halswirbelsäule bei der Spondylitis ankylopoetica. Z. Rheumaforschg. **22**, 342–348 (1963).

— Die im Kindes- und Jugendalter begonnene Spondylitis ankylopoetica. III. Kongr. Südwestdtsch. Ges. innere Med. Freudenstadt 1966.

— Röntgenmorphologische Befunde bei der Spondylitis ankylopoetica. Verh. Dtsch. Ges. Rheumat. **1**, 33–46, (1969); Darmstadt: Dr. Dietrich Steinkopff Verlag.

— Die condensoide Form der Sacroiliitis (Diskussionsbeitrag). Kongr. Dtsch. Ges. Rheumat., Bad Nauheim 1968.

— Das klinische Bild der Spondylitis ankylopoetica. Med. Welt **19**, (N. F.) 2334–2344 (1968).

— Die Beteiligung der Wirbelsäule bei chronischen entzündlich-rheumatischen Leiden. In: Die Wirbelsäule – aktuelle Rheumaprobleme (ed.: Mathies, H.), S. 37–51. München, Werk-Verlag Dr. E. Banaschewski 1969.

— Die Osteomalazie als Differentialdiagnose zur Osteoporose und zur Spondylitis ankylopoetica. In: Die Wirbelsäule – aktuelle Rheumaprobleme (ed.: Mathies, H.), S. 168–173. Werk-Verlag Dr. E. Banaschewski, München 1969.

— Periodisches „rheumatisches Steroid-Fieber" Münch. med. Wschr. **111**, 2312–2313 (1969).

— Differentialdiagnose der Spondylitis ankylopoetica: Spondylitis psoriatica, chronisches Reiter-Syndrom und Spondylosis hyperostotica. Therapiewoche **19**, 249–260 (1969).

— Peripher-nervale Manifestationen der chronischen Polyarthritis und medulläre Komplikationen chronischer rheumatischer Leiden mit Anhang „Reflexdystrophie". In: Rheuma und Nervensystem (Arbeitsgespräch Wiesbaden Nov. 1969), S. 37–68. Wiss. Dienst „Roche" 1970.

— „Bechterewoide Polyarthritis". Dtsch. med. Wschr. **95**, 1286 (1970).

— Prognose und Therapie der Spondylitis ankylopoetica. Therapiewoche **20**, 809–812 (1970).

— Spätschicksale von Bechterew-Kranken. In: M. Hackenbroch: Funktionelle Pathologie und Klinik der Wirbelsäule, S. 131–137; Bd. 52 der Reihe „Die Wirbelsäule in Forschung und Praxis"; Stuttgart: Hippokratesverlag 1971.

— Die Spondylitis ankylopoetica (sog. Bechterewsche Krankheit). In: Rheumatologie in der täglichen Praxis, S. 89–110. Lugano und München: Aesopus Verlag 1972.

— Der bipolare Manifestationstyp der jugendlichen Spondylitis ankylopoetica. (Disk.-Beitrag) Verb. Dtsch. Ges. inn. Med. **79**, 1416–1417 (1973).

— Haas, P., Schacherl, M.: Die spontane atlantoaxiale Dislokation (Ventralluxation des Atlas) bei chronischer Polyarthritis und Spondylitis ankylopoetica. Fortschr. Röntgenstr. **99**, 518–538 (1963).

— Schacherl, M., Bopp, A., Gamp, A., Haas, J. P.: Veränderungen der Halswirbelsäule (Spondylitis cervicalis) bei der chronischen rheumatischen Polyarthritis und bei der Spondylitis ankylopoetica. Radiologe **3**, 483–501 (1963).

— — Wirbelverschiebungen und Blockwirbelbildungen im Bereich der Halswirbelsäule auf rheumatisch-entzündlicher Grundlage. In: H. Junghanns: Möglichkeiten und Grenzen in der Röntgendiagnostik der Wirbelsäule, S. 111–116. Band 28 der Reihe „Die Wirbelsäule in Forschung und Praxis"; Stuttgart: Hippokrates-Verlag 1964.

— Gamp, A., Schacherl, M.: Das Reiter-Syndrom und seine Beziehungen zur Spondylitis ankylopoetica. Z. Rheumaforschg. **24**, 342–353 (1965).

— Schacherl, M., Gamp, A., Bopp, A.: Die Beziehungen der Spondylosis hyperostotica zur Konstitution und zu Stoffwechselstörungen. Med. Klin. **60**, 165–169 (1965).

— — Röntgenbefunde an der Wirbelsäule bei Polyarthritis psoriatica und Reiter-Dermatose: Spondylitis psoriatica. Z. Rheumaforschg. **26**, 450–459 (1967).

— — Rosenberg, R.: Die juvenile Spondylitis ankylopoetica. Dtsch. med. Wschr. **94**, 473–481 (1969).

Schleyer, X.: Über chronische Wirbelsäulenversteifung. Fortschr. Röntgenstr. **10**, 261–270 (1906/7).

Schmidt, F.: Über Lungenfunktionsuntersuchungen bei 84 Patienten mit Spondylitis ankylopoetica (M. Bechterew). Wien. Zschr. inn. Med. **44**, 309–313 (1963).

Schoen, D., Eggstein, M., Vogt, W.: Ist die hyperostotische Spondylosis deformans eine diabetische Osteopathie? Fortschr. Röntgenstr. **110**, 524–539 (1969).

Schubert, W.: Ein Beitrag zur Ostitis condensans ilii. Zschr. Orthop., Stuttgart **100**, 325–339 (1965).

Schütz, P., Schilling, F.: Untersuchung von 200 Fällen mit chronischen rheumatischen Proezssen (Urethra, Prostata, Gelenkpunktat, Blutserum, Conjunctiva) auf Mykoplasmenarten (Laborat. Farbw. Hoechst A. G.) 1967/68, unveröffentlichte Untersuchung.

Schuler, B., Dihlmann, W.: Ergebnisse der Röntgentherapie bei Anylosierender Spondylitis. Verh. Dtsch. Ges. Rheumat. **1**, 124–132 (1969). Darmstadt: Dr. Dietrich Steinkopff Verlag.

Schulitz, K. P.: Destruktive Veränderungen an Wirbelkörpern bei der Spondylarthritis ankylopoetica. Arch. orthop. Unfallchir. **64**, 116–134 (1968).

Schulze, H., Haike, H. J.: Symphysenveränderungen bei der Spondylitis anylopoetica. Fortschr. Med. **85**, 947–950 (1967).

— Idelberger, K.: Spondylitis und Spondylarthritis ankylopoetica. Arch. orthop. Unfallchir. **56**, 482–486 (1964).

Schulz, L.: Beobachtungen an 598 Bechterew-Kranken in einem Rheumaheilbad. Z. Rheumaforsch. **23**, 41–53 (1964).

SCHWANKE, W.: Wirbelsäulenversteifung. Fortschr. Röntgenstr. **33**, 1–25 (1925).

SCOTT, S. G.: Chronic infection of the sacroiliac joints as a possible cause of spondylitis adolescens. Brit. J. Radiol. **9**, 126–131 (1936).

— Adolescent spondylitis or ankylosing spondylitis. London 1942.

— WEIL, M. P.: Rev. rhumat. 1935, p. 525; Zit. WEIL 1951.

SEAMAN, W. B., WELLS, J.: Destructive lesions of the vertebral bodies in rheumatoid disease. Amer. J. Roentgenol. **86**, 241–250 (1961).

SERRE, H., SIMON, L., CAILENS, J. P., LIGNIERES, J.: Pelvi-Spondylite Rhumatismale et Recto-Colite Ulcero-Hémorragique. Rev. rhumat. **28**, 508–515 (1961).

— — CLAUSTRE, J.: Les lésions destructrices des disques et des corps vertébraux au cours de la spondylarthrite ankylosante. J. radiol. électrol. **46**, 538–540 (1965).

DE SÈZE, LACAPÈRE, J., AMOUDRUZ, J. P.: Osteophytes et „syndesmophytes" vertebraux – les ossifications sous-ligamentaires de la spondylarthrite ankylosante. II. Congr. Europ. Rheumatol., Barcelona, 1951, p. 32–36.

— LACAPÈRE, J., AMOUDRUZ, J. P.: Osteophytes et prétendus "syndesmophytes" vertebraux. Rev. rhumat. **19**, 107–113 (1952).

— LEQUESNE, M., FORESTIER, F.: Les coxites de la pelvi-spondylite rhumatismale. Rev. rhumat. **26**, 715–732 (1959).

— FORESTIER, F., LEQUESNE, M.: Les coxites de la pelvi-spondylite rhumatismale. Presse méd. **67**, 1122 (1959).

— RYCKEWAERT, A., KAHN, M.-F., FAGES, A., DRYLL, A.: Sur quelques aspects particuliers du rhumatisme psoriasique. Rev. rhumat. **33**, 617–624 (1966).

— PHANKIM-CHAPUIS, M.: Naissance de la pelvi-spondylite rhumatismale. Rev. praticien, Paris **10**, 2785–2796 (1960).

— LEQUESNE, M.: La spondylite rhumatismale sans altérations sacro-iliaques – les critères du diagnostic. AIR, **4**, 328–362 (1961).

— FORESTIER, F., LEQUESNE, M.: Les coxites de la polyarthrite chronique rhumatismale. Rev. rhumat. **26**, 676–694 (1959).

— HUBAULT, A., GUERIN, C., GUIDET, M., SIMONIN, D., STRAUSS, J.: Les spondylo-discites rhumatismales isolées. A propos de deux observations. Rev. rhumat. **34**, 617–621 (1967).

— LICHTWITZ, A., HIOCO, D., BORDIER, P., MIRAVET, L.: Hypophosphataemic asteomalacia in the adult with defective renal tubular function: A report of four cases with special mention of the effects of massive doses of vitamin D (Calciferol). Ann. rheum. Dis. **23**, 33–44 (1964).

SEGAL, G., KELLOGG, D. S.: Osteitis condensans ilii. Amer. J. Roentgenol. **71**, 643–649 (1954).

SERRE, H., SIMON, L., GIVAUDAND, A., BENAMARA, M.: La radiographie du pied dans le diagnostic de la polyarthrite chronique évolutive. J. radiol. électrol. Paris **43**, 728–732 (1962).

SHARP, J.: Differential diagnosis of ankylosing spondylitis. Brit. Med. J. I., 975–978 (1957).

SHARP, J.: Ankylosing spondylitis. A review. In: Progress in clinical rheumatology. London: Churchill 1965, p. 180–200.

— The Differential Diagnosis of ankylosing spondylitis. Proc. Royl. Soc. Med. **59**, 453–455 (1966).

— PURSER, D. W.: Spontaneous atlanto-axial dislocation in ankylosing spondylitis and rheumatoid arthritis. Ann. rheum. Dis. **20**, 47–77 (1961).

SIEVERS, K., LAINE, V.: The sacro-iliac joint in rheumatoid arthritis in adult females. Acta Rheum. Scand. **9**, 222–230 (1963).

SILBERBERG, D. H., FROHMAN, L. A., DUFF, I. F.: The incidence of leukaemia and related diseases in patients with rheumatoid (ankylosing) spondylitis treated with X-ray therapy. Arthr. Rheumat. **3**, 64–75 (1960).

SIMON, L., CLAUSTRE, J.: Les spondylo-discites de la spondylarthrite ankylosante. Méd. et Hyg. **22**, 1139–1140 (1964).

SIMMONDS, M.: Über Spondylitis deformans und ankylosierende Spondylitis. Fortschr. Röntgenstr. **7**, 51–62 (1903/4).

SIMPSON, N. R. W., STEVENSON, C. J.: An analysis of 200 cases of ankylosing spondylitis. Brit. Med. J. I, 214–216 (1949).

SITAJ, S., SEBO, M.: Beitrag zur Epidemiologie der Spondylarthritis ankylopoetica. Wissenschaftl. Zeitschrift (Leipzig) **18**, 89–92 (1969).

SIVEN, V. O.: Zur Kenntnis der sogenannten chronischen ankylosierenden Entzündung der Wirbelsäule. Z. klin. Med. **49**, 343 (1903).

SMYTHE, H. A., GRAHAM, D. C.: The Carditis of ankylosing spondylitis. Arthr. Rheumat. **1**, 35–36 (1959).

SOLONEN, K. A.: The sacroiliac joints in the light of anatomical roentgenological and clinical studies. Acta orthop. Scand., Suppl. 27, Cogenhagen: Ejnar Munksgaard 1957.

SOLOVAY, J., GARDNER, C.: Involvement of the manubriosternal joint in Marie-Strümpel l disease. Amer. J. Roentgenol. **65**, 749–759 (1951).

SONNEMAKER, R. E., FERGUSON, R. H., TAUXE, W. N.: ^{87m}Sr scintiphotographie of the sacro-iliac joints: a new criterion of the diagnosis of ankylosing spondylitis. J. nucl. Med. **13**, 467 (1972).

SOREN, A.: Joint affection in regional ileitis. Arch. Int. Med. **117**, 78–83 (1966).

— Gelenkentzündungen bei Darmerkrankungen. Wien. klin. Wschr. **78**, 96–99 (1966).

STANGER, J. K., WARDILL, J. C.: Prolaps intervertebral disk in a case of ankylosing spondylitis. Brit. Med. J. I, 884–885 (1964).

STANWORTH, A., SHARP, I.: Uveitis and rheumatic diseases. Ann. rheum. Dis. **15**, 140 (1956).

STECHER, R. M.: Osteoarthritis or ankylosing lesions of the spine: anatomic description of two bears and a bull. Clinical orthopaedics **28**, 152–162 (1963).

— Ankylosing lesions of the spine in large animals. Acta rheumat. balneol. Pistiniana **4**, 9–23. Piestany: 1968.

Sbecher, R. M.: Das Problem der Vererbung bei Gelenkerkrankungen. Documenta Geigy: Acta rheumat. 12, Basel 1957.
— Hauser, H.: Ankylosing spondylitis in two paire of sisters with comments on heredity and pregnancy. II. Congreso Europeo rheumatologia, Barcelona 1951, 3–7.
— — Ankylosing spondylitis. Report of occurrence in two brothers. Amer. J. Roentgenol. **56**, 601–606 (1946).
— Goss, L. J.: Ankylosing lesions of the spine of the horse. J. Amer. Vet. Med. Ass. **138**, 248–255 (1961).
Steiger, U., Suter, L.: Serologische Rheumateste bei Spondylitis ankylopoetica. Z. Rheumaforschg. **19**, 92–98 (1960).
Steinberg, V. L., Storey, G.: Ankylosing spondylitis and chronic inflammatory disease of the intestines. Brit. Med. J. **2**, 1157–1159 (1957).
Steinbrocker, D., Traeger, C. H., Batterman, R. C.: Therapeutic criteria in Rheumatoid arthritis. J. Amer. Med. Ass. **140**, 659–662 (1949).
Stewart, J. S., Ansell, B. N.: Ankylosing spondylitis asociated with regional enteritis. Gastroenterology **45**, 265–268 (1963).
Stiasny, H.: Fraktur der Halswirbelsäule bei Spondylarthritis ankylopoetica (Bechterew). Zbl. Chir. **60**, 998–1001 (1933).
Stockman, R.: Spondylitis ossificans. Edinburgh med. J. 1926, p. 597.
Storck, H.: Rheumatische Fernstörungen aus Bekkenherden. München und Berlin: Urban & Schwarzenberg 1962.
Storstein, O., Waaler, E.: Rheumatoid spondylitis and aortic insufficiencj. Acta Med. Scand. **165**, 125–130 (1959).
Störig, E., Schilling, F.: Zur spontanen atlantoaxialen Dislokation. Verhdl. Dtsch. Ges. Orthop. **50**, 231–234 (1963).
— — Die Fraktur der Halswirbelsäule bei Spondylarthritis ankylopoetica. Z. Orthop. **97**, 492–502 (1963).
Streda, A.: Caractère des disques intervertébraux au cours de la spondylarthrite ankylosante. Rad. diagn. **5**, 19–42 (1964).
— Truhlar, P., Hajkova, Z., Kralik, V.: Etude comparative des altérations anatomiques et radiologiques de la spondylarthrite ankylosante. Rad. diagn. **2**, 99–109 (1961).
— Inflammatory destructive changes in the spinal solumn in ankylosing spondylarthritis. Rad. diagn. **5**, 43–60 (1964).
Strümpell, A.: Lehrbuch der speziellen Pathologie und Therapie der inneren Krankheiten, 2. Band, 2. Teil, 152–153. Leipzig: 1884.
— Bemerkung über die chronische ankylosierende Entzündung der Wirbelsäule und der Hüftgelenke. Dtsch. Z. Nervenheilk. **11**, 338–342 (1897).
Suter, L., Steiger, U.: Aortovalvulopathie und cardiale Störungen bei Spondylitis ankylopoetica. Cardiologia **41**, 15–30 (1962).
Svec, V., Sitaj, S.: Ankylosing spondylitis a clinical study. Acta rheumat. balneol. Pistiniana **4**, 25–75 Piestany 1968.
Swaay, H. van: Spondylosis ankylopoetica-een pathogenetische Studie. Leiden: Eduard Ijdo 1950.
— The pathology of ankylosing spondylitis. II. Congrese Europ. Reumat.. Barcelona 1951, 99–124.
Swezey, R. L., Patterson, I., Marcus, St., Strange, D., Levin, M. H.: Rheumatoid spondylitis: A clinical and socio-economic study. Ann. Int. Med. **47**, 904–921 (1957).
Tesarek, B., Streda, A.: Veränderungen an der Wirbelsäule bei der psoriatischen Arthritis und bei gleichzeitigem Vorkommen der Bechterewschen Krankheit und Psoriasis. Z. Rheumaforschg. **27**, 95–100 (1968).
Tichy, H.: Zur Klassifikation und Nomenklatur rheumatischer Krankheiten. Beiträge zur Rheumatologie V, S. 19. VEB Verlag Volk und Gesundheit, Berlin 1961.
Thiers, H.: L'atteinte latente des sacro-iliaques au cours de l'infection gonococcique prolongée. Rev. rhumat. **15**, 219 (194).
— Etiologie dysentérique possible de la spondylose rhizomélique des anciens déportés et prisonniers de guerre. Rev. rhumat. **16**, 69 (1949).
— Etude de l'évolution de 68 cas de spondylose rhizomélique. Rev. rhumat. **16**, 636 (1949).
Thomas, A. E.: Chronic arthritis after recurrent rheumatic fever. Ann. rheum. Dis. **14**, 259–266 (1955)'
Thomfson, M.: Osteitis condensans ilii and its differeniation from ankylosing spondylitis. Ann. rheumat. Dis., London **13**, 147–156 (1954).
Thompson, H. E.: Rheumatoid spondylitis (ankylosing spondylitis, Marie-Strümpell disease, von Bechterew's disease, pelvo-spondylitis ossificans). In: Progress in Arthritis (ed.: J. H. Talbott, L. M. Lockie), p. 98–113. New York: Grune and Stratton 1958.
Toone, E. C., Pierce, E. L., Hennigar, G. R.: Aortitis and aortic regurgitation associated with rheumatoid spondylitis. Ann. J. Med. **26**, 255–263 (1959).
Traut, E. F., Passarelli, E. W.: Peculiar changes in the muscles of patients with ankylosing spondylitis. A. M. A. Arch. of Path. **66**, 110–115 (1958).
Travis, D. M., Cook, Ch. D., Julian, D. G., Crump, Ch. H., Robin, E. D., Helliesen, P., Bayles, Th. B., Burwell, C. S.: The lungs in rheumatoid spondylitis – gas exchange and lung mechanics in a form of restrictive pulmonary disease. Amer. J. Med. **29**, 623–632 (1960).
Treiber, W.: Erfahrungsbericht über 1080 Fälle von chronischversteifendem Wirbelsäulenrheumatismus (Spondylarthritis ankylopoetica, Morbus Bechterew). Schweiz. med. Wschr. **86**, 1283–1287 (1956).
— Spondylarthritis ankylopoetica und Kriegsbeschädigung. Münch. med. Wschr. **104**, 2335–2339 (1962).
Tyson, T. L., Thompson, W. A. L., Ragan, C.: Marie-Strümpell spondylitis in women. Ann. rheum. Dis. **12**, 40 (1953).
Urbaszek, W.: Die Spondylose beim Diabetes mellitus, ein Beitrag zur Pathogenese der sogenannten hyperostotischen Form der Spondylose. Zschr. inn. Med., Leipzig **20**, 474–481 (1965).

VACHTENHEIM, J., ZIZLACSKY, I., SMID, VL.: Eine Koinzidenz von Lungensilikose und Bechterewscher Krankheit bei einer Frau. Z. Rheumaforsch. **19**, 41–46 (1960).

VAUBEL, E.: Morbus Bechterew und Sklerodermie – Sklerodystrophische Systemerkrankungen. Dtsch. med. Wschr. **74**, 321–326 (1949).

VAN WEERDEN, G. J., DEN OUDSTEN, S. A., DE GROOT, A. L., VAN DER VEERE, W.: Spiro-ergometry in patients suffering from bechterew's diesase. Ann. rheumat. Dis., London **19**, 268–271 (1960).

VERHAEGHES, A., LEMAITRE, G., LEBEURRE, R., DELCAMBRE, B., HENNION, M.: Le "poumon de la spondylarthrite ankylosante" existe-t-il? Rev. rhumat. **34**, 123–126 (1967).

— — — Les calcanéites de la spondylarthrite ankylosante. Rev. rhumat., Paris **28**, 504–507 (1961).

VIGNON, G., DURANT, J., PANSU, D., BERTRAN, J. N., TRUCHOT, R.: La spondylorhéostose ou hyperostose ankylosante vertébrale sénile. Rev. rhumat., Paris **28**, 428–435 (1961).

VIRCHOW, R.: Z. Ethnol. **27**, 706 (1895); Zit. BUESS u. KOELBING.

VITTALI, P., POHL, W.: Erfahrungen mit der Beckenkammbiopsie bei Spondylitis ankylopoetica. Zeitschr. Orthop., Stutggart **105**, 251–255 (1968).

VOIT, K.: Zur Klinik der Spondylitis ankylopoetica. Med. Klin. **54**, 639–641 (1959).

VOLHARD, E.: Zur Entstehung und Verhütung des Morbus Bechterew. Z. Rheumaforschg. **1**, 481–488 (1938).

— Entzündliche Wirbelsäulenversteifung (Morbus von Bechterew-Strümpell-Marie) – Ursache und Entstehungsmechanismus. Leipzig: I. A. Barth, 1943.

— Zur Frühdiagnose der Spondylarthritis ankylopoetica (Morbus Bechterew-Strümpell-Marie). Dtsch. med. Wschr. **73**, 111–113 (1948).

WAGNER, A.: Arthralgien und Iliosakralarthritis bei Enteritis regionalis. Dtsch. med. Wschr. **94**, 13–17 (1969).

WARD, L. E.: Rheumatoid spondylitis. Arthri. rheumat. **6**, 650–658 (1963).

WEED, CH. L., KULANDER, BR. G., MAZZARELLA, I. A., DECKER, I. L.: Heart block in ankylosing spondylitis. Arch. Int. Med. **117**, 800–806 (1966).

WEIL, M.-P.: Les arthritis rhumatismales des sacroiliaques. II. Congr. Europ. Reumat., Barcelona 1951, 21–26.

WEIL, M. P.: Monarthrites périphériques et spondylite rhumatismale, danger des interventions chirurgicales, integrite des sacro-iliaques. Rev. rhumat. **19**, 154 (1952).

— ALLOLIO, X.: Spondylarthritis ankylopoetica bei Brüdern. Dtsch. med. Wschr. **56**, 2038 (1930).

— SICHERE, R. M.: Le spondylite rhumatismale à évolution lente et revelation tardive. Rev. rhumat., Paris **16**, 263–270 (1949).

— PERROY, A., DUTERTRE, J.: L'atteinte des articulations sacro-iliaques dans le rhumatisme évolutif. Rev. rhumat. **19**, 411–424 (1952).

WELDON, W. V., SCALETTAR, R.: Roentgen changes in Reiter's syndrome. Amer. J. Roentgenol. **86**, 344–350 (1961).

WEISS, K.: Über senile ankylosierende Hyperostose der Wirbelsäule. Radiol. Austriaca **7**, 187–194 (1954).

WEISZER, L., STREDA, A., GUSTAFIK, ST.: L'asymétrie des ostéophytes de la colonne dorsale. Rev. rhumat., Paris **30**, 116–119 (1963).

WENZEL, C.: Über die Krankheiten am Rückgrate. Bamberg: Wesché 1824; Zit. BUESS u. KOELBING.

WERNE, S.: Studies in spontaneous atlas dislocation. Acta orthop. Scand. Suppl. **23**, 1957.

WEST, H. F.: The aetiology of ankylosing spondylitis. Ann. rheumat. Dis. **8**, 143 (1949).

WETTSTEIN, P., RIOTTON, G.: Aspects anatomoradiologiques de la spondylarthrite ankylosante. Radiol. Clin. **19**, 325–331 (1950).

WHOLEY, M. H., PUGH, D. G., BICKEL, W. H.: Localized destructive lesions in rheumatoid spondylitis. Radiology **74**, 54–56 (1960).

WILDE, A. H., COLLINS, H. R., MACKENZIE, A. H.: Reankylosis of the hip joint in ankylosing spondylitis after total hip replacement. Arthr. Rheumat. **15**, 493–496 (1972).

WILKINSON, M., BYWATERS, E. G. L.: Clinical features and course of ankylosing spondylitis. Ann. rheum. Dis. **17**, 209–228 (1958).

WÖLLNER, D., FUCHS, W.: Die Agglutinationsreaktion mit sensibilisierten Hammelblutkörperchen bei Morbus Bechterew. Dtsch. Arch. klin. Med. **205**, 463–468 (1959).

WOODRUFF, F. P., DEWING, S. B.: Fracture of the cervical spine in patients with ankylosing spondylitis. Radiology **80**, 17–21 (1963).

WRIGHT, V., REED, W. B.: The link between Reiter's syndrome and psoriatic arthritis. Ann. rheum. Dis. **23**, 12–21 (1964).

— WATKINSON, G.: The arthritis of the ulcerative colitis. Brit. med. J. **2**, 670–675 (1965).

— Ankylosing spondylitis – Aetiology. Proc. Roy. Soc. Med. **59**, 451–453 (1966).

— WATKINSON, G.: Sacro-iliitis and ulcerative colitis. Brit. med. J. **2**, 675–680 (1965).

— LUMSDEN, K., LUNTZ, M. H., SEVEL, D., TRUELOVE, S. C.: Abnormalities of the sacro-iliac joints and uveitis in ulcerative colitis. Quart. J. Med., N. S. **34**, 229–236 (1965).

WURM, H.: Pathologische Anatomie der entzündlichen Wirbelsäulenversteifung. In: Der Rheumatismus. Sammlung von Einzeldarstellungen aus dem Gesamtgebiet der Rheumaerkrankungen, Bd. 3., Darmstadt: Dr. Dietrich Steinkopff 1957.

ZIEGLER, E.: Lehrbuch der allgemeinen und speziellen pathologischen Anatomie und Pathogenese 2. Teil 6. Auflage, Jena 1890.

ZORAB, P. A.: The historical and prehistorical background of ankylosing spondylitis. Proc. Roy. Soc. Med. **54**, 415 (1961).

— Lung function in ankylosing spondylitis. Quart. J. Med. **21**, 267 (1962).

ZVAIFLER, N. I., MARTEL, W.: Spondylitis in chronic ulcerative colitis. Arthr. Rheumat. **3**, 76–87 (1960).

Namenverzeichnis — Author Index

Die *kursiv gesetzten Seitenzahlen beziehen sich auf die Literatur*

Page numbers in *italics* refer to the bibliography

Sachverzeichnis

Englisch — Deutsch

Bei gleicher Schreibweise in beiden Sprachen sind die Stichwörter nur einmal aufgeführt.

Subjekt Index

Where English and German spelling of a word is identical, the German version is omitted.

mycotic spondylitis, cryptococcosis, affection of divers thoracal spinal processes, *Spondylitis bei Mykosen, Cryptococcose, Erkrankung mehrerer Brustwirbeldornfortsätze* 292
—, —, clinical symptoms like meningitis, *Spondylitis bei Mykosen, Cryptococcose, klinisches Bild wie Meningitis* 292
—, —, bone foci, cranial and vertebral, *Spondylitis bei Mykosen, Cryptococcose, Knochenherde in Schädel und Wirbelsäule* 292
—, —, untypical radiographic symptoms, *Spondylitis bei Mykosen, Cryptococcose, uncharakterische Röntgensymptomatologie* 293
—, histoplasma, sporotrichum, trichosporum, *Spondylitis bei Mykosen, Histoplasma, Sporotrichon, Trichosporon* 290
—, synonym of pathogen: histoplasma capsulatum, cryptococcus capsulatus, *Spondylitis bei Mykosen, Histoplasmose, Synonyma des Erregers: Histoplasma capsulatum, Cryptococcus capsulatus* 298
—, —, geographic distribution of histoplasmosis in USA, *Spondylitis bei Mykosen, Hystoplasmose, geographische Verteilung der Histoplasmose in den USA* 299
—, —, relatively rare vertebral infection, *Spondylitis bei Mykosen, Hystoplasmose, relativ seltener Befall der Wirbelsäule* 300
—, human-pathogenetic fungi: vertebral diseases, *Spondylitis bei Mykosen, Menschen-pathogene Pilze* 291
—, mucor mycosis in paranasal sinus, respiratory system, *Spondylitis bei Mykosen, Mucormykosebefall an Nasennebenhöhlen, Respirationstract* 291
—, mucor mycosis of nasal mucosa, *Spondylitis bei Mykosen, Mucormykose der Nasenschleimhaut* 292
—, multiple vertebral destruction foci caused by aspergillosis, *Spondylitis bei Mykosen, multiple Zerstörungsherde an Wirbeln durch Aspergillose* 291
—, mycoses, mycotoxicoses, mycetism, mycetogenous allergy, *Spondylitis bei Mykosen, Mykotoxikosen, Myzetismus, Pilzallergien* 290
—, paracoccidioidosis brasiliensis, synonym: hyphoblastomycosis, malignant lymph-nodule granuloma, *Spondylitis bei Mykosen, Südamerikanische Blastomykose, Synonyma: Hyphoblastomykose, malignes Lymphdrüsengranulom* 296
—, —, infections in subtropical wood regions, *Spondylitis bei Mykosen, Südamerikanische Blastomykose, Erkrankungen in subtropischen Waldgebieten* 298
—, —, rarely bone foci, no vertebral foci, *Spondylitis bei Mykosen, Südamerikanische Blastomykose, seltene Knochenherde, keine Wirbelherde* 298
—, —, typical procreation by multiple germination, *Spondylitis bei Mykosen, Südamerikanische Blastomykose, typische Vermehrung durch multiple Sprossung* 297
—, schedule: location and frequency of lesions in osseous blastomycosis, *Spondylitis bei Mykosen, Tabelle: Sitz und Häufigkeit des blastomykotischen Knochenbefalls* 295
mycotic spondylitis, scopulariopsis americana, synonym: Gilchrist's disease, Chicago disease, *Spondylitis bei Mykosen, Nordamerikanische Blastomykose, Synonyma: Gilchrist'sche Erkrankung, Chicago Disease* 294
—, —, destruction of divers vertebral bodies, *Spondylitis bei Mykosen, Nordamerikanische Blastomykose, Zerstörung mehrerer Wirbelkörper* 295
—, —, intervertebral space destruction like tuberculosis, *Spondylitis bei Mykosen, Nordamerikanische Blastomykose, Zerstörung des Zwischenwirbelraumes wie bei Tuberkulose* 296
—, —, multiple vertebral and costal foci, *Spondylitis bei Mykosen, Nordamerikanische Blastomykose, multiple Herde in Wirbelsäule und Rippen* 294
—, —, stamped bone lesions on skull like plasmocytoma, *Spondylitis bei Mykosen, Nordamerikanische Blastomykose, ausgestanzte Knochenläsionen am Schädel wie bei Plasmozytom* 296
—, sporotrichosis, meningitis, meningoencephelitis, brain abscess, *Spondylitis bei Mykosen, Sporotrichose, Meningitis, Meningencephalitis, Hirnabszeß* 294
—, —, bone abscesses, vertebral column, *Spondylitis bei Mykosen, Sporotrichose, sporotrichotische Knochenabszesse in der Wirbelsäule* 293
—, —, diagnosis by sporoagglutination and complement fixation test, *Spondylitis bei Mykosen, Sporotrichose, Diagnose durch Sporoagglutination und Komplementbindungsreaktion* 294
myelographic findings in chronic vertebral osteomyelitis, *myelographische Veränderungen bei chronischer Osteomyelitis der WS* 260
myelom-like central vertebral destructions, *Myelomähnliche zentrale Wirbeldestruktionen* 301

narrowing of intervertebral foramina, *Einengung der Foramina intervertebralia* 48
narrowing of spinal foramen by uncovertebral arthrosis, *Einengung des Zwischenwirbellochs durch Uncovertebralarthrose* 34
narrowing of vertebral canal, *Wirbelkanaleinengung* 481
neuro-degenerative processes in vertebral tuberculosis, *Neurodegenerative Prozesse bei Wirbeltuberkulose* 379
neurological disorders in coccygeal malformations, *neurologische Störungen bei Steißbeinmißbildungen* 237
neurologic complications, ankalosing spondylitis, *neurologische Komplikationen bei Spondylitis ankylopoetica* 481
nocardiosis differentiation to actinomycosis, *Abgrenzung Nocardiose/Aktinomykose* 289
nocardiosis, Nocard's bacillus, *Nocardiose, Nocardia asteriodes* 288
nocturnal lumbago, *nächtlicher Kreuzschmerz* 468
nocardiosis, pathogen: Nocard's bacillus, *Nocardia, Erreger: Nocardia asteroides* 288
—, aerobic growth, *Nocardia, aerobes Wachstum* 288
—, capsulated nodules of granulating inflammations, *Nocardia, abgekapselte Knoten granulierender Entzündungen* 289

vertebral osteochondrosis, decrease of vertical disc diameter, *Osteochondrose der Wirbelsäule, Röntgenbild, Verschmälerung der Bandscheibe* 14
—, functional radiographs, *Osteochondrose der Wirbelsäule, Röntgenbild, Funktionsaufnahmen* 16
—, functional vertebral block formation, *Osteochondrose der Wirbelsäule, Röntgenbild, funktionelle Blockwirbelbildung* 16
—, movement disorder caused by marginal osteophytes, *Osteochondrose der Wirbelsäule, Röntgenbild, Bewegungsstörung durch Randzackenbildung* 15
—, reactive bone apposition, *Osteochondrose der Wirbelsäule, Röntgenbild, reaktive Knochenappositionen* 14
—, sclerosing zone nearly endplates, *Osteochondrose der Wirbelsäule, Röntgenbild, Sklerosierungszone nahe den Deckplatten* 14
—, uncovertebral arthrosis, *Osteochondrose der Wirbelsäule, Röntgenbild, Unkovertebralarthrose* 14, 46—49
vertebral parasitosis, cysticercosis, *Parasitäre Erkrankungen der Wirbelsäule, Cysticerkose* 410
—, —, sacral vertebrae, *Parasitäre Erkrankungen der Wirbelsäule, Cysticerkose der Kreuzbeinwirbel* 410
—, echinococcosis of vertebral column, *Parasitäre Erkrankungen der Wirbelsäule, Wirbelsäulenechinokokkus* 398
vertebral parasitosis, spinal paragonimiasis, *Parasitäre Erkrankungen der Wirbelsäule, spinale Paragonimiasis* 410
vertebral spondylodesis, *vertebrale Spondylodese* 126
vertebron (Gutzeit) 1
vertical development, syndesmophytes, *vertikales Wachstum der Syndesmophyten* 533
veterinary medical observations, *veterinärmedizinische Beobachtungen* 4
vicious attitude of vertebral column, *Fehlhaltung der Wirbelsäule* 9

water content of vertebral disc, *Wassergehalt der Bandscheibe* 2

yaws, pathogen: tender treponema, *Frambösie, Erreger: Treponema pertenue* 395
—, bone alterations: exceptionally vertebral column, *Frambösie, Knochenveränderungen: ausnahmsweise Wirbelsäule* 395
—, difficult differentiation to luetic processes, *Frambösie, schwierige Abgrenzung zu luischen Prozessen* 395
—, positive serologic tests, *Frambösie, positive Serumreaktionen* 395

Erratum

Die Abb. 3a und 3b auf Seite 4 wurde versehentlich um 180° verdreht.

Auf Seite 173 muß die Überschrift lauten: „5. Ostitis condensans ilii".

Die Abb. 182 auf Seite 668 und die Abb. 184a auf Seite 669 wurden vertauscht.